韓藥基礎와 臨床應用

本 草 學

韓藥學科 本草學教授 권동렬 · 오명숙
韓醫學科 本草學教授 부영민 · 서부일 · 최호영 공편

修訂版

圖書出版 永 林 社

공편자(가나다 순)

원광대학교 약학대학 한약학과 권동렬

경희대학교 한의과대학 부영민

대구한의대학교 한의과대학 서부일

경희대학교 약학대학 한약학과 오명숙

경희대학교 한의과대학 최호영

머 리 말

한약의 응용과 발전은 한의학의 발전과 함께 수천 년의 임상경험과 이에 관한 지식을 이끌어내는 역사적 검증을 통하여 취사선택을 받아 체계화 되었다. 한약의 藥源으로는 식물·동물·광물이 있으며, 각 종 醫方書에 기록된 약물만 해도 8,000여 종에 달한다. 그 중에서도 식물이 절대다수를 점하고 있으므로, 한의학의 약물학인 韓藥學을 고대로부터 『本草學』이라고 불러오고 있다. 本草學은 약물의 채취에서부터 起源·性味·歸經·效能·主治·炮製 등에 대한 지식과 경험을 체계적으로 다루는 학문이며, 한약 치료의 기본이 된다.

한의학은 동양의학의 인체관과 질병관을 기준으로 하여 몇 천 년 동안의 끊임없는 임상실천의 과정에서 체계화된 치료의학이다. 한의학에서 辨證論治는 임상에서 불가결한 대원칙으로, 이 원칙을 통하여 임상에서 치료성과를 높일 수 있게 된다. 辨證을 통해서 病因·病機를 파악하고, 그 병세의 진전도 참고하여 확실한 論治를 행하는 것이 이상적이며, 특히 치료효과를 높이기 위해서는 治法의 규율에 의해 가장 적절한 약물을 선택하고, 정확한 약물의 배합에 의해서 처방을 조성하는 것이 중요하다. 따라서 본초학의 약물이론에 대하여 올바르게 파악하고, 개별 약물 하나하나의 효능과 적응 범위를 충분히 인지해야 한다.

本書에서는 본초학의 약물이론과 개별 본초에 관한 전문적인 내용이 역사적인 고증을 거친 문헌과 현대 한의학자들의 심도 깊은 연구의 결과를 담고 있는 문헌을 근거로 기술되었다. 편저자들은 이 책이 초심자에게는 本草學의 註解書가 되고, 임상가에게는 처방조성의 응용지침서가 될 수 있도록 노력하였으며, 기초 학문에서부터 임상이론과 임상실제에 부합되도록 노력하였다. 약물은 공정서(대한약전·한약규격집·중국약전)에 기준을 두고 사용 빈도가 높은 420여 종을 선정하였으며, 總論과 各論으로 구성하여 편찬하였다.

總論에서는 本草學의 기원과 발전의 역사에서 시작하여 그 개요를 간결하게 기술하고, 치료효과와 밀접한 관계가 있는 약물의 분류·藥性理論(四氣와 五味 : 昇降浮沈·補瀉·歸經·有毒과 無毒)·한약과 用法(配合·禁忌用法·劑量과 計量單位)·채취와 저장, 약물의 炮製 등으로 나누어 기초 지식과 전통적인 이론에 근거하여 총괄 해설하였다.

各論에서는 사용 빈도가 높은 한약재 420 여종에 대하여 구체적이고 전문적인 내용을 주효능 따라서 章과 節로 분류하여 정리하였는데, 각각의 약물은 異名·起源·採取·性狀·産地·炮製·性味·歸經·效能·主治·用量·用法의 순으로 나열하였다. 참고문헌으로 本草選錄을 실었으며, 化學分析·藥理硏究에서는 약물의 주요 성분과 약리 연구 내용을 기술하였다. 특히 각 약물이 사용된 임상응용의 예를 풍부히 들었으며, 이런 점들이 本書의 특징이자 장점이라 할 수 있다.

편저자들이 체계에 맞게 내용을 잘 정리하였다고 할 수 있으나, 오류나 미비한 점이 있을 수 있음을 이해해 주기 바라며, 이러한 부분에 대하여 연구와 보완을 계속할 것을 약속드리는 바이다.

끝으로, 이 책이 한의학을 공부하고자 하는 독자들에게 본초학 관련 지침서로 잘 활용되기를 바라면서, 독자 여러분의 비판과 질책이 있기를 바란다.

2020年 2月 편저자 일동

일러두기(凡例)

이 책은 總論과 各論으로 나누고, 總論 6장·各論 20장으로 구성하였다. 약물의 起源은 한국 공정서(대한약전 〈KP〉·한약(생약)규격집 〈KHP〉에 준하는 것을 원칙으로 하였다.

1. 總 論 : 本草學의 기원과 발전역사에서 약물의 命名과 분류·藥性理論·약물(한약)의 用法·채취와 저장·炮製 등의 기초이론을 6장으로 총괄 기술하였다.

2. 各 論 : 사용빈도가 높은 약물 428(附藥 27종 포함)종을 주 효능별 장·절(20장 30절)로 분류하고, 각 장·절의 서두에서 효능과 적용에 관한 개설을 서술하였으며, 대체적으로 효능을 대표하는 약물을 우선순위로 배열하는 방식을 취하였다.

① 개별 약물에 대해서는 한글명, 한자명, 수재된 우리나라 공정서(KP·KHP)를 병기하고 아래에 생약명과 영문일반명을 기재하였다.

②【出 典】약재의 최초 出典을 명시하였다.

③【起 源】우리나라 공정서(KP·KHP)에 수재된 기원식물과 학명을 병기하였고, 중국 공정서(CP)를 각주에 附記하였다.

④【採 取】약물의 채취시기 및 방법을 개괄하였다.

⑤【性 狀】약물의 性狀을 요약적으로 개괄하였고, 공정서에 준하였다.

⑥【産 地】우리나라와 중국의 분포지역과 주산지를 명시하였다.

⑦【炮 製】해당 약물에 대한 炮製法을 간결하게 기술하여 用藥에 편의를 도모하였다.

⑧【性味·歸經】약효와 밀접한 관계가 있는 해당 약물의 藥味(酸·苦·甘·辛·鹹·淡), 藥性(寒·熱·溫·凉·平)과 해당 약물이 주로 작용하는 臟腑와 經絡을 기술하였다.

⑨【效能·主治】각 약물의 주된 효능과 主治를 도표로써 일목요연하게 명시하고, 藥性理論에 의거하여 약효와 적응을 역사적 경험을 근거로 하여 설명하였으며, 동시에 해당 약물의 효용 및 用藥의 금기와 그 외의 약물에 관한 사항 등을 총괄적으로 기술하였다.

⑩【臨床應用】약효에 적응하는 병태, 증후, 증상 및 질환을 열거하고, 배합되는 약물과 임상에서 그 목적으로 조성되는 方劑의 예를 제시하여 치료지침이 되게 하였다.

⑪【用量·用法】용량은 1회분 (단서가 없는 경우)이며, 사용하는 제형을 제시하였다. 공정서에 준하였다.

⑫【使用注意】煎煮法·복용법 등의 주의점을 제시하였으며, 적용에서의 주의점이나 금기사항을 기술하였다.

⑬【化學分析】,【藥理硏究】약물의 주요 성분과 약리 연구 내용을 요약 기술하였다.

目　次

總　論

제1장 本草의 起源과 발전의 개요

제2장 약물의 命名과 분류

제3장 本草의 藥性理論

제4장 한약의 응용과 用法

제5장 약물의 채취와 저장

제6장 약물의 炮製

各 論

제 1 장 解 表 藥 / 126

제 2 장 清 熱 藥 / 186

제 3 장 瀉 下 藥 / 305

제 4 장 祛風濕藥 / 337

제 5 장 芳香化濕藥 / 379

제 6 장 利水滲濕藥 / 397

제 7 장 溫 裏 藥 / 440

제 8 장 理 氣 藥 (行氣藥) / 467

제 9 장 消 導 藥 / 499

제 10 장 驅 蟲 藥 / 511

제 11 장 止 血 藥 / 526

제 12 장 活血祛瘀藥 / 579

제 13 장 化痰止咳 平喘藥 / 638

제 14 장 安 神 藥 / 704

제 15 장 平肝藥 / 723

제 16 장 開竅藥 / 756

제 17 장 補益藥 / 768

總 論

제 1 장 本草의 起源과 발전의 개요

천연 약물(本草)의 발전과 그 응용은 전통의학(한의약학)과 함께 오랜 역사를 걸쳐, 임상 경험과 이론지식의 축적으로 질병의 예방과 치료의 수단으로써 중요한 역할을 이루어 왔다.

藥源으로는 식물·동물·광물이며, 出典의 약물만도 5,700여종[中藥大辭典]이며, 이 약물 중에서 식물이 절대 다수를 점하고, 응용범위도 광범하다.

고대로부터 약물학을 『本草學』이라고 전하여 왔다. 의학과 약학(本草)의 불가결한 관계의 의학인 동양의학의 독특한 약리이론의 체계와 응용에 근거하여 질병을 예방하고, 치료하는 약물을 한약이라고 하며, 한약의 기초이론과 약물의 起源·採取·炮製, 약물의 효능, 主治 및 그 임상응용 등에 대해 연구하는 전문 과목을 本草學이라고 한다. 한의약학에서 반드시 연구하여야 하는 기초과정이며, 중요한 분야의 하나이다.

1. 우리나라의 本草史

한의약은 아시아 특히 동아시아 지역의 공통 지식체계에 바탕을 가지고 형성 발전된 의약학으로 어느 나라에 국한하여 한정할 수 없다. 우리나라도 한의약학의 발달에 한 축을 형성하여 왔으며, 본초학 역시 지식의 교류를 통하여 서로 영향을 주고받은 것은 자명한 일이다. 그러나 우리나라에 현존하는 의학 서적이 고려시대인 1236년에 최초로 발간된 鄕藥救急方임을 볼 때 우리나라 한의약 교류의 규모나 영향을 추정함에 있어 중국내에 전해지는 서적에 의존할 수밖에 없으며, 따라서 소수의 단편적인 기록에 의존하고 있어 아쉬움이 있다.

(1) 上古時代

우리나라에 전해오는 본초학의 최초의 기록은 三國遺事에 기록된 단군신화를 통하여 추정할 수 있다. 단군신화는 우리나라의 건국신화이며 건국 시기를 BC 2333년으로 추정하고 있는 것을 참고할 필요가 있다.

三國遺事의 단군신화를 보면 "桓雄이 삼천 명의 무리를 이끌고, 태백산정상의 신단수 아래로 내려왔으니 神市라고 하고, 이분을 환웅천왕이라 한다. 풍백과 우사·운사에게 곡식·수명·질병·형벌·선악을 주관하게 하였으니, 무릇 사람 사이의 삼백 육십여 가지를 주관하여 在世理化하였다. 그때 곰 한 마리와 호랑이 한 마리가 있어 같은 굴에 살았는데, 항상 神雄에게 소원하기를 사람이 되기를 원하였다. 이에 神雄이 신령한 艾(쑥) 한 주(炷)와

蒜(달래) 스무 개를 주면서 말하기를 "너희들이 그것을 먹고, 백일동안 해를 보지 않으면, 곧 인간의 형상을 얻을 수 있을 것이다." 곰과 호랑이는 그것을 받아서 먹었는데, 삼칠일(21일)을 참아서 곰은 여자의 몸을 얻었으나 호랑이는 능히 참지 못하여 인간의 몸을 얻지 못했다. 웅녀는 더불어 혼인하려는 자가 없었기에 오랫동안 매일 신단수 아래에서 아기를 가지기를 기원하였다. 桓雄은 이에 임시로 변하여 혼인하였고 임신하여 아들을 낳았으니 그 이름은 단군왕검이라 하였다."라 기록하고 있다.

雄率徒三千 降於太伯山頂 神壇樹下 謂之神市 是謂桓雄天王也 將風伯雨師雲師 而主穀主命主病主刑主善惡 凡主人間三百六十餘事 在世理化 時有一熊一虎 同穴而居 常祈于神雄願化爲人 時神遺靈艾一炷 蒜二十枚曰 爾輩食之 不見日光百日 便得人形 熊虎得而食之忌三七日 熊得女身 虎不能忌 而不得人身 熊女者無與爲婚 故每於壇樹下呪願有孕 雄乃假化而婚之 孕生子 號曰壇君王儉

의료의 기원은 축원이나 주술・금기 등과 밀접한 관계가 있는 것으로 추정하고 있는데, 단군신화의 내용에는 이러한 내용과 사람에게 미치는 영향이 기록되어 있음을 알 수 있다. 더구나 主病(질병을 주관)은 당시에 이미 질병에 대한 인식과 질병을 담당하는 직책이 있었음을 알 수 있다. 또한 艾(쑥)과 蒜(달래)가 사람으로 변하게 할 수 있다는 인식은 약물 치료의 개념이 이미 존재하고 있음을 알 수 있다. 더구나 艾와 蒜이 본초서적 중에서 [名醫別錄](AD 500년 경)에 처음 기재된 것을 볼 때 당시 우리나라의 본초 지식이 앞서 있었음을 짐작할 수 있다. 또한 靈艾一炷에서 炷는 현재 뜸(艾)의 단위임에 비추어 볼 때 참고할 가치가 있다.

(2) 三國時代와 統一新羅時代

고구려・신라・백제 및 통일신라의 의약이 왕성하게 발달하였을 것으로 추정하고 있으나 당시에 우리나라에서 발간된 서적이 유실되어 일본과 중국에 전해지는 서적을 통하여 일부 짐작할 수밖에 없다. 고구려는 名醫 德來를 일본으로 파견하였으며, 온천요법 등의 기록이 있다. 백제는 藥部라는 관청을 두어 의약을 관장하였고, 중국의 [後周書異傳]에 "백제는 陰陽五行을 알고 … 醫藥 卜筮 占相 등의 術을 이해한다."라는 기록이 있다. 신라는 藥典이라는 관리를 두어 의약을 관장하는 등 삼국 모두 의약의 발달이 있었음을 부분적으로 추정할 수 있다.

본초와 관련하여 [名醫別錄]의 人蔘에 遼東의 명칭이 나타나는 것을 비롯하여 [名醫別錄]・[神農本草經集註]・[本草拾遺]・[海藥本草] 등의 여러 서적에 약재의 산지로 고구려・백제・신라・부여 등이 열거되어 있으며, [三國史記]에 중국과의 약재 교류에 대한 내용이 수록되어 있는 것으로 볼 때 상당한 수준의 약재 교류가 있었음을 추정할 수 있다.

이는 서적의 저술로 연계되어 [百濟新集方]·[新羅法師方]·[新羅法師流觀秘密要術方]·[新羅法師秘密方]의 명칭이 일본의 [醫心方](AD 984)에 인용되고 있으나 저작시기와 저자, 내용 등은 전해지지 않는다.

(3) 高麗時代

고려는 불교의 영향으로 중국뿐 아니라 인도의학의 영향도 많이 받았고, 개국 초기부터 국제간의 약재교류가 활발하여 중국과 일본 등과 활발한 약재 교역 기록이 있다. 이 시기에는 鄕藥이라는 명칭에서 볼 수 있듯이 우리나라 고유의 약물학적 기틀이 형성되기 시작하였다. 서적으로는 [濟衆入效方]·[三和子鄕藥方]·[鄕藥古方]·[御醫撮要方]·[東人經驗方]·[鄕藥惠民經驗方]·[鄕藥簡易方]·[鄕藥救急方] 등이 있다. 그 중에서 [鄕藥救急方]은 현재까지 전해지는 우리나라 最古의 의서로 고려시대의 高宗때 大藏經 간행기(1236-1251)로 추정하고 있으며, 현존하는 본은 조선시대 태종 17년(1417)에 간행된 것으로 일본에 있다. 이 [鄕藥救急方]은 국내산 鄕藥 170 여종에 대하여 성질, 형상, 채취 방법 등을 자세하게 설명하여 우리나라 약물학의 토대를 형성하였다.

(4) 朝鮮時代

조선 초기는 고려의 鄕藥이 더욱 발전하여 학설, 醫方, 약재와 치료의 보급과 정리가 진일보하였다. 중요한 저작으로는 [鄕藥濟生集成方](1398)·[本朝經驗方](저작시기 불명)·[鄕藥採取月令](1431)·[鄕藥集成方](1433)·[醫方類聚](1445)·[世宗實錄地理志](1454) 등이 있다. 그중에서 [鄕藥採取月令]은 우리나라 각지에서 생산된 약재 160여종에 대하여 약재의 채취 시기, 채취 방법, 약용 부분, 가공 방법 등을 기록하였다. [鄕藥集成方]은 85권으로 구성되어 있는데, 특히 76권부터 85권까지 총 10권은 鄕藥本草에 대하여 기재하고 있는데, 총론과 각론으로 두 부분으로 분류하여 서술하였다. 총론은 다시 指南總論과 諸品藥石炮製法度로 나누었다. 諸品藥石炮製法度에는 중요약품의 211종의 製法에 관한 처리방법을 기술하였다. 그 다음의 각론에는 발전된 자연과학적 분류법에 의하여 石, 草, 木, 人, 獸, 禽, 蟲, 果, 米穀, 菜 등 10부로 분류하고, 각 부를 다시 약성에 따라 상·중·하 3품으로 갈라 703종의 우리나라에서 자연적으로 자라거나 재배 가능한 약재에 대하여 서술하였는데, 각 약재에 대하여 먼저 그 鄕名을 적고, 다음으로 味, 性 및 효능을 쓰고 각종 本草書의 說을 싣고 그 채집시기를 붙여 두었다. 뿐만 아니라 특산품에 대하여는 우리나라 산지를 반드시 소개하여 약재를 구해 쓰는데 편리하게 하였다.

조선 중기는 중국과 교역이 활발하게 되면서 중국과 약재의 교역이 증가, 임진왜란 등으로 시대적인 사회 혼란을 겪으면서 여러 의서의 정리와 요약을 통한 새로운 한의약학의 틀이 마련되었으니 그것이 許浚의 [東醫寶鑑](1613)이다. [東醫寶鑑]은 한의약학을 우리나라에 맞게 체계화하여 정리하여 현재까지 많은 영향을 미치고 있다. [東醫寶鑑]에서는

湯液篇에서 3권에 함축하여 본초학에 관련된 내용을 서술하고 있는데, 湯液篇에서는 鄕藥과 唐藥을 총망라하여 수재하였으며, 모두 15부로 나누어 총 1,400종의 약재를 기술하고 있는데, 개별 약재마다 향약(鄕藥)의 경우에는 우리나라의 한약재명을 먼저 기술하고, 그다음으로 성미(性味), 주치(主治)를 설명하였다. 그리고 산지, 채취 시기, 가공법, 기타 참고 자료를 주해(註解)로 붙여 임상가들에게 간단하면서도 쓰임이 있는 참고서가 되게 하였다. [東醫寶鑑]은 우리나라 뿐 아니라 중국과 일본에서도 출간되었다.

[山林經濟](1715)에는 攝生, 治膳, 救急, 治藥 부분이 기술되어 있어서 의약 부분에 관한 기록이 많이 수록되어 있다. [廣濟秘笈](1790)은 응급에 편리한 의서를 편집한 것이며, 경험의 중요 처방을 서술하여 의약을 모르는 일반인도 사용하기 편리하게 하였고, 人蔘, 當歸와 같이 얻기 쉬운 49종의 약재들의 單方治驗을 적고, 우리말로 약재명을 붙여 놓았다. [濟衆新編](1799)에는 총 386종의 약재에 대하여 한 가지 약에 16자씩의 시가체(詩歌體)로 약성가(藥性歌)만 서술하여 간략하고 암송하는데 편리하게 하였다.

조선 후기는 실학과 [本草綱目], 서양문물 등의 영향으로 藥性歌 등의 간편화와 함께 四象醫學이 형성되었다. 黃道淵의 [醫宗損益](1868)과 이를 실용에 편리하도록 처방을 모두 上統(補)·中統(和)·下統(攻)으로 편술한 [醫方活套](1869)와 그의 아들인 黃泌秀가 편한 [方藥合編](1884)이 있다. [方藥合編]에는 처방을 참고하면서 가감하는데 필요하게 할 목적으로 별도의 란을 만들어 [醫宗損益]의 藥性歌를 다시 7자의 시가 2句로 개정하여 별란(藥性歌)에 붙여 암송에 편리하게 하였다.

李濟馬는 [東醫壽世保元](1894년에 저술하여 1901년에 간행)에서 四象醫學을 제창하였는데, 한약재를 사상(四象) 체질별로 적합한 약재를 구분하여 사용할 것을 제시하였다. 이 외에 [醫門寶鑑](1724년에 周命新이 편저한 것을 1918년에 교정하여 출간)이 있다.

(5) 大韓民國

국가의 약재 표준규격서로 대한약전과 대한약전외한약(생약)규격집이 고시되어 한약재의 규격기준과 제제에 활용되고 있다. 대한약전(Korean Pharmacopoeia : KP)은 1958년에 처음 제정되어 현재 11개정(2019년 5월 기준)으로 165개의 약재가 고시되어 있다. 대한약전외한약(생약)규격집(Korean Herbal Pharmacopoeia : KHP)은 대한약전에 수재되지 않은 약재의 규격을 수록하기 위하여 1984년에 처음 제정되었으며, 2019년 5월 기준으로 389개의 약재가 고시되어 있다. 이외에 생약제제 등을 수록하고 있는 대한약전외의약품기준(Korean Pharmacoceutical Codex : KPC)가 있다.

본초서는 국가 간의 정보 교류가 활발해짐에 따라 다양한 형태로 간행되고 있다. 그 예로 [申氏本草學]·[現代本草學]·[本草學]·[韓藥本草學] 등이 있다.

2. 중국의 本草史

(1) 원시시대

이 시대의 인류는 음식물을 찾아 구하는 과정에서 약리작용이 있는 물질을 섭취하여 嘔吐, 腹痛, 下痢, 痲痹, 意識昏迷 등 불쾌한 반응을 일으키는 등의 체험하는 과정에서 毒物을 판별하는 지식을 축적하는 동시에 어떤 毒物의 섭취로 인해 역으로 질병의 고통이 경감하거나 소실하는 것도 경험하고, 이와 같은 경험이 반복하고 심화하는 과정에서 간단한 약물요법을 형성하여 왔다. 이것이 『醫食同源』의 근거로도 되었다.

漢代의 [淮南子·修務訓]에는 "神農은 百草의 맛을 보고 하루에 칠십 번이나 독이 있는 풀의 맛을 보았다.(嘗百草之滋味……一日遇七十毒)"라는 기재가 있으나, 伏羲氏나 神農氏는 전설의 인물들로 漁獵牡畜에서 農業으로 移行하는 時代를 대표한 것이며, "嘗百草之滋味"는 약물을 찾아구하는 과정의 의미를 말한 것이며, "一日遇七十毒"은 약물(毒)을 인식하기 위한 과정이 매우 광범위했다는 것을 나타내고 있다.

(2) 夏·商·周·春秋戰國時代(紀元前 21世紀~紀元前 220年)

사회가 진보하여 생산력이 증대함에 따라 약물에 대한 인류의 인식과 수요가 점차적으로 증가하고 약물의 기원도 야생품에서 인공재배 쪽으로 옮겨가고 식물에서 동물·천연광물이나 약간의 인공가공품으로 그 범위가 넓어져 갔다. 陶弘景은 [本草經集注]의 自序에서 "軒轅氏(黃帝) 이전에는 문자가 없었으므로 藥性이 주된 작용을 서로의 기억으로 전달하였을 뿐 다른 방법이 없었다. 桐君과 雷公 때에 竹簡에 이를 記錄하였다."고 하였으나 이는 약물지식을 전달하는 방식이 입과 귀를 통하여 전달되다가 文字를 통하여 전달되는 방식으로 발전하였음을 설명하는 것이다.

夏·商時代에 인류는 이미 광범위하게 陶器를 사용하여 湯劑가 발명될 수 있는 조건을 이루었다. 전설에 의하면 商나라의 신하 伊尹이 익힌 요리를 좋아하여 湯液을 만들었다고 하는데, 이는 湯劑의 발명과 음식물의 가공이 상당한 관계가 있음을 설명하는 것이다. 湯劑는 치료효과가 분명하고 복용이 간편하며 또 약물의 독성이나 부작용을 감소시킬 수 있으므로 갈수록 보편적인 한약의 조제유형이 되었고 약물이 더욱 광범위하게 응용될 수 있게 하였다.

甲骨文에는 藥酒의 기록이 있었으며, 당시는 약주로도 질병의 예방과 치료를 하였다는 것을 알 수 있다. 후세에도 "酒는 百藥의 長이다"라고 하여, 『醫』字에도 『酉(酒)』가 사용하게 되는 등, 酒와 의학의 밀접한 관계를 설명한 것이다. 이렇게 藥酒를 이용하여 질병을 치료하는 방법은 의학에서 하나의 진보라고 볼 수 있다.

周代의 의학에 없는 저서에도 약물에 관한 자료가 있었으며, [周禮]에는 "五藥(草·木·蟲·石·穀)이라 하고, [詩經]에는 약물로써 응용하는 葛·苓·芍藥·蒿·芩 등 식물을, [山海經]에는 식물·동물·광물 등 100종 이상의 약물과 수십 종의 질병이 기재되어 있으며, 당시의 약물지식이 이미 상당히 풍부했다는 것을 엿볼 수 있다.

1970년 초에는 長沙의 馬王堆 三號漢墓에서 출토한 帛書에는 東周·戰國시대의 [五十二病方]이 보존되어 있었으며 方藥 300首와 약물 240여종이 기재되어, 이미 丸·散·湯 등의 劑型이 있었다는 것을 나타내고 있다.

春秋戰國시대에는 [黃帝內經]이 著作되어 의학의 이론체계를 제시하고 또한 四氣五味 등의 藥性이론을 총괄하고 있으며, 후세 한의약학의 발전에 중요한 제반조건을 부여하였다.

(3) 秦·漢代(紀元前 221~紀元 220年)

이 시대에는 약학이 상당한 규모를 갖추었으며 [漢書·樓護任]에는 "圖經·本草方術數十萬言을 護誦한다."라고 하였으며, 이미 많은 本草에 대한 著作이 있다는 것을 알 수 있다.

중국에 현존하는 가장 오래된 本草學의 전문서인 [神農本草經(本經)]은 東漢말년의 200년경에 成書로 되었다고 고증되어 있는데, 당시의 醫家가 漢代 이전의 用藥 경험을 집대성하고, 『神農』의 冠名으로 著作한 것이다. 이 책에는 365종의 약물이 수재되어 효능에 기초를 두고 上品·中品·下品으로 분류하고, 동시에 四氣五味의 임상응용에 관한 계통적 기술 및 약물의 산지·채취·炮製·配合·금기·복용법 등 用藥의 원칙이라 할 수 있는 기본이론을 명시하였으며, 병명 170종도 기재하고 있다. 이 책에 기재된 대부분의 내용이 현재에도 기초이론으로 사용되고 있으며 또한 本草學의 기틀을 세웠다.

(4) 三國·西晋·南北朝代(220~589年)

이 시기에는 한의약학에 새로운 발전이 있었으며 약물의 신품종도 대량으로 증가하고, 魏晋의 전란으로 [神農本草經]이 파손되어 여러 차례 옮겨 쓰는 과정에서 많은 혼란과 誤記로 인하여 임상의 수요에 미치지 못하였다.

梁代의 陶弘景(452~536年)은 [神農本草經]을 정리하고 注解를 붙였으며 또한 당시의 名醫가 상용하고 있던 약물 365종을 증보한 730종을 수록하여 [神農本草經集注]을 편찬하였다. 분류 방법은 上·中·下의 三品 이 외에 약물의 자연속성을 기반으로 한 玉石·草木·蟲獸·果菜米·有名未用 등의 항목을 만들어 새로운 분류의 범례를 나타내었다. 이 외에도 약물의 감별·採取·配合·用量·服用法 등에도 새로운 자료를 제시하고 있다. 이와 같이 이 책은 古來의 本草書를 처음으로 정리하였으며, 6세기에 있어서 중국의 古代本草를 총괄한 위대한 名著라 하겠다.

이 외에도 劉宋(420~479年)의 사람 雷斅는 당시 약물炮製의 경험을 하나로 정리하여 [雷公炮炙論]을 저술하였다. 이 책은 약물 炮製의 전문서이며, 적절한 炮製를 하므로 써 약효를 높이고 독성을 경감하며 보관에 편리하게 할 수 있으므로 약학의 발전에 중요한 가공기술의 발전을 촉진시켰다. 原典은 散佚하였으나 내용의 대부분은 후세의 本草書나 관련저서에 인용되어 있어 後人이 [雷公炮炙論] 3권으로 정리하였다. 당시의 포제방법에는 蒸·煮·炒·焙·炮·火·浸·酒浸·醋浸·水飛 등이 있으며, 後世의 炮製기술에 기여한 영향이 크며 현재에도 이 방법으로 많이 응용하고 있다.

(5) 隋·唐代(589~907年)

중국남북이 통일되어 경제·문화가 번영하고 외국과 무역이나 교통도 많이 발달하여 의학의 학술도 빠른 속도로 발전을 이루었다. [隋書經籍志]에 의하면 隋의 本草著作은 20종에 달하며 採藥·種藥 등의 전문서도 출현하였으나 아쉽게도 모두 亡失되고, 唐代(618~907年)가 되어 정부의 시책으로 本草書의 편성이 이루어졌다. 唐初의 顯慶 2(657)년에 蘇敬 등이 高宗의 詔旨를 받들어 陶弘景의 [神農本草經集注]를 增補改訂하여 顯慶 5(659)년에 [新修本草] 20권으로 완성시켰다.

[新修本草]는 [神農本草經集注]를 增訂補充한 것이며, 수재약물은 114종을 가하여 850종으로 되었으며, 이 중에는 安息香 訶黎勒 胡椒 血竭 龍腦 등의 외래 약물이 적지 않게 포함하고, 분류도 玉石·草·木·獸禽·蟲魚·果·菜·米·有名未用의 九部로 되어 있다. 또한 약물의 圖畫도 첨부되어 있으며, 本草圖附의 창시이기도 하다. 이 책은 중국의 전지역에 퍼졌을 뿐만 아니라 신속하게 해외까지 퍼져 세계의 의학발전에 크게 공헌하였다. 또한 개인의 著作도 비교적 많으며 유명한 저서로서 다음과 같은 저서를 들 수 있다.

甄立言의 [藥性論]은 약물의 性味·有毒·無毒·효능·主治·配伍(配合) 등, 광범한 기술로 되어 있으며, 특히 藥性理論에 치중되어 있다.

孟詵의 [食療本草(701~704)]은 食物療法의 전문서이며, 당시의 음식물 영양에 관한 지식을 明示하고 있다.

陳藏器의 [本草拾遺(739)]은 [新修本草]에서 遺漏한 많은 민간약을 보충한 외에 약효를 기본으로 하여 宣·通·泄·輕·重·燥·濕·滑·澀의 10종 분류법을 명시하여 후세에 큰 영향을 기여하였다.

李珣의 [海藥本草]는 외래의 약물을 전문적으로 기재하고 있다.

이와 같은 著作 활동과는 별도로 高祖·武德 7(624)년에는 국립의 의학전문학교인 『藥園』을 설립하여 850여종의 약재를 재배하고, 16~20세의 학생인 藥園生에게 약물의 재배, 채취, 품종 감별, 독성 등에 대하여 교육을 하고 졸업 후 藥園士로서 채용하여 지도하게 하였다.

五代(907~960년)에는 [新修本草]의 圖經이 亡失된 내용의 보충수정의 필요성도 생겨 蜀의 孟昶이 韓保昇 등에 명하여 [蜀本草(重廣英公本草)]를 편찬시켰다. 이 책은 [新修本草]에 校訂과 補注를 첨가하여 圖經을 첨부한 것이며, 약물의 性味·형태·산지 등 많은 내용을 증가하였다.

(6) 五 代(後梁·後唐·後晋·後漢·後周)·宋代(907～1279년)

이 시대에는 목판인쇄 기술이 성행하여 의학 지식의 진보와 함께 本草書籍은 자주 수정하게 되었다. 開寶 6(973)년 勅令을 받아 劉翰·馬志 등이 [新修本草] 등에 增訂을 가하여 [開寶新詳定本草]를 간행하였는데 成書한 후에 부실하다고 하여 이듬해에 이차적으로 增訂하여 [開寶重訂本草(開寶本草)]로서 간행하고, 약물은 [新修本草]에서 134종을 증보하여 984종으로 되었다.

서기 1087(嘉祐 2)년에는 仁宗이 掌禹錫·林億·蘇頌 등에 모두 3번의 增訂을 명하여 1060(嘉祐 5)년에 [嘉祐補注神農本草]를 간행하고, 약물은 100종을 증보하여 1,084종의 약물을 기재하였다.

그리고 이 책의 간행 일 년 후에 蘇頌이 중국 각지의 약물을 수집하여 藥圖를 넣고 설명하여 [圖經本草]를 편찬하였다.

四川의 陳承은 [嘉祐補注神農本草]와 [圖經本草]가 각각 별개로 발행되어 불편하였으므로 두 책을 합하고, 또한 이에 論說과 개인의 견해를 첨가하여 [重廣補注神農本草經]을 편집하였다.

또한 四川의 名醫, 唐愼微는 1086～1093년에 [嘉祐補注神農本草]와 [圖經本草]을 모체로 하고, 古今의 單方과 經史百家의 약물에 관한 자료를 수집하여 [經史證類備急本草(證類本草)]을 편찬하였다. 이 책은 초교본이었으나, 이후 정부의 著作으로서 수정이 가해져 1108(大觀 2)년에 [經史證類大觀本草(大觀本草)]로서 간행되었다. 내용이 매우 풍부하고 수재약물은 660종을 증보하여 1,774종이며, 각 약물의 그림을 넣고 附方도 3,000首 이상에 달한다. 이와 같이 그림과 내용을 함께 기재하였을 뿐만 아니라 方藥까지 겸한 편집체제는 前代의 本草書에서 한걸음 진보한 것이며, 동시에 고대의 藥方文獻的 자료를 후세에 보존하는데 크게 공헌하였다.

계속해서 서기 1116(政和 6)년에는 [大觀本草]을 교정하여 [政和新修經史證類備用本草(政和本草)]가 간행되었으며, 1159(南宋의 紹興 29)년에는 [紹興校定經史證類備急本草(紹興本草)]가 간행되었다. 현재에는 이 3종의 책을 [證類本草]라고 한다.

서기 1116(和政 6)년에 寇宗奭이 [本草衍義]을 저술하여 자기의 경험과 고대문헌을 모체로 하여 [大觀本草]의 有名未用의 약물과 古今의 單方을 제외하여 실제에 준한 補正과 502종의 약물을 수재하여 전 20권으로 하였으며, 특히 藥性理論이 뛰어나고 簡明要約으로 사실에 의거한 저작으로써 중시되었다.

더구나 宋代에는 각종 약물의 炮製技術방면에도 현저한 연구와 발전을 이루었는데, [太平惠民和劑局方]에서 그 일면을 찾아볼 수 있다.

(7) 金・元代(1159~1367년)

이 시대에는 名醫들이 많이 배출되고, 本草學의 저술도 많아졌으며, 著作者의 대부분이 실지 醫家였으므로 임상이 주체가 되고 用藥의 규율이 형성되었다.

張潔古가 저술한 [珍珠囊 1186]는 약 100종의 약물을 수재하고, 性味・陰陽・昇降浮沈・歸經・主治 등을 전적으로 논술하여 후세의 藥性理論에 주체가 되는 本草學의 창시로 되었다.

이중 本草를 기초로 보충 발전시킨 것으로는 李東垣의 [用藥法象]이나 王好古의 [湯液本草] 등이 있으며, 藥性理論이 대폭적으로 충실하게 되었다.

이 외에도 朱丹溪는 [本草衍義拾遺]를 저술하고 [本草衍義]를 보충하였으며, 元代의 忽思慧는 [食膳正要 1330]에서 음식요법을 총괄 발전시키는 동시에 약물蒸留法에 의한 술(酒)의 제법을 기제 하였다.

(8) 明代(1368~1662년)

의학이 발전하고 약물이 증가하므로 인하여 [證類本草] 만으로는 만족할 수 없게 되어, 정리와 총괄의 필요성이 요구되었다.

위대한 醫藥學家인 李時珍은 1552~1578(嘉靖 3~萬曆 6)년에 27년간 오랜 노력으로 [政和本草]의 原典에 관련 서적 800여 서적을 참고로 하여 고대 本草學의 전면적인 정리와 提高를 행하고, 또한 대량의 민간약과 외래 약물을 받아들여 임상경험을 근거로 세 번의 改稿 끝에 획기적인 과학의 巨著, 즉 [本草綱目]을 저술하였다. 이 책은 全書 52권으로 [政和本草]에 149종을 증보한 1897종의 약물을 수록하고, 전체를 16部(水・火・土・金石・草・穀・菜・果・木・服器・蟲・鱗・介・禽・獸・人) 62류로 분류하고 綱・目을 명확하게 편집하였으며, 각 약물에 대해서는 釋名・集解・修治(炮製)・氣味・發明・配方 등을 상술하고 挿畫 1,160 幅과 附方 11,000首를 더하였다. 약물의 기재와 분석은 실물을 근거로 한 실제 경험을 쌓고, 各家의 精華를 수집하였을 뿐만 아니라 오류를 정정하고, 약물의 炮製法, 方劑의 配合法, 약물의 감정이나 재배법 등 광범위하게 논술하므로 써 중국과학의 技術史上 한결 뛰어난 성과를 올렸다. 이 책은 17세기 말에서부터 국외로 전해져 세계의 약물학・식물학・동물학 등 자연과학의 발전에 크게 영향을 끼쳤다.

이외도 朱橚의 [救荒本草 1486]는 식용으로 되는 식물 414종을 圖說하였는데, 음식요법과 식물학 연구에 공헌하였다.

陳嘉謨의 [本草蒙荃 1565]은 742종의 약물을 수록하고, 氣味・療效・산지・採集・저장・감별・炮製・配伍(配合)・禁忌・七方・十劑・服藥法 등을 상술하여 [本草綱目] 이전의 중요한 本草著書이다.

繆希雍의 [本草經疏 1625]는 [神農本草經]이나 陶弘景의[名醫別錄] 등의 條文에 자신의 경험을 연결하여 注解를 붙이고 약리를 간명하게 해설하였다.

(9) 淸 代(1636~1912년)

漢代에서 淸代에 이르기까지는 각 시대의 업적과 각자의 특색이 있었으며, 역대에 걸쳐 쌓아올린 업적으로 날로 풍부해졌으며, 많은 醫家가 本草의 연구를 매우 중시하고 本草學의 저서도 증가하였다.

서기 1765(乾隆 30)년에 의가인 趙學敏이 [本草綱目拾遺]를 저술하였는데, 역대의 本草書의 전통성을 계승하고, 민간약을 수록하여 921종의 약물을 수재하고 새로이 716종을 증보하는 동시에 [本草綱目]의 오류를 수정하고 보충하여 本草學의 내용을 충실하게 하는 데 크게 공헌을 이루었다.

1848(道光 28)년에 吳其濬이 저술한 [植物名實圖考]는 약물의 전문서적은 아니지만 식물 1,714종을 수록하고 있으며, 내용과 편집은 本草書를 계승하였고, 정밀한 圖譜로 많은 식물의 그림을 수록하여 중요한 자료의 하나로 되었다.

이상의 두 종 책자가 대표적인 저서였으나, [本草備要 1694]에는 460종의 약물을 수록하고, 이를 增訂한 吳儀洛의 [本草從新 1757]에는 720종이 수록되어 있다. 이 두 책은 편집이 간명하고도 실용적이므로 널리 보급되었다. 이와 같이 200여년의 발전과정에서 문헌의 자료는 점차적으로 풍부해져서 의약 방면에서 개발과 경험, 이론지식이 축적되었다.

제 2 장 약물의 命名과 분류

本草學은 한의약학을 연구하는데 필수적인 기초 학문이다. 한약은 식물·동물·광물을 포함하며, 그중의 대부분은 식물이다. 또한 한약은 그 起源이 광범하며 性狀과 효능이 각기 다르다. 많은 약물의 性味와 효능을 파악하려면, 命名의 규율과 분류방법을 터득하는 것이 연구하는 데 도움이 된다.

1. 약물의 命名

한약의 명칭은 주로 漢나라에서 유래되며, 그 명칭의 대부분은 來源에 숨은 뜻이 있는데 대개는 지명·성능·形色·傳說 등에 유래되고 있으며, 이를 이해함으로서 약물에 대한 기억과 지식을 쌓는데 편리하다. 그러므로 역대의가들은 약물의 명칭에 대한 연구를 중요시하였다. 약물에 대한 命名規律을 크게 분류하고 그 예를 다음과 같이 개괄하였다.

(1) 형태에 의한 命名

약물의 형태는 각기 다르고 그 형태의 특징에 따라 命名한 것이 대다수이다.

① 人 蔘 : 인삼의 뿌리가 사람과 매우 유사한 뜻에서 부쳐진 명명이다.

② 乳 香 : 이 약물은 樹脂가 아래로 떨어진 형태가 마치 젖꼭지(乳頭) 모양 같고 그 냄새가 향기롭기 때문에 붙여진 명명이다.

③ 烏 頭 : 이 약물은 현상이 까마귀 머리(烏鴉頭)와 매우 유사하다 하여 붙여진 명칭이다.

④ 白頭翁 : 이 약물은 꽃이 진 후에 흰 수염 털이 할미의 머리카락과 유사하다 하여 붙여진 명명이다.

⑤ 馬兜鈴 : 이 약물은 잎이 떨어질 때 과실이 아래로 드리워져 그 형상이 말(馬)의 목에 달린 방울 같다 하여 붙여진 명명이다.

⑥ 牛 膝 : 이 약물은 그 줄기의 마디가 팽대한 것이 마치 소의 무릎(膝關節)과 유사하다 하여 붙여진 명명이다.

⑦ 知 母 : 이 약물의 原名은 『蚳母』인데, 그 뿌리의 주위에 子根의 형태가 蚳 즉 개미알(蟻卵)과 유사하다고 하여 蚳母(지모)라고 명명하였는데, 후세의 와전으로 知母가 되었다고 한다.

이 외도 百合 貝母 罌粟 龍腦香 鉤藤 龍眼 狗脊 冬蟲夏草 등은 모두 형태의 특징에 따른 命名의 예들이다.

(2) 색채에 의한 命名

① 藥用 부위의 색채에 따른 命名의 약물은 많다. 붉은색을 띠는 약물은 흔히 약명에 紅·赤·丹·朱 등을 붙이는 데 그 예가 紅花 紅蓼 赤芍藥 赤茯苓 赤石脂 丹參 朱砂 등이다.

② 황색을 띠는 약물은 黃·金字를 붙이는 데, 그 예가 黃芩 黃精 黃芪 黃柏 大黃 雄黃 蒲黃 牛黃 天竺黃 金鈴子 金蕎麥 金櫻子 등의 예이다.

③ 백·은색을 띠는 약물은 白·銀字을 붙이는 데, 그 예가 白芍藥 白芷 白茯苓 白果 白芨 白豆蔻 蒺藜子 白芥子 銀耳 銀魚 등이다.

④ 흑색류의 약물에는 黑·烏·玄·皂字를 붙이는 데, 그 예가 黑豆 黑脂麻 烏梅 烏頭 烏梢蛇 玄參 皂角 등이다.

⑤ 푸른색을 띠는 약물에는 靑字를 붙이는 데, 그 예가 靑蒿 靑黛 大靑葉 등이다.

⑥ 약물의 색채가 초록색을 띠는 약물은 綠字를 붙이는 데, 그 예가 綠豆 綠礬 綠監 등이다.

이 외도 金銀花은 꽃이 처음 필 때 꽃술과 꽃잎이 모두 흰색이며, 2~3일이 지나면 색이 누렇게 변하고 오래된 것과 새것이 서로 섞이게 되면 황색과 백색이 서로 섞이게 되기 때문에 金銀花라 하고, 자주색을 띠는 약물은 紫草 紫蘇 紫檀 등의 예이다.

(3) 氣味에 의한 命名

특이한 氣味를 가진 약물은 氣味의 특징에 따라 약물을 命名한 것은 약물의 어떤 특이성을 충분히 나타낼 수 있는 것이다. 예를 들면 麝香은 그 향기가 아주 짙어 멀리 퍼지기 때문에 지어진 명칭이고, 魚腥草는 특이한 물고기의 비린내가 나기 때문이며, 敗醬은 썩는 간장의 냄새 때문에 붙여진 명칭이다. 臭梧桐은 그 잎에 냄새가 있기 때문이며, 木香 藿香 丁香 降香 등도 다 각각의 특이한 냄새들을 가지고 있기 때문에 붙여진 명칭이다.

특이한 味로 얻어진 명칭의 예를 들면 甘草 甘菊 甘蔗 甛杏仁 등인데 甘味가 있고, 苦參 苦楝子 苦竹瀝 苦瓜 등은 모두 苦味가 있으며, 酸棗 酸漿 酸角 酸模 등은 모두 酸味가 있고, 細辛 辛夷 馬蹄細辛 등은 辛味가 있으며, 鹹秋石은 鹹味, 淡菜 淡豆豉 淡竹葉 淡大芸 등은 모두 담담하여 특별한 맛이 없으며, 五味子는 그 皮肉은 酸·甘味, 核은 辛·苦, 전체적으로 鹹味가 있어 五味를 모두 갖추었다고 해서 붙여진 명칭이다.

(4) 산지에 의한 命名

산지命名의 대부분은 주산이나 특산의 뜻을 포함하고 있는데 예를 들어 품질이 우수한 芎藭은 중국의 四川에서 생산되기 때문에 川芎이라 命名한 예이다. 川烏 川楝子 川貝母 山椒 川續斷 등도 모두 이 예에 속한다.

枸杞子는 주로 寧夏에서 생산되는 것이 품질이 가장 좋기 때문에 寧夏枸杞라 하고, 河南懷慶府에서 생산되는 懷山藥 懷地黃 懷牛膝 懷菊花 등과 廣東에서 생산되는 廣藿香 新會皮 陽春砂 高良姜(高州, 옛날에는 高良郡이라 칭함), 浙江에서 생산되는 浙貝母 杭白芍 杭白芷 杭菊花 於朮과 雲南의 雲茯苓, 山東의 阿膠, 湖南의 辰砂 등은 모두 산지 명에 속하는 품질이 우수한 약재들인 예이다.

소수민족의 지역에서 생산되는 것은 羌·胡·番 등의 자(字)를 구분하여 붙이는 데, 예가 羌活 胡黃連 番木鱉 등이다.

원산지가 국외인 수입약재는 국명을 붙이는 데, 예를 들면 蘇合香 蘇方木의 원산지는 古蘇合國(이란)이다.

(5) 생장에 의한 命名

약재의 특수한 생장습성에 따라 命名한 것을 예를 들면 夏枯草는 夏至 후에 곧 말라버리고, 忍冬은 겨울이 지나도록 시들지 않으며, 茵蔯은 겨울이 지나도록 죽지 않고 다시 옛 싹에서 나오는 것 등이다.

款冬花는 겨울이 되어 꽃이 피고, 月季花는 달(月)을 따라 꽃이 향하며, 半夏는 5월에 생산되는 데, 대개 여름의 반이기 때문이며, 麥冬 冬靑은 겨울에도 마르지 않고, 冬蟲夏草는 겨울잠을 자는 蝙蝠蛾幼蟲으로 여름에는 길게 나오는 기생균의 새끼집이다.

桑寄生은 뽕나무에 붙어서 나는 것이고, 石韋는 덩굴이 돌 위로 뻗어 나가 잎이 껍질처럼 나고, 石長生은 四時에 시들지 않고, 石南葉은 산골짜기의 돌 위에서 생겨 그 나무가 모두 양지를 향하고 있다는 것 등이다.

(6) 약용부위에 의한 命名

약용부위에 따라 命名한 것으로, 뿌리를 쓰는 것은 葛根 蘆根 板藍根 麻黃根이고, 줄기와 가지를 쓰는 것은 藿香梗 紫蘇梗 桂枝 桑枝 등이며, 잎을 쓰는 것은 大靑葉 桑葉 竹葉 橘葉 등의 예이다. 껍질을 쓰는 약물은 五加皮 秦皮 靑皮 橘皮 등의 예이고, 꽃을 쓰는 약물은 紅花 菊花 金銀花 款冬花 등이며, 과실이나 종자나 種仁을 쓰는 약물은 草果 白果 藏靑果 萊菔子 白芥子 杏仁 桃仁 등의 예이다.

광물류의 약물 중에 뿔을 쓰는 약물은 犀角 水牛角 羚羊角 鹿茸 鹿角 등이고, 가죽을 쓰는 약물은 象皮 刺猬皮 蛇皮 蟬衣이며 熊膽 虎骨 鷄內金 海狗腎 猪蹄 龜板 鱉甲 등도 모두 이러한 예에 속한다.

(7) 효능에 의한 命名

약물의 효능을 이용하여 命名한 경우는 일반적인 약물의 적응증을 파악하는데 매우 큰 도움이 된다. 예를 들면 防風은 風을 치료하는 要藥이고, 益母草는 부인의 월경과 출산을 다스리는 데 훌륭한 약품이다.

大風子는 大風癩疾에 효과가 있으므로 얻어진 명칭이고, 續斷은 筋骨의 끊어진 것을 이어 주는 예이고, 骨碎補는 주로 절단된 상처에 쓰며 뼈가 부서진 것을 치료하는 등의 예이다. 羊躑蠋은 양이 그 잎을 먹고 머뭇거리다가 죽었으며, 肉蓯蓉은 補益하는 힘이 和緩하고 從容하며, 遠志는 먹으면 益智强志의 효과가 있고, 莨菪은 복용하면 狂狼放宕하게 하는 효과가 있으며, 射罔은 화살 앞에 묻혀 짐승을 쏘면 몇 발자국 가다가 곧 죽게 되니 사람이 맞으면 역시 죽는 것이다.

決明은 明目하는 효과에 따라 이름을 지은 것이고, 碎魚草는 毒魚로 盡圉圉而死하고, 蚤休는 벌레나 뱀의 독을 이것으로 치료하면 곧 낫는다는 것 등이고, 또한 補骨脂 鎖陽 陽起石과 大黃은 將軍이라 칭하고 甘草는 또 國老라 하는 등등이 모두 효능에 의한 붙어진 命名이다.

(8) 인명 또는 전설에 의한 命名

어떤 약물은 처음 쓴 사람이나 자주 썼던 사람을 기념하거나 고대의 傳說에 근거하여 命名하였다. 杜仲은 杜仲이라는 사람이 항상 이 약을 복용하고 도를 얻었기 때문이고, 劉寄奴는 전설에 의하면 宋 高祖 때 劉裕가 발견하였으므로 그의 이름을 따라 命名하였으며, 徐長卿은 徐長卿이라는 사람이 항상 이 약물로 병을 치료했기 때문이고, 使君子는 郭使君이 소아질병을 치료하는데 이 약물을 多用했기 때문이고, 牽牛子는 밭가는 노인이 소를 끌 때 이 약을 주었기 때문에 命名된 것 등의 예이다.

(9) 기타 命名의 방식

약물의 命名은 上述한 주요법칙 외에도 많은 것들이 있다. 예를 들면 炮製方法에 따른 命名은 炙甘草 鹽知母 炮薑 熟地黃 炒白朮 法半夏 淸半夏 薑半夏 薑炙竹茹 醋元胡 등이 있고, 저장시간에 따라 命名한 것은 陳皮 陳倉米 鮮荷葉 鮮生地 등이며, 채집시간에 따라 命名한 것은 春柴胡 霜桑葉 冬麻 등이다.

효능의 강약에 따라 命名한 것은 威靈仙 肉蓯蓉 등이고, 진귀하여 얻기 어렵다고 하여 命名된 것은 珍珠 狗寶 馬寶 등이며, 글자를 분리하여 命名한 것은 硼砂를 달리 月石으로 한 것과 信石을 또 人言이라고 한 것 등의 예이다.

이 외에도 약물의 명칭은 그 속에 숨은 뜻이 깊이 담겨져 있는 데, 예를 들면 血餘炭은 머리카락을 태운 것으로 머리카락은 血之餘라는 데서 온 명칭이고, 牽牛子는 黑白二色이 있는데 소는 十二地支 중에서 『丑』에 속하기 때문에 黑丑, 白丑이라 한 것이며, 또 약물의 명칭이 봉건시대에 諱를 피하여 고쳐진 것이 있는 데, 예를 들면 薯蕷는 唐代 中期의 代宗 李豫의 諱를 피하기 위해 薯藥으로 고친 것이고, 北宋 시기에 또 英宗 越曙의 諱를 피하기 위해 山藥으로 고친 것이며, 羅勒은 東晋 시기 列國의 後越 明帝(이름이 石勒)의

諱를 피하기 위해 蘭香 혹은 香葉이라 고쳐진 것이다.

이 외에도 적지 않은 명칭이 몇몇 命名法과 방식이 종합적으로 채택되어 확정된 것도 있는 데 예를 들면 黃連은 根莖의 색이 황색이고 형태는 구슬을 이어 놓은 蓮珠 같아서 색깔과 형태의 특징에 따라 命名한 것이고, 白蘞은 그 뿌리의 색은 백색이고 자라면 瘡을 收斂하므로 색깔과 효능에 따라 命名한 것이며, 酸棗仁은 그 과육의 味는 酸하고 형태는 대추와 같고 약용부위는 種仁이니 味와 형태와 약용부위가 모두 결합되어 命名된 것이다.

또한 역사적인 원인에 따라 어떤 약물의 명칭은 杜撰的이고 혹은 封建迷信的인 것도 있으나 전체적으로 대다수의 명칭이 객관적인 근거에 의한 것이므로 모두 그 명칭을 부르면 곧 그 약물의 성질을 알고 별칭을 부르면 그것의 효능을 알 수 있는 실용적인 가치가 있으므로 初學者들이 약물을 이해하고 운용할 때 도움이 될 것이다.

2. 약물의 분류법

오랫동안 의료경험을 통하여 한약에 대한 인식이 부단히 깊어져 갔고 약물의 수량도 많이 늘어나서 [神農本草經]의 365종이 近世에 이르러 [中藥大辭典]의 5776종이 되었다. 이러한 많은 약물이 연구되고 응용되면서 반드시 먼저 약물의 성능을 알고 비로소 분류하는 방법이 사용되면서 분류하는 연구를 시작하였다. [周禮注疏五藥]에 漢代 鄭玄의 注에 "五藥은 草, 木, 蟲, 石, 穀이다."라는 기록을 통해 가장 최초의 약물에 대한 분류법을 알 수 있다. 本草學의 발생과 발전에 따라 분류 또한 끊임없이 보충되고 날로 발전되어 점차적으로 다음의 몇 가지 분류방법이 형성되었다.

(1) 上·中·下 三品 분류법[神農本草經]

이것은 약물의 작용과 독성에 따라 분류하는 방법으로 먼저 [神農本草經]에 나타나 있다. 이 책에서는 補益작용이 있고 독성이 없어 오래 복용할 수 있는 120종의 약물을 上品으로 하여 人蔘 甘草 地黃 石斛 巴戟天 黃芪 枸杞 阿膠 등을 들었고, 병을 치료하고 虛한 것을 補하며 有毒하거나 혹은 無毒으로 마땅히 이를 헤아려서 사용해야 할 120종의 약물을 中品으로 하여 乾薑 麻黃 當歸 芍藥 吳茱萸 厚朴 鱉甲 등을 들었으며, 오직 治病만을 하고 독성이 많아서 오래 복용할 수 없는 125종의 약물을 下品으로하여 鉛丹 附子 半夏 大黃 甘遂 狼毒 巴豆 蜈蚣 등을 들었다.

이 분류법은 약물의 효능과 독성의 일반특성을 구별하는데 도움을 준다. 本草學 중에서 가장 오래된 분류법이며 비록 비교적 원시적인 분류이지만 후세에 미친 영향이 매우 커서 [本草經集注]·[新修本草]·[證類本草] 등이 모두 이 三品분류법을 채용하고 있다.

(2) 자연속성에 의한 분류법

이 분류법은 약물의 起源이나 형태 등에 의한 자연속성의 특징에 의한 분류방법이며, 起源이 서로 같거나 그 屬이 서로 가까운 약물을 한 類로 귀속시키고 있다. 이러한 분류법은 梁代 陶弘景이 만든 것으로 [本草經集注]에 三品 약물을 玉石·草木·蟲獸·果·菜·米食·有名未用의 7종으로 분류한 것이 그 예이다.

후세의 本草著作에 三品 분류법의 사용과 동시에 또한 대부분이 속성 분류법을 채택하고 있는데, [新修本草]·[證類本草] 등에서 그 예를 찾을 수 있다. [本草綱目]은 비록 이러한 분류를 근거로 하고 있지만, 더 발전시켜 水·火·土·金石·草·穀·菜·果·木·服器·蟲·鱗·介·禽·獸·人 등의 16부로 분류하고 있다. 이러한 분류법의 우수한 점은 약물의 起源과 그 屬, 약용부위 등을 일목요연하게 볼 수 있으며, 논리가 분명하고 찾아보기 간편하다는 것이다. 지금은 더 발전하여 동·식물의 科屬類系의 분류법을 쓰고 있는데, 南京藥學院에서 編著한 [中草藥學] 등의 저서가 그 예의 하나이다.

(3) 臟腑經絡에 의한 분류법

이 분류법은 臟腑나 經絡에 작용하는 것을 근거로 하여 분류한 방법이다. 金代 張元素의 [臟腑標本藥式]에 처음으로 보이는 데, 이것은 臟腑를 綱으로 병리를 目으로 하고 약물을 병리에 의해 분류한 방법이다. 淸代에 이르러 [本草分經]은 經絡을 綱으로 약물을 目으로 하고 補·和·攻·散·寒·熱로 6항을 나누었고, [本草害利]는 五臟六腑를 綱으로, 補·瀉·涼·溫을 目으로 하여 약물을 修治에 따라 나누어 나열하였다. 이러한 분류법을 채택한 本草 저서는 비교적 적으며, 현재의 本草書는 효능에 의한 분류 이외에 또한 臟腑用藥의 항목을 첨부하였으며, 이것은 이 분류법에 따른 것으로 임상에 지표가 되고 있다.

(4) 효능에 의한 분류법

이 분류법은 약물의 효능에 의해서 분류한 하나의 방법이다. [神農本草經]의 三品 분류법은 가장 오래되고 가장 간단한 효능 분류법이다. 唐의 陳藏器의 저서 [本草拾遺]는 효능에 근거하여 약물을 宣·通·補·泄·輕·重·燥·濕·滑·澀 10가지 종류로 구분하고 있는데, 宣은 뭉친 것을, 通은 막힌 것을, 補는 弱한 것을, 泄은 閉塞된 것을, 輕은 實한 것을, 重은 怯弱한 것을, 滑은 固着된 것을, 澀은 脫한 것을, 燥는 濕한 것을, 濕은 枯한 것을 치료하는 것을 생각하여 후세의 方藥 분류를 응용하였는데 많은 영향을 끼쳤다.

효능에 의한 분류법을 채택한 本草 저서는 또 [藥品化義]·[藥品辨義]·[本草求眞]·[要藥分劑] 등이 있으며 또한 몇몇 本草 저서는 약물의 四性(寒熱·溫涼)을 분류근거로 채택하고 있는데, 예를 들면 藥鑒의 [本草擇要綱目] 등이 약물을 寒·熱·溫·平의 4가지 성질로 나눈 것이다. 약물의 효능별 분류는 현재 일반적으로 사용하는 분류법으로 주요방법을 이루는 解表藥·淸熱藥·瀉下藥·祛風濕藥 등 모두 20가지 종류로 구분하고 있다.

이 분류법은 임상에서 主治와 효능을 특징으로 하고 그 지표로 되고 있다. 예를 들면 麻黃 桂枝 柴胡 薄荷 桑葉 등은 解表藥에 속하여 疏散風邪를 다스리는 작용으로 外感風邪로 인한 表證을 치료하고, 또한 辛溫·辛涼의 두 약성으로 분류하여 麻黃 桂枝 荊芥는 辛溫解表에 작용하여 風寒表證을 하며, 柴胡 薄荷 桑葉은 辛涼解表에 작용하여 風熱表證을 치료하는 등의 예이다.

제 3 장 本草의 藥性理論

藥性理論이란 약물의 성질·효능 및 임상에서 응용법칙에 관한 이론이며, 한약의 약리이다. 약물의 性能은 약물의 치료효과와 관련된 藥性과 효능을 말하며, 이것은 약물의 기초효능과 치료과정 중에서 나타나는 작용을 포괄한다.

本草의 性能에 대한 인식은 유구한 역사 속에서 질병의 예방과 治病의 임상과정에서 점차적으로 성립되어 왔다. 즉 藥性에 있어서의 寒·熱·補·瀉·昇·降·浮·沈의 구별은 질병의 성질에서 寒·熱·虛·實과 臟腑機能에서의 昇(升)·降의 변화에 기인하여 창안된 것이고 약물의 歸經은 약물이 각각 같지 않는 臟腑經絡의 병변에 대하여 선택적으로 작용하는 것에서 창안하여 낸 것이다.

藥性의 이론은 陰陽·臟腑·經絡 등의 說을 기초로 하고, 한의약학에서는 모든 질병의 진행과 변화과정은 인체에서의 陰陽·正邪가 서로 消·長 하는 과정이며, 臟腑經絡의 기능 실조로 인한 陰陽의 偏勝이나 偏衰로 기울어져 발생한다고 인식한다. 그 위에 질병치료에서 약의 기본적인 작용은 발병인자를 제거하고, 臟腑機能을 회복시켜 조정하며, 陰陽의 偏勝이나 偏衰로 인한 병리현상을 시정하는 데 있다.

그러므로 약물에 의해 질병을 치료하는 데는 각기 약물의 固有偏性인 藥性을 응용하는 것에 있다. 약의 偏性이란 氣味와 歸經 등의 차이고, 같은 味에서도 氣는 같지 않으며, 또는 氣는 같아도 味가 같지 않거나, 혹은 氣와 味는 같고 또한 歸經이 같지 않은 등의 여러 경우가 있다.

그러므로 이와 같은 性能을 인식하고 또한 각종 약물의 특징을 파악하면, 비로소 辨證을 분명히 한 기초에서 적절한 처방을 구성할 수 있다. 그러므로 임상에서 本草의 약학이론을 떠나서는 기대할 수 있는 치료효과를 얻을 수 없는 것이다.

각종의 약물에는 약물마다 각기 일정한 性能을 지니고 있으며, 그 성능의 주 내용은 四氣와 五味·昇降浮沈·補瀉·歸經·有毒無毒 등으로 구별할 수 있다.

1. 四氣와 五味

四氣와 五味는 약물의 性味에 대한 학설이다. 이것은 고대 의약가들이 오랜 임상실험을 통해 종합해낸 것이고, 약물의 작용원리를 설명하는 이론적인 내용의 하나이며 약을 응용하는 규율을 나타내주고 있다. 소위 四氣는 약효의 寒·熱·溫·涼 네 가지 藥性을 나타내는 것이고, 五味는 辛·甘·酸·苦·鹹 다섯 가지의 藥味를 말하는 것이다. 예로부터 본초서적은 한 약물을 설명할 때 그 性味를 맨 먼저 표시하였으며 이것은 각종 약물의 공통성과 개별성을 인식하고 임상에서 약을 사용하는 데 모두 실질적인 의미가 있다. 따라서 반드시 약물의 性味學說을 깊이 이해해야만 한다.

(1) 四 氣

四氣를 『四性』이라고도 하며 즉 寒·熱·溫·涼의 네 가지 藥性을 말한다. 이 네 가지 藥性은 약물을 인체에 적용하여 나타나는 반응이나, 질병에 대한 치료효과를 기초로 하여 오랜 경험을 통해서 개괄적으로 귀납된 藥性을 말한 것이며, 또한 치료하고자 하는 질병의 寒·熱과 상대되는 것이다.

한약의 寒·熱·溫·涼 四氣에 대한 기록은 [黃帝內經]과 [神農本草經]에 가장 먼저 나타나 있다. [素問·至眞要大論]에 "寒者熱之, 熱者寒之, 溫者淸之, 淸者溫之"라고 하였고, [神農本草經·序例]에도 역시 약에는 "寒熱溫涼 四氣가 있다."고 하였는데 여기에서의 『氣』는 藥性을 말한 것이다. 漢代의 [神農本草經]에서 宋代에 이르기까지 四性을 '四氣'라고 하였으며, 宋代의 寇宗奭이 [本草衍義]의 序例에 비로소 『氣』를 『性』으로 바꾸었는데, 寇氏가 말하기를 "氣라는 것은 곧 냄새의 氣를 말하는 것이니, ……序例 중의 氣는 아마도 후세에 잘못된 것으로 보이며, 性으로 고쳐야 뜻이 분명해진다."고 하였다.

古人이 寒·熱·溫·涼으로 藥性을 설명하게 된 이유는 한의약학의 기초이론으로부터 출발한 것이기 때문이다. 한의약학 이론에서는 질병을 寒·熱 두 가지로 크게 분류하고 상응하는 약물도 또한 寒·熱의 두 가지로 구분하였는데, 곧 [素問·至眞要大論]에 "治寒以熱, 治熱以寒"이라고 하였다. 더 구체적으로 논하면 藥性의 寒熱·溫涼은 약물이 인체에서 작용한 후에 나타나는 반응을 개괄하여 말한 것으로서 치료하고자 하는 질병의 寒熱과 상대해서 말한 것이며, 熱證을 경감시키거나 제거시키는 약물은 寒性이나 涼性에 속하는 것이 많은데, 黃芩이나 板藍根은 發熱口乾, 咽痛 등의 증후에 淸熱解毒 작용을 하는 데 이것은 이 두 가지 약물이 모두 寒性을 나타내는 예이다. 반대로 寒證을 輕減시키거나 제거할 수 있는 약물은 溫性이나 熱性에 속하는 것이 많은데, 附子나 乾薑은 大腹中冷痛, 脈沈無力 등의 寒證에 溫中散寒 작용을 하는 데 이것은 두 가지 약물이 모두 熱性 작용의 예이다. 溫性·熱性의 약물은 일반적으로 溫裏散寒·助陽補火·通脈 등의 작용이 있고, 寒性·涼性의 약물은 淸熱瀉火·涼血·熱毒을 푸는 작용을 한다는 것을 알 수 있다.

藥性의 寒涼과 溫熱은 陰陽으로부터 나누어진 두 가지 서로 다른 성질에 속하는 것으로서 寒涼은 陰, 溫熱은 陽에 속하며 두 가지의 작용이 相反된다. 溫과 熱, 寒과 涼을 분류하면 공통된 성질을 가지고 있지만 溫은 熱보다 약하고, 涼은 寒보다 약한 것으로 공통된 성질을 가지고 있는 가운데 그 정도의 차이가 있다. 어떤 약물에 대해서는 보통 大熱·大寒·微溫·微寒 등으로 구별한 경우도 있다. 寒·熱·溫·涼 외에 또 平性이 있는 데 이것도 역시 [神農本草經]에 가장 먼저 나타나며 이 책의 序例에서는 언급하지 않았으나 몇몇 약물의 기록 가운데 산재되어 있다. 예를 들면 "甘草味甘平", "桑寄生味苦平"이라 한 것 등의 예이다. 『平性』이란 藥性이 平和하여 寒·熱의 성질이 분명하게 나타나지 않는다는 것이지만 실제적으로 溫이나 涼에 치우치는 차이가 있게 되기 때문에 五性이라 하지 않고 四性이라 하는 것이다.

[至眞要大論]에서 "寒한 것은 熱로, 熱한 것은 寒으로 다스린다."라고 하였고, 또 [神農本草經]에는 "寒證을 治療할 때는 熱藥으로, 熱證에 寒한 약물로 한다."고 하였다. 이것은 질병을 치료하는 방법과 또한 약을 쓰는 원칙을 제시하였다. 따라서 약물을 운용할 때는 반드시 寒·熱·溫·涼의 四氣를 파악하고 病情의 陰陽·寒熱에 정확하게 寒涼 혹은 溫熱한 약물을 선택하여 치료할 수 있는 것이다. 그렇게 하지 않고 熱性약물로 熱性病을 치료하고 寒性약물로 寒性病을 치료한다면 병세가 더욱 악화될 것이다.

다음으로 약물의 寒涼·溫熱의 정도의 차이를 구별하여 적절한 약물을 선택해야 한다. 熱藥을 사용해야 할 경우에 溫藥을 쓰고, 寒藥을 사용하는 경우에 涼藥을 쓴다면 病勢는 重한 데 藥이 弱해서 치료를 기대할 수 없고, 반대로 溫藥을 사용하는 경우에 熱藥을 쓰고, 涼藥을 사용해야 할 경우에 寒藥을 쓴다면 病勢는 가벼운 데 藥은 重한 것이어서 다른 병이 발생할 수 있게 되는 것이다.

寒熱이 함께 섞여 있는 증후에는 熱藥과 寒藥을 함께 투여할 수도 있는 데, 寒이 많은지 적은지, 熱이 많은지 적은지를 분명히 변증하여야 한다.

이 외에도 임상에서 어떤 질병들은 眞寒假熱이나 眞熱假寒으로 나타나기도 하는 데 이 경우에는 "寒因寒用", "熱因熱用"의 反治法을 따라야 『假寒』, 『假熱』의 증후를 버리고 『眞熱』, 『眞寒』에 맞게 寒藥과 熱藥을 선택하여 치료할 수 있는 것이다. 이것도 역시 실질적으로 "熱者寒之, 寒者熱之"의 치료원칙을 말한 것이다.

(2) 五 味

五味란 酸味·苦味·甘味·辛味·鹹味의 다섯 가지 藥味를 말하는 것이며, 기본적으로는 미각에 의해서 판단된다. 또한 五味 이외에 藥味가 뚜렷하지 않은 『淡味』가 있는 데, 古人은 이를 甘味에 부속시켜 甘淡으로 倂稱하였으나, 五味가 기본이므로 六味라 하지 않고 일반적으로 五味라 하며, 임상에서 중요한 지표가 된다.

① **酸 味**(산미) : 收·澀 작용을 한다. 이 약물은 대체적으로 食慾增進·淸涼·止渴·解熱·腸內防腐·收斂·止瀉 등의 효능 중에서 일부 효능을 구비하고, 收斂·固澀작용을 하므로 종종 虛로 인한 出汗, 遺精, 帶下, 久瀉 등의 증후에 적용된다. 예를 들면 烏梅는 澀腸止瀉하고, 山茱萸는 固精止遺하는 효능을 나타낸다.

註 酸味 약물의 대다수는 澀味를 겸하고 있으며 澀味도 酸味와 유사한 작용을 하는 데서 일반적으로 구별하지 않는다.

② 苦 味(고미) : 泄(降・瀉)・燥濕・堅陰에 작용한다. 이 약물은 대체적으로 鎭痛・痲醉・發汗・解熱・鎭咳・祛痰・强心・興奮・利尿・消炎・止血・催吐・催眠・健胃 등의 효능에서 일부 효능을 구비하고, 瀉熱・燥濕작용을 하므로 熱性病, 大便不通, 氣逆脹滿 등의 병증에 사용된다. 예를 들면 大黃은 泄熱通便하고, 黃柏은 淸熱燥濕하는 효능을 나타낸다.

③ 甘 味(감미) : 補・和・緩에 작용한다. 이 약물은 대체적으로 滋養・强壯・强心・補血・緩和・催乳・利尿 등의 효능에서 일부 효능을 구비하고 緩中(脾胃 平滑筋의 痙攣을 완화하는 것)・補虛・解毒작용하므로 대개 虛證 혹은 拘急疼痛 등의 證에 사용된다. 예를 들면 黃芪는 益氣補虛하고, 甘草는 緩中解毒하는 효능을 나타낸다.

④ 辛 味(신미) : 散・行하는 작용을 한다. 이 약물은 대체적으로 鎭痛, 鎭靜, 發汗, 行氣, 興奮, 强心, 利尿, 鎭咳, 祛痰, 健胃, 通經 등의 효능에서 일부 효능을 구비하고, 發散, 理氣, 行瘀 작용이 뛰어나며 흔히 外感表證과 氣血阻碍, 氣滯 등의 증후에 사용된다. 예를 들면 紫蘇는 發散解表하고 木香은 行氣止通하며 紅花는 行血消瘀하는 효능을 나타낸다.

⑤ 鹹 味(함미) : 下・軟에 작용한다. 이 약물은 대체적으로 瀉下, 解熱, 鎭靜 등의 효능에서 일부 효능을 구비하고, 軟堅散結하는 작용이 있으며 대체로 瘰癧痰核, 大便燥結 등의 증후에 사용된다. 예를 들면 昆布는 痰氣의 凝結을 消散하고, 鼈甲은 軟堅散結하는 효능을 나타낸다.

⑥ 淡 味(담미) : 淡淡하여 맛이 없는 것으로 前人들은 “淡味는 甘味에 속한다.”고 하여 항상 甘淡을 함께 말하였는데 實際的으로 보면 甘味와 淡味의 작용은 같지 않다. 淡味는 滲泄利竅하고 利尿滲濕의 작용이 있어 茯苓이나 豬苓은 利水滲濕하여 水腫이나 小便不利 등의 병증을 치료한다.

⑦ 澀 味(삽미) : 徐洄溪는 [神農本草經・百種錄]에서 “澀味는 酸味의 變化된 맛으로 澀味가 收澀하는 것은 酸味와 效能이 같다.”고 하였으므로 澀味도 收斂固澀하는 작용이 있다는 것을 알 수 있다. 가령 龍骨이 潛陽斂汗・澀精 작용을 하고, 訶子가 澀腸止瀉하는 것 등의 예이다. 澀味와 酸味의 효능이 서로 같아서 대부분 酸澀을 함께 말하지만 澀味가 있으면서도 酸味가 없는 것이 있는데, 龍骨 牡蠣 등의 예이다.

이 외에 古人들은 藥性을 말할 때 왕왕 香味(氣)를 언급하였는데 香味(氣)는 醒脾健胃・芳香化濕・化濁辟穢・開竅走竄 등의 작용이 있는 데 佩蘭은 醒脾化濕하고, 草果는 芳香化濁하며, 麝香은 開竅辟穢하고, 冰片은 通竅走竄하는 것 등의 예이다. 다만 방향성이란 『五臭』의 범수에 속하는 것이기 때문에 여기서는 『五臭』에 대해서는 논하지 않는다.

五味의 陰陽五行屬性은 [內經]에서 이미 분류되어 있다. 예를 들면 [素問・至眞要大論]에 “辛甘은 發散작용이 있어서 陽이 되고, 酸苦는 涌泄하여 陰이 되며, 淡味는 滲泄하여 陽이 된다.”고 하였다. 후세의 五味에 대한 陰陽屬性은 모두 여기에 근거하고 있으며 五味의 五行屬性에 대해서도 [黃帝內經]에 역시 기록되어 있다. 예를 들면 [素問・宣明五氣篇]에

"酸은 肝(木)에 속하고, 苦는 心(火)에 속하며, 甘은 脾(土)에 속하고, 辛은 肺(金)에 속하며, 鹹은 腎(水)에 속한다."고 하였다. 五味와 五行을 五臟에 서로 연결시켜 귀속시켰으므로 약물이 작용하는 위치에 대한 초보적인 근거를 제시하였다.

藥味와 실제 느끼는 맛이 왕왕 서로 일치되지 않는 경우가 나타나는 데 이것은 약물의 味에 함축된 뜻이 健康人의 미각으로 느낄 수 있는 진짜 맛을 나타내는 것뿐만 아니라 동시에 약물이 나타내는 실제의 효과를 반영하기 때문이다. 古人들이 약물의 味와 치료효과가 밀접하게 관계되어 있다는 것을 발견한 뒤에 임상경험의 발전에 따라 끊임없이 귀납하고 정리하여 각각의 味가 대표하는 약물작용을 종합하여 왔다. 아울러 이에 근거하여 어떤 맛을 봐서는 효과를 분석할 수 없는 약물에 대해서는 실제로 효과가 나타나는 것을 봐서 그 味로 추론해 내기도 하였다. 이러한 약물의 실제의 효능에 의해 확정된 味는 당연히 입으로 맛볼 수 있는 味와 같지 않다. 예를 들면 葛根이나 石膏는 모두 透熱解肌의 효능이 있어서 그 味를 辛이라고 하였지만 실제 입으로는 辛味를 느낄 수 없고, 罌粟殼과 禹余糧은 모두 澀腸止瀉의 효능이 있어서 그 味를 澀이라고 하였지만 실제 입으로는 澀味를 느낄 수 없는 것과 같다.

(3) 四氣 · 五味의 임상적 의의

四氣와 五味는 藥性을 설명하는 중요한 근거가 되는 데, 한 약물에 氣와 味가 있어서 氣와 味는 밀접하게 연관되어 있다. 李東垣은 "한 藥物에 氣味가 있고 한 약물 중에 理性이 모두 있으나 氣는 같지만 味가 다르기도 하고, 味는 같지만 氣가 다르기도 하다."는 것과 같다.

① 氣와 味는 藥性을 구성하는 주 근거이며, 또한 밀접한 관계이므로 다음과 같이 개괄할 수 있다.

❶ 氣와 味가 결합하여야 비로소 完整한 藥性을 구성할 수 있어서 임상에서 정확히 약을 쓰도록 제시해 준다. 예를 들면 辛味는 表邪를 發散시키므로 表證을 치료하는 작용을 하는 데, 表證에도 風寒 · 風熱表證의 구분이 있으므로 단지 味만 알고 氣를 알지 못하면 정확히 약물을 사용할 수 없다. 따라서 氣와 味가 결합하여야만 정확하게 약물을 응용할 수 있는 것이다. 味가 辛하고 性이 溫한 약물은 發散風寒의 효능으로 風寒表證을 치료하고, 味가 辛하고 性이 涼한 약물은 疏散風熱하는 효능으로 風熱表證을 치료한다.

❷ 氣와 味는 모두 여러 종류가 있어서 어떤 氣와 味가 모두 임의로 결합될 수 있다. 다만 어떤 약물은 단지 하나의 氣만 있고, 味는 두 가지 이상일 수 있다.

❸ 다른 氣味가 결합한 형식은 약물의 서로 다른 효능과 主治를 나타낸다.

② 氣와 味가 결합하는 형식은 여러 가지가 있지만 그 규칙은 다음과 같다.

❶ 一氣一味의 구체적인 결합형식은 세 가지가 있다. 첫째는 氣와 味가 서로 같은 것은 효능도 비슷하다. 예를 들면 麻黃이나 紫蘇葉은 모두 發散風寒 작용을 하고, 薄荷와 牛蒡

子는 辛·涼의 性味로 疏散風熱 작용을 한다. 다만 때로 氣味 중에, 주된 것과 부수적인 것을 구별하는 데, 예를 들어 黃芪와 鎖陽은 性味가 甘·溫하지만 黃芪가 補氣하는 것은 甘味의 작용을 강조한 것이고, 鎖陽이 助陽하는 것은 溫性의 작용을 강조한 것이다.

두 번째는 氣는 같고 味는 다른 것으로서 효능이 다르다. 예를 들면 浮萍은 辛·寒 性味로 發汗淸熱하고, 白礬은 酸·寒의 性味로 收斂淸熱하며, 蘆根은 甘·寒의 性味로 淸熱生津하고, 黃連은 苦·寒의 性味로 淸熱瀉火하며, 牡蠣는 鹹·寒의 性味로 育陰潛陽한다.

세 번째는 味는 같고 氣는 다르고 또한 효능이 다르다. 예를 들면 石膏는 甘·寒의 性味로 淸火生津하고, 石斛은 甘涼으로 淸火生津하며, 肉桂는 甘·熱의 性味로 溫腎補火하고 黃芪는 甘·溫의 性味로 補氣昇陽하며, 山藥은 甘·平의 性味로 平補·脾肺腎하는 것 등의 예이다.

❷ 一氣에 多味로 그 작용이 광범하다는 것을 설명해 준다. 그 중에 구체적인 결합형식에는 역시 세 가지가 있다.

첫째는 氣味가 서로 같은 것이면서 효능이 비슷하다. 예를 들면 茯苓과 豬苓은 모두 味가 甘淡하고 性이 平하여 利水滲濕한다. 둘째는 氣는 같고 味는 다르면서 또한 효능도 다르다. 예를 들면 鹿茸과 蒼朮은 비록 溫性이지만 鹿茸의 味는 甘鹹으로 補腎陽·益精血하고, 蒼朮의 味는 辛苦로 燥濕健脾·發散風寒한다. 세 번째는 味는 같고 氣는 다른 경우로서 효능도 다르다. 예를 들면 天門冬과 白朮은 甘苦한 味를 가지고 있지만 天門冬은 大寒하여 淸熱養陰·潤肺止咳하고, 白朮은 性이 溫하여 補氣健脾·燥濕固表한다.

四氣와 五味는 약물의 성질 및 효능의 핵심내용으로 임상에서 약을 응용하는 데 중요한 의의를 가지고 있다. 다만 약물의 산지와 품종 및 역대 의약가들의 경험에서 제한으로 인하여 本草書에서 그 氣味에 대하여 기재한 것이 왕왕 서로 차이가 있는 것이 많은데, 이것은 약물 임상에서의 실제 치료효과를 근거로 근대의 과학기술을 이용하여 더 나아가 정리하고 발전시켜야 할 것이다.

2. 昇(升)降 浮沈(승강부침)

昇(升)·降·浮·沈이란 약물이 인체의 上下·表裏에 작용하는 추세와 방향을 나타내며, 병리기전과 증후상으로는 上下·表裏의 네 가지로 분류한 것이다. 일반적으로 "昇浮"의 약물에는 昇陽·發表·散寒·催吐하는 작용이 있고, "沈降"의 약물에는 降逆·潛陽·瀉下·收斂·止吐·滲利(利尿로서 濕熱을 제거)하는 등의 작용이 있다.

인체에 병변을 발생시키는 부위는 上·下·表·裏의 차이가 있으며 病勢에는 上逆·下陷의 구별이 있으므로 임상에서는 증후에 따라 약물을 선택하는 것이 필요하다. 그러므로 昇·降·浮·沈의 약성은 임상에서 用藥운용에 원칙의 하나이다. 따라서 정확한 病情에 맞게 어떤 병증의 개선 또는 제거하는 약물은 상대적으로 升降·浮沈의 작용이 구분된다. 약물이 이러한 성질과 효능은 인체기능의 失調를 바로잡아 정상으로 회복시키고 病勢를 인도하여 邪氣를 제거하여 밖으로 배출시키도록 도움을 줄 수 있다.

昇(升)은 上昇을, 降은 下降을, 浮는 上行發散을 沈은 下行泄痢를 가리킨다. 昇(升)과 浮, 沈과 降의 추세나 방향은 비슷하여 엄격하게 구별되지 않으므로 통상 昇浮·沈降으로 정한다. 일반적으로 昇陽發表·祛風散寒·涌吐·開竅 등의 효능을 가진 약물은 모두 上行하고 밖으로 향하며 藥性이 昇浮하고, 瀉下·淸熱·利尿滲濕·重鎭安神·潛陽熄風·消積導滯·降逆·收斂 및 止咳平喘 등의 효능을 가진 약물은 下行하고 內向하며 藥性이 모두 沈降한다. 다만 일부의 약물은 昇降·浮沈의 성질과 효능이 뚜렷하지 않아서 升浮 또는 沈降의 雙向性이 있는 데 예를 들면 川芎은 위로 頭目으로 향하여(昇浮) 祛風止痛하며 또 아래로 血海로 행하여(沈降) 活血調經하는 등의 예이다. 약물의 昇降·浮沈을 결정하는 요인은 아래와 같다.

① **약물의 氣味** : 味는 辛·甘하고 性(氣)이 溫·熱에 속하는 약물은 陽性에 속하며 대다수가 昇浮에 작용한다. 味가 苦·酸·鹹하고, 氣(性)가 寒·凉한 약물은 陰性에 속하며, 沈降에 작용하는 것이 많다. 李時珍은 [本草綱目·序例]에서 "酸鹹은 昇하지 않고, 辛甘은 降하지 않으며 寒은 浮하지 않고, 熱은 沈하지 않는다."고 개괄하였다.

[素問·至眞要大論]에는 "辛甘은 發散하여 陽이 되고, 酸苦는 涌泄하여 陰이 되며, 鹹味는 涌泄하여 陰이 되고, 淡味는 滲泄하여 陽이 된다."고 하였다.

② **약물 氣味의 厚薄** : 氣味厚薄은 약물 氣質의 醇厚, 濃烈, 輕淸, 淡薄을 말하는 것이다. 예를 들면 薄荷와 連翹 등의 氣味는 淡薄하여 昇浮하고, 大黃과 熟地 등은 氣味가 醇厚濃烈하여 沈降에 작용한다.

③ **藥物 재질의 輕重** : 일반적으로 花·葉 등의 가벼운 약물의 대부분은 昇浮작용을 하는 辛荑 荷葉 升麻 등이 있다. 반대로 子·實 및 질이 무거운 약물의 대부분은 沈降하는 예를 들면 蘇子 枳實 牡蠣 磁石 등이 있다. 다만 절대적인 것은 아니며 가령 旋覆花는 昇浮하지 않고 降氣·降逆하며, 槐花는 腸風下血을 치료하는 약물이지만 昇散 작용이 없다.

그러나 한 약물에는 氣와 味가 있으며 또한 厚薄의 차이가 있고 질의 輕重 차이가 있어서 매우 복잡하게 얽혀져 있기 때문에 약물의 昇降浮沈은 결코 한가지만으로 결정해서는 안된다. 예를 들면 柴胡는 苦辛·微寒하지만 氣味가 薄하여 주로 昇浮하고 沈降하지 않고, 蘇子는 辛·溫하고 沈香은 辛·微溫하지만 하나는 果實이고 하나는 질이 重하기 때문에 주로 沈降에 작용하고 昇浮하지 않는다. 이와 같이 藥性의 昇降·浮沈은 위에서 말한 여러 가지 요인에 의해 결정되어야 하는 것이고 임상에서 치료효과와 전체적인 분석을 종합하여야 비로소 정확한 결론을 얻을 수 있다.

이 외에도 昇降·浮沈은 또한 炮製나 配合에 의해서 轉化한다. 어떤 약물은 生用하면

上昇 작용을 하고 익히면 下降 작용을 한다. 生麻黃은 發汗解表의 효능이 좋다. 酒製한 약물은 昇散작용이 증강되는 데, 예를 들면 麻黃과 黃連은 酒製 후에 上部의 熱을 淸하는 약효가 증강되고, 鹽水로 炮製한 후에는 下行 작용을 하는 데, 예를 들면 杜仲 巴戟天 補骨脂 등은 鹽製 후에 補肝腎 작용을 증강하고, 茴香 橘核 荔枝核 등은 鹽製 후에 疝痛을 치료하는 효과가 증강된다. 複方에서 몇 개의 昇浮藥이 여러 개의 沈降 약물에 섞여 있으면 그 沈降하는 성질이 제약을 받게 되고 몇 개의 沈降藥이 많은 昇浮약물 중에 섞여 있으면 그 沈降하는 작용도 제약을 받게 된다. 일부 약물들은 약물의 작용방향을 인도하는 작용이 있는 데, 예를 들면 桔梗은 모든 약효를 上行하게 하며, 관계있는 약물을 昇浮로 인도하여 上行하게 한다. 따라서 각종 약물이 가지고 있는 昇降·浮沈의 성질은 모두 일정하여 불변하는 것이 아니며 사람의 수단에 의해 그 성질을 轉化시킬 수 있다.

3. 약물의 補瀉

病變에는 寒·熱과 陰·陽이 있는 외에도 虛와 實의 양면이 존재하고 있다. [內經]에 "邪氣가 盛하면 實이고, 精氣(正氣)를 빼앗기면 虛이다(邪氣盛則實, 正氣奪則虛)"라고 한 것과 같이 實이란 "邪氣有餘"로 인한 病變이며, 虛는 精氣(正氣) 부족으로 인한 病變이다. 또한 [內經]에는 虛하면 이를 補하고, 實하면 이를 瀉한다. "虛則補之 實則瀉之"라고 하였는데 이는 虛實에 대한 기본적인 치료원칙을 補瀉에 귀납하고 있으며, 正氣를 돕는 것은 補, 邪氣를 제거하는 것을 瀉라 한다.

병변의 원인이나 그 소재의 차이에 따라 虛實의 차별이 있으며, 補瀉의 用藥도 이에 따라 구별이 있다. 즉 虛實에는 寒熱의 차이가 있고, 寒證에 있어서도 寒邪의 침습에 의한 實寒(陰盛)이면 祛寒 약물을 위주로 한 치법으로 瀉하고, 陽虛에 의한 虛寒의 경우에는 助陽 약물을 위주로 한 치법으로 補한다. 또한 熱證에 있어서도 熱邪의 침습으로 인한 實熱(陽盛)에는 淸熱藥을 主藥으로 하여 瀉하고, 陰虛로 인한 虛熱에는 滋陰 약물을 主藥으로 하여 補한다.

병변의 소재에 관해서는 氣血·臟腑의 구별이 있으며, 氣虛·血虛의 증후에는 補氣·補血약물 주로 하여 補하고, 氣滯·血瘀의 증후에는 行氣·祛瘀의 약물을 위주로 해서 瀉하며, 五臟六腑에 대해서는 虛實과 그 관련 약물을 選用하여 병증에 상응하는 治法으로 補虛하거나, 瀉實을 취한다.

한약의 補瀉 운용에 있어서 四氣와 五味가 깊이 관계되며 陰盛에 대한 祛寒 약물의 性味는 辛甘·溫熱하고, 陰虛에 대한 滋陰 약물의 性味는 甘苦鹹·寒하며, 陽盛에 대한 淸熱 약물의 性味는 辛苦鹹·寒하고 陽虛에 대한 助陽 약물의 性味는 辛甘鹹·溫한 약물이 많다.

虛實과 補瀉는 한약을 운용하는데, 중요한 부분이며, 補瀉를 잘못하여 實을 實하게 하거나 虛를 虛하게 하여 나쁜 결과를 야기시키는 일이 없도록 주의가 필요하다.

4. 약물의 歸經

歸經이란 어느 한 약물이 특정의 臟腑·經絡의 병변에 대하여 뚜렷한 치료효과의 선택작용을 나타내는 약물의 적용범위라 할 수 있으므로 임상에서 매우 중요한 이론의 하나이다.

(1) 歸經學說의 起源과 발전

歸經의 起源은 『內經』의 "五入" "五走"의 기록과 『傷寒論』의 六經辨證 用藥理論이 歸經이론이 형성하는 첫 시발이라고 할 수 있다. 南北朝 시대에 歸經이 처음 등장 하였을 때, 예를 들면 [名醫別錄]에 韭(부추)는 "歸心", 蒜(마늘)은 "歸脾胃"로 한다는 등이 기재되어 있다. 北宋에 이르러 寇宗奭은 [本草衍義] 중에서 澤瀉를 논술하면서 "引藥歸就腎經"이라 하였다. 宋代의 [蘇沈良方]에도 또한 "謀藥入肝, 謀藥入腎"의 기재가 있지만 이에 대해서는 歸經이론이 아직 형성되지 않았다. 金元 시대에 이르러 張元素는 分經分部의 用藥을 주장하였는데, 예를 들면 『臟腑虛實標本用藥式』·『引經報使』 등의 학설을 주장하였으며 또한 『珍珠囊』 중에서 30여 가지의 약물에 『某經藥』, 『某行經藥』이라는 내용을 기재하였는데, 예를 들면 川芎은 少陽本經藥이고 手足厥陰 氣分에 작용하고 熟地黃은 手足少陰 厥陰經에 작용한다는 것 등 있어서 歸經이론의 기초를 세웠다.

이후에 李東垣, 王好古 등은 이러한 학설에 보충하였는데, 예를 들면 [湯液本草] 중에는 아주 많은 약물에서 "入", "走", "引" 經의 술어를 추가하여 논술함으로써 歸經이론을 충실하게 하였다. 明代의 劉文泰는 [本草品匯精要] 중에서 前人들의 "入", "走", "引" 등의 술어를 "行"으로 통칭하였으며, 藥性의 한 항목의 내용으로 삼았으나, "經"을 六經의 명칭으로 沿用하였다. 賈所學의 [藥品化義]와 李士材의 [雷公藥性解] 중의 약물에는 모두 "入某經"의 1항이 있으며, 아울러 "經"을 五臟六腑의 명칭으로 고쳤다. 淸代 沈金鰲는 정식으로 "歸經"이라는 단어를 제출하였고, 前人들의 鶩飡經에 관한 이론을 總結하였으며, 그의 저서 [要藥分劑] 중에 매 약물의 아래에 모두 "暲經" 1항을 나열하여 기재하였고, 약물의 작용범위를 설명하였다. 이로 인하여 歸經學說이 완비되었으며, 아울러 후세의 의가에 이르러 계승되고 발전하게 되어 약물 性能의 중요 부분의 하나로 되었다.

(2) 歸經學說의 근거

歸經學說은 역대의가들의 오랜 임상경험을 통해 점차적으로 귀납하고 종합되어 형성된 이론이며 약물자체의 성능과 臟腑經絡 등의 이론에 기초를 두고 성립되었으며, 약물의 歸經을 확정한 근거의 몇 가지를 기술한다.

① **經絡學說** : 經絡은 안으로는 臟腑와 밖으로는 肢節에 얽히고 인체의 내외를 통하는 통로이다. 古人들이 말한 『六經辨證』·『十二經辨證』 등은 經絡辨證의 기초로 하여 성립된

것이다. 經絡은 질병이 있는 부위를 辨別하는 곳이며 약물의 작용이 도달하는 곳이다. 어떤 經絡의 질병을 치료하는 약물은 어느 經絡에 작용하는 것을 알려주는 것이며 따라서 經絡 체계는 약물歸經의 중요한 근거중의 하나이다. 金元 이전에는 十二經辨證을 비교적 중시하였고, 臟腑의 질병도 때때로 어떤 어느 經絡의 병이라고 보았는데, 가령 咳嗽, 氣喘 등의 肺臟 질병을 肺經病證이나 手太陰經 病證이라고 칭하였다. 따라서 초기의 약물歸經의 대부분은 經絡의 명칭에 따라 귀납하였으며, 예를 들면 手太陰經, 足陽明經……등이다.

② **臟腑學說** : 臟腑는 인체의 기능단위로써 臟腑學說은 다만 인체의 생리기능을 인식하는 핵심이론일 뿐만 아니라 동시에 질병을 판별하는 중요한 근거가 된다. 약물의 치료 작용은 臟腑의 생리기능과 병리변화에 영향을 미치거나 개선시킨다는 것을 통하여 알게 되었다. 따라서 약물작용의 귀납도 때로는 臟腑 명칭으로 지표를 삼으며, 淸心·潤肺·平肝·滋腎…… 등과 같은 것이 그 예이다. 明·淸 이래로는 점차적으로 臟腑辨證을 통해 약을 쓰는 것을 중시하였기 때문에 약물의 歸經도 經絡을 사용하여 귀납하는 것에서 臟腑를 통하여 귀납하는 것으로 바뀌었으며 곧 직접 어느 臟에 귀납시키거나 혹은 臟腑의 뒤에 다시 經字를 붙여 歸肝經·歸脾經·歸膀胱經 등이라고 하였다.

③ **약물의 특성** : 古人들은 약물이 가지고 있는 形·色·氣·味 등의 특징도 역시 약물 歸經의 근거 중 하나로 보았다. 그중에서 특히 五味와 歸經의 관계는 밀접하여 [素問·至眞要大論]에서 "酸味는 먼저 肝에 들어가고, 苦味는 心에 들어가며, 甘味는 脾에 들어가고, 辛味는 肺에 들어가며, 鹹味는 腎에 들어간다."고 기술하였다. 이는 초기의 歸經學說에 상당히 많은 영향을 주었는데, 다만 五味가 각각 한 臟에 들어간다는 學說은 단편적인 것으로서 적지 않은 약물의 歸經을 이것으로 해석하면 통하지 않는다. 예를 들면 蒼朮은 味가 苦하지만 燥濕健脾의 효능이 있어 脾經으로 歸經하고, 心經으로 歸經하지는 않는다는 것 등의 예이다.

또한 五味의 각각 효능은 어느 한 臟이나 腑에 국한되는 것이 아니며, 가령 脾에 작용하는 甘味와 肺에 작용하는 辛味도 역시 肝에 작용할 수 있으므로 [素問·藏氣法時論]에서 "肝이 急迫하여 고통 받으면 急히 甘味를 먹어서 緩和시킨다." "肝이 發散하고자 하면 急히 辛味를 먹어 發散시킨다."고 하였다. 약물의 질과 형태 및 색깔도 歸經의 근거가 되는 데, 그 단편성은 더욱 크다. 요즈음 약물의 歸經을 정할 때 여기에 근거하는 경우는 거의 없다. 종합해 보면 약물의 특성은 비록 歸經의 중요한 근거가 되지는 않지만 일찍이 약물의 歸經 형성과 발전에 영향을 끼쳤다고 하겠다.

④ **약물의 치료효과** : 서로 다른 약성을 가진 약물은 임상에 응용할 때 서로 다른 치료 효과를 나타나게 된다. 서로 다른 치료효과는 약물歸經의 근본적인 근거가 되며, 또한 약물이 어느 臟, 어느 腑, 어느 經에 歸經되는 가는 최종적으로 임상응용을 통해 나타난 실제의 치료효과로 확정하는 것이다. 어느 약이 어떤 성질을 가지고 있어서 어느 臟腑나

經絡에 어떤 병변을 치료하는 효과가 뚜렷하다면 곧 그 臟腑와 經絡에 歸經된다고 말하는 것이다. 예를 들면 龍膽草는 苦·寒으로 淸瀉肝火하는 효능이 있어 肝經實火나 濕熱로 인한 질병을 치료하므로 곧 그것을 肝經에 歸經된다고 하며, 大黃은 苦·寒으로 瀉熱通腸시켜 陽明腑 實證을 치료하므로 곧 陽明經에 歸經한다고 하는 것 등이 그 예이다.

(3) 歸經의 방법

歸經의 방법은 매우 많지만 다음의 다섯 가지로 개괄할 수 있다.

① **直接歸經法**: 직접적으로 약물의 효과가 뚜렷한 부위를 표기하는 방법이다. 예를 들면 杏仁은 止咳平喘에 작용하므로 肺에 歸經하고, 半夏는 降逆止嘔의 효능이 있으므로 胃에 歸經하며, 豬苓은 利小便하여 膀胱에 歸經하는 등이며, 모두 이러한 歸經방법에 속하는 등의 예이다.

② **間接歸經法**: 어느 한 臟과 한 腑를 조절하는 것을 통해 다른 臟과 다를 腑의 치료에 도달하는 특징이 있는 약물을 어느 한 臟과 한 腑의 명칭으로 약물의 歸經을 표기하는 방법이다. 예를 들면 補骨脂는 久泄의 치료에 좋은 효과가 있는데 그 분명한 치료부위는 腸에 있지만 한의약학에서는 久泄을 왕왕 脾腎陽虛에 의한 것으로 보았고, 補骨脂는 바로 脾腎의 陽을 溫補하는 것을 통해 치료 작용에 도달한다고 보기 때문에 그 歸經을 脾腎이라고 보는 것이다. 또한 覆盆子는 縮尿止遺의 효능이 있는데 한의약학에서는 遺尿가 비록 膀胱과 有關하지만 근본적인 원인의 대부분은 腎氣不固에 있기 때문에 覆盆子는 補腎固澀하는 경로를 통해 縮尿止遺하는 효과에 도달한다고 보기 때문에 그 歸經을 腎經이라 하지만, 膀胱經이라고는 하지 않는다.

③ **相關歸經法**: 이 방법은 약물의 치료와 어느 臟腑經絡과 有關된 질병으로 약물의 歸經을 구분하는 방법이다. 예를 들면 續斷은 續筋接骨의 효능이 있는 데 "腎主骨", "肝主筋"으로 그 歸經을 肝腎이라 하는 것이고, 白芷는 주로 陽明經의 風濕邪를 疏散시키는데, 陽明經은 胃에 속하므로 그 歸經을 胃라고 하는 것 등의 예이다.

④ **病機歸經法**: 약물로 병증을 치료하기 위한 병인과 상관된 臟腑經絡으로 그 歸經을 표기하는 방법이다. 예를 들면 驅蟲藥은 寄生蟲을 驅除하거나 죽여 제거하는 효과가 있는 약물인데, 한의약학에서는 蟲은 濕으로 인해 발생하고, 脾는 濕을 발생한다고 보기 때문에 驅蟲이 주된 효과인 약물의 歸經은 대부분 脾에 속한다고 하였다. 또한 모든 痛痒瘡은 心에 속한다고 보기 때문에 癰腫瘡瘍을 치료하는 약물의 대부분은 心經에 들어간다고 하는 것 등이 그 예이다.

⑤ **定向歸經法**: 이 법은 어떤 臟腑經絡 등의 병증에 특별한 효능이 있는 약물에 사용되는 歸經방법이다. 예를 들면 十二經引經藥·諸經頭痛引經藥 등인데, 이 약물들은 臟腑·經絡·組織器官 등에 특정한 선택성이 있을 뿐 아니라 다른 약물과는 다른 특이한 효능이 있으므로 이것을 이용하여 모든 약을 직접 病所에 도달하게 하는 것 등의 예이다.

(4) 歸經의 의의와 임상응용

① 약물의 작용원리를 분명히 한다 : 歸經學說의 탄생과 발전은 약물이 작용하는 부위가 어디인가를 분명하게 하였다. 氣味·昇降 浮沈·歸經을 통하여 한약의 三位一體라는 藥性의 기본을 구성하게 되었고, 또한 약물의 작용원리를 전체적으로 해석하는데 매우 중요한 의의를 가지고 있다. 歸經이론의 탄생은 같은 종류의 약물이나 효능이 비슷한 약물들이 歸經의 차이로 인하여 서로 다른 치료효과를 나타나게 됨을 제시해 주었다. 가령 같은 苦·寒의 淸熱燥濕하는 약물이라도 黃連은 心火를 淸하는 작용이 우수하고, 黃芩은 肺火를, 龍膽草는 肝火를 淸하는 작용이 우수하다. 또한 歸經이론은 비록 歸經이 같은 약물이라 할지라도 그 氣味의 차이에 의하여 약물의 작용이 溫·淸·補·瀉의 차이가 있다는 것을 제시하여 준다. 가령 肺 질환의 咳嗽에 사용하는 黃芩 乾薑 百合 葶藶子는 모두 肺經에 歸經하지만 실제 응용할 때는 각기 다른 것이다. 黃芩은 주로 肺熱을 淸하고, 乾薑은 肺寒을 溫하게 하며, 百合은 肺虛를 補하고 葶藶子는 肺實을 瀉한다. 또한 肝經에 歸經하는 약물이지만 香附子는 味가 辛하여 疏肝理氣하고, 龍膽草는 味가 苦하여 瀉肝淸火하며, 山茱肉은 味가 酸하여 收斂補肝하고, 阿膠는 味가 甘하여 補養肝血하며, 鼈甲은 味가 鹹하여 散結消癥하는 것 등의 예이다. 이상과 같이 歸經은 四氣五味·昇降浮沈 등의 藥性理論과 결합하여야 더욱 완전하게 효능의 특징을 설명할 수 있음을 알 수 있다.

② 임상에서 합리적으로 약물을 사용하는 지침이 된다 : 약물의 歸經理論이 임상경험을 통해 이루어진 것이지만 역으로 임상에서 약물을 사용하는 데 응용된다. 임상에서 歸經에 따라 약물을 선택하여야만 목적에 맞게 투여할 수 있다. 喘證을 예로 들면, 寒熱·虛實을 구별하고 나서도 질병의 원인이 肺에 있는지 腎에 있는지를 판별하여야 한다. 만일 그 원인이 肺氣不宣에 의한 경우이라면 肺經으로 歸經하는 麻黃 杏仁 등의 약물로 肺氣를 宣降시켜 平喘하여야 하고, 腎不納氣로 인한 경우라면 蛤蚧 補骨脂 등을 사용하여 補腎納氣하여 定喘하여야 한다. 또한 모든 두통을 치료하는 약물이지만 歸經에 따라 구별하여 사용하여야 하는 데, 太陽經頭痛에는 羌活을, 陽明經頭痛에는 白芷를, 少陽經頭痛에는 川芎을, 厥陰經頭痛에는 吳茱萸를, 少陰經頭痛에는 細辛을 선택하여 사용하여야 한다.

이 외에도 臟腑經絡의 병변은 다른 臟腑經絡과 서로 영향을 주고받는 것이기 때문에 약물을 사용할 경우에도 단순히 한 經의 약물만을 사용해서는 안 되는 경우가 많다. 가령 肺의 질환에서 脾虛의 증후가 나타나면 脾經藥을 선택하여 補脾益肺하고, 肝陽上亢에 腎陰 부족의 증후가 나타나면 腎經藥을 선택하여 滋腎養肝하는 것 등이 예이다. 따라서 반드시 약물의 歸經을 파악하여야 할 뿐 아니라, 臟腑經絡의 상호관계를 이해하여야만 임상에서 정확하게 약물을 사용할 수 있다.

③ 약물의 炮製에 지침이 된다 : 한약의 炮製 목적은 약물의 효능을 증강시키거나 轉化시키고 또한 부작용을 감소시키거나 제거하여 치료효과를 높이는 데 있다. 이러한 炮製

가공의 이론적 근거 중의 하나가 바로 歸經學說이다. 가령 鹽은 味가 鹹하여 腎에 작용하므로 鹽을 이용하여 黃柏 知母를 炒하면 腎에 작용하여 들어가 瀉火하는 작용을 증강시킬 수 있고, 酸味는 肝에 작용하므로 柴胡를 醋製하면 昇散하는 성질을 완화시킬 수 있을 뿐 아니라 疏肝止痛하는 작용을 증강시킨다.

종합해보면, 歸經學說은 다양한 내용을 포함하고 있으므로 藥性理論을 충실하게 활용하고, 또한 임상에서 약물을 사용하는 지침이 되는 중요한 의의를 가지고 있다. 그러나 역대의 가들의 경험이 각각 다르고 歸經방법도 다르기 때문에 本草書에 기재되어 있는 약물의 歸經이 차이가 있는 경우가 많다. 따라서 한의약의 이론체계와 임상경험에 근거하여 부단히 정리하고 향상시켜야 할 필요가 있다.

5. 약물의 有毒과 無毒

약물의 有毒과 無毒은 藥性에 관한 古人의 경험을 통하여 기술한 것이다. 有毒의 약물은 약성이 강렬하거나 부작용이 있으므로 사용이 적절하지 않으면 중독을 야기시키고, 無毒의 약물은 약성이 완화하고 일방적으로 부작용이 없으며, 중독을 발생시키지 않는다.

(1) 有毒·無毒의 起源과 발전

독성의 有毒은 藥性理論의 중요한 구성 부분으로서 한약의 有毒과 無毒에 대한 인식은 아주 오랜 옛날로 거슬러 올라간다. [淮南子·修務訓]에 “神農이 百草의 맛과 水泉의 甘苦를 맛보았고, ……하루에 70가지의 毒을 맛보았다.”고 하였는데, 이는 일찍이 원시사회에 생산과 일상생활의 의료경험을 통하여 약물의 치료 작용을 발견한 동시에 약물의 有毒과 無毒에 대하여도 초보적인 인식이 있었음을 설명하여 준다. 周代의 의가들은 이미 약물의 독성을 이용하여 질병을 치료하는 방법을 알았으며 戰國시대와 秦·漢시대의 [黃帝內經]에 약물의 有毒과 無毒에 관한 논술이 있는 데, 이는 당시의 의가들이 진일보하여 약물을 有毒과 無毒의 두 종류로 나누어 인식하였음을 설명해 준다.

漢代에 약물의 有毒과 無毒에 관한 이론은 四氣五味와 마찬가지로 임상에서 약물을 사용하는 기본원칙이 되었다. 예를 들면 [神農本草經]의 序例에서 “藥物은 五味(酸鹹甘苦辛)가 있고, 四氣(寒熱溫涼)와 有毒·無毒의 성질이 있다.”고 하였으며 겸하여 독약의 配合·炮製와 사용방법에 대하여 365종의 약물을 有毒·無毒에 근거하여 上·中·下의 三品으로 분류하였다. 上品은 無毒으로 補益扶正하는 약물로서 多服久服할 수 있으며, 黃精 地黃 등의 약물이 그 예이고, 中品은 有毒하거나 혹 無毒하여 補虛扶弱하거나 祛邪抗病하는 약물로서 적합한 상황을 참작하여 사용하며, 百合 當歸 黃連 黃芩 등의 약물이 여기에 해당하며, 下品은 독성이 있어서 祛邪攻積하는 약물로서 久服多服할 수 없으며, 甘遂 大戟 등의 약물이 그 예이다.

魏晋南北朝 時代에는 약물의 독성에 대한 인식이 더욱 심화되어 梁代의 陶弘景은 [本草經集注]를 저술할 때에 수록된 약물에 有毒과 無毒을 표시하였다. 隋代 巢元方의 [諸病源候論]에는 "毒에는 大毒과 小毒이 있고 毒이 많은 약물은 눈·코·입으로 들어가게 해서는 안되며, 들어가면 사람과 벌레를 죽이게 된다."고 지적하였다. 唐代의 의약가는 많은 임상경험을 기초로 하여 有毒藥과 無毒藥을 운용하는 구체적인 원칙을 종합하였다. 예를 들면 王冰은 [素問·五常政大論]의 注釋에서 "毒을 감당할 수 있는 환자는 氣味가 厚한 약물을 사용하고, 毒을 이겨낼 수 없는 환자는 氣味가 薄한 약물을 사용한다. 독이 많은 약물을 사용할 경우에는 60% 정도가 치유되면 투여를 멈추고, 일반적인 독성약물은 70%가 치유되면 투여를 멈추며 독성이 적은 약물은 80% 정도가 치유되면 투여를 멈추고, 無毒한 약물은 90% 정도가 치유되면 투여를 중지하고 곡식이나 고기 果菜 등을 섭취시켜서 병을 완치하여야 한다. 독성이 있는 약물을 과도하게 사용하면 正氣를 손상시킬 우려가 있기 때문이다. 이렇게 하여 질병이 완치되지 않으면 다시 위의 방법대로 투여한다."고 지적하였는데, 이 내용은 지금까지도 임상에서 중요한 원칙이 되고 있다. 이후에도 역대의 가들은 有毒無毒에 관한 이론을 무단히 보충하여 왔으며, 그중에 가장 깊이 있는 논술은 明代의 저명한 의약가인 張景岳으로 그가 임상用藥에 미친 영향은 크게 공헌하였다.

(2) 有毒·無毒에 대한 의의

有毒과 無毒이라는 것은 약물이 인체에 대한 독성의 유무를 가리키는 것이며, 有毒한 약물의 대부분은 약성이 강렬하여 인체에 독성이나 부작용이 있으므로 치료에는 약량을 비교적 적게 하거나 미량을 사용하며, 안전성이 낮기 때문에 부적절하게 사용하거나 藥量이 상용 치료량을 초과하면 독성을 일으켜 심하면 생명이 위험할 수도 있다. [諸病源候論·解諸藥毒候]에서 "有毒하다거나 大毒하다고 하는 약물은 모두 變亂을 일으킬 수 있어서 인체를 손상시킬 수 있고 사망하게 할 수도 있는 것이다."고 하였으며, 砒石 芫花 千金子 烏頭 등의 약물이 여기에 해당한다. 이러한 인식은 근래의 藥毒에 관한 인식과 근접해 있는 것으로써 근래의 本草學에서 어떤 약물이 독성이 있다는 것은 바로 이러한 의미가 있는 것이다.

이와 반대로 無毒한 약물은 성질이 비교적 화평하며 상용 치료 용량도 비교적 많고 안정성이 높아서 일반적으로 독성이나 부작용이 없다. 이러한 약물들은 상용량을 사용하거나 조금 초과하여 사용하여도 손상시키거나 큰 부작용이 나타나지 않는 데, 車前子 茯苓 등과 같은 약물이 여기에 해당한다. 또한, 일부 약물들은 대량으로 사용하거나 식용으로 사용하여도 인체를 손상시키지 않는 데, 山藥 麥芽 薏苡仁 등이 여기에 해당하며, 이것이 진정한 의미의 無毒한 약물이라고 말할 수 있다.

다음으로 고대 의약문헌 중에 약물의 有毒에 대한 식별에서 독성과 부작용이라는 좁은 의미의 개념 이외에 廣義의 개념이 있다. 즉 약물이 능히 邪氣를 제거하여 질병을 치료할 수 있는 것은 어떤 편벽된 성질이 있기 때문이므로, 이러한 편벽된 성질이 바로 그 약물의 독성이라는 개념이다. 약물은 모두 편벽된 성질을 가지고 있으므로 독이 곧 약이고 약이 곧 독이며, 독약이라는 것은 바로 약물의 총칭이 되는 것이다. 바로 [儒門事親 · 推原補法利害非輕說]에서 "무릇 약물에 독성이 있다는 것은 단지 大毒과 小毒을 독이라고 하는 것이 아니며, 甘草와 苦參도 역시 독이 있다고 말하지 않을 수 없으니, 久服하면 반드시 偏勝된 상태가 있게 된다."고 하였고, [類經 · 五臟病機法時]에서 "약물로 질병을 치료하는 것은 약물에 독성이 있기 때문에 가능한 것이다. 소위 독이라는 것은 氣味가 한쪽으로 치우친 약성인 것을 말하며, 氣味가 바른 균형을 이룬 것은 곡식에 속하는 것이 해당되며, 따라서 인체의 正氣를 기른다. 氣味가 한쪽으로 치우친 것은 藥餌에 속하는 것이 해당되며, 따라서 인체의 邪氣를 제거할 수 있는 것이다. 그 까닭은 바로 疾病이라는 것은 陰陽이 偏勝된 것이므로 偏勝된 상태를 바로잡고자 한다면 氣味가 한쪽으로 치우친 약물을 사용하여야 가능한 것이지, 균형을 이룬 것으로는 불가능하기 때문인 것이다. ……邪氣를 물리치고 正氣를 안정시킬 수 있는 것을 모두 독이라고 부른다."고 한 것과 같다.

다음으로 고대 의약문헌 중에서 말하는 어떤 약물이 有毒하고 無毒하다는 것은 일반적인 양을 사용하였을 때 인체에 독성이 있는지 없는지를 의미하는 것 이외에 그 약효에 대한 강약의 차이라는 의미를 내포하고 있다. 예를 들면 [普濟方 · 藥性總論]에서 "독이 없는 약물로써 질병을 치료하는 緩方이 있는 데, 대개 약성이 無毒하면 邪氣를 공격하는 작용도 자연히 완만한 것이고, 有毒한 약물로 조성된 急方이 있는 데, 위로 涌吐하게 하고 아래로 泄下시켜서 질병의 大勢를 꺾는 약물이 이에 해당한다."고 하였다. 일반적으로 상용량을 사용한다는 전제하에서 有毒한 특히 馬錢子 巴豆 砒石 등과 같이 大毒이 있는 약물은 인체에 대한 작용이 강렬하고, 麥芽 龍眼肉 花椒 등과 같이 無毒하거나 독성이 거의 없는 약물은 인체에 대한 작용도 비교적 완만하다.

(3) 有毒 · 無毒에 대한 전체적인 인식

고대의 의약문헌 중에서 말하는 有毒 · 無毒에 대하여는 전체적으로 인식하여야 한다. 우선 有毒과 無毒은 약물의 효능을 비교한 것이며, 각 약물의 상용량을 투여하였을 때에 그 性能이 극렬한지 완만한지 또 인체에 미치는 독성피해의 차이를 알고 이에 의거하여 약물을 有毒과 無毒으로 구분할 수 있는 것이다. 그러나 이렇게만 이해한다면 충분하지 못하다. 그 이유는 약물의 有毒과 無毒은 사용량과 사용방법의 차이에 따라 나타나는 약성의 효능과 변화를 말하기 때문이다. 많은 약물에 있어서 有毒이나 無毒을 막론하고 그 치료효과와 독성, 부작용은 상대적인 것이고, 또 매우 밀접하게 관련되어 있다.

특정한 조건하에서 有毒과 無毒은 변할 수 있다. 어떤 無毒한 약물들은 과량으로 사용하거나 불합리하게 응용하면 해독을 줄 수 있는 有毒한 약물로 轉化한다. 가령 甘草는 無毒으로 [本經]에서는 上品에 배속시켰는데, 蜜炙하여 일정량을 사용하면 補中益氣하는 효능이 있지만, 대량으로 久服하게 되면 脘服이 痞滿하거나 水腫이 발생하는 독성과 부작용이 나타날 수 있다. 人蔘도 無毒하여『神農本草經』에 역시 上品에 속해있는 데, 상용량을 합리적으로 복용하면 補氣强壯하는 효능을 볼 수 있지만, 大補하는 작용만을 믿고 오랫동안 남용한다면 역시 毒害를 줄 수 있어서 가벼우면 口鼻出血, 煩燥不安한 반응이 나타나고 심하면 죽기도 한다. 바로 [景岳全書 · 本草正] 附子條에 "本草에서 어떤 약물은 有毒하다 無毒하다고 말하는 데, 나는 그렇게 생각하지 않는다. 이는 약물은 독이 없을 수 없다는 것을 모르는 것이다.

熱性약물은 熱毒이 있고, 寒性약물은 寒毒이 있는 것이어서 부적절하게 사용한다면 모두 질병을 일으킬 수 있는 것이니, 약물은 독이 아닌 것이 없는 것이다."고 한 것과 같다. 이러한 측면에서 한쪽으로 치우친 약성 바로 독이고 독약이란 약물의 총칭이라고 하는 것이 상당히 이치가 있다고 할 수 있다. 역으로 생각하면 有毒하거나 大毒의 약물도 적절한 용량을 합리적으로 사용한다면 독을 이롭게 轉化시킬 수 있고, 고질병을 치유하면서도 인체에 해를 끼치지 않는 無毒의 약물이 되는 것이다. 예를 들면 烏頭는 大毒하여 [神農本草經]에서 下品에 속하지만 용량을 조절하거나 炮製를 통하여 합리적으로 사용한다면 害毒을 끼치지 않을 뿐 아니라 散寒逐濕 · 止痛하는 효능을 거둘 수 있고, 巴豆도 大毒하여 下品에 배속되어 있지만 사용량과 製霜하는 炮製法을 통하여 합리적으로 응용한다면 역시 인체에 해를 끼치지 않고 消積導滯 · 通腸하는 효과를 거둘 수 있는 것이다.

다음으로 性味와 효능이 다른 有毒한 약물은 인체에 끼치는 毒害도 정도의 차이가 있다. 고대 本草書에는 항상『有大毒』,『有毒 혹은 常毒』,『有小毒』등의 용어로 표시하였다. 이러한 분류법은 현대약리학에 비하면 좀 저급한 것이지만 임상에서 약물을 사용하는 데는 분명히 실질적인 의의를 가지고 있다. [類經 · 有毒無毒制方有約必先歲氣無伐天和]의 注에서 王冰의 말을 인용하여 "大毒한 약물은 藥性이 극렬하여 손상도 역시 크고, 小毒한 약물은 藥性이 和하며 그 손상이 적다. 常毒한 약물의 性은 大毒한 약물보다는 한등급 낮고, 小毒한 약물보다는 한 등급 높으니, 어느 정도 손상될지를 미루어 알 수 있다."고 하였으므로 일반적으로 같은 양을 사용한다는 조건하에서 大毒의 약물은 인체에 미치는 害毒이 가장 크고, 常毒을 가진 약물은 害毒이 비교적 적으며, 小毒한 약물은 손해가 더욱 적다.

다음으로 시대적인 제한 때문에 고대에 약물의 독성에 대한 인식은 대부분 임상에서 직접 관찰하여 얻은 것이었으므로 급성중독반응은 쉽게 발견할 수 있었지만 만성의 중독반응은 식별하지 못하는 경우가 많았다. 예를 들면 黃藥子는 宋代 [開寶本草]에 처음 기재되어 "苦 · 平 · 無毒하고 惡腫瘡瘻, 喉痹, 蛇犬咬毒을 치료한다."고 하였는데, 이후에 역대 本草書는 모두 이를 답습하였다. 근대에 이 약물로 갑상선종과 腫瘤질환에 상당한 효과를 거두고 있지만, 사용 중에 중독성 간염을 일으킬 수 있으며 특히 일 개월 정도를 계속 복용한 후에 많이 발생한다. 이는 고대 本草書에서 黃藥子를 無毒하다고 말한 잘못된 인식을 바로잡는 것이었다. 따라서 문헌에 無毒하다고 기재되어 있는 약물들 중에서도 신중하게 사용하여야 하는 약물이 있는 것이다. 이외에 분명한 독성이 있는 水銀 硫黃 朱砂 馬錢子 등의 약물 들도 어떤 本草書에는 無毒하다고 하였는데, 이는 잘못된 기재이므로 마땅히 바로잡아야 한다.

(4) 약물의 有毒과 無毒을 결정하는 근거

약물의 有毒과 無毒은 임상경험과 실험연구를 통하여 검증된 것이다. 약물의 독성 여부는 주로 아래 몇 가지에 근거에 의하여 결정된다.

① **유독성분의 함유 여부** : 약물 중에 無毒한 것과 有毒한 것 또는 독의 본질은 무엇인가 등은 고대 의약가들은 이에 대하여 계속 탐구하여왔다. 淸代의 명의 徐靈胎는 [神農本草經百種錄 · 下品] 藜蘆조항에서 五行氣化이론을 인용하여 “모든 有毒한 약물은 五行의 剛暴과 偏雜한 성질을 받아서 이루어진 것이다”고 하였으나, 이러한 해석은 분명하게 만족시킬 수 없었다. 현대의 의약가들은 화학적인 방법으로 유독성분을 분리하여 독의 본질을 제시함으로써 약물의 有毒과 無毒을 결정하는 근거를 제공하였다. 즉 약물의 유독과 무독은 함유하고 있는 성분의 독성유무에 따라 결정되는 것이다. 일반적으로 유독성분을 함유하고 있지 않은 약물은 인체에 무독한 약물이며 蘆根 蜂蜜 茯苓 豬苓 등이 이에 해당하고, 유독성분을 함유한 약물은 인체에 유해한 약물인데 예를 들면 馬錢子는 大毒한데 이는 strychnine, 巴豆는 crotin, 砒霜은 劇毒한데 이는 비소(As), 斑蝥는 大毒한데 이는 cantharidin을 함유하고 있기 때문이다(30㎎이면 사람을 죽게 할 수 있다).

② **약물전체로 보아 有毒의 여부** : 약물의 대다수가 여러 가지 성분으로 구성된 천연약물이기 때문에 각각의 성분은 함유된 다른 성분의 제약을 받게 된다. 유독성분도 예외는 아니므로 어떤 유독성분을 함유한 약이지만 전체적으로는 독성이 나타나지 않을 수 있다. 이렇게 어떤 약물은 유독성분이 존재하는 동시에 그 길항성분도 공존하고 있는 것이다. 가령 이미 알고 있는 人蔘의 성분 중에 panaxoside OS B. C는 溶血작용이 있으나 panaxoside A에 항溶血작용 있으므로 人蔘을 전체적으로 보면 결코 溶血작용이 나타나지 않는 것이다. 어느 약물에는 당류, 비타민 C, 단백질류, 膠質 등의 별다른 작용이 없는 것 같은 물질들이 정도의 차이는 있지만 독성을 완화시키는 작용이 있는 경우도 있다. 어떤 약물은 유독성분을 함유하고 있지만 함량이 극히 적어서 독성이 분명하게 나타나지 않는 경우도 있는 데, 苦杏仁 甛杏仁 桃仁 郁李仁 등의 장미과 식물의 종자는 인체에 독성이 있는 amygdalin을 함유하고 있지만 苦杏仁이 문헌에 少毒하다고 기재되어 있는 것 이외에 나머지는 모두 無毒하다고 되어 있다. 위에서 말한 내용을 종합하면 약물의 독성성분과 전체약물의 독성은 내재된 다양한 성분에 따라 차이가 있을 수 있음을 알 수 있다. 일반적으로 유독성 약물은 반드시 유독성분을 함유하고 있으나, 유독성분을 함유하고 있는 약물은 반드시 약물전체가 독성을 나타낸다고 말할 수 없다. 그러므로 약물의 독성 화학성

분을 연구하여 유독성 여부를 판정하는 동시에 전체 약물에 대하여 유독성 여부를 판정하는 연구를 하여야 할 것이다.

③ 사용량의 적정 여부 : 약물의 사용량의 적정 여부는 약물의 전체적인 독의 유무를 구성하는 또 하나의 근거가 된다. 藥量이 변하면 성질도 변하게 되어 적지 않은 약물들은 일정한 조건하에서 藥量의 적절여부에 따라 인체에 無毒性 혹은 유독성을 나타낸다. [諸病源候論·服藥失度候]에 "湯藥에 사용할 때 한계가 있어서 적절한 분량을 사용하여야지 이를 어기면 안 된다. 만일 과도하게 藥量을 증가시키면 다른 질병이 발생한다.…… 역시 죽게 할 수 있다."고 하였는데, 木通에 대하여 本草學에서는 결코 有毒하다는 기록이 없고, 성인의 상용량은 3~10g으로 되어 있다. 그러나 임상보고에 의하면 한 번에 60g 정도를 복용하면 중독을 일으켜서 급성신부전증을 야기할 수 있다고 하였다.

일반적으로 적절한 용량을 투여하여 인체가 감당할 수 있는 최대 수용량을 넘기지 않아야 害毒작용이 발생하지 않고, 無毒하다고 할 수 있는 것이다. 만일 용량이 인체가 받아들일 수 있는 최대량을 넘으면 害毒이 나타나게 되고, 중독반응이 나타나면 유독하다고 하는 것이다. 그러므로 인체가 받아들일 수 있는 최대량은 곧 약물의 有毒과 無毒의 분계선이 된다.

藥量이 적으면 질병에 미치지 못하여 치료할 수 없고, 藥量이 과다하면 도리어 正氣를 손상시켜 다른 질병을 유발시킬 수 있는데, 예를 들면 苦杏仁은 少毒한데, 이는 hydrocyanic acid 등의 유독물질을 분해되어 나올 수 있는 amygdalin을 함유하고 있기 때문이다. 이론적으로 1g의 杏仁이 대략 2.5mg의 hydrocyanic acid 등을 발생시킬 수 있는 데, hydrocyanic acid 등은 유독물질로서 극히 미량은 호흡중추를 진정시키는 치료 작용이 있지만 대량으로 사용하면 毒害가 나타나며 치사량은 0.05g이다. 이것에 근거하여 성인의 生杏仁에 대한 최대 용량은 20g(약 50~60g) 정도로 산출할 수 있으며, 이 양을 초과하고, 또 가루로 타 먹으면 중독될 위험이 있다. 따라서 生苦杏仁의 용량은 10~20g에서는 無毒하고 20g을 초과하면 有毒하다고 할 수 있다. 최근의 임상보고에 의하면 일세의 소아 1회 양으로 20餘粒(약 10g)의 苦杏仁 가루를 복용하고 중독되어 사망하였는데, 바로 藥量을 초과하였기 때문이다.

(5) 有毒·無毒에 영향을 주는 요인

약물의 유독성분과 약물의 전체적인 독성은 여러 가지 요인에 의해 제약을 받는다. 약물의 有毒과 無毒에 영향을 주는 요인은 매우 많지만 주로 아래 몇 가지로 요약할 수 있다.

① 약물의 품종 : 약물의 有毒과 無毒은 품종의 영향을 매우 크게 받는다. 역대의 한약 품종에 혼란한 경우가 적지 않아서 어떤 약물은 몇 개 혹은 10여 개의 품종이 있기도 하며, 그중에 어떤 것은 有毒하고 어떤 것은 無毒하며 大毒한 것도 있고 小毒한 것도 있다.

貫衆은 [神農本草經]에서는 有毒하며 下品에 속하나, [滇南本草]에서는 無毒하다고 하였다. 고증에 의하면 품종이 매우 복잡하여 綿馬貫衆이 有毒한 것 이 외에 나머지는 有毒한 것을 발견하지 못하였다. 또 五加皮는 南北의 구분이 있어서 南五加皮는 두릅나무과에 속하여 無毒하고, 北五加皮(香加皮)는 박주가리과에 속하여 有毒하다. 또 大戟에는 京大戟과 紅大戟의 두 종류가 있는데 京大戟은 대극과 식물로써 大毒하고, 紅大戟은 꼭두서니과에 속하여 독성이 비교적 적다.

② **炮 製** : 대부분의 약물은 합리적인 炮製를 통하여 有毒한 약물을無毒한 약물로 轉化시킬 수 있다. 독성을 제거하는 炮製방법은 매우 다양하며 전통적으로 사용하는 방법으로는 加熱法・水漂法・製霜法 및 加輔料法 등이 있다. 예를 들면 生半夏는 有毒하기 때문에 咽喉를 자극하여 목소리를 쉬게 하는 부작용이 있지만, 115~121℃로 가열하거나 白礬水에 浸泡하면 이러한 독성자극을 제거할 수 있으며, 또한 甘遂도 有毒하지만 醋製하면 독성을 감소시킬 수 있다. 반대로 어떤 약물의 炮製가 부적당하면 도리어 독성을 증가시킬 수 있는 데, 雄黃은 有毒한 데, 火煅하면 砒霜이 되어 독성이 더욱 극렬해진다.

③ **配 合** : [神農本草經]에 "有毒한 약물은 이를 억제하기 위하여 相畏・相殺하는 약물을 사용한다."고 하였는데, 이는 합리적인 배합을 통하여 독성을 억제하여 有毒한 약물을 無毒한 약물로, 大毒한 약물을 小毒한 약물로 轉化시킬 수 있음을 설명하는 것이다. 예를 들면 甘草를 附子와 함께 사용하면 附子의 독성을 완화시킬 수 있고, 檳榔과 常山을 배합하여 사용하면 催吐작용을 감소시킬 수 있으며, 大黃을 巴豆와 배합하면 巴豆의 辛熱한 독을 억제할 수 있고, 蜂蜜을 烏頭와 배합하면 烏頭의 독성을 억제할 수 있는 것 등이다. 문헌에 따르면 配合이 적당하지 못하여 독성이 발생하거나 독성을 증가시키는 경우도 있는데,『十八反』이 그러한 예이다.

④ **劑 型** : 약물의 독성성분과 이를 억제하거나 증가시키는 성분이 각각 다른 물리화학적 변화특성을 가지고 있기 때문에(예를 들면 溶解度 같은 것) 湯・丸・散・팅크劑 등의 제형에 따라 전체약물에서 나타나는 독성에는 차이가 있다.

전통적으로 독성약물은 丸・散이 적절하다고 인식하여 왔으나 실제적으로는 그렇다고만 할 수 없다. 이는 다만 유독성분의 함량을 조절할 수 있기 때문이며, 독성을 제거하는 최종목적은 이룰 수 없다. 따라서 약물에 따라 적절하게 하여야만 한다. 예를 들면 生烏頭를 사용하는 약은 湯劑로 하여금 독성을 제거하거나 감소시킬 수 있고, 散劑나 팅크劑로 하면 독성이 감소되지 않는다. 이는 烏頭가 함유하고 있는 劇毒인 배당체는 물에 끓이면 쉽게 용해되어 독성이 극히 적어지고 심지어 無毒으로 변하기 때문이다. 水煎을 거치지 않은 散劑나 팅크劑는 함유한 배당체가 물에 용해되지 않기 때문에 독성이 여전히 강하다. 최근에 烏頭를 배합한 小活絡丹을 복용하고 중독된 보고가 그 예이다.

⑤ **湯煎法** : 약을 달이는 시간도 역시 한약의 有毒과 無毒에 영향을 영향한다. 예를

들면 앞에서 말한 배당체를 함유하고 있는 烏頭 등의 약물은 먼저 오랫동안 煎하면 독성이 크게 감소되거나 제거된다. 임상에서 烏頭나 附子 등의 약물을 사용할 때 먼저 오래 달일 것을 강조하는 것은 바로 이 때문이다.

⑥ **복용법** : 복용하는 방법이 합당한 지의 여부도 역시 약물의 有毒과 無毒에 직접적으로 영향을 준다. 약물을 합리적으로 복용하면 보다 효과적으로 藥量을 제어할 수 있기 때문이다. 有毒한 약물을 합리적으로 복용한다면 毒害를 제거하거나 감소시킬 수 있고, 반대로 독성이 있는 약물을 더욱 도와주게 된다면 심각한 결과를 초래할 수도 있는 것이다. 無毒한 약물도 복용횟수를 늘린다든지 藥量을 증가시켜서 인체가 받아들일 수 있는 최대량을 초과하면 역시 중독증상을 일으킬 수 있다.

⑦ **體 質** : 사람의 체질도 약물의 有毒·無毒에 역시 큰 영향을 준다. 우선 신장·체격·연령·성별·强弱의 구별에 따라 받아들일 수 있는 최대의 치료용량에 차이가 있으므로 약물의 독성, 부작용에 대한 민감도도 차이가 있게 된다. [類經·耐痛耐毒强弱不同]에 "毒을 능히 감내할 수 있는 사람이 있고, 毒을 이겨내지 못하는 사람이 있다."고 하였는데, 일반적으로 키와 몸체가 크며 건장한 사람의 내독성이 비교적 강하고, 키가 작고 마른 사람의 내독성은 비교적 떨어진다. 그러므로 [靈樞·論痛]에서 "胃厚色黑, 大骨及肥者 皆勝毒", "瘦而薄胃者 皆不勝毒"라 하였고, [類經·脈色類]에서는 더 나아가 "五臟에 각각 偏勝함이 있고, 七情도 각각 偏勝함이 있어서 陽臟을 가진 사람은 涼에 치우치고, 陰藏을 가진 사람은 熱에 치우친다. 독을 감당할 수 있는 사람은 藥力이 약하면 효과가 없고, 독을 감당하지 못하는 사람은 藥力이 峻猛하면 해가 되니, 이는 臟氣에 차이가 있기 때문이다."고 하였다.

또한 인체가 건강한 상태인지 질병의 상태인지에 따라 약물을 감당할 수 있는 양도 같지 않다. 가령 人蔘을 氣虛欲脫한 경우에 구급법으로 사용하여 15~30g 정도를 煎湯하여 계속하여 灌服시키면 인체에 독성반응이 나타나지 않는다. 그러나 같은 양을 기본적으로 건강한 노인의 보건을 위하여 사용한다면 인체에 해가 발생할 수 있으므로 이러한 경우에는 人蔘이 無毒한 약물에서 有毒한 약물로 바뀐 경우이다.

또한 과민성의 체질인 경우에 상용하는 無毒性 약물 중에 특정 약물에 대하여 특별히 민감하여 처방에 이 약물이 들어 있으면 곧 과민 반응이 나타나 皮疹, 腹瀉, 心悸 등의 증상이 나타난다. 이 경우에는 無毒한 약물이지만 그 사람에게는 有毒한 약물이라고 할 수 있는 경우이다. 이에 대하여 최근에 많은 임상보고가 있으며, 잘 알려진 것으로는 丹參 百合 防風 牡蠣 芍藥 등이 그 예이다.

(6) 임상적 의의

약물의 有毒과 無毒에 대한 연구는 임상에서 약물을 사용하는 데 매우 중요한 의의를 가지고 있다.

① 임상에서 안전하고 효율적으로 사용할 수 있다 : 약물의 독성이 인체에 害毒을 끼치

느냐의 관건은 약물의 용량이다. 임상에서 약물을 사용할 때에는 마땅히 "병이 重하면 大劑를 쓰고, 병이 輕하면 小劑를 사용하며, 無毒한 약물은 많이 사용하고, 有毒한 약물은 적게 사용한다."([類經 · 有毒無毒制方有約必先歲氣無伐天和])는 원칙에 근거하여 적정량을 사용하여야 한다. 약물이 독성이 있다고 하여 사용하지 않을 수도 없고, 無毒하다는 것만을 믿고 남용할 수도 없는 것이다. 특히 常毒이나 大毒을 가진 약물은 더욱 엄격하게 용량을 제한하여 한 번에 과량을 복용하면 안되고, 또한 오랫동안 복용하여도 안되는 것이다. 실제 사용할 때에는 소량으로 시작하여 점차 藥量을 증가시키되 치료효과가 있으면서 인체에 손해를 끼치지 않을 정도에서 그쳐야 한다. [神農本草經]에 "독약으로 질병을 치료할 때에 처음에는 적은 양에서부터 시작하여 病邪가 제거되면 중지하고, 제거되지 않으면 배로 사용하며 그래도 제거되지 않으면 10배를 사용하되, 病邪가 제거되면 바로 중지한다"고 하였다. 어떤 약물들은 약간 중독되어야만 약효가 있는 경우도 있는데, 곧 [尙書 · 說命]에서 말한 "약이 瞑眩하지 않으면 厥疾이 치료되지 않는다."는 것과 같다. 이러한 상황에서도 소량에서부터 점차 증가시켜가는 것이 올바른 방법이다.

한약의 有毒과 無毒은 품종 · 炮製法 · 제형 · 煎服法 및 체질조건의 영향을 받으므로 처방할 경우에 이러한 부분들에 엄격한 주의를 요하며 절대 경솔하여서는 안된다. 眞假를 구별하지 못하고, 炮製法이 적절하지 못하거나, 湯劑 또는 丸劑로 할지가 적당치 못하고, 煎湯法과 복용법이 적절하지 못하면 毒害가 발생하여 호전될 질병도 오히려 심해지고 생명을 앗아갈 수도 있는 것이다. 동시에 약물을 복용할 때에도 처방 중의 약물에 과민했던 경력이 있는지 또 복용 후에 불량한 반응은 없었는지 등을 자세하게 물어서 이상반응이 나타나면 엄밀하게 관찰하여 정황에 맞게 처리하여야 한다.

② **藥毒으로 病毒을 공격한다** : 약물의 독성을 이해하면 『以毒攻毒』의 원칙에 의거하여 有毒한 약물을 선택하여 邪毒으로 인하여 발생한 질병을 치료할 수 있다. 예를 들면 有毒한 雄黃을 이용하여 惡瘡腫毒이나 毒蛇咬傷 등을 치료할 수 있는 경우이다.

③ **한약은 無毒하다는 애매모호한 인식을 바로 잡는다** : 한약에 有毒과 無毒한 약물이 있지만 독과 치료효과는 역시 상대적인 것이다. 有毒한 약물은 상용 치료량과 치료범위가 적거나 매우 적어서 쉽게 인체를 毒害할 수 있으며, 無毒한 약물은 상용 치료량과 치료범위가 비교적 크지만 대량으로 복용하는 등 불합리하게 사용하면 정도의 차이는 있지만 역시 인체에 毒害를 끼칠 수 있는 것이므로 『한약은 無毒하다』고 항상 말할 수는 없는 것이다.

제 4 장 한약의 응용과 用法

임상에서 약물을 응용하는 데는 그 性味와 효능을 파악하여야 할 뿐만 아니라 일반적 원칙을 숙지하여야 한다. 한약의 응용은 配合·用藥禁忌·劑量·용법 등의 주요 내용을 포함하고 있으며, 이러한 일반원칙을 파악하여 이론을 위시하여 病情, 치료요구에 따라 정확하게 응용하는 것은 약효를 충분히 발휘하고 안전성을 보장하는 데 매우 중요한 의의가 있다.

1. 配 合(배합)

配合이란 구체적인 病情의 수요와 약물의 性能을 근거로 하여 用藥법칙에 따라서 두 가지 이상의 약물을 적절하게 선택 配合하여 합리적으로 사용할 때 약물의 효능을 충분히 발휘하여 기대하는 치료효과를 얻을 수 있는 방법이 된다.

이른 바 "用藥의 妙는 가감하는 데 있고, 用藥의 어려움도 또한 가감하는 데 있다."라고 한 것은 用藥가감의 어려움은 특히 배합하는 약물의 선택에 있다. 그러므로 좋은 처방이라는 것은 다만 효능이 강한 것뿐만 아니라, 病狀에 적합하고 엄숙한 配合의 법칙에 준하여 用藥의 主와 次를 확실하게 해야 하는 것이다. 그러므로 약의 配合에 있어서는 配合의 妙味에 최선을 다하지 않으면 안 된다.

(1) 配合의 起源과 발전

약물을 配合하여 사용하는 방법과 이론은 약물을 이용하여 질병을 예방하고 치료하는 경험을 통하여 얻어진 것이다. 오랜 옛날에는 질병의 예방과 치료에 대부분 單方을 사용하였다. 후에 오랜 세월을 통하여 수많은 반복된 경험과 이해를 통하여 점차 약물을 배합하는 방법과 이론을 파악하게 되었다. 戰國시대와 秦漢시대를 거쳐서 형성된 [黃帝內經]과 秦漢代의 [五十二病方]에 모두 두 가지 혹은 여러 가지 약물을 배합하여 사용한 예가 기록되어 있으며, 春秋戰國時代에 이미 약물의 배합 경험이 있었음을 설명해준다.

漢代의 [神農本草經]과 [傷寒雜病論]이 저술된 것은 의약가들의 약물 配合에 대한 경험이 날로 완벽해져 갔으며 점차 경험으로부터 이론적인 인식으로 발전되었음을 설명해준다. 각종 약물을 배합하여 사용할 때에 복잡한 변화가 일어나며 또 여기에는 일정한 규칙성이 있음을 깨닫게 되었다. [神農本草經]에서는 그러한 규칙성을 총결하여 『七情』이라고 하였다. 이 책의 序例에서 "약에는 陰陽의 配合이 있고 子母兄弟가 있으며 根莖花實과 草石骨肉이 있다. 또한 單行·相須·相使·相畏·相惡·相反·相殺法의 기재가 있다. 무릇 이러한 七情을 가진 약물이 화합하는 것을 보면 마땅히 相須하고 相使하는 약물을 사용하여야 좋고, 相惡하고 相反하는 약물을 사용하여서는 안 되며, 약물에 독성이 있으면 이를 억제하여야 하는데, 이러한 경우에는 相畏하고 相殺하는 약물을 사용할 수 있다. 이러한 경우가 아니라면 合用하여서는 안된다."고 하여 기본적인 配合에 이론적 기초를 세웠다.

또 [重修政和經史證類備用本草序例]에서 [蜀本草]를 인용하여 "[神農本草經]에 365종의 약물 중에서 單行하는 약물 71종·相須하는 약물 12종·相使하는 약물 90종·相畏하는 약물 78종·相惡하는 약물 60종·相反하는 약물 18종·相殺하는 약물 36종이다."고 하였으며 漢代의 의약가들이 이미 상당히 체계적으로 상용하는 약물의 配合과 禁忌를 파악하고 있었음을 설명하고 있다. 이중 일부는 지금까지도 임상에서 존중되고 있다.

南北朝시대에 이르러 [雷公藥對] 등의 약물 配合에 관한 전문서적이 출간되어 이미 임상과 이론에서 초보적으로 독립된 체계를 이루었음을 알 수 있다. 이후에 역대의 의약가들은 配合이론의 원칙하에서 임상경험을 통하여 많은 특정한 약물의 配合과 조성 및 구체적인 법칙을 발견하였다. 예를 들면 知母와 黃柏을 배합하면 降火堅陰 작용을 하고, 桔梗과 甘草를 배합하면 解毒利咽 작용을 하며, 滑石과 甘草를 배합하면 淸熱解暑·利濕 작용을 한다는 것 등이다. 이렇게 配合의 이론과 내용은 부단히 보충되었다. 淸代에 嚴西亭 등이 저술한 [得配本草]와 현대의 丁光迪가 저술한 [中藥的配伍運用] 등의 [藥對論], 呂景山이 저술한 [施今墨對藥臨床經驗集], 蘇慶英이 저술한 [中醫臨床常用對藥配伍] 등 配合에 관한 전문적인 저술되었다.

(2) 配合의 내용

한의약학에서 약물을 사용하는 방법은 하나의 약물만을 사용하는 單方과 두 가지 이상의 약물을 配合하여 사용하는 複方이 있다. 인체의 질병이 복잡다단하기 때문에 여러 가지 질병이 겸하는 경우가 많고, 表와 裏가 함께 병들거나 虛證과 實證이 함께 나타나기도 하고, 寒·熱이 섞여 나타나기도 한다. 그러므로 많은 질병에서 單方만으로는 효과를 보기가 어려우며 반드시 辨證論治와 方藥理法의 원칙하에서 病情과 藥性에 근거하여 複方을 사용하여야 목적하는 효과를 거둘 수 있다. 이에 따라 소위 약물의 配合은 病情·治法·藥性에 근거하여 선택적으로 두 가지 이상의 약물을 배합하여 응용하는 것임을 알 수 있다.

古人은 장기간의 임상의료를 통해서 약의 선택과 配合에 대하여 지극히 풍부한 경험을 축적한 결과에서 얻어진 選藥配合의 7가지 규칙을 만들어 이것을 『七精』이라고 칭하였다. 즉 單行·相須·相使·相畏·相惡·相殺·相反이다. 그 위에 "十八反"(相反인 약물 18종)과 "十九畏"(相畏인 약물 19종)도 구체적으로 정리하여 놓았다. 또한 相反의 약물은 원칙적으로 함께 사용할 수 없으며, 單行인 약물은 배합할 필요가 없으므로 제외하고, 配合의 기본은 別種약물의 配合으로 인해서 상호간에 일어나는 促進·抑制·對抗 등의 작용을 분명하게 하는 것이다. 그러므로 다음에 명시한 몇 가지 點은 배합과정에 착안하는 것에 매우 중요한 것이다.

① **약물의 장점 발휘** : 일반적으로 약물은 각기 한 가지 이상의 효능과 용도를 가지고 또는 여러 가지 다른 증상에 쓰이는 데, 그중에서도 비교적 중요한 효능이 반드시 한두 가지 있다.

예를 들면 檳榔은 降氣行滯·化濕利水·殺蟲하는 세 가지 효능이 있으나 이 효능 중에 특히 絛蟲을 驅除하는 효력이 뛰어나며, 南瓜子와 배합하면 그 효능은 더욱 증강된다. 紫蘇葉과 藿香은 다 같이 解表작용이 있으며 感冒를 치료하는 효능은 서로 비슷하다. 그러므로 兩者는 항상 解表藥에 배합하여 사용되고 있으나 그 중에서도 紫蘇葉은 특히 理氣작용이 뛰어나므로 感冒로 인하여 발생하는 吐瀉에 흔히 사용한다. 그러므로 임상에서 처방의 배합에 있어서는 약물의 모든 작용을 이해할 뿐만 아니라 그 중 특히 우수한 효능을 파악하여 이용하는 방법이 중요한 것이다.

② **약물의 상호 촉진작용을 파악** : 약물의 치료효과를 증강하기 위하여서는 같은 효능을 가진 약물을 선택하여 배합한다. 이것이 즉 "相須"의 방법이다. 예를 들면 天門冬과 麥門冬을 배합하여 潤肺生津, 知母와 黃柏을 배합하여 滋陰降火에 사용하고, 金銀花와 連翹를 배합하여 淸熱解毒, 附子와 肉桂를 배합하여 引火歸源(腎의 虛火上昇을 치료하는 방법) 治法에 사용한다. 이것은 모두 單方使用 보다는 배합하므로 써 그 중 一味의 효력이 증강된다는 예이다.

또한 효능이 다른 약물을 배합하는 것을 "相使"라 하며, 이것은 相輔相成작용을 발휘하여 치료효과를 증강시키고 있다. 예를 들면 黃芪와 當歸를 배합하여 益氣生血 작용, 大黃과 枳實을 배합하여 行氣通便 작용, 芍藥과 甘草를 배합하여 緩急止痛 작용이 증강되는 등의 예이다. 이것은 모두 性味 효능이 다른 약을 배합하므로 서 치료효과를 더욱 증강시키고 있다.

③ **약물의 상호 억제작용의 이용** : 몇 가지의 약물은 偏性 혹은 독성이 있으므로 부작용을 일으키거나 또는 어떤 類의 病狀에 대하여 불리하게 작용하는 일이 있으므로 만약 그 偏性을 억제하거나 독성을 緩解하는 약물을 배합하면 불리한 요소를 소멸하고, 유리한 요소를 촉진시켜 치료목적을 달성할 수 있다. 이것이 즉 『相畏』·『相殺』이다. 예를 들면 生薑은 半夏의 독성을 억제하는 작용이 있으므로 배합하면 降逆止嘔의 작용이 증강한다. 大棗는 甘遂의 독성을 緩解하므로 두 약을 배합하면 甘遂가 胃腸에 미치는 자극을 완화하여 水飮을 攻逐하는 등의 효과를 얻을 수 있는 등의 예이다.

④ **臟腑의 특징과 결부** : 각 臟腑의 생리병리에는 각기의 특징이 있으므로 임상에 임해서는 동일한 약물을 사용하여 같지 않는 臟腑의 病證을 치료할 경우에는 臟腑에 따라 배합을 적절하게 바꾸어야 한다. 예를 들면 枸杞子는 肝腎을 滋補하는 효능이 있으나, 腎陰을 滋養하는 데는 熟地黃을 배합하며, 肝血을 滋補할 경우에는 當歸를 배합하는 것이 효과적이다.

知母는 肺·腎의 二經에 작용하여 滋陰降火(眞陰을 補하여 虛火를 降하는 작용)하는 작용이 있다. 知母를 사용하여 腎火를 瀉하는 데는 麥門冬을 배합하면, 滋陰潤燥할 수가 있다. 臟腑間의 생리에서 상호관계, 병리의 상호영향을 고려하여 選藥 配合할 경우에는 또한 같은 주의가 필요하다.

⑤ **약물의 상호작용**(七情) : 고대의 의료인들은 장기간에 걸쳐 임상실시를 통하여 배합에서의 상호간 작용을 藥情이라 하고, 單行(單味)·相須·相使·相畏·相惡·相反·相殺작용을 총칭하여 약의『七情』이라 칭하였다.

單 行(단행) : 다른 약의 補助를 필요로 하지 않고 한 가지 약물만으로 예방 치료효과를 발휘하는 경우이다. 그 예가 獨蔘湯이고 單味의 人蔘으로서 虛脫證을 치료한다.

相 須(상수) : 두 종 이상의 효능이 서로 유사한 약물을 배합하여 상승작용을 하게 하여 본래부터 가지고 있는 효능을 현저하게 증강시킬 수 있는 것을 말한다. 예를 들면 石膏와 知母는 함께 淸熱瀉火·生津의 효능이 있으므로 兩者의 配合에서 淸熱작용은 강화된다. 또한 大黃과 芒硝를 배합하면 瀉下通便 작용이 있다. 두 약을 배합하면 瀉下하는 효능은 더욱 증강해지는 등의 예이다.

相 使(상사) : 두 종 이상의 효능이 서로 다른 약물을 主藥(君藥)과 輔佐藥(臣·佐·使藥)으로 구분 배합하여, 主藥의 예방 치료효과를 강화할 수 있다. 예를 들면 黃芪에 茯苓을 배합하면 茯苓은 黃芪의 補氣, 利水작용을 강화하는 작용을 한다.

例 : 黃芪와 茯苓을 배합하여 補氣 및 利水 작용을 증강하고,
大黃과 黃芩을 배합하여 淸熱瀉火 작용을 증강하고,
白朮과 甘草를 배합하여 補脾·益氣 작용을 증강하고,
附子와 乾薑을 배합하여 祛寒溫中 작용을 증강하는 등의 예이다.

相 畏(상외) : 二種의 약물을 배합했을 경우, 그중 하나의 약물이 다른 약물의 규칙을 받아 그 약물의 독성, 劇性을 억제하여 감소하거나 혹은 소멸하게 하는 작용을 말한다.

例 : 半夏는 生薑, 巴豆는 黑丑, 硫黃은 芒硝, 丁香은 鬱金, 人蔘은 五靈脂, 桔梗은 龍膽, 黃芪는 防風, 牡丹皮는 菟絲子를 畏하는 작용이 있다.

相 殺(상살) : 하나의 약물이 다른 약물의 독성반응을 소멸하는 작용을 한다. 예를 들면 綠豆는 巴豆를 殺한다 하는 것은 巴豆의 중독을 綠豆로 해독한다는 뜻이다.

例 : 生薑은 生半夏 生南星, 白芷는 石雄黃, 防風은 砒石 附子, 石葦는 朱砂, 綠豆는 巴豆의 독성을 경감시키거나 소멸시킨다.

相 惡(상오) : 두 종의 약물을 配合했을 경우 배합에 의한 일종의 약물이 다른 약물 본래의 효능을 저하시키거나 심한 경우에는 상실하게 할 수 있는 것을 말한다. 예를 들면 生薑은 黃芩과 相惡이다. 즉 黃芩은 生薑의 溫性을 감소시키고 혹은 소멸하는 것이다. 人蔘은 萊菔子를 배합하면 人蔘의 補氣작용을 감소시키거나 파괴하게 된다.

例 : 生薑은 黃芩, 防風은 生薑, 萊菔子는 人蔘, 川芎은 黃連, 黃耆는 生薑의 효능을 감퇴 혹은 소멸시킨다.

相 反(상반) : 두 종의 약물을 배합했을 경우 상호 작용으로 독성반응이나 혹은 劇烈한 부작용을 발생시키는 것을 말한다. 烏頭는 半夏를 反하고, 甘草는 甘遂를 反하는 등이 그 예이다(⇒ 十八反의 起源 항 *p66* 참조).

이상의 七種(七情)은 單味를 제외하고 모두 약물의 배합한 후 促進·抑制관계를 설명한 것으로 위의 配合(七情)을 분석하면 약물의 배합관계에 속하는 것을 相須이하로 6개라는 것을 알 수 있다. 그중에 相須와 相使는 어떤 약물을 함께 사용한 후에 협동작용이 나타나 치료효과를 증진시키는 것으로서 임상에서 상용되는 配合法이고, 相畏와 相殺은 같은 配合관계에 대한 두 가지 측면의 설명으로서 어떤 약물들을 함께 사용한 후에 상호작용에 의하여 한 약물의 독성이나 부작용이 경감되거나 제거되는 것을 말하며, 임상에서 독성이 있거나 강렬한 약물을 사용할 경우에 선택되는 配合方法이다. 相反은 함께 사용한 약물이 상호 길항작용에 의하여 원래의 효능이 약해지는 것으로서 임상에서는 기본적으로 사용하지 않는 配合法이다. 相反은 본래 단독으로 사용하면 독성이 적거나 無毒한 약물을 다른 약물과 함께 사용한 후에 독성이나 강렬한 부작용이 발생하는 것으로서 配合의 禁忌에 속하며 원칙적으로 사용이 금지된다.

이외에도 약물의 배합은 바로 처방을 구성하는 기초가 되며, 임상에서 항상 配合의 기초 위에서 君臣佐使 등 특정한 규칙에 따라 배합하고, 아울러 일정한 분량의 비례를 정하고 적절한 제형을 선택하게 되는 데 이것이 바로 方劑이다. 方劑는 配合의 발전이며 약물을 배합하여 응용하는 발전이라고 할 수 있다. 君臣佐使도 역시 配合에 속하는 내용이지만 약물의 분화발전에 따라 현재는 方劑學의 범주로 구분되므로 여기에서 기술하지는 않는다.

종합하면 약물의 配合응용은 역대로 약물을 사용하는 주요한 형식이었으며, 과학성과 합리성을 가지고 있다. 약물은 배합을 통하여 효과를 증진시키고 독성을 감소시키며 치료범위를 넓힐 수 있다. 또한 복잡한 病情에 적응하고 약물의 중독, 부작용을 예방할 수 있는 등, 임상에서 효율을 높이고 안전하게 약물을 사용하는 데 중대한 의의를 가지고 있다. 따라서 진지하게 연구하고 정리하여 발전시켜야 할 것이다.

2. 禁 忌(금기)

약물은 치료효과를 가진 반면에 인체에 不利한 작용을 하는 것도 있다. 예를 들면 寒涼약물은 淸熱작용을 하지만 또한 傷陽하기 쉽고, 辛熱 약물은 散寒하지만 耗陰하기 쉬우며, 攻伐 약물은 邪氣를 제거하지만 正氣를 傷하기 쉽다. 滋補약물은 正氣를 부추기는 반면 邪氣를 연모하기 쉬운 것 등이다. 그러므로 안전하면서도 효과를 높이려면 禁忌에도 주의를 기울여야 한다.

(1) 증후에 따른 用藥禁忌

약물에는 藥性의 차이에 의해서 각기 그 장점과 적용범위가 있으며, 그러므로 用藥에서도 禁忌가 있게 된다. 예를 들면 麻黃은 辛溫發汗작용에 의해 風寒을 表散하는 동시에 宣肺에도 작용하여 外寒風寒 혹은 肺氣不宣의 喘咳에 적용하는 반면에, 表虛의 多汗이나 肺虛의 喘咳에는 禁忌이다. 그러므로 약성이 매우 緩和하여 禁忌가 없는 것 이외에는 일반적으로 모든 약물에는 증후에 따른 用藥禁忌가 있으며 특히 偏性이 심한 약물에는 주의가 요하게 된다.

(2) 配合 禁忌

역대의 문헌에는 동일 처방 중에 배합하면 치료효과가 減弱하거나 독성반응을 발생하는 약물의 기재가 있으며, 앞에 말한 『相惡』 『相反』에 해당하는데 역대의 配合禁忌에 관한 식별이 꼭 일치하지 않는다. 비교적 큰 영향력을 가지는 것은 金元시대 개괄된 『十八反』·『十九畏』의 배합금기이다.

① 十八反의 起源 : 현재의 문헌 중에서 가장 먼저 相反藥에 대해 기록은 漢代의 [神農本草經]이며, 이 책의 序例에서 약물의 七情에 대해 "藥에는 相反이 있다." 또 "相惡·相反은 사용하지 말라."고 하였다. 敦煌에서 出土된 『本草經集註·序錄』에서는 모든 약물의 相畏·相惡·相反을 열거하였는데, 이것을 陶弘景이 계승하여 [神農本草經]과 [雷公藥對]를 參照하여 종합적으로 밝혀 놓았다. 그 중 相反藥에는 "甘草反甘遂 大戟 芫花 海藻, 甘遂反甘草, 大戟反甘草, 芫花反甘草, 海藻反甘草 ; 烏頭 烏喙反半夏 栝樓 貝母 白蘞 白芨 貝母反烏頭, 栝樓反烏頭, 半夏反烏頭, 白蘞反烏頭 ; 藜蘆反細辛 芍藥 五參 人蔘反藜蘆 丹參反藜蘆, 玄參反藜蘆, 沙蔘反藜蘆, 苦蔘反藜蘆, 細辛反藜蘆, 芍藥反藜蘆" 등이 있다. 중복된 것을 제외하고 나열된 相反 약물은 모두 열아홉 가지(烏喙은 包含하지 않았음)이다. 이후로 의약가들은 모두 이것으로 相反藥의 근거를 삼았다. 가령 唐代의 [備急千金要方·序例]에 기술된 相反藥 등이 그 예이다.

五代 後蜀의 韓保升은 [蜀本草]에서 "[神農本草經]의 365종 중에 ……相惡藥은 60종이고 相反藥은 18종이다."고 하였으니 이것은 韓氏가 [神農本草經] 原書의 내용에 근거로 한 것이며, 지금의 『十八反』의 명칭이 여기에서 유래하였다.

宋代의 [太平聖惠方]의 相反藥항에서는 "烏頭反半夏·瓜蔞·貝母·白蘞·白芨 ; 甘草反大戟·芫花·甘遂·海藻 ; 藜蘆反五參·細辛·芍藥"이고, "分三品藥及反惡" 항에 예시된 相反藥 중에서 烏頭反 白芨을 보충하였으며, 이 외에 五參(人蔘 丹參 玄參 沙參 苦參)을 註釋하였다.

그 뒤로 의약가들은 相反약물을 기억하기에 쉽게 歌訣하여 후세에 널리 전해졌으며, 또한 보충되어 중국약전에는 31종이 기록되어 있다. 일반적으로 알고 있는 구체적인 약물은 다음과 같다.

甘草反 甘遂 京大戟 紅大戟 芫花 海藻；烏頭反 半夏 川貝母 浙貝母 瓜蔞 瓜蔞皮 白芨 白蘞；藜蘆反 人蔘 南沙參 丹參 玄參 苦參 赤芍藥 白芍 細辛 등이다.

② 十九畏의 起源 : 초기의『相畏』개념은 配合禁忌에 속하지 않고 炮製법칙의 명사였다. [神農本草經 · 序例]에 의하면 “약에는 독이 되는 것을 억제하는 것이 있으니 相畏 · 相殺 약물을 사용하면 독을 제거할 수 있다”고 하였으며 지금까지도 이 관점으로 응용하고 있다.

唐 · 宋代 이후에는『相畏』와『相惡』는 헷갈리어 분간이 어렵다. 配合禁忌를 보면 [神農本草經]에는 相畏의 원래 뜻이 변질되어 있다. 예를 들면 [珍珠囊補遺藥性賦]에서는 “어떤 것이 나를 두려워하면 나는 반드시 싫어하고, 내가 싫어하는 것은 역시 나를 두려워한다.”고 하였다. 곧 相畏와 相惡 및 相反은 같다.

현재 문헌의 근거로 초보적인 고증을 하면 十九畏는 歌訣이 가장 처음 기록한 것이 明代의 劉純이 전한 [醫經小學]이다. 그 내용은

十九畏歌 : 雄黃原是火中精, 朴硝一見便相爭. 水銀莫興砒霜見, 狼毒最怕密陀僧.
巴豆性烈最爲上, 偏興牽牛不順情. 丁香莫興鬱金見, 牙硝難合京三稜.
川烏草烏不順犀, 人蔘最怕五靈脂. 官桂善能調冷氣, 若逢石脂便相欺.
六凡修合看順逆, 炮爁炙煿莫相依.

譯 十九畏란 硫黃은 朴硝를, 水銀은 砒霜을, 狼毒은 密陀僧을, 巴豆는 牽牛子를, 丁香은 鬱金을, 牙硝은 三稜을, 川烏 草烏는 犀角을, 人蔘은 五靈脂를, 官桂는 赤石脂를 相畏 작용을 한다.

위의 十八反과 十九畏의 配合 · 禁忌 중의 약물은 임상응용에서 배합하는 것을 피한다. 그러나 古今의 複方 중에는 反 · 畏를 함께 쓴 예도 있으며, 예를 들면 임상에 甘遂는 甘草와 배합해서 腹水를 치료하여, 甘遂의 瀉火작용을 강화시킨다. 다만 十八反 · 十九畏의 연구는 금후의 과제이고, 다만 현 단계에서는 신중히 할 뿐이다.

③ 역대 의가들의 配合 금기에 대한 고찰 : 약물의 相畏 · 相惡 · 相反 · 禁忌는 역대 의약가들의 대부분이 믿고 따랐는데 예를 들면 [重修政和經史證類備用本草]에서 陶弘景의 말을 인용하여 “앞선 聖人들이 이미 말하여 밝혀놓았으니 어찌 자상하게 하여 피하지 않겠는가…… 만약 舊方에 이미 있는 것을 ……선택하여 제거하고 傷寒 導赤散에 藜蘆를 사용하지 않고 斷下黃連丸에서도 역시 乾薑을 빼고 사용하여도 효과가 있으니 어찌 소홀히 억지로 相憎하는 약을 구차하게 함께 사용할 것인가”라고 하였으니 이에 따라 중국약전 1963년판의 범례에서 “相畏 · 相惡 · 相反者는 일반적으로 함께 사용하지 않는다.”고 명확하게 규정지었다.

사실상 相反相畏藥은 예로부터 임상에 광범하게 응용되었다.『本草經集註 · 序錄』殘卷에서 “지금 옛 처방의 약을 살펴보니 또한 相惡 · 相反藥이 있어 복용하여도 해가 되지 않는다.”고 하였고, [侶山堂類辨]에서는 “傷寒 · 金匱 · 千金의 모든 처방을 살펴보면 相畏 · 相反을 대부분 같이 사용하였다. 相畏라는 것은 將師가 군대를 두려워하여 용감하게

앞으로 나아가 물러나지 않는 것이고, 相反이란 이것과 저것이 서로 꺼려하여 각자 그 功勞를 세우고자 하는 것이다. 융통성 있는 선비라면 어찌 관습의 고루함에 구애받겠는가?"라고 하였다.

(3) 姙娠 중의 用藥禁忌

姙娠用藥禁忌란 태아를 손상시키거나 墮胎의 부작용을 야기시켜 姙娠期에 사용하지 못하거나 적합하지 않은 약물을 가리킨다. 또 孕婦藥忌·產前藥忌·胎前藥忌와 姙娠服禁 등으로 불린다.

역대의 서적에 기재된 姙娠禁忌의 약물은 그 수가 매우 많고 차이가 커서 구체적인 약물 수는 확정하기 매우 어렵다. 다만 중국약전 1985년판에는 74종이 수록되어 있다.

姙娠禁忌藥에는 독성의 다소와 작용의 强弱에 따라 구별이 있고, 모체와 태아의 영향 정도에 따라 또한 차별이 있는 것이다. 이에 근거하여 근래의 임상에서는 습관적으로 禁用과 愼用의 두 가지로 구분한다. 禁用에 속하는 것은 모두 劇毒하거나 독성이 매우 猛烈한 약물로 水銀 砒霜 雄黃 輕粉 斑蝥 蟾酥 馬錢子 膽礬 皂礬 藜蘆 瓜蒂 乾漆 蜈蚣 麝香 甘遂 大戟 芫花 巴豆霜 千金子霜 商陸 川烏 草烏 虻蟲 水蛭 芒硝 番瀉葉 蘆薈 三稜 莪朮 등이다.

愼用에 속하는 약물은 通經祛瘀·行氣破血에 작용하거나 燥熱·沈降 등의 약성인 약물로 肉桂 丹皮 大黃 木通 乳香 沒藥 五靈脂 王不留行 枳實 枳穀 附子 冬葵子 등이다.

근래의 姙娠禁忌藥에 대한 실험연구는 매우 많으며, 아래와 같다.

水銀 砒霜 鉤吻 輕粉 斑蝥 瓜蒂 등의 劇毒藥에 속한 약물은 인체(姙婦와 胎兒를 포함)의 손상이 매우 크다. 大黃 巴豆霜 芫花 大戟 牽牛子 大通 등 峻下瀉利의 약물은 充血시키거나 墮胎될 가능성이 크다. 麝香 紅花 牛膝 莪朮 薑黃 蟬衣 등의 약물은 子宮이나 姙娠중의 子宮을 흥분시키거나 수축시키는 작용이 있으며, 川芎 등은 소량을 사용하면 흥분시키고 대량을 사용하면 마비시킨다. 桃仁 郁李仁 苦參 酒 등은 어떤 활성성분이 포함되어 태아에 畸形작용을 한다.

(4) 服藥時의 飮食禁忌

飮食禁忌란 어떤 약물을 복용할 경우 어떤 음식을 禁忌한다는 것을 말한다. 또한 服藥禁忌라고도 하고 食忌라고도 하며 속칭 忌口라고도 한다.

① **飮食禁忌의 起源**: 약을 복용할 때의 飮食禁忌에 대한 의약가들의 식별은 최소한 2000여 년 전까지 거슬러 올라가면 秦漢時代의 『五十二病方』에 그 기재가 있다. 漢代의 張仲景은 [金匱要略]에서 "飮食의 맛은 病에 적합한 것이 있고, 몸에 해로운 것이 있으니 만약 맞으면 人體에 유익하고, 害가 되면 疾病을 야기시켜 危急하게 되면 治療하기 어렵다."고 하였으며, 또한 "肝病에는 辛味를, 心病에는 鹹味를, 脾病에는 酸味를, 肺病에는 苦味를, 腎病에는 甘味를 禁한다."고 하였다. 또 『傷寒論』의 桂枝湯方에는 "生冷, 粘滑,

肉麵, 五辛, 酒酪, 臭惡 등의 飮食을 禁한다."라고 한 것 등이다.

漢代에 이에 대해 이미 이론과 경험이 있었다는 것을 설명한다. 晉에 이르러 葛洪은 [肘後備急方] 예를 들어 "甘草는 菘菜를 忌하고, 牧丹皮는 胡荽를, 常山은 葱을, 黃連과 桔梗은 猪肉을, 茯苓은 大醋를, 天門冬은 鯉魚를 忌한다."고 하였다. 唐代의 孫思邈은 [備急千金要方]에서 집중적으로 飮食禁忌를 예시하였는데, 그 중에 "무릇 藥을 服用할 때는 生·冷·酢·滑·猪·犬·魚·油·麵·蒜·果實을 모두 중단한다"고 하였으며, 이는 지금까지 임상에 적용하고 있다. 宋代의 [嘉祐補注本草]의 服藥食忌例에서는 禁忌할 음식 16가지를 예시하였고, 明代 [本草綱目·服藥食忌]에서는 이를 기초로 31종으로 보충하였으며, 이후 明·淸代 및 近代의 의약서들은 모두 여기에 근거하여 기술하거나 보충 또는 제외하였다. 그중에 威靈仙과 土茯苓은 茶를 禁忌한다는 등은 요즘 사람들에 의해 거듭 인용되고 있다.

② 정확하게 인식하여 합리적으로 응용 : 飮食禁忌는 모두 과학적으로 임상에서 약을 쓰는 지침이 되고 있으며 약과 음식이 유기적으로 결합하는 데 의의가 크다. 또한 약을 쓸 때의 좋지 않은 반응을 제거하여 치료효과를 높이는 데 중요한 요건이 된다. 약을 복용하는 동안 차거나, 기름기가 많아 끈끈한 것, 비린 냄새가 나는 것 등은 쉽게 소화되지 않거나 특수한 자극성이 있는 음식을 모두 피해야 한다. 그렇지 않으면 곧 消化不良, 胃腸刺戟, 혹은 助熱 助昇散, 斂邪 등의 부작용이 나타난다.

그러므로 寒性 병증에는 찬 음식이 맞지 않고, 熱性 병증에는 아주 맵거나 기름기가 많은 음식이 맞지 않으며, 肝陽上亢에는 辛熱助陽하는 음식이 맞지 않고, 瘡瘍과 피부질환에는 물고기, 새우, 게 등의 비린내가 나거나 자극성 음식이 맞지 않으며, 消化不良에는 기름으로 튀기거나 끈적끈적하여 쉽게 소화되지 않는 음식이 맞지 않고, 外感表證에는 기름류의 음식이 맞지 않는 것 등이다. 이 외에 또한 특별히 치료를 도와주는 음식을 주의해서 선택하여 치료효과를 높이고 환자가 빨리 낫도록 해야 한다. 근래의 禁忌飮食에 관한 연구가 매우 적고 결과가 일치하지 않으므로 검토와 연구가 필요하다.

3. 用 法

(1) 약을 달이는 법(煎法)

역대의 의가들이 湯劑의 煎法에 대하여 대단히 중요시하여 왔다. 繆希雍은 "茶味의 美惡와 飯味의 甘飴는 모두 水와 火의 調理에 得失이 달려 있으므로 가히 미루어 알 수 있다"고 하였고, 徐靈胎는 [醫學源流論]에서 "煎藥의 法을 가장 깊이 익혀야 한다. 藥效가 있고 없고는 오로지 여기에 있다."라고 하였다.

① 煎藥用具 : 先人들이 말하기를 "銀器를 上으로 하고 磁器가 다음이다(銀器爲上, 磁者

次之)"라고 하였고 銅·錫·鐵鍋를 쓰는 것은 주장하지 않았다. 약물을 달일 때 금속용기 중에서도 鐵器에 달이면 침전이 발생하여 용해도가 떨어지고 화학변화를 일으켜 부작용이 생겨서 치료효과에도 영향을 준다. 현재 상용하고 있는 뚜껑이 있는 陶瓷砂鍋는 가격도 저렴하고 화학변화도 발생하지 않는다.

② 煎湯하기 전에 浸潤하는 방법 : 약물을 일정한 시간 동안 물에 담가 유효성분이 쉽게 추출하는 방법이다. 이는 유효성분을 용해하여 추출을 촉진하는 데, 물에 담가 두지 않고 직접 열을 가하면 약물의 표면에 있는 전분, 단백질이 응고되어 유효성분의 추출을 방해하게 된다.

물에 담가 두는 시간은 일반적으로 30~60분이 적당하며, 특별한 경우에 연장할 수 있다. 여름에는 온도가 높으므로 단축하는 것이 좋고 겨울에는 온도가 낮으므로 연장하는 것이 좋으나 역시 너무 오래 담가 약물이 부패되거나 변질되지 않도록 한다.

麝香이나 阿膠 등 특수한 처리를 필요로 하는 약물들을 제외하고는 특성에 따라 처리하며, 약물을 浸泡할 때에 사용하는 물은 상온이나 또는 25~50℃ 사이의 온수가 적당하며 끓는 물을 사용하면 절대로 안된다.

③ 煎藥用水 : 고대 의가들은 長流水·泉水·甘瀾水(勞水라고도 한다)·米泔水·酒水·麻沸湯漬 등을 사용하였는데 현재에는 청결한 煎藥用水를 쓰는 것을 원칙으로 하며, 수돗물 우물물 증류수 등이 있다. 用水의 양은 보통 30g에 대하여 藥用水는 1碗(200~300cc)으로 한다.

물의 양은 치료효과와 직접적인 관계가 있다. 물의 양이 너무 적으면 약물의 유효성분이 쉽게 추출되지 않고, 너무 많으면 煎湯 시간이 불필요하게 길어져 일부 성분들이 파괴될 수 있다. 李時珍은 [本草綱目·陶隱居名醫別錄合藥分劑法則]에서 "藥量은 많은데 물이 적으면 성분이 추출되지 못하고, 藥量은 적은데 물이 많으면 藥의 효과를 소모시킨다"고 한 것과 같다.

이론적으로는 물의 양은 약물이 흡수하는 양과 煎湯時 증발하는 양 그리고 煎湯 후에 얻게 되는 藥液量을 합한 것이 된다. 실제로는 湯藥의 효능, 환자의 연령, 체질의 强弱 및 약물조직의 치밀 정도와 輕重, 劑量의 大小 등에 따라 적절하게 증감한다. 일반적으로 물의 양은 달일 약물을 적당히 눌러서 수면이 약물보다 2cm정도를 넘지 않도록 하는 것이 적당하다. 또 방향성이나 휘발성이 강한 약물 및 조직이 성근 약물은 물에 잠길 정도로 하는 것이 적당하다. 조직이 단단하고 점도가 강하여 오래 달여야 할 약물은 물의 양도 일반약물에 비해 약간 많게 한다.

④ 煎藥火候 : 先人들은 武火와 文火로 구분하여 약을 急火로 달이는 것을 武火라 하고, 慢火로 달이는 것은 文火라 하였다. 先人은 "急煎取其生而疏蕩 久煎取其熱而停留"라 하여 보통은 先武後文하였다. 이에 대하여 [本草綱目]에서는 "先武後文, 如法服之 未有不效者"라 하였다.

불의 조절은 각 약물의 성질과 조직에 근거하여 결정하며, 일반적으로 먼저 센 불(武火)을 사용한 후 약한 불(文火)을 사용하고 끓기 전에는 센 불을, 끓은 후에는 약한 불을 사용하여 藥汁이 넘치거나 쉽게 삶아져 마르지 않도록 한다.

發散藥이나 방향성 약물은 센 불(武火)에서 수 분 동안 달인 후에 약한 불에 잠깐 달인다. 오래 달이면 향기가 발산되어 약효가 손실되는 것을 방지한다. 補益하는 약물 중 성질이 滋膩한 약물은 대부분 오래 煎湯하여야 유효성분이 충분히 추출되고 약효가 온전할 수 있으며, 기타 貝殼 甲殼 化石 및 광물약은 더욱 오래 달여야 한다.

⑤ 煎藥방법 : 약을 달이기 전에 우선 약물을 용기에 넣고 냉수에 약물의 표면이 물에 잠길 정도로 물을 충분하게 침투시켰다가(12~24시간) 다시 煎煮하면 약물이 충분히 濕潤되어 유효성분이 쉽게 溶解煎出된다. 煮沸 후에는 微火로 바꾸면 藥汁이 끓어 넘치거나 또는 너무 빨리 졸아드는 것을 방지할 수 있다. 약을 달이는 중에는 번번이 뚜껑을 열어 보는 것은 마땅하지 않은데 煎液이 감소되고 휘발성 성분이 손실하게 된다.

解表藥이나 淸熱藥 또는 芳香類의 약물은 武火로 급히 달여 내는 것이 휘발성분의 손실, 약효의 저하와 심하면 藥性이 變化 등을 방지할 수 있다. 厚味한 滋補약물은 文火로 久煎(2~3시간)하여야 하며 그렇게 함으로써 약효성분이 모두 용출되어 나온다.

또한 烏頭 附子 狼毒 등의 毒性藥은 慢火로 30시간 久煎하면 그 독성이 低減되고, 또 어떤 종류의 약물은 특수한 煎法이 있는 데 다음과 같다.

先 煎 : 介殼類나 礦石類의 약물은 重質이고 딱딱하여 藥味의 煎出이 어려우므로 打碎하여 先煎하고 煮沸한 10분 후에 다른 약물을 넣는 데, 예를 들면 鱉甲 代赭石 등이 있다. 泥沙 등이 많은 약물 즉 伏龍肝 糯稻根 등도 역시 先煎하여 取汁하고 그 藥汁을 물로 대신하고 다른 약을 煎煮한다.

後 下 : 방향성 약물은 그 휘발성분(정유)에 약효가 있기 때문에 일반적으로 타 약물을 煮沸한 후에 넣어서 4~5분쯤 달이면 된다. 久煎하면 유효성분이 走散하게 되므로 이를 방지해야 하며, 예를 들면 薄荷 木香 등의 예이다.

包 煎 : 달인 후에 藥液이 混濁하여 소화관에서 흡수의 減少, 咽喉 등에 좋지 않은 자극을 방지하기 위해서는 이런 약물은 紗布(가제 Gaze)에 싸서 약탕기에 넣어 煮煎하는 데 예를 들면 赤石脂 施覆花 등이 있다. 근래에는 보통 먼저 달여 찌꺼기를 제거하고 후에 다른 약을 넣어 같이 달인다.

別 煎 : 귀중한 약물은 그 유효성분을 충분히 보전하는 동시에 같이 달일 때 他藥에 흡수되는 것을 방지하는 목적으로 따로 장시간 煎煮하거나 湯煎해야 한다. 예로서 人蔘 같으면 잘게 썰어서 뚜껑이 달린 작은 잔에 넣고 隔水로 2~3시간 달인다. 귀중하거나 또는 달여도 藥性이 잘 우러나지 않는 약물인 羚羊角 犀角 등은 당연히 잘게 썰어서 薄片으로 하여 1~2시간 別煎하여야 하나 水磨汁으로 하여 사용할 수도 있으며 또는 줄로 썰어 細粉한 것을 調服하기도 한다.

溶 化(烊火) : 膠質이나 점성이 많아 쉽게 용해되는 약물은 같이 달이면 점성이 鍋底에 눌어붙거나 또는 점성이 他藥에 붙어서 유효성분이 용해에 영향을 주므로 다른 약물을 다 달여서 찌꺼기를 제거한 후 藥液 중에 넣어 용해하거나, 微煮하여 용해한 것을 사용한다. 예를 들면 阿膠 飴糖 등의 예이다.

泡 服 : 휘발성(정유) 성분을 함유하여 성분의 휘발이 쉽거나 용량이 적은 약물은 물로 복용하거나 달인 약물에 浸泡하여 복용한다. 예를 들면 藏紅花 肉桂 등이 있다.

冲 服 : 散劑 · 丹劑 · 小丸 · 自然汁을 어떤 약물로 冲服하는 것으로 예를 들면 琥珀末 田七末 紫雪丹(散) 大神丸 生藕汁 등이 있다.

일반상용약 特殊煎法

先 煎	石決明 牡蠣 龍骨 龜板 鱉甲 代赭石 寒水石 磁石 羚羊角 虎骨 海蛤穀 水牛角 犀角
後 下	薄荷 木香 砂仁 白豆蔻 沈香 靑蒿 香薷
包 煎	赤石脂 竈心土(伏龍汗) 旋覆花
別 煎	人蔘 西洋參 鹿茸
烊(溶)化	阿膠 鷄血藤膠 龜板膠 飴糖 虎骨膠
泡服(焗服)	藏紅花 肉桂 番瀉葉 胖大海
冲 服	珍珠粉 牛黃末 朱砂末 琥珀末 硼砂末 砂仁末 芒硝 田七末 生地黃汁 生藕汁 竹瀝 薑汁 蜜糖

(2) 服 藥 法

服藥의 合法與否는 치료효과에 일정한 영향을 미치고 있다. 복약법은 복약시간과 복약방법이 포함된다.

① 복약시간 : 보통은 식전에 복용한다. 그러나 胃腸에 자극을 주는 약물과 眼科의 질병을 치료하는 약물은 식후에 복용하고, 滋膩한 補益藥은 공복에 복용하며, 瘧疾을 치료하는 약물은 발작하기 2시간 전에 복용하고, 安神藥은 취침 전에 복용하며, 急病은 시간에 구애받지 않고 복용한다. 만성병에는 丸 · 散 · 膏 · 酒 등을 일정한 시간에 복용해야 한다.

예외로 病情에 따라 1일에 수 회 복용하는 것도 있고 또한 煎湯液을 차 대용으로 시간에 관계없이 수시로 복용하는 경우도 있다. 方劑에 따라서는 특수한 服藥法도 있는 데, 鷄鳴散은 날이 새기 전 공복에 복용해야 효과가 양호하다.

先人들은 "病이 胸膈 위쪽에 있으면 식사 후에 服藥하고, 病이 心腹 아래쪽에 있으면 먼저 服藥한 후에 식사를 한다."고 하였는데, 이 說은 병이 上焦에 있으면 藥力을 上焦에 조금이라도 오래도록 停留하도록 하기 위하여 식후에 복용하는 것이 좋고, 병이 下焦에 있으면 藥力을 신속하게 下達케 하기 위하여 식전에 복용하는 것이 좋다고 하였다.

② 服藥방법 : 일반적으로 一貼을 2회로 分服하거나 3회로 分服한다. 그러나 病情이 위급하면 1회에 頓服하고 동시에 情況에 따라서는 1일 二貼을 連服하면 효력이 증강된다. 근래에는 보통 1일 二貼을 가지고 再湯하여 3회 分服하고 있는데 이러한 방법은 개선되어야 할 것으로 본다.

湯劑는 보통 溫服을 많이 하며, 發汗解表藥은 溫服한 다음에 溫覆을 하여 微汗을 취해야 하며, 桂枝湯 같은 경우에는 服藥 후에 뜨거운 죽을 먹어 藥力을 輔助해야 한다. 熱證에는 寒藥을 冷服해야 하고, 寒證에는 熱服해야 하며 때로는 寒熱이 錯雜하여 相互格拒함으로 인하여 복약 후 구토가 나타나는 情況이 眞寒假熱 같으면 熱藥을 冷服해야 하고, 만약 眞熱假寒 같으면 寒藥을 熱服해야 한다는 것은 곧 [素問·五常政大論]에서 "治寒以熱涼而行之 治熱以寒 溫而行之"라 하는 服藥의 反佐法이다.

만약에 복약 후에 구토를 하면 薑汁을 조금 先服하거나 또는 陳皮를 조금 씹고 난 다음에 湯藥을 복용하거나 또는 冷服을 하거나 조금씩 자주 복용하는 방법을 취하기도 한다. 만약에 病者가 혼미하여 湯劑를 삼키기가 곤란할 때에는 湯劑를 코로 給藥하는 수도 있다.

藥性이 峻烈하거나 또는 독성이 있는 약을 사용해야 할 경우, 처음에는 조금씩 복용하기 시작하여 점차로 增量하여 효력이 나타나면 服藥을 중지해야 하며, 복용량이 과하면 중독 발생의 염려가 있으므로 주의해야 한다. [神農本草經] 序例에 "若用毒藥療病先起如黍粟 病去卽止 不去倍之 不去十之 取去爲度"라 하는 것은 醫者의 毒烈藥을 쓰는 방법을 제시한 것이므로 마땅히 신중히 대처해야 한다.

총괄하여 요약하면 治病의 과정 중에서는 病情과 환자의 체질, 약물의 性能에 따라서 服藥法이 결정되어야 한다.

연령에 따른 劑量은 매우 중요한 데, 고대에는 통일된 규정이 없었다. 중국약전(1995년 부록)에는 다음과 같은 劑量을 제시하고 있다. 물론 체질, 病情, 藥性을 충분히 고려하여 결정하여야 한다.

신생아~6개월 — 성인劑量의 1/18~1/14
1개월 이상~1세 — 성인劑量의 1/14~1/7
2세~4세 — 성인劑量의 1/4~1/3
4세~6세 — 성인劑量의 1/3~2/5
6세~9세 — 성인劑量의 2/5~1/2
9세~14세 — 성인劑量의 1/2~2/3
14세~18세 — 성인劑量의 2/3~全量
18세~60세 — 성인劑量의 3/4~全量
60세 이상 — 3/4

4. 劑量과 계량단위

약물의 용량을 劑量이라고 하는데 효과와 직접 관계가 있다. 약물의 대부분은 配合하여 일정한 제형으로 만들어 응용하는 것이기 때문에 용량은 각 약물과 方劑 중에서 각 약물의 상대적인 劑量 및 製劑한 약물의 실제 복용량을 포괄하고 있다. 그러나 통상적으로 말하는 용량은 대부분 각 약물의 상용되는 용량을 가리킨다. 이 책을 포함하여 대부분의 本草書나 方醫書의 각 약물에 표시되어 있는 용량은 특별히 설명을 붙여 놓은 것 이외에는 모두 해당약물을 건조하거나 포제한 후에 湯劑에서 성인의 1일 內服量을 가리킨다.

劑量의 大小는 효능에 매우 크게 영향한다. 藥量이 너무 적으면 질병은 중한데 藥力은 약하게 되어 치료효과를 얻을 수 없고, 藥量이 너무 많으면 질병은 가벼운데 藥力은 강하게 되어 예상한 효과를 거둘 수 없으며, 경우에 따라서는 부작용을 야기시키게 된다. 또한 약물의 절대다수가 천연약물(생약)이어서 함유한 성분이 복잡하고 劑量의 안전폭도 화학약품에 비하여 크므로 용량에 너무 엄격한 필요는 없으며 비교적 큰 여유가 있다. 안전하게 약물을 사용한다는 전제하에서 劑量의 변화를 통하여 약효를 증강시키거나 전화시켜서 病證에 적용할 수 있다. 그러나 성질이 猛烈하거나 大毒인 약물은 절대 경솔하게 사용하여서는 안 된다.

(1) 劑量을 확정하는 근거

임상에서 약물을 사용하여 예측한 효과를 얻고 뜻밖의 부작용을 면하기 위해서는 반드시 적당한 藥量을 투여해야 한다. 약물의 적정량은 주로 환자의 연령 · 체질 · 病情 · 약물의 성질, 해당약물에서 원하는 효과와 환경조건 등에 의하여 확정되며, 구체적인 것은 다음과 같다.

① 환자에 의한 요인 : 연령이 많은 환자는 氣血이 훼손되고 脾胃가 虛弱하므로 약물을 감당해 내는 능력이 떨어진다. 따라서 젊은 사람에 비하여 적당하게 줄여야 하고, 젊은 사람인 경우에 脾胃가 약하지 않다면 藥量을 늘려야 하며, 소아에는 당연히 줄여야 한다. 일반적으로 6세 이상의 어린이는 성인용량의 절반으로 하고 5세 이하의 어린이는 성인용량의 1/4, 乳幼는 더욱 줄이고 신생아는 성인용량의 1/6 정도로 한다(⇒ 服藥法 p72 참조). 여자는 남자에 비하여 약간 양을 줄이고, 특히 생리기간 등 특수한 경우에는 일부 약물들을 신중하게 사용하여야 하는 데, 생리기간이나 임신기간에는 活血化瘀하는 약물을 적게 사용하고 임신기간과 수유기간에는 독성약물의 사용량을 더욱 줄여야 한다.

② 體 質 : 체질에 따라 약물을 감당할 수 있는 능력이 다르기 때문에, 체질이 강하고 脾胃기능이 정상적인 경우는 藥量을 많게 하고, 체질이 허약하고 脾胃기능이 좋지 못한 경우는 감소시킨다.

또한 개인적인 차이에도 주의를 기울여야 하며, 과민성체질인 경우에는 특정약물에 대하여 특히 민감하기 때문에 부작용을 야기시킬 수 있음으로 일반적으로 사용을 자제하고 어쩔 수 없이 사용하여야 하는 경우에는 소량으로 투여하여 부작용을 피하여야 한다.

③ 病情과 病勢 : 약물의 劑量은 病情의 新久, 緩急과 증후의 虛實 등에 의하여 결정한다. 일반적으로 새로 발병하여 精氣가 虛하지 않은 경우는 藥量을 많게 하고, 오래된 만성병

으로 精氣가 이미 허약해진 경우에는 적게 한다. 病情이 급박하고 중증인 경우에는 많게 하고, 病情이 완만하고 輕證인 경우에는 적게 한다.

大實하거나 大虛한 병증에는 당연히 많게 하여 藥力이 부족하여 病機에 잘못된 영향을 주지 않도록 하고, 오래된 만성질환으로 심하게 虛한 경우에는 大補하는 약물을 감당할 수 없으므로 처음에 소량으로 시작하여 猛烈한 藥力이 胃腸에 장애가 되지 않도록 한다. 病程이 계속되어 장기적인 치료를 요하는 환자는 病證의 추세와 邪正의 盛衰에 따라 적절하게 증가시키거나 감소시켜야 한다.

이외에도 생활습관이나 직업 등에 따라서 藥量의 차이가 있다. 환자가 평소에 辛辣하고 뜨거운 음식을 좋아하는 경우에 辛熱한 약물을 사용하여 조제할 경우에는 藥量을 많게 하여야 하고, 반대인 경우에는 적게 한다.

(2) 약물에 의한 요인

① **약물의 氣味** : 약물의 氣味는 濃烈하거나 平淡한 구별이 있고 작용에도 强弱의 구분이 있으므로 사용할 때 劑量의 輕重을 당연히 구별하여야 한다. 보통 氣味가 平淡하고 작용이 和緩한 茯苓 薏苡仁 山藥 浮小麥 등과 같은 약물들은 藥量을 많이 하고, 氣味가 濃厚하고 작용이 峻猛한 麻黃 細辛 肉桂 麝香 氷片 沈香 白檀香 등과 峻下逐水·破氣散結·破血通瘀하는 大黃 甘遂 虻蟲 등의 약물들은 양을 적게 한다.

② **독성의 요인** : 약물의 有毒·無毒과 독성의 大小는 용량과 매우 밀접한 관계가 있다. 有毒한 약물, 특히 劇毒의 약물은 양을 엄격히 제한하여 처음에 적은 양부터 시작하여 점차 증가시켜서 病證이 해소되면 바로 투여를 중지한다. [神農本草經]에서 "독성약물을 사용하여 질병을 치료할 때에는 처음에는 소량을 투여하여 病邪가 제거되면 중지하고 病邪가 제거되지 않으면 배로 투여하고, 그래도 제거되지 않으면 열배까지 늘려서 사용하되 病邪가 제거되면 바로 중지한다."고 한 말과 같다. 독성이 비교적 적은 杏仁과 같은 약물은 적당히 藥量을 늘릴 수 있고, 無毒한 山藥 麥冬 등과 같은 약물은 많은 양을 투여할 수 있다.

③ **약물의 재질** : 약물의 용량과 그 재질은 깊은 관계가 있다. 일반적으로 藥性이 礦石이나 貝殼類 등은 藥量을 많이 사용하여야 하고, 조직이 치밀한 식물의 果實이나 일부 根莖類의 약물도 역시 양을 많이 사용하여야 한다. 藥性이 輕薄한 花·葉類 약물은 藥量을 적게 하고, 조직이 성근 燈心草 馬勃 橘絡 등도 역시 量을 적게 한다. 新鮮한 식물類 약물은 用量을 많게 하고, 건조과정을 거친 식물류의 약물은 적게 하는데, 일반적으로 신선한 약물은 건조된 약물의 2~3배를 사용한다.

④ **약물의 품질** : 약물의 품질 정도는 치료효과에 직접적인 영향을 미치며, 품질에 영향을 주는 요인으로는 품종·산지·채집시간·炮製法 등, 다양하므로 이를 고려하여 정확하게 劑量을 확정한다. 동일성 약물이 여러 품종이 있는 경우에는 품종에 따라 藥力이 강하고,

독성 부작용이 큰 품종은 藥量을 적게 사용하며, 藥力이 약하고 독성이 없는 약물은 양을 많이 사용한다.

지역에 따라 품질이 좋은 약재는 藥量을 적게 사용하고, 그렇지 않으면 많이 사용한다. 채취시기가 적절하고 藥力이 충분한 약물은 약간 양을 적게 하고 채취시기가 적절하지 못하고 藥力이 조금 떨어지는 약물은 늘린다. 生用하면 藥力이 강하고 독성과 부작용이 강한 약물은 양을 적게 하고, 炮製를 하면 독성이 저하되고 藥力도 역시 緩和해지므로 양을 늘려서 사용하는 데, 半夏 川烏 등이 이에 해당한다.

(3) 응용에서의 요인

① **사용목적** : 한 약물이 여러 가지 효능을 가지고 있는 경우에 양에 따라 다른 작용을 나타내게 되므로 치료목적에 따라 용량을 달리한다. 가령 『傷寒論』의 黃連解毒湯 · 葛根芩連湯 · 白頭翁湯 등에서는 모두 黃連을 淸熱瀉火의 목적으로 3兩을 사용하였고, 半夏瀉心湯 · 生薑瀉心湯 · 甘草瀉心湯 · 附子瀉心湯 등에서는 黃連을 苦燥健胃의 목적으로 1兩을 사용하였다. 紅花는 多用하면 破瘀血하고 少用하면 養血하며, 牽牛子는 少用하면 大便을 通하게 하고 多用하면 下水한다. 檳榔은 行氣消脹의 목적에는 6~15g 정도를 사용하면 되지만 驅蟲에는 60~120g을 사용하여야 한다. 이와 같은 예는 상당수의 약물에 적용된다.

② **病證** : 藥性이 猛烈하거나 有毒한 약물도 病證에 따라서 대량으로 사용하는 경우가 있다. [金匱要略]의 沈寒痼冷, 寒疝繞臍痛 등을 치료하는 烏頭煎에서 烏頭 5枚를 사용하였고, [醫林改錯]의 熱毒熾盛, 瘀熱互結을 치료하는 解毒活血湯에서 桃仁 8錢을 사용하여 일반 사용량을 크게 초과하였다. 또한 근래의 임상의들도 有毒한 細辛 烏頭 附子 등을 대량으로 사용하는 례가 매우 많다. 어떤 질병에 반드시 어떤 약물을 사용하여야 하는 경우가 있으므로 정확하게만 응용한다면 오래된 질병에도 뜻밖의 치료효과를 얻을 수도 있는 것이다.

③ **약물의 配合** : 임상에서 한 가지 약물을 單方으로 사용할 경우에는 당연히 양을 많게 하여야 하고, 複方으로 配合하여 사용할 때에는 적게 한다. 예를 들면 蒲公英을 單方으로 瘡癰을 치료할 경우에 50g까지 사용할 수 있지만 다른 약물과 配合하여 사용할 때에는 10~15g 정도를 사용한다. 동일한 처방 중에도 主輔의 구분이 있으므로 主藥은 용량을 크게, 輔助藥은 적게 사용하며, 어떤 경우에는 그 차이가 매우 클 수도 있다. 補陽還五湯[醫林改錯]에서 主藥인 黃芪를 4兩을 사용하고 나머지 輔助藥의 용량은 모두 黃芪의 1/10에 미치지 못하며, 完帶湯[傳靑註女科]은 白朮과 山藥은 1兩, 陳皮 黑芥穗 柴胡는 5~6分을 사용하였고, 顚倒木金散[醫宗金鑑]은 木香과 鬱金으로 구성되어 있으며 氣滯血瘀로 인한 胸腹脇肋疼痛을 치료하는데 氣鬱痛에 속하는 경우에 木香을 배가하여 君藥으로 하고, 血瘀痛에 속하는 경우에 鬱金을 배로 가하여 君藥을 하였다. 配合에 있어서 反佐藥(左金丸에서 吳茱萸와 같은 경우)이나 調和藥(甘草 生薑 등) 및 引經藥으로 사용하는 경우에는 보통

藥量을 적게 하는 등의 예이다.

이 외에도 약물의 길항작용을 이용하여 어떤 약물의 치우친 성질을 억제할 때에는 그 비례를 응용하여 사용할 수 있다. 예를 들면 肺의 鬱熱로 인한 咳喘을 치료할 경우에 麻黃 3~6g을 사용하여 宣肺平喘하는 동시에 生石膏 20~30g을 사용하여 淸瀉肺熱함으로써 麻黃의 溫性을 억제시킨다. 또한 暑熱로 인한 煩渴을 치료할 경우에 滑石과 甘草를 6:1의 비율로 사용하여 滑石의 淡滲淸利하는 작용을 억제하여 淸利시키면서도 正氣가 손상되지 않도록 하는 등의 예이다.

④ 劑型 : 약물의 제형에 따라 藥量의 차이가 있다. 보통 湯劑에는 藥量을 많게 하고, 丸·散·膏·丹이나 직접 약물을 갈아서 복용하는 경우에는 藥量을 적게 한다. 주사제로 사용할 때에는 정밀하게 추출하여 멸균용액으로 만들어 사용하는데, 劑量이 정확하고 작용이 신속하다는 장점이 있으며 엄격한 처리가 요구된다.

(4) 환경적인 요인

① 지리적 조건 : 남방지역은 기온이 높아서 사람들의 腠理가 열려 있는 경우가 많으므로 解表藥을 사용할 경우에 藥量을 적게 하여야 하고, 북방지역은 기온이 낮아서 肌膚가 강하고 두텁기 때문에 양을 많게 한다. [醫學衷中參西錄·麻黃解]에서 陸九芝의 말을 인용하여 "南方은 기후가 따뜻하고 사람들의 肌膚가 薄弱하여 發汗이 쉽게 되므로 南方 사람들에게는 麻黃을 一錢 넘게 사용하지 않는다는 말이 있고, 北方의 변방지역은 氣候가 寒冷하여 肌表가 强厚하고, 또한 밖에서 심한 노동을 하여 風霜을 피하지 못한 사람이 嚴寒한 기후를 만나면 七八錢을 사용하여야 비로소 發汗이 된다."고 하였다.

② 계절적 요인 : 여름은 暑熱多濕하여 芳香化濕 약물은 약간 많이 사용하여야 하고, 解表藥·溫陽散寒하는 약물은 양을 적게 한다. 겨울에는 寒冷하여 溫補·發表하는 약물은 양을 약간 많게 하고, 봄에는 昇發하는 기운이 있으므로 風藥의 양을 적게 하며, 가을은 건조하므로 潤養하는 약물을 많이 사용한다.

이 외에 약물의 용량을 결정할 때에는 환자의 경제력과 약물의 가격을 고려하여야 한다. 특히 고가의 약물을 사용할 때에는 환자의 경제력을 감안하여 치료효과를 볼 수 있는 범위내에서 양을 적절하게 줄일 수 있다.

(5) 고대의 계량단위와 환산

① 고대의 계량단위 : 고대의 계량단위는 비교적 정밀하지 못하였으며 혼란스러웠다. 약물에 따라 다른 계량방법을 사용한 경우가 많았으며 사용된 계량단위는 아래와 같다.

중량단위 : 斤·兩·錢·分·厘·銖 등의 단위가 있으며 飮片을 계량하는데 주로 사용되었다.

❶ 용량단위 : 斛·斗·升·合 등이 있으며 분말이나 작은 과립으로 된 약물, 礦石粉이나

식물의 종자 등의 계량에 주로 사용되었다.

❷ 도량단위 : 尺·寸 등이 있으며 비교적 길이가 긴 식물류 약물인 厚朴 肉桂 荷梗 등을 계량하는데 주로 사용되었다.

❸ 자연단위 : 枚·個·隻·條·莖·節·朵·片·粒 등이 있다. 枚, 個는 비교적 큰 식물류의 열매나 塊莖의 단위로 사용되었으며, 大棗 附子 烏頭 등이 해당된다. 莖·節은 葱과 같이 막대기 모양의 약물에 사용되었다.

◇ 隻·條는 全蝎 蜈蚣 水蛭 등의 동물류 약물에 사용되었으며 片·張은 生薑片 荷葉 등의 飮片·切製약물에 사용되었다.

◇ 粒은 비교적 큰 식물의 종자류 松子仁 杏仁 등에 사용되었다.

◇ 朵는 洋金花 月季花 玫瑰花 등 花類에만 사용되었다.

❹ 특수단위 : 刀圭·方寸匕·錢匕·一字·撮·把·握·盞·杯 등이 있다.

◇ 刀圭는 칼끝의 環과 같은 형상으로서 끝은 尖銳하고 가운데는 오목하게 파여 있다. [重修政和經史證類備用本草]에서 南朝 陶弘景의 [名醫別錄]을 인용하여 그 용량이 方寸匕의 1/10이며 梧桐子의 크기에 해당한다.

◇ 方寸匕는 옛날에 약을 담던 용기로서 지금의 약숟가락과 같으며, 용적은 사방 1寸이다.

◇ 錢匕는 漢代의 五銖錢幣를 사용하여 약물의 분말을 떠서 떨어지지 않을 정도를 1錢匕라 하고, 分量은 1方寸匕의 6~7/10 정도이다.

◇ 一字는 옛날의 開元通寶錢幣로 약물의 분말을 떠서 동전 면에 새겨있는 4개의 글자 중에 약물의 분말이 한 글자를 메울 정도의 분량이다.

◇ 撮은 세 개의 손가락을 사용하여 약물의 분말을 집을 수 있는 정도의 양이다.

◇ 把·握은 손바닥을 이용하여 쥘 수 있는 가늘고 긴 약물의 분량을 말하며 손바닥 밖으로 삐져나온 부분은 제한다.

❺ 약물 劑量의 비유 : 즉 다른 사물과 藥量의 多少를 비유한 것이다. 예를 들면 梧子大·兎屎大·梧桐子大·粟米大 등이 있다.

이상에서 뒤(❸❹❺)의 계량단위는 모두 정확하지 못하고, 더욱이 약재 자체의 大小와 輕重의 차이 및 측량자의 주관적 차이에 따라 중량과 용량사이에 차이가 발생함을 알 수 있다. 특히 자연단위로 계량하면 약물 자체의 大小와 輕重에 따라 2.5배에서 10배의 차이가 있을 수도 있고, 경우에 따라서는 15~18배의 차이도 있을 수 있다. 동일한 약물의 수량과 중량을 함께 비교하였을 때 차이는 1.5배에서 10배의 차이도 있을 수 있고 또한 어떤 것은 40~66.7배의 차이가 있을 수도 있다. 이러한 사실은 분명히 약물을 안전하고 유효하게 사용하는 데 큰 장애요소가 되므로 현재는 임상에서 거의 사용하지 않는다.

② 고대계량의 환산 : 역사를 통하여 도량형 제도도 변천되어 古今藥量의 환산은 매우 복잡한 문제이다. 오랫동안 많은 방법들이 있었으며, 약물의 상용량으로 계산하는 방법,

저울을 이용하여 계산하는 방법, 또는 고대의 화폐와 근사한 양을 간접적으로 추측하는 방법 등 諸家의 고증이 일치하지 않는다. 1960년대에 한 학자는 이를 고증하여 宋代이전에는 醫藥界는 특수한 神農稱이라는 약저울을 사용하였으며, 그 단위는 보통저울의 1/10에 해당하는 것이었다. 宋代이후에는 大稱이 통용되었으며, 동시에 戥稱(等子)이 나와서 大稱으로 구분할 수 없는 兩이하의 중량을 계량하였다.

宋·元·明·淸시대는 모두 16兩을 1斤으로 하는 大稱이 사용되었으며 1970년대까지 이어져 내려왔다. 옛날의 世用稱, 神農稱과 宋代이후에 사용되었던 16兩稱의 중량을 환산하면, 옛날의 1兩(世用稱으로 計量한 것)은 대략 지금의(16兩稱으로) 3錢에 해당하고, 古方의 1兩(神農稱으로 計量한 것)은 대략 지금의 3分 5厘에 해당한다.

용량의 단위는 周秦이전에 비록 世間에서 사용하는 升과는 다른 "藥升"이 사용되었지만 그 뒤로 한 번도 醫藥界에서 사용된 적이 없었다. 漢으로부터 唐에 이르기까지 醫藥界는 일반과 마찬가지로 모두 같은 용량단위를 사용하였는데, 이때 古方의 1升은 지금의 2홉(合) 해당하며, 이와 같은 비율로만 사용되었다.

宋代이후에 斗·升이 지금의 용량단위에 접근 하였으므로 古量과 今量의 문제는 발생하지 않고, 또 升이나 홉(合)으로 약물의 무게를 계량한 경우가 매우 적다. 따라서 古方에서 실질적인 古量과 今量의 차이는 없다는 것을 알 수 있다.

1979년부터는 중국은 전국적으로 처방의 계량법을 10進法을 공시하여 1㎏(公斤)=1000g, 1g=1000㎎으로 하였다. 이것은 十六進法으로 환산하면 1斤=16兩=500g가 되고 이하단위로는 1兩=31.25g, 1錢=3.125g, 1分=0.3125g 1厘=0.03125g가 된다.

한국은 전통적으로 1斤=16량=600g이 되고 이하단위로는 1兩=37.5g, 1錢=3.75g, 1分=0.375g, 1厘=0.0375g이 된다.

제 5 장 약물의 채취와 저장

1. 약물의 채취와 시기

약재의 채집시기와 방법은 약물의 품질과 우열과도 밀접한 관계가 있다. 동식물은 성장과 생육 과정에 있어서 함유하는 유효성분의 질과 양이 다르며 이로 인해 藥性의 强弱이 있고 치료 효과에도 매우 차이가 난다. 또 식물의 약물에는 그 根·莖·葉·花·果實 등 각종 기관의 생장, 성숙기가 모두 뚜렷한 계절성이 있어서 그 종류와 약용부위가 다르므로 적절한 채집시기와 방법에 따라야 한다.

예를 들면 北方藥農의 諺語에는 "봄에는 茵蔯을 採集하고 여름에는 茵蔯蒿(青蒿)를 採集하며, 知母 黃芩은 그해에 난 것을, 9월 중순에는 菊花를, 10월 상순에는 산에서 連翹를 採集한다."고 되어 있고, 南方은 여름이 일찍 오기 때문에 "正月에는 茵蔯을 2月에는 茵蔯蒿를, 3月에는 蒿子가 마땅하다"는 경험이 있다. 일반적인 원칙은 약재의 채집이 유효성분의 함량이 가장 많은 계절에 맞춰 진행된 오랜 기간의 경험에 의해 약용부위의 성숙정도, 성장의 분포를 각각 약용부위에 따라 아래의 몇 가지 내용으로 요약된다.

(1) 생장의 환경을 잘 알아야 한다

① 밭이나 길가에 나는 것을 좋아하는 약물 : 車前子 蒲公英 蒺藜子 蒼耳子 馬齒莧 小·大薊 萹蓄 등.

② 물가나 沼池, 못(湖)에서 생육하는 약물 : 菖蒲 浮萍 蘆根 蒲黃 芡仁 등.

③ 산의 남향 비탈이나 구릉 지대 생장하는 약물 : 麻黃 柴胡 蒼朮 黃芩 知母 防風 등.

④ 해발이 높은 지대, 건조하고 寒冷지대에 생육하는 약물 : 羌活 秦艽 卷柏 등.

⑤ 岩石위의 陰濕地, 岩石 틈에 생육하는 약물 : 石葦 石斛 등.

⑥ 숲 속에 생육하는 약물 : 半夏 天南星 玉竹 黃精 등.

(2) 약물을 채취하는 계절을 파악한다

약용식물의 생장환경과 채취 계절을 잘 알고 파손하지 않는 계획적인 채취만이 비로소 약물의 품질, 산출량과 약효를 보증할 수 있다. 약물의 채취 시기는 그 약물의 부위에 따라 열거하면 다음과 같다.

① 全草類 약물 : 일반적으로 식물의 성장 부위를 잎과 줄기가 무성해지는 개화 전이나 꽃이 피기 시작할 때 채취하며, 뿌리 이상의 지상부분을 취한다. 그 예가 益母草 豨薟 薄荷

紫蘇 龍牙草 穿心蓮 등이고, 帶根全草를 쓰는 것은 車前草 大薊 小薊 紫花地丁 등이다.

益母草의 알칼로이드의 총 함량이 花蕾期에는 0.93%, 盛花期에는 1.26%, 果熟期에는 0.39%이다[周立良. 中藥의 採集季節, 中藥通報]. 靑蒿의 抗癌에 대한 有效成分은 開花前 잎이 무성해지는 시기에 함량이 최고로 0.6%에 달한다[四川中藥硏究所 · 抗癌藥 靑蒿의 硏究]. 開花前에 채취하면 암에 대한 치료효과는 70~80%에 달한다. 開花後 채취한 것은 거의 약효가 없다[葉定江. 藥材의 修治와 治療效果 · 江蘇醫藥]. 따라서 이와 같은 약물의 開花前期나 開花期에 채취하는 원리를 설명해준다. 개별적으로 어린 싹을 약물로 쓰는 全草류 약재인 茵蔯 鶴草穿 등도 또한 적절한 채취하는 시기가 있다.

② **葉類약물** : 꽃봉오리(花蕾)가 열리고 꽃이 막 피거나 활짝 피었을 때가 적기이다. 이 경우에 식물의 葉片이 가장 무성하게 성장하여 性味가 충분하고 약효가 가장 좋으며, 大靑葉 荷葉 艾葉 枇杷葉 등이 그 예이다.

荷葉은 꽃이 피기 직전이나 완전히 피었을 때 채취한 것이 색깔은 녹색이고 껍질이 두텁고 향기가 있으며 품질이 가장 좋다.

羅布麻는 여름 開花前에 잎을 채취하면 그 약효가 가을에 채취한 것보다 더욱 우수하다.

몇 가지 예외의 품종이 있는 데, 예를 들면 霜桑葉은 반드시 서리 내린 후에 채취해야 하고, 銀杏葉은 늦가을 낙엽에 떨어진 뒤에 채취한다.

③ **花類약물** : 일반적으로 꽃봉오리가 피기 전이나, 또는 꽃이 활짝 피었을 때 채취하는데 그 예가 菊花 旋覆花 槐花 등이다. 같은 나무에서도 꽃이 따로따로 피기 때문에 여러 번 나누어 적당하게 맞춰 채취하는데 만약 너무 일찍 채취하면 완전히 성장하지 않아 氣味가 모두 엷고, 채취시기가 너무 늦어 꽃이 다 핀 뒤에는 색이 쉽게 변하고 꽃잎이 떨어지며 氣味를 잃게 되어 모두 품질에 영향을 준다.

어떤 것은 꽃이 막 피기 직전에 花蕾를 채취하는데 예를 들면 金銀花 槐米 辛夷 款冬花 등이다. 槐花와 槐米는 同一植物에서 來源한 것으로 槐花는 핀 꽃이고, 槐米는 花蕾이며, 그 유효성분인 rutin의 함량이 槐米는 23.5%이고 槐花는 13%로 질이 槐米가 槐花보다 우수하다.

紅花는 花冠이 황색에서 홍색으로 변할 때 채취하면 색이 곱고 약간의 香氣가 있어 질이 가장 좋다.

蒲黃의 類는 花粉을 약으로 쓰는데 반드시 꽃이 피었을 때 채취한다.

④ **果實 및 種子類 약물** : 일반적으로 果實의 경우는 성숙의 시기에 따르며, 그 예가 瓜蔞 馬兜鈴 杏仁 五味子 등이다. 일반적으로 종자류 어떤 것은 果實이 완전히 성숙되지 않았을 때 채취하는데 성숙된 뒤에는 果實이 깨져 갈라져서 種子가 없어지기 때문이다. 그 예가 茴香 豆蔻 牽牛子 靑葙子 등이며, 일부 약물은 果實이 미성숙했을 때 채취하는데 그 예가

枳實 靑皮 烏梅 覆盆子 藏靑果 등이다.

쉽게 변질되는 果實 즉 枸杞子 女貞實 등의 예는 약간 성숙되었을 때인 이른 새벽이나 늦은 밤에 따는 것이 좋다.

⑤ **根 및 根莖類 약물** : 일반적으로 이른 봄이나 늦은 가을에 캐는 것이 적당하다. 이때는 식물의 생장이 완만하여 지상부분이 아직 發芽되지 않았거나 이미 말라서 根이나 根莖 중에 저장된 각종 영양물질이 가장 풍부하여 유효성분의 함량이 가장 많을 때인 데, 그 예가 天麻 蒼朮 葛根 桔梗 大黃 玉竹 丹參 天南星 등이다.

天麻는 겨울부터 다음 해 淸明 전에 싹이 나오기 전에 캔 것은『冬麻』라고 하며, 단단하고 밝은색을 띠는 것이 품질이 좋다. 봄에 싹이 나왔을 때 캔 것은『春麻』라고 하는데 가볍고 색이 어두워 품질이 떨어진다.

半夏나 延胡索 등 몇 가지 根類 약물은 여름에 캐는 것이 적당하다. 根類 약물을 채취할 경우에는 큰 것은 뽑고 작은 것은 남겨두어 다음 해의 생장과 번식을 이롭도록 한다.

⑥ **樹皮·根皮類 및 動·鑛物類 약물** : 樹皮藥材는 일반적으로 봄이나 여름에 생장이 왕성하여 식물 체내에 수액이 비교적 많고 영양분이 충분히 찼을 때 채취하면 藥性이 强하고 효능이 좋으며 벗기기가 편리하다. 그 예가 黃柏 厚朴 杜仲 秦皮 등이다.

木本植物은 생장시기가 길어 나무를 베어 껍질을 취하거나 樹皮를 벗겨내는 것을 삼가하여 약재자원을 보호해야 한다. 根皮 약물의 대부분 가을에 채취하거나(牡丹皮 苦楝根皮) 봄과 가을 계절에 채취한다(白鮮皮 地骨皮).

이외에 藤莖類 약물은 秋·冬 兩季節이나 생장이 가장 왕성한 시기에 채취하고, 菌·藻·蕨類 약물도 또한 합리적인 시기와 방법에 따라 채취한다.

동물류의 약물은 생활습성과 활동규율에 따라 정한다. 鹿茸은 일반적으로 春夏의 계절에 잘라내며 시기가 늦으면 角化된다.

全蝎은 春·夏·秋 계절에 잡고, 地鱉蟲이나 地龍은 夏·秋에 잡으며, 桑螵蛸는 늦은 가을에서 다음 해 초봄까지 채취한다. 礦物類 약물은 대부분 수시로 채집한다.

2. 약물의 저장

채집된 약물에서는 일정의 처리(炮製)를 거쳐야만 비로소 저장에 편리하다. 이렇게 하지 않으면 곰팡이가 나고, 벌레가 먹거나 변질이 발생하여 경제적인 손실은 물론이거니와 약효에도 영향을 끼친다. 식물성 생약은 채집하여 우선 깨끗이 씻어 불순물과 비약용 부위를 제거하여 썰어 鮮用약물을 제외하고는 즉시 건조하지 않으면 안 된다. 이것은 약물의 저장에 앞서 중요한 처치이다. 건조방법은 藥性에 따라서 일반적으로 다음의 몇 가지가 있다.

① 햇볕에 쬐어 건조한다(曬乾) : 약물을 늘어놓고 강한 햇볕에 쬐인다. 이 방법은 根·根莖·皮類의 약물에 적용한다. 이 방법은 기후에 영향 받지 않으며, 또한 온도의 조절과 특별한 비용을 필요하지 않으며 자연건조법으로 경제적이고 편리하다.

② 불에 쬐어 건조한다(烘·焙) : 약물을 乾燥室 또는 건조 상자에 넣고 건조한다. 이 방법은 雨期 또는 습기가 많은 계절에 적용한다. 모든 果實, 根莖類, 動物類 및 內臟類의 약물에 대하여 이 방법이 적용된다.

건조한 약물을 乾燥, 通風, 日光이 충분한 방에 층층으로 나누어 때때로 휘젓는 동시에 潮濕, 蟲害, 鼠害 등에 주의를 기울인다. 또한 약물 각각 특질에 따라 보존방법을 취하는데, 油脂를 대량 함유하거나 방향성이 있는 약물은 통상적으로 항아리에 넣어 밀봉하여 저장한다.

蟲害나 濕害를 받기 쉬운 약물은 石灰부치의 기구에 넣어 저장하고, 種子類 약물에 대해서는 鼠害에 주의하며, 劇毒 약물에 대해서는 특별한 저장과 보존으로 사고를 방지하여야 한다. 요컨대 약물의 저장은 질과 약효에 관련하므로 신중히 중요시 하지 않으면 안 된다.

제 6 장 약물의 炮製

炮製와 製劑는 약물을 의약이론에 근거를 두고 오랜 임상 경험을 통해서 약물의 사용전이나 제형을 만들기 전에 특수하게 가공처리하는 제약기술의 하나이다. 자연계에서 채취한 약물(原藥材)은 修治(가공처리)를 거치지 않고는 사용할 수 없을 뿐만 아니라 약효를 충분하게 발휘할 수 없다. 따라서 여러 가지 藥性과 치료의 수요에 의해서 多種의 炮製 방법이 있게 된다. 역대의 의가에서는 이것을 상당히 중시하고 있었다.

1. 炮製의 개요

의약서로 현존하는 가장 오래된 전문서적인 [內經], [神農本草經]은 이천여 년이 넘는 유구한 역사를 가지고 전해 내려오고 있다. 이 책들은 풍부한 의료실천 경험과 이론지식들을 포함하고 있는데, 炮製는 바로 이 辨證治療의 用藥을 기초로 하여 발전된 제약기술을 말한다.

炮製(修治)를 炮炙라고도 하는데, 調劑의 한 分科이다. 약물의 대부분은 생약이며, 그 일부는 필수적으로 일정의 炮製를 거쳐야 비로소 치료의 수요에 부합할 수 있고, 약효를 충분히 발휘하게 된다. 炮製는 方劑하기 전이나 또는 각종 제형으로 만들기 전에 가공하는 과정으로, 약물에 대한 일반적인 손질과 비교적 복잡한 炮製의 기술 즉 약물의 整形·불순물의 제거·가열처리·輔助物(監酒·醋·蜜 등)의 첨가·製型 등을 말한다.

한방의약의 전통이론을 근거로 제정된 약물의 炮製法則은, 原藥材를 깨끗이 씻어서 切製와 炮製 등을 거쳐 일정한 규격의 炮製品을 만드는 것으로 이것을 飮片이라고 통칭한다. 이 飮片은 임상치료와 약물 配合의 수요에 부응하고 用藥, 질량, 표준을 보증하며 임상의 用藥安全과 또한 약효를 충분히 발휘한다.

飮片에는 生品과 각종 炮製品이 있는데, 각자 효능에 대한 특징이 있다. 예를 들면 大黃의 飮片에는 生大黃·酒大黃·酒熱大黃(熟軍)·醋大黃·大黃炭·淸寧片 등의 규격이 있는데 임상적으로 변증하여 처방할 때 변증에 따라 選用할 수 있으므로 약물의 각종 飮片은 일종의 규격품이라 할 수 있다. 炮製(修治)는 제약전통기술의 통칭이며, 따라서 의학·과학의 발전을 도울 수 있었고 제약의 기술 내용도 전해 내려오면서 점차 풍부해졌는데, 일찍이 중국의 南北朝時代(5세기)에 炮製技術에 대해 논했는데, 즉, 雷斅의 [雷公炮炙論]의 저서가 그 예이며, 그 후 明代의 [炮炙大法]과 淸代의 [修事指南] 등의 전문서적들을 출간되었다. 이 책들은 모두 당시의 炮製技術 경험을 총괄한 것으로써, 炮製技術의 발전을 촉진시켰으며, 그 후로도 이 전통적 제약기술은 계승과 전폭적인 정리를 단행했고 계속해서 [中藥炮製經驗集成]과 [歷代中藥炮製資料輯要] 등의 전문서적이 편집 출판하였는데, 이 책들은 炮製의 연구에 비교적 完整된 기술자료를 제공했다.

근대 한의약학에서는 이미 炮製가 전문학과로 인정받고 있는데, 炮製學은 현대과학의 지식과 방법을 운용하고, 옛날부터 전승해온 炮製의 전통기술을 연구하여 개선하였으며 炮製에 대한 새로운 기술, 새로운 제조 기법을 발전시켰다. 즉 飮片의 질량표준과 감별방법을 연구하여 임상에서 효과를 보증했고, 飮片의 유효성분과 약리작용을 연구해서 炮製의 기본원리를 탐구하고, 藥性을 더욱더 발전시켰으며 처방용약의 정확성을 보증했고, 또한 치료효과와 炮製에 대한 새로운 이론 등 주요 내용을 향상시켰다.

炮製學은 하나의 응용기술과학으로 내용이 풍부하고 실제의 과학과 연계가 밀접하기 때문에 이 전통기술을 정리하고 연구해서 약을 쓰고 치료하는 이론과 특징을 분명히 알려 炮製의 생산과 飮片의 질량을 향상시켜 발전을 촉진시켜야 한다. 또 동서의학의 결합과 발전의 실현을 위해서는 새로운 의약학 등도 모두 중요한 의의를 가지고 있다고 할 수 있다.

2. 炮製의 목적

炮製는 한의약학의 기본 이론을 근거로 하여, 임상의 用藥수요와 약물 자체의 특징을 결합하여 완성된 것이다. 그 중요한 목적은 약물의 의료효과를 임상에 적응하기 위한 것과 약물의 품질과 用藥의 안전을 보증하는 것이며, 더 나아가서 아래의 목적을 달성시켜야 하는 데 이를 정리하여 예거하면 다음과 같다.

① 일정한 정도와 순도의 표준에 부합시킬 수 있다 : 일반적으로 약물을 채집하여 운반하고 보관하는 과정 중에서 항상 모래, 흙, 잡질 등이 섞일 수 있고, 또 벌레와 좀, 곰팡이 등으로 인해 손상될 수 있으며, 또한 비약용 부위가 있을 수도 있다. 따라서 炮製하기 전에 반드시 엄격한 분리와 洗刷가 필요하며, 일정한 정도로 깨끗함을 유지해야만 임상에서 用藥할 경우의 劑量에 정확하게 적용할 수 있다.

예를 들면, 根과 根莖類 약물 등에서는 흔히 蘆頭와 殘莖, 흙이 붙어 있으며, 皮類 약물에서는 흔히 粗皮(코르크層)와 이끼 등 잡물이 붙어 있는 것을 볼 수 있고, 果實과 種子類 약물에는 果柄, 果殼 등이 붙어 있는 것을 볼 수 있으며, 花類와 葉類 약물에서는 花梗, 碎葉, 葉柄, 毛茸 등이 붙어 있는 것을 볼 수 있다. 動物, 昆蟲類 약물에는 동물의 筋肉, 脂肪, 足, 날개, 머리 등이 제거되지 않고 있는데, 이들의 잡질들은 洗淨할 때 반드시 제거해야 한다.

일부 식물에는 비록 같은 식물이라도 약용부위가 다르고 또한 그 부위의 작용이 다른 것이 있다. 그 예로 麻黃의 경우 麻黃莖은 發汗작용을 하지만 根은 止汗작용을 하므로, 반드시 구분하여 약물을 사용하여야 한다.

② **약물의 독성과 부작용을 제거하거나 감소시킨다** : 약물에는 종류가 많고 일정한 약성과 효능이 있다. 그중 인체생리 작용이 강렬한 것과 毒害가 있는 것이 있는 데, 그것을 大毒과 小毒 그리고 峻烈性과 燥性 등으로 나눌 수 있다. 따라서 약물에는 독성이나 부작용이 있어 임상에 응용할 경우 안전하지 않기 때문에 반드시 炮製를 거쳐서 독성과 부작용을 제거하거나 감소시킨다. 이렇게 하면 약용 요구에 부합하게 되고 복용 후에 부작용 등이 발생되는 것을 피할 수 있다.

임상에서 用藥의 안전을 달성시키기 위해서 內服할 때는 모두 엄격한 炮製가 요구된다. 예를 들면 川烏類의 生品에는 독성이 비교적 강한 성분 aconitine이 함유되어 있는데, 方藥에서는 大毒을 제거하기 위해 반드시 먼저 炮製한 후 비로소 안전하게 복용할 수 있게 하였다. 炮製할 경우 洗漂·蒸煮 등의 처리를 통해서 aconitine 함량이 매우 많이 감소되었고, 동시에 aconitine은 열을 받아서 가수분해되어, 毒性이 약한 benzoylaconine 혹은 aconine 등으로 되어 안전하게 복용할 수 있는 표준에 도달하면 임상에서 사용하는데, 『回陽救逆(强心)』의 효능을 가지게 된다.

半夏 白附子 天南星 등에는 모두 강렬한 자극성 물질이 함유되어 있어서 인체의 점막에 자극을 주어 水泡, 紅腫, 失音, 腹瀉 등의 부작용을 유발하는 데, 洗·漂를 거치고 白礬 등의 輔料를 활용하므로 써 炮製 후에 바로 자극물질을 제거할 수 있어서 方藥의 약용표준에 도달하여 化痰止咳의 효능을 나타낼 수 있었다.

千金子 巴豆 등은 심한 설사를 야기시키는 油質성분을 다량 함유하고 있는데, 炮製를 통해서 지방유 부분이 제거되어 千金子霜 巴豆霜으로 되어 임상에서 用藥의 안전과 유효를 거둘 수 있다.

③ **치료효과를 높인다** : 일부 약물은 炮製할 때 항상 輔料를 가하는 데, 이는 가한 그 輔料가 약물과 협동작용을 발휘하게 되어 치료효과를 높인다. 예를 들면 淫羊藿을 羊脂油로 炮製하면 助腎興陽하는 효능을 촉진하고, 玄胡索을 醋製한 후에는 活血止痛 작용이 증강하게 되며, 또한 醋製元胡의 경우에는 유효성분을 높일 수 있고, 이 약물에 들어가 있는 alkaloid 성분은 湯劑 중에서 용해도가 높아지게 되어 그 진통작용을 증강시킨다.

蘄蛇를 黃酒製한 후에는 散風通絡하는 효능이 더욱 좋아지며, 또한 蜂蜜製하면 潤肺止咳효과 등이 좋아지는 데, 예를 들면 炙款冬花 炙紫菀이 있다. 또한 蜂蜜製하면 다른 한편으로는 補脾益氣의 효능을 증강하기도 하는데, 예를 들면 炙黃芪 炙甘草 등이 그 예이다.

④ **調製와 製劑에 편리하다** : 礦石·貝殼·化石·동물 등의 角質類 일부·식물의 단단한 根과 根莖·木質·果實·種子類의 약물을 그대로 사용하면 調劑와 製劑하기가 매우 힘들며, 또한 짧은 시간 안에 유효성분을 煎出해 내기가 쉽지 않다. 따라서 약물의 서로 다른

재질의 정황에 근거하여 加工炮製를 구별하여 진행해야 치료효과를 제대로 확보할 수 있다.

예를 들면 礦石類의 磁石 代赭石은 반드시 火煅한 후에 醋淬해야 하고, 烏藥 土茯苓 天麻 白芍藥 등과 같은 단단한 根이나 根莖類 등의 약물은 반드시 薄片으로 썰어 사용하여야 하며, 木質類인 蘇木 降香 白檀香 등과 動物의 角質類인 鹿角 같은 약물은 반드시 얇게 깎아서(鎊) 薄片으로 만들어 사용해야 한다. 또한 果實類인 木瓜 枳殼 등은 반드시 薄片으로 썰어야 하고, 種子類인 決明子 牽牛子 白芥子 등은 반드시 炒黃하여 搗碎해야 하며, 이 외에 羚羊角 犀角 珍珠粉 三七根 沈香 등의 단단하고 귀중한 약물 등은 항상 갈아서 細粉으로 만들어 湯藥에 타서 冲服한다.

이상에서 서술한 각종의 加工炮製 방법의 주요한 목적은 調劑와 製劑, 粉碎를 쉽게 하고, 유효성분의 溶出을 쉽게 하여 임상에서의 치료효과를 확보하는 데 있다.

⑤ **저장에 편리하다** : 약물은 모두 일정한 저장기간을 거치게 된다. 따라서 飮片을 炮製할 경우 먼저 깨끗하게 약물을 淨選한 후 불에 굽거나(烘烤)·炒製·煨·煅하는 등 加熱처리해야하는 데, 이것은 蟲害와 미생물의 작용을 殺滅하여 저장기간 중 곰팡이와 벌레들이 생기지 못하게 하며, 품질을 일정하게 유지시킨다. 동시에 배당체류의 유효성분이 함유된 약물은 가열 처리하여 炮製하게 되면 배당체 분해효소가 열을 받아서 활력을 잃게 되어 오랫동안 저장하여도 변질이 되지 않는다.

⑥ **性能을 轉化시키거나 완화시킨다** : 일종의 약물에는 각각 寒·熱·溫·涼의 四氣와 辛·甘·酸·苦·鹹의 五味가 있어 각기 서로 다른 성능이 있으며, 각종 病情의 수요에 적용하기 위해서 약물의 炮製를 통하여 성능을 변화시킬 수 있고, 응용범위를 넓혀서 임상의 요구와 밀접하게 결합시킨다.

天南星의 性味는 苦辛·溫하고 燥濕化痰·祛風解痙하는 효능이 있으므로 濕痰咳嗽, 風痰眩暈, 中風喎斜 등의 병증을 치료한다. 이는 牛膽汁으로 炮製하면 膽南星이 되는 데, 이것은 性이 苦·涼으로 변하게 되어 熱痰을 제거하고 平肝熄風하는 효능으로 전화되어 小兒의 高熱痰盛으로 인한 驚風抽搐을 치료하는 경우에 상용한다.

馬兜鈴의 性味는 苦·寒에 偏重되어 生用하면 嘔吐를 야기시키는데, 蜜製한 후에는 그 苦·寒한 性味가 완화되고 또한 止咳祛痰 작용을 증강한다.

또한 生地黃의 性味는 寒·甘苦로 滋陰涼血의 작용이 있으나, 炮製한 熟地黃은 性味를 甘·微溫으로 전화할 수 있고, 이것은 滋陰補血의 효능을 가지게 된다.

甘草의 生品은 味가 甘하고 性이 平하며, 瀉火·止咳·解毒작용이 있으나, 蜜製 후에는 性味가 전화하여 甘·溫으로 변하여 補中益氣 작용이 하게 된다.

⑦ **引藥歸經 한다** : 한의약학에서는 질병의 부위를 보통 經絡과 臟腑로 귀납시키며, 또한 약물의 작용에 대해서도 昇·降·浮·沈으로 나타내고 있다. 약물이 炮製를 거치면 약을 引導하여 經으로 들어가게 할 수 있으므로 작용하는 부위나 경향을 변화시킬 수 있다.

예를 들면 黃柏은 性이 寒하고 沈하여 生用하면 枯燥하여 주로 下焦濕熱을 淸하는 작용이 있어 濕熱로 인한 小便淋濁, 足膝痿軟 등의 병증에 많이 사용되는 데, 黃酒로 炮製한 후에는 上焦濕熱을 淸하며 또한 血分에 작용하여 血分의 병증을 치료할 수 있게 된다.

香附子 靑皮 등은 醋製한 후에는 肝에 작용하여 기능을 도와줄 수 있게 하여 肝經의 질병을 더욱더 잘 치료하게 된다. 또한 茴香 橘核 등은 鹽製한 후에는 腎으로 이끌어 들어가게 하는 작용을 도와주게 되어 腎經의 병증을 치료하는 작용을 훨씬 더 효과적으로 발휘하게 된다.

⑧ 맛과 냄새를 바로 잡아 복용하기 편리하다 : 腥臭氣味를 지니고 있는 동물류 혹은 일부 약물의 경우 복용한 후에 종종 惡心을 일으키고 심하면 嘔吐를 야기시키는 경우도 있으므로, 맛과 냄새를 바로잡는 것은 치료에 있어서 매우 중요하다. 약물의 炮製방법은 매우 많은데, 모두 맛과 냄새를 바로 잡는 효과가 있다.

예를 들면 麩炒殭蠶·醋炒鷄內金·醋炒五靈脂·黃酒炒常山·黃酒蒸製紫河車·黃酒蒸製烏梢蛇·滑石粉燙製刺猬皮 등이 있다. 이러한 포제방법으로 처리한 후에는 모두 맛과 냄새를 바로잡는 목적에 도달하여 복용에 이롭게 할 수 있다.

이상의 항목은 炮製(修治)의 주요한 항목이다. 이상의 각종 포제방법을 이해함으로써 일정의 목표를 얻을 수 있으며, 약성을 근거로 하여 炮·炙·炒·煅을 응용하거나 또는 酒·醋·蒸·炒 방법을 사용함으로 인해 矯味, 矯臭, 賦色, 賦形을 자유자재로 응용할 수 있으며, 나아가서 약리를 연구하고 성분을 분석하여 포제법을 개량함으로써 한약의 품질을 향상할 수 있을 것이다.

3. 炮製의 의료작용

炮製는 원래 한의약학의 오랜 임상을 통해서 用藥의 경험을 총결산한 것인데, 이것은 임상에서 매우 밀접한 관계가 있으므로 옛날의 의약문헌 중에서 자주 炮製와 의료작용의 저술을 볼 수 있다. 飮片의 炮製가 적합하지 못하면 당연히 약성과 효능을 잃게 되어, 의료를 실시함에 있어 치료 작용이 일어나지 않아 유명무실 해지므로 醫家는 반드시 주의해야 한다. 明代의[本草蒙筌 1525年]에는 "凡藥製造, 貴在適中, 不及則功效難求, 太過則氣味反失……"이라는 기재가 있는데, 이것은 바로 포제법칙의 중요성을 엄격히 말한 것이다. 또 약물의 독성으로 말하면, 포제의 부합규격은 治病의 효과가 없을 뿐만 아니라 오히려 안전을 위태롭게 한다. 다시 말하면 炭藥의 炮製는 『存性』의 표준에 부합할 것을 요구하는데, 만약 炮製할 때 화력이 너무 강하면 약물은 높은 열로 인하여 재가 되어 버리고 오히려 그 藥性작용을 잃게 된다.

淸代의 [修事指南 1704年]에는 "……炮製不明, 藥性不確, 則湯方無准 而病症不驗也."라

기재하였는데 이것은 炮製와 藥性, 의료의 관계를 나타내는 것이며, 일종의 같은 약물의 飮片生品과 炮製品(熟)의 藥性을 잘 구분해야 한다. 만약 飮片生品이 涼性的이면 그 제품은 溫性으로 바뀌야 하는 데, 醫家가 이점을 잘 이해하지 못하면 臨證處方할 경우 用藥의 준칙을 잃을 것이고, 藥性이 잘 맞지 않으면 병을 고치지 못할 것이다.

이 외에도 배제 성분의 飮片質도 역시 매우 중시해야 하는 데, 古方에서 "依方炮製" "依法炮製" "如法炮製" 등의 글귀들을 자주 볼 수 있다. 이것은 약물을 炮製할 경우 엄격히 전통적으로 제정된 포제법칙에 따라 제작하라는 말로, 그렇게 함으로 비로소 入藥의 표준에 부합할 수 있고, 治病의 豫期 효과에 도달할 수 있다.

예를 들면 전통적인 명칭 『掌握火候』는 炮製할 경우 매번 가열처리할 때마다 반드시 그 온도의 규제를 거쳐야 하는 데, 이렇게 함으로써 유효성분이 열을 받아도 날아가거나 파괴되는 것을 면할 수 있다. 또한 전통명칭 『掌握水頭』는 매번 물에 축여서 부드러워지면 切製해야 하므로 엄격하게 약물의 흡수량과 물에 담그는 시간을 규제해야 하고, 이렇게 해야 비로소 수용성 약효물질이 浸泡 과정 중에 유실되는 것을 방지할 수 있다.

이 외에도 飮片炮製에 상용되는 각종 輔料에 대해서, 예를 들면 酒·鹽·薑·蜜 등의 용량과 질, 그리고 飮片切製의 厚度(두께) 등은 일정한 규격표준이 있어야 하는 데, 그것은 이들 구성요소가 모두 약물의 질에 영향을 주기 때문이다. 위에서 말한 귀중한 전통적인 기술 경험은 모두 약물의 炮製法則에서 얻은 경험이고 또한 직접 임상에서 효과에 영향이 있으므로 오직 炮製法則에 따라 엄격히 製藥하면 飮片質은 비로소 보증을 얻을 수 있고, 또한 효과를 발휘할 수 있다.

炮製의 전통기술은 장기적인 의료와 생산과정 중에서 풍부한 기술내용과 이론 지식들을 쌓았다. 그러나 역사적인 조건의 한계 속에서 약간의 봉건적인 미신과 美觀, 이윤 등의 영향을 받았고 가치 없는 것도 또한 포함되어 있다. 그러므로 原典의 의약문헌과 전통기술 자료를 계승하는 동시에 정리할 때는 반드시 이 우수한 과학유산에 대해서 분석의 태도로 임해야 하고, 비판하면서 다시 심사하고 감별하는 실천경험을 거쳐서 가치 없는 것은 제거하고 우수한 것은 택하여야 한다. 이렇게 함으로써 전통제약기술을 더욱 계승 발전시킬 수 있다.

4. 藥性에 대한 炮製의 영향

藥性이란 약물의 성질과 효능이다. 이것은 주로 四氣·五味·昇降浮沈·歸經·補瀉 등을 포괄한다. 약물에는 각기 일정한 성능이 있으며, 이것은 각종 약물의 작용에 기초가 되는 데, 일부 약물은 炮製를 거치게 되면 성능을 발휘하게 하는 데 크게 영향을 주게 된다.

① 四氣·五味에 대하여 미치는 영향 : 四氣와 五味는 약물의 기본 성능이다. 이는 한의

약학의 이론체계에 따라서 약물의 실제효능을 반복적으로 경험한 후 歸納한 결과이며, 각종 약물의 성질과 효능을 설명하는 데 사용된다. 炮製는 항상 약물의 氣味와 효능의 발생에 대하여 영향을 준다. 예를 들면 黃連은 본래 大苦·大寒한 약물인 데, 辛·溫의 生薑汁으로 炮製를 거치게 되면 그 苦·寒한 性味가 약화되는 데, 이것은 바로 熱로써 寒을 제압하는 것이며 또한『反製』라고 한다. 만약 苦膽汁으로 炮製하게 되면 黃連의 苦·寒한 性味가 더욱 강화하게 되는데, 이것은 寒한 것을 더욱더 寒하게 하는 것으로『從製』라고 한다.

약물의 藥性은 임상에서 약을 사용하는 데 기본 근거가 되므로, 性味가 바뀌게 되면 치료작용 또한 이에 따라 달라진다. 예를 들면 生地黃의 性味는 甘苦·寒하고 淸熱涼血·養陰生津하는 효능이 있는 데, 黃酒蒸을 거친 후에는 熟地黃이라고 하며 熟地黃은 그 性味가 甘·溫으로 轉化하여 補陰滋血·生精益髓하는 효능으로 전환하게 된다.

② **昇(升)降·浮沈에 미치는 영향** : 昇(升)·降·浮·沈이란 약물이 체내에서 작용하는 趨向性을 말한다. 일반적으로 설명해 보면, 辛·甘味의 약물은 性이 대부분 溫熱하고 陽에 속하여 昇浮작용을 하며, 酸·苦·鹹味의 약물은 性이 대부분 寒涼으로 陰에 속하여 沈降작용을 하는 데, 이러한 것은 또한 약물의 객관적인 속성에 속한다. 다만 이러한 속성이 炮製를 거치게 되면 간혹 轉化할 수가 있다.

예를 들면 砂仁은 行氣和中·開胃消食하는 효능이 있으며, 中焦에 작용하는 약물인데, 鹽製한 후에는 下行하여 溫腎 작용을 하게 되어 小便頻數를 치료할 수 있다.

大黃을 生用하면 苦·寒으로 直降하고 走而不守하며 腸胃를 蕩滌하고 瀉熱通便하는 효능이 있는 데, 黃酒로 浸炒한 후에는 이에 반해 약효를 이끌고 上行하게 하고, 驅熱下降하여서 머리와 눈의 여러 가지 熱을 치료한다. 李時珍이 "升(昇)하는 것을 鹹寒으로써 유도하면 沈하여 下焦에 直達하고, 沈하는 것을 술(酒)로써 유도하면 浮하여 위로 巓頂에 이르게 된다."라고 말한 것과 같다. 이와 같이 炮製가 약물작용이 나아가는 방향에 대하여 미치는 영향이 매우 큼을 알 수 있다.

③ **歸經에 미치는 영향** : 歸經이란 어떤 약물이 어느 臟腑, 어느 經絡의 病變에 대하여 주요한 치료효과에 작용하게 하는 것이다. 약물은 서로 다른 輔料를 첨가하여 炮製하는 과정을 거친 후에는 歸經에 대하여 일정한 영향을 미치거나 歸經을 변화시키어 약물을 인도하여 病所로 直達하도록 하여 일정한 臟腑, 經絡에 좋은 치료효과를 나타낸다. 예를 들어, [本草蒙筌]에서는 "소금을 넣으면 腎臟으로 달려가 軟堅하고, 食醋를 사용하면 肝經에 작용하여 痛症을 그치게 하는 것을 돕는다."라고 하였다. 예를 들어 柴胡는 生用하면 發表和裏·升擧陽氣하는데, 食醋에 炙한 후에는 升散의 성질을 완화시킬 수 있고 중점적으로 약효를 이끌어 肝經에 작용하여 疏肝解鬱의 효능을 증강시킨다. 知母는 生用하면 淸熱瀉火·潤肺止嗽하는데, 鹽炙한 후에는 약효를 이끌고 下行하여 오로지 腎經에 작용하여 滋陰降火·退虛熱의 기능을 증강할 수 있는 등의 예이다.

④ 補瀉에 미치는 영향 : 補와 瀉는 질병의 虛·實에 대하여 대응하는 치료 방법을 말한다. 질병에는 虛·實의 구분이 있으며, 약물에는 補·瀉의 차이가 있는 데, [內經]에서 "虛하면 補하고, 實하면 瀉한다."라고 하였다. 이것은 약물응용의 기본원칙이다. 다만 어떤 약물은 炮製의 과정을 거친 후에 본래 지니고 있던 補·瀉의 약성이 轉化하여 작용할 수 있다. 예를 들어 何首烏는 生用하면 주로 瀉하여 大便을 통하게 하고 瘡毒을 풀 수 있으며, 瘰癧을 치료한다. 그러나, 黑豆汁에 製하는 과정을 거친 후에는 주로 補하여 補肝腎·益精血·烏鬚髮할 수 있다. 예를 들면, 甘草는 生用하면 淸熱瀉火하고 解毒하는 데, 꿀에 炙한 후에는 오로지 益氣健脾하고 調和營衛에 작용한다.

5. 약물의 淨選

약물의 정선(淨選)은 가공법의 하나이다. 炮製하는 경우 제일 먼저 해야 할 중요한 과정이며, 炮製의 전 단계에 속한다. 原藥材를 물로 깨끗이 씻어 선별 처리하는 과정인데, 약물 중의 흙과 불순물, 변질품 및 기타 약으로 쓸 수 없는 비약용 부위를 제거하거나, 혹은 성질이 다른 약용부분, 곰팡이가 있는 것 등을 분리하여 약물을 일정한 약용의 정도와 순도가 표준에 도달하게 하는 것이다.

(1) 淨選의 목적

① 약물을 일정한 정도의 표준에 도달하게 하여 用藥劑量의 정확성을 보증한다 : 當歸와 生地黃 등, 根類와 根莖類 등의 약물은 항상 흙이 붙어 있으므로 반드시 깨끗이 씻은 후 方藥에 넣을 수 있고, 海藻 海帶 全蝎 등은 항상 鹽氣가 남아있으므로 반드시 물에 깨끗이 씻은 후 方藥에 넣을 수 있다. 또한 麻黃은 地上의 부위와 地下의 부위를 분리한 후 구별해서 方藥에 넣고, 蓮子도 반드시 蓮肉과 蓮心을 분별해서 方藥에 넣는다. 또 芒硝와 硇砂 등도 반드시 깨끗이 한 후 方藥에 넣는다.

② 切製와 炮炙에 편리하다 : 약물은 자연 상태의 건조품으로 같은 약재라도 크기가 모두 일정하지 않으며 두께나 굵기가 다르므로, 飮片의 切製와 炮炙를 하기 전에 반드시 깨끗하게 씻고 크기나 굵기 등에 따라 분류해야 한다. 그렇게 함으로써 軟化, 浸潤하는 데 특이의 습도를 조정하기에 편리하고 또한 切製하기에도 편리하다. 炮製할 때는 불길의 조정을 잘해서 飮片의 품질을 보증하도록 한다.

③ 湯劑成方의 調劑가 편리하다 : 임상에서는 병증을 근거로 처방을 하고 대부분 수시로 調製하므로 약물들을 淨選해서 일정한 약용의 표준품으로 하여야 한다. 예를 들면 朱砂 같은 것은 먼저 水飛하고 가는 분말로 준비해서 사용해야 하며, 또 千金子 巴豆 등은 반드시 霜(油粕)으로 준비해서 사용해야 한다.

(2) 일반적인 淨選法

정선(淨選)은 약물의 재질이 균일하지 않은 것을 근거로 하여 다음과 같이 자주 쓰는 방법을 사용하여 약물에 맞게 정선한다.

① **挑 選**(도선) : 약물에 섞여 있는 비약용 부위 또는 약효가 다른 약용 부위 등을 크기와 굵기에 따라 규격을 분류해서 선별한다. 즉 乳香 沒藥 五靈脂 등의 약물에는 나무, 부스러기, 모래 등의 잡질이 섞여 있고, 藿香 紫蘇葉 淡竹葉 등의 약물에는 나뭇가지, 변질된 잎, 불순물들이 섞여 있으며, 枸杞子 百合 薤白 등에는 곰팡이가 피어 있는 것이 섞여 있으므로 모두 골라내는 등의 예이다.

② **篩 選**(사선) : 약물의 잡질, 體積의 크기가 다르므로 이에 근거하여 적절한 규격의 체(藥篩) 혹은 그물(羅)를 사용하여 약물 중의 흙이나 돌가루 및 기타의 잡질 등을 제거하고 또한 약용으로서의 사용 부분이나 규격을 구분한다.

◇ 상용하는 藥篩의 규격

菊花篩 : 內徑 구멍이 16~20㎜. 예 : 篩桑葉 澤瀉 등.

元胡篩 : 內徑 구멍이 10㎜. 예 : 篩元胡 川芎 등.

中眼篩 : 內徑 구멍이 5㎜. 예 : 篩竹葉 中國貝母(浙貝) 등.

緊眼篩 : 內徑 구멍이 3㎜. 예 : 篩香附 牽牛子 등.

小緊眼篩 : 內徑 구멍이 2㎜. 예 : 篩萊菔子 등.

羅(一號) : 內徑 구멍이 1㎜.

羅(二號) : 內徑 구멍이 0.5㎜.

③ **風 選**(풍선) : 약물과 잡질은 輕重이 다르므로 키질을 하거나 또는 風車 등 바람의 힘으로 잡질을 분리한다. 즉 浮小麥 葶藶子 車前子 紅花子 靑葙子 등은 이 방법을 사용하여 잡질을 제거하는 등의 예이다.

④ **洗 淨**(세정) : 깨끗한 물로 약물에 붙은 흙 또는 불순물을 깨끗이 씻어야 하는데 씻을 때 시간을 계산하여 약재가 물속에서 오랫동안 잠겨 있어서 약효가 소실되는 일이 없도록 주의한다.

⑤ **漂 淨**(표정) : 약물을 물에 충분한 시간 담가 자주 물을 갈아주어 우려내는(浸漂) 방법이며, 여러 번 뒤집어 주고 물을 자주 갈아 주어서 약물에 있는 독성과 염분 그리고 잡질을 분리시킨다. 예를 들면 漂棗仁 漂鹽蓯蓉 등이다.

⑥ **刷 淨**(쇄정) : 刷子(브러시·솔) 등을 사용하여 약물의 표면에 붙어있는 絨毛 혹은 잡질을 제거한다. 예를 들면 枇杷葉의 털을 제거하는 것 등과 같다.

⑦ **刮 除**(괄제) : 칼로 약재 표면에 있는 栓皮(코르크층) 같은 비약용 부분이나 혹은 附生의 잡질을 긁어낸다. 예를 들면 肉桂의 코르크層을 긁어내는 것과 같다.

⑧ 剪 切(전절) : 가위와 칼을 이용해서 약물의 끝에 있는 비약용 부분을 제거한다. 예를 들면 玄參去蘆, 防風切除根頭 등이다.

⑨ 沸 焯(비작) : 약물을 끓는 물에 집어넣어 젓다가 건져낸 다음, 약물의 표면에 부착된 外皮를 제거한다. 예를 들면 焯扁豆 焯杏仁 등.

⑩ 製 霜(제상) : 약물에 함유된 油脂를 압착해서 제거하고 霜(油粕)을 취한다. 예를 들면 巴豆霜 千金子霜 등이다.

⑪ 提 淨(제정) : 再結晶의 방법으로 깨끗이 하고, 약물의 잡질을 제거한다. 예를 들면 提芒硝 등이다.

⑫ 壓 碾(압연) : 약물의 외부에 붙어 있는 비약용 부분을 갈아서 제거한다. 예를 들면 蒺藜子의 가시를 갈아서 제거하는 것 등이다.

⑬ 火 燎(화료) : 약물을 불꽃 위에서 짧은 시간 구워서 표면의 털, 가시 등을 신속하게 태우고 내부에는 영향을 받지 않게 한다.

⑭ 水 飛(수비) : 藥碾을 이용해서 약물을 아주 곱게 분말하는 방법이다. 약물과 물 혹은 藥液과 함께 갈아 細末한 후에 많은 물을 붓고 저으면 두꺼운 粉粒은 가라앉고 가는 분말은 물위에 뜬다. 이것을 懸濁液이라 하는 데 이 현탁액은 따라내고 두꺼운 粉粒은 다시 한 번 갈아준다. 따라낸 현탁액을 침전시킨 후 건조하여 아주 고운 분말을 취하는 것으로 대부분 분쇄한 광물약물에 사용된다. 예를 들면 飛爐甘石 飛朱砂 등이다.

(3) 淨選의 일반적인 요점

정선(淨選)은 原藥材의 상태에 의해서 진행하는 데 일반적인 요점은 다음과 같다.

① 去蘆苗(거노묘) · 去蘆頭(거노두) : 일반적으로 根頭(蘆頭), 根莖, 殘莖, 葉基 등의 부위를 제거한다. 牛膝 玄參 草烏 白朮 廣豆根 白薇 地楡 防風 百部 前胡 南沙參 茜草 藁本 紫菀 秦艽 柴胡 麻黃根 銀柴胡 黃芪 紫草 등은 蘆苗 혹은 蘆頭를 제거하는 등의 예이다.

製 法 : 洗潤 · 切製 · 剪除 · 風選 · 挑選 등의 방법을 사용한다.

② 去殘根(거잔근) : 일반적으로 主根, 支根, 鬚根 등을 제거한다. 石斛 荊芥 麻黃 薄荷 黃連 蘆根 藕節 馬齒莧 馬鞭草 澤蘭 茵蔯 益母草 瞿麥 등의 殘根을 제거하는 등의 예이다.

製 法 : 剪切 · 搓揉 · 風選 · 挑選 등의 방법이 사용된다.

③ 去木芯(거목심) : 木質部를 제거한다. 地骨皮 牡丹皮 등은 木芯을 제거하는 등의 예이다.

製 法 : 碾串 · 篩選 · 風選 · 挑選 등의 방법을 사용한다.

④ 去枝梗(거지경) : 일반적으로 老莖枝를 제거하는 것을 가리키는 데, 釣鉤藤 桑寄生 桂枝 側柏葉 등에 있는 枝梗을 제거하는 등의 예이다.

製 法 : 挑選 · 切除 등의 방법을 사용한다.

⑤ 去粗皮(거조피) : 일반적으로 栓皮(코르크층) 表皮 등을 제거한다. 竹茹 燈心 厚朴 杜仲 絲瓜絡 樗根白皮 등은 粗皮를 제거하는 예이다.

製 法 : 刮刀 · 挑選 등의 방법을 사용한다.

⑥ **去柄蔕**(거병체) : 일반적으로 果柄 葉柄 花柄 萼片 등을 제거한다. 女貞實 茴香 梔子 辛夷 荷葉 五味子 連翹 吳茱萸 枸杞子 蓮房 罌粟殼 瓜蔞 桑葉 馬兜鈴 橘絡 桑椹 菊花 款冬花 路路通(楓香樹의 果實) 槐花 槐米 槐角 등은 柄蔕를 제거하는 예이다.

製 法 : 風選 · 篩選 · 剪除 · 挑選 등의 방법을 사용한다.

⑦ **去皮殼**(거피각) : 일반적으로 殘留의 果皮 種皮 등을 제거한다. 巴豆 使君子 扁豆 木鼈子 桃仁 郁李仁 酸棗仁 등은 皮殼를 제거하는 예이다.

製 法 : 風選 · 挑選 · 沸焯 · 水漂 등의 방법을 사용한다.

⑧ **去核瓤**(거핵양) : 일반적으로 種子 核瓤 등을 제거한다. 山茱萸 訶子 山楂 烏梅 枳殼 金櫻子 石榴皮 連翹 絲瓜絡 등은 核瓤을 제거하는 등의 예이다.

製 法 : 風選 · 篩選 · 挑選 · 浸潤 등의 방법을 사용한다.

⑨ **去毛刺**(거모자) · **去葉**(거엽) · **去芯**(거심) : 일반적으로 毛茸 鱗葉 硬刺 胚芽 殘葉 등을 제거한다.

去毛刺 : 骨碎補 香附子 枇杷葉 石葦 馬錢子 蒼耳子 등은 毛刺를 제거하는 예이다.

製 法 : 壓碾 · 刷除 沙燙 篩選 風選 挑揀 등의 방법을 사용한다.

去 芯 : 蓮子 등에 있는 胚芽를 분리하여 제거한다.

製 法 : 浸潤 · 切開 · 挑選 등의 방법을 사용한다.

去殘葉 : 金銀花 穀精草 등은 殘葉 등을 제거한다.

製法 : 篩選 · 挑選 등의 방법을 사용한다.

⑩ **去頭尾**(거두미) · **去皮骨**(거피골) · **去殘肉**(거잔육) · **去毛絲**(거모사) · **去足翅**(거족시) : 대부분 동물류와 곤충류의 약물에 사용한다.

去頭尾 · 去皮骨 : 蘄蛇 烏蛇 등에 사용되며, 頭尾와 皮骨을 제거하는 예이다.

製 法 : 浸潤 · 切除 · 蒸製 · 剝除 등의 방법을 사용한다.

去殘肉 : 虎骨 龜板 鱉甲 등은 殘肉을 제거하는 예이다.

製 法 : 刀刮 挑選 · 浸漂(예 : 石灰 탄산나트륨에 담그는 비율은 龜板 100kg당 石灰 20 kg, 탄산나트륨 2.5kg) 등을 사용한다.

去毛絲 : 鹿茸 象皮 殭蠶 등은 毛絲를 제거하는 예이다.

製 法 : 火燎 · 洗淨 · 風選 · 挑選 등의 방법을 사용한다.

去頭足翅 : 蜈蚣 斑蝥 蛤蚧 등에 사용한다.

製 法 : 擘除 · 挑選 등의 방법을 사용한다.

⑪ **去角塞**(거각색) · **皮膜**(피막) : 羚羊角 熊膽 麝香 등의 角塞과 皮膜을 제거한다.

製 法 : 浸潤 切開 剝除 등을 사용한다.

⑫ **去鹽分**(거염분) : 鹽附子 鹽全蝎 海藻 昆布 등을 물에 담가 염분을 우려낸다.

製 法 : 洗漂의 방법을 사용한다.

⑬ 去雜質(거잡질)·去黴品(거미품) : 일반적으로 土塊 砂石 잡질 그리고 곰팡이를 제거한다.

去雜質 : 當歸 川芎 浮萍 鷄內金 牡蠣 石膏 朱砂 등의 잡질을 제거한다.

製 法 : 洗淨·漂淨·篩選·風選·挑選·磁鐵吸除 등의 방법을 사용한다.

去黴敗品 : 山藥 片薑黃 百合 薤白 瓜蔞 葛根 등의 곰팡이(黴)를 제거한다.

製 法 : 洗淨 挑選 등을 사용한다.

6. 약물의 切製飮片

切製는 炮製의 두 번째 공정이다. 중요한 것은 깨끗하게 선별된 순수한 약물을 軟化하는 것이고(水冷浸 혹 蒸煮 등), 다시 일정한 규격의 薄片·中片·厚片·細·小段·細絲·皮絲·鎊片·小方塊 등으로 써는 과정이며, 반드시 切製를 거친 후에 비로소 사용할 수 있다. 切製品을 일반적으로 『生片』이라고 통칭한다.

(1) 切製飮片의 목적

① 약효성분의 煎出이 편리하다 : 약물을 切製해서 小薄片·細絲·皮絲, 小段 혹은 小塊로 만들어 溶劑(용매제)와 쉽게 접촉하게 하여, 약을 달이면 유효성분의 煎出을 쉽게 하므로 湯劑의 품질을 높인다.

② 炮製하기가 편리하다 : 많은 飮片을 炮製할 경우 黃酒·米醋·鹽水·薑汁·蜂蜜·藥汁 등의 액체 輔料를 자주 사용하는 데, 切製한 生片과 輔料를 혼합하여 輔料를 스며들게 하면 飮片의 조직내부에서 작용을 좋게 하고, 약성을 轉化시키거나 부작용을 제거하는 등의 炮製가 요구된다.

③ 처방의 調劑와 감별이 편리하다 : 飮片은 原藥材의 體積이 보다 훨씬 작기 때문에, 처방을 조제할 경우 藥量을 측정하기가 유리하다. 동시에 飮片은 일정한 형태를 보존할 수 있고(횡단면 혹은 종단면의 조직특징), 처방을 조성할 때 대조와 검사하기에 편리하다.

(2) 약물의 軟化

切製할 경우 다음 몇 가지 과정을 거쳐야 한다.

切製하기 전에 건조된 原藥材를 균일하게 軟化 처리한다. 軟化한 상태에서 切製하면 절제과정에서 부스러기를 감소시킬 수 있으며 또한 片形의 청결과 미관에도 좋게 한다. 軟化하기 전에 크기를 분류하고 그 연후에 적절한 軟化방법을 선택하므로 써 약물의 크기와 굵기가 같지 않는 약물의 軟化정도를 일치시킬 수 있다. 일반적으로 약물의 재질 상태에 따라서 冷浸軟化와 熱氣軟化의 두 가지 방법을 사용한다.

① 冷浸軟化(냉침연화) : 대부분의 약재는 이 방법을 선택해서 軟化하는 데, 약물의 재질이

각각 다르므로, 아래의 몇 가지 방법을 이용하여 軟化할 수 있다.

◇ **水泡潤軟化** : 原藥材를 항아리 혹은 기타 용기 속에 넣고 물을 부어 약재보다 5寸 정도 위까지 차도록 한 후, 물이 약재 속으로 전부 스며들었거나 50~70% 스며들었을 때 꺼내어 잠시 밀폐하여 축인 후 內外濕度가 일치할 때 切片한다. 이 방법은 일반적으로 個體가 두껍고 크며 재질이 단단한 根類와 藤木類 등의 약물에 쓰이는 데, 예를 들면 何首烏 鷄血藤 蘇木 檳榔 등이다.

浸泡軟化는 물의 양이 비교적 많고 물에 담그(浸泡)는 시간도 비교적 길면 약물의 水溶性 성분이 유실되기 쉬워 飮片의 품질에 영향을 주므로 먼저 약물을 黃大豆 같이 직접 두드려서 粗粒(2~8㎜)을 만들거나 혹은 冷壓浸潤으로 軟化하여 改用한다. 즉, 밀봉이 되고 압력을 견딜 수 있는 용기에 약물과 맑은 물을 넣고, 압력을 가하여 물이 빨리 약물 속까지 스며들게 하면 浸潤 시간이 짧아져 수용성 성분의 유실을 감소시킨다.

주의사항 : ❶ 浸泡軟化의 경우 양이 많아서 빡빡하면 안 된다. 약재가 물을 흡수하면 體積이 팽창될 수도 있기 때문에, 잘못하면 용기의 벽이 압력에 의해서 금이 갈 수도 있다.

❷ 적당한 시간이 되면 물을 갈아주어 약물에 곰팡이가 생기지 않도록 미리 방지하고 변질도 막아 飮片의 질량에 영향을 미치지 않게 한다.

❸ 粉性이 많이 함유된 약물, 예를 들면 天花粉 山藥 粉防己 등은 꺼낸 후에 즉시 切製와 건조를 시켜야 하는데, 그렇지 않을 경우 쉽게 변색되고 품질에 영향을 준다.

◇ **水濕潤軟化** : 약물의 흡습성 정도에 따라서, 아래 몇 가지 방법을 사용해서 軟化할 수 있다.

洗 潤 法 : 약물을 물로 깨끗이 씻은 후에 그늘이나 바람이 통하는 곳에 널어놓아 外皮가 조금 마른 상태일 때 切片한다. 이 법은 일반적으로 흡수성이 비교적 강한 약물에 사용되는데, 예를 들면 紫菀 冬瓜皮 瓜蔞皮 萱草根 등에 사용한다.

淋 潤 法 : 묶여 있는 약재에 물을 뿌려서 재어두거나 혹은 소량의 물을 반복적으로 뿌려 축여서 물이 약재 조직 내부에 스며들어 內外濕度가 일치할 때 切製한다. 이 방법은 草類 葉類 果皮類 등에 사용하는 데, 그 예를 들면 茵蔯 枇杷葉 陳皮 등 조직이 무르고 푸석푸석하고 吸水性이 비교적 좋은 약물에 사용한다. 淋潤時 返熱爛葉을 주의하고 매번 軟化시킬 약재의 양은 당일 썰 수 있을 정도로 준비하고, 썬 후에는 바로 건조시킨다. 묶여 있는 약재는 똑바로 세워서 다시 물을 뿌린다.

浸 潤 法 : 약물을 물속에 약간 담근 다음 깨끗이 씻어서 꺼내 수분이 약재에 60 ~ 70% 정도 스며들게 재어두었다가, 바람 부는 곳이나 그늘에 널어 조금 마르면, 다시 물을 뿌려 재어두고 위에 헝겊을 덮어 內外濕度가 일치하게 축인 후 바로 切片한다. 이 방법은 根類 약물 즉, 桔梗 柴胡 知母 當歸 牧丹皮 등에 적용하는 예다.

冷水軟化는 약재에 대한 물의 삼투와 수온 그리고 氣溫變化와 밀접한 관계가 있다.

일반적으로 봄, 가을이 가장 좋고 겨울은 기온이 낮아 水潤시간이 조금 길고 여름에는 기온이 높아 水潤시간이 짧다. 그리고 곰팡이가 생기지 않도록 주의해야 하며 일반적으로 『少泡多潤』과 『泡透水盡』의 원칙을 준수하면 수용성 성분의 유실을 방지할 수 있다.

軟化의 정도는 예로부터 『看水頭』·『看水性』이라고 칭하고, 일반적으로 판별하는 방법은 彎動法·折斷法·劈開法·穿刺法·指陷法·手捏法의 경험식별 방법 등이 있다.

② 熱氣軟化(열기연화) : 일반적으로 熱水灼과 蒸煮의 방법을 사용한다. 약재를 熱開水灼과 蒸氣蒸煮 등으로 처리하고, 뜨거운 물 혹은 熱蒸氣로 약재조직 내부에 스며들게 하여 軟化를 시킨 다음 切片한다.

이 방법은 열처리하는 경우 유효 성분의 流失에 영향을 크게 받지 않는 약물에 사용한다. 예를 들면 甘草 三稜 등은 熱氣軟化해서 冷水軟化할 때 나타나는 곰팡이 현상 등을 극복할 수 있고, 黃芩 杏仁 등도 共存하고 있는 효소가 열을 받아서 활동력을 잃게 되면 약재의 품질을 유지하며, 이 외에 何首烏 象皮 鹿茸 玄參 川烏 木瓜 등도 이 軟化法을 사용할 수 있다.

(3) 약물의 切製飮片

전통적인 약물의 切製는 手工으로 조작하였으나, 근래에는 대량 생산으로 切片機를 사용하고 있다. 보통 圓盤式切片機·斫刀式切片機·刨片機 등을 사용한다.

飮片의 두께와 形狀은 일반적인 전통경험에서 얻은 약물의 재질, 軟硬 등 확실한 근거로 정한 것이다. 만약 약물의 재질이 단단하면 薄片으로 썰고, 재질이 느슨한 것은 厚片으로 썰면 된다. 皮類·葉類 등, 질이 얇은 것은 細絲·皮絲·全草類와 가는 嫩枝 등은 小段으로 썬다. 動物의 뿔 그리고 木類 등은 매우 단단한 약재이므로 鎊刀로 아주 얇게 깎는다(極薄片).

飮片의 두께는 일반적으로 다음과 같이 나눌 수 있다.

薄 片 : 일반적으로 1~1.5㎜의 두께로 썬 것을 말하며, 예를 들면 三稜 烏藥 白芍藥 白芨 當歸 등이다.

中 片 : 일반적으로 1.5~2.5㎜의 두께로 썬 것을 말하며, 예를 들면 丹參 木香 川芎 甘草 大黃 등이다.

厚 片 : 일반적으로 2.5~4㎜의 두께로 썬 것을 말하며, 예를 들면 澤瀉 黨參 商陸 黃精 등이다.

小 段 : 일반적으로 10~15㎜ 정도의 길이로 자른 것을 말하며, 예를 들면 青蒿 麻黃 薄荷 香薷 등이다.

小 塊 : 일반적으로 약 1㎝의 小粒方塊로 자른 것을 말한다.

細絲·皮絲 : 일반적으로 2~3㎜정도의 실고추 같이 써는 것을 말하며, 예를 들면 黃柏 桑白皮 厚朴 등이다.

葉 絲 : 일반적으로 5~10㎜정도의 넓은 실고추 같이 써는 것을 말하며, 예를 들면 枇杷葉 石葦 大靑葉 등이다.

極薄片(鎊片) : 일반적으로 1㎜ 이하 薄片은 0.5~0.8㎜ 정도로 깎는 것(鎊切)을 말하며, 예를 들면 蘇木 降香 鹿角 등이다.

(4) 飮片의 건조

切製한 飮片은 곧바로 건조를 시켜야 하는 데, 건조 시 일반온도 80℃를 넘지 않게 하여야 하며, 휘발성(정유)를 함유한 약물의 飮片은 일반온도 50℃를 넘지 않게 하여야 한다. 건조방법에는 自然乾燥法과 人工乾燥法이 있다.

① 自然乾燥法(자연건조법) : 햇볕을 이용해서 건조하고, 말릴 때 여러 번 뒤집어 주어 水分을 발산시킨다.

② 人工乾燥法(인공건조법) : 火力으로 건조시켜 수분을 제거하는 것을 말하며, 인공건조에는 불에 쬐어 직접 건조시키는 것과 온돌방에서 건조시키는 방법이 있다.

배관식 건조설비 : 蒸氣熱을 이용해서 건조시킨다.

터널식 건조설비 : 熱風을 이용해서 건조시킨다.

無限軌道式(Caterpilar)건조 : 반자동 건조기

극초단파 건조 : 極超短波 가열기를 이용하여 건조시킨다. 極超短波(Microwave)는 주파수가 300메가헤르츠보다 커야 하고 파장이 1m보다 짧은 교류 전기를 가리킨다. 그 가열 형식 중 주요한 것은 感應가열과 介質가열이다. 이것은 가열시간이 짧고 가열이 골고루 되며 자동 조정되어 勞動力이 적게 들고 멸균효과가 우수한 점 등을 고루 갖추고 있다.

7. 炮製와 상용輔料

輔料를 응용하여 약물을 炮製한 것은 아주 오랜 역사를 가지고 있는 데, 일찍이 [神農本草經]의 序錄 중에 "약이 있는데, ……酒漬하는 것이 마땅하다."라고 하는 등의 기재가 있으며, 張仲景의 [傷寒雜病論]에는 酒洗大黃, 酒漬烏梅, 酥炙皂角 등의 炮製法 등이 기재되어 있다. 炮製의 전문서인 [雷公炮炙論]은 그 때에 流傳되고 있던 輔料를 활용하여 약물을 炮製한 내용을 총결하였다. 예를 들면 炙에는 蜜炙 · 酥蜜炙 · 猪脂炙 등이 있었고, 浸에는 鹽水浸 · 米泔水浸 · 蜜水浸 · 藥汁浸 등이 있었으며, 煮에는 甘草水煮 · 黑豆汁煮 등이 있었다. 이 서적이 출간된 후에 각 시대의 醫家들은 장기적인 임상 경험을 통한 輔料를 응용하여 약물을 炮製하는 방법을 보충하고 발전시켜서 오늘날의 풍부하고 빛나는 炮製學 내용을 형성하였다.

약물을 炮製할 때는 어떤 輔料를 가하여 함께 炮製하는데, 이러한 것은 의료의 요구에 부합되는 것이며, 辨證에 따른 用藥의 목적을 달성하기 위함이다. 약물의 炮製에 사용하는

輔料의 종류가 다양하기 때문에 각기 다른 性能과 작용이 있으며, 이로 인해 炮製한 약물은 성능과 작용도 각기 다르다. 어떤 약물은 어느 종류의 輔料를 가해서 서로 제약하거나 서로 促進하는 작용을 발휘하게 할 수 있고, 또한 어떤 약물은 약용의 범위를 넓힐 수 있으며, 어떤 약물은 약물의 독성을 감약하게 하고 烈性을 완화시킬 수 있으며, 어떤 약물은 性能을 변하게 하거나 혹은 치료효과를 증강시킬 수 있으며, 어떠한 약물은 輔料를 가한 후에 가공제제를 편리하게 하는 것 등의 작용을 발휘할 수 있다. 그래서 제약에 필요한 목적을 위하여 일정한 輔料를 선택하여 사용하는 것은 한약의 炮製法에 있어서 매우 중요한 의미를 갖는다.

현재 상용되는 輔料의 종류는 비교적 많은 편인데, 액체보료와 고체보료로 크게 구분할 수 있으며, 다음과 같이 각각 소개한다.

(1) 液 體 輔 料(액체보료)

① 黃酒·白酒(술) : 현재 炮製에 사용하는 술(酒)에는 黃酒·白酒 크게 두 가지 종류가 있다. 黃酒는 쌀, 보리, 메기장 등이 누룩과 발효된 것이다. 에틸알콜의 농도는 15~20%이며, 糖類, 酸類, 脂肪類, 광물질 등의 성분을 함유하고, 일반적으로 연한 황색의 투명한 액체이며, 氣味와 알콜의 향기는 특이하다.

白酒는 쌀, 보리, 메기장, 수수 등을 누룩과 발효한 것이며, 증류한 후에 얻어진 것이다. 에틸알콜 농도는 50~70%이며, 酸類, 脂肪類, 알데히드類 등의 성분을 함유한다. 일반적으로 맑고 투명한 백색 액체이며, 氣味와 알콜 향기는 특이하고, 비교적 강한 자극성이 있다.

술(酒)의 味는 甘·辛하고, 性은 大熱하며, 血脈을 通하게 하고 藥의 기운을 行하게 하며 散寒하는 등의 효능이 있으며, 矯味矯臭하는 효능이 있다.

酒製한 후에는 藥性의 改變으로 인하여 上行하게 하는 작용이 있으므로, 活血通絡의 작용을 증강하며, 矯臭의 효과가 나타나고, 肝腎을 溫補하는 작용을 하게 되며, 散寒하는 효능을 발휘하게 된다. 동시에 또한 좋은 유기용매로 약물의 여러 가지 성분, 예를 들어 알칼로이드 및 鹽類, 배당체류, 탄닌, 苦味質, 유기산, 정유, 수지, 당류 및 부분색소(엽록소, 葉黃素) 등이 모두 술에서 잘 용해되므로, 약물을 술로 炮製한 후에는 유효 성분의 용출에 도움을 주게 되어 치료효과를 증강시킨다. 술로 炙하는 경우에 黃酒를 많이 사용하는데 상용되는 酒製 약물로는 黃連 黃芩 大黃 白芍藥 白花蛇 山茱萸 女貞子 등이 그 예이다.

② 米 醋(식초) : 炮製할 때 자주 사용하는 것은 米醋이다. 米醋는 쌀, 보리, 수수를 酒精 등과 발효시켜서 만든 것이며 주성분은 醋酸으로 약 4~6%, 또한 灰分, 비타민, 還原糖 등의 성분을 함유한다. 일반적으로 황갈색에서 진한 갈색을 띠는 맑고 투명한 액체이며, 맛이 시고, 냄새는 특이하다.

米醋의 味는 酸苦하고, 性은 溫하며, 散瘀止血·理氣·止痛·利水·消腫·解毒·矯味矯臭 등의 작용이 있으며, 또한 약물을 이끌고 肝經에 작용한다.

醋製한 후에는 肝經에 작용하여 活血祛瘀·理氣止痛의 효능을 증강시키고, 동시에 좋은 유기용매로서, 약물 중에 함유되어 있는 유리 알칼로이드 등의 성분을 변화시키며, 용해도를 증강시켜서 유효성분을 쉽게 煎出하게 하여 치료 효과를 높인다. 아울러 약물의 비린 냄새를 제거하고, 약물의 독성을 약화시켜 주며, 일부 堅實한 약물의 경우에는 醋炮製(예를 들면 醋淬)를 거친 후에 약재의 재질을 파삭파삭하고 부드럽게 하여 분쇄하기 쉽게 하여 調製와 製劑를 편리하게 한다. 米醋는 보관이 오래 될수록 좋아서 『陳醋』라고도 하며, 炮製에 상용하는 약물로는 青皮 玄胡索 乳香 沒藥 甘遂 芫花 柴胡 香附子 등이 그 예이다.

③ **蜂 蜜**(꿀) : 약물을 炮製할 때 상용되는 것은 가열하여 煉熟한 蜂蜜이다. 蜂蜜은 꿀벌이 꽃가루를 채집하여 만든 것이며 채집한 꽃가루의 종류에 따라서 꿀의 품종이 비교적 복잡하다. 주성분은 과당과 포도당이며, 이 두 성분이 약 70%를 차지하고, 이 외에도 소량의 蔗糖, 麥芽糖, 광물질, wax, 酵素類 등의 물질이 함유되어 있다. 함유되어 있는 수분은 14~29%이며, 性狀은 稠厚한 백색에서 연한 황색 혹은 橘黃色(오렌지색)에서 琥珀色의 점성 액체이다. 더운 날씨에는 油狀이고 반투명하며 광택이 있고, 추운 날씨에는 凝固하여 불투명하며 더불어 顆粒狀의 결정을 석출한다. 芳香의 氣가 있고, 맛이 매우 달며, 제약으로 사용하는 꿀은 마땅히 백색 혹은 연한 황색이고, 반투명하며, 점도가 크고 향기의 氣味가 있고 단맛이 있으며, 시지 않는 것을 사용하는 것이 좋다.

蜂蜜의 味는 甘하고, 性은 平하며, 補中益氣·潤肺止咳·潤腸通便·緩急止痛·解毒·矯味矯臭 등의 효능이 있다. 약물과의 협동작용으로 약물의 효력을 증강한다.

약물을 蜜製한 후에는 潤肺止咳의 효능을 증강시키며, 補中益氣의 작용을 강하게 하고, 藥性을 완화시킨다. 꿀로 炮製하는 상용 약물로는 黃芪 甘草 桑白皮 款冬花 枇杷葉 紫菀 麻黃 馬兜鈴 등이 그 예이다.

④ **生 薑 汁**(생강즙) : 生薑汁은 생강과 식물인 신선한 生薑의 根莖을 搗碎하여 짜서 낸 汁을 말하거나, 혹은 乾薑에 적당한 양의 물을 넣어서 달인 다음 찌꺼기를 버리고 얻어진 황백색의 액체를 말하는 데, 生薑의 매운 氣味가 있다. 주요 성분은 정유, zingerol, shogaol, zingiberene 등을 함유하며, 그 외에 澱粉 및 樹脂狀의 물질을 함유한다.

生薑은 辛·溫의 性味로 發汗解表·溫中散寒·降逆止嘔·溫肺化痰·解毒 등의 효능이 있다.

薑汁製한 후에는 약물의 寒性을 억제하고, 치료효과를 증강시키며, 독성과 부작용을 감소시킨다. 薑汁製를 상용하는 약물로는 黃連 半夏 竹茹 厚朴 등이 그 예이다.

⑤ **甘 草 汁**(감초즙) : 甘草汁은 甘草 飮片을 물로 煎湯한 후 찌꺼기를 버리고 얻어진 황갈색 내지 짙은 황갈색의 액체이다. 甘草의 주요 성분은 glycyrrhizin, liquiritin, 還原糖, 澱粉(starch) 및 膠類 물질을 함유한다.

甘草는 甘平의 性味로 補脾潤肺·緩急止痛·調和諸藥·解毒 등의 효능을 지니고 있으므로 甘草汁製한 후에는 주로 藥性을 완화하고 약물의 毒性을 감소한다. 甘草汁製를 상용하는 약물로는 遠志 半夏 吳茱萸 등이 있다.

⑥ **黑 豆 汁**(흑두즙) : 黑豆汁은 黑大豆의 種子에 적당량의 물을 가하여 煎湯하고 찌꺼기를 버린 다음 얻어진 흑색의 混濁한 액체이다. 黑豆는 주로 단백질, 지방, 비타민, 색소, 전분 등의 물질로 되어 있다.

黑豆는 甘・平의 性味로 滋補肝腎・養血祛風・活血・利水・解毒 등의 효능이 있으므로 黑豆汁으로 炮製한 후에는 肝腎을 滋補하는 작용을 증강하고 약물의 독성이나 부작용을 감소시킨다. 일반적으로 黑豆汁으로 炮製하는 약물로는 何首烏 등이 그 예이다.

⑦ **米 泔 水**(쌀뜨물) : 米泔水는 쌀을 씻을 때 생기는 혼탁한 회백색의 액체인데, 실제로는 전분과 물의 混懸液이며, 소량의 전분과 비타민이 함유되어 있다.

米泔水는 甘・寒의 性味로 淸熱涼血・利小便의 효능이 있다. 약물을 米泔水製하면 米泔水는 油脂에 대한 吸附작용이 있어서 油脂가 비교적 많이 함유된 약물을 浸泡할 때 상용함으로써 油脂를 제거하여 약물의 辛燥한 약성을 감소하고, 補脾和中의 작용을 증강한다. 米泔水를 사용하여 炮製하는 약물로는 蒼朮 등이 그 예이다.

현재에는 米泔水를 대량 생산하는 경우에는 2kg의 쌀가루에 100kg의 물을 가하여 충분히 뒤섞어서 米泔水로 대체하여 사용한다.

⑧ **食 鹽 水**(소금물) : 製藥에 사용하는 鹽水는 식염에 적당한 양의 물을 가하여 녹인 다음 여과한 맑은 액체이다. 주로 염화나트륨(sodium chloride)을 함유하고 그 외에 소량의 염화마그네슘(magnesium chloride), 황산마그네슘(magnesium sulfate), 황산칼슘(calcium sulfate) 등의 물질을 함유한다.

食鹽은 性味가 鹹・寒하고, 强筋骨・軟堅散結・淸熱・涼血・引藥入腎・解毒・防腐 등의 효능이 있으며, 아울러 矯味矯臭의 효과도 있다.

약물을 食鹽水로 炮製한 후에는 약물의 성능을 轉化시키고, 또한 腎에 작용하여 補腎固精・利尿의 작용을 증강하게 하며, 疝證 등의 치료 효능을 강하게 하며, 또한 滋陰降火의 작용을 증강시키기도 한다. 食鹽水로 炮製하는 약물로는 杜仲 茴香 益智 橘核 車前子 등이 그 예이다.

⑨ **膽 汁**(담즙) : 膽汁은 소・돼지・양의 신선한 膽汁인데, 일반적으로 牛膽汁을 사용한다. 膽汁은 녹갈색 또는 암갈색이고 약간 투명한 액체이며 粘性이 조금 있으며 맛은 쓰고, 특이한 비린내가 있다. 주요 성분으로는 膽酸納(sodium cholate), 膽色素(bile pigment), 지방 및 무기물 등을 함유한다.

膽汁의 味는 苦하고 性은 大寒하며, 淸肝明目・利膽通腸・解毒消腫・潤燥 등의 효능이 있다. 약물을 膽汁으로 炮製한 후에는 약물의 독성과 燥性이 감소되는데, 膽汁製는 주로 膽南星을 만드는데 사용되며, 天南星의 독성을 낮추고 天南星의 性能을 변하게 한다.

⑩ **胡 麻 油**(참깨기름) : 脂麻科(참깨과)의 식물 脂麻의 성숙한 종자를 冷壓하거나 熱壓하여 만들어낸 油脂인데, 주성분은 linoleic acid, sesamin 등이다.

麻油는 甘·微寒의 性味로 淸熱·潤燥·生肌하는 효능이 있다. 沸點이 높기 때문에 堅硬하거나 有毒한 약물을 炮製할 경우에 상용되는 데, 이것을 이용하여 炮製하면 약재를 파삭파삭하게 하여 재질을 부드럽게 하고 독성을 저하시킨다. 麻油를 활용할 경우 잡질이 섞이거나 부패하고 변질된 것을 사용해서는 안 된다.

麻油를 炮製에 상용하는 약물로는 馬錢子 地龍 豹骨 木鱉子 水蛭 등이 그 예이다.

⑪ **羊 脂 油**(양지유) : 소과(Bovidae) 동물 山羊 등의 脂肪을 低溫으로 곯여서 精製하여 얻어진다. 주성분은 油脂이며, 飽和와 不飽和 脂肪酸 등을 함유한다.

羊脂는 甘·溫의 性味로 補虛助陽·潤燥·祛風·解毒하는 효능이 있다. 약물을 羊脂로 炮製한 후에는 補虛助陽 작용을 증강하는 데 羊脂로 炮製에 상용하는 약물로는 淫羊藿 등이 그 예이다.

⑫ **羊 乳**(양젖) : 약물을 炮製하는데 적용되는 것은 주로 牛乳 馬乳 驢乳 羊乳와 人乳가 있다. 예를 들어 綿羊乳로 刀豆를 炮製하면 補益腎의 효능이 증강하며, 牛乳로 硫黃을 炮製하면 異味를 제거해 주고 藥性을 완화시켜 주며, 牛乳로 山藥을 炮製하면 滋補작용을 증강하여 産後體弱, 消化不良 등의 증후에 사용할 수 있고, 山羊乳로 雄黃을 炮製하면 雄黃을 淨化하고 독성을 저하시켜 치료효과를 증강한다.

⑬ **童 便**(동변) : 약물을 炮製하는 경우에 주로 童尿를 사용하고 있다. 童尿는 남자 어린 아이의 소변을 사용하는데, 鹹·寒의 性味로 滋陰降火·止血·消瘀하는 효능이 있다. 童便製는 주로 童尿에 약물을 담그거나 축인 후에 가공한다. 예를 들면 尿製仙鶴草는 止血작용이 증강되며, 童尿로 담근질(淬)한 龍骨은 滋陰降火·消腫작용이 증강되며, 童尿製大黃은 止血작용이 증강된다.

이 외에도 黃牛尿도 炮製에 사용되기도 하는데, 黃牛尿製의 大戟은 독성이 저하되고 치료효과가 증강된다.

⑭ **石 灰 水**(석회수) : 石灰를 물속에 담갔다가 잘 뒤섞은 다음 石灰를 沈澱시킨 후의 맑은 물을 炮製할 때 활용한다. 石灰의 性味는 辛·溫하고 毒이 있으며, 燥濕·殺蟲·止血·止痛·蝕惡肉의 효능이 있다. 石灰水製된 半夏는 독성이 저하되고 그 鎭咳化痰하는 효능이 증강된다.

⑮ **기 타** : 液體輔料는 위에서 서술한 것 외에 또한 吳茱萸汁, 蘿菔汁, 食用油, 鱉血 등이 있다. 藥性의 성질과 치료의 목적에 맞게 선택해서 사용해야 한다.

(2) 固 體 輔 料(고체보료)

① **稻 米**(쌀) : 稻米는 벼과 식물인 벼(稻)의 種仁이다. 주성분으로는 전분, 단백질, 지방, 광물질을 함유하고 이 외에 소량의 비타민 B를 함유하며 여러 종류의 유기산류 및 당류 등을 함유한다.

쌀(稻米)의 性味는 甘·平하며, 健脾益胃·除煩止渴·止瀉痢 등의 효능이 있다. 약물과 같이 炮製하면 약물의 효능을 증강하고, 자극성과 독성을 감소시킨다. 炮製에서는 멥쌀(大

米)과 찹쌀(糯米)을 많이 사용한다. 稻米로 炮製하는 상용 약물로는 紅娘子 斑蝥 黨參 등이 그 예이다.

② 麥 麩(밀기울) : 麥麩는 바로 밀을 갈아서 밀가루로 만든 후에 남는 種皮 즉 밀기울이며 황갈색이다. 주로 전분, 단백질 및 비타민 등을 함유한다.

麥麩는 甘淡·平의 性味로 健脾開胃·和中化滯 등의 효능이 있다. 麥麩로 炮製하면, 약물의 燥性을 완화하고 치료효과를 강화하며, 麥麩의 香氣를 빌려서 어떤 약물의 비린내와 불쾌한 氣味를 제거하므로 써 복용하는 것을 도와준다. 麥麩로 炮製하는 약물로는 枳殼 蒼朮 白朮 白殭蠶 등이 그 예이다.

③ 白 礬(백반) : 白礬은 三方晶系 明礬礦石을 製煉하여 만든 불규칙한 결정체이며, 무색, 투명 혹은 반투명이고, 유리 같은 광택이 있다. 질이 단단하나 쉽게 부서지고, 味는 微酸하고 澀하며 물에 잘 녹으며, 주성분으로는 황산알루미늄칼륨($KAl(SO_4)_2 \cdot 12H_2O$)을 함유한다.

白礬은 酸·寒의 性味로 解毒殺蟲·收斂燥濕·祛痰·防腐의 효능이 있다. 白礬으로 炮製한 후에는 약물의 腐爛을 방지하고, 독성을 감소시키며, 치료효과를 증강하게 한다. 白礬과 炮製하는 약물로는 半夏 天南星 白附子 등이 그 예이다.

④ 豆 腐(두부) : 豆腐는 大豆의 種子인 콩을 갈아서 가공하여 만든 乳白色의 고체이다. 또한 豆漿(콩국)을 응용할 수도 있다. 주로 단백질, 비타민 및 전분 등을 함유한다.

豆腐는 甘·平의 性味로 益氣和中·淸熱解毒·生津潤燥 등의 효능을 지니고 있다. 豆腐로 炮製하면 약물의 독성을 제거하고, 더러운 물질을 제거한다. 豆腐와 炮製하는 약물로는 藤黃 硫黃 珍珠(장식품으로 사용하는 花珠) 등이 있다.

⑤ 伏龍肝(복룡간) : 炮製에 주로 이용하는 것은 竈心土(伏龍肝)이며, 또한 黃土나 赤石脂 등을 사용하는 경우도 있다. 竈心土는 부엌의 아궁이에서 나무나 풀을 오래 태우면서 熏燒된 흙이며, 그것을 취하여 가루로 만든다. 竈心土는 태운 흙 모양이며 적갈색이고 연기 냄새가 난다. 주로 규산염, 칼슘염 및 여러 종류의 알칼리성 산화물질을 함유한다.

竈心土는 辛·溫의 性味로 溫中和胃·止嘔·止血·澀腸止瀉의 효능이 있다. 竈心土로 炮製한 후에는 약물의 자극성을 감소해 주고, 약물의 補脾安胃·止嘔止瀉하는 치료효과를 증강시켜 준다. 竈心土와 炮製하는 약물로는 白朮 山藥 當歸 등이 그 예이다.

⑥ 蛤 粉(합분) : 蛤粉은 참조개과(Veneridae)에 속하는 文蛤(무명조개) 또는 靑蛤(모시조개)의 조개껍질을 煅製한 후에 분쇄한 회백색의 분말이다. 주로 산화칼슘(calcium oxide) 등의 물질을 함유한다.

蛤粉은 鹹·寒의 性味로 淸熱利濕·化痰·軟堅散結 등의 효능이 있다. 蛤粉으로 炮製하면 약물의 비린내를 제거하고, 치료효과를 높이게 한다. 주로 燙製阿膠에 사용한다.

⑦ 滑石粉(활석분) : 滑石粉은 硅酸鹽類의 광물인 滑石族에 속하는 滑石이다. 색은 희면서도 녹색을 띠고, 水飛나 細末하여 체로 쳐서 얻어진다.

滑石은 甘·寒의 性味로 利水通淋·清熱祛暑의 효능이 있다. 일반적으로 중간 傳熱體로 사용하는 데, 약물을 뒤섞어 볶을 때 사용되며 약물이 골고루 열을 받게 하며 질을 성글어지게 하여 유효성분을 煎出하기 쉽게 하고 약물을 분쇄하기 쉽게 해주어 製劑에 편리하게 한다. 아울러 일부 동물성 약물의 표면에 있는 微生物과 蟲卵을 제거할 수도 있다. 滑石粉에 버무려 炒하는 약물로는 魚鰾 水蛭 刺蝟皮 등이 있다.

⑧ **河 砂**(강모래) : 체로 쳐서 얻은 중간 굵기인 하천의 모래이다. 진흙을 일어서 흙을 씻어내고 잡질을 모두 제거한 다음 말려 두었다가 사용한다. 河砂는 중간체로써 온도가 높아질 때 열을 골고루 받게 하는데, 딱딱한 약물을 모래로 볶은 후에는 질이 바삭바삭하고 부드러워져 분쇄와 유효성분의 煎出을 쉽게 한다. 또한 약물의 독성을 감소하게 하고, 비약용 부위를 쉽게 제거한다. 砂炒하는 상용 약물로는 馬錢子 穿山甲 狗脊 龜板 鼈甲 등이 있다.

⑨ **朱 砂**(주사) : 朱砂는 三方晶系 黃化物類의 광물인 辰砂族에 속하는 辰砂이다. 淨選을 하고 다시 일고 씻어(水淘) 雜石과 泥砂를 제거한 후에 얻어지는데 주성분은 황화수은(HgS)이다. 炮製하는 데에 사용되는 朱砂는 반드시 水飛를 통해서 細粉으로 만든 후에 사용한다.

朱砂의 性味는 甘·微寒하고, 독이 있으며, 清心鎭驚·安神解毒하는 효능이 있다. 朱砂로 炮製한 후에는 약물과 협동작용을 발휘하여 安神 등의 치료효과가 증강된다.

朱砂를 버무려서 炮製하는 상용 약물로는 麥門冬 茯苓 茯神 遠志 등이 그 예이다.

8. 炮 炙 法(포자법)

(1) 炒 製 法(초제법)

炒製는 순수한 약물 혹은 生片을 炒製 용기에 넣고(斜鍋 혹은 平鍋) 약한 불(文火)로 계속 저으면서 가열하여, 飮片이 골고루 열을 받게 볶는 일종의 방법을 말한다. 치료의 방향과 약물의 성질에 따라 일반적으로 清炒法과 加輔料炒法(固體輔料)으로 크게 구분한다.

炒製의 목적에는 세 가지가 있다. 첫째는 약물 중의 어떤 성분을 파괴시키거나 제거함으로써 약물의 고유한 성능을 알맞게 改變하며 약물의 자극성과 부작용을 감소시키거나, 또는 過寒·過燥한 偏性을 완화시키도록 한다.

둘째는, 약물의 방향성 氣味를 증가시켜 矯臭·矯味·賦色·健脾 등의 작용을 일으키도록 한다.

셋째는 분쇄·저장 및 유효성분을 煎出하는 데 편리하도록 한다. 炒製에는 清炒法과 加輔料炒法이 있는 데, 清炒法에는 단계에 따라 炒黃·炒焦·炒炭으로 구분되고, 加輔料炒法에는 輔料의 종류에 따라 麩炒·土炒·米炒 등으로 구분할 수 있다.

① 清 炒 法(청초법) : 어떠한 輔料도 가하지 않고 약물을 일정하게 볶은 후에 꺼내어 放冷하는 방법이다. 清炒法에는 단계에 따라 炒黃·炒焦·炒炭으로 구분한다.

清炒製는 炒製 용기를 약한 불(文火)로 가열한 후 순수하고 선택된 정량의 약물 혹은 生片을 넣고 쇠주걱 혹은 竹帚(대나무로 만든 빗자루)를 사용해서 계속 저으면서 炒할 경우, 약물에 골고루 열을 가하고 어느 정도 볶아지면 꺼내 시원한 그늘에 放冷한다.

약물을 볶는 炒製용기는 手工으로 炒製할 경우 일반적으로 30도 내외의 斜鍋를 사용하고, 機動炒製할 경우는 平鍋 혹은 轉筒式 炒製 용기를 사용한다.

炒製의 일반적인 受熱溫度는 微黃이 되게 하려면 약 160~170℃로 하고, 炒焦化하려면 약 190~200℃ 내외로 한다.

주의사항 : ❶ 炒製는 原藥材를 크기에 따라 분류해서 炒하여야 열의 조절이 편리하다.

❷ 약간 누렇게 볶(炒黃)을 경우에는 약한 불(文火)을 사용하고, 까맣게(焦黃) 볶을 때는 먼저 약한 불을 사용하고 나중에 센 불(武火)을 사용한다.

❸ 까맣게 볶(焦黃)을 때는 쇠주걱을 사용하고, 솥에서 꺼내기 전에 물을 뿌려 불꽃을 꺼서 불이 붙는 것을 방지한다.

❹ 炒製 용기에서 꺼낸 후 즉시 그늘에 널어 放冷한다.

清炒法의 목적을 다음과 같이 살펴볼 수 있다. 약효의 煎出과 搗碎하기가 편하다. 일반적으로 種皮가 단단한 種子類 약물 決明子 牽牛子 牛蒡子 酸棗仁 등은 炒製 후 그 재질이 연해지고 種皮는 부풀거나 혹은 터져, 湯劑할 경우 유효성분을 추출하기가 좋고 方劑할 때 쉽게 찧어서 넣을 수 있다.

둘째는 消導작용을 증강시킨다. 임상에서 자주 쓰는 消導의 약물은 山楂 麥芽 神麯 檳榔 등인데 炒製 후 약물이 부분적으로 焦化하고, 따라서 健脾消導의 작용이 증강된다.

셋째는 飮片 품질의 보존이 편하다. 種子類 약물과 生品은 일정한 습도와 온도에서 共存 효소(산화효소·지방효소)가 쉽게 種子를 싹트게 하며 성분변화를 일으킨다. 古典에 "逢子必炒"의 설이 있다. 예를 들면 槐花 杏仁 芥子 등은 glycoside 성분을 함유하고 있는 약물의 共存 효소 작용 아래서 쉽게 효소 분해가 일어날 수 있고, 유효성분과 치료효과에 영향을 준다. 가열하여 炒製 후 효소가 열을 받아서(약 70℃ 내외) 활력을 잃게 되므로, 고유의 유효물질을 보존하기가 편하다. 동시에 약물이 열을 받으면 남아 있던 수분이 제거되고 곰팡이균과 害蟲을 殺滅하며, 飮片의 품질을 유지하기가 편하다.

炒 黃(초황) : 약물을 용기에 넣고 약한 불(文火)이나 중간 불(中火)로 표면이 황색이 될 정도로 가열하는 데, 원래의 색보다 더 진해지고, 껍질이 일어나며, 種皮가 파열되어 고유의 향기가 스며 나오게 하는 방법이다.

炒黃의 주요 목적은 치료효과를 높이고, 약성을 완화하며, 독성을 제거하고, 약물의 저장을 편리하게 하는 데 있다.

炒 焦(초초) : 약물을 炒製 용기에 넣고 중간 불(中火)이나 센 불(武火)로 저으면서 가열하여 약물의 표면이 焦黃 혹은 焦渴色이 되고 속은 황색이 될 정도로 炒하는 방법이다. 이때 소량의 물을 뿌려 불꽃을 끄고 꺼내 시원한 그늘에 널어 건조한다. 炒焦法을 활용하면 약물이 焦香氣味를 지니게 되므로 炒焦라고 한다.

炒焦의 주요 목적은 치료효과를 높이고, 약물의 성능을 완화하는 데에 있다.

炒 炭(초탄) : 炭製는 原藥材 혹은 生片을 고온으로 처리(220~300℃)해서, 약물의 외부를 炭化시키고 내부는 固有性能을 보유하게 하는 일종의 炮製 방법이다. 약물을 炒製용기에 넣고 武火나 中火로 저으면서 가열하여 표면이 焦黑色이나 焦褐色, 내부는 焦黃色이 되도록 炒하는 방법을 炒炭이라고 한다.

炒炭한 후에는 止血작용을 증강시킬 수 있는 데, 그 예를 들면 大薊 槐花 地榆 藕節 등의 止血약물, 또한 黃芩 黃柏 梔子 牡丹皮 荷葉 등의 淸熱약물은 炭製 후에 지혈작용을 증강할 수 있고, 또한 약물의 부작용을 감소시킬 수가 있는 데, 예를 들면 乾漆은 炭製 후에 자극성을 감소한다.

② **加輔料炒法**(輔料를 가하여 볶는 방법) : 輔料를 炒製 용기에 넣고 가열하여 일정한 정도가 되면 약물을 함께 넣고 炒하는 방법을 加輔料炒라고 한다. 輔料는 傳熱작용을 매개하므로 약물이 열을 골고루 받도록 하고, 炒한 후에 질이 부드러워지며, 독성을 감소시키고, 藥性을 완화하여, 치료효과를 높인다. 보통 사용되는 加輔料炒法에는 麩炒 · 米炒 · 土炒 · 砂炒 · 蛤粉炒 · 滑石粉炒 등의 방법이 있다. 이 중에서 砂炒 · 蛤粉炒 · 滑石粉炒는 다른 加輔料炒 보다 온도를 높게 하여 炒하여야 하므로, 달리 炒燙이라고도 하므로, 燙製에서 다루도록 한다(⇒ *p107 燙製法*).

麩 炒(부초) : 麩炒製는 약물의 生片과 적당한 양의 밀기울(麥麩)과 함께 가열하여 熏炒하는 일종의 炮製方法이다.

麩炒製는 먼저 炒製 용기를 가열한 다음 일정량의 밀기울(麥麩)을 골고루 뿌려 넣고 밀기울이 열을 받아 焦化하고 진한 연기가 날 때를 기다렸다가, 바로 순수한 약물 혹은 生片을 집어넣어 쇠주걱으로 급히 저으면서 炒하는 데, 표면이 연한 황색 혹은 진한 황색을 띨 때 꺼내어 체로 밀기울과 찌꺼기를 쳐내고 시원한 그늘에 放冷한다(약물 100㎏당 麥麩 10㎏의 비율).

주의사항 : ❶ 麩炒製할 경우 불을 적당하게 잡아야 하는 데, 너무 세거나 혹은 너무 약해도 모두 熏炒의 작용에 도달할 수 없으므로, 일반적으로 中火를 쓰며 화력은 일정해야 한다. 먼저 소량의 麩皮로 시험해 본다.

❷ 麩皮를 뿌릴 때 한 곳으로 집중하지 않게 하고 골고루 뿌려야 炒하는 데 편리하다.

❸ 麩炒製할 때 약물이나 飮片 등은 건조한 것이어야 하며, 그렇지 않으면 쉽게 엉겨 붙는다.

麩炒의 작용 : 첫째, 健脾 작용을 증강시킨다. 상용하는 健脾利濕의 약물, 山藥 薏苡仁 芡仁 神麯 등은 麩炒製 후, 脾經에 작용하여 醒脾和胃의 효능을 증강시킨다.

둘째, 藥性을 완화시킨다. 정유의 함유량이 비교적 많은 白朮 枳殼 枳實 등을 다량 복용할 경우 쉽게 구역질과 울렁거림의 부작용을 야기시키는 데(전통에서 "燥性"이라고 한다), 麩炒製 후 그 함유량이 감소되어 燥性작용을 완화시킨다. 그러므로 "麩炒製抑酷性勿傷上膈"의 說이 있다.

셋째, 矯臭작용을 한다. 白殭蠶 및 昆蟲類 약물 등은 일정한 비린내가 있는 데, 炒製 후 矯臭작용을 한다.

土 炒(토초) : 土炒製는 약물의 生片과 정량의 竈心土(伏龍肝)細粉을 함께 볶(炒)는 일종의 炮製 방법이다.

土炒製는 먼저 정량의 竈心土를 細粉하여 炒製 용기에 넣고 약한 불(文火)로 볶아서 竈心土가 가볍고 부드러운 상태가 되면 순수한 약물 혹은 生片을 넣고 표면이 土色을 띠고 飮片의 固有香氣가 나면 꺼내 체로 竈心土를 쳐내고 飮片은 시원한 그늘에 放冷한다(약물 100kg당 竈心土細粉 20kg의 비율).

주의사항 : 竈心土는 炒製 후 다시 사용할 수 있으며, 만약 黑色이 나타나면 새 竈心土로 바꾼다.

土炒의 작용 : 竈心土의 味는 辛하고 性이 溫하며 溫中止嘔· 健脾止血의 작용이 있다. 주성분은 규산염과 산화철 등을 함유하고, 나트륨, 칼륨, 마그네슘, 텅스텐 등 산화물도 함유한다.

전통적으로 土炒製는 협동작용에서 일어나는 補脾安胃의 작용을 증강할 수 있다.

米 炒(미초) : 米炒製는 약물의 生片과 일정량의 쌀(米)을 넣고 같이 炒하는 일종의 炮製 방법이다. 먼저 炒製 용기를 加熱하고 일정량의 쌀(米)을 넣은 다음 연기가 날 때까지 炒한 후 순수한 약물을 넣고 끊임없이 뒤집으면서 炒하여 쌀이 황갈색이 되고 약물이 변색되거나 혹은 규정된 정도에 도달하게 되면 꺼내어서 체로 쳐서 焦米를 제거하고 서늘한 곳에 放冷한다(약물 100kg당 米 20kg의 비율).

米炒의 작용 : 稻米에는 주성분으로 전분, 단백질, 지방, 광물질을 함유하며 소량의 비타민 B가 들어있고, 여러 종류의 무기염류 및 당류를 함유한다.

稻米는 甘 · 平의 性味로 補中益氣 · 健脾和胃 · 除煩止渴 · 止瀉痢하는 효능이 있다. 따라서 稻米와 약물을 같이 炮製하면 자극성과 독성이 약화되거나, 혹은 補中益氣의 효능이 증강된다. 炮製에 주로 사용되는 것은 大米 혹은 糯米이다.

(2) 燙製法(탕제법)

燙製法은 순수한 약물과 加熱한 粗砂 · 海蛤粉 등 固體輔料를 같이 炒燙하는 일종의 炮製 方法이다. 달리 砂炒 · 蛤粉炒 · 滑石粉炒라고도 하는 데, 통상 砂子燙 · 蛤粉燙 · 滑石粉燙 등

세 가지 방법이 있다. 燙製 온도는 炒製 온도보다 높고 열을 골고루 받게 한다.

燙製用의 砂子(모래)는 일반적으로 顆粒이 고르고 깨끗한 고운 모래를 선택하여 사용한다. 먼저 체로 쳐서 粗砂粒과 잡질을 제거하고 炒製용기에 넣어 센 불(武火)로 한번 炒하여 중간에 낀 유기물질과 수분을 깨끗이 제거하고 꺼내 시원한 그늘에서 말린 후 사용한다.

燙製의 작용 : 약물의 질을 부드럽고 파삭파삭하게 하고 또한 약물을 팽창시켜 부풀어 오르게 하여서 쉽게 분쇄되도록 하는 동시에 유효성분을 쉽게 우려내게 하기 위함이다. 또한 외부의 毛茸을 제거하기에 유리하다.

燙製의 일반제법 : 燙製하는 방법은 炒法과 기본적으로 같다. 固體輔料(砂子・蛤粉 혹은 滑石粉을 매회 燙製藥材의 약 2~3배를 넣는다)를 선택하여 炒製 용기에 넣고 猛文火로 砂子(蛤粉, 滑石粉)를 230~240℃로 炒한 후, 약물을 넣고 일정한 시간 동안 炒燙해서 砂子(蛤粉, 滑石粉)를 체로 쳐내고 그늘에 放冷한다.

用藥의 목적과 약재의 성질에 따라 일반적으로 砂燙炒・蛤粉燙炒・滑石粉燙炒 등으로 구분한다.

① **砂 燙 炒**(사탕초) : 顆粒이 고르고 깨끗한 粗砂를 선택해서 炒製 용기에 넣고 비교적 猛烈한 火力으로 일정한 온도(100℃ 이상)에 이르게 炒熱한 다음에 약물을 넣고 鐵鏟으로 粗砂를 펴서 잠시 동안 뚜껑을 덮었다가 즉시 신속하게 뒤집으면서 炒하여 약물로 하여금 고르게 열을 받도록 하여 표면이 점차 부풀게 되며 내부조직이 푸석푸석하게 되고 아울러 황색으로 변화될 때까지 燙炒한 후 꺼내어 체로 砂粒을 쳐서 제거한다.

목 적 : ❶ 調劑와 製劑를 편리하게 한다. 질이 딱딱한 약재는 砂炒하면 질이 부드럽고 푸석푸석해지므로 유효성분이 쉽게 煎出되고 분쇄하기 쉽다. 狗脊 穿山甲 虎骨 등에 응용한다.

❷ 독성을 감소시킨다. 독성이 있는 약물은 砂炒한 후에는 부분적으로 독성 성분을 파괴하므로 독성이 제거된다. 그 예가 馬錢子이다.

❸ 矯味矯臭한다. 氣味가 불량한 약물은 砂炒한 후에 氣味가 일정한 정도로 矯正된다.

❹ 洗淨에 편리하다. 약재의 비약용 부분은 砂炒한 후에 쉽게 제거될 수 있다. 그 예가 骨碎補 馬錢子 등이다.

② **蛤粉燙炒**(합분탕초) : 蛤粉을 이용해서 약물과 같이 炒하는 방법이다. 그 조작방법은 砂燙炒法과 같다. 蛤粉은 비교적 가늘고 부드럽기 때문에 열을 받는 것이나 혹은 열을 전달하는 것 모두가 粗砂에 비하여 완만해서 蛤粉으로 약재를 燙炒할 경우 쉽게 약물을 燙焦하지 못한다. 그러므로 흔히 동물성의 膠質類 약물에 많이 사용하며 일반적으로 역시 약물의 색이 황색이 되거나 혹은 起泡가 될 정도로 하는 것이다.

목 적 : ❶ 약물의 질을 부드럽고 연하게 하여 製劑와 調劑에 편리하게 한다.

❷ 약재의 滯膩한 性을 제거하고, 矯味矯臭 작용을 한다.

❸ 약물의 淸熱化痰의 효과를 증강시킨다.

③ 滑石粉燙炒(활석분탕초) : 이는 滑石粉을 이용한 것으로 역시 많이 사용하는 데, 그 방법은 蛤粉燙炒法과 같다.

목 적 : ❶ 약물의 질을 부드럽고 연하게 하여 煎出에 편리하고, 破碎하기 쉽다. 그 예로 象皮 黃狗腎 등이다.

❷ 약재의 독성을 줄이고, 역한 냄새를 矯正한다. 그 예가 水蛭 등이다.

(3) 炙 製 法(자제법)

약물을 씻거나 切製하여 飮片의 工程을 거친 후에 일정한 양의 液體輔料와 함께 炒함으로써 輔料가 약물의 조직 내부에 스며들게 하는 炮製방법을 炙法이라고 한다. 炙法과 加輔料炒法은 기본적인 방법이 비슷하지만, 이 두 가지에는 약간의 차이점이 있는데, 炙法은 온도가 비교적 낮은 반면 시간이 약간 길고, 加輔料炒法은 온도는 비교적 炙法에 비하여 높은 반면 가공하는 시간이 짧다.

약물을 炙한 후에는 解毒·偏性의 억제·치료효과의 증가·유효성분 추출의 편리하고, 防腐 및 矯味矯臭 등의 효과를 나타낸다.

① 酒 炙 法(주자법) : 약물을 깨끗이 씻거나 切製한 후에 일정한 양의 술(酒)을 넣고 炒하는 방법을 酒炙法이라고 한다.

方 法 : 약물이나 生片을 깨끗이 씻어 그릇에 넣고, 일정한 양의 黃酒를 골고루 뿌려 축인 후 2~4시간쯤 밀폐시켜 술이 약재조직 내부까지 스며들면 炒製 용기에 넣고 중간불(文武火)로 저으면서 炒하는데 표면이 微黃火色을 띠거나 또는 색채가 진해지면 꺼내어 그늘에 放冷하여 건조한다(약물 100kg당 黃酒 10~20kg의 비율).

주의사항 : ❶ 酒炙製하기 전에 약물의 크기에 따라 분류하면, 炒할 경우 화력 조절이 편리하다.

❷ 酒炙의 경우 약물을 3~4시간 정도 밀폐시켜서 술이 약재조직 내부까지 스며들게 축인다. 白芍藥은 술에 버무릴 때 鐵器를 사용하지 않는 데, 이는 잘못하면 암자색으로 변하기 쉽기 때문이다.

❸ 油性이 많이 함유된 飮片을 볶을 때는 자주 저어서 눌어붙는 것을 방지해야 그릇에서 꺼내기가 쉽다.

❹ 炒製時에는 일반온도 140~150℃를 유지하고 15~20분 정도 炒하는데, 飮片의 표면이 火色이 될 정도로 炒한다.

目 的 : ❶ 藥性을 轉化시켜 上行하게 한다. 일반적으로 黃連 大黃과 같은 苦·寒한 약물은 性이 沈降을 주로 하여 中·下焦의 濕熱을 제거하는 데, 酒炙하게 되면 寒性이 완화되어 脾胃의 陽氣의 損傷을 막아주고, 술의 昇(升)提작용을 빌려서

上行하게 하며, 上焦의 邪熱을 제거하는 효능을 나타낸다.

❷ 活血通絡하는 효능을 높이게 한다. 예를 들면 當歸 川芎을 酒炙하면 술과 협동작용을 일으켜서 活血散瘀의 효능이 더욱 증강시킨다.

❸ 矯臭효과를 나타낸다. 예를 들면 烏梢蛇와 같이 비린내가 나는 약물은 酒炙한 후에는 비린내가 줄어들거나 제거된다.

❹ 유효성분의 煎出을 쉽게 한다. 술은 일종의 좋은 유기용매제이며, 일반 알칼로이드, 정유 등의 물질은 모두 술에 쉽게 용해되기 때문에 酒炙하면 유효성분을 쉽게 우려낼 수 있다.

② **醋 炙 法**(초자법) : 약물을 씻거나 切製한 후에 일정한 양의 米醋를 넣고 炒하는 방법을 醋炙法이라고 한다.

방 법 : 醋炙에는 약물의 재질에 의하여, 먼저 米醋에 버무린 후 炒하는 경우와 먼저 炒한 후 米醋에 버무리는 두 가지 방법이 있다.

❶ 먼저 米醋에 버무리고 나중에 炒하는 방법 : 깨끗한 약물 또는 生片을 용기에 넣고 일정량의 米醋를 뿌려 골고루 축여 잠시 밀폐한 후 醋液이 약물조직 내부에 스며들면 炒製용기에 넣고 文火로 적당하게 볶다가 꺼내서 그늘에 放冷하여 건조한다(약물 100kg당 米醋 20~30kg의 비율).

❷ 먼저 볶은 다음 米醋에 버무리는 방법 : 깨끗한 약물을 炒製 용기에 넣고 약한 불(文火)로 표면이 약간 熔化되어 기름이 번들거릴 때 일정량의 米醋를 뿌리면서 炒하는 데, 약간 촉촉할 때 꺼내 그늘에 放冷한다. 이 방법은 樹脂類와 動物糞便類의 약물에 많이 적용된다(약물 100kg당 米醋 10~15kg의 비율).

주의사항 : ❶ 醋炒製 전에 약물의 크기에 따라 분류하여 불 조절을 편리하게 하고, 볶을 때 자주 저어서 솥에 붙지 않도록 한다.

❷ 樹脂類 약물은 醋炒製 후에 신속히 炒製 용기에서 꺼내, 熔化해서 炒製 용기에 붙는 것을 방지하며, 그늘에 널어 말릴 때 약물이 서로 들러붙어 덩어리가 되지 않도록 자주 뒤집어야 한다.

목 적 : ❶ 약물이 肝에 작용하여 理氣·活血·止痛의 효능을 높인다. 예를 들면 柴胡 香附子 靑皮 玄胡索 등은 醋炙한 후에 疏肝止痛의 효능이 증강되며, 乳香 沒藥 三稜 莪朮 등은 醋炙한 후에 活血散瘀의 효능을 높인다.

❷ 독성을 제거하고 부작용을 감소시킨다. 예를 들면 大戟 甘遂 芫花 商陸 등은 醋炙한 후에 독성이 감소되고 峻下작용이 완화된다.

❸ 矯味矯臭의 효과가 있다. 예를 들면 五靈脂 乳香 沒藥 등은 醋炙 후에는 活血祛瘀의 효능을 높일 뿐만 아니라 역겨운 냄새를 감소시켜 복용에 편리하게 한다.

❹ 유효성분의 煎出을 쉽게 한다. 유기용매체로 醋酸을 함유하고 있어, 약물 중에 함유된 遊離알칼로이드와 결합하여 可溶性鹽이 되어서 유효성분을 쉽게 煎出시켜서 신속한 치료효과를 발휘하게 한다. 예를 들면 醋炙玄胡索의 경우이다.

③ 鹽 炙 法(염자법) : 약물을 씻거나 切製한 후에 일정량의 식염수를 넣고 炒하는 방법을 鹽炙法이라고 한다.

鹽水의 준비 : 鹽製에 사용하는 食鹽水溶液은 일반적으로 일정량의 食鹽에 적당량의 물(1 : 3 혹은 1 : 6)을 넣어 용해시켜 움직이지 않게 방치한 후 상층의 맑은 액을 취하여 사용한다.

방 법 : 鹽炙製는 먼저 鹽水를 혼합한 후에 炒하는 방법과 먼저 炒한 후에 鹽水를 혼합하는 두 가지의 방법이 있다.

❶ 먼저 鹽水를 혼합한 후에 炒하는 방법 : 순수한 약물 또는 生片을 일정량의 鹽水와 고루 혼합한 후 밀폐하여 축인 후 鹽水가 약물의 조직 내부까지 스며들면 炒製 용기에 넣고 약한 불(文火)로 볶으면서 표면이 연한 黃火色이 되고 향기가 날 때 꺼내어 그늘에 放冷한다(약물 100kg당 食鹽 2~3kg의 비율).

❷ 먼저 炒하다가 鹽水를 혼합하는 방법 : 깨끗한 약물을 炒製 용기에 넣고 약한 불(文火)로 가열하여 표면이 연한 黃火色이 되면서 약간 부풀어 오를 정도로 炒하면서 일정량의 鹽水를 뿌려가면서 炒하는 데 약간 촉촉할 때 꺼내어서 그늘에 放冷하여 건조한다(약물 100kg당 食鹽 2.5kg의 비율).

주의사항 : ❶ 炒製 전에 약물의 크기에 따라 분류하여 炒製하고, 달라붙어 덩어리가 된 것은 비벼서 떼어 놓아야 화력을 조절하기가 편리하다.

❷ 鹽製時의 화력은 일반적으로 170℃~180℃에서 15~20분간 炒하는데, 茴香 益智 등은 볶을 때 화력이 너무 강해서는 안 된다.

목 적 : ❶ 약효를 下行하게 하여 치료효과를 높여 준다. 예를 들면 杜仲 巴戟天 補骨脂 등의 補腎약물은 鹽炙한 후에 補腎하는 효능이 증강되고, 또한 車前子 등의 약물은 鹽炙한 후에 利尿작용이 증강되며, 茴香 橘核 荔枝核 등의 약물은 鹽炙한 후에 止痛효능이 증강되어 疝證에 대한 치료효과를 높여 준다.

❷ 滋陰降火의 효능을 강하게 한다. 예를 들면 知母 黃柏 등의 약물은 鹽炙하면 滋陰降火・淸熱涼血의 효능이 높아진다.

④ 薑 炙 法(강자법) : 약물을 씻거나 切製하여 飮片의 工程을 거친 후에 일정한 양의 薑汁을 넣고 고루 섞어서 炒하는 방법을 薑炙法이라고 한다.

薑汁의 준비 : 신선한 生薑을 깨끗이 씻어서 碎片이 되게 썰어 돌절구에 넣고 맑은 물과 함께 짓찧어서 압착기로 汁을 짠다. 남은 찌꺼기에 다시 맑은 물(2 : 1)을 부어 고루 섞은 후 짓찧어서 다시 한 번 압착기로 汁을 짜되 이렇게 2~3차례 반복하고 남은 찌꺼기는 버린다. 이런 방법으로 약 1 : 1의 비율로 薑汁을 준비해 놓고 그때그때 사용한다.

방 법 : 깨끗한 약물 또는 生片을 용기에 넣고 일정량의 薑汁을 뿌려 고루 축인 후 밀폐해 두어 薑汁이 藥材 조직의 내부까지 스며들면, 炒製 용기에 넣고 약한 불(文火)로 적당하게 炒한 후 꺼내 그늘에 放冷한다(약물 100kg당 신선한 生薑 10~15kg으로 만든 汁을 쓰거나 乾薑 3~5kg으로 만든 煎湯을 사용).

목 적 : ❶ 寒性을 억제하고 和胃止嘔의 효능을 강하게 한다. 예를 들면 黃連 竹茹 등의 寒性약물은 薑炙한 후에 寒性이 완화되고, 和胃止嘔의 효능을 강화한다.

❷ 부작용을 완화하고 치료효과를 높인다. 예를 들면 厚朴은 咽喉를 자극하는 부작용이 있는데, 薑炙한 후에는 그 자극성이 완화되고, 溫中化濕의 작용을 증강시켜 준다.

⑤ **蜜 炙 法**(밀자법) : 약물을 씻거나 切製하여 飮片의 工程을 거친 후에 일정량의 熟蜜 을 넣고 섞어서 炒하는 방법을 蜜炙法이라고 한다.

炮製用 蜜의 煉製 : 生蜜을 銅 솥에 넣고 약한 불(文火)로 가열하여 蜂蜜이 끓어오르면 거품(泡沫)과 위에 뜨는 蠟質을 걷어 낸 다음 여과하여 죽은 벌과 잡질을 깨끗이 제거하고 준비해 둔다.

방 법 : 蜜製는 飮片의 재질에 의거 하여 먼저 꿀(蜜)을 혼합한 후 炒하는 방법과 먼저 炒하다가 혼합하는 두 방법으로 나눌 수 있다.

임상에서 煉製할 때 밖으로 끓어 넘치거나 또는 燃燒하여 焦化되지 않도록 주의한다. 蜜液이 약간 끓을 때부터 즉시 작은 국자를 이용하여 아래위로 저어서 밖으로 끓어 넘치는 것을 방지한다.

❶ 먼저 藥材에 꿀을 섞은 후 炒하는 법 : 즉 일정량의 煉熟蜂蜜에 적당량의 끓인 물과 熟蜜 약 3 : 1의 비율로 희석한 것을 生片 또는 약물에 넣고 고루 혼합하여 축인 후 밀폐하여 꿀이 약물 조직 내부에까지 스며들면, 炒製 용기에 넣고 약한 불(文火)로 炒하는 데, 표면이 짙어지면서 손으로 만져도 끈적끈적하게 달라붙지 않을 정도가 되면 꺼내어 그늘에 放冷한다(약물 100kg당 煉熟蜂蜜 20~25kg).

❷ 먼저 약물을 炒한 후 꿀(蜜)을 섞는 법 : 순수한 약물 또는 生片을 炒製 용기에 넣고 文火로 볶아 약간 황색이 되면 신속하게 일정량의 蜜液을 넣고 손에 달라붙지 않을 정도로 炒하여 그늘에 방랭한다(약물 100kg당 煉熟蜂蜜 10kg의 비율).

주의사항 : 蜜炒製할 때는 불을 약하게 하고 화력을 균일하게 하여 焦化되는 것을 방지하며, 꿀을 섞을 때는 고루 섞는다.

목 적 : ❶ 潤肺止咳의 효능을 강하게 한다. 예를 들면 百部根 款冬花 紫菀 枇杷葉 등의

약물은 蜜炙하면 潤肺止咳의 효능이 좋아진다.

❷ 補脾益氣하는 작용을 강화한다. 예를 들면 黃芪 甘草 등을 蜜炙하면 꿀과 상호작용을 일으켜서 補中益氣의 효능이 증강된다.

❸ 藥性을 완화한다. 예를 들면 麻黃은 發汗작용이 강한 데, 蜜炙한 후에는 發汗작용이 약화되는 반면 止咳平喘 작용을 강화한다.

❹ 矯味의 효과가 나타나고, 부작용을 제거한다. 예를 들면 馬兜鈴의 性味는 苦·寒으로 胃를 자극하여 涌吐하게 하는 부작용이 있는 데, 蜜炙한 후에는 약물의 본래 효능인 止咳작용이 강해지는 외에 矯味의 효과도 있게 되어 嘔吐를 야기시키지 않게 한다.

⑥ 油 炙 法(유자법) : 약물을 씻거나 切製하여 飮片의 工程을 거친 후에 일정량의 식용유에 넣고 가열하는 방법을 油炙法이라고 한다. 炮製에 사용하는 기름은 전통적으로 麻油(참기름), 羊脂油 두 가지이다.

방 법 : 羊脂를 炒製 용기에 넣고 가열해서 熔化한 후 찌꺼기를 제거한 다음 순수한 약물과 적량의 羊脂油를 골고루 섞어서, 炒製 용기에 넣고 약한 불(文火)로 가열하면서 기름이 전부 흡수되도록 炒하는 데, 表面이 윤택해지면 꺼내 시원한 그늘에 放冷한다(약물 100kg당 煉熟羊脂油 20kg의 비율).

목 적 : ❶ 치료효과를 높인다. 예를 들어 淫羊藿은 羊脂로 油炙하면 溫腎壯陽의 효능을 강화한다.

❷ 粉碎하기 쉽다. 예를 들어 虎骨 豹骨 등은 油炙한 후에 그 질이 파삭파삭하게 부드러워 분쇄하기 쉬워진다.

(4) 煆 製 法(단제법)

煆煆製의 概說 : 煆淬製는 순수한 약물을 내화성이 좋은 용기에 넣거나, 직접 난로 위에 놓고(혹은 약 굽는 난로 안에 넣는다) 높은 온도(약 300~700℃)로 煆하는 일종의 炮製방법이다. 약물 중에는 煆하여 빨갛게 되면 식기 전에 일정한 液體輔料에 넣고 담금질하는 법이 있다.

煆製는 明煆法·煆淬法·密閉煆法(暗煆法)으로 구분되는 데, 密閉煆法은 달리 煆炭法이라고도 하며, 일부 학자들은 密閉煆法이 일반적인 煆法과는 약간 가공방법을 달리하므로, 炒炭法과 煆炭法을 합쳐서 製炭法이라는 製法으로 구분하여 설명하는 경우도 있다.

煆製의 작용 : 약물의 재질을 파삭파삭하고 부드러워지게 하여 쉽게 부서지게 하는 데 있다. 예를 들어 재질이 굳고 단단한 龍骨 龍齒 牡蠣 蛤殼 등의 약물과 結晶水를 함유한 白礬 硼砂 등의 약물은 煆製 후 그 재질이 파삭파삭하게 변하여 분쇄하기 쉬워진다.

① 明 煆 法(명단법) : 明煆製는 약물의 재질이 각각 다른 것을 근거로 해서, 直火煆·鍋煆 두 가지 방법을 사용한다.

이렇게 明煆法을 사용하면 약물을 파삭파삭하고 부드럽게 하거나 結晶水를 제거하므로 써 분쇄와 煎煮를 쉽게 할 수 있는 데, 예를 들면 白礬 硼砂 石決明 代赭石 등이 있다. 또한 약물의 收斂작용을 강하게 할 수도 있는 데, 예를 들면 牡蠣 赤石脂 등이 있다.

直 火 煆(직화단) : 순수한 약물을 완전 연소된 난로 위에 직접 굽거나 혹은 약 굽는 난로 안에 넣어서 센 불(武火)로 가열해서 煆하는 데 약재가 빨갛게 되면 꺼내 식힌 후 분쇄한다. 鑛石・化石・甲穀類 등을 분쇄하기 쉽게 하는 등의 예이다.

鍋 煆(과단) : 순수한 약물을 沙鍋 혹은 鐵鍋에 넣고, 약한 불(文火)로 가열해서(약 150~200℃) 煆하는 데, 완전히 건조한 후 꺼내 식힌 후 분쇄한다. 結晶水를 제거하는 목적으로 행한다.

② **煆 淬 法**(단쉬법) : 약물을 明煆法으로 煆燒하여 빨갛게 달군 다음 식기 전에 일정량의 淬液이나 찬물에 담가 냉각시킴으로써 약물의 재질을 파삭파삭하고 부드럽게 하는 방법을 煆淬法이라고 한다. 적용되는 淬液에 따라 좀 더 세분하기도 한다.

煆淬는 질이 딱딱한 약물에 많이 적용되는데, 고온을 받아도 파삭파삭하고 부드럽게 되지 않는 礦物類, 貝殼類 및 임상에서 특별한 목적으로 사용되는 약물에 적용한다.

煆淬法을 적용하게 되면, 약물의 이화학적 성질을 변화시키고, 치료효과를 높이며, 부작용을 감소시킨다. 또한 불순물을 제거하고, 약물을 파삭파삭하고 부드럽게 하여 유효성분의 추출을 쉽게 한다. 煆淬를 하는 약물의 예로 磁石 代赭石 自然銅 爐甘石 등이 있다.

酒淬製(주쉬제) : 淬는 담금질한다는 뜻으로 약물을 깨끗이 씻어 완전 연소된 난로 속에 넣고 강한 불로 빨갛게 달구어 뜨거울 때 일정량의 黃酒에 담근 후 파삭파삭해지면, 그늘에 放冷한다(약물 100㎏당 黃酒 20㎏을 비율).

醋淬製(초쉬제) : 약물의 재질에 의해 煆製醋淬・燙製醋淬의 두 가지 방법이 있다.

煆後醋淬製(단후초쉬제) : 순수한 약물을 작은 덩어리(小塊)로 부수어 耐火性 용기에 넣고 완전연소된 화로 속에 넣거나, 또는 약물을 직접 화로 위에 놓고 武火로 빨갛게 달군 다음 꺼내서, 뜨거울 때 일정량의 米醋가 들어있는 그릇에 넣어 약 5~10분 정도 담가 파삭파삭하고 부드럽게 되면 꺼내어서 醋液을 제거하고 그늘에 放冷한다(약물 100㎏당 米醋 20~40㎏의 비율).

주의사항 : ❶ 煆製 전에 약재를 크기에 따라 분류하여 각각 따로 煆製하면 불과 시간을 조정하기가 쉽다.

❷ 煆製할 경우 먼저 연료의 양을 충분히 준비하고, 완전 연소된 후에 약물을 넣는다.

❸ 煆藥溫度는 비교적 높은 데, 약 300~700℃가 되게 하고 醋淬時 醋液이 밖으로 튀기 쉬우므로 안전에 주의한다. 또한 질이 단단한 磁石 自然銅 등은 煆淬를 2~3번씩 반복하여 바삭바삭하고 부드럽게 될 때까지 한다.

燙後煅淬製(탕후단쉬제) : 먼저 깨끗한 모래를 용기에 넣고 센 불(武火)로 炒한 후, 순수한 약물을 집어넣어 전체가 부풀어 오르도록 炒하는데 微黃色이 되면 꺼내어 체로 모래를 쳐서 제거하고 뜨거운 약물을 일정량의 米醋가 들어있는 그릇에 담그었다가 꺼내거나 또는 淸水로 씻어 잠깐 동안 담가 꺼내어 그늘에 放冷한다(약물 100kg당 米醋 30kg의 비율).

鹽淬製(염쉬제) : 鹽淬製는 순수한 약물을 완전 연소된 화로 속에 놓고 武火로 약간 빨갛게 되도록 煅한 후 꺼내어 일정량의 식염수를 뿌려 파삭파삭하게 식으면 藥碾으로 분쇄한다(약물 100kg당 食鹽 2.5kg의 비율).

③ 煅 炭(閉鍋煅·密閉煅法) : 약물을 高溫의 眞空狀態에서 煅燒하여 炭으로 만드는 방법을 密閉煅法이라고 하며, 또한 悶煅法·暗煅法이라고도 한다. 煅하면 약재의 질이 너무 파삭파삭하게 되거나, 炒炭하면 쉽게 炭化되는 약물에 적용한다.

순수한 약물을 炒製용기에 넣고 위에는 직경이 조금 작은 솥을 덮어 두 솥을 진흙으로 봉하고 위에 무거운 것을 눌러 놓고, 진흙이 조금 마르기를 기다렸다가 武火로 가열한다. 2~4시간 약물을 煅燒한 후(煅燒란 불길이 약물 전체에 고루 퍼지도록 태우는 것으로써 경험자는 뒤집어 놓은 솥에서 물이 떨어지는 것을 보고, 혹은 먼저 白紙 한 장을 뒤집어 놓은 솥 밑에 붙여서 焦黃色이 나타날 때까지 굽는 것으로 안다) 불을 끄고 난로 불구멍을 막고 약 10시간쯤 경과한 후 솥이 완전히 식으면 덮어 놓은 솥을 열고 炭藥을 꺼낸다.

주의사항 : ❶ 閉煅時 炒製용기에 약물을 너무 많이 넣지 말고 중간에 틈을 남겨야 한다.

❷ 炒製용기의 接合處에서 연기가 나는 것이 보이면(처음 30분내), 즉시 다시 봉하여 약재가 炭化되는 것을 막는다.

❸ 약물을 꺼낼 때 반드시 炒製용기가 완전히 식은 후 꺼내야 炭藥과 공기가 접촉해서 다시 연소하여 灰化되는 것을 방지할 수 있다.

❹ 봉할 때는 黃泥를 사용하는데 鹽黃泥 혹은 紙黃泥를 사용해도 된다.

(5) 煨製法(외제법)

煨製는 순수한 약물 혹은 生片의 겉을 기름기를 흡수할 수 있는 輔料(축축한 밀가루 혹은 滑石粉, 紙漿 등)로 한 겹 싸서 뜨거운 滑石粉 속에 파묻어 煨燙하거나, 혹은 生片을 종이로 여러 겹 싸서 불이 붙은 잿불에 파묻어 굽는 일종의 炮製방법이다. 또는 약물을 濕紙 혹은 밀가루를 반죽하여 싸서 불에 굽거나 혹은 용기 속에 넣어서 燙炒할 수도 있다.

煨製의 목적은 약물 중에서 치료에 이롭지 못한 油脂와 자극성의 정유물질을 제거함으로써 독성을 완화시키고 약물의 효과를 적당하게 개선시키기 위한 것이다. 일반적으로 肉豆蔻 訶子 등의 固澀약물은 煨製 후 固腸止瀉 작용을 한다.

古典에 의하면 『煨』는 잿불(灰火) 속에서 加熱한 것이라고 해석하고 있다. 일반적인 煨製에는 다음과 같은 방법이 있다.

① **滑石粉煨**(활석분외) : 약물에다 일정한 양의 물을 뿌려서 축축하게 한 다음 광주리에 넣고, 泛水丸法같이 滑石粉을 3~4층 정도로 뿌려 약 3㎜의 두께로 만든 다음 그늘에서 70% 정도 말린다. 또 별도로 일정량의 滑石粉을 炒製용기에 넣어 文火로 가열한 후, 滑石粉으로 싼 약물을 가열해 둔 滑石粉에 묻어 煨燙하는데, 焦黃火色을 띠고 향기가 나면 꺼내 체로 쳐서 滑石粉을 제거하고 시원한 그늘에 널어 식으면 약물을 쌌던 輔料를 벗긴다.

② **麵裹煨**(면과외) : 煨法 중에서 麵裹煨法이 많이 사용되는데, 麵粉(밀가루)을 물로 반죽하여 약물을 싸서 炒製용기에 넣고 熱沙土로 燙煨하거나, 혹은 불이 붙은 잿불(火炭) 속에 넣고 煨하여 麵色이 황흑색이 될 정도로 해서 꺼내어 냉각된 후에 麵皮를 제거하고 사용한다.

③ **紙漿煨**(지장외) : 草紙로 3겹 이상 싸서 물속에 넣어 濕透시킨 뒤에 炒製 용기의 熱沙 속이나 혹은 火炭 속에 묻어서 草紙가 焦黑色이 될 때까지 燙煨한 다음에 꺼내어 냉각되면 草紙를 제거하고 사용한다.

④ **隔紙煨**(격지외) : 이 방법은 약물의 切片을 草紙(혹은 습기와 기름기를 흡수할 수 있는 종이) 위에 평평하게 깔고, 또 한 층은 약물로 층층이 쌓아 놓은 뒤에 火爐 옆에 놓아 쬐어 말리므로 써 약물 속의 정유 성분 및 油脂 등을 草紙에 스며들게 하여 약물의 자극성과 부작용을 감소시킨다.

⑤ **烘 煨** : 약물의 飮片을 철사망에 올려놓고 화로 위에 놓거나, 혹은 건조실(烘房)에 넣어 烘煨함으로써 약물 중의 정유 성분을 제거한다.

⑥ **기타 煨法** : 약물을 직접 無焰의 잿불 속에 묻어 燒煨하여 약물로 하여금 열을 받아 發泡되도록 하거나, 혹은 近裂케 함으로써 그 질을 파삭파삭하게 하고 부드럽게 하는 방법도 있다.

(6) 蒸 製 法(증제법)

蒸製法은 수증기로 직접 약물을 찜통(蒸罐)이나 혹은 시루(籠) 속에 넣어 隔水로 가열함으로써 水熱과 증기를 이용하여 약물을 蒸製하는 방법이다. 찌는 주목적은 溫補작용을 강화하는 것이며, 대체적으로 滋補하는 약물에 적용한다. 그 예가 地黃 女貞實 五味子 등이다. 일반적으로 찐 후에 甘味가 증가하고, 藥性도 改變하여 矯臭, 矯味작용을 한다.

蒸製할 경우에는 輔料를 집어넣을 수도 있으며 또한 單蒸도 할 수 있다.

蒸製法의 목적 : ❶ 약물의 性能을 변화시켜 用藥의 범위를 넓힌다. 예를 들어 生地黃을 술로 반복하여 쪘다 말렸다(九蒸九曝) 하면 熟地黃이 됨으로써 성질이 변화되어 滋陰補血작용을 증강한다.

❷ 부작용을 감소시킨다. 예를 들면 生大黃을 蒸製하면 熟大黃이 되어 瀉下작용이 減緩해진다.

❸ 약효를 보존하고 저장을 편리하게 한다. 예를 들면 黃芩 桑螵蛸의

경우에 해당된다.

❹ 가공이나 切片하기 편리하도록 한다. 예를 들면 木瓜의 경우에 해당된다.

蒸製의 일반적인 방법 : 蒸製의 방법에는 罐蒸製와 籠蒸製의 두 가지가 있으며 다음과 같다.

① 罐 蒸 製(관증제) : 이 방법은 약물에 기타 輔料를 넣어서 불리어 찜통이나 이중솥에 넣고, 뚜껑을 잘 덮은 후에 결합되는 곳을 종잇조각으로 엄격하게 密封해서 증기가 새지 않도록 한다(鍋內의 水量은 70% 정도로 한다), 찌는 시간은 약물에 따라 다르나 일반적으로 100℃에서 2~4시간 때로는 8~12시간 찌는 데 경우에 따라 3~4회 반복한다. 이 방법은 비교적 좋으며 약효를 쉽사리 손실시키지 않는 이점이 있다.

② 籠 蒸 製(농증제) : 약물을 찜통에 넣거나 혹은 먼저 輔料를 섞어서 하룻밤 밀폐하여 축인 후에 채반시루 혹은 찜통에 넣고 시루덮개를 꼭 덮고서 물솥 위에 얹어 놓고 쉬지 않고 계속 가열하여 찐다.

찌는 정도는 약재의 종류에 따라서 정하는 데, 예를 들어 酒蒸大黃인 경우는 반드시 검게 스며들 정도까지 쪄야 하는 것이다. 또 어떤 것은 찐 후 반드시 停火하고 上下로 뒤섞거나 혹은 약간 陰乾시킨 후 반복해서 찐다.

또한, 같이 사용하는 輔料의 종류에 따라 구분하기도 하는데, 다음과 같다.

③ 酒 蒸 製(주증제) : 약재를 깨끗이 씻어 일정량의 黃酒에 축축해지도록 담그거나, 또는 골고루 저어서 술이 약재조직 내부까지 스며들면 찜통에 담아 물이 있는 솥 안에 넣고 찐 다음 꺼내어 그늘에서 약간 말린 후 小段하거나 飮片으로 썰어 다시 그늘에 건조한다(약물 100kg당 黃酒 50kg의 비율).

④ 鹽 蒸 製(염증제) : 鹽蒸製는 순수한 약물에 일정량의 식염수를 뿌려 고루 스며들게 밀폐하여 축인 후, 찜통에 담아 물솥 위에 올려놓고 武火로 가열하여 속까지 완전히 쪄지면 꺼내어 木心을 뽑아내고 햇볕에 건조한다(약물 100kg당 食鹽 2kg의 비율).

(7) 煮 製 法(자제법)

약물을 淸水 혹은 藥液(液體)에 넣고 가열하여 펄펄 끓이는 방법을 말한다.

煮製法의 목적 : ❶ 약물의 독성, 자극성 또는 기타 부작용을 제거하거나 감소시킨다. 예를 들면 芫花를 醋煮하면 그 독성이 감소된다.

❷ 藥性을 바꾸어 약효를 높인다. 예를 들면 遠志의 경우이다.

❸ 煮한 후에 가공이나 저장에 편리하게 한다.

❹ 약물을 순수하게 한다. 예를 들면 芒硝와 蘿菖汁을 함께 煮하여 냉각시키면 元明粉이 되어 질이 製하기 전보다 비교적 純淨해지는 예이다.

煮製法의 일반적인 방법 : 煮하는 방법은 약물을 용기에 넣고 적당량의 清水 혹은 輔料를 넣고 물을 혼합하는 데, 그 양은 약물이 물에 잠길 정도로 하며, 다시 가열해서 일정한 정도에 이를 때까지 煮沸한다. 또한 약재를 용기 속에 넣어 약간 물에 잠길 정도로 하거나 혹은 輔料를 넣어서 고르게 섞은 뒤에 재차 적당량의 清水를 넣고 가열해서 약간 건조할 때까지 끓이는 방법도 있다.

煮하는 시간은 각종 약물의 차이에 따라 정해야 되나 일반적으로는 약물의 속에 백색이 없어질 정도로 끓인다.

대개 물의 양이 지나치게 많으면 우러난 藥汁이 재흡수 되지 못하게 됨으로써 약효의 손실을 가져오게 되기 때문에 적당치 못하다. 또한 물의 양이 너무 적어도 쉽게 煮透할 수가 없으므로 역시 약재의 품질에 영향을 미치게 된다. 그러므로 일반적인 약재는 藥液이 모두 흡수될 때까지 끓이는 것이 적당하나, 有毒한 약재에 대해서는 일정한 정도까지 끓인 뒤에 건져냄으로써 輔料湯汁 속의 독성이나 잡질 등을 제거하는 데 편리하도록 하는 것이 적당하다.

① **醋 煮 製**(초자제) : 순수한 약물 또는 生片에 일정량의 米醋를 골고루 버무려 축인 후, 醋液이 약재조직 내부까지 스며들면 炒製 용기에 넣어 약한 불(文火)로 醋液이 전부 흡수되도록 삶은 다음, 꺼내서 그늘에 널어 말리되 표면이 조금 덜 말랐거나 內外濕度가 일치하면 飮片으로 썰어 햇볕에 건조한다(약재 100kg당 米醋 30kg의 비율).

주의사항 : ❶ 醋煮製하기 전에 약재에 乾心이 없을 정도로 醋液에 浸潤해야 하며 그렇지 않으면 쉽게 煮透할 수 없다.

❷ 煮製時 온도를 너무 높게 하지 말며, 부지런히 저어서 熱을 고루 받도록 하여 타거나 솥에 붙지 않게 한다.

② **薑 煮 製**(강자제) : 일정량의 生薑切片을 煎湯하다가 깨끗한 약재를 넣고 함께 약 2시간 정도 달인 다음 薑湯이 모두 흡수되면 꺼내어 切製하여 햇볕에 말린다(약물 100kg당 신선한 生薑 10kg 비율).

(8) 藥汁製法(약즙제법)

藥汁製는 약물과 藥汁(한 가지 또는 여러 가지의 藥料의 약즙)을 함께 炮製하는 일종의 炮製方法이다. 보통『法製』또는『複製』라고 하며 일반적으로 독성을 함유한 약물에 많이 사용한다. 따라서 輔料가 각각 다른 데, 상용하는 輔料에 따라서 甘草黑豆製·甘草白礬生薑製·膽汁白礬製·黑豆黃酒製·花椒黃酒製·燈心淡竹葉製·豆腐製·甘草製·吳茱萸製 및 清瘟解毒湯製 등의 방법이 있다.

藥汁製의 작용과 목적 : ❶ 독성 및 부작용을 제거하거나 감약시켜 안전하게 사용할 수 있다. 예를 들면 川烏 草烏 附子 등의 生品은 大毒인 데 藥汁製 한 후에는 독성이 감약되어 내복할 수 있고, 半夏 天南星 白附

子 등의 生品에는 咽喉를 강렬하게 자극하는 부작용이 있으나 藥汁製 후에는 辛辣하면서 마비시키는 부작용이 제거되므로 飮片의 치료 효과를 증강시킨다.

❷ 飮片과 藥汁이 협동작용을 함으로써 치료 효과가 증강된다. 예를 들면 天南星은 膽汁製 후에 天南星의 抗驚厥 작용이 증강되고, 大豆黃卷은 燈心草 淡竹葉製 후에 利濕淸熱 작용이 증강된다.

(9) 기타 炮製法(포제법)

① 醱 酵 法(발효법) : 일정한 온도 조건하에서 곰팡이균을 이용하여 약물로 하여금 발효하도록 해서 곰팡이가 생기게 하는 일종의 방법을 말한다. 그 목적은 주로 발효처리로 인해 원래의 성질을 변화시켜 별도의 약품을 만들어 새로운 치료효과가 생기도록 하여 치료의 수요에 부합되도록 하기 위한 것이다.

방법은 약물을 각각 가공처리한 후 온도·습도가 적당한 환경에서 발효를 시키는데, 일반적으로 온도는 30~37℃, 상대습도는 70~80%가 적당하다. 우선 일정량의 약물과 輔料를 취하여 가공한 다음 재차 용기 속에 넣고 일정한 온도조건 하에 두면 효소작용으로 발효되어 곰팡이가 생기게 되며 약물에서 향기가 나는 동시에 백색 혹은 황색의 곰팡이 꽃이 완전히 자라나게 되는 데 이때 꺼내서 햇볕에 건조하면 곧 완성되는 것이다.

일반적으로 발효한 후에 氣味에 방향성이 있어야 하고, 매캐한 냄새가 없어지며, 약물의 표면이 黃衣로 덮이고, 내부에는 반점이 생기는 것이 잘 된 것이며, 현미경으로 균사와 미성숙한 포자를 관찰할 수 있어야 한다.

발효 시에는 온도와 습도가 발효에 미치는 영향이 매우 크므로 주의한다. 온도가 너무 낮거나 너무 건조하면 발효가 더디거나 발효되지 않으며, 온도가 너무 높으면 누룩이 죽으므로 발효시킬 수 없다. 주로 발효법을 이용하여 만들어지는 약물로는 神麯, 豆豉 등이 있다.

② 發 芽 法(발아법) : 이 방법은 완전히 성숙한 과실이나 종자를 일정한 온도와 습도에서 싹이 나게 하는 방법을 말하는 데, 『蘖法』이라고도 한다. 주로 穀·麥·豆類를 浸濕하게 하여 물을 뿌려 發芽하도록 하는 방법을 많이 이용한다. 穀·麥·豆類를 발아법으로 처리하면 어린 싹(幼芽)이 돋아 나오므로 원래 가지고 있는 性能을 변화시켜 약효를 발생하게 할 수가 있다. 그러나 幼芽가 너무 길게 자라게 해서도 안 되며, 또한 싹이 나오자마자 바로 사용해서도 안 된다. 이는 즉 모두 치료 효과에 영향을 미칠 수 있기 때문이다.

방법은 發芽시킬 필요가 있는 穀·麥·豆類를 취하여 6~12시간 물에 담갔다가 건져서 물이 잘 빠지는 용기 속에 넣어서 매일 수차례에 걸쳐 물을 뿌려 주는 것인데, 즉 夏季에는 냉수를 뿌려(發熱되어 腐爛됨을 방지하기 위함)주고 冬季에는 온수를 뿌려(너무 冷하여

發芽가 지연됨을 방지하기 위함)주어 적당한 온도와 습도를 유지시킨다. 그리고 發芽하여 0.6~1㎝ 정도 자랄 때까지 기다렸다가 꺼내서 曬乾하여 약으로 사용한다.

주로 發芽法을 이용하여 만들어지는 약물로는 穀芽·麥芽·大豆黃卷 등이 있다.

주의사항 : ❶ 발아 과정 중에 자주 검사하고 자주 물을 뿌려서 산패되어 발효에 이상을 주는 것을 막아야 한다. 물에 담그는 시간은 기후에 따라서 적당히 증감해야 한다.

❷ 발아할 때에는 鬚根이 먼저 나온 후 싹이 나오므로 반드시 싹이 일정한 정도로 자란 다음에 꺼내 건조한다.

❸ 신선하고 성숙한 과실이나 종자를 선택해야 하며, 발아율이 85% 이상 되는 것이어야 한다.

❹ 적당하게 避光이 되어야 하고, 아울러 충분하게 산소의 공급이 이루어지며 통풍이 잘되는 곳이나 용기에서 발아시킨다.

③ **製 霜 法**(제상법) : 이 방법은 油脂를 함유하고 있는 약물을 去油하여 분말로 만들거나, 혹은 신선한 瓜果 등을 사용해서 약물을 配入하고 風化를 거쳐서 백색의 細霜으로 만드는 방법을 말하거나, 혹은 昇華, 煎煮하여 가루 모양의 찌꺼기를 만드는 방법을 말한다.

목 적 : ❶ 치료목적의 불필요한 油脂를 제거하고 약물의 劇烈한 작용을 감소시키기 위한 것이다. 예를 들면 巴豆霜 續隨子霜 등의 예이다.

❷ 그 本性을 취하여 치료목적의 임상에 응용하고자 하는 데 있으며 그 예를 들면 西瓜霜 등의 예이다.

상용되는 製霜의 방법에 네 가지가 있는데, 이를 소개하면 다음과 같다.

去油製霜法(거유제상법) : 이 법은 주로 種子類의 약물에 적용한다. 일반적으로 우선 種子를 햇볕에 건조하거나 혹은 열을 가하고, 去殼한 후에 種仁을 취해서 진흙의 형태로 찧어서 여러 겹의 草紙로 잘 싸서 曬, 烘 혹은 압착기로 압착하여 油脂가 草紙에 흡수되게 하는 데, 자주 종이를 갈아주어서 油脂가 종이에 완전히 흡수될 때까지 반복적으로 약물이 부드럽고도 잘 흩어지며 뭉치지 않도록 하는 것이다(예 : 巴豆霜·瓜蔞仁霜·胡桃霜 등).

滲析製霜法(삼석제상법) : 약물에 어떤 재료를 이용하여서 미세한 고운 결정을 석출하게 하는 방법이다. 西瓜霜을 예로 설명하면 먼저 西瓜 위에 하나의 작은 구멍을 파서 芒硝를 집어넣고, 그 구멍을 원래의 瓜片으로 잘 막아서 通風이 잘되는 곳에 매달아 두어 硝性을 滲出케 함으로써 風化작용에 의해 西瓜의 표면에 白色의 고운 서리(霜)가 생기게 되는데 이것을 쓸어 모아서 약용으로 한다.

昇華製霜法(승화제상법) : 약물을 고온으로 승화시켜서 결정 혹은 細粉을 만드는 방법을 말한다. 예를 들면 砒霜 등의 예이다.

煎煮製霜法(전자제상법) : 약물을 여러 차례 장시간 煎熬한 후에 생기는 가루찌꺼기를 별도의 약으로 사용하는 방법을 말한다. 예를 들면 鹿角霜 등이 그 예이다.

또한 별도의 柿霜도 있는 데, 이것은 柿餠을 사용하여 햇볕에 쬐이거나, 밤이슬(夜露)을 맞혀서 다시 밀폐용기에 두면 餠皮가 糖化되어 霜이 되는 것이다

④ 水 飛 法(수비법) : 이 방법은 물에 녹지 않는 약물을 물과 함께 갈아서, 고운 가루가 물에 뜨는 성질을 이용하여 물중의 현탁한 부분을 분리시켜 미세한 粉末을 취하는 하나의 방법이다.

조작할 때 우선 약물을 粗末하여 乳鉢에 넣고 淸水를 약재가 잠길 정도로 부어서 함께 가는 것으로서 乳鉢의 밑바닥에서 약을 가는 소리가 나지 않을 정도까지 갈고 나서 다시 淸水를 넣고 저어줌으로써 미세한 약물은 浮游하고 粗物은 沈澱하게 되면 上層의 혼탁된 약액을 즉시 기울여서 다른 용기에 넣는다. 그리고 나머지의 粗末을 계속 같은 방법으로 研磨한다.

이렇게 반복적으로 조작하되 전부 혼탁액이 될 때까지 하는 것이다. 그리고 난 뒤에 혼탁액을 침전시키고 맑은 물은 기울여서 버리고 침전된 고운 가루를 꺼내어 햇볕에 건조한다.

이 방법은 물에 쉽게 용해되지 않는 礦石과 貝殼類 등에 적용되는 데, 그 목적은 研磨할 때에 분말이 飛揚되어 손실되는 것을 방지하는 데 있으며, 또한 물에 용해되는 잡질을 분리해서 약물을 淨潔하게 만들 수도 있고, 특히 약물을 極細하고 부드러운 분말로 만들 수 있으며 내복할 때 흡수되기 쉽게 하고 外用할 때에는 자극을 감소시킬 수가 있다. 예를 들면 朱砂 滑石 爐甘石 雄黃 등을 吹喉, 點眼하고자 할 때와 丸藥을 만들거나 拌衣하기 위하여 이 방법을 사용한다.

⑤ 乾 餾 法(건류법) : 약물을 용기에 넣고 불로 가열하여 汁液을 만드는 방법이다. 그 목적은 임상에서 원하는 치료효과를 얻기 위한 것이다.

이 방법을 이용할 때의 온도는 비교적 높은데 일반적으로 120℃~450℃ 정도이다. 그러나 약물에 따라서 약물의 용해온도도 다르다. 蛋黃油는 280℃정도이고, 竹瀝油는 350~400℃, 黑豆餾油 등 豆類는 400~450℃ 정도로 한다.

방법은 砂浴에서 가열하는 데, 건류기 상부에 응결된 액체가 용기 주위를 가열하여 아래에 모인 액체이다.

⑥ 提 淨 法(제정법) : 일부 광물성 약물 특히 일부 가용성 무기염류의 약물을 용해, 여과, 재결정 처리하여 잡질을 제거하는 방법이다. 이 법의 목적은 약물을 깨끗하게 하고, 치료 효과를 높이며, 藥性을 완화시키고, 독성을 감소시키는 데 있다.

약물의 종류에 따라 提淨하는 방법도 각기 다른 데, 冷結晶法과 熱結晶法으로 구분할 수 있다. 어떤 약물은 輔料와 약물에 물을 넣고 같이 끓인 후 여과하여 잡질을 제거하고 여과액을 그늘진 서늘한 곳에서 냉각시키면 새로운 結晶이 만들어지는 데, 芒硝가 그 예이다.

또한 어떤 약물은 먼저 적당하게 破碎하고 적당량의 물을 넣고 가열하여 溶化시킨 후, 잡질을 여과한 여과액을 용기에 담아 일정량의 식초(米醋)를 넣고 다시 용기에서 隔水加熱하여 液面에 결정물이 완전히 析出될 때까지 가열한다. 또는 약물과 식초를 함께 끓인 후 잡질을 제거하고, 그 여과액을 가열하여 증발시켜 일정한 농도로 되면 다시 자연건조시키는 경우도 있는 데, 硇砂가 그 예이다.

醋提淨(초제정) : 약물을 일정량의 끓는 물에 넣고 휘저은 다음 熔化시켜 가만히 두면 잡질이 침전하는 데 이때 위의 맑은 액을 취해서 일정량의 米醋와 함께 용기에 담아 물솥에 넣고 가열해서 농축하여 결정을 석출한다. 결정을 건져내서 吸水紙 위에 놓아 건조한다(약물 100kg당 米醋 50kg의 비율).

주의사항 : ❶ 提淨濃縮하는 경우의 온도는 80℃ 이하로 조정해야 하는데, 이 온도를 초과하면 결정이 쉽게 석출되지 않는다.

❷ 提淨할 경우 銅이나 鐵로 된 용기를 쓰면 안 된다.

⑦ **烘 焙 法**(홍배법) : 약물을 약한 불(文火)로 간접 혹은 직접적으로 가열하여 충분히 건조시키는 것을 烘焙法이라고 한다. 곤충류나 또는 약물 중에는 분쇄와 저장을 쉽게 하기 위하여 종종 이 방법을 사용하여 가열처리한 후에 충분히 건조해야 하는 것들이 있다.

다만, 주의해야 할 점은 烘焙法은 炒法과는 달리 약한 불(文火)을 사용하여 부지런히 저어서 약물이 눋게 되는 것을 피해야 하는데, 그 자세한 방법은 다음과 같다.

烘 法(홍법) : 불 가까운 곳이나 용기 또는 건조실 등의 설비를 이용하여 약물이 함유한 수분을 서서히 증발시키는 방법이다. 이때 화력은 비교적 약하게 하며, 다만 약물을 건조시키는 목적에 도달하도록 한다. 예를 들면 烘紫河車 등이 그 예이다.

焙 法(배법) : 약물을 용기 내에서 약한 불(文火)로 단시간 가열하면서 계속 휘저어서 약물의 표면색이 짙어지고 질이 성글어지면 꺼낸다. 이때 화력은 약한 편이지만 烘法보다는 강하며, 약물의 표면이 약간 누렇게 되어 푸석푸석하게 되도록 한다. 예를 들면 水蛭 虻蟲 등이 그 예이다.

⑧ **燀 製 法**(천제법 ; 水燙法) : 약물을 끓는 물속에 넣고 단시간 내에 처리하는 일종의 방법을 말한다. 그 목적은 주로 비약용부위를 제거하는 데 있으며, 杏仁 桃仁 등과 같은 種子類의 껍질을 벗기나, 육질과 즙이 많은 약물의 건조처리 하는데 주로 상용한다.

燀하는 방법은 우선 맑은 물을 끓을 때까지 가열하고 끓는 물속에 약물을 넣고 5~10분간 휘저어 껍질의 주름이 없어지면서 손으로 비벼서 껍질이 쉽게 벗겨질 정도까지 기다렸다가 즉시 꺼내서 그릇에 쏟아 넣고 外皮를 문질러서 제거하고 햇볕에 건조한다. 燀하는 시간은 유효성분의 감소를 방지하기 위하여 너무 오래도록 해서는 안 된다.

⑨ **燉 製 法**(돈제법) : 燉製는 약한 불에 장시간 고는 製法을 말한다.

酒 燉 製(주돈제) : 약재를 깨끗이 씻어 일정량의 黃酒를 골고루 뿌려 축인 후, 3~4시간 정도 밀폐시켜 축인 후 술이 약물조직 내부까지 스며들면 약물과 남아있는 黃酒를 함께

집어넣은 단지를 물을 부은 솥 안에 넣고 隔水로 술이 모두 흡수될 때까지 장시간 고아, 약물이 黑暗色으로 변하면 꺼내어 식힌 다음 햇볕에 건조한다(果實類약물 100kg당 黃酒 20kg의 비율・根莖類藥材 100kg당 黃酒 30kg의 비율).

주의사항 : ❶ 약물을 삶기 전에 크기에 따라 분류하면, 삶을 때 시간을 조절하기 편리하다.

❷ 燉製 시간은 보통 48~72시간인데, 도중에 불을 끄면 안 된다. 果實類의 약물은 8시간 정도 삶으면 된다.

❸ 燉製時 바로 물을 부어 솥이 마르지 않게 한다.

❹ 燉製하고 남은 藥汁은 건조시킬 때 여러 차례 製品 위에 뿌리면서 햇볕에 말린다.

醋 燉 製(초돈제) : 깨끗한 약물에 일정량의 米醋를 골고루 뿌려 축여서 3~4시간 정도 밀폐하여 醋液이 약재 조직 내부까지 스며들면, 용기에 남은 米醋와 함께 넣어 물솥에 넣고 수증기로 데워서 醋가 모두 흡수되고 약물 표면이 암흑색이 되면 꺼내어 그늘에 널어 건조한다(약물 100kg당 米醋 15~20kg의 비율).

⑩ **油 炸 法**(유작법 ; 油煠製) : 植物油를 솥에 넣고 약한 불(文火)로 가열하면서 끓게 하고, 여기에 깨끗한 약물을 넣고 튀기면서 연한 黃火色이 나타나고 파삭파삭할 때 꺼내 묻어 있는 기름을 제거하고 압착하여 부순다(약물 100kg당, 食用植物油 20~30kg의 비율).

⑪ **製 餠 法**(제병법) : 약물을 반죽하여 餠으로 만드는 방법이다.

酒製餠法(주제병법) : 깨끗한 약물을 솥에 넣고 적당량의 물을 부어 삶은 후, 다시 일정량의 黃酒와 麵粉(밀가루)을 넣어 반죽하여 餠을 만들어 작은 덩어리로 썰어 햇볕에 건조한다(약물 100kg당 黃酒 15kg, 麵粉(밀가루) 10kg의 비율).

⑫ **拌 製 法**(반제법) : 약물 飮片 중에는 때에 따라서 飮片의 성질을 증가하기 위하여서 버무리(拌)는 조작을 하는 경우가 있는 데, 이것은 바로 약물을 다른 輔料약물과 동시에 적당하게 뒤섞어 혼합하여서 輔料로 하여금 약물에 잘 묻어 붙도록 하는 것이다. 輔料는 固體와 液體의 두 가지로 구분된다.

固體輔料(고체보료) : 상용되는 것으로는 朱砂 靑黛 등이 있다. 朱砂를 사용하는 경우가 비교적 많으며 朱砂는 水飛를 통해서 매우 고운 가루로 만들어야 하며, 용량은 일반적으로 약물의 1/10을 사용하거나 더 적게 사용한다. 버무리는 조작은 먼저 약물을 乳鉢에 넣어 둔 후에 朱砂를 뿌려 넣어 잘 섞어 혼합하면 된다. 만일 약물에 輔料가 쉽게 달라붙지 않으면 약물에 약간의 물을 뿜어서 표면이 약간 축축하게 된 후에 朱砂를 잘 섞어 혼합하면 된다. 예를 들면 朱燈心 朱茯苓 등이 그 예이다.

靑黛를 이용하여 버무리(拌)는 조작도 朱砂의 경우와 같지만, 靑黛의 용량은 일반적으로 약물의 1/20을 초과하지 않으며, 예를 들면 黛燈心이 그 예이다.

液體輔料(액체보료) : 이 경우의 대부분은 동물의 피인데, 예를 들면 鱉血拌柴胡·猪心血拌丹參 등의 예이다. 鱉血을 이용하여 버무릴 경우에 약물 1斤 당 鱉血 2~4兩을 사용하고, 술이나 물을 가하여 血과 잘 섞은 다음 약물에 넣어 잘 섞어 혼합하여 햇볕에 건조한다.

猪心血은 猪心血을 씻어서 얻은 후에 적량의 술이나 물을 가하여 잘 섞으며, 일반적으로 약재 1兩(36.5g)당 한 마리의 돼지 心血을 사용한다. 이러한 종류의 輔料를 이용하는 경우는 비교적 적다.

일반적으로 상용하는 拌製飮片으로는 朱砂拌으로 朱茯苓·朱茯神·朱麥門冬·朱天門冬·朱遠志·朱燈心이 있으며, 靑黛拌으로 黛燈心이 있고, 鱉血拌으로 鱉血拌柴胡가 있으며, 猪血拌으로 猪血拌丹參이 있다.

各論

제 1 장 解　表　藥

주로 表에 있는 모든 邪氣를 발산하고 表證을 풀어주는 효능이 있는 약물을 解表藥이라 한다.

外界의 기후 이상 또는 계절 변화의 이상으로 그 변화가 심할 때 外感病邪가 인체의 肌表에 침입한 것을 表邪라 하고, 表邪로 야기되는 惡寒, 發熱, 頭痛, 身痛, 無汗(혹은 有汗), 脈浮 등 일련의 증후를 나타내는 것을 表證이라 한다.

[素問・陰陽應象大論]에서는 “其在皮者, 汗而發之”, “因其輕而揚之”라 하였다. 解表藥은 대체적으로 味가 辛하고 발산하는 작용을 한다. 주요 효능은 肌表의 邪氣를 밖으로 발산시키거나 發汗하여 邪氣를 풀어주는 것인데, 이로써 表證을 제거한다.

解表藥은 또한 平喘・化痰・透疹・行氣・止嘔・利水・祛風勝濕・疼痛緩和・明目 등의 효능이 있으므로 喘咳, 疹發不暢, 胸悶, 嘔吐, 水腫, 風濕肢節疼痛, 目疾 등의 병증을 치료한다.

解表藥은 성능과 임상효능에 따라 辛溫解表藥과 辛涼解表藥 두 가지로 분류된다. 辛溫解表藥은 대체로 性味가 辛・溫하여 주로 風寒을 발산하는 작용을 하는 데, 外感風寒으로 인해 야기되는 惡寒發熱, 無汗, 頭痛, 身痛, 舌苔薄白, 脈浮緊 등의 증상에 적용된다. 辛涼解表藥은 대체적으로 性味가 辛・涼하므로 發散작용이 辛溫解表藥에 비해 완화하며, 風熱을 發散하는 것이 이 약물의 주요 작용이고, 外感風熱로 인해 발생하는 發熱, 微惡風寒, 咽乾口渴, 舌苔薄黃, 脈浮數 등의 증상을 치료한다.

解表藥을 응용할 경우에는 반드시 外感으로 인한 風寒과 風熱을 辨證한 후, 發散風寒藥 혹은 解散風熱藥을 사용해야 한다. 이 밖에도 正氣가 偏虛한 경우는 반드시 助陽・益氣・養陰 등의 扶正 약물을 배합하여 正氣를 보호하는 동시에 祛邪에 도움이 되게 한다. 辛涼解表藥을 溫病초기에 사용할 때는 적당하게 淸熱解毒 약물을 가한다.

發汗力이 강한 解表 약물을 사용할 경우에는 땀이 과다하게 나서 陽氣와 津液이 소모되는 것을 피한다. 多汗 등의 熱病 후기에 津液이 虧損한 경우에 대해서는 解表 약물을 금한다. 장기적으로 瘡癰 淋病을 앓거나 失血한 환자에 대해서는 外感表證이 있을지라도 신중하게 사용해야 한다.

근래의 연구에 의하면 解表藥은 다음과 같은 약리작용이 있다.

① 대부분의 解表 약물 예를 들면 桂枝 紫蘇 荊芥 防風 葛根 柴胡 牛蒡子 蟬蛻 蔓荊子 浮萍 菊花 薄荷 등은 정도의 차이가 있지만 發汗解熱 작용을 한다.

② 대부분의 약물은 抗菌작용을 한다. 예를 들면 桂枝 紫蘇 荊芥 防風 羌活 白芷 藁本 蒼耳子 辛荑 葱白 檉柳 菊花 葛根 升麻 柴胡 薄荷 牛蒡子 등이다.

③ 麻黃 柴胡 桂枝 등은 유행성 감기 바이러스를 억제하는 작용을 한다.

④ 血糖降下 작용을 한다. 예를 들면 桑葉 葛根 등이다.

⑤ 利尿작용을 한다. 예를 들면 麻黃 浮萍 牛蒡子 木賊 香薷 등은 정도의 차이는 있으나 이뇨작용을 한다.

⑥ 관상동맥의 혈류량을 증가하고 心筋의 혈액공급 작용을 개선한다. 예를 들면 葛根 菊花 등이다.

⑦ 荊芥 麻黃 葛根은 平滑筋의 解痙 작용을 하고, 藁本 柴胡 蔓荊子는 진통작용을 하며, 白芷는 抗蛇毒작용을 하고, 桂枝 淡豆豉 生薑 등은 健胃작용을 한다.

제 1절 發散風寒藥(辛溫解表藥)

發散風寒藥은 辛溫解表藥이라고도 하며, 대체적으로 性味가 辛·溫하다. 發汗의 힘이 강하여 주로 風寒을 發散하는 작용을 하고, 惡寒이 심한 發熱無汗, 頭身痛, 舌苔薄白, 脈浮緊 등의 증상이 비교적 뚜렷한 寒象表證을 치료하며, 아울러 表證이 있는 咳喘 水腫 瘡瘍 및 風寒痹痛 등의 증후에 적용한다.

마황 麻黃[KP]

Ephedrae Herba
Ephedra herb

【出 典】神農本草經

【異 名】淨麻黃·麻黃絨·龍沙·卑相·卑鹽

【起 原】마황과(Ephedraceae) 초마황(草麻黃) *Ephedra sinica* Stapf, 중마황(中麻黃) *Ephedra intermedia* Schrenk et C. A. Meyer 또는 목적마황(木賊麻黃) *Ephedra equisetina* Bunge의 초질경이다.*

【採 取】가을에 녹색의 초질경을 채취하여 曬乾한다.

【性 狀】이 약은 초질경으로 가는 원주상~타원주상으로 길이 5~25㎝, 지름 1~2㎜, 마디 사이의 길이 3~5㎝이다. 바깥 면은 연한 녹색~황록색이며 많은 세로 홈이 나란히 있다. 마디에는 보통 비늘 모양의 잎이 있다. 잎은 길이 2~4㎜이고 연한갈색~갈색이며 보통 대생하고 그 기부는 모여서 통상을 이룬다. 이 약은 냄새가 약하고 맛은 떫고 약간 쓰며 혀를 약간 마비시킨다. 六陳에 속한다.

---

* CP : 麻黃(Mahuang) EPHEDRAE HERBA
麻黃科 植物 草麻黃 *Ephedra sinica* Stapf, 中麻黃 *Ephedra intermedia* Schrenk et C. A. Mey., 혹 木賊麻黃 *Ephedra equisetina* Bge의 草質莖.

【產 地】① 草麻黃 : 中國의 乾燥地帶에 자생하는 데 吉林, 遼寧, 河北, 山西, 內蒙古, 陝西, 甘肅, 寧夏, 山東, 河南 등의 지역이 주산지이다.

【炮 製】① 麻 黃 : 줄기의 木質부분, 殘餘 및 잡질을 제거하고 깨끗이 씻어 밀폐하여 축인 후 內外 습도가 일치할 때 小段으로 썰어 曬乾한다.

② 蜜麻黃 : 麻黃段에 煉蜜을 끓인 물에 희석하여 고루 섞어 밀폐하여 축인 후 炒製용기에 넣고 文火로 황색이 될 정도로 炒하여 放冷한다(麻黃段 100kg당 煉蜜 15kg).

【性味 · 歸經】味는 辛 · 微苦하고 性은 溫하며, 肺 · 膀胱經에 작용한다.

效 能	主 治
發汗解表	外感風寒表證 : 傷寒表實證의 發熱惡寒 또는 無汗, 頭痛鼻塞, 骨節疼痛
宣肺平喘	風寒外束 · 肺氣壅遏로 인한 咳嗽氣喘
利水消腫	水腫을 겸한 表證의 風水浮腫, 小便不利
溫散寒邪	風濕痹證, 陰疽, 風邪頑痹, 皮膚不仁, 風疹瘙痒 등의 병증

이 약물의 性味는 辛苦 · 溫하고 質이 輕하다. 辛味로 發散하고 溫性으로 祛寒하며 質이 輕해서 昇浮하여 肺와 膀胱經에 작용하는 데, 肺는 皮毛를 주관하고 太陽膀胱經이 全身의 表를 주관한다. 따라서 이 약물은 發汗解表하고 散寒하는 효능이 있어 風寒外束으로 인한 表實無汗의 병증을 다스리게 된다. 또한 肺氣를 開宣하고 腠理를 열어 毛竅를 通하게 하므로 外邪의 침범으로 인한 肺氣壅遏의 咳喘을 치료하는 데, 좋은 효과가 있다. 그러므로 이 약물은 發汗 平喘의 要藥이다.

이 외에도 麻黃은 위로 肺氣를 開宣하여 發汗하는 동시에 水道를 通調하고 아래로는 膀胱을 溫化하여 利水하므로 水腫에 表證을 겸한 증후에 특히 적용된다. 다만 이 약물은 發汗 작용이 비교적 강하므로 表虛自汗 및 肺虛喘咳인 증후에는 忌한다.

【臨床應用】① 이 약물의 性味는 辛苦 · 溫하며 辛으로 散하고 苦로 降하며, 溫으로 肺氣를 開宣하고, 風寒을 散하여 發汗解表한다. 外感風寒으로 인한 惡寒發熱, 無汗, 頭痛, 身痛, 鼻塞, 脈浮緊 등의 表實證에 桂枝 杏仁 등을 배합하면 相須작용으로 發汗解表의 약효를 강화시킨다. 그 예가 麻黃湯[傷寒論]이다.

② 이 약물은 肺氣를 開宣하고 風寒을 散하여 肺氣不宣의 咳喘을 다스린다. 風寒이 外束하고 肺氣不宣으로 壅遏하여 발생하는 喘咳(呼吸困難)증후에는 杏仁 甘草 등을 배합하여 平喘止咳의 효능을 강화하는 데, 그 예가 三拗湯[和劑局方]이다.

風寒表證에 寒飮을 겸한 肺氣不宣의 증후에는 溫肺化飮 작용을 하는 乾薑 細辛 半夏 등을 배합하여 平喘止咳하는 데, 그 예가 小靑龍湯[傷寒論]이다.

또한 肺의 鬱熱에 의한 肺氣不宣의 喘咳에는 淸熱 작용을 하는 石膏 黃芩 杏仁 甘草 등과 배합하여 淸肺 · 平喘 · 止咳하는 데, 그 예가 麻黃杏仁甘草石膏湯[傷寒論], 五虎湯[經驗方], 定喘湯[攝生衆妙方] 등이다.

③ 이 약물은 水道를 通調하고 膀胱으로 下輸하여 利水함으로써 水腫을 消散한다. 表證을 수반한 水腫, 內熱로 인한 口渴, 口乾, 發汗 등을 수반한 증후에는 生薑 白朮 甘草 石膏 등을 배합하는 데, 그 예가 越婢加朮湯[金匱要略], 越婢湯[金匱要略]이다.

④ 이 약물은 寒邪를 溫散하는 효능을 취하고 이에 相應하는 약물을 배합하여 風濕痹痛과 陰疽 등의 증상을 치료하는 데, 薏苡仁 杏仁 甘草 등을 배합하면 風濕으로 온몸의 통증 증상을 치료할 수 있다. 그 예가 麻黃杏仁薏苡甘草湯[金匱要略]이다.

또한 肉桂 熟地黃 白芥子 鹿角膠 등을 배합하면 陰疽證이나 流注膿瘍을 치료하는데, 그 예가 陽和湯[外科全生集]이다.

【用量 · 用法】 2~9g. 水煎服. 生用(生麻黃, 淨麻黃)하면 發汗작용이 강해지고, 蜜炙(炙麻黃)하면 發汗작용이 완화되며 潤肺하는 효능이 있다. 일반적으로 發汗解表에는 生用하고 止咳平喘에는 炙用한다.

【使用注意】 ① 發散力이 강하므로 平素體虛, 表虛自汗 및 陰虛盜汗, 喘咳로 인한 腎氣不納氣에는 忌한다.

② 止咳平喘에 連用하면 효과가 감약해지므로 간헐적으로 사용한다.

本草選錄 : [神農本草經] "主中風, 傷寒頭痛, 溫瘧. 發表出汗, 去邪熱氣, 止咳逆上氣, 除寒熱."

[湯液本草] "夫麻黃治衛實之藥, 桂枝治衛虛之藥. 桂枝, 麻黃, 雖爲太陽證藥, 其實榮衛藥也. 肺主衛(爲氣), 心主榮(爲血), 故麻黃爲手太陰之劑, 桂枝爲手少陰之劑. 故傷寒傷風而嗽者, 用麻黃桂枝, 卽湯液之源也."

[本草經疏] "麻黃, 輕可去實, 故療傷寒, 爲解肌第一, 專主中風傷寒頭痛, 溫瘧, 發表出汗, 去邪氣者, 蓋以風寒濕之外邪, 客於陽分皮毛之間, 則腠理閉拒, 榮衛氣血不能行, 故謂之實, 此藥輕淸, 故能去其壅實, 使邪從表散也."

[景岳全書] "麻黃以輕揚之味, 而兼辛溫之性, 故善達肌表, 走經絡, 大能發散風邪, 祛除寒毒, 一應溫逆, 瘧疾, 瘴氣, 山嵐, 凡足三陽表實之證, 必宜用之, 若寒邪深入少陰, 厥陰筋骨之間, 非用麻黃, 官桂不能逐也. 但用此之法, 自有微妙, 則在佐使之間, 或兼氣藥以助力, 可得胃中之汗 ; 或兼血藥以助液, 可得營中之汗 ; 或兼溫藥以助陽, 可逐陰凝之寒毒, 或兼寒藥以助陰, 解炎熱之瘟邪 ; 此實傷寒陰瘧家第一要藥, 故仲景諸方, 以此爲首, 實千古之獨得者也."

[本草通玄] "麻黃輕可去實, 爲發表第一藥, 惟當冬令在表眞有寒邪者, 始爲相宜. 雖發熱惡寒, 苟不頭痛, 身痛, 拘急, 脈不浮緊者, 不可用也. 雖加汗之症, 亦當察病之重輕, 人之虛實, 不得多服, 蓋汗乃心之液, 若不可汗而誤汗, 雖可汗而過汗, 則心血爲之動搖, 或亡陽, 或血溢而成壞症, 可不兢兢致謹哉."

[方藥合編] "性溫, 手太陰藥, 入足太陽, 走手少陰陽明, 發太陽小陰汗.", "麻黃味辛能出汗身熱頭疼風寒散"

【化學分析】 草麻黃의 줄기에는 1~2%의 생물 알칼로이드를 함유하는 데 주성분은 ephedrine과 pseudoephedrine이다. 이 외에도 精油를 함유하였는데 정유 성분은 1-α-terpineol이다.

木賊麻黃의 주성분은 ephedrine과 pseudoephedrine이다. 이 외에도 tannin, ephedradine 등이 함유되었다.

【藥理硏究】① 發汗작용 : 사람이 高溫 환경에 있을 때만 發汗量을 증가시킨다. 동물 실험에서 單味를 사용하였는데 발한 효능이 있다는 것을 증명하지 못했다.

② 解熱작용 : 精油 및 terpineol은 정상 마우스에 대해 모두 降溫 작용을 한다.

③ 氣管支痙攣 解除작용 : ephedrine과 pseudoephedrine은 기관지 평활근을 이완하는 작용을 하는 데 그 작용이 비교적 완화하면서도 지속적이다.

④ 利尿작용 : pseudoephedrine는 뚜렷한 이뇨작용을 한다.

⑤ 昇壓작용 : 麻黃 알칼로이드는 혈관을 수축하여 혈압을 높인다. 그 작용은 완만하면서도 지속적이고 아울러 중추신경 계통에 뚜렷한 흥분작용을 한다. 많이 복용하면 煩躁不安, 失眠 등의 증상이 나타난다.

⑥ 抗病毒작용 : 精油는 유행성 감기 바이러스를 억제하는 작용을 한다.

계지 桂枝[KHP]

Cinnamomi Ramulus
Cinnamon twig

【出 典】神農本草經

【異 名】柳桂 · 嫩桂枝 · 川桂枝

【起 原】녹나무과(Lauraceae) 육계(肉桂) *Cinnamomum cassia* J.Presl의 어린 가지이다.*

【採 取】이 약은 특유한 향기가 있고 맛은 약간 맵고 껍질부분은 매운맛이 더욱 강하다. 봄과 여름에 가지를 剪枝하여 葉片을 제거하고 曬乾 또는 서늘한 곳에서 건조한다.

【性 狀】이 약은 어린 가지로 긴 원기둥 모양의 여러 가지로 분지되어 있으며 길이 30~75㎝, 지름 3~7㎜이다. 바깥 면은 갈색~적갈색으로 모가 난 것도 있다. 가는 주름과 잎, 가지 또는 새싹이 붙었던 자국이 있다. 질은 단단하고 부스러지기 쉬우며 꺾은 면의 피부는 적갈색이고 목부는 황백색~연한 황갈색이며 수부는 사각형을 나타낸다.

【產 地】中國의 廣西 廣東 등이 주 재식지역이고, 기타 雲南, 廣東, 廣西 지역이 주산지이며, 이 외에 베트남, 스리랑카, 인도 등에 분포한다.

【炮 製】① 桂 枝 : 잡질을 제거하고 깨끗이 씻어 물에 축인 후 밀폐하여 薄片으로 썰어 그늘에 건조한다.

② 炒桂枝 : 桂枝片을 炒製 용기에 넣고 文火로 5~6分間, 焦黃色이 될 정도로 炒한다.

③ 蜜桂枝 : 桂枝片에 煉蜜을 끓인 물에 희석하여 고루 섞어 文火로 짙은 황색을 띠고 손에 붙지 않을 정도로 炒한다(桂枝 100㎏당 煉蜜 15㎏).

---

* CP : 桂枝(Guizhi) CINNAMOMI RAMULUS
樟科 植物 肉桂 *Cinnamomum cassia* Presl의 嫩枝。

【性味・歸經】味는 辛・甘하고 性은 溫하며, 心・肺・膀胱經에 작용한다.

效能	主治
發汗解肌	風寒表虛證・風寒表實證・風寒濕痹證
溫經通陽	痰飮證, 水腫 및 小便不利, 胸痹心悸, 月經不順, 經閉, 通經, 癥瘕 등

이 약물의 性味는 辛甘・溫하고, 辛으로 散하며 溫으로 經絡을 溫通하므로, 表에 작용하여 오직 肌腠의 風寒을 散하고, 四肢에 橫走하여 經絡의 寒滯를 溫通하는데, 이는 關節에 利하다. 溫通작용은 活血通經과 散寒止痛의 효능을 나타내므로 外感表證, 風寒濕痹 및 中焦虛寒의 腹痛, 血寒의 經閉, 痛經 등의 병증에 常用되는 중요한 약물이다.

이 약물의 發汗작용은 麻黃에 비해 완화하므로 無汗과 有汗을 막론하고 風寒表證인 경우에 모두 적용되며, 특히 體虛感冒로 인한 上肢肩臂의 疼痛, 體虛新感의 風寒痹痛 등에 가장 적합하다.

이 약물은 痰飮과 蓄水증후를 치료하는데, 이는 溫化 작용이 있기 때문이다. 水濕의 陰邪는 陽의 도움을 받으면 化濕하게 되므로 桂枝의 通陽化氣하는 효능을 응용하여 化濕利水의 효능을 증강시키고, 利水化濕 약물과 배합하여 陽氣不行으로 水濕이 停留되어 나타나는 痰飮과 蓄水의 증후를 치료한다.

桂枝를 汗出, 惡風의 表虛證에 사용하는 것은 주로 酸斂性의 芍藥과 배합하여 한편으로는 發散시키고 또 한편으로는 收斂하여 營衛를 조화시키며, 또 이로써 散風斂營하여 表邪를 풀어주는 동시에 과도하게 땀이 나는 폐단이 없이 치료한다. 소위 桂枝는 無汗인 경우에 發汗시키고 有汗에는 止汗한다는 說은 이와 같이 배합된 藥物의 효과를 말하는 것이며, 실제로 이 약물은 오직 辛溫發散하는 약물로 止汗작용이 없다. 그러므로 陰虛盜汗에 桂枝를 誤用하면 火邪가 더욱 盛하여 盜汗이 심해지고 심지어는 亡陽證을 야기시켜 動風과 動血을 면하지 못하는 경우가 있다. 그러므로 溫熱病이나 陰虛陽盛 등의 병증에는 忌하고, 임신부나 월경과다 증후에는 신중히 사용한다.

【臨床應用】① 이 약물은 辛甘・溫으로 發汗解表할 뿐만 아니라, 助陽작용도 한다. 風寒으로 肌表가 傷했을 경우에 表의 虛實을 막론하고 응용할 수 있다.

表虛로 인해 땀이 나면서 表證이 풀리지 않고 惡風發熱, 惡寒의 증후에는 白芍藥을 배합하여 營衛를 조화하고 表證을 풀어주는데, 그 예가 桂枝湯[傷寒論]이다.

만약 風寒表實로 無汗, 惡寒發熱의 증후에는 麻黃을 배합하여 和營하고, 通陽으로 麻黃의 發汗작용을 강화하는데, 그 예가 麻黃湯[傷寒論]이다.

② 이 약물은 辛溫으로 發散하고 經絡을 溫通하므로 風寒濕痹에 사용하여, 肌表經絡이 風寒濕邪에 感受된 것을 밖으로 풀어준다. 寒濕을 제거하고 溫經止痛하는 附子를 배합하면 효능이 강화되며, 그 예가 桂枝附子湯[傷寒論], 甘草附子湯[傷寒論]이다.

陽虛의 증후에 水濕不化로 인한 水腫, 小便不利 및 痰飮眩悸 등의 병증에 적용하는데, 이 약물의 甘·溫의 性味로 溫陽化飮·化氣利水하는 효능이 있으므로 陽虛水腫, 小便不利의 증후에 利水滲濕하는 茯苓 豬苓 澤瀉 白朮 등을 배합하는데, 그 예가 五苓散[傷寒論]이다.

痰飮이 內停하여 胸脇支滿, 目眩心悸 등의 병증에는 茯苓 白朮 甘草를 배합하는데, 그 예가 苓桂朮甘湯[金匱要略]이다.

胸陽이 不振하고 痰飮이 上逆함으로 인해 肺가 肅降機能을 失調하면 喘息咳嗽, 胸背疼痛, 短氣 등의 병증이 발생한다. 이 약물은 胸中의 陽氣를 溫通으로 通陽散結하고, 行氣導滯하는 薤白을 배합하여 위의 병증을 치료하는데, 그 예가 枳實薤白桂枝湯[金匱要略]이다.

이와 같은 通陽 작용은 心의 陰陽이 모두 虛하여 발생하는 心悸, 脈結代의 병증에 대하여 通陽復脈하게 하며, 대부분은 炙甘草 人蔘 阿膠 등을 배합하는데, 그 예가 炙甘草湯[傷寒論]이다.

衝脈은 血海이고 任脈은 胞胎를 주관하므로, 衝任脈의 虛寒으로 인해 氣機가 鬱滯되어 血行이 失常하면 月經不調, 經行腹痛 및 經閉 등의 증후가 나타난다. 桂枝는 辛散溫通으로 溫經散寒하고 通利血脈하는 효능이 좋으므로 補血活血하는 當歸 川芎을 배합하여 溫經散寒·祛瘀養血하는데, 그 예가 溫經湯[金匱要略]이다.

또한 桂枝의 溫通滑脈 작용을 취하여 活血祛瘀하는 牡丹皮 桃仁 등을 배합하면 腹腔의 瘀血癥瘕를 치료하는데, 그 예가 桂枝茯苓丸[金匱要略]이다.

【用量·用法】 3~9g. 水煎服. 風寒濕痹의 疼痛에는 10~30g을 사용하는 경우도 있다.

【使用注意】 이 약물은 辛溫助熱하므로 쉽게 傷陰動血한다. 그러므로 溫熱病 및 陰虛陽盛, 血熱妄行의 병증에는 忌한다.

參 考: ① 白芍藥과 배합하여 表虛에 사용하면 外感의 營衛를 調和하고 解表하여 發汗의 지나침이 없게 하고, 虛寒에 사용하면 溫陽和裏·緩急止痛에 작용한다.

麻黃 附子를 배합하면 溫經散寒·止痛에 작용하고, 茯苓 白朮을 배합하면 通陽利水·溫化痰飮에 작용하며, 當歸 白朮을 배합하면 活血通經에 작용하고, 杏仁 厚朴을 배합하면 降氣止咳에 작용한다.

桂枝는 心의 血分에 작용한다. 甘·溫으로 助心陽에 작용하고, 炙甘草와의 배합은 動悸를 진정시킨다.

② 桂枝의 發汗力은 麻黃에 뒤떨어지는데, 溫經散寒의 약효는 비교적 강하며, 麻黃은 辛開苦泄에 의해 주로 衛氣를 宣發하여 腠理를 열어 發汗으로 寒邪를 散하고, 桂枝는 辛甘으로 溫煦하여 주로 營氣를 透達하며, 解肌發汗하여 風邪를 散한다.

그러므로 風寒邪가 營衛를 손상하여 腠理가 閉塞한 表實無汗에는 麻黃이 적절하고 桂枝를 배합함으로 인해 發汗을 扶助하며, 營衛不和의 腠理粗鬆에 의한 表虛有汗에는 桂枝가 적절하며 白芍藥을 배합함으로써 調和營衛, 解肌散邪하는 것이 좋다.

本草選錄：[神農本草經] "主上氣咳逆, 結氣喉痺, 吐吸, 利關節."
[名醫別錄] "心痛, 脇風脇痛, 溫筋通脈, 止煩出汗."
[珍珠囊] "去傷風頭痛, 開腠理, 解表發汗, 去皮膚風濕."
[本經疏證] "能利關瘤, 溫經通脈……其用之之道有六：曰和營, 曰通陽, 曰利水, 曰下氣, 曰行瘀, 曰補中."
[東醫寶鑑] "表虛自汗以桂枝, 發其邪衛和則表密汗自止, 非桂枝能收汗也."
[方藥合編] "桂枝小梗行手臂 止汗舒筋手足痺"

【化學分析】桂枝에는 精油가 함유되었는데 그 주성분은 桂皮油(cassia oil), 桂皮 알데히드(cinnamic aldehyde)이다.

【藥理硏究】① 桂枝의 湯劑와 桂皮알데히드는 降溫解熱작용을 한다. 이러한 작용은 중추와 말초를 통과하여 피부혈관을 확장하고 혈액순환을 조정하며 散熱과 發汗에 유리하게 하는 것으로 추측된다.

② 桂皮알데히드는 鎭靜·抗痙厥작용을 한다. 桂枝는 또 일정한 진통과 抗알레르기 작용도 한다.

③ 桂皮油은 자궁에 대해 특이성 充血작용을 하며 또한 모세혈관을 확장한다. 이로써 桂枝는 기타 活血化瘀약물의 효능을 증강하고 健胃·强心·利尿·止咳의 작용을 한다고 추측된다.

④ 抗菌試驗에서는 황색포도상구균, 티푸스균, 피부진균 및 유행성 감기 바이러스에 억제작용을 한다. 桂皮油나 桂皮알데히드는 모두 결핵균을 억제한다.

자소엽 紫蘇葉[KP]

Perillae Folium
Perilla leaf

【出 典】本草經集注

【異 名】蘇葉·紫蘇·蘇梗·香蘇·桂荏

【起 原】꿀풀과(Labiatae) 차즈기 *Perilla frutescens* Britton var. *acuta* Kudo 또는 주름소엽 *Perilla frutescens* Britton var. *crispa* Decaisne의 잎 및 끝가지이다.*

【採 取】9月 上旬(白露 前後)에 枝葉이 무성하고 花序가 나오기 시작할 때 잎을 채취하여 서늘한 곳에서 건조한다.

【性 狀】이 약은 잎 및 끝 가지로 잎은 양면이 모두 갈색을 띤 자색이거나 윗면은 회록색~녹갈색이고 뒷면은 갈색을 띤 자색을 띤다. 형체가 고른 잎을 물에 담가 주름을 펴보면 엽신은 넓은 난형~도심장형이고 끝쪽은 약간 뾰족하며 길이 5~12㎝, 너비 5~8㎝

* CP：紫蘇葉(Zisuye) PERILLAE FOLIUM
脣形科 植物 紫蘇 *Perilla frutescens* (L.) Britt.의 葉。

이고 엽연에는 톱니가 있다. 기부는 넓은 창 모양을 하고 길이 3~5㎝의 잎자루를 갖고 있다. 잎 및 잎자루의 횡단면은 방형이다. 이 약은 특유한 냄새가 있고 맛은 약간 쓰다.

【產 地】 우리나라 전 지역에서 재배하고, 中國의 南北지역에 고루 분포한다.

【炮 製】 紫蘇葉 : 잡질과 老梗을 잘라내고 맑은 물을 뿌려 축인 후 葉絲로 썰어 陰乾한다.

【性味 · 歸經】 味는 辛하고 性은 溫하며, 肺 · 脾經에 작용한다.

效 能	主 治
解表散寒	感冒風寒의 惡寒發熱, 無汗의 表實證
行氣寬中	咳嗽氣喘, 胸腹脹滿
安 胎	胎動不安
解魚蟹毒	魚蟹毒으로 인한 腹痛吐瀉症

이 약물의 性味는 辛 · 溫 · 芳香하고 주로 肺 · 脾經에 작용하여 風寒의 邪氣를 發散시킬 뿐만 아니라 行氣寬中하며, 安胎작용도 한다. 外感風寒으로 인한 惡寒發熱, 無汗의 表實證과 脾 · 肺氣滯로 인한 咳嗽胸悶, 惡心嘔吐 등에 적용한다. 그러므로 風寒表證에 胸悶嘔惡 등의 증후를 겸했을 경우 이 약물을 사용하는 것이 가장 적절하다. 이 외에도 魚蟹中毒으로 인한 腹痛吐瀉에도 적용한다.

이 약물의 發汗작용은 麻黃과 桂枝에는 미치지 못하므로 外感風寒의 輕證에 사용한다. 安胎하는 작용은 行氣작용에 의한 것인데 行氣시키면 氣機가 通暢하여 胎氣가 스스로 和平하게 된다. 그러나 辛散한 약물이므로 氣虛나 表虛 증후에는 사용할 수 없다.

이 약물은 梗葉과 種子를 구별하여 사용하는데, 蘇葉은 發表散寒하고, 蘇梗은 理氣安胎하며, 蘇子는 降氣消痰한다. 外感風寒에는 대체로 蘇葉을 사용하고, 胸悶嘔惡와 氣滯 및 胎動不安에는 대체로 蘇梗을 사용하며, 痰多喘咳에는 蘇子를 사용한다.

【臨床應用】 ① 이 약물은 風寒을 發散하고 肺氣를 소통하는 작용이 있으므로 外感風寒의 表證에 사용한다.

惡寒發熱, 頭痛, 鼻塞, 無汗의 증후에 咳嗽를 겸했을 경우에는 前胡 杏仁 桔梗 등을 배합하는데, 그 예가 杏蘇散[溫病條辨]이다. 만약 表寒에 氣滯를 겸하여 胸悶을 수반하는 증후에는 陳皮 香附子 등을 배합하는데, 그 예가 香蘇散[和劑局方]이다.

② 이 약물은 行氣寬中 · 和胃止嘔하는 효능이 있다. 脾胃氣滯로 인한 胸悶不舒, 惡心嘔吐 등의 증후에는 陳皮 半夏 藿香 등을 배합하는데, 그 예가 藿香正氣散[和劑局方]이며, 또한 熱에 치우친 증상에는 黃連을, 寒에 치우친 증상에는 藿香을 배합하고, 氣滯痰結에 치우친 증후에는 厚朴 半夏를 배합한다.

③ 이 약물은 行氣安胎하는 효능이 있으므로 胎氣上逆으로 인한 妊娠惡阻나 胎動

不安에 사용한다. 陳皮 木香 砂仁을 배합하면 止嘔安胎하는 효능이 강화되고, 黃連 혹은 縮砂 木香 陳皮 등을 배합하면 氣滯氣鬱로 인한 증후를 치료하는데, 그 예가 黃連蘇葉湯[溫熱經緯]이다.

④ 이 약물은 魚蟹毒을 解毒하는 작용이 있으므로 魚介類의 中毒으로 야기되는 嘔吐, 泄瀉, 腹痛 등의 증후에 單劑로 사용하거나 藿香 生薑 陳皮 半夏 등을 배합한다.

參　考 : ① 蘇葉은 發散風寒, 蘇梗은 理氣解鬱·安胎에 각기 우수한 작용을 하므로 일반적으로 葉·梗을 합쳐서 紫蘇로 사용한다.

② 이 약물은 麻黃 桂枝에 비해 發汗力이 미약하므로 表寒의 輕證에 사용한다. 蘇梗은 理氣解鬱에 작용하므로 氣鬱, 梅核氣에도 유효하며 또한 藥性이 溫和하여 허약자에 좋다.

③ 血熱이나 氣虛로 인한 胎元不固, 胎動不安에는 忌한다.

【用量·用法】 5~9g, 魚蟹 중독에는 30~60g. 水煎服. 長時間 달이면 안된다. 外用에는 찧어 바르거나 煎湯水洗한다.

【使用注意】 辛散耗氣하므로 溫病 혹은 氣虛, 表虛에는 忌한다.

本草選錄 : [本草經集注] "主下氣, 除寒中."

[本草綱目] "紫蘇, 近世要藥也. 其味辛, 入氣分; 其色紫, 入血分. 故同橘皮, 砂仁, 則行氣安胎 ; 同藿香、烏藥, 則溫中止痛 ; 同香附, 麻黃, 則發汗解肌 ; 同芎藭、當歸則和血散血 ; 同木瓜、厚朴, 則散濕解暑, 治霍亂脚氣 ; 同桔梗, 枳殼, 則和膈寬腸 ; 同杏仁, 萊菔子, 則消痰定喘.",

[本草匯言] "紫蘇, 散寒氣, 淸肺氣, 寬中氣, 安胎氣, 下結氣, 化痰氣, 乃治氣之神藥也. 一物有三用焉 ; 如傷風傷寒, 頭痛骨痛, 惡寒發熱, 肢節不利, 或脚氣疝氣, 邪鬱在表者, 蘇葉可以散邪而解表 ; 氣鬱結而中滿痞塞, 胸膈不利, 或胎氣上逼, 腹脇脹痛者 蘇梗可以順氣而寬中 ; 設或上氣喘逆, 蘇子可以定喘而下氣, 痰火奔迫, 蘇子可以降火而淸痰 ; 三者所用不同, 法當詳."

[長沙藥解] "蘇葉辛散之性, 善破凝寒而下沖逆, 擴胸腹而消脹滿, 故能治胸中瘀結之證而通經達脈, 發散風寒, 雙解中外之藥也."

[方藥合編] "入氣分 同橘縮安胎, 同藿香烏藥溫中止痛, 同香附麻黃發汗, 同芎歸和血, 同木瓜厚朴解暑治藿亂脚氣, 同枳梗利膈, 同杏仁藿菖子消痰.", "紫蘇味辛解風寒　梗能下氣脹可安"

【化學分析】 精油(0.5%)를 함유하는데 그 주성분은 perillaldehyde, perillaketone, aginat-aketone, elsholtziaketone, *l*-limonene, menthol, α-pinene, isoegomaketone 등이고, 이 외에도 β-pine, *l*-linaloon, camphene, perill akcohol 등을 함유한다.

【藥理研究】 ① 湯劑와 알코올 추출물은 피부혈관을 확장하고 汗腺 분비의 자극을 통해 發汗解熱작용을 한다.

② 기관지분비물을 감소시키고 기관지 평활근의 경련을 완화하며 健胃·止血 작용을 한다.

③ 精油는 혈당을 높이고 정유의 perillaldehyde는 방부작용을 한다. 물 추출물과 perillaldehyde는 중추신경 계통을 억제하는 작용을 한다.

④ 항균실험에서는 물 추출물은 포도상구균, 대장균, 이질균을 억제한다.

『附 藥』소 경 蘇梗

이 약물은 꿀풀과(Labiatae) 차즈기 *Perilla frutescens* Britton var. *acuta* Kudo 또는 주름소엽 *Perilla frutescens* Britton var. *crispa* Decaisne의 줄기이다.

이 약물의 性味는 辛甘하고 微溫하며 脾·肺·胃經에 작용한다. 寬胸利膈·順氣安胎하는 효능이 있으므로 胸腹氣滯, 痞悶作脹 및 胎動不安, 腹脇脹痛 등의 증후에 적용한다. 性이 平和하여 理氣解鬱 작용은 體虛한 경우에 더욱 좋으며 發散風寒하는 약효는 紫蘇葉에 비해 차이가 있다. 香附 陳皮 등 疏鬱理氣하는 약물을 배합하여 사용한다.

【用量·用法】 5~10g. 장시간 달이는 것은 좋지 않다.

> **【藥品化義】**"蘇梗 能使鬱滯上下宜行, 凡順氣諸品惟此純良. 其性微溫, 比枳殼尤緩. 病之虛者, 寬胸利膈 疏氣而不迅下. 入安胎飮, 順氣養陰, 入消脹湯, 散虛腫滿."

형개 荊芥[KP]

Schizonepetae Spica
Schizonepeta spike

【出 典】 神農本草經

【異 名】 香荊芥·線芥·假蘇·薑芥·一念金

【起 原】 꿀풀과(Labiatae) 형개 *Schizonepeta tenuifolia* Briquet의 꽃이삭(花穗)이다.*

【採 取】 여름과 가을에 꽃이 피고, 이삭이 파랄 때 베어 잡질을 제거하고 曬乾한다.

【性 狀】 이 약은 꽃대로 가늘고 긴 이삭 모양이고 길이 5~10㎝이며 자색을 띤 녹갈색~녹갈색이다. 작은 순형화(脣形花)와 때로 열매를 가지는 꽃받침 통이 붙어 있다. 또한 전주(全株)에 유백색의 짧은 털을 볼 수 있다. 이 약은 특유한 냄새가 있고 입속에 넣으면 약간 시원한 느낌이 있다.

【產 地】 우리나라 전 지역에서 재배하고, 中國의 南北 각 지역에 분포하며 주산지는 江蘇, 折江 및 江西지역이다.

【炮 製】 ① 生荊芥 : 잡질을 제거하고 깨끗이 씻어 축인 후 小段으로 썰어 曬乾한다.

② 炒荊芥 : 荊芥段을 炒製 용기에 넣고 文火로 연한 황색이 될 정도로 炒한다.

③ 荊芥炭 : 荊芥段을 炒製 용기에 넣고 武火로 흑갈색이 될 정도로 炒한다.

④ 芥穗炭 : 荊芥穗를 깨끗이 씻어 炒製 용기에 넣고 武火로 표면이 焦黑色이 될 정도로 炒한다.

【性味·歸經】 味는 辛하고 性은 溫하며, 肺·肝經에 작용한다.

---

* CP : 荊芥(Jingjie), SCHIZONEPETAE HERBA
脣形科 植物 荊芥 *Schizonepeta tenuifolia* Briq.의 地上部分。

效 能	主 治
祛風解表	外感風寒의 惡寒發熱, 頭痛. 表證 또는 風熱表證의 發熱惡風, 目赤咽痛
祛風解痙	産後 冒風發痙證의 項背强直, 口噤發痙
祛風透疹	痲疹透發不暢
療 瘡	表證을 겸한 瘡瘍의 초기
炒炭止血	吐血, 衄血, 血尿, 便血 등 각종 出血 및 崩漏

이 약물의 性味는 辛·溫하고 芳香은 輕揚으로 肺·肝經에 작용한다. 특징은 辛하되 烈하지 않고, 溫하되 燥하지 않으며, 그 性이 비교적 溫和하여 辛散疏風의 효능을 지니고 있어 風寒의 邪氣를 發散시키고 또한 風熱을 疏散하여 外感表證의 風寒이나 風熱을 막론하고 모두 배합하여 應用한다.

이 약물의 芳香은 輕揚疏散하므로 血分의 風邪가 化熱鬱遏하여 나타나는 頭痛目赤, 咽喉腫痛에 더욱 좋고, 痲疹透發의 不暢과 風疹瘙痒 및 瘡瘍초기에 적용하는데, 이는 辛·溫의 性味가 病邪를 透邪시켜 밖으로 나가게 함으로써 病을 치료하게 된다.

이와 같이 이 약물은 昇散시키고자 하는 병증에 응용하는데, 단 炒炭한 후에는 그 味가 苦澀으로 轉化하여 血分에 작용하며 止血하는 효능이 있으므로 각종 出血證을 치료한다. 이 외에도 荊芥穗는 芳香氣가 강렬하여 祛風發汗 작용이 荊芥보다 강하다.

【臨床應用】① 이 약물은 輕揚으로 疏散하고, 辛하면서도 심하지 않으며, 微溫하여 燥하지 않고, 藥性이 비교적 완화하여 風邪를 잘 풀어준다. 또한 風寒을 疏散할 뿐만 아니라 風熱을 疏散하며, 血中의 風熱도 疏散하므로 外感風寒 혹은 風熱의 表證에 적용된다.

風寒表證으로 인한 惡寒發熱, 頭痛, 無汗 등의 증후에 防風 羌活 生薑 등을 배합하는데, 그 예가 荊防敗毒散[攝生衆妙方], 荊防湯[經驗方]이다.

風熱表證으로 인한 發熱頭痛, 咽喉腫痛 혹은 目赤(充血) 등의 증후에는 薄荷 連翹 金銀花 등을 배합하는데, 그 예가 銀翹散[溫病條辨]이다.

② 이 약물은 祛風解痙하는 효능이 있어 外感毒邪에 의한 産後의 冒風, 項背强直, 口噤發痙을 치료하며, 散劑로 冲服하는데, 그 예가 華佗愈風散[本草綱目]이다. 혹은 기타 熄風止痙 약물과 배합하여 사용하면 그 효과가 더욱 좋다.

③ 疏風解表·透疹하는 효능이 있어 痲疹透發不暢 및 風疹瘙痒 등의 증후에 蟬蛻 牛蒡子 薄荷 金銀花 등을 배합하여 宣散透疹하고 祛風止痒하는데 사용한다. 그 예가 竹葉柳蒡湯[先醒齋醫學廣筆記], 宣毒發表湯[痘疹仁端綠], 消風散[外科正宗] 등이다.

④ 이 약물은 瘡瘍의 치료 효능이 있어 瘡瘍 초기에 寒輕 熱重의 表熱證을 겸한 증후에 連翹 薄荷 牛蒡子 牡丹皮 山梔子 등을 배합하는데, 그 예가 牛蒡解肌湯[瘍科心得集]이다.

⑤ 이 약물을 炒炭하면 止血작용이 있어 吐血, 衄血, 便血, 尿血, 崩漏 등에 止血하는 약물과 배합하여 응용한다. 嘔血, 吐血, 衄血 등의 증후에 이 약물을 炒炭한 粉末을 生地黃汁으로 調服한다[太平聖惠方].

腸風瀉血에 槐花 側柏葉 枳殼과 배합하여 치료하는데, 그 예가 槐花散[普濟本事方]이며, 小薊 生地黃 藕節 滑石 通草 蒲黃 등을 배합하여 血淋, 尿血을 치료하는데, 그 예가 小薊飮子[重訂嚴氏濟生方]이다. 또한 阿膠 艾葉 甘草 등을 배합하면 崩漏下血을 치료하는데, 그 예가 膠艾湯[金匱要略]이다.

【用量・用法】 4.5~9g. 水煎服. 荊芥穗는 芳香의 氣가 격렬하여 發汗하는 힘이 荊芥보다 강하므로 無汗에는 生用하고, 有汗에는 炒用, 止血에는 炒炭하여 쓴다.

【使用注意】 發表祛風하는 효능이 있어 風邪가 없는 경우나 表虛無汗에는 忌한다.

本草選錄：[神農本草經] "主寒熱鼠瘻, 瘰癧生瘡, 下瘀血, 除濕痺."

[本草綱目] "散風熱, 淸頭目, 利咽喉, 消瘡腫, 治項强, 目中黑花及生瘡陰㿉, 吐血, 衄血, 下血, 血痢, 崩中, 痔漏."

[本草匯言] "荊芥, 輕揚之劑, 散風淸血之藥也. ……凡一切風毒之證, 已出欲散不散之際, 以荊芥之生用, 可以淸之, ……凡一切失血之證, 已止未止, 欲行不行之勢, 以荊芥之炒黑, 可以止之, ……爲血中風藥也"

[方藥合編] "治血炒黑, 梔子乾薑地楡棕櫚五靈脂等炒黑, 以黑借血也. 陳者良.", "荊芥味辛淸頭目 表寒祛風瘡瘀蠲"

【化學分析】 精油(약 1.8%)를 함유하고, 그 주성분은 *d*-menthone과 *d*-limonene, *dl*-menthone, α-pinene, camphene, β-elemene, β-pinene, 3-octanone, p-cymene, 3-octanol, β-hunulene piperitone, piperitenone 등이고, monoterpene으로는 schizonodiol A・B・C・D・E, schizonol, schizonodiol 등과 flavonoid로는 hesperidin, apigenin-7-O-glucoside, licteolin-7-O-glucoside, diosmetin, hesperetin, luteilin 등을 함유한다.

【藥理硏究】 ① 湯劑와 알코올 추출물은 약간의 해열 작용을 하고 아울러 일정한 진정 작용도 한다. 또한 모르모트의 기관지 平滑筋을 직접적으로 이완시키며 抗알레르기작용을 한다.

② 적출 실험에서 湯劑는 황색포도상구균 및 디프테리아균에 비교적 강한 항균작용을 한다. 또한 탄저균, β-연쇄상구균, 티푸스균, 이질균, 녹농균, 人型결핵균 등에 일정한 억제 작용을 한다.

③ 荊芥炭은 일정한 지혈작용을 하나 生品은 이러한 작용이 없다.

④ 荊芥의 에틸알코올 추출물의 진통과 소염 작용은 아미노피린의 1/10이다. 그러나 초산에테르 추출물의 작용은 에틸알코올의 작용보다 2배 강하다. 이는 정유가 초산에테르에 집중되었다는 것을 말한다. 荊芥의 진통작용의 주성분은 α-menthone이고 소염작용의 주성분은 L-pulegone이다.

⑤ 최근 보고에 의하면 荊芥油은 비교적 좋은 기관지확장 작용을 하는데 이로써 平喘한다. 임상에서 만성기관지염 500예를 치료하면서 관찰하였는데 비교적 좋은 平喘작용이 있었다. 이 외에도 抗알레르기, 鎭靜, 降溫 등의 작용을 한다.

강활 羌活[KP]

Osterici seu Notopterygii Radix et Rhizoma
Ostericum root

【出 典】神農本草經

【異 名】川羌活・西羌活・羌青・胡王使者・羌滑・蠶羌

【起 原】산형과(Umbelliferae) 강활 *Ostericum koreanum* Maximowicz의 뿌리 또는 중국강활(中國羌活) *Notopterygium incisum* Ting 또는 관엽강활(寬葉羌活) *Notopterygium forbesii* H. Boissieu의 뿌리줄기 및 뿌리이다.*

【採 取】봄과 가을에 캐어 鬚根을 제거하고 曬乾하거나 烘乾한다.

【性 狀】① 강활 : 이 약은 뿌리로 방추형의 주근과 여러 개의 곁뿌리로 이루어지고 근 두부에는 줄기의 그루터기가 남아 있으며 그 둘레에 자색의 곁눈이 2~5개 붙어 있다. 길이 15~30㎝, 지름 2~5㎝이다. 바깥 면은 황갈색~갈색이며 세로주름이 많고 군데군데 잔뿌리 자국이 남아 있다. 이 약은 특유한 냄새가 있고 맛은 처음에 달고 시원하며 후에 약간 쓰다.

② 중국강활(中國羌活) : 이 약은 뿌리줄기 및 뿌리로 약간 구부러진 원주형~원추형이고 길이 3~10㎝, 지름 5~20㎜이다. 때로 뿌리줄기가 분지 되어 있다. 표면은 황갈색~어두운 갈색을 띤다. 뿌리줄기의 꼭대기에는 약간 원형의 줄기 흔적이 있고, 때로 짧은 줄기의 잔기가 붙어 있으며, 표면에는 도드라진 마디가 있고 마디 사이가 보통 짧다. 마디에는 혹 모양의 뿌리 흔적이 있다. 뿌리의 바깥 면에는 조잡한 세로의 주름 및 혹 모양의 잔뿌리 흔적이 있다. 질은 가볍고 약간 약하여 쉽게 끊어진다. 횡단면은 방사상의 갈라진 무늬가 있고 피층은 황갈색~갈색이며 목부는 연한 황색~연한 회황색을 띠고 수부는 회백색~연한 갈색을 띤다. 이 약은 특유한 향내가 있고 맛은 처음에 약간 시다가 후에 약간 맵고 알알하다.

③ 관엽강활(寬葉羌活) : 이 약은 뿌리줄기 및 뿌리로 뿌리줄기는 원주상이고 위쪽 끝은 줄기 및 엽초의 흔적이 나와 있으며 뿌리는 원추형으로 세로로 주름무늬와 피공이 있다. 표면은 갈색이고 뿌리줄기 가까운 곳에는 비교적 치밀한 환형 무늬가 있다. 길이 4~13㎝, 지름 6~25㎜이다. 어떤 것은 뿌리줄기가 거칠고 크며 불규칙한 결절상으로 위쪽 끝에는

* CP : 羌活(Qianghuo) NOTOPTERYGII RHIZOMA ET RADIX
繖形科 植物 羌活 *Notopterygium incisum* Ting ex H. T. Chang, 혹 寬葉羌活 *Notopterygium franchetii* H. de Boiss.의 根莖과 根。

여러 개의 줄기 기저부가 있고 뿌리는 비교적 가늘다. 뿌리는 쉽게 꺾인다. 절면은 약간 평탄하며 겁질은 연한 회흑갈색이고 목부는 황백색이다. 이 약의 맛은 약간 쓰고 비교적 담백하다.

【產 地】 강활은 우리나라의 高山지대에 자생하고, 羌活은 中國의 甘肅, 四川, 雲南 지역이 주산지이다.

【炮 製】 羌 活 : 잡질을 제거한 후, 깨끗이 씻어 밀폐하여 축인 후 薄片으로 썰어 曬乾한다.

【性味·歸經】 味는 辛·苦하고 性은 溫하며, 膀胱·肝·腎經에 작용한다.

效 能	主 治
解表散寒	外感風寒 또는 挾濕의 頭身痛
祛風勝濕·止痛	風寒濕痹의 肢節疼痛(關節疼痛), 上半身의 肌肉風濕痛

이 약물의 味는 辛苦하고 性은 溫하며, 氣味가 雄烈하여 上昇發散 작용이 강하다. 膀胱經에 작용하여 肌表의 游風, 寒濕의 邪氣를 發散시키는 효능이 있어 風寒表證으로 인한 頭身痛을 겸한 증후에 좋은 치료효과가 있다. 肝·腎經에 작용하여 筋骨에 있는 風濕을 제거하며 또한 止痛하므로 風寒濕痹를 治療하는 약물로 특히 上半身의 肌肉風濕痛에 적용한다.

臨床에서 이 약물은 退熱시키는 효능이 좋아 淸熱 약물인 蒲公英 板藍根을 배합하여 風熱表證을 치료하며, 退熱되면 다시 發熱하는 증후가 나타나지 않는다.

다만 이 약물은 昇散, 溫燥한 性이 강하여 傷陰耗血시키므로 血虛痹痛과 陰虛로 인한 경우 外感表虛로 인한 汗多症에는 忌한다.

【臨床應用】 이 약물은 위로 올라가 發散하는 작용이 강렬하므로 "氣雄而散(氣가 웅장하여 散한다)"의 說이 있다. 肌表의 遊風 및 寒濕의 邪氣를 散하고, 關節을 通利止痛하므로 外感風寒이나 風濕으로 인한 頭身疼痛, 風寒濕邪로 인한 關節疼痛에 적용하며, 특히 上半身의 風寒濕痹로 인한 疼痛의 치료에 좋은 약물이다.

外感風寒으로 인한 惡寒發熱, 頭痛, 身痛 증후에 白芷 防風 細辛 川芎을 배합하는데, 그 예가 九味羌活湯[此事難知]이다.

風寒濕邪의 侵襲으로 인한 肩背痠痛, 肢節疼痛에는 防風 薑黃 當歸 赤芍藥 甘草 등을 배합하는데, 그 예가 蠲痺湯[楊氏家藏方]이다.

【用量·用法】 3~9g. 水煎服. 感冒에는 少量을 쓰고, 風濕痹痛에는 약간 多量을 쓴다.

【使用注意】 昇散溫燥하여 傷陰耗血하기 쉬우므로 血虛痹痛이나 外感으로 인한 咽喉乾燥 증후에는 忌한다.

本草選錄：[藥性本草] "治賊風, 失音不語, 多痒血癩, 手足不遂, 口面喎斜, 遍身頑痺."
[日華子本草] "治一切風幷氣, 筋骨拳攣, 四肢羸劣, 頭旋眼目赤痛及伏梁水氣五勞氣傷, 虛損冷氣, 骨節痠痛, 通利五臟."
[珍珠囊] 主 "太陽經頭痛, 去諸骨節疼痛, 亦能溫膽."
[醫學啓源・藥類法象] "[主治秘要]云 其用有五：手足太陽引經一也. 風濕相兼二也. 去肢節疼痛三也. 除癰疽敗血四也. 風濕頭痛五也."
[本經逢原] "羌活乃却亂反正之主帥, ……風能勝濕, 故羌活能治水濕, 與芎藭同用, 治太陽、厥陰頭痛, 發汗散表, 透關利節, 非時感冒之仙藥也."
[方藥合編] "乃手足太陽, 足厥陰少陰, 表裏引經藥也, 撥亂反正之主, 大無不通, 小無不入, 故一身百節痛, 非此不能治, 羌活氣雄, 故入足太陽, 獨活氣細故入足少陰, 俱是治風, 而表裏之殊.", "羌活微溫祛風濕　身痛頭疼筋骨急"

【化學分析】精油(약 2.7%)로는 α-thujene, α-pinene, β-pinene, β-ocimene, γ-terpinene, limonene 등이고, furocoumarin類로는 imperatorin, bergapten, phellopterin, bergaptol, osthenol, nodakenin 등이며, 유기산류로서 tetradecaneic acid, hexadecanoic acid, 12-methyltetradecanoic acid 등과 아미노산으로는 arginine, valine, glutamic acid, aspartic acid 등 17종류와 그 외 단당류, β-sitosterol 등을 함유한다.

【藥理硏究】① 이 약물은 解熱, 發汗, 鎭痛작용이 있다.

② 抗菌시험에서 결핵균 및 사상균에 대하여 억제작용이 있다. 임상보고에 의하면 이 약물의 煎劑 또는 알코올 浸劑는 顔面의 신경마비를 치료하는데, 유효하고, 板藍根을 배합하여 달여 복용하면 급성 感冒의 발열을 치료하는데, 좋은 효과가 있다.

백지 白芷[KP]

Angelicae Dahuricae Radix
Angelica Dahurica root

【出 典】神農本草經

【異 名】芷芳香・白茝・香白芷・澤芬

【起 原】산형과(Umbelliferae) 구릿대 *Angelica dahurica* Bentham et Hooker f. 또는 항백지(杭白芷) *Angelica dahurica* Bentham et Hooker f. var. *formosana* Shan et Yuan의 뿌리이다.*

【採 取】여름과 가을 사이에 잎이 누렇게 될 때 캐어 鬚根과 뿌리줄기를 제거하고 曬乾 또는 文火에 烘乾한다.

【性 狀】이 약은 뿌리로 짧은 주근으로부터 많고 긴 뿌리가 갈라져서 대체로 방추형을

* CP：白芷(Baizhi) ANGELICAE DAHURICAE RADIX
繖形科 植物 白芷 *Angelica dahurica* (Fisch. ex Hoffm.) Benth. et Hook. f. 혹 杭白芷 *Angelica dahurica* (Fisch. ex Hoffm.) Benth. et Hook. f. var. *fonrwsana* (Boiss.) Shan et Yuan의 根。

이루고 있다. 길이 10~25㎝, 지름 15~25㎜이며 바깥 면은 회갈색~어두운 갈색을 띤다. 근 두부에 약간의 엽초가 남아 있고 촘게 두드러진 돌림마디가 있다. 뿌리에는 세로주름과 세로로 두드러진 여러 개의 가는 뿌리 자국이 있다. 횡단면의 주변은 회백색으로 빈틈이 많고 중앙부는 어두운 갈색을 띤다. 이 약은 특유한 냄새가 있고 맛은 약간 쓰다.

【産 地】 우리나라의 전국에 분포하며, 中國의 河南, 河北, 陝西, 四川, 浙江이 주산지이다.

【炮 製】 白 芷 : 鬚根과 根莖 잡질을 제거하고 大小를 나누고 깨끗이 씻어 밀폐하여 축인 후 厚片으로 썰어 건조한다.

【性味・歸經】 味는 辛하고 性은 溫하며, 肺・胃・大腸經에 작용한다.

效 能	主 治
祛風除濕・通竅止痛	外感風邪로 인한 頭痛, 眉棱骨痛, 牙痛, 鼻淵, 風濕痺痛, 皮膚의 風濕瘙痒, 婦女白帶過多
消腫排膿	瘡瘍腫毒

이 약물의 性味는 辛・溫하고 芳香이 있으며 肺・胃經에 작용한다. 辛味로 解表散風하고, 溫性으로 散寒除濕하며, 芳香으로 通竅止痛한다. 또한 肺・胃經에 작용하여 風濕邪를 散하는데 다만 足陽明胃經의 主藥이 되며, 足陽明經脈은 頭面을 循行하므로 風寒濕으로 인한 頭額痛, 眉稜骨痛, 齒齦腫痛 및 鼻淵 등, 頭面의 모든 병증을 치료하는 要藥이다.

또한 이 약물의 辛散香燥의 작용으로 消腫排膿과 燥濕止痒하는 효능이 있어 外科의 瘡瘍痛腫과 婦人의 寒濕帶下 및 皮膚病, 風濕瘙痒 등의 병증에 常用하는 약물이다. 다만 昇散溫燥하는 작용은 耗血傷氣하므로 陰虛火旺이나 血虛有熱인 증후에는 적용하지 않는다.

【臨床應用】 ① 이 약물은 辛으로 散하여 祛風하고, 溫燥로 除濕하며, 芳香으로 上達하여 通竅할 수 있으며, 肺・胃・大腸經의 風濕의 邪氣를 散할 수 있는데 특히 胃經을 위주로 한다. 따라서 足陽明胃經은 上行하여 머리와 顔面으로 순행하므로 이 약물은 外感風邪에 의한 頭目昏痛, 眉稜骨痛 및 牙痛, 鼻淵流涕 등의 증후를 치료한다.

風寒感冒로 인한 前額部頭痛, 鼻塞에는 羌活 防風 등을 배합하는데, 그 예가 九味羌活湯[此事難知]이다.

陽明經의 頭痛, 眉稜骨痛, 頭風痛, 齒痛 등의 증후에 單味로 丸을 만들어 服用하는데, 그 예가 都梁丸[串雅內編]이다. 혹은 川芎 防風 등을 배합하기도 하는데, 그 예가 川芎茶調散[和劑局方]이다.

또한 鼻淵頭痛을 치료하는 要藥이다. 蒼耳子 辛荑 등을 배합하는데, 그 예가 蒼耳散[濟生方]이다.

이 약물은 祛風除濕하는 효능이 있어 風濕痺痛과 風濕의 皮膚瘙痒을 치료하는데, 秦艽 豨薟草 등을 배합하고, 燥濕止帶에는 烏賊骨 白朮 茯苓 등을 배합하여 婦人의 寒濕帶下症을 치료하며, 黃柏 車前子 등을 배합하면 濕熱帶下症을 치료한다.

② 이 약물은 消腫排膿하는 효능이 있으므로 癰疽瘡瘍에 金銀花 甘草 當歸 등을 배합하여 사용하는데, 그 예가 仙方活命飮[校注婦人良方]이다.

乳癰(乳腺炎)에는 栝樓 貝母 蒲公英 등을 배합한다.

【用量・用法】3~9g. 水煎服. 外用에는 적당량 研末하여 바른다.

【使用注意】辛散溫燥 약물이므로 陰虛火旺, 血虛有熱에는 忌하고, 癰疽已潰에는 점차적으로 減用한다.

> 本草選錄：[神農本草經] "主女子漏下赤白, 血閉陰腫, 寒熱, 頭風侵目淚出."
>
> [本草經百種錄] "凡祛風之藥, 未有不枯耗精液者, 白芷極香, 能祛風燥濕, 其質又極滑潤, 能和利血脈, 利不枯耗, 用之則有利而無害也."
>
> [本草求眞] "白芷, 氣溫力厚, 通竅行表, 爲足陽明經祛風散濕主藥, 故能治陽明一切頭面諸疾, 如頭目昏痛, 眉棱骨痛, 暨牙齦骨痛, 面黑瘢疵者是也. 且其風熱承肺, 上爍於腦, 滲爲淵涕；移於大腸, 變爲血崩血閉, 腸風痔瘻癰疽；留結之癰腫潛消, 誠祛風上達, 散濕火要劑也."
>
> [方藥合編] "구릿대 뿌리. 手陽明經藥, 同升麻則行手足陽明及手太陰, 惡旋覆花 制雄黃硫黃. 通九竅發汗, 不可缺也.", "白芷辛溫排膿往　陽明頭疼風熱痒"

【化學分析】furocoumarin類(0.1~0.2%)로서 주로 byakangelicol를 함유하고 그 외 imperatorin, oxypeuceedanin, byak-angelicin, angelicotoxin, xanthoxd, isoimperatorin, phellopterin 등과 精油로서 elemene, hexadecanoic acid, 8-noncnoic acid, nonanol, undecane, 10-undecenoic acid, tridecanoic acid 등을 함유한다.

【藥理硏究】① 소량의 angelleotoxin은 동물 延髓 혈관운동, 충추 호흡 중추, 미주신경 및 척수를 흥분시키고 혈압을 높이며 맥박을 느리게 하며 심호흡을 하게 하는 동시에 침을 흘리고 구토하게 한다. 대량을 사용할 경우 강직성의 間歇性 경련을 야기하고 잇따라 전신마비가 초래된다. 白芷는 또한 중추신경에 대한 蛇毒의 억제작용에 길항한다.

② begapten, xanthotoxol, isoimperatorin은 furocoumarin의 光敏感 물질이고 白癜風, 銀屑病을 치료한다.

방풍 防風[KP]

Saposhnikoviae Radix
Saposhnikovia root

【出 典】神農本草經

【異 名】靑防風・銅藝・茴草・屛風・百枝・百蜚

【起 原】산형과(Umbelliferae) 방풍(防風) *Saposhnikovia divaricata* Schischkin의 뿌리이다.*

* CP：防風(Fangfeng) SAPOSHNIKOVIAE RADIX
繖形科 植物 防風 *Saposhnikovia divaricata* (Turcz.) Schischk.의 根。

【採 取】봄에는 꽃대가 나오기 전에, 가을에는 莖葉이 말랐을 때 캐어 莖葉과 鬚根을 제거하고 曬乾한다.

【性 狀】이 약은 뿌리로 원주상을 이루고 길이 15~20㎝, 지름 7~15㎜이고 아래쪽은 약간 가늘다. 바깥 면은 연한 갈색을 띠며 뿌리줄기의 윗부분에는 촘촘히 돌림마디 모양의 세로주름이 있고 갈색의 털 모양으로 된 엽초의 잔기가 붙어 있는 것도 있다. 뿌리에는 많은 세로주름과 가는 뿌리자국이 있다. 이 약은 특유한 냄새가 있고 맛은 약간 달다.

【産 地】中國의 黑龍江, 吉林 및 遼寧 지역이 주산지이다. 우리나라는 재배한다.

【炮 製】① 防 風 : 잡질을 제거하고 깨끗이 씻어 밀폐하여 축인 후 厚片으로 썰어 건조한다.

② 炒防風 : 防風片을 炒製 용기에 넣고 文火로 짙은 황색이 될 정도로 炒한다.

③ 防風炭 : 防風片을 炒製 용기에 넣고 武火로 표면이 검고 속은 黑褐色이 될 정도로 炒하여 그늘진 곳에서 말린다.

【性味·歸經】味는 辛·甘하고 性은 溫하며, 膀胱·肝·脾經에 작용한다.

效 能	主 治
祛風解表	外感風寒 또는 風熱表證, 風疹瘙痒證
勝濕止痛	風寒으로 인한 風濕痹證
祛風止痙	破傷風, 抽搐痙攣

이 약물의 性味는 辛甘·微溫하고, 質이 柔潤하며 膀胱·肝·脾經에 작용하여 全身을 善行하여 風邪를 다스리는데 常用하는 要藥이다. 이 약물은 風寒을 제거하여 解表하고 또한 風濕을 제거하여 止痛하므로 風寒의 表證과 風濕으로 인한 痹痛에 常用하는 약물이다. 이와 같은 효능은 性味가 微溫하되 燥하지 않고, 甘緩하여 峻烈하지 않으며 약효가 비교적 완화하므로 風藥 중에 潤劑라 칭하게 되었다. 그러므로 風熱로 인한 目赤, 咽痛 등 증후에 사용한다. 風疹瘙痒과 破傷風에 祛風勝濕 작용을 함으로써 止痒止痙작용을 하는데, 止痙의 효능이 弱하므로 破傷風에 응용할 경우에는 輔佐藥으로 쓰며, 單方으로는 그 효능을 나타낼 수 없다.

이 약물을 炒炭하면 止血하는 효능을 나타내어 便血과 崩漏 등의 증상에 表證을 겸했을 경우에 좋고, 陰虛火旺이나 風寒濕의 邪가 없을 경우에는 忌한다.

【臨床應用】① 이 약물은 性味가 辛·溫으로 散風勝濕하며, 甘味로 緩和하고 峻烈하지 않으므로 風을 치료하는 약으로 通用된다. 따라서 外感風寒 혹은 風熱表證의 常用藥이다.

感冒風寒으로 인한 惡寒發熱, 頭痛, 身痛 등의 증후에 紫蘇 荊芥 白芷 등을 배합하는데, 그 예가 荊防敗毒散[攝生衆妙方], 川芎茶調散[和劑局方]이다.

感冒風熱로 인한 發熱, 目赤咽痛, 微惡風寒 등의 증후에 荊芥 連翹 薄荷 桔梗 등을 배합하는데, 그 예가 防風解毒湯[先醒齊學廣筆記]이다.

이 약물은 또한 祛風止痒하는 효능이 있어 風瘡疥癬, 皮膚搔痒 등의 증후에 荊芥 白蒺藜 蟬蛻 등을 배합한다.

② 이 약물은 祛風散寒하고 또한 勝濕止痛하는 효능이 있으므로 風寒濕痹, 關節疼痛, 四肢攣急 등의 증상을 치료하는데, 羌活 當歸 薑黃 赤芍藥 黃芪 甘草 등을 배합하며, 그 예가 蠲痹湯[楊氏家藏方]이다.

③ 이 약물은 肝經에 작용하여 祛風解痙하는 효능이 있어 破傷風, 角弓反張, 牙關緊閉, 抽搐痙攣 등의 증후에 天南星 白附子 天麻 등을 배합하는데, 玉眞散[外科正宗]이 그 예이다.

이 외에도 이 약물은 止瀉・止血작용을 한다. 또한 陳皮 白朮 白芍藥을 배합하여 腹痛, 腹瀉를 치료하는데, 그 예가 痛瀉要方[丹溪心法]이다. 이 약물을 炒用하면 止瀉작용을 하고, 炒炭하면 止血작용을 하므로 下痢, 婦女血崩 등에 사용한다.

【用量・用法】 4.5~9g. 水煎服. 發表에는 生用하고, 止血에는 炒炭한다.

【使用注意】 風寒濕邪가 관여하지 않는 경우나 陰虛火旺에는 忌한다.

本草選錄 : [神農本草經] "主大風頭眩痛, 惡風風邪, 目盲無所見, 風行周身, 骨節疼痛."

[本草經疏] "防風治風通用, 昇發而能散, 故主大風頭眩痛, 惡風風邪, 周身骨節疼痺, 脇痛, 邪風頭面去來, 四肢攣急, 下乳, 金瘡因傷於風內痙. 其云主目無所見者, 因中風邪, 故不見也, 煩滿者, 因風邪客於胸中, 故煩滿也. 風寒濕三者合而成痺, 祛風燥濕, 故主痺也, 發散之藥. 焉可久服, 其曰輕身, 亦濕去耳."

[本草匯言] "防風, 散風寒濕痺之藥也, 故主諸風周身不遂, 骨節痠痛, 四肢攣急, 痿躄癎痙等證, 又傷寒初病太陽經, 頭痛發熱, 身痛無汗, 或傷風咳嗽, 鼻塞咽乾, 或頭瘡將出, 根點未透, 用防風辛溫輕散, 潤澤不燥, 能發邪從毛竅出, 故外科腫瘡腫毒, 瘡痿風癩諸證, 亦必需也. 爲卒伍之職, 隨引而效, 如無引經之藥, 亦不能獨奏其功 故與芎, 芷上行, 治頭目之風 : 與羌, 獨下行, 治腰膝之風 ; 與當歸治血風 ; 與白朮治脾風 ; 與蘇, 麻治寒風 ; 與芩連治熱風 ; 與荊, 柏治腸風 ; 與乳, 桂治痛風及大人中風, 小兒驚風, 防風盡能去之, 若入大風歷風藥中, 須加殺蟲活血藥乃可."

[景岳全書・本草正] "防風, 用此者用其氣平散風, 雖膀胱脾胃經藥, 然隨諸經之藥, 各經皆至, 氣味具輕, 故散風邪治一身之痛, 療風眼, 止冷淚. 風能勝濕, 故亦去濕, 除遍體濕瘡. 若隨實表補氣諸藥, 亦能收汗, 昇擧陽氣, 止腸風下血崩漏. 然此風藥中之潤劑, 亦能走散上焦元氣, 誤服久服, 反能傷人."

[方藥合編] "入手足太陽及足陽明太陰, 又入肝經氣分, 惡白斂 乾薑 芫花 藜蘆, 畏草薢殺附子毒 解諸藥毒, 叉頭發狂 叉尾發痼疾, 得葱行固身, 得澤瀉藁本治風, 得歸芍陽起石禹餘粮治婦人子臟風, 防風能制黃芪, 黃芪得防風其巧愈大乃相畏而相使者也.", "防風甘溫骨節痺 諸風口噤頭暈類"

【化學分析】 furocoumarin의 psoralen, bergapten, imperatorin, phellopterin, dihydro-furucoumarin의 deltoin, pyranocoumoron의 hamaudol, 3′-*O*-acetylhamaudol, 3′-*O*-angelothamaudol, ledebouliedllol, 배당체의 4′-*O*-β-D-glucosyl-5-*O*-methylvisammin-o-l, prim-*O*-glucosylcimifugin 와 sec-*O*-glucosylhamaudol, 5-*O*-methylvisamminol, cimifugin 등을 함유한다.

【藥理硏究】 湯劑와 추출물을 人工 발열 집토끼에 투여한 결과 뚜렷한 해열작용을 한다. 湯劑의 작용이 추출물의 작용에 비해 강하다. 마우스에 防風 알코올 추출물을 경구 투여한 결과 동통 역치를 뚜렷이 높인다. 이는 뚜렷한 해열 작용이 있다는 것을 말하며, 피하에 주사한 결과 같은 효과가 있다. 아울러 소염 및 抗驚厥 활성도 있다. 그리고 또 면역 증강과 抗알레르기작용을 한다. 적출 실험에서 신선한 關防風은 녹농균과 황색포도상구균에 항균 작용을 하고 小芽胞癬菌을 억제한다.

고본 藁本[KHP]

Ligustici Tenuissimi Rhizoma et Radix

【出 典】 神農本草經

【異 名】 藁板·療藁本·蔚香·微莖·鬼卿·地新·土芎·山芰·茶芎

【起 原】 산형과(Umbelliferae) 고본 *Ligusticum tenuissimum* Kitagawa, 중국고본(中國藁本) *Ligusticum sinense* Oliv. 또는 요고본(遼藁本) *Ligusticum jeholense* Nakai et Kitagawa의 뿌리줄기 및 뿌리이다.*

【採 取】 가을에 莖葉이 말랐을 때나 또는 봄에 새싹이 나올 때 뿌리를 캐어 蘆頭와 鬚根을 제거하고 曬乾한다.

【性 狀】 ① 고본 : 이 약은 뿌리줄기 및 뿌리로 고르지 않게 갈라진 원기둥 모양이고 진한 갈색이며 길이 5~9㎝, 지름 7~20㎜이다. 뿌리줄기는 덩어리 모양이고 위쪽에는 여러 개의 둥근 뿌리줄기의 잔기와 줄기자국이 남아 있다. 뿌리는 여러 개가 주먹 모양으로 감겨 있고 가로로 돌기되어 있으며 질이 약하여 자르기 쉽다. 자른 면은 황백색이고 꺼칠꺼칠하며 찢어진 틈새가 보인다. 이 약은 특유한 냄새가 있고 맛은 매우며 약간 떫다.

② 중국고본(中國藁本) : 이 약은 뿌리줄기 및 뿌리로 뿌리줄기가 대부분이고 가볍고 부스러지기 쉽다. 뿌리줄기는 불규칙하면서 결절상인 원기둥 모양이고 약간 꼬였으며 가지가 갈렸고 길이 3~10㎝, 지름 25~40㎜이며 마디는 고르지 않은 구형이다. 바깥 면은 갈색~진한 갈색이고 거칠며 세로주름 및 고리무늬가 있다. 위쪽에는 여러 개의 오목하면서 둥근 줄기의 잔기 또는 자국이 남아 있는데 지름은 5~10㎜이다. 아래쪽에는 여러 개의 점 모양으로 돌기 된 뿌리자국이 있다. 뿌리는 꼬인 나무막대 모양이다. 자른 면은 연한 황갈색 또는 황백색이고 섬유상이며 찢긴 틈새가 있고 황갈색의 점을 볼 수 있다. 이 약은 특유한 냄새가 짙게 나고 맛은 맵고 쓰며 약간 얼얼하다.

③ 요고본(遼藁本) : 이 약은 뿌리줄기 및 뿌리로 뿌리줄기가 대부분이고 가벼우며 부스러지기 쉽다. 뿌리줄기는 불규칙한 원기둥 모양 또는 뭉쳐진 덩어리 모양이며 대부분은

* CP : 藁本(Gaoben) LIGUSTICI RHIZOMA ET RADIX
繖形科 植物 藁本 *Ligusticum sinense* Oliv. 혹 遼藁本 *Ligusticum jeholense* Nakai et Kitag.의 根莖과 根。

가지가 갈려있으며 길이 1~6㎝, 지름 5~20㎜이다. 바깥 면은 회갈색~어두운 갈색이고 거칠다. 아래쪽에는 가늘고 길면서 구부러진 뿌리가 여러 개 달려 있다. 자른 면은 황백색~연한 갈색이고 섬유상이며 찢겨진 틈새가 있고 갈색의 점을 볼 수 있다.

【産 地】 고본은 우리나라 전국의 高山지대에 자생하고, 또한 재배된다. 藁本은 中國의 湖南, 四川, 遼寧, 河北, 山東, 山西 등의 지역이 주산지이다.

【炮 製】 蒿 本 : 잡질을 제거하고 깨끗이 씻어 밀폐하여 축인 후 厚片으로 썰어 건조한다.

【性味·歸經】 味는 辛하고 性은 溫하며, 膀胱經에 작용한다.

效 能	主 治
發表散寒	外感風寒의 頭痛, 혹은 風濕으로 인한 巓頂頭痛
祛風勝濕·止痛	風寒의 濕痹痛, 寒을 腹痛, 泄瀉

이 약물은 性味가 辛溫雄壯하고 氣味가 香烈하여 足太陽膀胱經에 작용하고 겸하여 督脈을 통해 특히 頭部의 巓頂에 達하여 祛風散寒·勝濕止痛을 겸하여 發散解表한다.

外感風寒 혹은 風濕으로 인한 頭痛, 偏頭痛, 身痛 등의 병증에 사용하며, 특히 局部性頭痛인 巓頂頭痛에 대한 常用 약물이다. 또한 辛溫한 性味는 寒濕으로 인한 肢節痹痛과 寒濕腹痛 및 泄瀉를 치료한다. 그러나 血不足으로 인한 頭痛에는 사용하지 않는다.

【臨床應用】 이 약물의 性味는 辛·溫하며 辛味로 散하고 溫通할 수 있어 祛風勝濕·散寒止痛하는 효능이 있다. 그러므로 外感風寒으로 인한 頭痛 및 風寒濕痹痛, 肢節痛 등의 증후에 사용한다.

① 風寒表證의 頭痛, 惡寒, 無汗에는 羌活 防風 細辛 등을 배합하는데, 그 예가 羌活防風湯[治法機要]이다. 巓頂疼痛을 치료하는데 적용하며, 이때는 細辛 川芎 등을 배합한다.

② 風寒風濕으로 인한 頭頂頭痛이나 後頭痛, 風濕痹으로 인한 關節痛의 증후에는 祛風除濕하는 羌活 防風 獨活 등을 배합하는데, 그 예가 羌活勝濕湯[外科傷辨惑論]이다.

副鼻腔炎(鼻淵)의 頭痛에는 蒼耳子 白芷 川芎 등을 배합하는데, 그 예가 辛夷散[濟生方]이다.

【用量·用法】 3~9g. 水煎服. 外用에는 適量.

【使用注意】 溫燥昇散에 적용하므로 血虛頭痛 및 熱證에는 忌한다.

本草選錄 : [神農本草經] "主婦人疝瘕, 陰中寒, 腫痛, 腹中急, 除風頭痛."
[珍珠囊] "治太陽頭痛, 巓頂痛, 大寒犯腦, 痛連齒頰."
[景岳全書] "療風濕泄瀉, 風癇霧露瘴疫."
[本草正義] "藁本味辛氣溫, 上行昇散專主太陽太陰之寒風寒濕, 而能疏達厥陰鬱滯, 功用與細辛. 川芎. 羌活近似.",
[方藥合編] "藁本氣溫祛風能 兼治寒濕巓頂疼"

【化學分析】 精油에는 3-butylphthalide, enidilide, methyleugenol 등을 함유한다.

【藥理硏究】 藁本의 中性油는 진정·진통·해열 및 소염작용을 하며 또 장과 자궁 평활근을 직접 억제한다. 알코올 추출물은 마취 토끼에 대해 뚜렷한 강압작용을 한다.

신이 辛荑[KHP]

Magnoliae Flos
Magnolia bud

【出 典】神農本草經

【異 名】侯桃・房木・迎春・木筆花・毛辛荑・望春花・薑朴花

【起 原】목련과(Magnoliaceae) 망춘화 *Magnolia biondii* Pampanini, 백목련 *Magnolia denudata* Desrousseaux, 목련 *Magnolia kobus* De Candolle, 및 무당목련 *Magnolia sprengeri* Pampanini의 꽃봉오리이다.*

【採 取】이른 봄, 꽃이 피기 전에 꽃봉오리를 채취하여 枝梗을 제거하고 陰乾한다.

【性 狀】이 약은 끝 쪽이 약간 뾰족한 털붓(毛筆)의 붓털 비슷한 난형~방추형을 이루고 길이 1~4㎝, 중간의 지름이 7~20㎜이다. 바깥 면은 황백색~녹갈색의 부드럽고 윤이 있는 5㎜가량의 털이 밀생하고 안쪽의 기부에 흑갈색의 거친 비늘 모양의 인편이 복와상(覆瓦狀)으로 겹쳐져 있다. 이 약은 3장의 포엽(包葉)이 있고 세로로 잘라보면 9장의 화피(花被)와 여러 개의 엷은 황갈색의 수술 및 갈색의 암술이 1개 있으며 부서지기 쉽다. 이 약은 특이한 향기가 있고 맛은 맵고 시원하며 조금 쓰다.

【產 地】中國이 原產地로 우리나라에는 高山지대에 자생하며 家庭에서 觀賞樹로 재배한다. 中國의 安徽, 四川, 河南, 湖北, 湖南 및 雲南 지역이 주산지이다.

【炮 製】辛 荑：雜質을 제거하고 꽃봉오리를 벗겨 속의 蕊을 焙乾한 다음 破碎하여 사용한다.

【性味・歸經】味는 辛하고 性은 溫하며, 肺・胃經에 작용한다.

效 能	主 治
散風寒	風寒表證으로 인한 頭痛, 鼻淵, 鼻塞不通, 鼻流濁涕, 齒痛
通鼻竅	鼻淵

이 약물의 性味는 辛・溫하고 芳香으로 輕浮上昇하여 肺經에 작용하므로 鼻竅를 通해 肺의 風寒을 散한다. 또한 胃經에 작용하여 淸陽의 氣를 頭腦에 上達하여 頭痛을 다스리므로 鼻淵, 鼻塞, 鼻汁 또는 風邪로 인한 頭痛에 적용한다. 이 약물이 비록 風寒을 發散시키는 작용이 있으나 일반적으로는 外感表證에는 주로 응용하지 않으며, 부분적으로 齒痛을 治療하는데 사용한다.

* CP：辛夷(Xinyi) MAGNOLIAE FLOS
木蘭科 植物 望春花 *Magnolia biondii* Pamp. 玉蘭 *Magnolia denudata* Desr., 혹 武當玉蘭 *Magnolia sprengeri* Pamp.의 花蕾。

【臨床應用】이 약물은 芳香이 있고 質이 輕하며, 氣味가 모두 薄하고, 그 解表하는 힘이 비교적 약한 편이다. 그렇지만, 肺經에 작용하여 風寒을 散하고, 鼻竅를 통하게 하며, 또한 胃經에 작용하여 胃 중의 淸陽의 氣를 上昇시킨다. 그러므로 風寒으로 인한 頭痛, 鼻塞 등의 증상을 치료하는데 荊芥 防風 등 風寒을 散하는 약물을 배합한다.

또한 이 약물은 鼻淵頭痛, 鼻塞, 流濁涕, 不聞香臭 등의 증상을 치료하는 要藥이 되는데, 만일 寒으로 치우친 경우에는 細辛 白芷 防風 등을 배합하고, 熱에 치우친 경우에는 薄荷 黃芩 蒼耳子 등을 배합한다. 그 예가 蒼耳散[濟生方], 辛夷散[濟生方]이다.

內服하는 외에 또한 散劑・乳劑・油劑 등으로 局部에 外用한다.

【用量・用法】3~9g. 水煎服. 外用에는 適量.

【使用注意】陰虛火旺, 氣虛이 血虛火熾에 속한 頭腦痛, 胃火에 속한 齒痛에는 忌한다.

本草選錄 : [神農本草經] "主五臟身體熱, 頭風腦痛, 面䵟."
[本草經疏] "辛夷, 主五臟身體寒熱, 頭風腦痛, 面䵟, 解肌, 通鼻塞涕出."
[本草新編] "辛夷, 通竅而上走於腦舍, (治)鼻塞鼻淵之症, 無他用, 存之以備用可耳."
[東醫寶鑑] "風頭腦痛 面䵟通鼻塞涕出治面腫引齒痛朋目生鬚髮作面脂生光澤."
[方藥合編] "辛夷味辛鼻流涕　香臭不聞通竅劑"

【化學分析】일반적으로 cineol, citran, α-pinene, methylchavicol, eugenol, oleic acid, capric acid 등을 함유하고, 산지에 따라서는 limonenecineol가 주성분으로 camphor가 없는 것, limonene-camphor을 함유하는 것도 있다. 精油(0.5~2.8% 일반적으로 산지, 채취시기 등에 따라서 함유량이 다르다)로서 fenchone, fenchylalcohol, veratralde-hyde 등이며, 또 유기산으로서 palmitic acid, linoleic acid, vanillic acid 등과 alkaloid로서 *d*-coclaurine, *d*-reticuline, yuzirine 등을 함유한다.

【藥理硏究】① 코 부위의 염증 치료에는 수렴 작용을 하여 점막 표면을 보호하고, 말초혈관 확장에 사용할 때에는 국소의 혈액 순환을 개선하여 분비물의 흡수를 촉진하는 것으로 염증이 사라지게 하며 또 이로써 鼻腔을 暢通하게 하며 증상을 완화 혹은 제거한다.

② 물과 알코올 추출물을 靜脈, 筋肉, 腹腔에 주사한 결과 모두 강압작용이 있고, 복용시의 작용은 뚜렷하지 않다. 강압작용의 성분은 去油 수용액이 에테르에 용해된 부분으로 非精油이다.

③ 湯液과 엑스는 자궁을 흥분시킨다. 이 성분은 물과 알코올에 용해되는 非휘발성물질이다.

④ 辛荑는 침윤마취 작용을 한다. 望春花(辛荑의 일종) 속의 페놀성 알칼로이드는 箭毒樣(curarifrom drug)작용을 한다. 湯劑는 acetylcholine樣 작용을 한다.

⑤ 정유는 일정한 진통 및 진정작용을 한다.

⑥ 湯劑는 일부 발병성 진균과 포도상구균, β-연쇄상구균 등을 억제한다.

세신 細辛[KP]
Asiasari Radix et Rhizoma
Asiasarum root and rhizome

【出 典】神農本草經

【異 名】小辛・細草・少辛

【起 原】쥐방울과(Aristolochiaceae) 민족도리풀 *Asiasarum heterotropoides* F. Maekawa var. *mandshuricum* F. Maekawa 또는 서울족도리풀 *Asiasarum sieboldii* Miquel var. *seoulense* Nakai의 뿌리 및 뿌리줄기이다.*

【採 取】5~7月에 뿌리와 함께 캐서 泥土를 제거하고 陰乾한다.

【性 狀】이 약은 뿌리 및 뿌리줄기로 고르지 않게 구부러진 노끈 모양을 이루고 있다. 뿌리줄기는 길이 2~4㎝, 지름 2~3㎜이고 황갈색의 마디가 있으며 여기에 길이 약 15㎝, 지름 약 1㎜의 뿌리가 많이 달려 있다. 그 바깥 면은 연한 갈색~어두운 갈색으로 밋밋하거나 극히 얕은 세로주름이 있다. 뿌리줄기의 위쪽 끝에는 잎자루, 꽃자루 또는 싹눈이 붙어 있는 경우가 있으며 각 마디에는 잎자루와 꽃자루의 자국이 있고 그 마디 사이에 가늘고 긴 뿌리가 여러 개 붙어 있다. 이 약은 꺾어지기 쉽고 꺾인 면은 황백색으로 평탄하지 않다. 이 약은 특유한 냄새가 있고 맛은 맵고 혀를 약간 마비시킨다.

【產 地】족도리(華細辛)는 우리나라 전국의 고산지대에 分布하고, 北細辛은 中國의 遼寧, 吉林, 黑龍江 등의 지역이 주산지이다.

【炮 製】細 辛 : 잡질을 제거하고 맑은 물을 분무하여 축인 후 小段으로 썰어 건조한다.

【性味・歸經】味는 辛하고 性은 溫하며, 心・肺・腎經에 작용한다.

效 能	主 治
散寒解表	風寒表證의 頭痛, 身痛
溫肺化痰	痰食咳喘
祛風・散寒止痛	感冒頭痛, 風濕痹痛, 牙齦痛
通 竅	鼻淵, 竅閉神昏

이 약물의 性味는 辛香하고 性이 溫하면서 猛烈하여 밖으로는 風寒의 邪氣를 發散시키고, 안으로는 寒飮을 化하고 위로는 頭風을 疏散하며 아래로는 腎氣를 통하여 開竅・止痛하는 효능이 있어 外感風寒으로 인한 頭痛, 身痛의 증후와 寒飮內停, 痰多咳喘에 대한 주약이다.

---

* CP : 細辛(Xixin) ASARI RADIX ET RHIZOMA
馬兜鈴科 植物 北細辛 *Asarum heterotropoides* Fr. Schmidt var. *mandshuricum* (Maxim.) Kitag. 漢城細辛 *Asarum sieboldii* Miq. var. *seoulense* Nakai, 혹 華細辛 *Asarum sieboldii* Miq.의 根과 根莖。

이 약물은 散寒시키는 작용이 비교적 좋으나 發汗시키는 작용이 弱하여 일반적인 解表의 方劑에는 應用하지 않으며, 陽虛로 인한 外感病證에 麻黃附子細辛湯에 應用하여 麻黃의 發汗解表작용을 도우며, 한편으로는 扶陽溫腎하는 附子의 작용을 도와준다.

또한 이 약물은 溫肺化痰의 효능이 있어 肺寒으로 인한 痰飮咳喘을 치료하는 小靑龍湯에 應用되는데, 方劑 중 麻黃은 肺氣를 宣暢하게 하고, 生薑 半夏는 溫肺化飮하며, 五味子는 開闔의 작용을 같이 하여 散하는 가운데 收斂시키는 效能을 나타나게 하였다.

또한 이 약물은 辛香走竄하는 性이 있어 硏末하여 吹鼻하면 通竅醒神하는 효능이 있고, 烏頭를 배합하면 齒牙疼痛을 치료하며, 頭痛에는 川芎을, 痹痛에는 桂枝를 배합하면 祛風止痛의 妙가 있다.

그러나 이 약물은 辛散力이 강하여 用量을 過多하게 사용해서는 안되며, 正氣를 耗散시키므로 氣虛多汗이나 陰虛火旺, 血虛內熱로 인한 乾咳無痰證에는 忌한다.

【臨床應用】 ① 이 약물은 風寒表證의 發熱, 惡寒頭痛, 身體痛, 鼻閉, 脈浮 등의 증후에 散寒解表하는 防風 羌活 등을 배합하는데, 그 예가 九味羌活湯[此事難治 · 東醫寶鑑]이다.

陽虛로 인한 外感風寒의 惡寒發熱, 脈沈, 舌苔白滑 등의 증후에 麻黃 附子 등을 배합하는데, 그 예가 麻黃附子細辛湯[傷寒論]이다.

② 寒飮으로 인한 咳嗽, 呼吸困難, 稀薄한 痰 등의 증후에 溫痰化飮의 乾薑 半夏 등을 배합하는데, 그 예가 小靑龍湯[醫學心悟 · 東醫寶鑑], 苓甘薑味辛夏仁湯[金匱要略] 등이다.

③ 風寒頭痛에는 祛風止痛의 羌活 白芷 川芎 등을 배합하는데, 그 예가 川芎茶調散[和劑局方], 淸上蠲痛湯[壽世保元]이다.

風火로 인한 齒痛에는 白芷 升麻 石膏 등을 배합하는데, 그 예가 立効散[蘭室秘藏]이다.

④ 通竅의 효능이 강하므로 鼻淵(副鼻腔炎), 鼻炎, 鼻閉 등에 사용하는 것 외에도 粉末을 콧속에 불어넣어 재채기를 하게 하여 開關醒神하는데도 사용한다.

【用量 · 用法】 1~3g. 粉末은 0.5~1.0g. 水煎服. 外用에는 適量.

【使用注意】 氣虛汗多, 陰虛陽亢의 頭痛, 陰虛肺熱咳嗽에는 忌한다.

本草選錄 : [神農本草經] "主咳逆, 頭痛腦動, 百節拘攣, 風濕痺痛, 死肌, 明目, 利九竅."

[本草綱目] "辛溫能散, 故諸風寒風濕頭痛, 痰飮, 胸中滯氣, 驚癎者, 宜用之, 口瘡, 喉痺, 䘌齒諸病用之者, 取其能散浮熱, 亦火鬱則發之之義也. 辛能泄肺, 故風寒咳嗽上氣者宜用之."

[本草匯言] "細辛, 佐薑, 桂能驅臟腑之寒, 佐附子能散諸疾之冷, 佐獨活能除少陰頭痛, 佐荊防能散諸經之風, 佐芩 · 連 · 菊 · 薄, 又能治風火齒痛而散解諸鬱熱最驗也."

[藥品化義] "細辛, 若寒邪入裏而在陰經者, 以此從內托出. 佐九味羌活湯, 發散寒邪快捷, 因其氣味辛香, 故能上昇, 入芎辛湯, 療目痛後羞明畏日, 隱澀難開, 合通竅湯, 散肺氣而通鼻竅. 佐淸胃湯, 祛胃熱而止牙疼. 此藥熱入寒劑, 蓋取反以佐之之義也."

[方藥合編] "入足厥陰少陰血分, 手少陰引經, 惡黃芪狼毒茱萸, 畏消石滑石反藜蘆. 單用末, 不可過半錢, 多則氣塞死, 雖死無傷, 頭面風不可缺.", "細辛辛溫通關竅 少陰頭痛風濕要"

【化學分析】精油(약 3%), 주성분은 methyleugenol, 그 외 β-pinene, safrole, α-pinene, camphene, myrcene, sabinene, limonene, p-cymene, γ-terpinene, terpinolene, borneon, estragole, asarone, elemicin, myristicin, eucarvone 등과 lignan의 asarinine, alkaloid의 higenamine, 기타 elemicin, eucarvone 등을 함유한다. 辛味成分으로는 amide Ⅰ, Ⅱ, Ⅲ, Ⅳ 등의 불포화지방산 amide가 존재하고, 뿌리는 demethycoclaurin을, 그 외 미량원소로서 Zn, Cu, K, Na, Mg, Ca, Fe, Mn 등을 함유한다.

【藥理硏究】① 진정·진통·국소마취 및 소염작용을 한다. 細辛의 精油를 복강에 주사하면 뚜렷한 중추 억제작용을 한다. 50%의 細辛 湯劑는 蟾蜍의 좌골신경의 충동 전도를 阻滯하는 동시에 可逆性 작용을 한다. 그 마취 효과는 1%의 procaine과 비슷하다.

② 알코올 추출물을 토끼의 정맥에 주사하면 모르핀에 의해 생기는 호흡 억제에 길항한다.

③ 子宮에 대한 억제작용을 한다.

④ 細辛 알코올 추출물과 정유 등은 체외에서 gram-positive bacterium, 고초균 및 티푸스균에 억제 작용을 한다. 湯液 역시 결핵 간균을 억제하는 작용을 한다. 細辛의 정유와 safrole는 또 광폭 항진균작용을 한다. 그러나 safrole은 독성이 비교적 강하고 또 발암물질과 연관되어 있다.

생강 生薑[KHP]

Zingiberis Rhizoma Recens
Raw ginger

【出 典】名醫別錄

【異 名】鮮生薑·子薑·紫薑·母薑

【起 原】생강과(Zingiberaceae) 생강 *Zingiber officinale* Roscoe의 신선한 뿌리줄기이다.*

【採 取】가을에서 초겨울에 캐어 鬚根과 泥沙를 제거한다.

【性 狀】이 약은 신선한 뿌리줄기로 납작하게 눌려 있거나 불규칙한 덩어리 모양이며 대개는 갈라졌거나 또는 갈라진 덩어리이다. 각 덩어리는 길이 2~5㎝, 지름 15~25㎜의 좀 구부러진 난형~긴 난형을 이루고 바깥 면은 연한 회색~회색의 코르크층으로 싸여 있다. 덩어리 사이는 매우 가늘고 짧게 연결되어 있으며 이 부위는 쉽게 꺾어진다. 꺾은 면은 연한 황색을 띠고 피부와 중심주를 가르는 내상피가 명료하게 보이고 피부와 중심주에는 섬유를 수반하는 유관속이 작은 점으로 보이며 산재한다. 이 약은 특유한 냄새가 있고 맛은 매우 맵다.

* CP : 生姜(Shengjiang) ZINGIBERIS RHIZOMA RECENS
姜科 植物 姜 *Zingiber officinale* Rosc.의 新鮮 根莖。

【産 地】熱帶아시아가 원산지이며 우리나라에는 각지의 田圃에 재배하는데 全北 完州가 저명한 주산지이다.

【炮 製】生 薑 : 잡질을 제거하고 洗淨한 후 축여 內外濕度가 일정할 때 小立方塊로 厚切片한다.

【性味 · 歸經】味는 辛하고 性은 微溫하며, 肺 · 脾 · 胃經에 작용한다.

效 能	主 治
發汗解表	外感으로 인한 風寒表證의 風寒感冒, 頭痛鼻塞, 水濕痞滿
溫中止嘔	胃寒氣逆에 의한 惡心嘔吐
溫肺止咳	風寒咳嗽, 多痰
解 毒	解魚蟹 및 半夏, 南星毒

이 약물의 性味는 辛 · 溫하고 肺經에 작용하여 風寒의 邪氣를 散하고 解表하는데, 그 효능이 弱하여 感冒의 輕證에 사용한다. 다만 外感風寒이 重症일 때는 반드시 다른 辛溫解表藥을 배합하여 輔佐藥으로 사용한다. 또한 胃經에 작용하여 溫中祛濕 · 化飮寬中하는 효능으로 降逆止嘔하는데 要藥이다. 그러므로 生薑은 嘔家에 聖藥이라 하여 胃寒이나 痰濕이 中洲(脾胃)에 阻滯되어 나타나는 胃氣上逆의 惡心, 嘔吐에 효과가 있으며, 胃熱嘔吐에도 相應하는 약물과 배합하여 사용하여도 또한 良好한 효과가 있다.

【臨床應用】① 이 약물은 辛味로 散하여 發表하는데 약효가 비교적 미약한 편이므로, 外感風寒으로 인한 惡寒發熱, 頭痛, 鼻塞 등의 증후에 사용한다. 민간에서는 이 약물에 흑설탕을 가하고 달여서 熱服하면 感冒의 輕證을 치료한다.

辛溫解表하는 약물을 輔佐하는 藥으로 桂枝 白芍藥 등을 배합하여 그 發汗작용을 강화하는데, 그 예가 桂枝湯[傷寒論], 荊防敗毒散[攝生衆妙方]이다.

② 이 약물은 溫胃和中 · 降逆止嘔하는 효능이 있으므로 胃寒으로 인한 嘔吐에 單方으로 쓴다. 또한 배합하는 약물에 따라서 여러 가지의 嘔吐를 치료한다.

胃寒嘔吐에는 單劑로 사용하거나 혹은 半夏 등을 배합하는데, 그 예가 小半夏湯[金匱要略方論]이다.

또한 胃熱嘔吐에는 竹茹 枇杷葉 黃連 등을 배합하는데, 그 예는 橘皮竹茹湯[金匱要略]이다.

③ 이 약물은 溫肺止咳하는 효능이 있으므로 風寒으로 인한 咳嗽痰多 증후에 사용하는데 散寒止咳하는 紫蘇葉 杏仁 紫菀 陳皮 등을 배합하면 그 효과가 증강되는데, 그 예가 杏蘇散[溫病條辨], 止嗽散[醫學心悟], 蔘蘇飮[和劑局方] 등이다.

④ 이 약물은 解毒작용을 하므로 魚蟹毒의 중독으로 인한 吐瀉 등의 증후에 單劑 혹은 紫蘇葉을 배합한다.

生南星 生半夏의 解毒에 이 약물을 사용하며, 또는 天南星이나 半夏의 中毒으로 야기되는

喉舌腫痛, 麻木 등의 중독증상에 單劑로 사용하거나 紫蘇와 배합하여 사용한다.

【用量·用法】 3~9g. 혹은 水煎服. 搗汁沖服. 外用으로 찧어 바르거나 熱炒하여 찜질한다.

【使用注意】 辛溫發散의 약물이므로 表虛自汗, 陰虛內熱 혹은 熱盛의 증후에는 忌한다.

> **本草選錄** : [名醫別錄] "除風邪寒熱, 傷寒頭痛鼻塞, 咳逆上氣, 止嘔吐, 去痰下氣."
>
> [藥性類明] "生薑去濕, 只是溫中益脾胃, 脾胃之氣溫和健運, 則濕氣自去矣, 其消痰者, 取其味辛辣, 有開豁沖散之功也."
>
> [本草經疏] "生薑所稟, 與乾薑性氣無殊, 第消痰, 止嘔, 出汗, 散風, 祛寒, 止泄, 疏肝, 導滯, 則功優於乾薑."
>
> [藥品化義] "生薑辛竄, 藥用善豁痰利竅, 止寒嘔, 去穢氣, 通神明, 助葱白頭大散表邪一切風寒濕熱之症 ; 合黑棗·柴·甘, 所謂辛甘發散爲陽, 治寒熱往來及表虛發熱 ; 佐燈芯通竅利肺氣, 寧咳嗽 ; 入補脾藥, 開胃補脾, 止泄瀉."
>
> [方藥合編] "要熱去皮, 要冷留皮. 秦椒爲使, 殺半夏狼毒, 惡黃芩黃連.", "生薑性溫能祛穢暢神開胃吐痰咳"

【化學分析】 주성분은 精油이다. 정유로는 zingiberene을 함유하고 그 외 camphene, cineol, bisabolene, α-pinene, myrcene, tricyclene, α-cubebene, β-elemene, linalool, terpinolenone, 2-heptanol, neral 등, 신미성분으로는 gingerol, zingerone, shogaol 등이며 그 외 glanolactone 등을 함유한다.

【藥理硏究】 ① gingerol은 胃液 분비와 腸管의 蠕動을 촉진하는 것으로 소화를 돕는다. gingerol에서 분리한 zingerone과 zingiberene의 혼합 물질은 鎭吐의 유효 성분이다.

② 혈관운동 중추와 호흡중추를 흥분시키고 혈압을 높이며 아울러 혈액순환을 촉진하여 發汗을 돕는다.

③ 일정한 消炎·消腫 및 진통작용을 한다.

④ 티푸스균, 紫色白癬菌에 대해서 억제작용을 가지며 膣 trichomonase에서도 殺菌作用을 나타낸다.

『附 藥 1』 생 강 피 生薑皮 [本草圓經]

생강의 根皮이다. 생강의 根莖을 깨끗이 씻어 竹刀로 外皮를 벗겨 曬乾한다.

이 약물의 性味는 辛·涼하고, 利水消腫하는 효능이 있으므로 水腫(小便不利)에 大腹皮 桑白皮 陳皮 등을 배합하여 利水退腫한다. 그 예가 五皮飮[和劑局方]이다.

『附 藥 2』 외 강 煨薑

이 약물은 性味가 辛·溫하다. 生薑에 비해 辛散하는 효력이 뒤떨어지는데 溫中止嘔하는 효능이 강하여 胃寒嘔吐, 腹疼下痢에 적용된다.

『附 藥 3』생 강 즙 生薑汁

性味가 辛·微溫하다. 辛散하는 약효가 강하여 開竅止嘔하는 효능이 있어 中風痰迷의 牙關緊急, 意識昏迷, 嘔吐 등의 증후에 응용한다.

향유 香薷[KHP]

Elsholtziae Herba
Elsholtzia

【出 典】名醫別錄

【異 名】香茹·陳香薷·香菜·香菜·香戎·香茸

【起 原】꿀풀과(Labiatae) 향유 Elsholtzia ciliata Hyl. 또는 기타 동속식물의 꽃필 때의 전초이다.*

【採 取】여름부터 가을에 걸쳐 果實이 성숙하면 地上 부위를 베어 曬乾 또는 陰乾한다.

【性 狀】이 약은 가늘고 네모진 줄기에 긴 타원형~난형의 잎이 마주나며 잎 끝은 뾰족하고 잎 가는 톱니가 있고 줄기 끝에는 꽃대가 있다. 줄기의 길이 20~50㎝, 잎의 길이 3~10㎝, 너비 1~3㎝, 꽃이삭의 길이 3~10㎝, 지름 5~10㎜이다. 바깥 면은 회록색~황록색이며 꽃은 적자색~적갈색이고 짧은 흰털이 있다. 이 약은 특이한 방향이 있고 맛은 시원하고 맵다.

【產 地】우리나라 전국에 분포하며, 田圃에 재배한다.

【炮 製】잔여 뿌리와 잡질을 제거하고 小段으로 썰어서 그늘에 건조한다.

【性味·歸經】味는 辛하고 性은 微溫하며, 肺·胃經에 작용한다.

效 能	主 治
發汗解表	暑季乘涼으로 인한 外感風寒證의 發熱惡寒, 頭痛無汗
和中化濕	夏季飮冷으로 인한 內傷暑濕의 腹痛吐瀉, 中焦失和의 脘痞嘔吐
利水消腫	水腫에 의한 小便不利, 水腫

이 약물은 辛·溫의 性味로 芳香이 있어 밖으로는 暑邪를 제거하여 解表하고, 속으로는 濕濁을 化하여 和中하므로 祛暑解表하는 주요한 약물이다. 그러므로 古人들은 夏季에 香薷를 應用하는 것은 冬季에 麻黃을 사용하는 것과 같다고 하였다. 이와 같이 香薷는 發汗 효능이 강하여 여름철에 밖으로 寒에 상하고 또한 안으로 濕에 상한 것이 陰邪의 저지를 받아 惡寒, 發熱, 胸悶無汗 및 腹痛吐瀉 등 陰暑病證을 치료하며, 暑濕과 熱象을 수반하면 黃連을 배합하여 응용한다. 다만, 夏月에 暑熱로 인한 壯熱, 煩渴, 大汗 등 陽暑의 病證은 香薷의 적응증 범위에 속하지 않는다. 그러므로 이 약물은 모든 暑證을 다스리는

* CP : 香薷(Xiangru) MOSLAE HERBA
脣形科 植物 石香薷 *Mosla chinensis* Maxim. 혹 江香薷 *M. chinensis*의 地上部分。

것으로 보아서는 안 되며, 表虛多汗에는 忌한다. 이 약물은 利水消腫하는 효능이 있으나 약효가 미약하므로 임상에서는 많이 응용하지 않는다.

【臨床應用】 ① 이 약물의 性味는 辛・溫하고 芳香이 있어서 밖으로는 發汗解表하고 안으로는 化濕和中하여, 外感風寒으로 인한 發熱惡寒, 頭痛無汗의 증후에 적용하며, 內傷으로는 濕으로 인해 腹痛吐瀉하는 증후에 적용한다. 厚朴 白扁豆를 배합하여 사용하는데, 그 예가 香薷散[和劑局方]이다.

② 이 약물은 利水消腫하는 효능으로 水腫, 小便不利에 적용한다. 單劑를 쓰거나 白朮을 배합하여 陽氣를 發越하고 水濕을 通利하며 健脾利水한다. 單劑는 진하게 달여서 丸으로 만들어 복용한다[外臺秘要]. 또한 香薷朮丸[深師方]도 있는데, 모두 水腫의 치료에 적용되는 方劑이다.

【用量・用法】 3~9g. 發汗解暑에는 水煎涼服하고, 利水消腫에는 丸劑로 服用한다.

【使用注意】 表虛汗多, 陰虛有熱에는 忌한다.

> **本草選錄** : [名醫別錄] "主霍亂腹痛, 吐下, 散水腫."
> [本草衍義補遺] "香薷有徹上徹下之功, 治水甚捷, 肺得之則清化行而熱自下. 又大葉香薷治傷暑, 利小便. 濃煎汁成膏, 爲丸服之, 以治水脹病效."
> [本草經疏] "香薷, 辛散溫通, 故能解寒鬱之暑氣, 霍亂腹痛, 吐下轉筋, 多由暑日過食生冷, 外邪與內傷傷幷而作, 辛溫通氣, 則能和中解表, 故主之也, 散水腫者, 除濕利水之功也."
> [本草逢原] "香薷, 先昇後降, 故熱服能發散暑邪, 冷飮則解熱利小便, 治水甚捷."
> [方藥合編] "一名香茹. 微溫 屬金與水 有徹上徹下之巧, 勿犯火陳者良, 氣虛不可多服.", "香薷味辛治傷暑 藿亂便澁腫煩去"

【化學分析】 精油를 함유하고 그 주성분은 elscholtziaketone와 sesquiterpene류 등이다.

【藥理研究】 精油는 發汗・解熱작용이 있어 소화선 분비와 위장 蠕動을 자극하고 마우스의 적출장 평활근을 억제하며 또한 거담하고 피부진균을 억제한다. 팅크제는 腎血管을 자극하여 glomerulus를 충혈 시키고 여과성을 높이는 것으로 이뇨작용을 한다.

총백 葱白[KHP]

Allii Fistulosi Bulbus
Fistular onion stalk

【出 典】 神農本草經

【異 名】 葱莖白・葱白頭

【起 原】 백합과(Liliaceae) 파 *Allium fistulosum* Linné의 신선한 비늘줄기이다.

【採 取】 채취 후 鬚根과 잎을 제거하고 外膜을 벗겨서 사용한다.

【性 狀】 이 약은 비늘줄기로 원기둥 모양이고 한쪽 끝에는 가는 뿌리가 여러 개 붙어 있고 다른 쪽은 동심원으로 된 잘린 자리가 있으며 길이 3~10㎝, 지름 1~2㎝이다. 바깥 면은 흰색이며 세로로 된 가는 평행맥이 뚜렷하다. 이 약은 특유한 냄새가 있고 맛은 강하게 맵다.

【産 地】 우리나라 전국의 농가에서 재배한다.

【炮 製】 鬚根과 泥砂를 제거하고 깨끗이 씻어 사용한다.

【性味・歸經】 味는 辛하고 性은 溫하며, 肺・胃經에 작용한다.

效 能	主 治
發汗解表	感冒風寒의 輕證, 惡寒發熱
散寒通陽	陰盛格陽證:陰寒腹痛, 下痢淸穀, 二便不通
解毒散結	瘡癰疔毒

이 약물은 辛・溫의 性味로 辛散・溫通에 의해 上下를 宣通하고, 表裏를 通達하며, 밖으로는 寒邪를 散하여 解表하고, 안으로는 陽氣를 通하게 하여 止痛한다. 外感風寒으로 인한 惡寒發熱과 寒邪가 裏로 들어가 下痢, 脈微하고 寒凝氣阻로 인한 腹痛과 尿閉 등의 증후에 모두 적응한다. 그러나 發汗하는 힘이 미약하여 가벼운 感冒의 증후에 주로 사용하고 또는 다른 解表藥과 병용하여 輔佐하는 약물로 사용한다.

【臨床應用】 ① 이 약물의 性味는 辛・溫으로 發汗解表한다. 發汗하는 힘이 비교적 약하기 때문에, 感冒風寒, 發熱惡寒의 가벼운 증상에 자주 사용한다. 또한 淡豆豉와 배합하여 사용하기도 하는데 그 예가 葱豉湯[肘後備急方]이다.

② 이 약물은 通陽散寒하므로, 陰寒內盛하고 밖에서 格陽으로 나타나는 腹痛, 下利淸穀, 厥逆, 脈微欲絶 등의 증후에 사용하는데 回陽救逆하는 附子 乾薑을 배합하며, 그 예가 白通湯[傷寒論]이다. 이 외에 單方을 炒熱하여 臍腹에 찜질하여도 散寒通陽하는 효과가 있어, 寒凝氣滯의 腹部冷痛 혹은 膀胱의 氣化失調로 인한 小便不通 등의 증후를 치료한다.

③ 이 약물은 瘡癰疔毒에 사용하면 解毒散結하는 효능이 있다. 外用에는 單方으로 짓찧어 발라도 효과를 얻을 수 있다.

【用量・用法】 3~10g. 水煎服. 外用에는 適量.

【使用注意】 辛溫發散 작용을 하므로 表虛汗多에는 忌한다.

本草選錄 : [神農本草經] "主傷寒, 寒熱, 出汗, 中風, 面目腫."

[本草經疏] "葱, 辛能發散, 能解肌, 能通上下陽氣, 故外來怫鬱諸證, 悉皆主之."

[本草從新] "發汗解肌, 通上下陽氣, 仲景白通湯, 通脈四逆湯幷加之以通脈回陽. 若面赤格陽於上者, 尤須用之."

[方藥合編] "合棗食冷人病 合犬雉食令人病血 畈地黃常山 忌食葱及蜜 解魚肉毒, 鬚通氣.", "葱白辛溫能發汗 傷寒頭疼腫痛散"

【化學分析】 精油로는 2價의 S화합물 및 多價의 S화합물 등과 malic acid, vitamin B, C, 철염 등을 함유하고, 잎은 점액물질을 함유한다.

【藥理硏究】 精油成分은 디프테리아균, 결핵균, 이질균, 포도상구균, 연쇄상구균을 억제하는 작용을 한다. 시험관 내에서 여러 종류의 피부진균을 억제한다. 또한 發汗・解熱・利尿・健胃・祛痰 등의 작용도 한다.

정류 檉柳[KHP]
Tamarics Cacumen

【出 典】開寶本草

【異 名】赤檉柳・赤柳・西河柳・山川柳

【起 原】위성류과(Tamaricaceae) 위성류 *Tamarix juniperina* Bunge의 어린가지와 잎이다.*

【採 取】5~6월에 꽃이 피기 전에 채취하여 曬乾한다.

【性 狀】이 약은 길이가 일정하지 않으며 가지가 많고 가는 가지는 지름 2㎜ 내외이다. 바깥 면은 회록색이고 신선한 것에는 많이 어긋나 있는 인편상의 소엽이 있다. 질은 여리고 꺾어지기 쉽다. 가지의 아래쪽은 지름 3~6㎜, 바깥 면은 홍갈색, 꺾은 면은 황백색으로 목부가 대부분을 차지하고 나이테가 분명하다. 피부와 목부는 떨어지기 쉽고 가운데에 수(髓)가 있다. 이 약은 냄새가 조금 있고 맛은 덤덤하다.

【産 地】中國이 原産地로 東北, 華北, 中南, 西南 및 河北, 陝西 등의 지역이 주산지이며, 우리나라에서는 庭園에 심는다.

【炮 製】西河柳 : 老枝와 잡질을 제거하고 깨끗이 씻은 후 약간 축인 후 小段으로 썰어 曬乾한다.

【性味・歸經】味는 甘・辛하고 性은 平하며, 心・肺・胃經에 작용한다.

效 能	主 治
發汗透疹	痲疹透發不暢, 風疹瘙痒, 感冒發熱, 頭痛身痛

이 약물은 甘辛・平의 性味로 散風・解表・透疹하는 효능이 있으며, 血分의 毒을 해독하므로 오직 痲疹을 透發하는 약물이다. 痲疹 초기의 透發不快 혹은 疹毒內鬱, 不能外透에 적용한다. 또한 發表에도 작용하여 感冒發熱, 頭痛身痛에 유효한데 發表藥으로는 사용하지 않는다. 祛風止痒하는 작용도 있어 피부소양증에 煎湯하여 洗浴하면 유효하다.

【臨床應用】이 약물은 開發昇散하는 약물로서, 發表透疹하는 효능으로 痲疹의 透發不暢 혹은 風寒外束에 의한 疹毒內陷의 증후에 적용하며, 竹葉 牛蒡子 蟬蛻 등을 배합하는데, 그 예가 竹葉柳蒡湯[先醒齋醫學廣筆記]이다. 또한 單方을 煎湯하여 熏洗에 사용한다.

이 약물은 發散祛風하는 효능이 있어, 煎湯하여 沐浴하면 風疹身痒을 치료할 수 있으며, 祛風濕藥을 배합하여 사용하면 風濕痹痛도 치료한다.

【用量・用法】3~10g. 水煎服. 外用에는 適量.

【使用注意】痲疹의 透發 후 熱盛多汗, 體虛에는 忌한다.

* CP : 西河柳(Xiheliu) TAMARICIS CACUMEN
檉柳科 植物 檉柳 *Tamarix chinensis* Lour.의 細嫩枝葉。

本草選錄 : [本草綱目] "消痞, 解酒毒, 利小便."

[本草經疏] "赤檉木, 近世又以治痧疹熱毒不能去, 用爲發散之藥. ……蓋熱毒熾於肺胃 則發斑疹於肌肉之間, 以肺主皮毛, 胃主肌肉也, 此藥正入心・肺・胃三經, 三經毒解則邪透肌膚而內熱自消, 此皆開發昇散之功也."

[本草匯言] "檉柳, 涼血分, 發痧疹, 解痧毒之藥也, 古云痧疹, 卽今之瘄疹也, 宜苦涼輕散之劑, 剛出而解. 此藥輕消昇散, 開發瘄毒, 如瘄毒內閉不出, 或出之甚多, 難於解退, 或解退後熱發不止, 或喘咳不消, 肌肉羸瘦, 致成瘄疳, 瘄勞者有之, 以此煎湯代茶, 日飮."

【化學分析】 精油, rutin, quercetin, 유기산 등을 함유한다.

【藥理硏究】 동물실험에서 湯劑는 뚜렷한 止咳작용을 하고, 폐렴균, α-연쇄상구균, 백색포도상구균 및 유행성 간균도 억제하며, 아울러 일정한 해열작용을 한다.

창이자 蒼耳子[KP]

Xanthii Fructus
Xanthium fruit

【出 典】 神農本草經

【異 名】 葈耳實・牛風子・胡寢子・蒼子・蒼耳疾藜

【起 原】 국화과(Compositae) 도꼬마리 Xanthium strumarium Linné의 잘 익은 열매이다.*

【採 取】 가을철에 과실이 성숙하였을 때 따서 曬乾한다.

【性 狀】 이 약은 열매로 방추형 또는 난원형이며, 길이 10~15㎜, 지름 4~7㎜이다. 바깥면은 황갈색~황록색을 띠고 전체에 가시가 있으며 맨 위에는 비교적 두꺼운 2개의 가시가 분리되어 있거나 연결되어 있고 기부에는 열매꼭지 자국이 있다. 질은 단단하고 질기며 횡단면의 중앙은 세로방향의 격막에 의해 2방으로 나뉘어 있고 각 방에 수과가 1개씩 들어 있다. 수과는 대개 방추형이고 한쪽 면은 비교적 평탄하며 맨 위에는 돌기된 암술대 그루가 하나 있다. 열매껍질은 얇고 회흑색이며 세로무늬가 있다. 씨껍질은 막질이고 연한 회색이며 떡잎은 2개이고 유성이 있다. 이 약은 특유한 냄새가 있고 맛은 약간 쓰다.

이 약물은 卵圓形으로 길이 1~1.5㎝, 지름 0.3~0.5㎝이다. 표면은 황갈색 또는 황록색으로 전체에 가시가 있다. 양 끝이 뾰족하고 한 쪽에는 두 개의 뿌리가 있고 비교적 엉성한 가시가 있으며 基部에는 줄기의 흔적이 있다. 質은 단단하면서 질기며, 橫斷面의 중간에는 膈膜과 2층이 있고 각 한 개의 瘦果가 있다. 瘦果는 약간 紡錘形으로 한 쪽 면은 비교적 평탄하고, 끝 쪽에는 한 개의 突起된 花柱의 基가 있으며, 果皮는 얇고 회흑색이며 세로 주름이 있다. 種皮의 膜質은 엷은 회색이고 子葉은 두 개이며 油性이다. 이 약은 냄새가 없고 맛은 조금 떫고 쓰다.

* CP : 蒼耳子(Cangerzi) XANTHII FRUCTUS
菊科 植物 蒼耳 *Xanthium sibiricum* Patr.의 성숙 果實。

【産 地】 우리나라 전국의 山野에 분포하고, 中國에는 山東・湖北・江蘇・江西 등 지역이 주산지이다.

【炮 製】 ① 蒼耳子 : 잡질과 가시를 제거하고 사용할 때 搗碎하여 쓴다.

② 炒蒼耳子 : 蒼耳子를 炒製용기에 넣고 中火로 加熱하여 표면이 황갈색이 될 정도로 炒한다.

【性味・歸經】 味는 辛・苦하고 性은 溫・有毒하며, 肺經에 작용한다.

效 能	主 治
通鼻竅	鼻淵
散風濕・止痛	風濕頭痛, 流涕, 不聞香臭, 風濕痹痛, 風疹濕疹

이 약물의 性味는 辛苦・溫으로 疏散宣通하는데 뛰어나고 위로는 巓頂(頭頂)에 達하여 通竅止痛하고, 밑으로는 足膝에 走하며, 안으로는 筋骨을 通하고, 밖으로는 皮膚에 작용하여 일체의 風濕邪를 제거하므로 風濕頭痛, 鼻淵流涕, 風濕痹痛, 瘡疹瘙痒 등에 적용한다. 그러나 全草와 果實에는 毒이 있으므로 大量을 內服하면 中毒의 위험이 있어 過量이나 久服을 忌한다.

【臨床應用】 ① 이 약물은 辛・溫으로 發散하고 鼻竅를 통하게 할 수 있어 鼻淵頭痛을 치료하는 요약이다. 鼻淵頭痛, 不聞香臭, 時流濁涕 등의 증후에 白芷 辛荑 등을 배합하는데, 그 예가 蒼耳散[濟生方]이다. 風寒頭痛에는 防風 白芷 藁本 등을 배합하여 사용한다.

② 이 약물은 祛風除濕・止痛하는 효능으로 風濕痹痛, 四肢拘攣 등의 증후에 사용한다. 單方으로 사용하거나 威靈仙 川芎 蒼朮 등을 배합한다.

이 외에도 風濕을 散하고 止痒하는 작용이 있어 風濕으로 인한 瘡疹瘙痒을 치료하는데 蒺藜子 地膚子 蟬蛻 白鮮皮 荊芥 등을 배합하면 치료효과가 증강된다.

【用量・用法】 3~9g. 水煎服.

【使用注意】 ① 氣血을 耗散하므로 血虛로 인한 頭痛과 痹痛에는 忌한다.

② 有毒하므로 過量을 사용하면 中毒으로 嘔吐, 腹痛, 腹瀉 등을 야기시킨다.

本草選錄 : [神農本草經] "主風頭寒痛, 風濕周痹, 四肢拘攣痛, 惡肉死肌."

[日華子本草] "治一切風氣, ……, 治瘰癧, 疥癬及瘙痒."

[本草蒙筌] "止頭痛善通頂門, 追風毒任在骨髓, 殺疳蟲濕䘌."

[景岳全書] "治鼻淵."

[本草正義] "蒼耳子, 溫和疏達, 流利關節, 宣通脈絡, 遍及孔竅肌膚而不偏於燥烈, 乃主治風寒濕三氣痹著之最有力而馴良者, 又獨能上達顚頂, 疏通腦戶之風寒, 爲頭風病之要藥."

[方藥合編] "一名 葈耳卷耳, 溫有小毒或無毒, 炒熟或酒蒸, 忌猪馬肉米泔伏硇砂, 葉主風濕痺在骨髓.", "蒼耳子苦疥癬瘡 風濕痛痒無不當"

【化學分析】 xanthostrumarin, 多量의 linoleic acid를 함유한 지방유, β-sitosterol, stigmasterol, carboxyatractyloside, xanthanol, isoxanthanol, hydroquinoner, protein, vitamin C 등을 함유한다.

【藥理硏究】 함유한 glucoside類의 물질 AA_2를 1.25~5mg/kg의 표준으로 정상 rat의 복강에 주사한 결과 血糖을 뚜렷이 낮추었다. AA_2는 또 일과적으로 백혈구의 수준을 뚜렷이 낮추는 작용을 한다.

抗菌試驗에서 湯劑는 황색포도구균에 대해서 억제작용을 나타낸다.

제 2절 發散風熱藥(辛涼解表藥)

發散風熱藥을 辛涼解表藥이라고도 하며, 性味는 대체로 辛・涼하여 風熱을 發散시키는 작용이 있으므로 風熱表證과 瘟病初期, 痘疹初期 등의 증후, 惡寒이 輕하고 發熱이 重하여 咽乾口渴, 舌苔黃, 脈浮數 등 증후에 적용한다. 그 외에 風熱性의 眼疾患에도 常用하는데, 發散風熱藥을 응용할 때는 淸熱하는 약물을 배합하여 사용한다.

박하 薄荷[KP]

Menthae Herba
Mentha herb

【出 典】 新修本草

【異 名】 蘇薄荷・竹陽菜・蕃荷菜・鮮薄荷・薄荷梗・鷄蘇

【起 原】 꿀풀과(Labiatae) 박하 *Mentha arvensis* Linné var. *piperascens* Malinvaud ex Holmes의 지상부이다.*

【採 取】 여름과 가을에 잎이 무성하고 꽃이 세 둘레 피었을 때 맑은 날을 택하여 採取하여 陰乾한다.

【性 狀】 이 약은 지상부로 줄기와 여기에 대생한 잎이다. 줄기는 방주형(方柱形)이고 연한 갈색~적자색을 띠며 가는 털이 있다. 잎은 난원형~긴 타원형이고 양 끝은 뾰족하며 길이 2~8㎝, 너비 10~25㎜이고 가장자리에는 불규칙한 톱니가 있다. 잎자루는 길이 3~10㎜이고 잎의 윗면은 연한 황갈색~연한 황록색이며 뒷면은 연한 녹색~연한 황록색이다. 이 약은 특유한 냄새가 있고 맛은 입에 넣으면 시원한 느낌을 남긴다.

【産 地】 우리나라 전국에서 재배한다. 中國의 江蘇, 江西, 浙江産이 特品이다.

【炮 製】 ① 薄 荷 : 老莖 및 잡질을 제거하고 맑은 물을 뿌려 축인 후, 小段으로 썰어 즉시 저온에서 건조한다.

② 蜜薄荷 : 煉蜜을 희석하여 끓인 것에 薄荷를 넣고 文火로 연한 黃色이 될 정도로 炒한다(薄荷 600㎏당 煉蜜 200g).

【性味・歸經】 味는 辛하고 性은 涼하며, 肺・肝經에 작용한다.

---

* CP : 薄荷(Bohe) MENTHAE HAPLOCALYCIS HERBA
脣形科 植物 薄荷 *Mentha haplocalyx* Briq.의 地上部分。

效 能	主 治
疏散風熱 · 淸利頭痛	外感風熱證의 風熱上攻頭痛, 目赤證
利咽透疹	風熱壅盛의 咽喉腫痛, 痲疹透發不暢證
疏解肝鬱	肝氣鬱滯로 인한 胸悶, 脇肋張痛證
辟穢氣	脹腹痛, 吐瀉證

이 약물의 性味는 辛 · 涼하며 質이 輕하고 香氣가 있다. 涼으로 淸熱하고 輕으로 上浮하며 芳香으로 通竅하여 上焦의 風熱을 疏散시키는 효능이 있어 頭目을 淸하고 咽喉를 利하며, 또한 肺氣를 疏通하고 穢惡한 氣를 막아준다. 그러나 芳香 · 辛散하여 發汗耗氣하므로 體弱汗多에는 服用을 忌한다.

이와 같은 效能은 이 약물에 함유한 精油인 薄荷油의 작용인데, 少量을 內服하였을 경우에는 中樞神經을 흥분시켜 皮膚의 毛細血管을 확장하여 汗腺의 분비를 촉진하고, 熱을 發散시키는 기능이 증가하여 發汗解熱하며, 또한 腹內의 異常醱酵를 제지하여 胸腹脹滿을 치료하며, 外用에서는 皮膚의 粘膜과 血管을 수축시켜 局部에 淸涼感을 발생하게 하며, 동시에 神經末梢를 痲痺시켜 消炎 · 止痛 · 止痒하는 작용을 한다.

【臨床應用】 ① 이 약물은 辛味로 發散하고, 性이 涼하여 淸熱한다. 風熱의 邪氣를 잘 풀어준다. 外感風熱로 인한 發熱頭痛, 無汗의 증후 및 溫病 초기의 表證에 사용하며, 荊芥 桔梗 桑葉 菊花 牛蒡子 등의 辛涼解表藥 · 淸熱解毒藥을 배합하여 사용하는데, 그 예가 桑菊飮 · 銀翹散[溫病條辨]이다.

外感風寒으로 惡寒無汗인 증후에는 蘇葉 防風 羌活 등의 辛溫解表藥 약물을 배합한다.

② 이 약물은 輕揚昇浮하고, 淸利頭目하여 咽喉를 利하게 하므로 風熱이 上攻하여 발생하는 頭痛目赤, 咽喉腫痛증후에 荊芥 桔梗 生甘草 牛蒡子 白殭蠶 등을 배합하여 사용하는데, 그 예가 銀翹散[溫病條辨], 六味湯[喉科秘旨]이다.

③ 이 약물은 輕揚宣散 · 疏表散邪하는 효능으로 發疹의 透發을 돕는다. 痲疹의 초기, 혹은 風熱이 肌表를 外束하여 발생하는 疹發不暢에 荊芥 牛蒡子 連翹 등을 배합한다. 그 예가 宣毒發表湯[醫宗金鑑]이다.

風疹瘙痒의 증후에 사용하는데, 이 경우에는 蟬蛻 荊芥穗 地膚子 牛蒡子 등을 배합하여 쓴다. 그 예가 竹葉柳蒡湯[生醒齊醫學廣筆記]이다.

④ 이 약물은 疏肝解鬱하는 효능이 있어 肝氣鬱滯로 인한 胸悶不舒, 脇肋脹痛의 증후에 柴胡 白芍藥 當歸 등을 배합하는데, 그 예가 逍遙散[和劑局方]이다.

⑤ 이 약물은 穢氣를 물리칠 수 있어 暑邪內鬱로 인한 痧脹, 腹痛, 吐瀉의 증후에 사용한다. 藿香 連翹 白豆蔲 등을 배합하는데, 그 예가 甘露消毒丹[溫熱經緯]이다.

【用量 · 用法】 3~6g. 水煎服(煎劑에는 後下한다).

【使用注意】芳香辛散하므로 陰虛發熱과 咳嗽自汗, 汗多 및 表虛에는 忌한다.

本草選錄 : [藥性本草] "去憤氣, 發毒汗, 破血止痢, 通利關節."
[備急千金要方] "却腎氣, 令人口氣香潔. 主辟邪毒, 除勞弊."
[新修本草] "主賊風, 傷寒, 發汗, 五氣心腹脹滿, 霍亂, 宿食不消, 下氣."
[本草綱目] "薄荷, 辛能發散, 涼能淸利, 專於消風散熱. 故頭痛, 頭風, 眼目, 咽喉, 口齒諸病, 小兒驚熱 及瘰癧, 瘡疥爲要藥."
[本草求眞] "薄荷, 氣味辛涼, 功專入肝與肺. 故書載辛能發散, 而於頭痛, 頭風發熱惡寒則宜 ; 辛能通氣, 而於心腹惡氣, 痰結則治 ; 涼能淸熱, 而於咽喉 · 口齒 · 眼 · 耳 · 癮疹 · 瘡疥 · 驚熱 · 骨蒸 · 衄血則妙. 是以古方逍遙, 用此以爲開鬱散氣之具 ; 小兒驚癎, 用此以爲宣風向導之能 ; 腸風血痢, 用此以爲疏氣淸利之法, 然亦不敢多用, 所用不過二 · 三分爲止, 恐其有泄眞元耳."
[方藥合編] "薄荷味辛淸頭目 風痰骨蒸俱可服"

【化學分析】精油(1%)로서 L-menthol, L-menthone, acetylmenthol, isomenthone 등의 이 외에 α-pinene, camphene, L-limonene, menthenone 등을 함유하고, phenol로서 isoraifolin, ment-hoside, luteolin-7-glucoside, rosmarinic acid 등을 함유한다.

【藥理硏究】① 국소혈관확장작용이 있다. 말초신경의 수용기를 자극하여 冷感을 느끼게 한다. 또 深部血管에 변화를 주고, 혈관의 기능을 조절한다.

② 發汗 · 解毒작용이 있다. 약간의 중추신경계통을 흥분시키는 작용을 하고 피부모세혈관을 확장하며, 汗腺의 분비를 촉진하고 열을 발산하여 發汗解熱하는 작용이 있는데, 과도하게 脊髓를 자극하여 반사기능을 마비시킨다.

③ 抗바이러스작용이 있다. 단순포진, 유행성이하선염 바이러스에 대한 억제작용을 나타낸다. 그러나 인플루엔자바이러스 A, B에는 효과가 없다.

④ 呼吸器 계통에 대한 작용이 있다. 호흡 기도의 점액분비를 사용량 의존적으로 감소시킨다. 鼻咽腔炎에 대해서는 분비를 촉진하는 것으로 점액의 점도를 희석한다.

⑤ 健胃 · 鎭痙 · 利膽 · 護肝 및 위궤양을 치료하는 작용을 한다.

⑥ 消炎작용을 한다. 조기 임신에 대해 억제작용을 한다.

우방자 牛蒡子[KP]

Arctii Fructus
Arctium fruit

【出 典】名醫別錄

【異 名】惡實 · 蝙蝠刺 · 鼠粘子 · 大力子

【起 原】국화과(Compositae) 우엉 *Arctium lappa* Linné의 잘 익은 열매이다.*

【採 取】8~9月에 과실이 성숙할 때 채취하여 잡질을 제거하고 曬乾한다.

* CP : 牛蒡子(Niubangzi) ARCTII FRUCTUS
菊科 植物 牛蒡 *Arctium lappa* L.의 成熟果實。

【性 狀】이 약은 열매로 긴 도란형이며, 대개 납작하고 약간 구부러져 있으며 길이 5~7㎜, 지름 2~3.2㎜, 두께 0.8~1.5㎜, 바깥 면은 회갈색~갈색이고, 흑색의 점이 있다. 폭이 넓은 한쪽 끝은 직경 약 1㎜의 팬 곳이 있고, 다른 한쪽은 가늘고 납작하며 뚜렷하지 않은 세로 능선이 있다. 이 약 100개의 질량은 1.0~1.5g이다. 이 약은 냄새가 없고 맛은 쓰고 기름과 같다.

【産 地】우리나라 전국에서 재배한다. 中國의 河北, 浙江 등지가 주산지이다.

【炮 製】① 牛蒡子 : 잡질을 제거하고 깨끗이 씻은 후 건조하여 사용할 때에는 찧는다.

② 炒牛蒡子 : 깨끗한 것을 취하여 炒製용기에 넣고 文火로 가열하여 약간 부풀어 오르고 터지는 소리가 나며 微黃色이 되고 香氣가 나면 꺼내 시원한 그늘에 건조한다.

【性味·歸經】味는 辛·苦하고 性은 寒하며, 肺·胃經에 작용한다.

效 能	主 治
疏風淸熱	外感風熱로 인한 咽喉腫痛, 發熱咳嗽證
解毒透疹	痲疹초기, 疹出不暢 및 風熱疹痒證
利咽散腫	熱毒瘡腫, 咽痛, 痄腮

이 약물의 性味는 辛苦·寒하며, 辛味로 發散하고 苦味로 泄하여 風熱을 疏散할 뿐만 아니라 寒으로 淸熱하므로 風熱挾毒에 常用하는 要藥이다. 疏散風熱·宣肺祛痰·透疹解毒·消腫하는 효능이 있으며, 體潤滑腸으로 二便通利하므로 風熱感冒, 肺熱痰嗽, 斑疹不透, 咽喉腫痛, 癰腫瘡毒 등에 사용하며 특히 二便不利를 수반하는 증후에 적용된다. 그러나 性이 寒하고 滑利하므로 氣虛便溏에는 신중히 사용한다.

【臨床應用】① 이 약물은 疏散風熱·淸利咽喉하는 효능이 있어, 外感風熱로 인한 咳嗽, 咯痰不利 및 咽喉腫痛 등의 증후에 金銀花 薄荷 桔梗 連翹 등을 배합하는데, 그 예가 銀翹散[溫病條辨]이다. 만일 火毒이 盛한 경우라면 大黃 黃芩 山豆根 등을 배합한다.

② 이 약물은 風熱을 疏散하는 효능이 있어 外感風熱이나 肺熱로 인한 咳嗽, 咯痰不暢, 多痰 등의 증후에 桔梗 桑葉 貝母 甘草 등을 배합한다.

③ 이 약물은 風熱을 疏散하고, 熱毒을 透泄하여 疹의 透發을 촉진하므로 痲疹초기의 透發不暢 및 風熱疹痒 등의 증후에 蟬蛻 薄荷 荊芥 葛根 등을 배합하는데, 그 예가 竹葉柳蒡湯[先醒齋醫學廣筆記]이다. 熱毒이 壅盛한 증후에는 大靑葉 紫草 升麻 등을 배합한다.

④ 이 약물은 淸熱解毒·利咽消腫하는 효능이 있어 熱毒瘡腫, 咽喉腫痛 및 痄腮 등에 荊芥 薄荷 連翹 丹皮 山梔 등을 배합하는데, 그 예가 牛蒡解肌湯[瘍科心得集]이다. 혹은 板藍根 玄參 桔梗 連翹 등을 배합하는데, 그 예가 普濟消毒飮[東垣試效方]이다.

【用量·用法】6~12g. 水煎服. 湯劑에는 搗碎하여 쓴다.

【使用注意】이 약물은 性이 寒하여 滑利通便하므로 氣虛溏便에는 忌한다.

本草選錄 : [名醫別錄] "主明目, 補中, 除風傷."
[食療本草] "炒過末之, 如茶煎三七, 通利小便."
[本草拾遺] "主風腫毒, 諸瘻."
[本草經疏] "惡實, 爲散風除熱解毒之毒藥. 辛能散結, 苦能泄熱, 熱結散則臟氣淸明, 故明目而補中. 風之所傷, 衛氣必壅, 壅則發熱, 辛涼解散則表氣和, 風無所留矣. ……故用以癮疹, 痘疹, 尤獲奇驗."
[藥品化義] "牛蒡子能昇能降, 力解熱毒, 味苦能淸火, 帶辛能疏風, 主治上部風痰, 面目浮腫, 咽喉不利, 諸毒熱壅, 馬刀瘰癧, 頸項痰核, 血熱痘, 時行疹子, 皮膚癮疹, 凡肺經鬱火, 肺經風熱, 悉宜用此."
[方藥合編] "鼠黏子辛消瘡毒 風熱咽疼癮疹屬"

【化學分析】 脂肪油 25~30%, 및 diphenyl-dimethyl butane型의 lignan 配糖體인 arctiin을 함유하고 가수분해로서 arctgenin과 glucose를 생성한다.

【藥理硏究】 消炎 · 解熱 · 利尿 · 降血糖 등의 작용이 있다. 抗菌試驗에서는 황금색포도상구균에 대하여 현저한 억제작용이 있으며, 동시에 피부사상균에 대해서도 억제작용이 있다.

상엽 桑葉[KHP]

Mori Folium
Mulberry leaf

【出 典】 神農本草經

【異 名】 冬桑葉 · 鐵扇子 · 霜桑葉 · 蒸桑葉

【起 原】 뽕나무과(Moraceae) 뽕나무 *Morus alba* L. 또는 산뽕나무 *Morus bombycis* Koidz.의 잎이다.*

【採 取】 첫서리를 맞은 후에 잎을 따서 雜質을 제거하고 曬乾한다.

【性 狀】 이 약은 말라서 쭈그러졌으며 부스러지기 쉽다. 이 약을 물에 적시어 펴면 완전한 것은 난형 또는 넓은 난형으로 길이 8~15㎝, 너비 7~13㎝, 잎 끝은 뾰족하고 잎자루가 붙은 기부는 심장형으로 되어 있다. 잎가에는 거치가 있고 불규칙하게 갈라진 것도 있다. 잎의 윗면은 황록색 혹은 엷은 황갈색이고, 아랫면에는 엽맥이 돌출되어 있고 작은 엽맥은 그물 모양으로서 그 위에 털이 나 있다. 질은 부스러지기 쉽고 가볍다. 이 약은 거의 냄새가 없고 맛은 덤덤하나 조금 쓰며 떫다.

【產 地】 우리나라 전국에서 재배한다.

【炮 製】 ① 桑 葉 : 잡질을 제거하고 비벼 부순 후, 줄기를 골라내고 체로 쳐 먼지와 찌꺼기를 제거한다.

② 蜜桑葉 : 煉蜜을 끓인 물에 희석하여 桑葉段과 고루 섞어 文火로 짙은 黃色이 될 정도로 炒한다(桑葉段 100kg당 煉蜜 25kg).

* CP : 桑葉(Sangye) MORI FOLIUM
桑科 植物 桑 *Morus alba* L.의 葉。

【性味・歸經】味는 甘・苦하고 性은 寒하며, 肺・肝經에 작용한다.

效　能	主　治
疏散風熱	外感風熱로 인한 發熱頭痛, 咳嗽, 咽痛
平肝明目	肝陽上亢의 頭暈目眩, 肝經實熱 또는 風熱로 인한 目疾
淸肺潤燥	燥熱傷肺증후
涼血止血	血熱止血증후

이 약물의 苦甘・寒한 性味는 輕淸發散하는 동시에 甘・寒 淸潤으로 肺衛風熱을 疏散하고 燥氣를 宣散할 뿐만 아니라 肝膽氣分의 火를 淸瀉하여 頭目을 利한다. 그러므로 風熱表證, 燥熱咳嗽를 치료하며, 이 외에도 外感風熱, 肝熱, 肝陽上亢을 불문한 頭痛, 頭暈, 目赤, 目昏 등에 적용한다. 또한 涼血하는 효능도 겸하므로 血熱吐血에도 사용한다.

【臨床應用】① 이 약물은 表에 있는 風熱을 疏散하므로 外感風熱로 인한 發熱, 頭痛, 咳嗽, 咽痛 등의 증후에 菊花 薄荷 連翹 桔梗을 배합하는데, 그 예가 桑菊飮[溫病條辨]이다.

② 이 약물은 肺熱을 淸하고, 肺燥를 潤하는 효능이 있어, 燥熱로 肺가 傷하여 발생하는 咳嗽, 咽乾 등의 증후에 杏仁 貝母 麥門冬 沙參 등을 배합하는데, 그 예는 桑杏湯[溫病條辨], 淸燥救肺湯[醫門法律]이다.

③ 이 약물은 平肝明目하는 효능이 있으므로 肝陽上亢으로 인한 頭暈目眩, 頭痛頭脹 등의 증후에 菊花 石決明子 白芍藥 등을 배합하는데, 그 예가 羚角鉤藤湯[通俗傷寒論]이다.

風熱 혹은 肝火로 야기되는 目赤腫痛에 菊花 決明子 車前子를 배합하여 사용하며, 또는 煎湯하여 洗眼藥으로 하여 外洗한다.

肝陰不足으로 인한 眼目昏花인 증후에는 黑脂麻를 배합하는데, 그 예가 桑麻丸[醫方集解]이다.

④ 이 약물은 涼血止血하는 효능이 있어 血熱로 인한 吐血의 가벼운 증상에 사용하는데, 이 경우에는 涼血止血藥을 배합하여 사용한다.

【用量・用法】5~9g. 水煎服 또는 散・丸劑에 넣어 쓴다. 일반적으로는 生用하고, 肺熱燥咳에는 蜜炙한다. 洗眼藥으로는 適量을 다린물로 洗眼한다.

【使用注意】肺虛無火, 風寒으로 인한 咳嗽에는 忌한다.

> 本草選錄 : [神農本草經] "除寒熱, 出汗."
> [新修本草] "除脚氣, 水腫, 利大小腸."
> [食療本草] "止渴."
> [日華子本草] "利五臟, 通關節, 下氣."
> [本草綱目] "治勞熱解咳嗽, 明目, 長髮."
> [本草經疏] "桑葉, 甘所以益血, 寒所以涼血, 甘寒相合, 故下氣而益陰, 是以能主陰虛寒熱及因內熱出汗, 其性兼燥, 故又能除脚氣水腫, 利大小腸, 除風. 經霜則兼淸肅, 故又能明目而止渴, 發子血之餘也. 益血故又能長發, 涼血故又止吐血, 合癰口罨穿掌, 療湯火, 皆淸涼補血之功也."

[本草撮要] "桑葉, 得麥冬治勞熱, 得生地、阿膠、石膏、枇杷葉, 治肺燥咳血 ; 得黑芝麻煉蜜爲丸, 除濕祛風明目. 以之代茶, 取經霜者, 常服治盜汗, 洗眼去風淚."

【化學分析】 steroid 및 triterpenoid化合物로서 inokosterone, ecaysterone, β-sitosterol 등이고, flavone化合物로는 moracetin, isoquercetrin 등과 coumarine류 로서 scopoletin, scopolin 등이며, 精油로서 α-, β-hexeenal 등, amino acid로서 aspartic, glutamic, γ-aminobutyric acid 등, 유기산 및 그 화합물로서 chlorogenic acid, fumaric acid, foric acid, vitamin B, C, A, myoinositol 등, alkaloid로서 trigonelline, cholin, adenine 등, 기타 Cu, Zn 등을 함유한다.

【藥理硏究】 ① alloxan 糖尿病인 Rat의 空腹時 혈당과 adrenalin 고혈당의 측정을 지표로 하면 桑葉은 抗당뇨병의 작용이 있다.

② 湯劑는 황색포도상구균, β-용혈성연쇄상구균, 디프테리아균, 탄저균, 대장균, 녹농균 및 렙토스피라속(leptospira)을 殺傷한다.

국화 菊花[KHP]

Chrysanthmi Flos

Chrysanthemum flower

【出 典】 神農本草經

【異 名】 白菊花·黃菊花·滁菊花·抗菊花

【起 原】 국화과(Compositae) 국화 *Chrysanthemum morifolium* Ramatuelle의 꽃이다.*

【採 取】 9~11월 꽃이 만발할 때 채취하여 陰乾 또는 焙乾하고, 또한 薰蒸한 후 曬乾한다.

【性 狀】 이 약은 납작하거나 고르지 않은 구형, 뒤집힌 원뿔 모양 또는 원통형이고 약간 납작하게 눌려서 부채 모양을 이룰 때도 있으며 지금 1~4㎝이다. 총포는 나비 모양이고 포편은 3~4층이며 난형 또는 타원형이며 가죽질이다. 꽃받침은 반구형이고 꽃받침 조각이나 꽃받침 털은 없다. 설상화는 흰색 또는 황색이고 여러 층이며 암그루이고 바깥을 둘러싸고 있다. 관상화는 적고 양성이며 가운데에 위치하고 설상화에 가려있으며 끝은 5개로 갈려 있다. 수과는 발육되지 않았고 관모가 없다. 이 약은 특유한 냄새가 있고 맛은 달고 약간 쓰다.

【產 地】 우리나라의 전국에서 재배하고, 中國에는 安徽, 河南, 四川 등의 지역이 주산지이다.

【炮 製】 ① 菊 花 : 殘梗과 葉, 雜質을 제거하고 陰乾 또는 焙乾한다.

② 菊花炭 : 炒製용기에 넣고 中火로 焦褐色이 되도록 炒하여 淸水를 뿌려 불꽃을 끄고 서늘한 곳에서 식힌다.

---

* CP : 菊花(Juhua) CHRYSANTHEMI FLOS
  菊科 植物 菊 *Chrysanthemum morifolium* Ramat.의 頭狀花序。

【性味 · 歸經】 味는 甘 · 苦하고 性은 微寒하며, 肺 · 肝經에 작용한다.

效　能	主　治
疏風淸熱	感冒風熱 또는 溫病 초기의 병증
平肝明目	肝經風熱 또는 肝陽上亢으로 인한 目疾, 頭暈
淸熱解毒	疔瘡腫毒

이 약물의 性味는 甘苦 · 寒하고 芳香이 있어 輕淸으로 涼散하는 동시에 甘涼으로 益陰한다. 味苦 · 性寒으로 肝經의 熱을 淸泄하는데, 다만 疏風시키는 효능이 淸熱하는 효능에 비하여 미약하다. 또한 甘苦하면서 寒한 性味는 頭目의 風熱을 제거하고 平肝息風 · 明目에 작용하므로 外感風熱로 인한 頭痛目赤, 肝陽上亢 · 肝風內動으로 인한 頭暈目眩에 常用하는 良藥이다.

【臨床應用】 ① 이 약물은 淸芳疏泄하므로 風熱의 邪氣를 제거하는데 좋은 효과를 나타낸다. 그러므로 外感風熱 및 溫病초기의 發熱, 頭昏頭痛, 咳嗽, 咽痛 등의 증후에 桑葉 薄荷 連翹 등을 배합하는데, 그 예가 桑菊飮[溫病條辨]이다.

② 이 약물의 淸肝明目하는 효능이 있으므로 肝經風熱이나 혹은 肝火上攻으로 인한 目赤腫痛의 증후에 桑葉 夏枯草 蟬蛻 등을 배합하고 또한 肝腎의 陰虛로 인한 眼目昏花, 視力減退 등의 증후에 枸杞子 熟地黃 山茱肉 山藥 牡丹皮 등을 배합하는데, 그 예가 杞菊地黃丸[醫級]이다.

③ 이 약물은 肝陽을 平降한다. 따라서 肝陽上亢으로 인한 頭暈目眩, 頭脹頭痛 등의 증후에 石決明 白芍藥 釣鉤藤 石決明 등을 배합하는데, 그 예가 羚羊釣藤湯[重訂俗傷寒論], 鉤藤散 등이다.

④ 이 약물은 淸熱解毒하는 효능이 있으므로 疔瘡腫毒 등의 증후에 生甘草 金銀花 蒲公英 등을 배합하는데, 그 예가 菊花甘草湯(白菊花 生甘草)[外科十法]이다.

【用量 · 用法】 5~9g. 水煎服. 外感風熱에는 黃菊花가 우수하고, 淸熱明目에는 白菊花가 뛰어나다.

【使用注意】 氣虛胃寒과 食少泄瀉의 병증에는 服用하되 少量을 服用한다.

本草選錄 : [神農本草經] "主諸風頭眩, 腫痛, 目欲脫, 淚出, 皮膚死肌, 惡風濕痺."

[藥性本草] "治頭目風熱, 風旋倒地, 腦骨疼痛, 身上一切游風, 令消散, 利血脈."

[本草衍義補遺] "菊花, 能補陰, 須味甘者, 藥山野苦者用, 大傷胃氣."

[本草綱目] "菊花, 昔人謂其能除風熱, 益肝補陰. 蓋不知其得金水之精英尤多. 能益金水二臟也, 補水所以製火, 益金所以平木, 木平則風息, 火降則熱除, 用治諸風頭目, 其旨深微."

[本草經百種錄] "凡芳香之物, 蓋能治頭目肌表之疾, 但香則無不辛燥者, 惟菊不甚燥烈, 故於頭目風火之疾, 尤宜焉."

[本草正義] "大明謂作枕明目, 葉亦明目. 潔古謂養目血, 去翳膜. 海藏謂主肝氣不足, 蓋亦養

肝陰, 滋肝血之意. 雖其氣味淸芬, 然終非肝家氣藥. 仲醇謂生搗最治疔瘡, 血線疔尤爲要藥."
[方藥合編] "菊花味甘除熱風　頭眩眼赤收淚功"

【化學分析】 精油(0.13%), 精油에는 chrysanthemin, borneol 등과 그 외 stachydrine, choline, adenine, luteolin-7-glucoside, vitamin A樣物質, vitamin B_1, alkaloid, acacetin 등을 함유한다.

香氣成分으로서 acacetin-7-rhamnoglucoside, 2, 4-trimetyl-3-cyclohexene-1-carboxyhic acid, adenine, choline, apigeninglucoside 등이 함유되어 있다.

【藥理硏究】 ① 이 약물은 中樞神經에 대하여 억제작용을 나타낸다.

② 관상동맥을 확장하고 流量을 증가하며 또 이로써 심근의 빈혈을 경감시키고 아울러 혈압을 낮추며 국소 모세혈관의 通透性을 억제하고 일정한 해열작용을 한다.

항균시험에서는 황색포도구균, 연쇄구균, 적리균, 티푸스균 및 인플루엔자 바이러스에 대하여 비교적 강한 억제작용을 나타낸다.

갈근 葛根[KP]

Puerariae Radix
Pueraria root

【出 典】 神農本草經

【異 名】 乾葛 · 甘葛 · 粉葛

【起 原】 콩과(Leguminosae) 칡 *Pueraria lobata* Ohwi의 뿌리로서 그대로 또는 주피를 제거한 것이다.*

【採 取】 봄과 가을에 캐어 外皮를 벗겨 曬乾한다.

【性 狀】 이 약은 뿌리로 잘게 썰어 놓은 것과 장방형으로 길게 잘라 놓은 것 등으로 되어 있다. 앞에 있는 것은 한 변이 약 5㎜의 고르지 않은 육면체에 가깝고, 뒤에 있는 것은 길이 20~30㎝, 너비 5~10㎝, 두께 약 1㎝의 널빤지 모양이다. 바깥 면은 회백색~연한 갈색이고 세로주름이 있으며 꺼칠꺼칠하다. 이 약은 세로로 갈라지기 쉬우며 꺾인 면은 섬유성이 강하다. 이 약은 냄새가 약간 있고 맛은 약간 달다.

【炮 製】 ① 葛 根 : 잡질을 제거하고 깨끗이 씻어 축인 후 厚片으로 썰어 曬乾한다.

② 煨葛根 : 唐紙에 세 겹으로 싸서 熱灰 속에 묻어 紙色이 검게 될 정도로 炒한다.

③ 炒葛根 : 葛根片을 炒製용기에 넣고 文火로 黃色이 될 정도로 炒한다.

④ 麩炒葛根 : 麥麩를 炒製용기에 넣고 中火로 가열하여 煙氣가 날 때 葛根片을 넣고 黃色이 될 정도로 炒한다(葛根 100㎏당 麥麩 30㎏).

【性味 · 歸經】 味는 甘 · 辛하고 性은 涼하며, 脾 · 胃經에 작용한다.

---

* CP : 葛根(Gegen) PUERARIAE LOBATAE RADIX
豆科 植物 野葛 *Pueraria lobata* (Willd.) Ohwi의 根。

效 能	主 治
發表解肌	外感表證의 發熱頭痛, 項强
透發麻疹	麻疹透發不暢
解熱生津	熱病으로 인한 煩渴, 內熱消渴
昇陽止瀉	濕熱瀉痢, 脾虛久瀉

이 약물은 甘味로 潤하고 辛味로 散하며 偏涼하여 輕揚昇散의 성격을 띠고 있어 脾·胃經에 들어가 陽明胃經에 작용한다. 陽明은 肌肉을 주관하므로 解肌退熱시키고 斑疹을 透發시키는 효능이 있으며, 또한 脾胃에 淸陽의 氣를 鼓舞시켜 上行하게 하므로 生津止渴·止瀉작용을 한다. 肌表에 邪氣가 鬱滯하여 身熱이 不退하고, 口渴 또는 不渴有汗, 無汗을 막론하고 모두 사용할 수 있는데, 특히 表證에 項背가 뻐근한 증후에 적용한다. 葛根을 生用하면 解表·透疹·生津하고, 煨用하면 止瀉에 작용한다.

【臨床應用】 ① 이 약물은 解肌發汗하는 작용은 外感으로 인한 發熱, 頭痛項强 등의 증후에 좋은 효과가 있다. 風寒表證의 發熱無汗, 頭痛, 項背痛 등의 증후에 桂枝 麻黃을 배합하는데, 그 예가 葛根湯[傷寒論]이다.

風熱表證에 속한 증후에는 柴胡 黃芩 石膏 등을 배합하는데, 그 예가 柴葛解肌湯[傷寒六書]이다.

② 이 약물은 解肌透疹하므로 麻疹의 초기에 透發이 不暢하는 경우 升麻 赤芍藥 등을 배합하는데, 그 예가 升麻葛根湯[閻氏小兒方論]이다.

③ 이 약물은 胃氣를 고무하여 上行하게 하고 生津止渴하며, 겸하여 性은 涼하여 淸熱하는 효능이 있으므로 熱病煩渴 및 內熱消渴, 口乾多飮 등의 증후에 天花粉 生黃芪 麥門冬 등을 배합하는데, 그 예가 玉泉丸[雜病源流犀燭], 麥門冬飮子[宣明論] 등이다.

④ 이 약물은 淸陽을 昇發하고, 脾胃의 淸陽한 氣를 상승하도록 鼓舞시키므로 止渴하는 효능이 있다. 따라서 濕熱瀉痢의 초기에 身熱 증후를 치료하는데 生葛根을 많이 사용하며, 아울러 黃芩 黃連을 배합하여 사용한다. 그 예가 葛根黃芩黃連湯[傷寒論]이다.

脾虛氣弱하여 오랫동안 설사하고 氣力이 다한 경우에는 煨葛根을 사용하고, 아울러 人蔘 白朮 茯苓 木香 등을 배합하여 사용하는데, 그 예가 七味白朮散[小兒藥證直訣]이다.

이 외에도 이 약물을 單劑로 이용하여 高血壓으로 인한 頭痛, 項强, 耳鳴 등과 관상동맥 경화증으로 인한 心絞痛 및 暴發性耳聾 등의 증상을 치료한다.

【用量·用法】 9~15g. 水煎服. 止瀉에는 煨하여 쓴다.

【使用注意】 性이 涼하므로 胃寒嘔吐, 表虛汗多에는 忌한다.

本草選錄: [神農本草經] "主消渴, 身大熱, 嘔吐, 諸痹, 起陰氣, 解諸毒."
[珍珠囊] "昇陽生津, 脾虛作葛者, 非此不除."
[本草綱目] "本草十劑云, 輕可去實, 麻黃葛根之屬. 蓋麻黃乃太陽經藥, 兼入肺經, 肺主皮毛 ;

葛根乃陽明經藥, 兼入脾經, 脾主肌肉. 所以二味藥皆輕揚發散, 而所入逈不同也."

[本草經疏] "葛根, 解散陽明溫病熱邪之要藥也, 故主消渴, 身大熱, 熱壅胸膈作嘔吐. 發散而昇, 風藥之性也, 故主諸痹."

[本經逢原] "葛根輕浮, 生用則昇陽生津, 熟用則鼓舞胃氣, 故治胃虛作渴, 七味白朮散用之."

[方藥合編] "칡뿌리. 入陽明 粉止渴利水解酒. 花主消酒腸風. 葉金瘡吐血.", "葛根味甘解傷寒酒毒溫瘧渴並安"

【化學分析】 flavonoide가 주성분으로 daidzin, daidzein, puerarin, puerare-7-xyloside, genistein, formononetin, puerol, kakkonein, daizein-4′, 7-diglucoside 등과 그 외 alkaloid, 전분(10~15%), 아미노산, Dimannitol, succinic acid, miroesterol, β-sitosterol, daucosteron, arachidic acid, allantoin, acetylcholine 등을 함유한다.

【藥理硏究】 ① 葛根은 관상 동맥 순환을 개선한다. 예를 들면 총 flavone과 puerarin은 관상동맥을 확장하고 총 flavone은 또 피튜이트린에 의해 생기는 관상동맥 경련에 拮抗하며 또 심근의 산소소모량을 낮춘다. puerarin은 또한 혈소판의 응집을 억제한다.

② 뇌혈관을 확장하여 이상이 있는 뇌순환을 정상화시킨다. 또한 norephinephrine의 승압반응을 약화한다. 이러한 작용은 頭痛, 項强을 개선하는 원인일 것이다. 葛根은 또한 말초혈관을 확장한다. 총 flavone과 黃豆 glucoside는 산소 결핍에도 길항한다.

③ 葛根 湯劑와 추출물, 총 flavone는 모두 일정한 강압 효과가 있다. puerarin은 교감신경 기능을 낮추는 작용을 한다. 실험에 의하면 葛根은 β-adrenergic receptor의 차단제다. 이 작용은 강압과 심장리듬의 쾌속 실상에 길항하는 메커니즘의 하나이다.

④ 葛根의 알코올 추출물은 해열작용을 한다. 그러나 湯劑의 작용은 아주 미약하다. 어떤 연구에서 puerain은 피부혈관을 확장하여 散熱을 촉진하며 아울러 호흡운동을 증강하고 수분배출을 증가하며 또 이로써 체온을 내린다고 한다. 근래 아세톤, 메틸알코올, 물을 매개체로 葛根의 13가지 같지 않은 성분을 추출하였는데, 이 중에서 일부의 성분은 마우스의 체온을 내리고 일부 성분은 체온을 높인다.

⑤ 湯劑는 血糖을 약간 낮추는 작용을 한다.

⑥ 葛根湯劑를 마우스에 경구 투여한 결과 피임작용을 한다. 이는 葛根 isoflavone의 여성 호르몬樣 작용과 관계된다.

『附 藥』갈 화 葛花 [名醫別錄]

이 약물은 위 약물(⇒ *p169* 葛根)인 칡의 開花 전의 花雷이다. 性味는 甘·平하고 脾·胃經에 작용한다.

이 약물은 醒胃止渴·解酒毒하는 효능이 있으므로 酒醉로 인한 嘔吐, 口渴 등에 砂仁 白豆蔻 澤瀉 茯苓 등을 배합하는데, 그 예가 葛花解酲湯[脾胃論]이다.

【用量·用法】 3~12g. 水煎服 혹은 丸·散劑에 넣어 쓴다.

시호 柴胡[KP]

Bupleuri Radix
Bupleurum root

【出 典】神農本草經

【異 名】茈胡・山菜・茹草・紫草・山柴胡・香柴胡

【起 原】산형과(Umbelliferae) 시호 *Bupleurum falcatum* Linné 또는 그 변종의 뿌리이다.*

【採 取】봄과 가을에 캐어 莖葉과 泥沙를 제거하고 曬乾한다.

【性 狀】이 약은 뿌리로 가늘고 긴 원추형~원주형이며 단일 또는 갈라져 있고 길이 10~20㎝, 지름 5~15㎜이다. 윗부분은 굵으며 아랫부분은 가늘고 근 두부에는 줄기 및 가는 털 모양의 잎 그루가 때로 남아 있다. 바깥 면은 연한 갈색~갈색이며 깊은 주름이 있는 것도 있다. 쉽게 꺾이며 꺾인 면은 약간 섬유성이다. 이 약은 특유한 냄새가 있고 맛은 약간 쓰다.

【產 地】시호는 우리나라 전국의 山野에 自生하며, 現在는 田圃에 재배한다. 北柴胡는 遼寧, 河南, 河北, 甘肅 등지가 주산지이고 南柴胡는 江蘇, 四川, 湖北 등지가 주산지이다.

【炮 製】① 柴 胡 : 잡질과 殘莖을 제거하고 깨끗이 씻어 축인 후 厚片으로 썰어 曬乾한다.

② 醋柴胡 : 柴胡片에 米醋를 고루 섞어 축인 후 炒製용기에 넣고 文火로 炒한다(柴胡片 100kg당 米醋 20kg).

③ 鼈血柴胡 : 柴胡片에 鼈血과 黃酒를 혼합하여 고루 섞어 충분히 흡수한 다음 文火로 炒한다(柴胡 100kg당 鼈血 125kg・黃酒 250kg).

【性味・歸經】味는 苦하고 性은 微寒하며, 肝・膽經에 작용한다.

效 能	主 治
和解退熱	傷寒邪在少陽經의 병증
疏肝解鬱	肝鬱氣滯으로 인한 胸脇脹痛, 月經不調 등
昇擧陽氣	氣虛下陷으로 인한 久瀉脫肛 등

이 약물의 性味는 苦辛・微寒하고 香氣가 있어 輕清上昇하여 宣透疏達하므로 비교적 良好한 退熱작용이 있다. 少陽經 半表半裏의 邪氣를 疏散하고, 清陽의 氣를 昇하게 하여 下陷된 氣를 昇擧하며, 또한 肝氣를 조달하여 解鬱하게 함으로써 邪氣가 少陽經에 침입하여 寒熱往來의 증상에 대해 중요한 약물이며, 陽氣下陷의 久瀉脫肛, 肝氣鬱結로 인한 胸脇

* CP : 柴胡(Chaihu) BUPLEURI RADIX
繖形科 植物 柴胡 *Bupleurum chinense* DC, 혹 狹葉柴胡 *Bupleurum scorzonerifolium* Willd.의 根。

脹痛 및 婦人의 月經不調 등에 常用하는 약물이다.

이 약물은 實證과 虛證에 모두 응용할 수 있으나 배합하는 근거에 따라 같지 않으며 효용도 달라진다. 그 예로 葛根을 배합하면 解表退熱하는 작용을 나타내고, 黃芩을 배합하면 表裏를 和解하며, 白芍藥을 배합하면 疏肝止痛하고, 白朮을 배합하면 肝脾를 調和하며, 香附子를 배합하면 疏肝解鬱하고, 當歸를 배합하면 능히 調經하며, 常山을 배합하면 截瘧시키는 효능이 있다. 그러나 이 약물은 오직 性이 昇發하므로 虛人의 氣逆이나 혹은 陰虛火旺 및 肝陽上昇에는 적용되지 않는다.

【臨床應用】 ① 이 약물은 芳香性으로 疏泄하며, 昇할 수도 있고 散할 수도 있다. 또한 半表半裏의 邪氣를 제거하므로 少陽經에 傷寒의 邪氣가 머물러서 寒熱往來, 胸脇苦滿, 口苦, 咽乾, 目眩 등의 증후가 나타날 때 사용하면 少陽經을 치료하는 要藥이 된다. 黃芩 半夏 등을 배합하는데, 그 예가 小柴胡湯[傷寒論]이다.

이 외에도 外感表邪가 풀리지 않아 發熱하는 증후에는 이 약물을 사용하여 退熱할 수 있다. 이 경우에는 葛根 黃芩 등을 배합하는데, 그 예는 柴葛解肌湯[傷寒六書]이다.

② 이 약물은 肝氣를 條達하여 疏肝解鬱한다. 따라서 肝氣가 鬱結하여 胸脇 및 乳房脹痛, 月經不調, 痛經 등의 증후인 경우에 白芍藥 香附子 川芎 枳殼 薄荷 등을 배합하는데, 그 예가 柴胡疏肝飮[景岳全書], 四逆散[傷寒論], 逍遙散[和劑局方] 등이다.

③ 이 약물은 또한 淸陽之氣를 끌어 올려 下陷된 기운을 昇擧하는 작용을 한다. 氣虛下陷으로 인한 脫肛, 子宮下垂 및 短氣, 疲乏 등의 증후에 黨參 升麻 黃芪 등을 배합하는데, 그 예는 補中益氣湯[脾胃論], 昇陷湯[醫學衷中參西錄] 등이다.

【用量·用法】 3~9g. 退熱에는 15~30g. 水煎服.

【使用注意】 昇發하는 작용이 있으므로 眞陰虧損, 肝陽上昇으로 인한 병증에는 忌한다.

本草選錄：[神農本草經] "主心腹腸胃結氣, 飮食積聚, 寒熱邪氣, 推陳致新."

[醫學起源] "柴胡, 少陽, 厥陰引經藥也. 婦人産前産後必用之藥也. 善除本經頭痛, 非此藥不能止. 治心下痞, 胸膈中痛……引胃氣上昇, 以發散表熱."

[滇南本草] "傷寒發汗用柴胡, 至四日後方可用, 若用在先, 陽症引入陰經, 當忌用."

[本草綱目] "勞有五勞, 病在五臟, 若勞在肝、膽、心及包絡有熱, 或少陽經寒熱者, 則柴胡內手足厥陰, 少陽必用之藥 ; 勞在脾胃有熱, 或陽氣下陷, 則柴胡內因淸氣退熱必用之藥 ; 惟勞在肺腎者不用可爾. 然東垣李氏言諸有熱者宜加之, 無熱則不加.",

[本草經疏] "柴胡, 爲少陽經藥. 主心腹腸胃中結氣, 飮食積聚, 寒熱邪氣, 推陳致新, 除傷寒心下煩熱者, 足少陽膽也. 膽爲淸靜之腑, 無出無入, 不可汗, 不可吐, 不可下, 其經在半表半裏, 故法從和解, 小柴胡湯之屬是也."

[重慶堂隨筆] "柴胡爲正傷寒要藥, 不可以槪治溫熱諸感 ; 爲少陽瘧主藥, 不可槪治他經諸瘧; 爲婦科妙藥, 不可槪治陰虛陽越之體, 用者審之."

[方藥合編] "뫼미나리. 微寒, 入手足少陽厥飮行經. 外感生用, 內傷酒炒, 咳汗蜜水炒, 肝膽火猪膽炒.", "柴胡味苦瀉肝火　寒熱往來瘧疾可"

【化學分析】精油로는 2-methyl cyclopentaone, limonene, myrcene, D-carvone, pulegone, myrtene, linalool 등을 함유한다. 狹葉柴胡는 β-terpinene, limonene, β-fenchene, pulegone, isoborneol, terpineol, α-copaene humulene 등과 saponin으로는 saikosaponin a, c, d e, f 등, saikosaponin b_1, b_2, b_3, b_4 등, saikogenib E, F, G, longispinogenin 등, 지방산으로서 oleic acid, linolenic, palmitic, syearic, lignoceric acud 등과 steroid酸으로서 α-spinasterol, stigmaster, $\triangle^7$-stigmasterol, $\triangle^{22}$-stigmasterol 등을 함유하며 그 외 angegelicin, Ca, K, Al 등을 함유한다.

【藥理硏究】① 비교적 뚜렷한 해열·진정·진통·진해작용을 한다. 주요 성분은 saponin이며, 그 精油도 해열작용을 한다.

② 뚜렷한 肝 보호 작용과 利膽작용을 한다. 柴胡는 사염화탄소 등에 의해 생기는 실험성 동물의 肝 손상을 보호하는 뚜렷한 작용을 한다. 그 예가 甘草(甘柴合劑)의 배합이며 효과가 더욱 좋다. 利膽작용을 하는 성분은 flavone이다. 柴胡는 또 궤양에 길항하는 일정한 작용을 하고, 정제하지 않은 saponin은 동물 실험에서 위궤양을 예방하는 효과가 있다.

③ 降血脂작용을 한다. triglyceride에 대한 작용이 콜레스테롤에 대한 작용에 비해 뚜렷하다. 지질대사에 영향을 주는 주요 성분은 saikosaponin A와 D다.

④ 柴胡는 체액면역과 세포면역을 증강하는 작용을 한다. 또한 흰쥐의 단백질 합성을 증가한다.

⑤ 湯劑는 용혈성연쇄구균, 콜레라균, 결핵균, 렙토스피라속에 일정한 억제작용을 한다. 유행성 바이러스에 비교적 강한 억제 작용을 하며 또 감염 바이러스에 길항하고 Ⅰ型 척수염 바이러스에 의해 생기는 세포병변에도 길항한다.

⑥ 柴胡 saponin은 비교적 강한 용혈 및 국소 자극 등의 부작용이 있다. 柴胡注射液이 과민 반응을 일으켰다는 보고도 있다.

승마 升麻[KP]

Cimicifugae Rhizoma
Cimicifuga rhizome

【出 典】神農本草經

【異 名】周升麻·周麻·鷄骨升麻·關升麻·綠升麻

【起 原】미나리아재비과(Ranunculaceae) 승마 *Cimicifuga heracleifolia* Komarov, 촛대승마 *Cimicifuga simplex* Wormskjord, 눈빛승마 *Cimicifuga dahurica* Maximowicz 또는 황새승마 *Cimicifuga foetida* Linné의 뿌리줄기이다.*

* CP : 升麻(Shengma) CIMICIFUGAE RHIZOMA
毛茛科 植物 大三葉升麻 *Cimicifuga heracleifolia* Kom. 興安升麻 *Cimicifuga dahurica* Turcz. Maxim., 혹升麻 *Cimicifuga foetida* L.의 根莖。

【採 取】가을에 채취하여 泥沙를 제거하고 曬乾하여 鬚根이 乾燥될 때 鬚根을 제거하고 曬乾한다.

【性 狀】이 약은 뿌리줄기로 굵은 마디 모양으로 고르지 않으며 길이 6~18㎝, 지름 10~25㎜이다. 바깥 면은 어두운 갈색~회흑색이며 많은 잔뿌리가 붙어 있고 때로 뿌리줄기에 몇 개의 큰 줄기 자국이 있다. 그 가운데는 오목하고 그 주변은 색이 연하며 방사상의 모양을 나타낸다. 질은 가벼우면서 단단하고 꺾인 면은 섬유성이다. 수는 어두운 갈색을 띠며 때로 비어 있다. 이 약은 냄새가 없고 맛은 쓰고 약간 떫다.

【產 地】우리나라 전국의 深山에 自生하며, 중국의 遼寧, 黑龍江, 湖南 및 山西 등의 지역이 주산지이다.

【炮 製】① 升 麻 : 잡질을 제거하고 물에 약간 담갔다가 깨끗이 씻어 밀폐하여 축인 후, 厚片으로 썰어 曬乾한다.

② 炒升麻 : 炒製용기에 升麻片을 넣고 文火로 가열하여 짙은 황색이 될 정도로 炒한다.

③ 蜜升麻 : 煉蜜을 끓인 물에 희석하여 고루 섞어 축인 후 炒製용기에 넣고 文火로 짙은 황색이 될 정도로 炒한다(升麻片 100㎏당 煉蜜 25㎏).

【性味 · 歸經】味는 辛 · 微甘하고 性은 微寒하며, 肺 · 脾 · 胃 · 大腸經에 작용한다.

效 能	主 治
發表透疹	外感風熱로 인한 陽明頭痛, 痲疹透發不暢證
清熱解毒	熱毒으로 인한 여러 가지 병증
昇陽擧陷	中氣虛弱 또는 氣虛下陷의 여러 가지 병증

이 약물의 性味는 甘辛 · 微寒하며, 質이 輕浮하고 微寒으로 輕浮昇散하므로 輕清昇透하여 肺胃의 邪毒을 透解한다. 脾胃의 清陽氣를 昇擧하게 하고, 發表透疹 · 解毒昇陽하는 효능이 있으므로 陽明頭痛, 肌表風邪, 斑疹不透, 喉痛口瘡, 瘡瘍腫毒 및 氣虛下陷로 인한 久瀉久痢, 脫肛, 子宮下垂 등의 증후에 유효하다.

升麻의 昇擧透發하는 작용이 柴胡 葛根과 비슷하나 그 효능이 더욱 강하고, 柴胡를 배합하여 사용하면 昇提하고, 葛根을 배합하면 透疹하는 작용이 더욱 증강된다.

이 약물의 解毒효능은 다른 약물보다 강하여 石膏를 배합하여 사용하면 胃火齒痛을 치료하고, 大青葉을 배합하여 사용하면 熱病으로 인한 發斑을 치료한다. 이와 같이 이 약물은 昇散하는 효능이 강하므로 陰虛火旺, 痲疹이 이미 透發하였거나 또는 肝陽上昇 및 氣逆下降 등의 증후에는 忌한다.

【臨床應用】① 이 약물은 昇擧發散하는 효능으로 熱毒을 풀 수 있으므로 發表透疹하는 효능이 있다. 外感風熱로 인한 頭痛, 發熱 및 痲疹의 초기나 疹出不暢 등의 모든 증후에 葛根 牛蒡子 紫草 芍藥 甘草 등을 배합하는데, 그 예가 升麻葛根湯[閻氏小兒方論], 宣毒發表湯[痘疹仁端錄] 등이다.

② 升麻는 淸熱解毒하는 작용이 있으므로 熱毒으로 야기되는 각종 병증에 사용한다. 陽明經의 熱邪로 인한 頭痛과 胃火亢盛으로 인한 牙齦腫痛, 口舌生瘡(口內炎), 口臭 등의 증후에 黃連 生地黃 牡丹皮 등을 배합하는데, 그 예가 淸胃散[蘭室秘藏]이다.

風熱이 上壅하여 咽喉의 腫脹, 腫痛, 赤發 증후에 桔梗 玄參 牛蒡子 등을 배합하는데, 그 예가 牛蒡子湯[證治準繩], 普濟消毒飮[東垣試效方] 등이다.

熱毒瘡瘍에는 金銀花 連翹 蒲公英 등을 배합하고, 溫病發斑에는 石膏 大靑葉 犀角 등을 배합한다.

③ 이 약물은 昇陽擧陷하는 효능이 있어 中氣虛弱 혹은 氣虛下陷으로 인한 短氣, 倦怠, 久泄, 脫肛, 子宮下垂 및 氣가 血을 統攝하지 못하여 발생하는 崩漏不止 등의 증후에까지 사용할 수 있는데, 이 경우에는 柴胡를 배합하여 사용하고, 아울러 黃芪 人蔘 등의 益氣健脾하는 약물을 배합하여 사용한다. 그 예가 補中益氣湯[脾胃論], 昇陷湯[醫學衷中參西錄] 등이다.

【用量·用法】 3~9g. 水煎服. 生用하면 發表透疹·淸熱解毒에 작용하고, 蜜炙(炙升麻)하면 昇擧陽氣에 작용한다.

【使用注意】 昇浮 약성이 강하므로 上盛下虛, 陰虛陽浮, 喘滿氣逆 및 麻疹已透에는 忌한다.

> **本草選錄**: [神農本草經] "解百毒, ……辟溫疫瘴氣, 邪氣蠱毒."
>
> [醫學啓源] "升麻, 若補脾胃, 比此爲引不能補. 若得葱白. 香芷之類, 亦能走手陽明·太陽, 能解肌肉間熱, 此手足陽明傷風之藥也."
>
> [本草綱目] "升麻引陽明淸氣上行, 柴胡引少陽淸氣上行, 此乃稟賦素弱, 元氣虛餒及勞役飢飽, 生冷內傷, 脾胃引經最要藥也. 升摩葛根湯, 乃發散陽明風寒藥也, 時珍用治陽氣鬱遏及元氣下陷諸病, 時行赤眼, 每有殊效."
>
> [本草匯言] "升麻, 散表昇陽之劑也. 療傷寒, 解陽明在表(發熱, 頭額痛, 眼眶痛, 鼻乾, 不得眠)之邪, 發痘瘄子隱密之時, 化斑毒於延綿之際. 但味苦寒平, 所以風寒之邪, 發熱無汗; 風熱之邪, 頭風攻痛, 病目疾腫赤, 乳蛾喉脹, 升麻幷皆治之."
>
> [本草求眞] "升麻, 葛根一類, 但此辛甘微苦, 能引葱白入肺, 發散風寒出汗, 引石膏能治陽明巓頂頭痛, 齒痛; 引參芪能入脾胃補脾; 且同柴胡能引歸, 芪, 白朮甘溫之藥以補衛氣之散而實其表."
>
> [方藥合編] "蔘芪非此之不能下行 同柴胡引生發之氣上行 同葛根發陽明之汗 瘀血入裏犀角地黃湯 乃陽明聖藥 如無犀角 以升麻代之.", "升麻性寒淸胃能 解毒升擧並牙疼"

【化學分析】 이 약물에 함유한 triterpenoid으로는 cimigenol, cimigol, cimigenol, arabinoside, dahurinol, acerinol, friedelin, cimicifugoside 등이고, chromone유도체로는 cinifugin, khellol, amminol 등과 phenol carbonic acid로는 caffeic aciddimethyl ether 등, steroid로는 β-sitosterol, stigmasterol, campestero 등을 함유하고 그 외 saponin, 당류, 고미질, 유기산, 수지 등을 함유하고 있다.

【藥理研究】 ① 추출물은 해열·소염·진통·항경련·해독 등 여러 가지 작용을 한다.

② 심장을 억제하고 심장 박동을 느리게 하며 혈압을 낮추고 적출 장관과 임신자궁을 흥분시킨다.

③ 결핵균 및 黃癬菌과 같은 피부사상균에 대하여 억제작용을 한다.

④ 결핵균과 약간의 피부진균을 억제한다.

만형자 蔓荊子[KP]

Viticis Fructus
Vitex fruit

【出 典】神農本草經

【異 名】蔓荊實・荊子・萬荊子・緣升麻

【起 原】마편초과(Verbenaceae) 순비기나무 *Vitex rotundifolia* Linné fil. 또는 만형(蔓荊) *Vitex trifolia* Linné의 잘 익은 열매이다.*

【採 取】가을에 과실이 성숙했을 때 따서 曬乾한다.

【性 狀】이 약은 열매로 구형~납작한 구형이며, 지름이 4~6㎜이다. 바깥 면은 회갈색~흑갈색이고 회백색을 띤 서리 모양의 융모가 있으며 세로방향으로 4줄의 골이 얕게 나 있다. 맨 위는 약간 오목하고 아래쪽에는 회백색의 묵은 꽃받침 및 짧은 열매꼭지가 있다. 꽃받침의 길이는 열매의 1/3~2/3이고 5개의 거치가 있는데 그 중 2개는 비교적 깊으며 꽃받침 전체에는 촘촘하게 융모가 덮여있다. 몸체는 가볍고 질은 질기며 잘 부서지지 않는다. 횡단면에는 4개의 방이 있는데 각 방에는 흰색의 씨가 한 개씩 있다. 이 약은 특유한 방향이 있으며 맛은 담담하고 약간 맵다.

【產 地】우리나라의 慶北 및 黃海道 이남의 바닷가에 自生하며, 蔓荊은 中國의 山東, 江西, 浙江, 福建 등의 지역이 주산지이다.

【炮 製】① 蔓荊子：잡질을 제거하고 사용할 때 빻아서 사용한다.

② 炒蔓荊子：蔓荊子를 炒製 용기에 넣고 文火로 焦黃色이 될 정도로 炒한다.

【性味・歸經】味는 辛・苦하고 性은 微寒하며, 膀胱・肝・胃經에 작용한다.

效 能	主 治
疏散風熱	外感風熱로 인한 頭昏, 頭痛, 齒齦腫痛
淸利頭目	風熱目赤 腫痛, 多淚

이 약물은 辛苦로 風邪를 發散하고, 微寒으로 淸熱하며, 質이 輕하므로 上行하여 頭面의 風熱을 주로 散하는 효능이 있어 外感風熱로 인한 頭痛, 頭暈, 目赤腫痛, 目昏多淚, 齒齦腫痛 및 頭風痛, 腦鳴 등의 병증에 常用한다. 또한 濕痺拘攣을 치료하는 하는데, 이는 散風勝濕의 효능으로 인한 것이다.

【臨床應用】① 이 약물의 辛味는 散風하고, 性이 微寒하여 淸熱하며, 質이 가벼워 기운이 뜨며 위로 향하게 한다. 주로 頭面의 邪氣를 散하는 작용이 있어 外感風熱로 야기되는 頭昏, 頭痛, 齒齦腫痛 등의 병증에 防風 菊花 川芎 등을 배합하여 사용하면 祛風止痛의 효과를

* CP：蔓荊子(Manjingzi) VITICIS FRUCTUS
馬鞭草科 植物 單葉蔓荊 *Vitex trifolia* L. var. *simplicifolia* Cham., 혹 蔓荊 *Vitex trifolia* L.의 成熟果實。

증강시킨다. 그 예가 羌活防風湯[活法機要], 菊芎散[上泄秘錄]이다.

② 이 약물은 肝經의 風熱을 散하고 頭目을 清利하므로 風熱이 上部를 擾亂시킴으로 나타나는 目昏, 目赤腫痛, 多淚 등의 병증에 菊花 蟬蛻 蒺藜子 決明子 등을 배합한다.

이 외에도 이 약물은 祛風止痛하는 작용이 있어 風濕의 關節痹痛, 肢體攣急 등의 병증에 응용하는데, 이 경우에는 防風 秦艽 木瓜 등을 배합하여 사용하는데, 그 예가 羌活勝濕湯[內外傷辨惑論]이다.

【用量・用法】5~9g. 水煎服.

【使用注意】血虛有火로 인한 頭痛目眩과 脾胃虛에는 忌한다.

> **本草選錄**：[神農本草草]"主筋骨間寒熱, 濕痹拘攣, 明目堅齒."
> [本草綱目]"蔓荊氣清味辛, 体輕而浮, 上行而散, 故所主者皆頭面風虛之証."
> [藥品化義]"蔓荊子, 能疏風, 涼血, 利竅, 凡太陽頭痛及偏頭風, 腦鳴, 目泪, 目昏, 皆血熱風淫所致, 以此涼之, 取其体氣薄主昇, 佐神效黃芪湯, 疏消障翳, 使目復光, 爲肝經胜藥."
> [本草新編] 蔓荊子, 佐補中藥以治頭痛最效, 因其体輕, 藉之易于上昇也, 倘單恃一味, 欲取胜于俄頃, 則不能."
> [方藥合編]"蔓荊子苦頭痛痓 眼淚濕痺並拘攣"

【化學分析】果實의 腺毛에는 精油를 함유하는데, 그 주성분은 α-pinene과 camphene 55%, terpineol acetylester 약 10%, diterpene alcohol類 약 20%이다. 그 외에 alkaloid vitricine 0.01%를 함유한다는 보고도 있다. 순비기나무 *Vitex rotundifolia*의 果實에는 vitamin A를 약 0.15% 함유하고, 또한 일종의 flavonol 誘導體 vitexicarpin(=castisin)을 함유한다는 보고도 있다.

【藥理研究】이 약물은 鎭靜과 진통효과가 있으므로 神經性頭痛에 흔히 사용되며, 高血壓에 의한 頭痛에 대해서도 유효하다고 보고되고 있다. 동시에 體溫中樞를 진정하므로 解熱작용을 나타낸다.

두시 豆豉[KHP]

Glycine Semen Preparatum
Fermented soybean

【出 典】名醫別錄

【異 名】淡豆豉・香豉・淡豉・香豆豉・淸豉

【起 原】콩과(Leguminosae) 콩 *Glycine max* Merrill의 잘 익은 씨를 발효시킨 것이다.*

【性 狀】이 약은 약간 납작한 난형~타원형을 이루고 길이 5~10㎜, 지름 5~7㎜이다.

* CP : 淡豆鼓(Dandouchi) SOJAE SEMEN PRAEPARATUM
豆科 植物 大豆 *Glycine max* (L.) Merr.의 成熟 種子의 發酵加工品。

바깥 면은 검은색 또는 황갈색의 외피로 덮여있고 광택은 없으며 쭈그러져서 고르지 않다. 안쪽에 황색~황갈색의 떡잎이 2개 있다. 이 약의 질은 부드러우며 줄 모양의 종제(種臍)가 있다. 이 약은 특이한 냄새가 있고 맛은 약간 달다.

【產 地】우리나라 전국에서 加工하고, 中國에서는 주로 東北지방에서 加工生產된다.

【炮 製】淡豆豉 : 桑葉과 靑蒿 각 70~100kg을 물로 달여 濾過하고, 選定한 大豆 100kg을 혼합하여 모두 吸收된 후 쪄서 약간 그늘에서 건조한 후 용기에 넣고, 삶아 두었던 桑葉과 靑蒿 찌꺼기를 덮어 黃衣가 될 때까지 醱酵시킨 후 꺼내어 찌꺼기를 제거하고 깨끗이 씻은 후 용기에 넣고 15~20일간 충분히 醱酵시켜 냄새가 날 때 꺼내 약간 쪄서 건조한다.

【性味 · 歸經】味는 苦 · 辛하고 性은 涼하며, 肺 · 胃經에 작용한다.

效 能	主 治
解 表	外感風寒 또는 風熱證, 發熱頭痛, 無汗
除 煩	心胸煩悶. 虛煩不眠 등의 병증

이 약물은 黑大豆와 表散하는 桑葉 靑蒿를 같이 醱酵시켜 만든 것으로 疏散宣透하는 藥性이 있어 表邪를 透解하고, 또한 鬱熱을 宣散하는 효능이 있다. 그러나 發汗시키는 효능이 다른 약물보다 平緩하며 發汗하되 陰液을 損傷시키지 않으므로 溫病表證을 치료하는 주약이 된다. 그러므로 邪熱이 心胸에 鬱滯하여 나타나는 心胸煩悶과 虛煩不眠 등의 병증에 宣透시키는 藥性을 취하여 적용하는데, 淸熱시키는 효능이 없으므로 梔子와 병용하며, 또한 능히 心胸의 鬱熱을 宣淸하므로 溫邪의 感染初起나 혹은 餘熱이 內擾하여 透發하고자 하는 병증에 가장 좋은 약물이다.

이 약물은 性과 質이 加工할 때의 輔料에 따라 다르다. 桑葉과 靑蒿를 같이 하여 만들 경우에는 藥性이 寒涼에 偏重하여 感冒風熱의 병증에 주로 적용하며, 麻黃과 紫蘇를 같이 넣어 만들 경우에는 藥性이 辛溫으로 偏重하여 感冒風寒의 병증에 적용한다.

豆豉와 大豆黃卷은 모두 發表하는 약물이나 豆豉는 味가 辛하여 그 효능이 宣透시키는데 치우치고, 大豆黃卷은 味가 甘淡하여 淸利에 치우치므로, 임상에서는 風熱의 邪氣가 氣分에 있어서 發熱할 경우에는 豆豉를 사용하고, 濕熱이 蘊結하여 發熱하는 증상에는 大豆黃卷을 사용하는 것이 좋다.

【臨床應用】① 이 약물은 表邪를 宣散하는 효능이 있으므로 外感風寒으로 인한 發熱, 惡寒頭痛, 無汗 등의 증후에 葱白을 배합하여 사용하는데, 그 예가 葱豉湯[肘後備急方]이다.

風熱 증후에는 薄荷 金銀花 連翹 등을 배합하여 사용하는데, 그 예가 銀翹散[溫病條辨]이다.

② 이 약물은 鬱熱을 宣散하는 효능이 있으므로 熱病 후 나타나는 胸中煩悶, 虛煩不眠

등의 증후에는 梔子를 배합하는데, 그 예가 梔子豉湯[傷寒論]이다.

【用量 · 用法】 6~12g. 水煎服.

【使用注意】 傷寒이 陰經에 轉入하거나 三陰에 直中한 경우에는 忌한다.

> **本草選錄** : [名醫別錄] "主傷寒頭痛寒熱, 瘴氣惡毒, 煩燥滿悶, 虛勞喘吸, 兩脚疼冷."
>
> [藥性本草] "治時疾熱病, 發發汗熬未能止盜汗, 除煩, 生搗爲丸服. 治寒熱風, 胸中生瘡, 煮服治血痢腹痛."
>
> [珍珠囊] "去心中懊憹."
>
> [本草綱目] "黑豆性平, 作豉則溫, 旣經蒸罯, 故能昇散. 得葱則發汗, 得鹽則能吐, 得酒則治風, 得薤則治痢, 得蒜則止血. 炒熱則又能止汗, 亦麻黃根之義也."
>
> [方藥合編] "淡豆豉寒懊牢恙 傷寒頭疼兼理瘴"

【化學分析】 대량의 脂肪, 蛋白質, 효소 등을 함유하였다.

【藥理研究】 發汗하는 힘이 약하다. 健胃하고 소화를 돕는 작용을 한다.

선퇴 蟬退[KHP]

Cicadidae Periostracum
Cicada molting

【出 典】 名醫別錄

【異 名】 蟬蛻 · 蟬衣 · 枯蟬 · 蛘殼 · 金牛兒 · 伏蜟

【起 原】 매미과(Cicadidae) 말매미 *Cryptotympana dubia* (Haupt) 또는 흑책(黑蚱) *Cryptotympana pustulata* Fabricius가 성충이 될 때 허물이다.*

【採 取】 여름과 가을에 수집하여 泥砂를 제거하고 曬乾한다.

【性 狀】 이 약은 매미와 비슷한 모양으로 길이 약 3.5㎝, 지름 2㎝이다. 바깥 면은 황백색~황갈색으로 반투명이고 광택이 있다. 머리 부분에는 실 모양의 촉각이 한 쌍 있고 옆으로 2개의 눈이 돌출되어 있다. 턱부위는 돌출하고 입은 갈고리 모양이다. 윗입술은 짧고 아랫입술은 좀 길다. 등 쪽은 십자 모양으로 갈라지고 안쪽으로 구부러져 있다. 흉배 부는 양쪽으로 2쌍의 날개 흔적이 있고 3쌍의 다리가 있다. 꼬리는 뾰족하다. 이 약은 냄새가 거의 없고 맛은 덤덤하다.

【產 地】 우리나라 각지에서 產出되나 輸入에 의존하고 있다. 中國의 山東, 河北, 河南, 江蘇, 湖北, 浙江 등지가 주산지이다.

【炮 製】 蟬 蛻 : 불순물을 제거하고 깨끗이 씻어 曬乾한다.

【性味 · 歸經】 味는 甘하고 性은 寒하며, 肺 · 肝經에 작용한다.

---

* CP : 蟬蛻(Chantui) CICADAE PERIOSTRACUM
蟬科 黑蚱 *Cryptotympana pustulata* Fabricius의 若虫羽化時 脫落的 皮殼。

效 能	主 治
疏散風熱	外感風熱 또는 溫病 초기의 發熱音啞
透疹止痒	麻疹透發不暢, 風疹瘙痒
明目退翳	風熱目赤 또는 翳膜遮睛 병증
熄風止痙	肝經風熱, 小兒驚哭, 破傷風證

이 약물의 性味는 甘·寒하고, 甘·寒으로 淸熱하며 輕浮하여 宣散하고 質이 輕하여 肺·肝經에 들어가 肺經의 風熱을 宣散하여 解表透疹하는 효능이 있다. 또한 肝經에 들어가 涼肝熄風·止痙退翳하는 효능이 있다. 또한 이 약물은 肺와 肝經을 淸疏시키는 良品으로 疏風止痒·利咽開音에 작용하므로 外感風熱로 인한 發熱聲啞, 麻疹不透, 風疹瘙痒 등에 유효하며, 肝經風熱을 제거하여 祛風解痙·明目退翳하는 효능이 있으므로 小兒의 驚癎夜啼, 破傷風, 目赤翳障 등에 효과가 있다.

【臨床應用】 ① 이 약물은 風熱을 涼散하고 頭目을 淸利하는 효능이 있어 外感風熱과 溫病 초기에 頭痛發熱하는 증후에 菊花 薄荷 連翹 등을 배합하는데, 그 예가 桑菊飮[溫病條辨]이다.

이 약물은 風熱을 疏散하고, 肺氣를 開宣하면서 音啞를 치료하고, 風熱鬱肺로 인한 發熱咽痛, 聲音嘶啞 등의 증후에 胖大海 牛蒡子 桔梗 등을 배합하여 사용한다.

② 이 약물은 透疹止痒하는 효능이 있어 麻疹初期에 透疹不透에 사용하며, 牛蒡子 葛根 薄荷 등을 배합하는데, 그 예가 竹葉柳蒡湯[先醒齋醫學廣筆記] 등이다.

또한 疏風止痒하는 효능이 있어 風疹과 風濕熱로 인한 皮膚瘙痒, 蕁麻疹에 荊芥 白蒺藜 防風 등을 배합하는데, 그 예가 蟬蛻散[沈氏尊生方], 消風散[外科正宗] 등이다.

③ 이 약물은 肝經의 風熱을 疏散하고 目翳를 물리치고 明目하는 효능이 있으므로, 風熱로 인한 目赤 多淚 혹은 翳膜遮睛證 등의 병증에 菊花 木賊을 배합하는데, 그 예가 蟬菊散[小兒痘疹方論]이다.

④ 이 약물은 涼肝息風·定驚止痙하는 효능이 있어 肝經風熱, 小兒驚哭, 破傷風 등을 치료하는데, 全蠍 白殭蠶 釣鉤藤 등 祛風止痙하는 약물을 배합하여 응용한다.

만약 破傷風의 輕證인 경우에는 單方을 가루로 만들어 黃酒로 沖服하는데 10g씩 하루에 3회 복용하고, 重證인 경우에는 天南星 天麻 白殭蠶 등을 배합하는데, 그 예가 五虎追風散[史全恩家傳方]이다.

또한 小兒夜啼驚哭, 不安症도 치료하는데, 이 경우는 釣鉤藤 薄荷 등을 배합하여 응용한다.

【用量·用法】 3~6g. 水煎服. 혹은 單味를 硏末하여 沖服하거나 丸·散劑로 쓴다.

【使用注意】 姙婦에게는 신중히 사용한다.

本草選錄 : [名醫別錄] "主明目, 補中, 除風傷."

[食療本草] "炒過末之, 如茶煎三七, 通利小便."

[本草拾遺] "主風腫毒, 諸瘻."

[本草經疏] "惡實, 爲散風除熱解毒之藥. 辛能散結, 苦能泄熱, 熱結散則臟氣清明, 故明目而補中. 風之所傷, 衛氣必壅, 壅則發熱, 辛涼解散則表氣和, 風无所留矣. ……故用以癮疹, 凡獲奇驗."

[藥品化義] "牛蒡子能昇能降. 力解熱毒. 味苦能淸火, 帶辛能疏風, 主治上部風痰, 面目浮腫, 咽喉不利, 諸毒熱壅, 馬刀瘰癧, 頸項痰核, 血熱痘, 時行疹子, 皮夫癮疹, 凡肺經鬱火, 經風熱, 悉宜用此."

[方藥合編] "蟬退甘平除風驚 並治疳熱瞖侵睛"

【化學分析】 주성분은 chitin質로 그중에는 단백질, 아미노산, 유기산 등을 함유한다.

【藥理硏究】 驚厥에 길항하며 진정 및 해열작용을 한다. 항결궐작용은 蟬蛻頭와 足部가 蟬蛻身에 비해 약하고 해열작용은 頭部와 足部가 비교적 강하다.

부평 浮萍[KHP]

Spirodelae Herba
Great duckweed

【出 典】 神農本草經

【異 名】 紫背浮萍 · 萍 · 水萍 · 水白 · 田萍 · 水蘇 · 小萍子 · 浮萍草 · 蛙食

【起 原】 개구리밥과(Lemnaceae) 개구리밥 *Spirodela polyrrhiza* Schleider의 전초이다.*

【採 取】 6~9月에 채취하여 雜質을 제거하고 깨끗이 씻어 曬乾한다.

【性 狀】 이 약은 엷은 비늘 모양의 난형~긴 난형이다. 길이 6~9㎜, 지름 2~5㎜이며 윗면은 녹색이며 광택이 있고 아랫면은 자적색이며 3~4개의 잎이 붙어 있고 중앙으로부터 여러 개의 수염뿌리가 있다. 이 약은 가볍고 쉽게 부스러진다. 이 약은 약간 비린 냄새가 있고 맛은 맵다.

【産 地】 우리나라 및 中國 각지의 沼澤에 自生한다.

【性味 · 歸經】 味는 辛하고 性은 寒하며, 肺經에 작용한다.

效 能	主 治
發汗解表	外感風熱證의 發熱無汗
透疹止痒	痲疹透發不暢, 風疹皮膚瘙痒
利水消腫	濕淫의 肌膚水腫, 小便不利

* CP : 浮萍(Fuping) SPIRODELAE HERBA
浮萍科 植物 紫萍 *Splodela polyrrhiza* (L.) Schleid.의 全草。

이 약물은 辛·寒의 性味로 肺經에 작용하여 輕浮昇散하고 毛竅를 열어 宣肺發汗과 解表透疹하는 효능이 있다. 肺는 水의 上源이 되어 肺氣가 通利되면 水가 膀胱에 下達되므로 利水消腫의 효능이 있어 外感風熱과 風疹瘙痒 및 濕邪가 裏에 沮滯되어 나타나는 浮腫, 小便不利 등의 병증에 良好한 치료효과가 있다. 그러므로 發汗시키는데는 麻黃이 좋고, 行水에는 浮萍이 좋다는 설이 있으나, 麻黃은 辛溫하여 毛竅를 溫開하여 風寒을 풀어주고, 浮萍은 性이 寒하여 風熱을 昇散시키며, 그 效能은 麻黃이 强하므로 冬月에는 麻黃을 쓰고, 浮萍의 효능은 완화하므로 夏月에 사용한다.

【臨床應用】 ① 이 약물은 辛·寒으로 泄熱하고, 輕浮하여 昇散하므로, 發汗解表하는 효능이 있다. 따라서 外感風熱로 인한 發熱無汗 등의 증후에는 荊芥 薄荷 連翹 등을 배합하여 사용한다.

② 이 약물은 宣肺透疹하는 효능이 있어 麻疹의 透發不暢에 사용하는데, 薄荷 牛蒡子 蟬蛻 등을 배합한다.

③ 이 약물은 祛風止痒하는 효능이 있어 風熱癮疹, 皮膚瘙痒에 사용하는데, 牛蒡子 薄荷 등을 배합한다.

④ 이 약물은 宣肺하고 水道를 通調하여 아래로 膀胱에 도달하게 하므로 利水消腫하는 효능이 있으므로 水腫에 表證을 겸한 증후에 單劑를 사용하거나 혹은 赤小豆 連翹 車前子 등을 배합하여 複方으로 사용한다.

【用量·用法】 3~9g. 鮮品은 15~30g을 水煎服. 外用에는 適量.

【使用注意】 表氣虛로 인한 自汗, 大實大熱이 아니면 사용하지 않고, 血虛不調와 氣虛風痛에는 忌한다.

> **本草選錄** : [神農本草經] "主暴熱身痒, 下水氣."
> [本草衍義遺補] "水萍, 發汗尤甚麻黃."
> [本草綱目] "浮萍, 其性輕浮, 入肺經, 達皮夫, 所以能開發邪汗也."
> [本草經疏] "水萍, 其体輕浮, 其性輕燥, 能祛濕熱之藥也."
> [本草求眞] "古人謂其發汗胜于麻黃, 下水捷于通草, 一語括盡浮萍之功."
> [方藥合編] "浮萍辛寒利水腫 暴熱身痒脚脾重"

【化學分析】 초산칼륨 및 염화칼륨이 많이 함유되어 있다. 기타는 미상.

【藥理硏究】 이 약물의 이뇨작용은 함유된 칼륨염에 따라 결정된다. 浮萍의 湯劑는 건강한 개구리의 심장에 대하여 전혀 영향이 없으나 쇠약한 심장에 대해서는 강심작용을 한다. 이 작용은 心筋에 직접 작용하므로 칼륨염류에 의한 것이라 생각된다. 또한 혈관수축작용이 있어 혈압을 상승시킨다. 浮萍의 湯劑와 추출물을 실험 발열 토끼에 경구투여하면 미약한 해열작용을 한다.

목적 木賊[KHP]

Equiseti Herba
Common scouring rush

【出 典】嘉祐本草補注

【異 名】木賊草・銼草・節節草・節骨草

【起 原】속새과(Equisetaceae) 속새 *Equisetum hyemale* Linné의 지상부이다.*

【採 取】봄과 가을에 베어 曬乾 또는 陰乾한다.

【性 狀】이 약은 긴 원통 모양이고 길이 30~60㎝, 지름 3~5㎜이며 군데군데 마디가 있으며 마디 사이는 3~6㎝이며 흑색 단통형(短筒形)의 엽초가 달려 있고 가지가 갈라지지 않았으며 속이 비어 있다. 바깥 면은 회록색~황록색이고 세로로 8~30개의 움푹한 홈이 있고 질은 무르며 무게는 가볍다. 이 약은 냄새가 없고 맛은 달콤하고 조금 쓰며 떫다.

【產 地】深山의 음습지에 自生하는데 濟州, 江原, 平安南北, 咸鏡南北道에 분포한다. 中國의 華化 및 內蒙古와 長江 유역이 주산지이다.

【炮 製】木賊 : 枯莖과 잔여 뿌리를 제거하고 깨끗이 씻어 축인 후 小段으로 썰어 건조한다.

【性味・歸經】味는 苦・甘하고 性은 平하며, 肺・肝・膽經에 작용한다.

效 能	主 治
疏散風熱・明目退翳	風熱로 인한 目赤多淚, 明目退翳 등
止 血	便血, 痔瘡出血, 腸風下血 등

이 약물은 苦甘・平의 性味로 輕揚昇散하고 肺經氣分과 겸하여 肝・膽經의 血分에 작용하여 三經의 風熱을 疏散한다. 外感風熱로 因한 目赤多淚를 치료하고 또한 肝經의 風熱을 消散시켜 明目退翳하는 효능이 있다.

이 약물의 形質이 麻黃과 유사하고 昇散하는 작용도 비슷하나 다만 木賊은 辛熱하지 않고 肝・膽經의 血分에 작용하여 風熱을 消散시켜 血로 하여금 눈으로 소통하게 하여 祛翳明目하는 要藥이며, 麻黃은 그 性味가 辛燥하여 衛分에 있는 風寒의 邪氣와 腠理를 열어 땀을 내게 하는 효능이 있어 發汗解肌하는 주약이다.

또한, 이 약물을 炒黑하여 清熱止血약물을 배합하면 腸風下血, 血痢 및 痔瘡出血을 치료하는데, 血虛증후에는 사용하지 않는다.

【臨床應用】① 이 약물은 肺와 肝・膽經의 風熱邪氣를 疏散하는데 뛰어나 風熱의 邪氣로

* CP : 木賊(Muzei) EQUISETI HIEMALIS HERBA
木賊科 植物 木賊 *Equisetum hyemale* L.의 地上部分。

인해 발생하는 目赤, 多淚, 翳障 등의 병증에 사용한다. 目昏多淚에는 蒼朮을 배합하고, 翳膜이 風熱에 속한 경우에는 菊花와 배합한다.

風熱로 인한 目赤(눈의 充血), 角膜混濁(翳障)의 증후에, 穀精草 石決明 菊花 蟬退 등을 배합하는데, 그 예가 神消散[證治準繩]이다.

② 이 약물은 止血하는 효능이 있어, 便血, 痔瘡出血 등의 증후에는 地楡 槐角 등의 清熱止血藥을 배합한다.

【用量・用法】 3~9g. 水煎服.

【使用注意】 怒氣로 인하여 目疾이 생긴 경우와, 暑熱로 인한 傷血, 눈의 暴赤腫痛 및 嘔噦, 血虛證에는 忌한다.

本草選錄: [嘉祐補注本草] "主目疾, 退翳膜, 又消積塊, 益肝胆, 明目, 療腸風, 止痢, 及婦人月水不斷……, 崩中赤白."

[本草綱目] "與麻黃同形同性, 故亦能發汗解肌, 生散火鬱風濕, 治眼諸血疾也."

[本草經疏] "木賊草, 首主目疾, 及退翳膜, 益肝胆而明目也. 其主積塊, 療腸風, 止痢, 及婦人月水不斷, 崩中赤白, 痔疾出血者, 皆入血益肝胆之功, 肝胆之功, 肝臟血故也."

[本草逢原] "木賊專主眼目風熱, 暴翳, 止泪, 取發散肝肺風也."

[方藥合編] "木賊味甘益肝臟 退瞖止經消積良"

【化學分析】 木賊에는 다량의 二酸化硅素를 함유하고 또 dimethylsulfon($CH_3-SO_2-CH_3$)의 존재가 알려져 있다.

【藥理硏究】 강압・소염・수렴 및 이뇨작용을 한다.

제 2 장 清 熱 藥

淸熱약물은 주로 체내의 모든 열(裏熱)을 말끔히 제거하는 작용의 약물을 말한다.

淸熱약물은 性이 寒涼하므로 淸熱瀉火·解毒涼血·淸虛熱 등의 효능이 있으므로 熱病瘟熱, 濕熱瀉痢, 癰腫瘡毒 및 陰虛內熱 등의 증상이 나타나는 각종 裏熱 증후에 적용한다.

裏熱證은 발병원인이 일정하지 않고, 질병의 발전변화의 단계가 또한 일정하지 않으며, 환자의 체질 상태가 서로 다르기 때문에 裏熱證에서 脈證이 여러 가지로 나타나므로 사용 목적에 따라 藥性이 강한 淸熱藥은 제거하고 치료하기도 한다. 淸熱藥은 각각 그 특징이 있어 瀉火가 주가 되는 약물, 涼血이 주가 되는 약물, 淸虛熱이 주가 되는 약물 등에 따라 그 주된 작용이 다르므로, 病情에 따라 약물의 主次와 先後를 구별하여 투약한다. 淸熱藥 중에는 효능이 비교적 복잡한 것이 있고, 涼血·解毒 등 여러 작용을 같이 가지고 있어서 명확히 구분하기는 어렵다. 淸熱藥은 주요 효능에 따라 대체적으로 아래와 같이 다섯 가지로 나누어진다.

① 淸熱瀉火藥 : 주로 氣分熱邪을 淸泄하므로 氣分實熱證에 사용하여 瀉火泄熱의 작용을 한다.

② 淸熱燥濕藥 : 苦燥한 性味가 강하여 淸熱燥濕의 작용을 하므로 實熱病證에 주로 사용한다.

③ 淸熱涼血藥 : 주로 血分에 작용하여 血分熱邪를 淸泄하므로 血分實熱에 대하여 涼血淸熱의 작용을 한다.

④ 淸熱解毒藥 : 淸熱解毒의 작용이 있으므로 溫疫·毒痢 및 癰腫·瘡毒 등의 熱毒病證에 적용한다.

⑤ 退虛熱藥 : 淸虛熱·退骨蒸의 효능이 있으므로 午後潮熱, 低熱不退 등 증후에 적용한다.

淸熱藥을 사용할 경우에는 우선 熱證이 氣分에 있는가 血分에 있는가, 또는 實熱인가 虛熱인가를 구별하고, 이에 겸하여 어느 臟腑의 질병인가를 변증하고 전반적인 病情의 主와 次, 先과 後를 결정하여 먼저 解表할 것인가 또는 表裏를 함께 치료할 것인가를 결정해야 한다. 氣分熱과 血分熱이 겸한 증후에 대해서는 氣分의 熱과 血分의 熱을 각기 淸解하여야 한다.

淸熱약물에는 性이 寒涼한 약물이 많아서 脾胃를 상하여 運化에 영향을 미치므로 脾胃 虛弱한 증후에는 먼저 健胃하는 약물로써 補하여야 하며, 熱病은 津液을 손상하기 쉽고,

清熱燥濕의 약물은 또한 性이 매우 燥하므로 津液이 상하기 쉽기 때문에 陰虛 증후에 사용할 경우, 먼저 養陰藥으로 補하여 扶正한 다음 病邪를 제거해야 한다. 脾胃虛寒, 胃納不佳, 腸滑易瀉의 증상, 陰盛格陽 眞寒假熱 등의 증후에는 사용을 삼가야 하고, 또한 陰盛格陽, 眞寒假熱 등의 증후에는 신중히 사용하여야 한다.

清熱藥은 질환이 치료되면 곧 사용을 중지하여 과다한 克伐로 인한 正氣 손상을 막아야 한다.

제 1절 清熱瀉火藥

熱과 火는 모두 六淫(風·寒·暑·濕·燥·火)의 하나이며, 發熱, 心煩, 汗出, 口渴하고 심하면 神昏譫語, 發狂 등의 熱盛 증후가 나타나게 된다. 熱은 火가 점차 나타나는 과정이고, 火는 熱의 극성한 상태이므로 이 두 가지에는 정도의 차이가 있을 뿐이다. 清熱藥 중에는 대개 瀉火하는 효능이 있다.

清熱瀉火에 속하는 약물은 주로 清熱瀉火 작용을 하므로 肺熱·胃熱·心熱·暑熱로 나타나는 여러 종류의 實熱證을 포괄하여 적용된다.

虛한 증후에 이 약물을 사용할 경우에는 正氣를 고려하여 扶正의 약물을 배합해야 하며, 또한 각 약물의 작용부위가 서로 다르므로 藥性에 따라 선택하여 배합한다.

석고 石膏[KHP]

Gypsum Fibrosum
Gypsum

【出 典】 神農本草經

【異 名】 細石·細理石·軟石膏·白虎

【起 原】 황산염광물 석고. 이 약은 정량할 때 황산칼슘수화물($CaSO_4 \cdot 2H_2O$: 172.17) 95.0% 이상을 함유한다.*

【性 狀】 이 약은 광택이 있는 흰색의 무거운 섬유상 결정덩어리로 부수면 쉽게 침상 ~ 미세한 결정성 가루가 된다. 물에 녹기 어렵다. 이 약은 냄새와 맛이 없다. 이 약을 공기 중에 방치할 때 천천히 수분을 흡수하여 고결성(固結性)을 잃는다. 이 약을 200℃ 이상으로 가열하여 무수물로 할 때 고결성(固結性)을 잃는다.

【產 地】 중국의 전국에 넓게 분포되어 있으며, 湖北, 安徽에서 나는 것이 가장 좋다. 煅石膏에는 무수 황산칼슘($CaSO_4$)가 함유되어 있다.

【炮 製】 ① 生石膏 : 雜石을 제거하고 깨끗이 씻어 건조한 후 4.5㎜로 분쇄한다.

* CP : 石膏(Shigao) GYPSUM FIBROSUM
硫酸鹽類 礦物 硬石膏族 石膏, 주로 含水硫酸鈣($CaSO_4 \cdot 2H_2O$)를 함유한다.

② 煅石膏 : 깨끗한 石膏塊를 도가니(坩堝)에 넣고 武火로 빨갛게 煅한 후 약 4.5㎜의 小塊로 碎末한다.

【性味 · 歸經】 味는 辛 · 甘하고 性은 大寒하며, 肺 · 胃經에 작용한다.

效 能	主 治
淸熱瀉火 · 除煩止渴	肺胃氣分의 實熱證, 肺熱喘咳, 胃熱嘔吐, 胃火頭痛 齒齦腫痛, 口舌生瘡 등.
淸熱收斂	외용 : 煅石膏는 瘡潰不斂, 燙傷을 치료한다.

이 약물의 性味는 辛甘 · 大寒하며 肺 · 胃經에 작용하여 甘寒으로 生津하고 辛味는 透發, 大寒으로 淸熱瀉火하는 동시에 散熱한다. 밖으로는 肌表의 熱을 透發하고 안으로는 肺胃의 火를 淸하며 退熱生津하여 除煩止渴하므로 肺胃의 氣分實熱에 대한 要藥이다. 그러므로 外感熱病의 氣分實熱로 인한 壯熱, 煩渴引飮, 脈洪大 혹은 肺熱喘急, 上氣喘咳, 胃火熾盛의 頭痛, 齒齦腫痛, 口舌生瘡 등의 증후에 대해서는 어느 것이나 主藥으로 사용된다.

古人들이 이르기를 "斑은 陽明熱毒에 원인이 있고, 疹은 太陰風熱로 발생한다."고 하였다. 斑疹의 발병은 모두 肺胃의 鬱熱과 관련이 있고, 石膏는 肺胃氣分의 熱을 淸解할 뿐만 아니라 血藥을 도와 涼血解毒한다. 그러므로 邪熱鬱肺의 發疹과 邪熱이 營血에 파급된 發斑에 사용할 수 있는데, 한편에서는 胃火의 淸泄로 火가 제거되면 止痛되므로 胃火로 인한 頭痛, 齒痛 등의 증상에도 주로 사용한다.

최근에는 보통 淸熱解毒 약물과 배합하여 유행성 B형뇌염, 유행성뇌척수막염, 폐렴 등 證을 치료하는데, 양호한 효과가 있다.

다만 性이 大寒하므로 實熱이 있는 경우가 아니면 사용하지 않는다.

石膏는 煅하면 淸熱작용이 크게 약해지고 수렴작용을 하기 때문에 세분하여 外敷하면 生肌斂瘡의 효능이 있어 외과에서 상용한다.

【臨床應用】 ① 이 약물의 性味는 甘辛 · 大寒하며, 질이 燥하지 않으므로 淸熱瀉火의 약효가 강하다. 아울러 除煩止渴하는 작용으로 裏熱을 淸泄하고, 겸하여 透散하여 熱이 肺胃氣分에 있어 大熱, 大渴, 大汗, 脈이 洪大한 陽明經證 또는 暑熱煩渴 증후에 사용하는 것이 가장 적절한데, 淸熱潤燥하는 知母와 相須한다. 그 대표적인 方劑가 白虎湯[傷寒論]이다.

表寒裏熱증후에는 麻黃 桂枝 등 辛溫解表 약물을 배합하는데, 그 예가 大靑龍湯[傷寒論]이다.

氣分證에 血熱을 수반한 氣血兩燔 병증으로 高熱이 제거되지 않으면서 斑疹이 발생하는 증후에 犀角 牡丹皮 玄參 등의 涼血약물을 배합하는데, 그 예가 化斑湯[溫病條辨], 淸瘟敗毒飮[疫疹一得] 등이다.

熱이 盛하면서 精氣가 虛에 치우친 증후에는 또한 補氣養陰하는 人蔘(혹은 黨參) 麥門冬

등을 배합하는데, 그 예가 白虎加人蔘湯·竹葉石膏湯[傷寒論] 등이다.

어떤 熱毒證의 感染性疾患인 경우에는 黃連 黃芩 連翹 등의 淸熱解毒약물을 배합하는 것이 적합한데, 그 예가 石膏湯(一名 三黃石膏湯)[外臺秘要]이다.

② 石膏 자체는 止咳·平喘작용이 없지만 肺熱을 淸泄하는 힘이 더욱 뛰어나므로, 熱이 肺에 鬱結되면서 宣降하지 못하여 발생하는 發熱咳嗽, 氣喘의 여러 가지 증후에 사용한다. 麻黃 杏仁을 배합하면 止咳平喘의 효력을 증강하는데, 그 예가 麻杏甘石湯[傷寒論]이다.

肺의 熱毒證(例 : 急性氣管支炎, 肺炎, 肺膿腫 등)에는 金銀花 黃芩 魚腥草 등을 배합하면 치료효과가 더욱 좋다.

③ 胃氣는 下降하는 것이 정상적인데, 胃熱이 上逆하면 惡心嘔吐 증후가 나타난다. 石膏는 胃熱을 淸熱하는 효능이 좋으므로 胃熱로 인한 嘔吐에는 半夏 竹茹 등의 止嘔 약물을 배합하는데, 그 예가 鎭逆白虎湯[醫學衷中參西錄]이다.

足陽明胃經은 鼻孔 양측에서 시작하여 眼內角을 지나 眼眶 아래쪽으로 가서 上齒로 들어가고 口脣을 돌아 承漿穴에서 교차하여 耳前, 前額 등의 부위에 분포하고, 그 후에 頰部를 따라서 하행한다. 이 때문에 또한 石膏의 淸降하는 약성을 이용하여 胃火上炎으로 발생하는 牙齦腫痛, 頭痛, 口瘡 등 頭面, 口齒의 熱盛 증후에 生地黃 知母 牛膝 등을 배합하는데, 그 예가 玉女煎[景岳全書]이다.

④ 煆石膏 분말제를 외용하면 淸熱斂瘡 및 去腐生肌·消腫止血하는 효능이 있으므로 瘡潰不斂, 濕疹, 燙傷 및 外傷出血 의 증후에 靑黛 黃柏 등을 배합하여 외용한다.

【用量·用法】 生石膏. 15~60g(先煎). 重證에는 適量을 증가한다. 내복에는 生品을 사용하고 湯劑에는 덩어리를 분쇄하여 先煎한다. 煆石膏는 곱게 가루 내어 외용한다.

【使用注意】 脾胃虛寒, 陰虛發熱에는 忌한다.

本草選錄 : [神農本草經] "主中風寒熱, 心下逆氣, 驚喘, 口乾舌炒, 不能食, 腹中堅痛, 產乳, 金瘡."

[名醫別錄] "除時氣頭痛身熱, 三焦大熱, 皮膚熱, 腸胃中隔熱, 解肌發汗, 止消渴煩逆, 腹脹暴氣喘息, 咽熱, 亦可作湯浴."

[珍珠囊] "止陽明頭痛, 止消渴, 中暑, 潮熱."

[本草綱目] "石膏有軟硬二種 ; 軟石膏, 大塊生於石中作層, 如壓扁米糕型, 每層厚數寸, 有紅白二色, 紅者不可服, 白者潔淨, 細紋短密如束針, 正如凝成白蠟狀, 松軟易碎, 燒之卽白爛如粉, 其中明潔色微帶靑, 而紋長細如白絲者, 名理石也, 與軟石糕乃一物二種, 碎之則形色如一, 不可辨矣. 硬石膏作塊而生直理, 起稜如馬齒, 堅白, 擊之則段段橫解, 光亮如云母, 白石英, 有墻壁, 燒之亦易散, 乃硬不作粉, 其似硬石膏成塊, 擊之塊塊方解, 墻壁光名者, 名方解石也, 燒之則烢散亦不爛, 與硬石膏乃一類二種, 碎之形色如一, 不可辨矣. 自陶弘景, 蘇恭, 大明, 雷斅, 蘇頌, 閻孝忠皆以硬者爲石膏, 軟者爲寒水石, 至朱震亨時段軟以軟者爲石膏, 以後人遵用有驗, 千古之惑明矣, 蓋昔人所謂寒水石者, 卽軟石膏也 ; 所謂硬石膏者, 乃長石也, 石膏、理石、長石、方解石四種, 性氣皆寒, 俱能去大熱結氣, 但石膏又能解肌發汗爲異爾. 理石卽石膏之類, 長石卽

方解之類, 俱可代用. 各從其類也. 今人以石膏收豆腐, 乃昔人所不知."

[醫學衷中參西錄] "其性涼而能散, 有透表解肌之力. 外感實熱者, 放膽用之, 直勝金丹. …… 愚用生石膏以治外感實熱, 輕證亦必至兩許, 若實熱熾盛, 又恒用至四五兩或七八兩, 或單用, 或與他藥同用. 愚嘗用煅石膏細末, 敷金瘡出血者甚效. 蓋多年壁上石灰善止金瘡出血, 石膏經煅與石灰相近, 益見煅石膏之不可내복也."

[方藥合編] "人手太陰少陽 足陽明, 火煅, 但用尠小側難見功", "石膏大寒瀉胃火 發渴頭痛解肌可"

【化學分析】 石膏는 천연석고와 화학석고로 나누고, 전자는 軟石膏 즉 섬유石膏로 함수황산칼슘 $CaSO_4$, $2H_2O$가 주성분이고, 무수황산칼슘 $CaSO_4$을 소량 함유하는 이 외에 SiO_2, MgO, $Al_2O_3 \cdot Fe_2O_3$ 등을 미량 함유한다. 후자는 인위적으로 화학적인 합성을 한 것이다.

또한 本草書에서는 석고를 방해석과 같은 것, 즉 軟石膏의 무수황산칼슘 $CaSO_4$로서 취급하고 있다. 그러나 현재의 방해석은 탄산칼슘 $CaCO_3$로 고대의 방해석과 내용이 다르다.

【藥理硏究】 ① 石膏의 退熱 작용에 대한 실험 결과는 같지 않다. 근래의 보고에 의하면 石膏와 白虎湯은 내독소 발열에 모두 뚜렷한 해열 효과가 있다. 石膏의 해열 작용은 發汗을 통한 것이 아니므로, 발열 중추가 억제되었다는 것을 의미한다.

이 약물은 작용이 신속하나 지속시간이 비교적 짧다. 知母의 해열작용은 느리면서도 지속적이다. 그러므로 양자를 배합하면 相須작용을 한다. 그 예가 白虎湯이다.

어떤 연구는 石膏의 退熱 작용의 유효성분은 가용성 황산칼슘 이외의 잡질에 있다 하고 또한 어떤 보고에서는 石膏와 기타 약물을 함께 달일 경우 石膏 單味에 비해 성분이 많아진다(例 : 일부 유기산, 탄닌, 비타민, 생물 알칼리염류 등과 함께 물에 달이면 용해도가 높아진다. 그러나 알칼리성 물질, 전분, 점액, 교질, 단백질 등과 함께 달이면 용해도가 낮아진다. 지방유, 수지, 당류, 배당체, glycoside, 엽록소 등은 석고의 용해도에 크게 영향을 미치지 못한다)고 한다. 이는 複方 湯劑의 합리성을 말한다.

어떤 醫家들은 石膏가 복용된 후 위산의 작용에 의해 가용성 칼슘염으로 변화되고 血에 흡수되어 신경(체온 조절 중추를 포함)과 근육을 억제하고 아울러 혈관의 투과성을 낮추며 또한 이로써 해열·진경 및 소염작용을 발휘한다고 인정한다.

어떤 보고에는 실험에서 石膏가 해열작용이 있다는 것이 증명되지 않았다고도 한다.

石膏는 실험에 의해 생긴 시험용 흰쥐의 "口渴" 증상을 경감시킨다.

실험에 의하면 石膏는 여러 가지 종류의 세균 및 유행성 감기바이러스를 억제하지 못한다.

② 石膏는 대식세포의 탐식 능력을 높여 주고 유기체 면역을 일정하게 촉진한다. Ca^{++}는 폐포대식세포의 포착률을 높이고 먼지 제거 속도를 빠르게 한다. Ca^{++}는 대식 세포의 생리기능을 유지하는데도 중요한 의의가 있다. 그러므로 石膏의 유기체 면역 기능에 대한 영향은 가능하게 Ca^{++}를 함유한 것과 관계된다.

③ 石膏는 clotting time을 단축하며, 담즙의 배설을 촉진하고 이뇨작용을 한다. 실험성 인공 골 결손 집토끼의 결손 국소를 石膏糊로 충전한 결과 수술 후의 혈 칼슘을 높이고 골 결손을 빨리 치유되게 한다.

지모 知母[KP]

Anemarrhenae Rhizoma
Anemarrhena rhizome

【出 典】神農本草經

【異 名】野蓼・芪母・女雷・昌支・蚳母・連母・地參

【起 原】백합과(Liliaceae) 지모 *Anemarrhena asphodeloides* Bunge의 뿌리줄기이다.*

【採 取】봄과 가을에 3년생을 캐어 줄기와 鬚根을 제거하고 曬乾한 것을『毛知母』라 하고, 外皮를 제거한 후 曬乾한 것을『知母肉(光知母)』이라 한다.

【性 狀】이 약은 뿌리줄기로 다소 편평하고 굵은 노끈 모양을 이루며 길이 3~15㎝, 지름 5~15㎜로 약간 구부러지고 때로 갈라져 있다. 바깥 면은 황갈색~갈색이고 윗면에는 세로로 된 줄이 하나 있고 털 모양으로 된 엽초의 잔기 또는 그 붙었던 자국이 가는 윤절(輪節)로 되어 있고 아랫면에는 오목하고 둥근 점상의 뿌리 자국이 많이 있다. 이 약의 질은 가볍고 꺾어지기 쉬우며 꺾인 면은 연한 황갈색이다. 이 약은 약간 특유한 냄새가 있고 맛은 조금 달고 점액성이며 후에 쓰다.

【産 地】우리나라 전국에서 재배한다. 중국의 河北, 山西 및 東北 지역이 주산지이다.

【炮 製】① 知 母 : 잡질을 제거하고 깨끗이 씻어 축인 후 厚片으로 썰어 건조한다.

② 炒知母 : 知母片을 炒製 용기에 넣고 文火로 짙은 황색이 될 정도로 炒한다.

③ 麩炒知母 : 炒製 용기를 가열한 후 麥麩와 知母片을 넣고 짙은 황색이 될 정도로 炒하여 체로 쳐서 麥麩를 제거한다.

④ 酒知母 : 知母片에 黃酒를 고루 섞어 文火로 炒하여 건조한다(知母片 100㎏당 黃酒 20㎏).

⑤ 鹽知母 : 知母片을 炒製 용기에 넣고 연한 황색이 되게 炒한 다음 鹽水를 뿌려 약간 촉촉할 때까지 炒하여 서늘한 그늘에 건조한다(知母片 100㎏당 食鹽水 g).

【性味・歸經】味는 苦・甘하고 性은 寒하며, 肺・胃・腎經에 작용한다.

效 能	主 治
淸熱瀉火	肺胃實熱證의 高熱煩渴
滋陰潤燥	肺熱의 肺燥咳嗽, 陰虛燥熱, 津傷口渴, 消渴證

* CP: 知母(Zhimu) ANEMARRHENAE RHIZOMA
百合科 植物 知母 *Anemarrhena asphodeloides* Bge.의 根莖。

이 약물의 性味는 寒·苦甘하고 질이 柔潤하며 肺·胃·腎經에 작용한다. 苦寒은 淸熱瀉火하고 甘·寒質潤은 滋陰潤燥하므로 이 약물은 오직 淸潤에 능하다. 그러므로 燥熱傷陰의 경우에 實證과 虛證을 불문하고 모두에 적용할 수 있다. 그러나 약성이 寒潤에 속하여서 滑腸瀉痢를 야기하므로 陰虛便秘에 가장 적합하지만 脾虛便溏이나 寒飮咳嗽에는 사용하지 않는다.

이 약물을 生用하면 瀉火작용이 강하고, 鹽水에 炒하면 腎經에 작용한다.

知母와 石膏는 모두 肺胃의 實熱을 제거하는데, 石膏는 辛甘·大寒하므로 그 작용이 淸解하는 쪽에 치우치고, 知母는 苦寒·質柔·性潤으로 그 작용은 肺胃의 燥熱을 淸潤하는데 효능이 편중된다. 그러므로 肺熱을 淸宣할 경우에는 대체적으로 石膏를 취하고, 淸熱潤燥할 경우에는 知母를 취한다. 裏熱이 심하고 津液이 이미 손상되었을 경우에는 知母를 사용하고, 裏熱이 重하되 津液이 아직 손상되지 않았을 경우에는 石膏를 사용하는 것이 적합하다. 氣分의 熱이 致盛하여 津液이 손상된 증후에는 知母와 石膏를 배합하면 相須작용을 한다.

【臨床應用】 ① 이 약물은 淸熱瀉火하는 효능으로 淸熱 및 滋陰하는 효능을 이용하여 除煩止渴하며, 주로 肺胃熱盛 즉 氣分實熱로 인한 高熱煩渴하는 증후에는 흔히 石膏와 배합하여 相須작용을 하는데, 그 예는 白虎湯[傷寒論]이다.

② 이 약물은 苦味로 泄하고 甘味로 潤하므로 肺熱로 인한 咳嗽 혹은 陰虛燥咳, 痰稠不利, 즉 實火와 虛熱咳嗽인 증후에 사용하는데, 潤肺化痰하는 貝母를 배합하여 淸肺潤燥·止咳化痰하는 효능을 증강시키며, 그 예가 二母散[醫方考]이다. 肺熱이 심할 경우에는 黃芩 등을 배합하여 사용한다.

③ 이 약물은 苦·寒으로 堅陰하고 甘味는 補陰하므로 그 滋陰降火작용을 이용하여 陰虛火旺·肝腎陰虧로 인한 骨蒸潮熱, 心煩盜汗 등의 증후를 치료하는 경우에는 黃柏을 배합하는데, 相須 작용하는 養陰藥을 배합하면 치료효과가 증강된다. 그 예가 知柏地黃丸[景岳全書], 大補陰丸[丹溪心法] 등이다.

④ 이 약물은 苦味와 甘味를 겸하고, 질은 潤하여 燥하지 않으므로 淸熱瀉火 작용 외에도 滋陰潤燥·生津止渴하는 효능이 있어, 肺胃의 燥熱로 津液이 상하여 咽乾 증상이나 消渴引飮의 증후에 栝樓根 五味子 黃芪 등을 배합하는데, 그 예가 消渴證을 치료하는 玉液湯[醫學衷中參西錄]이다.

이 외에도 黃芪 등의 補氣약물을 배합할 경우, 그 益氣昇陽의 작용이 助熱할까 걱정되면 知母를 배합하여 그 燥熱을 억제하는데, 그 예가 升陷湯[醫學衷中參西錄]이다.

또한 附子 桂枝 羌活 등을 배합하여 痹痛을 치료할 경우, 만약 剛燥가 심할까 염려되면 知母를 배합하여 滋潤淸降과 祛風通絡 작용을 병행하게 하여 폐해가 없도록 하는데, 그 예가 桂枝芍藥知母湯[金匱要略]이다.

【用量 · 用法】 6~12g. 水煎服. 實火淸瀉에는 生用하고, 鹽知母는 下焦의 虛熱을 제거하는데 비교적 좋은 효과가 있다.

【使用注意】 이 약물은 性寒 · 質滑하므로 脾胃虛寒으로 大便溏泄에는 금한다.

本草選錄 : [神農本草經] "主消渴熱中, 除邪氣, 肢體浮腫, 下水, 補不足, 益氣."

[日華子本草] "通小腸, 消痰止嗽, 潤心肺, 補虛乏, 安心止驚悸."

[用藥法象] "瀉無根之腎火, 療有汗之骨蒸, 止虛勞之熱, 滋化源之陰."

[本草綱目] "知母之辛苦寒涼, 下則潤腎燥而滋陰. 上則淸肺金而瀉火, 乃二經氣分藥也."

[本草求原] "治嗽血, 喘, 淋, 口病, 尿血, 呃逆, 盜汗, 遺精, 痺痿, 瘈瘲."

[景岳全書] "古書言知母佐黃柏滋陰降火, 有金水相生之義. 蓋爲黃柏能除膀胱, 明門陰中之火, 知母能淸肺金, 製腎水化源之火, 去火可以保陰, 是卽所謂滋陰也. 故潔古, 東垣皆以爲滋陰降火之要藥. 繼自丹溪以後, 卽皆用以爲補陰, 誠大謬矣, 夫知母以沈寒之性, 本無生氣, 用以淸火則可, 用以補陰, 則何補之有?"

[方藥合編] "人補藥鹽水火炒或蜜炒上行酒炒. 瀉無根之腎火療有行之骨蒸止虛勞之熱滋化源之陰", "知母味苦熱渴除　骨蒸有汗痰咳舒"

【化學分析】 saponin(6%)으로는 timosaponin A-Ⅰ, A-Ⅱ, A-Ⅲ, A-Ⅳ, B-Ⅰ, B-Ⅱ 등을 함유하고 saponin은 주로 sarsapogenin, markosaponin, neoglitogenin, 또 smilagenin 등이고, frasaponin으로는 mangiferin(=chimonin), isomabgiferin 등이며, 다당으로 anemarn A, B, C, D 등, alkaloid으로는 choli, nicotinamide 등이며, 유기산으로는 tannic acid, pant- othenic acid 등과 그 외 vitamin류, 전액질, Fe, Zn, Mn, Cu, Cr, Ni 등의 미량원소를 함유한다.

【藥理硏究】 ① 해열작용을 하는데 그 지속시간이 비교적 길다. 이 약물은 또 신경계통의 흥분성을 낮추는 것으로 진정작용을 한다. 예를 들면 黃柏을 배합하면 성신경 흥분(소위 瀉腎火)을 낮추고, 大棗 등을 배합하면 대뇌피질 층의 과도흥분을 낮춰 虛煩失眠을 치료한다. 桂枝를 배합하면 풍습성 관절염에 진통작용을 하고, 白芍藥을 배합하면 신경근육의 흥분성이 높아 발생하는 筋惕(근육의 搐搦)을 치료한다. 知母가 신경 계통에 대한 진정작용은 그에 함유된 니코틴산과 관계된다.

② 물 추출물은 정상 토끼의 혈당을 낮추는데 alloxan 당뇨병 토끼에 대한 작용이 보다 뚜렷하다. 일찍 어떤 보고에 따르면 知母의 알코올 추출물은 혈당을 높인다. 또 어떤 보고에 의하면 집토끼에 知母 추출물을 건조시킨 엑스를 6g/kg의 표준으로 주사하였는데 혈당에 대해 영향을 주지 않는다고 하였다.

③ 知母 등의 滋陰瀉火 약물은 외원성 피질 호르몬의 억제작용을 막는 것으로 유기체 부신피질을 보호한다. 이는 知母 등이 유기체를 조정하는 작용 중의 하나가 직접적으로 혈중 부신피질 호르몬의 함량 변화에 영향을 주는 것을 의미한다. 동물 실험에서 시험용 흰쥐에 生地知母甘草湯이나 그 중의 單味를 복용시키면 모두 덱사미타손의 억제를 받는 혈장 피질 알코올 농도가 높아지며 아울러 부신의 위축이 예방된다. 임상 관찰에 의하면

生地知母甘草湯과 피질 호르몬을 동시에 복용하면 호르몬의 부작용을 감소한다.

④ 생체 동물 실험 결과 知母 saponin의 가수분해 물질인 sarsasapogenin은 Na^+, K^+, -ATPase를 뚜렷이 억제한다. 陰虛內熱은 체내의 Na^+, K^+, -ATP효소의 활성이 과다한 표현이다. 이는 하나의 측면에서 볼 때 陰虛內熱證의 메커니즘을 말한 것이다.

⑤ mangiferin은 만성 기관지염에 유효하고 또 뚜렷한 利痰작용을 하며, 면역 억제 효능이 있지만, 세포의 활력에는 영향을 주지 않는다. 4월에 꽃이 필 때 知母에 함유된 mangiferin의 함량이 1.26%으로 제일 많다. 3월에 금방 싹이 틀 때의 함량이 0.12%인데 제일 낮다.

⑥ 일정한 항균작용을 한다. 예를 들면 결핵균, 이질균, 티푸스균, 파라티푸스균, 대장균, 변형균, 디프테리아균, 콜레라균, 포도구균, 연쇄상균, 폐렴균, chin cough bacillus 및 자주 보이는 致病 진균, 아구창칸디다 등에 모두 같지 않은 정도의 억제작용을 한다. 知母의 알코올 추출물은 비교적 강하게 결핵균의 활성에 길항한다. 실험에서 모르모트 결핵병에 3%의 知母 藥餌를 사용하여 3~4개월 치료한 결과 비교적 좋은 효과가 있고 또 실험성 결핵마우스의 肺部병변을 경감한다.

노근 蘆根[KHP]

Phragmitis Rhizoma
Reed rhizome

【出 典】 名醫別錄

【異 名】 蘆茅根 · 葦根 · 蘆菇根 · 順江龍 · 葦莖

【起 原】 벼과(Gramineae) 갈대 *Phragmites communis* Trinius의 뿌리줄기이다.*

【採 取】 全年에 걸쳐 캐어 殘莖과 鬚根을 제거하고 잘라 曬乾한다.

【性 狀】 이 약은 편압된 원주형으로 길이는 일정하지 않고 가끔 분지 되고 바깥 면은 진한 황백색~연한 황백색을 띠고, 현저한 세로 주름이 있고 꺾은 면은 섬유성이며 속이 없고 유백색이며 지름은 1~2㎝이다. 이 약은 냄새가 없고 맛은 조금 달다.

【產 地】 우리나라 전국의 沼澤地, 河邊에 분포한다.

【炮 製】 蘆 根 : 잡질을 제거하고 깨끗이 씻어 小段으로 썰어 曬乾한다.

【性味 · 歸經】 味는 甘하고 性은 寒하며, 肺 · 胃經에 작용한다.

效 能	主 治
淸熱生津 · 止嘔除煩	熱病으로 인한 傷津, 煩熱口渴, 胃熱嘔吐, 肺熱咳嗽.

* CP : 蘆根(Lugen) PHRAGMITIS RHIZOMA
禾本科 植物 蘆葦 *Phragmites communis* Trin.의 新鮮 혹 干燥 根莖。

肺와 胃는 항상 溫熱에 시달리는 臟腑이다. 邪熱이 胃를 침범하여 胃의 津液을 灼傷하면 津少口渴이 생기고, 胃氣의 通降에 영향이 미치면 上逆하여 嘔吐를 야기한다. 熱邪가 肺를 침범하여 淸肅 기능이 실조되면 咳嗽나 咳吐膿血을 야기하고 나아가 肺癰을 유발시킨다.

이 약물의 性味는 甘·寒하고 질이 輕하여 肺胃의 氣分熱을 淸하는데 우수하여 肺熱을 淸熱하고 祛痰排膿할 뿐만 아니라 胃熱도 淸熱하여 生津止嘔한다. 이로써 이 약물은 淸熱하되 胃를 상하지 않게 하며, 生津하되 邪氣를 남기지 않는 특징이 있다. 그러므로 溫病 초기나 혹은 熱病傷津으로 인한 煩熱口渴 및 胃熱嘔逆, 肺癰吐膿 등의 증후에 사용하며, 또한 宣達透疹하는 작용이 있어 麻疹 초기에 사용하여 疹透不暢의 透發을 촉진한다. 이 약물은 약효가 和平하기 때문에 대량으로 사용하는데, 鮮蘆根이 乾蘆根보다 효능이 우수하다.

【臨床應用】① 이 약물은 性味가 甘·寒하며, 甘은 生津하고 寒으로 淸熱하는 작용을 한다. 따라서 이 약물은 淸熱除煩·生津止渴하는 효능이 있으므로 熱病으로 津液이 상하여 煩熱口渴 증후에 栝樓根 麥門冬 등을 배합하는데, 그 예가 五汁飮[溫病條辨], 蘆根散[衛生寶鑑]이다. 熱이 盛할 경우에는 石膏 知母 등을 배합한다.

蘆根은 裏熱을 淸熱하는 동시에 生津 및 表邪를 透散하는 작용을 하므로 外感風熱로 인해 津液이 상하여 나타나는 口渴 증후에 菊花 金銀花 薄荷 등을 배합하는데, 그 예가 桑菊飮 및 銀翹散[溫病條辨]이다.

蘆根은 또한 溫熱病의 煩熱口渴, 舌燥津少 등의 증후도 치료하며, 麥門冬 藕汁 등을 배합하는데, 그 예가 五汁飮[溫病條辨]이다.

② 熱邪가 胃를 犯하면 津液이 상하므로 口渴 뿐만 아니라 胃氣의 通降 기능에도 영향을 미쳐 胃氣가 上逆하여 惡心嘔吐를 야기시키는데, 蘆根은 淸胃止嘔하는 효능이 있어 胃熱嘔逆을 치료한다. 竹茹 枇杷葉 등을 배합하는데, 그 예가 蘆根飮子[備急千金要方]이다.

③ 淸肺瀉熱하는 효능이 있어 肺熱咳嗽, 痰稠, 口乾 등의 증후에 桔梗 杏仁 桑葉 등을 배합하여 사용한다.

蘆根은 葦莖(地上莖)과 같이 淸肺排膿하는 효능이 있으므로 肺癰으로 인한 膿痰咳吐하는 증후에 薏苡仁 金銀花 魚腥草 冬瓜仁 등을 배합하는데, 그 예가 葦莖湯[備急千金要方]이다.

이 외에도 蘆根은 淸熱利尿하는 효능이 있어 熱淋尿少를 치료하고, 宣毒透疹하여 초기 麻疹도 치료한다.

【用量·用法】15~30g(鮮蘆根 30~60g). 水煎服. 신선품이 우수하고 乾蘆根의 효능은 뒤떨어진다.

【使用注意】脾胃虛寒, 陽虛에는 忌한다.

本草選錄: [名醫別錄] "主消渴客熱, 止小便利."
[藥性本草] "能解大熱, 開胃, 治噎噦不止."
[本草經疏] "蘆根味甘寒而無毒. 甘能益胃和中, 寒能除熱降火, 熱解胃和, 則津液疏通而渴止矣. ……火升胃熱, 則反胃嘔逆不下食, 及噎噦不止, 甘寒除熱安胃, 亦能下氣, 故悉主之也."

[醫學衷中參西錄] "[千金]葦莖湯, ……釋者葦用莖而不用根者, 以肺原在上, 取本乎天者親上也, 而愚則不以爲然. ……且其性涼能淸肺熱, 中空能理肺氣. 而又味甘多液, 更善滋養肺陰, 則用根實勝於莖明矣."

【化學分析】 뿌리에는 coixol 및 단백질 5%, 지방 1%, 탄수화물 51%, asparagin 0.1%가 함유되어 있으며, 蘆葦에는 cellulose 48~54%, lignin 약 18.2%, xylan 약 12.4%, 회분 2.8%가 함유되어 있다. glucoside를 가수분해하면 *d*-xylose, *l*-arabinose, *d*-포도당, *d*-galacton 및 2가지 uron산을 얻는다. 이 외에 다량의 vitamin B_1, B_2, C와 tricin이 함유되어 있다.

【藥理硏究】 ① 이 약물은 담석을 용해할 수 있으므로 黃疸을 치료한다.

② 體外 시험에서는 β-용혈성연쇄균에 대하여 항균작용을 나타내는 것을 확인할 수 있다.

괄루근 栝樓根[KP]

Trichosanthis Radix
Trichosanthes root

【出 典】 神農本草經

【異 名】 天花粉 · 瓜蔞根 · 樓根 · 白藥 · 栝樓粉 · 花粉

【起 原】 박과(Cucurbitaceae) 하늘타리 *Trichosanthes kirilowii* Maximowicz 또는 쌍변괄루(雙邊栝樓) *Trichosanthes rosthornii* Harms의 뿌리로서 피부를 제거한 것이다.*

【採 取】 가을과 겨울에 캐어 外皮를 벗기고 절단하거나 쪼개서 曬乾한다.

【性 狀】 이 약은 뿌리로 고르지 않은 원주형이고 길이 5~10㎝, 지름 3~5㎝이며 때로 세로로 쪼개져 있다. 바깥 면은 연한 황백색이며 황갈색을 띤 불규칙한 유관속이 뻗쳐 있다. 꺾인 면은 연한 황색이고 약간 섬유성이다. 이 약은 약간 냄새가 있고 맛은 약간 쓰다.

【產 地】 우리나라의 전국 각지와 중국의 대부분 지역에 분포하며, 河南產이 우수하다.

【炮 製】 栝樓根 : 약간 물에 축인 후 厚片으로 썰어 曬乾한다.

【性味 · 歸經】 味는 甘 · 微苦 酸하고 性은 微寒하며, 肺 · 胃經에 작용한다.

效 能	主 治
淸熱生津	熱邪로 인한 傷津, 口乾煩渴, 消渴證, 肺熱燥咳
消腫排膿	癰腫瘡瘍

이 약물의 性味는 甘酸 · 微苦하고 寒涼하다. 甘酸으로 生津하여 止渴潤燥하며, 苦寒으로 淸肺하며 血分에 작용하여 瘀血을 삭히고 熱結을 散하여 排膿消腫에 작용하므로, 熱病傷津으로 인한 口渴煩躁, 消渴, 肺熱燥咳, 癰腫瘡毒 등의 병증에 적용한다. [本草匯言]에 "天花粉은 五臟鬱熱을 쫓아낸다. 心火가 盛하면 舌乾口燥하고, 肺火가 盛하면 咽腫喉痹가

* CP : 天花粉(Tianhuafen) TRICHOSANTHIS RADIX
葫蘆科 植物 栝樓 *Trichosanthes kirilowii* Maxim. 혹 雙邊栝樓 *Trichosanthes rosthornii* Harms의 根。

발생하며, 脾火가 盛하면 口舌齒腫하고, 痰火가 盛하면 咳嗽不寧하게 된다. 만일 肝火로 脇脹走注하고 腎火로 骨蒸煩熱하거나 혹은 癰疽已潰와 未潰로 熱毒이 不散하거나 五疸(黃疸의 총칭)에 身目이 俱黃하고 小便淋澀하는 등의 증상은 모두 火熱의 鬱結로 인한 것이다. 栝樓根은 鬱結을 풀고 痰火를 降함으로써 이러한 증후를 치료하고 또한 그 약성이 甘寒하여 渴을 치료함으로 補藥을 배합하면 虛渴을 치료하고, 涼藥을 배합하면 火渴을 치료하며, 氣藥을 배합하면 鬱渴을 치료하고, 血藥을 배합하면 煩渴을 치료하니 治渴의 要藥이다"라고 하였다.

栝樓根과 蘆根은 모두 淸熱生津의 효능이 있어 口渴津少를 치료한다. 舌苔가 剝離하고 舌質이 紅絳한 증상을 꼭 갖출 필요는 없으며, 氣分의 津液이 손상된 傷陰의 초기 증상을 다스린다. 栝樓根의 淸熱 작용은 蘆根보다 미약하지만 生津작용은 우수하다. 또한 癰腫瘡瘍에 사용하면 消腫排膿한다.

【臨床應用】 이 약물은 苦·寒으로 泄熱하고, 甘으로 津液을 생성하므로 胃熱을 淸하고 燥한 肺를 潤하게 하는 효능이 있다.

① 熱邪傷津으로 인한 口乾舌燥, 煩渴, 消渴 등의 증후로 인한 口渴多飮에 麥門冬 知母 五味子 등을 배합하는데, 그 예가 肺胃燥熱을 치료하는 沙參麥門冬湯[溫病條辨]이다.

內熱의 消渴에는 玉液湯[醫學衷中參書錄]이다.

肺熱燥咳, 痰稠不爽의 증후에 貝母 桑白皮 馬兜鈴 등을 배합하는데, 그 예가 射兜鈴湯[痧脹玉衡]이다.

② 癰腫瘡瘍이 赤腫焮痛하는 증후를 치료하는데, 栝樓根이 淸熱散瘀하고 消腫排膿하는 효능이 있다. 金銀花 浙貝母 皂角刺 등의 解毒排膿藥을 배합하는데, 그 예가 內消散[外科正宗], 仙方活命飮[校注婦人良方] 등이다.

또한 乳香 赤小豆 등을 배합하는데, 그 예가 栝樓散[永類鈐方]이다.

乳香과 함께 가루 내어 복용하면 乳癰을 치료한다. [重修政和經史證類備用本草]에서는 赤小豆와 각각 같은 양으로 가루 내어 식초와 섞어서 사용하면 癰腫未潰한 증상을 치료한다고 하였다. 이 약물을 活血化瘀 약물과 배합하여 外傷腫痛을 치료하는데, 그 예는 復元活血湯[醫學發明]이다.

이 외에도 근래에는 이 약물에서 栝樓根 단백질을 분리하여 주사제로 만들었는데 이것은 中期妊娠引産 및 惡性葡萄胎와 絨毛膜上皮細胞癌 등의 치료에 사용된다.

【用量·用法】 10~15g. 水煎服. 외용에는 適量

【使用注意】 脾胃虛寒, 大便滑泄에는 신중히 사용하고 妊婦에 忌한다.

本草選錄: [神農本草經] "主消渴, 身熱, 煩滿, 大熱, 補虛安中, 繼絶傷."

[日華子本草] "通小腸, 排膿, 消腫毒, 生肌長肉, 消扑損瘀血, 治時熱狂疾, 乳癰發背, 痔瘻瘡癤."

[本草匯言] "天花粉退五臟鬱熱, 如心火盛而口乾舌燥, 肺火盛而咽腫喉痺, 脾火盛而口舌齒腫, 痰火盛而咳嗽不寧. 若肝火之脇脹走注, 腎火之骨蒸煩熱, 或癰疽已潰未潰, 而熱毒不散, 或五疸身目俱黃, 而小水若淋若澀, 是皆火熱鬱結所致, 惟此劑能開鬱結, 降痰火, 幷能治之. 又其

性甘寒，善能治渴，從補藥而治虛渴，從涼藥而治火渴，從氣藥而治鬱渴，從血藥而治煩渴，乃治渴之要藥也.”

[景岳全書] “涼心肺，解熱渴. 降膈上熱痰，消乳癰腫毒.”

[藥征續編] “凡渴有二證，煩渴者石膏主之，但渴者栝樓根主之.”

[方藥合編] “郎瓜薑根. 搗汁以絹濾汁澄粉晒乾. 惡乾薑畏牛膝乾漆反烏頭”，“天花粉寒除熱痰排膿消毒煩渴堪”

【化學分析】다량의 전분(약 40%), saponin, 단백질, 다당류 등을 함유한다. 단백질로는 trichosanthin, karadurin은 항임신작용이 있고, 그 외 α-momorcharin, β-momorcharin, α-trichosanthin, trichosanthin-ZG 등과 아미노산으로서 citrulline, alanine, valine, arginine, glutamic acid, aspartic acid, glycine, threpnine, ornithine, γ-spinasterol, stigmasterol, palmitic acid, bryonolic acid 등을 함유한다.

【藥理研究】① 유산과 조기 임신에 길항한다. 栝樓根 단백질은 직접적으로 慈養層 세포에 작용하고 아울러 일정한 세포 전문성이 있어 胎盤絨毛合體 자양층 세포를 선택적으로 변성 괴사시킨다. 해체된 세포 파편은 血竇에 머물러 血凝을 초래하고, 나아가서는 순환 장애와 대량의 조직 괴사를 초래한다. 태반융모의 손상은 주로 기능 방면, 융모막 자극성선호르몬 및 스테로이드 호르몬이 유산조짐의 임계수준이하로 신속히 내려가는 등으로 표현된다. 태반 형태와 기능이 엄중하게 손상받은 결과 모체와 태아간의 분비관계와 대사물의 교환이 파괴되어 자궁의 수축과 유산을 초래한다. 자궁 평활근에 대한 직접적인 흥분작용은 유산을 초래하는 요인의 하나일 것이다.

② 임상 검증에 의하면 栝樓根 단백질은 慈養層 세포 종양에 비교적 좋은 치료효과가 있다. 마우스 실험성 간암 복수형에도 일정한 치료 작용을 한다. 그러나 기타 종양에 대한 작용은 뚜렷하지 않다.

③ 집토끼에 대한 실험에서는 栝樓根의 血糖降下 작용을 발견하지 못하고 반대로 혈당이 높아졌다. 기아 상태에 있는 토끼에 대한 血糖昇降 작용이 특히 뚜렷하고 아울러 肝糖原과 肌糖原의 함량을 모두 약간 증강한다. 栝樓根의 生津작용은 이와 관계된다.

④ 적출 실험에서 湯劑는 용혈성연쇄구균, 폐렴쌍구균, 디프테리아균에 일정한 작용을 한다.

죽엽 竹葉

Phyllostachys Folium
Bamboo leaf

【出 典】名醫別錄

【異 名】鮮竹葉・竹葉卷心

【起 原】벼과(Gramineae) 솜대(淡竹) *Phyllostachys nigra* var. *henonis* STAPF.의 잎이다.

【採 取】全年에 걸쳐 채취하여 曬乾한다.

【性 狀】이 약물은 좁은 피침형으로 길이 7.5~16㎝, 너비 1~2㎝이며 先端은 점차 뾰족해지며 基部는 鈍形을 이루고 葉柄의 길이는 약 5㎜이다. 가장자리 한쪽은 비교적 平滑하고 다른 한쪽은 작은 톱니가 있다. 平行脈은 6~8대로 작은 잎은 뚜렷하다. 葉面은 짙은 녹색으로 털이 없고 背面은 색이 비교적 엷고 기부에는 작은 털이 있다. 질은 얇으면서 부스러지기 쉽다.

【產 地】우리나라의 중남부에 분포하며, 중국의 양자강 유역에 주로 분포한다.

【性味·歸經】味는 甘辛淡하고 性은 寒하며, 心·肺·胃經에 작용한다.

效 能	主 治
清熱除煩·生津	熱病의 煩熱口渴, 心火上炎, 口舌生瘡
利 尿	熱淋, 小便不利

이 약물의 性味는 辛甘·寒하고 苦·寒으로 心肺의 熱을 내리고 煩渴證을 치료하며, 辛·寒으로 上焦의 風熱을 散하고, 아울러 心經의 火를 이끌어 내어 小便을 순조롭게 함으로써 小便의 短赤, 澀痛, 口舌生瘡 등의 증후에 적용한다. 이 약물은 清上導下의 효능이 있기 때문에 清利의 良品이다.

湯劑에는 신선한 것이 좋으며 장시간 달여서는 안 된다.

【臨床應用】① 이 약물은 心과 胃의 熱을 清熱한다. 心火가 盛하면 煩하고, 胃熱이 盛하면 渴하므로 熱病煩渴을 치료하는데 石膏 麥門冬 蘆根 등을 배합하여 사용하며, 그 예가 傷寒에 餘熱이 아직 물러가지 않은 증상을 치료하는 竹葉石膏湯[傷寒論], 暑熱을 풀어 제거하는 清暑益氣湯[溫熱經緯] 등이다.

이 약물에 金銀花 連翹 薄荷 등의 解表약물을 배합하여 外感風熱 초기의 微惡寒, 發熱咽痛, 口乾 등의 증후에 사용하는데, 그 예가 銀翹散[溫病條辨]이다.

② 心은 舌에서 開竅한다. 이 약물은 心火를 清熱하는 작용을 하므로 心火上炎으로 인한 口舌生瘡 증상을 치료한다. 소아의 熱驚에는 釣鉤藤 蟬蛻 등을 배합하여 사용한다.

竹葉卷心은 특히 清心定驚의 효능이 있으므로 熱病으로 인한 神昏譫語에 犀角 連翹心 玄參心 등을 배합하여 사용하는데, 그 예가 清宮湯[溫病條辨]이다.

③ 清熱通淋하는 작용으로 熱淋을 치료한다. 즉 위로 心火의 熱을 제거하고 아래로는 小腸을 좋게 하는 작용이 있어 口糜尿赤을 치료한다. 木通 甘草梢를 배합하는데, 그 예가 導赤散[小兒藥證直訣]이다.

【用量·用法】8~16g. 水煎服

【使用注意】특별한 禁忌는 없다.

本草選錄：[名醫別錄] "主胸中痰熱, 咳逆上氣."

[食療本草] "主咳逆, 消渴, 痰飮, 喉痺, 除煩熱."

[本草求眞] "竹葉据書皆載涼心緩脾, 清痰止渴, 爲治上焦風邪煩熱, 咳逆喘促, 嘔噦嘔血, 一切中風驚癎等症, 無非因其輕能解上, 辛能散邪, 甘能緩脾, 涼能入心, 寒能療寒能療熱故耳, 然大要總屬清利之品, 合以石膏同治, 則能解除胃熱, 而不致煩渴不止, 竹生一年, 嫩而有力者良."

[本草正義] "退虛熱煩燥不眠, 止煩渴, 生津液, 利小便, 解喉痺, 幷小兒風熱驚癎."

[方藥合編] "竹葉味甘止煩渴 安喘安眠痰可刻(藥性歌)", "竹葉味甘止煩渴 定喘安眠痰可刻"

【化學分析】 arundoin, cylindrin, taraxerol, friedelin 등의 triterpene류를 함유한다.

【藥理研究】 竹葉熱水可溶劃分에 정상체온하강작용, dextran, carrageenin족척부종의 억제작용, 위액분비량의 억제와 pH의 상승작용, stress궤양의 억제 및 유문결찰-aspirin 궤양시의 산분비 증가작용, 진해작용 등이 보고되어 있다.

『附 藥』 죽엽권심 竹葉卷心

竹葉에서 처음 나온 卷狀의 嫩葉(새로 돋아난 어린잎)으로 性味와 효능이 竹葉과 같거나 竹葉보다 心熱을 淸하는데 우수하다. 그러므로 心經의 實熱로 인한 煩熱, 尿赤, 口舌生瘡 및 溫病으로 神昏 譫語한 등의 증후에 사용한다.

담죽엽 淡竹葉[KHP]

Lophatheri Herba
Common lophatherum

【出 典】 本草綱目

【異 名】 竹葉門冬青 · 竹葉麥冬 · 長竹葉

【起 原】 벼과(Gramineae) 조릿대풀 *Lophatherum gracile* Bronghiart의 꽃피기 전의 지상부이다.*

【採 取】 5~6월 開花하기 전에 지상부위를 베어 曬乾한다.

【性 狀】 이 약은 길이 25~75㎝, 줄기는 원주형으로 마디가 있으며 바깥 면은 엷은 황록색이고 꺾은 면은 속이 비어 있다. 엽초는 갈라졌고 잎은 피침형으로 쭈그러져 말려 있고, 길이 5~20㎝, 너비 10~35㎜이다. 바깥 면은 엷은 녹색~황록색이고 엽맥은 평행이며 가는 맥은 가로로 되어 장방형을 이루고 뒤쪽의 바깥 면은 더욱 뚜렷하며 질은 가볍고 부드럽다. 이 약은 냄새가 거의 없고 맛은 덤덤하다.

【產 地】 우리나라 남쪽 섬의 숲속에서 자라며, 중국의 장강의 유역으로부터 남부의 각 성에 분포한다.

【炮 製】 잡질을 제거하고 小段으로 썰어 건조한다.

【性味 · 歸經】 味는 甘 · 淡하고 性은 寒하며, 心 · 胃 · 小腸經에 작용한다.

---

* CP : 淡竹葉(Danzhuye) LOPHATHERI HERBA
禾本科 植物 淡竹葉 *Lophatherum gracile* Brongn.의 莖葉。

效能	主　治
淸熱除煩	煩熱口渴, 口舌生瘡
利尿通淋	小便不利, 淋澀疼痛(排尿痛)

이 약물의 性味는 甘淡・寒하고 그 효능은 竹葉과 비슷하며 淸心除煩・利尿作用이 있다. 다만 竹葉은 心熱을 제거하는 효능이 우수하고 淡竹葉은 利尿작용이 강하다.

【臨床應用】 ① 心經에 熱이 있으면 煩하고, 胃經에 熱이 있으면 渴한다. 이 약물은 心과 胃의 熱邪를 淸泄하므로 熱病으로 인한 心煩口渴 증후에 麥門冬 蘆根 栝樓根 등을 배합하여 응용한다. 淡竹葉은 질이 가볍고 氣가 薄하며, 또한 上焦氣分의 熱邪를 淸할 수 있다.

② 淡竹葉은 輕淸의 약물이므로, 위를 淸하고 아래를 통하게 한다. 心과 小腸은 서로 表裏관계이므로 그 心과 小腸의 熱邪를 淸熱하는 작용이 있으므로 心火의 上炎으로 인한 焦躁不眠, 口舌生瘡 및 心火가 아래의 小腸으로 옮겨짐으로 인해 야기되는 小便不利, 灼熱澀痛 등 여러 가지 증후에 木通 車前子 生地黃 등을 배합하는데, 그 예가 導赤散[小兒藥證直訣]이다.

【用量・用法】 4～12g. 水煎服

【使用注意】 妊婦에는 신중히 사용한다.

> 本草選錄 : [本草綱目] "去煩熱, 利小便, 淸心."
> [生草藥性備要] "消痰止渴, 除上焦火, 明眼目, 利小便, 治白濁, 退熱, 散痔瘡毒."
> [本草再新] "淸心火, 利小便, 除煩止渴, 小儿痘毒, 外症惡毒."

【化學分析】 arundoin, phenol성 성분, amino acids를 함유한다.

【藥理硏究】 ① 해열작용을 한다. 그 유효성분은 물에 용해되지만, 알코올에는 쉽게 용해되지 않는다. 동물 실험에서는 2g/kg의 淡竹葉의 해열 효과는 3mg/kg의 phenacetin의 0.83배다.

② 淡竹葉의 이뇨작용은 豬苓과 木通의 작용에 비해 약하다. 그러나 尿中의 염화물질을 배설하는 작용은 茯苓 등에 비해 강하다.

치자 梔子[KP]

Gardeniae Fructus
Gardenia fruit

【出 典】 神農本草經

【異 名】 木丹・鮮支・巵子・小巵子・山梔子・黃梔子

【起 原】 꼭두서니과(Rubiaceae) 치자나무 *Gardenia jasminoides* Ellis의 잘 익은 열매로서 그대로 또는 끓는 물에 데치거나 찐 것이다.*

* CP : 梔子(Zhizi) GARDENIAE FRUCTUS
茜草科 植物 梔子 *Gardenia jasminoides* Ellis의 成熟果實。

【採 取】 9~11월에 과실이 성숙하여 홍황색을 띨 때 따서 果柄과 불순물을 제거하고 曬乾하거나 또는 烘乾한다. 혹은 끓는 물에 소량의 明礬을 넣고 데쳐 내거나 시루에 넣고 30분 정도 쪄서 건조한다.

【性 狀】 이 약은 열매로 긴 난형~난형으로 길이 1~5㎝, 너비 10~15㎜이며 흔히 6개 내외의 뚜렷한 능선이 세로로 뻗는다. 위쪽 끝에는 꽃받침 또는 그 자국이 있고 아래쪽 끝에는 열매꼭지가 붙어 있는 것도 있다. 바깥 면은 황갈색~흑갈색을 띠고 열매껍질은 얇고 부스러지기 쉽다. 열매의 내부는 2실로 나눠지고 황적색~어두운 적색의 태좌에 씨의 덩어리가 달려 있다. 씨는 거의 원형으로 편평하고 긴지름이 약 5㎜이며 흑갈색 또는 황적색을 띠고 있다. 이 약은 약간 특유한 냄새가 있고 맛은 쓰다.

【產 地】 우리나라의 남부지방에서 재배하며, 중국의 長江, 江西, 湖南, 이남의 각 省이 주산지이다.

【炮 製】 ① 梔 子 : 果柄, 萼片 및 불순물을 제거하고 藥碾에 갈아 부순다.

② 炒梔子 : 梔子碎塊를 炒製 용기에 넣고 文火로 가열하여 金黃色이 될 정도로 炒하여 그늘에서 식힌다.

③ 焦梔子 : 梔子碎塊를 炒製 용기에 넣고 中火로 가열하여 焦黃色이 될 정도로 炒하여 그늘에서 식힌다.

④ 梔子炭 : 藥碾에 넣고 갈은 梔子碎塊를 炒製 용기에 넣고 武火로 加熱하여 흑갈색이 될 정도로 炒하여 물을 뿌려 불꽃을 끄고 그늘에 放冷한다.

【性味·歸經】 味는 苦하고 性은 寒·無毒하며, 心·肝·肺·胃·三焦經에 작용한다.

效 能	主 治
瀉火除煩	熱病의 心煩, 高熱煩躁
淸熱利濕	濕熱黃疸, 小便短赤, 熱淋, 血淋
凉血解毒	血熱出血, 癰腫瘡毒. 외용 : 捻挫傷을 치료한다.

이 약물은 輕淸上行하여 心肺와 胸膈의 煩熱을 풀어주기 때문에 躁擾不寧이 스스로 제거되어 瀉火除煩하는 효능을 나타낸다. 이 약물은 苦·寒으로 淸降하여 三焦의 火를 제거하고 小便의 通利로 淸熱利濕하는 효능을 나타낸다. 또한 이 약물은 心·肝經에 작용하여 凉血止血 효능이 있으므로 모든 熱病 증후 즉 熱이 胸膈에 蘊結하여 야기되는 心煩懊憹, 熱이 血分에 鬱結되어 야기되는 吐衄下血, 濕熱의 蘊結로 야기되는 黃疸, 淋閉, 小便不利 등을 치료하는 要藥이다.

梔子와 肝膽의 濕熱을 淸利하는 약물을 함께 사용하여 急性黃疸性肝炎, 膽囊炎, 膽石症 혹은 腎盂腎炎, 尿道炎 등의 질환을 치료하는데, 일정한 효과를 나타낸다.

梔子皮는 表에 達하여 肌熱(外熱)을 제거하고, 梔子仁은 裏에 달려가 內熱을 淸熱한다.

【臨床應用】① 熱病으로 인한 心煩, 鬱悶, 躁擾不寧 등의 여러 가지 증후에 사용한다. 熱이 교란하면 心神이 煩躁하고, 熱邪가 肺 · 胃 및 三焦에 鬱滯되면 煩悶하게 되는데 이 약물은 心 · 肺 · 胃 · 三焦의 火熱을 淸泄하여 除煩하는 효능이 있으므로 六鬱(氣 · 血 · 痰. · 火 · 濕 · 食鬱)로 인한 胸膈痞悶, 呑酸嘔吐, 飮食不消 등의 병증에 柴胡 香附子 川芎 등을 배합하여 사용하는데, 그 예가 越鞠丸[丹溪心法]이다.

또한 外感熱病의 胸中鬱熱 병증에 豆豉를 배합하면 鬱熱을 宣泄하고, 解鬱除煩하여 熱이 胸膈에 쌓이고 心中懊憹한 증상을 치료하는데, 그 예가 梔子豉湯[傷寒論]이다.

肝鬱煩熱에는 柴胡 白芍藥 牡丹皮 등을 배합하는데, 그 예가 丹梔逍遙散[校注婦人良方]이다.

熱毒의 熾盛으로 인한 高熱煩躁, 神昏譫語 혹은 癰腫瘡毒 등의 증후에 黃連 大黃 連翹 등을 배합하는데, 그 예가 淸瘟敗毒飮[疫疹一得], 黃連解毒湯[外臺秘要] 등이다.

[備急千金要方]에서는 梔子를 짓찧어 기름에 개어 환부에 바르면 초기의 火瘡을 치료한다고 하였다.

② 梔子는 淸熱利濕하는 효능이 있어 火邪를 屈曲下行시키므로 濕熱黃疸, 熱淋, 小便短赤을 치료하는 상용약물이다. 濕熱黃疸(傳染性肝炎, 膽囊炎, 膽結石 등을 포함)에 淸熱利濕하는 茵蔯 大黃 黃柏 등을 배합하는데, 그 예가 茵陳蒿湯 · 梔子柏皮湯[傷寒論] 등이다.

熱淋으로 인한 排尿痛, 尿의 混濁 증후에 滑石 萹蓄 車前子 木通 生地黃 등을 배합하는데, 그 예가 五淋散 · 八正散[和劑局方] 등이다.

③ 이 약물은 淸熱凉血하는 작용이 있어 止血하므로 血熱妄行하여 발생하는 尿血, 血淋, 吐血, 衄血 등의 熱證出血을 치료하고, 小薊 白茅根 黃芩 등을 배합하여 血淋, 尿血을 치료하는데, 그 예가 小薊飮子[重訂嚴氏濟生方]이고, 血熱吐衄을 치료하는 十灰散[十藥神書] 등이다.

生梔子를 硏末하여 물이나 술, 식초 혹은 계란 흰자에 잘 개어 골고루 바르면 散瘀消腫止痛 · 祛瘀熱하는 효능이 있어 捻挫傷이나 外傷腫痛을 치료하는데, 특히 四肢關節 부근의 肌肉과 肌腱損傷을 치료할 경우에 효과적이다.

【用量 · 用法】6~9g. 水煎服. 외용에는 適量. 生用에서는 淸熱瀉火 작용을 하고, 炒焦 · 炒炭하면 化熱亢盛으로 인한 血熱妄行의 出血證을 치료하며 薑汁炒에서는 止嘔除煩하는 효능이 있다.

【使用注意】脾胃虛寒, 便糖食少에는 忌한다.

本草選錄 : [神農本草經] "主五內邪氣, 胃中熱氣, 面赤酒瘡皶鼻, 白癩赤癩瘡瘍."

[藥性本草] "利五淋, 主中惡, 通小便, 解五種黃病, 明目, 治時疾, 除熱及消渴, 口乾, 目赤腫痛."

[丹溪心法] "山梔子仁, 大能降火, 從小便泄去. 其性能屈曲下降, 人所不知, 亦治痞塊中火邪."

[本草崇原] "言梔子生用則吐, 炒黑則不吐, 且以梔子豉湯爲吐劑, 愚每用生梔子及梔子豉湯, 幷未曾吐."

[本草思辨錄] "梔子, 其治在心, 肝 · 胃者多, 在肺者少, 苦寒除熱, 而所滌爲瘀鬱之熱, 非浮

散之熱，亦非堅結之熱. 能解鬱不能攻堅，亦不能平逆，故陽明之腹滿有燥屎，肺病之表熱咳逆，皆非其所司."

［方藥合編］"用仁去心腎熱，用皮肌表熱，尋常生用，虛火童便炒，止血炒黑，涼肺胃酒炒"，"梔子性寒降小便　吐衄鬱煩胃火煽"

【化學分析】 정유(4% 이상)에서는 hydrocarbon으로서 α-pinene, camphene, β-terpine, limonene, mryceene, β-phellandrene, β-ovimene 등이고, aldehyde ketone으로서는 camphor, gerania 등이며, 그 외 borneal, α-terpineol, safrole, linalool, norlapachol 등이다. irinoid배당체로서 geniposie, genipin, gardenoside, shanzhiside 등과 flavoid로서 gardenin, mannitol, β-sitosterol, nonacodane, pectin, tannin 등이며, 황색색소로서 crocin(crocetin digentiobiose ester) 등이다. 이 외 β-sitosterol, ursolic acid 등을 함유하고 종자에는 지방유(14~18%)를 함유한다.

【藥理硏究】 ① 알코올 추출물을 마우스의 복강에 주사한 결과 鎭靜작용을 한다. 어떤 보고에는 ursolic acid가 鎭靜·抗驚 및 降壓작용의 유효성분이라 한다. 梔子의 물 추출물은 일정한 진통작용을 한다.

② 강압작용을 한다. 어떤 연구에 의하면 약물의 작용 부위가 중추에 있고 주로 부교감 중추의 긴장을 강화하는 것을 통해 작용한다. 또 어떤 연구에 의하면 이러한 결과는 심장 수축 용적 및 심장 수출량을 감소시키는 데서 온다고 한다.

③ 利膽작용과 일정한 간보호작용을 한다. 알코올 추출물과 crocetin, crocin은 모두 담즙의 분비량을 증가한다. 梔子湯劑를 복용하고 담낭을 照影하면 뚜렷이 수축된 것을 볼 수 있는데 이로써 담즙의 분비를 촉진한다는 것을 알 수 있다. 梔子는 사염화탄소에 의해 생긴 간 손상을 경감한다. geniposide를 경구투여하면 흰쥐(rat)의 급성 황달성 간의 손상에 양호한 예방 치료 작용을 하고 또 혈청 bilirubin을 낮추고 아미노기전이효소를 낮추며 간장 세포를 보호한다.

④ 황색포도상구균, 뇌막염쌍구균, 카타르구균 및 많은 종류의 피부진균을 억제한다. 湯劑는 렙토스피라속 및 흡혈충 성충을 살상한다.

하고초 夏枯草[KP]

Prunellae Spica
Prunella spike

【出 典】 神農本草經

【異 名】 夏枯花·大頭花·麥穗夏枯草·六月乾

【起 原】 꿀풀과(Labiatae) 꿀풀 *Prunella vulgaris* Linné var. *lilacina* Nakai 또는 하고초(夏枯草) *Prunella vulgaris* Linné의 꽃대이다.*

* CP : 夏枯草(Xiakucao) PRUNELLAE SPICA
脣形科 植物 夏枯草 *Prunella vulgaris* L.의 果穗。

【採 取】여름철에 果穗가 반쯤 시들어 홍갈색을 띨 때 채취하여 체로 쳐서 불순물을 제거하고 햇볕에 건조한다.

【性 狀】이 약은 꽃대로 화축(花軸)에 많은 포엽 및 꽃받침이 붙어 있고 거의 원주형으로 길이 3~6㎝, 지름 10~15㎜이다. 바깥 면은 회갈색~적갈색이고 질은 가볍다. 위쪽에는 화관이 남아 있으며 아래쪽에는 줄기가 있고 꽃받침 속에 4분과가 있다. 포엽은 심장형~편심형이며 꽃받침과 맥상에는 흰색의 털이 있다. 이 약은 냄새와 맛이 거의 없다.

【産 地】우리나라 전국에 분포하고, 중국의 대부분 지역에 분포하며, 江蘇, 浙江, 河南, 安徽 지역이 주산지이다.

【炮 製】夏枯草 : 체로 쳐서 부스러기 등 잡질을 제거하고 햇볕에 건조한다.

【性味 · 歸經】味는 辛 · 苦하고 性은 寒하며, 肝 · 膽經에 작용한다.

效 能	主 治
淸肝火	肝火上炎으로 인한 目赤腫痛(充血), 頭痛
散鬱結	瘰癧(림프절결핵), 癭瘤(甲狀腺腫), 乳癰, 痄腮(耳下腺腫)
降血壓	高血壓病, 口眼歪斜

鬱結의 병증은 辛味를 얻으면 散하는데 火熱의 邪氣는 寒을 얻으면 解한다. 이 약물은 苦 · 寒의 性味로 泄熱하고 辛味로 散結하는데, 주로 肝經에 작용하여 肝火를 淸하여 鬱結을 散하는 효능이 있다. 肝熱, 痰火의 鬱結로 나타나는 병증을 치료하는 要藥이다. 주로 瘰癧, 癭瘤, 目赤腫痛과 頭痛, 眩暈 등 증후에 사용한다.

근래에는 決明子 菊花 黃芩 釣鉤藤 등을 배합하여 肝熱에 속하는 고혈압병증을 치료하고, 임상에서는 종양을 치료하는 方劑에 가하여 사용한다.

【臨床應用】이 약물은 辛味로 散하고, 苦 · 寒으로 泄熱한다. 肝膽의 鬱火를 宣泄하는 작용이 있으므로 다음과 같은 증상에 사용한다.

① 肝火上炎으로 인한 目赤腫痛, 目珠疼痛, 羞明流淚 및 頭痛, 眩暈 등의 증후에, 石決明 決明子 菊花 등을 배합하여 사용한다. 目珠에 통증이 오고, 밤이 되면 더욱 심해지거나 혹은 苦寒한 약물을 사용한 결과 반대로 더욱 심해지는 경우에 대해서도 사용할 수 있는데, 이 약물은 陰中에 陽이 있어 사용하면 매우 효과가 좋다. 만일 陰血不足에 속하면 當歸 白芍藥 玄參 등을 배합하고, 肝鬱로 인한 경우에는 香附子를 배합한다.

肝熱의 偏盛이나 肝臟이 腫大한 肝炎의 경우에는 茵蔯 黃柏 丹參 등을 배합한다.

② 痰火를 깨끗하게 제거하고 鬱結을 散하며 氣機를 舒暢하는 효능이 있으므로 痰火가 蘊結하고, 肝膽의 氣鬱結로 인한 瘰癧 및 癰腫 초기의 병증에 單味를 熬膏 또는 달여 장복하거나 혹은 玄參 牡蠣 昆布 등을 배합하여 사용한다.

③ 肝火를 깨끗하게 제거하고 혈압을 내리는 작용이 있으므로, 肝熱이나 肝陽上亢으로 인한 고혈압의 증후에 單劑 혹은 釣鉤藤 地龍 杜仲 등을 배합하여 사용한다.

【用量・用法】 9～15g. 水煎服. 單劑에는 適量을 고아서 膏劑로 복용한다.

【使用注意】 脾胃虛弱에는 신중히 사용한다.

本草選錄：[神農本草經] "主寒熱, 瘰癧, 鼠瘻, 頭瘡, 破癥, 散癭結氣, 脚腫濕痺."

[滇南本草] "祛肝風, 行經絡. 治口眼歪邪, 行肝氣, 開肝鬱, 止筋骨疼痛, 目珠痛, 散瘰癧周身結核."

[本草綱目] "樓全善云, 夏枯草治目珠疼至夜則甚者, 神效, 或用苦寒藥點之反甚者, 亦神效, 蓋目珠連目本, 肝係也, 屬厥陰之經. 夜甚及點苦寒藥反甚者夜與寒亦陰故也, 夏枯草禀純陽之氣, 補厥陰血脈, 故治此如神, 以陽治陰也."

[本草正義] "丹溪謂其禀純陽之氣, 得陰氣而卽死, 觀其主瘰癧, 破癥散結, 脚腫濕痹, 皆宣通泄化見長, 必具有溫和之氣, 方能消釋堅凝, 疏通窒滯, 不當有寒涼之作用, 石頑[逢原]改爲苦辛溫, 自由至理, 苦能泄降, 辛能疏化, 溫能流通, 善於宣泄肝膽木火之鬱窒, 而順利氣血之運行, 凡凝痰結氣, 風寒痹着, 皆其傳職."

[方藥合編] "제비꿀. 性寒. 亶純陽之氣 得陰氣則枯, 有養厥陰血脈之功, 治目痛如神 以陽治陰", "夏枯草苦瘰癭瘤　破癥散結濕痺瘳"

【化學分析】 triterpenoid, ursolic acid 및 그 배당체 prunellin, fenchone, tannin, 비타민 B_1 및 수용성 무기염류(그중에서 염화칼륨 약 68%, 황산칼륨 23%, 소량의 염화나트륨, 철염을 포함), 정유 등을 함유한다.

【藥理硏究】 ① 莖・葉・花穗와 全草는 모두 강압작용을 한다. 그러나 穗의 작용이 비교적 약하다. 湯劑의 강압작용은 耐受 현상을 빠르게 나타낸다. 강압 효능이 함유된 칼륨이나 혈관 확장 작용과의 관계에 대해서는 일정하지 않은 견해가 있다. 근래의 보도에 의하면 夏枯草에서 추출한 결정체 A(올레아놀산과 ursolic acid의 혼합물) 및 A를 위주로 하는 총 saponin은 강압활성이 있고 또 심장 리듬 실조에 길항한다.

② 실험에 의하면 夏枯草는 초기 염증 반응을 뚜렷이 억제한다. 관찰에 의하면 이 약물은 집토끼의 염증반응을 억제하는 비특이성 면역기능이 있는 외에도 특이성 면역기능에 상당히 강한 억제 영향이 있다.

③ 이 약물은 대량의 칼륨염을 함유하고 있으며 이뇨작용이 있는 것이 인정되었다.

④ 湯劑는 이질균, 티푸스균, 콜레라균, 대장균, 변형균, 포도상구균, 人型결핵균 등에 모두 일정하지 않은 정도의 억제작용을 하고, 알코올 추출물도 역시 녹농균을 억제한다. 물 추출물은 자주 나타나는 皮膚致病眞菌에 일정한 억제작용을 한다.

⑤ 湯劑는 艾氏腹水癌(ECA) 및 肉腫瘍 180에 억제작용을 한다. 그러나 실험동물의 불량 반응이 크므로 임상 가치가 없다.

⑥ 湯劑는 摘出 집토끼 자궁을 흥분시키고 장관의 연동을 증강시키는 것과 같은 작용을 나타낸다. 유동을 강화한다.

한수석 寒水石[KHP]

Calcitum
Glauberite

【出 典】神農本草經

【異 名】北寒水石・凝水石・白水石・凌水石・鹽精石

【起 原】KHP : 한수석(寒水石 ; Glauberite) Calcitum
황산염광물 석고. 주로 황산칼슘수화물($CaSO_4 \cdot 2H_2O$: 172.17)을 함유한다.*

【性 狀】이 약은 섬유상 집합체이며, 모양과 크기가 일정하지 않다. 연한 적색~흰색이다. 광택이 있으며, 질은 약하고 쉽게 부스러진다.

① 石灰芒硝(고대의 正品) : 이 약물은 모양과 크기가 고르지 않은 덩어리이다. 바깥면은 회백색이며 깨진 면은 광택이 나고 세로로 날카롭게 모가 있다.

② 紅石膏 : 이 약물은 크기가 일정하지 않은 平板狀 혹은 片狀으로 두께는 약 0.6~1.5㎝이다. 표면은 대부분 홍색 혹은 粉白色이며 凸凹이 고르지 않고 경도 1.5~2이며 비중은 2.3이다. 단면은 평탄하지 않고 가느다란 섬유다발狀을 나타낸다.

③ 方解石 : 이 약물은 斜方塊狀 혹은 平塊狀으로 표면이 光滑하고 유리 모양 또는 蠟 모양의 광택이 나며 白色 혹은 연한 황백색을 띠고 경도 3, 비중 2.7이다. 단면은 평탄하고 光滑하다.

【產 地】우리나라 石灰山 부근에서 산출된다. 紅石膏는 중국의 遼寧, 吉林, 內蒙, 河北, 山西, 河南, 甘肅 등 北方에서 생산되고, 방해석은 安徽, 江西, 江蘇, 浙江, 湖北, 湖南, 四川, 廣東 등 南方에서 생산된다.

【炮 製】① 寒水石 : 불순물을 제거하고 깨끗이 씻어 小塊를 打碎 細末하여 사용한다.
② 煅寒水石 : 耐火 용기에 넣고 武火로 벌겋게 달구어 식힌 후 研碎 또는 세분한다.

【性味・歸經】味는 辛・鹹하고 性은 大寒하며, 肺・胃・腎經에 작용한다.

效 能	主 治
清熱瀉火・除煩止渴	暑濕氣分證의 大熱煩渴. 외용 : 口瘡, 燙傷 등

이 약물은 辛鹹・大寒하고 肺・胃와 겸하여 腎에 작용하여 清熱瀉火・除煩止渴하는 효능이 있으므로 暑溫의 邪氣가 氣分에 있는 壯熱煩渴에 적용한다. 古方에서는 凝水石을 寒水石으로 사용하였으나, 唐・宋代의 모든 方劑에는 石膏를 寒水石으로 사용하였고, 明代에 이르러서는 방해석을 寒水石으로 사용하였다.

【臨床應用】① 이 약물은 大寒하고 질은 무거우며, 清熱瀉火를 겸하여 清熱작용을

* 오늘날 中國에서 流通되고 있는 寒水石은 紅石膏와 方解石이 있는데 前者는 北方에서 많이 사용하고, 後者는 南方에서 많이 사용하나 이는 本草文獻에 기록된 寒水石과는 다르다. 古代의 正品으로는 黃酸鹽類 鑛物인 石灰芒硝 Glauberite $Na_2Ca(SO4)_2$의 天然結晶體이며, 모양과 크기가 고르지 않은 덩어리로, 바깥 면은 회백색이며 깨진 면은 光澤이 나고 세로로 날카롭게 모가 있다.

하므로 除煩止渴할 수 있으며, 熱이 氣分에 있어서 熱이 많이 나고 煩渴하며 脈이 洪大한 여러 가지 증후에 적용한다. 石膏를 배합하여 사용하는데, 그 예가 三石湯[溫病條辨]이다.

또한 淸熱·開竅하는 약물 등을 배합하여 熱이 心包에 陷入된 증후를 치료하는데, 그 예가 紫雪(紫雪丹)[千金翼方]이다.

② 갈아서 분말을 외용하면 口舌生瘡, 咽喉腫痛, 風熱火眼 및 燒燙傷을 치료한다.

【用量·用法】 10~15g. 水煎服. 打碎先煎한다. 외용에는 適量.

【使用注意】 脾胃虛寒者에는 忌한다. 性이 大寒이므로 實熱 이 외에는 사용하지 않는다.

本草選錄 : [神農本草經] "主身熱, 腹中積邪氣, 皮中如火燒, 煩滿, 水飮之. 久服不飢."

[本草綱目] "稟積陰之氣而成, 其氣大寒, 其味辛咸, 入腎走血, 除熱之功同于諸鹽. 古方所用寒水石是此石. 唐宋諸方寒水是石膏, 近方寒水石則是長石, 方解石. 用者詳之."

[本草求眞] "敷湯火傷."

[本草求原] "治心腎實熱."

[方藥合編] "一名寒水石. 火火段解巴豆毒 畏地楡"

【化學分析】 石灰芒硝는 $Na_2Ca(SO_4)_2$이다. 오늘날 유통되고 있는 방해석은 $CaCO_3$로 CaO 56%, CO_2 44%, Mg, Fe, Mn 등이 混入되어 있고 또한 미량의 Zn, St 등이 검출되었다. 또 紅石膏 Gypsum Rubrum은 $CaSO_4 \cdot 2H_2O$로 미량의 Fe^{+++}, Fe^{++}, Al^{+++}을 함유한다.

압척초 鴨跖草
Commelinae Herba

【出 典】 本草拾遺

【異 名】 鷄舌草·鴨脚掌·竹葉菜·鴨食草·竹葉水草

【起 原】 닭의장풀과(Commelinaceae)에 속하는 일년생 草本인 鴨跖草(닭의장풀) *Commelina communis* L.의 지상 부위의 全草이다.*

【採 取】 여름과 가을에 베어 鮮用하거나 혹은 小段으로 썰어 曬乾한다.

【性 狀】 이 약물은 길이가 60㎝에 이르고 황록색 혹은 황백색으로 비교적 매끄럽고 반들반들하다. 줄기에는 縱棱이 있고 대부분 分枝되어 있으며 혹은 鬚根이 있다. 마디 사이는 3~9㎝이며, 질은 유연하고 단면 중앙에는 髓가 있다. 잎은 互生하고 쭈그러져 있으며 完全한 葉片은 卵狀披針形 혹은 피침형이며 길이 3~9㎝, 너비 1~2.5㎝이다.

【産 地】 우리나라 전국의 原野, 路邊, 人家 부근에 자생하고, 중국은 각 지역에 고루 분포한다.

【炮 製】 鴨跖草 : 불순물을 제거하고 깨끗이 씻은 후 小段으로 썰어 햇볕에 건조한다.

【性味·歸經】 味는 甘·苦하고 性은 寒하며, 肺·胃·小腸經에 작용한다.

* CP : 鴨跖草(Yazhicao) COMMELINAE HERBA
鴨跖草科 植物 鴨跖草 *Commelina communis* L.의 地上部分。

效能	主治
清熱解毒	熱病發熱, 咽喉腫痛, 癰腫瘡毒, 毒蛇咬傷
利尿通淋	熱淋, 水腫

이 약물은 甘苦·寒으로 清熱解毒작용과 동시에 양호한 利尿작용이 있어 感冒發熱, 溫病發熱不退, 咽喉腫痛, 瘡癰腫毒 및 水腫尿少, 熱淋尿澀 등에 적용한다. 임상에서 나타난 결과에 의하면 이 약물을 煎服한 후 高熱이 점차 退하고 尿量이 증가하였다. 다만 服藥을 중단하면 체온이 높아지는 현상을 나타낸다.

이 약물의 單劑는 解毒작용이 강하지 않기 때문에 임상에서는 기타 清熱解毒하는 약물을 배합하여 사용해야 하며, 민간약으로는 당뇨병에 많이 이용하고 있다.

鴨跖草와 淡竹葉은 모두 清熱利尿 작용의 효능이 비슷한데 鴨跖草의 작용이 비교적 강하다.

【臨床應用】 ① 이 약물은 清熱하는 효능이 우수하다. 예를 들어 熱이 氣分에 있는 경우 石膏 知母 등을 배합하고, 表熱證에는 또한 薄荷 牛蒡子 등 辛涼解表藥을 같이 사용한다.

解毒작용은 비교적 약하므로 熱毒이 壅結한 咽喉腫痛에는 山豆根 板藍根 射干과 같은 약물을 배합한다.

癰腫瘡毒이나 毒蛇咬傷의 경우에는 내복과 외용을 겸하여 사용하는데, 癰腫瘡毒에는 紫花地丁 野菊花 連翹 등을 배합하고, 毒蛇咬傷에는 半邊蓮 등을 배합하여 사용한다.

② 清熱·利尿通淋하고 아울러 利水消腫하므로 熱淋, 小便短赤, 澀痛 혹은 水腫으로 인한 小便不利에다 熱이 있는 증후에 車前草 白茅根 등을 배합한다.

이 외에도 이 약물은 感冒, 肝炎, 腎炎 등의 증후에 사용한다.

【用量·用法】 10~15g. 水煎服(신선한 것은 60~90g, 大劑는 50~200g도 가능).

【使用注意】 脾胃虛弱에는 用量을 減한다.

> **本草選錄**: [本草拾遺] "主寒熱瘴瘧, 痰飮, 疔腫, 肉癥, 滯澀, 小儿丹毒, 發熱狂癎, 大腹痞滿, 身面氣腫, 熱痢, 蛇犬咬, 癰疽等毒."
>
> [日華子本草] "鴨跖草和赤小豆, 下水氣濕痺, 利小便."
>
> [滇南本草] "補養氣血, 療婦人白帶, 紅崩, 生新血, 止尿血, 鼻衄血, 血淋."

곡정초 穀精草[KHP]

Eriocauli Flos
Buerger pipewort flower

【出 典】 開寶本草

【異 名】 戴星草·流星草·魚眼草·穀精珠

【起 原】 곡정초과(Eriocaulaceae) 곡정초 *Eriocaulon sieboldianum* Siebold et Zucc. 또는 중국곡정초(穀精草) *Eriocaulon buergerianum* Korn.의 꽃대가 붙어 있는 두상화서이다.*

【採 取】가을철에 베어 小段으로 썰어 曬乾한다.

【性 狀】이 약은 꽃이 반구형의 두상화서로서 지름 4~5㎜이고 밑 부분에는 비늘 모양을 한 엷은 황록색의 꽃받침들이 치밀하게 배열되었고 광택이 있으며 위쪽의 가장자리에는 백색의 단모(短毛)가 밀생한다. 화서를 손으로 부수어서 보면 많은 흑색의 꽃밥(花葯)과 조그마한 황록색의 덜 익은 열매를 볼 수 있다. 꽃대(花莖)는 황록색으로 긴 것과 짧은 것 등 일정하지 않고 그 지름은 1㎜ 이하이다. 잎은 황록색으로 길이 2~8㎝, 너비 1~2㎜로서 끝이 뾰족하다. 이 약은 냄새가 거의 없고 맛은 덤덤하다.

【產 地】우리나라 각지의 얕은 연못이나 논밭에서 자생하며, 중국의 浙江, 安徽, 湖南 등의 지역이 주산지이다.

【炮 製】穀精草 : 불순물을 제거하고 小段으로 썰어 햇볕에 건조한다.

【性味·歸經】味는 甘하고 性은 平하며, 肝·胃經에 작용한다.

效　能	主　治
疏散風熱·明目退翳	目赤腫痛, 羞明多淚, 目生翳膜

이 약물은 甘·平으로 輕浮上達하여 오직 上焦로 行하고 巓頂에 直達하여 頭部의 風熱을 疏散하고 明目退翳하는 효능이 있으므로 眼科의 상용 약물이다. 風熱로 인한 眼疾의 腫痛 羞明, 目翳遮睛에 적용하며, 去星退翳의 효능에서 『移星草』라고도 칭한다.

【臨床應用】이 약물은 안과질환의 치료에 뛰어난 효능을 발휘하는데, 肝經의 風熱을 疏散하고, 明目退翳하는 효능이 있으므로 肝經風熱로 인한 目赤腫痛, 羞明多淚, 目生翳膜 등의 여러 가지 병증을 치료한다. 荊芥 菊花 龍膽 등을 배합하는데, 그 예가 穀精草湯[審視瑤函]이다.

痲疹 후의 目翳(角膜軟化)에도 猪肝 蛤粉 등을 배합한다.

이 외에도 風熱로 인한 頭痛, 齒痛, 喉痹 등의 증후에 牛蒡子 荊芥 龍膽草 등을 배합한다.

【用量·用法】4.5~9g. 水煎服.

【使用注意】血虛目疾에는 忌한다.

> 本草選錄 : [開寶本草] "喉痹, 齒風痛及諸瘡疥."
> [本草綱目] "頭風痛, 目盲翳膜, 痘后生翳, 止血." "凡治目中諸病, 加而用之, 甚良. 明目退翳止功, 似在菊花之上也."
> [方藥合編] "穀精草辛牙齒痛　口瘡咽痺眼瞖瞢"

【藥理研究】穀精草 1 : 6의 물 추출물은 시험관 내에서 여러 종류의 피부진균을 억제한다. 100%의 湯劑는 녹농균에 비교적 강한 억제작용을 한다.

* CP : 谷精草(Gujingcao) ERIOCAULI FLOS
谷精草科 植物 谷精草 *Eriocaulon buergerianum* Koern.의 帶花莖의 頭狀花序。

밀몽화 密蒙花[KHP]

Buddlejae Flos
Pale butterfly bush flower

【出 典】開寶本草

【異 名】小錦花·蒙花·黃飯花

【起 原】마전과(Loganiaceae) 밀몽화 *Buddleja officinalis* Maximowicz의 꽃봉오리 또는 화서이다.*

【採 取】봄에 꽃이 피기 전에 따서 花梗 등 불순물을 제거하고 햇볕에 건조한다.

【性 狀】이 약은 불규칙한 원추상으로 길이 15~30㎜이다. 바깥 면은 황색~황갈색이고 부드러운 털로 싸여 있다. 꽃봉오리는 짧은 막대 모양으로서 위 끝은 길이 3~10㎜, 지름 1~2㎜이며 질은 부드럽다. 이 약은 향기가 조금 있고 맛은 약간 쓰고 맵다.

【產 地】중국의 四川, 廣東, 福建, 陝西, 甘肅 등 지역이 주산지이다.

【性味·歸經】味는 甘하고 性은 微寒하며, 肝經에 작용한다.

效 能	主 治
淸肝·養血明目·退翳	肝熱目赤, 羞明多淚, 目昏生翳

이 약물은 甘·寒으로 淸養하고 淸肝熱·退翳膜에 작용하는 동시에 養肝血·明目의 효능이 있으므로 肝熱로 인한 目赤, 多眵多淚, 羞明翳障 또는 肝虛目盲에 사용할 수 있으며 특히 肝虛有熱에 적용한다.

무릇 肝은 눈(目)에 開竅하며 눈은 血을 얻으면 능히 볼 수 있는데, 肝이 虛하면 눈이 어두워 볼 수 없고, 肝이 熱하면 目赤多淚하게 된다. 이 약물은 淸熱하고 養肝하기 때문에 目疾에 虛實을 막론하고 응용할 수 있으며, 특히 肝腎이 虛하여 熱이 있는 증후에 적용한다.

【臨床應用】이 약물은 肝熱을 淸肝하고, 겸하여 肝燥를 潤하게 하며, 風熱을 疏散시키고, 鬱滯를 散할 수 있어서 目疾을 치료하는데, 장점이 있으며, 實證과 虛證의 여러 종류의 안질환에 모두 응용한다.

① 肝熱로 인한 目赤腫痛, 羞明多眵, 多淚, 目昏生翳 등의 여러 가지 증후에 石決明 菊花 木賊 등을 배합하여 淸肝退翳하는데, 그 예가 密蒙花散[和劑局方]이다.

② 肝虛有熱로 目昏乾澀하거나 翳障인 증후에 枸杞子 沙苑子 菟絲子 등을 배합하여 養血明月한다.

* CP : 密蒙花(Mimenghua) BUDDLEJAE FLOS
馬錢科 植物 密蒙花 *Buddleja officinalis* Maxim.의 花蕾와 花序。

【用量・用法】4～12g. 水煎服.

【使用注意】陽虛에는 신중히 사용한다.

> 本草選錄 : 【開寶本草】“主青盲膚翳. 赤濕多眵疾; 消目中赤脈, 小兒麥夫痘父疳氣攻服”
> 【湯 本草】“入肝經氣血分 潤肝燥”
> 【本草經疏】“密蒙花爲厥陰肝家正藥. 所主無非肝虛有熱所致. 蓋肝竅於目. 目得血而能視, 肝血虛則爲青盲膚翳, 肝熱甚則爲赤腫眵疾, 及小兒痘瘡餘毒, 疳氣攻眼, 藥甘以補血, 寒以除熱, 肝血足而諸證無不愈矣.”
> [方藥合編] “密蒙花甘能明目 虛瞖青盲效最速”

【化學分析】flavone배당체 buddleo-glucoside를 함유하고 이것은 水解 후 1분자의 acacetin과 1분자의 rhamnose, 1분자의 glucose을 생성한다. 기타는 미상.

【藥理硏究】임상 보고에 의하면 이 약물은 視神經萎縮을 치료하는 主藥의 하나로 평가 받고 있다. 이 약물을 분말하여 외용하면 瘡癰을 癒合시킨다.

청상자 青葙子[KHP]

Celosiae Semen
Feather cockscomb seed

【出 典】神農本草經

【異 名】鷄冠莧・草決明・牛尾花子・狗尾巴子

【起 原】비름과(Amaranthaceae) 개맨드라미 *Celosia argentea* Linné의 씨이다.*

【採 取】가을철에 果實이 성숙할 때 채취하여 曬乾한다.

【性 狀】이 약은 편원구형～둥근 콩팥 모양이고 지름 1～2㎜이다. 바깥 면은 흑색～적흑색이며 광택이 있고 중간부위는 조금 볼록하고 가장자리는 약간 파여져 있고 제점이 있다. 종피는 얇고 쉽게 부서진다. 이 약은 냄새와 맛이 없다.

【產 地】인도가 원산지이고, 우리나라 각지의 논밭에 자생하며 또는 정원에 심는다.

【炮 製】① 青葙子 : 불순물을 골라내고 체로 쳐서 부스러기를 제거하고 깨끗이 씻어 건조한다.

② 炒青葙子 : 青葙子를 炒製 용기에 넣고 文火로 폭음이 나고 향기가 스며 나올 정도로 炒한다.

【性味・歸經】味는 苦하고 性은 微寒하며, 肝經에 작용한다.

效 能	主 治
淸肝瀉火・明目退翳	肝火上炎의 目赤腫痛, 目生翳膜(角膜混濁)

* CP : 青葙子(Oingxiangzi) CELOSIAE SEMEN
莧科 植物 青葙 *Celosia argentea* L.의 成熟 種子。

이 약물은 苦·寒의 性味로 沈降하고 오직 肝經의 實火를 瀉하여 明目退翳하는 효능이 있어 안과에서 상용하는 약물이다. 주로 肝火上炎으로 인한 目疾에 사용하며, 熱毒上衝에 의한 目赤腫痛, 目生翳障, 視物昏暗 증후에 적용한다.

이 약물은 淸熱하는 효능이 비교적 강하고 동공을 확산하는 작용이 있으므로 肝腎이 虛하거나 동공이 확대한 경우는 忌한다.

【臨床應用】 ① 이 약물은 안질환을 치료하는데 장점이 있다. 肝은 눈에 開竅하므로 肝火가 上炎하게 되면 目赤腫痛하거나 目生翳膜 증후가 나타나고, 혹은 羞明流淚의 증상이 나타나기도 하는데, 이 약물은 淸肝明目하는 효능이 있으므로 이러한 증후에 決明子 夏枯草 菊花 등을 배합하여 사용한다.

② 이 약물은 淸肝火·疏風熱하는 작용이 있으므로 고혈압과 肝陽上亢 및 風熱頭痛도 치료한다.

【用量·用法】 9~15g. 水煎服

【使用注意】 肝腎虛, 瞳孔散大에는 忌한다.

> 本草選錄 : [神農本草經] "主邪氣, 皮膚中熱, 風瘙身痒, 殺三蟲, ……主昏口靑."
> [藥性本草] "治肝臟熱毒冲眼, 赤障, 靑盲, 翳腫. 主惡瘡瘙, 治下部蟲䘌瘡."
> [日華子本草] "治五臟邪氣, 益腦髓, 明耳目, 鎭肝, 堅筋骨, 去風寒濕痹."
> [方藥合編] "靑箱子苦肝臟熱　赤障靑盲俱可說"

【化學分析】 지방유를 함유하고 또한 니코틴산, 질산칼륨 등을 함유한다.

【藥理硏究】 동물시험에서는 혈압강하작용을 나타내고, 지방유는 동공확대작용을 한다.

제 2절 淸熱燥濕藥

이 약물들의 性味는 苦·寒하고, 苦味로 燥濕하고 寒性으로 淸熱하며, 濕熱內蘊·濕邪化熱로 인한 증후를 치료하는데 주로 응용된다.

濕熱이 內蘊하게 되면 發熱, 苔膩, 尿少 등의 증후가 나타나며, 腸胃의 濕熱로 인한 泄瀉, 痢疾, 痔瘻 등의 증후와 肝膽濕熱로 인한 脇肋脹痛, 黃疸, 口苦 등의 증상 및 下焦濕熱로 인한 小便淋瀝 澀痛, 帶下, 기타 關節腫痛, 濕疹, 癰腫, 耳痛流膿 등의 병증, 또한 기타 濕熱과 관계가 있는 증후도 이 약물들의 응용범위가 된다.

그러나 여기에 해당하는 약물들은 苦·寒하여 胃를 상하게 하고, 燥性은 傷陰하게 하므로 脾胃虛弱이나 津液虧損의 증후에는 신중을 기하여 사용하여야 하며, 사용할 경우는 益胃·養陰의 약물을 배합하여 응용한다.

이 외에도 이에 속하는 약물은 瀉火解毒작용을 겸하고 있으며, 淸熱瀉火·淸熱解毒약물을 배합하여 응용한다.

황금 黃芩[KP]

Scutellariae Radix
Scutellaria root

【出 典】 神農本草經

【異 名】 腐腸・內虛・空腸・枯芩・片芩・子芩・條芩

【起 原】 꿀풀과(Labiatae) 속썩은풀 *Scutellaria baicalensis* Georgi의 뿌리로서 그대로 또는 주피를 제거한 것이다.*

【採 取】 가을에 3~4년생의 뿌리를 캐어 殘莖과 鬚根을 제거하고 햇볕에 반쯤 건조했을 때 코르크피를 두드려서 제거하고 완전하게 건조한다.

幼根으로 內外가 모두 實하며 황색으로 微綠色을 띤 것은 『子芩』 또는 『條芩』, 老根으로 속이 비어 있고 黑色을 띤 것을 『枯芩』이라 한다.

【性 狀】 이 약은 뿌리로 원주상~반관상 또는 평판상을 이루고 길이 5~25㎝, 지름 5~30㎜이다. 바깥 면은 황갈색을 띠고 조잡하고 뚜렷한 세로 주름이 있으며 군데군데 곁뿌리자국 및 갈색의 주피 파편이 남아 있다. 위쪽 끝에는 줄기자국 또는 줄기의 그루터기가 붙어 있다. 묵은 뿌리에서는 목부가 썩어서 흑갈색으로 되고 때로 속이 비어 있다. 질은 단단하고 부서지기 쉽다. 꺾인 면은 황색이고 섬유성이다. 이 약은 냄새가 거의 없고 맛은 조금 쓰다.

【產 地】 우리나라 전국의 논밭에서 재배하고 경북 안동, 봉화가 주산지며, 중국의 河北, 內蒙古, 山西, 陝西 등의 지역이 주산지이다.

【炮 製】 ① 黃 芩 : 불순물과 殘莖을 제거하고 끓는 물에 10분간 찐 후 內外의 습도가 일치하면 薄片으로 썰어 건조한다(曝曬를 피한다).

② 酒黃芩 : 黃芩片에 黃酒를 골고루 뿌려 1~2시간 밀폐하여 축인 후 炒製 용기에 넣고 文火로 짙은 황색이 될 정도로 炒하여 그늘에 건조한다(黃芩片 100㎏당 黃酒 10㎏).

③ 黃芩炭 : 黃芩片을 武火로 표면이 灰黑色, 내부가 회갈색이 될 정도로 炒(存性)한 후 물을 뿌려 불꽃을 끈 후 다시 약간 炒하여 그늘에 건조한다.

【性味・歸經】 味는 苦하고 性은 寒하며, 肺・膽・胃・大腸經에 작용한다.

效 能	主 治
清熱燥濕	濕溫의 黃疸, 瀉痢, 熱淋
瀉火解毒	氣分實熱・肺熱咳嗽・癰腫瘡毒의 병증
止 血	血熱吐衄, 咳血, 便血, 崩漏
安 胎	胎熱不安

* CP : 黃芩(Huangqin) SCUTELLARIAE RADIX
脣形科 植物 黃芩 *Scutellaria baicalensis* Georgi의 根。

이 약물의 性味는 苦·寒하고 苦味로 燥濕, 寒性으로 淸熱하여 淸熱燥濕에 주로 사용하는 약물로서 濕熱로 인한 여러 가지 증상에 사용한다. 특히 肺經의 熱을 瀉하는데 우수하므로 邪熱이 肺를 犯하여 나타나는 身熱咳嗽, 痰黃粘稠 등의 증후에 대한 필수적 약물이다.

이 약물이 비록 淸肺를 위주로 하지만 적절한 배합을 통하여 모든 經의 熱을 淸하게 할 수 있다. 柴胡를 배합하면 少陽經의 熱을 淸熱하면서 寒熱을 제거하고, 芍藥을 배합하면 大腸의 熱을 淸熱하게 하여 瀉痢를 멈추게 하고, 桑白皮를 배합하면 淸肺하여 止嗽하고, 白朮을 배합하면 淸熱하여 安胎하며, 黃連을 배합하면 淸心解毒하여 瘡癰을 치료하고, 山梔를 배합하면 胸膈의 熱을 다스리고, 荊芥 防風을 배합하면 肌表의 熱을 다스린다.

그러나 苦寒한 약물이기 때문에 脾胃를 상하게 할 수 있으므로, 實熱이 아닌 경우에는 사용할 수 없다.

이 약물을 生用하면 淸熱瀉火의 약효가 강해지고, 炒用하면 寒性이 減弱되어 安胎에 사용할 수 있으며, 酒炒하면 上行하여 上焦의 熱을 淸하게 하며, 炒黑存性하면 止血에 많이 사용할 수 있다.

臨床에서 枯芩과 條芩의 구별이 있는데, 枯芩은 體輕達上하여 肺火를 淸瀉하는데 좋고, 條芩은 體重下達하여 大腸熱을 淸熱하는데 좋다.

【臨床應用】 ① 이 약물은 味가 苦하여 燥할 수 있고, 性이 寒하여 淸熱燥濕하는 효능이 있으므로 각종의 濕熱병증에 사용한다.

濕熱이 困阻한 濕溫病으로 發熱汗出, 胸悶苔膩한 증후에는 주로 滑石 通草 白蔻仁 등 滲利化濕藥을 배합하는데, 그 예가 黃芩滑石湯[溫病條辨]이다.

肝膽濕熱의 黃疸에는 茵蔯 梔子 大黃 등을 배합하여 淸肝利膽의 효과를 증강한다. 腸胃實熱로 인한 瀉痢로 裏急後重하는 증후에는 黃連 白芍藥 등을 배합하는데, 그 예가 黃芩湯·葛根芩連湯[傷寒論]이다.

膀胱에 濕熱이 結滯하여 발생한 熱淋, 小便短赤, 澀痛 등의 증후에는 木通 白茅根 등을 배합하는데, 그 예가 火府丹[普濟本事方]이다. 또한 氣虛血淋에는 石蓮子 車前子 黃芪 등을 배합하는데, 그 예가 淸心蓮子飮[太平惠民和劑局方]이다.

② 이 약물은 味가 苦하고 性이 寒해서 淸熱瀉火하므로, 다음의 병증을 치료한다.

氣分實熱, 壯熱不退, 少陽熱盛 등의 여러 가지 증후에 黃連 梔子 黃柏 등을 배합한다. 그 예가 黃連解毒湯[外臺秘要]인 데 三焦의 熱毒熾盛을 치료한다.

少陽證의 寒熱往來 증후에는 柴胡를 배합하는데, 그 예가 小柴胡湯[傷寒論]이다.

外感寒熱의 병증에는 解表藥을 배합하는데, 그 예가 九味羌活湯[此事難知]이다.

肺熱咳嗽나 氣喘에는 瓜蔞 桑白皮 杏仁 등을 배합하는데, 그 예가 淸氣化痰丸[醫方考]이다. 또한 小黃丸[潔古家珍]은 黃芩에 半夏 天南星을 배합하여 조성된 것으로 熱痰咳嗽를 치료한다.

③ 黃芩은 瀉火解毒하는 효능에 우수하며, 外瘍內癰 및 기타 內科·外科·五官科 등의

熱毒 병증에 사용하는데, 黃連 連翹 蒲公英 등을 배합한다.

清熱과 止血작용이 있으므로, 熱迫血溢의 吐血, 咳血, 尿血, 便血, 崩漏 등 上下出血 병증에 單味를 사용하거나 또는 三七 槐花 白茅根 등을 배합한다.

④ 清熱安胎하는 효능이 있으므로 胎熱不安의 증후에는 白朮 當歸 등을 배합하는데, 그 예가 當歸散[金匱要略]이다.

【用量·用法】 3~9g. 水煎服

清熱 및 解毒에는 生用하고, 安胎에는 炒製, 清肺熱에는 酒製, 清腸熱에는 生品 또는 子芩, 止血에는 炒炭하여 사용한다.

【使用注意】 脾胃虛寒에는 忌한다.

本草選錄:[神農本草經] "主諸熱黃疸, 腸澼泄痢, 逐水, 下血閉, 惡瘡疽蝕火瘍."

[名醫別錄] "療痰熱, 胃中熱, 小腹絞痛, 消谷, 利小腸, 女子血閉, 淋露下血, 小儿腹痛."

[藥性本草] "能治熱毒, 骨蒸, 寒熱往來, 腸胃不利, 破壅氣, 治五淋, 令人宣暢, 去關節煩悶, 解熱渴, 治熱腹中痛, 心腹堅脹."

[滇南本草] "上行泄肺火, 下行瀉膀胱火, 男子五淋, 女子暴崩, 調經清熱, 胎有火熱不安, 清胎熱, 除六經實火實熱."

[本草綱目] "治風熱, 濕熱, 頭痛, 奮豚熱痛, 火咳肺痿, 喉腥諸失血." "得猪胆汁除肝胆火, 得柴胡退寒熱, 得芍藥治下痢, 得桑白皮瀉肺火, 得白朮安胎."

[醫學起源] "黃芩, 治肺中濕熱, 療上熱目中腫赤, 瘀血壅盛, 必用之藥. 泄肺中火邪上逆于膈上, 補膀胱之寒水不足, 乃滋其化源. [主治秘訣]云, 其用有九, 泄肺經熱, 一也 ; 夏月須用, 二也 ; 上焦及皮膚風熱, 三也 ; 去諸熱, 四也 ; 婦人產后, 養陰退陽, 五也 ; 利胸中氣, 六也 ; 消膈上痰, 七也 ; 除上焦熱及脾濕 八也 ; 安胎, 九也 ; 單製, 二製, 分上中下也. 酒炒上行, 主上部積血, 非此不能除, 肺苦氣上逆, 急食苦以泄之, 正胃此也."

[本經疏證] "黃芩協柴胡, 能清氣分之熱, 協芍藥, 能泄迫血熱, 協黃連, 能解熱生之濕也."

[方藥合編] "속썩은 풀. 內實者. 名子芩條芩, 入手太陰血分, 手少陽明, 酒炒上行, 便炒下行 尋常生用", "黃芩苦寒瀉肺火 子清大腸濕熱可"

【化學分析】 flavonoid로서 baicalin(4.3%), wogonin(0.5%), baicalein(0.5%), oroxylin A, wogonin glucuronide, wogonoside, neobaicalein, koganobanamin, skullcapflavone 1~ll 등과 steroid로서는 β-sitosterol, campesterol, stigmasterol 등이며, 당류로서는 sucrose, D-glucose 등을 함유한다.

【藥理研究】 ① 항균작용이 있다. 황색포도상구균, 용혈성연쇄구균, 폐렴쌍구균, 녹농균, 이질균, 티푸스균, 파라티푸스균, 대장균, 백일해균, 브루셀라균, 콜레라균, 뇌막염쌍구균, 및 렙토스피라속, 여러 가지 종류의 피부 병원성 진균, 유행성감기 병독바이러스 등에 모두 일정하지 않은 정도의 차이는 있으나 억제작용을 한다. 그중 황색포도상구균, 및 녹농균에 대한 억제작용이 제일 강하고, 균을 억제하는 유효성분은 baicalin이다.

② baicalin 및 baicalein는 소염과 抗變態반응작용을 한다. 예를 들면 과민성 부종과

염증을 억제하고 마우스 귀 모세혈관의 투과성을 낮춘다. 이 두 가지 성분은 항원항체반응 시 화학매개체의 방출량을 감소하는 것으로 변태반응을 억제한다.

③ baicalein, baicalin 및 黃芩의 알코올 추출물은 모두 이담작용을 하여 실험동물의 膽즙 배설량을 증가한다. 특히 baicalein의 작용이 제일 뚜렷하다. baicalin의 해독작용과 간보호작용은 체내에서 가수분해를 통해 baicalein과 glucuronic acid를 분해하는 것과 관계된다. baicalin은 비타민 P와 유사한 작용을 하므로 黃疸인 경우 모세혈관벽의 삼투성을 높인다. 黃芩은 또 장관의 解痙작용을 한다.

④ 黃芩은 혈관 운동 중추를 억제하여 혈압을 낮춘다. 직접적인 혈관확장작용도 강압작용과 관계된다. 그리고 또 혈관벽 감수 기관을 자극하여 반사적으로 혈압을 낮춘다.

⑤ 뚜렷한 진정과 이뇨작용을 한다. 해열작용에 대한 실험 결과는 일치하지 않다. 다수 사람들은 해열작용이 있다 한다.

⑥ 黃芩의 製劑를 복용할 경우 독성이 아주 적다. 그러나 정맥주사하면 독성이 비교적 강하다.

황련 黃連[KP]

Coptidis Rhizoma
Coptis rhizome

【出 典】神農本草經

【異 名】川連・王連・支連・雅連・味連

【起 原】미나리아재비과(Ranunculaceae) 황련 *Coptis japonica* Makino, 중국황련(中國黃連) *Coptis chinensis* Franch., 삼각엽황련(三角葉黃連) *Coptis deltoidea* C. Y. Cheng et P.K.Hsiao 또는 운련(雲連) *Coptis teeta* Wallich의 뿌리줄기로서 뿌리를 제거한 것이다.*

【採 取】가을에 5~7년생을 캐어 鬚根과 泥沙를 제거하고 曬乾 또는 炒乾한다.

【性 狀】이 약은 뿌리줄기로 고르지 않은 원주형이며 길이 2~4㎝, 때로 10㎝에 이르며 지름 2~7㎜로 다소 구부러져 있고 때로 갈라져 있다. 바깥 면은 회황갈색을 띠고 돌림마디가 있으며 줄기의 그루터기와 다수의 뿌리의 기부를 볼 수 있다. 한쪽 끝에 잎자루의 잔기가 있으며 그 대부분은 그을려 있다. 꺾인 면은 약간 섬유성이고 코르크층은 연한 회갈색, 피부 및 수는 황갈색~적황갈색, 목부는 황색~적황색이다. 이 약은 약간 냄새가 있고 맛은 매우 쓰고 오래 남으며 침을 노랗게 물들인다.

【産 地】중국의 중부 및 남부에서 재배되고, 四川, 雲南지역이 주산지이다.

【炮 製】① 生黃連 : 잡질을 제거하고 淸水에 축인 후 厚片으로 썰어 曬乾한다.

---

* CP : 黃連(Huanglian) COPTIDIS RHIZOMA
毛茛科 植物 黃連 *Coptis chinensis* Franch. 三角葉黃連 *Coptis deltoidea* C. Y. Cheng et Hsiao, 혹 云連 *Coptis teeta* Wall.의 根莖。

② 酒黃連 : 黃連片에 黃酒를 뿌려 고루 섞어서 잠시 밀폐하여 축인 후 炒製 용기에 넣고 文火로 표면이 짙은 황색이 될 정도로 炒하여 그늘에서 건조한다(黃連片 100kg당 黃酒 10kg).

③ 薑黃連 : 신선한 生薑에 물을 가하여(1 : 1 비율) 즙을 取해서 黃連에 고루 섞어 축인 후 炒製 용기에 넣고 文火로 표면이 짙은 黃火色이 될 정도로 炒하여 촉촉할 때 꺼내어 그늘에서 건조한다.

④ 萸黃連 : 吳茱萸에 약 3배량의 물을 가하여 달여 즙을 취하여 이에 黃連을 넣고 축인 후 炒製 용기에 넣고 文火로 炒하여 赤色을 띠고 촉촉할 정도로 炒한다(黃連片 100kg당 吳茱萸 10kg).

【性味 · 歸經】 味는 苦하고 性은 寒하며, 心 · 肝 · 脾 · 胃 · 大腸經에 작용한다.

效 能	主 治
清熱燥濕	濕熱의 下痢, 痞滿, 嘔吐, 泄瀉
瀉火解毒	胃火로 인한 牙痛, 消渴, 肝火脇痛, 心火로 인한 煩躁不寐, 神昏譫語, 吐衄下血, 癰腫瘡毒, 耳目腫痛

이 약물의 性味는 大苦 · 大寒으로, 大寒은 清熱, 苦味는 燥濕하여 心 · 胃 · 肝 · 膽의 實火를 清瀉하고 腸胃의 積滯를 제거하여 清心除煩, 消痞, 止利에 작용하여 濕火鬱結을 치료하는 주 약물이다. 그러므로 心火亢盛으로 인한 煩熱神昏, 心煩不眠, 血熱妄行으로 인한 吐血, 衄血을 치료하고, 腸胃濕熱의 痞滿嘔吐와 瀉痢腹痛 등을 치료하는 要藥이다.

이 약물은 心火를 瀉하는 장점이 있어 熱毒을 解毒하므로 외과의 疔毒癰腫과 口舌赤爛 등의 증상에 상용하며, 내복과 외용을 막론하고 양호한 효과가 있다.

이 외에도 酒黃連은 上焦의 火熱을 善清하여 目赤과 口瘡의 치료에 적용하고, 薑黃連은 清胃和胃하므로써 止嘔에 작용하므로 寒熱이 互結되고 濕熱의 阻滯로 나타나는 痞滿嘔吐를 치료하며, 萸黃連은 舒肝和胃의 작용으로 止嘔하므로 肝胃不和로 인한 嘔吐呑酸을 치료한다.

이상과 같은 효과가 있으나 이 약물을 과량복용하면 苦寒한 性味가 胃를 손상하여 消化不良을 야기하며, 또한 性이 燥하므로 多用하면 胃의 津液을 손상하게 하므로 養陰의 약물과 같이 쓴다. 炒用하면 苦寒한 性이 減緩하게 된다. 그러나 傷胃하는 약물에 속하므로 脾胃虛寒이나 濕熱, 實火가 아닌 경우에는 사용하지 않는다.

그러므로 清熱瀉火에는 生用하고, 上焦의 火를 清火하려면 酒炒用하며, 胃火로 인한 嘔吐에는 薑汁炒하여 쓴다.

【臨床應用】 ① 이 약물의 性味는 大苦 · 大寒하고 질이 燥하여 清熱燥濕의 작용이 대단히 강하다. 또한 解毒작용도 있으므로 다음의 증상을 치료한다.

腸胃濕熱로 인한 熱毒下痢 및 泄瀉 증후에 黃柏 秦皮 白頭翁을 배합하는데, 그 예가 白頭翁湯[傷寒論]이다.

下痢하면서 氣滯로 인한 裏急後重에는 單劑 또는 木香 檳榔 등과 같은 약물을 배합하는데, 그 예가 大香連丸[和劑局方], 芍藥湯[保命集]이다. 表邪를 겸하면 葛根 등을 배합하는데, 그 예가 葛根芩連湯[傷寒論]이다.

腸胃의 寒熱이 錯雜하여 心下痞滿, 惡心, 吐瀉하는 등의 증후에는 乾薑 半夏 등을 배합하여 寒·熱 모두 사용하는데, 그 예가 半夏瀉心湯[傷寒論]이다.

이 약물은 또한 胃熱嘔吐를 치료하는 상용약이다. 흔히 半夏 竹茹 등을 배합하는데, 그 예가 黃連橘皮竹茹半夏湯[溫熱經緯]이고, 肝火犯胃인 경우에는 吳茱萸로써 佐하는데 그 예가 바로 左金丸[丹溪心法]이다.

痰熱互結의 結胸證으로 心下痞硬하고 눌렀을 때 아픈 경우에는 半夏 瓜蔞 등을 배합하는데, 그 예가 小陷胸湯[傷寒論]이다.

② 이 약물은 또한 瀉火解毒하는 要藥이며, 다음과 같은 증후에 사용한다.

胃火로 인한 牙痛에는 生地黃 升麻 白芷 등을 배합하는데, 그 예가 淸胃散[蘭室秘藏]이다.

胃火가 致盛하여 消穀善飢하고, 煩渴多飮하는 消渴中消證에는 栝樓根 地黃 등의 淸熱生津하는 약물을 배합한다.

이 약물은 肝火를 淸泄하는 효능이 있으므로 肝火脇痛의 병증에는 吳茱萸 白芍藥을 배합하는데, 그 예가 戊己丸[和劑局方]이다.

瀉心火의 작용이 있으므로 心熱煩擾 不寐를 치료하는데, 그 예가 朱砂安神丸[內外傷辨惑論]이다. 心火가 盛하면서 또한 陰血이 不足하여 心煩不眠인 증후에는 阿膠 白芍藥 등을 배합하는데, 그 예가 黃連阿膠湯[傷寒論]이다.

熱盛으로 인해 迫血함으로써 발생하는 吐衄, 便血 등에는 黃芩 大黃을 배합하여 涼血止血할 수 있는데, 그 예가 瀉心湯[金匱要略]이다.

熱盛火熾하여 壯熱煩躁하고 심하면 神昏譫語 등의 병증에는 梔子 黃芩 등을 배합하는데, 그 예가 黃連解毒湯[外臺秘要]이다.

熱毒熾盛으로 발생한 癰腫瘡毒, 疔毒走黃, 燒傷 및 耳癤, 目腫痛 등의 병증에 黃芩 大黃 連翹 등을 배합하는데, 그 예가 黃連解毒湯[外科正宗]이며, 또한 硏末하거나 달여서 외용한다.

【用量·用法】 2~5g. 水煎服. 외용에는 適量.

【使用注意】 胃寒嘔吐와 脾虛泄瀉에는 忌하고, 이 약물은 大苦大寒하므로 과량이나 久服은 하지 않는다.

本草選錄 : [神農本草經] "主熱氣目痛, 眦傷泣出, 明目, 腸澼腹痛下痢, 婦人陰中腫痛, 久服令人不忘."

[名醫別錄] "主臟冷熱, 久下泄澼濃血, 止消渴, 大涼, 除水利骨, 調胃厚腸, 益胆療口瘡." "解八豆毒."

[珍珠囊] "其用有六, 瀉心臟火, 一也 ; 止中焦濕熱, 二也 ; 諸瘡必用, 三也 ; 去風濕, 四也 ; 治赤眼暴發, 五也 ; 止中部見血, 六也."

[本草綱目] 黃連治目及痢爲要藥, 古方治痢香連丸, 用黃連、木香, 薑連散, 用乾薑、黃連 ; 變通丸, 用黃連、茱萸 ; 薑黃散, 用黃連、生薑 ; 治消渴, 用酒蒸黃連 ; 治口瘡, 用黃連、細辛, 皆是一冷一熱, 一陰一陽, 寒因熱用, 熱因寒用, 主輔相佐, 陰陽相濟, 最得製方之妙, 所以有成功而无偏胜之害也."

[本草正義] "黃連大苦大寒, 苦燥濕, 寒胜熱, 能泄降一切有余之濕火, 而心, 脾・肝・腎之熱, 胆, 胃, 大小腸之火, 无不治之. 上以淸風之目病, 中以平肝, 胃之嘔吐, 下以通腹之滯下, 皆燥濕淸熱之效也. 又苦先入心, 淸滌血熱, 故血家諸証, 如吐衄溲血, 便血淋濁, 痔漏崩帶等証, 及癰瘍丹毒, 幷皆仰給於此, 但目疾須合泄風行血, 滯下須兼行氣導濁, 嘔吐須兼鎭墜化痰, 方有捷效, 僅恃苦寒, 亦不能操必胜之劵. 且連之苦寒, 尤以苦胜, 故燥濕之功獨顯, 凡諸証之必需於連者, 類皆濕熱鬱蒸, 恃以爲苦燥降泄之資, 不僅以淸熱見長, 凡非舌厚苔黃, 膩濁滿布者, 亦不任此大苦大燥之品. 卽瘡瘍一科, 世人皺視爲陽証通用之藥, 實則惟疔毒一證發于實火, 需連最多, 余惟濕熱交結. 此外血熱血毒之不挾濕邪者, 自有淸血解毒之劑, 亦非專恃黃連可以通治也."

[方藥合編] "黃連味苦主淸熱 除痞明目止痢泄"

【化學分析】 alkaloid로서 berberine(4～7%), coptisine, jateorrhizine, palmatine, magnoflorine, woremine, columbamine 등 외에 obacunone, obaculactone 등과 phenol화합물로서 maganoflorin, ferulic acid 등과 그 외 여러 종류의 미량원소를 함유한다.

【藥理硏究】 ① 黃連과 berberine은 비교적 강한 항균 작용을 하는데, 이질균, 결핵균, 티푸스균, 파라티푸스균, 대장균, 콜레라균, 변형균, 녹농균, 페스트균, 뇌막염쌍구균, 황색포도상구균, 용혈성연쇄구균, 폐렴쌍구균, 디프테리아균, 백일해간균, 탄저균 및 렙토스피라속 병원성 진균, 유행성 감기 바이러스, 트라코마 클라미디아 등에 억제작용을 한다. 그중 이질균, 결핵균, 황색포도상구균에 대한 항균작용이 제일 강하다.

항균 작용의 메커니즘은 아직 완전히 밝혀지지 않았으나 어떤 보고에 따르면 세균을 억제하는 RNA, 단백질, 지질 생물합성과 당의 효소 분해에 있다. 실험에 의하면 單味 黃連 혹은 berberine은 황색포도상구균 및 이질균 등에 쉽게 耐藥性이 생긴다. 그러나 複方, 예를 들면 黃連解毒湯, 瀉心湯, 白頭翁湯 등에는 쉽게 耐藥性이 생기지 않는다. 아울러 複方의 억균 효력이 單味에 비해 10배나 강하다.

黃連과 마이신, 페니실린, 클로르테트라시이클린, 암모니아살리실산에 교차성 耐藥性이 없다. berberine을 소량(2～5㎎/㎏)으로 사용하면 집토끼 망상내피계통의 탐식 기능을 증강한다. 그러나 경구 투여할 경우 腸道에서의 흡수가 아주 약하고 주사할 경우에는 체내에서 빨리 消去되고 혈중농도도 낮다. 그러므로 이 약물은 腸道 감염에 비교적 적합하다. 전신 및 기타 감염에 사용할 경우 균 억제 수준까지 도달하기 힘들다.

黃連은 아메바원충, 트리코모나스, 사상균 등에도 억제작용을 한다.

黃連은 B형 간염 표면의 항원을 억제한다. berberine 및 그 일부의 파생물은 항암 활성이 있다.

② berberine은 해열 및 호흡 흥분작용을 한다. tetrahydroberberine은 일정한 진정·진통 및 근육 이완작용을 한다. 黃連은 또 일정한 소염 활성이 있다.

③ berberine의 강압작용은 혈관을 직접 확장하고 콜린에스테라제에 길항하며 아드레날린에 길항하여 혈압반사를 억제하고 혈관운동 중추를 억제하는 등의 작용과 관계된다. berberine은 또 같지 않은 원인으로 생기는 심장 리듬 실조에 길항한다. 이 약물은 일종의 항심장리듬 실조제다.

④ 黃連과 berberine은 이담작용이 있어 담즙의 형성을 증가하여 담즙을 묽게 하고 또 혈청 콜레스테롤을 낮춘다. 黃連의 苦味는 健胃 작용을 한다. 黃連, berberine 및 黃連의 일부 複方은 스트레스성 궤양에 길항하는 뚜렷한 작용과 위액분비를 억제하는 작용을 한다. berberine을 皮下에 주사하면 동물 실험성 胃出血을 뚜렷이 억제한다. 黃連을 위출혈에 사용하는 것은 이러한 작용과 관계된다.

⑤ berberine은 또한 국소 마취, 항이뇨, 止瀉 및 토끼 眼壓을 낮추는 등의 작용을 한다.

⑥ 黃連 및 berberine의 독성은 비교적 약하다. 그러나 다음과 같은 불량반응도 나타날 수 있다. 급성 心源性 뇌산소 결핍 종합증, 과민성 쇼크, 藥疹, 頭暈, 耳鳴, 惡心, 嘔吐, 心慌, 氣短, 關節痛, 腸鳴, 腹脹, 腹瀉, 血色素 및 적혈구 감소 등의 증상이 나타난다.

berberine hydrochloride를 마우스 복강에 주사한 LD_{50}은 24.3㎎/㎏이다. berberine의 치사 원인은 대체로 호흡마비에 있고 뚜렷한 심장 억제작용도 나타난다.

황백 黃柏[KP]

Phellodendri Cortex
Phellodendron bark

【出 典】神農本草經

【異 名】檗木·檗皮·黃檗·柏皮

【起 原】운향과(Rutaceae) 황벽나무 *Phellodendron amurense* Ruprecht 또는 황피수(黃皮樹) *Phellodendron chinense* Schneider의 줄기껍질로서 주피를 제거한 것이다.*

【採 取】3~6月에 10年 이상 된 것의 수피를 벗겨 曬乾 또는 炒乾한다.

【性 狀】이 약은 줄기껍질로 판상~반관상의 조각으로 두께 2~4㎜이다. 바깥 면은 회황갈색~회갈색이고 피목 자국이 많이 있다. 안쪽 면은 황색~어두운 황갈색으로 가는 세로줄이 있고 매끈하다. 꺾인 면은 섬유성이고 밝은 황색을 띤다. 이 약은 약간 특유한 냄새가 있고 맛은 매우 쓰며 점액성으로 침을 노랗게 물들인다.

【產 地】황벽나무는 전남, 충남을 제외한 전국에 분포하며, 關黃柏은 중국의 遼寧, 吉林, 河北 지역이 주산지이고, 川黃柏은 四川, 貴州, 湖北, 雲南 지역이 주산지이다.

* CP : 黃柏(Huangbo) PHELLODENDRI CHINENSIS CORTEX
芸香科 植物 黃皮樹 *Phellodendron chinense* Schneid.의 樹皮。

【炮 製】① 黃 柏 : 불순물과 코르크층을 제거한 후, 맑은 물을 분무하여 축인 후 皮絲로 썰어 건조한다.

② 鹽黃柏 : 黃柏片(切絲)에 일정량의 鹽水를 고루 섞어 炒製 용기에 넣고 축인 후 文火로 표면이 褐黃色이 될 정도로 炒한다(黃柏 100㎏당 食鹽 2㎏).

③ 酒黃柏 : 黃柏片(皮絲)에 黃酒를 고루 섞어 炒製 용기에 넣고 축인 후 文火로 黃火色이 될 정도로 炒한다(黃柏 100㎏당 黃酒 10㎏).

【性味 · 歸經】味는 苦하고 性은 寒하며, 腎 · 膀胱 · 大腸經에 작용한다.

效 能	主 治
清熱燥濕	瀉痢, 黃疸, 帶下, 熱淋, 足膝腫痛
瀉火解毒	瘡瘍腫毒, 燒傷, 濕疹
清退虛熱	陰虛發熱

이 약물의 性味는 苦 · 寒하고 沈降하여 清泄燥濕 · 解毒療瘡에 작용하며 腎經相火를 瀉하고 下焦의 濕熱을 清泄하는 효능이 우수하다. 濕熱蘊結로 인한 黃疸, 尿閉, 淋濁, 帶下, 熱痢, 泄瀉, 便血, 痔漏, 足膝腫痛 및 陰虛火旺으로 인한 骨蒸勞熱, 盜汗遺精, 癰腫瘡毒, 濕瘡瘙痒 등의 병증에 사용한다.

이 약물이 虛熱을 물리치고 骨蒸을 치료하는 것은 瀉하여 줌으로써 補하는 의의를 취하고, 火를 제거하여 陰이 손상되지 않게 하는 것이지 滋陰작용이 있는 것은 아니다.

黃芩 黃連 黃柏은 같은 苦 · 寒한 瀉火燥濕의 주약물이므로 모두 濕熱이나 熱毒火盛으로 인한 병증에 응용하는데, 임상에서는 다른 약물들과 배합함으로써 치료효과가 증강된다.

예를 들면 熱毒赤痢의 치료에 白頭翁湯은 黃連과 黃柏을 배합한 것으로써 瀉火燥濕 작용을 강화한 것이고, 表裏 · 三焦의 熱盛을 치료하는 三黃石膏湯과 火熱亢盛을 치료하는 黃連解毒湯은 三黃(黃芩 黃柏 黃連)을 함께 배합하여 서로 佐使로 한 것이다.

그러나 같은 性質에도 각기 특징이 있어 黃芩은 肺火를 瀉하는데 뛰어나고, 安胎의 효능이 있으므로 肺熱咳嗽, 痰黃粘稠 및 胎熱不安 등의 증후에 사용하는데, 이는 肺를 瀉하여 上焦를 清하는 것을 의미한다. 黃連은 心과 胃經의 火를 瀉하고 止嘔하는 효능이 있어 心煩不眠, 痞滿吐逆 등 증후에 흔히 사용하고, 心 · 胃의 火를 瀉하여 中焦를 清하게 하는데 장점이 있으며, 黃柏은 腎火를 瀉하는데 주약이 되고 또한 下焦의 濕熱을 제거하는 장점이 있어 陰虛陽亢 · 濕熱下注의 증후에 흔히 사용하는데, 이는 그 相火를 瀉하여 下焦를 清하는데 있다. 그러므로 黃芩은 上焦를 다스리고, 黃連은 中焦를 다스리며, 黃柏은 下焦를 다스린다 하였다.

【臨床應用】① 이 약물은 性味가 苦 · 寒하고 질이 燥하며 그 性은 주로 沈降하여, 그 清熱燥濕하는 작용으로 인해 下焦濕熱證을 치료하는데, 특히 좋다.

濕熱黃疸의 증후에는 梔子 茵蔯을 배합하는데, 그 예가 梔子柏皮湯[傷寒論]이다.

濕熱瀉痢의 裏急後重, 膿血便에는 黃連 秦皮 白頭翁을 배합하는데, 그 예가 白頭翁湯[傷寒論]이다.

濕熱下注로 인하여 帶下가 黃稠한 증후에는 白果 芡仁 車前子 등을 배합하는데, 그 예가 易黃湯[傅靑主女科]이다.

濕熱蘊結로 인한 足痿, 足膝腫痛 및 濕痹에 蒼朮 牛膝을 배합하는데, 그 예가 二妙丸·三妙丸[醫學正傳]이다. 만약 腰膝痠軟인 증후에는 虎骨 當歸 牛膝 등을 배합하는데, 그 예가 虎潛丸[丹溪心法]이다.

熱淋의 小便不利 증후에는 萹蓄 木通 등을 배합한다.

② 瘡瘍腫毒, 燒傷, 濕疹, 目赤腫痛 등의 증후에 내복 또는 외용한다. 내복의 경우에는 黃連 連翹 등을 배합하는데, 그 예가 黃連解毒湯[外科正宗]으로 이는 疔毒攻心하는 증후를 치료한다.

濕疹의 치료에는 苦參 蟬蛻 등을 배합한다. 또한 [重修政和經史證類備用本草]에서는 "梅師方"을 인용하면서 黃柏을 주로 하고 鷄子白과 배합하여 乳癰에 발라 치료한다고 기재되어 있으며 [本草綱目]에서는 이 약물을 輕粉과 猪膽汁으로 잘 섞어 膿瘡과 熱瘡에 발라서 치료한다고 하였다.

③ 腎陰을 견고히 하고, 相火를 제압하여서 虛熱을 물리치므로 陰虛發熱, 骨蒸盜汗, 遺精 등의 증후에 사용한다. 이 경우는 知母 地黃 龜板 등 滋養腎陰의 약물을 배합하는데, 그 예가 知柏地黃丸[景岳全書], 大補陰丸[丹溪心法], 當歸六黃湯[蘭室秘藏] 등이다.

【用量·用法】 3~12g. 水煎服. 외용에는 適量.

【使用注意】 이 약물을 生用하면 降火 작용이 크고, 鹽水炒하면 腎經에 작용하여 瀉火하는 효능이 증가된다. 그러나 이 약물은 苦寒한 약물이므로 傷陰敗胃하기 쉬우므로 火旺하고 胃氣가 강한 경우가 아니면 사용하지 않는다.

脾胃虛寒의 경우에 복용을 忌한다.

本草選錄 : [神農本草經] "主五臟腸胃中結熱, 黃疸, 腸痔, 止泄痢, 婦女漏下赤白, 陰陽傷蝕瘡."

[本草拾遺] "主熱瘡疱起, 虫瘡. 痢, 下血, 殺蛀蟲 ; 煎服, 主消渴."

[日華子本草] "安心除勞, 治骨蒸, 洗肝, 明目, 多泪, 口乾, 心熱, 殺疳虫, 治蛔心痛, 疥癬, 密炙治鼻洪, 腸風, 瀉血, 后分急熱腫痛."

[本經逢原] "黃柏苦寒迅利, 疏肝脾而瀉濕熱, 淸膀胱而排瘀濁, 殊有捷效. 最瀉肝·腎·脾·胃之陽, 後世以此爲滋陰補水之劑. 誤入多矣."

[得配本草] "以黃柏補水, 以其能淸自下泛上之陰火, 火淸則水得堅凝, 不補而補也. 蓋陰中邪火. 本非命門之火, 不防用苦寒者除之, 若腎中眞水不足, 水中之眞火虛浮于上, 宜用二地以滋之, 水足火自歸臟. 如誤服知柏, 水愈燥而火愈炎, 反成孤陽飛越, 莫可救宜."

[方藥合編] "황벽나무. 一名黃蘗. 入足少陰足太陽引經藥, 生用瀉實火熟用不傷胃 酒製治上 監製治下 蜜製治中, 惡乾漆 伏硫黃忌鐵, 火盛便蒸.", "黃栢苦寒主降火 濕熱骨蒸下血可"

【化學分析】alkaloid(1~3%)로서 berberine, palmatine, candicine, jateorrhizine, magnoflorin, menispermine 등이고, steroid로서 β-sitosterol, campesterol, 7-dehydrostigmasterol 및 이들의 고급지방산 ester, 고미성분으로서 obakunone, obakulactone(limonin) 등이며 이 외에 lumicaeruoeic acid 등을 함유한다.

【藥理硏究】① 항균작용은 黃連에 비해 약하다. 黃柏은 진균에 비교적 강한 억제작용을 하고 아울러 렙토스피라속, B형 간염 표면 항원에도 모두 억제작용을 한다.

② 강압작용을 한다. 黃柏 알칼로이드를 진일보로 인공 합성하여 xylopinin을 제조하였는데 뚜렷한 강압 활성이 있다. 그 작용은 중추성이다.

③ 黃柏粉은 집토끼의 摘出 장관의 수축을 강화한다. 黃柏 알칼로이드는 일정한 근육이완작용을 하고 또한 혈당을 낮추고 마우스 항체의 생성을 촉진한다.

용담 龍膽[KP]

Gentianae Scabrae Radix et Rhizoma
Gentian root and rhizome

【出 典】神農本草經

【異 名】龍膽草・草龍膽・膽草・地膽草・陵游

【起 原】용담과(Gentianaceae) 용담 *Gentiana scabra* Bunge, 과남풀 *Gentiana triflora* Pallas 또는 조엽용담(條葉龍膽) *Gentiana manshurica* Kitagawa의 뿌리 및 뿌리줄기이다.*

【採 取】봄과 가을에 캐 曬乾하는데 가을에 채취한 것이 良品이다.

【性 狀】이 약은 뿌리 및 뿌리줄기로 뚜렷하지 않은 원주상의 짧은 뿌리줄기 주위에 많은 가늘고 긴 뿌리가 붙어 있다. 뿌리줄기는 길이 약 2㎝, 지름 약 7㎜로 위 끝에는 싹눈 또는 짧은 줄기의 잔기가 붙어 있다. 뿌리는 길이 10~15㎝, 지름 약 3㎜로 거친 세로주름이 있으며 질은 유연하다. 바깥 면은 황갈색~회황갈색이다. 뿌리의 꺾인 면은 평탄하고 황갈색이다. 이 약은 약간 특유한 냄새가 있고 맛은 매우 쓰며 오래 남는다.

【產 地】우리나라 전국에 분포하고, 중국의 南北지역에 분포한다.

【炮 製】① 生龍膽 : 불순물과 殘莖을 제거하고 깨끗이 씻어 축인 후 小段으로 썰어 曬乾한다.

② 酒龍膽 : 龍膽段을 炒製 용기에 넣고 黃酒를 뿌리고 文火로 짙은 황색이 될 정도로 炒하여 그늘에서 건조한다(龍膽片 100㎏당 黃酒 10㎏).

【性味・歸經】味는 苦하고 性은 寒하며, 肝・膽經에 작용한다.

---

* CP : 龍膽(Longdan) GENTIANAE RADIX ET RHIZOMA
龍胆科 植物 條葉龍胆 *Gentiana manshurica* Kitag. 龍胆 *Gentiana scabra* Bge. 三花龍胆 *Gentiana triflora* Pall., 혹 堅龍胆 *Gentiana rigescens* Franch.의 根과 根莖。

效 能	主 治
清熱燥濕	濕熱의 黃疸, 陰腫陰痒, 帶下, 濕疹
瀉肝定驚	高熱의 驚厥, 肝火로 인한 脇痛, 頭痛, 目赤, 耳聾

이 약물의 性味는 大苦·大寒으로 沈降하여 下焦에 直達하므로 下焦濕熱을 清熱燥濕하고, 大寒으로 瀉火하여 특히 肝·膽經의 實火를 瀉하는데 특징이 있다. 肝經의 熱盛과 下焦의 濕熱을 치료하는 중요한 약이다. 그러므로 모든 目赤頭痛과 耳聾耳腫, 脇痛口苦 및 驚風抽搐 등의 肝火, 肝風 등의 여러 증후에 사용하여 좋은 약효를 나타낸다. 濕熱黃疸이나 陰囊腫痛, 陰痒帶下 및 淋濁 등의 下焦濕熱의 증후에 대하여 현저한 효과가 있다.

龍膽과 黃柏은 下焦의 濕熱을 清하는 효능이 비슷하나 이 약물은 肝膽實火를 瀉하는데 그 특징이 있고, 黃柏은 주로 相火를 瀉하여 虛熱을 清한다.

【臨床應用】 ① 이 약물의 性味는 苦·寒으로 清熱瀉火하고 질이 燥하여 燥濕작용이 있어, 특히 肝膽濕熱의 下注로 인한 黃疸, 陰腫陰痒, 帶下, 濕疹 등의 병증에 더욱 좋다.

肝膽濕熱의 黃疸의 증후에는 茵蔯 鬱金 黃柏 苦參 등을 배합하는데, 그 예가 龍膽苦參湯[經驗方]이다. 그 나머지 각각의 병증의 대부분 苦參 黃柏 車前子 등을 배합한다.

② 이 약물은 瀉肝定驚하는 효능이 있으므로 肝經에 熱이 旺盛하고 熱이 極하여 風을 야기시키므로 인해 발생하는 高熱驚厥, 手足抽搐 등의 증후에는 鈎鉤藤 牛黃 黃連 石決明 蘆薈 등을 배합하여 清肝息風의 효능을 발휘하는데, 그 예가 涼驚丸[小兒藥證直訣], 當歸龍薈丸[宣明方論]이다.

이 약물은 肝火를 清泄하는 힘이 강하므로 肝火上炎으로 인한 脇痛, 頭痛, 口苦, 目赤, 耳聾 및 肝膽濕熱 下注 등의 증후에 柴胡 黃芩 木通 등을 배합하며, 그 예가 龍膽瀉肝湯[蘭室秘藏]인데, 이 처방은 위의 병증들을 치료하는 名方이다.

【用量·用法】 3~6g. 水煎服. 외용은 適量.

【使用注意】 다만 이 약물은 苦·寒에 속한 약물이므로 과다하게 복용하면 脾胃의 發生之氣를 쉽게 손상시키므로 장기간의 多服은 적당하지 않고, 脾胃虛寒 증후에는 忌한다.

本草選錄 : [神農本草經] "主骨間寒熱, 驚癎邪气, 續絶傷, 定五臟, 殺蠱毒."

[名醫別錄] "除胃中伏熱, 時气溫熱, 熱泄下痢, 去腸中小蟲, 益肝膽气, 止驚惕."

[藥性本草] "主小儿驚癎入心, 壯熱骨熱, 癰腫, 治時疾熱黃, 口瘡."

[用藥法象] "退肝經邪熱, 除下焦濕熱下腫, 瀉膀胱火."

[藥品化義] "膽草專瀉肝膽之火, 主治目痛頸痛, 兩脅疼痛, 驚癎邪氣, 小儿疳積, 凡屬肝經熱邪爲患, 用之神妙. 其氣味厚重而沉下, 善淸下焦濕熱, 若囊癰, 便毒, 下疳, 及小便澀滯, 男子陽挺腫脹, 或光亮出膿, 或莖中痒痛, 女人陰癃作痛, 或發痒生瘡, 以此入龍膽瀉肝湯治之, 皆苦寒勝熱之力也. 亦能除胃熱, 平蛔蟲, 盖蛔得苦卽安耳."

[方藥合編] "龍膽苦寒眼赤疼　下焦濕腫肝熱乘"

【化學分析】secoiri 배당체(고미배당체)인 gentiopicroside(gentiopicrin) $C_{16}H_{20}O_9$, swertiamarin $C_{16}H_{22}O_{10}$, sweroside, trifloroside, benzoyltrifloroside, rinodoside, xanthine유도체인 gentisin (gentianine, gentin) $C_{14}H_{10}O_5$, 당류인 gentiobiose $C_{12}H_{22}O_{12}$, gentianose, sucrose, 색소 등을 함유한다. 용담의 주성분인 gentiopicrin은 신선근에서는 7~10%, 건조근은 2~4%를 함유한다.

【藥理硏究】① 적은 양을 식전에 복용하면 위액 분비를 촉진하고 苦味는 또 健胃작용을 한다. 그러나 식후에 복용하거나 사용량이 과다하면 반대로 소화기능이 감퇴하고 아울러 두통, 안면홍조, 현훈 등의 부작용이 나타난다.

② 일정한 保肝·利膽·利尿 및 강압, 진정작용이 있다. 또한 골격근을 이완시키고 항체의 생성을 억제한다.

③ gentiantine의 소염작용은 sodium salicylate의 작용보다 4~7배 강하다. 龍膽주사액은 염증세포 탐식 능력을 뚜렷이 촉진한다.

④ 녹농균, 변형균, 티푸스균, 뇌막염쌍구균, 황색포도상구균 및 일부 진균에 억제작용을 한다. 湯劑는 돼지 회충에 비교적 강한 마비와 致死작용을 한다. gentiantine은 고양이 회충을 驅除한다.

고삼 苦參[KP]

Sophorae Radix
Sophora root

【出 典】神農本草經

【異 名】水槐·地槐·菟槐·野槐

【起 原】콩과(Leguminosae) 고삼 *Sophora flavescens* Solander ex Aiton의 뿌리로서 그대로 또는 주피를 제거한 것이다.*

【採 取】봄과 가을에 캐어 蘆頭와 鬚根을 제거하고 曬乾하며, 가을에 채취한 것이 良品이다.

【性 狀】이 약은 뿌리로 원주형을 이루고 길이 5~20㎝, 지름 2~3㎝이다. 바깥 면은 어두운 갈색~황갈색이며 세로 주름이 뚜렷하고 가로로 긴 피목이 있다. 주피를 벗긴 것은 황백색이며 꺾인 면은 약간 섬유성이다. 이 약의 횡단면은 연한 황갈색이고 피층의 두께가 1~2㎜이며 형성층 부근은 약간 어두운 색을 띠고 목부와의 사이에 세포간극이 생긴 것이 있다. 이 약은 특유한 냄새가 있고 맛은 매우 쓰며 오래 남는다.

【産 地】우리나라 전국과 중국의 각 지역에 분포한다.

【炮 製】① 苦 參 : 잔류해 있는 잔뿌리와 根頭를 제거하고 깨끗이 씻어 밀폐하여 축인 후 厚片으로 썰어 건조한다.

* CP : 苦參(Kushen) SOPHORAE FLAVESCENTIS RADIX
豆科 植物 苦參 *Sophora flavescens* Ait.의 根。

② 苦參炭 : 苦參片을 炒製 용기에 넣고 武火로 표면은 焦黑色, 내부는 焦黃色인 때에 약간의 술과 물을 뿌려 炒하여 불꽃을 끄고 시원한 그늘에 放冷한다.

【性味 · 歸經】 味는 苦하고 性은 寒하며, 心 · 肝 · 胃 · 大腸 · 膀胱經에 작용한다.

效 能	主 治
清熱燥濕	濕熱黃疸, 瀉痢, 赤白帶下, 陰痒
祛風殺蟲	皮膚瘙痒, 濕疹膿疱瘡, 疥癬, 痲風癩, 婦女의 질트리코모나스
利 尿	小便不利, 灼熱澀痛

이 약물은 苦 · 寒으로 沈降下行하여 清熱燥濕하는 효능으로 濕熱痢疾을 치료하는데, 그 효능은 黃連과 비슷하다. 下焦의 濕熱을 제거하여 濕熱黃疸과 赤白帶下 등의 증후에 적용하며 그 효능이 黃柏 龍膽과 같다. 이 약물은 또한 祛風 · 殺蟲하고 止痒하여 많은 여러 皮膚疾患 즉 皮膚疥癬, 濕疹, 膿疱瘡, 痲風癩 및 婦女의 질트리코모나스(陰道滴蟲) 등을 치료하는 특징이 있다.

이 외에도 이 약물은 性이 沈降에 편중하여 利尿작용도 또한 현저하다. 다만 苦 · 寒한 약물이므로 내복할 때는 劑量을 過大하게 하여서는 안 되며, 脾胃가 虛寒하여 食少便溏의 증후에는 忌한다.

【臨床應用】 ① 이 약물은 清熱燥濕하므로 下焦濕熱로 인한 黃疸, 瀉痢, 帶下, 陰痒 및 血證에 사용한다.

濕熱黃疸의 증후에는 梔子 龍膽 甘草 등을 배합하는데, 그 예가 龍膽苦參湯[經驗方]이다.

大腸濕熱의 瀉痢, 裏急後重의 증후에는 木香 甘草 등을 배합하는데, 그 예가 香參丸[種福堂公選良方], 治痢散[醫學心悟] 등이다.

赤白帶下의 증상 및 陰痒의 증후에는 黃柏 蛇床子 등을 배합하고, 陰痒(질트리코모나스를 포함)의 경우에는 달인 물로 洗浴한다.

腸熱로 인한 便血, 痔瘡出血, 胃熱로 인한 吐血에는 涼血止血하는 槐花 地楡 小薊 등을 배합하는데, 그 예가 苦參地黃丸[醫宗金鑑]이다.

② 祛風殺蟲과 止痒하는 효과가 우수하므로 皮膚瘙痒 및 膿疱瘡, 疥癬, 痲風 등의 증후에 사용하는데, 내복 또는 외용한다.

皮膚瘙痒과 膿疱瘡에는 黃柏 明礬 蛇床子 등을 배합하여 달인 물로 洗浴한다. 消風散[外科正宗]은 이 약물에 蟬蛻 荊芥 등을 배합한 것이며, 皮膚風痒을 치료한다. 또한 硫黃 枯白礬 등을 배합하여 연고를 만들어 바르면 疥癬을 치료할 수 있다. 大風子 蒼耳子 등을 배합하면 痲風病을 치료한다.

③ 清熱利尿하는 작용이므로 濕熱蘊結로 인한 小便不利, 灼熱澀痛 등의 증후에 單劑로 사용하거나 石葦 車前子 蒲公英 등을 배합하여 사용한다. 當歸 貝母를 배합한 것은 當歸貝母苦參丸[金匱要略]으로 임신부의 小便不利를 치료하는 경우에 적용한다.

【用量 · 用法】 4.5～9g. 水煎服. 외용에는 適量.

【使用注意】 苦寒한 약물이므로 脾胃虛寒에는 忌한다.

本草選錄 : [神農本草經] "主心腹結氣, 癥瘕積聚, 黃疸, 溺有餘瀝."

[名醫別錄] "益肝膽氣, 安五臟, 定志益精, 利九竅, 除伏熱腸澼, 止渴, 醒酒, 小便黃赤, 療惡瘡下部䘌, 平胃氣, 令人嗜食."

[滇南本草] "涼血, 解熱毒, 疥癩, 膿窠瘡毒. 療皮膚瘙痒, 血風癬瘡, 頑皮白屑, 腸風下血, 便血, 消風, 消腫毒, 痰毒."

[本草正義] "苦參, 大苦大寒, 退熱泄降, 蕩滌濕火, 其功效於芩、連、龍膽皆相近, 而苦參之苦愈甚, 其燥尤烈, 故能殺濕熱所生之蟲, 較之芩、連力量益烈, 近人乃不敢以入煎劑, 蓋不特畏其苦味難服, 亦嫌其峻歷而避之也. 然毒風惡癩, 非此不除, 令人但以爲洗瘡之用, 恐未免因噎而廢食耳."

[方藥合編] "能峻補陰氣 治大風 光風熱細疹, 胃弱者愼用", "苦參味苦主外科 眉脫腸風下血痾"

【化學分析】 주성분은 alkaloid이고 matrine 1～2%, oxymatrine, sophoranol, anagyrine, methylcytisine, laptifoline, sopocarpine, trifolirhizin 등을 함유하고 flavone배당체, 또 sterol로서 β-sitosterol, stigmasterol, campesterol 등을 함유한다.

【藥理研究】 ① 苦參주사액, gentiantine, alkaloid, oxymatrine, 苦蔘 총플라보논은 부동한 원인으로 생기는 여러 가지 심장리듬 실조를 억제한다. 특히 아코니틴에 의해 생기는 심장리듬 실조에 효과가 좋다. 이 약물의 작용의 메커니즘은 추측건대 일종의 비특이성 quinidine 부류의 효능일 것이다.

② 苦參 총 알칼로이드 및 oxymatrine은 백혈구가 낮아지는 것을 예방하고, 苦參은 또한 방사선에 길항하는 작용을 한다.

③ 苦參은 관상동맥 혈류량을 일정하게 증가하고 심근 빈혈을 보호하며, 아울러 血脂를 낮추는 작용을 한다.

④ 平喘과 祛痰작용을 한다.

⑤ 이뇨 및 소염 · 항알레르기 · 진통 등의 작용을 한다.

⑥ 苦參 알칼로이드는 이질균, 대장균, 변형균, β-연쇄상구균 및 황색포도상구균에 비교적 뚜렷한 억제작용을 한다. 알코올 추출물은 트리코모스 질염에 길항하는데 그 작용의 강도는 黃連보다 약하고 蛇床子와 비슷하며, 또한 종양에 길항하는 일정한 작용을 한다.

백선피 白鮮皮[KP]

Dictamni Radicis Cortex
Dictamnus root bark

【出 典】 神農本草經

【異 名】 白羶 · 白羊 · 地羊鮮 · 金雀兒椒

【起 原】 운향과(Rutaceae) 백선 *Dictamnus dasycarpus* Turcz.의 뿌리껍질이다.*

【採 取】봄과 가을에 캐어 진흙과 모래를 제거하고 코르크층을 벗겨서 曬乾한다.

【性 狀】이 약은 뿌리껍질로 원통 모양으로 말려 있으며 길이 5~15㎝, 지름 1~2㎝, 두께 2~5㎜이다. 바깥 면은 회백색 또는 회황색이며 가는 세로주름과 가는 뿌리 자국이 있고 보통 돌기된 과립 모양의 작은 점이 있다. 안쪽 면은 연한 황색이며 질은 약하여 꺾이기 쉽고 가루성이다. 꺾인 면은 평탄하지 않으며 대개 조각들이 층을 이룬 것 같고 바깥층을 벗겨서 빛을 비추면 반짝이는 작은 점이 보인다. 이 약은 특유한 냄새가 있고 맛은 약간 쓰다.

【産 地】우리나라 전국에 분포한다. 중국의 東北, 河南, 四川, 江蘇 지역이 주산지이다.

【炮 製】白鮮皮 : 잡질을 제거하고 깨끗이 씻어 밀폐하여 축인 후 厚片으로 썰어 건조한다.

【性味 · 歸經】味는 苦하고 性은 寒하며, 脾 · 胃 · 膀胱經에 작용한다.

效 能	主 治
淸熱解毒 · 除濕止痒	濕熱瘡疹, 皮膚瘙痒, 黃疸, 濕痺

이 약물은 性味가 苦 · 寒하고, 苦로 燥濕, 寒으로 靑熱하여 除濕祛風을 겸한 利小便에 의해 濕熱을 배출하므로 濕熱痒瘡의 상용 약물이다. 濕熱이 肌肉에 內蘊하면 밖으로는 濕疹疥癬과 皮膚瘙痒이 발생하고, 濕熱이 下注하면 陰部腫痒과 赤白帶下를 야기시킨다. 이 약물은 脾 · 胃經에 작용하여 肌肉에 流走하여 祛風濕熱하고, 膀胱에 작용하여 利尿효능을 겸하여 濕熱이 小便을 따라 배설하게 하므로 皮膚病에서 濕熱痒瘡을 치료하는 요약이다. 그러므로 皮膚濕疹, 瘙痒을 치료하는데, 主藥으로 風疹, 疥癬에 많이 사용하고, 濕熱黃疸, 濕熱痹痛에는 그리 많이 사용하지 않는다.

【臨床應用】이 약물은 苦味로 燥濕하고, 寒으로 淸熱하므로 淸熱解毒하고 除濕止痒하는 효능이 있어서 濕熱瘡瘍을 치료하는데 장점이 있다. 따라서 苦參 蒼朮 地膚子 등을 배합하여 瘡多膿水, 肌膚濕爛, 陰部腫痛, 濕疹, 風疹, 皮膚瘙痒 등의 증후에 사용하는데, 내복하거나 또는 煎湯해서 外洗한다.

濕熱蘊結로 인한 濕疹, 疥癬, 糜爛, 瘙痒 등에 苦參 蟬退 地膚子 防風 등을 사용한다. 그 예가 急性濕疹湯 · 慢性濕疹湯[經驗方]이다.

濕熱로 인한 帶下, 陰部瘙痒 증후에는 苦參 蛇床子 등을 배합하여 煎湯으로 洗浴한다.

또한 이 약물은 淸熱燥濕하는 작용이 있으므로 濕熱黃疸 및 濕熱痹證에 사용할 수 있으며, 기타 상응하는 약물과 배합하여 응용할 수 있다.

濕熱黃疸에는 茵蔯 등을 배합하는데, 그 예가 白鮮皮湯[經驗方]이다.

風濕熱痹에는 蒼朮 黃柏 防己 牛膝 등을 배합한다.

【用量 · 用法】4.5~9g. 水煎服. 외용 시에는 적당한 양을 취한다.

＊ CP : 白鮮皮(Baixianpi) DICTAMNI CORTEX
芸香科 植物 白鮮 *Dictamnus dasycarpus* Turcz.의 根皮。

本草選錄：[神農本草經]"味苦寒, 主頭風, 黃疸, 咳逆, 淋瀝, 女子陰中腫痛, 濕痺死肌, 不可屈伸起止行步."

[藥性本草]"治一切熱毒風, 惡風, 風瘡, 疥癬赤爛, 眉發脫脆, 皮肌急, 壯熱惡寒, 主解熱黃, 酒黃, 急黃, 谷黃, 勞黃等."

[本草綱目]"爲諸黃風痹要藥, 世醫只施之瘡科, 淺矣."

[方藥合編]"白蘚皮寒治疥癬 疸淋痺癱功不淺"

【化學分析】이 약물은 dictamine, obacunone, obaeulactone, dictamolactoe, 사포닌, 정유, sterol을 함유한다.

【藥理研究】*in vitro*에서 白鮮皮의 1 : 4의 물 추출물은 황색백선균, trichophyton concentricum, Schönlein 황선균 등 여러 가지의 병원균에 대하여 정도의 차이는 있지만 억제작용을 한다. 또한 해열 및 피부 진균을 억제하는 작용을 한다.

대두황권 大豆黃卷[KHP]

Glycine Semen Germinatum

【出 典】神農本草經

【異 名】大豆卷・香鼓・大豆蘖・黃卷・黃卷皮

【起 原】콩과(Leguminosae) 콩 *Glycine max* Merrill의 잘 익은 씨를 발아시킨 것이다.*

【採 取】봄과 가을에 물에 담가 씻은 후 용기에서 발아시키는데 그 뿌리가 0.5~1㎝ 정도 되었을 때 꺼내어 曬乾한다.

【性 狀】이 약의 씨는 타원상이며 납작하고 길이 8~12㎜, 지름 5~7㎜이다. 바깥 면은 황색~흑갈색으로 조금 쭈그러졌고 제점(臍點)이 뚜렷하며 한쪽 끝에 길이 5~10㎜의 구부러진 1개의 배근(胚根)과 2개의 황백색 자엽이 있다. 이 약은 냄새가 없고 씹으면 콩 비린 맛이 있다.

【炮 製】大豆黃卷：大豆를 물에 담가 外皮에 주름이 생길 때 排水용기에 넣고 매일 1~2회 물을 주어 새싹이 6~9㎜ 자라면 꺼내 曬乾한다.

【性味・歸經】味는 甘하고 性은 平하며, 脾・胃經에 작용한다.

效 能	主 治
清熱利濕	濕熱內蘊證, 風濕으로 인한 筋攣膝痛, 水腫脹滿, 小便不利
解表祛暑	暑濕이나 濕溫의 초기병증

이 약물의 性味는 甘・平으로 胃經에 작용하며, 淸熱利濕・發汗解表하고 겸하여 血脈을 通利하는 효능이 있으므로 濕暑나 濕溫 또는 濕熱의 內蘊으로 야기되는 發熱少汗과 胸痞不舒, 骨節煩痛 등의 병증을 치료하는데 적용하면 양호한 효과가 있다.

* CP : 大豆黃卷(Dadouhuangjuan) SOJAE SEMEN GERMINATUM
豆科 植物 大豆 *Glycine max* L. Merr.의 成熟種子의 發芽 加工品。

이러한 효과가 있는 것은 胃의 熱을 散하고 經絡을 통행하게 하여 淸熱開胃함으로써 推陳去積하는 작용을 하기 때문이다.

【臨床應用】① 半夏 茯苓 黃芩 滑石 등을 배합하여 濕痺筋攣, 膝痛, 水腫脹滿 등의 증후를 치료한다.

② 大黃 橘皮 靑葱 등을 배합하여 水腫喘滿과 大小便難을 치료한다

③ 牛黃靑心丸에 가하여 眩暈煩鬱과 痰涎壅塞을 치료한다.

【用量・用法】10～15g. 水煎服.

【使用注意】外感風寒과 汗多에는 忌한다.

> 本草選錄：[長沙藥解] "大豆黃卷, 專泄水濕, 善達木鬱, 通腠理遂濕痺, 行經脈而破血瘀, 療水鬱腹脹之病, 治筋攣膝痛之疾"
>
> [本草便讀] "豆卷, 卽黑豆浸水中生芽者也, 其性味功用與黑豆大同. 然其浸水生芽, 則有生發之氣 故亦能解表. 至於宣風解毒, 乃豆之本性, 能舒筋者, 亦因水濕所困耳."
>
> [方藥合編] 大豆黃卷治筋攣 消水脹滿膝痛痓

【化學分析】黑大豆를 발아시킨 것으로 단백질과 효소 및 xanthypoxanthine을 함유한다.

제 3절 淸熱涼血藥

淸熱涼血약물의 대부분은 苦甘鹹・寒의 약물에 속하고, 주로 血分에 작용하여 營分과 血分의 熱邪를 淸解하는 작용이 있어 주로 血分實熱證인 血熱妄行과 發斑, 發疹 혹은 吐血, 衄血, 便血 등의 出血증상과 舌絳煩躁, 神昏譫語 등의 증후에 적용한다. 熱邪가 營血에 들어가면 종종 傷陰耗液하는데 淸熱涼血 약물 중에는 養陰작용을 겸한 약물도 있어 生地黃 玄參 등은 熱病傷陰의 증후에도 사용한다.

서각 犀角

Rhinocertis Cornu
Rhinoceros horn

【出 典】神農本草經

【異 名】烏犀角・低密・香犀角・犀牛角

【起 原】무소과(犀科；Rhinocerotidae) 印度犀 *Rhinoceros unicornis* L, 爪哇犀 *R. sondaicus* Desmarest, 蘇門犀 *R. sumatrensis* Fischer.의 뿔을 犀角이라 한다.

【採 取】뿔을 잘라 曬乾한다.

【性 狀】① 犀 角：이 약물은 원추형으로 밑 부분에서 위로 갈수록 점차 가늘어지고 약간 구부러져 크기가 같지 않다. 큰 것은 30㎝에 이르는 것도 있고, 표면은 烏黑色으로 下部의 색은 점차 엷어져 회갈색을 띤다. 底部의 주변에는 馬牙狀의 鋸齒가 있는데 높이가 약 3㎝

이고 표면은 울룩불룩하여 고르지 않다. 角底盤은 비교적 크고 긴 원형으로 앞은 좁고 뒤는 넓으며 灰黑色 또는 흑갈색으로 중앙은 움푹 들어가 깊이가 3~6㎝이고 각질은 단단하다.

② 廣 角 : 이 약물은 비교적 길고 크며 길이가 60㎝에 이르는 것도 있다. 底部로부터 위로 향해 점차 가늘어지며, 中部는 둥글고 끝은 구부러져 가늘며 약간 납작하다. 上部는 灰黑色을 띠고 下部는 灰黃色이며 표면은 엉성하고 가는 裂紋이 있다. 底部의 주변에는 엉성한 털이 있고, 底盤은 원형으로 약간 움푹하게 들어갔으며 각질은 단단하다.

【產 地】 犀角은 인도, 네팔, 미얀마, 태국, 말레이시아, 인도네시아 등에서 생산되고, 廣角은 아프리카 동부와 동남부에서 생산된다.

【性味 · 歸經】 味는 苦 · 鹹하고 性은 寒하며, 心 · 肝 · 胃經에 작용한다.

效 能	主 治
涼血止血	血熱吐衄
解毒化斑	熱毒熾盛, 斑疹紫暗
安神定驚	邪入營血, 神昏譫語, 驚厥抽搐

이 약물의 性은 陰寒에 속하고, 味는 苦鹹을 겸하여 心 · 肝經에 작용하여 涼血定驚한다. 陽明胃經에 들어가 淸熱解毒하므로 心經의 邪熱을 淸熱하여 血分의 熱毒을 解毒하고 心火를 淸하여 오로지 血分의 毒을 解毒하는 약물이다.

그러므로 일체의 熱證과 邪氣가 心營에 침입하여 高熱神昏, 痙厥抽搐 혹은 溫毒이 血分에 內陷하여 나타나는 發斑과 發黃 및 熱盛이 원인이 되어 迫血妄行으로 야기되는 吐衄, 下血 등의 증후에 대한 중요한 약물이다.

이 약물은 寒涼한 약물이며, 血分의 藥이므로 熱邪가 營血에 들어가지 않은 증후에는 경솔하게 사용하는 것은 마땅하지 않으며, 妊婦에 대한 사용은 신중을 기해야 한다.

【臨床應用】 ① 犀角은 味鹹으로 血分에 작용하고, 苦寒하여 泄熱하므로 淸熱涼血하는 효능이 있어 血熱妄行으로 인한 皮下出血, 吐血, 衄血 등의 증후에 淸血涼血하는 生地黃 赤芍藥 牡丹皮 등을 배합하여 사용하는데, 그 예가 곧 犀角地黃湯[備急千金要方]이다.

② 犀角의 氣는 淸香하고 淸靈透發하며, 性이 寒하지만 막히지는 않는다. 또한 瀉火解毒 · 涼血化斑하는 작용이 있어서 溫熱病의 熱毒熾盛으로 인한 身熱發斑이나 혹은 痘疹으로 斑疹이 紫暗色인 경우, 혹은 吐衄을 겸한 등의 증후에 玄參 石膏 大靑葉 등을 배합하여 사용하는데, 그 예가 化斑湯[溫病條辨], 犀角大靑湯[傷寒活人書括] 등이다.

熱毒壅滯로 인한 咽喉腫痛의 증후에는 升麻 玄參 大黃 등을 배합하여 응용한다.

③ 心은 神明을 주관하는데, 이 약물은 淸心定驚 · 安神 · 瀉肝止痙하는 효능이 있으므로 溫熱病邪가 營血을 침범하고 熱이 心包에 陷入하여 발생하는 壯熱不退, 心煩不寐 및 神昏譫語, 驚狂 등의 증후에 玄參 丹參 連翹 등을 배합하는데, 그 예가 淸營湯 · 淸宮湯[溫病條辨]이다.

만약 高熱煩躁, 驚厥抽搐인 증후에는 羚羊角 牛黃 冰片을 배합하는데, 그 예가 紫雪丹[千金翼方], 至寶丹[和劑局方]이다.

【用量 · 用法】 0.5~1.5g. 水煎服. 줄로 쓸거나 갈아서 즙을 내어 冲服하거나 丸劑 · 散劑에 넣어 사용한다. 湯劑에는 2~8g. 廣角은 효력이 약하므로 적당하게 양을 증가한다.

【使用注意】 傷寒陰證의 發躁者와 痘瘡氣虛, 無大熱者 및 妊婦에는 忌한다.

本草選錄 : [神農本草經] "治百毒, 瘴氣. 殺鉤吻, 鴆羽, 蛇毒."

[名醫別錄] "療傷寒, 溫疫, 頭痛寒熱, 諸毒氣."

[日華子本草] "治心煩, 止驚, 退熱消痰, 解山瘴溪毒, 鎭肝明目, 治中風失音, 熱毒風, 時氣發狂."

[本草綱目] "磨汁治吐血, 衄血, 下血及傷寒蓄血發狂譫語, 發黃發斑, 頭瘡稠蜜, 內熱裏陷或不結痂, 瀉肝驚心, 清胃解毒."

[方藥合編] "犀角酸寒化毒邪 消腫血熱並制蛇"

【化學分析】 20종의 amino acid (Ser, Gly, Val, Thr, Tyr, Ala, Ileu, Leu 등), thiolactic acid, $CySO_3H$, ethanolamin, peptide로서 ($CySO_3H$, Asp, Ala), ($CySO_3H$, Asp, Val, Thr), (Lys, Arg, Glu, Ser, Gly) 등을 함유한다.

【藥理研究】 ① 일정한 抗驚작용을 하고, strychnine의 驚厥 잠복기와 동물의 생존기를 연장하며, 동물의 驚厥 반응률 및 사망률을 낮춘다. 그러나 메트라졸과 카페인의 작용에는 영향을 주지 않는다. 犀角은 또 penthobarbital sodium으로 생기는 마우스 수면시간을 연장한다.

② 강심작용을 한다. 이는 주로 심근을 직접적으로 흥분시킨 결과이다. 혈압에 대해서는 먼저 상승시키고 후에는 하강시킨다. 이 작용은 처음에 혈관을 수축하고 후에는 혈관을 확장시키는 작용 때문이다. 혈압이 정상으로 회복된 후 또 점차적으로 높아지는데 심장흥분작용이 이때에는 혈관 확장을 초과하였거나 혹은 혈관 확장 작용이 이미 제거되었기 때문일 것이다.

③ 犀角은 처음에 백혈구를 일과성적으로 낮추고 후에는 높인다. 특히 중성 백혈구 숫자를 높이는 작용이 제일 뚜렷하다.

④ 적출 토끼 장관과 자궁에 대해 흥분작용을 한다.

생지황 生地黃[KHP]

Rehmanniae Radix Recens
Fresh rehmania root

【出 典】 神農本草經

【異 名】 生地 · 鮮地黃 · 地髓 · 原生地 · 生地黃

【起 原】 현삼과(Scrophulariaceae) 지황 *Rehmannia glutinosa* (Gaertner) Liboschitz ex Steudel의 신선한 뿌리이다.*

【採 取】 초겨울이나 가을에 캐어 건조하는데 신선한 塊根(生地黃)을 천천히 불에 쪼여 건조한 것을 乾地黃이라 한다.

【性 狀】 이 약은 신선한 뿌리로 원기둥 모양~방수형을 이루고 길이 5~15㎝, 지름 8~20㎜로서 더러는 꺾이어졌거나 구부러진 것도 있다. 바깥 면은 황적색~황적갈색을 띠고 가로로 깊이 패어진 골이 있다. 질은 매우 연하여 잘 꺾인다. 꺾은 면은 평탄하며 목부는 흰색, 피부는 연한 황적색이다. 이 약은 특유한 냄새가 약간 있고 맛은 달고 약간 쓰다.

【産 地】 우리나라의 중부 이남 지방에서 재배하고, 중국의 河南, 河北, 內蒙古 및 東北 지역이 주산지이다.

【炮 製】 ① 生地黃(鮮地黃) : 잡질을 제거하고 깨끗이 씻어 厚片으로 썰거나 즙을 내어 사용한다.

② 乾地黃 : 生地黃을 炒製 용기에 넣고 文火로 80% 건조시키면 속이 흑색으로 변화하면서 유연해질 때 꺼내어 曬乾한다.

③ 地黃炭 : 地黃片을 炒製 용기에 넣고 뚜껑을 덮고 밀폐하여 武火로 가열하여 焦黃色으로 변할 때까지 炒한다.

【性味 · 歸經】 ① 生地黃 : 味는 苦 · 甘하고 性은 寒하며 心 · 肝 · 腎經에 작용한다.
② 乾地黃 : 味는 甘 · 苦하고 性은 寒하며, 心 · 肝 · 腎經에 작용한다.

效 能	主 治
① 生地黃 : 清熱涼血 生津止渴	血熱熾盛으로 인한 吐衄, 崩中, 發斑 等症, 咽喉腫痛 大熱煩渴
② 乾地黃 : 清熱涼血 養陰生津	溫熱病 熱入營血, 熱迫血溢의 出血證 熱病傷陰, 消渴證, 腸燥便秘

生地黃의 甘 · 寒, 質潤한 性味는 腎經에 작용하여 腎陰을 滋養하고 潤燥하며, 苦寒의 性味는 心 · 肝 · 血分에 작용하여 清營涼血하므로 邪熱을 泄하는 要藥이다. 그러므로 溫熱病의 熱이 營血에 작용하거나 혹은 熱이 陰液을 손상하고 또한 血熱妄行 등으로 나타나는 각종 병증에 적용한다. 다만 이 약물은 寒潤한 약물이 되어 陽을 상하게 하거나 胃를 장애하기 쉬우므로 만약 脾가 虛하여 濕邪가 阻滯하고 食小便溏 증후에는 忌한다.

중국에서 生地黃이라고 하는 것은 鮮地黃과 乾地黃을 포괄하여 말하며, 중국에서 사용하고 있는 鮮地黃은 우리나라에서 사용하고 있는 生地黃이고, 중국에서 사용하고 있는 生地黃은 우리나라의 乾地黃에 해당된다. 이 두 약물은 모두 養陰涼血 작용을 한다. 다만 鮮地黃은 苦味가 甘味보다 강하고 氣가 大寒하여 清熱涼血에 더욱 좋은 효과가 있고, 乾地黃은 甘味가 苦味보다 강하여 滋陰養血하는 효능이 양호하다. 그러므로 急性熱病에는

* CP : 地黃(Dihuang) REHMANNIAE RADIX
玄參科 植物 地黃 *Rehmannia glutinosa* Libosch.의 新鮮 또는 干燥塊根。

鮮地黃이 적용되고, 慢性陰虛의 血少證에는 乾地黃을 적용하는 것이 좋다. 또한 乾地黃은 炒炭하면 止血하는 효능이 강하여 오직 失血證에 적용한다.

【臨床應用】 ① 이 약물은 寒하고 질이 潤하다. 이 약물은 涼血·養陰하는 작용이 있으므로, 溫熱病의 熱이 營血에 들어가 身熱, 口乾, 舌絳의 여러 가지 증후에 淸營養陰하는 玄參 麥門冬 犀角 金銀花 등을 배합하는데, 그 예가 淸營湯[溫病條辨], 犀角地黃湯[千金方] 등이다.

血熱妄行으로 야기되는 衄血, 尿血, 便血 및 崩漏(生殖器出血) 등의 모든 出血症에 涼血止血하는 側柏葉 生荷葉 艾葉 茜草根 등을 배합하는데, 그 예가 四生丸[校注婦人良方]이다.

또한 血熱로 인한 發斑, 發疹에는 犀角 牡丹皮 赤芍藥을 배합하여 사용하는데, 그 예가 犀角地黃湯[備急千金要方]이다.

血熱로 인한 皮膚病 즉 濕疹, 蕁痲疹 등의 병증에는 當歸 蟬蛻 防風 등을 배합하는데, 그 예가 消風散[外科正宗]이다.

② 이 약물은 질이 潤하고 즙이 많으며, 養陰生津하는 효능이 있으므로 다음과 같은 여러 증후에 사용된다.

熱病傷陰으로 舌紅口乾의 증후에는 沙參 麥門冬 玉竹 등의 淸養胃陰하는 약물을 배합하는데, 그 예가 益胃湯[溫病條辨]이다.

煩渴多飮하는 消渴證에는 黃芪 葛根 栝樓根 등을 배합하는데, 그 예가 滋膵飮[醫學衷中參西錄]이다.

溫熱病後期에 餘熱이 모두 제거되지 않은 데다 津液은 이미 상하여 夜熱早涼하는 증후와 만성병인데 陰虛內熱로 인한 潮熱인 증후에 知母 靑蒿 鼈甲 등 滋陰淸虛熱의 약물을 배합하는데, 그 예가 靑蒿鱉甲湯[溫病條辨]이다.

熱이 津液을 상하게 하여 腸燥便秘가 발생하는 증후에 玄參 麥門冬을 배합하는데, 그 예가 增液湯[溫病條辨]이다.

【用量·用法】 鮮地黃 12~30g.·乾地黃 9~15g. 水煎服.

【使用注意】 脾虛濕滯나 腹滿便溏인 증후에는 忌한다.

本草選錄:[神農本草經] "主折跌絶筋, 傷中, 逐血痹, 塡骨髓, 長肌肉, 作湯除寒熱積聚, 除痹. 生者尤良."

[名醫別錄] "主男子五勞七傷, 女子傷中, 胞漏下血, 破惡血, 溺血, 利大小腸, 去胃中宿食, 補五腸, 內傷不足, 通血脈, 益氣力, 利耳目."

[本經逢原] "乾地黃, 內專涼血滋陰, 外潤皮膚榮澤, 病人虛而有熱自宜加用之, 戴元禮曰:陰微陽盛, 相火熾强, 來承陰位, 日煎煎熬, 陰虛火旺之症, 宜生地黃以滋陰退陽. ……病人元氣本虧, 因熱邪閉結, 而舌乾焦黑, 大小便秘, 不勝攻下者, 用此於淸熱藥中, 通其秘結最佳, 以其有潤燥之功, 而無滋膩之患也."

[方藥合編] "初採沈水浮者 名天黃, 半浮沈半沈者名人黃, 沈者名地黃, 沈者佳, 半沈者次之 浮者不堪用.", "生地微寒淸濕熱　骨蒸煩勞消瘀血", "生乾地凉除寒熱 心膽血虛肺吐血"

【化學分析】生地黃에는 rehmannin, mannitol, 비타민 A류의 물질 및 철 등을 함유한다.

【藥理硏究】生地黃에는 다음과 같은 약리 작용이 있다. ① 이 약물은 혈액의 응고를 촉진하는 작용이 있다.

② 强心작용이 있으며 허약해진 심장에 대하여 그 작용은 특히 현저하며, 주로 심근에 작용하는 것이다.

③ 이뇨작용이 있으며 이는 强心작용 또는 신장혈관을 확장시키는 것에 있다.

④ 혈당을 떨어뜨리는 작용이 있어 당뇨병을 치료하는데, 사용된다.

현삼 玄參[KP]

Scrophulariae Radix
Scrophularia root

【出 典】神農本草經

【異 名】元參・黑參・烏玄參・重台・鬼藏・正馬・鹿腸・玄台

【起 原】현삼과(Scrophulariaceae) 현삼 *Scrophularia buergeriana* Miquel 또는 중국 현삼(中國玄參) *Scrophularia ningpoensis* Hemsley의 뿌리이다.*

【採 取】立冬 전후에 莖葉이 말랐을 때 캐어 幼芽, 鬚根을 제거하고 깨끗이 씻어 曬乾하거나 烘乾하여 반쯤 건조한 후 3~6일 동안 쌓아 놓고 내부가 검게 변색되도록 여러 번 반복하여 건조한다.

【性 狀】이 약은 뿌리로 불규칙하게 구부러져 있고 긴 원주형~방추형으로 길이 4~15㎝, 지름 1~3㎝이다. 바깥 면은 황갈색~갈색이고 거친 세로주름이 있으며 옆으로 긴 피목과 드문드문 잔뿌리 자국이 있다. 질은 단단하며 꺾기 힘들고 꺾인 면은 흑갈색을 띤다. 이 약은 특유한 냄새가 있고 맛은 약간 달며 후에 조금 쓰다.

【產 地】우리나라 전국에서 재배되고, 중국의 長江流域과 陝西, 福建 등의 지역에 야생하거나 또는 재배한다.

【炮 製】玄 參 : 殘莖과 蘆頭 및 잡질을 제거하고 깨끗이 씻어 축인 후 厚片으로 썰어 건조하거나 축인 후 밀폐하여 시루에 쪄서 식힌 다음 薄片으로 썰어 건조한다.

【性味・歸經】味는 甘・苦・鹹하고 性은 微寒하며, 肺・胃・腎經에 작용한다.

效 能	主 治
淸熱養陰	熱入營分, 傷陰口乾, 肺燥乾咳
解毒散結	熱病發斑, 咽喉腫痛, 癰腫瘡毒, 瘰癧痰核

* CP : 玄參(Xuanshen) SCROPHULARIAE RADIX
玄參科 植物 玄參 *Scrophularia ningpoensis* Hemsl.의 根。

이 약물의 性味는 甘苦鹹하고, 寒하다. 苦·寒으로 瀉火解毒하고, 甘·寒으로 滋腎養陰하며, 鹹寒質潤은 또한 능히 軟堅潤燥한다. 그러므로 이 약물은 주로 腎經에 들어가 腎水를 强壯하고 浮遊하는 火를 제압하므로써 淸上徹下의 효능이 있어 滋陰降火의 要藥이 되며, 또한 潤燥, 軟堅解毒하는 효능을 갖추고 있다. 그러므로 陰虛證과 熱毒證에 적용하며 더욱이 邪熱이 內盛하여 腎陰不足인 병증에 대해서는 반드시 필요한 약물이다. 그러나 약성이 寒하여 滑腸하므로 脾胃虛寒, 食少便溏의 증후에는 忌한다.

【臨床應用】 ① 이 약물은 性이 寒하고 질이 潤하며, 淸熱養陰하는 효능이 있어 다음과 같은 증후에 사용한다.

溫熱病으로 熱이 營分을 침범하여 陰이 손상되고 身熱, 口乾舌絳 등의 증후가 나타나거나 邪氣가 心包에 陷入하여 神昏譫語하는 등의 모든 증후에 生地黃 犀角 連翹 등을 배합하여 사용하는데, 그 예가 淸營湯·淸宮湯[溫病條辨] 등이다.

陰虛로 인한 肺燥乾咳의 증후에는 百合 貝母 甘草 등을 배합하여 사용하는데, 그 예가 百合固金湯[醫方集解]이다.

② 滋陰降火와 涼血解毒하는 작용이 있어서 血熱發斑의 증후에 犀角 升麻 등을 배합하는데, 그 예는 化斑湯[溫病條辨]이다.

熱毒으로 인한 咽喉의 腫脹疼痛 증후에는 梔子 升麻 黃芩 등을 배합하는데, 그 예가 玄參升麻湯[醫宗金鑑], 玄參解毒湯[外科正宗] 등이다.

鹹味는 軟堅散結하는 그 解毒散結하는 작용으로 咽喉腫痛, 癰腫瘡毒, 瘰癧痰核 등의 증후에 상용되며, 또한 喉痹를 치료하며 특히 虛火上炎 및 咽喉乾痛인 증후에는 桔梗 甘草 등을 배합하는데, 그 예가 玄麥甘桔湯[中成藥製劑手冊] 등이다.

白喉陰虛도 치료하는데, 그 예가 養陰淸肺湯[重樓玉鑰]이며, 癰腫瘡毒을 치료하는 경우에는 金銀花 連翹 紫花地丁 등을 배합하고, 또한 金銀花 當歸 甘草를 배합하면 脫疽를 치료하는데, 그 예는 四妙勇安湯[驗方新編]이다.

瘰癧(경부 임파선종), 痰核을 치료할 경우에는 浙貝母 牡蠣를 배합하는데, 그 예가 消瘰丸[醫學心悟]이다.

【用量·用法】 9~15g. 水煎服.

【使用注意】 脾胃寒濕에는 忌한다.

本草選錄: [神農本草經] "主腹中寒熱積聚, 女子産乳餘疾, 補腎氣, 令人目明."

[本草品匯精要] "消咽喉之腫, 瀉無根之火."

[本草綱目] "滋陰降火, 解斑毒, 利咽喉, 通小便血滯."

[本草正義] "療胸膈心肺熱邪, 淸膀胱肝腎熱結. 療風熱之咽痛, 泄肝陽之目赤, 止自汗盜汗, 止吐血衄血." "玄參賦禀陰寒, 能退邪熱, 而究非滋益之品."

[醫學衷中參西錄] "玄參, 味甘微苦, 性涼多液, 原爲淸補腎經之藥. 又能入肺以淸肺家燥熱, 解毒消火, 最宜於肺病結核, 肺熱咳嗽. [本經]謂其治産乳餘疾, 咽其性涼而不寒又善滋陰, 且兼

有補性, 故産後血虛生熱及産後寒溫諸症, 熱入陰明者, 用之最宜. 愚生平治産後外感實熱, 其重者用白虎加人參湯, 以玄參代方中知母. ……又治外感大熱已退, 其人眞陰虧損, 舌乾無津, 胃液消耗, 口苦懶食者, 又恒用玄參兩許, 加潞當參二, 三錢 連服數劑自愈."

[方藥合編] "玄參苦寒淸相火 消腫骨蒸補腎可"

【化學分析】 玄參 *S. ningpoensis*에는 iridoid 배당체의 harpagide, harpagoide 외 phenypropanoid 배당체, cinnamic acid, sterol유, 지방산류를 함유한다. 北玄參 *S. buergeriana*에는 harpagoside와 8-(*O*-methyl-*p*-coumaroxy)harpagide를 약 4 : 1로 함유한다.

【藥理硏究】 ① 玄參 물 추출물, 알코올 추출물 및 湯劑는 마취한 개, 고양이, 토끼 등의 많은 동물에 모두 강압작용을 하며 아울러 일정한 혈관확장작용과 강심활성도 있다.

② 鎭靜·抗驚 및 해열작용을 한다.

③ 집토끼 皮下에 玄參 추출물을 5g/kg의 표준으로 주사한 결과 혈당을 약간 낮춘다. 그러나 효과는 地黃보다 못하다. 玄參 추출물은 일부 피부진균에 일정한 억제작용을 한다.

④ 알코올 추출물은 관상동맥의 혈류량을 증가하고 산소 결핍에 길항 능력을 증강한다.

목단피 牡丹皮[KP]

Moutan Radicis Cortex
Moutan root bark

【出 典】 神農本草經

【異 名】 丹皮·粉丹皮·牧丹·牡丹根皮·苦王·苦相·百兩金·木芍藥

【起 原】 작약과(Paeoniaceae) 목단 *Paeonia suffruticosa* Andrews의 뿌리껍질이다.*

【採 取】 가을과 초봄에 3~5년생의 뿌리를 캐어 수염뿌리와 莖芽를 제거하고 根皮를 벗겨 曬乾한다.

【性 狀】 이 약은 뿌리껍질로 관상~반관상이며 길이 5~8㎝, 지름 10~15㎜, 두께 2~6㎜이다. 바깥 면은 어두운 갈색~자색을 띤 갈색이며 가로로 길고 작은 타원형의 곁뿌리 자국과 세로 주름이 있으며 안쪽 면은 연한 회갈색~어두운 자색을 띠고 편평하다. 꺾인 면은 거칠고 안쪽 면 및 꺾인 면에는 때로 흰색의 결정이 붙어 있다. 이 약은 특유한 냄새가 있고 맛은 약간 맵고 쓰다.

【産 地】 우리나라 전국에서 재배한다. 중국의 安徽, 河南, 山東, 河北 지역이 주산지이다.

【炮 製】 ① 牡丹皮 : 잡질과 목심을 제거하고 깨끗이 씻어 물에 30분~1시간 정도 물에 담가 축인 후 薄片으로 썰어 曬乾한다.

② 炒丹皮 : 牡丹皮片을 炒製 용기에 넣고 文火로 황색이 될 정도로 炒한다.

* CP : 牡丹皮(Mudanpi) MOUTAN CORTEX
毛茛科 植物 牡丹 *Paeonia suffruticosa* Andr.의 根皮。

③ 丹皮炭 : 牡丹皮片을 炒製 용기에 넣고 武火로 焦黑色 또는 炭黑色이 될 때 清水를 뿌려 불꽃을 끄고 그늘에 식혀 건조한다.

④ 酒丹皮 : 丹皮片에 술을 뿌려 고루 섞어 밀폐하여 축인 후 文火로 炒하여 건조한다 (丹皮片 100kg당 黃酒 10kg).

【性味 · 歸經】 味는 苦 · 辛하고 性은 微寒하며, 心 · 肝 · 腎經에 작용한다.

效 能	主 治
清熱涼血	熱入血分의 發斑疹, 吐衄, 月經先期, 經前發熱, 陰虛發熱
活血散瘀	血滯經閉, 癥積, 外瘍內癰

이 약물의 性味는 苦辛 · 微寒하고 氣가 清香하다. 血分에 작용하여 苦寒은 血熱을 清熱하고, 辛味는 瘀血을 行血하게 하여 涼血散瘀하는 효능이 있어 瘀滯하지 않게 하며, 活血하여도 妄行하지 않게 하는 특징이 있다. 그 氣가 清芳하여 陰分의 伏熱을 清透하므로 熱邪가 營血에 침입하여 야기되는 吐衄, 斑疹 등의 증후와 血滯經閉, 損傷瘀血, 陰分伏熱에 의한 夜熱朝涼 및 血熱로 인한 瘀血停滯 등 증후에 적용한다.

그러나 결국은 活血行瘀의 약물이므로 月經過多나 妊婦에는 신중을 기하고, 血熱을 清하는데는 生用하며, 散瘀에는 반드시 酒炒하고, 止血에는 炒炭하여 사용한다.

牡丹皮와 生地黃은 陰虛發熱을 치료하나, 다만 生地黃은 甘寒滋潤하고 작용이 강하여 능히 生陰함으로써 清熱하며, 牡丹皮는 清芳透達로 熱을 退하여 生陰을 유리하게 하므로 두 약물을 輔佐하여 상용한다.

또한 牡丹皮는 心經에 작용하여 血脈의 瘀滯를 통행하게 하는 효능이 桂枝와 비슷하다. 그러나 桂枝는 性이 溫하여 血脈 중의 寒滯를 通하게 하고, 牡丹皮는 性이 寒하여 血脈 중의 熱結을 제거하여 一寒一熱이므로 그 性이 같지 않아 적용하는 병증도 각기 다르다.

【臨床應用】 ① 이 약물은 血 중의 伏熱을 清하는데 좋은 효능이 있으므로, 다음과 같은 증후에 사용한다.

溫病의 경우 熱이 血分을 침범하여 斑疹이 나타날 때 사용하며, 겸하여 血熱을 清하게 하며 妄行하지 않게 할 수 있으므로, 血熱妄行으로 인한 皮下出血, 吐血, 衄血에 犀角 赤芍藥 生地黃 등을 배합하는데, 그 예가 犀角地黃湯[備急千金要方]이다.

婦女의 月經週期가 빨라지고, 월경하기 전에 發熱이 있거나, 혹은 倒經證인 경우에 白芍藥 黃芩 柴胡 등을 배합하는데, 그 예가 宣鬱通經湯[傅青主女科]이다.

虛熱을 清하게 하므로 無汗骨蒸을 치료한다. 陰虛內熱 혹은 溫熱病 後期의 陰分伏熱, 夜熱朝涼 등의 증후에 知母 生地黃 鱉甲 등을 배합하는데, 그 예가 青蒿鱉甲湯[溫病條辨]이다.

肝鬱火旺 및 肝陽上亢(고혈압을 포함)으로 인한 煩熱에는 梔子 柴胡 白芍藥 등을 배합하는데, 그 예가 丹梔逍遙散[校注婦人良方]이다.

② 牡丹皮의 味는 辛하고, 活血散瘀하는 작용 또한 강하여 血의 흐름을 순조롭게 하고 瘀血을 머무르지 않게 할 수 있으며, 특히 瘀血이면서 熱이 있는 경우에 적용된다.

瘀血로 인한 血滯經閉, 痛經 및 癥積(腹腔腫瘤) 등의 증후에 桃仁 赤芍藥 當歸 桂枝 등을 배합하는데, 그 예가 桂枝茯苓丸[金匱要略], 膈下逐瘀湯[醫林改錯] 등이다.

跌扑損傷으로 인한 瘀滯腫痛인 증후에는 乳香 沒藥 蘇木 등을 배합한다.

淸熱凉血·散瘀消腫하는 작용이 있으므로 癰腫과 內癰을 치료한다. 癰腫의 치료에는 金銀花 連翹 白芷 등을 배합하며, 腸癰초기의 치료에 大黃 桃仁 冬瓜仁 등을 배합하는데, 그 예가 大黃牡丹湯[金匱要略]이다.

【用量·用法】 6~12g. 水煎服. 淸熱凉血에는 生用, 活血散瘀에는 酒炒, 止血에는 炒炭한다.

【使用注意】 通經活血에 작용하므로 血虛有寒, 妊婦 및 月經過多에는 忌한다.

> **本草選錄**: [神農本草經] "主寒熱, 中風瘈瘲, 痙, 驚癎邪氣, 除癥堅瘀血留舍腸胃, 安五腸, 療癰瘡."
>
> [日華子本草] "除邪氣, 悅色, 通關腠血脈, 排膿, 通月經, 消扑損瘀血, 續筋骨, 除風痹, 落胞下胎, 産後一切冷熱血氣."
>
> [重慶堂隨筆] "丹皮雖非熱藥, 而氣香味辛, 爲血中氣藥, 專於行血破瘀, 苦能墜胎, 消癖. 所謂能止血者, 瘀去則新血自安, 非丹皮眞能止血也. 血虛而感風寒者, 可用以發汗, 若無瘀而血熱妄行, 及血虛而無外感者, 皆可不用, 惟入於養陰劑中, 則陰藥借以宣行而不滯, 幷可收其凉血之功, 故陰虛熱入血分而患赤痢者, 最爲妙品. 然氣香而濁, 極易作嘔, 胃弱者服之卽吐, 諸家[本草]皆未言及, 用者審之."
>
> [方藥合編] "牧丹苦寒通經血　無汗骨蒸血分熱"

【化學分析】 monoterpine 배당체로는 paeoniflorin, oxypaeoniflorin, benzoylpaeoniflorin, benzoyloxypaeoniflorin 등이고 phenol류로는 paeonoside, paeonolide, apiopaeonoside, paeonol등이며 그 외 tannin, 정유를 함유한다.

【藥理研究】 ① 丹皮 페놀 및 그 밖의 glucoside는 모두 소염작용을 하는데, 후자의 작용이 더 강하다. 丹皮 70% 알코올 추출물은 모세 혈관의 투과성을 억제하고, 육아종의 형성을 억제하지 못한다. 알코올 추출물을 분리하여 얻은 benzoyl paeoniflorin은 adenosine-diphosphate 배당체(ADP)로 인한 혈소판 응집을 억제하고 微血栓 형성을 예방한다. benzoyl paeoniflorin은 profibrinolysin과 섬유단백 lysosome의 활성을 억제한다. 이상에서 알 수 있는 것처럼 丹皮의 소염작용은 이 약물에 함유된 상술한 성분과 관계된다. 丹皮는 항알레르기작용을 한다.

② 丹皮 페놀은 진통·진정·抗驚厥·해열 등 중추 억제작용을 한다.

③ 丹皮 湯劑 및 丹皮페놀을 제거한 湯液은 모두 강압작용을 한다. 丹皮 페놀을 제거한 湯液의 작용이 丹皮 페놀의 작용보다 오래 지속된다.

④ 丹皮페놀은 스트레스로 생긴 마우스 궤양병을 억제하고 흰쥐의 위액분비를 억제한다.

⑤ 丹皮는 마우스 조기 임신에 길항한다. 丹皮 페놀은 동물의 자궁 점막을 충혈 시키고 通經작용을 한다.

⑥ 湯液은 황색포도상구균, 용혈성연쇄구균, 고초균, 대장균, 이질균, 녹농균, 티푸스균, 파라티푸스균, 변형균, 폐렴쌍구균, 콜레라균 등에 모두 비교적 강한 억제작용을 한다.

적작약 赤芍藥

Paeoniae Radix Rubra
Peony root

【出 典】 神農本草經

【異 名】 芍藥·木芍藥·紅芍藥·赤芍·京赤芍

【起 原】 [KP] 작약(芍藥); 작약과(Paeoniaceae) 작약 *Paeonia lactiflora* Pallas 또는 기타 동속근연식물의 뿌리이다.*

【採 取】 봄과 가을에 캐어 蘆頭와 鬚根을 제거하고 깨끗이 씻어 曬乾한다.

【性 狀】 이 약은 뿌리로 원주상이며 때로 구부러져 있고 길이 5~20㎝, 지름 10~25㎜이며 큰 뿌리는 세로로 쪼개져 있다. 바깥 면은 흰색 또는 갈색을 띠고 깨끗하나 세로 주름이 뚜렷하며 때로 주름 또는 잔뿌리의 잘린 자국이 오목하게 패어 있고 가로로 피목이 뚜렷하며 뿌리 상부에는 줄기 자국이나 덜 벗겨진 갈색의 껍질이 간혹 남아 있다. 질은 단단하며 쉽게 꺾어지지 않는다. 이 약은 특유한 냄새가 있고 맛은 처음에는 조금 달고 후에 떫으며 약간 쓰다.

【產 地】 우리나라는 황해도에 야생하고, 중국의 內蒙古, 四川 및 東北 지방이 주산지이다.

【炮 製】 赤芍藥 : 잡질을 제거하고 깨끗이 씻어 물에 축인 후 厚片으로 썰어 曬乾하거나 또는 炒한다.

【性味·歸經】 味는 苦하고 性은 微寒하며, 肝經에 작용한다.

效 能	主 治
清熱涼血	熱入血分의 發斑疹 혹은 吐衄, 熱淋, 血淋
祛瘀止痛	血滯經閉, 痛經, 跌打損傷, 癰腫

이 약물의 性味는 苦·寒으로 清熱涼血·散瘀止痛·淸肝涼火하는 효능이 있어 주로 涼血活血에 작용한다. 血分의 實熱을 清熱시키고, 瘀血留滯를 散하는 효능이 우수하여 涼血祛瘀하는 要藥이다. 그러므로 熱入營血의 斑疹, 血熱吐衄, 血瘀로 인한 經閉, 經痛, 癥瘕, 跌打損傷, 癰腫瘡瘍, 產後의 瘀血積聚 또는 肝鬱化火로 인한 目赤, 脇痛 등과 血熱·

* CP : 赤芍(Chishao) PAEONIAE RADIX RUBRA
毛茛科 植物 芍藥 *Paeonia lactiflora* Pall., 혹 川赤芍 *Paeonia veitchii* Lynch.의 根。

血瘀・肝火 등으로 인한 여러 가지 증후에 사용한다. 그러나 血虛에 無瘀나 月經過多 및 妊婦에는 忌한다.

赤芍藥의 효능은 牡丹皮와 비슷하여 兩者는 涼血散瘀하므로 두 약물은 항상 相須 효능으로 응용한다. 다만 牡丹皮는 淸熱涼血작용이 비교적 우수하여 血分의 實熱뿐만 아니고 陰虛發熱・虛熱骨蒸에도 적용하는데, 赤芍藥은 血熱實熱에만 사용하는 외에 活血止痛・淸肝火에 뛰어나므로 肝熱目痛, 肝鬱脇痛에 사용한다.

【臨床應用】 ① 이 약물은 淸肝涼血하는 효능으로 다음과 같은 증후에 사용된다.

血分鬱熱을 淸熱하고 溫熱病의 熱이 血分을 침범하므로 인해 몸에 열이 나고, 斑疹, 血熱妄行으로 야기되는 吐血, 衄血 등의 증후에 犀角 牡丹皮 生地黃 玄參 등을 배합하는데, 그 예가 犀角地黃湯[備急千金要方]이다.

만약 斑疹의 색깔이 윤기가 없으면 紫草 蟬蛻 紅花와 같은 약물을 배합하는데, 그 예가 紫草快斑湯[張氏醫通]이다.

血淋 및 熱淋으로 인한 小便不利의 증후에는 小薊 白茅根 茜草 등을 배합한다.

② 이 약물은 祛瘀止痛・行滯消腫하는 효능이 우수하여 다음과 같은 증후에 사용한다.

婦女의 血滯經閉와 痛經 증후에 當歸 川芎 등을 배합하는데, 그 예가 滋血湯[三因極一病證方論]이다.

跌撲損傷 및 胸腹瘀痛, 癥瘕積聚 등의 모든 증후에는 乳香 桃仁 紅花 등을 배합하는데, 그 예가 膈下逐瘀湯・通竅活血湯[醫林改錯], 血府逐瘀湯[醫林改錯] 등이다.

偏癱인 증후에는 黃芪 地龍 등을 배합하는데, 그 예는 補陽還五湯[醫林改錯]이다.

癰腫 혹은 內癰초기 증후에는 金銀花 乳香 皂角刺 등을 배합하는데, 그 예가 仙方活命飮[校注婦人良方]이다.

肝熱로 인한 目赤腫痛에는 菊花 木賊 夏枯草 등을 배합하여 응용한다.

【用量・用法】 6～12g. 水煎服.

【使用注意】 虛寒性의 經閉와 痛經에는 忌한다.

本草選錄 : [神農本草經] "主邪氣腹痛, 除血痹, 破堅積, 寒熱疝瘕, 止痛, 利小便, 益氣."

[名醫別錄] "通順血脈, 緩中, 散惡血, 逐賊血, 去水氣, 利膀胱大小腸, 消癰腫, 時行寒熱, 中惡腹痛, 腰痛."

[滇南本草] "瀉脾火, 降氣, 行血, 破瘀, 散血塊, 退血熱, 攻癰瘡, 治疥癩."

[藥品化義] "瀉肝火."

[本草求眞] "赤芍於白芍主治略同, 但白則有斂陰益營之力, 赤則止有散邪行血之意, 白則能於土中瀉木, 赤則能於血中活滯, 故凡腹痛堅積, 血瘕疝痹, 經閉目赤, 因於積熱而成者, 用此則能涼血逐瘀, 與白芍主補無瀉, 大相遠耳."

[方藥合編] "赤芍酸寒能散瀉　破血通經產後怕"

【化學分析】 monoterpenoide 배당체는 paeoniflorin, paeonol, paeonin, albiflorin, oxy-paeoniflorin, benozoylpaeonifloin 등, 기타 tannin류 gallotannin, eugeniin, 정유, sucrose, 지방유, 점액질, 전분, 단백질, 수지, benzoic acid, β-sitosterol, triterpene류 등을 함유한다.

【藥理硏究】 ① 解痙작용을 한다. 모르모트와 흰쥐의 摘出 장관, 생체 위의 운동, 흰쥐의 자궁 평활근 등에 모두 억제작용을 한다.

② 鎭靜·抗驚 및 止痛작용을 한다. paeoniflorin은 비교적 좋은 소염 및 해열작용을 한다.

③ 이질균·티푸스균·녹농균·대장균·변형균 및 백일해간균, 포도상구균, 용혈성연쇄구균, 폐렴쌍구균, 콜레라균과 일부 진균, 유행성감기 바이러스, 포진병독, 腸道병독 등에 대해 정도의 차이는 있으나 모두 억제작용을 한다.

④ 관상동맥을 확장하고 산소결핍에 길항하는 능력을 증강한다.

⑤ 赤芍藥의 부틸알코올 추출물을 직접적인 항암작용이 있고 아울러 탐식세포의 기능을 촉진하고 암세포 내의 cAMP 수준을 높인다. 赤芍藥과 일부 항암 약물을 배합하여 사용한 결과 일부 실험성 종양에 대한 억제 효과를 증강하고 암전이 작용도 없다.

자근 紫根[KP]

Lithospermi Radix
Lithospermum root

【出 典】 神農本草經

【異 名】 紫草·紫丹·地血·紫草茸·紫草根

【起 原】 지치과(Boraginaceae) 지치 *Lithospermum erythrorhizon* Siebold et Zuccarini, 신강자초(新疆紫草) *Arnebia euchroma* Johnst. 또는 내몽자초(內蒙紫草) *Arnebia guttata* Bunge의 뿌리이다.*

【採 取】 봄과 가을에 캐어 曬乾한다.

【性 狀】 ① 지치 : 이 약은 뿌리로 약간 가늘고 긴 방추형으로 간혹 분지 되어 있고 길이 6~10㎝, 지름 5~15㎜이다. 바깥 면은 어두운 자색~자갈색을 띠고 피부는 거칠고 얇게 벗겨지기 쉽다. 대부분 꼬인 깊은 세로 홈이 있고 때로 목부까지 이른다. 근두에는 때로 줄기의 잔경이 붙어 있다. 꺾어지기 쉽고 꺾인 면은 입상이며 빈틈이 많다. 이 약은 특유한 냄새가 약간 있고 맛은 조금 달다.

② 신강자초(新疆紫草) : 이 약은 뿌리로 고르지 않은 긴 원주형이고 대부분은 비틀어져 있으며 길이 7~20㎝, 지름 10~25㎜이다. 바깥 면은 적자색~자갈색이고 피부는 성글며 막대기형 조각 모양이고 보통 10여 층이 중첩되어 있으며 쉽게 떨어진다. 맨 끝에는 분지된 줄기자국이 보일 때가 있다. 질은 성글고 연하며 가볍다. 이 약은 특유한 냄새가 있고 맛은 약간 쓰고 떫다.

---

* CP : 紫草(Zicao) ARNEBIAE RADIX
紫草科 植物 新疆紫草 *Arnebia euchroma* (Royle) Johnst. 또는 內蒙紫草 *Arnebia guttata* Bunge의 根。

③ 내몽자초(內蒙紫草) : 이 약은 뿌리로 원추형~원주형이고 비틀어져 있으며 길이 6~20㎝, 지름 15~40㎜이다. 근 두부는 대개 크고 맨 끝에는 줄기가 하나 또는 여러 개가 있으며 짧고 딱딱한 털이 덮여있다. 바깥 면은 적자색 또는 어두운 자색이고 피부는 대개 얇으며 보통 여러 층이 서로 중첩되어 있고 쉽게 떨어진다. 질은 딱딱하면서 무르고 쉽게 잘라진다. 이 약은 특유한 냄새가 있고 맛은 떫다.

【產 地】 우리나라의 전국에 분포하며, 중국의 黑龍江, 遼寧, 河北, 河南, 安徽, 貴州, 江蘇 지역이 주산지이다.

【炮 製】 紫 草 : 잡질을 제거하고 물에 축여 厚片으로 썰거나 小段으로 썰어 건조한다.

【性味 · 歸經】 味는 甘 · 鹹하고 性은 寒하며, 心 · 肝經에 작용한다.

效 能	主 治
涼血 · 活血 · 透疹	血熱毒盛으로 痲疹不透, 溫熱病, 發斑疹
解毒療瘡	瘡瘍, 濕疹, 陰痒, 燙傷

이 약물의 性味는 甘 · 寒하고 질이 潤하여 淸潤의 약물이며, 血分에 작용하여 涼血活血 · 解毒透疹하고 겸하여 滑腸 · 利小便 한다. 따라서 임상에서 痲疹의 치료와 예방하는데 상용된다. 모든 血熱毒盛의 鬱滯로 인하여 痲疹이 欲出不暢하고 斑疹紫黑, 대소변의 秘澀 병증에 가장 적절하다. 이 외에도 이 약물은 瘡瘍, 濕疹, 燒傷 등의 증상에 熬膏로 외용하는데, 이는 涼血解毒의 효능이 있기 때문이다.

그러나 이 약물은 性이 寒滑하므로 脾胃虛寒, 便溏인 증후에는 忌한다.

【臨床應用】 ① 淸熱涼血하고 活血解毒 작용이 있으므로 血分에 熱毒이 壅盛하여 痲疹이 不透하거나 혹은 溫熱病으로 인해 發斑, 透發이 不暢, 혹은 紫暗色을 띠는 증후에 大靑葉 牛蒡子 蟬蛻 赤芍藥 連翹 등을 배합하는데, 그 예가 紫草快斑湯 · 紫草消毒飮[張氏醫通] 등이다.

紫草는 滑腸 · 利尿작용을 겸하여 斑疹에 大小便不利를 겸한 증후에도 적용이 되며, 또한 甘草 등과 끓여 복용하면 痲疹을 예방할 수 있으며, 발병률을 감소시키거나 증상을 경감시킬 수 있다.

또한 이 약물은 淸熱涼血에 작용하므로 血熱妄行으로 인한 吐衄 혹은 血淋 등의 증후에 生地黃 小薊 白茅根 등 涼血止血하는 약물을 배합하여 사용한다.

② 그 涼血解毒작용을 이용하여 癰疽瘡瘍, 慢性潰瘍, 陰痒(子宮頸糜爛을 포함), 濕疹, 水火燙傷 등의 증후에는 油膏로 만들어 외용약으로 많이 쓰며, 또한 내복도 가능하다. 單用하거나 혹은 當歸 血竭 白芷 등을 배합하는데, 그 예가 生肌玉紅膏[外科正宗]이다.

【用量 · 用法】 5~9g. 水煎服. 외용에는 대체로 연고로 만들어 사용한다.

【使用注意】 이 약물은 가벼운 寒滑 작용이 있으므로 脾虛便溏에는 忌한다.

本草選錄: [神農本草經] "主心腹邪氣, 五疸, 補中益氣, 利九竅, 通水道."
[本草圖經] "治傷寒時疾, 發瘡疹不出者, 以此作藥, 使其發出."
[本草綱目] "治斑疹, 痘毒, 活血涼血, 利大腸." "紫草, 其功長於涼血活血, 利大小腸, 故痘疹欲出未出, 血熱毒盛, 大便閉澀者宜用之, 已出而紫黑便閉者亦可用. 若已出而紅活, 及白陷大便利者, 切宜忌之."
[本草正義] "紫草, 氣味苦寒, 而色紫入血, 故清理血分之熱, 古以治臟腑之熱結, 後人則專治痘瘍, 而兼療斑疹, 皆涼血淸熱之正旨. 楊仁齋以治癰瘍之便閉, 則凡外瘍家血分實熱者, 皆可用之, 且一切血熱妄行之實火病, 及血痢, 血痔, 溲血, 淋血之氣壯邪實者, 皆在應用之例, 而今人僅以爲痘家專藥, 治血熱病者, 治外瘍者, 皆不知有此, 疏矣."
[方藥合編] "紫草苦寒通九竅　利水消膨痘疹要"

【化學分析】 *L. erythrorhizon*(지치)의 뿌리에는 자색색소 acetylshikonin, shikonin, β, β-dimethylacrylshikonin, isobutylshikonin, β-hydroxyisovalerylshikonin, isovalerylshikonin, α-methyl-n-butylshikonin, deoxyshikonin 등을 함유하고 있다. *A. euchroma*(新疆紫草)의 뿌리에는 acetylshikonin, shikonin, β-dimethylacrylshikonin, β-hydroisovaleryl-lshikonin, teracrylshikonin, deoxyshikonin, anhydroalkannin이 분리되어 있다.

【藥理硏究】 ① 황색포도상구균, 대장균, 티푸스균, 이질균 및 일부 피부진균, 유행성감기 바이러스 등을 억제한다. B형간염 표면항원(HBsAg)의 면역반응을 억제한다. 紫草 湯液의 물 추출물 紫草多糖은 단순포진 바이러스를 억제하는 뚜렷한 작용을 한다. 紫草는 또 종양에 길항하는 일정한 활성이 있다.

② 에테르(ether), 알코올 혹은 물 추출물, shikonin, acetylshikonin 등을 長服하거나 국소에 사용하면 모두 소염작용을 한다. 아울러 급성염증 삼출기의 혈관 투과성의 항진, 삼출과 수종 및 증식기 염증에 모두 길항한다. 동물의 부신을 적출한 후에도 여전히 소염 활성이 있다. 紫草 추출물 혹은 기타 색소로 연고를 만들어 국소에 사용한 결과 육아조직의 증식과 상처의 유합을 촉진시킨다. 紫草는 또 약간의 해열작용을 한다.

③ 紫草는 모두 피임작용을 하고 발정주기 및 생육 능력을 뚜렷이 억제하고 복용을 중지하면 원상태를 회복한다. 마우스에 紫草를 경구 투여한 결과 모두 뇌하수체 성선자극 호르몬 및 융모막 성선자극 호르몬작용에 길항한다.

④ 新疆紫草는 강심작용을 한다. 紫草 湯劑를 적은 양으로 사용할 경우 심장을 흥분시키고 많은 양을 사용할 경우에는 억제한다.

제 4절 清熱解毒藥

淸熱解毒 약물은 火熱을 淸熱하고 腫毒을 해소시키는 효능이 있으므로 火熱壅盛에 의한 癰腫瘡癤, 丹毒, 斑疹, 咽喉腫痛, 및 毒痢, 蟲蛇咬傷 등을 치료하는데, 사용된다. 임상에서 淸熱解毒藥을 응용할 때는 반드시 熱毒의 다양한 증상에 근거하여 淸熱藥의 특수성에 따라 정확한 약물을 선택하여야 하며, 또한 배합에도 중시하여야 한다. 예를 들면 熱毒이

血分에 있을 경우는 涼血藥을 배합하고, 火熱熾盛인 경우에는 瀉火藥을 배합한다. 또한 表邪가 겸하였으면 解表藥을 배합하고, 熱毒이 濕邪를 품은 경우는 利濕 또는 燥濕藥을 배합하며, 瘡瘍이 虛에 속하는 경우는 補血藥을 배합하고, 瘡癰喉痹에는 또한 외용藥을 배합한다. 淸熱解毒藥은 보편적으로 항균 및 抗病毒의 작용이 있으며 일부 약물은 解毒과 소염작용이 있다.

淸熱解毒 약물은 약성이 모두 寒涼하므로 陰證·寒證을 띠는 瘡瘍, 喉痹, 痢疾, 發斑 또는 感染性疾患에는 사용하지 않는다.

금은화 金銀花[KP]

Lonicerae Flos
Lonicera flower

【出 典】 名醫別錄

【異 名】 忍冬花·銀花·鷺鷥花·二花·雙花·禹根花

【起 原】 인동과(Caprifoliaceae) 인동덩굴 *Lonicera japonica* Thunberg의 꽃봉오리 또는 막 피기 시작한 꽃이다.*

【採 取】 여름철 꽃이 피기 전에 채취하여 曬乾하거나 陰乾한다.

【性 狀】 이 약은 꽃봉오리 또는 막 피기 시작한 꽃으로 작은 막대~깔때기 모양을 한 꽃봉오리와 입술 모양의 꽃이 섞여 있다. 길이 15~35㎜이고 윗부분은 직경 약 3㎜, 아랫부분은 직경 약 1.5㎜이다. 바깥 면은 황백색 또는 녹백색이고 오래 저장한 것일수록 색은 진하다. 이 약은 특유한 냄새가 있고 맛은 담백하며 약간 쓰다.

【產 地】 우리나라 전국에 분포하고, 중국의 대부분 지역과 山東에서 많이 나고 河南에 나는 것이 비교적 품질이 좋다.

【炮 製】 ① 金銀花 : 체로 쳐서 부스러기와 잡질을 제거하고 건조한다.

② 金銀花炒 : 炒製 용기에 金銀花를 넣고 文火로 짙은 황색이 될 정도로 炒한다.

③ 金銀花炭 : 金銀花를 炒製 용기에 넣고 文火로 焦黃色이 될 정도가 될 때 물을 뿌려서 불꽃을 끄고 그늘에서 건조한다.

【性味·歸經】 味는 甘하고 性은 寒하며, 肺·胃·心經에 작용한다.

效 能	主 治
疏散風熱	外感風熱 혹은 溫病의 초기의 발열, 暑熱
淸熱解毒	瘡癰癤疔, 腸癰, 肺癰
涼血止痢	熱毒의 下痢膿便이나 血便

* CP : 金銀花(Jinyinhua) LONICERAE JAPONICAE FLOS
忍冬科 植物 忍冬 *Lonicera japonica* Thunb.의 花蕾 또는 帶初開的花。

이 약물의 性味는 甘·寒하고 맑은 향기가 있으며, 甘寒으로 淸熱하여 胃를 상하지 않으며 芳香으로 透達하여 肺經風熱을 宣散하고, 心胃의 熱毒을 풀어 散熱解毒의 要藥이다. 또한 이 약물은 질이 輕揚으로 肺經에 작용하여 肺經의 邪熱을 善散하므로 風熱을 宣散하여 風熱表證을 다스리는 良藥이다.

이 약물을 炒炭하면 血分에 작용하여 熱毒血痢를 치료하는데, 이는 淸熱解毒·止血하는 효능이 나타나기 때문이다. 또한 이 약물을 사용하는데 있어서 熱毒癰腫에는 용량을 많이 쓰는 것이 좋고, 溫病發熱에는 적게 쓰는 동시에 반드시 生用하며, 血痢血便에는 炒炭하여 사용한다.

【臨床應用】① 이 약물은 性이 寒하고, 風熱을 疏散하며, 淸熱解毒 작용이 뛰어남과 동시에 表邪를 透散시킨다.

外感風熱 혹은 溫病초기의 發熱, 微惡風寒, 發疹 등의 증후에 荊芥 薄荷 連翹 등을 배합하여 淸泄疏散작용을 증강시키는데, 그 예가 銀翹散[溫病條辨]이다.

外感暑熱에는 물에 담가 두었다가 차로 대신하거나 혹은 金銀花露를 만들어 이용하며, 혹은 菊花 荷葉 등을 배합하면 淸熱解暑 작용을 하는데, 그 예가 淸絡飮[溫病條辨]이다.

만약 熱이 氣分에 작용하여 壯熱, 煩渴, 脈洪大 등인 증후에는 石膏 知母 등을 배합하고, 熱이 營血에 작용하여 神煩少寐하거나 斑疹이 은은하게 나타나고 舌絳하면서 마르는 증후에 生地黃 玄參 丹參 등을 병용함으로써 透熱轉氣, 淸營護陰하며 涼血解毒하는 효과를 나타내는데, 그 예가 淸營湯[溫病條辨]이다.

② 金銀花는 또한 瘡癰癤疔 등의 外瘍 및 腸癰, 肺癰 등 여러 가지 內癰의 치료에 蒲公英 野菊花 黃芩 등, 淸熱解毒약물을 배합하여 癰腫癤疔을 치료하는데, 그 예가 五味消毒飮[醫宗金鑑], 仙方活命飮[校注婦人良方] 등이다.

腸癰에는 地楡 黃芩 玄參 등을 배합하는데, 그 예가 淸腸飮[辨證錄]이고, 또한 四妙勇安湯[驗方新編]은 이 약물에 玄參 當歸 甘草를 배합하고 아울러 각 약물의 용량을 가중시킨 것으로 熱毒型 脫疽를 치료한다.

③ 熱毒瀉痢, 下痢膿血 증후에 淸熱解毒·涼血止痢하는 약효를 발휘하는데, 單用할 수 있으며, 그 예로서 [惠直堂經驗方]에 煆金銀花를 사용하며, 白痢에는 白糖을 가하고, 紅痢에는 紅糖을 넣고 달여서 痢疾을 치료하였다고 하였다. 또한 黃連 黃芩 白頭翁 등을 배합하여 응용한다.

【用量·用法】6~15g. 熱毒熾盛에는 30~60g 水煎服.

일반적으로 血痢, 血便에는 炒炭하여 쓰고, 疏散風熱·淸熱解毒에는 生品을 사용한다.

【使用注意】虛寒의 泄瀉, 氣虛의 外瘍膿淸에는 忌한다.

本草選錄：[名醫別錄] "寒熱身腫熱毒."

[本草綱目] "一切風濕氣, 及諸腫毒·癰疽·疥癬·楊梅諸惡瘡, 散熱解毒."

[景岳全書] "金銀花, 善於化毒, 故治癰疽·疥癬·楊梅·風濕諸毒, 誠爲要藥, 毒未成者能散,

毒已成者能潰, 但其性緩, 用須倍加, 或用酒煮服, 或搗汁攙酒頓飮, 或研爛拌酒厚敷. 若治瘰癧上部氣分諸毒, 用一兩許時常煎服極效."

[本經逢原] "金銀花, 解毒去膿, 瀉中有補, 癰疽潰厚之聖藥. 但氣虛膿淸, 食小便瀉者勿用."

[方藥合編] "金銀花甘癰善退　未成則散已成潰"

【化學分析】 정유에는 약 30여 종류의 성분을 함유하고 그 내용은 linalool, pinene, tetrahydrofuran, citronellol, α-terpineol, benzylalcohol, carvacrol, eugenol, benzylethylalcohol, 1-hexene 등이고 花蕾에는 chlorogenic acid 등과 flavone유도체로서 luteolin, lonicein, inositol 등이며 그 외 glycoside 등을 함유한다.

【藥理硏究】 ① 항균작용이 있다. 예를 들면 황색포도상구균, 용혈성연쇄상구균, 폐렴쌍구균, 백일해간균, Shiga's bacillus, 티푸스균, 파라티푸스균, 콜레라균, 녹농균, 대장균, 人型결핵균, 뇌막염쌍구균, 및 렙토스피라속, 피부진균, 유행성 감기 바이러스 등에 모두 일정하지 않은 억제작용을 한다. 균억제작용을 하는 주요성분은 chlorogenic acid 및 isochlorogenic acid 이다.

② 소염작용이 있다. 염증성 삼출을 억제하고 아울러 炎性增生을 억제하며 또한 해열 및 백혈구의 탄식(呑食) 기능을 높인다.

③ 중추신경계통에 대해 흥분 활성작용을 한다. 그 작용의 강도는 카페인의 1/6이다.

④ 혈청 콜레스테롤을 낮추는 일정한 작용을 하고 마우스 장내 콜레스테롤을 흡수한다.

⑤ 추출물을 경구 투여하면 실험성 위궤양에 경도의 예방 효과가 있다. 대량의 chlorogenic acid를 경구 투여할 경우 위장의 유동을 증강하고 위액 및 담즙의 분비를 추진한다.

인동 忍冬[KP]

Lonicerae Folium et Caulis
Lonicera leaf and stem

【出 典】 名醫別錄

【異 名】 忍冬藤 · 金銀花藤 · 朏藤 · 忍寒草

【起 原】 인동과(Caprifoliaceae) 인동덩굴 *Lonicera japonica* Thunberg의 잎 및 덩굴성 줄기이다.*

【採 取】 가을과 겨울에 채취하여 曬乾한다(⇒ *p246* 金銀花 참조).

【性 狀】 이 약은 잎 및 덩굴성 줄기로 잎은 원형으로 전연이며 길이 3~7㎝, 너비 1~3㎝로 짧은 잎자루가 붙어 있다. 윗면은 녹갈색, 아랫면은 연한 회록색을 띤다. 줄기는 지름 약 1~4㎜이고 바깥 면은 회황갈색~자갈색이며 횡단면은 원형으로 가운데가 비어 있다. 이 약은 거의 냄새가 없고 맛은 약간 떫고 후에 쓰다.

---

* CP : 忍冬藤(Rendongteng) LONICERAE JAPONICAE CAULIS
忍冬科 植物 忍冬 *Lonicera japonica* Thunb. 莖枝。

【炮 製】忍冬 : 잡질을 제거하고 깨끗이 씻어 밀폐하여 축인 후 小段으로 썰어 건조한다.

【性味·歸經】味는 甘하고 性은 寒하며, 肺·胃經에 작용한다.

效 能	主 治
清熱解毒	溫病發熱, 熱毒血痢, 癰腫瘡瘍
疏散風熱	風濕熱痹, 關節紅腫熱痛

이 약물의 性味는 甘寒하여 清熱解毒 작용을 하는데, 그 解毒작용은 金銀花에 미치지 못하나, 단 經絡을 通하게 하는 작용이 있어 經絡의 風熱을 제거하여 止痛하므로 風熱痹痛과 關節紅腫熱痛, 風濕麻痹 등 經絡不利 등의 병증을 치료하는데, 상용한다.

【臨床應用】① 忍冬(帶葉花)을 건조한 것은 40g, 鮮品은 120g을 煎湯하여 四時 外感으로 發熱口渴, 肢體疼痛하는 등의 증후에 사용한다.

② 甘草節를 배합하여 일체의 癰疽를 치료한다.

③ 忍冬 40g 豨薟草 16g 鷄血藤 20g 老鶴草 20g 白薇 16g을 배합하여 風濕性關節炎을 치료할 때에 水煎服한다.

【用量·用法】9~30g. 水煎服.

【使用注意】脾胃虛寒에는 忌한다.

[方藥合編] "忍冬甘寒外感初 熱痢熱渴並癰疽"

【化學分析】잎에는 lonicerin, 즉 luteolin-7-rhamno-glucoside와 luteolin 등의 flavonoid류를 함유하고, 줄기에는 tannin, alkaloid를 함유한다.

연교 連翹[KP]

Forsythiae Fructus
Forsythia fruit

【出 典】神農本草經

【異 名】連殼·旱連子·大翹子·空殼

【起 原】물푸레나무과(Oleaceae) 의성개나리 *Forsythia viridissima* Lindley 또는 연교(連翹) *Forsythia suspensa* Vahl의 열매이다.*

【採 取】가을에 성숙한 果實을 따서 蒸熟 혹은 끓인 물에 담갔다가 曬乾한다.

【性 狀】이 약은 열매로 난원형~긴 난원형의 삭과(蒴果)이고 길이 15~25㎜, 너비 5~10㎜이며 양 끝이 뾰족하고 기부에 열매꼭지가 남아 있는 것이 있다. 바깥 면은 연한 갈색~어두운 갈색이고 여기에 연한 회색의 작은 융기점이 흩어져 있으며 2개의 세로 홈이 있다. 이 약은 약간 특유한 향기가 있고 맛은 쓰다.

* CP : 連翹(Lianqiao) FORSYTHIAE FRUCTUS
木犀科 植物 連翹 *Forsythia suspensa* (Thunb.) Vahl의 果實。

① 청교(靑翹) : 열매가 막 익기 시작하여 녹색 빛이 남아 있을 때 채취한 것을『靑翹』라 하는데, 대부분 벌어지지 않고 바깥 면은 녹갈색이며 볼록한 회백색의 작은 반점이 비교적 적다. 질은 단단하며 씨가 많이 들어 있다. 씨는 황록색이고 가늘고 길며 한쪽에는 날개가 있다.

② 노교(老翹) : 완전히 익었을 때 채취한 것을『老翹(黃翹)』라 하며, 위쪽 끝에서부터 벌어졌거나 또는 두 쪽으로 갈라져 있다. 바깥 면은 황갈색~적갈색이고 안쪽 겉면은 황갈색이며 평활하고 1개의 세로 격막이 있다. 질은 무르고 씨는 갈색이며 대부분 이미 탈락되어 있다.

【産 地】 우리나라 전국에서 서식하며 특히 경북의 의성산이 유명하다. 중국의 山西, 河南省이 주산지이다.

【性味·歸經】 味는 苦하고 性은 微寒하며, 心·肺·小腸經에 작용한다.

效 能	主 治
淸熱解毒	外感風熱 혹은 溫病의 초기
消癰散結	外瘍內癰, 瘰癧, 痰核, 喉痹

이 약물의 性味는 苦·寒하고 苦味는 瀉火, 寒性은 淸熱하며, 또한 질이 輕淸하여 上浮함으로써 表裏를 透達하고 淸心瀉火하는데, 上焦의 風熱을 散하는 특징이 있다. 그러므로 外感風熱이나 또는 急性熱病으로 인한 煩熱神昏, 血熱發斑의 병증에 상용한다.

또한 이 약물은 心火를 淸하는 동시에 氣血을 宣暢하며 血結氣聚를 散하고, 瀉火解毒·消腫散結하는 효능이 있어 瘡瘍腫毒, 瘰癧結核 등의 증후에 聖藥이다.

이 외에도 淸熱·利小便에도 작용하므로 熱結尿閉, 熱淋의 小便不通에 사용한다.

그러나 이 약물은 性味가 苦寒하므로 脾胃가 虛寒한 경우나 혹은 癰腫이 이미 潰하여 膿淸色淡인 경우에 적용하는 것은 적절하지 않다.

金銀花와 連翹는 양호한 淸熱解毒작용이 있어 透熱達表하고 또한 裏熱을 淸하고 瘡毒을 解毒하므로 內外를 막론한 각종 疾病과 熱毒의 여러 증후를 치료하는데, 相須작용으로 치료효과가 증강된다. 다만 金銀花는 甘하여 胃를 傷하지 않게 하고 表熱을 淸解하는데 편중되고, 連翹는 苦寒하고 胸膈裏熱을 淸解하는데 편중된다. 또한 金銀花는 涼血하므로 熱毒血痢를 치료하고, 連翹는 散結하여 瘰癧結核을 치료한다.

【臨床應用】 ① 이 약물은 비록 果實이지만 질이 매우 輕揚하여 淸熱解毒하며 겸하여 昇浮宣散하는 효능이 있으며, 表裏 및 氣血을 모두 淸하게 하는데 金銀花와 相須작용을 하며, 아울러 牛蒡子 菊花 薄荷 등을 배합하여 外感風熱 혹은 溫病초기에 사용하는데, 그 예가 銀翹散[溫病條辨], 桑菊飮[溫病條辨] 등이다.

또한 連翹心은 心熱을 淸熱하게 할 수 있으므로 熱이 心包에 작용하여 高熱이 나거나 煩躁神昏, 夜間發熱, 不眠 등의 증후에 犀角 生地黃 玄參 蓮子心 등을 배합하는데, 그 예가 淸宮湯[溫病條辨]이다.

② 옛사람들은 連翹를 칭하여 이르기를 "瘡家의 聖藥"이라고 한 것과 같이, 熱毒이 쌓이고 뭉쳐진 瘡毒癰腫의 모든 外瘍과 腸癰, 肺癰 등 각종 內癰에 상용한다. 金銀花 野菊花 蒲公英 등을 배합하는데, 그 예가 淸上防風湯[萬病回春], 連翹消毒飮[醫宗金鑑], 連翹解毒湯[瘍醫大全] 등이다.

瘰癧痰核에는 夏枯草 혹은 消瘰丸(玄參 牡蠣 貝母)[醫學心悟]을 배합하여 사용한다.

咽喉腫痛의 喉痺에는 山豆根 桔梗 甘草 등을 배합한다.

連翹는 또한 血熱로 인하여 斑疹이 발생한 것을 치료하는데, 이 경우는 赤芍藥 紫草 大棗 등을 배합하여 사용한다.

이 외에도 熱結의 尿閉, 小便不利, 排尿痛 熱淋, 血淋 등의 증후에 淡竹葉 木通 車前子 赤小豆 등을 배합하는데, 그 예가 麻黃連翹赤小豆湯[傷寒論]이다.

【用量·用法】 6~12g. 水煎服. 외용에는 適量.

【使用注意】 脾胃虛弱者와 氣虛發熱 및 癰疽已潰나 膿淸色淡에는 忌한다.

本草選錄: [神農本草經] "主寒熱, 鼠瘻, 瘰癧, 癰腫惡瘡, 癭瘤, 結熱, 蠱毒."

[藥性本草] "主通利五淋, 小便不通, 除心家客熱."

[日華子本草] "通小腸, 排膿, 治瘡癤, 止痛, 通月經."

[醫學衷中參西錄] "連翹, 具升浮宣散之力, 流通氣血, 治十二經血凝氣聚, 爲瘡家要藥. 能透肌解表, 淸熱逐風, 又爲治風熱要藥. 且性能托毒外出, 又爲發表疹癮要藥. 爲其性涼而升浮, 故又善治頭目之疾, 凡頭疼、目疼、齒疼、鼻淵, 或流濁涕成腦漏證, 皆能主之."

[方藥合編] "連翹苦寒消癰毒 氣聚血凝濕熱屬"

【化學分析】 phenethyl alcohol배당체로서 forsythol, forsythoside A, B 등과 lignan으로는 phillyrine, phillygenin, arctin 등, triterpenoid로는 betulinic acid, oleanolic acid, ursolic acid, pinoresinol, β-amyrinacetate 등, flavonoid로는 rutin 등, 그 외 정유 등을 함유한다.

【藥理硏究】 ① 항균작용이 있다. 예를 들면 황색포도상구균, 용혈성연쇄상구균, 폐렴구균, 이질균, 페스트균, 티푸스균, 대장균, 人型결핵균, 변형균, 백일해균, 디프테리아균 및 렙토스피라속, 진균, 유행성 감기바이러스 등에 정도의 차이는 있으나 억제작용을 한다. 항균 효과를 나타내는 성분은 連翹페놀이며 連翹종자의 정유에도 항균 및 항바이러스작용이 있고 아울러 일부 활성은 껍질보다 강하다. 근래에 와서 連翹의 줄기를 분리하여 신형 항진균물질 連翹 glucoside-B를 얻었다.

② 소염작용이 있다. 염증성 삼출을 뚜렷하게 억제하나 增生에는 영향을 주지 않는다. 이는 국소 염증을 치료하는데, 유리하다. 連翹를 "瘡家聖藥"이라 하는 임상 경험에 부합된다. 連翹는 또 마우스의 염증성 삼출세포의 탐식 능력을 증강하고 아울러 유기체의 방어 기능을 증강한다.

③ 連翹주사액 및 잎의 수용성 성분은 모두 강압작용을 한다. 그러나 300%의 連翹주사액 10g/kg을 고양이 정맥에 주사한 결과 티푸스균으로 생긴 내독소 저혈압을 상승시키고

쇼크에 길항한다. 이러한 작용은 혈관을 확장하고 심장 수출량을 증가하며 미세순환을 개선하는 작용과 관계된다. 이 약물에 함유된 rutin은 말초혈관의 치밀도를 증강하므로 모세혈관 파혈출혈, 皮下溢血 등에 止血작용을 한다.

④ 肝 손상에 길항하고 解熱・鎭吐・利尿 등의 작용을 한다.

포공영 蒲公英[KHP]

Taraxaci Herba
Dandelion

【出 典】新修本草

【異 名】黃花地丁・蒲公丁・婆婆丁・凫公英・蒲公草・仆公英・地丁

【起 原】국화과(Compositae) 민들레 *Taraxacum platycarpum* H. Dahlstedt, 서양민들레 *Taraxacum officinale* Weber, 털민들레 *Taraxacum mongolicum* Handel-Mazzetti, 흰민들레 *Taraxacum coreanum* Nakai의 전초이다.*

【採 取】봄과 여름에 꽃이 피기 전이나 후에 뿌리와 같이 채취하여 曬乾한다.

【性 狀】이 약은 전초로 긴 방추형의 뿌리와 근두부에 긴 타원형이며 날개 모양으로 갈라진 잎이 여러 개 붙어 있다. 길이 5~30㎝, 뿌리의 지름 5~20㎜이다. 잎의 바깥면은 황록색~회록색이고, 뿌리는 연한 갈색~흑갈색이며 꽃과 열매가 달려 있는 것도 있다. 이 약은 냄새가 거의 없고 맛은 쓰다.

【產 地】우리나라 전국에 분포하며, 중국의 전 지역에 고루 분포한다.

【炮 製】蒲公英 : 잡질을 제거하고 깨끗이 씻은 후 小段으로 썰어 曬乾한다.

【性味・歸經】味는 苦・甘하고 性은 寒하며, 肝・胃經에 작용한다.

效 能	主 治
清熱解毒	癰腫瘡瘍, 乳癰, 腸癰, 肺癰, 喉痹, 目赤腫痛
利尿通淋	濕熱黃疸, 熱淋澀痛

이 약물의 性味는 苦甘・寒하고 苦味로 滯氣를 散하며, 甘味로 解毒, 寒性으로 清熱하므로 강한 清熱解毒・消癰散結하는 효능이 있다. 외과의 각종 熱毒癰腫 및 기타 熱毒으로 인한 병증에 상용하는 중요한 약이다. 이 약물은 또한 疏鬱通乳 작용을 겸하고 있어 乳癰의 치료에 더욱 양호하며, 乳癰 초기에 紅腫堅硬하고 膿腫이 아직 형성되지 않는 증후에도 뚜렷한 치료효과가 있다. 최근 임상에서 清熱解毒 작용 외에 利尿작용과 緩下하는 효능이 있는 것으로 밝혀져 上氣道炎과 肺炎, 急性肝炎, 急性膽囊炎, 尿路感炎 및 十二指腸潰瘍 등의 증후에 비교적 좋은 효과가 있다. 그러나 이 약물은 苦寒한 약물이므로 장기간이나

* CP : 蒲公英(Pugongying) TARAXACI HERBA
菊科 植物 蒲公英 *Taraxacum mongolicum* Hand. Mazz. 碱地蒲公英 *Taraxacum borealisinense* Kitam. 혹 동속 근연 식물의 全草。

과량을 사용하면 泄瀉腹痛을 야기하므로 實熱火毒이 아니면 그 응용이 적당하지 않다.

【臨床應用】 ① 이 약물은 淸熱解毒하는 효능과 아울러 消癰散結하는 효능이 있어 外瘍 및 內癰 등의 熱毒 증후를 치료하는데 상용하며, 또한 내복할 뿐만 아니라 外敷도 한다.

乳癰초기에 紅腫疼痛을 치료하는 要藥이다. 單劑 혹은 瓜蔞 靑皮 등을 배합한다. [本草衍義補遺]에서는 乳癰을 치료하는데, 이 약물과 忍冬을 함께 달여 진하게 복용한다고 하였다. 癰腫瘡瘍, 疔毒에는 紫花地丁 金銀花 野菊花 등을 배합하는데, 그 예가 五味消毒飮[醫宗金鑑]이다.

腸癰에는 大黃 敗醬草 牡丹皮 등을 배합하고, 肺癰에는 魚腥草 桔梗 등을 배합한다. 또한 夏枯草 浙貝母 등을 배합하여 瘰癧結核을 치료할 수 있고, 玄參 板藍根 등을 배합하여 喉痹, 咽喉腫痛을 치료한다.

이 약물은 또한 淸肝明目하는 효능이 있어 肝火上炎으로 인한 目赤腫痛에는 菊花 夏枯草 黃芩 등을 배합하고 또한 單味의 煎液으로 洗眼한다.

② 利濕通淋·淸利濕熱작용을 이용하여 濕熱黃疸 및 小便熱淋 澀痛 등의 증후를 치료한다. 濕熱의 黃疸인 경우에는 茵蔯 板藍根 柴胡 山梔子 등을 배합하고, 熱淋의 小便不利에는 金錢草 白茅根 등을 배합한다.

【用量·用法】 9~15g. 대량에는 60g. 水煎服. 외용에는 適量

【使用注意】 과량에서는 泄瀉를 일으킨다.

> 本草選錄 : [新修本草] "主婦人乳癰腫, 水煮飮之封之."
> [本草衍義補遺] "化熱毒, 消惡腫結核, 解食毒, 散滯氣."
> [滇南本草] "敷諸瘡腫毒, 疥癬癬瘡 ; 祛風, 消諸瘡毒, 散瘰癧結核 ; 止小便血, 治五淋癃閉, 利膀胱."
> [本草綱目拾遺] "療一切毒蟲蛇傷."
> [本草求眞] "蒲公英, 能入陽明胃, 厥陰肝, 涼血解熱, 故乳癰, 乳岩爲首重焉. 緣乳頭屬肝, 乳房屬胃, 乳癰, 乳岩, 多因熱盛血滯, 因此直入二經, 外敷散腫臻效, 內消須與夏枯草、貝母、連翹, 白芷等藥同治."
> [隨息居飮食譜] "淸肺, 利嗽化痰, 散結消癰, ……通乳."
> [方藥合編] "蒲公英苦除食毒　消腫潰堅結核屬"

【化學分析】 이 약물의 전초에는 L-asparagin, 잎에는 flavoxanthin, 비타민 B_2, 뿌리에는 tarxasterol, taraxerol, taraxacin 및 caffeic acid를 함유한다.

【藥理硏究】 ① 湯劑와 물 추출물은 황색포도상구균, 용혈성연쇄구균 및 카타르구균에 비교적 강한 억제작용을 한다. 그리고 폐렴쌍구균, 뇌막염쌍구균, 디프테리아균, 플렉스너균, 녹농균 및 렙토스피라속 등에 일정한 억제작용을 한다.

② 적출실험에서 湯劑는 인체 말초혈액 림프세포의 母세포 전환률을 높인다. 이는 유기체의 면역 기능을 격발한다는 것을 말한다.

③ 利膽·肝보호 및 일정한 이뇨작용을 한다.

자화지정 紫花地丁[KHP]

Violae Herba
Tokyo violet herb

【出 典】本草綱目

【異 名】獨行虎・地丁・地丁草

【起 原】제비꽃과(Violaceae) 제비꽃 *Viola mandshurica* W.Becker 또는 호제비꽃 *Viola yedoensis* Makino의 전초이다.*

【採 取】5~8月 열매가 성숙하면 뿌리째 캐어 진흙을 제거하고 曬乾한다.

【性 狀】① 제비꽃 : 이 약은 무경종(無莖種)으로 엽체, 엽병, 화병 및 뿌리분이 부서지기 쉬우며 잎은 긴 세모꼴~난형 또는 피침형을 이루고 잎가장자리는 둔거치(鈍鉅齒)를 이룬다. 잎 끝 부분은 둔하고 길이 3~6㎝, 너비는 1~3㎝에 이른다. 바깥 면은 녹갈색~엷은 갈색을 띠고 엽병은 약간 구부러져 있고, 길이 3~8㎝이다. 엽병은 기부로부터 엽체부위로 올라감에 따라 날개 모양으로 넓혀졌다.

② 호제비꽃 : 이 약은 쭈그러진 덩어리를 이루고 주근은 긴 원추형이고 지름 1~3㎜며 담황갈색이고 세로 주름이 있다. 엽기는 회록색이고 엽편을 펴면 피침형 또는 난상피침형이며 길이는 1.5~6㎝, 지름 1~2㎝이다. 잎 끝은 둔두이고 기부는 절형 또는 심형이고 가장자리에는 둔거치가 있고 양면에는 털이 있다. 잎자루는 가늘고 길이 2~6㎝이며 상부에는 뚜렷한 좁은 날개가 있다. 꽃줄기는 가늘고 꽃잎은 5개로 보라색 또는 담갈색이며 거(距)는 가는 관 모양이다. 삭과는 타원형이거나 혹 3개로 갈라져 있고 종자는 많으며 담갈색이다. 이 약은 약간의 냄새가 있고 맛은 조금 쓰면서 오래 씹으면 점액성이 있다.

【產 地】우리나라 전국에 분포하고, 중국의 長江 유역의 下流와 南部에 분포한다.

【炮 製】紫花地丁 : 잡질을 제거하고 깨끗이 씻어 축인 후 小段으로 썰어 曬乾한다.

【性味・歸經】味는 苦・辛하고 性은 寒하며, 心・肝經에 작용한다.

效 能	主 治
淸熱解毒	疔瘡, 癰腫, 丹毒, 毒蛇咬傷, 目赤腫痛

이 약물의 性味는 苦辛・寒하고, 苦味는 泄, 辛味는 散, 寒性으로 능히 淸熱하여 心・肝 二經의 血分에 작용하여 淸熱解毒・涼血消腫의 효능이 있다. 血熱壅滯로 인한 紅腫熱痛의 疔癰瘡癤을 치료하는데 통용되며, 특히 疔毒을 치료하는데 그 특징이 있다. 이는 이 약물이 涼血消腫의 작용에 의한 것이며 火毒瘡瘍이 아니면 사용하지 않는다.

* CP : 紫花地丁(Zihuadiding) VIOLAE HERBA
堇菜科 植物 紫花地丁 *Viola yedoensis* Makino의 全草。

【臨床應用】이 약물은 苦味로 泄하고, 辛味로 散하며, 性이 寒하여 淸熱작용을 한다. 그 淸熱解毒과 消癰涼血 작용은 다음과 같은 경우에 응용된다.

① 疔瘡, 癰腫, 腸癰, 丹毒 등 熱毒 瘡瘍을 치료하는데 내복할 수 있을 뿐만 아니라 또한 신선한 것을 이용하여 환처에 찧어서 바르거나 혹은 신선한 것을 찧어서 즙은 복용하고, 나머지 찌꺼기는 환부에 바른다. 또한 蒲公英 金銀花 野菊花 등 淸熱解毒 약물을 배합하여 내복하는데, 그 예가 五味消毒散[醫宗金鑑]이다.

氣血이 虛한 증후에는 黃芪 當歸 등을 배합하는데, 그 예가 顧步湯[外科眞銓]이다.

② 독사에 물렸을 때는 신선한 것을 찧어 즙을 내서 복용하고, 아울러 그 찌꺼기는 雄黃을 조금 넣고 찧어서 상처에 바른다.

③ 또한 淸肝明目하는 효능이 있으므로 肝熱로 인한 目赤腫痛에 菊花 夏枯草 등을 배합하여 사용한다.

【用量·用法】15~30g. 대량으로는 60g. 水煎服. 외용에는 신선한 것을 짓찧어 바른다.

【使用注意】陰證瘡瘍에는 신중히 사용한다.

本草選錄 : [本草綱目] "主治一切癰疽, 發背, 疔腫, 瘰癧, 無名腫毒, 惡瘡."
[嶺南采藥錄] "作瀉藥及吐藥."
[本草正義] "地丁, 專爲癰腫疔毒通用之藥, 瀕湖[綱目]稱其苦辛寒, 治一切癰疽發背, 疔瘡瘰癧, 無名腫毒, 惡瘡, 然辛涼散腫, 長於退熱, 惟血熱壅滯, 紅腫焮發之外瘍宜之, 若謂通治陰疽發背寒凝之證, 殊是不妥."

【化學分析】이 약물에는 flavone 배당체, cerotic acid, 그 외 불포화산, 점액질 등을 함유한다.

【藥理硏究】① 시험관에서 결핵균, 적리균, 포도구균, 폐염구균, 피부사상균에 대하여 억제작용을 한다.

② 일정한 淸熱 및 소염작용을 한다.

대청엽 大青葉[KHP]

Isatidis Folium
Isatis leaf

【出 典】名醫別錄

【異 名】大青·藍葉

【起 原】십자화과(Cruciferae) 숭람(菘藍) *Isatis indigotica* Fort. 또는 마디풀과(Polygonaceae) 쪽 *Persicaria tinctoria* (Aiton) H.Gross의 잎이다.*

【採 取】여름과 가을에 2~3차 채취하여 曬乾한다.

* CP : 大青葉(Daqingye) ISATIDIS FOLIUM
十字花科 植物 菘藍 *Isatis indigotica* Fort.의 葉。

【性 狀】이 약은 잎으로 대부분 쭈그러져 말려 있고 부서진 것도 있다. 완전한 잎은 펼치면 긴 타원형~긴 원모양의 도피침형이고 길이 5~20㎝, 너비 2~6㎝이다. 윗면의 겉면은 어두운 회록색인데, 색이 비교적 진하고 조금 돌기된 작은 점들도 볼 수 있다. 엽선은 밋밋하고 가장자리는 전연이거나 약간 파상이며 아래쪽은 좁고 아래로 잎자루까지 늘어져서 날개 모양을 이루고 있다. 잎자루는 길이 4~10㎝이고 연한 황갈색이다. 질은 취약하다. 이 약은 특유한 냄새가 약간 있고 맛은 약간 시면서 쓰고 떫다.

【産 地】중국의 河南, 河北, 陝西, 浙江, 安徽 등의 지역이 주산지이다.

【炮 製】大青葉 : 잡질을 제거하고 깨끗이 씻어 小段으로 썰어 曬乾한다.

【性味・歸經】味는 苦하고 性은 寒하며, 心・肺・胃經에 작용한다.

效 能	主 治
淸熱解毒	外感風熱 또는 溫病의 초기, 口舌生瘡, 喉痺
涼血消斑	血熱發斑, 丹毒, 吐衄

이 약물의 性味는 苦・寒으로 心・肺・胃經에 작용하여 비교적 강한 淸熱解毒・涼血消斑하는 효능이 있어 溫熱病으로 熱毒이 血分을 침범하여 나타나는 血熱毒盛의 發斑, 神昏, 壯熱, 煩躁 등의 증후를 치료하는데, 적용한다. 또한 이 약물은 淸熱解毒하고 利咽消腫하므로 血熱毒盛으로 인한 丹毒, 口瘡, 咽喉腫痛 등의 병증을 치료하는데, 이러한 증상에 新鮮한 大青葉을 찧어 즙을 내어 복용하거나, 丹毒에 발라 치료한다.

【臨床應用】① 이 약물은 大寒하므로 淸熱하고, 苦味로 泄降하며, 淸熱解毒의 효능이 우수하고 아울러 氣血과 表裏를 모두 淸하게 할 수 있다. 또한 苦・寒하되 燥하지 않고, 淸熱하되 陰을 손상시키지 않는 장점이 있어 다음과 같은 증후에 사용한다.

外感風熱 혹은 溫病초기에 熱邪가 비교적 중한 경우는 金銀花 荊芥 牛蒡子 등 辛涼解表하고 淸熱解毒하는 약물을 배합하여 응용한다.

溫熱病의 熱毒이 壅盛하고 氣血이 兩燔하여 發斑, 神昏, 壯熱 등의 증후가 있거나 痲疹, 痄腮(流行性耳下腺炎), 黃疸, B형 腦炎 등에는 石膏 玄參 生地黃 등을 배합하고, 黃疸에는 茵蔯을 배합하여 사용한다.

咽喉가 腫痛하는 喉痺, 口瘡 등의 증후에는 升麻 玄參 金銀花 등을 배합한다.

② 涼血消斑하고 淸熱解毒하는 효능이 있어 血分에 熱毒이 침범하여 發斑하는 증상 및 丹毒, 혹은 熱이 盛하여 血을 핍박하여 넘쳐서 발생하는 吐血, 衄血, 皮下出血 등의 증후에 犀角 梔子 등을 배합하는데, 그 예는 犀角大青湯[傷寒活人書括]이다.

최근에는 유행성이하선염, 일본뇌염, 바이러스 질환이나 유행성 뇌척수막염, 편도선염 등의 세균성질환에 좋은 효과가 있었으며 유행성 간염의 종대에도 사용되고 있다.

【用量・用法】9~15g. 鮮品은 24~30g. 水煎服. 외용에는 適量.

【使用注意】脾胃虛寒의 증후에는 忌한다.

本草選錄：[名醫別錄]"療時氣頭痛, 大熱, 口瘡."

[本草綱目]"主治毒痢, 黃疸, 喉痹, 丹毒."

[景岳全書]"治溫疫熱毒發狂, 風熱斑疹, 癰瘍腫痛, 除煩渴, 止鼻衄、吐血、殺疳蝕, 金瘡箭毒. 凡以熱兼毒者, 皆宜藍葉搗汁用之."

[本草逢原]"大青, 瀉肝膽之實火, 正以祛心胃之邪熱, 所以小兒疳熱, 丹毒爲要藥."

[本草正義]"藍草, 味苦氣寒, 爲淸熱解毒之上品, 專主溫邪熱病, 實熱蘊結, 及癰瘍腫毒諸證, 可以服食, 可以外敷, 其用甚廣. 又有殺蟲, 療諸蟲毒螫者, 蓋百蟲之毒, 皆由濕熱凝結而成, 故凡淸熱之品, 則爲解毒殺蟲之品, 又凡苦寒之物, 其性多燥, 苟有熱盛津枯之病, 苦寒在所顧忌, 而藍之鮮者, 大寒勝熱而不燥, 尤爲淸火隊中馴良品也."

【化學分析】 isatan B 약 1%, 그 외 glucobrassicin, indigo, indirubin, tryptatrin, β-sitosterol, γ-aminobutyric acid 등을 함유한다.

【藥理硏究】 大青葉의 來源은 비교적 복잡하다. 심장, 혈관, 장의 평활근에 대하여 나타낸다. 자궁의 평활근에 대하여 흥분작용이 있다.

① 항균 및 항바이러스작용을 한다. 湯劑는 황색 포도구균, α-연쇄상구균, 뇌막염쌍구균, 폐렴쌍구균, 카타르구균, 티푸스균, 대장균, 유행성감기균, 디프테리아균, 이질균, 렙토스피라속 및 B형 뇌막염바이러스, 유행성감기 바이러스, B형 간염표면항원(HBsAg) 등에 모두 일정하지 않은 정도의 억제작용을 한다.

② 蓼藍은 해열 및 소염작용을 하고 아울러 백혈구의 세균 탄식능력을 증강한다.

판람근 板藍根[KHP]

Isatidis Radix

Isatis root

【出 典】 本草綱目

【異 名】 靛青根 · 藍靛根 · 靛根

【起 原】 십자화과(Cruciferae) 숭람(崧藍) *Isatis indigotica* Fortune의 뿌리이다.*

【採 取】 겨울에 캐어 曬乾한다.

【性 狀】 이 약은 뿌리로 원기둥 모양이고 꼬여 있으며 조금 구부러진 것도 있고 길이 5~15㎝, 지름 3~8㎜이다. 바깥 면은 연한 갈색이며 근 두부는 조금 굵고 줄기와 잎이 붙었던 자리가 남아 있고 세로 주름과 피목 및 곁뿌리가 붙었던 흔적이 있다. 질은 부서지기 쉽고 횡단면은 희고 목부는 연한 황색이다. 이 약은 냄새가 없고 맛은 약간 달고 뒷맛은 쓰다.

【產 地】 菘藍은 중국의 河北, 江蘇, 河南, 安徽, 陝西, 甘肅黑龍江 등지에서 재배된다.

【炮 製】 板藍根 : 잡질을 제거하고 깨끗이 씻어 밀폐하여 축인 후 厚片으로 썰어 曬乾한다.

【性味 · 歸經】 味는 苦하고 性은 寒하며, 心 · 胃經에 작용한다.

---

* CP : 板藍根(Banlangen) ISATIDIS RADIX
十字花科 植物 菘藍 *Isatis indigotica* Fort.의 根。

效 能	主 治
清熱解毒, 凉血, 利咽	斑疹, 丹毒, 痄腮, 癰腫瘡毒, 溫病發熱, 外感風熱

이 약물의 효능은 위의 大青葉과 유사하며, 상용하는 涼血解毒藥의 要藥이다.

이 약물의 性味는 苦寒하여 心·胃經에 작용하여 清熱解毒·涼血利咽하는 효능이 있다. 溫熱病의 發熱頭痛과 喉痛 및 痄腮(流行性耳下腺炎), 癰腫瘡毒 등 熱이 熾盛하여 나타나는 병증을 치료한다. 이 약물은 大青葉의 清熱解毒효능과 유사하나 解毒散結하는 효능이 있는 것이 특징이다.

【臨床應用】 面部가 紅腫하는 大頭瘟(顔面丹毒), 肨腮(流行性耳下腺炎), 高熱의 頭痛, 溫疫(인플루엔자·일본뇌염 등), 腫脹疼痛, 爛喉丹痧(猩紅熱) 등에 薄荷 連翹 玄參 牛蒡子 등을 배합하는데, 그 예가 普濟消毒飮[東垣試效方]이다.

外感風熱 혹은 溫病초기의 증후에는 金銀花 連翹 荊芥 등을 배합한다.

【用量·用法】 9~15g. 大劑는 15~30g. 水煎服.

【使用注意】 實熱火毒에만 사용한다.

【化學分析】 뿌리에는 indoxyl-β-glucoside, β-sitosterol, isatin, 板藍根結晶 B, C, D을 함유하고, 또 식물성단백질, 수지상물질, 당류 등도 함유한다. 뿌리에 함유한 amino acid는 arginine, proline, glutamine 산, tyrosine, γ-alanine, valine, leucine 등이며, 또한 simalbin이 함유하여 Gram 양성균 및 Gram 음성균에 대한 억균물질과 kinesin도 함유되어 있다.

청대 青黛[KHP]

Indigo Pulverata Levis
Indigo

【出 典】 藥性本草

【異 名】 靛花·靛沫花·青蛤粉·青缸花

【起 原】 마디풀과(Polygonaceae) 쪽 *Persicaria tinctoria* H.Gross 또는 쥐꼬리망초과(Acanthaceae) 마람(馬藍) *Baphicacanthus cusia* (Nees) Bremek.의 잎을 발효시켜 얻은 가루이다.*

【採 取】 여름과 가을에 莖葉의 생장이 무성할 때 채취하여 2~3일 동안 맑은 물에 담가 잎이 물크러져 떨어질 정도가 되면 가지를 건져내고 잎과 石灰를 10:1의 비율로 넣고 휘저어 섞어 浸液이 검은 녹색에서 紫紅色으로 변하면 液面의 거품을 걷어내어 曬乾한다.

【性 狀】 이 약은 잎을 발효시켜 얻은 가루로 아주 고우며 질은 가볍고 진한 청색이다.

【產 地】 중국의 福建, 河南, 雲南, 江蘇, 安徽 등의 지역이 주산지이다.

* CP : 青黛(Qingdai) INDIGO NATURALIS
爵床科 植物 馬藍 *Baphicacanthus Cusia* (Nees) Bremek, 蓼科 植物 蓼藍 *Polygonum tinctorium* Ait. 또는 十字花科 植物 菘藍 *Isatis indigotica* Fort.의 葉과 莖葉의 加工品。

【性味·歸經】味는 鹹하고 性은 寒하며 肝經에 작용한다.

效 能	主 治
淸熱解毒	肝熱驚搐, 熱咳痰稠, 濕疹, 口瘡
涼血散腫	血熱發斑, 血熱吐衄, 痄腮, 瘡癰

이 약물의 性味는 鹹·寒으로 肝經에 작용하여 鬱火를 瀉散하고 淸肝涼血·解毒의 효능이 있으므로 熱毒으로 인한 發斑과 血熱妄行의 吐血, 衄血, 肝火犯肺의 咳血, 小兒疳積, 發熱 등에 적용한다. 또한 肝·膽經의 鬱火를 淸하고 解毒, 熄風止痙하는 효능이 있어 소아의 驚風과 發熱, 痙攣 등의 병증을 치료한다. 이 외에도 淸熱解毒작용이 있어 熱咳氣, 急痰稠와 痄腮(流行性耳下腺炎)의 腫痛을 치료하는데 내복 또는 외용하면 淸熱解毒·涼血消腫하는 효능이 있다.

【臨床應用】① 이 약물은 肝火를 瀉하고 肺熱을 淸하며 熱毒을 풀 수 있으므로 다음과 같은 증후에 사용된다.

肝熱로 인한 소아의 驚風抽搐에 牛黃 釣鉤藤 등을 배합하는데, 그 예가 涼驚丸[小兒葯證直訣]이다. 當歸龍薈丸[宣明論方]은 이 약물에 龍膽 蘆薈 黃連 등을 배합한 것으로 肝膽의 實火를 寫하는 힘을 더욱 증강한 처방이다.

肝火肺熱로 인해 咳嗽, 氣急, 痰稠, 또한 肝火가 灼肺한 병증에도 사용하는 것이 적합한데, 이 약물에 海蛤殼을 배합한다. 그 예가 靑蛤丸[衛生鴻門]이고, 散으로 만들어 복용하면 黛蛤散[經驗方]이 된다.

또한 瓜蔞仁 貝母 浮海石을 배합하는데, 그 예가 靑黛海石丸[症因脈治]이다.

濕疹과 口瘡 등의 증후에는 외용으로 많이 사용하는데, 單劑를 사용하거나 혹은 氷片 黃柏 등을 배합하여 환부에 살포하거나 혹은 油膏로 잘 개어 바른다.

② 涼血散腫과 淸熱解毒하는 효능이 있어 다음과 같은 경우에 사용된다.

熱毒으로 인한 發斑과 熱이 血을 핍박하여 血이 넘쳐 발생하는 吐血, 咯血, 衄血 등을 치료한다.

發斑에는 石膏 生地黃 升麻 등을 배합하는데, 그 예가 靑黛石膏湯[重訂通俗傷寒論]이다.

血熱妄行의 吐血, 鼻出血 등 熱證出血의 증후에는 側柏葉 白茅根 등의 涼血止血藥을 배합한다.

散腫과 解毒작용이 있어 痄腮腫痛, 熱毒瘡癰 등의 병증에, 외용과 내복이 모두 가능하며 單劑를 사용하거나 혹은 玄參 金銀花 連翹 등을 배합한다.

【用量·用法】1.5~3g. 水煎服. 丸劑나 散劑에 넣어 쓴다. 외용에는 適量.

【使用注意】血分의 實火熱毒에 치우지 않는 吐衄에는 사용하지 않는다.

本草選錄 : [藥性本草] "解小兒疳熱消瘦, 殺蟲."

[開寶本草] "主解諸藥毒, 小兒諸熱, 驚癎發熱, 天行頭痛寒熱, 煎水研服之, 亦摩敷熱瘡, 惡腫, 金瘡, 下血, 蛇犬等毒."

[本草求眞] "青黛, 大瀉肝經實火及散肝經火鬱. 故凡小兒風熱驚癎, 疳毒, 丹熱癰瘡, 蛇犬等毒, 金瘡出血, 噎膈蟲食, 幷天行頭痛, 瘟疫熱毒, 發斑, 吐血, 咯血, 痢血等證, 或應作丸爲衣, 或用爲末乾摻, 或用水稠敷, 或入湯同服, 或作餅子投治, 皆取苦寒之性, 以散風鬱燥結之義."

[方藥合編] "青黛酸寒平肝木　驚癎疳痢除熱毒"

【化學分析】 이 약물에는 일반적으로 indigotin 약 5%, 많은 것은 8%를 함유한다. 잎에는 indoxyl 배당체 indican을 함유하고 이것이 가수분해되어 indoxyl로 되고 또 공기산화를 받아 남색색소 indigo로 된다.

【藥理硏究】 ① 항암 유효성분은 indirubin(이미 인공합성에 성공하였음)인데 동물 이식성 종양에 중등 정도의 억제작용을 한다. 이 약물은 암세포의 핵산 대사를 억제하는 것으로 작용을 발휘한다.

② 青黛는 황색포도상구균, 탄저균, Shiga's bacillus, 콜레라균 등에 항균작용을 한다.

③ indigotin은 일정한 肝보호작용을 한다.

우황 牛黃[KP]

Bovis Calculus
Cattle gallstone

【出 典】 神農本草經

【異 名】 西黃 · 犀黃 · 丑寶 · 膽黃 · 膽囊結石

【起 原】 소과(Bovidae) 소 *Bos taurus* Linné var. *domesticus* Gmelin의 담낭 중에 생긴 결석이다.*

【採 取】 소의 담낭이나 膽管에서 꺼내어 외부의 膜質을 제거하고 陰乾한다.

【性 狀】 이 약은 결석으로 둥글거나 또는 덩어리 모양을 이루고 지름 1～4㎝, 황갈색～적갈색이며 질은 가볍고 연하며 부스러지기 쉽다. 부스러진 면은 황갈색～적갈색의 둥근 층문이 있고 때로 이 층문 가운데에 흰색의 알갱이 또는 얇은 막이 들어 있을 때가 있다. 이 약은 약간 특유한 냄새가 있고 맛은 처음에 약간 쓰고 후에 조금 달다.

【産 地】 세계 각지에서 생산되며, 특히 브라질, 호주, 뉴질랜드, 중국 등에서 수입한다.

【性味 · 歸經】 味는 甘 · 苦하고 性은 涼하며, 心 · 肝經에 작용한다.

效 能	主 治
淸熱解毒	咽喉腫痛, 潰爛, 口舌生瘡, 癰疽疔毒
熄風止痙	溫熱病, 小兒驚風, 壯熱神昏, 痙厥抽搐, 癲癎發狂
豁痰開竅	中風昏迷

* CP : 牛黃(Niuhuang) BOVIS CALCULUS
牛科 動物 牛 *Bos taurus domesticus* Gmelin의 胆結石。

心은 火에 속하고 心이 熱하면 火가 上衝한다. 肝은 風에 속하고 肝이 熱하면 風을 動하며, 風火가 相搏하고, 痰氣가 壅塞하게 되어 神昏譫語, 驚風抽搐, 中風痰迷 등의 병증이 나타나게 된다. 이 약물의 性味는 苦·涼하고 氣가 芳香하여 주로 心·肝經에 작용하여 淸心·開竅·豁痰하고 涼肝·熄風定驚 하므로 위의 모든 병증에 뛰어난 효과를 나타낸다.

開竅의 효능은 麝香에 미치지 못하나 解毒작용은 비교적 우수하므로 解毒去腐의 要藥으로써 咽喉腫爛, 牙疳口瘡 및 각종 瘡瘍腫毒의 병증에 내복, 외용을 막론하고 모두 좋은 효과가 있다. 그러나 中風을 치료하는 데는 반드시 邪氣가 臟腑에 들어가 痰涎이 壅塞하고 神志가 혼미한 경우에만 사용하며, 邪氣가 中經中絡으로 인한 半身不遂, 口眼喎斜, 肌膚不仁 등의 증후에는 病情을 참작하여 사용해야 하고, 邪氣를 이끌어 裏로 들어가 病情이 악화되는 것을 방지하여야 한다. 또한 熱邪가 아직 營分에 들어가지 않았거나 소아의 驚癎이 脾胃虛寒에 속한 증후에는 忌한다.

【臨床應用】 ① 淸熱解毒의 효능이 있어 熱毒이 鬱結하여 발생하는 증후에 사용한다.

咽喉腫痛, 潰爛, 口舌生瘡 등 모든 증후에는 冰片 珍珠 등을 배합하는데, 그 예가 牛黃解毒丸[全國中藥成藥處方集], 珠黃散[絳囊撮要] 등이다.

癰疽疔毒, 乳巖, 瘰癧 등의 증후에는 麝香 乳香 沒藥 등을 배합하는데, 그 예가 犀黃丸[外科全生集]이다.

② 이 약물은 心을 치료하는 약물이고, 熄風止痙·豁痰開竅 및 淸熱解毒하는 효능이 있으므로 배합되는 약물에 따라 다음과 같은 경우에 응용된다.

溫熱病으로 邪氣가 心包에 陷入하여 神昏譫語, 壯熱抽搐하는 증후에는 麝香 冰片 犀角 등을 배합하는데, 그 예가 至寶丹[太平惠民和劑局方], 安宮牛黃丸[溫病條辨] 등이다.

中風, 驚風, 癲癎 등의 痰熱이 心竅를 阻閉하여 神昏, 口噤, 驚厥 등의 증후에는 麝香 鉤鉤藤 蝎尾 天竺黃 등을 배합하는데, 그 예가 牛黃散[證治準繩]이다.

【用量·用法】 0.2~0.5g(入丸散用). 외용에는 適量을 분말하여 상처 부위에 바른다.

【使用注意】 ① 妊婦 및 非實熱證에는 신중히 사용한다.

② 中風에는 入腑入臟하여 痰이 막혀 의식이 없는 경우에만 사용한다. 단순한 中經中絡으로 四肢不遂, 顔面神經麻痹, 知覺低下 등의 증상인 경우에 사용하면 邪氣가 裏에 陷入시켜 病情을 惡化시킬 염려가 있다.

③ 營分熱이 없는 경우나 脾胃虛寒에는 사용하지 않는다.

本草選錄: [神農本草經] "主驚癎寒熱, 熱盛狂痓."

[名醫別錄] "療小兒百病, 諸癎熱, 口不開 ; 大人狂癲, 又墮胎."

[本草從新] "淸心解熱, 利痰涼驚, 通竅辟邪, 治中風中臟, 驚癎口噤, 小兒胎毒痰熱諸證."

[會藥醫鏡] "療小兒急驚, 熱痰壅塞, 痲疹餘毒, 丹毒, 牙疳, 喉腫, 一切實證垂危者."

[方藥合編] "牛黃味苦治驚癎　安魂定魄風痰刪"

【化學分析】 담즙색소로서 bilirubin, biliverdin 등이고, 담즙산으로는 cholic acid, deoxycholic acid, chenodeoxycholic acid, lithocholic acid, sterocholic acid 등, 이외 cholesterol, lecithin, 지방산, mucigen, 아미노산, peptide, vitamin D, K, Ca, Mg, Fe, Zn, Cu, Mn 등의 무기원소를 함유한다.

【藥理硏究】 ① 鎭靜·抗驚厥 및 解熱작용을 하고 중추 흥분제에 길항한다. 牛黃은 樟腦, 카페인으로 생기는 마우스 경련을 완화한다. 인공 牛黃이나 천연 牛黃 모두가 카페인으로 생기는 경련에 길항한다. 그러나 strychnine에 의해 발생되는 것에는 효과가 없다. 牛黃은 또 최면과 진통작용을 한다.

② 牛黃은 혈관투과성을 억제하고 소염작용을 한다. 겸하여 麝香 蟾酥와 함께(예를 들면 六神丸) 사용하면 相須작용을 하는데 효력은 rutin의 8배이다. 牛黃의 육아조직의 증식을 억제하는 효과는 히드로코티손보다 약하다.

③ 牛黃은 조혈기능을 촉진하고 집토끼의 적혈구 및 헤모글로빈의 양을 증가한다.

④ 利膽작용을 한다. 담즙의 분비를 현저히 증가하고 아울러 총 담관 괄약근을 이완한다. 牛黃이 평활근에 대한 解痙 작용은 deoxycholic acid와 cholic acid 등의 성분의 종합 작용 결과다.

⑤ 함유된 담즙산은 鎭咳·平喘의 작용을 한다. 牛黃은 또 호흡을 흥분시키고, 강심 및 강압작용을 한다. 인공 牛黃은 마우스 肉瘤$_{37}$, 肉瘤$_{180}$에 현저한 억제 효과가 있다.

조휴 蚤休

Paridis Rhizoma
Paris rhizome

【出 典】 神農本草經

【異 名】 重樓·草河車·重台·草白逐·三層草

【起 原】 백합과(Liliaceae) 七葉一枝花 *Paris polyphylla* Smite var. *chinensis* Fr., 金線重樓 *P. polyphylla* Smite 및 동속식물과 우리나라의 삿갓나물 *P. verticillata* Bieb.의 根莖이다.*

【採 取】 늦은 가을에서 초겨울에 캐어 鬚根을 제거하고 깨끗이 씻어 切片하여 曬乾 혹은 烘乾한다.

【性 狀】 이 약물은 결절상의 편원주형으로 약간 구부러졌고, 길이 5~12㎝, 지름 1.5~3.5㎝이다. 표면은 황갈색 또는 회갈색으로 外皮가 떨어진 부위는 흰색을 띠고, 層狀으로 된 불룩하고 엉성한 環紋이 밀생되어 있으며, 한쪽에 결절은 뚜렷하고 결절 위에는 타원형으로 된 움푹한 줄기의 흔적과 다른 한쪽에는 드문드문 鬚根과 鬚根의 흔적이 있으며 頂端에는

* CP : 重樓(Chonglou) PARIDIS RHIZOMA
百合科 植物 云南重樓 *Paris polyphylla* Smith var. *yunnanensis* (Franch.) Hand. Mazz. 또는 七葉一枝花 *Paris polyphylla* Smith var. *chinensis* (Franch.) Hara의 根莖。

鱗葉과 줄기의 殘基가 있다. 질은 堅實하고, 단면은 평탄하며 흰색 또는 황백색의 粉性이다.

【產 地】삿갓나물은 우리나라 각지에 분포하고, 중국산은 중국 전 지역에 분포한다.

【性味·歸經】味는 苦하고 性은 微寒이며, 肝經에 작용한다.

效 能	主 治
清熱解毒·消腫止痛	癰腫瘡毒, 蟲蛇咬傷, 外傷出血, 瘀腫疼痛
熄風定驚	肝熱生風, 驚風抽搐, 癲癇

이 약물의 性味는 苦·寒으로 肝經의 血分에 작용하여 비교적 강한 清熱解毒효능을 나타내며 癰腫을 消腫하고 止痛하는 효능이 있으므로 瘡瘍腫毒을 치료하는 要藥이다. 그러므로 모든 熱毒瘡瘍과 각종 癌腫, 咽喉腫痛 및 蟲蛇咬傷 등에 적용되며, 또한 소아의 高熱로 인한 驚風抽搐을 치료하는데, 이는 苦寒한 性味가 降泄시키는 효능이 있어 涼肝定驚하기 때문이다.

【臨床應用】① 이 약물은 清熱解毒하는 효능이 특히 우수하고, 겸하여 消腫止痛할 수 있으므로 다음과 같은 증후에 사용된다.

癰腫瘡毒을 치료하는데, 單劑에 食醋을 넣고 갈아 즙을 취하여 바르거나 혹은 분말하여 식초에 잘 개어서 바른다. 혹은 金銀花 黃連 赤芍藥 등을 배합하는데, 그 예가 奪命湯[外科全生集]이다. 또한 乳癰, 喉痹 등도 치료한다.

蟲蛇咬傷으로 국소 부위가 紅腫疼痛하는 증후에 이 약물을 식초에 갈아서 바르고, 또한 白花蛇舌草 半枝蓮 등을 배합하여 水煎服한다.

化瘀止血과 消腫止痛 작용을 이용하여 外傷出血이나 瘀腫疼痛의 증후를 치료하는데, 외용이나 내복이 모두 가능하다.

② 熄風定驚과 清肝止痙의 효능이 있으므로 肝熱生風, 驚風, 癲癇 등의 모든 神昏, 抽搐 등의 병증에 釣鉤藤 蟬蛻 등을 배합하면 定驚止痙의 약효를 증강시킬 수 있다.

소아의 熱性痙攣에는 栝樓根 麝香 薄荷 등을 배합하여 사용한다.

【用量·用法】5~10g. 水煎服. 丸劑나 散劑에는 양을 적당히 감하고 외용에는 適量.

【使用注意】實證이나 妊婦에는 신중히 사용한다.

本草選錄: [神農本草經] "主驚癇, 搖頭弄舌, 熱氣在腹中, 癲疾, 癰瘡, 陰蝕, 下三蟲, 去蛇毒."
[新修本草] "醋摩療癰腫, 敷蛇毒."
[本草求原] "活血, 止血, 消腫, 解毒."

【化學分析】중국산에는 pariden 및 paristyhnin으로 불리는 steroid의 saponin을 함유하고, paristyhnin은 가수분해한 후 diosgenin을 생성한다. 이 외에도 alkaloid와 amino acid를 함유한다.

【藥理研究】① 일정한 진정, 진통, 平喘·止咳작용을 한다.

② 이 약물의 추출물은 정자의 활성을 억제한다.

③ 황색포도상구균, 용혈성연쇄구균, 이질균, 티푸스균, 대장균, 장염균, 뇌막염쌍구균 및 렙토스피라속, 유행성 감기 바이러스 등에 정도의 차이는 있으나 억제작용을 한다.

반변련 半邊蓮[KHP]

Lobeliae Chinensis Herba
Chinese lobelia herb

【出 典】本草綱目

【異 名】急解索・半邊草・蛇利草・細米草

【起 原】초롱꽃과(Campanulaceae) 수염가래꽃 *Lobelia chinensis* Lour.의 전초이다.*

【採 取】여름철에 채취하여 曬乾한다.

【性 狀】이 약은 보통 뒤엉켜서 덩어리 모양을 이루고 있다. 뿌리줄기는 지름이 1~2㎜이고 표면은 연한 황갈색이며 평활하거나 세로로 잔주름이 나 있다. 뿌리는 가늘고 작으며 황색이며 섬세한 수염뿌리가 달려 있다. 줄기는 가늘고 길며 가지가 갈려있고 회록색이며 마디는 선명하고 간혹 잔뿌리가 달려 있는 것도 있다. 잎은 호생하고 잎자루가 없다. 잎몸은 대부분 쭈그러져 있고 녹갈색을 띠며 펴보면 피침형이고 길이 1~2.5㎝, 너비 0.2~0.5㎝이며 가장자리에는 얕은 톱니가 성글게 나 있다. 꽃대는 가늘고 길며 꽃은 작고 잎겨드랑이에 하나씩 달려 있다. 꽃부리는 기부가 원통 모양이며 윗부분은 5개로 갈라지고 한쪽으로 치우쳐있으며 열은 홍자색이다. 꽃부리통의 안쪽에는 흰 솜털이 나 있다. 이 약은 특이한 냄새가 나고 맛은 약간 달면서 맵다.

【産 地】우리나라의 전국에 분포하고, 중국의 長江 유역 및 南方의 각 지역에 분포한다.

【炮 製】半邊蓮 : 잡질을 제거하고 깨끗이 씻어 小段으로 썰어 曬乾한다.

【性味・歸經】味는 辛하고 性은 平하며, 心・小腸・肺經에 작용한다.

效 能	主 治
淸熱解毒	毒蛇傷, 蜂蝎刺螫, 癰腫疔毒
利水消腫	大腹水腫, 面足浮腫, 蠱脹

이 약물의 性味는 辛・平하고 淸熱解毒 작용이 있으므로 毒蛇咬傷과 蜂蝎刺螫 및 疔瘡 초기의 腫痛을 치료하는데, 單劑로 바르거나 또는 내복으로 치료하며, 또한 利水消腫하는 효능이 있으므로 大腹水腫과 面足浮腫 등의 병증을 치료한다. 다만 이 약물은 虛證으로 인한 浮腫에는 忌한다.

【臨床應用】① 淸熱解毒하는 효능이 있어 다음과 같은 증후에 사용한다.

毒蛇咬傷을 치료한다. 일찍이 "집에 半邊蓮이 있으면, 뱀과 같이 잠을 잘 수 있다"라는 속담이 있는데, 이 말은 바로 半邊蓮이 蛇傷을 잘 치료할 수 있음을 말한 것이다. 또한

* CP : 半邊蓮(Banbianlian) LOBELIAE CHINENSIS HERBA
桔梗科 植物 半邊蓮 *Lobelia chinensis* Lour.의 全草。

蜂, 蝎, 蜈蚣刺螫 등의 치료에는 이 약물을 바르는 경우가 많으며, 혹은 다른 약물을 배합하여 내복한다. 癰腫疔毒에는 내복이나 외용을 겸하여 사용한다.

② 利水消腫한다. 水腫과 蠱脹(晩期血吸蟲病, 肝硬變腹水를 포괄)으로 小便不利인 증후에 상용하는데, 單劑 혹은 茯苓 豬苓 澤瀉 등의 利水藥을 배합하여 사용한다.

【用量 · 用法】 10~20g. 신선품은 30~60g. 水煎服. 외용에는 適量.

【使用注意】 虛證水腫에는 忌한다.

> 本草選錄 : [本草綱目] "蛇虺傷, 搗汁飮, 以滓圍塗之."
> [嶺南采藥錄] "治魚口便毒, 跌打傷瘀痛, 惡瘡, 火瘡, 搗敷之."
> [陸川本草] "解毒消炎, 利尿, 止血生氣, 治腹水, 小兒驚風, 雙單乳蛾, 漆瘡, 外傷出血, 皮膚疥癬, 蛇蜂蝎傷."

【化學分析】 이 약물에는 alkaloid 약 0.2%를 함유한다. 주성분은 lobeline, lobelanine, lanidine, isolobelanine(=norlobelanine) 등과 뿌리에는 일종의 polyfructosan인 lobelinin을 함유한다.

【藥理硏究】 ① 湯劑 및 생물 알칼리제제를 마취한 개의 정맥에 주사하면 모두 뚜렷한 호흡흥분작용을 한다. 그리고 모르핀에 의해 생긴 호흡 억제에도 비교적 좋은 흥분작용을 한다. 이는 이 약물이 蛇毒으로 초래되는 호흡마비를 치료하는 기전이다. 그러나 대량 사용하면 痙厥과 호흡 마비를 야기시킨다.

半邊蓮이 신경계통에 대한 작용은 nicotine과 비슷하다. 즉 nicotine수용체에 대한 자극을 통해 식물 신경절, 부신수질, 연뇌 각 충추(특히는 구토중추에 대해 자극하고 이로써 催吐함), 신경, 근육접두 및 경동맥체와 주동맥체의 화학감수기관에 모두 처음에는 흥분작용을 하고 나중에는 억제작용을 한다.

② 利尿 · 利膽 · 降壓 및 止血작용을 한다. 아울러 황색포도상구균, 티푸스균, 파라티푸스균, 플렉스너균, 대장균, 녹농균 및 常見 병원성 진균을 억제한다.

③ 抗毒蛇작용을 한다. 이 약물의 製劑와 succinic acid 등의 성분을 蛇毒을 주사하기 전에 경구 투여하면 보호 작용을 한다. 그러나 蛇毒을 주사하여 25분이 지난 후 투여하면 이러한 작용이 없다.

토복령 土茯苓[KHP]

Smilacis Rhizoma
Glabrous greenbrier rhizome

【出 典】 本草綱目

【異 名】 山歸來 · 禹餘糧 · 草禹餘糧 · 刺猪苓 · 仙遺糧 · 土萆薢

【起 原】 백합과(Liliaceae) 청미래덩굴 *Smilax china* Linné 또는 광엽발계(光葉菝葜) *Smilax glabra* Roxburgh의 뿌리줄기이다.*

【採 取】 늦은 가을에서 초겨울에 캐어 殘莖과 鬚根을 제거하고 깨끗이 씻어 曬乾하거나

신선할 때 薄片으로 썰어 건조한다.

【性 狀】① 청미래덩굴 : 이 약은 뿌리줄기로 납작하고 고르지 않은 원기둥 모양~덩어리 모양으로 때로 매듭 모양으로 갈라졌고, 길이 5~15㎝, 지름 2~5㎝이다. 바깥 면은 회색을 띤 황갈색이고 윗면에는 군데군데 줄기의 잔기가 돌출되어 있다. 꺾은 면은 타원형~둔한 삼각형으로 유백색~연한 적백색이다. 이 약은 냄새와 맛이 거의 없다.

② 광엽발계(光葉菝葜) : 이 약은 뿌리줄기로 약간 납작하거나 불규칙한 원기둥 모양의 긴 덩어리로 결절상태의 융기가 있으며 짧은 분기(分枝)를 지니고 있고, 길이 5~22㎝, 지름 2~5㎝이다. 바깥 면은 황갈색 혹은 회갈색이며 울퉁불퉁하고 단단한 수염뿌리의 잔기(殘基)가 붙어 있다. 분지의 끝에는 원형 싹눈이 있고 불규칙적인 열문이 있는 것도 있으며 비늘잎이 남아 있다. 절편은 긴 원형 또는 불규칙한 모양이며 두께는 1~5㎜로 가장자리가 가지런하지 않다. 절단면은 유백색 내지 연한 홍갈색이며 가루성이고 점 모양의 유관속 및 작은 빛나는 점들이 보인다. 질은 약간 질기고 단단하며 꺾은 면은 가루성이고 물에 적시면 점액성이다. 이 약은 냄새가 약간 있으며 맛은 약간 달고 떫다.

【産 地】청미래덩굴은 우리나라 고산지대에 자생하고, 光葉菝葜는 중국의 長江 유역의 南部 각 지역이 주산지이다.

【炮 製】土茯苓 : 잡질을 제거하고, 물에 담가 깨끗이 씻어 밀폐하여 축인 후 薄片으로 썰어 건조한다.

【性味・歸經】味는 甘・淡하고 性은 平하며 肝・胃經에 작용한다.

效　能	主　治
淸熱解毒・除濕・利關節	梅毒, 濕熱淋濁, 癰瘡

이 약물의 性味는 甘淡・平하고 利濕導熱하는 가운데 淸血解毒작용이 뛰어나 예부터 오직 楊梅瘡毒을 치료하는 要藥이다. 또한 關節을 좋게 하고 輕粉과 水銀毒을 解毒시키므로 梅毒의 치료에 의한 水銀으로 나타나는 肢體拘攣의 경우에 그 효과가 양호하다.

근래의 臨床에서는 濕熱로 인한 瘡毒을 치료하는데 응용하고 있다.

【臨床應用】이 약물은 甘緩・淡滲하고, 性이 平하면서도 涼에 치우친다. 淸熱解毒을 겸하여 濕熱을 淸利하고, 通絡하며 關節을 利하고, 水銀毒을 해독하는 효능이 있으므로 다음과 같은 경우에 사용한다.

① 梅毒을 치료하는 과정에서 輕粉 등 水銀劑의 中毒으로 인한 肢體拘攣의 증후에 單味를 비교적 대량 사용하거나 혹은 金銀花 白蘚皮 甘草 등을 배합한다.

② 熱毒癰瘡(皮膚化膿症)에는 金銀花 野菊花 등을 배합하여 사용하고, 濕疹 및 濕瘡에는 地膚子 苦參 蒼朮 등을 배합한다. 또한 銀屑病도 치료할 수 있다.

③ 熱淋, 小便短赤 澀痛의 증후에는 白茅根 蒲公英 木通 등 淸熱・通淋 약물을 배합한다.

＊ CP : 土茯苓(Tufuling) SMILACIS GLABRAE RHIZOMA
百合科 植物 光葉菝葜 *Smilax glabra* Roxb.의 根莖。

【用法·用量】15~60g. 水煎服.

【使用注意】淡滲하여 傷陰하기 쉬우므로 肝腎陰虧에는 忌한다. 服藥 중에 茶를 마시면 脫髮을 초래하므로 주의를 요한다.

本草選錄：[滇南本草] "治五淋白濁, 兼治楊梅瘡毒, 丹毒."
[本草綱目] "健脾胃, 强筋骨, 去風濕, 利關節, 止泄瀉. 治拘攣骨痛, 惡瘡癰腫. 解汞粉, 銀朱毒."
[景岳全書] "療癰腫, 喉痹, 除周身寒濕, 惡瘡."
[方藥合編] "土茯笭淡可當穀　止瀉去風輕粉毒"

【化學分析】이 약물에는 알칼로이드, 미량의 정유, 육당류, tannin, sterol, oleic acid 및 linoleic acid 등을 함유하며, 또한 대량의 전분을 함유한다.

【藥理研究】실험에 의하면 土茯笭은 gossypol 독성에 뚜렷이 길항하고 gossypol은 정자의 활성에 뚜렷한 영향을 주지 않는다. 수은중독을 풀 수 있다.

어성초 魚腥草[KHP]

Houttuyniae Herba
Heartleaf houttuynia

【出 典】名醫別錄

【異 名】蕺菜·重藥·十藥·蕺·紫背魚腥草·臭猪巢

【起 原】삼백초과(Saururaceae) 약모밀 *Houttuynia cordata* Thunberg의 지상부이다.*

【採 取】여름철에 莖葉이 무성하고 화서가 많을 때 채취하여 曬乾한다.

【性 狀】이 약은 지상부로 줄기는 길이 20~35㎝, 지름 2~3㎜로 세로로 주름이 있고 마디가 명료하다. 밑의 마디에는 가는 뿌리가 남아 있고 질은 무르며 꺾어지기 쉽다. 잎은 말려 있거나 쭈그러져 있으나, 펴면 심장형으로 되어 있다. 잎은 길이 3~5㎝, 너비 3~4㎝이고 끝은 뾰족하다. 윗면은 어두운 황록색~황갈색이고 아랫면은 회록색~회갈색이다. 이 약은 잎을 비벼서 부수면 생선비린내가 있고 맛은 약간 떫다.

【產 地】우리나라의 중부지방에서 자생 또는 재배되고, 중국의 長江 유역의 이남에 분포한다.

【炮 製】魚腥草：잡질을 제거하고 신속하게 깨끗이 씻은 후 썰어 曬乾한다.

【性味·歸經】味는 辛하고 性은 微寒하며, 肺經에 작용한다.

效　能	主　治
清熱解毒·排膿	肺癰, 癰腫瘡毒
利尿通淋	熱淋의 小便澀痛

* CP：魚腥草(Yuxingcao) HOUTTUYNIAE HERBA
三白草科 植物 蕺菜 *Houttuynia cordata* Thunb.의 新鮮 全草 또는 干燥 地上部分。

이 약물은 原名이 蕺菜로 줄기와 잎에서 비린내가 나므로 붙여진 명칭이다.

性味가 辛·寒하여 辛味로 散하고 行하게 하며 微寒은 淸熱하므로, 宣肺散結·淸熱解毒하는 효능이 있고 또한 消癰排膿하는 작용이 있어 모든 熱毒癰腫에 사용된다. 특히 內癰을 치료하는데 많이 적용되며, 주로 肺經에 작용하여 肺經의 熱毒을 淸解하고 痰熱이 壅肺하여 肺癰이 되어 膿血을 吐하는 병증을 치료하는 要藥이다.

근래에는 肺癰을 치료하는 효능 외에 大葉性肺炎과 急性氣管支炎, 小兒肺炎, 腸炎으로 인한 腹瀉 및 尿路感染 등에 사용하여 양호한 효과가 있다.

【臨床應用】 ① 이 약물은 辛으로 散하고 膿을 배출하며, 寒性으로 淸熱解毒작용을 하므로 肺癰(肺化膿症)을 치료하는 약이 된다. 이 약물은 다음과 같은 증후에 사용한다.

痰熱壅滯의 肺癰, 咳吐膿血의 증후에 桔梗 黃芩 蘆根 등을 배합하거나 또는 葦莖湯[備急千金要方]에 가하여 사용한다. 肺熱咳嗽에는 知母 貝母 桑白皮 등을 배합한다.

熱毒瘡癰에는 野菊花 連翹 蒲公英 등을 배합하여 사용하며, 또한 외용으로 짓찧어 환부에 바른다.

근래에는 임상에서 魚腥草를 이용하여 肺炎, 急·慢性氣管支炎, 腸炎 및 尿路感染症 등에 사용하여 비교적 좋은 효과를 얻고 있다.

② 이 약물은 또한 利尿通淋·淸熱利濕하는 효능이 있으므로 小便淋澀 疼痛의 증후에 海金砂 石葦 金錢草 등 通淋약물을 배합하여 사용한다.

【用量·用法】 12~20g. 水煎服. 오래 달이는 것은 적합하지 않으며, 鮮品은 두 배로 증량한다. 외용에는 適量. 신선한 것은 짓찧어 붙인다.

【使用注意】 虛寒證과 陰性外瘍에는 忌한다.

> **本草選錄**: [日華子本草] "淡竹筒內煨, 敷惡瘡白禿."
> [滇南本草] "治肺癰咳嗽帶膿血, 痰有腥臭, 大腸熱毒, 療痔瘡."
> [醫林纂要] "行水, 攻堅, 去瘴, 解暑. 療蛇蟲毒, 治脚氣, 潰癰疽, 去瘀血."
> [分類草藥性] "治五淋, 消水腫, 去食積, 補虛弱, 消膨脹."

【化學分析】 이 약물은 정유를 함유하고 주성분은 methyl-nonylketone(악취가 있다)과 myrcene lauric aldeyde이며, 또한 자극성의 cordarine를 함유한다. 잎은 quercitrin 및 염화칼륨, 황산칼륨 함유하며, 화서 및 果穗는 isoquercitrin을 함유한다.

【藥理硏究】 ① 이 약물은 止血 작용을 나타내고 또한 漿液의 분비를 억제하며 조직의 재생을 촉진한다.

② 또한 quercitrin과 칼륨염을 함유하여 腎동맥을 확장시켜 腎의 혈액유량을 증가하므로 인하여 강력한 이뇨작용을 나타낸다. quercitrin 및 isoquercitrin을 함께 모세혈관의 脆性을 저감시키는 작용이 있다.

③ 광범한 항균작용을 한다. 황색포도상구균, 용혈성연쇄구균, 폐렴쌍구균, 카타르구균,

디프테리아균, 변형균, 장염균, 이질균 및 렙토스피라속, 진균, 유행성 감기 바이러스 등에 모두 억제작용을 한다.

알코올 추출물은 결핵균(최저 억제 농도는 1 : 32000이다. 그러나 혈청을 가한 후에는 1 : 2000으로 낮아진다)을 억제하는 뚜렷한 작용을 한다. 항균 유효 성분은 decanoylacetaldehyde인데 성질이 불안정하여 수증기와 더불어 휘발할 수 있다. 그러므로 약품 보존시간, 제제 가열시간 등이 모두 항균 효과에 영향을 준다. 그러므로 어떤 보고에서는 魚腥草湯劑는 항균력이 약하거나 없다고 한다.

④ 면역 기능을 증강하고 아울러 항염 및 이뇨작용을 한다. 마우스 복강에 주사한 결과 止咳작용을 한다.

사간 射干[KHP]

Belamcandae Rhizoma
Blackberry lily rhizome

【出 典】神農本草經

【異 名】烏扇·烏蒲·黃遠·夜干·烏吹·草薑·鳳翼

【起 原】붓꽃과(Iridaceae) 범부채 *Belamcanda chinensis* Leman.의 뿌리줄기이다.*

【採 取】봄 또는 가을에 캐어 曬乾한다.

【性 狀】이 약은 뿌리줄기로 고르지 않은 덩어리로 갈라져 있고 길이 3~10㎝, 지름 1~2㎝이다. 바깥 면은 황갈색이며 쭈글쭈글하고 치밀한 무늬가 있다. 위쪽에는 몇 개의 줄기가 떨어져 나간 흔적이 파여져 있고, 줄기가 남아 있는 것도 있다. 아래쪽은 가는 뿌리가 있거나 뿌리의 흔적이 남아 있기도 한다. 이 약의 질은 단단하고 꺾은 면은 황색을 띤다. 이 약은 냄새가 없고 맛은 약간 쓰고 맵다.

【産 地】우리나라 전국에 분포한다. 중국의 湖北, 河南, 江蘇, 安徽 등의 지역이 주산지이다.

【炮 製】射 干 : 잡질을 제거하고 깨끗이 씻어 물에 축인 후 薄片으로 썰어 曬乾한다.

【性味·歸經】味는 苦하고 性은 寒하며, 肺經에 작용한다.

效 能	主 治
清熱解毒	咽喉腫痛, 熱毒痰火鬱結
祛痰利咽	痰盛咳喘, 痰涎壅盛

肺熱이 熾盛하게 되면 위로는 咽喉를 태우고 腫痛하며, 熱이 肺에 鬱滯하여 津液을 蒸炎하면 痰이 생기고, 痰이 많아지면 喘咳의 증상을 야기시키게 된다. 이러한 경우 火降

* CP : 射干(Shegan) BELAMCANDAE RHIZOMA
鳶尾科 植物 射干 *Belamcanda chinensis* (L.) DC.의 根莖。

시키고 血行이 원활하게 되면 腫痛은 자연히 제거되고 消痰되며, 稠結이 散하게 되여 喘咳가 치료된다.

이 약물의 性味는 苦·寒으로 肺經에 작용하여 降火解毒·散血消腫 효능으로 咽喉를 利하고, 淸肺·祛痰散結에 작용하므로 咽喉腫痛이나 痰多喘咳에 적용하여, 咽痛喉痹의 요약이 된다. 이러한 치료효과가 있어 [本草綱目]에서는 咽喉腫痛을 치료하는 要藥이 된다고 하였다. 그러나 그 性은 降하므로 虛弱한 경우에 복용하면 泄瀉하기 쉬우므로 사용할 때는 주의하여야 한다.

【臨床應用】 ① 이 약물은 淸熱解毒 및 祛痰利咽·散結하는 효능이 있다. 咽喉腫痛을 치료하는데, 상용하는 약물이며 특히 痰熱이 壅盛한 증후에 적용한다. 單味를 찧어서 즙을 내어 복용하거나, 혹은 食醋에 갈아서 즙을 내어 머금어서 침을 나오게 한다. 또한 黃芩 桔梗 甘草 등 淸肺化痰·利咽하는 약물을 배합하여 사용하거나 혹은 利咽解毒하는 升麻 馬勃 玄參 등을 배합하여 사용하는데, 그 예가 射干消毒飮[張氏醫通]이다.

② 이 약물은 苦·寒하고 降泄하여 化痰 및 止咳平喘하는 효능이 있으므로 痰熱壅盛의 咳嗽氣喘의 병증에 사용한다. 肺熱로 痰이 많은 증후에 桑白皮 馬兜鈴 桔梗 등 淸熱化痰·止咳약물을 배합하여 사용하는데, 그 예가 射干兜鈴湯[痧脹玉衡]이다.

寒痰이 壅肺하여 咳嗽氣喘하는 증후에는 溫肺化痰하는 細辛 半夏 生薑 등을 배합하는데, 그 예가 射干麻黃湯[金匱要略]이다.

【用量·用法】 3~9g. 水煎服.

【使用注意】 降泄의 약성이 있어 脾虛泄瀉에는 사용하지 않으며, 妊婦는 忌한다. 장기간 복용하면 虛하게 되고 多服하면 下痢한다. 脾胃虛弱과 五臟虛寒 및 氣血兩虛에는 忌한다.

> **本草選錄** : [神農本草經] "主咳逆上氣, 喉痹咽痛不得休息, 散結氣, 腹中邪逆, 食飮大熱."
> [名醫別錄] "療老血在心脾間, 咳唾, 言語氣臭, 散胸中熱氣."
> [藥性本草] "治喉痹水漿不入, 通女人月閉, 治疰氣, 消瘀血."
> [日華子本草] "消痰, 破癥結, 胸膈滿, 腹脹, 氣喘, 痃癖, 開胃下食, 消腫毒, 鎭肝明目."
> [本草綱目] "降實火, 利大腸, 治瘧母."
> [方藥合編] "射干味辛通經瘀　喉痺口臭癰毒除"

【化學分析】 isoflavone배당체인 belamcandin 및 iridin(irigenin-7-glucoside)를 함유한다. 중국 射干에는 tectoridin(tectorigenin-7-glucoside)를 함유하고 또 oridin을 함유하지 않으며, 이들에 유사한 물질(shekanin)을 함유한다고 한다.

【藥理硏究】 일부 병원성 진균 및 호흡기 바이러스를 억제한다.

射干의 alcohol 可溶物은 토끼의 혈압을 지속적으로 강하시키고, 맥박증대, 호흡을 일시적으로 빠르게 한다. 또 시험관내에서 통상 병적 피부선균에 대하여 비교적 강한 항균 작용이 있다.

산두근 山豆根[KHP]

Sophorae Tonkinensis Radix et Rhizoma
Tonkin sophora root

【出 典】開寶本草

【異 名】廣豆根·豆根·山大豆根·黃結·苦豆根

【起 原】콩과(Leguminosae) 월남괴(越南槐) *Sophora tonkinensis* Gapnep.의 뿌리 및 뿌리줄기이다.*

【採 取】가을에 캐어 曬乾한다.

【性 狀】이 약은 뿌리 및 뿌리줄기로서 뿌리줄기는 불규칙한 결절상으로 위쪽에는 줄기의 잔기가 남아 있고 그 밑에는 여러 개의 뿌리가 붙어 있다. 뿌리는 원기둥 모양으로 분지되었고 길이가 일정하지 않으며 지름 7~15㎜이다. 바깥 면은 갈색~자갈색으로 불규칙한 세로주름과 돌기된 가로방향의 피목(皮目)이 있다. 질은 단단하여 절단하기 어려우며, 피부는 연한 갈색이고 목부는 연한 황색이다. 이 약은 콩 비린내가 있고 맛은 매우 쓰다.

【產 地】중국의 廣西, 廣東, 貴州 등의 지역이 주산지이다.

【炮 製】山豆根：殘根 및 잡질을 제거하고 깨끗이 씻어 축인 후 厚片으로 썰어 曬乾한다.

【性味·歸經】味는 苦하고 性은 寒하며, 肺·胃經에 작용한다.

效 能	主 治
淸熱解毒·利咽散腫	火毒蘊結, 咽喉腫痛, 癰腫, 癌瘤

咽喉는 肺에 속하고 牙齦은 陽明經에 속한다. 肺·胃二經에 火毒이 上攻하면 咽喉와 齒齦이 腫痛하게 된다.

이 약물의 性味는 大苦·大寒으로 肺·胃의 火毒을 淸하여 解毒·利咽·消腫의 효능이 있으므로 熱毒熾盛으로 인한 咽喉腫痛, 齒齦腫痛을 치료한다. 이 외에도 또한 항암작용이 있어 많은 종류의 암을 억제하는 작용을 나타내며, 특히 조기의 인두암과 폐암에 일정한 효과가 있다.

이 약물은 苦寒한 약물이므로 喉證의 虛火와 風寒에 속하는 경우나, 脾虛便溏의 증후에는 사용을 금해야 한다.

【臨床應用】이 약물은 淸熱解毒 및 利咽喉·散結腫의 효능이 있다.

① 이 약물은 熱毒이 蘊結하여 咽喉腫痛하는 것을 치료하는데 要藥이 된다. 가벼운 경우에는 單劑로 달여 복용하고 아울러 양치질한다. 病이 중한 경우에는 玄參 射干 板藍根

* CP：山豆根(Shandougen) SOPHORAE TONKINENSIS RADIX ET RHIZOMA
豆科 植物 越南槐 *Sophora tonkinensis* Gagnep.의 根과 根莖。

등을 배합하여 치료효과를 증강하거나 혹은 連翹 桔梗 牛蒡子 등을 배합하는데, 그 예가 清涼散[增補萬病回春]이다.

② 癰腫瘡毒에는 金銀花 連翹 黃連 등을 배합하고, 또한 喉頭癌, 肺癌 등에 보조약물로서 白花蛇草 魚腥草 등을 배합하여 응용하며, 자궁경부암에는 분말하여 외용한다.

③ 齒齦腫脹이나 齒痛에는 單味를 煎湯하여 양치질하거나 石膏 黃連 牡丹皮 등을 배합하여 煎服한다.

古方에서는 또한 濕熱黃疸을 치료하는 데 사용했으나, 현재는 이 경우에 많이 상용하지 않는다.

【用量 · 用法】 3~6g. 水煎服. 외용에는 양치질하거나 가루 내어 환부에 바른다.

【使用注意】 脾胃虛寒, 食少便溏에는 忌한다.

本草選錄 : [開寶本草] "解諸藥毒, 止痛, 消瘡腫毒, 人及馬急黃發熱, 咳嗽, 殺小蟲."

[圖經本草] "采根用. 令人寸堪截含之, 以解咽喉腫痛極妙."

[本草匯言] "山豆根, 苦寒清肅, 得降下之氣, 善除肺胃鬱熱, 及一切暴感熱痰, 涼而解毒, 表裏上下, 無不宜之."

[本草正義] "山豆根, [開寶本草]雖胃氣味甘寒, 然其實甚苦, 沈存中[夢溪筆談] 已言[本草]之誤. 皆苦寒泄降, 其味甚厚, 故能解毒而療瘡瘍之腫痛, 兼能殺蟲治黃, 皆惟大熱之實症爲宜, 又治發熱咳嗽, 則以肺胃熱咳言之, 非不問虛實寒熱, 可爲咳嗽之通用品也. 今人專以治咽喉腫痛, 則直折火毒之上炎, 亦惟實熱閉塞者, 始爲合宜. 而風邪外束之喉痛, 尙須辛涼開泄者, 則必不可早投, 反恐遏抑不宣, 重增其困. 石頑所謂解痘疹熱毒及喉痹者, 意固不差, 但近今喉痧, 爲病最多, 然有外感病毒症未罷及肺胃實熱如焚兩候, 先後不同, 投藥卽因而大異, 如有表者先投寒降, 則邪不外散, 適以內攻, 如熱者誤投清揚, 則烈火見風, 頓成焦土, 臨症者豈可不辨之於早? 瀕湖謂研末湯服治腹脹喘滿, 酒服治女人血氣腹脹, 丸服治下痢, 則必皆屬於實熱壅塞者, 庶乎相投."

[方藥合編] "山豆根苦咽腫痛 蛇蟲所傷並可送"

【化學分析】 matrine, oxymatrine 등의 alkaloid를 함유하고 이 외도 flavone 유도체, chromone 유도체, terpenoid계 saponin 등을 함유한다.

【藥理硏究】 ① 山豆根 총 알칼로이드, matrine, oxymatrine은 모두 심장리듬 失常에 길항한다. 아울러 여러 가지 요인으로 유발되는 심장 리듬 실조 동물 모형에 길항 활성을 나타내고, 異位 심박리듬 실조를 유효하게 역전시키거나 혹은 전도 장애로 초래되는 다양한 유형의 심박리듬 실조를 유효하게 역전시킨다. 이로써 추측할 수 있는 바 이는 "廣譜型" 심장 리듬 失常에 길항하는 약이다. matrine은 또 강압작용이 있다.

② matrine 및 oxymatrine은 모두 백혈구를 높이는 작용을 한다.

③ 平喘 · 解熱 및 일정한 肝보호 · 降효소작용을 한다. oxymatrine은 또 면역반응을 억제한다. 이러한 작용은 주로 혈청항체의 효과를 높이는 것으로 작용한다.

④ 항종양작용을 한다. 예를 들면 子宮頸 U_14, 백혈병세포, 마우스 肉瘤 180 등에 모두 억제작용을 한다. 유효성분은 생물 알칼로이드와 플라바논류 화합물이다.

⑤ B형 연쇄상구균, 황색포도상구균, 녹농간균, 대장균, 결핵균, 마풍균, 콜레라균, 피부병원성진균 및 렙토스피라속 등을 서로 다른 정도로 억제한다.

마발 馬勃[KHP]

Lashiosphaera seu Calvatia
Puffball

【出 典】名醫別錄

【異 名】馬疕・灰菇・馬糞包・馬屁勃・馬疕菌・牛屎茹・灰包菌

【起 原】마발과(Lycoperdaceae) 탈피마발(脫皮馬勃) *Lasiosphaera fenzlii* Reich, 대마발(大馬勃) *Calvatia gigantea* Lloyd 또는 자색마발(紫色馬勃) *Calvatia lilacina* Lloyd의 자실체(子實体)이다.*

【採 取】봄과 가을에 子實體가 成熟한 시기에 채취하여 泥土를 제거하고 曬乾한다.

【性 狀】이 약은 편구형~구형으로 지름 10~30㎝이다. 어릴 때는 안팎이 흰색이고 안쪽은 육질로서 약간의 점성이 있고 깨어지기 쉽다. 여문 것은 삼출액이 있고 안쪽 부분이 부스러졌으며 말리면 황갈색으로 된다. 이 약은 조금 특이한 냄새가 있고 맛은 조금 맵다.

【產 地】우리나라 전국의 산야에 분포하고 중국의 대부분 지역에 분포한다.

【炮 製】馬 勃 : 잡질과 硬皮를 제거하고 小塊로 썰어 曬乾한다.

【性味・歸經】味는 辛하고 性은 平하며, 肺經에 작용한다.

效 能	主 治
清肺・利咽・解毒	咽痛, 咳嗽失音
止 血	吐血, 衄血, 外傷出血

이 약물은 辛・平으로 질이 輕하고 肺經에 작용하여 鬱熱을 宣散한다. 특히 利咽消腫・解毒利咽하는 효능이 있어 外感風熱로 인한 邪氣鬱肺의 咽喉腫痛, 咳嗽, 失音 등을 다스리는 상용약이다. 또한 止血斂瘡작용이 있어 鼻出血 및 外傷出血 등에 外用한다.

【臨床應用】① 이 약물의 性味는 辛・平으로 涼에 편중되어 清肺利咽하고, 血熱을 散하며 解毒작용이 있으므로 咽喉腫痛을 위주로 해서 肺熱咳嗽 및 失音을 치료한다. 또한 止血斂瘡할 수 있으므로 喉證에 出血이 있거나 혹은 潰爛인 경우에 더욱 좋다. 單劑를 가루로 갈아서 含咽하거나 혹은 升麻 射干 芒硝 등을 배합하는데, 그 예가 射干湯[幼幼新書]이다.

熱邪鬱肺로 인한 咽喉의 腫脹疼痛, 咳嗽, 嗄聲 등의 증후에 單味 또는 黃芩 板藍根 連翹 牛蒡子 薄荷 등을 배합하는데, 그 예가 普濟消毒飮[東垣試效方]이다.

---

* CP : 馬勃(Mabo) LASIOSPHAERA CALVATIA
灰包科 眞菌 脫皮馬勃 *Lasiosphaera fenzlii* Reich., 大馬勃 *Calvatia gigantea* (Batsch ex Pers.) Lloyd, 또는 紫色馬勃 *Calvatia lilacina* (Mont. et Berk.) Lloyd의 子實体。

② 止血에는 내복이나 외용이 모두 가능한 데 血熱吐血, 衄血에는 單用하거나 혹은 기타 止血藥을 배합하여 사용하고, 外傷出血 및 凍瘡 혹은 臁瘡不斂인 증후에는 馬勃粉으로 外敷한다.

【用量·用法】 1.5~6g. 水煎服. 湯劑에는 包煎하고, 丸劑나 散劑에 넣어 쓴다. 외용에는 適量.

【使用注意】 辛散輕揚하고 발산력이 강하여 肺熱邪가 아니면 사용하지 않는다.

> 本草選錄 : [名醫別錄] "主惡瘡, 馬疥."
> [本草衍義] "治喉痹咽痛."
> [本草綱目] "淸肺, 散血熱, 解毒." "馬勃輕虛, 上焦肺經藥也. 故能淸肺熱咳嗽, 喉痹, 衄血, 失音諸病."
> [本草備要] "淸肺解熱, 散血止嗽, 治喉痹咽痛, 鼻衄, 失音, 외용敷諸瘡."

【化學分析】 脫皮馬勃에는 leucine, tyrosine, urea, ergosterol, lipoid, gemmatein, sodium phosphate 등을 함유하고, 또한 다량의 인산나트륨을 함유한다. 大馬勃의 子實體內에는 일종의 calvacin(일종의 항암물질)을 함유한다.

【藥理硏究】 이 약물에 함유된 인산나트륨은 기계적인 지혈작용을 나타낸다. 馬勃은 또 병원성 진균 및 황색포도상구균, 녹농균, 변형균, 폐렴쌍구균을 일정한 정도의 억제작용이 있다.

마치현 馬齒莧[KHP]

Portulacae Herba

【出 典】 新修本草

【異 名】 馬莧·五行草·馬齒草·馬齒菜·五方草

【起 原】 쇠비름과(Portulacaceae) 쇠비름 *Portulaca oleracea* Linné의 전초로서 그대로 또는 쪄서 말린 것이다.*

【採 取】 여름과 가을에 채취하여 깨끗이 씻은 후 약간 찌거나 끓는 물에 담갔다가 曬乾한다.

【性 狀】 이 약은 줄기가 긴 노끈 모양으로 구부러진 원주상을 이루고 줄기에 드문드문 잎이 붙어 있으며 길이 5~25㎝, 지름 1~2㎜이다. 줄기의 바깥 면은 황갈색~적갈색이며 세로주름이 있다. 질은 물러서 꺾어지기 쉽고 꺾은 면은 황백색~황갈색을 띤다. 줄기에 붙어 있는 잎은 길이 10~25㎜, 너비 5~15㎜이나 오그라졌거나 부서져 있고, 어두운 녹색~진한 갈색을 띤다. 줄기의 가지 끝 쪽에 타원형~원추형의 주머니 모양의 열매가 붙어 있고 그 속에는 회갈색이고 광택이 있는 작은 씨가 들어 있다. 이 약은 부드럽고

* CP : 馬齒莧(Machixian) PORTULACAE HERBA
馬齒莧科 植物 馬齒莧 *Portulaca oleracea* L.의 地上部分。

특이한 냄새가 나고 맛은 조금 시며 점액성이다.

【産 地】우리나라 전국의 논밭에 분포한다. 중국의 각 지역에 고루 분포한다.

【炮 製】馬齒莧 : 잡질을 제거하고 깨끗이 씻어 약간 축인 후 小段으로 썰어 曬乾한다.

【性味·歸經】味는 酸하고 性은 寒하며, 肝·大腸經에 작용한다.

效 能	主 治
淸熱解毒·涼血	濕熱瀉痢, 下痢膿血 熱毒癰癤, 赤白帶下
止血通淋	崩漏, 血淋, 熱淋

이 약물은 味가 酸하지만 性이 寒하여 滑利하며, 心經血分에 작용하여 淸熱解毒·涼血消腫, 止血하는 효능이 있으므로, 熱毒瘡癰出血에 적용할 뿐만 아니라 또한 大腸經에 작용하여 大腸을 潤滑하게 하여 陳垢를 제거하므로 腸胃가 淸潔하게 되고, 邪熱을 제거하여 胃氣를 暢達하게 하여 痢疾을 치료하는 要藥이 된다. 이 외에도 涼血·止血의 효능이 있어 崩漏下血의 병증에 응용한다.

【臨床應用】① 이 약물은 酸寒滑利·淸熱解毒작용을 겸하여 涼血작용을 하는데, 다음과 같은 증후에 사용한다.

濕熱瀉痢 및 下痢膿血에 사용되며, 특히 세균성이질로 大便이 滯해서 개운치 않는(不爽) 증후에 鮮品을 짓찧어 즙을 내어 복용하거나 약간 삶은 후 大蒜을 가하여 복용한다. 또는 黃連 黃芩을 배합하여 사용한다.

熱毒瘡癤, 痔瘡, 瘰癧, 濕疹 등의 증후에 單味를 찧어서 冲服하거나 혹은 鮮品을 찧어서 외용한다.

赤白帶下에는 樗根皮 烏賊骨 등을 배합한다.

② 馬齒莧의 涼血止血 및 通淋하는 효능을 이용하여 崩漏, 血淋 및 熱淋 등의 병증 치료한다. 單味를 重하게 사용하거나 혹은 기타 止血通淋藥을 배합하여 사용한다.

【用量·用法】9~15g. 鮮品은 30~60g. 水煎服. 외용에는 適量을 짓찧어 환부에 바른다.

【使用注意】寒滑한 약물이므로 脾胃虛寒으로 인한 泄瀉에는 忌한다.

本草選錄 : [新修本草] "主諸腫瘻疣目, 搗揩之 ; 飮汁主反胃, 諸淋, 金瘡血流."
[食療本草] "濕癬, 白禿, 以馬齒莧膏和灰塗效. 治疳痢及一切風, 敷杖瘡."
[本草綱目] "散血消腫, 利腸滑胎, 解毒通淋, 治産後虛汗."
[方藥合編] "馬齒莧寒消腫痢　渴淋毒蟲皆得利"

【化學分析】vitamin C, B_1, tannin, saponin, calcium oxalate 등을 함유하고, 全草에는 대량의 noradrenaline(신선한 全草 1g당 2.5㎎)과 다량의 칼륨염이 함유되어 있다(질산칼륨, 염화칼륨, 황산칼륨 등이 함유되어 있으며, 신선한 全草는 칼륨염을 1% 건조한 全草는 17%를 함유하고 있다). 이 외에 dopamine, dopa, 사과산, 구연산, glutamine산, asparagin산, alanine, 蔗糖, 포도당, 과당 등도 함유하고 있다.

【藥理硏究】 ① 이질균, 티푸스균, 대장균, 황색포도상구균 및 일부 병원성 진균 등에 대하여 정도의 차이는 있으나 억제작용을 한다. 또한 이질균에 일정한 내약성이 생긴다.

② 자궁평활근의 수축 및 장 연동을 강하게 한다. 어떤 보고에 따르면 馬齒莧은 동물의 자궁을 흥분과 억제하는 두 가지 상반되는 작용을 한다. 흥분작용을 하는 것은 무기칼염인데 주로 줄기에 함유되어 있고, 억제작용을 하는 유기성분은 주로 잎에 있다. 馬齒莧은 또 이뇨작용도 한다.

백두옹 白頭翁[KHP]

Pulsatillae Radix
Pulsatilla root

【出 典】 神農本草經

【異 名】 野丈人・胡王使者・白頭公

【起 原】 미나리아재비과(Ranunculaceae) 할미꽃 *Pulsatilla koreana* Nakai 또는 백두옹(白頭翁) *Pulsatilla chinensis* Regel의 뿌리이다.*

【採 取】 봄에 꽃이 피기 전에 채취하여 曬乾한다.

【性 狀】 ① 할미꽃 : 이 약은 뿌리로 원기둥 모양이고 길이 6~20㎝, 지름 5~20㎜이다. 바깥 면은 황갈색~갈색이며 불규칙한 세로주름이 있고 피부가 쉽게 떨어져 나가 황색의 목부가 노출되며 그물 모양으로 갈라진 무늬가 있다. 근 두부에는 흰색의 연한 털이 있으며 줄기와 잎자리가 있다. 질은 단단하면서 푸석푸석하여 쉽게 꺾이며 꺾은 면은 평탄하다. 묵은 뿌리는 썩어서 속이 비어있는 것도 있다. 이 약은 자극성인 냄새가 있고 맛은 쓰고 떫다.

② 백두옹(白頭翁) : 이 약은 뿌리로 원기둥 또는 원뿔 모양이고 약간 비틀렸으며 길이 6~20㎝, 지름 5~20㎜이다. 바깥 면은 황갈색 또는 갈색이고 불규칙한 세로 주름 및 세로 홈이 있다. 겉껍질은 쉽게 떨어져서 황색의 목부가 노출되며 그물 모양으로 찢긴 무늬 또는 찢긴 틈새가 있는 것도 있으며 머리 부위 가까운 곳에는 흔히 부패되어 오목해진 공동이 있다. 머리 부분은 약간 굵으며 흰색의 융모가 있고 엽초처럼 보이는 잎자루 흔적들이 있다. 질은 단단하며 푸석푸석하다. 꺾은 면의 피부는 황백색 또는 연한 갈색이며 목부는 연한 황색이다. 이 약은 특유한 냄새가 약간 있고 맛은 약간 쓰고 떫다.

【産 地】 우리나라 전국에 분포한다. 중국의 東北, 內蒙古 및 華化지역이 주산지이다.

【炮 製】 白頭翁 : 잡질을 제거하고 깨끗이 씻어 축인 후 薄片으로 썰어 曬乾한다.

【性味・歸經】 味는 苦하고 性은 寒하며, 胃・大腸經에 작용한다.

---

* CP : 白頭翁(Baitouweng) PULSATILLAE RADIX
毛莨科 植物 白頭翁 *Pulsatilla chinensis* (Bge.) Regel의 根。

效 能	主 治
淸熱解毒 · 涼血	熱毒瀉痢, 膿血, 瘰癧, 痔瘡, 瘧疾

이 약물은 苦·寒 性味로 泄降하고, 血分에 작용하여 腸胃의 熱毒蘊結을 제거하며, 淸熱解毒·涼血에 작용하므로 熱毒下痢에 대한 要藥이다. 세균성이질과 아메바성이질에 사용하며, 특히 아메바성이질을 치료하는데, 더욱 현저한 효과가 있다.

【臨床應用】 이 약물은 苦·寒으로 泄降하며, 淸熱解毒과 아울러 燥濕·涼血하는 작용으로 다음과 같은 증후에 사용한다.

濕熱瀉痢, 下痢膿血을 치료한다. 이 약물은 아메바성이질을 치료하는 要藥이며, 세균성이질에 대해서도 또한 효과가 있다. 黃連 黃柏 秦皮를 배합해서 사용하는데, 이것이 바로 痢疾을 치료하는 유명한 白頭翁湯[傷寒論]이다. 이 처방은 淸熱燥濕하여 痢疾을 치료하는 효능이 더욱 증강된 方劑이다.

痢疾에 血虛를 수반하거나 産後泄瀉에는 阿膠 甘草 등을 배합하는데, 그 예가 白頭翁加甘草阿膠湯[金匱要略]이다.

瘰癧, 痔瘡의 치료에는 외용하거나 내복한다. 또한 柴胡 黃芩 檳榔 등을 배합하여 溫瘧을 치료한다.

트리코모나스성 질염에는 苦參과 煎汁하여 달여 즙을 取하여 外洗한다.

【用量·用法】 9~15g. 水煎服. 외용에는 適量.

【使用注意】 虛寒性의 瀉痢에는 忌한다.

溫性下痢에서 正氣가 虛한 증후에는 사용하지 않는 것이 좋으며, 필요한 경우에는 黨參 白朮 등의 益氣健脾 약물을 배합하여 사용한다.

> 本草選錄 : [神農本草經] "主溫瘧狂易寒熱, 癥瘕積聚, 癭氣, 逐血止痛, 金瘡."
> [藥性本草] "止腹痛及赤毒痢, 治齒痛, 主項下瘤癧." "主百骨節痛."
> [本草匯言] "涼血, 消瘀, 解濕毒."
> [本草備要] "治禿瘡, 瘰癧, 疝瘕, 血痔, 偏墜, 明目, 消疣."

【化學分析】 정유를 함유하고 그 주성분은 anemonin이고 또한 pulsatoside를 함유한다.

【藥理硏究】 ① 이 약물의 신선한 즙, 湯劑, 알코올 추출물은 체외실험에서 모두 뚜렷한 항균작용을 하는데, 황색포도구균, 녹농간균 등에 제일 민감하다. 이질간균, 티푸스균, salmonella균, 디프테리아간균, 결핵간균, 연쇄균 및 피부진균, 아구창칸디다, 효모균 또는 trichomonas균 등에도 정도의 차이는 있으나 억제작용을 한다.

② 湯劑 및 그 saponin은 체내 외에서 모두 아메바원충에 길항한다. 白頭翁은 트리코모나스 질균을 죽이는 뚜렷한 작용을 한다.

③ 白頭翁 뿌리에 함유된 anemonin은 心臟毒이 매우 강하다. 그러나 白頭翁의 뿌리를 제거한 全草는 강심작용을 한다.

④ 白頭翁의 알코올 추출물은 일정한 진정·진통작용을 한다.

⑤ 原anemonin은 휘발성이 있고 피부점막에 강한 자극을 주며 피부에 접촉하면 피부염, 물집을 일으키고 눈에 닿으면 눈물을 흘린다. 흡입하면 재채기, 기침을 하고 복용하면 침을 흘리고 위장염증, 구토복통, 신염, 혈뇨 및 심장쇠약을 일으키고 아울러 호흡이 衰竭하여 죽는다. 신선한 白頭翁 全草를 짓찧으면 原anemonin이 휘발하면서 上述한 국소자극이 나타난다. 그러나 가열하거나 오래 저장하면 原anemonin이 취합되어 anemonin으로 되면서 자극성을 잃는다. 그러므로 실제로 白頭翁 湯劑의 독성은 아주 낮다.

진피 秦皮[KHP]

Fraxini Cortex
Ash tree bark

【出 典】神農本草經

【異 名】北秦皮・樊槻皮・秦白皮・蜡樹皮

【起 原】물푸레나무과(Oleaceae) 물푸레나무 *Fraxinus rhynchophylla* Hance 또는 동속근연식물의 줄기껍질 또는 가지껍질이다.*

【採 取】봄과 가을에 벗겨 曬乾한다.

【性 狀】이 약은 원통상으로 길이는 일정하지 않으며 두께는 1~3㎜이다. 바깥 면은 회백색 또는 회갈색~흑갈색으로 서로 혼합된 반점이 있으며 약간 엉성하고 안쪽 면은 회백색~갈색으로 매끈하다. 질은 단단하며 꺾은 면은 섬유성으로 황백색이다. 이 약은 냄새가 없고 맛은 쓰다.

【產 地】우리나라 전국에 분포한다. 중국의 東北, 河南, 陝西 등의 지역이 주산지이다.

【炮 製】秦 皮 : 불순물을 제거하고 깨끗이 씻어 축인 후 皮絲로 썰어 曬乾한다.

【性味・歸經】味는 苦・澀하고 性은 寒하며, 肝・膽・大腸經에 작용한다.

效 能	主 治
清熱解毒・燥濕	濕熱瀉痢, 裏急後重, 濕熱帶下
清肝明目	目赤腫痛, 翳膜
平喘止咳	肺熱喘咳

이 약물의 性味는 苦・寒하고 澀性을 띠며 清熱燥濕하는 가운데 收斂하는 효능을 겸한다. 肝膽經에 작용하여 肝膽의 火熱을 清泄하므로 濕熱痢疾로 인한 裏急後重, 肝熱로 인한 目赤腫痛을 주로 치료한다.

---

* CP : 秦皮(Qinpi) FRAXINI CORTEX
木犀科 植物 苦櫪白蠟樹 *Fraxinus rhynchophylla* Hance 白蠟樹 *Fraxinus chinensis* Roxb. 尖葉白蠟樹 *Fraxinus szaboana* Lingelsh. 또는, 宿柱白蠟樹 *Fraxinus stylosa* Lingesh.의 枝皮 또는 幹皮。

[神農本草經]에서 秦皮는 風寒濕痹를 치료한다고 하였는데 최근 이 약물은 肌肉의 風濕疼痛을 輕減시키는 작용이 있어 風濕痹痛을 치료하는데 일정한 효과가 있다.

또한 味가 澀하여 止帶의 효능이 있어 濕熱帶下를 치료한다. 그러나 이 약물의 苦·寒의 性味로 胃를 손상하기 쉬우므로 胃虛食少인 증후에는 사용하지 않는 편이 좋다.

秦皮와 黃連은 모두 止痢와 目赤腫痛을 치료하는 효능이 있는데, 다만 黃連의 苦寒은 淸熱하는 약효가 커서 心火를 瀉하고 아울러 止嘔작용을 하며, 秦皮는 性이 澀하고 收斂하는 작용이 있어 濕熱帶下를 치료한다.

【臨床應用】 ① 이 약물은 苦·寒하고 겸하여 澀하며, 燥하는 중에 收斂하는 작용이 있고, 淸熱解毒·燥濕하는 작용이 있으므로 다음과 같은 증후에 사용한다.

濕熱 및 熱毒瀉痢, 裏急後重의 증후에는 白頭翁 黃連 등을 배합하는데, 그 예가 白頭翁湯[傷寒論]이다.

濕熱帶下의 증후에는 牡丹皮와 같이 가루 내어 蜜丸을 만들어 복용한다[本草滙言]. 또한 黃柏 椿根白皮 蛇床子 등을 배합한다.

② 肝火를 淸하게 하여서 明目·消腫·退翳하는 효능이 있으므로 目赤腫痛 또는 生翳膜 등 여러 가지 병증에 사용한다. 單劑로 달인 즙을 이용하여 洗眼하거나 혹은 黃連 竹葉 등과 煎服한다.

③ 근래에는 또한 氣喘咳嗽에 사용하는데, 平喘 및 止咳·祛痰의 효능이 있다. 單劑, 혹은 기타 淸肺·止喘咳의 약물을 배합하여 사용한다.

【用量·用法】 6~12g. 水煎服. 외용에는 適量.

【使用注意】 苦寒의 性味로 胃를 상하게 하므로 胃虛食少에는 忌한다.

本草選錄 : [神農本草經] "主風寒濕痹, 洗洗寒氣, 除熱, 目中靑翳白膜."
[名醫別錄] "療男子少精, 婦人帶下, 小兒癎, 身熱, 可作洗目湯."
[日華子本草] "洗肝, 益精, 明目, 小兒熱經, 皮膚風痹, 退熱."
[湯液本草] "主熱痢下重, 下焦虛."
[方藥合編] "秦皮苦寒治熱痢 煎洗目腫兼風淚"

【化學分析】 물푸레나무 *Fraxinus rhynchophylla* HANCE.에는 coumarin유도체인 esculin, esculetin 등과 tannin을 함유한다.

小葉白蜡樹 *F. bungeana* DC.에는 다수의 coumarin류, fraxetin, fraxin, esculetin, esculin 등과 yannin, tannin, saponin 등을 함유한다.

【藥理硏究】 소량의 fraxin은 호흡운동 및 반사운동을 증대시키나 양이 증가함에 따라서 반사운동한다. 중추성운동의 마비를 일으킨다. 혈압상승작용, 이뇨작용이 있고 요산의 배설량을 증대한다. fraxinin의 이뇨작용 및 요산 배설 작용은 fraxin에 비하여 약간 약하나 지속성이 있으므로 장시간 걸치면 요량 및 요산 배설량에는 큰 차이가 없다.

아담자 鴉膽子

Bruceae Fructus
Java brucea fruit

【出 典】本草綱目拾遺

【異 名】苦參子・鴉蛋子・鴨膽子

【起 原】소태나무과(Simaroubaceae) 鴉膽子 *Brucea javanica* (L.) Merr.의 果實이다.*

【採 取】가을에 과실이 성숙할 때 따서 曬乾한다.

【性 狀】이 약물은 卵形으로 길이 6~10㎜, 지름 4~7㎜이다. 표면은 흑색 또는 갈색으로 隆起된 網狀의 주름이 있으며, 網안은 불규칙한 多角形이고 양쪽에는 뚜렷한 稜線이 있다. 끝은 뾰족하고 基部에는 움푹 들어간 果梗의 흔적이 있다. 果殼은 질이 단단하면서 부서지기 쉽고, 종자(仁)는 卵形으로 길이 5~6㎜, 지름 3~5㎜로 표면은 類白色 또는 황백색이며 網紋이 있다. 種皮는 얇고 子葉은 乳白色으로 油性이 풍부하다.

【產 地】중국의 廣東・廣西, 福建 등의 지역이 주산지이다.

【炮 製】鴉膽子 : 잡질과 果殼을 제거하고 仁을 取하여 曬乾한다.

【性味・歸經】味는 苦하고 性은 寒하며, 大腸・肝經에 작용한다.

效 能	主 治
淸熱解毒・截瘧治痢	瘧疾, 痢疾, 腫瘤
腐蝕贅疣	贅疣, 鷄眼

이 약물은 苦・寒의 性味로 泄降하고 淸熱解毒・除濕殺蟲하는 효능이 있어 痢疾을 다스리며, 抗瘧의 要藥이다. 아메바성이질을 치료하는데 비교적 좋은 효과가 있으며, 또한 말라리아 原蟲을 殺蟲하는 작용이 있어 瘧疾을 치료한다. 다만 이 약물은 腸胃를 자극시키는 작용이 있으므로 脾胃가 虛弱한 경우에는 신중히 사용한다.

또한 이 약물은 腐蝕작용이 있으므로 贅疣에 外敷하여 치료하는데, 정상적인 피부에 접촉되지 않게 하여야 한다.

【臨床應用】① 이 약물은 大苦・大寒한 性味로 熱毒을 풀고, 濕熱을 燥하며, 瘧蟲(말라리아균)을 약화시킬 수 있으므로 다음과 같은 증후에 사용한다.

주기적으로 발작하는 間日瘧이나 三日瘧의 치료나 예방에 활용되는데, capsule 속에 넣어 복용한다.

血痢, 冷痢, 休息痢를 치료하는데, 그 예가 [幼幼集成]의 처방에 冷積久痢의 치료에, 龍眼肉으로 싸서 복용한다. 최근 임상에서는 아메바성이질에 주로 사용한다.

＊ CP : 鴉膽子(Yadanzi) BRUCEAE FRUCTUS
苦木科 植物 鴉胆子 *Brucea javanica* (L.) Merr의 成熟果實。

최근 임상에서는 또한 직장암, 유선암 등 癌症을 치료한다.

② 외용하면 贅疣를 부식하는 효과가 있다. 贅疣 및 鷄眼의 치료에 鴉膽子仁을 짓찧어서 바르거나 혹은 鴉膽子油를 국소에 펴 바르는데, 그 예가 至聖丹[經驗方]이다(鴉膽子仁 20개를 燒酒와 함께 찧어서 바르고 반창고로 고정한다.)

【用量・用法】3~9g을 capsule에 넣어 呑服하거나 龍眼肉에 싸서 복용. 治瘧에는 10~30粒. 治痢에는 1.5~2g. 외용에는 適量.

【使用注意】脾胃虛弱, 胃腸出血 및 肝腎의 질환에는 忌한다.

> 本草選錄 : [本草綱目拾遺] "治痢, 痔."
> [嶺南采藥錄] "治冷痢, 久瀉. 又能殺蟲."
> [醫學衷中參西錄] "爲涼血解毒之要藥, 善治熱性赤痢, 二便因熱下血, 最能靑血分之熱及腸中之毒. 善治疣."

【化學分析】鴉膽子에는 結晶 Ⅰ・Ⅱ・Ⅲ을 함유하고 이 외에 brucealin, 鴉膽油를 함유한다.

【藥理硏究】① 아메바 및 말라리아 原蟲, 질트리코모나스균 등을 죽이고 또한 편충, 회충, 조충, 장도선충 등의 장관기생충을 驅除하며 또한 흡혈충 인플루엔자 바이러스를 억제한다.

② 학질에 길항한다. 즉 학질 원충을 파괴하는데, 학질에 대한 길항작용에 이의를 나타내는 사람들도 있다. 鴉膽子의 熱 클로로포름의 추출물은 성섬유세포의 생장에 강렬한 억제작용을 한다.

③ 鴉膽子의 여러 가지 성분, 예를 들면 알코올 추출물, 鴉膽子 glucoside A 및 B, brucealin, 鴉膽子油는 모두 抗腫瘤작용을 한다.

④ 鴉膽子에는 상당한 독성이 있는데 주로 수용성 苦味 부분에 있다. 湯劑를 경구 투여한 LD_{50}은 0.48g/kg이다. 이 약물을 국소에 사용하면 피부와 점막에 강렬한 자극을 주고 경구 투여하면 복부가 불편하면서 구토, 복통, 복사, 墜脹과 頭昏, 無力을 초래하는데, 그 발생률은 78.3%이다. 그리고 또 내장 충혈과 출혈, 호흡곤란이 생기고 장기적으로 사용하면 독성이 축적된다. 그러나 중독으로 사망한 보고는 없다. 위장 질환이 있는 환자, 肝腎 병변이 엄중한 환자, 임신부 및 소아는 반드시 신중히 사용해야 한다.

패장 敗醬[KHP]

Patriniae Radix

【出 典】神農本草經

【異 名】敗醬草・鹿醬根・苦菜・鹿腸・鹿首・馬草・鹿醬・野苦菜

【起 原】마타리과(Valerianaceae) 뚝갈 *Patrinia villosa* Jussieu 또는 마타리 *Patrinia scabiosaefolia* Fischer ex Link의 뿌리이다.

【採 取】여름과 가을에 채취하여 曬乾한다.

【性 狀】이 약은 뿌리로 원기둥 모양의 뿌리줄기와 가지가 갈라진 뿌리로 되어 있으며 길이

5~12㎝, 지름 2~7㎜이다. 바깥 면은 갈색~흑갈색이며 가로주름과 뿌리자국이 있다. 꺾은 면은 고르지 않고 연한 황색~갈색이다. 이 약은 특유한 냄새가 있고 맛은 약간 아리다.

【産 地】 우리나라 전국의 산야에 자생하고, 중국의 대부분 지역에 분포하며, 長江의 中下流에 비교적 많이 난다.

【炮 製】 敗醬草 : 잡질을 제거하고 깨끗이 씻어 小段으로 썰어 陰乾 또는 曬乾한다.

【性味·歸經】 味는 辛·苦하고 性은 微寒하며, 胃·大腸·肝經에 작용한다.

效 能	主 治
清熱解毒·消癰排膿	腸癰, 肺癰, 瘡癰腫毒
祛瘀止痛	胸腹疼痛, 産後의 瘀滯腹痛

이 약물의 辛味는 散結·排膿活血하고, 苦寒으로 清熱解毒한다. 毒이 풀리고 瘀血이 散하면 癰腫이 스스로 삭아지므로 瘡癰腫毒의 치료에 상용하는 要藥이다.

또한 이 약물의 辛味는 腸胃에 작용하여 散하는 효능이 있어 腸胃의 瘀滯를 行하게 하여 內癰을 치료하고 특히 腸癰에 膿의 有無를 막론하고 필요한 要藥이다. 최근에는 임상에서 肺膿瘍, 肝膿瘍 및 子宮內膜炎, 子宮附屬器炎, 卵巢囊腫 등의 병증에 비교적 양호한 치료효과가 있다. 다만 이 약물은 實熱瘀血인 경우가 아니면 사용하지 않는다.

【臨床應用】 ① 이 약물은 辛散 苦降하며, 性이 寒하므로 清熱解毒 및 消癰排膿하는 효능이 있어 주로 熱毒癰腫, 內癰을 치료하는데, 특히 腸癰을 치료하는 要藥이다.

腸癰(蟲垂炎 등)이 이미 化膿하였거나 未化膿의 증후에도 응용한다. 腸癰에 膿이 이미 형성한 경우에는 附子 薏苡仁 등을 배합하는데, 그 예가 薏苡附子敗醬散[金匱要略]이고, 膿이 아직 형성되지 않은 경우에는 金銀花 大黃 牡丹皮 등을 배합한다.

또한 肺癰發熱, 咳唾膿血의 치료에는 魚腥草 黃芩 桔梗 등을 배합한다.

熱毒癰腫瘡癤을 치료할 경우에는 내복과 외용을 겸할 수 있다. 즉 내복할 뿐만 아니라, 신선품을 짓찧어 상처 부위에 펴서 바른다.

② 이 약물은 또한 血分에 작용하여 祛瘀止痛하는 효능이 있으므로 血滯로 인한 胸腹疼痛, 産後瘀阻腹痛 등의 병증에 사용하는데, 當歸 五靈脂 香附子 등을 배합한다.

【用量·用法】 8~20g. 水煎服. 외용에는 適量.

【使用注意】 脾胃虛弱으로 인한 泄瀉, 食欲不振 및 虛寒下脫에는 忌한다.

本草選錄 : [神農本草經] "主暴熱火瘡, 赤氣, 疥瘙疽痔, 馬鞍熱氣."

[名醫別錄] "除癰腫, 浮腫, 結熱, 風痹不足, 産後腹痛."

[日華子本草] "治血氣心腹痛, 破癥結, 催生落胞, 血運鼻衄吐血, 赤白帶下, 赤眼障目胬肉, 聤耳, 瘡癤疥癬, 丹毒, 排膿補瘻."

[本草從新] "解毒排膿, 治癰腫, 破凝血, 療産後諸病."

【化學分析】 ① 뚝갈(白花敗醬)의 根 및 根莖에는 iridoid 배당체의 morroniside, loganin villoside 외 oleanolic acid를 aglycon으로 하는 saponin, glucose, fructose 등을 함유한다.

마타리(黃花敗醬)의 根 및 根莖에는 saponin의 scabioside A, B, C, D, E, F, G, iridoid 배당체의 patrinoside 정유, 당류, tannin 및 미량의 알칼로이드 등을 함유한다.

【藥理研究】 ① 마타리(黃花敗醬)의 알코올 추출물 혹은 정유는 모두 뚜렷한 진정작용을 하고 아울러 펜토바르비탈소듐의 최면 효능을 증강한다. Isovaleric acid는 진정작용이 없다. 敗醬의 진정작용은 동속 식물인 纈草에 비해 배 이상 강하다.

② 간세포의 재생을 촉진하고 간세포의 변성을 예방한다. 이는 이 약물에 함유된 올레아놀산과 관계된 것으로 생각된다. 이미 알려진 올레아놀산은 보간 작용을 한다.

③ 추출물은 황색포도상구균, 백색포도상구균을 억제한다. 白花敗醬의 추출물은 유행성 감기 바이러스에 뚜렷한 억제작용을 한다.

백화사설초 白花蛇舌草[KHP]

Hedyotidis Herba
Hedyotis herb

【出 典】 廣西中藥誌

【異 名】 蛇舌草 · 二葉葎 · 矮脚白花蛇利草

【起 原】 꼭두서니과(Rubiaceae) 두잎갈퀴 *Hedyotis diffusa* Willdenow의 전초이다.

【採 取】 여름과 가을에 베어 小段으로 썰어 曬乾한다.

【性 狀】 이 약은 대개 뒤엉켜 덩이 모양을 이루며 색깔은 회록색 혹은 회갈색이다. 원뿌리는 한 개이고 굵기가 약 2~4㎜이며 수염뿌리는 매우 가늘고 연한 회갈색을 띤다. 줄기는 가늘고 덩굴성같이 감겼으며, 질은 취약하여 쉽게 꺾어지고 중앙에는 백색의 속이 있다. 잎은 대부분 부서졌고 심하게 쭈그러져 있으며 쉽게 떨어진다. 떡잎의 길이는 1~2㎜이며 꽃은 엽액에 달린다. 이 약은 냄새가 약간 있고 맛은 덤덤하다.

【產 地】 우리나라 제주도의 습지에서 자생하고, 중국의 長江以南의 각 지역에 분포한다.

【炮 製】 白花蛇舌草 : 잡질을 제거하고 깨끗이 씻어 축인 후 小段으로 썰어 曬乾하거나 鮮用한다.

【性味 · 歸經】 味는 微苦 · 甘하고 性은 寒하며, 胃 · 大腸 · 小腸經에 작용한다.

效 能	主 治
清熱解毒 · 消癰排膿	癰腫瘡毒, 腸癰, 咽喉腫痛, 毒蛇咬傷, 癌症
利 濕	熱淋의 小便不利, 尿赤澀痛

이 약물의 性味는 苦甘 · 寒하고, 苦 · 寒으로 清熱解毒, 甘 · 寒으로 清利濕熱한다. 咽喉腫痛 및 熱淋으로 인한 小便不利, 尿赤澀痛 등에 유효하며, 毒蛇咬傷에는 환부에 짓찧어 발라 치료한다.

최근 임상에서는 清熱解毒 작용을 이용하여 위암과 식도암 및 직장암 등 많은 종류의 암에 응용하고 있다.

【臨床應用】 ① 이 약물은 최근에 새로 발견된 약물이다. 비교적 우수한 解毒消癰 작용이 있으며 또한 내복과 외용을 겸하여 사용한다.

癰腫瘡毒에는 金銀花 連翹 野菊花 등을 배합하여 사용한다.

腸癰(蟲垂炎)에는 單劑를 다량 사용하거나 紅藤 敗醬草 등을 배합하여 사용한다.

咽喉腫痛에는 玄參 桔梗 甘草 등을 배합하여 사용한다.

毒蛇咬傷에는 찧어서 환부에 펴서 바르고 겸하여 半邊蓮 蚤休 紫花地丁 등을 배합하여 복용한다.

최근에는 또한 각종 癌症에도 사용되는데, 기타 抗腫瘤 약물을 배합하여 응용한다.

② 清熱利濕 通淋에 작용하므로 熱淋澀痛, 小便不利 등의 증후를 치료하는데, 白茅根 車前草 石葦 등을 배합하여 사용한다. 또한 茵蔯 黃柏 梔子 등을 배합하여 濕熱黃疸을 치료한다.

【用量·用法】 15~60g. 水煎服. 외용에는 適量. 癌에는 60~120g을 사용한다.

【使用注意】 妊婦에는 忌한다.

> **本草選錄**:[廣西中藥志] "治小兒疳積, 毒蛇蛟咬, 癌腫. 外治白泡瘡, 蛇癩瘡."
>
> [泉州本草] "清熱散瘀, 消癰解毒, 治癰疽瘡瘍, 瘰癧. 又能清肺火, 瀉肺熱, 治肺熱喘促, 嗽逆胸悶."
>
> [廣西中草藥] "清熱解毒, 活血利尿, 治扁桃體炎, 咽喉炎, 闌尾炎, 肝炎, 痢疾, 尿路感染, 小兒疳積."

【化學分析】 全草에는 hentriacontane, stigmasterol, ursolic acid, oleanolic acid, β-sitosterol, β-sitosterol-*d*-glucoside, *p*-coumaric acid 등을 함유한다.

【藥理研究】 ① 체외에서의 항균작용이 강하지 못하다. 다만 황색포도구균과 이질균에 미약한 작용이 있다. 주사액은 거의 항균작용이 없다.

② 이 약물은 집토끼의 실험성 맹장염에 뚜렷한 효과가 있다. 그 항 감염 작용은 유기체 내부의 적극요소를 調動하는 것으로 나타난다고 판단된다.

③ 이 약물은 항암작용이 있다. 실험 결과가 일치하지 않는데 항암작용이 있다는 보고가 있다. 즉 암세포로 하여금 핵분열상이 나타나게 한다. 특히 유사분열이 뚜렷하게 억제되고 암조직의 변성괴사 정도도 역시 대조군에 비해 뚜렷하다. 또한 보고에 따르면 이 약물은 오직 고농도에서만 양성 반응을 나타내는데 이러한 작용을 비특이성이라고 한다.

④ 정자 생성 작용을 억제한다. 실험자 102예가 약을 복용하고 3주 후 정액을 검사한 결과, 77% 실험자의 정자 숫자가 실험전의 1/3~1/10로 내려갔다.

웅담 熊膽[KHP]

Ursi Fel

Bear gallbladder

【出 典】新修本草

【異 名】黑瞎子膽・熊瞎子膽

【起 原】곰과(Ursidae) 불곰 *Ursus arctos* Linné 또는 기타 근연동물의 담즙을 말린 것이다.

【採 取】겨울철에 捕捉하여 담낭을 떼어내거나 또는 開腹하여 膽道에 관을 삽입하여 膽汁을 유출시켜 채취한 후 陰乾하거나 냉동건조한다.

【性 狀】이 약은 고르지 않은 덩어리로 되어 있고 바깥 면은 황갈색~어두운 황갈색으로 부서지기 쉽고 깨어진 면은 유리 같은 광택이 있으며, 습윤 되어 있지 않다. 이 약은 보통 길이 9~15㎝, 너비 7~9㎝의 담낭 속에 들어 있으나 때로는 꺼내어진 것도 있다. 담낭은 섬유성의 질긴 막질(膜質)로 되어 있고 바깥 면은 어두운 갈색을 띠며 반투명이다. 이 약은 특이한 냄새가 있고 맛은 매우 쓰다.

【產 地】중국의 雲南・四川・西藏・新疆, 東北의 華北 지방에 서식하며, 우리나라 함경도 지방에 서식한다.

【性味・歸經】味는 苦하고 性은 寒하며, 肝・膽・心經에 작용한다.

效 能	主 治
淸熱解毒	熱毒瘡癰, 痔瘡腫痛, 咽喉腫痛
止 痙	肝熱生風, 驚風, 癲癇, 子癇
明 目	目赤腫痛, 翳障

이 약물의 性味는 苦・寒으로 肝・膽經에 작용하여 肝・膽・心經의 鬱熱을 淸泄하고 痙攣을 制止시키는 효능이 있어 肝熱熾盛, 熱極生風으로 인한 驚風과 癲癇 및 抽搐 등의 병증을 치료하며, 또한 肝熱을 淸泄시켜 明目退翳하는 효능이 있어 肝熱로 인한 目赤腫痛과 羞明 및 翳障 등을 치료한다.

이 외에도 淸熱解毒하는 작용이 있어 癰腫을 消腫하므로 瘡癰腫痛과 痔瘡腫痛을 치료하며 또한 熱毒壅結로 인한 咽喉腫痛에도 양호한 효과가 있다.

【臨床應用】① 淸熱解毒하고 消癰腫하는 효능이 있어 熱毒瘡癰, 痔瘡腫痛, 風・蟲齒痛을 치료한다. 비교적 외용으로 많이 사용하는데, 물에 잘 섞어서 환부에 바르거나 혹은 다시 冰片(龍腦)과 물에 용해하여 바른다. 熱毒壅結로 인한 咽喉腫痛에도 사용한다.

이 약물은 또한 황달을 치료하는데, [新修本草]에서 "熊膽은 유행성 熱이 盛하여 변한 黃疸을 치료한다."라고 하였다.

② 肝熱이 風을 動하게 하면 쉽게 驚癎抽搐하는데, 이 약물은 肝火를 淸하게 하여서 止痙하므로 肝火熾盛, 熱極生風으로 인한 驚風, 癲癎, 子癎 등의 병증에 朱砂 鬱金 白礬 등을 배합하여 사용한다.

小兒驚癎의 치료에는 熱痰과 風痰을 잘 치료하는 竹瀝과 함께 복용한다.

③ 肝은 目에 開竅하는데, 이 약물은 肝熱을 淸泄하여 明目退翳하는 효능이 있으므로 肝熱로 인한 目赤腫痛, 羞明流淚 혹은 翳障 등의 병증에 單味 혹은 소량의 龍腦와 혼합하여 點眼藥으로 사용한다. 또는 菊花 黃連 등을 배합하여 丸·散劑로 내복한다.

【用量·用法】 1.5~2.5g(복용에는 丸劑나 散劑가 적합하고 湯劑로는 쓰지 않는다).

【使用注意】 虛寒인 경우에는 忌한다.

> 本草選錄 : [藥性本草] "主小兒五疳, 殺蟲, 治惡瘡."
> [醫學入門] "點眼去翳開盲, 塗惡瘡, 痔瘻."
> [本草從新] "凉心, 平肝, 明目, 殺蟲, 治驚癎五痔. 實熱則宜, 虛家當戒."
> [方藥合編] "熊膽味苦熱蒸疸　惡瘡蟲痔疳癎散"

【化學分析】 脫脂한 웅담에서 약 20%의 tauroursodesoxycholic acid를 얻는다. 이것을 alkali분해하면 taurine과 ursodesoxycholic acid를 얻는다. 기타 소량의 chenodesoxycholic acid, cholic acid, desoxycholic acid 등을 함유하고 있다. 이들은 또 taurine, glycine과 결합한 抱合酸으로서 함유된다. chenodesoxycholic acid는 ursodesoxycholic acid의 입체이성차이, 웅담의 색조의 차이에 따라서 구성담즙산의 조성이 다르다. 품질이 양호하다고 하였던 琥珀膽, 靑茶膽은 tauroursodesoxycholic acid를 주성분으로 하고 총담즙함량도 높다.

【藥理研究】 ① 담즙산은 이담작용을 하고 담즙의 분비를 촉진하며 담즙의 분비량을 뚜렷이 증가하고 아울러 총담관과 괄약근에 이완작용을 한다. 熊膽은 또한 세틸콜린으로 초래되는 마우스 적출 소장의 경련에 解痙작용을 한다. 解痙의 원리는 파파베린과 유사하다.

② 담결석을 용해하는 작용이 있다. 溶石의 주요성분은 ursodesoxycholic acid이다.

③ 억균·소염·항알레르기·鎭咳·祛痰·平喘 등의 작용을 하며 또한 소화를 돕고 강압작용을 한다.

백렴 白蘞[KHP]

Ampelopsis Radix
Japanese ampelopsis root

【出 典】 神農本草經

【異 名】 白根·猫兒卵·鵝抱蛋

【起 原】 포도과(Vitaceae) 가회톱 *Ampelopsis japonica* Makino의 덩이뿌리이다.*

* CP : 白蘞(Bailian) AMPELOPSIS RADIX
葡萄科 植物 白蘞 *Ampelopsis japonica* (Thunb.) Makino의 塊根。

【採 取】봄과 가을에 캐어 깨끗이 씻어 外皮를 벗겨 제거하고 厚片으로 썰어 曬乾한다.

【性 狀】이 약은 덩이뿌리로 긴 타원형~방추형으로 양쪽 끝이 뾰족하고 구부러졌으며 길이 3~12㎝, 지름 1~3㎝이다. 바깥 면은 황갈색으로 세로주름이 있고 층층으로 쉽게 떨어져 나가며 안쪽 면은 연한 갈색이다. 질은 가벼우며 쉽게 꺾이고 꺾은 면은 가루질이며 흰색~연한 적색이다. 이 약은 냄새가 없고 맛은 약간 달다.

【産 地】우리나라의 황해도 이북지방에 분포하고, 중국의 東北, 河北 및 陝西, 河南, 湖北, 四川 지역이 주산지이다.

【炮 製】잡질을 제거하고 깨끗이 씻어 축인 후 厚片으로 썰어 曬乾한다.

【性味 · 歸經】味는 苦하고 性은 微寒하며, 心 · 胃經에 작용한다.

效 能	主 治
淸熱解毒 · 斂瘡生肌	瘡癰腫毒, 燒燙傷

이 약물 性味는 苦 · 微寒하고 苦味로 泄熱하고 微寒은 心 · 胃經에 작용하여 火毒을 淸解하므로 淸熱解毒의 효능이 있어 瘡癰초기에 내복 또는 외용하여 散結消腫 · 斂瘡生肌하는 효능이 있다. 癰瘡腫毒에 내복 또는 외용하면 未膿은 삭히고, 이미 化膿한 것은 發하며, 膿盡은 收斂하는 효능이 있으므로, 배합이 적절하면 그 효능이 주효한다. 그러므로 熱毒癰腫, 水火燙傷 및 熱毒留滯에 의한 瘡口不收에 대한 要藥이다.

【臨床應用】이 약물은 苦 · 寒으로 淸熱解毒하고, 辛味로 散結消癰한다. 외용하면 斂瘡生肌하는 효능으로 瘡瘍腫毒과 燒燙傷에 사용한다. 내복할 뿐만 아니라 외용할 수도 있다. 單劑로 내복하거나 혹은 連翹 등을 배합하고, 외용에는 赤小豆와 같이 細末하여 계란흰자와 調製하여 환부에 바른다. 瘡癰에 외용하면 生肌收口를 촉진하고 白芨 絡石藤을 배합하는데, 그 예가 白斂散[鷄峰普濟方]이다.

燒燙傷의 치료에는 이 약물의 單劑를 미세한 가루로 만들어서 환부에 바른다.

【用量 · 用法】6~16g. 대량에서는 30g. 水煎服. 외용에는 適量.

【使用注意】脾胃虛寒의 경우와 實火가 없는 경우에는 忌한다.

> 本草選錄 : [神農本草經] "主癰腫疽瘡, 散結氣, 之通. 除熱, 目中赤, 小兒驚癇, 溫瘧, 女子陰中腫痛."
>
> [日華子本草] "止驚邪, 發背, 瘰癧, 腸風, 痔漏, 刀箭瘡, 扑損, 溫熱瘧疾, 血痢, 湯火瘡, 生肌止痛."
>
> [本經逢原] "同地膚子治淋濁失精, 同白芨治金瘡失血, 同甘草解狼毒之毒."
>
> [方藥合編] "白蘞微寒癰疔聳　兒瘧驚癇女陰腫"

【化學分析】점액질을 함유하나 상세한 것은 불명.

【藥理硏究】白蘞의 물엑스(1 : 3)는 시험관내에서 피부진균에 대하여 억제작용이 있다.

누로 漏蘆[KHP]
Rhapontici Radix

【出 典】神農本草經

【異 名】野蘭・鬼油麻・漏盧

【起 原】국화과(Compositae) 뻐꾹채 *Rhaponticum uniflorum* (L.) DC., 절굿대 *Echinops setifer* Iljin 또는 큰절굿대 *Echinopsis lactifolius* Tausch의 뿌리이다.*

【採 取】가을에 캐어 깨끗이 씻어 殘梗과 鬚根을 제거하고 曬乾한다.

【性 狀】이 약은 뿌리로 원주형 또는 불규칙한 덩어리 조각이고 많이 꼬여 있으며 길이는 일정하지 않지만 긴 것은 30㎝에 달하는 것도 있다. 지름은 1~2㎝이다. 바깥 면은 회갈색~암갈색이며 거칠고 세로로 난 도랑과 능형의 망상을 한 갈라진 틈이 있고 바깥 껍질은 잘 떨어진다. 근 두부는 부풀어 있고 줄기의 잔기나 비늘 모양의 잎 그루가 있고 위쪽 끝에는 회백색의 융모가 있다. 무게는 가볍고 꺾어지기 쉬우며 꺾은 면은 좌우가 비대칭이고 회황색이며 갈라진 틈새가 있다. 중심은 회흑색 또는 흑갈색이다.

【產 地】우리나라 전국에 분포한다. 중국의 東北, 華北, 西北 지역이 주산지이다.

【炮 製】漏 蘆 : 잡질을 제거하고 깨끗이 씻어 밀폐하여 축인 후 厚片으로 썰어 曬乾한다.

【性味・歸經】味는 苦하고 性은 寒하며, 胃經에 작용한다.

效 能	主 治
淸熱解毒・消癰下乳	瘡癰腫痛, 초기의 乳癰, 乳汁不下

이 약물은 苦・寒 性味로 滑利降泄하여 淸熱解毒・消癰과 동시에 陽明經에 작용하여 通乳한다. 그러므로 熱毒壅盛에 의한 瘡癰紅腫의 疼痛이나 乳癰, 乳閉 등에 적용한다. 또한 熱邪를 淸解시켜 通乳를 촉진하는 작용이 있으므로 熱邪의 壅滯로 유방이 팽창하고 유즙이 不下하는 증후에 응용하면 좋은 효과가 있다.

【臨床應用】① 이 약물은 淸熱解毒・消散癰腫하는 장점이 있으므로 瘡癰의 초기, 紅腫疼痛을 치료한다. 이 약물은 胃經에 작용하는데, 足陽明胃經은 유방을 통과하므로 특히 乳癰腫痛을 치료하는 상용약물이다. 임상에서는 대부분 蒲公英 連翹 大黃 등 淸熱解毒・消癰하는 약물을 배합해서 사용한다. 그다음으로는 또한 時疫丹毒, 咽喉紅腫 등의 병증을 치료한다.

癰瘡腫痛(皮膚化膿症)에 連翹 升麻 大靑葉 蒲公英 大黃 등을 배합하는데, 그 예가 漏盧散[衛生寶鑑]이다.

乳癰(乳腫炎)의 초기 發赤, 腫脹疼痛에는 栝樓根 貝母 牡丹皮 蒲公英 白芷 金銀花 등을

* CP : 漏芦(Loulu) RHAPONTICI RADIX
菊科 植物 祁州漏蘆 *Rhaponticum uniflorum* (L.) DC.의 根。

배합하는데, 그 예가 乳癰湯[新方]이다.

② 下乳하는 효능이 있어서 熱毒壅滯로 인하여 紅腫作脹하고 젖이 나오지 않는 것을 치료한다. 특히 젖이 나오지 않고 乳癰이 되려고 하는 증후에 사용하면 그 熱毒을 淸泄하는 약효가 발휘되어 유즙의 배설을 촉진시킨다.

氣血鬱滯에 의한 乳汁分泌不全, 乳房脹痛 등의 증후에 栝樓 王不留行 蛇退皮 등을 배합하는데, 그 예가 漏蘆湯[經驗方]이다.

下乳하는 효능이 뛰어난 王不留行 穿山甲 등을 항상 배합하여 사용한다. 그러나, 氣血이 不足하고 체질이 허약하여 젖이 나오지 않거나 젖이 적게 나오는 경우에 사용해서는 안 된다.

【用量 · 用法】 5~9g. 水煎服.

【使用注意】 苦寒으로 行血하므로 氣虛인 경우와 瘡瘍不起 증후 및 妊婦에는 忌한다.

本草選錄 : [神農本草經] "主皮膚熱毒, 惡瘡疽痔, 濕痹, 下乳汁."

[名醫別錄] "止遺漏, 熱氣瘡瘍如麻豆, 可作湯浴."

[日華子本草] "治小兒壯熱, 通小腸, 泄精, 尿血, 風赤眼, 乳癰, 發背, 瘰癧, 腸風, 排膿, 補血, 治扑損, 繼筋骨, 敷金瘡, 止血長肉, 通經脈."

[本草正義] "漏蘆, 滑利泄熱, 於王不留行功用最近, 而苦寒直泄, 尤其過之. 苟非實熱, 不可輕用, 不獨耗陰, 尤損正氣."

【化學分析】 정유를 함유한다.

【藥理硏究】 ① 降血脂, 항동맥유양화, 경화작용을 한다. 그 작용의 메커니즘은 지질과산화를 억제하고 세포막 결구의 완전성을 보호하는데 있다.

② 뻐꾹채(祁州漏蘆)의 根, 根莖, 葉, 果實은 모두 탈피호르몬류 물질을 함유하고 適應原樣작용이 있으며 아울러 단백질과 핵산의 생물합성을 촉진하는데 그 강도는 동화 호르몬의 강도보다 못지않다. 湯劑는 血脂를 낮춘다. 그러므로 이 약물은 항노화 작용이 있다.

③ 祁州漏蘆의 작용은 스트리키닌과 유사하다. 중추신경계통에 흥분작용을 하고 또 일정한 강압 및 강심 활성이 있다.

누로의 水浸劑(1 : 3)는 각종 피부진균에 대하여 시험관내에서 억제작용이 있다.

산자고 山慈姑[KHP]

Cremastrae Tuber

【出 典】 嘉祐本草

【異 名】 毛慈姑 · 金橙 · 鹿蹄草 · 山茨菇 · 朱姑 · 毛姑

【起 原】 난초과(Orchidaceae) 약난초 *Cremastra appendiculata* (D. Don) Makino, 독산란(獨蒜蘭) *Pleione bulbocodioides* (Franch.) Rolfe 또는 운남독산란(雲南獨蒜蘭) *Pleione yunnanensis* Rolfe의 헛비늘줄기이다.*

* CP : 山慈菇(Shancigu) CREMASTRAE PSEUDOBULBUS, PLEIONES PSEUDOBULBUS

【採 取】 5~7월에 캐어 鬚根을 제거하고 曬乾한다.

【性 狀】 ① 약난초 : 이 약은 헛비늘줄기로 불규칙하고 납작한 구형 또는 원뿔 모양이며 윗면이 돌기되었고 기부에는 잔뿌리흔적이 있다. 길이 18~30㎜, 팽대부의 지름 1~2㎝이다. 바깥 면은 적갈색 또는 갈색이고 세로주름 또는 세로 홈이 있고 가운데에는 2~3갈래 약간 돌기된 고리가 있으며 고리 위에는 비늘잎이 마르고 썩어서 생긴 실 같은 섬유가 있다. 질은 단단하고 꺾기 어려우며 꺾은 면은 회백색 또는 황백색이고 약간 각질이다. 이 약은 특유한 냄새가 약간 있고 맛은 담담하고 점성이 있다.

② 독산란(獨蒜蘭), 운남독산란(雲南獨蒜蘭) : 이 약은 헛비늘줄기로 원뿔 모양이고 물병의 목처럼 생겼거나 또는 불규칙한 덩어리이며 지름 1~2㎝, 높이 15~25㎜이다. 위 끝은 점첨두이고 첨단(尖端)을 잘라보면 접시 모양이다. 기부는 부풀어 있으면서도 둥그렇고 평평하며 중앙은 패여 있고 1~2갈래 고리가 있으며 대부분 한쪽으로 쏠려 있다. 바깥 껍질은 벗겨져서 표면이 황백색을 띠며 벗겨지지 않은 것은 연한 갈색이고 매끄러우며 불규칙한 주름이 있다. 자른 면은 연한 황색이고 각질은 반투명이다.

【產 地】 두견란은 우리나라의 전북 내장산 이남의 계곡, 숲속에 자생하고, 중국의 黃河 유역의 西南, 華南 등 지역에 분포한다.

【炮 製】 山慈菇 : 鬚根과 잡질을 제거하고 깨끗이 씻어 밀폐하여 축인 후 厚片으로 썰어 曬乾하거나 搗碎하여 사용한다.

【性味·歸經】 味는 甘·微辛하고 性은 涼·有小毒이며, 肝·胃經에 작용한다.

效　能	主　治
清熱解毒·消癰散結	癰疽發背, 疔腫惡瘡, 瘰癧結核, 狂犬咬傷

이 약물은 性味가 甘辛·寒·有小毒이다. 寒性으로 解毒, 辛味로 癰腫을 散하고, 清熱解毒·消癰散腫하는 효능이 있다. 癰疽發背, 疔腫惡瘡, 瘰癧結核에 사용하고, 또한 蛇蟲이나 狂犬咬傷에 내복, 외용 모두 유효하다.

【臨床應用】 이 약물은 清熱解毒·消癰散結하는 효능으로 熱毒癰腫(皮膚化膿症), 瘰癧結核(임파節腫·응어리), 毒蛇咬傷, 疫毒으로 인한 腹痛下痢 등에 雄黃 續隨子 麝香 등을 배합하는데, 그 예가 紫金錠[百一選方]이다.

乳癌, 咽頭癌, 肺癌, 食道癌, 子宮癌, 皮膚癌 등에도 사용하고 있으나 결과에 대해서는 알 수 없다.

【用量·用法】 3~9g. 丸·散劑에 넣어 사용하고, 외용에는 분말을 醋로 조제하여 쓴다.

【使用注意】 正氣가 虛弱한 증후에는 忌한다. 대량을 長服하면 惡心, 嘔吐의 부작용이 나타난다.

蘭科 植物 杜鵑蘭 *Cremastra appendiculata* (D. Don) Makino, 獨蒜蘭 *Pleione bulbocodioides* (Franch.) Rolfe 또는 云南獨蒜蘭 *Pleione yunnanensis* Rolfe의 假鱗莖。

本草選錄 : [本草綱目] "主疔腫, 攻毒, 破皮, 解諸毒, 蠱毒, 蛇蟲狂犬傷." [本草再新] "治煩熱痰火, 瘡疔痧痘, 瘰癧結核, 殺諸蟲毒." [本草正義] "能散堅消結, 化痰解毒, 其力頗峻, 故諸家以爲有小毒, ……所以古來未入煎劑."

【化學成分】 두견란의 根莖에는 점액 즉 glucomannan을 함유한다.

녹두 綠豆[KHP]

Vignae Radiatae Semen

【出 典】 開寶本草

【異 名】 青小豆

【起 原】 콩과(Leguminosae) 녹두 *Vigna radiatus* Wilczek의 씨이다.

【採 取】 가을에 종자가 성숙할 때 채취하여 曬乾한다.

【性 狀】 이 약은 짧은 타원형으로 길이 4~6㎜이다. 바깥 면은 녹황색~어두운 녹색이며 광택이 있다. 씨의 배꼽점은 백색으로 끝에 있으며 그 길이는 씨의 ⅓가량 된다. 씨껍질은 얇으나 질기고 벗기면 엷은 황록색~황백색의 떡잎이 나온다. 떡잎은 2매이며 두껍고 질은 단단하다.

【產 地】 우리나라 전국의 농가에서 재배한다.

【性味 · 歸經】 味는 甘하고 性은 寒하며, 心 · 胃經에 작용한다.

效 能	主 治
清熱解毒	癰腫瘡毒, 巴豆 및 附子中毒
消暑止渴	暑熱煩渴

이 약물은 甘 · 寒의 性味로 清熱解暑 · 除煩止渴하는 효능이 있어 暑熱煩渴을 치료하고, 또한 清熱解毒으로 癰腫을 消腫하는 효능이 있어 癰腫瘡毒을 치료하는데, 外敷한다.

이 외에도 巴豆나 附子 등 熱毒약물에 中毒되어 煩躁悶亂하거나 嘔吐口渴의 증후에 껍질째 생것을 搗汁하거나 분말하여 복용한다.

【臨床應用】 ① 이 약물은 清熱解毒하는 효능이 있어 다음의 증후에 사용한다.

消癰腫 작용을 하므로 癰腫瘡毒을 치료하는데, 생것으로 갈아서 끓인 후 차게 식힌 물에 담구어, 여과하여 즙을 취해 복용한다. 또한, 大黃과 함께 가루를 만들고 여기에 生薄荷汁과 꿀을 넣어 잘 섞어서 외용한다.

巴豆 附子 烏頭 등의 熱藥에 중독되어 煩躁悶亂, 嘔吐口渴하는 증후를 치료한다. 생것을 單用으로 껍질째 갈아서 끓인 후 식힌 물에 담구어 여과하여 즙을 취해 복용한다. 또는 黃連 甘草 등을 배합하여 清熱解毒하는 효능을 더욱 증강시킬 수 있다.

② 消暑止渴하는 효능이 있어서 暑熱煩渴을 치료한다. 이는 민간에서 관습적으로 알고 있는 내용으로, 끓인 綠豆茶를 복용하여 한 여름철의 暑熱煩渴을 清解하는 방법이 그 예이다.

【用量 · 用法】 15~30g · 大劑에는 120g(打碎入藥). 외용에는 適量(硏粉).

【使用注意】 脾胃虛寒, 虛寒性 泄瀉에는 忌한다.

> **本草選錄** : [本草綱目] 引 [開寶本草] "煮食, 消腫下氣, 淸熱解毒 ; 治丹毒煩熱, 風疹, 藥石發動, 熱氣奔豚."
>
> [日華子本草] "益氣, 除熱毒風, 厚腸胃 ; 作枕明目, 治頭風頭痛."
>
> [隨息居飮食譜] "綠豆甘涼, 煮食淸膽養胃, 解暑止渴, 利小便, 已瀉痢."
>
> [方藥合編] "菉豆氣寒解百毒 並治煩渴諸熱屬"

【化學分析】 100g 중에는 단백질 22.1g, 지방 0.8g, 탄수화물 59g, 칼슘 49㎎, 인 286㎎, 철 3.2㎎, carotenoid 0.22㎎, vitamin B_1 0.53㎎, vitamin B_2 0.12㎎, nicotinic acid 1.8㎎을 함유한다.

【藥理硏究】 실험성 고지혈증을 예방한다.

위릉채 萎陵菜[KHP]

Potentillae Herba

【出 典】 救荒本草

【異 名】 根頭菜 · 翻白菜 · 野鳩旁花

【起 原】 장미과(Rosaceae) 딱지꽃 *Potentilla chinensis* Seringe의 전초이다.*

【採 取】 봄에서 가을철에 이르기까지 채취하여 깨끗이 씻어 小段으로 썰어 曬乾한다.

【性 狀】 이 약은 뿌리가 있는 전초로 원기둥 모양 또는 원뿔 모양이고 약간 비틀렸으며 가지가 갈린 것도 있다. 길이 5~17㎝, 지름 5~10㎜이다. 바깥 면은 어두운 갈색~어두운 적자색이고 불규칙하게 세로로 갈라진 골이 있다. 바깥 껍질은 조각이 되어 잘 떨어지고 뿌리의 머리 부분은 지름 3~5㎝로 비교적 굵다. 질은 단단하고 쉽게 꺾어진다. 이 약은 특유한 냄새가 약간 있고 맛은 떫고 약간 쓰다.

【產 地】 우리나라 전국의 沙地에 자생한다. 중국 대부분 지역에 고루 분포한다.

【炮 製】 萎陵菜 : 잡질을 제거하고 깨끗이 씻어 축인 후 小段으로 썰어 曬乾한다.

【性味 · 歸經】 味는 苦하고 性은 寒하며, 肝 · 大腸經에 작용한다.

效 能	主 治
淸熱解毒 止痢	瀉痢, 白帶, 癰腫瘡毒.
涼血止血	血便, 崩漏

이 약물의 性味는 苦 · 寒으로 肝 · 大腸經에 작용하여 淸熱解毒 · 涼血止痢하는 효능이 있다. 腸의 熱毒으로 인한 赤痢腹痛과 오래된 痢疾을 치료하며, 그 효능이 白頭翁 馬齒莧과 비슷하며, 또한 解毒작용이 있어 痔瘡出血과 癰腫瘡毒을 치료하는데, 鮮品을 짓찧어 환부에 바른다.

* CP : 委陵菜(Weilingcai) POTENTILLAE CHINENSIS HERBA
  薔薇科 植物 委陵菜 *Potentilla chinensis* Ser.의 全草。

【臨床應用】① 이 약물은 清熱解毒하는 효능에 의해서 大腸의 熱毒을 清泄하는 것을 주로 하여 瀉痢를 치료한다. 또한 세균성이질 및 아메바성이질에 모두 치료효과가 있으며, 單劑, 또는 複方으로 사용한다. 부차적으로는 婦女의 白帶에도 사용한다.

② 涼血止血하는 작용이 있어 便血, 崩漏 및 吐衄, 尿血 등에 사용하는데, 單劑로 煎服하거나 혹은 地楡 白茅根 등을 배합한다.

【用量 · 用法】水煎服. 뿌리는 8~15g을 쓰고 全草는 양을 배로 사용한다.

【使用注意】脾胃虛寒으로 인한 久痢不止에는 忌한다.

本草選錄 : [貴州民間藥草] "清熱解毒, 治赤白痢下, 風濕疼痛, 癱瘓."

【化學分析】新鮮한 全草에는 水分 62.39%, vitamin C 49.4%를 함유하고, 건조품에는 水分 12.12%, 단백질 9.18%, 지방 4.03%, 조섬유 21.89%, 무기성분 7.25%, P_2O_5 0.26%, CaO 2.63%가 함유되어 있으며, 뿌리에는 tannin질이 많이 함유되어 있다.

【藥理研究】아메바원충을 억제한다. 그러나 白頭翁의 작용에 비해 약하다.

번백초 飜白草

Potentillae Discoloris Herba

【出 典】救荒本草

【異 名】鷄腿兒 · 湖鷄腿 · 鷄脚草 · 鷄距草

【起 原】장미과(Rosaceae) 솜양지꽃(翻白草) *Potentilla discolor* Bge.의 根 또는 뿌리를 포함한 全草이다.*

【採 取】봄과 여름에 꽃이 피기 전에 채취하여 曬乾한다.

【性 狀】이 약물의 뿌리는 방추형 또는 원추형으로 分枝 되고 길이는 약 5~8㎝이다. 표면은 어두운 갈홍색으로 비틀려 쭈그러졌다. 잎은 根生하고 단수우상 복엽으로 小葉片은 對生하고 긴 타원형이며 短柄이다. 頂端의 잎은 크고 아래로 갈수록 점차적으로 작아져 쭈그러졌다. 표면은 암록색이고 뒷면은 회백색으로 작은 털로 덮여져 있으며 邊緣에는 거친 톱니가 있다. 질은 잘 부서진다.

【產 地】우리나라의 해안과 양지쪽에 자생하고, 중국의 전국 각지에 고루 분포한다.

【性味 · 歸經】味는 甘 · 微苦하고 性은 平하며, 肝 · 大陽經에 작용한다.

效 能	主 治
清熱解毒 · 消腫 涼血止血	痢疾, 瘧疾, 肺癰, 癰腫, 瘡癬, 瘰癧結核, 咳血, 吐血, 下血, 崩漏

* CP : 飜白草(Fanbaicao) POTENTILLAE DISCOLORIS HERBA
薔薇科 植物 翻白草 *Potentilla discolor* Bge.의 全草。

이 약물의 性味는 甘·微苦하고 平하며, 肝·大腸經에 작용하여 淸熱解毒하고 止血消腫하는 효능이 있어 痢疾과 瘧疾을 치료하며, 涼血止血하는 작용으로 血熱로 인한 月經過多와 痔瘡出血 및 諸出血을 치료하는데 응용한다. 이러한 효능이 있어 중국의 華東과 華南 등지에서는 白頭翁의 대용으로 이용하고 있다.

【臨床應用】 ① 馬齒莧 金銀花 등을 배합하여 痢疾을 치료한다.

② 牡丹皮 側柏葉 등을 배합하여 血熱로 인한 月經過多를 치료한다.

③ 槐角 地榆 등을 배합하여 痔腫出血을 치료한다.

【用量·用法】 根 12~20g, 全草 20~40g. 水煎服.

【使用注意】 脾胃虛寒, 血虛에는 忌한다.

감국 甘菊[KHP]

Chrysanthemi Indici Flos
Wild chrysanthemum flower

【出 典】 本草拾遺

【異 名】 野菊花·野菊·苦薏·野山菊·路邊菊·野黃菊

【起 原】 국화과(Compositae) 감국 *Chrysanthemum indicum* Linné의 꽃이다.*

【採 取】 가을에 꽃이 필 때 채취하여 曬乾한다.

【性 狀】 이 약은 두상화로 공 모양이고 지름은 3~10㎜이며 황색이다. 총포는 4~5층의 포편으로 되어 있다. 바깥쪽의 포편은 난형 또는 나무 조각 모양이며 일반적으로 하얀 털이 덮여 있고 가장자리는 막질이다. 질은 가볍고, 안쪽의 포편은 긴 타원형이며 막질이고 바깥 면에는 털이 없다. 총포의 기부에는 총화경이 남아 있다. 설상화는 한 줄이며 황색~황갈색이고 쭈글쭈글하며 말려 있다. 관상화는 여러 줄이고 색은 진한 황색이다. 이 약은 특유한 향기가 있고 맛은 쓰다.

【產 地】 우리나라 전국에 분포한다.

【性味·歸經】 味는 苦·辛하고 性은 微寒(涼)하며, 肝·心經에 작용한다.

效 能	主 治
淸熱解毒	疔毒癰腫, 目赤腫痛, 頭痛眩暈, 風火赤眼

이 약물의 性味는 苦辛·寒하고 肝·心經에 작용하여 淸熱解毒·消腫하는 효능으로 癰腫과 疔毒, 咽喉腫痛 및 風火赤眼 등 증후를 치료하는데, 주요하게 응용된다. 이 외에 全草 또한 약으로 사용하며, 瘡毒에는 鮮品을 짓찧어 환부에 바르거나 煎湯하여 皮膚瘙痒에 洗劑로 사용한다.

* CP : 野菊花(Yejuhua) CHRYSANTHEMI INDICI FLOS
菊科 植物 野菊 *Chrysanthemum indicum* L.의 頭狀花序。

【臨床應用】① 이 약물은 淸熱解毒·消腫하는 효능은 癰疔癤瘍(皮膚化膿症)에 單劑 또는 蒲公英 紫花地丁 金銀花 등을 배합하여 사용하는데, 그 예가 五味消毒飮[醫宗金鑑]이다.

② 夏枯草 桑葉 등을 배합하여 目赤腫痛을 치료한다. 淸熱解毒하는 효능이 있어 주로 疔毒 癰腫, 咽喉腫痛, 風火로 인한 赤眼 등의 증상을 치료한다.

疔毒을 치료하는데는 單用할 수 있고, 내복하거나 신선한 이 약물을 짓찧어 환부에 발라도 되는데, 흔히 蒲公英 紫花地丁 金銀花 등을 배합하여 사용한다.

目赤腫痛에는 夏枯草 桑葉 등을 배합한다.

【用量·用法】9~15g. 水煎服. 외용은 適量.

【使用注意】味가 苦하여 敗胃하기 쉬우므로 장기간의 복용을 피한다. 陰疽와 肝陰不足의 증후에는 忌한다.

本草選錄 : [本草綱目] "治癰腫·疔毒·瘰癧, 眼瘜."

【化學分析】野菊花에는 α-thujone, *dl*-camphor, 3-(10)-carene, yejuhua lactone, chrysanthenone, luteolin, chrysanthemin 등을 함유하고 있다.

【藥理硏究】野菊花水浸液은 동물의 체온을 약하게 저하시키는데, 다량으로는 해열작용이 강하나 순환기장해를 일으킨다. 또 마우스의 모세혈관 저항성증강작용이 있다. 白菊花는 시험관내에서 대장균, 티푸스균, 파라티푸스균, 녹농균 등 7종의 그람음성 장내병원균에 대하여 완전한 억제작용이 있다. 野菊花의 에탄올엑스를 마취한 고양이에 16g/kg 복강 내에 주사하면 강압효과가 있고, 척수절단 고양이에서도 같다. 임상적으로는 野菊花의 流浸膏를 子宮頸糜爛患者의 환부에 도포하여 치유율이 약 85% 였다고 한다.

제 5절 淸虛熱藥

虛熱을 풀어 淸熱하는 약물을 淸虛熱藥이라고 한다. 이 약물들은 虛熱병증에 적용하는데, 즉 溫熱病 후기의 熱傷陰液으로 인한 口燥咽乾, 夜熱早涼, 熱退無汗 등 陰虛의 發熱병증과 慢性消耗性疾病(예 : 肺結核)으로 장기간 발생하는 午後發熱, 手足心熱, 觀紅盜汗과 유행성 消瘦 등 骨蒸勞熱병증에 사용된다. 虛熱을 淸除시키는 약물을 사용할 때는 항상 淸熱涼血藥에 淸熱養陰藥을 배합하여야 標·本을 모두 치료할 수 있다.

청호 青蒿[KHP]

Artemisiae Annuae Herba
Sweet wormwood herb

【出 典】神農本草經

【異 名】嫩青蒿·香青蒿·草蒿·野蘭蒿

【起 原】국화과(Compositae) 개똥쑥 *Artemisia annua* Linné 또는 개사철쑥 *Artemisia apiacea* Hance의 지상부이다.*

【採 取】 가을철 꽃이 필 때 채취하여 老莖을 제거하고 陰乾한다.

【性 狀】 ① 개똥쑥 : 이 약의 줄기는 원주형이고 위쪽에서 분지되었으며 길이 30~80cm, 지름 0.2~0.6cm이다. 겉은 황록색 또는 황갈색이고 세로 능선이 있다. 질은 단단하고 잘 절단되며 절단면의 가운데에는 수(髓)가 있다. 잎은 마주나고 암록색~녹갈색이며 부서지기 쉽다. 온전한 것은 펴면 3회 우상으로 심열하고 열편 및 소열편은 원형 또는 긴 타원형이며 양면에는 단모가 덮여있다. 이 약은 특이한 향기가 있고 맛은 조금 쓰다.

② 개사철쑥 : 이 약은 잎이 거의 없는 꽃대가 있는 줄기이며 길이 60~90cm이다. 줄기의 바깥 면은 황갈색이며 질은 단단하며 꺾은 면은 섬유상이다. 잎은 녹갈색이고 잔주름이 많고 말려 졌으며 부서지기 쉽고 꽃대는 황록색이다. 이 약은 특이한 냄새가 있고 맛은 덤덤하다.

【産 地】 우리나라 전국에 고루 분포되어 벌판에 자생한다.

【炮 製】 青 蒿 : 殘根 등 잡질을 제거하고 물을 뿌려 축인 후 小段으로 썰어 曬乾한다.

【性味・歸經】 味는 苦・辛하고 性은 寒하며, 肝・膽經에 작용한다.

效 能	主 治
淸熱截瘧・退虛熱	瘧疾寒熱, 陰虛發熱, 無汗骨蒸
凉血・解暑	夜熱早凉, 暑熱外感

이 약물의 性味는 苦・寒하고, 芳香性으로 肝・膽經에 작용하여 肝膽과 血分의 熱을 淸泄하고 芳香으로 散하여 陰分의 伏熱을 밖으로 透出하게 하므로 淸熱・凉血・退蒸의 良藥이다. 그러므로 溫邪傷으로 인한 發熱, 骨蒸勞熱을 막론하고 陰分에서 發生하는 여러 병증에 대한 要藥이다.

또한 이 약물은 淸芳疏達하므로 능히 淸透解肌와 祛暑治瘧에도 작용하므로 여름철에 暑熱外感, 또는 瘧疾 등의 惡寒에도 상용한다. 이 약물의 性味는 비록 苦・寒하나 芳香은 胃를 傷하게 하지 않아 血虛有熱인 병증에 적용하는 것이 가장 적당하다. 그러나 大便泄瀉와 汗出過多의 증후에는 신중히 사용한다.

靑蒿와 柴胡는 효능이 비슷하여 肝・膽經에 작용하여 瘧疾과 寒熱往來 등의 증후를 치료하는데, 柴胡의 性은 昇散에 편중하고 疏肝解鬱의 특징이 있으며 아울러 淸陽을 昇擧하므로 多用하면 傷陰의 염려가 있고, 靑蒿의 淸凉・芳香은 暑熱을 푸는데 陰을 상하지 않게 하므로 陰虛發熱의 증후에 상용한다.

【臨床應用】 ① 예부터 지금까지의 임상과 최근의 약리연구에서 靑蒿가 瘧疾을 치료하는데 좋은 효과가 있다고 증명되었으며, 겸하여 그 효과를 믿을 수 있고, 부작용이 적으며 약물이 풍부하다는 특징이 있어 瘧疾을 치료하는데 아주 좋은 약물이다.

＊ CP : 靑蒿(Qinghao) ARTEMISIAE ANNUAE HERBA
菊科 植物 黃花蒿 *Artemisia annua* L.의 地上部分。

이 약물은 暑熱을 清熱할 수 있으므로 예로부터 瘧疾을 겸한 暑邪에 感受한 경우에 특히 상용되어 왔지만, 截瘧의 경우에 사용하려면 그 용량은 일반적인 용량보다 당연히 많아야 한다. 예를 들면 [葛洪肘后方備急方]에서는 비교적 많은 양의 青蒿 鮮品을 단독으로 사용하여 물을 넣고 찧어 즙으로 복용하여 瘧疾寒熱을 치료하였다.

만약 暑濕 혹은 痰濕을 겸하여 惡心嘔吐, 胸悶, 寒輕熱重인 증후에는 黃芩 半夏 등을 배합하는데, 그 예가 蒿芩淸膽湯[重訂通俗傷寒論]이다.

② 退虛熱함으로써 陰虛發熱을 치료하는데, 骨蒸勞熱, 日晡潮熱, 低熱不退, 手足心熱 등의 虛熱 병증을 치료한다. 이 약물은 苦·寒하면서도 또한 芳香이 있고 辛味를 겸하여 透散의 효능이 있으면서 傷陰하는 폐단이 없으므로 특히 骨蒸無汗인 증후를 치료하는데 적당하다.

임상에서는 鼈甲 知母 秦艽 등 清熱養陰藥을 배합하는데, 그 예가 淸骨散[證治準繩]이다.

③ 淸熱涼血하는 효능이 있어 溫熱病後期에 邪氣가 陰分에 침투하여 夜熱早涼, 熱退無汗 혹은 溫熱病後의 低熱不退 등의 병증에 鱉甲 牡丹皮 生地黃 등을 배합하는데, 그 예가 青蒿鱉甲湯[溫病條辨]이다.

紫斑병증에는 升麻 鼈甲 生地黃 當歸 등을 배합하고, 鼻出血에는 鮮品을 찧어 汁을 내어 冲服한다.

④ 暑熱을 淸解하는 효능이 있어서 暑熱에 感受하여 發熱無汗 혹은 有汗인 증후에는 綠豆 荷葉 西瓜翠衣 등 淸暑 약물을 배합하여 사용한다.

신선한 青蒿와 신선한 車前草를 배합하면 또한 소아가 暑熱을 感受한 증후나 혹은 여름의 發熱, 小便不利 등에 사용한다.

【用量·用法】 6~12g. 水煎服하거나 신선한 것을 즙을 내어 복용한다.

【使用注意】 産後血虛나 內寒으로 인한 泄瀉, 食慾不振에는 忌한다.

本草選錄 : [神農本草經] "主疥瘙痂痒, 惡瘡, 殺蝨, 留熱在骨節間, 明目."

[本草拾遺] "主婦人血氣, 腹內滿, 及冷熱久痢. 秋冬用子, 春夏用苗, 并絞汁服. 亦曝乾爲末, 小便入酒和服."

[本草綱目] "治瘧疾寒熱."

[本草正義] "能散風火, 善解暑熱, 氣味淸芬, 則宜利血滯而淸血熱, 尤有專長."

[醫林纂要探源] "淸血中濕熱, 治黃疸及鬱火不舒之證."

[方藥合編] "青蒿氣寒童熱膏　虛寒盜汗骨蒸勞"

【化學分析】 이 약물의 전초에는 abrotanine 정유 약 3%를 함유하고 그 주성분은 1, 8-cineol(eucalyptol), cuminal, artemisia alcohol, artemisia ketone, iso-artemisia ketone, *d*-α-cadinene, α-, β-, γ-caryophyllene, caryophyllene oxide, arteannuin B 등이다.

【藥理硏究】 ① abrotanine은 학질에 길항하는 뚜렷한 작용을 한다. 작용의 원리는 말라리아원충 표면 필름, 미토콘드리아 막의 세포색소 산화효소 기능을 억제하여 직접적으로 말라리아원충을 죽이는 것이다. 말라리아원충 적혈구 內期에 살멸작용을 한다. 그러나

적혈구 전기 및 적혈구 외기에는 아무런 효과도 없다. 결점은 주로 재발생률이 높은 것이다.

② abrotanine 및 그 파생물은 마우스 흡혈충병에 일정한 효과가 있다.

③ 일정한 강압·해열 및 피부진균억제작용을 한다.

④ 정유는 鎭咳·祛痰·平喘작용을 한다.

⑤ 개똥쑥(黃花蒿) 湯液 클로로포름 추출물(대체로 lactone cumarin물질) 0.6㎎/㎏은 마우스에 대해 뚜렷한 利膽작용을 한다.

⑥ 靑蒿 아세톤 추출물 엑스를 피부에 바르면 모기를 쫓을 수 있다.

백미 白薇[KHP]

Cynanchi Atrati Radix et Rhizoma
Blackened swallowwort root

【出 典】 神農本草經

【異 名】 白微·香白薇·嫩白薇·白幕·薇草·骨美

【起 原】 박주가리과(Asclepiadaceae) 백미꽃 *Cynanchum atratum* Bunge 또는 만생백미(蔓生白薇) *Cynanchum versicolor* Bunge의 뿌리 및 뿌리줄기이다.*

【採 取】 봄과 가을에 채취하여 曬乾한다.

【性 狀】 ① 백미꽃 : 이 약은 뿌리 및 뿌리줄기로 원형에 가깝고 결절상이다. 길이 15~50㎜, 지름 5~12㎜이다. 여러 개의 둥글고 오목한 줄기자국을 볼 수 있다. 아래 끝에는 여러 개의 가늘고 긴 뿌리가 모여서 말꼬리 모양을 이룬다. 뿌리는 원기둥 모양이고 약간 구부러져 있으며 길이 5~20㎝, 지름 1~2㎜이다. 바깥 면은 황갈색~갈색이고 평활하거나 또는 가는 주름 무늬가 있다. 질은 부서지기 쉽고 꺾어지기 쉽다. 꺾은 면은 평탄하고 피부는 황백색이며 목부는 비교적 작고 황색이다. 이 약은 냄새가 약간 있고 맛은 약간 쓰다.

② 만생백미(蔓生白薇) : 이 약은 뿌리 및 뿌리줄기로 길이 2~6㎝, 지름 4~8㎜이다.

【產 地】 우리나라 전국에 고루 분포하고, 蔓生白薇는 중국의 遼寧·河北·河南·山東·山西·安徽 등의 지역이 주산지이다.

【炮 製】 白 薇 : 잡질을 제거하고 깨끗이 씻어 축인 후 小段으로 썰어 曬乾한다.

【性味·歸經】 味는 苦·鹹하고 性은 寒하며, 胃·肝·腎經에 작용한다.

效 能	主 治
清熱涼血	邪入營血, 久熱不退, 陰虛內熱, 陰虛外感發熱
利尿通淋	熱淋, 血淋
解毒療瘡	瘡癰腫痛, 咽喉腫痛

* CP : 白薇(Baiwei) CYNANCHI ATRATI RADIX ET RHIZOMA
蘿藦科 植物 白薇 *Cynanchum atratum* Bge. 또는 蔓生白薇 *Cynanchum versicolor* Bge.의 根과 根莖。

이 약물은 味가 苦鹹하고 性이 寒하며, 苦味는 泄降하고 鹹味는 血分에 작용하며 寒으로 清熱하고 利水通淋한다. 血分의 熱을 清熱할 뿐 아니라 陰虛發熱도 아울러 치료하게 된다. 그러므로 이 약물은 虛熱을 물리치게 하는 가운데 透解하는 性이 있어 熱病후기에 餘邪가 未盡하고 內熱로 陰液이 손상되어 低熱이 물러가지 않거나 혹은 産後虛熱 및 일체의 원인불명의 虛性發熱 등의 병증에 모두 隨證加減하면 현저한 退熱작용이 있다.

그러나 血分에 熱이 없거나 또는 脾胃虛寒으로 인한 便溏의 증후에는 忌한다.

【臨床應用】 ① 이 약물은 苦하되 燥하지 않고, 鹹味가 血分에 작용하는데 性은 寒하지만 강렬하지는 않아서 清熱涼血할 수 있고 또한 虛實을 모두 清할 수 있는데, 바로 虛熱을 清할 뿐만 아니라 實熱도 清할 수 있으므로 다음과 같은 증후에 사용된다.

溫熱病후기에 邪氣가 營血을 침범하거나 혹은 餘熱이 다 제거되지 않아 久熱不退하는 증후 및 陰虛內熱을 치료한다. 그 예가 白薇湯[普濟本事方]인데, 이 처방은 當歸 人蔘 甘草를 배합한 것으로 産後血虛로 인한 發熱 및 昏厥 등을 치료한다.

또한 陰虛發熱, 骨蒸盜汗 등의 증후에는 地骨皮 牡丹皮 등을 배합하거나 혹은 기타 滋陰退虛熱하는 약물과 같이 사용한다.

外感發熱 혹은 肺熱咳嗽를 치료한다. 陰虛外感의 發熱證을 치료할 수 있는데, 이것은 이 약물이 退熱하면서도 또한 透散하는 성질이 있기 때문이다. 이 경우에는 薄荷 豆豉 玉竹 등을 배합하는데, 그 예가 加減葳蕤湯[重訂通俗傷寒論]이다.

肺熱咳嗽를 치료하는 경우에 清肺泄清하는 貝母 前胡 枇杷葉 등을 배합한다.

② 이 약물은 利尿通淋과 涼血하는 효능이 있어 熱淋, 血淋 등 모든 小便赤澀 熱痛하는 증후를 치료한다. 그 예가 [備急千金要方]에서 이 약물과 白芍藥을 같은 양으로 가루 내어 冲服하면 胎前産後의 熱淋, 血淋을 치료한다고 하였다. 또한 滑石 木通 生地黃 등을 배합할 수 있다.

③ 이 약물은 또한 解熱療瘡하는 효능이 있고 내복 또는 外敷할 수 있으므로 瘡癰腫毒 및 毒蛇咬傷 등에 사용된다.

【用量·用法】 4.5~9g. 水煎服.

【使用注意】 傷寒과 유행성발병에 汗多亡陽 증상과 內虛에 의한 食慾不振, 消化不良, 下痢內虛, 腹中冷感, 下痢不止의 증후에는 忌한다.

> 本草選錄 : [神農本草經] "主暴中風, 身熱肢滿, 忽忽不知人, 狂惑邪氣, 寒熱酸疼, 溫瘧洗洗, 發作有時."
>
> [本草綱目] "風溫灼熱多眠, 及熱淋, 遺尿, 金瘡出血."
>
> [本草正義] "凡陰虛有熱者, 自汗盜汗者, 久瘧傷津者, 病後陰液未復而餘熱未清者, 皆爲必不可少之藥, 而婦人血熱, 又爲恒用之品矣."
>
> [方藥合編] "白薇大寒鬼邪却　不省人事風與瘧"

【化學分析】 cynanchol, 정유 및 강심배당체물질을 함유한다.

【藥理研究】 白薇油는 강심배당체의 반응을 나타낸다.

지골피 地骨皮[KP]

Lycii Radicis Cortex
Lycium root bark

【出 典】 神農本草經

【異 名】 甘枸杞・杞根・地骨・枸杞根・枸杞根皮

【起 原】 가지과(Solanaceae) 구기자나무 *Lycium chinense* Miller 또는 영하구기(寧夏枸杞) *Lycium barbarum* Linné의 뿌리껍질이다.*

【採 取】 초봄이나 늦은 가을에 캐어 根皮를 벗겨 曬乾한다.

【性 狀】 이 약은 뿌리껍질로 관상~반관상 또는 조각이며, 길이 3~10㎝, 너비 5~15㎜, 두께 1~3㎜이다. 바깥 면은 회황색~등황색으로 거칠며 불규칙하게 세로로 찢어진 무늬가 있고 주피는 비늘 모양으로 벗겨지기 쉽다. 안쪽 면은 황백색~회황색이고 비교적 평탄하며 가는 세로무늬가 있다. 꺾인 면은 회백색~황갈색을 나타내고 섬유성은 아니며 질은 가볍고 거칠다. 이 약은 특유한 냄새가 있고 맛은 약간 달며 후에 쓰다.

【產 地】 우리나라 전국에 분포하고 특히 충남의 청양과 전남의 진도가 저명하다.

【炮 製】 地骨皮 : 잡질과 목심을 제거하고 깨끗이 씻은 후 小段으로 썰어 曬乾한다.

【性味・歸經】 味는 甘하고 性은 寒하며, 肺・肝・腎經에 작용한다.

效 能	主 治
涼血退蒸	陰虛血熱, 骨蒸潮熱, 小兒疳熱, 血熱吐衄, 消渴
清泄肺熱	肺熱咳喘

이 약물의 性味는 甘・寒으로 肺・腎經에 작용하여 清熱涼血과 동시에 肺火를 清降하고 肝腎虛熱을 清退하는 退熱除蒸에 상용하는 良藥이다. 陰虛發熱, 有汗骨蒸 및 肺熱咳嗽, 煩熱消渴에 적용하며, 涼血止血에도 작용하므로 血熱妄行하는 吐血에도 유효하다.

【臨床應用】 ① 이 약물은 甘・寒으로 清潤하여 涼血退蒸, 腎火를 瀉하고 伏熱을 제거하며, 骨中의 熱을 清하면서 虛熱을 清하는 효능이 좋아 다음과 같은 증후에 사용한다.

陰虛血熱, 骨蒸潮熱盜汗, 小兒疳疾發熱 등의 증후에 知母 鱉甲 秦艽 등 滋陰清虛熱의 약물을 배합하여 사용하는데, 그 예가 地骨皮散[小兒藥證直訣], 清骨散[證治準繩類方] 등이다.

清熱涼血하는 효능이 있어 血熱妄行으로 인한 吐血, 衄血, 尿血 등 熱證出血 등의 증후에 白茅根 側柏葉 등 涼血止血하는 약물을 배합하여 사용한다.

熱邪를 泄하고 煩渴을 그치게 하는 효능이 있으므로 消渴尿多 증후에 生地黃 栝樓根 등 養陰生津하는 약물을 배합한다.

腎經伏火를 瀉하며 虛火牙痛을 멈추게 한다.

---

* CP : 地骨皮(Digupi) LYCII CORTEX
茄科 植物 枸杞 *Lycium chinense* Mill. 或 宁夏枸杞 *Lycium barbarum* L.의 根皮。

② 肺熱을 淸瀉함으로써 肺熱咳喘을 치료하는데, 熱邪가 제거되면 肺氣가 淸肅하여서 咳喘이 저절로 멈춘다. 桑白皮 生甘草 등을 배합하는데, 그 예가 瀉白散[小兒藥證直訣]이다.

【用量·用法】 9~15g. 水煎服.

【使用注意】 脾胃虛寒에는 忌하고, 虛勞火旺이나 脾胃虛弱으로 인한 食慾不振, 水樣性下痢 등의 증후에는 양을 줄이고, 假熱인 증후에는 忌한다.

> 本草選錄 : [神農本草經] "主五內邪氣, 熱中消渴, 周痹."
> [珍珠囊] "解骨蒸肌熱, 消渴, 風濕痹, 堅筋骨, 涼血."
> [湯液本草] "瀉腎火, 降肺中伏火, 去胞中火, 退熱, 補正氣."
> [本草求眞] "雖於丹皮同治骨蒸之劑, 但丹皮味辛, 能治無汗骨蒸, 此屬味甘, 能治有汗骨蒸."
> [方藥合編] "地骨皮寒能解肌　蒸汗熱血降陰宜"

【化學分析】 지방산, 방향족산의 linoleic acid, linolenic acid, melissic acid, cinnamic acid 등과 diterpine의 sugiol, steroid의 β-sitosterol, 5α-stigmastan-3, 6-dione 등 외 아미노산류, betaine, vitamin B 등을 함유한다.

【藥理硏究】 地骨皮煎液(2.5ml, 12.5g/kg)을 토끼에 경구투여 30분 후에 혈당치는 최고로 되고 이후 하강하여 3시간으로 정상치로 돌아가고 더 뚜렷하게 하강하지 않았다.

地骨皮의 각종 추출용매 중 ethanol fraction의 수성엑스는 pyrogen 發熱토끼에 대한 해열 효과실험에서 原料生藥으로 환산하여 0.75~7.5g/kg의 범위에서 강한 발열억제를 인정하였다.

은시호 銀柴胡[KHP]

Stellariae seu Gypsophilae Radix
Starwort root

【出 典】 本草綱目

【異 名】 銀胡·山菜根·沙參兒

【起 原】 석죽과(Caryophyllaceae) 은시호(銀柴胡) *Stellaria dichotoma* Linné var. *lanceolata* Bunge 또는 대나물 *Gypsophila oldhamiana* Miquel의 뿌리이다.*

【採 取】 가을에 캐어 莖葉과 鬚根을 제거하고 깨끗이 씻어 曬乾한다.

【性 狀】 ① 은시호(銀柴胡) : 이 약은 뿌리로 원기둥 모양에 가깝고 가지가 갈려있다. 길이 15~40㎝, 지름 10~25㎜이다. 바깥 면은 연한 황색 또는 황백색이고 꼬여 있는 세로 주름 및 곁뿌리 흔적이 있으며 구멍 모양으로 오목하게 패여 있으며 이 부근을 세로로 자르면 가루 모양의 물질이 나오고 또한 갈색의 틈을 볼 수 있다. 위쪽 끝에는 촘촘하게 사마귀 모양으로 돌기된 줄기가 붙었던 흔적을 볼 수 있다. 질은 단단하지만 부서지기 쉬우며 자르기 쉽다. 자른 면에는 틈새가 있고 피부는 매우 엷으며 목부에서는 황색과 흰색이 엇갈리는 방사상 무늬를 볼 수 있다. 이 약은 냄새가 약간 있고 맛은 달다.

---

* CP : 銀柴胡(Yinchaihu) STELLARIAE RADIX
石竹科 植物 銀柴胡 *Stellaria dichotoma* L. var. *lanceolata* Bge.의 根.

② 대나물 : 이 약은 뿌리로 원기둥 모양 또는 원뿔 모양이고 길이는 일정하지 않으며 지름은 5~35㎜이다. 바깥 면은 황갈색 또는 회황갈색이고 전체에는 꼬여 있고 세로로 된 도랑이 있다. 코르크층을 제거한 것은 황백색이고 단지 코르크층이 붙어 있던 흔적만이 있다. 위쪽 끝에는 지상경이 붙었던 그루터기가 있고 근두부 가까이에는 여러 개의 돌출된 둥근 곁뿌리 흔적 및 가는 환문이 있다. 몸체는 가볍고 질은 견실하며 자른 면에는 2~3환으로 된 황색과 흰색이 엇갈려 형성된 무늬가 있다. 이 약은 냄새가 없고 맛은 약간 아리다.

【產 地】 우리나라의 중부 해안에 재생하며, 중국의 陝西, 甘肅, 內蒙古, 寧夏 등지에 분포한다.

【炮 製】 銀柴胡 : 남아 있는 목심과 잡질을 제거하고 깨끗이 씻어 축인 후 厚片으로 썰어 曬乾한다.

【性味·歸經】 味는 甘하고 性은 微寒하며, 肝·胃經에 작용한다.

效 能	主 治
退虛熱·淸疳熱	陰虛發熱, 骨蒸盜汗, 小兒疳熱

이 약물의 性味는 甘·寒으로 오직 涼血淸熱하는 효능이 있다. 그러나 退熱시키되 泄하지 않고, 理陰하여 昇騰하지 않으므로 退虛熱, 除骨蒸의 좋은 약물이며, 겸하여 小兒疳熱을 제거하므로 勞熱骨蒸 및 小兒疳熱에 상용한다.

柴胡와 銀柴胡는 식물도 다르고 효능 또한 다르다. 두 약물이 비록 解熱작용을 같이 하지만, 銀柴胡는 虛熱을 淸退시켜 오직 陰虛發熱을 치료하고 昇散시키는 작용은 없으며 涼血효능이 있고, 柴胡는 透表泄熱하여 寒熱往來에 좋고 昇散시키는 性이 있으며 涼血시키는 효능은 없다.

【臨床應用】 이 약물의 性味는 甘·微寒하고 平和하다. 苦寒의 性味로 泄하여 陰을 상하게 하는 폐단이 없으며, 虛熱을 淸하는데 장점이 있다. 陰虛發熱, 勞熱, 骨蒸, 盜汗 등의 증후에 상용하며, 대부분 地骨皮 靑蒿 鱉甲 등의 淸熱滋陰藥을 배합하는데, 그 예가 淸骨散[證治準繩]이다.

熱病 후기의 血中餘熱에도 사용한다.

또한 疳熱을 淸하는 要藥이 되므로 소아의 疳積發熱, 腹大, 消瘦 등의 증후에 黨參(人蔘) 梔子 胡黃蓮 黃芩 등을 배합한다.

【用量·用法】 3~9g. 水煎服.

【使用注意】 外感風寒, 血分無熱에는 복용을 忌한다.

本草選錄 : [神農本草經疏] "治勞熱骨蒸."
[本草綱目拾遺] "治虛勞肌熱, 骨蒸勞瘧, 熱從隨出, 小兒五疳羸熱."
[本草正義] "退熱而不苦泄, 理陰而不升騰, 故虛熱之良藥."

【化學分析】 saponin배당체를 함유한다. 기타는 미상.

호황련 胡黃蓮[KHP]

Picrorhizae Rhizoma
Figwort flower rhizome

【出 典】開寶本草

【異 名】割孤露澤·胡連

【起 原】현삼과(Scrophulaceae) 호황련(胡黃蓮) *Picrorhiza kurroa* Bentham 또는 서장 호황련(西藏胡黃蓮) *Picrorhiza scrophulariiflora* Pennell의 뿌리줄기이다.*

【採 取】가을에 캐어 鬚根을 제거하고 曬乾한다.

【性 狀】이 약은 뿌리줄기로 원기둥 모양이고 조금 구부러졌으며 길이 3~12㎝, 지름 3~8㎜이다. 바깥 면은 회갈색~어두운 갈색으로 거칠며 세로주름과 가로의 고리무늬가 있고 코르크층이 떨어진 부분은 갈색을 나타낸다. 질은 단단하면서도 부스러지기 쉬워 쉽게 꺾어진다. 꺾은 면은 평탄하고 황갈색~진한 갈색이며 4~10개의 유백색의 점상 유관속이 환상으로 배열되어 있다. 이 약은 냄새가 거의 없고 맛은 매우 쓰고 지속적이다.

【產 地】중국의 西藏南部와 雲南西北部 및 四川西部 지역이 주산지이다.

【炮 製】胡黃蓮 : 잡질을 제거하고 깨끗이 씻어 축인 후 厚片으로 썰어 曬乾한다.

【性味·歸經】味는 苦하고 性은 寒하며, 肝·胃·大腸經에 작용한다.

效 能	主 治
退虛熱·除疳熱	陰虛發熱, 骨蒸潮熱, 小兒疳熱
清濕熱	瀉痢, 痔瘡

이 약물의 性味는 苦·寒으로 淸心熱·涼肝膽에 작용할 뿐만 아니라 清濕熱·退骨蒸하는 효능이 있다. 虛熱을 善淸하여 陰虛骨蒸과 潮熱盜汗을 치료하고, 또한 淸熱消疳시켜 小兒疳積으로 消化不良, 腹脹體瘦, 下痢, 發熱 등의 병증을 치료하는 良藥이다.

이 외에도 이 약물은 黃連의 효능과 비슷하여 濕熱을 제거하고 解毒시켜 腸胃에 濕熱로 인한 瀉痢와 痔瘡腫痛을 치료한다.

【臨床應用】① 이 약물은 退熱除疳하는 효력이 銀柴胡에 비해 비교적 강하며, 다음과 같은 증후에 사용한다.

陰虛發熱, 骨蒸潮熱盜汗 등의 모든 虛熱증후에 銀柴胡 地骨皮 知母 등을 배합하는데, 그 예가 清骨散[證治準繩]이다.

淸熱消疳하므로 소아의 疳積發熱, 腹脹體瘦, 瀉痢納差 등의 병증에 白朮 山楂 使君子 등을 배합하는데, 그 예가 肥兒丸[醫宗金鑑]이다.

* CP : 胡黃連(Huhuanglian) PICRORHIZAE RHIZOMA
玄參科 植物 胡黃連 *Picrorhiza scrophulariiflora* Pennell의 根莖。

② 이 약물은 苦·寒하고, 또한 黃連과 유사하면서도 비교적 약한 燥濕淸濕熱 및 解毒작용을 하므로 濕熱瀉痢와 痔瘡腫痛에 單味를 쓰거나 혹은 상응하는 약물을 배합한다. 그 예로서 [普濟方]의 한 처방은 血痢不止를 치료하는 경우에 烏梅 竈心土를 배합하였다. [本草綱目]에서는 [孫氏集效方]의 내용을 기재하였는데, 鵝膽汁으로 잘 섞어서 痔腫에 발라 치료한다고 하였다.

【用量·用法】 1.5~9g.

【使用注意】 脾胃虛寒에는 신중히 사용한다.

> **本草選錄**: [開寶本草] "主久痢成疳, 傷寒咳嗽, 溫瘧骨熱, 理腰腎, 去陰汗, 小儿惊癎寒熱, 不下食, 霍亂下痢."
>
> [本經逢原] "胡黃連苦寒而降, 大伐臟腑骨髓邪熱, 除婦人胎蒸, 小儿疳熱積气之峻藥. 同烏梅止小兒血痢, 同鷄肝治小兒疳眼, 同猪胰療楊梅瘡毒, 同乾薑治果子積, 皆取伐肝腎熱邪也."
>
> [方藥合編] "胡黃連苦骨蒸類 盜汗虛驚兒疳痢"

【化學分析】 iridoid배당체의 picroside Ⅱ, Ⅲ, kutkoside 등이 있으며, 이 외 apocynine vanillic acid, D-mannitol 등을 함유한다. kutkin이라 말하는 것은 picroside l, kutkoside의 1 : 2의 혼합물이다.

【藥理硏究】 일정한 항진균·利膽 등의 작용을 한다.

cynine은 담즙분비를 촉진하는 작용이 있고 토끼의 회장과 수축하고 있는 rat의 자궁을 이완시킨다. 그리고 몰못트의 회장과 rat의 자궁의 수축을 억제한다. 또 개구리의 심기능을 억제하고 혈압에 변화를 주지 않는다. 투여 후 한 시간 이내에 개의 담즙유량을 2배로 하고 그 경과는 3시간 지속한다. picroside Ⅱ 및 그 유사한 배당체는 CCl_4로 처리한 마우스의 肝毒에 대한 보호효과가 있고, 또 rat에서 담즙분비 촉진작용이 있다. 호황련의 수침액(1 : 1)은 시험관내 시험에서 피부진균에 대하여 억제작용이 있다.

제 3 장 瀉 下 藥

大便을 通利시키거나 腸을 潤滑하게 하여 大便을 배출시키는 약물을 瀉下藥이라 한다. 瀉下藥은 裏實에 적용하여 大便을 通利시켜 胃腸의 積滯나 有害物質을 제거하고, 淸熱瀉火에 의해 熱毒, 火毒을 淸除하며, 逐水消腫하여 水濕痰飮을 大小便으로 배출하는 작용이 있으며, 일부 瀉下劑 중에는 破血逐瘀 작용을 지니고 있는 경우도 있다. 그러므로 大便不通과 腸胃積滯 혹은 實熱內結, 冷積便秘, 水飮停蓄 등 裏實證에 사용한다.

瀉下藥을 應用할 때의 注意點은 裏實하면서 外感表邪를 겸하였을 때는 먼저 解表한 후에 攻裏(先表後裏)하거나 攻下와 解表藥을 배합하여 表裏雙解함으로써 表邪가 裏에 內陷하는 것을 방지한다. 裏가 實한 데 正氣가 虛하면 補養藥을 같이 사용함으로써 攻補를 兼施하여 攻下시키되 正氣를 상하지 않게 하여야 한다.

瀉下藥을 臨床에 응용함에 있어 작용이 强烈한 瀉下藥은 慢性病으로 正氣가 虛하거나 年老, 體弱者에게는 신중히 사용하여야 하고, 또한 瀉下藥은 骨盤腔에 充血을 촉진시키므로 月經過多, 孕婦는 마땅히 忌하여야 하며, 瀉下藥은 胃氣를 損傷하기 쉽기 때문에 병증에 효과를 발휘하면 즉시 중지하고 過量 投與하여서는 안 된다.

이 외에도 病情이 중하여 急下하고자 할 경우에는 攻下藥 또는 峻下藥을 選用하고 用量도 약간 많게 하며 湯劑로 하여 內服한다. 病勢가 緩慢한 경우에는 緩下劑를 이용하는데 用量을 過重하게 써서는 안 되며 丸劑로 만들어 內服하는 것이 좋다.

제 1 절 攻 下 藥

攻下藥의 대부분은 약물이 비교적 강한 瀉下작용을 하므로 體內에 宿食이 停滯하였거나 裏實證으로 大便이 燥結된 병증에 적용한다. 그 藥性의 대부분은 苦·寒하고 또한 淸熱瀉火작용을 하므로 裏熱積滯나 燥屎堅結 증후에 더욱 적합하다.

處方을 구성하는데 있어서 통상 行氣藥을 배합하는데, 이것은 瀉下의 역량을 증강시키고 아울러 腹滿의 모든 증후를 해소하기 위한 것이며, 어떤 약물들은 寒積으로 인한 便秘를 치료할 수 있으나 반드시 溫裏의 약물을 배합하여 치료하여야 한다.

苦·寒한 藥性을 가진 攻下 약물은 때에 따라서 通便을 목적으로 하는 이 외에 모든 實熱의 여러 증후와 高熱不退로 인한 譫語發狂 혹은 火熱이 上炎하여서 야기되는 上部充血, 頭痛, 目赤, 咽喉腫痛, 牙齦腫痛 및 火熱의 熾盛으로 인한 上部充血(衄血, 吐血, 咯血 등)

병증에 便秘의 有無를 막론하고 苦·寒한 攻下藥을 적용함으로써 實熱을 淸除하고 혹은 導熱下行하여 "釜底抽薪"의 작용에 이르게 한다. 또한 熱痢초기의 下痢後重과 혹은 飮食이 積滯하여 瀉하되 不暢한 증후에도 攻下藥을 배합하여 實邪積滯를 攻逐하여 腹痛泄瀉를 緩解하여야 한다.

이와 같은 증상 이외에도 攻下藥은 驅蟲藥과 같이 쓰면 蟲體의 排出을 촉진한다.

대황 大黃[KP]

Rhei Radix et Rhizoma
Rhubarb

【出 典】神農本草經

【異 名】黃良·將軍·錦紋大黃·川軍

【起 原】마디풀과(Polygonaceae) 장엽대황(掌葉大黃) *Rheum palmatum* Linné, 탕구트대황 *Rheum tanguticum* Maximowicz ex Balf. 또는 약용대황(藥用大黃) *Rheum officinale* Baillon의 뿌리 및 뿌리줄기로서 주피를 제거한 것이다.*

【採 取】늦은 가을에 줄기와 잎이 마를 때, 또는 이른 봄에 캐어 鬚根과 外皮를 벗겨 제거하고 切片 또는 갈라서 曬乾한다.

【性 狀】이 약은 뿌리 및 뿌리줄기로 난형, 긴 난형 또는 원주형이며, 때로 가로 및 세로로 잘려서 다듬어져 있으며 지름 4~10㎝, 길이 5~15㎝이고 껍질은 거의 벗겨져 있다. 피층의 대부분이 제거된 것의 바깥 면은 황갈색~연한 갈색이고 흰색의 가는 그물눈 모양을 볼 수 있으며 질은 치밀하고 단단하다. 코르크층이 남아 있는 것의 바깥 면은 어두운 갈색 또는 흑적색을 나타내고 주름이 있으며 질은 거칠면서 무르다. 이 약의 꺾인 면은 섬유성이 아니다. 이 약의 횡단면은 연한 회갈색 또는 갈색이고 흑갈색에 흰색, 연한 갈색이 뒤섞인 복잡한 무늬가 있다. 이 무늬는 형성층 부근에서 때로 방사상을 이루고 안쪽의 수에는 지름 1~3㎜의 갈색의 작은 원의 중심에서 방사상을 이루는 선문과 같은 조직으로 되어 있고 이 조직은 고리 모양으로 배열되거나 혹은 불규칙하게 산재되어 있다. 이 약은 특유한 냄새가 있고 맛은 떫고 쓰다. 입에 넣고 씹으면 가는 모래를 씹는 느낌이 있고 침을 노랗게 물들인다.

【產 地】掌葉大黃은 중국의 四川, 甘肅, 靑海, 西藏 등 지역이 주산지이고, 唐古特大黃은 靑海, 甘肅, 四川 서북지방이 주산지이며, 藥用大黃은 湖北, 四川, 雲南, 鬼誅 등지가 주산지이다.

【炮 製】① 大 黃 : 잡질을 제거하고 깨끗이 씻어 밀폐하여 축인 후 厚片으로 썰어 曬乾한다.

---

* CP : 大黃(Dahuang) RHEI RADIX ET RHIZOMA
蓼科 植物 掌葉大黃 *Rheum palmatum* L. 唐古特大黃 *Rheum tanguticum* Maxim. ex Balf. 또는 藥用大黃 *Rheum officinale* Baill.의 根과 根莖。

② 酒大黃 : 大黃片에 黃酒를 고루 섞어 炒製 용기에 넣고 밀폐하여 축인 후 文火로 짙은 황색이 될 정도로 炒한다(大黃片 100kg당 黃酒 10kg).

③ 熟大黃 : 大黃塊를 酒炖法 혹은 酒蒸法으로 內外가 균일하게 검을 정도까지 삶(炖)거나 찐(蒸)다(大黃塊 100kg당 黃酒 20kg).

④ 大黃炭 : 大黃片을 炒製 용기에 넣고 炒炭法으로 표면이 焦黑色, 속이 焦褐色이 될 정도로 炒한다.

⑤ 醋大黃 : 大黃片에 米醋를 고루 섞어 잠시 밀폐하여 축인 후 炒製 용기에 넣고 文火로 炒한다(大黃片 100kg당 米醋 15kg).

【性味·歸經】 味는 苦하고 性은 寒하며, 脾·胃·大腸·肝·心包經에 작용한다.

效 能	主 治
瀉下攻積	積滯實證, 痢疾
瀉 火	實火頭痛, 目赤, 咽痛, 口瘡等
清熱解毒	熱毒瘡瘍, 燒傷, 腸癰
活血祛瘀	經閉, 產後惡露不下, 癥瘕, 跌打損傷
利水·清化濕熱	水腫, 黃疸, 淋證

이 약물의 性味는 苦·寒으로 沈降하고 氣味가 함께 厚하여 下焦에 直達하므로 腸胃의 積滯를 蕩滌하고, 陽明腑實의 熱結便秘, 壯熱神昏에 대한 要藥으로 『斬關奪門』한다는 데서 『將軍』이라 칭하고 있다. 또한 攻積導滯·瀉熱通腸하는 작용으로 濕熱瀉痢, 裏急後重이나 食積瀉痢, 大便不爽에 유효하다.

이 외에도 瀉下泄熱로 인한 血分實熱을 清하고 清熱瀉火·涼血解毒에 작용하므로 血熱吐衄, 目赤咽腫, 癰腫瘡毒 등의 上部實熱 증후에 사용하고, 行瘀破積·活血通經하는 효능도 있으므로 血瘀經閉, 產後瘀阻, 癥瘕積聚, 跌打損傷에도 적용하며 또한 清化濕熱에도 작용하므로 濕熱內蘊의 黃疸, 水腫, 結胸에도 사용한다.

그러나 性이 峻烈하여 正氣를 손상시키므로 實證이 아니면 경솔하게 투여해서는 안 되며, 孕婦나 婦女의 月經時 또는 授乳期에는 신중히 사용한다.

이 약물은 生用하면 瀉下力이 강하여 實熱證을 치료하고, 瀉火解毒의 효능이 강력하다.

熟用(熟大黃)하면 瀉下力이 緩和해지고 濕熱을 清化하는 작용이 증가한다.

酒製(酒大黃)하면 上部의 熱을 清熱하고 아울러 活血行瘀의 효능을 강화하므로 目赤咽腫과 齒齦腫痛을 치료한다.

炒炭하면 止血作用이 증강하여 化瘀止血하므로 血熱로 인한 瘀血性出血症을 치료한다. 이와 같이 病情에 따라 炮製를 통해서 응용한다.

또한 通便하고자 하면 後下하거나 혹은 沸水에 浸泡하여 服用한다.

【臨床應用】 ① 大黃은 우수한 瀉下 작용이 있고, 腸胃를 蕩滌할 수 있으며, 묵은 것을

내보내고 새것을 이르게 할 수 있다. 무릇 實積便秘, 脘腹脹滿, 腹痛拒按 증후에는 主藥으로 사용한다. 苦・寒하고 沈降하여, 泄熱하는 효능이 좋으므로 實熱便秘를 치료하는 경우에 더욱 적합하다.

陽明腑實證에 腑氣가 通하지 않고, 高熱이 물러가지 않으며, 심하면 神昏譫語, 驚厥하는 등의 증후에 그 釜底抽薪하는 방법을 이용하여 급히 下하여 陰液을 보존하고, 腑氣가 通하게 되면 모든 증상이 緩解된다.

積滯가 腸腑에 있으면 氣機가 막히고, 滯하게 되므로 大黃을 사용하여 瀉下攻積하는데, 厚朴 枳實 등 下氣消積하는 약물 및 瀉下軟堅하는 芒硝를 배합하면 瀉下力이 더욱 강해진다.

胃腸의 實熱積滯에 의한 便秘腹痛, 高熱, 昏厥, 譫語 등의 증후에 芒硝 枳實 厚朴 등을 배합하는데, 그 예가 大承氣湯・小承氣湯・調胃承氣湯[傷寒論] 등이다.

大黃의 용량을 비교적 적게 하고 麻仁 杏仁 蜂蜜 등, 潤腸藥을 배합하여 丸을 만들어 복용하면 瀉下力이 緩和되는데, 그 예가 麻子仁丸[傷寒論]이다.

大黃의 瀉下力은 비교적 강하여 實積便秘에 많이 사용한다. 임상에서는 虛와 實이 뒤섞인 증후가 나는데, 大便秘結의 實結이 있을 뿐만 아니라 正氣가 虛한 경우에 大黃을 사용하는 경우 당연히 扶正하는 약물을 배합하여 攻補를 함께 해야 하고, 標와 本을 함께 고려해야 하며, 攻하되 正氣를 傷하지 않게 하고, 補하되 邪氣를 머물러 있게 해서는 안 된다.

만약 陽明腑實證인데 氣血不足한 경우이면 人蔘 當歸를 배합해서 養血하는데, 그 예가 黃龍湯[傷寒六書]이다.

熱結津傷하여 燥屎不行한 경우에는 麥門冬 生地黃 玄參 등의 養陰生津의 약물을 배합하여 增液通便하는데, 그 예가 增液承氣湯[溫病條辨]이다.

脾陽이 不足하여 冷積便秘의 증후에는 附子 乾薑 등을 배합함으로써 溫陽하고, 人蔘 甘草를 배합하여서 補脾하며, 大黃의 苦寒한 性味로 제압하여서 通便하면서도 陽을 傷하지 않게 해야 하는데, 그 예가 溫脾湯[備急千金要方]이다.

大黃은 또한 痢疾의 積滯가 아직 다 제거되지 않은 경우에 사용된다. 痢疾 초기에는 비록 瀉下가 빈번하게 발생하지만 濕熱積滯가 腸腑에 阻結되어 있기 때문에 瀉하면서도 不暢하여, 裏急後重하게 된다. 大黃의 瀉下淸熱 작용을 運用하여 腸道의 濕熱積滯로 하여금 下泄하는 길을 열어 주면 되는데, 치료가 비교적 철저하게 되면 慢性으로 되지 않는다.

최근 들어 이 약물은 毒性菌痢를 치료하는 要藥으로 이용된다. 大黃湯[素問・病機保命集]은 大黃의 單劑를 술로 煎服하여 濕熱邪盛한 瀉痢를 치료하는 예인데, 複方으로 응용되는 경우에는 黃連 黃芩 白芍藥 등을 배합하여 사용한다.

만약 痢疾이 오래되어 脾陽이 損傷되고 積滯가 아직 모두 제거되지 않은 경우이면 附子 乾薑 등의 溫陽하는 약물을 배합하는데, 앞에서 서술한 溫脾法 역시 적용된다.

이 외에도 驅蟲藥을 사용하는 경우에 大黃을 배합하면 大黃의 瀉下하는 작용으로 인하여 腸內 寄生蟲을 體外로 排出하는데 도움이 될 수 있다.

② 大黃의 瀉火작용은 寒性이어서 淸熱할 뿐만 아니라 瀉下泄熱할 수 있으므로 火熱證의 大便秘結인 경우에 복용한 후 大便이 通暢하고 熱邪가 下泄된다. 火熱上炎하면서 便秘가 없는 경우에도 또한 淸熱瀉火하는 작용을 이용할 수 있다. 그 瀉火작용은 다음과 같은 病證에 주로 활용된다.

火邪上炎으로 인하여 頭痛, 目赤, 咽痛, 齒齦腫痛, 口舌生瘡 등의 증후에 大便秘結이 같이 나타나면 大黃을 기타 淸熱瀉火약물 중에 加하여서 淸泄작용을 강화하는데, 그 예가 凉膈散[和劑局方]이다. 이 方은 大黃에다 朴硝 梔子 黃芩 連翹 등으로 組成되어 中·上焦의 邪熱이 偏盛한 증후를 치료한다.

만약 肝火가 偏亢하여 頭痛, 易怒, 驚搐 등의 증후에 便秘가 같이 나타나는 경우에는 龍膽草 梔子 夏枯草 등의 淸肝약물을 배합하여 사용한다.

血熱妄行으로 인한 吐血, 咯血, 衄血의 증후에도 사용한다. 大黃은 血分에 작용하여 瀉火止血하는 효능을 겸하여 活血祛瘀작용도 하므로, 止血하되 瘀를 머물러 있지 않게 하는 장점이 있다. 單劑를 응용하거나 혹은 瀉火·養陰하는 약물을 배합한다. 瀉心湯[金匱要略]은 바로 이 약물에다가 黃連 黃芩을 배합한 것이며, 心火偏亢으로 인해 발생하는 吐血, 衄血을 치료한다.

[備急千金要方]에서의 虛勞吐血을 치료하는 처방에서는 大黃末을 사용하였는데, 신선한 生地黃汁을 섞어서 복용하였다.

최근 들어 임상에서는 大黃의 粉末을 單劑로 사용하여 上部의 消化道 出血을 치료하는데, 비교적 좋은 효과를 얻었다는 보고도 있다.

③ 大黃은 淸熱解毒 작용이 있고 內服하면 通便 작용도 겸하므로 熱毒을 下泄시켜 주고, 熱毒瘡瘍을 치료하는데 常用하는 약물이 되며, 內服하거나 또한 外用할 수 있다. 그 예로서 雙解貴金丸[醫宗金鑑]은 背疽초기에 便秘, 脈實 등의 증후를 치료하는데, 이 方은 大黃에 白芷를 배합하여 丸으로 組成된 처방이다. 이것은 葱酒로 복용하며, 또한 물로 달이거나 가루로 갈아서 복용하기도 한다.

外治할 경우에는 單味를 粉末하여 골고루 바를 수도 있고, 淸熱解毒·消腫하는 處方 중에 넣어 쓸 수도 있는데, 그 예가 癰腫外用方인 如意金黃散[外科正宗] 중에서 大黃을 많이 사용하는 경우를 들 수 있다.

燒燙傷을 치료할 경우에는 大黃을 갈아서 粉末하여 麻油로 잘 섞어 바른다.

大黃은 또한 腸癰(蟲垂炎)의 치료에 사용되는데, 이는 大黃의 淸熱解毒·活血散瘀하는 효능을 취한 것이며, 牡丹皮 桃仁 芒硝 등을 배합하여 사용하는데, 그 예가 大黃牡丹湯[金匱要略]이다. 이 약물은 또한 紅藤과도 배합한다.

④ 大黃은 비교적 좋은 活血祛瘀 작용을 하는데, 그 특징은 두 가지로 파악된다. 첫째는 瘀血을 下할 수 있어, 經絡을 벗어난 瘀血이 아래로 배출되도록 하는 작용이고, 둘째는

瘀熱을 淸熱하므로 瘀로 發熱하는 경우에 매우 적합하다는 것이다. [神農本草經]에서는 이미 그 효능이 總結되어 있는데, "瘀血을 下하고, 血閉寒熱을 치료한다."라고 기재하고 있다.

婦女의 瘀血經閉, 寒熱, 産後의 惡露不下, 癥瘕, 跌打損傷 등의 證인 경우 오래 된 瘀血이든 금방 발생된 瘀血이든 상관없이 모두 應用할 수 있다. 古方에서는 大黃을 單用하여 瘀血證을 치료하였다. 複方으로 응용하는 경우에 桃仁 紅花 當歸 川芎 등의 活血藥을 배합한다.

만약 水蛭 虻蟲 蟅蟲 등을 배합하면 祛瘀작용을 더욱 강하게 하는데 그 예가 桃核承氣湯[傷寒論], 抵當湯[傷寒論], 下瘀血湯[金匱要略] 등이다.

만약 瘀血이 오래 된 경우에는 반드시 長服하는데, 이러한 경우에는 人蔘 阿膠 등 氣血을 補養하는 약물을 배합하여 正氣가 傷하지 않도록 방지한다.

이 약물은 瀉下작용이 있어서 水飮을 排除하는데, 水腫停飮에 正氣가 쇠약해지지 않은 증후에는 이 약물에 逐水藥 혹은 利水藥을 배합하여 사용하는데, 그 예가 己椒藶黃丸[金匱要略]인데, 이 方은 防己 葶藶子 椒目으로 組成되어 水가 腸間으로 走하고, 陰邪가 內結하여 생긴 浮腫과 腹滿을 치료한다.

또한 大陷胸湯[傷寒論]은 바로 이 약물과 甘遂 芒硝를 배합한 처방으로, 水飮이 熱邪와 結聚하여 발생하는 結胸證을 치료한다.

大黃은 小便을 利하고, 濕熱을 淸導하여 濕熱黃疸, 淋證을 치료한다. 濕熱黃疸에는 茵蔯 梔子를 배합하는데, 그 예가 茵陳蒿湯[傷寒論]이며, 淋證에는 木通 車前子 梔子 등을 배합하는데, 그 예가 八正散[太平惠民和劑局方]이다.

이 외에도 또한 痰熱을 下하는 작용이 있으므로 實熱頑痰으로 발생하는 咳喘, 驚癎, 癲癎, 癲狂 등의 병증에 礞石을 배합하는데, 그 예가 滾痰丸[景岳全書]이다.

【用量·用法】 3~30g, 熱結重證 15~20g. 水煎服. 散劑에는 절반으로 감하고, 外用에는 適量.

【使用注意】 表證未解, 血虛氣弱, 脾胃虛寒, 無實熱積滯 및 胎前産後에는 忌한다.

本草選錄 : [神農本草經] "下瘀血, 血閉寒熱, 破癥瘕積聚, 蕩滌腸胃, 推陳致新, 通利水穀, 調中化食, 安和五臟."

[藥性本草] "主寒熱, 消食, 鍊五臟, 通女子經候, 利水腫, 破痰實, 冷熱積聚, 宿食, 利大小腸, 帖熱毒腫, 主小兒寒熱時疾, 煩熱, 蝕膿, 破留血."

[本草切要] "凡溫熱之症, 臟腑堅澀, 直腸火燥而大便秘 ; 癰腫初發, 熱毒熾盛而大便秘 ; 肥甘過度, 胃火盛而大便結, 必用苦寒, 以大黃可也, 至若跌扑損傷, 血有所瘀, 閉而不行, 用桃仁, 紅花之劑, 必加酒炒大黃. 又陽明胃火, 痰涎壅盛, 喉閉乳蛾, 顋頰腫痛連及口齒, 用淸痰降火之劑, 必加酒製大黃."

[本草綱目] "下痢赤白, 裏急腹痛, 小便淋瀝, 實熱燥結, 潮熱譫語, 黃疸, 諸火瘡."

[景岳全書] "氣虛同以人蔘, 名黃龍湯 ; 血虛同以當歸, 名玉燭散. 佐以甘草、桔梗, 可緩其行 ; 佐以芒硝、厚朴、益助其銳. 用之多寡, 酌人虛實. 假實誤用, 於鳩相類."

[藥品化義] "大黃氣味重濁, 直降下行, 走而不守, 有斬關奪門之力, 苦號爲將軍, 專攻心腹脹滿,

胸胃蓄熱, 積聚痰實, 便結瘀血, 女人經閉. 蓋熱淫內結, 用此開導陽邪, 宣通澀滯, 奏功獨勝."
[藥徵] "合厚朴·枳實則治胸腹滿, 合黃連則治心下痞, 合甘遂·阿膠則治水於血, 合水蛭·虻蟲·桃仁則治瘀血, 合黃柏·梔子則治發黃, 合甘草則治急通, 合芒硝則治堅塊也, 學者審諸."
[方藥合編] "大黃苦寒破血瘀　快膈通腸積聚除"

【化學分析】anthraquinon 유도체의 rhein, emodin, chrysophanol, aloe-emodin, physcion 등 및 그 유도체 palmidin A, B, C, rheidin A, B, C, sennidin A, C 등과 cyanthrone유도체의 sennoside A, B, C, D, E, F 등. stilbene유도체의 rhaponticin, piceid, deoxy-rhaponticin 등. naphthalene유도체 torachysone 8-glucoside, 6-hydrooxymusizin 등이며, tannin으로서 d-catechin, *l*-epicatechin 등, 그 외에 gallic acid, lin-dleyin, glucogallin, 전분 등을 함유한다.

【藥理研究】① 大黃이 瀉하는 주성분은 anthraglycoside이다. 그중 sennoside A의 작용이 제일 강하고 aloe-emodin, rhein의 활성이 비교적 약하다. 大黃의 사하작용은 주로 大腸에서 일어나는데, 中·遠段 結腸의 張力을 증가하고 蠕動을 빠르게 하며, 아울러 소장의 영양물질에 대한 흡수를 방해하지 않는다. 탄닌이 함유되어 있어 수렴작용을 한다. 그러므로 설사한 후에는 속발성 변비가 생긴다.

② 大黃은 利膽 작용을 하고 담낭의 수축을 증강하며 Oddi's sphincter를 이완시키고 아울러 담즙의 배출을 증가한다.

③ 大黃은 지혈작용을 하고 응혈시간을 단축하며, 모세혈관 투과성을 낮추고 혈관 취약성을 개선하며, 섬유단백원을 증가하고 혈관수축활동을 증가하며, 골수의 헤모글로빈 생성 능력을 촉진하는 것으로 혈액응고를 촉진한다. chrysophanol은 止血의 주요성분이다.

④ 大黃은 매우 광범위하게 항균 작용을 발휘한다. 포도상구균, 연쇄구균, 임병쌍구균에 제일 민감하다. 디프테리아균, 고초균, 티푸스균과 파라티푸스균, 이질균 등에 비교적 민감하다. 균억제작용의 유효성분은 anthraquinone 파생물이다. 그 중 rhein, emodin, aloe-emodin의 작용이 제일 강하다. 大黃은 흔히 볼 수 있는 致病性 진균 및 유행성감기 바이러스를 억제한다.

망초 芒硝[KHP]

Natrii Sulfas
Mirabilite

【出 典】名醫別錄

【異 名】朴硝·玄明粉·元明粉·風化硝·風化木硝·皮硝·硫酸나트륨

【起 原】황산염광물 망초를 정제한 것이다. 이 약을 건조한 것은 정량할 때 황산나트륨(Na_2SO_4: 142.04)을 99.0% 이상을 함유한다.*

【性 狀】이 약은 무색투명한 결정 또는 흰색 결정성 가루이며, 공기 중에서 쉽게 풍화

* CP : 芒硝(Mangxiao) NATRII SULFAS
硫酸鹽類 礦物 芒硝族 芒硝, 加工精制 結晶体, ($Na_2SO_4 \cdot 10H_2O$)。

된다. 이 약은 33℃에서 결정수에 녹고 100℃에서 결정수를 잃는다. 이 약의 수용액은 중성이다. 이 약 1g은 물 1.5mL에 녹고 에탄올에는 녹지 않는다. 이 약은 냄새가 없고 맛은 조금 시며 짜다.

【製 法】 ① 朴 硝 : 天然産의 芒硝를 뜨거운 물에 용해하여 濾過해서 冷却시켜 析出한 結晶體이다.

② 芒 硝 : 萊菔을 깨끗이 씻어 切片하여 용기에 넣고 물로 삶은 다음 朴硝를 넣고 같이 煮沸하여 완전히 溶化되면 濾過하거나 혹은 澄清後에 上層液만 취하여 냉각시켜 結晶이 析出할 때를 기다려 乾燥한다(朴硝 100kg당 萊菔 6~20kg).

【產 地】 中國의 河北・河南・山東・安徽 등의 지역이 주산지이다.

【性味・歸經】 味는 鹹・苦하고 性은 寒하며, 胃・大腸經에 작용한다.

效 能	主 治
瀉下・軟堅	實熱便秘, 大便燥結, 積滯腹痛
清熱瀉火	外感熱病, 痰熱咳嗽, 臂痛, 癲狂, 癰腫, 丹毒
外 用	咽痛, 口瘡, 牙齦腫痛

이 약물은 鹹苦・寒하고 鹹으로 軟堅하고, 苦味로 泄降하며, 寒性으로 清熱하여 瀉熱通便・軟堅하는 효능이 있다. 腸 胃 三焦의 實熱을 蕩滌하여 燥屎를 제거하므로 實熱積滯와 大便燥結, 譫語發狂 등을 나타내는 陽明腑實證이나 陽明熱이 水飮과 얽히어 나타나는 結胸證에 적용한다.

大黃은 苦寒하고 芒硝는 鹹甘하며, 熱結便秘에 사용하면 상호 보좌한다. 이는 [內經]의 "內熱이 淫하면 鹹寒으로 다스리고, 苦甘으로 佐한다"는 이론을 응용한 것이며 峻下熱結하는 효과를 현저하게 높인다. 大黃은 胃腸氣分의 實熱을 瀉하는 것뿐만 아니라 血分에 작용하여 涼血解毒・行瘀破積하므로 血熱吐衄, 目赤腫痛, 經閉癥瘕에 사용하며, 芒硝는 清腸軟堅하는데 특징이 있다.

이 약물은 瀉熱蕩滌시키는 약효가 비교적 강하므로 孕婦의 服用은 忌한다. 또한 加工하는 차이에 따라 朴硝 芒硝 玄明粉으로 분류하는데, 모두 효능이 비슷하며, 다만 朴硝는 雜質이 비교적 많고 瀉下하는 힘이 가장 강하며, 芒硝는 質이 순수하며 瀉下작용이 약하고, 玄明粉은 甘草와 같이 煎湯하여 만든 것으로 質은 가장 순수한 것이며 瀉下力이 緩和하며 口腔이나 眼科疾患에 外用藥으로 많이 사용한다.

【臨床應用】 ① 이 약물은 瀉下通便하고, 또한 性이 寒하여 清熱하며, 味가 鹹하여 潤燥軟堅하는 작용이 있으므로, 實熱積滯, 大便燥結하는 病證에 적용한다. 大黃과 相須작용으로, 瀉下清熱의 효능을 증강시킨다.

陽明實熱, 燥屎內結로 인한 腹滿腹痛, 便秘, 高熱, 昏厥譫語 등의 증후에 大黃 枳實 厚朴

등을 배합하는데, 그 예가 大承氣湯[傷寒論], 調胃承氣湯[傷寒論] 등이다.

② 芒硝는 肺胃의 熱을 淸하므로 外感熱病에 응용한다. [藥性本草]에서 이 약물이 "時疾壅熱을 치료한다."라고 하였고, [日華子本草]에서는 "天行熱疾頭痛을 치료한다."라고 하였다. 무릇 外感熱病인데 肺胃의 熱이 盛하여 壯熱, 煩渴, 譫妄, 大便秘結 등의 증후에 大黃 黃芩 梔子 등 淸熱瀉火하는 약물을 배합하는데, 그 예가 涼膈散[和劑局方]이다. 또한 淸熱開竅하는 처방인 紫雪이 있는데, 이 처방 중에도 이 약물이 이용된다.

③ 芒硝는 淸熱瀉火하고, 痰熱을 淸하게 하므로 痰熱로 인한 咳嗽와 臂痛, 癲狂 등의 병증을 치료한다. 만약 痰熱이 肺에 쌓여서 咳嗽하여도 시원하지 않고, 痰에 黃色을 띠면서 끈적끈적한 증후에 黃芩 靑黛 瓜蔞仁 등을 배합하는데, 그 예가 節齋化痰丸[金匱翼]이다.

痰熱이 經絡에 阻滯되어 양쪽 팔에 疼痛이 있거나 四肢浮腫에는 半夏 茯苓 枳殼 등을 배합하는데, 그 예가 곧 茯苓丸[指迷方]이다.

芒硝는 또한 痰熱의 心竅蒙蔽에 의한 癲狂證에 사용하는데, [醫學衷中參西錄]에는 朴硝를 單用하여 소금대용으로 蔬菜를 넣어 먹어서 癲狂證을 한 달 정도 만에 치료한 臨床 例가 기재되어 있다. 또한 醫方篇에는 癲狂을 치료하는 蕩痰湯이 있는데, 이 方은 朴硝에 生赭石 大黃 半夏 鬱金을 배합한 方劑이다.

④ 芒硝는 外用하기도 하는데, 淸熱하고 軟堅하여 癰腫을 사그라지게 할 수 있으므로 癰腫의 초기에 紅腫熱痛하는 경우 환처에 바를 수 있다.

臨床에서 특히 乳癰에 많이 사용한다. 乳癰초기에 乳汁不通, 結塊紅腫, 化膿을 형성하지 않은 증후에 芒硝를 紗布로 싸서 바르는데, 腫塊가 부드럽게 되면서 사그라진다. 이 방법은 또한 回乳할 수도 있어 젖을 끊고자 하는 婦女에게 발라 주면 乳汁을 減少하게 하고 乳房의 膨脹을 감소시켜 준다.

이 외에도 이 약물은 咽喉腫痛이나 口舌生瘡(口內炎)을 치료하는 常用藥이 되는데, 硼砂 朱砂 冰片 등을 배합하여 사용하는데, 그 예가 氷硼散[外科正宗]이다.

【用量・用法】 내복에는 10~15g을 白湯 혹은 약즙에 녹여 복용한다. 外用에는 適量.

【使用注意】 脾胃虛寒, 孕婦에는 忌한다.

> **本草選錄**：[名醫別錄] "主五臟積聚, 久熱胃閉, 除邪氣, 破留血, 腹中痰實結搏, 通經脈, 利大小便及月水, 破五淋, 推陳致新."
>
> [珍珠囊] "芒硝其用有三：去實熱, 一也；滌腸中宿垢, 二也；破堅積熱塊, 三也."
>
> [藥品化義] "味咸軟堅, 故能通燥結；性寒降下, 故能去火燥, 主治時行熱狂, 六腑邪熱, 或上焦膈熱, 或下部便堅."
>
> [方藥合編] "芒硝苦寒除實熱　積聚燥痰及便窒"

【化學分析】 주성분은 含水黃酸나트륨, $Na_2SO_4 \cdot 10H_2O$(약 90~98%), 그 외 소량의 $MgSO_4$, $CaSO_4$, NaCl 등을 함유한다. $Na_2SO_4 \cdot 10H_2O$는 공기 중에 방치하면 수분을 잃고 $Na_2SO_4 \cdot 21H_2O$(風化硝)로 된다.

【藥理硏究】 ① Na_2SO_4는 鹽類 瀉下藥으로 장내에서 물에 용해되어 다량의 SO_4^{2-}로 되어 장점막에 흡수되지 않기 때문에 腸의 內腔이 충만 되고, 장벽은 고삼투압 상태를 나타내며 수분의 흡수가 저해되어 腸內腔이 확대됨으로써 기계적으로 장벽을 자극하고 반사적으로 腸蠕動의 증가시켜 사하작용이 나타난다.

② Na_2SO_4 자체도 장벽의 점막을 자극하여 蠕動 운동을 증대시킨다.

③ 瀉下작용의 속도는 含水量과 정비례한다.

④ 芒硝와 大黃의 倂用은 瀉下작용을 증강한다.

⑤ 芒硝는 小腸에도 자극작용을 가지고 있어 연동운동을 증폭하고 장내용물의 통과 촉진에 의하여 흡수에 영향을 준다.

⑥ 利膽作用(Oddi氏筋의 이완작용)・抗感染작용을 한다.

노회 蘆薈[KHP]

Aloe

【出 典】 藥性本草

【異 名】 訥會・象膽・奴會

【起 原】 백합과(Liliaceae) *Aloe barbadensis* Linné, *Aloe ferox* Miller, *Aloe africana* Miller 또는 *Aloe spicata* Baker의 잡종의 잎에서 얻은 액즙(液汁)을 건조한 것이다.*

【採 取】 年中 잎을 꺾어서 흘러내리는 液汁을 모아 용기에 널고 蒸乾하여 塊狀으로 만든다.

【性 狀】 이 약은 액즙을 건조한 것으로 흑갈색~어두운 갈색의 고르지 않은 덩어리로 바깥 면에 황색의 가루가 붙어 있을 때도 있다. 부서진 면은 매끄럽고 유리 같은 광택이 있다. 이 약은 특유한 냄새가 있고 맛은 매우 쓰다.

【產 地】 우리나라 남부 지방에서 재배하고, 中國의 南方에서 재배되며, 雲南省 南部에 野生한다.

【炮 製】 蘆 薈 : 작은 덩어리로 자른다.

【性味・歸經】 味는 苦하고 性은 寒하며, 肝・胃・大腸經에 작용한다.

效 能	主 治
瀉下・淸肝火	熱結便秘, 肝經實火證
殺 蟲	小兒疳積, 頑癬(外用)

＊ CP : 蘆薈(Luhui) ALOE
百合科 植物 庫拉索蘆薈 *Aloe barbadensis* Miller, 好望角蘆薈 *Aloe ferox* Miller의 잎의 즙 농축 건조물。

이 약물의 性味가 大苦·大寒하고 質이 陰柔하며 沈降下行하여 瀉熱通腸하는 峻下의 潤劑이다. 주로 肝經에 작용하여 瀉肝火·瀉下하는 효능이 있으므로 習慣性便秘와 熱結便秘를 瀉下시켜 치료하며, 大便秘結로 肝經에 實熱이 蓄積되어 나타나는 頭暈 頭痛과 煩躁易怒, 驚癎 등을 치료한다. 이 외에도 殺蟲하는 효능이 있어 蟲積腹痛으로 顔色이 萎黃하고 消瘦한 小兒疳積을 치료하며, 또한 外用하여 癬瘡을 치료하는데, 敷塗하기도 한다.

【臨床應用】 ① 이 약물은 瀉下通便하므로 便秘實證에 적용한다. 그 性味가 苦·寒으로 清泄하는데, 熱結便秘에 心肝火旺을 겸하여 煩躁失眠을 수반하는 증후에 朱砂를 배합하여 丸을 만들어 服用하는데, 그 예가 更衣丸[先醒齊醫學廣筆記]이다.

② 이 약물은 苦·寒으로 泄降하여, 능히 肝經의 實火를 清泄하므로 모든 肝經의 火盛으로 인한 眩暈, 頭痛, 脇痛, 目赤, 煩躁 등과 大便秘結의 병증에 龍膽草 梔子 青皮 등울 배합하여 사용하는데, 그 예가 當歸龍薈丸(별칭 當歸龍膽丸·龍腦丸)[黃帝素問宣明論方] 등이다.

小兒의 肝熱驚風에 痰을 수반하는 증후에 膽星 竹黃 川貝母 등 清熱化痰 약물을 배합하여 사용한다.

③ 蘆薈는 殺蟲작용을 하는데, 그 주증상은 다음과 같다.

殺蟲消疳하는 효능을 취하여 小兒疳積을 치료한다. [儒門事親]의 小兒脾疳方은 蘆薈와 使君子를 같은 양으로 배합하여 가루로 만들어 米飮으로 調服한다.

혹은 人蔘 白朮 등, 益氣健脾하는 약물을 배합하는데, 그 예가 肥兒丸[醫宗金鑑]이다.

外敷하면 殺蟲止痒하는 효능이 있어 頑癬을 치료하는데 單用하거나 혹은 甘草의 분말을 배합하여 사용한다.

이 약물을 外用하면 痔瘻腫脹, 血水淋漓를 치료하는데 蘆薈에 약간의 冰片을 加하여 잘 섞어서 바른다.

【用量·用法】 2~5g. 丸·散劑에 넣어 사용하고, 湯劑에는 넣지 않는다.

【使用注意】 苦·寒하고 氣味가 穢惡하여 量이 많으면 胃를 그르치게 하기 쉬우므로 脾胃가 虛寒하고 食少便溏, 孕婦는 忌한다.

本草選錄: [開寶本草] "治熱風煩悶, 胸膈間熱氣, 明目鎭心, 小兒癲癎驚風, 療五疳, 殺三蟲及痔病瘡瘻, 解巴豆毒."

[本草綱目] "其功專於殺蟲, 淸熱, 已上諸病, 皆熱於蟲所生故也, 頌曰: 唐劉禹錫[傳信方]云, 予少年患癬, 初在頸項間, 後延上左耳, 遂成濕瘡浸淫, 用斑蝥、狗膽、桃根諸藥, 徒令蜇螫, 其瘡轉盛. 偶於楚州, 賣藥人教用蘆薈一兩, 炙甘草半兩, 硏末 先以溫漿水洗癬, 拭淨傅之, 立乾便瘥, 眞神奇也."

[本草經疏] "寒能除熱, 苦能泄熱燥濕, 苦能殺蟲, 至苦至寒, 故爲除熱殺蟲之要藥."

[本草匯言] "涼肝殺蟲之藥也. 凡屬肝臟爲病有熱者, 用之必無疑也, 但味極苦, 氣極寒, 諸苦寒藥無出其右者. 其功力主消, 不主補, 因內熱氣强者可用, 如內虛泄瀉食少者禁之."

[方藥合編] "蘆薈氣寒殺蟲疳　癲癎驚搐俱可堪"

【化學分析】anthraquinone류(chrysophanol, aloe-emodin, aloe-emodin rhamnoside, nathaloe-emodin, rhabarberon), 안스론배당체(barbaloin, isobarbaloin, aloenoside A, B, homonataloin), 크로몬유도체(aloesin, 2″-*O*-ρcoumaroylaloesin, 2″-*O*-feruloylaloesin) 등을 함유한다.

【藥理硏究】① 이 약물에 함유한 anthraquinone 파생물은 장관에서 emodin 등을 방출하여 대장을 자극하고 또 이로서 사하작용을 한다. 모든 大黃 glucoside류 瀉藥에서 蘆薈의 자극성이 제일 강하다. 흔히 복통과 盆腔 充血이 동반되고 심할 때에는 신염을 일으킨다.

② 蘆薈 물 추출물(1 : 2)는 시험관 내에서 서혜부표피선균, 적색표피선균, *Nocardia asteroides* 등의 피부 진균에 같지 않은 정도의 억제작용을 한다.

③ 蘆薈는 또 항종양활성이 있다.

제 2절 潤 下 藥

潤下藥의 대부분은 植物의 種子나 種仁으로 풍부한 油脂를 함유하고 있으며, 腸管의 糞便을 윤활하게 하여 潤腸通便하는 작용이 있고 緩下通便하므로 年老津枯나 産後血虧, 病後津液未復 및 亡血 증후의 腸燥津枯로 인한 便秘에 적용한다.

潤下藥을 응용할 경우에는 病情의 根據가 같지 않으므로 적당한 약물을 選用해야 한다. 예를 들면 熱盛으로 津液의 損傷이 야기된 便秘에는 淸熱養陰하는 약물을 배합하고, 血虛를 겸한 증후에는 補血하는 약물을 같이 사용하며, 氣滯를 겸한 증후에는 行氣藥을 겸용하여 調氣시켜 치료하여야 한다.

마인 麻仁[KHP]

Cannabis Semen
Cannabis seed

【出 典】神農本草經

【異 名】火麻仁・麻子仁・大麻・麻子・大麻子・大麻仁

【起 原】뽕나무과(Moraceae) 삼 *Cannabis sativa* Linné의 씨이다.*

【採 取】가을에 果實이 성숙한 것을 채취하여 曬乾한다.

【性 狀】이 약은 씨로 원구형～납작한 달걀 모양의 구형이고 길이 4～5㎜, 지름 3～4㎜이다. 바깥 면은 반들반들한 회록색～회황색으로 매우 작은 흰색～갈색 또는 검은색의 무늬가 있고 양쪽에 1개씩의 능선이 있다. 한쪽 끝은 뭉뚝하고 다른 한쪽에는 열매자루가 떨어진 둥근 자국이 있다. 이 약은 특유한 냄새가 있고 맛은 담담하다.

* CP : 火麻仁(Huomaren) CANNABIS FRUCTUS
桑科 植物 大麻 *Cannabis sativa* L.의 成熟果實。

【産 地】 우리나라의 전국에서 재배한다.

【炮 製】 ① 火麻仁 : 잡질과 果皮를 제거하고 짓찧어 사용한다.

② 炒火麻仁 : 깨끗한 火麻仁을 炒製 용기에 넣고 文火로 香氣가 나고 연한 황색이 될 정도로 炒한다.

【性味 · 歸經】 味는 甘하고 性은 平하며, 脾 · 胃 · 大腸經에 작용한다.

效 能	主 治
潤腸通便	腸燥便秘(老人 · 體虛 · 産後津枯로 인한 便秘)
潤燥 · 殺蟲	髮落不生, 瘡癩

이 약물은 性味가 甘 · 平하고 質이 潤하고 油脂가 풍부하여 腸道를 潤滑하는 효능이 있어 緩下通便에 常用하는 약물이다. 또한 滋養補虛하는 효능도 있어 老人이나 體虛 및 産後에 津枯血少로 인한 腸燥便秘에 가장 좋은 要藥이다.

그러나 계속해서 장기간 服用하여서는 안 되며, 1回 내복에 60~120g 이상이면 中毒症狀인 吐瀉와 四肢痲木 증상이 나타나는데, 심하면 혼수상태에 이르게 된다.

【臨床應用】 ① 이 약물은 質이 潤하고 기름기가 많아 潤腸通便할 수 있으며, 老人, 産婦 및 몸이 허약하고 津液不足으로 인한 便秘에 모두 적용된다. 腸燥便秘를 치료하는 경우, 蘇子를 배합하여 물을 넣고 갈아 즙을 여과하여 죽으로 복용하는데, 그 예가 麻子蘇子粥[普濟本事方]이다. "産後에 땀이 많으면 便秘가 생기고 약을 사용하기가 어려운 데, 오직 麻子粥이 가장 평안하며, 또한 단지 産後에만 복용이 가능한 것은 아니고 무릇 老人, 諸虛風秘인 경우에도 모두 효과를 볼 수 있다"라고 기재되어 있다.

임상에서는 郁李仁 瓜蔞仁 杏仁 등 潤腸通便 약물을 배합한다. 만약 血虛이면서 燥한 증후에는 當歸 熟地黃 등의 養血하는 약물을 배합하는데, 그 예가 麻仁蓯蓉丸[中藥學], 潤腸丸[沈氏尊生書], 潤腸湯[萬病回春] 등이다.

陰虛의 증후에는 麥門冬 生地黃 등을 배합하고, 氣虛인 경우에는 黃芪 黨參을 배합하는데, 大黃 厚朴 枳實 등을 배합하여 丸으로 만들면 通便작용이 더욱 강해지며, 그 예가 麻子仁丸[傷寒論]이다.

② 이 약물을 外用하면 潤燥生髮 작용 및 殺蟲작용이 있다. 毛髮이 빠져서 나지 않는 증상 및 瘡癩 등의 병증에 [太平聖惠方]에는 "血이 虛하여 鬚髮이 나지 않는 경우에 麻仁을 熬하여 그 기름을 머리에 발랐다"고 기재되어 있다. 또한 다른 처방으로는 麻仁과 梧桐葉을 달인 즙으로 머리를 씻었던 예도 있다. [備急千金要方]에서는 小兒의 頭瘡에 麻仁을 가루 내어 물로 잘 섞은 다음 쥐어짜서 즙을 취하고 꿀로 잘 섞어 발랐다고 하였다.

【用量 · 用法】 9~15g. 水煎服(打碎하여 湯劑에 넣거나 짓찧어 즙을 짜 죽을 쑨다). 外用에는 粉末, 기름을 짜거나 즙을 짜서 바른다.

【使用注意】 腸滑에는 忌한다.

本草選錄 : [傷寒明理論] "[內經]曰, 脾欲緩, 急食甘以緩之. 麻仁杏仁潤物也. [本草]曰, 潤可去枯. 脾胃乾燥, 必以甘潤之物爲之主."

[藥品化義 · 燥藥] "麻仁, 能潤腸, 體潤能去燥, 專利大腸氣結便閉, 凡老年液枯燥, 産後氣血不順, 病後元氣末復, 或禀弱不能運行皆治. 大腸閉結, 不宜推蕩, 亦不容久閉, 以此同紫, 杏仁潤其肺氣, 滋其大腸, 則便自利矣."

[方藥合編] "火麻味甘溲可泄　下乳催生潤腸結"

【化學分析】 지방유(약 30%)로서는 oleic acid, linolic acid, linolenic acid 등이고, 당질로서 pentosan, dextrin, inositol, inositolohodphate 등이며, 단백질(약 19%)로서 edestin, globulin 등, 염기성물질로서 trigonelline, choline, lecithin 등, 효소로서 emulsin, lioase, protease 등, 그 외 정유, vitamin E, vitamin B_1, 수지, 구연산, glucuronic acid 등을 함유한다.

【藥理硏究】 ① 腸道를 윤활하고 장 속에서 알칼리성 장액과 반응하여 지방산을 생성하므로 써 장벽을 자극하여 蠕動의 속도를 증강시켜 완하작용을 나타낸다.

② 이 약물은 또한 혈압을 낮추고 血脂上昇을 방지한다.

욱리인 郁李仁[KHP]

Pruni Japonicae Semen
Chinese dwarf cherry seed

【出 典】 神農本草經

【異 名】 郁子 · 郁里仁 · 李仁肉

【起 原】 장미과(Rosaceae) 이스라지 *Prunus japonica* Thunb. 또는 양이스라지나무 *Prunus humilis* Bunge의 씨이다.*

【採 取】 여름과 가을에 성숙한 果實을 따서 果肉과 核殼을 제거하고 種子를 취하여 曬乾한다.

【性 狀】 이 약은 난원형에 가깝고 위 끝은 조금 뾰족하며 길이는 5~12㎜, 지름은 5~8㎜이다. 종피는 매우 짧으며 바깥 면은 황백색~황갈색이고 세로로 주름이 있으며 제점은 위쪽 끝의 능선 위에 있고 합점에서 많은 유관속무늬가 나 있다. 이 약은 냄새가 조금 있고 맛은 쓰다.

【產 地】 이스라지는 우리나라의 전국에 분포하고, 中國의 遼寧, 內蒙古, 河北, 河南 등 지역이 주산지이다.

【炮 製】 ① 郁李仁 : 잡질을 제거하고 搗碎하여 사용한다.

② 炒郁李 : 깨끗한 郁李仁을 炒製 용기에 넣고 文火로 香氣가 나고 짙은 黃色이 될 정도로 炒한다.

* CP : 郁李仁(Yuliren) PRUNI SEMEN
薔薇科 植物 歐李 *Prunus humilis* Bge., 郁李 *Prunus japonica* Thunb. 또는 長柄扁桃 *Prunus pedunculata* Maxim.의 成熟種子。

【性味 · 歸經】味는 辛 · 苦 · 甘하고 性은 平하며, 脾 · 大腸 · 小腸經에 작용한다.

效 能	主 治
潤腸通便	腸燥便秘, 大便不通
利水消腫	水腫, 脚氣, 小便不利

이 약물은 辛苦 · 平하고 質潤多脂하여 辛開苦降으로 潤腸通便에 작용하는 동시에 下氣利水, 大小腸의 秘結을 通導하고, 全身의 水氣를 通利시켜 宣散行氣 · 除脹消積하는 良品이다. 그러므로 氣滯腸燥로 인한 大便不通 및 水腫脹滿, 小便不利에 적용한다. 그러나 滋養補益하는 작용이 없어 實證에 적응하고, 虛證에는 신중히 사용하여야 하며, 孕婦는 忌한다.

【臨床應用】① 麻子仁 · 郁李仁은 어느 것이나 潤下 약물이다. 麻子仁은 甘 · 平 油潤으로 潤燥滑腸에 補虛의 효능을 겸하는데 비해 郁李仁은 質潤苦降으로 滑腸通便하는 효력이 보다 강하며 下氣利水에도 작용하므로 氣滯로 인한 腸燥便秘 및 二便不利의 水腫實證에 적용한다. 氣滯津枯로 인한 腸燥便秘에 火麻仁 柏子仁 杏仁 등의 潤腸약물을 배합하는데, 그 예가 五仁丸[世醫得效方]이다. 또한 生地黃 當歸 何首烏 등 養血潤腸약물을 배합하여 標 · 本을 같이 고려할 수 있다.

② 郁李仁은 下氣利水 · 消腫하는 효능이 있으므로 水腫腹滿의 병증에 사용하는데, 일찍이 [神農本草經]에는 大腹水腫을 치료한다는 기재가 있다. 古方에서는 利水 · 行氣하는 약물을 배합하여 사용하였으며, 그 예가 郁李仁湯[聖濟總錄]인데, 이 方은 桑白皮 赤小豆 橘皮 등으로 組成된 方劑이다.

腹水, 浮腫에 尿量減少, 便秘를 수반하는 증후에 甘遂 牽牛子 檳榔子 大黃 등을 배합하는데, 그 예가 浚川散[經驗方], 郁李仁散[太平聖惠方] 등이다.

下肢浮腫, 小便不利(尿量減少)에는 薏苡仁 赤小豆 등을 배합한다.

이 외에도 이 약물은 止咳하는 효능이 있어서 咳嗽氣逆을 치료한다. 郁李仁煎[聖濟總錄]은 오래된 上氣咳嗽로 잠을 못 자는 증상을 치료하는데, 郁李仁을 杏酪처럼 물에 간 다음 찌꺼기를 버리고 달여서 매운 기운을 없애서 酥棗로 조금씩 복용한다.

【用量 · 用法】6~9g(打碎入煎). 水煎服, 丸 · 散劑로도 쓴다.

【使用注意】① 潤下한 후에 津液을 손상하여 燥結이 심해지므로 實證에 대하여 標治로 써 사용한다.

② 陰虛津液虧損 愼用하고, 大便不實者와 孕婦는 忌한다.

本草選錄 : [神農本草經] "主大腹水腫, 面目四肢浮腫, 利小便水道."

[本草經疏] "郁李仁性專降下, 善導大腸燥結, 利周身水氣, 然而下後多令人津液虧耗, 燥結愈甚, 乃治標救急之藥."

[方藥合編] "郁李仁酸能潤燥 破血消腫便可導"

【化學分析】 amygdalin, 다량의 지방유, saponin, 휘발성유기산, 단백질, 전분, oleic acid, nicotinic acid, phytosterol, vitamin B_1, B_2, C 등을 함유한다.

【藥理硏究】 윤활작용과 완만한 瀉下작용을 한다. 아울러 실험동물에 대해 뚜렷한 강압작용을 한다.

제 3절 峻 下 逐 水 藥

峻下逐水藥의 작용은 猛烈하여 극렬한 腹痛과 泄瀉를 야기시키고 또한 그 약물 중에는 利尿작용도 겸하고 있어 大量의 水分을 大小便을 통해 배출하게 하므로 水腫, 胸腹積水 및 痰飮結聚로 喘滿壅實 등의 병증에 적용한다.

峻下逐水 약물은 많은 毒性이 있으므로 임상에 응용할 경우는 마땅히 "治病卽止"하여야 하며 長服하여서는 안 된다. 또한 체질이 허약한 환자에게는 신중히 사용하고 孕婦의 경우에는 복용을 忌한다.

임상적으로 이들의 증후가 보이는 환자는 일반적으로 病情이 비교적 길고 實한데 몸은 虛하게 되었으므로 환자의 구체적인 病情을 근거로 先攻後補, 先補後攻 혹은 攻補兼施 등의 치법으로 신중하게 치료하여야 하며, 때로는 邪正의 盛衰와 正氣의 固護 등으로 치료하여야 된다.

이상의 방법 외에도 반드시 주의하여야 할 점은 약물의 炮製·配合·劑量·用法 및 禁忌 등을 엄격하게 구분하여 사용하여야 만이 안전한 효과를 기대할 수 있다.

감수 甘遂[KHP]

Euphorbiae Kansui Radix
Kansui root

【出 典】 神農本草經

【異 名】 主田·甘澤·苦澤·重澤

【起 原】 대극과(Euphorbiaceae) 감수(甘遂) *Euphorbia kansui* Liou ex Wang의 코르크층을 벗긴 덩이뿌리이다.*

【採 取】 봄에 開花 전 혹은 늦은 가을에 莖葉이 시들었을 때 캐어 비벼서 外皮를 제거하고 硫黃에 熏하여 曬乾한다.

【性 狀】 이 약은 덩이뿌리로 염주 모양을 한 원기둥 모양 또는 긴 타원형으로 길이 1~9㎝, 지름 5~25㎜이다. 간혹 가늘고 길며 구부러진 것도 있다. 바깥 면은 흰색~황백색이며

* CP : 甘遂(Gansui) KANSUI RADIX
大戟科 植物 甘遂 *Euphorbia Kansui* T. N. Liou ex T. P. Wang의 塊根.

패인 곳에는 연한 황색의 잔뿌리와 갈색의 코르크층이 남아 있는 것도 있다. 질은 무르며 잘 꺾이고 꺾은 면은 흰색 가루질 이며 목부의 수선은 방사상 무늬를 뚜렷하게 이루고 있다. 원기둥 모양인 것은 섬유성이 강하다. 이 약은 특유한 냄새가 약간 있고 맛은 약간 달고 아리다.

【產 地】 중국의 陝西, 河南, 山西, 甘肅, 河南 지역이 주산지이다.

【炮 製】 ① 生甘遂 : 잡질을 제거하고 깨끗이 씻은 후 大小를 구별하여 건조한다.

② 醋甘遂 : 甘遂에 米醋를 고루 섞어 밀폐하여 축인 후 炒製 용기에 넣고 文火로 炒하여 放冷한다(甘遂 100kg당 米醋 30kg).

【性味 · 歸經】 味는 苦하고 性은 寒 · 有毒하며, 肺 · 腎 · 大腸經에 작용한다.

效 能	主 治
瀉下逐水	水腫, 腹水, 胸脇停飮
逐 痰	風痰癲癎, 癲狂, 胸滿氣喘
消腫散結	瘡瘍腫毒

이 약물의 性味는 苦 · 寒하고 苦味로 降泄을 주관하고, 寒으로 熱을 제거하며 走泄下行하여 二便을 通利한다. 그 작용이 猛烈하여 瀉水逐飮의 峻藥이며, 주로 水濕壅滯에 의한 水腫脹滿, 二便不通의 陽實水腫에 사용한다. 또한 痰飮積聚의 胸滿氣喘이나 癲癎痰涎壅盛에도 사용한다.

外用의 경우에는 消腫散結하는 효능이 있어 모든 腫毒病證을 치료한다. 다만 이 약물은 독성이 있으므로 內服할 경우에는 過量을 사용해서는 안 되며 병증이 치료되면 즉시 중지하고, 體虛나 孕婦에는 복용을 忌한다.

生用할 경우에는 瀉水의 약효가 강한 데, 毒性도 크므로 대개는 外用한다. 炮製 후에는 瀉下의 약효와 毒性이 減弱되므로 內服에 적용한다.

【臨床應用】 ① 이 약물은 逐水하는 峻藥이므로, 복용한 후에 峻瀉하여 체내의 水飮을 排除한다. [本草衍義]에서는 "오직 利水 · 攻決에 사용한다."라고 기재되어 있다. 무릇 全身浮腫, 大腹水腫 및 胸脇停飮에 正氣가 아직 쇠약해지지 않은 경우에는 그 病情을 참작하여 사용하는데, 특히 大腹水腫인 증후에 사용한다. 單味를 硏末하여 응용하거나 複方인 경우에는 매번 逐水 · 行氣 · 扶正하는 약물을 배합할 수 있다. 그 예로 이 약물에 牽牛子를 배합한 것이 二氣散[聖濟總錄]이다.

懸飮 즉 胸部의 痰飮積聚(胸水)로 인한 呼吸困難, 胸苦, 脇肋部痛 등의 증후에 大戟 芫花를 배합하여 가루로 만든 다음 脾胃를 補하는 大棗煎湯으로 복용하는데, 그 예가 十棗湯[傷寒論]이다.

陽實水腫의 腹水, 口渴, 尿量減少, 便秘, 脈實 등의 증후가 나타나는 경우에는 大戟 芫花

牽牛子 등을 배합하는데, 그 예가 舟車丸[景岳全書]이다.

胸脇停飮인 증후에는 大戟 白芥子를 배합하는데, 그 예가 控涎丹[三因極一病證方論]이다.

水飮과 熱邪가 서로 엉기어 발생하는 結胸證인 경우에는 大黃 芒硝를 배합하는데, 그 예가 大陷胸湯[傷寒論]이다.

최근에는 腸梗阻인데 腸腔 내의 積液이 많은 경우에 大黃 厚朴 桃仁 등을 배합하면 腸腔의 積液을 逐出할 뿐만 아니라 또한 瀉下通積하는 효능을 증강할 수 있다. 그 예가 甘遂通結湯[中西醫治療急腹證]이다.

② 甘遂는 오히려 逐痰할 수 있어서 癲癎과 癲狂에 頑痰이 凝結된 증후를 치료한다. 張錫純은 "痰은 또한 水이므로 그 行痰하는 효능이 다른 약물의 倍이다."라고 하였다. 蕩痰加甘遂湯[醫學衷中參西錄]은 癲狂으로 失心하여 頑痰이 비교적 심하게 凝結된 경우를 치료하는데, 이는 大黃 代赭石 半夏 등과 배합한 方劑이다.

[本草綱目]에서 인용한 遂心丹[濟生方]은 風痰癲癎을 치료하는데, 이는 甘遂 가루를 돼지 심장 안에 넣어 煨하여 朱砂와 함께 丸을 만들어 복용한다.

【用量 · 用法】 0.5~1.5g(研末服 또는 入丸劑). 임상에서 비록 生甘遂를 사용하는 경우가 있지만 生品은 독성이 비교적 강하므로 製甘遂를 사용하는 것이 적합하다.

【使用注意】 峻烈하고 有毒이므로 虛弱者에는 신중히 사용하고, 陰寒水腫, 孕婦에는 忌한다.

> **本草選錄** : [神農本草經] "主大腹疝瘕, 腹滿, 面目浮腫, 留飮宿食, 破癥瘕積聚, 利水穀道."
>
> [本草綱目] "腎主水, 凝則爲痰飮, 溢則爲腫脹, 甘遂能泄腎經濕氣, 治痰之本也, 不可過服, 但中病則止可也. 張仲景治心下留飮, 於甘草同用, 取其上半而立功也. 劉河間[保命集]云, 凡水腫服藥未全消者, 以甘遂末塗腹繞臍令滿, 內服甘草水, 其腫便去. 又王繆[百一選方]云, 脚氣上攻, 結成腫核, 及一切腫毒, 用甘遂末水調敷腫處, 卽濃煎甘草汁服, 其腫卽散. 二物相反, 其感應如此, 淸流韓詠病脚疾用此, 一服病去七八, 再服而愈也."
>
> [本草經疏] "甘遂性陰毒, 雖善下水除濕, 然能耗損眞氣, ……必察病有濕熱, 有飮有水, 而元氣尙壯之人, 乃可一施耳, 不然禍不旋踵矣."
>
> [方藥合編] "甘遂苦寒破癥痰　面浮蠱脹利水堪"

【化學分析】 주로 triterpine을 함유하는데 tirucallol, α-euphol, α-euphorbol이고 diterpine으로서는 kansuinin A, B 20-deoxying-3-benzoate, 그 외 sucrose, glucose, 전분, tannin, 수지, vitamin, oxalic acid 등을 함유한다.

【藥理研究】 ① 甘遂는 장관을 자극하고 장의 蠕動작용을 촉진하여 瀉下작용을 야기시킨다. 生甘遂의 작용은 비교적 강하고 독성 역시 비교적 강하다. 炒한 후 그 瀉下작용과 독성이 모두 줄어든다. 알코올 추출물의 찌꺼기는 瀉下작용을 하지 못한다.

② 甘遂의 알코올 추출물을 임신 모르모트의 복강이나 근육에 주사한 결과 모두 引産작용을 하였다.

③ kansuinin A는 鎭痛活性작용이 있다.

대극 大戟[KHP]
Euphorbiae Pekinensis Radix

【出 典】神農本草經

【異 名】京大戟・下馬仙・龍虎草

【起 原】대극과(Euphorbiaceae) 대극 *Euphorbia pekinensis* Ruprecht의 뿌리이다.*

【採 取】봄에 發芽 전 또는 가을에 莖葉이 枯死하였을 때 캐어 줄기와 鬚根을 제거하고 曬乾한다.

【性 狀】이 약은 뿌리로 고르지 않은 긴원뿔 모양으로 조금 구부러졌고 곁뿌리가 난 것도 있으며, 길이 10~20㎝, 지름 1~4㎝이다. 뿌리의 머리 부분은 굵고 둥근 모양의 줄기 자리가 남아 있다. 바깥 면은 회황색~회갈색으로 엉성하고 세로주름무늬와 가로로 된 피목이 있다. 질은 단단하고 꺾이지 않으며 꺾은 면은 유백색~연한 황색으로 섬유성이다. 이 약은 향기가 약간 있고 맛은 쓰고 떫다.

【産 地】우리나라의 전국 山野에 분포하고, 中國의 廣東, 廣西, 雲南 지역이 주산지이다.

【炮 製】① 生大戟 : 잡질을 제거하고 깨끗이 씻어 밀폐하여 축인 후 厚片으로 썰어 曬乾한다.

② 醋京大戟 : 大戟片에 米醋를 고루 섞어 약간 밀폐하여 축인 후 炒製 용기에 넣고 文火로 炒하여 서늘한 그늘에서 식힌다(大戟 100㎏당 米醋 30㎏, 물 20~30㎏).

【性味・歸經】味는 苦하고 性은 寒・有毒이며, 脾・腎・大腸經에 작용한다.

效 能	主 治
瀉下逐水	水腫, 腹水, 胸脇停飮
消腫散結	癰腫瘡毒, 瘰癧

이 약물의 性味는 苦・寒하고, 苦・寒으로 二便을 通利하여, 瀉水逐飮하는 峻藥이며, 그 효능은 甘遂와 비슷하다. 胸水와 腹水 및 水腫喘滿, 痰飮積聚 등의 증후에 적용하며, 아울러 攻毒消腫하는 효능이 있어 瘡瘍腫毒, 瘰癧痰核에 內服 또는 外用한다. 그러나 性이 맹렬하고 有毒하므로 氣壯實邪한 경우가 아니면 경솔하게 사용해서는 안 되며, 虛證이나 孕婦는 服用을 忌한다.

【臨床應用】① 大戟의 逐水작용은 甘遂와 비슷하나 효력이 미약하며, 또한 全身浮腫, 大腹水腫 및 胸脇停飮 등의 病證에 적용한다. [活法機要]에서는 水腫腹大를 치료하는

* CP : 京大戟(Jingdaji) Euphorbiae Pekinensis Radix
大戟科 植物 大戟 *Euphorbia pekinensis* Rupr.의 根。

경우 大戟과 大棗를 함께 달여서 大戟은 제거하고 大棗만 복용한다고 하였다.

大戟散[聖濟總錄]은 乾薑을 배합한 것이며, 簡便方[本草綱目]은 木香을 배합한 것인데, 모두 胸水를 치료하는 처방이다.

陽實水腫의 腹水, 浮腫, 口渴, 小便不利(尿量減少), 便秘, 脈實 등의 증후에 甘遂 芫花 등의 逐水 약물을 배합하는데, 그 예가 十棗湯[傷寒論], 舟車丸[景岳全書] 등이다.

최근에 임상에서는 肝硬變으로 인한 腹水에 單味를 煎服하거나 硏末하여 呑服한다.

癰腫瘡毒(皮膚化膿症), 瘰癧(頸部淋巴節腫), 痰咳(皮下結節) 등의 증후에 山慈姑 雄黃 麝香 등을 배합하여 내복 또는 외용하는데, 그 예가 紫金錠[百一選方]이다.

【用量 · 用法】 湯劑 : 1.5~3g. 水煎服. 散劑 : 1회 0.5~1g. 醋製는 독성을 輕減하기 위해서다. 外用에는 適量.

【使用注意】 峻烈하고 有毒하여 虛寒으로 인한 陰水浮腫이나 體弱者 및 孕婦에는 忌한다.

> **本草選錄** : [神農本草經] "主十二水, 腹滿急痛, 積聚, 中風皮膚疼痛, 吐逆."
>
> [本草綱目] "此乃治痰之本, 痰之本水也 : 濕也. 得氣於火則凝滯而爲痰, 爲飮, 爲涎, 爲滯, 爲癖. 大戟能泄臟腑之水濕, 甘遂能行經遂之水濕, 白芥子能散皮裏膜外之痰氣, 惟善用者, 能收奇功也."
>
> [方藥合編] "大戟甘寒最利便 水腫癥堅功瞑眩"

【化學分析】 triterpenoide saponin으로서 euphorbon, alkaloid, euphorbia A, B, C의 3종 색소 등을 함유한다.

【藥理硏究】 大戟 뿌리의 알코올 추출액과 물로 끓여서 추출한 추출물은 모두 강한 사하작용을 한다. 그러나 뚜렷한 이뇨 활성은 없다. 大戟의 사하작용과 독성은 紅芽大戟에 비해 강하다. 紅芽大戟은 황색포도상구균, 녹농균, 이질균, 폐렴쌍구균, 용혈성 연쇄구균 등을 억제한다.

원화 芫花[KHP]

Genkwae Flos
Genkwa flower

【出 典】 神農本草經

【異 名】 老鼠花 · 頭痛花 · 毒魚 · 去水 · 敗花 · 赤花 · 杜花

【起 原】 팥꽃나무과(Thymelaeaceae) 팥꽃나무 *Daphne genkwa* Siebold et Zuccarini의 꽃봉오리이다.*

【採 取】 봄에 꽃이 피기 전에 채취하여 雜質을 제거하고 曬乾한다.

* CP : 芫花(Yuanhua) GENKWA FLOS
瑞香科 植物 芫花 *Daphne genkwa* Sieb. et Zucc.의 花蕾。

【性 狀】 이 약은 짧은 꽃대에 3~7개의 봉오리가 달려 있고, 꽃봉오리는 길이 10~17㎜, 지름 약 2㎜로 원통형이며 약간 편압 되어 있다. 겉은 회황색~회갈색이며 짧고 부드러운 털로 덮여 있고, 끝은 4개로 갈라졌으며 갈라진 열편은 연한 보라색~황갈색이다. 이 약은 냄새가 조금 있고 맛은 맵고 아리다.

【産 地】 우리나라의 平南에서 全南에 이르는 바닷가 연안에 분포하며, 中國의 山東, 浙江, 江蘇, 安徽 등의 지역이 주산지이다.

【炮 製】 ① 芫 花 : 梗, 葉과 잡질을 제거하고 曬乾한다.

② 醋芫花 : 깨끗한 芫花를 米醋에 고루 섞어 炒製 용기에 넣고 文火로 炒한다(芫花 100kg당 米醋 30kg).

【性味・歸經】 味는 辛・苦하고 性은 溫・有毒하며, 肺・脾・腎經에 작용한다.

效 能	主 治
瀉下逐水	水腫, 腹水, 胸脇停飮
祛痰止咳	咳嗽氣喘
殺蟲, 消癰	頭瘡, 頑癬, 癰腫

이 약물의 性味는 辛苦・溫으로 瀉水逐飮의 峻藥이다. 甘遂 大戟과 서로 비슷하나, 다만 花의 性이 輕揚하므로 身體의 上部인 胸脇의 水氣를 瀉하여 痰飮積聚를 消去하는데 특징이 있어 痰飮喘咳와 胸脇引痛 및 胸脇脹滿, 二便不通의 病證에 적용한다. 그러나 芫花는 毒性이 猛烈하므로 炮製를 하지 않았거나 過量을 투여하였을 경우에는 極烈한 水瀉와 腹痛을 야기하므로 元氣壯實한 경우가 아니면 경솔히 사용하여서는 안 되며 또한 甘草와 같이 쓰면 利尿와 瀉下작용이 억제되고 겸하여 毒性이 증강되므로 주의하여야 한다.

【臨床應用】 ① 芫花의 瀉下逐水의 효능은 甘遂 大戟과 비슷하고, 身面浮腫, 大腹水腫 및 胸脇停飮의 病證에 적용하며, 이 세 가지 약물은 항상 같이 사용하는데, 그 예가 十棗湯[傷寒論]이다.

水病으로 온몸에 浮腫이 있고, 腹大하며, 飮食不消한 증후에는 甘遂 大黃 葶藶子 巴豆 등을 배합하여 가루 내어 蜜丸으로 사용하는데, 그 예가 小消化丸[聖濟總錄]이고, 매회 小豆大 3丸을 복용한다.

이 약물에 行氣하는 枳殼을 배합하면 蠱脹을 치료하는데, 그 예가 枳殼丸[普濟方]이다.

② 이 약물은 祛痰止咳하는 효능이 있으므로 咳嗽痰喘의 병증에 사용한다. [神農本草經]에는 "咳逆上氣, 喉鳴喘"을 치료한다는 기재가 있다. [外臺秘要]에서 인용한 張文仲의 備急方에서는 갑작스러운 기침에 痰이 있는 경우 芫花 單味를 달여 白糖을 加하여 服用하였다.

근래에는 慢性氣管支炎이 寒濕에 편중된 증후를 치료하는데 일정한 치료효과가 있다.

③ 芫花는 殺蟲하고 癰腫을 삭이는 효능이 있어 頭瘡, 白禿, 頑癬 등, 皮膚病 및 癰腫을

치료한다. 皮膚病을 치료하는 경우에 外用하는데, 單味를 가루 내거나 혹은 雄黃을 배합하고 猪脂로 잘 개어서 고루 바른다.

癰腫을 치료하는 것에 대하여 [備急千金要方]에서는 芫花를 이용하여 가루 내고 膠를 이용하여 粥처럼 잘 개어 바른다고 하였다.

민간 경험방에서는 芫花와 계란 흰자위를 삶고, 그 湯을 먹으면 乳腺炎 및 深部膿腫을 치료하는데 일정한 효과가 있다고 하였다.

이 외에 이 약물은 또한 止痛작용이 있다. [仁存堂經驗方]에서는 여러 가지 氣痛을 치료하는데 玄胡索을 배합하여 가루 내어 복용한다고 하였고, 齒牙痛의 치료에는 가루 내어 痛處에 문지르는데, 그 예가 芫花散[魏氏家藏方]이다.

【用量·用法】 湯劑 : 1.5~3g. 散劑 : 1회 0.5~1g. 醋製는 독성을 輕減하며, 外用에는 適量을 사용한다.

【使用注意】 體質이 虛弱 한 사람에게는 신중을 기하고, 孕婦에는 忌한다.

本草選錄 : [神農本草經] "主咳逆上氣, 喉鳴喘, 咽腫短氣, ……疝瘕癰腫, 殺蟲魚."

[名醫別錄] "消胸中痰水, 喜唾, 水腫, 五水在五臟皮膚及腰痛, 下寒毒, 肉毒."

[本草綱目] "芫花、 甘遂、 大戟之性, 逐水泄濕, 能直達水飮窠囊隱僻之處. 但可徐徐用之, 取效甚捷, 不可過劑, 泄人眞元也. ……芫花於甘草相反, 而胡洽居士方治痰癖, 飮癖, 以甘遂、大戟、芫花、大黃, 甘草同用, 蓋欲其大吐以泄濕, 因相反而相激也."

[方藥合編] "芫花苦寒消脹蠱 瀉濕止咳痰可吐"

【化學分析】 flavonoid로서 genkwanin, hydroxygenkwanmin, apigenon 등과 그 외 sitosterol, benzoic acid 및 피부를 자극하여 발포시키는 지방유 등을 함유하고, 근피에는 yuenhanin, tuanhuacine 등을 함유한다.

【藥理硏究】 ① genkwanin은 장점막을 자극하여 극렬한 水瀉와 腹痛을 야기시킨다. 또한 이뇨작용을 한다. 그러나 芫花 大戟과 甘草를 함께 사용할 때에는 이뇨와 사하작용이 뚜렷이 약해진다. 또한 독성이 강해지는 경향도 있다. 甘草 사용량이 많을수록 그와 상반되는 작용이 더욱 강하다. 芫花를 醋製하면 독성이 적당히 낮아진다.

② 芫花 terpenes 및 뿌리의 알코올 추출물은 流産을 초래하는 뚜렷한 작용을 한다. 이것은 탈막세포를 변성 괴사시키고 대량의 內原性 Prostagladin(PG)를 방출하여 자궁수축을 일으킨다.

③ 醋製와 벤졸 알코올 추출물 및 hydroxy, genkwanin은 止咳와 祛痰작용을 한다.

④ genkwanin은 관상혈관을 확장한다. 芫花葉의 추출물은 관상 동맥 流量을 증가하고 마우스의 산소 결핍에 길항하는 능력을 높인다.

⑤ 50%의 전탕액은 황색포도상구균, 이질균, 티푸스균, 녹농균과 대장균을 억제하는 작용을 한다. 醋製와 벤졸 芫花의 알코올 추출물은 폐렴균, 용혈성 연쇄구균, 유행성 감기균을 억제한다.

견우자 牽牛子(黑丑)[KP]

Pharbitidis Semen
Pharbitis seed

【出 典】名醫別錄

【異 名】黑白丑・二丑・口刺叭花子・牽牛・黑牽牛・白牽牛

【起 原】메꽃과(Convolvulaceae) 나팔꽃 *Pharbitis nil* Choisy 또는 둥근잎나팔꽃 *Pharbitis purpurea* Voigt의 잘 익은 씨이다.*

【採 取】7~10월에 果實이 成熟하였을 때 채취하여 曬乾한다.

【性 狀】이 약은 씨로 구슬을 세로로 4~6 등분한 모양을 하고 있다. 길이 6~8㎜, 너비 3~5㎜로 100개의 질량은 약 4.5g이다. 바깥 면은 검은색~회적갈색 또는 회백색이며 매끈하거나 약간 오므라져 있다. 이 약을 깬 것은 약간 냄새가 있고 맛은 기름과 비슷하며 약간 자극성이다.

【產 地】우리나라 전국에 고루 분포하며 관상용으로 재배한다.

【炮 製】① 牽牛子 : 잡질을 제거하고 曬乾한다. 사용할 때 搗碎하여 쓴다.

② 炒牽牛子 : 炒製 용기에 넣고 文火로 약간 부풀고 香氣가 나며 짙은 황색이 될 정도로 炒한다.

【性味・歸經】味는 苦微辛하고 性은 寒・有毒하며, 肺・腎・大腸經에 작용한다.

效 能	主 治
瀉下・利尿	水腫, 腹水
瀉肺氣・逐痰飮	痰濕壅肺之咳嗽氣喘
消積通便	食積便秘
驅 蟲	蛔蟲病, 條蟲病

이 약물의 性味는 苦・寒하고 苦・寒으로 通瀉하는 약효가 강하여 三焦의 通達에 뛰어나고, 氣分에 작용하여 水濕의 邪氣를 大小便을 통해서 通利二便・下氣行水・消痰滌飮의 효능이 있으므로 氣滯便秘의 要藥이다. 水腫脹滿, 三焦氣滯, 二便不通에 적용하며 肺氣壅滯, 痰飮喘咳, 面目浮腫에도 사용하며, 또한 殺蟲消積에 작용하므로 蟲積腹痛에도 사용한다.

소량을 사용하면 大便을 通하게 하고, 대량을 사용하면 瀉下작용이 강하여 瀉下하는 동시에 利尿 작용을 한다.

이와 같이 通瀉시키는 효능이 강력하여 體壯實邪가 아니면 경솔하게 사용하지 않으며 孕婦는 服用을 忌한다.

---

* CP : 牽牛子(Qianniuzi) PHARBITIDIS SEMEN
旋花科 植物 裂葉牽牛 *Pharbitis nil* (L.) Choisy 또는 圓葉牽牛 *Pharbitis purpurea* (L.) Voigt의 成熟種子。

이 약물은 黑·白의 두 종이 있는데 일반적으로 黑丑의 약효가 速하고 白丑의 약효는 緩할 뿐, 효능은 비슷하여, 임상에서는 구별하여 응용할 필요는 없다.

牽牛子의 脂肪成分은 腸內에서 膽汁, 腸液과 混和하면 pharbitin을 分解하여 腸管에 강렬한 자극성이 생겨 腸의 蠕動을 증강시키고 腸粘膜을 充血시켜 분비가 증가되어 瀉下작용을 야기하게 된다. 근래에 알려진 藥理작용에 의하면 물이나 알콜의 浸劑는 생쥐에 대하여 瀉下작용을 하지만 煎煮한 후에는 그 작용이 없어지는 것으로 보고되었고, 사람에 대하여는 毒性이 있지만 그다지 강한 것은 아닌 것으로 보고되었다.

【臨床應用】 ① 牽牛子는 瀉下할 뿐만 아니라 또한 利尿작용이 있어, 水濕을 二便을 통해 배제하므로 水腫, 腹水 등의 病證에 적용한다. 그 逐水하는 힘은 甘遂 大戟 등에 비해서 緩和하지만, 峻下逐水의 약물에 속하기 때문에 水濕停滯에 正氣가 쇠약하지 않은 경우에 사용한다.

單劑, 혹은 複方에 넣어 사용한다. [備急千金要方]에서는 水腫을 치료하는데, 이 약물의 單味를 가루 내어 복용하여 大小便을 通利시켜 낫게 했다고 했다.

複方으로는 항상 木香 厚朴 등 行氣藥을 배합하는데, 氣가 行하면 水가 行하게 되어 그 치료효과가 높아지게 된다. 그 예로 [普濟本事方]에서는 四肢腫滿을 치료하는데, 厚朴을 배합하였고, [鄭氏小兒方]에서는 小兒水腫을 치료하는데 青皮 혹은 木香을 배합하였다.

水腫實證의 腫脹, 浮腫, 小便不利(尿量減少), 便秘 등의 증후에 粉末을 生薑, 大棗의 煎湯므로 복용하거나 甘遂 大戟 大黃 등을 배합하거나 木香 등을 배합하는데, 그 예가 禹功散[儒門事親], 舟車丸[景岳全書] 이다.

② 牽牛子는 肺氣를 瀉하고, 痰飮을 排逐하므로 痰濕이 壅肺한 咳嗽喘急을 치료한다. 예를 들면 牛黃奪命散[保嬰集]은 小兒가 肺脹喘滿하고 胸高氣急, 가슴을 들먹이고 鼻翼扇動, 悶亂嗽渴하며, 목이 쉬어서 소리가 나오지 않고, 痰涎潮塞하는 病證, 속칭 馬脾風을 치료하는데, 이 경우에는 黑丑 白丑에 大黃 檳榔을 배합하여 가루로 만들어 복용한다.

③ 牽牛子는 消積通便하는 효능이 있어 積滯便秘를 치료한다. 이 약물은 多用할 경우에는 물과 같이 泄下하고, 少用할 경우에는 大便을 通하게 하고 積滯를 제거한다. [本草衍義]에서는 "牽牛子를 丸으로 만들어 복용하면 大腸風秘 壅結을 치료한다."라고 하였다. 따라서 便秘를 치료할 경우에는 牽牛子에 桃仁을 배합하여 丸으로 만들어 복용한다. 大黃牽牛丸[素問病機保命集]은 大便秘結을 치료하는데, 이 처방은 牽牛子에 大黃을 배합한 처방으로 약을 복용한 후 약간 大便이 통하게 되는 것을 사용 한도로 한다. 또한 牽牛子를 炒熟하여 가루 내어 小兒傷食을 치료한 경우도 있다.

④ 牽牛子는 驅蟲작용이 있어서 蛔蟲, 絛蟲, 姜片蟲 등 腸寄生蟲病을 치료한다. 이 약물은 瀉下할 수 있으므로 蟲體의 배출에 유리하며 다시 瀉下藥을 배합할 필요가 없다. 이때는 항상 驅蟲藥인 檳榔을 배합하여서 치료효과를 높이는데, 그 예가 牛榔丸[普濟方]이다.

【用量・用法】 湯劑 : 3~10g(打碎入煎). 丸・散劑에는 1회 1.5~3g.

【使用注意】 濕熱이 血分에 있는 증후와 氣虛, 脾胃虛弱의 痞滿症에는 忌한다.

> 本草選錄 : [名醫別錄] "下氣, 療脚滿水腫, 除風毒, 利小便."
>
> [本草綱目] "牽牛子治水氣在肺, 喘滿腫脹, 下焦鬱遏, 腰背脹腫, 及大腸風秘氣秘, 卓有殊功. 但病在血分及脾胃虛弱而痞滿者, 則不可取快一時及常服, 暗傷元氣也, 一宗室婦人, 年几六十, 平生苦腸結病, 旬日一行, 甚於生産, 服養血潤腸藥則泥膈不快, 服硝, 黃通利藥則若罔知, 如此三十餘年矣. 時珍診其人體肥, 膏粱而多憂鬱, 日吐酸痰碗許乃寬, 又多火病, 此乃三焦之氣壅滯, 有升無降, 津液皆化爲痰飮, 不能下滋腸腑, 非血燥也. 潤劑留滯, 硝、黃徒入血分, 不能通氣, 俱爲痰阻, 故無效也. 乃用牽牛末, 皂莢膏丸於服, 卽便通利. 自是但覺腸結, 一服就順, 亦不妨食, 且復精爽. 蓋牽牛能走氣分, 通三焦, 氣順則痰逐飮消, 上下通快矣."
>
> [方藥合編] "牽牛苦寒利水腫 蠱脹痃癖散滯壅"

【化學分析】 樹脂配糖體로서 pharbitin(3%) 함유하고, pharbitin의 구성성분은 pharbitin acid C, D, nilic, linoleic acid 등이며, 당으로서 glucose, rhannose, fructose, sucrose, planteose 등과 그 외 tannin, lecithin, gibberellin 등을 함유한다.

【藥理硏究】 牽牛子 glucoside는 장내에서 담즙과 장액을 만나면 paribitin을 분리하여 腸道를 자극하여 腸蠕動을 증강하므로 강렬한 사하작용을 한다.

牽牛子의 물 추출물, 알코올 추출물은 설사를 야기하는데, 달이면 그 작용이 사라지고, 체외에서 돼지 회충에 일정한 구충작용을 한다.

상륙 商陸[KHP]

Phytolaccae Radix
Poke root

【出 典】 神農本草經

【異 名】 長不老・白母鷄・山蘿卜・野蘿卜・當陸・白昌・章柳根

【起 原】 자리공과(Phytolaccaceae) 자리공 *Phytolacca esculenta* Houttuyn 또는 미국자리공 *Phytolacca americana* Linné의 뿌리이다.*

【採 取】 가을에서 다음 해 봄 사이에 캐어 鬚根을 제거하고 切片으로 썰어 曬乾한다.

【性 狀】 ① 자리공 : 이 약은 뿌리로 원뿔 모양이고 여러 개로 분지되어 있다. 바깥면은 회갈색 또는 회황색이고 가로로 향한 피목 및 세로로 난 도랑이 뚜렷하게 보인다. 자른 것들은 크기나 두께가 일정하지 않다. 가로로 자른 절편은 구부러져서 편평하지 않고 가장자리는 쭈글쭈글하며 지름 3~9㎝, 두께 2~10㎜이다. 자른 면은 얕은 황갈색 또는 황백색이고 목부가 융기되어 여러 개의 동심성 환을 이루고 있는 것을 볼 수 있다. 세로로 자른 절편은 구부러져 있거나 감겨 있으며 길이 10~14㎝, 지름 1~5㎝이다. 바깥 면은

* CP : 商陸(Shanglu) PHYTOLACCAE RADIX
商陸科 植物 商陸 *Phytolacca acinosa* Roxb. 또는 垂序商陸 *Phytolacca americana* L.의 根。

울퉁불퉁하고 목부는 여러 개의 융기된 막대무늬를 나타낸다. 질은 질기고 강하며 잘 절단되지 않는다. 이 약은 특유한 냄새가 약간 있고 맛은 약간 달고 뒷맛이 약간 쓰며 오래 씹으면 혀가 얼얼하다.

② 미국자리공 : 이 약은 뿌리로 바깥 면에는 가로로 향한 피목이 비교적 촘촘하다.

【産 地】 우리나라 전국에 분포하고, 中國의 대부분 지역에 분포하며 주산지는 河南, 安徽, 湖北 등 지역이다.

【炮 製】 ① 生商陸 : 잡질을 제거하고 깨끗이 씻어 축인 후 厚片으로 썰거나 切塊하여 曬乾 또는 陰乾한다.

② 醋商陸 : 商陸片에 米醋를 고루 섞어 밀폐하여 축인 후 炒製 용기에 넣고 文火에 焦火色이 될 정도로 炒하여 그늘에서 건조한다(商陸 100kg당 醋 30kg).

【性味 · 歸經】 味는 苦하고 性은 寒 · 有毒하며, 肺 · 脾 · 腎 · 大腸經에 작용한다.

效 能	主 治
利尿逐水	水腫脹滿, 腹水, 二便不利
消腫散結	外用 : 癰腫

이 약물은 苦寒으로 沈降하고 그 性이 下行하여 通利二便 · 行水退腫하는 효능이 있으므로 水腫脹滿, 二便不利 등의 實證에 적용한다. 外用에서는 消腫散結 작용에 의해 癰腫瘡毒에 유효하다. 이 약물은 逐水消腫의 효능이 甘遂 大戟 芫花에 미치지 못하므로 內服의 경우는 用量을 증량한다. 그러나 中毒을 야기시키기 쉬우므로 體虛 및 *孕婦*에는 服用을 忌한다.

【臨床應用】 ① 商陸은 逐水消腫하는데, 주요한 것은 利尿작용이며 瀉下작용은 비교적 약하다. 임상에서 水腫, 腹水, 二便不利의 實證을 치료하는데 많이 사용한다. 古方에서는 商陸을 사용하여 水腫을 치료하는 방법이 다양한 데, 그 煎出液을 이용하여 죽을 끓인 경우가 있었고, 鯉魚 혹은 羊肉과 배합하여 煨한 경우가 있었으며, 赤小豆를 배합하여 煮湯한 경우도 있었다. 또한 消腫에 商陸을 外敷하는 경우도 있었다.

[本草綱目]에서 "方家에서는 腫滿, 小便不利를 치료하는데, 赤根(赤商陸)을 搗爛하고 麝香 3分을 넣은 다음 臍心에 붙이고 베나 비단으로 싸매주면 小便이 통하면서 浮腫이 사라졌다"라고 기재되어 있다.

水腫證의 浮腫, 腹水, 小便不通(尿量減少), 便秘, 脈實 등의 증후에 澤瀉 赤小豆 大腹皮 檳榔 등을 배합하여 사용하는데, 그 예가 疏鑿飮子[重訂嚴氏濟生方], 商陸豆方[聖濟總錄] 등이다.

② 外用하면 消腫散結하여서 癰腫을 치료한다. 鮮商陸根을 食鹽과 함께 搗爛하여 바르고 마르면 교체하여 치료한다.

【用量 · 用法】 3～9g. 水煎服. 外用에는 適量.

【使用注意】 ① 脾虛水腫과 胃氣虛弱者 및 *孕婦*는 忌한다.

② 內服에는 醋炙하여 쓰고, 外用에는 生用한다.

本草選錄：[神農本草經] "主水脹, 疝瘕, 痹, 熨除癰腫."

[藥性本草] "能瀉十種水病, 喉痹不通, 薄切醋熬, 喉腫處處薄之瘥."

[本草綱目] "商陸苦寒, 沈也, 降也, 陰也, 其性下行, 專於行水, 於大戟、甘遂, 蓋異性而同功, 胃氣虛弱自不可用." "治濕水, 以指畫肉上隨散不成文者, 用白商陸, 香附子炒乾, 出火毒, 以酒浸一夜, 日乾爲末, 每服三錢, 米飮下 ; 或以大蒜同商陸煮汁服亦可."

[方藥合編] "商陸辛甘赤白異　赤者腫消白水利"

【化學分析】 triterpine으로서 phytolacca saponin B, C, D, E, F, G 등 및 그 sapogenine의 jaligonic acid, esculentic acid, oxyristic acid, phytolaccine, phytolaccatoxin 등과 steroid로서 α-spinasterol, α-spinasteryl-D-glucoside 등, 그 외 다량의 질산칼륨, hentriacontane, oleic acid, hemicellalose를 함유한다.

【藥理研究】 ① 湯劑, 팅크제, 물 추출물은 경구투여 또는 복강 주사를 막론하고 모두 뚜렷한 거담작용을 한다. 이는 주로 호흡도 점막을 직접 자극하여 腺體 분비를 증가하고, 纖毛 운동을 촉진한 결과다. 이 약물의 알칼로이드 부분을 마우스의 胃에 주입하면 뚜렷한 鎭咳작용을 한다. 湯劑와 팅크제의 작용은 비교적 약하다.

② 이 약물은 또 일정한 利尿와 消炎작용을 한다. 탕제는 또 일정하게 방사선에 拮抗하며, 또한 商陸은 면역 기능도 증강한다.

③ 湯劑와 팅크제는 이질균, 인플루엔자 桿菌, 폐렴쌍구균 및 부분적 피부 진균에 같지 않은 정도의 억제작용을 한다.

④ 商陸의 물 추출물, 湯劑 및 팅크제를 마우스에 경구 투여한 LD_{50}은 각각 26, 28, 46.5g/kg이다. 紅色商陸의 독성은 白色商陸 보다 배 강하다. 2시간을 끓이면 독성이 뚜렷이 낮아진다.

파두 巴豆[KP]

Crotonis Semen
Croton seed

【出 典】 神農本草經

【異 名】 巴菽·剛子·江子·老陽子

【起 原】 대극과(Euphorbiaceae) 파두(巴豆) *Croton tiglium* Linné의 씨이다.*

【採 取】 가을에 성숙한 과실을 따서 果殼을 제거하고 種子만 취하여 曬乾한다.

【性 狀】 이 약은 씨로 난원형이며 삼릉을 지니고 있고 길이 10～15㎜, 너비 7～9㎜, 두께 5～6㎜이며 1개의 질량은 약 0.2 g이다. 씨껍질의 바깥 면은 어두운 적갈색～회갈색이며 군데군데 흑색의 반점이 있다. 뒷면은 약간 구부러져 있으며 배면에는 위에서 아래로

* CP : 巴豆(Badou) CROTONIS FRUCTUS
大戟科 植物 巴豆 *Croton tiglium* L.의 成熟果實。

뚜렷하지 않은 배꼽점이 있고 끝의 합점까지 봉선이 두드러져 줄을 이룬다. 씨껍질은 얇고 단단하나 부서지기 쉽다. 내종피는 피막성의 외종피로 싸여있다. 이 약은 냄새가 거의 없고 맛은 처음에 부드러운 기름 같으나 후에 아주 맵다.

【産 地】 中國에서 대개는 栽培되고, 四川, 雲南, 貴州, 廣西 등의 지역이 주산지이다.

【炮 製】 ① 生巴豆：果殼을 제거하고 種子만을 취하여 粘稠한 쌀뜨물에 攪拌하여 曬乾하거나 혹은 烘裂한다.

② 炒巴豆：깨끗한 巴豆仁을 炒製 용기에 넣고 中火로 焦褐色이 될 정도로 炒하거나 또는 內外가 균일하게 炒黑色이 될 정도로 炒하여 그늘에 식힌다.

③ 巴豆霜：巴豆仁을 절구에 찧어 종이에 싸서 압착하여 去油(巴豆油 約 20~30% 함유)한다.

【性味・歸經】 味는 辛하고 性은 熱・大毒이며, 胃・大腸經에 작용한다.

이 약물은 辛・熱의 性味로 辛味는 結聚된 邪氣를 散하고, 熱한 性은 寒凝으로 된 積을 化하므로 腸胃의 沈寒痼冷, 宿食積滯를 湯滌할 뿐만 아니라 攻痰逐濕・利水退腫에도 작용하여 通便利水하는 힘이 剛猛하므로 腸胃寒積으로 인한 脘腹冷痛, 大便秘結 및 痰飮腹水의 脹滿 등에 적용된다.

效 能	主 治
瀉寒積	寒積便秘, 小兒乳食停積
祛 痰	喉痹痰壅, 肺癰
外用：蝕瘡・殺蟲	癰腫, 惡瘡疥癬
逐 水	大腹水腫
止 瀉(炒炭)	寒性久瀉

巴豆의 毒性은 비교적 크고 瀉下작용이 峻猛하므로 體虛者나 孕婦에는 服用을 忌한다.

또한 이 약물은 熱性으로 瀉下작용을 輔助하고, 冷性으로 止瀉하므로 服用 후 瀉下하고자 하나 瀉下작용이 일어나지 않는 경우에는 熱粥을 服用하여 藥力을 輔佐하며, 瀉下가 不止하면 冷粥이나 冷水를 마셔 약효를 풀어야 하고, 또한 巴豆에 中毒되어 腹痛, 大瀉不止인 경우에는 黃連이나 綠豆煎湯을 신속하게 사용하여 解毒하여야 한다.

【臨床應用】 ① 巴豆의 性味는 辛・熱하고 毒이 있으며, 瀉下하는 효능이 峻猛하므로 寒邪食積이 腸道를 閉塞하여 갑자기 脘腹脹痛하고, 그 痛症이 마치 송곳으로 찌르는 것 같으며, 大便이 不通하는 증후에 이 약물을 사용하면 瀉下하여서 閉塞된 腸道를 開通시킬 수 있다. 張元素는 "斬關奪門의 효능이 있다"라고 그 효능을 비유하여 말하였다.

寒滯食積이 腸胃를 阻結하여 腹痛腹滿, 便秘, 四肢 및 腹冷 등의 증후에 大黃 乾薑을 배합하는데, 그 예가 三物備急丸[金匱要略], 走馬湯[外台秘要] 등이다.

현재는 急性腸梗阻症을 치료하는데 常用하여 효과를 나타낸다. 巴豆霜을 單味로 복용하여도 또한 가능하다.

미량의 巴豆를 應用하면 消積하고 祛痰할 수 있으므로 小兒의 乳食停滯, 痰多驚癇 病證을 치료하는데, 예를 들어 小兒科의 成藥인 保赤散[中國藥典]은 바로 巴豆霜에 神麯 天南星 朱砂로 組成된 방제이다. 巴豆는 藥性이 비록 峻烈하지만 이 처방에서의 用量은 매우 가벼워서 6개월에서 1세까지의 小兒는 成藥의 藥量이 0.09g이며 巴豆霜의 藥量은 總量의 7분의 1이 되므로 약 0.013g 정도이다. 이는 峻藥을 적은 양으로 투여하는 방법으로, 앞에서 말한 寒積을 峻瀉하는 방법과는 다르다.

② 巴豆는 강력하게 瀉下하여 積水를 攻逐하는 작용이 있으므로, 鼓脹腹水를 치료하는 데 사용한다. [神農本草經]에는 이미 "破癥瘕", "大腹水脹"을 치료하는 것으로 기재되어 있다. [補缺肘后方]에서는 水臌腹大를 치료할 때 杏仁을 배합하여 丸으로 복용하여 사용한다고 하였으며, 최근에는 이 약물에 絳礬을 배합한 含巴絳礬丸을 이용하여 晩期血吸蟲病과 肝硬化腹水를 치료한다[血吸蟲病 치료의 硏究文集].

③ 巴豆는 비교적 강한 祛痰작용이 있으며, 다음과 같은 경우에 사용할 수 있다.

喉痹에 痰涎이 壅盛하여, 呼吸이 促急하고, 심하면 질식되어 죽으려고 하는 경우(예 : 白喉, 喉炎으로 발생하는 急性喉梗阻)를 치료한다. 복용 후에는 嘔吐를 야기하여 痰涎이 排出되거나 혹은 동시에 腹瀉가 동반될 수 있으므로 喉部가 閉塞한 것이 開通된다.

[百一選方]에서는 이 病證을 치료하는데 巴豆(깨뜨려 부순 것)와 白礬을 같이 炒한 후 巴豆는 버리고 白礬만 취하고 가루 내어 목구멍에 불어넣는다고 하였다.

[本草綱目]에서는 巴豆油를 綿紙(솜을 원료로 한 종이) 위에 吸入시켜 태워서 熏鼻하거나 혹은 探喉하여 침이 나오게 한다고 하였다.

근래의 임상에서는 巴豆霜을 灌服하거나 혹은 鼻飼하는 방법을 많이 이용한다.

肺癰에 大量의 膿痰이 있는 경우(潰膿期) 이 약물을 사용하면 膿痰의 배출을 도와주는 효과가 있어서, 毒을 밖으로 밀어내고 空洞을 닫히게 해 준다. 이 경우에는 桔梗과 貝母를 배합하는데, 그 예가 바로 三物白散[傷寒論]이다.

④ 이 약물을 炒炭하면 寒이 凝滯된 久痢를 치료한다. [本草綱目]에서 李時珍이 巴豆炭을 蜂蠟으로 丸을 만들어 冷積이 凝滯하여 발생한 瀉痢를 치료하였는데, 설사하지 않으면서 나은 사람이 거의 백 명이나 되었다고 기재되어 있다.

현재 임상에서도 寒이 凝滯된 久痢에 사용하면 확실하게 효과가 있다는 것이 實證되었다. 하지만 炒炭할 때 반드시 연기가 다 나갈 때까지 炒하고 그것을 비벼봤을 때 기름기가 없어야 적합하다. 만일 완전하게 炒하지 않고 기름기 모두 제거하지 않으면 오히려 泄瀉를 심하게 한다.

⑤ 巴豆를 外用하면 蝕瘡·殺蟲할 수 있으므로 惡瘡, 癰腫, 疥癬 등에 사용한다. 癬을 치료하는 경우, 巴豆仁을 잘 찧어 진흙처럼 만들고 적당한 양의 雄黃을 배합하여 잘 섞은

다음 紗布로 3~4겹 싸서 患處에 문지르는데, 頭面 부위와 陰部에는 금한다.

癰疽가 成膿不潰한 경우에 乳香 沒藥 木鼈子 등을 배합하고 熬膏하여 붙이면 潰破가 촉진된다. 癰疽가 허물어지고 腐肉이 떨어지지 않는 경우에는 巴豆를 연기가 다 나갈 때까지 炒하여 갈아서 바를 수 있다.

【用量 · 用法】 巴豆는 대체로 巴豆霜을 만들어서 사용한다. 內服에는 0.1~0.3g. 丸劑나 散劑, 캡슐에 넣어 복용한다. 止瀉에는 炒炭. 外用에는 適量.

【使用注意】 毒性이 강하여 皮膚에 붙이면 물집이 생기고, 內服하면 傷津, 傷陰을 야기시키므로 경솔하게 상용해서는 안 된다. 寒實積滯가 없는 경우와 孕婦 및 體弱者에는 忌한다.

本草選錄 : [神農本草經] "破癥瘕結聚堅積, 留飮痰癖, 大腹水張, 蕩練五臟六腑, 開通閉塞, 利水穀道."

[湯液本草] "巴豆, 峻用有劫病之功, 微用亦有調中之妙. 王海藏言其可以通腸, 可以止瀉, 此發千古之秘也, 一老婦年六十餘, 病溏泄已五年. 肉食油物生冷, 犯之卽作痛, 服調脾, 升提, 止泄藥, 入腹則泄反甚. 延餘診之, 脈沈而滑, 此乃脾胃之傷, 冷積凝滯所致. 王太仆所謂大寒凝內, 久利溏泄, 愈而復發, 綿曆年歲者, 法當以熱下之, 則寒去利止. 遂用蠟匱巴豆丸約五十丸於服, 二日大便不通, 亦不利, 其泄遂愈. 自是每用治泄痢積滯諸病, 皆不瀉而愈者近百人, 妙在配合得宜, 藥病相對耳, 苟用所不當用, 則犯輕用損陰之戒矣."

[本草通玄] "巴豆, 秉陽剛雄猛之性, 有斬關奪門之功, 氣血未衰, 積邪堅固者, 誠有神功 ; 老羸衰弱之人輕妄投之, 禍不旋踵, 巴豆, 大黃, 同爲攻下之劑, 但大黃性冷, 腑病多熱者用之 ; 巴豆性熱, 臟病多寒者宜之."

[方藥合編] "巴豆辛熱治痰祟 胃寒癥積大通利"

【化學分析】 파두유 croton oil(34~57%)로서 지방산, oleic acid, palmitic acid, stearic acid, lauric acid, croyonic acid, tiglic acid 등과 그 외 phorbol ester $A_{1\sim4}$, $B_{1\sim7}$, crotin(독성단백), crotonoside, arginine 등을 함유한다.

【藥理研究】 ① 巴豆油를 외용하면 피부에 자극을 주어 膿疱가 생기고 심하면 괴사한다. 巴豆油를 한 방울이나 반 방울만 복용하여도 즉시 구강, 목, 위 등 부위에 灼熱感이 나고 아울러 催吐작용을 한다. 장내에 들어가면 점막을 자극하여 염증이 생기고 분비를 증가하고 蠕動을 촉진하여 반시간 혹은 3시간 내에 극렬한 설사를 일으킨다.

② 巴豆油, 巴豆樹脂, crotonoside類는 모두 致癌작용을 촉진하고 아울러 이 약물도 약간의 致癌 활성이 있다. 그러나 실험에 의하면 巴豆의 추출물은 마우스 S_{180}實體型, 腹水型 및 자궁경암 U_{14} 實體型, 복수형 및 艾氏腹水癌에 모두 뚜렷한 억제작용을 한다.

③ 巴豆 湯劑는 황색포도상구균, 디프테리아균에 비교적 강한 억제작용을 하고 유행성 감기균, 녹농균에도 일정한 억제 활성이 있다.

④ 마우스에 대한 실험에서 극히 적은 양의 巴豆油는 진통작용을 한다. 巴豆毒素는 단백질의 합성을 억제한다. 巴豆油를 국소에 사용하면 히스타민의 방출을 초래한다. 巴豆油를 피하에 주사하면 부신 피질 호르몬분비를 증가하고 사람이 巴豆油를 20방울 복용하면 죽는다.

속수자 續隨子(千金子)[KHP]

Euphorbiae Lathyridis Semen
Caper-spurge

【出 典】開寶本草

【異 名】千兩金・聯步

【起 原】대극과(Euphorbiaceae) 속수자(續隨子) *Euphorbia lathyris* Linné의 씨이다.*

【採 取】8~9월에 種子가 성숙하면 채취하여 曬乾한다.

【性 狀】이 약은 타원형~난원형으로 길이 5~6㎜, 지름은 3~4㎜이다. 바깥 면은 회갈색의 무늬가 있고 좀 거칠다. 등쪽 면에는 궁융선(穹隆線)이 있고 그 한쪽 끝에 작은 칼른클라가 있으며 또한 그것이 떨어진 오목한 자국이 있고 배 쪽 면은 평탄하다. 이 약은 냄새가 없고 맛은 처음에는 부드러운 기름기가 있으나 뒤에는 맵다.

【產 地】中國의 河北, 河南, 浙江 등의 지역이 주산지이다.

【炮 製】① 續隨子 : 잡질을 제거하고 깨끗이 씻어 曬乾한 후 藥碾에 갈아 사용한다.
② 續隨子霜 : 外殼을 제거하고 찜통에 쪄서 油紙에 싸서 압착하여 去油한다(一名 千金子霜).

【性味・歸經】味는 辛하고 性은 溫・有毒이며, 肝・腎・大腸經에 작용한다.

效 能	主 治
瀉下逐水	水腫, 腹水
破血消癥	癥瘕, 瘀滯經閉
殺蟲・攻毒	頑癬, 毒蛇咬, 癰腫

이 약물은 一名 千金子라 한다. 辛・溫의 性味로 大小腸을 通利하며 瀉下利水・逐水消腫하는 효능이 있다. 瘀血積聚를 攻下하여 破血通經하므로 二便不利의 水腫實證, 瘀血經閉, 癥瘕痞塊 등의 병증에 사용한다. 또한 攻毒殺蟲하는 효능이 있어 癰瘡腫毒, 毒蛇咬傷에도 적용한다.

[本草經疏]에 의하면 이 약물은 辛・溫하고 有毒하여 實證을 攻擊하고 克伐하는 약으로 蠱毒을 解毒하고 腹痛脹滿과 積聚를 攻下하며 痰飮을 散한다고 하였으며, 또한 婦人의 經閉, 癥瘕, 痃癖瘀血, 大小腸下痢 등에 이 약물을 적용할 수 있는 원인으로 된 病情에 그 본을 살펴서 치료하는 것이 좋으며, 그렇지 않은 病證에 사용하여서는 안 된다고 하였다.

【臨床應用】① 이 약물은 엄격하고 강하여 瀉下逐水하는데 甘遂와 비슷하다. 水腫, 腹水 등의 증후에 적용하며, 특히 臌脹腹水를 치료하는데, 주가 되고, 正氣가 아직 쇠약해지지

* CP : 千金子(Qianjinzi) EUPHORBIAE SEMEN
大戟科 植物 續隨子 *Euphorbia lathyris* L.의 成熟種子.

않은 경우 사용하기에 적합하다. [斗門方]에서는 水氣腫脹을 치료할 경우에 이 약물을 압착 去油한 다음 사용한다고 하였다. [摘玄方]에서는 陽水腫脹에 이 약물을 압착 去油하고 大黃末을 배합하여 酒水로 丸을 만들어 복용한다고 하였다.

陽實證의 水腫腹水, 浮腫, 小便不通(尿量減少), 便秘 등의 증후에 單味 또는 大黃 檳榔子 葶藶子 防己 등과 배합하는데, 그 예가 續隨子丸[聖濟總錄] 등이다.

② 이 약물은 破血消癥하는 효능이 있어 癥瘕, 瘀滯經閉 등의 病證을 치료한다. 癥瘕를 치료하는데, 輕粉 青黛를 배합하여 丸으로 만들어, 매회 1丸씩 大棗와 함께 복용한다. 瘀滯經閉인 경우에는 다른 行氣·活血하는 약물을 배합한다.

③ 이 약물의 殺蟲·攻毒하는 효능은 頑癬, 毒蛇咬傷 및 癰腫을 치료한다. 대부분은 外用하거나 또는 內服한다. [海上集驗方]에서는 毒蛇咬傷을 치료하는데 續隨子에 蚤休를 배합하여 散으로 만들어 술로 복용하고 아울러 바른다고 하였다.

【用量·用法】 1~2g(製霜). 丸劑·散劑 혹은 캡슐에 넣어 사용한다. 腸에서 용해되는 캡슐에 넣으면 胃에 대한 자극을 경감한다. 外用에는 適量.

【使用注意】 中氣不足, 大便溏泄 및 孕婦, 元氣虧損에는 忌한다.

本草選錄: [開寶本草] "主婦人血結月閉, 癥瘕痃癖, 瘀血蠱毒, 心腹痛, 冷氣脹滿, 利大小腸."

[本草綱目] "續隨子於大戟, 澤漆, 甘遂莖葉相似, 主療亦相似, 其功皆長於利水, 惟在用之得法, 亦皆要藥也."

[本草經疏] "續隨子, 味辛氣溫, 耳其性有毒, 實攻擊克伐之藥也, 長於解蠱毒, 以致腹痛脹滿, 攻積聚, 下惡滯物及散痰飮. 至於婦人月閉, 癥瘕, 痃癖, 瘀血, 大小腸不利諸病, 則各有成病之由, 當求其本而治, 不可概施. 蓋此藥之用, 乃以毒功毒之功也."

[方藥合編] "續隨子辛蠱毒瘡　通經消積莫過嘗"

【化學分析】 脂肪油(40~46%), euphorbol, daphnetin, esculetin, 樹脂, fraxetin, β-sitosterol, ɤ-dihydroxyphenylanin(DOPA) 등을 함유한다.

【藥理研究】 종자에는 油가 함유되었는데 신선하고 無色, 無味하다. 그러나 아주 빨리 변하여 악취가 나고 또 강렬하면서도 辛辣한 냄새가 난다. 胃腸에 대해 자극하고, 峻瀉가 생기는데 그 강도는 약 篦麻油의 3배이다. 瀉下작용의 성분은 千金子 sterol이다. 신선한 續隨子 全草는 또 일정한 抗腫瘤작용을 한다. 그러나 epoxylathyrol과 legenol-20-palmitic acid ester에는 致癌작용이 있다.

제 4 장 祛風濕藥

대체로 肌肉과 經絡 및 筋骨사이의 風濕邪氣를 제거하여 痹痛을 치료하는 약물을 祛風濕藥이라 한다. 이 약물들은 祛風除濕하는 작용 외에도 散寒・活血・通絡・舒筋・止痛 혹은 强筋骨하는 작용이 있다. 그러므로 風寒濕痹와 肢體疼痛, 麻木不仁, 關節不利, 筋脈拘急 혹은 腰膝痠痛 등의 증후에 적용한다.

이 약물을 응용할 때에는 痹證의 類型과 邪氣가 침범한 부위와 病情의 新久 등 구체적인 情況에 근거하여 응용하되 이에 대한 적당한 약물의 선택과 배합으로 處方한다. 예를 들면 風邪가 偏盛하여 肢體를 流注하여 동통하는 行痹에는 祛風을 주로 하는 祛風濕藥을 選用하고 活血養營하는 약물로 輔佐하여 치료한다.

濕邪가 偏盛하여 肢體가 重痛麻木하고 關節이 浮腫하는 등의 着痹 증후에는 약성이 溫燥한 祛風濕藥을 選用하여 응용하는데, 運脾滲濕하는 약물을 輔佐하여 치료한다.

寒邪가 偏盛하여 肢冷疼痛의 증후가 비교적 劇烈한 痛痹에는 溫性이 강한 祛風濕藥을 選用하여 通陽溫經하는 약물로 보좌한다.

陽盛의 체질은 기본적으로 熱을 품고 있는데, 이에 邪氣의 감염으로 熱로 轉化하거나 혹은 風寒濕痹가 오래 停滯되어 熱로 전화되어 關節이 紅腫熱痛하는 熱痹에는 마땅히 寒凉한 약성의 祛風濕藥을 選用하거나 혹은 病情을 참작하여 淸熱解毒 약물을 배합한다.

外感 초기에 病邪가 表에 있거나 혹은 疼痛이 上半部에 편중하면 마땅히 散風勝濕하는 解表藥을 배합함으로써 초기에 汗을 따라 解表된다. 病邪가 裏로 들어가 經絡과 筋骨사이에 客住하여 脈道가 不利하고 氣血의 運行에 阻滯를 받으면 반드시 活血通絡 약물을 같이 사용한다.

만약 痰濁과 瘀血이 뒤섞였을 경우에는 祛痰藥과 化瘀藥을 같이 사용하며, 久病(慢性病)으로 몸이 虛弱하여 病에 대한 抗病力이 감약되면 氣血을 補養하는 약물을 같이 응용하고, 肝腎虛損으로 腰膝의 통증으로 步履乏力 하는 경우에는 또한 마땅히 筋骨을 强壯시키는 祛風濕藥을 選用하며 肝腎을 補養하는 약물을 배합하여 응용함으로써 扶正祛邪의 목적에 도달하게 된다.

위의 病證 외에 痹證의 대부분은 만성질환에 속하며, 약물을 복용하는 데는 酒劑 또는 丸劑로 하여 常服하는 것이 좋다. 酒劑는 약의 기운을 잘 행하게 하여 經絡의 소통을 도와주고, 祛風濕藥의 효능을 助長시키는 효능이 있으며, 辛溫香燥한 祛風濕藥은 陰虛血虧의 경우에는 신중을 기하여 사용한다.

제 1절 祛風濕止痹痛藥

여기에 배속된 祛風濕藥은 뚜렷한 止痛작용이 있어 痹證을 풀어 제거하는 것이 주요한 효능이므로 風濕으로 인한 肢體 혹은 關節이 疼痛하는 증후에 적용한다. 이 약물들을 사용할 때는 病情과 결합하여 응용하거나 혹은 散寒약물의 배합, 또는 清熱약물을 배합하며 아울러 적당히 活血이나 通絡시키는 약물을 加味함으로써 기대하였던 치료효과를 얻을 수 있다.

독활 獨活[KP]
Araliae Continentalis Radix
Aralia continentalis root

【出 典】神農本草經

【異 名】香獨活・川獨活・九眼獨活・大活・羌活・羌青・獨搖草・獨滑

【起 原】두릅나무과(Araliaceae) 독활 *Aralia continentalis* Kitagawa의 뿌리이다.*

【採 取】초봄에 싹이 나오기 전이나 늦은 가을에 莖葉이 시들어 말랐을 때 뿌리를 캐어 殘莖과 잔뿌리를 제거하고 曬乾한다.

【性 狀】이 약은 뿌리로 긴 원주형~막대 모양이고 길이 10~30㎝, 지름 5~20㎜이다. 바깥 면은 회백색~회갈색이며 세로주름과 잔뿌리 자국이 있다. 꺾인 면은 섬유성이고 연한 황색의 수가 있고 질은 가볍고 엉성하다. 이 약은 특유한 냄새가 있고 맛은 텁텁하고 약간 쓰다.

【產 地】우리나라 전국에 분포한다. 重齒毛當歸는 中國의 湖北, 四川 등지가 주산지이다.

【炮 製】獨 活：잡질을 제거하고 깨끗이 씻어 밀폐하여 축인 후 薄片으로 썰어 曬乾 또는 저온에서 건조한다.

【性味・歸經】味는 辛・苦하고 性은 溫(微溫)하며, 腎・膀胱經에 작용한다.

效 能	主 治
祛風濕・止痛	風濕痹痛, 少陰頭痛, 皮膚濕痒
解 表	風寒表證, 兼有濕邪者

이 약물의 性味는 辛苦・溫인데, 辛으로 散하고, 苦로 燥하며, 香으로 通하여 祛風勝濕・通經活絡・蠲痹止痛 하는 효능이 있어 風寒濕痹를 치료하고, 그 性이 下行하므로 腰部 이하의 痹痛을 치료하는데, 더욱 좋은 약효가 있다. 그러므로 兩足濕痹, 腰膝痠重

* CP：獨活(Duhuo) ANGELICAE PUBESCENTIS RADIX
繖形科 植物 重齒毛當歸 *Angelica pubescens* Maxim. f. *biserrata* Shan et Yuan의 根。

痹痛에 적용하고 伏風頭痛, 風牙腫痛에도 유효하다.

羌活과 獨活을 古代에서는 分離하지 않아서 [神農本草經]에는 "獨活 一名 羌活"이라 하였고, [名醫別錄]에는 獨活만 記載되어 있고 羌活은 없으며, [本草綱目]에는 "獨活以羌中來者爲良"이라 기록되어 있다. 실제로는 羌活과 獨活의 형태는 서로 다르고, 祛風·除濕·止痛하는 작용은 같다. 다만 羌活은 氣味가 雄烈하고 燥散性이 커서 주로 膀胱經에 작용하고, 겸하여 腎經에 작용하며, 發汗解表로 病邪가 在上在表인 증후에 적용된다. 獨活은 氣味가 淡薄하고 性 또한 완화하여 주로 腎經에 작용하고 겸하여 膀胱經에 작용하여 筋骨間의 風濕을 제거하며, 病邪가 在下在裏인 증후에 적용한다. 그러므로 獨活은 足少陰經에 들어가 伏風頭痛을 치료하고, 羌活은 足太陽經에 작용하여 游風을 치료한다.

이와 같이 이 약물은 風寒濕痹가 肌肉과 關節에 痹着하여 나타나는 痛證에 新久를 막론하고 응용할 수 있으며, 더우기 下部의 痹證에 적용한다. 또한 風寒濕을 發散시켜 解表하는 효능이 있으나 羌活보다 약하므로 같이 배합하여 응용한다.

【臨床應用】 ① 風濕痹痛은 바로 風·寒·濕邪로 발생하는데, 이 약물은 辛散苦燥하고 香이 있으며 性은 溫하므로 祛風濕·通經絡·止疼痛하는 효능이 양호하며, 風寒濕邪가 肌肉과 關節에 침범하여 발생한 濕痹로 인한 痹痛에 新久를 막론하고 모두 응용할 수 있다. 이 약물은 肝·腎經에 작용하고, 肝은 筋을 주관하며 腎은 骨을 주관한다. 두 臟은 모두 下焦에 있으므로 獨活은 痹證을 치료한다. 또한 病이 下部에 있는 경우에 적용하며, 이것은 風寒濕邪로 발생한 腰痛 혹은 腰腿疼痛, 兩足痿痹로 行走하기가 힘든 경우를 치료하는 要藥이 된다.

다만 獨活은 補益하는 작용이 없으므로, 임상에서는 항상 桑寄生 杜仲 當歸 牛膝 등의 肝腎을 補하는 약물을 배합하여 標·本을 같이 치료함으로써 치료효과를 증강시킬 수 있는데, 그 예가 腰膝痛을 치료하는 名方인 獨活寄生湯[備急千金要方], 三痹湯[校注婦人良方], 大防風湯[和劑局方] 등이다.

이 외에 이 약물은 止痛할 수 있어서 또한 少陰頭痛 및 牙痛을 치료하는데, 頭痛에는 細辛 川芎 등을 배합하며, 그 예가 獨活細辛湯[症因脈治]이다.

齒牙痛을 치료하는데, 그 예로 [太平聖惠方]에서는 獨活을 달여서 뜨거울 때 입에 넣어 통증을 가시게 한다고 하였다. 만약 風火가 上炎하거나 혹은 胃火로 인하여 牙痛齦腫하는 증후에는 石膏 生地黃 升麻 등을 배합한다.

이 약물은 祛風燥濕하는 효능이 있어 皮膚濕痒을 치료하는데, 防風 地膚子 등을 배합한다.

② 이 약물은 辛散溫通하고 性이 燥하여 羌活과 유사하지만 비교적 약하게 風寒濕邪를 發散하고 解表하는 작용이 있어, 外感風寒의 表證에 濕邪를 겸하여 惡寒發熱, 頭痛, 肢節疼痛에 羌活 防風 藁本 등을 배합하는데, 그 예가 羌活勝濕湯[內外傷辨惑論]이다.

【用量·用法】 3~9g. 水煎服

【使用注意】이 약물은 化燥傷陰할 염려가 있으므로 陰虛 및 血燥의 증후에는 신중히 사용하고 內風證에는 忌한다.

> 本草選錄：[神農本草經] "主風寒所擊，金瘡止痛，奔豚癎痓，女子疝瘕．久服輕身耐老，一名羌活."
> [名醫別錄] "治諸風，百節痛風無(問)，久新者."
> [藥性本草] "主風諸風濕冷，奔喘逆氣，皮肌苦痒，手足攣痛，勞損，主風毒齒痛."
> [本草正義] "頤業師朱氏家法，恒以獨活治下，凡自腰及少腹以下，通用獨活，不僅風寒濕氣痿痹酸痛，可以立已，卽瘍證之發於陰分者，未潰易消，已潰易斂，功績顯然，確乎可信，此古人未嘗明言之奧旨也."
> [方藥合編] 獨活甘苦項難舒　兩足濕痺風可除

【化學分析】精油로는 thymol, eremophilene, guaiol, α-cedrene, *p*-cresol, β-cedrene, guaiol, α-elemene, α-funebrene, α-bergamotene, α-bisabolen, η-octone, α-patchoulene, α-longipinene, η-nonane, α-pinene, α-terpinene, β-pinene, myrcene, α-phellandrene, *p*-cymene, η-undecane, α-copane, β-elemene, neroliclol 등과 coumarine 유도체인 angelol, angelion, osthol, umbelliferone, scopoletin, bergapten, glabralactone, columbianadin, xan-thotoxin 등, 그 외 angelic acid, tiglic acid, palmitic acid, oleic acid, glucose 등을 함유한다.

【藥理硏究】① 뚜렷한 진통·진정 및 소염작용을 한다.

② 함유된 xanthotoxin, bergapen, inperatorin 등 furan cumarin의 화합물은 모두 光過敏작용을 하는『光活性物質』이다. 유기체내에서 일광 혹은 자외선 조사를 받으면 일광성 피부염을 생기게 하며 국소 紅腫, 색소 증가, 심하면 표피까지 두꺼워지게 한다. 임상에서는 白癜風과 銀屑病을 치료하는데 사용한다.

③ 팅크제나 湯劑는 모두 혈압을 낮추는 뚜렷한 작용을 하는데, 그 지속 시간이 비교적 짧다. 獨活을 정맥에 주사하면 호흡을 흥분시킨다. 獨活을 분리하여 얻은 cumarin 성분은 체외에서 헤모글로빈의 응집을 뚜렷이 억제한다.

④ 함유된 bergapen 등의 cumarin화합물은 위궤양에 길항하고 토끼 回腸에 대해 뚜렷한 解痙작용을 한다.

위령선 威靈仙[KHP]

Clematidis Radix
Chinese clematis root

【出 典】開寶本草

【異 名】鐵線連·靈仙·能消·葳苓仙·鐵脚威靈仙

【起 原】미나리아재비과(Ranunculaceae) 으아리 *Clematis mandshurica* Ruprecht, 좁은잎사위질빵 *Clematis hexapetala* Pallas 또는 위령선(威靈仙) *Clematis chinensis* Osbeck의 뿌리 및 뿌리줄기이다.*

【採 取】가을에 캐어 泥土를 제거하고 曬乾한다.

【性 狀】① 으아리 : 이 약은 뿌리 및 뿌리줄기로 기둥 모양이고 길이 1~11㎝, 지름 5~25㎜이다. 뿌리는 비교적 밀집된 상태이며 길이 5~23㎝, 지름 1~4㎜이다. 바깥 면은 흑갈색이며 단면의 목부는 원형에 가깝다. 맛은 맵다. 위령선과 비슷하나 다른 점은 어린 뿌리의 사부에 섬유가 없거나 또는 매우 적다. 오래된 뿌리의 사부는 섬유가 비교적 많고 목부는 뚜렷한 2 원형이다. 도관과 목부섬유는 사이사이에 배열하고 있다. 이 약은 냄새가 없고, 맛은 약간 쓰다.

② 좁은잎사위질빵 : 이 약은 뿌리 및 뿌리줄기로 짧은 기둥 모양이고 길이 1~4㎝, 지름 5~10㎜이며, 뿌리는 길이 4~20㎝, 지름 1~2㎜이다. 바깥 면은 갈색 또는 흑갈색이며 자른 면은 목부가 원형이다. 이 약은 맛은 짜다.

③ 위령선(威靈仙) : 이 약은 뿌리 및 뿌리줄기로 원기둥 모양이고 길이 1.5~10㎝, 지름 3~15㎜이다. 바깥 면은 연한 황갈색으로 끝에는 줄기가 남아 있으며 질은 단단하고 질기다. 자른 면은 섬유성으로 아래쪽에는 가는 뿌리가 많이 붙어 있다. 뿌리는 가늘고 원기둥 모양으로 약간 구부러졌고 길이 7~15㎝, 지름 1~3㎜이다. 바깥 면은 흑갈색으로 가는 세로주름이 있고 피부가 탈락되어 황백색의 목부가 노출된 것도 있다. 질은 단단하고 쉽게 부서지고 자른 면은 피부가 매우 넓고 목부는 담황색이며 사각형이고 피부와 목부는 항상 간격이 벌어져 있다. 이 약은 특유한 냄새가 약간 있고 맛은 담담하다.

【産 地】으아리는 우리나라의 전국에 분포하고, 中國의 江蘇, 安徽, 浙江 등지가 주산지이다.

【炮 製】① 威靈仙 : 잡질을 제거하고 깨끗이 씻어 축인 후 小段으로 썰어 曬乾한다.

② 酒威靈仙 : 威靈仙 小段에 黃酒를 고루 섞어 축인 후 炒製 용기에 넣고 文火로 炒한다(威靈仙 100㎏당 黃酒 10㎏).

【性味·歸經】味는 辛·鹹하고 性은 溫하며, 膀胱經에 작용한다.

效 能	主 治
祛風濕·通經絡·止痹痛	風濕痹痛, 筋脈拘攣, 關節屈伸不利, 腰脚疼痛
消痰逐飮·治骨鯁	痰飮積滯. 諸骨鯁咽

이 약물의 性味는 辛鹹·溫하며, 辛鹹으로 走散하고 溫으로 通利하여 祛風除濕·通絡止痛하게 하므로 風濕痹痛, 痲木癱瘓에 적용한다. 또한 消痰逐飮에도 작용하므로 痰飮積聚에 사용하고, 諸骨鯁骨에 대하여서도 軟化하는 작용이 있다. 그러나 이 약물은 走竄性이 강하여

* CP : 威靈仙(Weilingxian) CLEMATIDIS RADIX ET RHIZOMA
毛茛科 植物 威靈仙 *Clematis chinensis* Os beck., 棉團鐵線蓮 *Clematis hexapetala* Pall. 또는 東北鐵線蓮 *Clematis mandshurica* Rupr.의 根과 根莖。

氣血을 耗傷하는 부작용이 있으므로 氣血이 허약한 경우에 久服하는 것은 좋지 않으며, 用量을 過多하게 사용해서는 안 된다.

이 약물의 莖葉은 淸熱解毒 작용이 있어 근래 臨床에서는 咽喉腫痛과 急性黃疸型 傳染性肝炎 및 瘧疾 등 病證에 사용하여 일정한 치료효과를 보고 있다.

【臨床應用】 ① 이 약물은 辛散으로 溫通하고, 性이 急하여 잘 走하므로, 祛風除濕·通經活絡·止痛하는 효능이 있어 風濕痹痛, 筋脈拘攣, 關節屈伸不利 혹은 肢體麻木, 腰脚疼痛 등의 여러 가지 증후에 사용한다. 그 예로서 [重修政和經史證類備用本草]의 처방에서는 이 약물을 가루로 만들고 溫酒로 복용하게 하여 腰脚疼痛을 치료한다고 하였다.

임상에서는 病證에 따라서 관련되는 약물을 배합하여 응용한다. 風濕痹痛 혹은 半身不遂, 跌打損傷 등의 증후에 桂心 當歸 川芎 獨活 防己 蒼朮 등을 배합하는데, 그 예가 神應丸[證治準繩], 二朮湯·疏經活血湯[萬病回春], 靈仙除痛飮[沈氏尊生書] 등이다.

② 消痰逐飮하는 효능이 있어 痰飮積滯로 인한 呼吸困難, 惡心嘔吐 등의 증후에 半夏 草果 生薑 등을 배합하여 사용한다.

③ 그 宣壅通滯하는 효능으로 여러 가지 小骨이 목에 걸려서 吐하여도 나오지 않고 삼켜도 내려가지 않는 증상을 치료한다. 그 예로 [本草綱目]에서 뼈가 목에 걸린 증상을 치료하는데, 砂仁 沙糖을 배합하여 煎服한다고 하였다. 임상에서는 또한 米醋를 넣고 잘 섞어 조금씩 목에 머금었다가 복용한다.

【用量·用法】 6~9g. 水煎服. 骨鯁의 치료에는 30g.

【使用注意】 性이 走竄하여 正氣를 耗散하므로 氣血虛弱에는 忌한다.

> **本草選錄**: [新修本草] "腰·腎·脚膝·積聚·腸內諸冷病, 積年不瘥, 服之效."
>
> [開寶本草] "主諸風, 宣通五藏, 去腹內冷滯, 心膈痰水久積, 癥瘕痃癖氣塊, 膀胱蓄膿惡水, 腰膝冷痛及療折傷."
>
> [本草正義] "威靈仙以走竄消克爲能事, 積濕停痰, 血凝, 氣滯, 諸實宜之. 味有微辛, 故亦謂祛風, 然唯風寒濕三氣留凝隧絡, 關節不利諸病, 尙爲合宜, 而性頗銳利, 命名之義, 可想而知, 乃唐人著
>
> [威靈仙傳] 竟爲治中風不語, 手足不隧, 口眼喎斜云云, 則人有誤會矣."
>
> [方藥合編] "葳靈苦溫腰膝冷 積痰痃癖風濕並"

【化學分析】 anemonin, anemonol, sterol 類, 糖類, saponin, lacton, phenol 類, 아미노산 등을 함유한다.

【藥理硏究】 ① 뿌리의 湯劑를 마취한 개에 경구투여하면 식도 蠕動을 빠르게 하고 빈도수를 증가시키며 幅度를 넓힌다. 사람이 목에 뼈가 걸리면 목이나 식도 상단이 경련을 일으킨다. 이 약을 복용하면 항히스타민작용을 통해 局所를 이완하고 蠕動 운동을 증가시켜서 뼈가 느슨해져 떨어진다. 이는 威靈仙으로 骨鯁을 치료하는데 약리적 근거를 제공한다. 威靈仙은 적출 토끼 평활근에도 항히스타민작용을 한다. 그 湯劑와 알코올 추출물은 모두 이담작용을 한다.

② 威靈仙은 피튜이트린으로 생기는 심근 빈혈을 보호하고 아울러 비교적 강한 산소결핍에 길항하는 작용을 한다.

③ 뿌리의 희석 알코올 추출물은 마우스 중기 임신을 引産시킨다. 동속과 식물 狹葉鐵線蓮은 이뇨에 길항하는 뚜렷한 작용을 한다.

④ 威靈仙의 anemonin은 자극성이 있어 피부에 접촉하면 물집이 생기고 점막이 충혈된다. 이 약물을 임상에서는 冷炙療法에 사용한다.

⑤ 湯劑는 황색포도상구균, Shiga's bacillus를 억제한다. 물 추출물은 小芽胞癬菌을 억제한다. protoanemonin은 일부 gram-positive bacterium, gram-negative bacterium과 곰팡이균을 억제하는 비교적 강한 작용을 한다.

방기 防己[KP]

Sinomeni Caulis et Rhizoma
Sinomenium stem and rhizome

【出 典】神農本草經

【異 名】青風藤・解离・載君行・石解・粉防己・漢防己・廣防己

【起 原】새모래덩굴과(Menispermaceae) 방기 *Sinomenium acutum* Rehder et Wilson의 덩굴성줄기 및 뿌리줄기이다.* **

【採 取】가을에 캐어 깨끗이 씻어 코르크층을 벗겨내고 반쯤 건조하여 썰어 曬乾한다.

【性 狀】이 약은 덩굴성줄기 및 뿌리줄기로 절편은 원형~타원형이고 두께 2~4㎜, 지름 10~45㎜이다. 옆면은 어두운 회갈색이며 세로의 홈과 혹 모양의 돌기가 있다. 피부는 연한 갈색~어두운 갈색, 목부는 회갈색의 도관부와 어두운 갈색의 방사조직이 엇갈려서 방사상으로 배열되어 있다. 이 약은 거의 냄새가 없고 맛은 쓰다.

【產 地】粉防己는 中國의 浙江, 安徽, 江西, 湖北 등의 지역이 주산지이고, 防己, 木防己(댕댕이덩굴)는 우리나라 전국에 분포한다.

【炮 製】防己片 : 잡질을 제거하고 깨끗이 씻어 축인 후 厚片으로 썰어 曬乾한다.

【性味・歸經】味는 苦・辛하고 性은 寒하며, 膀胱・肺經에 작용한다.

---

* CP : 防己(Fangji) STEPHANIAE TETRANDRAE RADIX
防己科 植物 粉防己 *Stephania tetrandra* S. Moore 의 根。
이 약물은 불규칙한 圓柱形, 半圓柱形 또는 塊狀으로 많이 구부러졌고 길이 5~10㎝, 지름 1~5㎝이다. 표면은 옅은 회황색으로 彎曲部位에는 가로로 홈이 있고 結節狀의 혹과 같은 모양으로 되어 있다. 質은 무겁고 堅實하며, 斷面은 평탄하고 회백색의 粉性이며 放射狀의 무늬가 배열되어 있다.

** 우리나라에서는 댕댕이덩굴 *Cocculus trilobus* DC.를 木防己로 사용하고 있다. 이 약물은 圓柱形으로 비틀어졌고, 표면은 흑갈색이며 비틀어진 깊은 홈이 있고 약간 딱딱한 木質로 부러지지 않는다. 斷面은 황백색에 粉性이 아니며, 表皮는 매우 얇고 木部의 대부분은 木質化되었다.

效 能	主 治
祛風濕・止痛	風濕痹의 關節痛
利水消腫	水腫, 脚氣浮腫

이 약물은 苦・寒한 性味로 苦寒으로 降泄하는 효능이 비교적 크고 利水除濕하는 효능이 있으며, 性이 下行하여 下半身에 水濕의 停留로 인한 病證에 특히 적응한다. 辛味는 發散하므로 風濕을 제거하여 止痛이 뛰어나 風濕熱邪가 經絡에 壅滯하여 關節이 紅腫熱痛하는 증상을 치료하는 常用藥이다. 만약 痛痹證을 치료하고자 하면 溫經散寒하는 약물을 배합하는데, 다만 이 약물은 苦・寒한 性味이므로 風濕熱痹에 적응하는데, 體弱陰虛나 脾胃가 虛寒인 경우에는 사용하지 않는다.

粉防己와 木防己는 모두 利水祛風하는 효능이 있으나 粉防己(防己)는 利水消腫하는 작용이 비교적 강하고, 木防己는 祛風止痛하는 작용이 강하다.

【臨床應用】 ① 防己는 味辛으로 宣散하고, 苦寒으로 降泄하며, 祛風除濕・通絡止痛 효능이 있으므로, 風濕痹痛을 치료한다. 또한 그 性이 寒하고 利水효능이 있어 특히 濕熱證에 더욱 좋다.

濕熱痹에는 薏苡仁 蠶砂 등을 배합하여 사용하는데, 그 예가 宣痹湯[溫病條辨]이다. 만약 寒濕痹痛에 속한 증후이면 烏頭(혹은 附子) 桂心(혹은 桂枝) 白朮 등을 배합하는데, 그 예가 防己湯[備急千金要方]이다.

風濕痹의 關節痛, 浮腫, 運動障害 등의 증후에 防風 羌活 蒼朮 牛膝 등을 배합하는데, 그 예가 疏絡活血湯[萬病回春]이다.

② 利水消腫하고 下焦의 濕熱을 淸利하는 효능이 있어서 風水浮腫, 腹水, 脚氣浮腫 등 여러 증후를 치료한다. 利水消腫하는 약물을 배합하여 응용한다. 水飮停聚, 二便不利의 증후에 椒目 葶藶子 大黃 등을 배합하여 사용하는데, 그 예가 己椒藶黃丸[金匱要略]이다.

만약 虛證水腫에 속한 病證이면 黃芪 白朮 茯苓 등 益氣・健脾・利水하는 약물을 배합하는데, 그 예가 防己黃芪湯・防己茯苓湯[金匱要略] 등이다.

【用量・用法】 4.5~9g. 水煎服.

【使用注意】 大苦, 辛寒한 약으로 胃氣를 상하기 쉬우므로 體弱, 陰虛와 脾胃虛弱에는 忌한다.

> **本草選錄** : [神農本草經] "主風寒溫瘧, 熱氣諸癇, 除邪, 利大小便."
> [本草拾遺] "漢防己主水氣, 木防己主風氣, 宣通."
> [藥性本草] "漢防己 : 治濕風口面喎邪, 手足疼, 散留痰, 主肺氣嗽喘, 木防己 : 治男子肢節中風毒風不語, 主散結氣癰腫, 溫瘧, 風水腫, 治膀胱."
> [方藥合編] "防己氣寒癰腫滅　風濕脚痛膀胱熱"

【化學分析】粉防己의 뿌리에는 alkaloid를 1.2% 함유를 하며, 그 주성분은 tetrandrine과 fanchinoline이다. 이 외도 flavone유, phenol類, 유기산, 정유, 당류 등을 함유한다.

【藥理硏究】① 防已의 여러 가지 알칼로이드는 모두 빠르고 믿음직한 강압작용을 한다. 작용의 강도는 hanfangchin C의 작용은 A보다 강하고, A는 또 B보다 강하다. hanfangchin B_6, hanfangchin 및 粉防已 생물알칼로이드의 파생물은 모두 강압활성이 있다. hanfangchin은 관상동맥혈관 및 관상동맥 혈류량을 뚜렷이 증가하고 심근의 산소 소모량과 심장 수출량을 낮춘다. 분말 粉防已 알칼로이드는 심장리듬 실조에 길항한다.

② fanchinin과 hanfangchin B는 모두 소염작용을 한다. 粉防已의 총알칼로이드 및 hanfangchin A, B, C는 모두 진통작용을 나타낸다. 粉防已의 총 알칼로이드의 작용이 제일 강하고 C의 진통작용은 A·B에 비해 강하다. 독성도 비교적 강하다. hanfangchin A는 또한 해열 및 일정한 알레르기에 拮抗하는 작용을 하고 아울러 알레르기성 쇼크에 길항한다. 木防已알칼로이드 역시 진통과 소염 및 해열작용을 한다.

③ fanchinin은 항암작용을 한다. hanfangchin A·B는 모두 아메바원충에 길항하고 A는 Shiga's bacillus를 억제한다.

진교 秦艽[KHP]

Gentianae Macrophyllae Radix
Gentiana macrophylla root

【出 典】神農本草經

【異 名】秦膠·秦糾·秦爪·左秦艽·西秦艽

【起 原】용담과(Gentianaceae) 큰잎용담 *Gentiana macrophylla* Pallas, 마화진교(麻花秦艽) *Gentiana straminea* Maxim, 조경진교(粗莖秦艽) *Gentiana crassicaulis* Duthie ex Burk. 또는 소진교(小秦艽) *Gentiana dahurica* Fisch.의 뿌리이다.*

【採 取】봄과 가을에 캐어 蘆頭와 鬚根을 제거하고 曬乾한다.

【性 狀】① 큰잎용담 : 이 약은 뿌리로 원기둥 모양이고 위는 굵고 아래는 가늘며 구부러졌고 길이 10~30㎝, 지름 1~3㎝이다. 표면은 황갈색 또는 회황색이고 세로 또는 구부러진 세로주름이 있고 끝에는 줄기자리 및 섬유상의 엽초가 남아 있다. 질은 단단하면서도 잘 부서지고 쉽게 부러지며 단면은 약간의 유성을 띠며 피부는 황색 또는 황갈색이고 목부는 황색이다. 이 약은 특유한 냄새가 있고 맛은 쓰고 약간 떫다.

② 마화진교(麻花秦艽) : 이 약은 뿌리로 원뿔 모양이고 대부분 여러 개의 작은 뿌리가 모여 팽대해졌고 지름 7㎝이다. 표면은 갈색이고 거칠고 망상의 공문(孔紋)인 갈라진 틈이 있다. 질은 무르고 약하며 쉽게 부러지고 단면은 말라 썩은 모양이다.

---

* CP : 秦艽(Qinjiao) GENTIANAE MACROPHYLLAE RADIX
龍膽科 植物 秦艽 *Gentiana macrophylla* Pall. 麻花秦艽 *Gentiana straminea* Maxim. 粗莖秦艽 *Getiana crassicaulis* Duthie ex Burk. 또는 小秦艽 *Gentiana dahurica* Fisch.의 根。

③ 소진교(小秦艽) : 이 약은 뿌리로 원뿔 모양 또는 원기둥 모양이고 길이 8~15㎝, 지름 2~10㎜이다. 표면은 갈색이고 주근(主根)은 1개이며 남아 있는 줄기에는 섬유상의 엽초가 있고 하부에는 분지가 많다. 단면은 황백색이다.

【產 地】 秦艽는 中國의 內蒙古, 陝西, 甘肅, 四川 등의 지역이 주산지이다.

【炮 製】 秦艽 : 잡질을 제거하고 깨끗이 씻어 축인 후 厚片으로 썰어 曬乾한다.

【性味·歸經】 味는 苦·辛하고 性은 微寒하며, 胃·肝·膽經에 작용한다.

效 能	主 治
祛風除濕·舒筋通絡	風濕痹痛, 筋脈拘攣
淸虛熱·除蒸	骨蒸潮熱, 小兒疳積發熱, 骨節煩痛
利濕退黃	濕熱黃疸

이 약물은 辛散苦泄의 性味로 風濕을 제거하는 常用藥이다. 風濕을 제거하는 약물들은 대개 辛燥하여 傷陰하는데 오직 秦艽는 質潤하여 燥하지 않으므로 古人은 이 약물을 風藥중의 潤劑이며 發散藥 중에서 補劑가 된다고 하였다. 이 약물은 風濕을 제거하여 痹證을 치료할 뿐만 아니라 經絡을 宣通하여 止痛하고 또한 蒸熱을 제거하고 熱을 물리치게 하는 효능이 있어 風濕痹痛과 骨蒸潮熱을 치료하는 상용약물이다. 이 외에도 이 약물은 二便을 좋게 하여 濕熱을 導下하므로 濕熱黃疸도 치료한다.

【臨床應用】 ① 秦艽의 辛味는 宣散하고, 祛風止痛·舒筋通絡하는 효능이 있어 風濕痹痛, 關節拘攣 등의 病證에 新久나 혹은 偏熱·偏寒을 막론하고 배합하여 응용할 수 있다.

이 약물은 性이 微寒하여 淸熱을 겸하고 있으므로, 痹證에 發熱과 關節紅腫 등 熱象에 더욱 적합하며, 防已 知母 忍冬藤 등을 배합하여 사용한다.

寒에 속한 경우에도 또한 獨活 桂心 附子 등을 배합하는데, 그 예가 獨活寄生湯[備急千金要方]이다.

이 약물은 비록 苦하나 燥하지 않아 風藥의 潤劑이며, 中風으로 인한 手足不遂, 風濕痹의 關節痛 등의 증후에 天麻 當歸 川芎 등을 배합하여 응용하는데, 그 예가 大秦艽湯[醫學發明]이다.

② 이 약물은 味가 苦하되 燥하지 않고, 微寒하여 淸熱하므로, 虛熱을 淸하게 하므로 陰虛의 骨蒸潮熱에 靑蒿 地骨皮 知母 鱉甲 등 淸虛熱·養陰 약물을 배합하는데, 그 예가 秦艽鱉甲湯[衛生寶鑑], 秦艽扶羸湯[楊氏家藏方], 秦艽湯[醫宗金鑑] 등이다.

이 외에도 秦艽는 利濕退黃하는 효능이 있어 濕熱黃疸을 치료한다. 예를 들어 [本草綱目]에서 인용한 [海上集驗方]에서는 秦艽를 單用하여 黃疸을 치료한다고 하였다. 대부분은 茵蔯 梔子 등 利濕退黃하는 약물과 같이 사용하여 효력을 증강한다.

【用量·用法】 3~9g. 水煎服.

【使用注意】 久痛虛羸者와 溲多, 便滑에는 忌한다.

本草選錄 : [神農本草經] "主寒熱邪氣, 寒濕風痹, 肢節痛, 下水, 利小便."
[名醫別錄] "療風, 無論久新, 通身攣急."
[藥性本草] "利大小便, 瘥五種黃病, 解酒毒, 去頭風."
[珍珠囊] "除陽明風濕及手足不遂, 口噤牙痛, 口瘡, 腸風瀉血, 養血榮筋."
[本草綱目] "治胃熱, 虛勞發熱." "手足不逐, 黃疸, 煩渴之病須之, 取其去陽明之濕熱也. 陽明有濕, 則身體酸疼煩熱, 有熱則日晡潮熱骨蒸."
[方藥合編] "秦艽微寒治濕功 下血骨蒸肢節風"

【化學分析】alkaloid로서 gentianine, gentianidine, gentiamol, 苦味성분으로서 gentiopicroside(=gentiopicrin) 등을 함유하고 주 활성성분은 gentianine이라고 한다. 이 외 精油, 糖類 등을 함유한다.

【藥理研究】① 뚜렷한 소염작용을 한다. 주요 성분은 gentianine이다. 이는 신경계통의 흥분 수체 부신피질기능을 통해 실현된다. 秦艽는 또 진정·진통·해열·抗알레르기와 抗히스타민작용을 한다.

② gentianine은 혈당을 높이고 아울러 뚜렷한 일과성적인 강압과 심장박동을 느리게 하는 작용을 한다. 秦艽湯液은 이뇨에 유리하다.

③ 秦艽 alcohol의 추출물은 이질균, 티푸스균, 콜레라균, 황색포도상구균에, 물 추출물은 일부 자주 나타나는 진균에 일정한 억제작용을 한다.

해동피 海桐皮[KP]

Kalopanacis Cortex
Kalopanax bark

【出 典】海藥本草

【異 名】刺桐皮·釘桐皮·刺痛

【起 原】두릅나무과(Araliaceae) 음나무 *Kalopanax pictus* Nakai의 줄기껍질이다.

【採 取】초여름에 樹皮를 벗겨 가시를 긁어낸 다음 曬乾한다.

【性 狀】이 약은 줄기껍질로 긴 판상 또는 반관상이고 길이 5~30㎝, 너비 1~3㎝, 두께 1~3㎜이다. 바깥 면은 회갈색~적갈색이고 불규칙한 세로주름과 타원형이며 회황색의 가시자국이 있고 뾰족한 원추형이며 높이 3~10㎜의 적갈색~갈색의 가시가 남아 있는 것도 있다. 안쪽은 황색~황갈색이며 편평하고 가는 세로주름이 있다. 꺾인 면은 황색~황갈색이며 섬유상이다. 이 약은 냄새가 없고 맛은 조금 쓰고 아리다.

【產 地】우리나라 高山地帶에 분포한다.

【性味·歸經】味는 苦·辛하고 性은 平하며, 肝·腎經에 작용한다.

效 能	主 治
祛風濕·通經絡	風濕痹痛, 四肢拘攣, 腰膝疼痛
殺蟲止痒	疥癬, 濕疹

이 약물의 性味는 苦辛・平으로 肝經에 작용하여 風濕을 제거하고 經絡을 宣通하는 효능이 있어 下半身의 風濕으로 인한 痹痛과 四肢拘攣, 腰膝疼痛, 痛風 등에 적용하며, 또한 化濕泄熱하는 효능도 있어 熱痹, 濕熱로 인한 脚部熱痛에도 유효하고 濕熱瀉痢에도 적용한다. 外用으로는 化濕・殺蟲止痒하는 효능이 있어 疥癬과 濕疹을 치료하는데 적용하며 煎湯液으로 洗滌하거나 研末하여 바른다.

【臨床應用】 이 약물은 苦燥・辛散으로 風濕을 제거하고 經絡을 통하게 하는 효능이 있어, 風濕痹痛, 四肢拘攣, 腰膝疼痛 등의 여러 病證에 사용할 수 있으며, 항상 다른 祛風濕 약물과 배합하여 치료효과를 증강시킨다. 또한 이 약물을 萆薢 木通 등과 같이 사용하면 濕熱下注로 脚膝이 熱痛하는 증후를 치료한다.

風濕痹의 腰膝疼痛, 四肢拘攣의 증후에 牛膝 薏苡仁 五加皮 등을 배합하는데, 그 예가 海桐皮酒[傳信方], 海桐皮散[證治準繩] 등이다.

濕熱蘊結로 인한 下肢의 發赤熱感疼痛 증후에 萆薢, 木通 등을 배합하여 사용한다.

이 외에도 殺蟲止痒하는 효능은 疥癬, 濕疹 등에 사용하는데, 항상 外用에서는 달인 물에 洗浴하거나 혹은 술에 담가 두었다가 그 우러난 물을 바르거나 혹은 蛇床子 木槿皮 大黃 등과 研末하여 바른다.

【用量・用法】 4～14g. 水煎服. 外用에는 適量.

【使用注意】 血虛者는 忌한다.

本草選錄 : [海藥本草] "主腰脚不遂, 頑痹腿膝疼痛, 霍亂, 赤白瀉痢, 血痢, 疥癬."
[日華子本草] "治血脈麻痹疼痛, 反煎洗目赤."
[本草綱目] "能行經絡, 達病所, 又入血分反去風殺蟲."
[方藥合編] "海桐皮苦腰脚痺 疳癬風氣瀉與痢"

【化學分析】 海桐皮 alkaloid, 아미노산, 유기산, erythroidine 등을 함유한다.

【藥理研究】 물 추출물은 일부 피부 진균을 억제한다.

초오 草烏[KHP]

Aconiti Kusnezoffii Tuber
Korean aconite root

【出 典】 藥譜

【異 名】 土附子・烏頭・毒公・竹節烏頭

【起 原】 미나리아재비과(Ranunculaceae) 이삭바꽃 *Aconitum kusnezoffii* Reichb., 놋젓가락나물 *Aconitum ciliare* Decaisne 또는 세잎돌쩌귀 *Aconitum triphyllum* Nakai의 덩이뿌리이다.*

【採 取】 가을에 莖葉이 말랐을 때 캐어 泥沙를 제거하고 曬乾한다.

* CP : 草烏(Caowu) ACONITI KUSNEZOFFII RADIX
毛茛科 植物 北烏頭 *Aconitum kusnezoffii* Reichb.의 塊根。

【性 狀】이 약은 덩이뿌리로 고르지 않은 원뿔 모양으로 길이 2~7㎝, 지름 6~18㎜이다. 위쪽에는 줄기자국이나 줄기가 남아 있다. 바깥 면은 회갈색~흑갈색으로 쭈그러진 세로 주름이 있다. 꺾은 면은 회백색~어두운 회색으로 다각형의 고리무늬의 층으로 이루어져 있고, 질은 단단하다. 이 약은 냄새가 없고 맛은 매우 맵고 혀를 마비시킨다.

【産 地】우리나라 전국의 고산 저습지대에 분포하고, 中國의 湖北, 湖南, 江蘇 지역이 주산지이다.

【炮 製】1) 生草烏 : 原藥材에서 잡질과 남은 줄기를 제거하고 진흙과 모래를 깨끗이 씻어낸 다음 햇볕에 건조한다.

2) 製草烏 ① 浸 漂 : 깨끗한 草烏를 淸水에 담가 매일 2~3번 물을 갈아주고 약 15일 경과하여 芯까지 스며들면 꺼내서 蘆頭를 제거한다.

② 煮 製 : 일정량의 甘草 黑豆煎湯에 깨끗한 草烏를 넣고 武火로 약물의 白心이 없어질 때까지 삶아(약 3~4시간) 맛을 보아 짜릿한 마비감이 없으면 꺼낸다.

③ 切片과 乾燥 : 煮製의 草烏를 그늘에서 40~50% 정도 건조한 후 밀폐하여(약 24~36 시간) 축인 후 內外 습도가 일치하면 약 2㎜ 두께의 厚片으로 썰어 그늘에서 건조한다 (草烏 100㎏당 甘草 5㎏ · 黑豆 10㎏).

【性味 · 歸經】味는 辛 · 苦하고 性은 熱 · 大毒하며, 心 · 肝 · 腎 · 脾經에 작용한다.

效 能	主 治
祛風除濕	風寒濕痹, 關節疼痛
溫經止痛	心腹冷痛, 寒疝作痛, 痲痹止痛

이 약물은 性味와 效能이 烏頭와 비슷하며, 表에 있는 風邪를 散하고, 裏의 寒濕을 제거 한다.

이 약물은 溫裏藥으로 性味는 辛 · 溫하고 毒이 강렬하다. 心 · 肝 · 腎 · 脾經에 작용하며, 祛風濕 · 通關節 · 散寒止痛의 효능이 있다. 風寒濕痹, 關節疼痛, 心腹冷痛, 寒疝作痛 등의 증상을 치료하며, 痲醉止痛의 목적에 적용할 수도 있다.

生品은 毒이 강렬하여 일반적으로 內服하지 못하며, 腫毒과 止痛 등에 外用하는데, 주로 祛寒止痛 · 消腫하는 효능이 있으며, 喉痹, 癰疽, 疔瘡, 瘰癧 및 破傷風 등의 병증에 적용한다.

炮製한 후에는 毒性이 많이 약해지므로 內服에 사용되는데, 祛風除濕 · 溫經止痛하는 효능이 좋아지며, 風寒濕痹, 關節疼痛, 脘腹冷痛, 跌撲腫痛, 頭風頭痛, 偏正頭痛 등의 증후에 적용된다.

【臨床應用】① 風寒濕痹, 肢體疼痛, 拘攣 등의 증후에는 川烏 天南星 地龍 등을 배합하여 祛風濕 · 散寒止痛하는데 그 예가 活絡丹[太平惠民和劑局方]이다.

② 冷痹나 跌撲損傷, 모든 風疾인 左癱右瘓, 手足頑痲 등의 증후에는 當歸 牛膝 川芎 등을

배합하는데, 그 예가 活血丹[證治準繩]이다.

③ 陽虛上攻으로 인한 頭項疼痛으로 참기 어려운 증후에 細辛 麝香 新茶芽를 배합하여 散寒止痛하는데, 그 예가 烏香散[本事方]이다.

④ 泄瀉下注, 혹은 赤白下痢, 臍腹絞痛, 裏急後重의 증후에는 草烏頭 3개를 가루 내어 醋糊丸으로 만들어서 복용하는데, 그 예가 三神丸[太平惠民和劑局方]이다.

⑤ 癰疽腫痛을 치료하는 경우에 芙蓉葉 生南星 生半夏 등을 배합하여 消腫止痛하는데, 그 예가 消腫止痛湯[瘍醫大全]이다.

⑥ 癰疽가 腫硬하고 두텁기가 소의 皮膚와 같으며 膿腐하지 않은 경우에 半夏 狼毒 天南星 등을 배합하는데, 그 예가 四虎散[外科正宗]이다.

⑦ 風寒痹痛의 치료에는 五靈脂 등을 배합하여 祛風止痛하는데, 그 예가 黑神丸[本事方]이다.

⑧ 跌撲損傷, 筋斷骨折, 疼痛浮腫, 內有瘀血 등의 증후에는 乳香 沒藥 自然銅 등을 배합하여 活血止痛하는데, 그 예가 活血丹[仙授理傷續斷秘方]이다.

⑨ 일체의 風氣, 左癱右瘓, 口眼喎斜, 半身不隨, 語言蹇澀, 痰涎壅盛, 筋脈拘攣, 步行艱難 등의 치료에는 蜈蚣 白殭蠶 天麻 등을 배합하여 祛風止痙하는데, 그 예가 乳香應痛丸[太平惠民和劑局方]이다.

⑩ 偏正頭痛, 傷風頭痛, 痰厥虛眩 등의 증후에는 天麻 白芷 川芎 등을 배합하여 祛風止痛하는데, 그 예가 神仙透空丸[洪氏集驗方]이다.

【用量 · 用法】 1.5～3g 水煎服(⇒ *p444* 川烏에 준한다)

【使用注意】 ① 毒性이 강하므로 신중히 사용하지 않으면 안 된다.

② 半夏 栝樓 白薇 白芨 貝母에 反한다.

本草選錄 : [方藥合編] "草烏熱毒治腫毒　風寒濕痺皆可督"

【化學分析】 草烏에는 劇毒의 diterpene계의 alkaloid를 함유하며, 有毒成分인 aconitine 등을 함유한다.

【藥理研究】 ① 草烏의 추출물(총 알칼로이드)을 주사하면 鎭痛 · 鎭靜과 解熱작용이 있다. 甘草와 蜂蜜은 草烏의 aconitine에 대해서 비교적 좋은 해독작용이 있고, 甘草의 해독작용은 蜂蜜에 비해서 크게 나타났다.

② 이 약물은 炮製한 후에는 草烏 중에서 독성이 가장 강한 aconitine이 溶出되거나 혹은 물에 분해되어 독성이 적은 aconine과 hypacontine이 되어서 독성이 22～26배로 떨어지면서도 효능은 변화가 없으므로, 비교적 안전하게 내복할 수 있다.

③ aconitine에는 局部痲醉 작용이 있어 각종 神經末梢와 中樞神經계통에 대하여 먼저 흥분시킨 다음 痲痹시킨다. 동물을 이용한 실험에서 關節炎에는 消炎작용이 있었고, 임상에서 표면마취에는 生草烏를 많이 쓴다.

④ 草烏를 炮製 후에 총 알칼로이드 함유량을 生品과 비교하면 10倍, 즉 0.7~0.13% 저하된다. 그 製品은 작은 쥐에 대하여 毒性이 뚜렷하게 저하되는 것을 볼 수 있다. 北烏頭는 작은 쥐에 대해서 LD_{50}(腹腔注射)이 生品은 0.19g/kg, 製品은 6~10kg이다.

잠사 蠶沙[KHP]

Bombycis Faeces
Silkworm feces

【出 典】 名醫別錄

【異 名】 蠶糞 · 蠶矢 · 晩蠶沙 · 原蠶沙 · 蠶屎

【起 原】 누에나방과(Bombycidae) 누에나방 *Bombyx mori* (Linné)의 분변(糞便)이다.

【採 取】 6~8월에 두 잠부터 세 잠잘 때의 糞便을 수집하여 曬乾한 후 체로 쳐서 불순물을 제거한다.

【性 狀】 이 약은 짧은 원주형의 과립으로 길이 2~5㎜, 지름 1.5~3㎜이다. 바깥 면은 조금 거칠며 회흑색이다. 바깥 면에 6개의 세로 주름 홈이 있고 질은 단단하면서도 부스러지기 쉽다. 이 약은 풀 냄새가 있고 맛은 쓰다.

【產 地】 우리나라 전국의 養蠶農家, 中國에서는 江蘇, 浙江 등의 지역 양잠 농가에서 많이 생산한다.

【性味 · 歸經】 味는 甘 · 辛하고 性은 溫하며, 肝 · 脾 · 胃經에 작용한다.

效 能	主 治
祛風除濕	風濕痹證痛의 關節痛, 半身不隨, 濕疹瘙痒
和胃化濁	吐瀉轉筋

이 약물의 性味는 辛甘 · 溫하고 辛甘으로 發散祛風하고 溫燥로 除濕하는 동시에 和胃化濁 · 活血定痛하는 효능이 있다. 風濕痹痛과 肢體不遂, 瘡疹瘙痒 증후 및 暑濕傷中 또한 脾 · 胃經에 濕濁이 內阻하여 나타나는 吐瀉轉筋에 적용한다.

이 약물은 누에똥으로 晩蠶屎가 더욱 좋은 효능이 있다. 보고에 의하면 조엽록소(粗葉綠素)량이 제 3령의 蠶沙에는 1.6%, 제 4령은 2.0%, 제 5령은 2.4%로, 여러 잠을 잔 누에똥이 좋은 것으로 알려져 있다.

【臨床應用】 ① 이 약물은 辛味로 散하고, 氣가 溫하여 通하게 하며, 祛風하는 효능이 좋고, 祛風濕 · 止瘙痒 효능이 있다. 風濕痹痛, 肢體不遂, 濕疹瘙痒 등의 여러 病證에 사용하는데, 항상 祛風除濕 · 止痒하는 약물을 배합하여 사용한다.

風濕熱痹의 關節痛, 高熱 증후에는 寒涼한 防己 薏苡仁 連翹 등을 배합하는데, 그 예가 宣痹湯[溫病條辨]이다.

風寒濕痹에 의한 關節痛, 半身不遂에는 蠶沙 2袋를 蒸熱하여 바꾸어 가면서 患部에 찜질하거나 蘄蛇 蟅蟲 全蠍 등과 복용하는데 그 예가 蠶蛇湯[新方]이다.

이 약물은 皮膚의 濕疹 등 瘙痒症을 치료한다. 이 경우는 內服할 수 있을 뿐만 아니라 또한 달여서 外洗할 수도 있다.

② 이 약물은 和胃化濁·燥濕하는 효능이 있어, 濕濁이 脾胃에 阻滯하여 발생하는 霍亂吐瀉, 轉筋에 木瓜 吳茱萸 黃芩 등을 배합하는데, 그 예가 蠶矢湯[霍亂論]이다.

이 약물은 또한 濕濁頭痛을 치료하며 白芷 川芎 등을 배합하여 사용한다.

【用量·用法】 12~20g. 水煎服. 外用에는 適量.

【使用注意】 筋骨不遂가 血虛로 經絡을 養營하지 못하여 야기되는 증후와 風濕이 없는 증후에는 忌한다.

> **本草選錄** : [名醫別錄] "主腸鳴, 熱中, 消渴, 風痹, 癮疹."
> [本草拾遺] "炒黃, 袋盛浸酒, 去風暖諸節不隨, 皮膚頑痹, 腹內宿冷, 冷血, 瘀血, 腰脚疼冷 ; 炒令熱, 袋盛熱熨之, 主偏風筋骨癱緩, 手足不隨, 及腰脚軟, 皮膚頑痹."
> [本草綱目] "治消渴, 癥結, 及婦人血崩, 頭風, 風赤眼, 去風除濕."

【化學分析】 유기물 83.77%, 화분 9.56~16.23%, 총질소 1.91~3.60%, 식물성장 hormone (heteroxine), histidine, leucine, lysine, phytol 0.25~0.29%, β-sitosterol 약 1.5%, cholesterol, ergosterol, tetracosanol, lupeol 등을 함유한다. 기타 vitamin A·B군, 엽록소, 요산, 인산, 칼륨, 칼슘 등의 함유도 보고되어 있다.

【藥理研究】 蠶沙煎劑는 항염증작용과 항경련, 지혈작용이 있다.

마전자 馬錢子[KP]

Strychni Semen
Nux vomica

【出 典】 本草綱目

【異 名】 番木鱉·苦實把豆兒·馬前

【起 原】 마전과(Loganiaceae) 마전(馬錢) *Strychnos nux-vomica* Linné의 잘 익은 씨이다.*

【採 取】 가을에 성숙한 果實을 따서 果肉을 제거하고 種子를 取하여 曬乾한다.

【性 狀】 이 약은 씨로 둥근 단추 모양이며 한 면은 융기하고 다른 면은 약간 밑으로 꺼져 있다. 지름 1~3㎝, 두께 3~5㎜이며 연한 회록색~연한 회갈색을 띤다. 바깥 면은 중앙에서 주변으로 향하여 누운 광택이 있는 털로 덮여있고 양면의 주변 및 중앙부는 약간 두드러지며 주변의 한쪽에 점 모양의 주공(珠孔)이 있고 한쪽 면의 중심점과의 사이에

---

* CP : 馬錢子(Maqianzi) STRYCHNI SEMEN
馬錢科 植物 馬錢 *Strychnos nux-vomica* L.의 成熟 種子。

때로 두드러진 선을 나타낸다. 질은 매우 단단하고 굳으나 물에 담갔다가 쪼개면 씨껍질은 얇고 안쪽은 연한 회황색으로 각질의 내유 2개로 되고 중앙부는 좁고 비어 있다. 내유 안쪽의 한쪽에 길이 약 7㎜의 흰색의 배가 있다. 이 약은 냄새가 거의 없고 맛은 매우 쓰며 오래 남는다.

【産 地】熱帶性 식물이며, 인도, 베트남, 태국, 스리랑카 등이 주산지이다.

【炮 製】① 生馬錢子 : 果肉과 잡질을 제거하고 曬乾한다.

② 砂 炒 : 모래(砂)를 炒製 용기에 넣고 武火로 加熱한 다음 馬錢子를 넣고 부풀어 오르고 焦黃色이 되게 炒하고 차가운 곳에 두어 식힌다.

③ 油 炸 : 微毛를 제거한 馬錢子를 끓는 麻油에 넣어 표면이 焦黃色이 되게 炒한 후 放冷한다.

【性味 · 歸經】味는 苦하고 性은 寒 · 有大毒하며, 肝 · 脾經에 작용한다.

效 能	主 治
通絡止痛	風濕頑痹의 疼痛이나 拘攣, 麻木癱瘓
消腫散結	癰腫瘡毒, 損傷腫痛

이 약물의 性味는 苦 · 寒하고 毒性이 강렬하여 通絡止痛에 특효가 있으며 散結消腫하는 효능이 있다. 風寒濕痹, 筋骨拘急, 疼痛麻木에 사용할 뿐만 아니라 跌打損傷, 癰疽腫毒, 喉痹에 外用한다. 근래에는 食道癌, 胃癌, 直腸癌 및 肺癌 등의 증후에 攻毒散結하고 疼痛을 緩和시키는 효능이 있어 비교적 좋은 치료효과가 기대되므로 複方에 加하여 많이 응용하고 있다.

그러나 이 약물은 반드시 規定된 炮製를 거쳐야 하며 劑量에도 주의해야 할 뿐만 아니라 久服해서는 안 된다.

【臨床應用】① 이 약물은 苦味로 泄하고 毒이 강하므로 散結消腫 또는 겸하여 攻毒消腫하는 효능이 있으므로 癰腫毒의 증후에 적용한다.

風寒濕痹의 關節痛, 四肢拘攣 등의 증후에 麻黃 乳香 沒藥 烏頭 地龍 등을 배합하는데, 그 예가 馬錢散[經馬僉方], 馬錢甘草丸[新方], 龍馬自來丹[醫林改錯] 등이다.

口爛, 咽喉腫脹의 증후에 單用하는데 麻油로 焦黑色이 될 정도로 炒하여 微毛를 제거하고 研末하여 咽喉에 불어 넣는다. 流火(小腿 부위의 丹毒)에는 물을 넣고 갈아 진한 汁을 내어 하루에 5~7회 바른다.

癰疽腫脹(皮膚化膿症)에는 穿山甲 白殭蠶 등과 같이 粉末하여 外用한다. 깨끗한 물에 이 약물을 수일간 담가 축인 후 껍질을 벗기고 서늘한 곳에서 건조시켜 麻油와 함께 炒한 후 粉末하여 香油와 調製하여 바르면 여자의 外性器의 潰瘍을 치료한다[經驗方].

發背에는 複方으로 土木鱉 蓖麻仁 密陀僧을 배합하여 膏劑로 환처에 바르는데 背癰의 초기에는 삭히고, 이미 成膿한 경우에는 터지게 한다.

② 이 약물은 通絡散結・止痛하는 효능이 있다. 腫痛損傷, 風濕頑痹, 拘攣疼痛, 癱瘓麻木 등의 증후를 치료한다. 打撲外傷, 骨折 등의 腫脹 疼痛 증후에 麻黃 乳香 沒藥 등을 배합하는데, 그 예가 九分散[急救應經驗方]이다.

手足痲痹와 半身不遂에는 甘草와 같이 粉末하여 煉蜜에 丸을 만들어 복용한다[現代實用中藥].

偏枯, 痹木 증후에 人蔘 當歸 乳香 穿山甲 등을 배합하여 사용한다.

이 외에도 狂犬病에는 馬錢子 한 알을 술에 갈아 복용하고, 顔面痲痹 또는 重症의 筋無力 증후에 한알을 酒에 硏末하여 복용한다.

【用量・用法】 內服에는 0.3~0.6g. 炮製하여 入散・丸劑. 外用에 適量

【使用注意】 ① 毒性이 강하므로 炮製(砂炒・油炸)한 후 丸・散劑에 넣어 사용한다. 過量을 服用하면 振顫, 痙攣 등의 부작용을 야기시킨다.

② 姙婦와 身體虛弱者는 忌한다.

> **本草選錄** : [本草綱目] "治傷寒熱病, 咽喉痹痛, 消痞塊, 幷含之咽汁, 或磨水噙咽."
> [得配本草] "散乳癰, 治喉痹, 塗丹毒."
> [醫學衷中參西錄] "其毒甚烈……開通經絡, 透達關節之力, 實遠勝於他藥也."

【化學分析】 alkaloid 2~5%를 함유하고 그 주성분은 strychnine 및 brucine으로 각 1~4%를 함유하고, 기타 소량의 vomicin, α-colubrine(11-methoxystrychnine, β-colubrine)(10-methoxystrychinin), pseudostrychnine, pseudobrucibe, struxine 등을 함유하며 이들은 주로 chlorogenic acid와 결합하여 존재한다. 기타 배당체 loganin(종자보다 과피에 많다), caffeotannic acid, 지방유 2.5~4.2% 등을 함유하고 있다. strychnine 및 brucine는 종자뿐만 아니라 葉, 樹皮에도 함유되어 있다.

【藥理硏究】 마전자는 중추신경을 흥분시키고 또한 위장기능을 항진시키는 작용이 있으며 식욕증진제로 사용되나 이 작용은 함유되어 있는 strychnine 및 brucine 등에 의한 것이다.

strychnine은 중추신경계에 작용하고 특히 척수의 반사흥분을 항진하며, 五官의 지각신경말초에서 오는 자극으로서 반사적으로 전신근육의 강직경련을 나타낸다. 또한 morphine과 같이 뇌척수기능의 반사흥분성 이외의 것을 마비시키고 다량으로는 curare와 같은 운동신경말초를 마비시키는 작용이 있다.

연수의 호흡중추를 흥분시켜 혈관운동신경 및 미주신경의 심장제지계를 흥분하고 맥박은 느려지고, 혈압항진을 일으킨다. 뇌의 중추흥분성항진 때문에 시각을 강화하고 후각, 미각, 촉각을 예민하게 한다.

마전자의 수침제(1 : 2)는 시험관 내에서 각종 피부진균에 대하여 정도의 차이는 있으나 억제작용이 있다. 또 strychinine鹽은 대장균, 티푸스균, 파라티푸스균 등에 대하여 일정 농도에서 발육을 저지한다. Brucine도 strychinine과 유사한 작용이 있다.

제 2절 舒筋活絡藥

여기에 배속되는 祛風濕藥은 舒筋과 活絡의 작용이 뛰어나서 風濕痺痛에 關節屈伸不利와 拘急을 겸하였거나 혹은 肢體의 麻木癱瘓 등 증상에 적용된다. 筋脈拘攣과 經絡이 不利한 病證은 같이 나타나는데 舒筋약물은 통상적으로 活絡작용을 함께 있으므로 舒筋과 活絡은 항상 같이 제기되어 대부분 서로 輔助的으로 작용한다.

臨床에서 舒筋活絡약물을 사용할 때는 반드시 養營活血하는 약물을 배합함으로써 氣血을 流通시켜 筋脈을 濡潤하게 해야 한다.

만약 痹證의 筋脈拘攣이 寒邪의 偏盛으로 인하여 야기되는 病證에는 溫經散寒하는 약물을 배합하는 것이 좋고, 痹證이 火로 轉化하여 灼筋傷骨로 肢體拘攣하며 칼로 쪼개는 것과 같은 病證에는 또한 清熱藥과 養陰藥을 배합하여야 한다.

經絡不利가 濕邪의 偏勝으로 인한 증후에는 溫陽利濕하는 약물을 배합하여 응용하고, 만약 氣血의 虛衰로 인하여 筋脈을 濡養하지 못해서 拘攣麻木된 증후는 氣血을 補益하는 약물을 重用하고 舒筋活絡시키는 약물을 輔助藥으로 응용하며, 頑痰이나 瘀血이 阻滯되어 나타나는 肢體麻木과 關節拘攣의 병증에는 또한 祛痰藥과 逐瘀시키는 약물을 배합하여 응용하여야 한다.

모과 木瓜[KHP]
Chaenomelis Fructus

【出 典】名醫別錄

【異 名】木瓜實 · 宣木瓜 · 陳木瓜 · 鐵脚梨

【起 原】장미과(Rosaceae) 모과나무 *Chaenomeles sinensis* (Thouin) Koehne 또는 명자나무 *Chaenomeles speciosa* (Sweet) Nakai 의 잘 익은 열매이다.*

【採 取】여름과 가을에 성숙한 果實을 따서 끓는 물에 삶아서 外皮가 회백색이 될 때 꺼내어 약간 건조시킨 후 쪼개어 曬乾한다.

【性 狀】이 약은 긴 원반 모양~난형 반구형이며 길이 4~8㎝, 너비 35~50㎜, 두께 2~8㎜이다. 바깥 면은 적갈색~적자색으로 약간의 광택이 있고 안쪽은 홍갈색이며 평탄하거나 혹은 함몰되어 있고 씨는 거의가 탈락되어 있다. 씨는 삼각추형으로 홍갈색이며 그 안에는 백색의 종인 1개가 들어 있다. 이 약은 시큼한 냄새가 있고 맛은 약간 시고 떫다.

【產 地】우리나라 전국에 果樹나 觀賞用으로 재배하고, 中國의 安徽, 浙江, 湖北, 四川 등의 지역이 주산지이다.

【炮 製】① 木 瓜 : 깨끗이 씻어 밀폐하여 축이거나 또는 끓는 물에 축인 후 薄片으로 썰어 曬乾한다.

* CP : 木瓜(Mugua) CHAENOMELIS FRUCTUS
薔薇科 植物 貼梗海棠 *Chaenomeles speciosa* (Sweet) Nakai의 成熟에 가까운 果實。

② 炒木瓜：木瓜片을 炒製 용기에 넣고 文火로 微黃色이 될 정도로 炒한다.

【性味·歸經】 味는 酸하고 性은 溫하며, 肝·脾經에 작용한다.

效 能	主 治
舒筋活絡	風濕痹痛, 筋脈拘攣, 脚氣腫痛
化濕和胃	吐瀉轉筋

이 약물의 性味는 酸·溫하고, 酸味는 肝에 작용하여 平肝舒絡하고, 溫香은 脾에 작용하여 和中化濕하므로 肌腠의 濕滯를 제거하여 醒脾和胃의 작용을 한다. 脾가 建運하게 되면 泄瀉가 멈추게 되고, 胃가 和降하게 되면 嘔吐가 자연히 멈추게 된다. 이와 같이 이 약물은 비교적 양호한 舒筋活絡의 효능이 있고, 또한 化濕하는 효능이 있어 風濕痹痛, 筋脈拘攣, 脚氣腫痛을 치료하는 要藥이 되며, 吐瀉過多로 인한 足痹攣急을 緩解하여 轉筋을 치료한다.

【臨床應用】 ① 木瓜는 酸·溫의 性味로 肝經에 작용하여 筋과 血을 補益하고 化濕하는 효능이 좋으며, 溫하나 燥하지 않고, 酸하지만 濕邪를 수렴하지는 않는다. 舒筋活絡하는 효능이 뛰어나서 筋急의 경우에는 舒할 수 있으며, 筋緩을 치료한다.

風濕痹痛을 主治하는데, 특히 筋脈拘攣 및 下肢痹痛인 증후에 常用하며, 그 예가 木瓜煎[普濟本事方]이다. 이 처방은 乳香 沒藥 生地黃 등으로 組成되어 筋急項强, 不可轉側을 치료한다.

木瓜는 또한 寒濕의 壅滯로 발생하는 脚氣腫痛, 衝心煩悶의 증상을 치료하는 常用藥이며, 이 경우에는 항상 吳茱萸 紫蘇 檳榔 등 溫散하는 약물을 사용하는데, 그 예가 鷄鳴散[類編朱氏集驗方]이다. 이 方은 脚氣腫痛, 衝心煩悶의 證을 치료하는 名方이다.

② 吐瀉轉筋은 肝脾가 不和하여 발생하는데, 木瓜는 또한 겸하여 脾經에 작용하여 化濕和胃하고 舒筋和脾하는 효능이 좋고 또한 酸味로 生津하는 작용을 겸한다. 濕濁이 化하면 中焦가 調和하게 되고, 中焦가 調和하게 되면 吐瀉가 멈추게 된다. 津液이 생기게 되면 筋脈이 영양을 얻게 되어 轉筋은 저절로 낫게 된다. 그러므로 吐瀉過多로 인한 筋脈攣急(轉筋)을 치료하는데, 要藥이 된다. 그 예로 木瓜湯[仁齋直指方論]은 吐瀉轉筋을 치료하는데, 茴香 吳茱萸 등과의 組成으로 된 방제이다.

이 외에도 이 약물은 生津止渴하는 효능이 있으므로 胃津不足으로 인한 食欲不振, 口渴 등의 증후에 烏梅 石斛 沙參 등을 같이 사용한다.

【用量·用法】 6~9g. 水煎服.

【使用注意】 陰虛의 腰膝痹痛, 傷食積滯에는 忌한다.

本草選錄：[名醫別錄] "主濕痹邪氣, 霍亂大吐下, 轉筋不止."

[本草拾遺] "下冷氣, 强筋骨, 消食, 止水痢後渴不止, 作飮服之, 又脚氣沖心, 取一顆去子, 煎服之, 嫩者更佳."

[本草綱目] "木瓜所主霍亂·吐利·轉筋·脚氣·皆脾胃病, 非肝病也. 肝雖主筋, 而轉筋則由濕熱·寒濕之邪襲傷脾胃所致, 故轉筋必起於足腓, 腓及宗筋皆屬陽明."

[景岳全書] "用此者用其酸斂, 酸能主筋, 斂能固脫, 得木味之正, 故尤轉入肝益精走血. 療腰膝無力, 脚氣, 引經所不可缺, 氣滯能和, 氣脫能固. 以能平胃, 故除呃逆, 霍亂轉筋, 降痰, 去濕,

行水. 以其酸收, 故可斂肺禁痢, 止煩滿, 止渴."
[方藥合編] "木瓜味酸脚腫濕 霍亂轉筋膝拘急"

【化學分析】saponin, malic acid, tartaric acid, limonic acid, citric acid, vitamin C, tannin, flavone류 등과 그 외 당류, 아미노산 K 등을 함유한다.

【藥理硏究】① 간보호작용과 효소를 낮추는 작용을 한다. 湯劑는 마우스의 단백성 관절염에 뚜렷한 消腫작용을 한다.

② 木瓜에서 분리한 凝乳 단백 효소는 집토끼 연골조직을 軟化한다. 椎間에 주사하면 선택적으로 椎間盤 부분의 髓核을 가수분해한다. 또한 인체의 髓核도 용해할 수 있다. 임상에서 椎間盤後 돌출 증상을 치료하였는데 유효율이 약 75%이다.

낙석등 絡石藤[KHP]
Trachelospermi Caulis
Star jasmine vine

【出 典】神農本草經

【異 名】絡石·鯪石·略石·耐冬

【起 原】협죽도과(Apocynaceae) 털마삭줄 *Trachelospermum jasminoides* var. *pubescens* Makino 또는 마삭줄 *Trachelospermum asiaticum* (Siebold et Zucc.) Nakai의 잎이 있는 덩굴성줄기이다.*

【採 取】가을에 잎이 떨어지기 전에 채취하여 曬乾한다.

【性 狀】이 약은 원주형으로 구부러졌고 여러 개의 가지가 있고 길이가 고르지 않으며 지름 1~5㎜이다. 겉은 적갈색으로 점 모양의 피공(皮孔)과 일정하지 않은 형태의 뿌리가 있다. 질은 단단하고 단면은 엷은 황백색으로 속은 비어 있다. 잎은 마주나고 짧은 잎자루가 있으며, 타원형~난상의 피침형으로 길이 1~8㎝, 너비 7~35㎜로 거치가 없으며 약간 말려 있고 윗면은 암록색~녹갈색이며 밑면은 색이 엷으며 가죽질이다. 이 약은 냄새가 있으며 맛은 조금 쓰다.

【產 地】우리나라의 南部 島嶼地方에 분포하고, 中國의 대부분 地方에 분포하고 있으나 주산지는 江蘇, 安徽, 胡北, 山東 등의 지역이 주산지이다.

【炮 製】絡石藤 : 잡질을 제거하고 깨끗이 씻어 축인 후 小段으로 썰어 曬乾한다.

【性味·歸經】味는 苦하고 性은 微寒하며, 心·肝經에 작용한다.

效 能	主 治
祛風通絡	偏熱의 風濕痹痛, 筋脈拘攣
凉血消腫	血熱毒性의 喉痹(咽喉腫痛), 瘡瘍熱毒

* CP : 絡石藤(Luoshiteng) TRACHELOSPERMI CAULIS ET FOLIUM
夾竹桃科 植物 絡石 *Trachelospermum jasminoides* (Lindl.) Lem.의 葉이 달린 藤莖。

이 약물은 性味는 苦·微寒으로 心·肝經에 작용하여 祛風通絡·凉血消腫하는 효능이 있어 風濕痺痛, 筋脈拘攣이 熱盛에 偏重된 증후에 적용하며, 또한 凉血消腫하는 효능이 있으므로 특히 咽喉腫痛, 癰腫, 瘡瘍熱毒에도 적용한다.

【臨床應用】 ① 이 약물은 祛風通絡하는 효능은 風濕痺痛, 筋脈拘攣에 사용한다. 微寒의 약성이 淸熱하므로 病情이 熱에 치우친 증후에 더욱 적합하다. 單味를 술에 담가 사용하거나 五加皮 牛膝 등, 祛風濕·强筋骨하는 약물을 배합한다.

風濕熱痺로 인한 關節의 發赤, 熱感腫脹에는 單味 혹은 防已 薏苡仁 黃柏 忍冬藤 등을 배합하여 사용한다.

② 이 약물은 微寒하는 약성으로 또한 凉血消腫하는 효능이 있어 喉痺, 咽喉腫痛, 癰腫을 치료한다. 그 예로[外治秘要]에 이 약물을 單味로 물에 달여서 서서히 含咽하게 하여서 咽喉腫塞(扁桃周圍炎)을 치료한다고 하였으며, 또한 止痛靈寶散[外科精要]은 皂角刺 瓜蔞 乳香 등으로 組成되어 癰腫作痛(皮膚化膿症)을 치료한다.

【用量·用法】 8~16g. 水煎服.

【使用注意】 脾胃虛寒에는 忌한다.

> **本草選綠** : [神農本草經] "主風熱死肌痛傷, 口乾舌焦, 癰腫不消, 喉舌腫, 水漿不下"
> [名醫別錄] "主大驚入腹, 除邪氣, 養腎, 主要骨寬痛, 堅筋骨, 利關節"
> [要藥分劑] "絡石之巧, 轉於舒筋活絡, 凡病人筋脈拘攣, 不易伸屈者, 服之無不獲效. 不可忽之也"

【化學分析】 arctiin, tracheloside, matairesinol glucoside, β-sitosterol glucoside, cymarin 등을 함유한다.

【藥理硏究】 ① 이 약물에 함유한 tracheloside는 强心작용으로 혈액순환을 촉진하는 효능을 나타낸다.

② 항균시험에서 황색포도구균, 적리균 및 티푸스균의 생장을 억제하는 것이 인정되었다.

상지 桑枝[KHP]

Mori Ramulus
Mulberry twig

【出 典】 本草圖經

【異 名】 嫩桑枝·桑條

【起 原】 뽕나무과(Moraceae) 뽕나무 *Morus alba* Linné 또는 기타 동속 근연식물의 어린 가지이다.*

【採 取】 늦은 봄과 초여름에 어린 가지를 切取하여 曬乾한다.

* CP : 桑枝(Sangzhi) MORI RAMULUS
桑科 植物 桑 *Morus alba* L.의 嫩校。

【性 狀】이 약은 어린 가지로 긴원기둥 모양이고 길이가 일정치 않으며 때로는 곁가지가 붙은 것도 있고 지름 5~15㎜이다. 바깥 면은 회황색~황갈색이며 황갈색 점상의 피목, 잎자루가 붙었던 자국과 세로로 잔주름이 있다. 질은 단단하고 질기어 잘 꺾어지지 않으며 꺾은 면의 피부는 매우 얇고 대부분이 목부이다. 목부는 대부분 황백색이며 방사상 무늬가 있고 수는 흰색~황백색이다. 이 약은 냄새가 거의 없고 맛은 담담하다.

【產 地】우리나라 및 中國의 전 지역에 분포한다.

【炮 製】깨끗이 씻어 축인 후 厚片으로 썰어 曬乾하여 生用하거나 微黃色이 될 정도로 炒하여 사용한다.

【性味·歸經】味는 苦하고 性은 平하며, 肝經에 작용한다.

效 能	主 治
祛風通絡	風濕痹痛, 四肢拘攣
利水退腫	脚氣, 浮腫(下腿浮腫)

이 약물의 性味는 苦·平하고 肝經에 작용하는데, 苦·平으로 祛風濕·通經絡에 작용하여 關節을 좋게 하고 止痛하는 효능이 있으므로 風濕痹痛과 四肢拘攣 및 外感風邪로 인한 肢體酸痛을 치료하며, 上肢에 나타나는 臂痛에 良好한 효과가 있다. 이 외에도 이 약물은 利水退腫의 작용이 있어 浮腫, 脚氣(下腿浮腫)에도 적용한다.

【臨床應用】이 약물은 苦·平하면서도 偏涼으로, 祛風濕·通經絡에 작용하며, 四肢에 달하여 利關節하는 효능이 있어서 風濕痹痛에 사용한다. 따라서 四肢拘攣을 치료하고, 熱證에 치우친 上肢痹痛을 치료하는데 많이 적용된다. 그 예가 [普濟本事方]에서 이 약물을 單用으로 煎服하여 風熱臂痛을 치료하였다.

임상에서는 防己 威靈仙 絡石藤 羌活 獨活 등, 祛風濕藥을 배합하여 通痹止痛하는 효능을 증강시킨다. 中風으로 인한 四肢痲木이나 半身不遂, 風濕痹의 關節痛 등의 증후에 사용하는데, 그 예가 桑枝湯·桑絡湯·蠲痹湯[百一選方] 등이다.

이 외에도 또한 利水消腫하는 효능이 있어 浮腫, 脚氣(下腿浮腫), 小便不利하면서 肢痛하는 증후에 單味를 水煎服한다.

【用量·用法】9~15g. 水煎服.

【使用注意】身體虛弱者는 忌한다.

本草選錄 : [圖經本草] "桑枝不冷不熱, 可以常服." "療遍體風痒乾燥, 脚氣風氣, 四肢拘攣, 上氣, 眼暈, 肺氣嗽, 消食, 利小便, 兼療口乾."

[本草撮要] "桑枝, 功專去風濕拘攣, 得桂枝治肩臂痹痛 ; 得槐枝、柳枝、桃枝洗遍身痒."

[本草求眞] "除熱, 養陰, 止瀉."

【化學分析】tannin, flavonone, morucin 등을 함유한다.

【藥理硏究】桑枝皮는 강압작용을 한다. 桑枝추출물은 토끼 및 綿羊에 모두 뚜렷한 養毛효과가 있다.

백화사 白花蛇[KHP]

Agkistrodon
Bungarus

【出 典】雷公炮炙論

【異 名】蘄蛇 · 銀環蛇 · 金錢白花蛇 · 小花蛇

【起 原】살모사과(Viperidae) 오보사 *Agkistrodon acutus* Gunther의 내장을 뺀 몸체이다.*

【採 取】봄과 가을에 捕捉하여 內臟을 제거하고 깨끗이 씻은 후 竹片으로 腹部를 벌려 圓盤狀으로 만들어 曬乾한다.

【性 狀】이 약은 원반형으로 되고 그 중앙부에 머리가 있으며 지름은 18~25㎝이고 몸체의 지름은 약 3㎝이다. 머리는 삼각형으로 편평하고 코끝은 위로 향하였으며 입은 비교적 넓고 크며 위턱에 긴 독아(毒牙)가 있다. 등 쪽은 종갈색이며 모가 진 비늘로 덮여 있고, 복부는 백색이며 큰 비늘로 덮여있고 여러 개의 검은 반점이 있다. 꼬리는 점차 가늘어져서 끝에는 삼각형의 각질을 이루고 있다. 뱃속은 황백색으로 척추골이 현저하게 돌출되었으며 양쪽에는 많은 늑골을 가지고 있다. 은환사는 원반형으로 말려 있으나 머리를 중앙에 두고 꼬리는 입속에 물려져 있다. 지름은 약 35㎝이며 몸체의 지름은 3~4㎝이다. 등쪽은 흑갈색으로 광택이 있고 여러 개의 환무늬(環紋)를 가지고 있으며 아울러 한줄기의 뚜렷한 척능(脊稜)이 돌기 되었고 복부는 황백색을 띠고 있다. 이 약은 약간 비린 냄새가 있고 맛은 조금 짜다.

【產 地】중국의 浙江, 福建, 臺灣, 湖南, 湖北, 江西, 廣東 등의 지역이 주산지이다.

【炮 製】① 白花蛇(蘄蛇) : 먼지를 털어내고 머리와 비늘을 제거하고 小段으로 자른다.

② 酒白花蛇 : 白花蛇段에 黃酒를 고루 섞어 축인 후 炒製 용기에 넣고 文火로 焦黃色이 될 정도로 炒하여 그늘에 식힌다(白花蛇 100㎏당 黃酒 20㎏).

③ 酒白花蛇肉 : 머리와 꼬리를 제거하고 黃酒에 담가 黃酒가 다 흡수되면 한 시간 정도 쪄서 肉만 取하여 曬乾한다(白花蛇 100㎏당 黃酒 20㎏).

【性味 · 歸經】味는 甘 · 鹹하고 性은 溫하며, 肝經에 작용한다.

效 能	主 治
祛風 · 活絡	風濕痺痛, 痲木不遂, 皮膚瘙痒
定 驚	破傷風, 驚風

* CP : 蘄蛇(Qishe) AGKISTRODON
蝰科 動物 五步蛇 *Agkistrodon acutus* (Güenther)의 体.

이 약물의 性味는 甘鹹·溫으로 祛風濕·通經絡에 작용하여 밖으로는 皮膚에 達하고 안으로는 經絡을 通하게 하여 到達하지 않는 곳이 없어 人體의 內外를 막론하고 風毒이 壅結된 病證을 이 약물이 아니면 제거할 수 없으므로 祛風通絡의 要藥이 된다. 그러므로 모든 風病과 風濕痹痛, 筋脈拘攣을 치료하고, 中風으로 인한 口眼喎斜, 肢體麻木, 半身不遂 등의 病證에 적용한다. 또한 麻風과 頑癬, 皮膚瘙痒 등의 증후에도 적용한다. 또한 肝에 작용하여 祛風定驚·止抽搐의 작용이 있어 破傷風과 小兒의 急·慢性驚風에 사용한다.

【臨床應用】 ① 이 약물의 性은 走竄에 能하여 안으로는 內臟에 작용하고 밖으로는 皮毛에 통하여 透骨搜風하며, 經絡을 通하게 하여, 定驚搐·止瘙痒하는 효능이 있으며, 아울러 以毒攻毒의 효능이 있으므로 다음과 같은 증후에 사용한다.

風濕痹痛, 筋脈拘攣을 치료하는데, 특히 여러 가지 頑固한 痹證이 오래도록 낫지 않고 肢體가 麻木疼痛하는 증후을 치료하는 경우에 많이 적용된다.

口眼喎斜, 中風으로 인한 半身不遂 혹은 頭風疼痛을 치료한다.

麻風, 頑癬, 皮膚瘙痒 및 瘰癧, 惡瘡 등의 증후에는 역대로 이 약물을 이용하여 酒·膏·丸·散劑 등으로 사용하는 경우가 매우 많았다. 그 예로 [瀕湖集簡方]의 白花蛇酒가 있는데, 이 처방은 全蠍 天麻 當歸 등의 배합으로 組成된 방제이며 上述한 諸證에 사용한다.

또한 驅風膏[醫桑元戎]는 이 약물에 天麻 荊芥 薄荷를 배합하여 만든 가루를 술, 꿀로 오래 졸여서 膏로 만든 것이며, 風濕, 癱瘓, 麻風, 疥癬 등의 病證을 치료한다.

② 이 약물은 定驚하고 抽搐을 하는 효능이 있어, 破傷風, 小兒의 急·慢性驚風 등을 치료한다.

破傷風의 後弓反張, 小兒驚風 등의 痙攣抽搐, 項强身直 등의 증후에 烏梢蛇, 蜈蚣을 배합하는데, 그 예가 定命散[聖濟總錄]이다.

【用量·用法】 湯劑에는 3~10g. 粉末服用에는 1~1.5g. 또는 술에 담가 服用한다.

【使用注意】 陰虛血燥, 血虛生風에는 忌한다.

本草選錄:[藥性本草] "主治肺風鼻塞, 身生白癜風、癧瘍、斑點及浮風癮疹."

[開寶本草] "主中風濕痹不仁, 筋脈拘急, 口眼喎斜, 半身不隨, 骨節疼痛, 大風疥癩及暴風瘙痒, 脚弱不能久立."

[本草綱目] "白花蛇能透骨搜風, 截驚定搐, 爲風痹、驚搐、癩癬惡瘡要藥. 取其內走臟腑, 外徹皮膚, 無處不到也. 凡服蛇酒藥, 切忌見風."

[玉楸藥解] "通關透節, 泄濕驅風."

【化學分析】 saponin, 단백질, 지방 등을 함유한다.

【藥理研究】 사독에은 극독이 있다. 그러나 독을 처리하면 그 해가 利로 변하여 비교적 양호한 抗凝結·진통 등의 약리 활성을 발휘한다.

① 抗凝血·抗血栓형성작용을 한다. 섬유단백질원, 혈액점도, 혈소판 수량, 粘附率과 응집 기능을 낮춘다.

② 뚜렷한 진통작용을 한다. 사독 0.188㎎/㎏의 흰쥐에 대한 진통 효과는 모르핀 1㎎/㎏보다 3~4배 강하고 또 인내성과 습관성도 쉽게 생기지 않아 각종 동통 즉 신경통, 암으로 인한 동통 등에 사용할 수 있다.

③ 일정한 항종양작용을 한다.

오초사 烏梢蛇

Zaocys

Black striped snake

【出 典】 藥性本草

【異 名】 烏蛇 · 劍脊烏蛇 · 黑花蛇 · 烏鞘蛇 · 烏花蛇

【起 原】 뱀과(遊蛇科 ; Colubridae) 먹구렁이(烏梢蛇) *Zaocys dhumnades* (Cantor)의 乾燥體이다.*

【採 取】 여름과 가을에 포획하여 內臟을 제거하고 蛇皮를 벗겨서 圓盤狀으로 만들어 건조한다.

【性 狀】 이 약물은 건조된 圓盤狀으로 盤의 지름은 약 16㎝이다. 표면은 갈색 또는 흑록색으로 菱形의 비늘이 덮여있고 광택이 없으며, 頭部는 盤의 중간에 있고 扁圓形으로 입속에는 가시 모양의 이빨이 여러 개 있으며, 눈은 크고 움푹 들어가지 않았고 광택이 있다. 등 쪽은 높이 솟아 용마루 모양으로 되어 있으며 腹部의 절개한 가장자리는 속으로 말려 져 있고, 등의 肌肉은 두터우며 황백색 또는 연한 갈색이며, 가지런히 배열된 肋骨을 볼 수 있다.

【産 地】 中國의 浙江, 江蘇, 安徽, 江西, 福建省 등의 지역이 주산지이다.

【炮 製】 ① 烏梢蛇 : 頭部 및 鱗片을 제거하고 小段으로 자른다.

② 烏梢蛇肉 : 頭部 및 鱗片을 제거하고 黃酒에 담가 술이 다 스며들면 皮骨을 제거하고 건조한다.

③ 酒烏梢蛇 : 깨끗한 烏梢蛇段에 黃酒를 고루 섞어 축인 후 炒製 용기에 넣고 焦黃色이 될 정도로 炒한다(烏梢蛇 100㎏ 당 黃酒 20㎏).

【性味 · 歸經】 味는 甘하고 性은 平하며, 肝經에 작용한다.

效 能	主 治
祛風濕 · 通經絡	風濕頑痹, 痲木拘攣, 中風으로 인한 口眼喎斜, 半身不遂, 抽搐痙攣
定驚搐	破傷風, 痲風疥癬, 瘰癧惡瘡

* CP : 烏梢蛇(Wushaoshe) ZAOCYS
游蛇科 動物 烏梢蛇 *Zaocys dhumnades* (Cantor)의 体。

이 약물의 性味는 甘·平으로 效能 主治는 白花蛇와 비슷하고 약효가 비교적 약하나 祛風通絡하는 효능이 있어 風濕頑痹의 麻木拘攣, 中風으로 인한 口眼喎斜, 半身不遂 등의 病證에 적용하는 要藥이다. 또한 止痙하는 효능이 있어 抽搐痙攣과 破傷風 등의 病證에 적용하며, 麻風疥癬과 瘰癧惡瘡에도 적용한다.

【臨床應用】 全蠍 天麻 羌活 當歸 芍藥 등을 배합하여 風濕頑痹로 肢體가 麻木하고 筋脈拘攣 증후와 眞中風의 口眼喎斜, 半身不遂에 적용한다.

① 風濕痹의 關節痛, 痙搐에 威靈仙 烏頭 全蠍 등을 배합하는데, 그 예가 烏蛇丸[聖惠方]이다.

② 破傷風으로 인한 角弓反張의 증후에 白花蛇 蜈蚣 등을 배합하는데, 그 예가 定命散[普濟方]이다.

③ 大風疥癬과 皮膚頑癬, 瘰癧, 癰疽惡瘡 등의 증후에 白花蛇 腹蛇 雄黃 生大黃 등을 배합하여 常用한다.

【用量·用法】 9～12g. 水煎服.

【使用注意】 陰虛, 血虛生風에는 忌한다.

【化學分析】 ossein, 단백질, 지방 등을 함유하고 있다.

【藥理硏究】 효능은 白花蛇와 거의 같으나 약효가 약간 온화하고 毒이 없다.

사태 蛇蛻[KHP]

Serpentis Periostracum
Sloughed snakeskin

【出 典】 神農本草經

【異 名】 蛇皮·蛇退·蛇殼·蛇退皮·龍子衣

【起 原】 뱀과(Colubridae) 구렁이 *Elaphe schrenckii* Strauch, 무자치 *Elaphe climacophora* Boie. 또는 유혈목이 *Rhabodophis tigrinus* Boie. 등의 허물이다.*

【採 取】 늦은 봄에서 초여름 혹은 초겨울에 채집하여 泥沙를 제거하고 건조한다.

【性 狀】 이 약은 편압된 방추형으로 길이 1～3㎝, 지름 5～30㎜이고 바깥 면은 흑갈색이며 윤기가 있다. 이 약은 냄새가 거의 없고 맛은 비리며 몹시 쓰다.

【炮 製】 ① 蛇 蛻 : 불순물을 제거하고 깨끗이 씻어 小段으로 썰어 건조한다.

② 酒蛇蛻 : 甘草水로 洗淨하여 건조한 후 黃酒를 고루 섞어 밀폐하여 축인 후 炒製용기에 넣고 文火로 焦黃色이 될 정도로 炒한다(蛇脫 100㎏당 黃酒 15㎏).

【性味·歸經】 味는 甘·鹹하고 性은 平하며, 肝經에 작용한다.

---

* CP : 蛇蛻(Shetui) SERPENTIS PERIOSTRACUM
游蛇科 動物 黑眉錦蛇 *Elaphe taeniura* Cope., 錦蛇 *Elaphe carinata* (Guenther), 또는 烏梢蛇 *Zaocys dhumnades* (Cantor) 등 蛻下의 表皮膜。

效 能	主 治
祛風定驚	小兒驚風, 抽搐痙攣
止痒	疥癬, 皮膚瘙痒
解毒消腫	癰疽, 膿耳, 重舌, 木舌
明目退翳	目赤翳障

이 약물은 甘鹹·平으로 解毒消腫·祛風定驚·殺蟲·明目退翳 등의 효능이 있어 癰疽惡瘡, 疥癬, 膿耳, 重舌, 木舌, 目赤翳障 등의 병증을 치료한다.

【臨床應用】 ① 이 약물은 祛風定驚하는 효능이 있으므로 細辛 釣鉤藤 黃芪 大黃 炙蚱蟬 甘草 등을 배하여 小兒驚風을 치료하는데, 그 예가 蛇蛻湯[聖濟總錄]이다.

② 이 약물은 解毒消腫·祛風殺蟲하는 효능이 있어 癰腫惡瘡, 腫痛에 單味를 豚脂로 調製하여 바른다.

中耳炎에는 龍腦와 분말하여 香油에 調製하여 귓속에 點滴한다.

疥癬에는 苦參 蛇床子 明礬 등과 水煎하여 外洗한다.

③ 이 약물은 明目退翳하는 효능이 있어 目赤腫痛, 角膜混濁에 菊花 金銀花 桑白皮 黃柏 등과 배합하여 사용한다.

【用量·用法】 2~3g. 研末呑服은 0.3~0.6g. 外用에는 適量.

【使用注意】 風毒이 없는 경우와 姙婦는 忌한다.

本草選錄 : [方藥合編] "蛇退辟惡能除瞖　腸痔蟲毒癎搐瘈"

희렴 豨薟[KHP]

Siegesbeckiae Herba

【出 典】 新修本草

【異 名】 豨薟草·豨薟·豨仙·火薟·猪膏草·猪膏苺·黏糊菜·虎薟·黃猪母

【起 原】 국화과(Compositae) 털진득찰 *Siegesbeckia pubescens* Makino 또는 진득찰 *Siegesbeckia glabrescens* Makino의 지상부이다.*

【採 取】 여름에 꽃이 피기 전에 베어 잡질을 제거하고 曬乾한다.

【性 狀】 이 약은 줄기와 대생된 잎으로 이루어졌고 줄기는 네모졌고 가지가 갈라져 있고 길이 30~60㎝, 지름 3~10㎜이다. 바깥 면은 회녹색~황갈색이며 백색의 털이 많이 나 있다. 꺾은 면은 백색 또는 녹색을 띠고 속은 넓고 백색이며 비어 있다. 잎은 쭈그러져 있으나 펴면 난형 또는 3각상 난형으로 끝이 뾰족하고 뒷면 엽맥 위에 털이 밀생되어 있고 윗면은 엷은

* CP : 豨薟草(Xixiancao) SIEGESBECKIAE HERBA
菊科 植物 豨薟 *Siegesbeckia orientalis* L., 腺梗豨薟 *Siegesbeckia pubescens* Makino 또는 毛梗豨薟 *Siegesbeckia glabrescens* Makino의 地上部分。

녹색을 띠고 3 줄의 엽맥이 명확하다. 이 약은 특이한 냄새가 조금 있고 맛은 조금 쓰다.

【産 地】 우리나라 전국에 분포하고 中國의 각지에 분포하는데 주산지는 湖北, 湖南, 江蘇 등의 지역이다.

【炮 製】 ① 豨薟 : 불순물을 제거하고 깨끗이 씻어 축인 후 小段으로 썰어 曬乾한다.

② 酒豨薟 : 豨薟草段에 黃酒를 고루 섞어 밀폐하여 축인 후 炒製 용기에 넣고 黑色으로 될 정도로 쪄서 曬乾한다(豨薟段 100kg당 黃酒 10kg).

【性味·歸經】 味는 苦하고 性은 寒하며, 肝·腎經에 작용한다.

效 能	主 治
祛風濕·通經絡	風濕痺證, 痲木不遂
清熱解毒	癰腫瘡毒, 濕疹瘙痒

이 약물을 生用하는 경우 그 性味가 苦·寒으로 濕熱을 化濕淸熱하고 風痒을 제거하여 濕熱로 인한 臂痛의 病證과 風疹, 濕痒 등에 적용한다. 熟用(酒蒸製)하면 性이 溫하여 風濕을 제거하는 가운데 肝腎을 補하여 筋骨을 강하게 하는 효능이 있으므로 四肢痲痹, 腰膝痠軟, 口眼喎斜, 半身不遂 등의 病證에 적용한다. 그러나 이 작용이 緩慢하기 때문에 久服함으로써 그 효과를 나타낸다.

최근의 임상연구에 의하면 이 약물은 血壓을 降下하고 食物 중의 脂質類의 吸收를 阻止하는 작용이 있으므로 高血壓과 冠狀動脈硬化로 인한 심장질환을 치료한다.

【臨床應用】 ① 이 약물은 風濕을 제거하고 關節을 通利하는 효능이 있으므로, 風濕痺證, 骨節疼痛에 사용한다. 또한 通經活絡하는 효능이 좋으므로, 肢體拘攣, 四肢痲木, 脚弱無力 및 中風으로 인한 手足不遂 등의 병증에 적용한다.

風濕痹로 인한 關節疼痛, 腰膝痠痛, 四肢痲痹, 中風으로 인한 四肢不遂 등의 증후에 單味(酒蒸劑)를 蜜丸하여 복용하거나 蒼耳子 五加皮 當歸 臭梧桐 등을 배합하는데, 그 예가 豨桐丸[拔萃良方], 豨薟丸[張詠方] 등이다.

② 이 약물은 苦·寒으로 淸熱解毒·止痒하는 효능이 있으므로 癰腫瘡毒, 濕疹濕瘡, 皮膚瘙痒 등의 증후에 사용할 수 있다. 대부분은 生用하거나 白鮮皮 蒺藜子 地膚子 등을 배합하는데, 그 예가 治風疹方[經驗方]이다.

이 외에도 이 약물은 黃疸 및 瘧疾의 치료에도 사용한다. 근래에는 또한 高血壓病을 치료하는 경우에도 사용한다.

【用量·用法】 9~12g. 水煎服. 風濕痺證에는 대체로 炮製하여 사용하고, 淸熱解毒에는 生用한다.

【使用注意】 陰血不足에는 忌한다.

本草選錄 : [圖經本草] "治肝腎風氣, 四肢痲痹, 骨間疼, 腰膝無力者." "兼主風濕瘡, 肌肉頑痹."
[本草經疏] "祛風除濕, 兼活血之要藥."
[方藥合編] "豨薟味甘除風濕　鬚髮耳目功皆及"

【化學分析】 주로 terpine과 alkaloid류를 함유한다. 그 중 darutogenol, isodarutogenol B, C, stimasterol, darutoside, orientin, orientalide, 3, 7-dimethoxy-qucercitrin, KNP_3 등을 함유하고 있다.

【藥理硏究】 소염 · 강압 및 혈관이완 등의 여러 가지 작용을 하고, 아울러 면역 억제 활성이 있다.

서장경 徐長卿[KHP]

Cynanchi Paniculati Radix et Rhizoma
Paniculate swallowwort root

【出 典】 神農本草經

【異 名】 天竹 · 石下長卿 · 寮刀竹 · 別仙踪 · 英雄草

【起 原】 박주가리과(Asclepiadaceae) 산해박 *Cynanchum paniculatum* Kitagawa의 뿌리 및 뿌리줄기이다.*

【採 取】 가을에 뿌리 채로 캐어 陰乾한다.

【性 狀】 이 약은 뿌리 및 뿌리줄기로 뿌리줄기는 고르지 않은 기둥 모양이고 황갈색이며 소반 모양의 마디가 있고 길이 5~35㎜, 지름 2~4㎜이다. 또한 위쪽에는 줄기 자국이 있고 자른 면을 보면 가운데는 비어 있으며 마디 주위에는 여러 개의 뿌리가 붙어 있다. 뿌리는 가늘고 원기둥 모양이며 구부러졌고 길이 10~16㎝, 지름 1~1.5㎜이다. 바깥 면은 연한 황백색~연한 황갈색 또는 갈색이고 미세한 세로 주름무늬가 있으며 섬유와 같은 잔뿌리가 있다. 질은 약하고 쉽게 절단되며 자른 면은 가루성이고 피부는 흰색 또는 황백색이며 형성층의 고리는 연한 갈색이고 목부는 가늘고 작다. 이 약은 향기가 있고 맛은 약간 매우면서 시원하다.

【產 地】 우리나라 전국에 분포하고, 中國의 江蘇, 安徽, 河北, 湖南 등지가 주산지이다.

【炮 製】 徐長卿 : 잡질을 제거하고 신속히 씻은 후 小段으로 썰어 그늘에 건조한다.

【性味 · 歸經】 味는 辛하고 性은 溫하며, 肝 · 胃經에 작용한다.

效 能	主 治
祛風止痛	風濕痹痛, 跌打損傷, 脘腹痛, 牙痛 등 각종 통증
止 痒	皮膚瘙痒
解 毒	毒蛇咬傷

이 약물은 性味는 辛 · 溫의 性味로 肝 · 胃經에 작용하여 祛風止痛에 있으므로 風濕이나 寒凝氣滯 또는 瘀血로 인한 風濕痹痛과 腰痛, 跌打損傷疼痛, 脘腹痛 및 牙痛 등 각종 痛症을 치료하고, 또한 祛風止痒하는 효능이 있어 濕疹 頭暈 등과 皮膚瘡疹, 瘙痒에도 적용하는데, 內服 또는 煎湯하여 洗滌하며, 蛇毒을 解毒하여 毒蛇咬傷을 치료한다.

* CP : 徐長卿(Xuchangqing) CYNANCHI PANICULATI RADIX ET RHIZOMA
蘿藦科 植物 徐長卿 *Cynanchum paniculatum* (Bge.) Kitag.의 根과 根莖。

근래 임상에서는 일반적인 手術 후의 疼痛 또는 癌腫으로 인한 疼痛에 일정한 止痛작용이 있어 單用하거나 隨證配合하여 응용한다.

【臨床應用】① 이 약물은 辛散·溫通하므로 비교적 좋은 祛風止痛작용이 있다. 겸하여 관련이 있는 약물을 광범위하게 배합하거나, 혹은 單味로 風濕, 寒凝, 氣滯, 血瘀 등으로 인한 모든 증후의 痛症에 사용한다.

威靈仙 五加皮 등을 배합하여서 風濕痹痛을 치료할 수 있으며, 續斷 杜仲 獨活 등을 배합하여 腰痛을 치료하고, 高良薑 香附子를 배합하여서 脘腹痛을 치료하며, 桃仁 五靈脂 등을 배합하여 跌打損傷과 痛經을 치료한다. 근래에는 手術 후 통증이나 또는 癌症疼痛에 사용한다.

② 이 약물은 좋은 祛風止痒 작용이 있으므로, 濕疹, 風疹, 頑癬 등 瘙痒性皮膚 질환에 사용한다. 單味를 煎湯하여 內服하거나 洗滌할 수 있으며, 혹은 苦參 地膚子 白鮮皮 등, 止痒利濕에 효과가 뛰어난 약물을 배합하여 사용한다.

③ 解毒작용이 있어서 毒蛇咬傷 및 癰腫瘡毒에 사용하는데, 半邊蓮 野菊花 七葉一枝花 등을 배합하여 內服하거나 혹은 患處에 바른다.

【用量·用法】煎劑는 3~12g. 散劑는 1.5~3g, 全草는 10~20g. 外用에는 適量.

【使用注意】體弱者에는 忌한다.

本草選錄：[神農本草經] "主蠱毒, 疫疾邪惡氣, 溫瘧."
[名醫別錄] "益氣."
[生草藥性備要] "浸酒, 除風濕."

【化學分析】paenol 약 1%를 함유하고 sarcostin, deacylcynanchogenin, tomentogenin 및 deacylmetaplexigenin과 비슷한 性質과 초산, 계피산 등이 발견되었다.

【藥理硏究】① paeonol은 진통 및 진정작용을 한다. 진통작용은 paeonol 외의 기타 성분에도 있다. 이 약물의 주사액 및 paeonol은 腸管 解痙작용을 한다.

② 관상동맥 혈류량을 증가하고 강압 및 降血脂 작용을 한다.

③ 徐長卿 全株 및 paeonol은 황색포도상구균, 대장균에 일정한 억제작용을 한다.

사과락 絲瓜絡[KHP]

Luffae Fructus Retinervus
Luffa vegetable sponge

【出 典】本草綱目

【異 名】絲瓜·絲瓜瓤·絲瓜網·絲瓜殼·瓜絡

【起 原】박과(Cucurbitaceae) 수세미오이 *Luffa cylindrica* Roemer의 열매 중 섬유질의 망상조직이다.*

* CP：絲瓜絡(Sigualuo) LUFFAE FRUCTUS RETINERVUS

【採 取】 가을에 성숙하여 黃色을 띨 때 따서 外皮와 果肉을 제거한 網狀의 纖維質을 曬乾한다.

【性 狀】 이 약은 긴 원통형～긴 능형으로 조금 구부러졌으며 양쪽 끝은 비교적 가늘다. 길이 25～60㎝, 그 중간의 지름은 6～8㎝이다. 바깥 면은 백색～황백색으로 전체에 여러 층의 망상섬유가 교차되어 그물같이 보인다. 이 약은 가볍고 질은 질기며 꺾어지지 않는다. 자른 면은 씨방 3실이며 3개의 큰 공동이 있고 그 속에 흑색의 씨가 조금 남아 있기도 한다. 이 약은 냄새가 없고 맛은 덤덤하다.

【產 地】 우리나라 전국의 農家에서 재배한다.

【炮 製】 ① 絲瓜絡：종자와 外皮를 제거하고 깨끗이 씻어 小段으로 썰어 曬乾한다.

② 絲瓜絡炭：絲瓜絡段을 炒製 용기에 넣고 武火로 표면은 焦黑色, 속은 焦褐色이 되도록 炒하여 黃酒 또는 淸水를 뿌려 불꽃을 끄고 서늘한 곳에서 건조한다.

【性味·歸經】 味는 甘하고 性은 平하며, 肺·胃·肝經에 작용한다.

效 能	主 治
祛風通絡	痹痛拘攣, 胸脇疼痛, 乳汁不下
解毒	癰腫瘡瘍, 乳癰
淸熱化痰	咳嗽

이 약물은 甘·平의 性味로 通經活絡하는 효능이 있으므로 胸脇疼痛과 乳汁不通 및 風濕痹痛, 筋骨拘攣을 치료하고, 淸熱化痰하는 效能이 있으므로 癰疽瘡腫과 咳嗽, 乳癰 등에 적용한다. 다만 효력이 완화하므로 輔助藥으로써 사용하는 경우가 많다.

【臨床應用】 ① 이 약물의 性味는 甘·平하고 涼에 치우쳐 淸熱解毒·通絡消腫하는 효능이 있어 癰腫瘡毒을 치료한다. 單味로 사용할 수 있으며, 乳癰腫痛에 單味를 炒炭하여 술로 冲服하고 燙火傷에는 研末하여 香油와 調製하여 바른다. 이 약물은 약효가 완만하므로 임상에서는 淸熱解毒하는 金銀花 蒲公英 紫花地丁 連翹 등을 배합하여 그 효능을 증강시킨다.

② 이 약물은 經絡에 작용하여 通經活絡·祛風하는 효능이 있으므로 風濕痹痛, 筋脈拘攣 등의 병증을 치료하는데, 그 性이 平하고 涼에 치우치므로 熱을 겸한 경우에 더욱 좋다. 이 약물은 그 효력이 완만하므로 桑枝 絡石藤 秦艽 海風藤 등 祛風濕·通經絡 약물을 배합하여 약효를 증강시켜 치료효과를 강화한다.

③ 이 약물은 通經活絡 외에도 化痰하는 효능이 있어 胸脇疼痛을 치료한다. 經絡이 통하면 痰이 제거되고, 氣血이 잘 소통하면 疼痛을 止한다. 氣滯瘀血 혹은 痰濁痹阻에 적용하는데, 單味는 약효가 미약하므로 瓜蔞皮 枳殼 鬱金 川芎 등을 배합한다.

葫蘆科 植物 絲瓜 *Luffa cylindrica* (L.) Roem.의 成熟果實의 維管束。

痰濁痹阻에는 瓜蔞 薤白 半夏 貝母 靑皮 등을 배합한다.

④ 이 약물은 通經活絡 또는 通乳하는 효능이 있으므로 婦女의 乳脹乳癰, 乳汁減少 또는 不下 등의 증후를 치료한다.

單味는 약효가 미약하므로 穿山甲 王不留行 路路通 猪蹄甲 등 通乳약물을 배합하거나 또한 隨證用藥한다. 氣虛에는 黨參 黃芪, 血虛에는 熟地黃 當歸 등을 배합하고, 肝鬱에는 柴胡 香附子, 乳房의 紅腫發熱에는 蒲公英 金銀花 天門冬 등을 배합하여 치료효과를 강화한다.

⑤ 이 약물은 化痰작용을 하므로 咳嗽多痰에 적용한다. 또한 通經活絡하여 咳嗽를 겸한 胸痛에 효과가 있으며 겸하여 淸熱하므로 熱을 겸한 咳嗽多痰에 더욱 좋다. 약효가 緩和하므로 複方으로 多用하는데, 肺熱痰咳에는 瓜蔞 桑白皮 貝母 前胡 등을 배합하고, 表證을 겸한 증후에는 牛蒡子 桑葉 前胡 杏仁, 熱이 없고 寒에 치우친 증후에는 杏仁 款冬花 紫菀 百部根을 배합한다.

이 외에도 이 약물을 炒炭하여 便血, 崩漏 등의 出血症을 치료한다.

【用量·用法】 4.5~9g. 水煎服. 大劑에는 60g까지 가능. 外用에는 適量.

【使用注意】 脾胃虛寒에는 忌한다.

本草選錄 : [醫學入門] "治男婦一切惡瘡, 小兒痘疹餘毒, 幷乳疽疔瘡等症."

[醫林纂要探源] "凉血滲血, 通經絡, 托痘瘡."

[本草再新] "通經絡, 和血脈, 化痰順氣."

[本草便讀] "絲瓜絡, 入經絡, 解鬱熱. 熱除則風去, 絡中津液不致結而爲痰, 變成腫毒諸證, 故云解毒耳."

[現代實用中藥] "通乳汁, 發痘瘡. 治癰疽不斂. 作黑燒內服, 治腸出血, 赤痢, 子宮出血, 睾丸炎, 痔瘡流血等."

[陸川本草] "凉血解毒, 利水去濕. 去肺熱痰咳, 熱病譫妄, 心熱煩燥, 手足抽搐."

[方藥合編] "絲瓜性冷主惡瘡 痘疹乳疽疔腫方"

취오동 臭梧桐

Clerodendri Trechotomi Folium
Harlequin glorybower leaf

【出 典】 本草圖經

【異 名】 海州常山·八角梧·海桐·嫩葉常山·矮桐子

【起 原】 마편초과(馬鞭草科 ; Verbenaceae) 누리장나무(海州常山) *Clerodendron trichotomum* THUNB.의 어린 가지와 잎이다.

【採 取】 8~10월의 開花 후 또는 6~7월의 開花 전에 꽃가지와 잎을 따서 曬乾한다.

【性 狀】이 약물의 잎은 쭈그러졌고 完整한 잎을 펴 보면 넓은 난형 또는 橢圓形으로 길이 5~16㎝, 너비 3~13㎝이며, 끝쪽은 뾰족하고 全綠이거나 혹은 波狀의 톱니가 있으며, 基部는 截形 또는 넓은 楔形이며, 위쪽 면은 회록색이고 밑면은 녹색 또는 황록색이며 兩面에는 흰색의 짧은 털이 있다. 葉柄의 길이는 2~8㎝로 갈색의 짧은 털에 싸여 있다.

【産 地】우리나라 전국에 분포하고, 中國의 대부분 지역에 고루 분포한다.

【性味·歸經】味는 辛·苦·甘하고 性은 涼하며, 肝經에 작용한다.

效能	主治
祛風濕·活絡	風濕痹痛, 肢體麻木, 半身不遂

이 약물의 辛苦甘·涼의 性味로 肝經에 작용하여 祛風除濕하는 효능이 있어 風濕으로 인한 痹痛과 肢體麻木, 또한 半身不遂를 치료하는데 豨簽草를 배합하여 응용한다. 血壓을 降下시키는데는 開花 전의 잎이 더욱 좋으며, 사용할 때 높은 熱로 煎煮하면 降壓작용이 減弱되기 때문에 丸劑로 복용하거나 研末하여 服用하는 것이 좋다. 또한 痔瘡이나 癰疽瘡疥에는 환처에 바른다.

【臨床應用】이 약물은 祛風除濕 및 止痛止痒하는 효능이 있어서 風濕痹痛, 肢體麻木 혹은 半身不遂에 사용한다. 豨薟草와는 相須작용을 하므로 같이 사용하는데, 그 예가 豨桐丸[拔萃良方]이다.

肝陽上亢으로 인한 眩暈頭痛에는 單味를 사용하고, 濕疹 등, 皮膚發痒의 치료에는 單味를 煎湯하여 洗浴한다.

이 외에도 이 약물은 血壓降下작용이 있어서 高血壓을 치료할 수 있는데, 이 경우에는 開花하기 전의 잎의 효능이 비교적 좋고 또한 生用하는 것이 적합하며, 高熱로 달이는 것은 적당하지 않다. 粉末로 복용하거나 혹은 丸劑, 散劑로 복용할 수 있으며, 豨薟草를 배합하여 應用하는 것도 좋다. 이 약물은 또한 瘧疾도 치료한다.

【用量·用法】5~15g. 鮮品 30~60g. 水煎服. 粉末은 1회 3g. 呑服. 外用에는 適量.

【使用注意】內風으로 인한 半身不遂가 아닌 경우는 忌한다.

本草選錄：[圖經本草] "治瘧."

[本草綱目拾遺] "洗鵝掌風, 一切瘡疥, 煎湯洗汗斑. 濕火腿腫久不愈者, 同庵閭子浸酒服, 并能治一切風濕, 止痔腫, 煎酒服, 治臁瘡, 搗爛作餅, 加桐油貼."

[嶺南采藥靈] "治一切癰疽, 搗爛罨之."

【化學分析】잎은 clerodendrin, *meso*-inositol, alkaloid, acacetin-7-glucurono(1→2)-glucuronide를 함유한다. 또한 分離抽出한 두 종의 苦味성분의 分子式은 각각 $C_{26}H_{36}O_{10}$, $C_{23}H_{32}O_{9}$ 또는 $C_{25}H_{34}O_{10}$이다. 이 약물은 clerodendronin A, clerodendronin B, clerodendrin A, clerodendrin B 까지도 함유한다.

【藥理研究】① 降壓作用：이 약물은 痲醉 또는 非痲醉의 rat·토끼·고양이·개 및

腎型高血壓의 rat · 개에 대해서 어느 것이나 모두 降壓作用이 있다. 水浸劑와 煎劑의 作用이 가장 강하고 流動엑스가 그다음이며 ethanol, ether, chloroform의 浸出液은 모두 효과가 없다. 筋肉注射, 靜脈注射, 經口投與 등 어느 것으로도 降壓할 수가 있다. 開花하기 전에 채취한 것은 開花한 후에 채취한 것에 비하여 降壓 효력으로도 양호하고 結實期에 채취한 것이나 해를 넘긴 묵은 잎의 降壓 효력은 극히 적다. 또 加熱이 높아지거나 길어져도 효력은 저하된다. 地龍과 함께 사용해도 降壓에 대해서 협력효과가 있다.

② 其他 作用 : 누리장나무의 煎液을 mouse에게 經口投與 또는 腹腔注射를 하면 動物을 가볍게 鎭靜시킬 수가 있지만 大量으로 투여해도 睡眠을 일으키지 않고, 또 상당한 진정 작용이 있다. Clerodendronin A는 뚜렷한 진정작용이 있고 clerodendronin B는 뚜렷한 진정작용이 있으나 兩者 모두 原植物 중의 主要한 降壓成分은 아니다.

해풍등 海風藤

Piperis Kadsurae Caulis
Kadsura stem

【出 典】本草再新

【異 名】青風藤 · 風藤 · 巴岩香

【起 原】후추과(胡椒科 ; Piperaceae) 바람등칡 *Piper kadsura* (Choisy) Ohwi의 덩굴줄기이다.*

【採 取】여름과 가을에 덩굴을 베어서 뿌리와 잎을 제거하고 曬乾한다.

【性 狀】이 약물은 扁圓柱形으로 약간 휘어져 있고 길이 15~60㎝, 지름 0.3~2㎝이다. 표면은 회갈색 또는 갈색으로 엉성하고 세로로 棱狀의 무늬와 뚜렷한 마디가 있다. 마디와 마디 사이의 길이는 3~12㎝로 마디 부분은 팽대하고 위에는 뿌리가 나 있다. 質은 가볍고 꺾어지기 쉬우며, 斷面은 고르지 않고, 皮部는 좁으며 木部는 넓고 회황색으로 導管孔이 많으며, 射線은 회백색으로 放射狀으로 배열되어 있고, 皮部와 木部가 교차하는 곳은 벌어져 있으며 中心部에는 회갈색의 髓가 있다.

【產 地】中國의 福建, 廣東, 台灣, 浙江 등의 지역이 주산지이다.

【炮 製】海風藤 : 根 · 葉과 잡질을 제거하고 맑은 물에 담가 속까지 축인 후 厚片으로 썰어 曬乾한다.

【性味 · 歸經】味는 辛 · 苦하고 性은 微溫하며, 肝經에 작용한다.

效 能	主 治
祛風濕 · 通經絡	風濕痹痛, 跌打傷痛

* CP : 海風藤(Haifengteng) PIPERIS KADSURAE CAULIS
胡椒科 植物 風藤 *Piper kadsura* (Choisy) Ohwi의 藤莖。

이 약물의 辛苦·微溫의 性味는 辛散·苦燥·溫通으로 燥濕하여 風濕을 제거하고 經絡을 통하게 하여 痹痛을 치료하는 효능이 있으므로 風寒濕痹로 인한 肢節疼痛, 筋脈拘攣, 屈伸不利와 또한 跌打損傷으로 인한 疼痛 등의 증후에 적용한다.

【臨床應用】 이 약물은 辛味로 散하고, 苦로 燥하며, 또한 性이 溫하여 잘 통하게 하는 약성이 있으므로 風濕을 제거하고 經絡을 통하게 하며 止疼痛하는 효능이 있다. 따라서 風濕痹痛, 關節不利, 筋脈拘攣, 腰膝疼痛 및 跌打損傷의 疼痛 등의 증후를 치료하는데 秦艽 桂枝 當歸 등 祛風通絡·活血止痛하는 약물을 배합하여 응용한다.

風寒濕痹로 인한 肢節疼痛, 筋脈拘攣 등의 증후에 羌活 獨活 桂枝 當歸 등을 배합하는데, 그 예가 蠲痹湯[百一選方]이다.

打撲外傷에는 三七 蟅蟲 紅花 등을 배합한다.

【用量·用法】 6~12g. 水煎服.

【使用注意】 氣血不足으로 인한 痹證과 瘀血이 없는 증후에는 忌한다.

本草選錄 : [本草再新] "行經絡, 和血脈, 寬中理氣, 下濕除風, 理腰脚氣, 治疝, 安胎."

【化學分析】 줄기와 잎에는 futoxide, futoenone, futoquinol, futoamide가 함유되어 있고 특히 futoxide의 함유량이 가장 많다. 이는 腫瘍에 대한 抑制作用이 있으며, 위의 成分 외에 β-sitosterol, stigmasterol 및 精油가 함유되어 있고 精油의 主要成分은 α-pinene, β-pinene, limonene, sabinene, camphene, isoasarone 등이다.

제 3절 祛風濕 强筋骨藥

祛風濕 强筋骨에 속하는 약물은 風濕을 제거하고 筋骨을 튼튼히 하는 二重작용을 가지고 있으므로 주로 風濕이 오래된 경우나 肝腎虛損으로 인한 腰膝痠痛, 步履乏力 또한 腎虛로 인한 骨痿 등의 病證에 사용된다. 腎은 骨을 주관하고 肝은 筋을 주관하므로 風濕의 日久로 인하여 肝腎에 누적되어 筋骨이 不健한 병증이 나타나게 된다. 腰는 腎臟의 府가 되고 膝은 筋의 府가 되므로 肝腎이 허약한 증후는 風寒濕의 邪氣가 腰膝 부위로 침범하기가 가장 쉽다. 그러므로 祛風濕·强筋骨의 약물을 적용하는데 있어서 곧 扶正祛邪와 標·本을 함께 辨證하여 치료하는데 그 의의가 있다고 하겠다. 이 약물 중에는 筋骨을 강하게 하므로 肝腎을 補하는 약물을 배합하여 腎虛로 인한 骨痿證에 사용하는 것이 좋다. 오랫동안 風濕에 의한 疾病을 앓고 있는 경우에는 이에 相應하는 祛風濕藥의 투여하는 외에도 이 類의 약물을 加味하여 응용함으로써 抗病能力을 증강시키고 따라서 질병의 치유를 촉진시킨다.

病情이 근본적으로 제거된 후에는 扶正培本하여 치료를 확실히 함으로써 재발을 방지한다.

오가피 五加皮[KP]

Acanthopanacis Cortex
Acanthopanax root bark

【出 典】神農本草經

【異 名】南五加皮・五花・木骨・五佳・五葉木・南五加

【起 原】두릅나무과(Araliaceae) 오갈피나무 *Acanthopanax sessiliflorum* (Rupr. et Maxim.) Seem. 또는 기타 동속식물의 뿌리껍질 및 줄기껍질이다.*

【採 取】여름과 가을에 캐어 根皮를 벗겨 曬乾한다.

【性 狀】이 약은 뿌리껍질 및 줄기껍질로 관상 또는 반관상이고 길이 5~10㎝, 지름 5~8㎜, 두께 1㎜ 정도이다. 바깥 면은 황갈색~어두운 회색으로 평탄하며 줄기껍질에는 군데군데 가시가 있거나 또는 그 자국이 있다. 안쪽 면은 황백색이며 쉽게 꺾이지 않고 섬유성이다. 이 약은 특유한 냄새가 있고 맛은 약간 쓰다.

【產 地】五加皮와 동속 近緣植物은 우리나라 전국에 분포하며, 中國產 細柱五加(南五加)는 湖北, 河南, 安徽. 刺五加는 黑龍江 등의 지역이 주산지이다.

【炮 製】五加皮 : 잡질을 제거하고 깨끗이 씻은 후 속까지 축인 후 厚片으로 썰어 曬乾한다.

【性味・歸經】味는 辛・苦하고 性은 溫하며, 肝・腎經에 작용한다.

效 能	主 治
祛風濕・强筋骨	風濕痹痛, 腰膝軟弱
利水消腫	水腫, 小便不利

이 약물의 性味는 辛苦・溫으로 肝・腎二經에 작용하여 밖으로는 散風除濕・通絡止痛하고, 안으로는 肝・腎을 溫補하여 强筋健骨하는 효능이 있다. 그러므로 風濕이 제거되면 痹痛이 스스로 止痛하고, 肝・腎이 健壯하게 되면 筋骨은 자연적으로 튼튼하게 되어 風濕이 제거되므로 痹痛과 筋骨痿弱을 치료하는 要藥이 된다.

이와 같이 이 약물은 風濕의 침습으로 인한 關節疼痛과 肝腎不足으로 인한 筋骨痿軟을 치료하는데 적용한다. 濕邪가 偏勝하고, 筋絡拘攣 등의 증후가 나타나며, 風濕日久로 인하여 肝腎이 虧損하고, 氣血瘀阻인 病證에 더욱 좋은 효능이 있다.

또한 이 약물은 溫腎化濕하는 효능을 겸하고 있어 水腫을 치료한다.

【臨床應用】① 이 약물은 辛散・苦燥하는 약성을 겸하여 溫補하므로 祛風除濕하는

* CP : 五加皮(Wujiapi) ACANTHOPANACIS CORTEX
五加科 植物 細柱五加 *Acanthopanax gracilistylus* W. Smith의 根皮。

효능이 우수하고, 또한 肝腎을 補益하며, 筋骨을 强健하게 하므로 風寒濕痹, 四肢拘攣의 實證과 虛證에 모두 적용한다. 肝腎不足으로 인하여 腰膝이 軟弱하고 行走하는데에 힘이 없는 증상 및 小兒行遲 등의 병증에 祛風濕·强筋骨 약물과 배합하여 사용한다. 그 예로 小兒行遲를 치료하는데, 木瓜 川牛膝과 함께 粉末하여 복용한다[全幼心鑑].

風濕痹의 濕邪偏盛에 의한 肢節疼痛, 筋脈拘攣, 水腫, 腰以下의 痠痛 등의 증후에 單味 혹은 木瓜 松節 등을 배합하는데, 그 예가 五加皮散[沈氏尊生書], 五加皮丸[瑞竹堂方] 등이다.

肝腎不足으로 인한 腰膝痠痛, 軟弱無力, 半身不隨, 陽痿, 小兒行遲 등의 증후에 牛膝 杜仲 續斷 등을 배합하는데, 그 예가 五加皮酒[聖惠方]이다.

이 약물은 또한 跌打損傷 및 接骨方[董柄集驗方] 중에 사용하는데, 自然銅 䗪蟲 乳香 등을 배합한다.

② 이 약물은 利水消腫하는 효능이 있으므로 水腫, 小便不利를 치료하고, 皮水證에 비교적 많이 사용하며, 茯苓皮 大腹皮 生薑皮 등을 배합하는데, 그 예가 五皮散[和劑局方]이다.

【用量·用法】 4.5~9g. 水煎服. 生用 혹은 술에 담가 사용한다. 外用에는 適量.

【使用注意】 陰虛火旺에는 忌한다.

> **本草選錄** : [神農本草經] "主心腹疝氣腹痛, 益氣療躄, 小兒不能行, 疽瘡陰蝕."
> [名醫別錄] "療男子陽痿, 囊下濕, 小便餘瀝, 女人陰痒及腰脊痛, 兩脚疼痹風藥, 五緩虛羸, 補中益精, 堅筋骨, 强志意."
> [日華子本草] "明目, 下氣, 治中風骨節攣急, 補五勞七傷."
> [本草綱目] "治風濕痿痹, 壯筋骨."
> [本草再新] "化痰除濕, 養腎益精, 去風消水, 理脚氣腰痛, 治瘡疥諸毒."
> [方藥合編] "五加皮寒祛風痺　健步益精瀝餘備"

【化學分析】 carotin, lilacphenol-β-glucoside, 7-hydroxy-6, 8-dimethoxycoumarine-α-D-glycoside, ethyl-α-D-galactose, 다당(polygl-ucise), sesamine, sterole, flavone, coumarine, vitamin A, B 등을 함유한다. 또 아연, 동, 규소, 망간 등 10 종류 이상의 원소를 함유하고 있다.

【藥理研究】 ① 抗炎症作用 : 根皮의 ethanol 抽出物의 脫脂하지 않은 製劑와 脫脂한 製劑는 모두 rat의 卵白性 및 formalin性의 關節炎에 대하여 억제작용을 나타낸다.

② 鎭痛·解熱作用 : Mouse에 上述한 두 종의 製劑를 腹腔內에 注射하였더니 모두 鎭痛作用을 나타냈고 morphine보다 약간 순하였다. 토끼에 대한 실험에서는 解熱作用은 없었다.

③ 心臟血管에 대한 영향 : 未脫脂製劑는 두꺼비의 摘出心臟에 대하여 명료한 억제작용이 있고 *in vitro*의 心臟에 대해서는 心拍數의 漸減을 가져온다. 脫脂製劑는 摘出한 두꺼비의 心拍數를 감소시키며 *in situ* 心臟의 收縮幅을 감소시킬 뿐이었다. 두 종의 製劑는 어느 것이나 痲醉한 토기의 血壓을 내렸다.

호골 虎骨

Tigridis Os
Tiger bone

【出 典】名醫別錄

【異 名】虎脛骨·大蟲骨·虎身骨

【起 原】고양이과(猫科 ; Felidae) 호랑이 *Panthera tigris* L.의 骨骼을 건조한 것이다. 虎骨에는 頭骨·脛骨·身骨·四肢骨의 구별이 있으며, 頭骨과 四肢骨을 약용으로 하며, 경험에 의하면 雄虎의 前脛骨이 더욱 좋다.

【性 狀】이 약물의 頭骨은 둥글고 背腹面 쪽은 납작한 편이며, 주둥이 부분은 짧고, 앞이마의 위쪽에는 한 개의 얕은 홈이 있으며, 頂骨의 후면에는 한 개의 脊梁이 있다. 顴骨은 굵고 크며 上頜骨에는 門齒 셋 쌍, 大齒 한 쌍, 臼齒 넷 쌍이 있고, 下頜骨에는 門齒 셋 쌍, 大齒 한 쌍, 臼齒 셋 쌍과 牙齒 30個를 가지고 있으며, 大齒는 굵고 크며 銳利하다. 頭椎 7節, 胸椎 13節, 腰椎 7節, 骶椎 3節이 합쳐져 한 덩어리를 이루었고, 尾椎는 22~28節의 雙數로 되어 있다. 肋骨은 13쌍이며 肩胛骨은 2個로 扇狀半圓形이다.

前肢의 上節은 하나의 肱骨로 되어 있으며 중간을 切斷하면 筒狀을 나타내고, 兩端은 팽대하고 光滑하며, 下端의 骨이 붙었던 곳의 안쪽에는 한 개의 橢圓形 구멍이 있어 이것을 鳳眼이라 하며, 下節에는 骨이 두 개가 있는데 尺骨은 비교적 길고 橈骨은 짧다.

後肢의 上節은 股骨 하나로 되어 있으며 圓柱形으로 上端에는 안쪽을 향하여 突出된 球形의 股骨頭가 있고, 下端에는 긴 圓形의 움푹한 槽溝가 있어 膝蓋骨이 있는 곳이다. 膝蓋骨은 약간 圓形으로 內面은 光滑하고 두꺼우며 단단하고 무겁다. 下節에는 두 개의 骨이 並列되어 있는데 脛骨은 비교적 굵고 크며 三棱柱形으로 正骨이라 하며, 腓骨은 비교적 가늘어 邦骨이라 한다. 前足은 5趾이고 後足은 4趾로 趾端에는 짧은 발톱이 붙어 있다.

虎骨의 표면은 고른 황백색으로 油潤하고, 質은 堅實하며 무겁다. 橫斷面에 있어서 肱骨은 불규칙한 鈍圓한 四棱形이며 주위의 骨質의 두께는 4~9㎜이고, 脛骨은 鈍圓한 三角形으로 骨質의 두께는 4~5㎜이며, 中心에는 骨髓腔이 있고 그 주위에는 骨質이 비교적 얇으며 骨髓腔의 약 1/3을 점유하고 骨髓는 회백색의 網狀으로 이루어졌다. 膝蓋骨의 斷面은 橢圓形이며 길이는 약 2~3.7㎝로 骨髓腔이 없고 중간에는 엉성하고 불규칙한 骨質이 모여 이루어졌고, 주위의 骨質은 軟骨組織이며 비린내가 난다.

【產 地】中國의 東北地方과 華南地方의 산지에 서식하고, 우리나라에도 서식하고 있다.

【性味·歸經】味는 辛하고 性은 溫하며, 肝·腎經에 작용한다.

效 能	主 治
祛風定痛·强筋健骨	風濕痹痛, 腰膝痿軟, 下肢無力

이 약물은 辛味로 散하고 溫으로 通하여 祛風定痛하는 동시에 强筋健骨의 효능이 보다 강하여 風邪偏勝으로 인한 白虎歷節, 走注疼痛의 병증을 치료하는 특징이 있다. 또한 强筋健骨의 효과가 뛰어나므로 風寒濕痹의 風盛으로 인한 關節走注 疼痛, 四肢拘攣 혹은 肝腎虛寒의 腰脚軟弱, 筋骨無力에 적용한다. 비교적 重하거나 혹은 痹痛이 오래되어 邪氣가 筋骨에 들어가 肝腎虧損이 된 증후를 치료할 때 方劑에 넣어 사용하며 일반적으로 사용해서는 안 된다. 또한 安神定驚에도 작용하여 驚悸健忘 등에도 적용한다.

【臨床應用】 이 약물은 辛散溫通으로 疏通시키는 약효가 있을 뿐만 아니라 또한 補益하는 효력도 있으며, 祛風濕·通經絡·補肝腎·强筋骨·定驚悸·止疼痛하는 효능이 있어서 風濕痹痛, 痛處無定, 四肢拘攣, 關節不利 등의 증후에 사용할 수 있으며, 특히 肝腎이 不足으로 인한 脚膝痿軟, 下肢無力 등의 증후에 더욱 더 적합하다.

虎骨酒[備急千金要方]는 이 약물을 술에 담가 두었다가 복용한다고 하였는데, 風痹骨髓동통을 치료한다.

임상에서는 風寒濕痹의 全身關節의 遊走性 疼痛, 拘攣 등의 증후에 單味를 술에 담가 복용하거나 木瓜 牛膝 五加皮 등을 배합하는데, 그 예가 虎骨木瓜酒[全國中成藥處方集], 虎潛丸[丹溪心法]이며, 이상의 方들은 모두 虎骨을 主藥으로 한 방제이다.

安神定驚하는 작용도 있으므로 心神不寧, 易驚, 動悸, 健忘 등의 증후에 龍骨 遠志 등을 배합하는데, 그 예가 預知散[永類鈐方]이다.

【用量·用法】 3~6g. 丸劑나 散劑로 사용하거나 혹은 술에 담가 쓰는 것이 적합하고 또한 달여 虎骨膠를 만들어 사용한다.

【使用注意】 血虛火盛에는 忌한다.

本草選錄: [藥性本草] "殺犬咬毒, 治筋骨毒風攣急, 屈伸不得, 主疰疼痛, 溫瘧."
[本草綱目] "追風定痛, 健骨, 止久痢脫肛, 獸骨骾咽."
[玉楸藥解] "療關節氣冷, 治膝脛腫痛. 逐痹通關, 强筋健骨, 平歷節腫痛, 愈腰膝痿軟."
[方藥合編] "虎骨味辛治脚膝 壯筋定痛追風疾"

【化學分析】 주성분은 ossein이고 가수분해로서 17종류의 아미노산을 함유하며, 그 외에 단백질, 지방, 인산칼슘, 인산마그네슘, 탄산칼슘 등을 함유한다.

【藥理硏究】 ① 虎骨과 狗骨은 모두 뚜렷한 소염작용을 한다. 이러한 작용은 신경계통을 통해 수체-부신피질계통의 기능에 영향을 주는 것으로 실현된다. 虎骨粉과 狗骨粉을 2g/kg의 표준으로 위에 투여한 결과 키실렌으로 초래되는 집토끼 피부 모세혈관의 투과성을 높인다. 소염의 유효 성분은 骨膠펩타이드(peptide)이고 아미노산은 이러한 작용이 없다.

② 虎骨과 狗骨은 모두 일정한 진통작용과 진정작용을 한다.

③ 虎骨을 함유한 複方接骨丹은 골절의 癒合을 촉진한다. 이러한 골절 癒合藥 중에서 虎骨과 自然銅의 작용이 제일 좋다. 이 두 가지를 같은 양으로 배합할 경우 골절에 길항하는 힘이 특히 강하다.

상기생 桑寄生[KHP]

Loranthi Ramulus et Folium
Mulberry mistletoe

【出 典】神農本草經

【異 名】桑上寄生・廣寄生・黄奇生・寄生樹・寄生草

【起 原】겨우살이과(Loranthaceae) 뽕나무겨우살이 *Loranthus parasticus* Merr. 또는 상기생(桑寄生) *Loranthus chinensis* Danser의 잎, 줄기, 가지이다.*

【採 取】겨울부터 다음 해 봄 사이에 채취하여 토막으로 잘라 曬乾하거나 끓는 물에 데워 曬乾한다.

【性 狀】이 약의 줄기와 가지는 원주형이고 길이 3~4㎝, 지름 0.2~1㎝이며, 바깥 면은 홍갈색 혹은 회갈색이고 가는 세로무늬가 있으며 가늘고 작은 돌기 모양의 갈색 피공이 많으며 어린 가지에는 갈색의 융모가 있다. 질은 단단하고 피부는 적갈색이고 목부는 색이 비교적 연하다. 잎은 말려 있고 잎자루는 짧고 난형 또는 타원형이고 길이는 3~8㎝이며 너비 2~5㎝이다. 겉은 황갈색이고 어린잎에는 가는 융모가 덮여있으며 끝은 둔원형이고 기부는 원형 또는 넓은 쐐기 모양이며 거치가 없다. 이 약은 가죽질이고 냄새가 없으며 맛은 떫다.

【產 地】우리나라 전국에 분포하나 보기 힘들고, 中國의 福建, 廣東, 廣西 등의 지역이 주산지이다.

【炮 製】桑寄生：잡질을 제거하고 대충 씻은 후, 속까지 축인 후 厚片으로 썰어 건조한다.

【性味・歸經】味는 苦・甘하고 性은 平하며, 肝・腎經에 작용한다.

效 能	主 治
祛風濕・補肝腎・强筋骨	風濕痹痛, 腰膝酸痛
安 胎	妊娠胎漏, 胎動不安

이 약물의 性味는 甘苦・平하고 偏潤하며 肝・腎經에 작용하여 血 중의 風濕을 제거하고 養血・潤筋通絡・强筋骨을 强健하게 하는데 작용하므로 風濕痹痛이 오랫동안 치유되지 않아 肝腎精血의 虧損으로 인한 筋骨不利, 腰膝痿軟에 더욱 좋다. 또한 肝腎에 작용하여 養血益精하여 安胎에 작용하므로 肝腎精血 부족의 妊娠胎漏, 胎動不安에 적용되어 補腎함으로써 胎元을 튼튼하게 하는 효능이 있다.

이 외에도 이 약물은 血壓을 降下시키는 작용이 있으므로 高血壓으로 인한 眩暈에 사용한다.

* CP：桑寄生(Sangjisheng) TAXILLI HERBA
桑寄生科 植物 桑寄生 *Taxillus chinensis* (DC.) Danser의 葉이 달린 莖枝。

【臨床應用】 ① 肝은 筋을 주관하고 腎은 骨을 주관하는데, 風濕痹痛(특히 오래 된 경우)을 앓게 되면 쉽게 肝과 腎이 傷하게 된다. 腰는 또한 腎의 府가 되므로 肝腎이 부족하면 쉽게 腰膝痠軟 疼痛이 발생한다.

이 약물은 肝腎을 補하고, 筋骨을 强하게 작용하는 祛風濕藥이므로, 風濕痹痛을 치료하는데, 사용한다. 특히 肝腎이 不足하여 腰膝의 痠軟無力, 關節通, 腰膝疼痛 등의 증후에 獨活 杜仲 牛膝 熟地黃 當歸 등을 배합하는데, 그 예가 桑寄生을 主藥으로 한 獨活寄生湯[備急千金要方], 筋骨痹痛方[新方] 등이다.

② 이 약물은 腎을 補하고 허리를 강하게 하며 陰血滋養하는 작용이 있어서 胎動不安, 胎漏下血을 치료하며, 특히 胎動不安에 腰痛이 수반되는 증후에 續斷 杜仲 當歸 등을 배합하는데, 그 예가 桑寄生散[證治準繩]이다. 胎漏下血인 증후에는 阿膠 焦艾葉 등을 배합한다.

【用量 · 用法】 9～15g. 水煎服.

【使用注意】 祛邪(祛風濕)하는 힘은 有餘하고 補養(益精養血 · 補肝腎)하는 약효 부족이므로 滋補藥으로는 사용하지 않는다.

本草選錄 : [神農本草經] "主腰痛, 小兒背强, 癰腫, 安胎, 充肌膚, 堅發齒, 長須眉."
[名醫別錄] "主金瘡, 去痹, 女子崩中, 內傷不足, 産後餘疾, 下乳汁."
[藥性本草] "能令胎牢固, 主懷姙漏血不止."
[日華子本草] "助筋骨, 益血脈."

【化學分析】 桑寄生에는 강압성분과 강심성분이 있고 avicularin, β-amyrin, mesoinsitol, quercetrin 등을 함유하고 후자를 가수분해하면 arabinose, quercetin이 생성한다.

槲寄生에는 7종류의 結晶이 분리되며 그 중 結晶 A는 oleanolic acid, 結晶 B는 β-amyrin, 結晶 C는 inositol 등 및 frapon 誘導體 등을 함유하고 있다.

【藥理硏究】 심혈관계에 대한 작용은 降血壓 · 관상동맥확장 · 중추신경억제 · 이뇨 · 항병원미생물(항균, 항바이러스) · 항고지혈증 · 진정 · 항경련 등의 작용이 있다.

제 5 장 芳 香 化 濕 藥

氣味가 芳香性이며 그 약성이 溫燥에 치우쳐 있고, 化濕醒脾작용을 하는 약물을 芳香化濕藥이라 한다. 脾는 濕을 싫어하고 "土愛暖而喜芳香"이라 하였다. 만일 濕濁이 中焦에 阻滯되면 脾胃가 상하여 水穀을 運化하는 기능이 저해를 받아 병이 발생하게 된다. 芳香性약물은 능히 醒脾化濕하고, 溫燥한 약물은 燥濕健脾할 수 있으므로 芳香化濕의 약물은 濕濁內阻로 脾가 濕困하게 되어 運化失職으로 인한 脘腹痞滿, 嘔吐泛酸, 大便溏薄, 少食體倦, 口甘多涎, 舌苔白膩 등의 증후에 적용되며 또한 濕痰壅滯와 濕溫, 暑濕 등 여러 병증에 대해서 적당히 選用하여 化除濕濁할 수 있다.

임상에서는 각종의 다양한 증후에 따라서 적당한 약물을 배합하여야 한다. 즉 脾胃가 虛弱한 경우에는 補脾益氣하는 약물을 배합하고, 濕阻氣滯로 腹脹胸悶하면 行氣藥을 배합하며, 寒濕腹痛에는 반드시 溫中止痛藥을 배합한다. 그리고 芳香化濕藥의 대부분은 辛溫香燥한 약물이므로 耗排氣傷陰하기가 쉬우므로 滋養陰血와 氣虛에는 신중히 사용하여야 한다. 또한 芳香化濕약물은 그 유효성분의 대부분이 揮發性이므로 煎劑에 넣을 때는 반드시 뒤에 넣어야 하며 오래 달이면 芳香性이 상실된다.

창출 蒼朮[KP]

Atractylodis Rhizoma
Atractylodes rhizome

【出 典】神農本草經

【異 名】仙朮·赤朮·山精·山薊·天精

【起 原】국화과(Compositae) 모창출(茅蒼朮) *Atractylodes lancea* DC. 또는 북창출(北蒼朮) *Atractylodes chinensis* Koidz.의 뿌리줄기이다.*

【採 取】봄과 가을에 캐어 殘莖과 鬚根을 제거하고 曬乾한다.

【性 狀】이 약은 뿌리줄기로 불규칙하게 구부러진 원주형이며 길이 3~10㎝, 지름 10~25㎜이다. 바깥 면은 어두운 회갈색~어두운 황갈색이다. 횡단면은 거의 원형이고 엷은 분비물에 의한 연한 갈색~적갈색의 가는 점을 볼 수 있다. 이 약은 오래 저장할 때때로 흰색 결정이 석출한다. 이 약은 특유한 냄새가 있고 맛은 약간 쓰다.

【產 地】茅蒼朮은 中國의 江蘇, 湖北, 河南 등 지역이 주산지이며, 北蒼朮은 內蒙古, 河北, 山西, 遼寧, 黑龍江 등 지역이 주산지이다.

* CP : 蒼朮(Cangzhu) ATRACTYLODIS RHIZOMA
菊科 植物 茅蒼朮 *Atractylodes lancea* (Thunb.) DC. 또는 蒼朮 *Atractylodes chinensis* (DC.) Koidz.의 根莖。

【炮 製】① 生蒼朮 : 잡질을 제거하고 깨끗이 씻은 후 물에 담가 속까지 축인 후 厚片으로 썰어 건조한다.

② 製蒼朮 : 蒼朮片을 米泔汁에 담가 축인 후 炒製 용기에 넣고 文火로 炒乾한다.

③ 麩炒蒼朮 : 麥麩를 炒製 용기에 넣고 中火로 가열하여 연기날 때 蒼朮片을 넣고 짙은 황색이 될 정도로 炒하여 麥麩를 체로 쳐서 제거하고 放冷한다(蒼朮片 100kg당 麥麩 10kg).

④ 蕉蒼朮 : 蒼朮片을 炒製 용기에 넣고 中火로 가열하여 갈색을 띨 때 이에 淸水를 뿌리고 文火로 다시 炒한다.

【性味 · 歸經】味는 辛 · 苦하고 性은 溫하며, 脾 · 胃 · 肝經에 작용한다.

效 能	主 治
燥濕健脾	濕阻中焦證, 泄瀉, 飧泄, 飮癖
發汗 · 祛風濕	風寒狹濕表證, 濕痹, 痿躄 등의 下焦濕熱病證
除障明目	雀盲, 兩目乾澀

이 약물의 性味는 辛苦 · 溫하고, 辛苦로 開散하고 芳香과 溫燥로 化濕하여 밖으로는 風濕의 邪氣를 散하고, 안으로는 脾胃의 濕邪를 化濕시키므로 燥濕健脾 · 祛風除濕하는 효능이 있으므로 모든 濕邪로 인하여 야기되는 증후에 上下表裏를 막론하고, 병증에 따라 배합하여 사용할 수 있으나 性이 溫燥하므로 風寒濕痹, 寒濕吐瀉, 痰飮水腫 등에 적용하는데, 燥濕의 효능에 의해 濕熱의 脚膝腫痛, 痿軟無力 등에도 적용한다. 이 외도 除障明目에도 효능이 있어 內障, 外障, 靑盲, 夜明 등에도 유효하다. 陰液을 耗損하기 쉬우므로 陰虛內熱이나 汗多인 증후에는 服用을 忌한다.

生用하면 辛散의 性이 강하고, 炒用하면 辛散의 약성이 미약해져 祛風發汗에는 生用하고, 燥濕健脾에는 炒用한다.

【臨床應用】① 이 약물은 芳香性으로 燥하며, 비교적 좋은 燥濕健脾작용이 있으므로 濕이 中焦를 阻滯하여 脾가 健運을 상실하여 나타나는 脘腹脹滿, 惡心嘔吐, 大便溏泄, 肢本倦怠, 舌苔濁膩의 증후에 主藥으로 사용되며, 厚朴 陳皮 등을 배합하는데, 그 예가 平胃散[和劑局方], 胃苓湯[丹溪心法] 등이다.

脾는 濕困을 당하게 되면 淸濁이 나누어지지 않고 水穀이 섞여서 泄瀉를 하게 되는데, 蒼朮은 健脾燥濕하여서 泄瀉를 치료할 수 있다. 그 예로 麯朮丸[和劑局方]은 이 약물에 神麯을 배합한 것으로 時暑暴瀉를 치료한다.

또한 椒朮丸[保命集]은 이 약물에 花椒를 배합한 것으로 飧泄을 치료한다. 임상에서는 小兒泄瀉를 치료하는데, 蒼朮을 炒하여 가루로 만들어 사용할 수 있으며, 병증에 따라 상응하는 약물을 배합하고 煎湯하여 복용한다. 즉 積이 있으면 山楂를 배합하고, 濕熱이 있으면 滑石을 배합하며, 虛寒이 있으면 乾薑을 배합한다.

만약 脾濕이 오래도록 쌓여서 飮癖을 형성하면 脇痛, 食慾減退, 嘔吐酸水 등의 증상이 나타난다. 許叔微의 蒼朮丸[普濟本事方]은 蒼朮 單味를 가루로 만들고 大棗를 加하여 丸으로 만든 것으로, 이 方이 바로 그 燥濕健脾하는 효능을 취하여서 化飮하게 한 예가 된다.

② 이 약물은 辛散·苦燥로, 發汗, 祛風濕할 수 있다. 그러므로 風寒이 挾濕하여 肌表에 침범하면 惡寒發熱, 頭痛身疼, 無汗, 鼻塞 등의 表證이 나타나는 증후에 川芎 白芷 羌活 細辛 등 疏風약물을 배합하여 祛濕解表하는데, 그 예가 神朮散[和劑局方]이다.

濕溫病으로 濕과 熱이 아울러 重하여, 發熱이 물러나지 않고 몸이 피곤하며 발이 차고, 胸痞, 口渴증상이 있지만 물을 마시려고 하지 않는 증후에 이 약물을 辛涼淸熱劑 중에 加하는데, 이것이 바로 濕熱을 모두 풀어주는 방법으로, 그 예가 白虎加蒼朮湯[傷寒類證活人書]이다.

痹證의 경우 濕이 勝하면 肢節肌肉이 痠重腫痛하는 증상이 나타난다. 이때에는 항상 防己 薏苡仁 등을 배합하여서 祛濕蠲痹한다. 만일 濕熱이 下注하여 足膝腫痛하거나 痿軟無力, 步履艱難 증후에는 苦寒한 黃柏을 배합하여 淸熱燥濕하는데, 그 예가 二妙散[丹溪心法]이다.

이러한 치료방법은 또한 濕熱白帶, 下部濕瘡 등 下焦濕熱 병증에 적용한다.

③ 蒼朮은 明目하는 효능이 있어 雀盲 및 兩目昏澀(예 : 角膜軟化症)에 적용한다. 抵聖散[太平聖惠方]은 雀目으로 해와 달을 구분하지 못하는 증상을 치료하는데, 蒼朮을 쌀뜨물에 담근 후에 가루로 만들고 猪肝이나 羊肝 속에 넣어 삶아 먹는다. 이 방법은 최근에도 사용한다.

【用量·用法】 5~10g. 水煎服. 生品은 燥性이 강하다. 炒해서 사용하면 燥性이 약해진다.

【使用注意】 이 약물은 苦·溫·燥烈하므로 陰虛內熱, 氣虛多汗에는 忌한다.

> 本草選錄 : [珍珠囊] "能健胃安脾, 諸濕腫, 非此不能除."
>
> [本草正義] "蒼朮, 氣味雄厚, 較白朮愈猛, 能徹上徹下, 燥濕而宣化痰飮, 芳香辟穢, 勝四時不正之氣 ; 故時疫之病多用之. 最能驅除穢惡氣, 陰霾之域, 久曠之屋, 宜焚此物而後居人, 亦此意也. 風濕困脾陽, 倦怠嗜臥, 肢體酸軟, 胸膈滿悶, 甚至䐜脹而舌濁厚膩者, 非茅朮芳香猛熱, 不能開泄, 而痰飮膩漫, 亦非此不化. 下秋之交, 暑濕交蒸, 濕溫病寒熱頭脹如裹, 或胸痞嘔惡, 皆須茅朮·藿香·佩蘭葉等 香燥醒脾, 其應如響, 而脾家鬱濕, 惑爲䐜脹, 惑爲腫滿, 惑爲泄瀉瘧痢, 惑下流而足重跗腫, 惑積滯而二便不利, 及濕熱鬱蒸, 發爲瘡瘍流注, 惑寒濕互結, 發爲陰疽酸痛, 但有舌濁不渴見證, 茅朮一味, 最爲必須之品."
>
> [方藥合編] "蒼朮甘溫能發汗　除濕寬中瘴可捍"

【化學分析】 精油 약 5~9% 함유하고 그 주된 성분은 atractylol, hinesol, β-eudesmol 등이며, 이 외에 β-selinene, elemol, 3β-hydroxyatractylon, 3β-acetoxyatractylon, atractylodine 등을 함유한다.

【藥理硏究】 ① 소량의 蒼朮 정유는 개구리를 진정시키는 동시에 척수 반사를 항진한다. 비교적 많은 양은 억제작용을 하는데 최종 호흡마비로 죽는다.

② 사염화탄소와 *D*-aminogalactose에 의해 간세포가 손상을 받은 모르모트에 대해 뚜렷한 보호 작용을 한다. 주요 유효성분은 α-tarctylone, β-eudesmol과 hinesol 이다.

③ 蒼朮의 정유, hinesol과 eudesmol 100㎎/㎏은 체외에서 식도관 암세포를 억제한다.

이 중 hinesol의 작용이 제일 강하다.

④ 蒼朮 艾葉 연기로 소독하면 여러 가지의 병독(耳下腺炎, 流行性感氣 바이러스, 核型多角體 바이러스), 支原體(肺炎과 口腔 支原體) 및 β-연쇄구균, 황색포도상구균, 黃曲霉菌과 기타 致病性 진균 등에 모두 뚜렷한 살멸작용을 한다.

⑤ 蒼朮의 降血糖작용은 약재와 품종의 차이로 인해 일치하지 않는다. 歐蒼朮에 함유된 蒼朮 glucoside는 많은 동물에 대해 강혈당작용을 한다.

⑥ 茅蒼朮 湯液을 마우스의 위에 경구 투여한 결과 이뇨작용이 없다. 그러나 나트륨과 칼륨의 배설을 촉진한다.

후박 厚朴[KP]

Magnoliae Cortex
Magnolia bark

【出 典】 神農本草經

【異 名】 烈朴 · 赤朴 · 川朴 · 厚皮 · 重皮

【起 原】 목련과(Magnoliaceae) 일본목련 *Magnolia obovata* Thunb., 후박(厚朴) *Magnolia officinalis* Rehder et Wilson 또는 요엽후박(凹葉厚朴) *Magnolia officinalis* Rehder et Wilson var. *biloba* Rehder et Wilson의 줄기껍질이다.*

【採 取】 4~6月에 15~20年生의 樹幹皮, 根皮, 枝皮를 벗겨 코르크층을 제거하고 陰乾하거나, 또는 樹幹皮를 끓는 물에 약간 담근 후 陰濕한 곳에 깔아 놓고 發汗시켜 안쪽 면이 자갈색으로 변할 때 蒸하여 부드럽게 되면 筒狀으로 말아서 陰乾한다.

【性 狀】 이 약은 줄기껍질로 판상 또는 반관상의 피편(皮片)으로 두께 2~7㎜이다. 바깥면은 회백색~회갈색을 띠고 조잡하나 때로 코르크층이 떨어져 나가 적갈색을 띠는 것도 있다. 안쪽 면은 연한 갈색~어두운 자갈색이며 절단면은 매우 섬유성이고 연한 적갈색~자갈색을 나타낸다. 이 약은 약간 냄새가 있고 맛은 쓰다.

【產 地】 中國의 四川, 湖北, 浙江, 貴州, 雲南 등 지역이 주산지이며, 四川 · 湖北에서 생산되는 것이 가장 좋다. 和厚朴은 日本의 長野, 福島, 香川, 鹿兒島 등이 主產地이고, 우리나라에서도 재배하고 있다.

【炮 製】 ① 厚朴 : 코르크층을 깎아 제거하고 깨끗이 씻은 다음 속에까지 축인 후 切絲로 썰어 曬乾한다.

② 薑厚朴 : 厚朴絲를 薑汁에 고루 섞어 밀폐하여 축인 후 文火로 炒한다(厚朴 100kg당 生薑 10kg).

【性味 · 歸經】 味는 苦 · 辛하고 性은 溫하며, 脾 · 胃 · 肺 · 大腸經에 작용한다.

---

* CP : 厚朴(Houpo) MAGNOLIAE OFFICINALIS CORTEX
木蘭科 植物 厚朴 *Magnolia officinalis* Rehd. et Wils. 또는 凹葉厚朴 *Magnolia officinalis* Rehd. et Wils. var. *biloba* Rehd. et Wils.의 榦皮, 根皮와 枝皮。

效能	主治
行氣・消積	脾胃氣滯證, 積滯
行氣燥濕	濕阻中焦證, 泄瀉
下氣・消痰平喘	咳嗽氣喘

이 약물의 性味는 辛苦・溫하고 그 氣가 芳香으로 辛味는 行氣消脹하고, 苦味는 下氣하여 平喘하며, 芳香은 化濕散滿하고, 溫性은 散寒하여 止痛작용을 하므로 이는 腸胃의 氣滯를 제거하고 또한 脾臟의 濕濁을 제거하여 行氣・導滯・燥濕하는데 常用하는 要藥이다.

이와 같이 有形의 積(食・濕・痰積)을 導下할 뿐만 아니라, 無形의 滯(氣・寒滯)을 散하므로 痰・濕・食積과 寒凝氣滯로 인한 여러 증후를 치료하는데 사용한다.

예를 들면 임상에서 濕滯에는 蒼朮을 배합하여 燥濕・健脾하고, 氣滯에는 木香을 배합하여 行氣止痛하며, 食滯에는 枳實을 배합하여 溫中行氣시키고, 熱滯에는 大黃을 배합하여 瀉熱導滯하며, 肺氣壅滯의 喘咳에는 麻黃 杏仁을 배합하여 下氣平喘한다.

다만 이 약물은 性味가 苦辛・溫하므로 內熱로 津液이 枯渴된 증후에는 사용하지 않는다.

【臨床應用】 ① 厚朴은 味가 辛하여 行散하는 약성으로 氣機를 疏利하여 行氣除脹하는 약이므로 무릇 脾胃氣滯로 脘腹脹滿에 사용하는 것이 적합하다. [頭門方]에서는 氣脹胸悶, 飮食不下를 치료하였는데, 薑製厚朴을 單味의 粉末을 米飮으로 복용하였다. 複方에서는 白朮 枳殼 등 健脾行氣의 약물을 배합한다.

이 약물은 性이 溫하여 散寒하므로 寒凝氣滯로 인한 脹滿 증후에 桂枝 附子 乾薑 등 脾胃를 溫하는 약물을 加할 수 있는데, 이는 바로 結한 경우에 散하게 하는 의미이다.

積滯는 氣機를 阻滯하여 腹脹不舒에 이르게 할 수 있는데, 이 약물은 行氣・消積導滯하는 효능이 있어 食積을 치료한다.

食積이 不化하여 噯腐脘脹하는 증후에 山楂 麥芽 神麯 등의 消食藥을 배합하고 만약 積滯가 비교적 重하여 脘腹脹痛하고 大便不通의 경우에는 大黃 枳實 등을 배합하여 通便導滯하는데, 그 예가 大承氣湯[傷寒論], 小承氣湯[傷寒論], 厚朴三物湯[金匱要略] 등이다.

근래에는 麻痺性腸梗阻를 치료하는데 主藥으로 사용된다.

② 厚朴은 脾胃氣滯를 行할 수 있을 뿐만 아니라 또한 燥濕하는 효능이 있어서, 濕이 中焦에 阻滯하고 氣機가 鬱滯하여 脾胃가 運化를 제대로 하지 못하게 되어 脘腹脹滿, 嘔惡, 食減, 舌苔濁膩하는 증후에 사용하면, 濕이 제거되고 脾가 健運하게 되며 行氣消脹한다.

濕困脾胃・食積氣滯의 腹滿, 腹痛, 下痢 등의 증후에 蒼朮 陳皮 등을 배합하는데, 그 예가 平胃散[和劑局方]이다.

寒濕에 속한 증후에는 乾薑 草豆蔻 木香 등을 배합하는데, 그 예가 厚朴溫中湯[內外傷辨惑論]이다.

厚朴은 또한 濕濁泄瀉를 치료할 수 있다. [名醫別錄]에서 말한 "厚腸胃(腸胃를 후하게 한다)"라는 것은 바로 泄瀉가 그치게 되면 腸胃가 厚해진다는 의미이다.

[本草綱目]에서는 鮑氏의 小兒方을 인용하여 中寒洞泄에는 乾薑을 배합하고, [梅師集驗方]을 인용하여 水穀下利에는 黃連을 배합한다고 하였는데, 이는 寒證과 熱證의 차이에 따른 배합방법의 차이이다. 王氏連朴飮[隨息居重訂霍亂論]은 霍亂 吐瀉를 치료하는데 黃連 厚朴을 배합한다.

③ 厚朴은 下氣의 기능이 있어, 痰涎喘咳를 다스려 咳嗽氣喘證에 사용할 수 있으므로 痰이 많아 肺를 壅滯함으로써 胸悶氣逆하는 증후에 사용한다. 그 예가 蘇子降氣湯[和劑局方]인데, 이 方은 厚朴에 蘇子 肉桂 當歸 등을 배합한 것이며, 上實下虛하고 痰涎이 壅盛한 咳喘을 치료한다. 또한 桂枝加厚朴杏子湯[傷寒論]이 있는데, 이 方은 桂枝湯證에 氣喘을 나타내는 증후를 치료한다.

【用量・用法】 4~12g. 水煎服.

【使用注意】 溫燥에 편중하여 行氣의 힘이 강하므로 陰虛內熱로 인한 津液枯渴, 妊婦에는 忌한다.

> **本草選錄**: [神農本草經] "味苦, 溫. 主治中風, 寒, 頭痛, 寒熱, 驚悸, 氣血痹, 死肌, 去三虫."
>
> [名醫別錄] "溫中益氣, 消痰下氣, 療霍亂及腹痛脹滿, 胃中逆冷及, 胸中嘔逆不止, 泄痢, 淋露, 除驚, 去留熱, 止煩滿, 厚腸胃."
>
> [本草發揮] 浩古云: "能除腹脹. 若元氣虛弱, 雖腹脹宜斟酌用之, 寒脹是也. 大熱藥中兼用, 結者散之, 乃神藥也. 誤服敗人元氣, 切禁之."
>
> [本草經疏] "厚朴氣味辛溫, 性復大熱, 其功長於泄結散滿, 溫暖脾胃. 一切飮食停積, 氣壅暴脹, 與夫冷气逆氣・逆氣・積年冷氣入腹, 腸鳴虛吼, 痰飮吐沫, 胃冷嘔逆, 腹痛泄瀉, 及脾胃壯實之人偶感風寒, 氣實人誤服參芪致成喘脹, 誠爲要藥. 然而性專消導, 散而不收, 略無補益之功."
>
> [醫學衷中參西錄] "愚二十餘歲時, 於仲秋之月, 每至申酉時腹中作脹, 後將於作脹時, 但嚼服厚朴六七分許, 如此兩日, 脹遂不作. 服厚朴辛以散之, 溫以通之, 且能昇降其氣化, 是以愈耳."
>
> [方藥合編] "厚朴苦溫消脹滿 痰氣瀉痢不可緩"

【化學分析】 정유의 주성분은 eudesmol, 그 외 α-pinene, β-pinene, p-cymene, camp- hene, limonene, linalool, bornyl aceyate, α-copaene, elemol, guaiol, β-guaiene 등과 diphenyl화합물로서는 magnolol, isomagnolol, honokiol, tetrahydroemagnolol 등, alkaloid로서 magnocurarine, magnoflorin 등, 그 외 sinapic aldehyde, β-sitosterol, magnatriol B, epifriedelinol 등을 함유한다.

【藥理研究】 ① 厚朴 알칼로이드, magnocurarine magnoiol은 모두 운동신경의 말단을 가볍게 마비시켜서 전신의 弛緩性 운동마비를 야기시키므로 筋肉의 硬直을 완해시킨다.

② magnolol은 실험성 위궤양에 예방치료 작용을 하고 아울러 히스타민으로 초래되는 十二指腸痙攣에도 일정한 억제작용을 하며 위액 분비도 억제한다.

③ 厚朴 알칼로이드 및 厚朴花는 모두 강압작용을 한다.

④ 厚朴 알칼로이드는 생체 소장의 張力을 낮추고 湯劑는 적출 장관 및 기관지 평활근에 대해 흥분작용을 하며 대량 사용할 경우에는 억제작용을 한다.

『附 藥』후 박 화 厚朴花 [飮片新參]

이 약물 후박나무의 花蕾이다.(起原은 厚朴과 같다 ⇒ 厚朴)

【性 味】味는 辛하고 性은 溫하다.

【效能·主治】 寬中利氣·開鬱化濕에 작용하여 肝胃의 氣滯, 濕困脾胃의 脘腹脹滿, 食慾不振 등의 증후에 사용한다.

【用 量】 3~9g.

곽향 藿香[KHP]

Agastachis Herba
Wrinkled giant hyssop

【出 典】名醫別錄

【異 名】藿香·排草香·土藿香·兜婁姿香

【起 原】꿀풀과(Labiatae) 배초향 *Agastache rugosa* (Fischer et Meyer) O. Kuntze의 지상부이다.*

【採 取】일차는 6~7月, 이차는 10月에 무성할 때 베어 曬乾 또는 陰乾한다.

【性 狀】이 약은 지상부로 때로 꽃대가 붙어 있는 것도 있다. 줄기는 사각이고 지름 약 5㎜, 어두운 갈색이며 세로로 된 무늬와 마디가 있고 마디 사이는 3~10㎝이다. 질은 가볍고 연하며 꺾은 면은 고르지 않고 섬유성이며 속이 비어 있다. 윗면의 색은 녹색~어두운 녹색이고 아랫면은 황록색~회갈색으로 잎을 펴서 보면 얕은 심형이다. 이 약은 특유한 향기가 있고 맛은 담담하고 약간 시원하다.

【産 地】藿香은 우리나라, 중국 전국에 분포하며, 四川, 浙江, 江蘇 지역이 주산지이고, 廣藿香은 中國의 廣東이 주산지이다.

【炮 製】藿香 : 뿌리와 잡질을 제거하고 깨끗이 씻어 밀폐하여 축인 후 小段으로 썰어 曬乾한다.

【性味·歸經】味는 辛하고 性은 微溫하며, 脾·胃·肺經에 작용한다.

效 能	主 治
化濕·解表祛暑	濕阻中焦·暑濕證의 發熱頭痛, 胸膈滿悶, 胃呆不飢 濕溫證
止 嘔	脘痞嘔吐
治 癬	手癬, 脚癬

* CP : 廣藿香(Guanghuoxiang) POGOSTEMONIS HERBA
脣形科 植物 廣霍香 *Pogostemon cablin* (Blanco) Benth.의 地上部分。
이 약물의 줄기는 약간 方柱形으로 가지가 많이 갈라졌고, 가지는 조금 구부러져 길이 30~60㎝, 지름 0.2~0.7㎝이다. 표면은 부드러운 털로 싸여 있고, 質은 부스러지기 쉬우며, 단면의 중앙에는 髓가 있다. 老莖은 類圓柱形으로 지름이 1~1.2㎝로 회갈색의 코르크층으로 싸여 있으며 잎은 對生하고 쭈그러졌으며, 펴보면 葉片은 卵形 또는 橢圓形으로 길이 4~9㎝, 너비 3~7㎝이다. 兩面은 회백색의 茸毛가 덮여있고, 先端은 짧고 뾰족하며, 基部는 楔形 또는 鈍圓形이다. 잎가에는 크기가 불규칙한 톱니가 있으며, 葉柄은 가늘고 길이 2~5㎝로 柔毛로 싸여 있다.

이 약물의 性味는 辛·溫하고, 辛으로 散하고 發表하되 峻烈하지 않고, 微溫으로 化濕하되 燥熱하지 않아 表邪를 풀고, 裏의 濕邪를 化濕시키며, 그 氣는 芳香으로 芳香化濕·和中止嘔·理氣止痛에 작용하므로 여름철에 상용하는 약이다. 그러므로 暑濕邪로 인한 寒熱頭痛, 胸膈滿悶, 腹痛吐瀉 및 氣滯濕阻로 인한 中焦失和의 脘痞嘔吐, 胃呆不飢 등에 상용하며, 특히 濕困脾陽으로 인한 倦怠無力, 飮食不甘, 舌苔垢濁 등에 현저한 효과를 나타낸다. 그러나 이 약물은 辛散溫化의 약물이므로 陰虛火旺으로 인한 舌絳光滑에는 사용하지 않는다.

藿香과 蘇葉은 모두 發表和中하는 작용이 있는데, 단 藿香은 化濕醒脾에 특징이 있고, 蘇葉은 發汗解表에 특징이 있다. 또한 藿香과 香薷는 發表解暑의 효능이 있는데 단 藿香은 化濕和中하고 醒脾開胃하는 작용이 비교적 양호하고, 香薷는 발한하는 효능이 뛰어나며 겸하여 利水하는데 효과가 있다.

【臨床應用】 ① 藿香은 味는 辛하고 香氣가 나는데, 辛味로 散하되 峻烈하지 않고, 微溫하되 燥熱하지는 않으며, 醒脾化濕·和中할 수 있어서 濕阻中焦를 치료하는 상용약물이다.

濕濁困脾·中焦不和로 인한 脘腹脹滿, 食欲不振, 惡心嘔吐, 泄瀉, 舌苔濁膩의 증후에 蒼朮 厚朴 半夏 등을 배합하는데, 그 예가 不換金正氣散[和劑局方]이다.

이 약물은 化濕和中할 수 있을 뿐만 아니라 또한 表邪를 散解할 수 있으므로 外感風寒·內傷濕滯로 인한 寒熱頭痛, 胸悶腹脹, 嘔吐惡心, 泄瀉, 身倦 등의 증후에 芳香化濕하는 紫蘇 白芷 등 解表藥을 배합하여 사용하면 그 發表化濕하는 효능을 도와주는데, 그 예가 藿香正氣散[和劑局方]이다.

濕溫初期에 邪氣가 氣分에 있고 濕이 熱보다 重하며, 發熱身困, 胸悶惡心, 口膩不渴등의 증후에는 厚朴 半夏 茯苓 등의 化濕약물을 배합하여 사용한다.

濕熱이 모두 重하고, 身熱身困, 胸悶腹脹, 溺赤, 便秘의 증후에는 滑石 茵蔯蒿 黃芩 등 淸熱利濕 약물을 배합하는데, 그 예가 甘露消毒丹[溫熱經緯]이다.

여름철에 暑濕으로 인해 傷하여 頭昏胸悶, 惡心口膩, 食慾不振에 佩蘭과 배합하면 祛暑化濕의 효능이 있다. 또한 鮮藿香과 薄荷를 溫水에 담가 茶처럼 마셔도 효과가 있다.

② 藿香은 또한 和胃止嘔하는 효능이 있으므로 脾胃濕困으로 인한 惡心嘔吐, 胸滿, 泄瀉 등의 증후에 單用하여도 효과가 있으며, 厚朴 蒼朮 半夏 등을 배합하는데, 그 예가 不換金正氣散[和劑局方]이다.

또한 다른 원인으로 인한 嘔吐에도 병증에 따라 배합할 수 있다. 예를 들어 濕熱로 인한 증후에는 黃連 竹茹를 배합하고, 脾胃虛로 인한 경우에는 黨參 甘草를 배합하며, 妊娠嘔吐에는 行氣安胎하는 香附子 半夏 砂仁 등을 배합한다.

③ 藿香이 癬을 치료할 수 있다는 사실이 근래의 연구를 통하여 증명되었으며, 이 약물은 여러 종류의 致病性 眞菌을 억제하는 작용이 있다. 單用하여도 효과가 있으며, 또는 大黃 黃精 皂礬을 배합하여서 가루로 만들어 醋浸하였다가 일주일 후에 찌꺼기를 제거하고

手癬, 脚癬을 치료하는데, 患部를 藥液에 30분 동안 담근다.

【用量·用法】 3~9g. 水煎服(鮮品은 15~30g) 湯劑에 넣거나 혹은 타서 마신다.

【使用注意】 이 약물은 辛散하는 약물이므로 陰虛火旺이나 胃弱欲嘔에는 忌한다.

本草選錄 : [本草圖經] "脾胃吐逆爲要藥."

[本草備要] "辛甘微溫. 入手足太陰. 肺, 脾. 快氣和中, 開胃止嘔, 胃弱, 胃熱而嘔者忌用. 去惡氣, 進飮食. 治霍亂吐瀉, 心腹絞痛, 肺虛在寒, 上焦壅熱. 能理脾肺之氣. 古方有霍香正氣散, 正氣通暢, 則邪逆自除."

[本草正義] "藿香芳香而不嫌其孟烈, 溫煦而不偏於燥熱, 能祛除陰霾濕邪, 而助脾胃正氣, 爲濕困脾陽, 怠倦無力, 飮食不甘, 舌苔濁垢者最捷之藥."

"藿香雖不燥烈, 然究是以氣用事, 惟舌有濁垢而漾漾欲泛者最住. 若舌燥光滑, 津液不布者, 咸非所宜."

[方藥合編] "藿香辛溫止嘔吐 發散風寒藿亂主"

【化學分析】 全草는 精油를 약 1.5% 함유하고 그 주성분은 pachulicalcohol 52~57%, pogostol이고 있은 *d*-heliangin을 함유하며, 이 외 또한 benzaldehyde, eugenol, cinnamic aldehyde, sesquiterpene 등을 함유한다.

【藥理硏究】 ① 藿香의 精油는 胃液分泌를 촉진하여 消化力을 증강한다. 胃腸에 대해서는 解痙·防腐작용을 한다.

② 모세혈관을 확장시켜 약간의 發汗작용을 나타낸다.

③ 收斂止瀉작용을 한다.

④ 흔히 볼 수 있는 병원성사상균에 대하여 억제작용을 한다.

사인 砂仁[KP]

Amomi Fructus
Amomum fruit

【出 典】 藥性本草

【異 名】 縮砂·縮砂仁·縮砂蜜·春砂仁

【起 原】 생강과(Zingiberaceae) 녹각사(綠殼砂) *Amomum villosum* Loureiro var. *xanthioides* T. L. Wu et Senjen 또는 양춘사(陽春砂) *Amomum villosum* Loureiro의 잘 익은 열매 또는 씨의 덩어리이다.*

【採 取】 여름과 가을 사이에 성숙한 과실을 따서 曬乾 또는 低溫에서 乾燥한다.

【性 狀】 이 약은 열매로 타원형 또는 난원형이고 세 개의 모서리가 있지만 뚜렷하지 않다. 길이 15~20㎜, 지름 10~15㎜이다. 바깥 면은 연한 갈색이고 가시 모양의 돌기가 밀생하며

* CP : 砂仁(Sharen) AMOMI FRUCTUS
姜科 植物 陽春砂 *Amomum villosum* Lour., 綠殼砂 *Amomum villosum* Lour. var. *xanthioides* T. L. Wu et Senjen 또는 海南砂 *Amomum longiligulare* T. L. Wu의 成熟 果實。

위쪽에는 화피의 그루터기가 있고 기부에는 열매꼭지가 남아 있다. 열매껍질은 얇고 부드러우며 그 속에 씨덩어리가 흰색 격막에 의해 3쪽으로 나뉘고 매 쪽에는 씨가 5~26립씩 들어 있다. 씨는 불규칙한 다면체로 지름 약 3㎜이며 그 바깥 면은 적갈색 또는 어두운 갈색을 띠고 있다. 질은 단단하고 배유는 회백색이다. 이 약은 특유한 향기가 있고 맛은 맵고 청량감이 있으며 약간 쓰다.

【產 地】 陽春砂는 中國의 廣東産이 우수하고, 縮砂는 越南, 泰國, 인도네시아, 미얀마 등의 지역이 주산지이다.

【炮 製】 ① 砂 仁 : 잡질과 果柄을 제거하고 짓찧어 사용한다.

② 鹽砂仁 : 식염수에 砂仁을 고루 섞어 밀폐하여 축인 후 炒製 용기에 넣고 文火로 약간 炒한다(砂仁 100kg당 食鹽 2kg).

【性味 · 歸經】 味는 辛하고 性은 溫하며, 脾 · 胃 · 腎經에 작용한다.

效 能	主 治
行氣 · 化濕 · 健脾	脾胃氣滯, 濕阻로 인한 脘腹脹痛, 食慾不振
溫中止嘔止瀉	脾寒으로 인한 嘔吐泄瀉
理氣安胎	姙娠惡阻, 胎動不安

이 약물의 性味는 辛 · 溫한데, 辛으로 散하고, 溫으로 通하게 하며, 芳香은 化濕하는 작용이 있어 化濕 · 行氣 · 溫中에 常用하는 要藥이다.

이 약물은 性이 溫하면서도 燥하지 않고, 行氣하되 破氣하지 않으며, 脾胃를 조화하여 脾胃를 傷하지 않게 하는 특징이 있어 醒脾開胃의 良藥이다. 行氣和中 · 醒脾消食 · 開胃止嘔의 효능이 있으므로 脾胃氣滯의 脘腹脹痛, 嘔吐少食, 瀉痢나 食積不消에 적용된다. 또한 이 약물은 理氣安胎하는 효능이 있으므로 氣滯로 인한 胎動不安에도 효과가 좋다.

【臨床應用】 ① 砂仁은 行氣化濕 · 醒脾健胃하는 효능이 있으며, 脾胃氣滯, 濕阻로 인한 脘腹脹痛, 不思飮食, 嘔吐泄瀉 등의 여러 증후에 응용한다. 木香과 함께 사용하며 아울러 病證에 따라서 다른 약물을 배합하여 응용한다.

濕이 中焦에 阻滯한 증후에는 蒼朮 厚朴 白豆蔻를 배합하며, 脾胃氣滯로 음식이 들어가도 소화가 안 되고 脘腹脹滿, 腹痛 등의 증후에는 枳實 白朮을 배합하는데, 그 예가 香砂枳朮丸[景岳全書]이다.

食積停滯하여 噯腐呑酸하는 증상에는 萊菔子 山楂 枳實 등 消食藥을 배합한다.

만약 脾胃가 虛弱한 증후에는 人蔘 白朮 등 益氣健脾藥을 배합하여 사용한다. 아울러 항상 補益藥을 같이 사용하면 補藥이 滯하게 하는 폐단을 막을 수 있다.

② 砂仁의 性은 溫하여 脾胃를 溫하게 하는 작용을 하므로 寒濕의 증후에 사용하는 것이 매우 적합하다. 脾가 寒하여 泄瀉하는 경우에는 砂仁을 單味로 粉末하여 복용하거나 혹은 乾薑 附子 등의 溫脾약물을 배합한다.

③ 砂仁은 行氣安胎하는 작용이 있어서 姙娠惡阻, 胎氣不安의 증후를 치료하는데, 그 예가 獨聖散[景岳全書]이다. 이 처방은 姙娠 중에 傷한 것이 있어 胎氣를 動하게 하여 腹痛下血하는 증후를 치료하는데, 砂仁 單味를 가루로 만들어 복용한다.

姙娠惡阻에는 半夏를 배합하고 胎動不安에는 白朮 蘇梗을 배합한다. 만약 腎이 虛하여 胎元이 不固한 경우에는 桑寄生 杜仲 續斷 등 腎을 補하는 약물을 배합한다.

【用量・用法】 3~6g. 水煎服(湯劑에 後入). 오래 달이면 약효가 감소된다.

【使用注意】 辛散溫燥의 약물이므로 陰虛有熱에는 忌한다. 火에 속한 腹痛, 暑熱로 인한 泄瀉, 血熱로 인한 胎動 등에는 忌한다.

本草選錄 : [本草拾遺] "主上气咳嗽, 奔豚鬼疰, 驚癎邪气."

[藥性本草] "能主冷氣腹痛, 主休息氣痢勞損, 消化水穀, 溫暖脾胃, 治冷滑下痢不禁."

[日華子本草] "治一切氣, 霍亂轉筋, 心腹痛."

[本草蒙筌] "與益智子, 人參爲使入脾, 與白檀香, 豆蔲爲使入肺, 黃柏茯苓爲使入膀胱腎, 赤白石脂爲使入大小腸, 除霍亂, 止惡心. 却腹痛安胎, 溫脾胃下氣. 治虛勞冷瀉并宿食不消, 止赤白泄痢及休息痢証. 總因通行結滯, 服之悉應如神. 起酒味甚香, 調食饌亦妙."

[藥品化義] "若嘔吐惡心, 寒濕冷瀉, 腹中虛痛, 以此溫中調氣; 若脾虛飽悶, 宿食不消, 酒毒傷胃, 以此散滯化氣; 若胎氣腹痛, 惡阻食少, 胎脹不安, 以此運行和氣."

[方藥合編] "砂仁溫養胃進食 善通經胎安痛息"

【化學分析】 精油를 함유하고 그 주성분은 *d*-camphor, *d*-borneol, bornyl acetate, linalool, nerolidol 등이다.

【藥理研究】 砂仁의 湯液을 모르모트의 적출 장관에 주입한 결과 저농도에서는 흥분작용을 나타내고, 고농도에서는 억제작용을 나타낸다. 精油 역시 억제작용을 한다. 실험에 의하면 장관의 과도 흥분, 경련을 억제한다. 이는 行氣消脹・解痙止痛의 작용을 한다는 것을 말한다.

『附 藥』 사 인 각 砂仁殼 [本草綱目]

性味・效能은 砂仁과 같다(⇒ *p387 砂仁*). 다만 溫性과 藥力이 薄弱하므로 脾胃氣滯, 脘腹脹滿의 병증에 적용한다.

백두구 白豆蔲[KP]

Amomi Fructus Rotundus
Round amomum fruit

【出 典】 開寶本草

【異 名】 多骨・穀泊・白蔲

【起 原】 생강과(Zingiberaceae) 백두구 *Amomum kravanh* Pierre ex Gagnep. 또는 자바백두구 *Amomum compactum* Solander ex Maton의 잘 익은 열매이다.*

【採 取】10~12月에 黃色으로 성숙하여 갈라지기 전에 채취하여 果柄을 제거하고 曬乾한다.

【性 狀】① 백두구 : 이 약은 열매로 거의 원구형을 이루고 있으며 길이 1~2㎝, 지름 5~10㎜이다. 바깥 면은 황백색~연한 황갈색이고 3줄의 둔한 능(棱)과 여러 개의 세로줄이 있으며 위쪽은 돌출하고 아래쪽은 열매꼭지가 붙었던 자국이 함몰되어 있다. 열매껍질은 얇고 가벼우며 섬유성이다. 안쪽은 얇은 막에 의해 세로로 3실로 나누어졌고 각 실 중에는 7~10개의 씨가 들어 있다. 씨는 불규칙한 다면체를 이루고 있으며 그 등 쪽은 활과 같은 모양으로 솟아 나왔고 지름 약 3~4㎜이며 연한 회갈색~어두운 갈색이다. 이 약의 종자는 강열한 향기가 있고 맛은 대단히 매우며 장뇌와 비슷하다.

② 자바백두구 : 이 약은 열매로 백두구에 비해 작으며 바깥 면은 황백색이고 때로 자갈색을 띠는 것도 있다. 열매껍질은 비교적 얇고 씨는 말라 비틀어져 있다. 이 약은 냄새와 맛이 비교적 약하다.

【產 地】캄보디아, 泰國, 越南 등의 지역이 原產地이며, 中國의 雲南 南部와 海南島에서 재배한다.

【炮 製】雜質을 제거하고 사용할 때 搗碎한다.

【性味・歸經】味는 辛하고 性은 溫하며, 肺・脾・胃經에 작용한다.

效 能	主 治
行氣・化濕・健胃	濕阻中焦證의 脘腹脹滿, 食慾不振 濕溫證 胸悶不飢, 舌苔濁膩
溫胃止嘔	嘔吐, 反胃, 小兒吐乳, 姙娠嘔吐

이 약물의 辛・溫 性味는 辛으로 散하고 溫으로 通하며 그 氣는 芳香으로 利氣한다. 上焦의 肺에 작용하여 宣邪理氣하고, 脾胃에 작용하여 化濕溫中하므로 行氣溫中・化濕行氣消痞・溫胃止嘔・開胃消食하는 효능이 있으므로 上・中 二焦의 寒濕氣滯로 인한 胸悶不暢, 脘腹脹痛, 不飢嘔吐, 呃逆反胃, 濕溫 초기의 胸悶不飢, 舌苔濁膩, 脾胃氣滯의 不飢少食이나 食積不消 등의 증후에 적용한다. 이 외 酒毒을 풀어주는 효능이 있어 酒醉不醒에도 적용한다. 그러나 辛燥의 性은 助熱耗氣하므로 火昇嘔吐에는 적당하지 않다.

白豆蔻와 砂仁은 性味가 서로 같고 효능 또한 유사하여 化濕醒脾하고 行氣寬中의 要藥이 되나, 단 白豆蔻는 芳香의 氣가 淸하고 溫燥의 性이 弱하여 주로 上・中 二焦에 작용하여 濕阻中滿과 胃寒嘔吐에 많이 사용하고, 砂仁은 芳香의 氣가 濁하고 溫燥의 性이 강하여 주로 中・下 二焦에 작용하여 脾寒泄瀉에 주로 사용한다.

【臨床應用】① 이 약물은 辛・溫하고 芳香性이 있으며 行氣化濕하는 효능이 있다. 中焦에 濕邪가 內阻하여 脾失健運 혹은 外感時令의 濕邪로 濕과 熱이 합쳐져서 膠結不解한 경우를

＊ CP : 豆蔻(Doukou) AMOMI FRUCTUS ROTUNDUS
薑科 植物 白豆蔻 *Amomum kravanh* Pierre ex Gagnep. 또는 瓜哇白豆蔻 *Amomum compactum* Soland ex Maton의 成熟 果實。

막론하고 병증에 따라 배합하여 사용한다. 만약 濕이 中焦에 阻滯하여 脘腹脹滿, 不思飮食의 증상이 나타나는 증후에는 蒼朮 厚朴 陳皮 등 化濕行氣藥을 배합한다.

濕溫病 初起에 濕이 熱보다 重하고, 胸悶不飢, 舌苔濁膩 등의 증후가 나타나는 경우에 杏仁 薏苡仁 厚朴 등을 배합하는데, 그 예가 三仁湯[溫病條辨]이다.

熱이 濕보다 重하고 身熱이 풀리지 않으며 舌黃, 尿赤의 증후가 나타나는 경우에는 黃芩 滑石 豬苓 등 淸熱利濕藥을 배합하는데, 그 예가 黃芩滑石湯[溫病條辨]이다.

② 이 약물은 溫胃止嘔하는 효능이 있어서, 胃寒嘔吐에 적용한다. 脘痛, 嘔吐, 反胃, 小兒吐乳, 妊娠嘔吐 등에 모두 응용할 수 있다. 單味를 粉末하여 따뜻한 물로 冲服하거나 또는 半夏 藿香 陳皮 등을 배합하는데, 그 예가 白豆蔻湯[中藥學]이다.

[世醫得效方]에서는 小兒吐乳를 치료하는 경우, 이 약물에 砂仁 甘草를 배합하여 가루로 만들어 小兒의 입속으로 조금씩 스며들게 하여 복용시킨다고 하였다.

이 약물은 또한 胃寒呃逆에도 사용하는데, 丁香을 배합하여 사용한다.

이 외에도 酒毒을 풀어주는 효능이 있어 二日醉의 目暈, 嘔吐, 痞滿 등의 증후에 葛花 澤瀉 등을 배합한다.

【用量·用法】 4~8g. 水煎服(湯劑에는 後下한다). 丸·散劑에 넣어도 좋다.

【使用注意】 辛燥로 助熱耗氣하므로 火昇으로 인한 嘔氣, 熱腹痛, 氣虛에는 忌한다.

> **本草選錄** : [本草經疏] "味大辛也, 氣大溫也, 宜其主積冷氣, 及傷冷吐逆, 因寒反胃也. 暖能消物, 故又主消穀, 溫能通行, 故主下氣. 東垣用以散肺中滯氣, 寬膈進食, 去白睛翳膜, 散滯之功也."
>
> [本草求眞] "本與縮砂密一類, 氣味旣同, 功亦莫別. 然此另有一种清爽妙氣, 上入肺經氣分, 而爲肺家散氣要藥."

【化學分析】 精油를 함유하는데, 정유 중에는 1, 8-cineole, *d*-camphor, *d*-borneol, a-humulene tenal, humulen epoxide, α-, β-terpinene, α-, β-pinene, carryophyllene, myriene, mystenol, carvone 등이고, 그 외 지방유 등을 함유한다.

【藥理硏究】 이 약물은 胃液의 분비를 촉진하고 腸管을 흥분시켜 蠕動을 촉진하여 장내 積氣를 몰아내며 아울러 장내 이상 발효를 억제한다. 그러므로 芳香健胃하고 아울러 止吐한다.

『附 藥』 두 구 각 豆蔻殼 [本草綱目]

이 약물은 白豆蔻의 果皮이다. 性味·效能은 白豆蔻와 같다(⇒ *p389* 白豆蔻). 다만 溫性과 藥力이 비교적 薄弱하여, 寬中理氣·和胃化濁의 효능을 이용하여 濕阻氣滯, 胸脘脹悶, 食慾不振 등에 적용한다.

【用 量】 3~5g.

> **本草選錄** : [藥性功用] "寬胸開胃" [飮片新參] "云. 理氣·寬胸·止嘔. 力輕於蔻仁"

초두구 草豆蔻[KP]

Alpiniae Katsumadai Semen
Alpina katsumadai seed

【出 典】本草綱目

【異 名】豆蔻·漏蔻·草蔻·草蔻仁

【起 原】생강과(Zingiberaceae) 초두구(草豆蔻) *Alpinia katsumadai* Hayata의 씨로서 열매껍질을 제거한 것이다.*

【採 取】가을에 果實이 약간 黃色이 되었을 때 따서 曬乾하거나 果實이 80~90%쯤 乾燥되었을 때 果皮를 벗겨서 曬乾한다.

【性 狀】이 약은 씨의 덩어리로 구형에 가깝고, 지름 15~27㎜이다. 바깥 면은 회갈색이고 중간에는 황백색의 격막에 의해 3쪽으로 갈라져 씨가 나뉘어 들어 있으며 끈적끈적하고 긴밀하게 연결되어 있고 씨의 덩어리는 반들반들하다. 씨는 난원형의 다면체로 길이 3~5㎜, 지름 약 3㎜이다. 겉은 연한 갈색의 막질로 된 헛씨껍질로 싸여 있고, 등 쪽에는 한 개의 세로 홈이 있으며 한쪽 끝에는 종제가 있다. 질은 단단하며 씨를 등 쪽을 따라 세로로 자른 면은 비스듬한 심장형이다. 씨껍질 중씨의 등 쪽을 따라 안으로 들어간 부분은 전체 표면적의 1/2을 차지한다. 배젖은 회백색이다. 이 약은 특유한 냄새가 있고 맛은 맵고 약간 쓰다.

【產 地】中國의 廣東, 廣西 지역이 주산지이다.

【炮 製】① 草豆蔻 : 잡질과 果殼을 제거하고 짓찧어 사용한다.

② 炒草豆蔻 : 草豆蔻仁을 炒製 용기에 넣고 文火로 香氣가 스며 나오고 微黃色이 될 정도로 炒한다.

③ 薑草豆蔻 : 草豆蔻仁과 生薑汁을 고루 섞어 밀폐하여 고루 축인 후 文火로 炒乾한다(草豆蔻 100㎏당 生薑 10㎏).

【性味·歸經】味는 辛하고 性은 溫하며, 脾·胃經에 작용한다.

效 能	主 治
溫中·燥濕	脾胃寒濕證의 脘腹冷痛, 泛吐淸涎, 不思飮食

이 약물은 性味는 辛·溫하고, 芳香의 氣는 淸爽하여 燥濕健脾·溫中止嘔·行氣開鬱하는 특징이 있어 脾胃寒濕으로 인한 脘腹冷痛, 嘔吐 또는 脾胃虛寒의 食欲不振, 食積不化 등에 적용한다. 다만 이 약물은 溫燥傷陰하므로 陰虛인 경우에는 적당하지 않다.

* CP : 草豆蔻(Caodoukou) ALPINIAE KATSUMADAI SEMEN
姜科 植物 草豆寇 *Alpinia kasumadai* Hayata의 近成熟 種子。

【臨床應用】이 약물은 辛·溫으로 燥하고, 中焦의 寒濕을 溫化하므로, 脾胃에 寒濕이 偏盛한 경우에 사용하는 것이 적합하다. 만약 中焦가 寒하여 脘腹冷痛, 泛吐淸涎, 不思飮食, 大便溏薄, 舌苔白膩의 증후에는 吳茱萸 高良薑 등 溫中하는 약물을 배합한다.

濕이 盛한 증후에는 蒼朮 厚朴 등을 배합하고, 虛寒으로 오랫동안 泄瀉하는 경우에는 肉桂 乾薑 肉豆蔲 등 溫中收澀하는 약물을 배합한다.

이 약물은 또한 痰飮을 치료할 수 있으므로 冷痰으로 嘔逆하고 胸膈不利의 증후에는 半夏 陳皮 生薑 등을 배합하여 사용한다.

【用量·用法】3~6g. 水煎服(湯劑에는 맨 나중에 넣는다).

【使用注意】陰虛血少와 津液不足 및 無寒濕에는 忌한다.

本草選錄 : [名醫別錄] "味辛, 溫, 無毒. "主溫中, 心腹痛, 嘔吐, 去口臭氣."

[本草綱目] : "草豆蔲性溫, 能散滯氣, 消膈上痰, 若明知身受寒邪, 日食寒物, 胃脘作痛, 方可溫散, 用之如鼓應木孚. 或濕痰鬱結而成病者, 亦效. 若熱鬱者不可用, 恐積溫成熱也, 必用梔子之劑."

[方藥合編] "草蔲辛溫食無味　嘔吐作痛寒犯胃"

【化學分析】精油를 함유하고 그 주성분은 cardamonin, *d*-α-terpinyl acetate, 1, 8-cineol, *d*-α-terpineol, limonene, sabinene 등 그 외 지방을 함유한다.

【藥理硏究】① 湯劑는 실험관 내에서 황색포도상구균, 이질균 및 대장균에 억제작용을 한다.

② 湯劑는 모르모트 적출 장관에 대해 저농도일 때는 흥분작용을 하고 고농도일 때는 억제작용을 한다. 정유는 적출 장관을 억제한다.

초과 草果[KP]

Amomi Tsao-ko Fructus
Amomum tsao-ko fruit

【出 典】飮膳精要

【異 名】草果仁·草果子

【起 原】생강과(Zingiberaceae) 초과(草果) *Amomum tsao-ko* Crevost et Lemaire의 잘 익은 열매이다.*

【採 取】가을에 果實이 성숙할 무렵에 따서 曬乾하거나 혹은 文火에 烘乾한다.

【性 狀】이 약은 열매로 긴 타원형이고 3개의 두드러진 둔한 능선이 있으며 길이 2~4㎝, 지름 10~25㎜이다. 바깥 면은 회갈색~적갈색을 띠고 세로 홈과 능선이 있으며 위쪽에는 암술머리가 떨어진 둥근 돌기가 남아 있고 밑 부분에는 열매꼭지 및 그 자국이 남아 있다.

* CP : 草果(Caoguo) TSAOKO FRUCTUS
薑科 植物 草果 *Amomum tsao-ko* Crevost et Lemaire의 成熟 果實。

열매껍질은 단단하고 질기며 세로로 쉽게 갈라진다. 바깥 껍질을 제거하면 중간에는 황갈색의 격막에 의해 3개의 칸으로 나누어지고 각 칸에는 8~11개의 씨가 덩어리 모양으로 들어 있다. 씨는 원추형의 다면체이고 지름은 약 5㎜이다. 바깥 면은 적갈색이고 회백색의 막질로 된 헛씨껍질로 덮여 있으며 한 줄로 길게 세로 홈이 파여 있으며 뾰족한 끝 쪽에는 오목하게 들어간 종제가 있다. 질은 단단하고 배젖은 회백색이다. 이 약은 특유한 향기가 있고 맛은 맵고 약간 쓰다.

【産 地】 中國의 雲南, 廣西, 貴州 지역이 주산지이다.

【炮 製】 ① 草果仁 : 잡질을 제거하고 文火로 焦黃色이 되면서 약간 통통해질 때까지 炒하여 껍질을 제거하고 仁을 취한다.

② 薑草果仁 : 草果仁과 薑汁 고루 섞어 축인 후 文火로 짙은 黃色을 띨 정도로 炒한다(草果仁 100㎏당 生薑 10㎏).

【性味 · 歸經】 味는 辛하고 性은 溫하며, 脾 · 胃經에 작용한다.

效 能	主 治
燥濕溫中	脾胃寒濕證의 脘腹冷痛, 脘腹脹滿, 吐瀉
截 瘧	瘧疾

이 약물은 辛溫燥熱하고 독특한 臭氣와 얼얼한 味가 있어 脾胃의 濕濁을 化하므로 燥濕散寒 · 除痰截瘧의 효능이 강하다. 脾胃의 寒濕의 阻滯로 인한 脘腹脹滿과 疼痛, 吐瀉 등의 병증과 또한 燥濕散寒 작용 외에 脾胃의 寒濕鬱伏으로 인한 瘧疾 및 濕濁內蘊에 의한 溫疫의 憎寒壯熱, 胸痞嘔惡, 舌苔厚膩 등의 증후에 사용한다. 瘧疾에서는 淸熱藥을 같이 사용하면 그 효능을 높이므로 李時珍은 "그 一陰一陽을 취하여 偏勝의 害가 없다"라고 지적하였다.

【臨床應用】 ① 이 약물은 味辛하고, 香이 厚하며 강하고, 약성은 溫하며 燥한데, 그 燥濕溫中하는 작용은 草豆蔻와 비슷하면서도 더욱 강하다. 脾胃의 寒濕으로 인한 脘腹冷痛, 脹滿, 惡心嘔吐, 泄瀉, 舌苔濁膩 등의 증후에 적용한다.

濕濁鬱伏으로 인한 腹滿腹痛, 嘔吐 등의 증후에는 蒼朮 厚朴 藿香 등 芳香化濕藥을 배합하는데, 그 예가 草果平胃散[和劑局方]이다.

寒濕內積으로 인한 脘腹脹痛 증후에는 吳茱萸 乾薑 등 中焦를 溫暖하게 하는 약물을 배합하거나 高良薑 丁香 厚朴 등을 배합하는데, 그 예가 草果飮[證治準繩]이다.

② 草果는 또 截瘧하는 효능이 있어서 瘧疾을 치료할 수 있다. 그 溫燥한 약성으로 인하여 寒濕이 偏勝한 瘧疾에 사용하는 것이 적당하며, 山嵐瘴氣, 穢濁濕邪로 발생하는 瘴瘧에 사용하는 것은 더욱 적합하다. 常山 檳榔 知母 등을 배합하는데, 그 예가 截瘧七寶飮[楊子家藏方]이다.

【用量・用法】3~6g. 水煎服.

【使用注意】溫燥로 傷津하기 쉬우므로 氣血兩虛와 寒濕의 實邪가 없는 경우는 服用을 忌한다.

本草選錄:[本草綱目]“草果, 與知母同用, 治瘴瘧寒熱, 取其一陰一陽無偏勝之寒. 蓋草果治太陰獨勝之寒, 知母治陰明獨勝之火也.

“草果与草豆蔻, 總是一類. 其草果治病, 取其辛熱浮散, 能入太陰, 陽明, 除寒燥濕, 開郁化食, 利膈上痰, 解面食, 魚, 肉諸毒.”

[本草求眞]“草果專入胃. 與草豆蔻 諸書皆載氣味相同, 功效無別, 服之皆能溫胃逐寒. 然此氣味浮散, 凡冒巓霧不正瘴瘧, 服之直入病所而皆有效.”

[方藥合編]“草果味辛消食脹　截瘧逐痰辟瘟瘴”

【化學分析】종자에는 정유를 함유한다. 精油의 주요성분은 1,8-cinoel 94%, trans-2-cudecenol 11.7%를 점유한다.

【藥理硏究】0.25~0.75%의 湯劑는 모르모트 적출 장관을 흥분시킨다.

패란 佩蘭[KHP]

Eupatorii Herba
Fortune eupatorium herb

【出 典】神農本草經

【異 名】蘭草・水香・都梁香・木澤蘭

【起 原】국화과(Compositae) 벌등골나물 *Eupatorium fortunei* Turcz.의 지상부이다.*

【採 取】여름철에 莖葉이 무성하고 開花 전에 베어 曬乾 또는 陰乾한다.

【性 狀】이 약의 줄기는 원주형으로 길이 30~100㎝, 지름 0.2~0.5㎝이다. 바깥 면은 황갈색 또는 황록색이고 자색을 띠기도 하며 마디와 세로능선이 뚜렷하다. 질은 약하며 자른 면은 수부가 백색이거나 비어 있다. 잎은 마주나고 잎자루가 있으며 잎 몸은 대부분 구겨져 있고 부서져 있으며 녹갈색을 띤다. 완전한 잎 몸은 세 개로 갈라지거나 갈라져 있지 않으며 갈라진 것은 가운데 조각이 비교적 크고 펼치면 피침형 혹은 긴 원 모양의 피침형이며 기부는 좁고 가장자리에는 거치가 있다. 잎 몸이 갈라지지 않은 것은 펼치면 난원형, 난상피침형 또는 타원형이다. 이 약은 냄새가 좋고 맛은 약간 쓰다.

【產 地】佩 蘭:우리나라 전국에 분포하고, 中國의 河北, 山東, 江蘇, 浙江 지역이 주산지이다.

【炮 製】잡질을 제거하고 깨끗이 씻어 축인 후 小段으로 썰어 曬乾한다.

【性味・歸經】味는 辛하고 性은 平하며, 脾・胃・肺經에 작용한다.

* CP : 佩蘭(Peilan) EUPATORII HERBA
菊科 植物 佩蘭 *Eupatorium fortunei* Turcz.의 地上部分。

效 能	主 治
化濕和中祛暑	濕阻中焦證, 濕溫證, 暑濕證, 脾癉證

이 약물은 辛·平의 性味로 發散하는데 약효가 완화하고 芬香淸香으로 醒脾·宣濕化濕에 우수하여 中焦의 穢濁陳腐의 氣를 제거하고, 化濕解暑·醒脾和中의 작용으로 夏傷暑濕의 頭脹, 胸悶, 身重, 寒熱 등에 常用한다. 또한 濕濁困脾, 濕熱鬱蒸으로 인한 口中甛膩와 苔垢多涎, 口臭 등 脾癉에 대한 良藥이다. 신선한 風蘭은 氣味가 더욱 진하므로 효과가 더욱 우수하다.

【臨床應用】 ① 이 약물의 味는 辛하고 氣는 芳香性이 있으며, 藿香의 化濕和中·解暑하는 효능과 유사한 점이 있고, 약성이 비교적 和平하므로, 濕이 中焦를 阻滯한 경우나 暑濕證, 濕溫證의 초기 증후 등에 藿香을 배합하여 相須 작용을 한다. 아울러 蒼朮 厚朴 白豆蔻 등 芳香化濕藥을 배합한다. 濕熱에 속한 병증에는 滑石 黃芩 薏苡仁 등 淸熱利濕藥을 배합한다.

② 濕熱困脾로 인한 濁氣上泛, 口中甛膩, 脘腹脹滿하고 厚濁涎沫을 吐하는 등의 증후 즉, 脾癉에는 單味를 煎湯하여 사용하는데, [素門]에서는 "蘭으로써 그것을 치료하여 陳氣를 제거한다"라고 지적하였다.

만약 脾癉이 오래되어 邪熱이 胃에 鬱結되어 消渴이 나타나는 증상에 天花粉 麥門冬 黃連 등의 養陰生津·淸熱藥物 등을 배합한다.

【用量·用法】 3~9g. 水煎服. 鮮品은 15~30g.

【使用注意】 陰虛, 氣虛의 병증과 胃氣虛에는 忌한다.

> **本草選錄** : [本草綱目] "素門云, 五味入口, 藏於脾胃, 以行其精氣. 津液在脾, 令人口甘, 此肥美所發也, 其氣上溢, 轉爲消渴, 治之以蘭, 除陳氣也. 王冰注云 : 辛能發散故也. 東垣治消渴生津飮用蘭葉, 蓋本於此."

【化學分析】 정유로서 *p*-cymene, nerolaceyate, methyl-thyml-ether 등을 함유한다.

【藥理硏究】 *p*-cymene 및 neryl acetate는 유행성감기 바이러스에 직접적인 억제작용을 한다.

제 6 장 利水滲濕藥

利水滲濕의 약물은 水道를 通利하고 水濕을 滲泄하는 것을 주작용으로 하며 淡味의 약물이 많으므로 利水滲濕藥이라 한다. 이 약물들은 복용하면 小便이 소통되고 尿量이 증가하므로 利尿藥이라고도 한다.

利水滲濕藥은 水濕이 체내에 停蓄되어 야기되는 水腫, 小便不利 및 濕邪로 인하여 발생하는 질환 혹은 濕熱로 인한 여러 병증 즉 淋濁, 關節疼痛, 黃疸, 濕溫, 腹瀉, 痰飮, 瘡疹 등에 적용된다.

임상에서는 반드시 다양한 병증을 살펴 적절한 약물을 選用하고 아울러 적당한 배합을 하여야 한다. 예를 들면 水濕이 泛溢한 水腫의 치료에는 健脾利濕하는 약물을 배합하고, 腎陽이 쇠약한 병증에는 補腎溫陽의 약물을 배합하여야 하며, 水腫에 表證이 겸하였으면 宣肺發汗약물을 배합하고, 小便不利와 淋證은 濕熱로 인한 경우가 많으므로 淸熱瀉火하는 약물을 배합한다. 氣鬱, 氣虛 혹은 陽虛로 인해 小便이 難澀不利하면 疏肝利氣 혹은 補氣助陽 약물을 배합하고, 痺證에서의 關節疼痛과 黃疸, 濕溫, 腹瀉, 痰飮 등 病情을 분별하여 祛風除濕한다든가 淸熱燥濕, 혹은 芳香化濕·健脾 등의 약물을 배합하여야 한다.

利水滲濕藥은 陰虧津少한 병증에는 服用을 忌하고, 脾虛水腫에는 健脾를 위주로 하여야 하는데 일방적으로 利水를 주로 하는 것은 적당하지 않으며, 또한 滑精과 遺精에 있어서도 濕熱이 없는 경우에는 적당하지 않으므로 單味로는 사용하지 않는다.

利水滲濕藥은 약물의 작용과 특성에 따라 利水退腫藥, 利尿通淋藥, 利濕退黃藥의 세 가지로 분류한다.

제 1 절 利水退腫藥

利水退腫藥에 속하는 약물들의 효능은 利水退腫이 주가 되며 水濕의 內停으로 야기되는 水腫, 小便不利 등 병증에 적용된다. 利水退腫하는 方法은 水腫을 치료하는 유일한 방법이 아니며, 특히 虛證에 대해서는 반드시 正氣를 扶助하는 健脾益氣의 약물이나 혹은 補腎溫陽약물을 병증에 따라 배합하여야 만이 利水退腫의 작용을 충분히 발휘할 수 있고 또한 치료효과도 확실히 기대할 수 있다.

복령 茯苓[KP]

Poria Sclerotium
Poria

【出 典】神農本草經

【異 名】茯菟・伏苓・雲苓・茯兔・松苓

【起 原】구멍장이버섯과(Polyporaceae) 복령(茯苓) *Poria cocos* Wolf의 균핵이다.*

【採 取】野生茯苓은 7월부터 다음 해 3월 사이에 松林에서 캐며, 人工栽培한 것은 種菌을 接種 2년 후 7~8월에 캔다.

【性 狀】이 약은 덩어리로 지름 10~30㎝, 질량 0.1~2kg이고 대개는 그 부스러진 조각 또는 자른 조각으로 되어 있다. 남아 있는 외피는 어두운 갈색~어두운 적갈색으로 거칠고 갈라진 틈이 있다. 속은 흰색 또는 연한 적색을 띤 흰색으로 질은 단단하나 부스러지기 쉽다. 이 약은 거의 냄새가 없고 맛이 없으나 조금 점액성이다.

【產 地】우리나라의 전국에 분포하고 특히 江原道, 京畿道, 慶北地方에서 많이 나며, 中國의 湖北, 安徽, 河南, 雲南, 四川 지역이 주산지고, 현재는 人工栽培 한다.

【炮 製】① 茯 苓 : 물에 담가 깨끗이 씻어 축인 후, 약간 쪄서 즉시 덩어리로 썰거나 혹은 厚片으로 썰어 건조한다.

【性味・歸經】味는 甘・淡하고 性은 平하며, 心・脾・肺經에 작용한다.

效 能	主 治
利水滲濕	水濕停滯로 인한 小便不利, 浮腫, 痰飮內停
健 脾	脾氣虛弱의 病證. 脾虛泄瀉
安 神	心悸, 失眠

이 약물은 甘・淡하고 平한데, 甘으로 補하고, 淡으로 滲濕하며, 性이 和平하고 緩하여 健脾養心하며, 또한 利水滲濕에 작용하여 脾虛濕困으로 인한 痰飮水濕, 食少泄瀉 및 水濕內停의 小便不利, 水腫脹滿에 필수적인 약물이며, 특히 脾虛濕勝에 적용한다. 이와 같은 특징은 茯苓의 性質이 和平하고 補하되 峻하지 않으며, 利하되 猛하지 않아 扶正祛邪할 수 있기 때문이다.

이 약물은 임상에서 광범위하게 사용하는데, 補氣약물인 人蔘 白朮 등을 배합하면 健脾하고, 利水약물인 猪苓 澤瀉 등을 배합하면 滲濕 작용을 한다.

또한 茯苓의 安神작용은 그 機轉이 健脾시키는데 있으며, 脾는 後天의 根本이 되고 生氣化血의 根源이 되기 때문에 脾가 虛하게 되면 生化가 不足하게 되어 心神失養에 의한 驚悸不眠의 健忘을 야기하게 된다. 그러나 寧心安神에는 대체적으로 茯神을 사용한다.

* CP : 茯苓(Fuling) PORIA
多孔菌科 眞菌 茯苓 *Poria cocos* (Schw.) Wolf의 菌核.

【臨床應用】① 茯苓은 藥性이 和平하고, 利水하면서도 氣를 傷하게 하지 않으며, 利水滲濕하는 要藥이다. 무릇 小便不利, 水腫脹滿, 痰飮內停의 병증에는 寒熱 虛實을 막론하고 모두 적용할 수 있다. 항상 猪苓 澤瀉와 함께 사용해서 利水滲濕하는 작용을 증강시킨다.

脾가 약하면 濕이 생기고, 脾가 건강하면 濕이 생기지 않는데, 茯苓은 아울러 健脾할 수 있어서 標와 本을 모두 치료하는 효과가 있다. 白朮 桂枝를 배합하여서 健脾하고 通陽하게 하면 그 효과가 더욱 발휘된다.

水濕停滯로 인한 小便不利, 浮腫 등의 증후에 猪苓 澤瀉 大腹皮 등을 배합하는데, 그 예가 五苓散[傷寒論]이다.

苓桂朮甘湯[金匱要略]은 痰飮을 치료한다. 脾腎陽虛로 인한 水腫이면 附子 生薑을 배합하여 사용하고, 痰飮으로 발생하는 眩暈의 경우에는 白朮 天麻 등을 배합한다.

② 이 약물은 健脾의 효능이 있으므로 脾가 虛하여 발생하는 여러 증후를 치료한다. 脾虛로 水濕이 泛濫하는 병증을 치료할 뿐만 아니라, 脾氣虛弱으로 인한 倦怠無力, 食少便溏인 증후에 대해서도 人蔘 白朮 등 益氣健脾의 약물을 輔助하는 역할을 하는데, 그 예가 四君子湯[和劑局方]이다.

[百一選方]에서는 脾虛飱泄, 滑利不止 등의 증후에 茯苓과 木香을 가루로 만들어서 紫蘇 木瓜湯으로 복용한다고 하였다.

③ 이 약물은 安神작용을 하므로 心神不寧, 心悸失眠에 사용하는데, 心脾不足 혹은 痰濁內阻로 발생한 경우 등을 막론하고 모두 적용할 수 있다. 心脾不足으로 발생한 경우에는 人參 龍眼肉 酸棗仁 등을 배합하는데, 그 예가 歸脾湯[校注婦人良方], 酸棗湯[金匱要略] 등이다. 痰濁內阻로 인한 증후에는 石菖蒲 遠志 등을 배합하는데, 그 예가 安神定志丸[醫學心悟]이다.

【用量·用法】9～15g. 水煎服.

【使用注意】虛寒으로 인한 遺精이나, 氣虛下陷으로 인한 尿意頻數에는 忌한다.

本草選錄: [神農本草經] "主胸脅逆氣. 憂恚驚邪恐悸, 心下結痛, 寒熱煩滿, 咳逆, 口焦舌乾, 利小便."

[本草衍義] "茯苓 茯神 行水之多功, 益心脾不可闕也."

[方藥合編] "茯苓味淡利竅美　白化痰涎赤通水"

【化學分析】주성분은 β-1, 3-glucan의 다당 pachyman이다. triterpenoid로서 pachymic acid, eburicoic acid, pinicolic acid, dehydroeburicoic acid, 3β-o-acetyltamulosic acid, 3β-o-acetyldehydrotumulosic acid 등이고, 지방산으로서 caprylic acid, lauric acid, palmitic acid, undecenoic acid 등이며, sterol로서 ergosterol, 그 외에 수지, 지방, adenine, choline, histidine, SiO_2, Md, P, Fe, S, Na, Cl, K, Ca 등도 함유한다.

【藥理研究】① 이뇨작용을 한다. 그러나 이뇨작용을 발견하지 못했다는 보고서도 있는데, 이는 실험 환경이 같지 않아 생긴 결과일 것이다.

② 면역증강작용을 한다. carboxymethyl은 마우스 복강대식세포의 탐식 백분율 및

탐식 지수를 뚜렷이 높이고 또한 면역 억제제 초산프레드니손의 대식세포에 대한 억제 작용에 길항한다.

③ 종양에 길항하는 일정한 작용을 한다. 茯苓多糖의 파생물 新茯苓多糖이 carboxymethyl과 결합하여 합성된 carboxymethyl 茯苓多糖은 抗腫瘤작용을 하는데 이는 면역증강 작용을 통해 실현된다.

④ 진정작용을 하고 아울러 일정한 혈당강하, 간 및 위 보호 작용을 한다.

⑤ 湯劑는 황색포도상구균, 대장균, 변형균 등에 억제작용을 한다. 알코올 추출물은 렙토스피라속을 죽인다.

『附 藥 1』적 복 령 赤茯苓

이 약물은 茯苓 내부에 연한 홍색을 띠는 것으로, 性味는 茯苓과 같다(⇒ *p398* 茯苓).

心·脾·膀胱經에 작용한다. 滲利濕熱의 효능으로 小便不利와 淋濁, 泄瀉를 치료하고, 또한 心·小腸·膀胱經의 濕熱을 瀉出시켜 利竅·和脾·潤肺·燥濕하므로 外感證에 주로 사용한다.

【臨床應用】 濕熱下注로 인한 排尿困難, 排尿澀痛, 尿濁 등의 증후에 車前子 山梔子 등을 배합하여 사용한다.

【用量·用法】 6~16g. 水煎服.

『附 藥 2』복 신 茯神

이 약물은 茯苓菌核의 松根을 싼 부분이다. 性味는 茯苓과 같다(⇒ *p398* 伏苓).

心·脾經에 작용하여 寧心安神·利水의 효능으로 心虛로 인한 驚悸健忘과 不眠驚癎을 치료하며 開心益智하여 精神을 養하는데 응용한다.

【臨床應用】 寧心安神하는 효능이 있으므로 心神不寧으로 인한 不眠驚悸, 動悸, 不安健忘 등에 遠志 龍齒 朱砂 등을 배합하여 사용한다. 그 예가 遠志丸[濟生方]이다.

【用 量】 茯苓과 같다(⇒ *p398* 茯苓).

本草選錄 : [方藥合編] "茯神補心善鎭驚　恍惚健忘怒恚情"

『附 藥 3』복 령 피 茯苓皮

이 약물은 茯苓의 外皮이다. 性味는 茯苓과 같다(⇒ *p398* 茯苓).

心·脾·腎經에 작용하여 利水消腫하는 효능으로 水腫膚脹을 치료하며, 行水하되 耗氣하지 않아 大腹皮보다 효능이 우수하다.

【臨床應用】 利水消腫하는 효능으로 皮膚의 水腫을 제거하므로, 水腫을 치료하는 경우에 桑白皮 生薑皮 등을 배합하는데, 그 예가 五皮飮[中藏經]이다.

【用 量】 茯苓과 같다(⇒ *p398* 茯苓).

이상과 같이 茯苓은 健脾에 偏重하고, 赤茯苓은 利濕하며, 茯神은 安神시키는데 效能이 偏重되어 있다.

저령 猪苓[KP]
Polyporus Sclerotium

【出 典】神農本草經

【異 名】豕零·豭猪屎·地烏桃

【起 原】구멍장이버섯과(Polyporaceae) 저령(猪苓) *Polyporus umbellatus* Fries의 균핵이다.*

【採 取】봄과 가을에 캐어 曬乾한다.

【性 狀】이 약은 균핵으로 고르지 않은 덩어리 모양이며 길이 5~10㎝이다. 바깥 면은 회갈색~흑갈색을 띠고 움푹 패인 듯한 자국과 거친 주름이 많고 꺾어지기 쉬우며, 꺾인 면은 코르크 모양으로 거의 흰색~연한 갈색을 띤다. 안쪽에는 흰색의 얼룩 모양이 있고 질은 가볍다. 이 약은 냄새와 맛이 없다.

【產 地】우리나라 전국의 山野에 나고, 中國의 陝西, 雲南, 河南 지역이 주산지이다.

【炮 製】猪 苓 : 雜質을 제거하고 물에 담가 깨끗이 씻어 축인 후 厚片으로 썰어 건조한다.

【性味·歸經】味는 甘·淡하고 性은 平하며, 腎·膀胱經에 작용한다.

效 能	主 治
利水滲濕	小便不利, 水腫, 淋病, 泄瀉

이 약물은 味가 甘淡하고 性이 偏涼으로 淡滲利濕하는 효능이 있어 小便不利와 水腫을 치료하는데 常用하는 약물이다. 그러므로 利濕하는 효능이 茯苓보다 우수하나, 다만 補益작용이 없는 것이 茯苓과 구별하는 要點이다. 때문에 水濕이 停滯하여 나타나는 병증에 모두 사용할 수 있으며, 특히 熱에 치우친 경우에 적용한다. 오직 淡滲하는 약물이므로 陰液을 耗傷하므로 濕이 없는 경우에는 사용하지 않는다.

【臨床應用】이 약물은 甘淡으로 滲泄하며, 利水작용이 茯苓보다 비교적 강하므로 水濕停滯로 인한 小便不利, 水腫, 淋病에 모두 사용할 수 있다. 古方에서는 猪苓을 단독으로 사용해서 효과를 본 경우도 있다. 그 예로 [本草綱目]에서 인용한 [小品方]에는 姙娠子淋을 치료한 경우가 기록되어 있고, [楊氏產乳方]에서는 온몸의 腫滿을 치료한다고 기록되어 있으며, [子母秘錄]에서는 姙娠足腫을 치료한다고 하였는데, 이상의 경우는 모두 猪苓單味를 가루로 만들어 뜨거운 물로 복용한 예이다.

複方에는 茯苓 澤瀉 白朮 등을 배합하여 사용한다. 만약 濕熱이 서로 엉기어 發熱, 小便不利이면서 口渴心煩 등 陰이 損傷된 증후에는 滑石 阿膠를 배합하여 淸熱利水 養陰하는데, 그 예가 猪苓湯[傷寒論]이다.

---

* CP : 猪苓(ZhuIing) POLYPORUS
多孔菌科 眞菌 猪苓 *Polyporus umbellatus* (Pers.) Fries의 菌核。

濕熱淋病을 치료하는 경우에 木通 車前子 滑石 등 淸熱利濕藥을 배합한다.

이 외에도 猪苓은 濕이 勝한 泄瀉를 치료하는데, 이는 水濕을 利하여서 大便을 實하게 한다는 것을 의미한다. 猪苓丸[聖濟總錄]은 猪苓에 肉豆蔻 黃柏을 배합하여 丸으로 복용하는데, 이는 腸胃의 寒濕으로 濡瀉가 지속되는 증상을 치료한다.

【用量 · 用法】 6~12g. 水煎服.

【使用注意】 淡滲으로 津液을 消耗하므로 水濕이 없는 경우에는 사용하지 않는다.

> **本草選錄** : [神農本草經] "主治痎瘧, 解毒, 辟蠱疰不祥, 利水道."
> [本草衍義] "豬苓引水之功多, 久服必損腎氣, 昏人目."
> [本草綱目] "猪苓淡滲, 氣升而又能降, 故能開腠理, 利小便, 與茯苓同功. 但入補藥不如茯苓也."
> [方藥合編] "猪苓味淡水濕緊 消腫通淋多損腎"

【化學分析】 다당류로서 gluctar 등이 있고, steroid로서는 ergosterol 등이며, 유기산으로서 2-hydroxytetracosanic acid 등이다. 그 외 biotin 등을 함유하고 있다.

【藥理研究】 ① 강한 이뇨작용을 나타낸다. 이 이뇨작용은 혈액을 희석하는 일이 없고 사구체의 여과율에도 영향을 주지 않는다고 한다. 그 機序는 尿細管에서의 물 및 전해질 특히 Na, K, Cl 등의 재흡수를 억제함에 기인한다. 저령을 주약으로 하는 豬苓湯은 동물 실험에 따르면 만성신부전의 생존기간을 연장하고 Na, K, Ca, Mg, Zn, Cu 등의 전해질에 대하여 배설촉진 작용이 있다.

② 면역증강작용, 특히 비특이적 면역촉진작용이 있고 세망내피계의 細胞貧食 기능을 높이며 또 항체산생도 촉진한다.

③ 항종양작용이 있어 암세포내의 DNA합성을 저해하고 그 증식을 억제한다.

④ 간보호 · 항균 · 항방사선작용을 한다.

택사 澤瀉[KP]

Alismatis Rhizoma
Alisma rhizome

【出 典】 神農本草經

【異 名】 建澤瀉 · 福澤瀉 · 水澤 · 及瀉 · 天禿

【起 原】 택사과(Alismataceae) 질경이택사 *Alisma orientale* (Sam.) Juz.의 덩이줄기이다.*

【採 取】 겨울에 莖葉이 마른 후에 캐어 鬚根를 제거하고 粗皮를 벗겨 曬乾한다.

【性 狀】 이 약은 덩이줄기로 고르지 않은 구형~원추형으로 길이 3~8㎝, 지름 3~5㎝이다. 때로 2~4갈래로 갈라져 부정형인 것도 있다. 바깥 면은 연한 황갈색~연한 회갈색을 띠며 위쪽에는 드물게 줄기의 그루터기가 남아 있고 아랫면에는 많은 뿌리자국이 작은 돌기를 이룬다. 이 약은 약간의 냄새와 맛이 있다.

* CP : 澤瀉(Zexie) ALISMATIS RHIZOMA
澤瀉科 植物 澤瀉 *Alisma orientalis* (Sam.) Juzep.의 塊莖。

【產 地】 우리나라 전국의 沼澤地에 재배하고, 中國의 福建, 四川, 江西 지역이 주산지이다.

【炮 製】 ① 잡질을 제거하고 깨끗이 씻어 밀폐하여 축인 후 厚片으로 썰어 曬乾한다.

② 麩炒澤瀉 : 麥麩를 炒製 용기에 넣고 文火로 炒하여 연기가 날 때 澤瀉片을 넣고 文火로 황색을 띨 정도로 炒한다(澤瀉 100kg당 麥麩 10kg).

③ 鹽澤瀉 : 澤瀉片에 식염을 고루 섞어 축인 후 炒製 용기에 넣고 文火로 微黃色이 될 정도로 炒한다(澤瀉 100kg당 食鹽 2kg).

【性味・歸經】 味는 甘・淡하고 性은 寒하며, 腎・膀胱經에 작용한다.

效 能	主 治
利水滲濕	小便不利, 水腫, 淋病, 濕瀉, 停飮眩暈
淸腎火	遺精

이 약물의 性味는 甘淡・寒하고 腎・膀胱經에 작용하는데, 甘淡으로 滲濕하고, 寒으로 하여금 熱을 瀉하므로 腎經의 虛火를 泄하고, 膀胱의 濕熱을 제거하므로 通利小便・祛濕泄熱・除痰飮의 효능이 있다. 濕熱內蘊으로 인한 小便不利, 短赤熱痛, 淋瀝尿閉, 心下停飮으로 인한 頭暈目眩 및 水腫脹滿, 泄瀉 등과 그 외에 陰虛火旺에 적용한다.

五苓散 중에 澤瀉를 사용하는 것은 利尿하기 위함이며, 六味地黃湯 중에 사용하는 목적은 腎火를 寫火하기 위한 것이다. 그 利尿작용은 茯苓과 비슷하여 임상에서 배합함으로 利水효능을 강하게 한다. 그러나 茯苓은 健脾養心할 수 있으며 補하는 가운데 瀉하는 효능이 있으나, 澤瀉는 腎經의 火를 瀉下하여 오직 그 효능이 瀉에만 있는 것이다.

【臨床應用】 ① 이 약물은 甘淡하고, 利水滲濕하는 작용이 茯苓 猪苓과 비슷하며, 항상 水濕停聚, 小便不利로 야기되는 水腫脹滿 및 濕勝泄瀉 등의 병증을 치료하는데 함께 사용한다. 그 性이 寒하여서 泄熱할 수 있으므로, 항상 濕熱淋病에 사용되는데 滑石 車前子 등 淸熱利濕하는 약을 배합할 수 있다. 痰飮停留로 인한 澤瀉는 利水滲濕하는 효능이 있으며, 痰飮으로 발생하는 眩暈을 치료한다. [日華子本草]에서 이 약물은 "頭旋, 耳鳴, 虛한 것을 주관한다."라고 하였다.

心下에 支飮이 있어서 冒眩으로 고생하는 증후에 白朮 茯苓 半夏 등을 배합하는데, 그 예가 澤瀉湯[金匱要略], 半夏白朮天麻湯[脾胃論] 등이다.

水濕停滯로 인한 小便不利, 水腫, 泄瀉便에는 茯苓 猪苓 등을 배합하는데, 그 예가 四苓散[明醫指掌], 五苓散[傷寒論] 등이다.

근래에는 이 약물을 主藥으로 耳源性 眩暈症을 치료하는데, 비교적 좋은 치료효과가 있다.

② 澤瀉는 腎火를 淸泄하는 작용이 있어 相火偏旺으로 발생하는 遺精을 치료한다. [名醫別錄]에서 "泄精을 그치게 한다."라는 기재가 있고, [本草通玄]에서는 "대개 相火가 妄動하여서 遺泄하는 경우에는 澤瀉를 사용하면 이를 淸하게 하여 精이 저절로 저장된다."라고 기재되어 있다. 複方에 生地黃 知母 黃柏 등을 배합한다.

【用量・用法】6~9g. 水煎服. 일반적으로 鹽炒하여 사용한다.

【使用注意】대량으로 사용하면 滑精을 야기하며, 久服하면 腎陰이 손상될 염려가 있어 腎虛로 인한 滑精이나 淋病, 水腫에는 금한다.

> 本草選錄 : [神農本草經] "主治風寒濕痹, 乳難, 消水, 養五臟, 益氣力, 肥健."
> [名醫別錄] "主補虛損・五勞, 除五臟痞滿, 起陰氣, 止泄精・消渴・淋瀝, 逐膀胱・三焦停水."
> [本草綱目] "澤瀉, 氣平味甘而淡. 淡能滲泄, 氣味俱薄, 所以利水而泄下. 脾胃有濕熱, 則頭重而目昏耳鳴. 澤瀉滲去其濕, 則熱亦隨去, 而土得令, 清氣上行, 天氣明爽, 故澤瀉有養五臟, 益氣力, 治頭旋, 聰明耳目之功. 若久服則降令太過, 清氣不升, 安得不目昏耶."
> [方藥合編] "澤瀉苦寒治腫渴 除濕通淋陰汗遏"

【化學分析】주성분으로는 triterpenoid이며 alisil A, B, C 및 그 acetate, 糖으로는 *d*-glucose, *d*-fructose, sucrose 등과 그 외 β-sitosterol, amino acids(valine 등), lecithin, choline, vitamin류, 정유, 수지, 단백질, 전분, 칼륨염 등을 함유한다.

【藥理硏究】① 利尿作用을 하고 아울러 尿 중의 나트륨, 염소, 칼륨과 요소의 배출량을 증가시킨다.

② 澤瀉의 지용성 부분, 알코올 추출물 및 澤瀉의 에틸알코올 추출물은 모두 뚜렷한 降血脂 작용을 한다. 콜레스테롤을 낮추는 작용은 atromids와 유사하다. 澤瀉는 또 肝臟의 지방대사를 개선하므로 지방간에 길항한다.

③ 澤瀉의 알코올 추출물은 輕度의 降血壓작용을 한다. 알코올 추출물의 수용성 부분은 관상동맥을 현저히 확장한다. 澤瀉는 또한 凝血에 길항한다.

의이인 薏苡仁[KP]

Coicis Semen
Coix seed

【出 典】神農本草經

【異 名】解蠡・起實・薏米・薏珠子・薏仁

【起 原】벼과(Gramineae) 율무 *Coix lacryma-jobi* var. *ma-yuen* (Rom.Caill.) Stapf의 잘 익은 씨이다.*

【採 取】가을에 果實이 성숙하였을 때 베어 건조하여 果實을 떨어 曬乾한 다음 外殼과 外皮를 제거한다.

【性 狀】이 약은 씨로 난형~넓은 난형이며 양 끝은 다소 오목하고 길이 약 6㎜, 너비 약 5㎜이다. 등 쪽은 둥글게 부풀어 있고 아래쪽 중앙에는 세로로 깊은 홈이 있다. 등 쪽은 거의 흰색의 가루성이고 아래쪽의 홈 및 그 밖의 표면 군데군데 갈색 막질의 열매껍질 및 씨껍질이 붙어 있다. 이 약은 특유한 냄새가 약간 있고 맛은 조금 달며 이 사이에 점착한다.

【產 地】우리나라의 전국에서 재배되고 中國의 福建, 河北, 遼寧 지역이 주산지이다.

* CP : 薏苡仁(Yiyiren) COICIS SEMEN
禾本科 植物 薏苡 *Coix lacryma-jobi* L. var. *mayuen* (Roman.) Stapf의 成熟 种仁。

【炮 製】 ① 薏苡仁 : 잡질과 皮殼을 제거한다.

② 炒薏苡仁 : 薏苡仁을 炒製 용기에 넣고 文火로 연한 황색이 될 정도로 炒한다.

【性味・歸經】 味는 甘・淡하고 性은 涼하며, 脾・胃・肺經에 작용한다.

效 能	主 治
利濕健脾	水腫, 脚氣, 淋病, 濕溫初起
利濕除痹	濕痹, 筋脈拘急, 水腫
淸熱排膿	肺癰, 腸癰

脾는 陰土이며, 脾는 燥를 바라고 濕을 싫어하는데, 이 약물의 甘淡한 味는 脾가 혐오하는 濕을 滲出할 뿐만 아니라, 또한 脾臟이 바라는 바를 補하여 주고, 性은 寒이지만 胃를 傷하지 않게 하여 脾를 補하되 滋膩하지 않고, 滲濕하되 峻利하지 않으며, 藥性이 緩和하여 淸・補・淡・滲의 약물이 된다. 이와 같은 효능은 이 약물이 利濕하여 脾가 健運하게 되면 脾氣가 충족하기 때문이다.

또한 이 약물은 약성이 涼하여 濕熱의 內蘊으로 야기되는 脚氣水腫, 濕이 經絡에 滯在하는 濕痹拘攣이나, 濕熱壅結로 인한 肺癰과 腸癰 및 泄瀉 등의 증후에 적용한다.

濕熱을 淸하는데는 生用하고 健脾止瀉에는 炒用하며, 藥力이 緩和하므로 用量을 重用하는 것이 좋다.

【臨床應用】 ① 이 약물은 淡滲利濕하고 아울러 健脾 효능이 있으므로 무릇 脾虛濕勝으로 인한 水腫, 脚氣 등의 여러 병증에 標・本을 겸하여 치료하는 효과가 있다. 항상 白朮 茯苓 赤小豆 등을 배합하여 健脾利濕한다. [獨行方]에서는 水腫喘急을 치료할 때에 郁李仁을 갈아서 물에 걸른 즙으로 薏苡仁을 끓여서 밥으로 지어 먹는다고 하였다.

이 약물은 약성이 微寒에 치우쳐 있어 濕熱을 淸利하므로 濕熱淋病에 사용할 수 있는데, 그 예로 [楊氏經驗方]에서는 單味를 煎服하여 沙石熱淋을 치료한다고 하였다.

脾胃가 허약하여 食少, 泄瀉하는 증후에 人蔘 白朮 山藥 등의 補脾약물을 배합하는데, 그 예가 蔘苓白朮散[和劑局方]이다.

이 약물은 또한 濕溫의 초기에 濕이 熱보다 重하므로 胸悶不飢, 舌苔濁膩의 증후가 나타나는 경우에 그 利濕하는 효능을 취하는데 이 경우는 杏仁 白豆蔲 厚朴 등을 배합한다. 그 예가 三仁湯[溫病條辨]이다.

② 이 약물은 또한 利濕하고 痹痛을 제거하는 효능이 있다. [神農本草經]에서는 "主筋急拘攣, 不可屈伸, 風濕痹"라고 기재되어 있다. 濕이 肌肉筋骨에 滯하여 痹痛하는 증상 및 濕熱이 물러가지 않는 경우, 大筋이 軟短하는 拘攣 등의 여러 증후에 사용할 수 있다.

薏苡仁粥[本草綱目]은 濕痹, 筋脈拘急, 水腫 등을 치료하는 方으로, 單味를 가루로 만들어 죽을 끓여서 날마다 복용한다.

麻黃杏仁薏苡甘草湯[金匱要略]은 이 약물과 麻黃 杏仁 甘草 등으로 組成되어 風濕이 表에 있어 全身이 疼痛하고, 發熱하되 日晡에 더욱 극렬한 증후를 치료한다.

濕熱이 下注하여 발생하는 痿弱無力의 증후에는 蒼朮 黃柏 牛膝 등을 배합하는데, 그 예가 四妙丸[傳青主女科]이다.

③ 이 약물은 清熱排膿하는 효능으로 肺癰, 腸癰을 치료한다. [藥性本草]에서는 "治肺痿肺氣, 吐膿血, 咳嗽涕唾, 上氣"라고 하였으며, 또한 [梅師集驗方]·[濟生方]·[范汪方]에서는 모두 單味를 사용하여 肺痿肺癰을 치료한다고 하였다.

肺癰(肺化膿症)에 常用方으로, 葦莖 冬瓜仁 桃仁 등을 배합하는데, 그 예가 葦莖湯[備急千金要方]이고, 腸癰에는 牡丹皮 桃仁 敗醬 등을 배합하는데, 그 예가 腸癰湯[備急千金要方]이다.

【用量·用法】 9~30g. 水煎服. 이 약물은 효력이 약하므로 대량을 지속적으로 복용해야 한다. 健脾에는 炒하고 기타에는 生品을 사용한다. 湯劑·丸劑·散劑로 사용할 수 있을 뿐만 아니라 국, 죽, 밥으로 하여 먹는다.

【使用注意】 大便燥結, 小便短少 및 因寒轉筋, 脾虛無濕, 孕婦에는 忌한다.

本草選錄 : [神農本草經] "主筋急拘攣, 不可屈伸, 風濕痹, 下氣."

[名醫別錄] "除筋骨邪氣不仁, 利腸胃, 消水腫, 令人能食."

[藥性論] "主肺痿肺氣, 吐膿血, 咳嗽涕唾, 上氣. 昔馬援煎服之, 破五溪毒腫."

[本草衍義] "[素問] 注中, 大筋受熱, 則縮而短, 縮短故攣急不伸. 此是因熱而拘攣也, 故可用薏苡仁. 若[素問] 言因寒則筋急者, 不可更用此也."

[本草] 云 "主筋急拘攣, 不可屈伸, 風濕痹, 下氣. 除筋骨邪氣不仁, 利腸胃, 消水腫, 令人能食. 其根能下三蟲. 仲景治風濕燥痛, 日晡所劇者, 與麻黃杏子薏苡仁湯."

[本草綱目] "薏苡仁屬土, 陽明藥也, 能健脾益胃. 虛則補其母, 故肺痿·肺癰用之. 筋骨之病, 以治陽明爲本, 故拘攣筋急, 風痹者用之. 土能勝水除濕, 故泄痢水腫用之."

[方藥合編] "薏苡味甘除濕痺 治肺癰痿拘攣類"

【化學分析】 단백질인 coicin, 다당류인 glucan 1-7, coixans A, B, C, arabinogalactan 및 이것을 함유하는 다당류(CA-1, CA-2), sterol의 β-sitosterol, feruloyl stigmastanol, 지방산 ester의 coixenolide, feruloyl campestenol의 palmitic acid acid, stearic acid ester, phytin, vitamin B_1, hexanal, hexanoic acid, 2-ethyl-3-hydroxylhexyl butyrate, γ-nonalactone, nonanoic acid, ocatnoic acid, ethyl palmitate, methyl linoleate, vanillin, ethyl linoleate.

【藥理研究】 ① 抗炎症 작용을 한다. 薏苡仁의 물, ethanol, aceton, methanol엑스는 사람의 好中球에 의한 활성산소의 생성을 억제하고 好中球, 임파球의 세포막의 methyltransferrase, phospholipase A_2활성, PGE_2유리를 억제한다.

② 면역활성을 발휘한다. 感作羊血球에 대하여 arabinogalactan 및 이것을 함유하는 산성다당류(CA-1, CA-2)는 항보체활성을 나타낸다. 薏苡仁엑스錠을 사람에 경구투여하면 말초혈 중의 natural killer 세포 CD 16^+CD57^-, 세포장해성 T세포 $CD3^+$ $CD56^+$의 비율을 증가하며, 항바이러스작용, 항암작용의 일부가 이 세포장해시의 작용의 증강에 의한다고 생각하고 있다.

③ 배란촉진작용을 한다. hamster의 자연배란수, 난소기능에 대하여 feruloyl stigmastanol, feruloyl campesterol은 촉진작용을 나타낸다.

④ 혈당을 하강한다. 薏苡仁의 물엑스를 정상마우스에 i.p.로 투여하면 혈당이 하강되며, 그 glycan 성분인 coixan A, B, C는 정상마우스의 혈당을 하강시키는데, 그 작용은 coixan A가 가장 강하다. 또한 alloxan당뇨병 마우스의 혈당도 하강된다.

동과피 冬瓜皮[KHP]

Benincasae Exocarpium
Benincasa peel

【出 典】開寶本草

【異 名】白瓜子·瓜子·瓜辦

【起 原】박과(Cucurbitaceae) 동아 *Benincasa cerifera* Savi의 열매의 겉껍질이다.*

【採 取】冬瓜를 食用할 때 外層의 果皮를 벗겨 曬乾한다.

【性 狀】이 약은 안쪽으로 한쪽 또는 양쪽 말림을 한 통상~쌍통상을 이루고 크기는 고르지 않다. 바깥 면은 매끈하고 광택이 나는 엷은 황색~황록색이거나 어두운 녹색을 띠는 가죽질이고 흰 가루(粉霜)로 덮여있다. 안쪽은 엉성하고 거칠며 유관속이 보인다. 질은 물러서 쉽게 꺾어진다. 이 약은 냄새는 거의 없고 맛은 덤덤하다.

【產 地】우리나라의 中部 이남에서 재배하며, 中國의 대부분 지역에서 재배한다.

【炮 製】冬瓜皮 : 잡질을 제거하고 깨끗이 씻어 皮絲로 썰어 曬乾한다.

【性味·歸經】味는 甘하고 性은 涼하며, 脾·小腸經에 작용한다.

效 能	主 治
利水消腫	水腫脹滿, 小便不利, 胸膈氣悶, 暑熱口渴

이 약물은 甘·涼한 性味로 清熱利水·消腫에 작용하여 水腫을 치료하는데, 常用하는 약물이다. 小便을 通利하고 水濕을 排出하여 腫脹을 치료하는 효능이 있어 熱性水腫에 더욱 좋다. 그러나 약효가 비교적 약하여 일반적으로 輔助藥으로 배합하여 쓴다.

【臨床應用】이 약물은 利水消腫하고 겸하여 清熱하므로 주로 濕熱水腫에 사용한다. 單用하면 효력이 약하여 항상 利水消腫하는 複方으로 응용하는데 赤小豆 白茅根 茯苓 등을 배합하여 사용한다.

浮腫, 小便不利 등의 증후에 茯苓皮 猪苓 澤瀉 車前子 등을 배합하여 사용한다.

【用量·用法】9~30g. 水煎服.

【使用注意】營養不良으로 인한 虛腫에는 忌한다.

* CP : 冬瓜皮(Dongguapi) BENINCASAE EXOCARPIUM
葫蘆科 植物 冬瓜 *Benincasa hispida* (Thunb.) Cogn.의 外層 果皮。

本草選錄 : [滇南本草] "止渴, 消痰 利小便." "治咳嗽 冬瓜五錢, 蜂蜜少許, 蜜煎服."
[方藥合編] "冬瓜甘寒熱渴釋 利大小腸壓丹石"

【化學分析】 蠟質, 樹脂 등을 함유한다.

【藥理硏究】 非腎性水腫의 회복기 환자에 冬瓜皮의 湯劑 60g을 복용시킨 후 재차 물 1,000㎖를 복용시킨 결과 2시간 내 소변배출량이 대조군에 비하여 현저하게 증가하였으나 2~4시간 사이에서는 대조군에 비하여 감소하였다.

적소두 赤小豆[KHP]

Vignae Angularis Semen
Rice bean

【出 典】 神農本草經

【異 名】 赤豆 · 紅豆 · 紅小豆 · 朱小豆

【起 原】 콩과(Leguminosae) 팥 *Vigna angularis* (Willd.) Ohwi & H. Ohashi 또는 덩굴팥 *Vigna umbellata* (Thunb.) Ohwi & H. Ohashi의 씨이다.*

【採 取】 가을에 果實이 성숙한 것을 베어 種子를 떨어 曬乾한다.

【性 狀】 이 약은 원주형으로 조금 납작하며 길이 5~7㎜, 지름 약 3㎜이다. 종피는 적갈색~자갈색으로 매끈매끈하며 광택이 있다. 종제(鍾臍)는 줄 모양을 하고 흰색이며 전체 길이의 3분의 2 정도이고 중간이 들어갔다. 질은 단단하며 부서지기 어렵고 종피를 제거하면 2개의 유백색 떡잎이 있다. 이 약은 향기가 조금 있고 씹으면 콩과 같은 비린 맛이 있다.

【產 地】 우리나라 농가에서 재배한다. 中國의 廣東, 廣西, 湖南 지역이 주산지이다.

【炮 製】 赤小豆 : 雜質을 제거하고 生用한다.

【性味 · 歸經】 味는 甘 · 酸하고 性은 平하며, 心 · 小腸經에 작용한다.

效 能	主 治
利水消腫	水腫, 脚氣, 小便不利
利濕退黃	濕熱黃疸
解毒排膿	熱毒癰腫(皮膚化膿症), 丹毒

이 약물은 甘酸 · 偏涼의 性味로 下行하여 水道를 通利하고 水濕을 外泄하여 消腫하며, 滋養性 利水消腫하는 약물이다. 또 心經에 작용하여 降火行血하여 淸熱解毒하고, 利水消腫 · 利濕退黃의 효능으로 水腫과 脚氣, 小便不利, 黃疸, 熱毒瘡瘍의 병증에 적용한다.

* CP : 赤小豆(Chixiaodou) VIGNAE SEMEN
豆科 植物 赤小豆 *Vigna umbellata* Ohwi et Ohashi 또는 赤豆 *Vigna angularis* Ohwi et Ohashi의 成熟 種子。

【臨床應用】 ① 赤小豆는 涼性으로 下行하고, 利水消腫하는 효능이 있어 水腫, 腹水 및 脚氣 등을 치료한다. 單味로 煮服하거나 혹은 기타 利水 약물을 배합하는데, 그 예가 赤小豆湯[聖濟總錄]으로 이 方은 桑白皮 紫蘇 등을 배합하므로 써 脚氣氣急, 大小便秘, 遍身水腫 등을 치료한다.

이 약물은 食餌療法으로 이용해도 위에서 서술한 여러 병증을 치료하는 좋은 약이 된다. 또한 삶아서 밥 대신으로 먹을 수 있다. [食療本草]에는 赤小豆와 鯉魚를 삶아서 먹는 처방이 있는데, 특히 임상과 민간에서 습관적으로 사용되고 있다. 현재에는 이 방법을 이용하여 腎炎水腫, 영양불량성 水腫 및 肝硬變腹水를 치료하는데, 모두 일정한 치료 효과를 보고 있다.

또한 外用하면 水腫을 다스리는 효능이 있다. 그 예로 [本草綱目]에서 脚氣水腫을 치료하는데 赤小豆 달인 물에 脚膝을 따뜻하게 담근다고 하였다.

② 赤小豆는 利濕·退黃疸의 효능이 있다. 麻黃連翹赤小豆湯[傷寒論]은 瘀熱發黃을 치료하는데, 바로 이 약물에 麻黃 連翹 등을 배합한 것이다. [藥性本草]에는 赤小豆에 대하여 "小兒急黃을 主한다"라고 한 기록이 있다.

③ 이 약물은 解毒排膿하는 효능이 있으므로 熱毒癰腫, 丹毒, 熱瘡 등에 대해 모두 外用할 수 있다. 癰腫이 未潰한 경우에는 赤小豆末에 鷄蛋淸(계란의 흰자위), 혹은 꿀, 醋 등을 이용하여 患處에 조제하여 바르고, 마르면 바꾸어 준다. 苧麻根을 배합할 경우에는 赤小豆가 粘着하여 들어내기 어려운 폐단을 피할 수 있다. 이 약물은 바르면 또한 外傷血腫과 扭傷을 치료할 수 있다.

이 외에도 熱毒下血을 치료한다.

【用量·用法】 9~30g. 水煎服. 湯劑·丸劑·散劑 외에 죽, 밥을 지어 복용한다. 外用에는 適量.

【使用注意】 血虛, 尿多에는 忌한다. 久服多服하면 降冷이 太過하고 津液이 滲泄하여 몸이 마르고 몸이 무거워진다.

本草選錄 : [神農本草經] "主下水腫, 排癰腫膿血."

[藥性本草] "使, 味甘. 能消熱毒癰腫, 散惡血不盡, 煩滿, 治水腫皮肌脹滿. 搗薄涂癰腫上, 主小兒急黃, 爛瘡, 取汁令洗之, 不過三度差. 末與鷄子白調, 涂熱毒癰腫差. 通氣, 健脾胃."

[日華子本草] "治煩, 解熱毒, 排膿, 補血脉."

[方藥合編] "赤豆酸平腫滿收 排膿消渴並利溲"

【化學分析】 소량의 결정성 saponin Ⅰ, Ⅱ, Ⅲ이 분리되어 있다. 기타 색소, phytosterol을 함유한다. 일반 분석치는 수분 9.0~14.2%, 질소 3.3~3.9%, 조단백 20.4~24.5%, 지방 0.7~2.0%, 함수탄소 55.1~65.3%, 섬유 4.3~4.2%, 회분 3.0~4.2이다.

【藥理研究】 이 약물은 황색포도구균, F氏赤痢菌 및 티푸스균에 대하여 억제작용을 한다.

누고 螻蛄[KHP]
Gryllotalpae Corpus

【出 典】 神農本草經

【異 名】 地狗 · 螻蛄 · 土狗子

【起 原】 땅강아지과(Gryllotalpidae) 땅강아지 *Gryllotalpa orientalis* (Burmeister), 비주누고(非洲螻蛄) *Gryllotalpa africana* Palisot et Beauvois 또는 화북누고(華北螻蛄) *Gryllotalpa unispina* Saussure의 몸체이다.

【採 取】 여름과 가을에 捕捉하여 끓는 물에서 燙死한 후 曬乾하거나 烘乾한다.

【性 狀】 이 약의 완전한 것은 몸길이 약 3㎝, 머리와 가슴부(頭胸部)는 갈색이 섞인 다갈색이다. 복안(複眼)은 검고 광택이 있다. 날개는 막질이고 대개는 부스러졌거나 떨어졌고 발(肢)도 떨어진 것이 많다. 복부는 주름이 지고 오그라졌으며 엷은 갈색~흑갈색이며 짧은 털이 드문드문 있다. 질은 연하고 부스러지기 쉽다. 이 약은 특이한 비린내가 있고 맛은 짜다.

【産 地】 우리나라 전국의 田圃나 溝渠에 서식한다. 中國의 江蘇, 浙江, 山東, 河南, 安徽, 遼寧 지역이 주산지이다.

【炮 製】 螻 蛄 : 雄者를 取하여 翅足을 제거하고 微炒하여 사용한다.

【性味 · 歸經】 味는 鹹하고 性은 寒하며, 膀胱 · 大腸 · 小腸經에 작용한다.

效 能	主 治
利 水	水腫, 石淋, 癃閉

이 약물의 性味는 鹹 · 寒하고 心 · 小腸 · 膀胱經에 작용하여 利水消腫하고 通淋하는 효능이 있어 利水消腫하는 작용이 강하므로 頭身浮腫, 大腹水腫 및 小便不利의 병증이 實證에 속한 증후에 적용하며, 또한 利水通淋하는 효능이 있어 石淋으로 인한 尿路疼痛을 치료한다. 이 외에 搗汁하여 瘰癧과 癰腫惡瘡에는 외용으로 바른다.

【臨床應用】 이 약물은 비교적 강력한 利水작용이 있고, 아울러 大小便을 通하게 할 수 있으므로 小便이 閉塞不暢하거나 혹은 大便秘結을 수반하는 증후에 사용하는 것이 적합하며, 항상 水腫腹滿, 石淋, 癃閉 등의 병증에 사용된다. 古方에서는 이 약물을 單味로 사용하는데 焙乾하고 갈아서 가루로 복용하였다.

大腹水腫, 水濕泛濫이 심한 경우에 사용하며, 이때는 甘遂 등의 逐水약물을 배합한다. 그 예가 [本草綱目]에서 인용한 楊氏方에서는 本病을 치료하였는데, 바로 螻蛄와 甘遂 商陸을 함께 사용한 경우이다.

內服할 뿐만 아니라 또한 外用하여 消腫한다. 그 예가 分水散[楊氏家用方]인데, 이 方은 面浮水腫을 치료한다. 螻蛄 1매, 輕粉 약간을 갈아서 細末하여 코에 불어 넣어 노란 물이

흘러나오게 함으로써 消腫한다.

石淋으로 인한 小便澀痛, 不暢하는 경우에도 이 약물을 이용하여 通利할 수 있다. 그 예로 [本草圖經]에서는 石淋을 치료하는 導水方이 기재되어 있는데, 이 方은 螻蛄에 소금을 가하고 焙乾하여 가루로 만들어 溫酒로 調服한다.

小便不通을 치료할 경우, 單味를 가루 내어 복용할 뿐만 아니라 또한 外用할 수도 있다. [唐氏經驗方]에서는 이 약물을 麝香과 함께 짓찧어 배꼽에 바른다고 하였다.

【用量 · 用法】4~6g. 水煎服. 外用에는 適量.

【使用注意】體虛에는 忌한다.

> 本草選錄 : [神農草本經]"主難産, 出肉中刺, 潰癰腫, 下哽噎, 解毒, 除惡瘡."
> [本草綱目]"利大小便, 通石淋, 治瘰癧, 骨鯁"
> [日華子本草]"治惡瘡, 水腫, 頭面腫"

옥촉서예 玉蜀黍蕊[KHP]

Maydis Stigma
Corn silk

【出 典】滇南本草

【異 名】玉米鬚 · 玉蜀鬚 · 玉麥鬚 · 苞穀鬚 · 棒子毛

【起 原】벼과(Gramineae) 옥수수 *Zea mays* Linné의 암술대와 암술머리이다.

【採 取】여름에 옥수수의 수염을 채취하여 曬乾한다.

【性 狀】이 약은 암술대와 암술머리로 가는 실 또는 머리카락 모양으로 서로 엉키어 엉성한 덩어리로 되어 있고, 연한 녹색~황록색이거나 황갈색을 띤다. 암술대의 길이는 20~30㎝에 이르고 암술머리는 2개로 갈라지고 그 길이는 1~3㎜이다. 질은 부드럽고 매우 가볍다. 이 약은 특유한 냄새가 약간 있고 맛은 약간 달다.

【産 地】우리나라 전국의 농가에서 고루 재배한다.

【炮 製】玉米鬚 : 雜質을 제거하고 生用하거나 鮮品을 사용한다.

【性味 · 歸經】味는 甘하고 性은 平하며, 腎 · 膀胱經에 작용한다.

效 能	主 治
利水消腫 · 通淋	水腫, 淋證, 腎炎水腫
淸肝膽濕熱	肝膽濕熱證, 膽囊炎, 黃疸肝炎, 膽石症

이 약물은 甘淡滲泄하고 利水滲濕消腫하는 동시에 退黃에 작용하므로 腎炎으로 인한 水腫과 肝硬化性 腹水 및 膀胱에 熱結로 인한 小便短赤, 淋瀝疼痛 등의 병증을 치료하고, 또한 利膽退黃하는 효능이 있어 黃疸型肝炎과 膽囊炎 및 膽石症을 치료한다. 이 외에도 이 약물은 糖尿病에 單味를 사용하거나 또는 다른 약물을 배합하여, 鼻衄, 齒齦出血, 出血性

紫癜 등의 병증을 치료하며, 또한 降壓작용이 있어 高血壓에도 사용한다.

【臨床應用】 ① 이 약물은 利水消腫・通淋하는 작용이 있으므로 水腫, 淋病을 치료한다. 현재는 腎炎水腫을 치료하는데, 單味를 大劑로 煎服할 수 있으며, 혹은 茯苓 澤瀉 白朮 등의 健脾・利濕 약물을 배합하여 사용한다.

[嶺南採藥錄]에는 이 약물에 대하여 "小便淋瀝砂石을 치료하는데 고통을 참지 못하는 경우에 煎湯하여 자주 복용한다."라고 기재되어 있다.

浮腫, 小便不利 등의 증후에 車前子 海金砂 冬瓜皮 등을 배합하여 사용한다.

② 이 약물은 肝・膽의 濕熱을 淸할 수 있으므로 항상 肝・膽의 濕熱로 인하여 발생하는 肝炎, 膽囊炎, 膽結石 등의 병증에 金錢草 茵蔯 鬱金 鷄內金 등을 배합하여 사용한다. 또한 高血壓病에 사용할 수 있다.

【用量・用法】 15~30g. 대량으로는 60g. 水煎服.

【使用注意】 虛寒性으로 인한 尿意頻數에는 忌한다.

本草選錄 : [滇南本草]"寬腸下氣, 治婦人乳結, 乳汁不通, 紅腫疼痛, 怕冷發熱, 頭痛體困"

【化學分析】 glycoside類, saponin, 精油 등을 함유하고 정유 중에는 carvacril, 樹脂, vitamin C, K, pantothenic acid, inositol 등과 그 외 alkaloid류 物質, 脂肪油, flavone, 色素, tannin, sitosterol 등을 함유한다.

【藥理硏究】 ① 이뇨・강혈압작용이 있다.

② 이담작용으로는 담즙의 분비 및 배설의 촉진작용이 있다.

③ vitamin K를 함유하고 있기 때문에 vitamin K 결핍에 의한 혈액응고이상에 대하여 치료작용이 있다.

택칠 澤漆

Euphorbiae Helioscopiae Herba

【出 典】 神農本草經

【異 名】 猫兒眼睛草・綠葉・綠葉綠花草・涼傘草

【起 原】 대극과(大戟科 : Euphorbiaceae) 등대풀(澤漆) *Euphorbia helioscopia* L.의 全草이다.

【採 取】 4~5월에 開花할 때 베어 根 및 泥沙를 제거하고 曬乾한다.

【性 狀】 이 약물의 줄기는 圓柱形으로 鮮黃色 또는 황갈색으로 표면은 반들반들하거나 또는 뚜렷하지 않은 세로주름과 뚜렷한 잎의 흔적이 있다. 잎은 암록색으로 쭈그러졌고 破碎되었거나 떨어져 있다. 줄기의 끝쪽에는 여러 개의 작은 꽃과 회색의 蒴果가 있다.

【産 地】 우리나라 중부 이남에 분포하고, 中國의 대부분 지방에 분포한다.

【炮 製】 澤 漆 : 雜質을 제거하고 小段으로 썰어 曬乾한다.

【性味・歸經】 味는 辛・苦하고 性은 微寒・有毒하며, 肺・大腸・小腸經에 작용한다.

效 能	主 治
利水消腫	四肢面目의 浮腫, 腹水
化痰止咳	肺熱喘嗽, 氣喘痰多
化痰散結	瘰癧

이 약물은 性이 微寒・有毒하고 辛苦하며 肺經에 작용한다. 苦・寒의 性味로 下行하여 利水退腫하는 작용이 비교적 강하여 腹水脹滿과 四肢面目 등 浮腫을 치료하고, 또한 化痰止咳・平喘하는 효능으로 肺熱喘嗽와 痰飮喘咳 등의 병증을 치료하는 良藥이다. 이 외에도 이 약물을 熬膏하여 內服 또는 外用하면 瘰癧結核, 癬瘡을 치료한다. 다만 體壯하고 實證이 아니면 服用을 忌한다.

【臨床應用】 ① 이 약물은 비교적 강한 利水消腫작용이 있으므로 水腫, 腹水 등의 병증을 치료한다. [神農本草經]에 이미 澤漆의 기재가 있으며, "主大腹水氣, 四肢面目浮腫"이라고 하였고, [聖惠方]에서는 十種水氣에 澤漆을 묽은 엿처럼 졸여서 溫酒로 調服한다고 하였다. 또한 鱧魚湯이 있는데, 이는 갑작스럽게 발생한 身面浮腫을 치료하는 方으로서, 澤漆에 澤瀉 赤苓 桑白皮 등 利水 약물과 鱧魚를 함께 달여 먹는 것이다.

② 이 약물은 化痰止咳할 수 있으며, 咳嗽痰多의 氣急證을 치료한다. 그 예로 澤漆湯[金匱要略]은 咳하며 脈沈한 것을 치료하는데, 이 方은 澤漆과 半夏 白前 黃芩 甘草 등을 배합하여 응용한 方이다.

水腫實證의 腹水腹脹, 全身浮腫 등의 병증에 單味를 膏로 하거나 粉末을 大棗로 丸을 지어 복용한다. 또한 白朮 茯苓 등을 배합하여 煎服한다.

근래에는 임상에서 慢性氣管支炎에 單味로 煎服하거나 혹은 複方으로 이용하는데 모두 일정한 치료효과가 있다.

③ 이 약물은 化痰散結 효능이 있어 瘰癧을 치료한다. 瘰癧이 이미 潰하여 瘻管을 형성하고 膿液이 계속 나오는 증후에 瘡口를 洗淨하고 澤漆熬膏를 紗布 위에 발라 붙이거나 혹은 紗布條를 澤漆膏 희석액에 浸하였다가 瘻管에 塞入한다.

【用量・用法】 4~12g. 水煎服. 外用에는 適量을 사용하는데, 대체로 달여서 연고를 만들어 국소에 붙인다.

【使用注意】 氣血兩虛에는 忌한다.

本草選錄: [本草滙言] "澤漆, 主治功力, 與大戟, 較之大戟, 澤漆稍和緩, 而不甚傷元氣也. 然性亦喜走泄, 如胃虛人亦宜少用."

[本草述] "遇閱方書之用玆味, 唯水腫上氣與痢後浮腫, 然觀其必與白朮, 桑白皮, 郁李仁同用, 則必有以爲益脾之助, 而化氣開結者, 亦玆物相助爲理, 尤借其前異以爲功耳."

[長沙藥解] "澤漆, 苦寒之性, 長於泄水, 故能治痰飮阻格之咳."

【化學分析】 전분 23%, 단백질 7%, 정유(약간의 furfural을 함유한다), 수지, 당류(D-glucose, sucrose 등), acetylcholine, 四環性 triterpenoide(alisol A, B, C 등)를 함유한다.

【藥理研究】 澤瀉은 *in vitro*에서 結核菌에 대해 作用하지 않지만 매우 높은 濃度(1:50~100)에서는 結核菌의 生成을 억제한다.

제 2절 利尿通淋藥

이 약물들의 性質은 寒凉하여 주로 利尿通淋하는 효능이 있으므로 尿頻不利와 熱淋으로 인한 小便灼熱, 短澀刺痛, 尿血 등의 병증, 혹은 結石이 있거나 小便混濁인 증후에 사용한다. 또한 濕에 의한 경우도 주요한 적응범위가 된다.

利尿通淋藥은 上述한 증후에 대하여 각각의 장점이 있으므로 病情을 참작하여 選用하여야 한다.

임상에서 약물을 배합하는 데는 보통 清熱瀉火약물과 배합하는 외에, 만일 陰虛內熱로 小便이 短少하면 養陰 약물을 배합하고, 血淋證에는 보통 涼血止血약물을 배합하며, 小便淋瀝과 脾腎虛損에는 補脾益腎약물을 배합하여 치료하여야 한다. 이상과 같이 병증에 따라 적당하게 배합으로써 良好한 치료 효과를 얻을 수 있다.

차전자 車前子[KP]

Plantaginis Semen
Plantago seed

【出 典】 神農本草經

【異 名】 車前實·蝦蟆衣子

【起 原】 질경이과(Plantaginaceae) 질경이 *Plantago asiatica* Linné 또는 털질경이 *Plantago depressa* Willdenow의 잘 익은 씨이다.*

【採 取】 가을에 종자가 성숙하였을 때 花穗를 베어 건조한 후 문질러서 종자를 取하여 曬乾한다.

【性 狀】 이 약은 씨로 납작한 타원형이며 길이 2~2.5㎜, 너비 0.7~1㎜, 두께 0.3~0.5㎜이다. 바깥 면은 광택이 있는 갈색~황갈색을 띤다. 이 약 100알의 질량은 약 50mg이다. 이 약은 냄새가 없고 맛은 약간 쓰며 점액성이다.

【産 地】 우리나라 전국에 분포한다. 中國의 江西, 河南 지역이 주산지이다.

【炮 製】 ① 車前子 : 잡질을 제거하고 깨끗이 씻어 曬乾한다.

② 炒車前子 : 車前子를 炒製 용기에 넣고 文火로 香氣가 나고 부풀어 터지는 소리가 날 정도로 炒한다.

* CP : 車前子(Cheqianzi), PLANTAGINIS SEMEN
車前科 植物 車前 *Plantago asiatica* L. 또는 平車前 *Plantago depressa* Willd.의 成熟 種子。

③ 鹽車前子 : 車前子를 炒製 용기에 넣고 文火로 볶다가 부풀어 오르면 신속히 식염수를 뿌리고 香氣날 정도로 炒한다(車前子 100kg당 食鹽 2kg).

【性味 · 歸經】 味는 甘하고 性은 寒하며, 肝 · 腎 · 肺 · 小腸經에 작용한다.

效 能	主 治
利水 · 淸濕熱	水腫, 淋病, 小便不利
滲濕止瀉	濕勝泄瀉
淸肝明目	肝熱로 인한 目赤, 腫痛, 目暗
淸肺化痰	肺熱咳嗽, 痰多黃稠

이 약물의 性味는 甘 · 寒으로 滑利하고 性은 오직 降泄하므로 水道를 通利하여 滲濕泄熱하는 효능이 있어서 濕熱의 邪氣를 小便을 통해서 排出시키므로 溫熱內蘊으로 인한 여러 병증을 치료하게 된다.

泄瀉를 치료하는데, 이는 水道를 利하게 하여 淸濁을 분리하는 작용을 취하는 것으로써 小便이 利하면 泄瀉가 멈추게 된다. 또한 明目의 效能은 肝經의 熱을 淸熱하므로써 肝火上炎으로 인한 目赤腫痛을 치료한다. 肝腎不足으로 인한 眼目昏花에는 地黃 枸杞子 등 肝腎을 補하는 약물과 병용하지 않으면 안 된다.

임상에서는 肺熱咳嗽의 치료에 응용되고 있는데, 이는 祛痰止咳의 작용이 있기 때문이다.

【臨床應用】 ① 이 약물의 性味는 甘 · 寒으로 利水하며, 아울러 下焦濕熱을 淸하게 하는 효능이 있으므로 水腫 및 濕熱淋病에 적용한다. 水腫病에는 白朮 茯苓 澤瀉 등의 健脾利濕 약물을 배합한다.

淋病의 치료에는 濕熱로 인한 水腫 · 小便不利 · 排尿痛 · 濁尿 등의 증후에 單味를 가루내어 呑服하거나 또는 複方으로 사용하는데, 이때는 木通 滑石 梔子 등의 淸熱利濕藥을 배합하며, 그 예가 八正散 · 五淋散[和劑局方] 등이다.

② 車前子에는 滲濕止瀉 작용이 있으므로 濕勝으로 인한 泄瀉를 치료하는 경우에 적합하다. 濕이 勝할 경우에는 濡泄하는데, 이때는 車前子를 응용하여 小便을 利하게 하여서 大便을 實하게 한다. 單味를 가루 내어 呑服하거나, 白朮 茯苓 등을 배합한다.

暑濕으로 인한 嘔吐, 泄瀉, 小便不利 등의 증후에는 香薷 藿香 등의 化濕 약물을 배합하는데, 그 예가 車前子散[證治準繩]이다.

③ 車前子는 淸肝明目하는 효능이 있으므로 目疾을 치료하는 常用藥이다. 肝火上炎으로 인한 目赤腫痛, 肝腎이 虛하여 발생하는 目暗昏花을 막론하고 모두 病情에 따라 배합한다.

肝火로 인한 경우에는 黃連 菊花 등의 淸肝 약물을 배합하고, 肝腎虛로 인한 視力減退, 角膜混濁, 流淚, 目昏暗 등의 증후에는 熟地黃 菟絲子를 배합하는데, 그 예가 駐景丸[聖惠方]이다.

이 외도 肝熱에 의한 頭昏, 頭痛에도 車前子를 사용하여 肝經의 熱을 淸하게 한다.

④ 車前子는 淸肺化痰할 수 있으며 肺熱咳嗽를 치료하는데, 痰多色黃의 증후에는 黃芩 魚腥草 貝母 등을 배합하고, 肺陰虛인 경우에는 麥門冬 南沙參을 배합한다.

【用量 · 用法】 5~10g. 水煎服. 가아제에 싸서 달인다. 利水止瀉에는 炒하여 사용하고, 化痰에는 生用한다.

【使用注意】 濕熱이 없는 증후, 姙婦에는 忌한다.

> **本草選錄**: [神農本草經] "主氣癃, 止痛, 利水道小便, 除濕痹."
>
> [藥性本草] "去風毒, 肝中風熱, 毒風衝眼, 赤痛障翳, 腦痛淚出, 壓丹石毒, 去心胸煩熱."
>
> [本草綱目] "歐陽公常得暴下病, 國醫不能治. 夫人實市人藥一貼, 進之而愈. 力叩其方, 則車前日一味爲末, 米飮服二錢七. 云此藥利水道而不動氣, 水道利則淸濁分, 則穀臟止矣."
>
> [方藥合編] "車前氣寒眼赤疾 小便通利大便實"

【化學分析】 차전자에는 mucilage, aucubin, choline, ursolic acid, adenine, succin, succinic acid, plantenolic acid, 지방산으로서 palmitic, stearic, oleic, arachi, linolic adids 등과 그 외 vitamin B_1, 단백질, 수지 등을 함유한다.

【藥理硏究】 ① 보고에 의하면 車前草 및 車前子는 이뇨작용을 한다고 한다. 최근의 실험에 의하면 車前子 湯劑를 복용하면 건강한 사람과 동물에 모두 뚜렷한 이뇨작용을 한다.

② 車前草 및 종자는 모두 뚜렷한 祛痰작용 및 일정한 止咳작용을 한다.

③ 車前草의 잎에서 얻은 pectin전분은 위궤양에 길항하고 또 염화발륨과 히스타민으로 초래되는 장경련에도 길항한다.

④ 車前草는 피부진균을 억제하고 또 황색포도상구균에 아주 민감하며, *Shigella sonnei*에는 중도의 민감성을 보이고 대장균, 녹농균, 티푸스균에 약간 민감하다. 알코올 추출물 15㎎/㎖는 렙토스피라속을 殺傷한다.

『附 藥』 차 전 초 車前草 Plantaginis Herba

이 약물은 질경이(車前)의 全草이다. 性味와 效能은 車前子와 같다(⇒ *p414* 車前子). 특히 淸熱解毒에 뛰어나므로 血熱, 吐血, 衄血, 尿血 및 皮膚의 瘡毒, 炎症性下痢(熱痢)에 적용한다(⇒ *p416* 車前子).

【用量 · 用法】 10~15g. 鮮品은 15~30g. 外用에는 適量.

> **本草選錄**: [名醫別錄] "主金瘡, 止血, 鼻衄, 瘀血, 血瘕, 下血, 小便赤, 止煩, 下氣, 除小蟲."
>
> [藥性本草] 云. "能補五臟, 明目, 利小便, 通五淋."
>
> [本草滙言] "主熱病膿血, 乳蛾喉閉."

목통 木通[KP]

Akebiae Caulis
Akebia stem

【出 典】神農本草經

【異 名】通草・丁翁・葍藤・萬年藤・白木通

【起 原】으름덩굴과(Lardizabalaceae) 으름덩굴 *Akebia quinata* Decaisne의 줄기이다.*

【採 取】9월에 줄기 부위의 外皮를 벗겨 陰乾한다.

【性 狀】이 약은 주피를 제거한 줄기로 원형 또는 타원형의 자른 조각이다. 두께 2~3㎜, 지름은 1~3㎝이다. 바깥쪽의 코르크층은 회갈색이며 원형 또는 가로로 긴 타원형의 피목이 있다. 피부는 어두운 회갈색이며 목부는 연한 갈색의 도관부와 회백색의 방사조직이 엇갈려서 방사상으로 배열되어 있다. 수는 연한 회황색으로 뚜렷하다. 이 약은 냄새가 거의 없고 맛은 약간 아리다.

【産 地】우리나라 각지에 분포한다. 關木通(등칡)은 吉林 黑龍江, 遼寧 등지에 분포하며, 小木通과 綉球藤은 四川 등의 지역이 주산지이다.

【炮 製】木 通 : 잡질을 제거하고 厚片으로 썰어 曬乾한다.

【性味・歸經】味는 苦하고 性은 寒하며, 心・小腸・膀胱經에 작용한다.

效 能	主 治
利水通淋	淋病 : 熱淋, 血淋
瀉心火	口舌生瘡, 心煩尿赤, 焦躁不安
通血脈・通乳	痹痛, 産後乳少

이 약물의 性味는 苦味가 심하고 寒하다. 苦・寒으로 通利清降하여 위로는 清心降火, 아래로는 利水泄熱하므로 濕熱의 邪氣가 下行하여 小便으로 排出하는 降火利尿하는 효능이 있다. 그러므로 濕熱이 內盛함으로 인한 모든 병증에 적용한다. 그러나 泄降通利의 약물이므로 孕婦, 脾胃虛寒으로 인한 尿意頻數에는 사용하지 않는다.

【臨床應用】① 木通은 利水通淋하는 효능이 있으므로 膀胱濕熱로 인한 小便淋瀝, 澀痛의 병증에 적용하며, 항상 車前子 梔子 滑石 大黃 등을 배합하여 사용하는데, 그 예가 八正散[和劑局方]이다.

血淋에는 蒲黃 藕節을 배합하고, 石淋에는 金錢草 海金砂 등을 배합하며, 또한 水腫, 腹水 등의 병증에 사용할 수 있지만, 淋病에 주로 많이 사용한다.

---

* CP : 木通(Mutong) AKEBIAE CAULIS
木通科 植物 木通 *Akebia quinata* (Thunb.) Decne., 三葉木通 *Akebia trifoliata* (Thunb.) Koidz. 또는 白木通 *Akebia trifoliata* (Thunb.) Koidz. var. *australis* (Diels) Rehd.의 藤莖。

② 이 약물은 心과 小腸의 火를 瀉할 수 있고, 心火上炎을 치료한다. 心火亢盛으로 인한 口舌生瘡, 心煩尿赤, 焦躁不安 증후에는 生地黃 竹葉 甘草 등 淸心瀉火하는 약물을 배합하는데, 그 예가 導赤散[小兒藥證直決]이다.

③ 木通은 血脈을 通하게 하여 痹痛을 치료한다. 木通湯[醫宗金鑑]은 痹痛을 치료하는데 單味를 水煎服한다. 또한 이 약물은 祛風去痹하는 方劑에 加하여 응용한다.

이 외에도 이 약물은 通乳작용이 있으므로 산후의 乳汁分泌不全에 穿山甲 王不留行 通草 漏蘆 등의 약물을 배합하고, 民間方에서는 이 약물에 돼지족발과 함께 煨하여 복용한다.

【用量 · 用法】 3~9g. 水煎服.

【使用注意】 苦 · 寒으로 通利하므로 濕熱이 없는 경우와 中焦虛寒, 津虧氣弱으로 인한 精滑, 尿頻遺尿 및 *孕婦*에는 忌한다.

> **本草選錄** : [藥性論] "主治五淋, 開關格, 治人多睡, 主水腫浮大, 除煩熱."
> [本草滙言] "木通, 利九竅, 除鬱熱, 導小腸, 治淋濁, 定驚癎狂越, 爲心與小腸要劑."
> [本草新編] "木通, 逐水氣, 利小便, 亦佐使之藥, 不可不用, 而又不可多用, 多用則泄人元氣."
> [方藥合編] "木通性寒滯可寧　小腸熱閉及通經"

【化學分析】 akebin을 함유하고 있으며 akebin이 물분해되면 hederagenin, oleanolic acid, 포도당과 rhamnose이 생성된다. 또 칼슘이 0.254% 함유되어 있다.

【藥理硏究】 ① 이뇨 및 강심작용을 한다. 木通의 물 추출물과 湯劑는 많은 종류의 致病性 진균에 대하여 정도의 차이는 있으나 억제작용을 한다. aristolochic acid은 또 대식세포의 탐식기능을 높인다.

② 抗菌試驗에서는 적리균, 티푸스균 및 피부사상균에 대하여 억제작용이 있다.

활석 滑石[KHP]

Talcum
Talc

【出 典】 神農本草經

【異 名】 液石 · 脫石 · 夕冷 · 畫石

【起 原】 천연의 함수규산마그네슘이며 때때로 소량의 규산알루미늄을 함유한다.*

【性 狀】 이 약은 대부분 괴상의 집합체로써 불규칙한 괴상을 이룬다. 백색~황백색이고 광택이 있다. 질은 연하고 부드럽고 매끄러우며 손으로 만지면 매끄러운 느낌이 있다. 이 약은 물, 에탄올 또는 에테르에는 거의 녹지 않는다. 이 약은 약간 냄새가 있고 맛은 없다.

【產 地】 우리나라 전국의 광산에서 나는데 특히 忠州에서 많이 나며 특품이다.

* CP : 滑石(Huashi) TALCUM
硅酸鹽類 礦物 滑石族 滑石, 〔$Mg_3(Si_4O_{10})(OH)_2$〕。

【炮 製】① 滑石 : 잡석을 제거하고 깨끗이 씻은 후, 건조하여 搗碎한다.

② 滑石粉 : 갈아 細粉하거나 水飛하여 그늘진 곳에서 건조한다.

【性味·歸經】味는 甘·淡하고 性은 寒하며, 膀胱·肺·胃經에 작용한다.

效 能	主 治
清熱利濕	淋病 : 熱淋(尿路系炎症), 石淋(尿路結石), 血淋(尿路系의 炎症性出血).
清暑濕	暑濕證, 濕溫病
外用 : 清熱收濕	濕疹, 濕瘡, 痱子

이 약물은 寒하고 質이 重하면서 滑하며, 淡으로 滲濕하고, 寒으로 清熱하며, 滑은 利竅하고, 重은 清降하므로, 清熱利水濕·清暑濕에 작용하여 暑月에 常用하는 약물이며, 內服과 外用하면 收濕斂瘡에 작용하여 濕疹, 濕瘡, 痱子 등에 적용한다.

이 약물을 內服하면 膀胱의 熱을 瀉하여 小便을 通利시키는 효능이 있어 濕熱이 下注하여 나타나는 淋病과 尿閉 등 병증을 通利하며, 또한 寒·滑로 하여금 通利하고 暑熱을 清解하며 利濕清暑熱로 인한 暑邪의 煩渴과 濕蘊으로 인한 胸悶 등의 병증을 치료한다. 暑濕으로 야기되는 泄瀉에 더욱 良好하다.

外用하면 清熱收濕·斂瘡에 작용하여 濕疹, 濕疹, 痱子 등을 치료하며, 濕熱이 없는 경우에는 忌한다.

【臨床應用】① 이 약물은 性이 寒하며, 膀胱熱結을 잘 清하고, 水道를 通利하며, 濕熱淋病을 치료하는 常用藥이다. 滑石을 가루로 만들어 木通을 달인 湯液으로 복용하는 滑石散[聖濟總錄]은 熱淋, 小便赤澀 熱痛을 치료한다.

濕熱蘊結로 인한 熱淋(尿路系炎症), 石淋(尿路結石), 血淋(尿路系의 炎症性出血)의 小便不利, 排尿痛 등의 증후에 滑石과 車前子 梔子 木通 瞿麥 海金砂 등을 배합하는데, 그 예가 八正散[和劑局方], 二金排石湯[中藥方劑學] 등이다.

濕熱로 인한 泄瀉腹痛에는 茯苓 薏苡仁 車前子 등을 배합하는데, 그 예가 三加減正氣散[溫病條辨], 猪苓湯[傷寒論], 黃芩滑石湯[溫病條辨] 등이다.

② 이 약물은 暑濕을 清解하므로 暑濕證으로 인한 心煩口渴, 小便不利 혹은 水瀉 등의 증후에 炙甘草를 같이 배합하는데, 그 예가 六一散[傷寒直格]이다.

濕溫病의 경우 濕熱이 氣分에 蘊阻했을 경우에는 黃芩 通草 등을 배합하면 滲濕泄熱할 수 있는데, 그 예가 黃芩滑石湯[溫病條辨]이다.

③ 滑石을 外用하면 清熱收濕하며 皮膚濕疹, 濕瘡, 痱子 등을 치료한다. 單用하거나 혹은 煅石膏 爐甘石을 같은 양으로 배합하여 가루를 내어 患處에 撒布한다.

【用量·用法】10~15g. 水煎服(가아제에 싸서 달인다). 外用에는 適量.

【使用注意】脾虛氣弱, 精滑, 熱病傷津, 姙婦에는 忌한다.

本草選錄：[神農本草經] "主身熱泄辟, 女子乳難, 癃閉, 利小便, 蕩胃中積聚寒熱, 益精氣."

[名醫別錄] "通九竅, 六府, 津液, 去留結, 止渴, 令人利中."

[藥性論] "能療五淋, 主難產, 服其末. 又末與丹參密猪脂爲膏, 入其月, 卽空心酒下彈丸大, 臨産倍服, 冷滑胎易生. 除煩熱, 心躁偏, 主石淋."

[本草衍義補遺] "燥濕, 分水道, 實大府, 化食毒, 行積滯, 逐凝血, 解燥渴, 補脾胃, 降妄火之要藥也."

[本草綱目] "療黃疸水腫脚氣, 吐血衄血, 金瘡血出, 諸瘡腫毒."

[方藥合編] "滑石沈寒滑利竅　解渴除煩濕熱療"

【化學分析】 含水硅酸마그네슘 talc 〔$Mg_3(Si_4O_{10})(OH)_2$〕이다. 그 조성은 MgO 약 31%, SiO_2 63%, 그 외 점토, 석회, Fe 등을 함유한다.

【藥理硏究】 滑石粉은 과립이 작고 총면적이 크므로 화학 자극이 있는 물질과 독물을 대량으로 흡수할 수 있어 피부 점막을 보호한다. 내복하면 염증이 있는 위장 점막을 보호하여 鎭吐·止瀉 작용을 하는 외에도 또한 독물이 위장에서 흡수되는 것을 방지한다.

滑石도 완전히 독이 없는 것은 아니다. 복부, 직장, 음도 등 부위에서 모두 肉芽腫을 일으킬 수 있다. 滑石은 또 흔히 피임 기구 및 會陰 살포제로 사용되고 있는데 조사에 의하면 활석분을 사용하는 사람의 난소암 발생률은 사용하지 않는 사람의 3배이다.

통초 通草[KHP]

Tetrapanacis Medulla
Rice paper plant pith

【出 典】 本草拾遺

【異 名】 通脫木·葱草·白通草

【起 原】 두릅나무과(Araliaceae) 통탈목 *Tetrapanax papyriferus* K. Koch의 줄기의 수(髓)이다.*

【採 取】 가을에 2~3년생을 골라 地上莖을 베어 쪼개서 髓部를 채취하여 曬乾한다.

【性 狀】 이 약은 원주형의 수부로 길이 3~6㎝, 지름 12~30㎜이다. 색은 유백색으로 질은 가벼우며 유연하고 탄력성이 있어 꺾어지기 쉽다. 꺾은 면은 평탄하며 수부는 지름 5~15㎜로 백색 반투명의 얇은 막상이며 층층으로 되어 있다. 이 약은 냄새와 맛이 없다.

【産 地】 우리나라는 濟州道에서 栽植하고, 中國의 臺灣, 廣西, 雲南, 貴州, 四川省 지역이 주산지이다.

【炮 製】 通 草 : 잡질을 제거하고 小段으로 썰어 曬乾한다.

【性味·歸經】 味는 甘·淡하고 性은 微寒하며, 肺·腎經에 작용한다.

---

* CP : 通草(Tongcao) TETRAPANACIS MEDULLA
五加科 植物 通脫木 *Tetrapanax papyrifer* (Hook.) K. Koch의 莖髓。

效 能	主 治
利水滲濕	淋病, 小便不利, 濕溫證
通 乳	産後의 乳汁不通

이 약물은 甘淡·寒의 性味로 淡味는 滲濕하여 淸降하는 效能이 있어 肺經에 작용하여 水道를 通調하고, 熱을 끌어내어 小便을 통해 배출하며, 胃經에 작용하여 通氣上達하여 淸熱利水·通氣下乳의 효능이 있다. 濕溫尿赤, 淋病, 尿閉, 水腫 및 浮汁不下에 사용한다. 약물은 通乳效能이 木通과 비슷한데 다만 利水泄熱하는 작용은 木通에 미치지 못하고 오직 通利하되 陰液을 損傷하지 않으므로 濕熱로 인한 輕證에 적용한다.

【臨床應用】① 이 약물은 利水滲濕하는 효능이 있어 小便不利, 淋病 및 濕溫證 등을 치료한다. 膀胱濕熱로 小便이 淋瀝澀痛하는 증후에는 石葦 瞿麥 등 利水通淋하는 약물을 배합하고, 濕溫病에 濕熱이 氣分에 蘊蒸하여 小便熱澀 不爽하는 증후에는 淡滲利濕하는데, 그 예가 通草와 白蔻仁 滑石 薏苡仁 등 化濕利濕藥을 배합한 三仁湯[溫病條辨]이다.

② 이 약물은 또한 通乳하는 효능이 있으므로 産後의 乳汁不通에 사용하는데, 穿山甲 王不留行을 배합할 수 있고, 민간에서는 이 경우 通草와 돼지족발을 함께 煨食하기도 하는데, 그 맛이 木通의 쓴맛과는 같지 않으므로 먹기에 용이하다.

乳汁의 分泌不全에 穿山甲 川芎 猪蹄 등을 배합하는데, 그 예가 通乳湯[醫宗金鑑]이다.

【用量·用法】3~5g. 水煎服.

【使用注意】氣血兩虛, 孕婦에는 忌한다.

本草選錄:[本草綱目]"通草, 色白而氣寒, 味淡而體輕, 故入手太陰肺, 引熱下降而利小便; 入陽明胃, 通氣上達而下乳汁."

[本草正義]"淸熱利水, 性與木通相以, 但無其苦, 則泄降之力緩而無峻歷之弊, 雖能通利, 不甚傷陰, 濕熱之不甚者宜之. 若熱甚閉結之症. 必不能及木通之捷效."

[方藥合編]"通草味甘治膀胱 消癰散腫通乳房"

해금사 海金沙[KHP]

Lygodii Spora
Lygodium spores

【出 典】嘉祐本草

【異 名】左轉藤灰·海金砂

【起 原】실고사리과(Schizaeaceae) 실고사리 *Lygodium japonicum* Swartz의 포자이다.*

【採 取】가을에 胞子가 성숙하여 脫落되지 않았을 때 藤葉을 베어 曬乾한 후 孢子를 털어 줄기와 잎을 제거하고 曬乾한다.

* CP : 海金沙(Haijinsha) LYGODII SPORA
海金沙科 植物 海金沙 *Lygodium japonicum* (Thunb.) Sw.의 成熟 胞子。

【性 狀】이 약은 가볍고 고운 가루로 엷은 황갈색~갈색이며 쉽게 유동된다. 불길에 넣으면 터지는 소리를 내면서 타고 재는 남지 않는다. 이 약은 냄새가 약하고 맛은 덤덤하다.

【產 地】우리나라의 전라도, 경상도 이남에 분포하며, 中國의 廣東·浙江이 주산지이다.

【性味·歸經】味는 甘·淡하고 性은 寒하며, 膀胱·小腸經에 작용한다.

效 能	主 治
利水通淋·排石	淋病(石淋·砂淋·熱淋·膏淋), 肝膽結石
利水消腫	脾濕腫滿

이 약물의 甘淡·寒의 性味는 甘淡으로 利尿하고 寒性은 淸熱하며, 그 性은 下降하여 小腸과 膀胱의 濕熱을 淸하게 하여 오직 利水하는 효능이 있으므로 淋證을 치료하는 要藥이다. 熱淋으로 인한 陰莖中痛에 특히 有效하다. 그러나 이 약물은 滲利하는 약물이므로 傷陰하기 쉽기 때문에 腎陰不足에는 신중히 사용한다.

【臨床應用】① 이 약물은 利水通淋하고 아울러 排石할 수 있으며, 淋病을 치료하는 要藥이 되는데, 熱淋, 血淋, 膏淋, 石淋을 막론하고 모두 병증에 따라 배합한다.

膀胱에 濕熱이 內盛하여 발생한 熱淋이면 黃柏 梔子 등을 배합하고, 濕熱이 血絡을 擾動하여 발생한 血淋에는 生地黃 蒲黃 등을 배합하며, 石淋의 경우에는 金錢草 鷄內金 石葦 등을 배합하고, 膏淋의 경우에는 滑石 甘草를 배합하여 가루로 해서 麥門冬 혹은 燈心草를 달여 食前에 함께 복용하는데, 그 예가 海金砂散[證治準繩]이다.

이 약물은 排石하는 작용이 있어 肝膽結石에 사용할 수 있다. 이 경우에는 항상 金錢草 鷄內金 鬱金 등을 배합한다.

② 이 약물은 또한 利濕消腫의 효능은 脾濕腫滿의 증후를 치료한다. 通身腫滿, 喘不得臥, 腹脹如皷 등의 증후에 牽牛子 甘遂를 배합하는데, 그 예가 海金沙散[醫學發明]이다.

【用量·用法】6~15g. 水煎服(入煎劑宜包煎).

【使用注意】小便不利와 모든 淋證이 腎水의 眞陰不足으로 인한 경우는 忌한다.

> 本草選錄 : [本草綱目] "治濕熱腫滿, 小便熱淋, 膏淋, 血淋, 石淋莖痛, 解熱毒氣."
> [景岳全書] "善通利水道, 解郁熱濕熱及傷寒熱狂, 小便癃閉腫滿, 熱淋膏濁, 血淋石淋, 莖中疼痛, 解諸熱毒. 或丸或散皆可用."
> [方藥合編] "海金砂寒通小腸 濕熱腫滿淋亦當"

【化學分析】胞子에는 지방산을 함유하고, 全草에는 flavone류 화합물, phenol류, 아미노산, 당류 등을 함유한다.

【藥理硏究】① 느리면서도 지속적인 이담작용을 한다. 이 작용은 같은 양의 deoxycholic acid나트륨과 비슷하다. 감정에 의하면 그 성분은 trans-p-coumaric acid와 caffeic acid이다.

② 淸熱의 효능은 全草가 우수하고 이뇨작용은 포자가 우수하다. 특히 염증성 요로질환에

대하여 항염증항균작용이 있다.

③ 그 湯劑는 황색포도상구균, 녹농균, F氏赤痢菌, 티푸스균을 억제한다.

석위 石韋[KHP]

Pyrrosiae Folium
Pyrrosia leaf

【出 典】神農本草經

【異 名】石葦·石欄·石韉·石皮·金星草

【起 原】고란초과(Polypodiaceae) 석위 *Pyrrosia lingua* (Thunberg) Farwell, 애기석위 *Pyrrosia petiolosa* Ching 또는 세뿔석위 *Pyrrosia tricuspis* Tagawa의 잎이다.*

【採 取】봄·여름·가을에 채취하여 根莖과 根을 제거하고 曬乾한다.

【性 狀】이 약은 피침형~난상피침형으로 잎이 두껍고 길이 10~27㎝, 너비 1~3㎝이다. 잎의 윗면은 황록색이며 뒷면은 회백색~갈황색으로 갈색의 털이 있고 주맥이 융기되어 있으며 엷은 황색의 포자낭이 덮여있다. 이 약은 거의 냄새가 없고 맛은 조금 쓰다.

【產 地】우리나라 전국의 樹林이나 石上에 자생하고, 中國의 長江 이남의 대부분 지역에 분포하며, 中國의 浙江, 江蘇, 湖北, 河南, 河北 지역이 주산지이다.

【炮 製】石 葦 : 잡질을 제거하고 깨끗이 씻은 후 小段으로 썰어 曬乾한다.

【性味·歸經】味는 甘·苦하고 性은 微寒하며, 肺·膀胱經에 작용한다.

效 能	主 治
利水通淋	淋病(熱淋·血淋·石淋), 水腫
化痰止咳	咳嗽
涼血止血	崩漏, 吐血, 衄血

이 약물은 苦·微寒의 性味로 위로는 清肺하고, 아래로는 膀胱을 利하므로, 肺金이 清하여 化源을 滋養하고 膀胱을 通하여 小便이 利하게 하므로, 清熱·利水·通淋에 常用하는 약물이다. 熱에 속하는 小便淋漓나 澀痛의 淋證에 더욱 좋고, 또한 涼血止血하는 효능이 있어 血淋을 치료하는데, 더욱 좋은 효과가 있다.

【臨床應用】① 이 약물은 利水通淋하는 효능이 있어 淋病을 치료하는 常用藥으로 熱淋, 石淋, 血淋으로 인한 小便淋瀝, 澀痛, 혹은 소변 중에 砂石 및 血 등이 수반되는 여러 증후에 적용한다.

熱淋에는 車前子 木通 등을 배합하고, 石淋에는 金錢草 海金沙 滑石 등을 배합한다.

熱淋·血淋·石淋 등으로 인한 排尿困難, 排尿痛 등에 車前子 滑石 木通 瞿麥 등을

* CP : 石韋(Shiwei) PYRROSIAE FOLIUM
水龍骨科 植物 盧山石韋 *Pyrrosia sheareri* (Bak.) Ching, 石韋 *Pyrrosia lingua* (Thunb.) Farwell 또는 有柄石韋 *Pyrrosia petiolosa* (Christ) Ching의 葉。

배합하는데, 그 예가 石葦散[普劑方] 등이다.

이 약물은 止血할 수 있어서 血淋, 尿血에 常用되는데, 白茅根 山梔子 蒲黄 등을 배합한다.

또한 利水消腫할 수 있어 水腫을 치료하는데, 이 경우에는 車前子 澤瀉 茯苓 등 利水滲濕藥을 배합한다.

② 이 약물은 化痰止咳하는 효능이 있어 咳嗽痰多의 병증을 치료한다. 그 예로 咳嗽를 치료하는 石葦散[聖濟總錄]이 있다. 이 方은 石葦와 檳榔을 가루로 해서 生薑湯으로 복용한다.

근래에는 石葦에 비교적 좋은 祛痰·止咳의 효능이 있는 것이 증명되었는데, 물로 달이거나 沖劑로 만들거나 그것의 提取物을 사용하여서 慢性氣管炎을 치료할 경우 비교적 좋은 치료 효과가 있다.

③ 石葦는 止血작용이 있으므로 吐血, 衄血, 婦女의 崩漏 및 外傷出血 등의 병증에 배합된다. 민간에서는 肺癆咳血을 치료할 때 單味를 삶아 복용하거나 石葦로 닭을 煨하여서 먹는다.

【用量·用法】 6~12g. 大量으로는 30~60g. 水煎服.

【使用注意】 陰虛와 濕熱이 없는 경우에는 忌한다.

> **本草選錄**: [神農本草經] "主勞熱邪氣, 五癃閉不通, 利小便水道."
> [本草綱目] "崩漏金瘡, 淸肺氣."
> [本經逢原] "石葦蔓延石上, 生葉如皮, 其性寒利, 故[本經]治勞熱邪氣, 指勞力傷津, 癃閉不通之熱邪而言, 非虛勞之謂. 治妊娠轉胞, 同車前煎服."

【化學分析】 fumarate, β-sitosterol, caffeic acid, daponin, flavon류, anthraquinone류, tannin 등을 함유하고 있다.

【藥理硏究】 ① isomangifevin은 비교적 좋은 化痰·鎭咳 작용을 한다. caffeic acid와 fumaric acid는 鎭咳 작용을 한다. 이 약물은 또 일정한 항균활성이 있다.

② 抗菌 시험에서는 황색포도구균, 變形菌, 대장균에 대하여 각기 정도의 차이가 있는 억제작용, 인플루엔자 바이러스를 억제하는 작용도 있다.

비해 萆薢[KHP]

Tokoro Rhizoma
Tokoro rhizome

【出 典】 神農本草經

【異 名】 粉萆薢·百枝·竹木·赤節·白菝葜

【起 原】 마과(Dioscoreaceae) 도코로마 *Dioscorea tokoro* Makino의 뿌리줄기이다.*

* CP : 粉萆薢(Fenbixie) DIOSCOREAE HYPOGLAUCAE RHIZOMA
薯蕷科 植物 粉背薯蕷 *Dioscorea hypoglauca* Palibin의 根莖。

【採 取】가을과 겨울에 캐어 鬚根을 제거하고 깨끗이 씻어 切片하여 曬乾한다.

【性 狀】이 약은 뿌리줄기로 원기둥 모양이고 불규칙한 분지가 있다. 바깥 면은 회갈색~갈색이며 면이 고르지 않고 구부러졌고 가는 뿌리가 붙어 있던 흔적이 있다. 길이 10~20㎝, 지름 15~20㎜이며 자른 면은 황백색으로 평탄하며 가루질이고 불규칙한 황색의 꽃무늬가 보인다. 질은 단단한 편이며 탄성이 있고 꺾어지기 쉽다. 이 약은 냄새가 없고 맛은 약간 달다.

【產 地】도꼬로마는 우리나라 각지에 분포하며, 粉背薯蕷는 中國의 浙江, 安徽, 江西 湖南 지역이 주산지이다.

【炮 製】雜質을 제거하고 깨끗이 씻어 厚片으로 썰어 曬乾한다.

【性味・歸經】味는 苦하고 性은 平하며, 腎・胃經에 작용한다.

效 能	主 治
利濕・分淸去濁	膏淋(乳糜尿), 白帶, 腰膝關節痛
祛風濕	痹證

이 약물의 性味는 苦・平으로 氣가 厚하지 않으며 利濕祛濁・祛風除痹하는 효능이 있어 小便混濁, 白帶過多, 腰膝關節痛 등에 적용하며, 膏淋에 小便이 混濁하고 色이 米泔(쌀뜨물)과 같이 類白色을 띤 淋濁과 帶下를 치료하는데, 주로 적용하며, 婦女의 白帶가 濕勝에 속한 병증을 치료한다. 그러므로 근래에 와서는 乳糜尿를 치료하는데, 비교적 좋은 치료효과를 얻고 있다.

이 약물은 또한 風濕을 제거하는 작용이 우수하므로 通絡止痛하여 風濕痹痛을 치료하는데, 寒濕이나 濕熱에 偏重한 병증을 막론하고 병증에 따라 적절하게 배합하여 응용한다.

【臨床應用】① 이 약물은 利濕으로 淸濁을 분리하고 제거하며, 膏淋, 白濁을 치료하는 要藥이다. 濕熱이 下注하므로 淸濁이 서로 혼합되어 小便이 混濁하여 乳白色을 띠고, 엉긴 덩어리가 보이거나 혹은 血絲가 동반되고, 尿道가 熱澀疼痛하며, 舌紅苔黃膩한 경우에 車前子 黃柏 滑石 등 淸熱利濕 약물을 배합한다.

만약 小便이 混濁하고, 마치 泔漿과 같이 희며, 排尿시에는 아프지 않고 熱象도 없는 경우에 石菖蒲 益智 烏藥을 배합하는데, 그 예가 萆薢分淸飮[楊氏家藏方]이다.

이 약물은 또한 濕이 勝한 婦女의 白帶에 적용할 수 있다.

② 萆薢는 風濕을 제거하므로 風濕痹痛을 치료하는데, 일반적으로 獨活 川芎 威靈仙 등과 같은 祛風通絡하는 약물을 배합한다.

寒濕에 편중된 증후에는 附子 桂枝 등을 배합하고, 濕熱에 속한 증후에는 秦艽 薏苡仁 防己 등을 배합한다.

腎이 虛하며 腰膝疼痛에는 杜仲 續斷 牛膝 등을 배합한다.

【用量・用法】12～20g. 水煎服.

【使用注意】腎陰虛滑精, 腎虛腰痛에는 忌한다.

本草選錄 : [神農本草經] "主腰背痛, 强骨節風寒濕周痹, 惡瘡不瘳, 熱氣."

[本草綱目] "厥陰主筋屬風, 陽明主肉屬濕. 萆薢之功長於去風濕. 所以能治緩弱頑痹, 遺濁・惡瘡諸病之屬風濕者. 萆薢・菝葜・土茯苓三物, 形雖不同, 而主治之功不相遠, 豈亦一類數种乎?

[炮炙論] 序云 : 囊皺漩多, 夜煎竹木. 竹木, 萆薢也. 漩多白濁, 皆是濕氣下流. 萆薢能治陽明之濕而固下焦, 故能去濁分淸."

[方藥合編] "萆薢甘溫三氣痺 腰背冷疼添精餌"

지부자 地膚子[KP]

Kochiae Fructus
Kochia fruit

【出 典】神農本草經

【異 名】地葵・地麥・益明・落帚子・千頭子

【起 原】명아주과(Chenopodiaceae) 댑싸리 *Kochia scoparia* Schrader의 잘 익은 열매이다.*

【採 取】가을에 果實이 성숙하였을 때 베어 曬乾한 후 果實을 털어서 雜質을 제거 曬乾한다.

【性 狀】이 약은 열매로 납작한 구형의 5각 별 모양이며, 지름 1～3㎜이다. 바깥은 숙존하는 화피로 덮여있고 바깥 면은 회녹색～연한 갈색이며 둘레에는 막질의 작은 날개 5개가 달려있다. 등 쪽의 중심에는 약간 돌기된 점상의 열매꼭지 자국과 5～10개의 방사상 늑선이 있다. 화피를 벗기면 반투명한 막질의 열매껍질이 있다. 씨는 납작한 난형이고 길이는 약 1㎜이며 흑색이다. 이 약은 약간 특유한 냄새가 있고 맛은 약간 쓰다.

【産 地】우리나라 전국의 농가에서 재배하고, 中國의 河北, 山西, 山東, 河南, 江蘇 지역이 주산지이다.

【炮 製】地膚子 : 雜質을 제거하고 曬乾한다.

【性味・歸經】味는 辛・苦하고 性은 寒하며, 膀胱經에 작용한다.

效 能	主 治
淸濕熱・利小便	濕熱淋病, 小便不利, 赤澀疼痛
利濕止痒	皮膚濕瘡, 疥癬, 風疹

* CP : 地膚子(Difuzi) KOCHIAE FRUCTUS
藜科 植物 地膚 *Kochia scoparia* (L.) Schrad.의 成熟 果實。

이 약물은 苦寒의 性味로 淸利疏散하며 밖으로는 皮膚의 風을 散하고 안으로는 膀胱濕熱을 淸하여 淸濕熱 · 利小便 · 祛風止痒하는 효능을 겸한다. 疥癬, 濕熱蘊積의 小便不利, 赤澀疼痛, 風濕邪의 外襲으로 인한 皮膚濕瘡, 全身瘙痒 등의 병증에 모두 적용한다.

다만 이 약물은 性이 비교적 和平하여 輔佐藥으로 사용하는 경우가 많으며 利水滲濕藥의 작용을 강화시키므로 이 약물을 利水藥이라고도 한다.

【臨床應用】 ① 이 약물은 淸熱利濕의 효능은 주로 濕熱淋病에 사용된다. [子母秘錄]에서는 地膚子가 임신 중의 淋證을 치료하는데 單味를 달여서 복용한다고 하였다. 근래에는 대부분 複方의 佐使藥으로 사용되며, 항상 車前子 滑石 木通 등과 같이 사용된다.

濕熱下注로 인한 膀胱의 排尿困難, 排尿痛 등의 증후에 瞿麥 猪苓 滑石 甘草梢 등을 배합하는데, 그 예가 地膚子湯[濟生方]이다.

② 地膚子는 利濕止痒할 수 있어서 皮膚病을 치료하는 常用藥이다. [名醫別錄]에는 "皮膚 중의 熱氣를 제거하고, 惡瘡을 散한다"라고 기재되어 있다. 근래에는 濕瘡, 風疹, 疥癬 등에 많이 사용된다. 항상 白蘚皮 苦參 蛇床子 등 같이 사용되는데, 煎湯해서 內服하거나 外洗한다.

【用量 · 用法】 9~15g. 水煎服. 外用에는 適量.

> 本草選錄 : [神農本草經] "主膀胱熱, 利小便, 補中, 益精氣."
> [本草求眞] "地膚子, 專入膀胱. 治淋利水, 淸熱, 功類於黃柏. 但黃柏其味苦烈, 此則味苦而甘, 黃柏大瀉膀胱濕熱, 此則其力稍遜. 凡小便因熱而見頻數及或不禁, 用此苦以入陰, 寒以勝熱, 而使濕熱盡從小便而出也. 但虛火偏旺, 而熱得恣, 固當用以淸利, 若不佐以補味同入, 則小旣利而益虛, 血虛則熱益生, 熱生則淋益甚矣."
> [方藥合編] "地膚子寒除瘙痒 去膀胱熱功最廣"

【化學分析】 saponin, 脂肪油, 비타민 A類 물질을 함유한다.

【藥理硏究】 抗菌試驗에서 이 약물은 *Trichophyton schoenleinii*, O氏芽胞絲狀菌, *Trichophyton ferrugineum*, *Microsporum lanosum*, *Nocardia aseroides* 등에서 볼 수 있는 皮膚絲狀菌에 대하여 각기 정도의 차이는 있으나 억제작용을 한다.

편축 萹蓄[KHP]

Polygoni Avicularis Herba
Common knotgrass herb

【出 典】 神農本草經

【異 名】 萹竹 · 萹蔓 · 扁蓄 · 扁畜

【起 原】 마디풀과(Polygonaceae) 마디풀 *Polygonum aviculare* Linné의 전초이다.*

【採 取】 여름철 잎이 무성할 때 베어 잡질 및 뿌리를 제거하고 曬乾한다.

* CP : 萹蓄(Bianxu) POLYGONI AVICULARIS HERBA
蓼科 植物 萹蓄 *Polygonum aviculare* L.의 地上部分。

【性 狀】 이 약은 가는 원주형의 줄기와 어긋난 긴 타원형의 잎으로 줄기의 길이 5~20㎝, 지름 1~3㎜, 잎의 길이 15~25㎜, 너비 3~15㎜이다. 바깥 면은 엷은 녹색~녹갈색이며 마디에는 엷은 황색~갈색의 얇은 엽초와 꽃이 붙어 있다. 이 약은 냄새가 없으며 맛은 떫다.

【產 地】 우리나라 전국의 길가에 자생한다. 中國의 대부분 지역에 고루 분포한다.

【炮 製】 雜質을 제거하고 小段으로 썰어 曬乾한다.

【性味 · 歸經】 味는 苦하고 性은 微寒하며, 膀胱經에 작용한다.

效 能	主 治
利水通淋	淋病, 熱淋으로 인한 小便淋瀝, 澀痛, 血淋
殺蟲 · 止痒	蛔蟲病, 蟯蟲病, 濕瘡, 疥癬

이 약물의 性味는 苦 · 寒하고, 苦味로 下行하고 膀胱經에 작용하여 膀胱의 濕熱을 淸熱하며, 利水通淋하는 효능이 우수하다. 또한 殺蟲止痒하는 효능이 있어 皮膚濕疹과 蟲積腹痛 등의 여러 병증을 치료하는데 內服 또는 外用한다.

【臨床應用】 ① 이 약물은 利水通淋하고 下焦의 濕熱을 淸하므로 淋病을 치료하는 常用 약물이다. 熱淋으로 小便淋瀝, 澀痛하는 증후에 木通 車前子 梔子 등 淸熱利濕藥을 같이 사용하는데, 그 예가 八正散[和劑局方]이다.

또한 單味를 煎湯하여 자주 복용할 수도 있고, 血淋에는 小薊 蒲黃 白茅根 등 涼血止血하는 약물을 배합한다. 또한 砂淋, 石淋에는 金錢草 海金砂 등을 배합하여 利尿하고 排石하게 한다.

② 萹蓄은 殺蟲止痒하는데, 그 용도에는 두 가지가 있다.

첫째는 蛔蟲, 蟯蟲을 驅殺한다. [神農本草經]에는 "殺三蟲"이라고 기재되어 있다. [經史證類備急本草]에 기재되어 있는 것을 근거로 하면 [食療方]에서는 蛔蟲心痛을 치료하는데, 많은 양의 單味를 진하게 달여 복용했다고 한다. 현재는 使君子 烏梅 花椒 등을 배합하여 사용한다.

蟯蟲으로 인한 肛門瘙痒의 경우에는 單味를 달여 즙을 내서 肛門을 熏洗한다.

둘째는 殺蟲止痒하고 아울러 濕熱을 淸할 수 있으므로 濕熱로 인해 발생한 濕瘡, 疥癬의 치료에 內服하거나 혹은 煎湯해서 외부를 세척한다.

이 외에도 이 약물은 濕熱을 淸할 수 있어서 濕熱黃疸을 치료하는데 茵蔯 梔子 등을 배합하여 사용한다. [藥性本草]에서 熱黃을 치료할 때 單味를 짓찧어서 즙을 내어 마셨다고 하였다.

【用量 · 用法】 12~20g. 水煎服. 外用에는 適量.

【使用注意】 濕熱이 없는 경우, 脾虛에는 忌한다.

> 本草選錄 : [神農本草經] "主浸淫, 疥瘙, 疽痔, 殺三蟲."
> [滇南本草] "利小便, 治五淋白濁, 熱淋, 瘀精澀閉關竅, 幷治婦人氣鬱, 胃中濕熱, 或白帶之症."
> [本草綱目] "治霍亂, 黃疸, 利小便."
> [方藥合編] "萹蓄味苦瘙疥息 疸痔兒蛔女陰蝕"

【化學分析】 莖葉에는 avicularin, 全草에는 quercetin, 다량의 emodin, caffeic acid, chlorgenic acid, *p*-coumaric acid, oxalic acid, tannin, 多種의 아미노酸, 精油, alkaloid, saponin, vitamin C, 다당류, flavon류 물질, anthraquinone화합물 등을 함유한다.

【藥理研究】 ① 이뇨, 배설작용이 있다. 수분과 동시에 나트륨, 칼륨 등이 배설된다. 이뇨성분은 avicularin 혹은 칼륨염에 의한 것이라고 말하고 있다.

② 항균·항염증·구충(특히 요충)작용이 있다.

③ 강혈압·항암작용과 그 외 이담·혈액응고·자궁근 수축작용이 있다.

구맥 瞿麥[KHP]

Dianthi Herba
Lilac pink herb

【出 典】 神農本草經

【異 名】 巨句麥·大蘭·山瞿麥·南天竺草

【起 原】 석죽과(Caryophyllaceae) 술패랭이꽃 *Dianthus superbus* var. *longicalycinus* Williams 또는 패랭이꽃 *Dianthus chinensis* Linné의 지상부이다.*

【採 取】 여름에서 가을 사이의 開花期에 베어 雜質을 제거하고 曬乾한다.

【性 狀】 이 약은 줄기가 선상이고, 군데군데 약간 융기한 마디에 선상 피침형의 잎이 대생하고 여기에 가지가 분지 되어 있다. 전초는 길이 30~50㎝이고 바깥 면은 황록색~엷은 녹색이며 털은 없다. 줄기와 가지 끝에 꽃 또는 삭과가 있다. 꽃받침은 길이 1~2㎝로 원통형이고 끝은 5열이 되고 황록색이며 그 위쪽에 열매가 붙어 있다. 씨는 갈색을 띠고 지름은 약 2㎜이다. 이 약은 냄새가 없고 맛은 조금 아리다.

【産 地】 우리나라 전국에 분포한다. 中國의 대부분 지역에 분포한다.

【炮 製】 瞿 麥 : 雜質과 殘根 제거하고 小段으로 썰어 曬乾한다.

【性味·歸經】 味는 苦하고 性은 寒하며, 心·小腸經에 작용한다.

效 能	主 治
利水通淋	濕熱淋病, 癃閉, 膀胱結石
活血通經	瘀滯經閉

* CP : 瞿麥(Qumai) DIANTHI HERBA
石竹科 植物 瞿麥 *Dianthus superbus* L. 또는 石竹 *Dianthus chinensis* L.의 地上部分。

이 약물의 性味는 苦·寒하고, 苦寒으로 降泄하여 小便을 利하는 약물이다. 濕熱을 아래로 이끌어 行하게 하므로 淸熱·利尿·通淋의 작용이 있어 淋證을 치료하는데, 常用하며, 熱에 속한 경우에 더욱 적합하다.

또한 이 약물은 心經에 작용하여 破血通經하는 효능이 있어 *孕婦*에는 忌한다.

萆薢 萹蓄 瞿麥은 모두 利水通淋작용이 있으므로 淋證을 치료하는데, 주로 사용하는 약물이지만, 萆薢는 利濕하여 淸濁을 分離하므로 濕邪가 熱보다 重한 淋證으로 小便이 米泔汁(쌀뜨물)과 같이 混濁한 증상에 적용하고, 萹蓄은 膀胱의 濕熱을 淸하게 하는 효능이 있어 濕熱이 함께 重하여 발생한 淋證으로 인한 小便不利와 尿黃短小의 병증을 치료하며, 瞿麥은 小腸의 熱을 引導하여 下行하게 하므로 熱이 濕보다 重한 淋證으로 陰莖疼痛, 熱感이 있거나 혹은 尿血을 겸한 증후에 적용한다.

또한 萆薢는 風濕을 제거하여 止痛하는 작용이 우수하고, 萹蓄은 殺蟲止痒하는 작용, 瞿麥의 活血通經하는 작용이 각각 우수하다.

【臨床應用】 ① 이 약물은 利水通淋하는 효능이 있으며, 萹蓄과 더불어 濕熱淋病을 치료하는 常用약물이다. [神農本草經]에서는 이 약물에 대하여 "主關格 諸癃結, 小便不通"라고 기재하고, [本經逢原]에서는 "瞿麥은 利小便하며, 君主의 用이 된다."라고 하였다.

熱淋이나 癃閉, 膀胱結石症으로 인한 小便 不通에 萹蓄 車前子 滑石 등과 같은 利水通淋약물을 배합하며, 그 예로 八正散[和劑局方]을 들 수 있다. 이 외에 血淋, 石淋 등의 증후에 病情에 따라 다른 약물과 배합하여 사용한다.

② 이 약물은 또한 活血通經하는 효능이 있으며 瘀滯經閉의 증후에는 丹參 赤芍藥 益母草 등을 배합하고 또한 癰腫도 치료한다.

【用量·用法】 9~15g. 水煎服. 外用에는 適量.

【使用注意】 脾·腎氣虛나 *孕婦*에는 忌한다.

> **本草選錄**: [神農本草經] "主關格諸癃結, 小便不通, 出刺, 決癰腫, 明目去翳, 破胎墮子, 下閉血."
>
> [本草綱目] "近古方家治産難, 有石竹花湯. 治九孔出血, 有南天竺飮, 皆取其破血利竅也."
>
> [景岳全書] "瞿麥, 性滑利, 能通小便, 降陰火, 除五淋, 利血脈. 兼涼藥亦消眼目腫痛, 兼血藥則能通經破血下胎. 凡下焦濕熱疼痛諸病. 皆可用之."
>
> [方藥合編] "瞿麥辛寒除淋霥 且能墮胎及通經"

【化學分析】 全草는 saponin, 꽃은 精油를 함유하고 精油 중에는 eugerbus, phenylethyl alcohol, eugenol 등을 함유하며, 지상 부분에는 saponin으로서 diunthus saponin A, B, C, D 등을 함유한다. 이 외도 당류, vitamin A 樣物質, 전초에는 소량의 alkaloid를 함유하고 있다.

【藥理硏究】 ① 瞿麥의 湯劑 및 瞿麥穗 湯劑는 모두 이뇨작용을 하며, 瞿麥穗의 이뇨 작용은 줄기에 비해 강하다.

② 瞿麥의 湯劑는 腸管에 대해 뚜렷한 흥분작용을 하고, 이러한 작용은 benadryl과 papaverine에 의해 길항된다.

③ 瞿麥穗 湯劑는 개구리 심장, 토끼 심장에 뚜렷한 억제작용을 하고, 마취견에 대해 강압작용을 한다.

동규자 冬葵子[KHP]
Malvae Fructus
Malva fruit

【出 典】神農本草經

【異 名】滑葵子・葵子・葵菜子

【起 原】아욱과(Malvaceae) 아욱 *Malva verticillata* Linné의 열매이다.*

【採 取】봄에 種子가 성숙할 때 채취하여 曬乾한다.

【性 狀】이 약은 구부러진 콩팥 모양이고 길이 5㎜, 지름 약 2㎜이고, 100개의 무게는 약 0.3g이다. 바깥 면은 회백색~회갈색이고 방사형의 융기가 있다. 잘라 보면 변연은 회황색이고 배아는 백색이며 자엽은 2개로 황색이고 질은 무르다. 이 약은 냄새는 거의 없고 맛은 부드럽고 기름기가 있다.

【產 地】우리나라 전국의 농가에서 재배한다. 中國의 전 지역에 고루 분포한다.

【炮 製】雜質을 제거하고 生用하며 사용할 때에 搗碎하여 사용한다.

【性味・歸經】味는 甘・澀하고 性은 寒하며, 大腸・小腸・膀胱經에 작용한다.

效 能	主 治
利水通淋	淋病, 水腫, 排尿困難, 排尿痛
下 乳	乳汁不行, 乳房脹痛
潤腸通便	便秘(大便燥結)

이 약물은 甘淡하고 性이 寒하며 質이 潤하여 滑利通竅하는 효능이 있으므로, 大小便을 通利하고 水腫淋漓, 澀痛 등의 병증에 사용한다. 또한 下乳消腫하는 효능이 있어 乳汁不行으로 인한 乳房脹痛을 치료하며, 潤腸通便하므로 大便燥結을 치료한다.

【臨床應用】① 이 약물은 性이 滑利하여, 利水通淋의 효능이 있으므로 淋證을 치료한다. 그 예로 [備急千金要方]에서는 血淋, 虛勞尿血 및 姙娠子淋의 증후에 單味를 水煎服한다고 하였다. 熱이 膀胱에 맺히어 小便이 淋瀝不暢한 증후에는 車前子 木通 黃柏 등을 배합한다.

* CP : 冬葵果(Dongkuiguo) MALVAE FRUCTUS
錦葵科 植物 冬葵 *Malva verticillata* L.의 成熟 果實.

濕熱下注의 排尿困難, 排尿痛에 茯苓 車前子 木通 海金砂 등을 배합하는데, 그 예가 冬葵子散[證治準繩]이다.

姙娠水腫으로 몸이 무거우며, 小便不利인 증후에 茯苓을 배합하는데, 그 예가 葵子茯苓散[金匱要略]이다.

② 이 약물은 乳汁을 내리게 하는 효능이 있으므로 婦人의 氣脈이 壅塞하여 나타나는 乳汁不行 및 經絡이 凝滯하여 나타나는 乳房脹痛의 증후에 砂仁과 等分으로 硏末하여 溫酒로 冲服하거나 또는 穿山甲 王不留行 漏蘆 黃芪 猪蹄 등과 사용한다.

이 외에도 潤腸通便하는 효능이 있으므로 大便燥結을 치료한다.

【用量・用法】 3~9g. 水煎服.

【使用注意】 脾虛腸滑로 인한 泥狀便, 氣虛下陷, 孕婦에는 忌한다.

> **本草選錄** : [神農本草經] "主五臟六腑寒熱, 羸瘦, 五癃, 利小便, 兒服堅骨, 長肌肉."
> [藥性本草] "治五淋, 主奶腫, 下乳汁."
> [本草綱目] "通大便, 消水氣, 滑胎, 治痢."
> [方藥合編] "冬葵子寒治癃方　滑胎易産通乳房"

【化學分析】 脂肪油, 단백질을 함유한다.

등심초 燈心草[KP]

Junci Medulla
Juncus medulla

【出 典】 開寶本草

【異 名】 燈心・燈草・碧玉草

【起 原】 골풀과(Juncaceae) 골풀 *Juncus effusus* Linné의 줄기의 수(髓)이다.*

【採 取】 8~9월에 베어 줄기를 길이로 쪼개어 莖髓를 取하여 曬乾한다.

【性 狀】 이 약은 줄기의 수(髓)로 국수 모양의 긴 원주형이며, 길이 30~60㎝, 지름 약 2㎜이다. 바깥 면은 유백색~연한 황백색이며 누르면 납작하게 되고 세로의 가는 주름이 있다. 이 약은 거의 냄새가 없고 맛은 담담하다.

【産 地】 우리나라 전국에 분포하며, 中國의 江蘇, 四川, 雲南, 貴州 지역이 주산지이며 輸入되고 있다.

【炮 製】 ① 燈 心 : 雜質을 제거하고 小段으로 썰어 曬乾한다.

② 朱砂燈心 : 燈心小段에 淸水를 고루 뿌려 축인 후 朱砂와 고루 섞어 그늘에 건조한다(燈心 10kg당 朱砂 1.5kg).

* CP : 燈心草(Dengxincao) JUNCI MEDULLA
燈心草科 植物 燈心草 *Juncus effusus* L.의 莖髓。

③ 燈心炭 : 燈心을 炒製 용기에 넣고 위에 약간 작은 가마솥으로 덮어 두 솥 결합부위를 진흙으로 밀봉하고 그 위에 무거운 물건으로 누른 다음 文火로 4時間 정도 火煅한 후 솥이 완전히 식은 다음 꺼낸다.

【性味・歸經】 味는 甘・淡하고 性은 微寒하며, 心・肺・小腸經에 작용한다.

效 能	主 治
利尿通淋	熱淋, 水腫
淸心降火	心煩失眠, 小兒夜啼, 喉痹

이 약물은 甘淡・微寒의 性味로 心經에 주로 작용하여 淡味로 滲利하고 寒으로 淸熱하는 효능이 있다. 心經의 熱을 이끌어 下行하게 하여 小便을 따라 排出하므로 熱性病으로 인한 小便赤澀의 熱痛, 心火亢盛의 心熱煩躁, 淋瀝不爽이나 小兒夜啼 등에 적용한다. 그러나 약효가 微弱하므로 病情이 輕淺한 경우에 사용하거나 기타 淸熱利水 약물의 輔佐藥으로 사용한다.

이 외에도 이 약물은 淸心除煩하는 효능이 있어 心熱煩躁나 小兒의 驚癎, 夜啼에 單味를 煎服하거나, 淸心安神하는 약물을 배합하여 사용하며, 또한 嬰兒夜啼의 경우에 炭末하여 乳頭에 발라 服用하게 하면 효과가 良好하다.

【臨床應用】 ① 이 약물은 利尿通淋하는 작용이 있고 그 性은 微寒하므로 熱淋證에 常用한다. 質이 가볍고 약효가 약하므로 다른 淸熱利水・通淋 약물을 배합하여 佐・使의 역할을 하게 해야 한다. 그 예가 淡竹葉湯[證治準繩]인데 이 方은 淡竹葉과 車前草를 배합한 것이다.

이 약물은 또한 利水消腫하는 효능이 있어 水腫을 치료하는데, [方脈正宗]에서는 燈心草 單味를 大劑로 사용하여 치료한다고 하였다. 근래에는 腎炎水腫을 치료할 경우 車前子 白茅根 등을 배합한다.

② 이 약물은 淸心降火의 효능이 있어, 心煩失眠 혹은 小兒夜啼를 치료하는데, 모두 單味를 달여 복용한다.

心煩失眠의 증후에는 朱砂燈心草를 사용하고 아울러 酸棗仁 茯苓 등 安神 약물을 배합한다.

이 약물은 肺熱을 淸하므로 肺經의 伏熱로 인한 咽痛喉痹를 치료한다. 內服 혹은 外用하는데 燒炭하여 가루 내어 불어 넣어서 많이 사용한다.

이 외에도 이 약물은 燈火灸로 常用되는데, 대부분 식용유에 담가서 불을 붙이고 穴을 잡아 뜸을 뜨거나 患處에 뜸을 뜬다.

【用量・用法】 1.5~2.5g. 水煎服 또는 丸劑에 넣는다. 心煩不眠에는 朱砂燈心草를 쓰고 外用에는 適量(炭燈心草).

【使用注意】 虛寒 증후에는 忌한다.

> **本草選錄** : [開宝本草] "根及苗主五淋, 生煮服之."
> [本草衍義補遺] "取少許吹喉中, 治急喉痹, 燒灰吹之甚捷. 小儿夜啼亦用灯心燒灰涂."
> [本草綱目] "降心火, 止血, 通氣, 散腫止渴. 燒灰入輕粉, 麝香, 治陰疳."
> [方藥合編] "燈草味甘利小水 癃閉成淋濕腫止"

【化學分析】 髓에는 aerubinan, lignin, arabicgam, xylan, 그 외 염화칼륨, cryptoxanthim, auroxathin, neoxathin, sitosterol, stigmasterol 등을 함유한다.

【藥理硏究】 ① 消火器系에 대하여 작용하는데, lignin은 완화작용이 있고 또한 大腸炎, 憩室炎(diverticulum), 대장암의 예방작용이 있다고 한다.

② 抗allergy작용으로 기관지천식을 예방한다.

③ 抗고지혈증작용이 있다.

④ 이 외 염화칼륨을 함유하는데, 칼륨이온은 세포의 신진대사, 세포침투압, 酸-鹽氣의 평형, 신경의 전달, 근육·심근의 수축 등에 필수적이다. 그 때문에 장기간의 이뇨제, steroid hormone제 등으로 사용된다. 또는 중증설사나 구토에 의한 저칼륨혈증인 경우에도 유용하다.

삼백초 三白草[KHP]

Saururi Herba

【出 典】 唐本草

【異 名】 水木通 · 五路白 · 三點白

【起 原】 삼백초과(Saururaceae) 삼백초 *Saururus chinensis* (Loureiro) Baillon의 지상부이다.*

【採 取】 7~8月에 캐어 깨끗이 씻어 曬乾한다.

【性 狀】 이 약물의 줄기는 圓柱形으로 길이는 50~80㎝이다. 표면은 황백색으로 세로 주름이 있고 잎은 쭈그러졌으며 완전한 것은 긴 卵狀橢圓形으로 길이 5~15㎝, 너비 3~8㎝로 互生하고 끝이 뾰족하며 가장자리는 밋밋하고 밑 부분은 心臟狀耳底이며 황록색이다.

【產 地】 우리나라의 제주도에 자생하고, 中國의 長江 이남 지역이 주산지이다.

【炮 製】 三白草 : 雜質은 제거하고 깨끗이 씻어 小段으로 썰어 曬乾한다.

【性味 · 歸經】 味는 苦 · 辛하고 性은 寒하며 肺 · 膀胱經에 작용한다.

【效能 · 主治】 淸熱解毒 · 利尿消腫의 효능이 있다. 小便不利, 淋瀝澀痛, 白帶下, 尿路感染, 腎炎水腫에 사용하며, 瘡瘍腫毒, 濕疹에는 外用한다.

이 약물은 苦 · 寒의 性味로 淸熱利水하는 효능이 있으므로 小便不利, 淋瀝澀痛, 水腫脚氣

* CP : 三白草(Sanbaicao) SAURURI HERBA
三白草科 植物 三白草 *Saururus chinensis* (Lour.) Baill.의 地上部分。

등의 병증이 濕熱에 속한 증후를 다스리는데 적용하고, 또한 解毒消腫하는 작용이 있어 癰瘡癧腫에 內服하거나 또는 新鮮한 根莖을 짓찧어 환처에 바른다. 肺熱이나 感冒咳嗽痰多의 증후도 치료한다.

【臨床應用】이 약은 淸利濕熱과 消腫解毒하는 효능이 있으므로 水腫, 腹水, 黃疸 또는 脚氣浮腫, 淋濁, 熱淋 및 婦女帶下 등의 병증에 적용한다. 單方으로도 응용할 수 있으며, 臨床에 응용하고자 할 때는 기타의 적당한 약물을 배합하여 응용하면 그 효과가 더욱 좋다. 특히 이 약은 肝癌으로 腹水가 있을 때 응용할 만하다.

① 海金沙 瞿麥 등을 배합하여 尿淋으로 澀痛을 치료한다.

② 茯苓 薏苡仁 車前子 등을 배합하여 水腫脚氣를 치료한다.

③ 蒲公英 紫花地丁 등을 배합하여 癰瘡癧腫을 치료한다.

【用量·用法】15~30g. 水煎服.

【使用注意】利尿消腫하는 작용이 있으므로 脾胃虛寒, 陰虛外傷에는 忌한다.

> 本草選錄 : [新修本草] "主水腫, 脚氣, 利大小便, 消炎, 石皮辟諸積聚, 消疔腫."
> [植物名實圖考] "治筋骨及婦人調經多用之.

제 3절 利濕退黃藥

이들 약물은 濕熱을 淸熱利濕하여 利膽退黃하는 主要效能이 있어 主로 濕熱로 인한 黃疸증후에 사용된다.

臨床應用에 있어서 熱이 盛하면 淸熱解毒藥을 배합하여 사용하고, 濕이 盛하면 芳香化濕藥을 배합하며, 또한 溫裏藥과 배합하면 陰黃증후에도 응용할 수 있다.

인진호 茵蔯蒿[KHP]

Artemisiae Capillaris Herba
Capillary wormwood herb

【出 典】神農本草經

【異 名】茵陳·馬先·茵蔯蒿·綿茵陣

【起 原】국화과(Compositae) 사철쑥 *Artemisia capillaris* Thunberg의 지상부이다.*

【採 取】봄에 약 10㎝의 幼苗 또는 가을에 花穗가 달려있을 때 채취하여 曬乾한다. 봄에 채취한 것은『綿茵蔯』가을에 채취한 것을『茵蔯蒿』이라 하고, 綿陳 쪽이 약효가 우수하다.

* CP : 茵陳(Yinchen) ARTEMISIAE SCOPARIAE HERBA
菊科 植物 濱蒿 *Artemisia scoparia* Waldst. et Kit. 또는 茵蔯蒿 *Artemisia capillaris* Thunb.의 地上部分。

【性 狀】 ① 면인진(綿茵蔯) : 이 약은 지상부로 말린 덩어리 모양이고 회백색~회록색이며 전체에는 흰색의 털이 덮여있고 섬유처럼 부드럽다. 줄기는 가늘고 길이 15~25㎜, 지름 1~2㎜이며 표면의 흰색의 털을 제거하면 세로무늬를 선명하게 볼 수 있고 질은 부드럽다. 잎에는 잎자루가 있고 1~3회 우상으로 갈라져 있으며 길이 1~3㎝, 지름 약 1㎝이다. 소열편은 난형 또는 도피침형이고 조형이며 선단은 예첨두이다. 이 약은 맑은 향기가 있고 맛은 약간 쓰다.

② 인진호(茵蔯蒿) : 이 약은 지상부로 줄기는 원기둥 모양이고 가지가 많으며 길이 30~100㎝, 지름 2~8㎜이다. 겉은 갈색 또는 자색이고 세로무늬가 있으며 짧은 유모로 덮여있다. 질은 약하며 가볍고 자른 면은 유백색이다. 잎은 밀집되어 있거나 탈락되어 있다. 아래쪽의 잎은 1~2회 우상으로 갈라져 있고 기부는 줄기를 싸고 있으며 열편은 가는 실 모양이다. 두상화는 난형이고 여럿이 모여 원뿔 모양을 이루며 길이 1.2~1.5㎜, 지름 1~1.2㎜이며 짧은 잎자루가 있다. 총포편은 3~4층이고 난형이며 포편은 셋으로 갈라진다. 바깥층의 암꽃은 6~10개이고 많은 것은 15개까지이며 안쪽의 양성화는 2~10개이다. 수과는 타원형이고 황갈색이다. 이 약은 특유한 냄새가 있고 맛은 약간 쓰다.

【產 地】 우리나라 전국에 분포한다. 中國의 주산지는 江蘇, 陝西, 山西, 安徽 등 지역이다.

【炮 製】 老莖과 雜質을 제거하고 小段으로 썰어 曬乾한다.

【性味・歸經】 味는 苦・辛하고 性은 微寒하며, 脾・胃・肝・膽經에 작용한다.

效 能	主 治
清利濕熱・利濕退黃	黃疸, 膽結石, 濕溫證, 濕瘡, 疥癬, 風疹

이 약물의 性味는 苦・微寒하고, 苦로 燥濕, 寒으로 淸熱하며, 淸香의 氣가 脾・胃・肝・膽에 작용하여 滲泄하므로 利小便・淸熱除濕・退黃의 효능이 있어 黃疸에 대한 要藥이다. 濕熱燻蒸으로 인한 陽黃의 小便短赤, 身目皆黃에 적용하며, 적당한 배합을 행하면 寒濕鬱滯, 膽汁外溢으로 인한 色黃晦暗의 陰黃에도 유효하며, 또한 暑溫, 濕溫의 초기 濕瘡瘙痒 등에도 사용한다.

[傷寒論]에서는 苦寒한 大黃과 梔子를 배합함으로써 黃色이 鮮明하고 濕熱이 盛한 陽黃證을 치료한다고 하였으며, [張氏醫通]에서는 辛熱한 附子 乾薑 등을 배합하여 黃色이 晦暗하며 寒盛陽虛의 陰黃證 등에 君藥으로 응용한다고 하였다.

최근 臨床에서 黃疸型 傳染性肝炎과 膽囊炎 등을 치료하는데, 良好한 치료효과를 얻고 있다. 우리나라에서는 습관적으로 더위지기(韓茵蔯) *Artemisia iwayomogi* KITAMURA의 全草를 代用하고 있는데, 이 藥物에는 利膽효과가 있는 것으로 밝혀져 있을 뿐 다른 효능은 밝혀져 있지 않으므로 사용하여서는 안 된다.

【臨床應用】 ① 이 약물은 淸熱利濕하고 退黃하므로 黃疸을 치료하는 要藥이다. 茵蔯蒿의

性味는 苦·微寒하며, 濕熱의 陽黃을 치료하는 경우에 적용한다. 반면에 寒濕의 陰黃에 사용하고자 할 때는 적당한 배합을 하여야만 응용할 수 있다. 만약 濕熱이 鬱蒸하여 發熱하고 黃色이 鮮明하며 小便短赤 증후에는 梔子 大黃을 배합하여서 淸熱利濕하는 효능을 증강시키는데, 그 예가 茵陳蒿湯[傷寒論]이다.

濕邪가 偏重하고, 小便不利가 현저한 경우에는 五苓散과 함께 사용하는데, 즉 그 예가 茵陳五苓散[金櫃要略]이다.

寒濕이 鬱滯하여 黃色이 晦暗하고 惡寒이 나며 腹脹하는 陰黃에는 반드시 乾薑 附子 등을 溫裏藥을 배합하여 寒濕을 溫化해야 한다. 또한 肝膽에 濕熱이 蘊結한 경우에는 黃疸이 나타나지 않아도 사용할 수 있으며, 근래의 임상에서는 膽結石 膽囊炎 등에 常用한다. 이 경우에는 柴胡 金錢草 鬱金 大黃 등의 淸肝·疏肝 약물을 배합한다.

② 濕溫證의 濕熱이 모두 重한 경우에도 사용되는데, 이 경우는 滑石 黃芩 白豆蔲 등을 배합하여 사용한다. 이 경우는 佐使역할을 하는 것으로 그 淸熱利濕하는 효능을 취한 것이며, 그 예가 甘露消毒丹[溫熱經緯]이다.

③ 茵蔯蒿는 또한 淸熱利濕하는 효능이 있으므로 濕瘡, 疥癬, 風疹 등의 皮膚病을 치료한다. [醫學入門]에서는 "온몸의 瘡疥를 없어지게 한다."라고 기재되어 있다.

[本草正義]에서는 "下焦濕熱, 瘙痒 및 足脛跗腫, 濕瘡으로 진물이 흐르는 경우 또한 모두 치료할 수 있다"라고 기재되어 있다.

茵蔯蒿와 荷葉을 배합하여 散으로 만들어 복용하는 茵陳蒿散[聖濟總錄]은 風瘙癮疹을 치료한다. 근래에는 항상 茵蔯蒿와 白鮮皮 地膚子 苦參 등을 함께 사용하여 煎服한다. 또한 單用하여 달인 액으로 外洗한다.

【用量·用法】 20~40g. 水煎服. 外用에는 適量.

【使用注意】 虛黃, 蓄血黃疸(溶血性黃疸)에는 사용하지 않는다.

> 本草選錄 : [神農本草經] "主風寒濕熱邪氣, 熱結黃疸."
>
> [湯液本草] 象 云 "除煩熱, 主風濕熱, 邪結於內. 去枝, 梗, 用葉." 本草 云 "治風濕寒熱, 邪氣熱結, 黃疸, 通身發黃, 小便不利, 除頭熱, 去伏瘕. 入足太陽."
>
> "仲景茵陳梔子大黃湯, 治濕熱也. 梔子柏皮湯, 治燥熱也. 如苗澇則濕黃, 苗旱則燥黃, 濕則瀉之, 燥則潤之可也. 此二藥治陽黃也. 韓祗和, 李思訓治陰黃用 茵陳附子湯, 大抵以茵陳爲君主, 佐以大黃, 附子, 各隨其寒熱."
>
> [方藥合編] "茵蔯味苦退疸黃　瀉濕利水淸熱良"

【化學分析】 사철쑥(茵蔯蒿)의 전초는 정유가 약 0.23%로 그 주성분은 β-pinene, capillone, 또한 미량의 folic acid를 함유하고, 잎에는 esculetin-6, 7-dimethylether를 함유하며 幼苗에는 scopoletin을 함유한다. 果穗에는 정유 약 1%로 그 주성분은 capillin, capillene, capillome, 果實에는 esculetin-6, 7-dimethylether 등을 함유한다.

【藥理硏究】 茵蔯蒿의 水製엑스 및 esculetin-6, 7-dimethylether를 개의 정맥 내에 주사하였을 때 膽汁의 분비는 현저히 증가하고, 토끼의 적출장관 및 자궁의 운동은 이들의

주입으로서 억제된다. 茵蔯蒿의 精油는 地龍, 猪蛔蟲, 人蛔蟲 등에 대하여 마비작용이 있어 구충효과가 기대된다. 또한 두꺼비의 後肢血管灌流 실험에서 소량으로는 혈관확대, 대량으로는 수축작용이 있다. 이 정유는 시험관 내에서 피부 병원성 사상균의 발육을 강력하게 억제하고 살균작용이 있으며, 특히 capillin은 피부진균 *Trichophyton purpurecum*(猩紅色菌)의 발육을 완전히 저지한다. 일반적으로 임상에서 茵蔯蒿를 主劑로 한 茵陳蒿湯은 전염성 간염 및 황달의 치료에 대하여 매우 유효하다는 보고가 많이 있다. 또한 담즙분비가 정상이 아닌 환자에 대하여서는 bilirubin량의 분비를 증대하고 담즙분비를 정상적으로 하는 작용이 있는데, 특히 이담작용은 茵蔯蒿에서는 약간 인정되나 大黃에서는 더 微少하고 山梔子에서는 인정되지 않았다. 그러나 이들을 배합한 처방에서는 현저한 이담작용이 있다.

금전초 金錢草[KHP]
Lysimachiae Herba

【出 典】本草綱目拾遺

【異 名】毛蓼 · 白馬鞭 · 人字草

【起 原】앵초과(Primulaceae) 과로황(過路黃) *Lysimachia christinae* Hance의 전초이다.*

【採 取】여름과 가을에 베어 小段으로 썰어 曬乾한다.

【性 狀】이 약은 엉켜 뭉쳐져 있고 털이 없거나 혹은 부드러운 털이 성글게 덮여있다. 표면은 갈색 혹은 어두운 적갈색으로 세로무늬가 있고, 하부의 줄기 마디에는 수염뿌리가 있으며, 단면의 심부는 실하다. 잎은 마주나고 대부분 주름져 있는데 펼치면 넓은 계란 모양 혹은 심장 모양으로 길이 1～4㎝, 너비 1～5㎝이다. 기부는 약간 움푹하고 가장자리가 밋밋하다. 위 표면은 회녹색 혹은 갈색이며 아래 표면은 색이 비교적 옅고, 주맥이 뚜렷하게 솟아 있어 물에 담근 후 빛에 비추어보면 흑색 혹은 갈색의 줄무늬가 보이며, 잎자루의 길이는 1～4㎝이다. 어떤 것은 꽃이 달려있는데 꽃은 황색이고 엽액에 단생하며 긴 잎자루가 있고 삭과는 구형이다. 이 약은 냄새가 약간 있고, 맛은 덤덤하다.

【炮 製】金錢草：雜質을 제거하고 깨끗이 씻어 細切하여 曬乾한다.

【性味 · 歸經】味는 甘 · 鹹하고 性은 微寒하며, 肝 · 膽 · 腎 · 膀胱經에 작용한다.

效 能	主 治
淸熱利濕 · 通淋	熱淋, 石淋, 砂淋
淸肝膽濕熱	肝膽結石, 黃疸
淸熱解毒	熱毒癰腫, 毒蛇咬傷

* CP：金錢草(Jinqiancao) LYSIMACHIAE HERBA
報春花科 植物 過路黃 *Lysimachia christinae* Hance의 全草。

이 약물의 性味는 甘鹹·微寒하고 甘淡으로 滲利하고 鹹으로 軟堅하며, 寒으로 清熱하므로 良好한 利尿通淋·利膽排石·利濕退黃 및 清熱解毒 작용을 하므로 濕熱蘊結에 의한 熱淋 石淋, 砂淋의 尿澀作痛이나 濕熱의 蘊結로 인한 肝·膽의 黃疸에 적용하며, 또한 外用하면 惡瘡腫毒에 대하여 消腫 효과가 있다.

근래에는 臨床에서 肝·膽疾患과 泌尿器系의 結石에 응용하여 좋은 치료효과를 얻고 있으며, 더욱이 肝·膽結石에 良好한데 장기간 服用하여야 한다. 이 외에 惡瘡腫毒과 毒蛇咬傷을 치료할 때 이 약물의 鮮草를 搗汁하여 복용하거나 殘渣를 환처에 바르면 효과가 있다.

【臨床應用】 ① 이 약물은 清熱利濕하고, 通淋하는 효능이 있으므로 熱淋 혹은 石淋, 砂淋을 치료하는데, 이 약물은 結石을 제거하는 효과가 우수하여 泌尿系結石을 치료하는데, 常用된다. 이 약물을 單味를 大劑로 달여서 茶 대신 복용하거나 海金砂 滑石 鷄內金 등의 利水滲濕 약물을 배합하여 사용한다. 그 예가 二金排石湯[中藥方劑學]이다.

② 이 약물은 또한 肝膽濕熱을 淸하고 膽石을 消하므로 肝·膽結石을 치료하는 要藥이 되는데, 茵蔯 黃芩 大黃 鬱金 등을 배합하여 사용하며 또한 肝膽濕熱로 인한 黃疸에는 山梔子 茵陳蔯 등을 배합한다.

③ 이 약물은 清熱解毒작용이 있으므로 熱毒癰腫, 毒蛇咬傷, 熱傷을 치료한다. 鮮品을 찧은 즙을 마시거나 혹은 外敷하며, 또한 野菊花 蒲公英 등을 배합하여 사용한다.

【用量·用法】 30~60g. 鮮品은 60~150g. 水煎服. 外用에는 適量.

【使用注意】 長期間 지속하여 복용한다. 陰疸諸證과 脾虛泄瀉에는 쓰지 않는다.

本草選錄 : [本草綱目拾遺] "去風散毒, 煎湯洗一切瘡疥神效." 采藥志云 "發散頭風風邪, 治腦漏, 白濁, 熱淋, 玉莖腫痛, 搗汁冲生酒吃, 神效."

【化學分析】 全草는 phenol, sterol, flavonoids, amono acid, tannin, 精油, choline 등을 함유하고 flavonoid화합물로서 quercetin, kaempferol, quercetin-3-o-g-lucoside 등 6종류의 성분이 밝혀지고 있다.

【藥理研究】 ① 過路黃은 담즙의 분비와 배설을 뚜렷이 추진한다. 利膽작용은 담관 속의 砂石을 쉽게 배출시키고 膽管의 막힘을 통하게 하며 疼痛을 경감시키는 것으로 황달을 退한다. 廣金錢草 역시 이담작용을 한다.

② 利尿排石작용이 있다. 작용기전은 尿를 산성으로 바꾸고 allkali성의 환경에서 형성된 요로결석을 용해하기 때문이라 생각되고 있다.

③ 利膽排石작용이 있으므로 담즙의 분비 및 배설을 촉진시킨다.

④ 항병원미생물작용·항염증작용·거담작용 등이 있다.

⑤ 심혈관계에 대한 작용으로, 혈관확장작용과 혈관확장에 의한 혈류량의 증가작용이 있다.

⑥ 항암작용이 있다. 체외실험에서 자궁경부암의 세포를 억제하는 작용이 밝혀졌다고 한다.

제 7 장 溫 裏 藥

溫性·熱性을 가지고 있으면서 효능으로 裏寒증후를 치료하는 약물을 溫裏藥 또는 祛寒藥·散寒藥·溫裏祛寒藥이라고도 한다. 溫裏藥의 性은 溫·熱하여 溫中祛寒과 益火助陽하는 등의 작용이 있어 裏寒證에 적용한다. 즉 理論은 [內經]의 "寒者溫之"의 뜻과 같다고 하겠다. 裏寒이란 兩 方面으로 포괄하여 보면, 하나는 寒邪가 內侵하여 中陽을 상하게 하여 嘔逆瀉痢, 脘腹冷痛, 飮食不振(食欲減退) 등 臟寒證이 나타나는 경우이며, 이때는 溫中散寒한다. 또 하나는 心腎陽虛로 陰寒이 內生하여 汗出惡寒, 口鼻冷氣, 厥逆脈微 등의 亡陽證이 나타나는 경우이며, 이 경우에는 溫腎回陽하여 益火助陽시켜 厥逆을 제거한다.

임상에서 溫裏藥을 사용할 때는 원인과 증후가 같지 않으므로 배합할 때 병증을 잘 살펴서 합당한 병증에 응용하여야 한다. 예를 들면 밖으로부터 寒邪가 內侵하여 表證을 겸한 증후에는 解表藥을 배합하여 응용하고, 寒凝氣滯에는 理氣藥을 배합하며, 寒濕阻滯에는 健脾化濕藥을, 脾腎陽虛에는 溫補脾腎藥을, 氣脫亡陽에는 健脾補腎藥을 각기 배합하여 응용한다.

溫裏藥의 性은 대개 辛溫燥烈하여 津液을 耗傷시키기 쉬우므로 熱證에 속한 모든 병증과 陰虛로 인한 증후에는 服用을 忌한다든가 또는 신중히 사용하여야 한다.

부자 附子[KP]

Aconiti Lateralis Radix Preparata
Prepared aconite

【出 典】神農本草經

【異 名】白波串·新羅白肉

【起 原】미나리아재비과(Ranunculaceae) 오두(烏頭) *Aconitum carmichaeli* Debeaux의 자근(子根)을 가공하여 만든 염부자(鹽附子), 부자편(附子片) 및 포부자(炮附子)이다.*

【採 取】6월 하순부터 8월 상순에 母根과 鬚根을 제거하고 子根을 취하여 깨끗이 씻은 것을 『泥附子』라고 하며, 炮製 방법에 따라 鹽附子·黑順片·白附片으로 나눈다.

【性 狀】① 염부자(鹽附子) : 이 약은 자근(子根)을 가공한 것으로 원추형을 이루고 길이 4~7㎝, 지름 3~5㎝이고 바깥 면은 회흑색이고 염분의 결정(鹽霜)으로 덮여있다. 위쪽 끝에는 오목한 싹이 있었던 자국이 있고 주위에 혹 모양 돌출 또는 지근이 붙었던 자국이

* CP : 附子(Fuzi) ACONITI LATERALIS RADIX PRAEPARATA
毛茛科 植物 烏頭 *Aconitum carmichaelii* Debx.의 子根의 加工品。

있고 질은 무겁고 단단하다. 횡단면은 회갈색이고 염분결정(鹽霜)으로 가득 찬 세포 간극(間隙)과 다각형을 이룬 형성층의 환문(環紋)을 볼 수 있다. 환문 안쪽에는 배열이 고르지 않은 도관들이 있다. 이 약은 약간 특유한 냄새가 있고 맛은 짜며 혀를 찌르며 마비시킨다.

② 제부자(製附子) : 1) 흑순편(黑順片) : 이 약은 자근(子根)을 가공한 것으로 대체로 세로로 잘라져 있고 위쪽은 넓으며 아래는 좁다. 길이 17~50㎜, 지름 9~30㎜, 두께 2~5㎜이고 바깥 면는 흑갈색이고 절단면은 어두운 황색으로 윤기가 나는 광택이 있으며 세로로 도관이 있다. 질은 단단하며 부서지기 쉽고 꺾은 면은 각질과 같다. 이 약은 냄새가 거의 없고 맛은 담담하다. 2) 백부편(白附片) : 이 약은 자근(子根)을 가공한 것으로 두께는 약 3㎜이고 황백색이며 반투명이다.

③ 포부자(炮附子) : 이 약은 염부자를 가공한 것으로 고르지 않은 모양과 크기의 두께 3~5㎜의 절편 또는 세로로 2~3절된 것으로 바깥 면은 연한 갈색~흑갈색 또는 흑색이다. 질은 각질 반투명이고 약간의 광택이 있다.

【產 地】 中國의 四川, 陝西 지역이 주산지이다.

【炮 製】 ① 鹽附子 : 泥附子 중 큰 것을 골라서 깨끗이 씻어 간수(鹽滷水)에 담근다. 매일 附子를 건져서 햇볕에 말리되 햇볕에 쬐는 時間을 연장하면서 附子의 表面에 소금의 結晶體가 나오고 質이 딱딱하게 될 때까지 되풀이한다.

② 黑順片 : 중간 크기의 泥附子를 골라 깨끗이 씻어서 간수(鹽滷水)에 몇일 담그었다가 鹽水와 같이 삶아서 물에 씻어 두툼하게 썰어서 묽은 간수에 담가 黃糖 및 植物油로 제조한 調色劑로 附子가 濃褐色이 되도록 염색한 다음 맛을 봐 痲痹感이 안 느껴질 때까지 물로 헹군다. 이것을 쪄서 半乾燥될 때까지 불에 쬐어 말린 다음 햇볕에 말린다.

③ 白附片 : 작은 泥附子를 골라서 깨끗이 씻어 鹽水에 每日 담갔다가 속까지 익도록 푹 쪄서 外皮를 벗겨내고 세로로 잘라서 辛味가 없어질 때까지 물에 헹궈서 찐(蒸)다. 半乾燥될 때까지 햇볕에 말린 다음 硫黃으로 燻해서 햇볕에 건조한다.

【性味 · 歸經】 味는 辛 · 甘하고 性은 大熱 · 有毒하며, 心 · 脾 · 腎經에 작용한다.

效能	主治
回陽救逆	亡陽虛脫의 顏面蒼白, 四肢厥冷
補火助陽	각종의 陽虛證
溫經散寒 · 除濕止痛	寒濕痹
散寒通絡	陰疽瘡痛, 일체의 沈寒痼冷

이 약물은 辛熱燥烈하고 "走而不守(走하나 守하지 않는다)"하며, 純陽의 性質을 가지고 있어서 위에서 心陽을 도와 通脈하고, 中으로 脾陽을 溫하게 하여 健運하며, 아래로는 腎陽을 補하여 益火하고, 밖으로는 衛陽을 튼튼하게 하여 祛寒하므로 溫裏 · 扶陽 · 祛寒하는 要藥이다.

소위 "開辟群陰 迎陽歸舍" "果有眞寒 無所不治"가 이 뜻이다. 그러므로 亡陽欲脫하여 脈微欲絶인 경우에 사용하면 回陽復脈하고, 腎陽不足으로 인한 陽痿滑精, 腰膝冷弱인 경우에 사용하면 補火壯陽하며, 脾陽不振으로 인한 脘腹冷痛, 水腫尿少에 사용하면 溫陽化氣하고, 風寒濕痹로 인한 疼痛麻木에 사용하면 祛風止痛 작용을 한다. 총괄적으로 보면 散失된 亡陽을 좇아서 능히 元陽이 不足한 것을 資助하여 表裏의 寒濕을 제거하는 약물이다.

【臨床應用】 ① 附子의 性味는 辛·熱하고 純陽으로 위로는 心陽을 도와서 脈을 通하고, 아래로는 腎陽을 溫하여 益火하며, 그 효력은 散失된 元陽을 만회할 수 있으므로, 亡陽證을 치료하는 주약이다. 汗出淸冷, 呼吸氣微, 四肢厥逆, 脈微欲絶의 亡陽重症 등이 나타나는 경우에 이 약물을 사용하여 回陽救逆할 수 있다.

임상에서는 乾薑 甘草를 배합하는데, 그 예가 四逆湯[傷寒論]이다.

古人들은 "附子는 乾薑이 없으면 熱하지 않는다."라 하였는데, 이 말은 附子의 약성이 熱하지 않는 것을 이야기한 것이 아니라, 실제로는 乾薑과 附子를 배합하면 좋은 相須 작용이 있고, 附子와 乾薑을 함께 달이면 또한 附子의 毒性을 줄일 수 있다는 것을 의미하는 것이다.

陽衰氣脫하여 大汗淋漓하고, 氣促喘急한 경우에는 元氣를 大補하는 人蔘 등을 배합하여 回陽益氣·固脫하는데, 그 예가 參附湯[校注婦人良方]이다.

근래의 연구에서 이 약물은 强心作用이 있는 것이 증명되어 쇼크, 心力衰竭에 대하여 비교적 좋은 효능을 얻고 있다. 어떤 경우에는 附子를 주로 하여 注射劑를 만들어서 急救의 응용에 편리하게 한다.

② 附子는 補火助陽하는 효능이 좋으므로 각종 만성병의 陽衰 증후에 사용하는데, 腎陽·脾陽·心陽 등의 모든 虛證에 구애받지 않고 병증에 따라 응용할 수 있다.

腎陽不足으로 인한 肢冷畏寒, 腰痠脚弱, 陽痿(性機能減退), 尿頻, 咳喘 등의 증후에 모두 附子를 주약으로 하고 肉桂 熟地黃 등을 배합하여 火源을 補益하여 陰翳를 제거한다. 그 예가 右歸丸·左歸丸[景岳全書], 八味丸[金櫃要略] 등이다.

脾陽不振으로 脘腹冷痛, 嘔吐下利 증후에 附子를 이용하면 脾陽을 溫하게 하고 陰寒을 散할 수 있으므로 益氣健脾·溫中하는 人蔘 乾薑 白朮 등을 배합하는데, 그 예가 附子理中丸[和劑局方]이다.

陽虛寒盛으로 水氣가 不化하여 水腫을 야기하는 경우에 附子를 이용하여 脾腎의 陽을 溫하게 하고, 氣化를 도와 水濕을 行하게 한다. 肢體浮腫, 腰膝痠痛, 小便頻數 등의 증후에 白朮 茯苓 등 健脾利濕 약물을 배합하는데, 그 예가 眞武湯[傷寒論]이다.

心陽이 衰弱해서 心悸氣短, 胸痹心痛인 증상에 이 약물을 사용해서 心陽을 溫하게 하는 경우에는 人蔘 桂枝를 배합한다.

이 외에도 衛陽虛로 인해 自汗하는 경우에 黃芪 桂枝를 배합하고, 陽虛에다 風寒에 外感하여 惡寒發熱, 身倦欲臥, 舌苔水滑, 脈沈의 경우에는 麻黃 細辛를 배합한다.

이상의 내용을 총괄하면 附子는 十二經을 通行하게 하고, 一身의 陽을 溫하게 하며, 무릇 陽虛證에 모두 사용하는 것이다.

③ 附子는 辛·熱하고 溫通하여, 溫經散寒·除濕止痛하는 효능이 있어, 寒濕이 經絡에 침입하여 온몸의 骨節이 疼痛하는 痺證을 치료한다. 張元素는 "附子를 白朮로 佐하면 寒濕을 제거하는 聖藥이 된다"라고 하였다. 甘草附子湯[傷寒論]은 風濕이 相搏하여 骨節疼痛하고 屈伸不利하는 등의 증후에 白朮 桂枝 甘草를 배합하여 조성된 方劑이다.

이 외에도 附子는 陰寒을 逐出하고, 經絡을 通하게 하며 寒性陰疽가 漫腫이면서 不潰하거나 혹은 潰하여도 오랫동안 아물지 않는 것을 치료한다. 또한 少量의 附子에 人蔘 黃芪 등의 補益藥을 병용하면 補益作用을 증강시킨다.

【用量·用法】 3~15g. 水煎服. 有毒하므로 30~60分 先煎하여 맛을 보아 痲痹感이 없을 정도로 한다.

【使用注意】 眞熱假寒과 孕婦에는 忌한다. 辛·熱燥烈하므로 陰盛陽衰가 아닌 경우에는 忌한다.

本草選錄:[神農本草經] "主風寒咳逆邪氣, 溫中, 金創, 破癥堅積聚, 血瘕, 寒濕踒躄, 拘攣膝痛, 不能步行."

[名醫別錄] "脚疼冷弱, 腰脊風寒, 心腹冷痛, 霍亂轉筋, 下痢赤白, 堅筋骨, 强陰. 又墮胎爲百藥長."

[本草綱目] "治三陰傷寒, 陰毒寒疝, 中寒中風, 痰厥氣厥, 柔痓癲癎, 小兒慢驚, 風濕痲痹, 腫滿脚氣, 頭風腎厥頭痛, 暴瀉脫陽, 久痢脾泄, 寒瘧瘴氣, 久病嘔噦, 反胃噎膈, 癰疽不斂, 久漏冷瘡."

[名醫別錄]又 "主腰脊風寒, 脚氣冷弱, 心腹冷痛, 及脾虛寒客中焦爲霍亂, 客下焦肝腎之分爲轉筋."

[景岳全書] "因其善走諸經, 故曰與酒同功. 能除表裏沉寒, 厥逆口噤, 溫中强陰, 暖五臟, 回陽氣, 格陽喉痹, 陽虛二便不通及婦人經寒不調, 小兒慢驚等證. 大能引火歸源, 制伏虛熱, 善助參, 芪成功, 尤贊朮, 地建效. 無論表證裏證, 但脉細無神, 氣虛無熱者所當急用."

[方藥合編] "附子辛熱走不留 厥逆回陽宜急投"

【化學分析】 alkaloid로서 aconitine, aconine, mesaconitine, hypaconitine, jesaconitine, atsine, songorine, kobusine, ignavine, napelline 등. 기타 talatisamin, aminophenols, higenamine 등을 함유한다.

【藥理硏究】 ① 이 약물은 심근 수축력을 강화하고 심장박동을 빠르게 하며 竇房과 房室의 傳導를 촉진한다. 혈압을 낮추며 관상동맥 혈류와 심근산소 소모량을 증강시킨다. 이러한 작용은 propanolol에 의해 차단된다.

② 附子의 수용성 부분은 적은 양은 마취 동물의 혈압을 높이고, 많은 양에서는 먼저 혈압을 낮추고 후에는 혈압을 높이며 뚜렷한 강심작용을 하고, 동맥 혈류량을 약간 증가시키며 저항력을 낮춘다. 附子의 강심 성분은 주로 수용성 부분에 있다. 알코올 추출물

엑스의 독성은 수용성 부분에 비해 강하다.

③ 抗炎作用, 鎭痛 및 抗寒冷 작용한다. 항염증작용으로서 aconitine, mesaconitine, benzoylaconitine 등은 histamine, prostaglandine 등에 의하여 유발되는 염증을 억제한다.

④ 附子는 면역증강작용을 한다. 아코니틴류 알칼로이드의 약리작용은 川烏頭 조항을 참조.

천오 川烏[KHP]

Aconiti Tuber
Aconite

【出 典】藥譜

【異 名】川烏頭・烏頭

【起 原】미나리아재비과(Ranunculaceae) 오두(烏頭) *Aconitum carmichaeli* Debeaux의 모근의 덩이뿌리이다.*

【採 取】6월 하순에서 8월 초순에 캐어 子根과 鬚根을 제거하고 曬乾한다.

【性 狀】이 약은 덩이뿌리로 고르지 않은 원뿔 모양~방추형으로 길이 2~6㎝, 지름 1~3㎝이다. 바깥 면은 회갈색~흑갈색을 띠고 위쪽에는 파여진 줄기 자국과 자근(子根) 및 뿌리가 떨어진 흔적이 있고 가는 가로 주름의 무늬가 있다. 질은 단단하여 꺾기 어렵다. 이 약은 냄새가 없고 맛은 약간 맵고 혀가 얼얼하다.

【産 地】中國의 四川, 陝西 지역이 주산지이다.

【炮 製】川烏頭 : 雜質을 제거하고 깨끗이 씻어 曬乾하는데, 製烏頭는 冷水에 담가 하루 2~3회 물을 갈아주고 맛을 보아 혀의 마비감이 적어지면 꺼낸 후 黑豆를 같은 量으로 물을 붓고 烏頭 內部의 白蕊이 없어질 때까지 삶아서 厚片으로 썰어 曬乾한다.

【性味・歸經】味는 辛・苦하고 性은 熱・大毒하며, 肝・腎・脾經에 작용한다.

效 能	主 治
祛風・散寒止痛	風濕痹痛, 頭痛, 心腹冷痛
消腫潰堅・祛腐	外用 : 陰疽

이 약물은 性味가 附子와 유사하며, 附子는 寒을 다스리는데 뛰어나고, 烏頭는 風을 다스리는데 우수하다. 附子는 補藥에 사용하고, 烏頭는 그렇지 못하므로 燥散하는 性質이 附子보다 비교적 우수하다.

【臨床應用】① 川烏・草烏는 모두 祛風・散寒・止痛作用이 있어 風寒濕邪로 인한 痹痛, 頭痛, 腹痛 등의 증후에 사용한다. 이 약물은 辛散・溫通하는 작용이 있어서 止痛하는

* CP : 川烏(Chuanwu) ACONITI RADIX
毛茛科 植物 烏頭 *Aconitum carmichaelii* Debx.의 母根。

효능이 현저하여 風寒濕痹에는 活血通絡藥을 병용한다.

歷節疼痛으로 屈伸不利의 증후에 麻黃 芍藥 黃芪 등을 배합하는데, 그 예가 烏頭湯[金匱要略]이다.

風寒濕邪 혹은 痰濕瘀血이 經絡에 留滯하여 肢體經脈이 攣痛하고, 關節의 屈伸不利하는 증후에 地龍 乳香 沒藥 등을 배합하는데, 그 예가 活絡丹[和劑局方]이다.

또 예를 들면 黑神丸[普濟本事方]은 風濕癱瘓을 치료하는데, 이 方은 草烏와 五靈脂를 丸으로 만들어 복용한다.

이 약물은 痹痛을 치료하는데, 內服할 뿐만 아니라 바를 수도 있다. [太平聖惠方]에서는 腰脚冷痹疼痛을 치료하는 경우에 單味를 분말하여 米醋로 적절히 혼합한 후 敷貼한다고 하였다.

근래에는 광범위하게 風濕, 扭傷 등으로 關節肌肉이 疼痛하는 증상을 外治하는 傷濕止痛膏에 사용되는데, 이 方은 川烏 草烏 및 馬錢子 등을 주약으로 조성된 方이다.

頭風, 頭痛을 치료할 경우에는 內服 또는 外用할 수 있다.

[百一選方]에서는 川烏 南星을 가루로 만든 것을 白梅 生薑 煎湯한 물로 服用한다고 하였고, [經驗方]에서는 川烏 南星과 분말하여 葱汁으로 적절히 혼합하여 太陽穴에 바르면 효과를 얻는다고 하였다.

이 약물은 또한 陰寒內盛으로 인한 心腹冷痛에 常用된다. 예를 들면 烏頭赤石脂丸[金匱要略]은 心痛徹背, 背痛徹心을 치료하는데, 附子와 병용하고 아울러 蜀椒 乾薑 赤石脂가 배합된다. 또한 寒疝腹痛을 치료하는 烏頭煎[金匱要略]은 烏頭와 蜂蜜을 같이 달인다.

② 川烏 草烏는 辛散溫通하는 性이 있으며, 外用하면 消腫潰堅하고 祛腐할 수 있으며, 寒濕陰疽를 치료하는데, 사용한다. 堅腫이 不潰하거나 혹은 潰後에도 頑腐가 不化하는 증후에 사용하는 것이 좋다. 그 예가 四虎散[外科正宗]인데, 이 方은 草烏 南星 半夏 狼毒을 가루로 만들고 猪腦를 넣고 찧어서 바르는 것으로 陰疽腫硬을 치료한다.

만약 淸熱解毒 약물과 배합하면 일체의 癰疽腫毒을 치료할 수 있다. 그 예가 草烏揭毒散[景岳全書]인데, 이 方은 草烏 天南星과 淸熱解毒하는 貝母 天花粉 芙蓉葉을 같은 양으로 하여 가루로 만들고 食醋와 調製하여 바른다.

祛腐하는 경우에도 사용된다. 그 예가 [古今錄驗]에서는 癰疽肉突을 치료하는 경우, 烏頭를 진한 米醋에 3일간 담가 두었다가 外洗한다고 하였다.

이 외에도 川烏는 卒中으로 人事不省, 口眼歪斜, 痰氣上壅, 喉中喘鳴 증후에 生川烏 生附子 生南星 木香을 배합하는데, 그 예가 三生飮[和劑局方]이다.

【用量·用法】 川烏는 1.5~4.5g, 水煎服. 내복에는 炮製한 것을 사용한다(三生飮에만 生品을 사용하고 일반적으로 炮製品을 사용하여 안전을 도모한다). 湯劑에 넣을 때는 먼저 30~60분간 달여 독성을 낮춘다. 毒性은 附子와 유사하다.

【使用注意】 陰虛陽盛, 熱證疼痛인 증후와 孕婦에는 忌한다.

本草選錄 : [醫學啓源] "川烏, 療風痹半身不遂, 引經藥也. [主治秘要] 云, 其用有六; 除寒一也; 去心下堅痞二也; 溫養臟腑三也; 治諸風皿也; 破聚滯氣五也; 感寒腹痛六也."

[神農本草經] "主中風, 惡風, 洗洗出汗, 除寒濕痹, 咳逆上氣, 破積聚, 寒熱."

[名醫別錄] "消胸上淡冷, 食不下, 心腹冷疾, 臍間痛, 肩胛痛不可俯仰, 目中痛不可力視, 又墮胎."

[本草綱目] "草烏頭, 射罔, 乃至毒之藥. 非若川烏頭·附子·人所栽種, 加以釀制, 殺其毒性之比. 自非風頑急疾, 不可輕投. 甄權[藥性論]言其益陽事, 主治男子腎氣衰弱者, 未可遽然也. 此類止能搜風勝濕, 開頑疾, 治頑痰, 以毒攻毒而已, 豈有川烏頭附子補右腎命門之功哉?"

[方藥合編] "川烏大熱搜骨風 濕痺寒疼破積功"

【化學分析】川烏의 주성분은 附子와 비슷하다. 生川烏에는 talatisamine, carmichaeline A, B가 함유되어 있다.

【藥理硏究】① 川烏는 진통·진정·소염·국소마취 등의 작용을 한다.

② 적은 양의 아코니틴은 심장 박동을 느리게 하고, 많은 양은 심장 리듬의 失調를 초래하며 심하면 심실이 顫動한다.

③ 아코니틴은 독성이 아주 강하다. 마우스 근육에 주사한 LD_{50}은 0.295mg/kg이다. 그러나 가열하면 독성이 낮아진다. 예를 들면 熟附片의 湯劑를 마우스에 경구 투여하거나 정맥에 주사한 LD_{50}은 각각 17.42g/kg과 3.516g/kg이다. 120℃에서 40분간 처리한 附子의 독성은 生附子의 1/5~1/350이다. 대량의 아트로핀은 附子에 중독된 시험동물의 심전도를 개선하는 작용을 한다. 그러나 동물의 사망을 방지하지는 못한다.

건강 乾薑[KP]

Zingiberis Rhizoma
Dried ginger

【出 典】神農本草經

【異 名】干薑·白薑·均薑·乾生薑

【起 原】생강과(Zingiberaceae) 생강 *Zingiber officinale* Roscoe의 뿌리줄기를 말린 것이다.*

【採 取】가을에 莖葉이 시들어 말랐을 때 캐어 깨끗이 씻어 鬚根과 莖葉을 제거하고 曬乾 혹은 微火(文火)로 烘乾한다.

【性 狀】이 약은 뿌리줄기로 고르지 않게 갈라져 있고, 갈라진 각 부분은 다소 눌려있거나 약간 구부러진 난형 또는 긴 난형으로 그 양쪽에 싹눈이 혹같이 부풀어 오른 것도 있다. 길이 2~4㎝, 지름 1~2㎝이며, 연한 회황색의 주피가 그대로 있거나 벗겨진 것도 있다. 바깥 면은 회백색~연한 회갈색이고 흰 가루가 붙어 있다. 꺾인 면은 약간 섬유성이며 가루성이고 연한 황색을 띤 갈색을 나타내며 납작하고 피부와 중심주로 나누어진다.

* CP : 乾薑(Ganjiang) ZINGIBERIS RHIZOMA
薑科 植物 姜 *Zingiber officinale* Rosc.의 根莖。

이 약은 특유한 냄새가 있고 맛은 몹시 맵다.

【產 地】忠南의 서산, 全北 완주지역이 주산지이고, 中國의 四川, 貴州가 주산지이다.

【炮 製】① 乾 薑 : 잡질을 제거하고 깨끗이 씻어 물에 담가 축인 후 厚片 혹은 小方塊로 썰어 曬乾한다.

② 炮 薑 : 生薑을 炒製 용기에 넣고 武火로 外皮는 焦黃色, 내부는 黃色이 될 때까지 炒한 다음 물을 분무하여 꺼내어 曬乾한다.

【性味・歸經】味는 辛하고 性은 熱하며, 脾・胃・腎・心・肺經에 작용한다.

效 能	主 治
溫 中	脾胃虛寒의 脘腹冷痛, 嘔吐泄瀉
回 陽	亡陽虛脫의 四肢厥冷
溫肺化飮	寒飮咳嗽
溫經止血	虛寒性의 吐血, 便血, 崩漏

이 약물의 性味는 辛熱 燥烈하고 無毒하며 溫中散寒하는 주약으로, 回陽通脈・燥濕消痰 효능이 있으며, 裏寒을 제거하여 脾胃를 溫陽한다. 陰寒內盛, 陽衰欲脫의 肢冷脈微, 脾胃虛寒의 食少不運, 脘腹冷痢, 肺寒痰飮의 喘咳, 風寒濕痹의 肢節疼痛에 적용된다.

薑에는 生薑・乾薑・炮薑이 있는데, 生薑은 辛溫하여 發散을 위주로 하고 溫中止嘔하므로 外感風寒과 胃寒嘔吐에 常用하고, 乾薑은 生薑을 건조한 것으로서 辛散의 약성을 약하게 하여 辛烈燥熱의 성질을 증강시켜 溫中回陽에 뛰어나고 溫肺化飮에도 작용하여 裏寒증후를 치료한다. 炮薑은 炒한 것으로서 性은 苦・溫으로 변하고 辛散하는 작용은 크게 감소되며 溫經止血・溫中止瀉의 기능으로 中焦虛寒에 사용하며 脾不統血의 要藥이 된다. 이와 같이 生薑은 "走而不守"하고, 乾薑은 "能走能守", 炮薑은 "守而不走"하는 세 가지 說로 약물을 구별하게 된다.

乾薑과 附子는 모두 辛熱하므로 祛寒의 要藥으로 溫裏・回陽・祛寒 작용이 있어 임상에서 같이 사용한다. 단 附子는 回陽救逆의 약효가 강하여 주로 下焦에 작용하며 겸하여 溫中하는 효능이 있다. 그러나 乾薑은 溫中暖胃의 약효가 강하여 주로 中焦에 작용하고 또한 溫肺하는 작용을 한다. 그러므로 腎陽이 쇠약한 증후에는 附子를 사용하고, 肺寒咳喘에는 乾薑을 사용하며, 中焦가 虛寒하고 陽氣가 不運하면 乾薑과 附子를 같이 병용하여 溫中回陽의 효과를 강화시킨다. 그 예가 四逆湯, 附子理中湯 등이다. 또한 溫補下焦에는 附子를 쓰고 乾薑을 쓰지 않는데 그 예가 右歸丸[景岳全書], 腎氣丸[金匱要略] 등이다.

또한 溫肺化飮에는 乾薑을 쓰고 附子를 쓰지 않는데 그 예는 苓甘五味薑辛湯, 小青龍湯 등이다. 이 두 가지 약물이 주로 구별되는 기준은 附子가 中・下二焦에 있고, 乾薑은 上・中焦를 主治한다는 점이다.

【臨床應用】① 乾薑은 오직 脾胃의 寒을 散하며, 中焦를 溫暖하는 주약이다. 무릇 脾胃寒證의 경우에는 外寒內侵의 實證이든 혹은 脾陽不足의 虛證이든 관계없이 脘腹冷痛, 嘔吐,

瀉痢의 증상이 나타나면 모두 응용할 수 있다. 古方에는 매 번 乾薑 單味를 煎服하거나 혹은 研末하여 米飮으로 冲服한다.

脾胃虛寒으로 인한 脘服冷痛, 嘔吐, 泄瀉 등의 증후에는 人蔘 白朮 등을 배합하여 溫中補氣 작용을 강화한다. 그 예가 理中丸[傷寒論]이다.

만약 脾腎의 陽이 衰하여 下痢不止하는 증후에는 附子와 배합하여 脾腎을 溫陽하고, 下痢가 白色이면 黃連을 병용한다. 下痢가 오래되어 陰을 傷하고, 寒熱이 錯雜하며, 膿血便을 보는 증후에는 黃連 阿膠 등을 배합하는데, 그 예가 駐車丸[備急千金要方]이다.

寒飮이 胃에 머물러 乾嘔 혹은 涎沫을 吐하는 증후에는 半夏를 배합하여 溫胃降逆하는데, 그 예가 半夏乾薑散[金匱要略]이다.

② 이 약물은 回陽通脈하는 효능이 있어 亡陽證을 치료한다. 附子를 佐藥으로 하여 回陽救逆하는 작용을 증강시키며, 附子의 毒性을 低減시키는데, 그 예가 四逆湯[傷寒論], 乾薑附子湯[傷寒論]이다. 그러므로 戴元禮는 "附子에 乾薑이 없으면 熱하지 않는다."라는 說이 있다. 근래의 연구에서 두 가지 약물의 배합은 좋은 협동작용이 있음이 입증되었다.

③ 이 약물은 肺寒을 溫散하고 痰飮을 化하며, 아울러 溫脾燥濕하는 효능이 있어 生痰의 源을 막아 주며, 寒飮이 伏肺하여 咳嗽氣喘, 形寒背冷, 痰多清稀한 증후를 치료하는데, 麻黃 細辛 五味子 등을 배합하며, 그 예가 小靑龍湯[傷寒論]이다. 또한 劉禹錫의 [傳信方]에서는 咳逆上氣를 치료하는데, 乾薑 皂莢 桂心을 粉末하여 꿀로 丸을 만들어 복용한다고 하였다.

④ 이 약물은 溫經止血하며, 虛寒性 出血 증후를 치료하는 대표적인 약물이다. 무릇 吐血, 便血, 崩漏 등에 血色이 暗淡하고, 手足에 따뜻한 기운이 없으며, 舌淡脈細하는 등의 虛寒 증후에 적용한다. 吐血이 그치지 않는 증상에 單方으로 분말하여 童便으로 복용한다. 乾薑은 止血하는데 炮薑으로 사용하는 것이 좋고, 겸하여 病情에 따라 止血·益氣·健胃의 약물을 배합하는데, 주로 艾葉 人蔘 白朮 등을 병용한다.

이 외에도 祛寒濕하는 효능이 있어 寒濕이 下侵하여 발생하는 腎着病을 치료하는데, 身重, 腰下冷痛, 腰重의 증후에 茯苓 白朮 甘草를 배합한다. 그 예가 甘草乾薑茯苓白朮湯[金匱要略]이다.

【用量·用法】 3~9g. 水煎服. 虛寒性 출혈, 설사에는 炮薑을 사용한다.

【使用注意】 辛熱燥烈한 약물이므로 陰虛內熱, 血熱妄行인 증후와 *孕婦*에는 忌한다.

本草選錄: [神農本草經] "主胸滿咳逆上氣, 溫中, 止血, 出汗, 逐風濕痹, 腸澼下痢."

[名醫別錄] "大熱, 无毒. 主治寒冷腹痛, 中惡, 霍亂, 脹滿, 風邪諸毒, 皮膚間結氣, 止唾血."

[本草綱目] "能引血藥入血分, 氣藥入氣分, 又能法惡養新, 有陰生生長之意, 故血虛者用之而人吐血, 衄血, 下血, 有陰無陽者, 亦宜用之, 乃熱因熱用, 欲治之法也."

[醫學衷中參西錄] "氣厚之藥主散, 乾姜氣味俱厚, 故散而能守. 夫散不全散, 守不全守, 則旋轉于經絡臟腑之間, 驅寒除濕, 和血通氣所必然矣, 故性雖猛峻, 不妨服食."

[方藥合編] "乾薑味辛解風寒　炮苦逐冷虛熱安"

【化學分析】精油의 주성분은 zingiberene으로 그 외 bisabolene, camphene, cineol, α-phellandrene, nyrcen 등과 辛味성분으로서 gingerol, zingerone, shogaol 등이 있다. 이 외에도 아미노산, asparamide 등을 함유하고 있다.

【藥理硏究】① 乾薑은 消化道에 약간의 자극을 주어 腸張力, 리듬 및 蠕動을 증가한다. 그러나 어떤 때에는 증가한 후 곧바로 감소시키기도 한다.

② 乾薑 추출물 엑스는 황산동에 의해 생기는 구토를 억제한다. 10~50%의 薑汁 30㎎을 경구투여 하면 같은 작용을 한다.

③ 알코올 추출물은 마취한 개의 혈관운동중추와 호흡중추를 흥분시키고 심장에 대해서도 흥분작용을 한다.

④ 체외 실험에서 紫色白癬菌에 대해서 억제작용을 하고 膣트리코모나스에 대해서도 살균작용을 나타낸다.

『附 藥』포 강 炮薑

이 약물은 黑薑・炮薑이라고도 한다. 표면이 검고 속이 짙은 黃色이 되게 炒하여 炭火시킨 것이다.

性味는 苦・溫하고 溫中止瀉・溫經止血에 작용하므로 寒證으로 인한 泄瀉, 便血, 吐血, 衄血, 崩漏(不正性器出血) 등의 증후에 棕櫚炭 烏梅炭 등을 배합하고, 四肢厥冷에는 補血藥을 배합하여 사용한다.

【用 量】3~9g, 水煎服.

使用注意：陰虛・血熱妄行의 出血에는 금기이다.

육계 肉桂[KP]

Cinnamomi Cortex
Cinnamon bark

【出 典】神農本草經

【異 名】王桂・桂心・牡桂・紫桂・大桂

【起 原】녹나무과(Lauraceae) 육계(肉桂) *Cinnamomum cassia* J. Presl의 줄기껍질로서 그대로 또는 주피를 약간 제거한 것이다.*

【採 取】立秋 후에 껍질을 벗겨 코르크층을 깎아내고 陰乾한다.

【性 狀】이 약은 줄기껍질로 반관상 또는 말려 들어간 관상을 이루고 길이 5~50㎝, 지름 15~50㎝, 두께 1~5㎜이다. 바깥 면은 어두운 적갈색, 안쪽 면은 적갈색을 띠며 매끈하다. 꺾이기 쉬우며 꺾인 면은 적갈색을 띠고 연한 갈색의 얇은 층이 있으며 약간 섬유성이다. 특유한 냄새가 있으며 맛은 조금 달고 매우며 후에 약간 점액성이고 수렴성이다.

＊ CP : 肉桂(Rougui) CINNAMOMI CORTEX
樟科 植物 肉桂 *Cinnamomum cassia* Presl의 樹皮。

【産 地】中國의 福建, 廣西, 廣東, 雲南 등의 지역이 주산지이다.

【炮 製】肉 桂 : 表面에 粗皮를 제거하고 찧어 부수거나 혹은 溫水에 담가 축인 후 小段으로 썰어 陰乾한다.

【性味·歸經】味는 辛·甘하고 性은 大熱하며, 腎·脾·心·肝經에 작용한다.

效 能	主 治
補命門火	命門火衰證
散寒溫脾·止痛	脘腹冷痛, 吐瀉, 寒疝疼痛
溫煦氣血	婦女經寒血滯의 諸症, 産後의 瘀滯腹痛, 陰疽, 癰瘍膿成의 不潰 또는 久潰, 氣血虛證

이 약물은 辛甘·大熱하고 純陽이며, 甘·熱로 益火消陰하고 溫補腎陽하는 효능이 있으며, 辛味로 血中의 滯氣를 善行시켜 溫經·散寒·止痛하는 효능이 있다. 그 性은 下行하면서 또한 引火歸源하므로 命門火衰, 下焦虛寒證과 腎陽不足으로 인한 脾陽不振, 虛陽上浮, 上熱下寒 등의 병증에 대해서는 모두 사용한다. 이 약물을 附子 乾薑 등의 祛寒藥을 병용하면 益火消陰하고, 人蔘 熟地黃 등의 補虛藥을 병용하면 助陽益陰하며, 또한 寒涼藥을 병용하면 下焦濕熱, 小便不通, 膀胱의 氣化 장애 등을 치료하는 작용을 돕게 된다. 그러나 陰虛火旺, 熱病傷津 등의 증후에는 忌한다.

肉桂와 桂枝는 육계나무에서 채취하는 것으로, 하나는 樹皮이고 하나는 어린 가지이다. 이는 모두 營血을 溫하고 氣化를 도와 寒凝을 散하는 작용이 있다. 단 肉桂는 溫裏祛寒하는 작용이 뛰어나 下焦에 작용하여 腎陽을 補하며, 桂枝는 發表散寒에 우수하므로 上行하여 通經脈하는 작용을 한다.

【臨床應用】① 이 약물은 辛·熱하고 純陽으로, 命門火를 溫補하고 益陽消陰하며, 下元虛冷을 치료하는 要藥이다. 腎陽不足·命門火衰로 인한 畏寒肢冷, 腰膝軟弱, 陽萎, 尿頻, 便溏, 小便不利 등의 증후에 적용하는데, 附子 熟地黃 山茱萸 등의 肝腎을 滋補하는 약을 배합하며, 그 예가 右歸丸·左歸丸[景岳全書]이다.

命門之火가 衰微하고 陰寒이 內盛하여 上盛下虛의 氣喘痰壅, 肢厥欲脫 증후에는 附子 硫黃 黑錫 등을 배합하는데, 그 예가 黑錫丹[和劑局方]이다.

下元이 虛冷하고 虛陽이 上浮하여 上熱下寒의 眩暈, 面紅, 咽痛에다 下肢가 怕冷한 증후에는 이 약물을 사용하여 腎陽을 溫하게 하여 引火歸原할 수 있다.

② 이 약물은 陰寒을 散하고, 脾胃를 溫하며, 止痛하는 효능이 있어 脘腹寒痛, 嘔吐泄瀉를 치료하는 常用藥으로 사용된다. 만약 脘腹冷痛하는 경우에는 單味를 粉末하여 冲服하거나 丸을 만들어 사용한다.

脾胃가 虛寒으로 인해 腹痛泄瀉하는 증후에 溫中 작용하는데, 高良薑 炮薑 蓽撥 등을 배합하며, 그 예가 大已寒丸[和劑局方], 聖朮煎(肉桂 乾薑 白朮 陳皮)[景岳全書] 등이다. 만약 久痢가 낫지 않으면 黃連을 배합하고, 寒疝腹痛에는 吳茱萸 小茴香 등을 배합한다.

肉桂는 血分의 寒을 散하는 작용이 좋아, 溫經通脈한다. 만약 血分에 寒이 있어 運行이 失暢하여 月經失調, 經閉, 痛經 및 産後의 瘀滯腹痛 등의 병증이 나타나는 증후에 活血祛瘀의 약물을 加하여 사용한다. 예를 들면 殿胞煎[景岳全書]은 當歸 川芎 등을 가하여 活血祛瘀 효과를 강화했다. 또한 怒氣가 肝을 상하여 脇肋疼痛하는 증후에는 鬱金 川芎을 배합하여 行血疏肝하게 하고, 跌扑損傷으로 裏에 瘀血이 있어 脹悶疼痛하는 증후에는 當歸 紅花 乳香 沒藥 등을 배합하여 行瘀止痛하게 하며, 經絡에 寒濕이 침입하여 絡脈이 痹阻하여 肢節疼痛하는 경우에는 羌活 獨活 當歸 등을 배합한다.

③ 이 약물은 助陽하여 氣血을 溫煦할 뿐만 아니라 또한 血에 작용하여 血脈을 溫通하므로 陰疽 및 氣血虛寒으로 인하여 癰瘍이 膿을 형성하고 不潰하거나 潰한 후 수렴하지 않는 증상 등의 외과질환에 사용하는데, 托裏補虛하는 작용이 있다.

예를 들어 陰疽(慢性的인 皮膚潰瘍), 寒冷膿瘍, 流注를 치료할 경우에는 熟地黃 鹿角膠 麻黃 白芥子 등을 배합한다. 또한 癰瘍에 膿이 형성되었으나 不潰한 경우에는 黃芪 當歸 등을 배합하는데, 그 예가 陽和湯[外科全生集], 內托黃芪散[醫宗金鑑]이다.

이 외에 氣虛血少한 병증에 항상 少量의 肉桂를 補氣養血藥 중에 加하면 陽氣를 溫運하고 氣血의 生長을 鼓舞하게 하는 작용이 있는데, 그 예가 十全大補湯 · 人蔘養榮湯[和劑局方]이다.

【用量 · 用法】 2~5g 水煎服(後下). 散劑는 1회 1~2g(冲服).

【使用注意】 陰虛火旺, 裏實熱, 血熱妄行의 出血, 姙婦에는 忌한다.

本草選錄 : [日華子本草] "治一切風氣, 補五勞七傷, 通九竅, 利關節, 益精, 明目, 暖腰膝, 破痃癖症瘕, 消瘀血, 治風痹, 關節攣縮, 續筋骨, 生肌肉."

[名醫別錄] "利肝肺氣, 心腹寒熱冷疾, 霍亂轉筋, 頭痛腰痛, 出汗止煩, 止唾, 咳嗽, 鼻齆, 能墮胎, 堅骨節, 通血脈, 理疏不足, 宣導百藥."

[方藥合編] "肉桂辛熱通血脈 溫補虛寒腹痛劇"

【化學分析】 肉桂의 精油에는 cinnamic aldehyde(C_9H_8O)가 주성분이고 그 외 cinnamyl acetate, phenylpropyl acetate, O-methoxycinamic aldehyde 등이고 diterpenoid에는 cinncassiol A, cinnzeylanol 등과 당류에는 D-glucose, D-fructose, sucrose 등, 그 외 trabscinnamic acid, coumarin, β-sitosterol, 점약물질, 수지 등을 함유한다.

【藥理硏究】 ① 桂皮알데히드는 중추를 억제하고 일정한 진정 · 진통 및 해열작용을 한다.

② 桂皮油는 방향성 健胃驅風劑로 위장에 대한 자극을 완화하고 타액과 위액 분비를 촉진하며 소화 기능을 증진하고 아울러 내장 평활근의 경련을 제거하며 腸道 경련성 동통을 완화한다. 桂皮알데히드는 마우스 자극성 위궤양의 형성을 억제한다.

③ 肉桂 湯劑는 모르모트 적출 심장의 관상동맥혈류량을 증가하고, 피튜이트린에 의해 생기는 토끼 급성 심근 빈혈을 개선하는 일정한 작용을 한다.

④ 일정한 진정 · 진통 · 해열작용을 하고 자궁을 충혈시키며, 백혈구를 높이고 방사선에 길항한다.

오수유 吳茱萸[KP]

Evodiae Fructus
Evodia fruit

【出 典】神農本草經

【異 名】吳萸・吳洙・左力

【起 原】운향과(Rutaceae) 오수유(吳茱萸) *Evodia rutaecarpa* Bentham, 석호(石虎) *Evodia rutaecarpa* Bentham var. *officinalis* Huang 또는 소모오수유(疎毛吳茱萸) *Evodia rutaecarpa* Bentham var. *bodinieri* Huang의 열매로서 거의 익어 벌어지기 전에 채취한다.*

【採 取】8~10월에 녹갈색이 되고 心皮가 갈라지기 전에 채취하여 曬乾 또는 低溫에서 건조한다.

【性 狀】이 약은 열매로 납작한 구형~구형이고 지름 2.5~5㎜이다. 바깥 면은 어두운 갈색~회갈색이고 유실에 의한 오목한 작은 점이 많이 있고 그 가운데에 암술대의 잔기가 있으나 흔히 떨어져 있다. 열매꼭지는 길이 2~5㎜이고 회록색의 털이 밀생한다. 열매껍질은 성숙한 것에서는 5실로 나누어져 있으며 각 실 속에는 도란구형 또는 구형의 갈색~흑갈색 또는 청색을 띤 흑색의 윤이 나는 씨가 들어 있다. 이 약은 특유한 냄새가 있고 맛은 맵고 후에 쓴맛이 오래 남는다.

【産 地】中國의 長江유역과 華南 일대, 陝西 등의 지역이 주산지이다.

【炮 製】① 吳茱萸：果柄, 枝莖과 잡질을 제거하고 曬乾한다.

② 製吳茱萸：甘草煎湯에 담가 湯液이 흡수된 후 文火로 炒하여 陰乾한다(吳茱萸 100kg당 甘草 6kg).

【性味・歸經】味는 辛・苦하고 性은 熱・小毒하며, 肝・脾・腎・胃經에 작용한다.

效 能	主 治
散寒・行氣・燥濕・止痛	脘腹疼痛, 脚氣, 厥陰頭痛
疏肝下氣	呑酸, 嘔吐
溫中止瀉	寒濕泄瀉, 痢疾
外用：引火下行	口瘡, 高血壓

이 약물의 辛・苦味로 辛散・苦降하고 性이 大熱燥烈하여 疏肝下氣에 뛰어나 溫中祛寒하고 降逆止嘔하며 疏肝解鬱・行氣燥濕하는 작용이 있다. 그러므로 脾胃虛寒에 의해서

* CP：吳茱萸(Wuzhuyu) EUODIAE FRUCTUS
芸香科 植物 吳茱萸 *Evodia rutaecarpa* (Juss.) Benth., 石虎 *Evodia rutaecarpa* (Juss.) Benth. var. *officinalis* (Dode) Huang 또는 疏毛吳茱萸 *Evodia rutaecarpa* (Juss.) Benth. var. *bodinieri* (Dode) Huang의 近成熟 果實。

濁陰이 上逆하여 頭痛이나 嘔吐涎沫, 肝胃不和로 인한 脇痛, 嘔吐, 呑酸 또는 寒濕脚氣 등의 병증에 적용한다. 이 약물은 厥陰肝經의 주약으로 性은 비록 大熱하나 肝經鬱火, 胃氣上逆인 경우에는 苦寒瀉火하는 黃連을 배합하면 降逆止嘔로 引經·反佐의 작용을 할 수 있다.

또한 溫中散寒의 효능이 있어 乾薑과 비슷하므로 寒邪가 中焦에 鬱滯하여 脘腹疼痛하는 경우에 乾薑과 병용한다. 乾薑은 上焦를 溫하게 하고 化飮止咳하며, 吳茱萸는 下焦를 溫하게 하여 厥陰을 따뜻하게 하므로 寒疝을 치료한다. 또한 腎陽을 도와 寒瀉를 치료하고 營血을 溫하게 하여 月經停止를 치료한다. 이것이 乾薑과 다른 점이다.

吳茱萸 黃連 乾薑은 모두 止嘔의 효능이 있는데, 吳茱萸는 肝寒이 胃를 침범하여 야기되는 呑酸을 다스리고, 黃連은 胃 중의 濕熱로 인한 嘔苦를 다스리며, 生薑은 胃寒上逆으로 인한 嘔水를 치료한다. 이와 같이 세 약물은 각기 다른 점이 있다.

【臨床應用】① 吳茱萸의 味는 辛苦하고 性은 熱하여 燥하며, 散寒·行氣·燥濕·止痛하는 효능이 있다. 寒凝濕滯로 인하여 발생하는 脘腹疼痛에 적용하고, 厥陰肝經의 寒을 溫散하므로 또한 寒이 肝經에 凝滯하여 발생하는 疝痛, 痛經 및 寒濕脚氣, 疼痛을 치료하는데, 사용한다.

脾胃寒痛에는 溫中通陽하는 乾薑 桂枝 등을 배합하고, 寒疝腹痛에는 小茴香 烏藥 등을 배합하며, 婦女子의 胞宮이 寒冷하여 발생하는 痛經에는 艾葉 香附子 當歸 등을 배합한다.

寒濕의 脚氣疼痛에는 木瓜 檳榔 등을 배합하고, 肝胃虛寒 또는 肝氣에 寒飮上逆을 겸한 頭痛, 胃寒의 乾嘔, 腹痛, 涎沫을 吐하는 증상에는 人蔘 生薑 등을 배합하는데, 그 예가 吳茱萸湯[傷寒論], 丁萸理中湯[經驗方] 등이다.

② 吳茱萸는 疏肝下氣하는 효능이 있다. 呑酸, 嘔吐를 치료하는데, 寒이 원인이든 濕이 원인이든 관계없이 그 병증에 따라서 적합하게 배합함으로써 응용할 수 있다. 만약 胃氣가 虛冷하여 食後에 呑酸하는 증후에는 單方을 煎服하거나 혹은 乾薑을 배합하고, 肝鬱이 化火하여 脇肋脹痛, 嘔吐呑酸인 증후에는 黃連을 주약로 하고 吳茱萸를 佐藥으로 하여 開鬱散結하고 降逆止嘔하게 한다. 그 예가 左金丸[丹溪心法]이다.

③ 이 약물에는 溫中止瀉하는 효능이 있어서 寒濕泄瀉에 적용한다. 單方으로 하여 多年間의 脾泄을 치료하였다[存仁堂經驗方].

溫中助陽하는 효능이 있다. 脾腎이 虛寒하여 泄瀉가 그치지 않거나 혹은 五更泄瀉의 경우에 肉豆蔲 補骨脂 五味子 등을 병용하는데, 그 예가 四神丸[校注婦人良方]이다.

이 약물은 또한 脾胃가 濕을 받아 下痢腹痛하는 증상을 치료하는데, 黃連 白芍藥을 배합하며, 그 예가 戊己丸[和劑局方]이다.

이 외에도 硏末하여 米醋에 적절히 혼합하여 足心에 바르면 火를 이끌어 下行하므로, 口舌生瘡 및 高血壓을 치료할 수 있으며, 煎湯하여 外洗하면 頭瘡 및 皮膚濕疹을 치료한다.

【用量·用法】1.5~4.5g. 水煎服. 外用에는 適量.

【使用注意】藥性이 燥烈하여 氣를 損耗하고 火가 動하므로 陰虛火旺에는 忌한다.

本草選錄：[神農本草經] "溫中下氣, 止痛, 咳逆寒熱, 除濕血痹, 逐風邪, 開腠理."

[名醫別錄] "主痰冷, 腹內絞痛, 諸冷實不消, 中惡, 心腹痛, 逆氣, 利五臟."

[本草拾遺] "殺鬼魅及惡蟲毒, 起陽, 殺牙齒蟲痛."

[藥性論] 味甘, 辛, 大熱, 有毒. "能主心腹疾積冷, 心下結氣, 疰心痛. 治霍亂轉筋, 胃中冷氣, 吐瀉腹痛, 不可胜忍者可愈. 療遍身疹痹, 冷食不消, 利大腸壅氣."

[本草綱目] "茱萸辛熱, 能散能溫. 苦熱, 能燥能堅. 故其所治之症, 皆取其散寒溫中, 燥濕解鬱之功而已." "咽喉口舌生瘡者, 以茱萸末醋調貼兩足心, 移夜便愈. 其性雖熱, 而能引熱下行, 蓋亦從治之義, 而謂茱萸之性上行不下者, 似不然也."

[本草經疏] "凡脾胃之氣, 喜溫而惡寒, 寒則中氣不能運化, 或爲冷實不消, 或爲腹內絞痛, 或寒痰停積, 以致氣逆發咳, 五臟不利, 吳茱萸辛溫暖脾胃而散寒邪, 則中自溫, 氣自下, 而諸證悉除."

[方藥合編] "吳茱辛熱疝可安　通治酸水臍腹寒"

【化學分析】 indolkinazoline alkaloid, quinone alkaloid의 evodiamine, hydroxyevodiamine, ruteacarpine, evocarpine, hydroxyevocarpine, isoevodiamine 등 외 higenamine, *dl*-synephrine, c-GMP 등을 함유하고, 정유(2%)로서 evodene, ocimene 등, 고미성분으로서 limonin, rutaevine 등, 非고미성분으로서 evodol 등을 함유한다.

【藥理研究】 ① 精油는 방향 健胃驅風 및 장내 이상 발효를 억제한다. 이 약물은 또 鎭吐하고 生薑과 협동작용을 한다.

② 吳茱萸에 함유된 여러 가지 성분은 일정한 진통작용을 한다. 진통작용의 유효성분은 evodiamine, vutaecanpine, isoevodiamine, evodol이라고 한다.

③ 吳茱萸는 혈압을 낮추는 작용을 한다. 그 작용은 주로 말초혈관을 확장하여 말초혈관조력을 낮추는데 있다.

④ 또한 기관지 확장작용, 중추신경계 흥분작용, 체온상승작용, 자궁수축작용이 있다.

⑤ 湯劑는 콜레라균에 비교적 강한 억제작용을 하고 녹농균, 황색포도상구균 및 일부 흔히 볼 수 있는 致病性 진균에 일정한 억제작용을 한다. 체외 실험에서는 돼지 회충, 지렁이, 거머리 등을 죽인다.

산초 山椒[KP]

Zanthoxyli Pericarpium
Zanthoxylum peel

【出 典】 神農本草經

【異 名】 蜀椒・花椒・川椒・秦椒・巴椒・紅椒・山椒・椒皮

【起 原】 운향과(Rutaceae) 초피나무 *Zanthoxylum piperitum* De Candolle, 산초나무 *Zanthoxylum schinifolium* Siebold et Zuccarini 또는 화초(花椒) *Zanthoxylum bungeanum* Maximowicz의 잘 익은 열매껍질이다.*

【採 取】 가을에 성숙한 果實을 따서 건조시킨 후 果皮 만을 취한다.

【性 狀】 ① 초피나무 : 이 약은 열매의 껍질로 2~3분과로 이루어지고 각 분과는 납작한 구형으로 2편으로 갈라지며 각 조각의 지름은 약 5㎜이다. 열매껍질의 바깥 면은 어두운 황적색~어두운 적색으로 유실에 의한 많은 오목한 작은 점이 있고 안쪽 면은 연한 황백색이다. 이 약은 특유한 냄새가 있고 맛은 맵고 혀를 마비시킨다.

② 산초나무 : 이 약은 열매의 껍질로 2~3개가 상부에서 이생(離生)하는 소골돌과(小蓇葖果)로서 소과경 위에 집생하고 있다. 골돌과는 구형이며 복봉선을 따라 개열 되어 있으며 지름 3~4㎜이다. 바깥 면은 회녹색~어두운 녹색이고 많은 유점 및 망상으로 융기된 세밀한 주름이 덮여있다. 안쪽 면은 흰색에 가깝고 매끈하다. 내과피는 기부에서 외과피와 분리되어 있다. 남아있는 씨는 난형이며 길이 3~4㎜, 지름 2~3㎝이고 표면은 흑색이며 윤기가 난다. 이 약은 특유한 냄새가 있고 맛은 약간 달고 맵다.

③ 화초(花椒) : 이 약은 열매의 껍질로 대부분 단생(單生)하며 지름 4~5㎜이다. 바깥면은 적자색~적갈색이며 많은 사마귀 모양으로 돌기된 유점이 덮여있고 지름 0.5~1㎜이며 빛을 쪼이면 반투명으로 보인다. 안쪽 면은 연한 황색이다. 이 약은 특유한 냄새가 강하게 나고 맛은 맵고 혀를 마비시키며 오래 지속된다.

【産 地】 우리나라의 중 남부지방에서 생산되고, 中國의 東北, 廣東(青椒), 四川(花椒) 지역이 주산지이다.

【炮 製】 ① 蜀 椒 : 果柄과 種子(椒目)를 제거하고 曬乾한다.

② 炒蜀椒 : 蜀椒를 炒製 용기에 넣고 文火로 짙은 황색을 띠고 香氣가 날 정도로 炒하여 그늘에 건조한다.

【性味・歸經】 味는 辛하고 性은 溫・小毒이며, 脾・胃・腎經에 작용한다.

效 能	主 治
溫中止痛・止瀉	脘腹冷痛, 飮食不消, 牙痛, 泄瀉
殺 蟲	蛔蟲病, 皮膚濕痒

이 약물은 辛・溫의 性味로 燥散하고 陰寒의 邪氣를 제거하며, 脾胃에 작용하여 散寒止痛하므로 寒濕傷中의 脘腹冷痛, 飮食不消, 吐瀉冷痢 등에 적용하며 또한 肺의 寒邪를 散하여 命門의 火를 보하므로 肺寒으로 인한 咳嗽, 命門火衰 등과 腎氣上逆으로 인한 喘喘 등에 사용한다. 또한 辛辣麻醉의 약성이 있어 蛔蟲 등을 驅殺하고 蟲積으로 인한 腹痛의 경우에 吐蛔하게 하는 효과가 있다. 煎液을 外用하면 瘡腫, 痔漏, 濕疹, 陰部瘙痒 등에 유효하다.

【臨床應用】 ① 이 약물은 溫中止痛・止瀉하는 효능이 있으며, 中焦에 寒이 盛하여 脘腹

＊ CP : 花椒(Huajiao) ZANTHOXYLI PERICARPIUM
芸香科 植物 青椒 *Zanthoxylum schinifolium* Sieb. et Zucc. 또는 花椒 *Zanthoxylum bungeanum* Maxim.의 成熟 果皮。

冷痛, 嘔吐, 泄瀉, 攝食不能 등의 증후에 乾薑 人蔘 膠飴를 배합하는데, 그 예가 大建中湯[金匱要略]이며, 또한 花椒를 뜨겁게 炒하여 布로 싸서 痛處에 溫熨하여 裏寒을 散한다.

寒濕으로 인한 腹冷痛 泄瀉 증후에 寒盛일 경우에는 附子 乾薑을 배합하며, 濕盛인 경우에는 蒼朮 厚朴을 배합한다.

이 약물은 또한 牙痛을 치료하는데, 煎湯하여 입에서 양치질을 하거나 혹은 가루를 내어 痛處에 문지른다.

이 약물은 腎에 작용하여 助火하며, 또한 肺 중의 寒飮을 散할 수 있는데, [神農本草經]에서는 이미 "主邪氣咳逆"이라고 기재되어 있고, [本經逢原]에는 茯苓을 배합하여 肺腎의 虛寒으로 인한 腰痛, 痰喘, 얼음과 같이 찬 足冷 등을 치료한다고 하였다.

② 花椒는 殺蟲하는 효능이 있는데, 두 가지 용도로 쓰인다. 그 하나는 蛔蟲을 驅殺하는 효능이 있어, 蛔蟲으로 인한 腹痛, 嘔吐와 厥逆하는 것을 치료한다. [壽域神方]에서는 單方으로 볶아 뜨겁게 하고 술을 조금씩 뿌린 다음 蜀椒를 버리고 남은 술을 마시게 하여서 冷蟲心痛을 치료한다고 하였다. [傷寒論]의 蛔厥을 치료하는 처방인 烏梅丸 중에도 또한 이 약물을 사용하였다. 근래에는 蛔蟲性 腸梗阻를 치료하는데, 사용한다. 이때는 食油에 넣고 고아서 蜀椒油를 만들어 그것을 복용한다.

다른 하나는 殺蟲止痒하는 효능으로, 皮膚瘡疥, 婦女陰痒, 男子의 陰囊濕痒 및 白禿 등의 병증을 치료하는데, 單方 혹은 苦參 地膚子 白礬을 배합하여 煎湯한 후 熏洗한다.

【用量 · 用法】 2~6g. 水煎服. 散劑의 呑服에는 1회 0.3~0.5g. 外用에는 適量.

【使用注意】 陰虛火旺에는 忌하고 姙婦는 신중히 사용한다.

本草選錄 : [神農本草經] "主邪氣咳逆, 溫中, 主骨節皮膚死肌, 寒濕痹痛, 下氣."

[本草綱目] "椒, 純陽之物, ……其味辛而麻, 其氣溫以熱. ……入肺散寒治咳嗽 ; 入脾除濕治, 風寒濕痹, 水腫瀉痢 ; 入右腎補火, 治陽衰溲數, 足弱久痢諸症. ……又[上淸訣]云, 凡人吃飯傷飽, 覺氣上衝, 心胸痞悶者, 以水呑生椒一, 二十顆卽散, 取其能通三焦, 引正氣, 下惡氣, 消宿食也. 又戴原禮云, 凡人嘔吐, 服藥不納者, 必有蛔在膈間, 蛔聞藥則動, 動則藥出而蛔不出, 但於嘔吐藥中, 加炒川椒十粒, 蓋蛔見椒則頭伏也. 觀此, 則仲景治蛔厥, 烏梅丸中用蜀椒, 亦此義也. 許叔微云, 大凡腎氣上逆, 須以川椒引之歸經則安."

【化學分析】 Avicennol, avicennin, *cis*-avicennol, chelerythrine (toddaline), mitidine 등, 이 외에 coumarin, flavonol, alkaloid가 보고되어 있다. *Z. schinifolium*(산초나무) 과실에 精油 geraniol, limonene, cumic alcohol, 불포화산 등이 함유하고 과피에는 bergapten과 안식향산을 함유한다.

【藥理研究】 精油는 국부의 마취 및 진통작용이 있으며, 한편 회충을 살충하는 작용이 있어 구충제로 사용할 수 있다. 소량으로서는 장의 蠕動을 증강시키며 다량으로는 억제한다. 소량에서는 가벼운 이뇨작용이 있고, 다량으로는 이뇨작용을 억제하며 혈압을 강하시켜 반사적으로 호흡의 흥분을 일으킨다.

항균시험에서는 대장균, 적리균, 脾脫疽菌, 용혈성연쇄구균. 디프테리아균, 폐렴쌍구균, 황색포도구균, 티푸스균, 녹농균 및 피부사상균에 대하여 억제작용이 있다.

『附 藥』초 목 椒目

이 약물은 위의 起原植物의 種子이다.(⇒ *p454* 山椒 참조)

性味는 苦·寒·小毒하고 脾·膀胱經에 작용하여 行水消腫·平喘하는 효능이 있다. 水腫脹滿, 痰飮咳喘의 實證에 사용하는데, 葶藶子 大黃 防己를 배합하며, 그 예가 己椒藶黃丸[金匱要略]이다.

【用 量】3~10g. 水煎服.

【使用注意】이 약물의 性味는 苦·寒하여 虛寒의 체질 및 陰虛火旺에는 적당하지 않다.

필발 蓽撥[KHP]

Piperis Longi Fructus

Long pepper

【出 典】新修本草

【異 名】蓽撥·鼠尾

【起 原】후추과(Piperaceae) 필발(蓽撥) *Piper longum* Linné의 덜 익은 열매이다.*

【採 取】9~10월에 果穗가 黃色에서 黑色으로 변할 때 따서 불순물을 제거하고 曬乾한다.

【性 狀】이 약은 열매로 원기둥 모양이고 길이 2~5㎝, 지름 5~8㎜이며 과축(果軸)의 주위에는 작은 알맹이의 열매가 무수히 붙어 있어 그물눈 모양을 나타낸다. 바깥 면은 적갈색~흑갈색이다. 열매의 위쪽에 셋으로 갈라진 암술머리가 있고 아래쪽은 과축(果軸)이 붙어 있고 지름 2~5㎜이다. 이 약은 특유한 방향이 있고 맛은 맵다.

【產 地】中國의 雲南, 廣東과 印度, 인도네시아, 필리핀, 越南 등의 지역이 주산지이다.

【炮 製】蓽 撥 : 잡질과 果柄을 제거하고 曬乾하여 짓찧어 사용한다.

【性味·歸經】味는 辛하고 性은 熱하며, 脾·胃經에 작용한다.

效 能	主 治
溫中止痛	脘腹冷痛, 反胃嘔吐, 食慾不振, 泄瀉痢疾

이 약물은 辛·熱의 性味로 腸胃에 작용하여 胃腑의 沈寒을 溫하게 하고, 또한 大腸의 寒鬱을 풀어주며, 溫中散寒·行氣止痛하는 효능이 있어 오직 腸胃寒冷에 대한 약물이다. 寒氣嘔吐, 脘服滿痛, 冷痢水濕 등에 적용한다. 牙痛에는 外治하는데, 이것은 火鬱發之의 의미가 있다.

* CP : 蓽茇(Bibo) PIPERIS LONGI FRUCTUS
胡椒科 植物 蓽茇 *Piper longum* L.의 近成熟 또는 成熟 果穗。

【臨床應用】 蓽撥은 辛·熱하고, 효능이 胡椒와 비슷하며, 腸胃의 寒을 溫散할 수 있어 寒凝氣滯로 인한 脘腹疼痛, 反胃嘔吐, 食欲不振, 泄瀉痢疾 등의 병증에 사용한다. 單劑를 粉末하여 米飮으로 먹을 수 있으며 혹은 溫中약물을 배합하여 사용한다. 예를 들면 大已寒丸[和劑局方]은 心腹疼痛, 腸鳴泄瀉를 치료하는데, 肉桂 炮薑 高良薑을 배합한 方劑이다.

脾胃가 虛弱한 경우에는 人蔘(혹은 黨參) 白朮 등 益氣健脾藥을 배합하고, 胃寒痰飮嘔吐일 경우에는 半夏 生薑을 배합하며, 脘腹脹滿일 경우에는 木香 厚朴을 배합한다.

蓽撥은 牙痛을 치료하는데, 單方을 분말하여 치아에 문지르거나 혹은 胡椒를 같은 양으로 배합하여 가루로 만들어 蜜蠟으로 잘 섞어서 麻子大로 丸을 만들어 齲齒의 구멍에 채워 넣는다.

【用量·用法】 1.5~3g. 水煎服. 外用에는 適量.

【使用注意】 實熱鬱火가 있고 陰虛火旺인 경우에는 忌한다.

> **本草選錄**：[日華子本草] "治霍亂冷氣, 心痛血氣."
> [本草衍義] "走腸胃中冷氣, 嘔吐, 心腹滿痛. 多服走泄眞氣, 令人腸虛下重."
> [本草綱目] "蓽茇爲頭痛, 鼻淵, 牙痛要藥, 取其辛熱, 能入陽明經散浮熱也."
> [景岳全書] "善溫中下氣, 除胃冷, 辟陰寒, 療霍亂, 心腹疼痛, 冷痰嘔逆呑酸及虛寒瀉痢腸鳴. 其味大辛, 須同參·朮·歸地諸甘溫補劑用之尤效. 爲末搐鼻, 可解偏風頭痛 ; 揩齒可殺牙痛牙虫."
> [方藥合編] "蓽撥辛溫下氣易　痃癖陰疝霍瀉痢"

【化學分析】 alkaloid, piperine, chavicine, piperlongumine, piperlongunine 등과 精油 약 0.1%를 함유한다.

【藥理硏究】 ① 정유는 백색 및 황색 포도상구균과 고초균, 蠟樣芽胞桿菌, 대장균, 적리균 등에 억제작용을 한다.

② 알칼로이드는 抗驚厥작용을 한다.

③ 이 약물은 피부혈관을 확장하므로 약을 복용한 후 전신에 溫熱感이 난다.

④ 정유는 산소 결핍에 내성을 나타내고 심근 빈혈 및 실험성 심장 리듬 실조에 拮抗한다.

필징가 蓽澄茄[KHP]

Cubebae Fructus

【出 典】 開寶本草

【異 名】 澄茄·蓽澄茄·蓽茄

【起 原】 후추과(Piperaceae) 필징가(蓽澄茄) *Piper cubeba* Linné 또는 녹나무과(Lauraceae) 산계초(山鷄椒) *Litsea cubeba* Persoon c.의 덜 익은 열매이다.*

【採 取】 가을에 채취하여 曬乾한다.

* CP : 蓽澄茄(Bichengqie) LITSEAE FRUCTUS
樟科 植物 山鷄椒 *Litsea cubeba* (Lour.) Pers.의 成熟 果實。

【性 狀】이 약은 구형으로 지름 5~8㎜이다. 바깥 면은 흑갈색~흑색이며 거친 그물눈 모양의 주름이 있고 위쪽에 넷으로 갈라진 주두(柱頭)가 있고 아래쪽에는 과피가 연장되어 길이 3~7㎜, 지름 1㎜ 이하의 가늘고 긴 가과병(假果柄)이 붙어 있다. 외과피와 중과피는 부드럽고 내과피는 얇고 딱딱하며 부서지기 쉽다. 그 속에는 채 성숙되지 않은 황갈색이며 유성(油性)이 있는 씨가 한 개 들어 있는데 바싹 말라서 응축된 것도 있다. 이 약은 특이한 방향이 있고 맛은 맵다.

【產 地】山鷄草는 中國의 廣西, 浙江, 四川이 주산지이며, 華澄茄는 印度, 말레이반도가 주산지이다.

【炮 製】華澄茄：果梗과 雜質을 제거하고 깨끗이 씻어 曬乾한다.

【性味・歸經】味는 辛하고 性은 溫하며, 脾・胃・腎・膀胱經에 작용한다.

效 能	主 治
溫中止痛	脘腹冷痛, 反胃嘔吐, 寒疝腹痛, 泄瀉
祛膀胱冷氣	小便不利 혹은 混濁

이 약물의 形狀은 胡椒와 같으며, 味가 苦辛하고 性이 溫하여 胡椒의 性이 熱한 것과는 다르다. 이 약물은 辛・溫의 性味로 溫中下氣 작용하는 동시에 脾胃를 溫하게 하여 氣滯를 순환시켜 散寒止痛에 우수하다. 胃寒의 嘔吐噦逆, 氣滯로 인한 胸腹脹痛, 寒疝腹痛에 적용한다. 또한 腎・膀胱을 따뜻하게 하여 下焦虛寒의 小便不利, 頻數 등에 사용한다.

【臨床應用】이 약물은 溫中・止痛・消食하는 효능이 있으므로, 脾胃가 寒邪의 侵襲을 받아 발생하는 脘腹冷痛, 呃逆, 嘔吐, 食欲不振 등을 치료한다. 單方으로 사용하거나 혹은 溫中和胃하는 약물을 배합한다. 華澄茄丸[濟生方]은 脾胃虛弱으로 胸膈이 不快하고, 食欲이 不振한 증상을 치료하는데, 華澄茄를 가루로 만들고 生薑汁 神麯을 배합하여 丸으로 만들어 복용하는 方劑이다.

또한 胃寒呃逆, 反胃嘔吐의 증후에는 高良薑 白豆蔲를 배합하여 사용하고, 寒疝腹痛에는 吳茱萸 香附子 烏藥 등을 배합하는데, 그 예가 寒疝丸[丹溪心法]이다. 이 약물은 硏末하여 外塗하면 牙痛을 그치게 한다.

이 외에도 腎과 膀胱을 溫하게 하는 효능이 있으므로, 下焦虛寒으로 인해 膀胱의 氣化가 不利하여 발생하는 小便不利 및 寒濕으로 인한 小便混濁에 椒目 桂枝 烏藥 등을 배합한다.

【用量・用法】1.5~3g. 水煎服. 外用에는 適量.

【使用注意】辛・溫燥의 性味로 火를 부추기어 陰虛有熱인 경우에는 忌한다.

本草選錄：[海藥本草] "主心服卒痛, 霍亂吐瀉, 痰疲冷氣"

[本草撮要] "華澄茄, 功專治膀胱冷氣. 得白豆蔻治壹食不納, 得高食薑治寒呃, 得薄淌, 荊芥

治鼻寒不通, 得蓽撥爲末擦牙, 治齒浮熱痛. 若蜈蚣咬傷, 蓽澄茄研末調敷."
[方藥合編] "蓽澄茄辛消痰食　逐鬼除脹噦可息"

【化學分析】 *Piper cubeba*에는 정유 10~18%. 그 주성분은 *d*-sabinene, 1, 4-cineol, sabinol, β-cubebene, cubenol 등이 있다. 기타 lignan cubebin 2.5%, cubebinolide, cubebic acid 1.7%, 지방유 1.5% 등을 함유한다.

【藥理研究】 ① 蓽澄茄 과실은 점막의 국부를 자극하고 아울러 泌尿道 및 呼吸道 점막에 대해서도 이러한 자극을 한다.

② 山鷄椒油는 기관지 평활근을 이완시키고 肺流量을 증가시키며 모르모트가 致痙劑를 흡입하여 생기는 약물성 哮喘에 보호 작용을 한다.

③ 山鷄椒油는 실험성 심근 빈혈 손상과 Iso로 초래되는 심근경색樣 괴사에 일정한 보호작용을 한다. 아울러 실험성 심장 리듬 失常에도 길항한다.

④ 山鷄椒油가 진균을 억제하는 주요성분은 cirtal인데 이 기를 쏘이면 물질에 곰팡이균이 생기는 것을 억제한다. 그리고 황색포도상구균, 대장균, 티푸스균, 이질균, 녹농균도 억제하고 또 膣트리코모나스 및 吸血蟲을 죽인다.

정향 丁香[KP]

Syzygii Flos
Clove

【出 典】 藥性本草

【異 名】 丁子・丁子香・公丁香・雄丁香

【起 原】 정향나무과(Myrtaceae) 정향(丁香) *Syzygium aromaticum* Merrill et Perry의 꽃봉오리이다.*

【採 取】 花蕾가 녹색에서 홍색으로 될 때 채취하여 花梗을 제거하고 曬乾한다.

【性 狀】 이 약은 꽃봉오리로 방망이 모양이며 어두운 갈색~어두운 적색을 띠고 길이 10~18㎜의 조금 편평한 사능주상(四稜柱狀)의 화상과 그 위쪽에는 두꺼운 꽃받침 4개 및 막질화판 4개가 있고 화판은 서로 겹쳐서 거의 구형을 이룬다. 화판으로 싸인 속에는 많은 수술과 한 개의 암술대가 있다. 이 약은 특유한 냄새가 강하고 맛은 맵고 자극적이며 후에 혀를 약간 마비시킨다.

【產 地】 탄자니아, 말레이시아, 인도네시아가 주산지이고 中國의 廣東지역에서 재배한다.

【炮 製】 丁 香 : 잡질과 花梗을 제거하고 曬乾 또는 曬乾한다.

【性味・歸經】 味는 辛하고 性은 溫하며, 脾・胃・肝・腎經에 작용한다.

* CP : 丁香(Dingxiang) CARYOPHYLLI FLOS
桃金娘科 植物 丁香 *Eugenia caryophyllata* Thunb.의 花蕾.

效 能	主 治
溫中止痛・降逆	脘腹冷痛, 嘔吐, 呃逆

이 약물의 性味는 辛・溫하고 특유의 방향성이 있어 脾胃를 溫하게 하는 동시에 壯陽하고 逆氣를 下降한다. 그러므로 虛寒의 吃逆에 대한 要藥이다. 脾胃의 氣는 溫을 좋아하고 寒을 싫어하므로 寒하면 中氣가 不運하고 上逆하면 嘔吐와 呃逆을 야기시킨다. 또 腎經에 작용하여 下焦를 溫하게 하여 腎陽을 도우므로 男子陽痿, 女子陰冷, 心腹冷痛 등에 사용한다.

【臨床應用】 ① 이 약물은 辛・溫하고 芳香性이 있어, 溫中止痛할 수 있으므로 中焦의 寒凝으로 인한 脘腹冷痛을 치료하는데, 單方으로 쓰거나 혹은 肉桂 乾薑 등의 溫中 약물을 배합한다.

이 약물은 특히 溫胃降逆에 장점이 있어 胃寒嘔吐, 呃逆을 치료하는데, [蜀本草]에서는 "嘔逆을 치료하는데, 우수한 효과가 있다"라고 기재하고 있다.

胃寒吃逆, 嘔吐에는 半夏와 生薑을 배합하고, 姙娠惡阻에는 人蔘 藿香을 배합하며, 胃寒呃逆에는 柿蒂를 배합한다. 그 예가 柿蒂湯[濟生方], 丁香柿蒂湯[證因脈治] 등이다.

脾胃가 虛하고 寒이 있어 呃逆이 여러 번 발생하는 경우에 人蔘 혹은 黨參의 益氣藥을 加하고, 虛寒瀉痢의 경우에는 乾薑 人蔘 白朮 肉豆蔻 등을 병증에 따라 배합한다.

② 丁香은 溫腎助陽하는 효능이 있다. 腎陽의 부족으로 나타나는 陽痿, 腰膝痠冷에 附子 肉桂 巴戟天 등을 배합한다.

이 외에 外用하여 癬症을 치료하는데, 丁香酒精 浸液이나 혹은 煎液을 사용하여 患處에 발라 문지른다.

【用量・用法】 1～3g. 水煎服. 外用에는 適量.

【使用注意】 이 약물은 溫燥하므로 熱證, 陰虛內熱에는 忌한다.

> 本草選錄 : [藥性本草] "臣, 能主冷氣腹痛."
>
> [日華子本草] "治口氣, 反胃, 鬼疰, 蠱毒, 及療腎氣, 賁豚氣, 陰痛, 壯陽, 暖腰膝, 治冷氣, 殺酒毒, 消痃癖, 除冷勞."
>
> [開寶本草] "主溫脾胃, 止霍亂壅脹, 風毒諸腫, 齒疳匿, 能發諸香. 其根療風熱毒腫."
>
> [景岳全書] "辟惡去邪, 溫中快氣. 治上焦呃逆翻胃, 霍亂嘔吐, 解酒毒, 消痃癖奔豚, 陰寒心腹脹滿, 冷痛, 暖下焦腰膝寒疼, 壯陽道, 抑陰邪, 除胃寒瀉痢, 殺鬼疰蠱毒, 疳蝕諸虫, 辟口氣, 堅齒牙, 及婦人七情五郁, 小儿吐瀉, 痘瘡胃寒, 灰白不發."
>
> [方藥合編] "丁香辛熱溫胃虛 心腹疼痛寒嘔除"

【化學分析】 精油 15～20%를 함유하고 그 주성분은 eugenol 70～85%, acetyleugenol 3%, 기타 α-, 및 β-caryophyllen, furfural, eugenin, eugenitin, isoeugenitin, isoeugenitol 등과 또한 tannin 약 10%, 지방, 납, oleanolic acid 등을 함유한다.

【藥理研究】 ① 丁香의 추출물은 위산과 위단백 효소의 분비를 자극하여 소화를 촉진한다.

② 丁香의 물 추출물, 알코올 추출물, 메틸알코올 추출물과 그 정유는 모두 致病性 진균에 뚜렷한 항균작용을 한다. 丁香은 포도상구균, 결핵균, 용혈성연쇄구균, 디프테리아균, 탄저균, 이질균, 파라티푸스균, 콜레라균, 布氏杆菌, 폐렴균 및 유행성 감기 바이러스 PR_8에 대하여 정도의 차이는 있지만 억제작용을 한다. 체외시험에서는 돼지 회충을 마비시키거나 죽인다.

③ 丁香油를 충치 부위에 넣으면 소독작용을 하는 동시에 신경을 파괴하여 齒痛을 경감시킨다.

고량강 高良薑[KP]

Alpiniae Officinari Rhizoma
Alpinia officinarum rhizome

【出 典】 名醫別錄

【異 名】 良薑 · 膏身薑 · 身薑 · 小身薑

【起 原】 생강과(Zingiberaceae) 고량강(高良薑) *Alpinia officinarum* Hance의 뿌리줄기이다.*

【採 取】 4~6년생을 9월에 캐어 莖葉 및 鬚根을 제거하고 曬乾한다.

【性 狀】 이 약은 뿌리줄기로 원주형이며, 대부분 구부러져 있고 가지가 갈라져 있으며 길이 5~9㎝, 지름 10~15㎜이다. 바깥 면은 적갈색~어두운 갈색이고 가늘고 촘촘한 세로 주름이 있으며, 회갈색인 파상의 돌림 마디가 있고, 마디 사이는 길이 2~10㎜이고 한쪽 면에는 둥글게 뿌리의 자국이 있다. 질은 단단하고 질기며 쉽게 꺾어지지 않고 꺾인 면은 회갈색 또는 적갈색이며 섬유성이고 중심주는 약 1/3을 차지하고 있다. 이 약은 특유한 냄새가 있고 맛은 아주 맵다.

【產 地】 中國의 廣東, 海南, 廣西, 雲南 등의 지역이 주산지이다.

【炮 製】 高良薑 : 鱗葉과 잡질을 제거하고 깨끗이 씻어 축인 후 薄片으로 썰어 曬乾한다.

【性味 · 歸經】 味는 辛하고 性은 熱하며, 脾 · 胃經에 작용한다.

效 能	主 治
溫中止痛 · 降逆	脘腹冷痛, 嘔吐, 呃逆

이 약물의 性味는 辛 · 熱하고, 辛 · 熱로 內攻走裏하여 溫胃散寒하는데 작용하므로 胃脘冷痛에 뛰어난 효과를 나타낸다. 寒凝氣滯로 인한 嘔吐, 噫氣, 腹痛泄瀉, 寒疝 등에 유효하다. 그러나 身熱燥散하여 쉽게 助火傷陰하므로 肝胃火鬱의 胃痛, 嘔吐에는 사용하지 않는다.

高良薑과 乾薑은 모두 辛 · 熱한 약물로 中焦의 寒邪를 溫散시키는 要藥이다. 다만 高良薑은 胃寒을 다스리는데 뛰어나고, 乾薑은 脾寒을 다스리는 데 우수하다.

【臨床應用】 이 약물의 효능은 오직 脾胃의 寒邪를 溫散하며, 止痛 · 止嘔 · 止瀉하는

* CP : 高良薑(Gaoliangjiang) ALPINIAE OFFICINARUM RHIZOMA
姜科 植物 高良姜 *Alpinia officinarum* Hance의 根莖。

작용이 있고, 脘腹冷痛, 嘔吐, 泄瀉의 병증을 치료하는데, 單劑로 쓰거나 혹은 乾薑 肉桂 등의 辛·熱 약물을 배합하여 사용한다. 예를 들면 二薑丸[和劑局方]은 脘腹冷痛을 치료하는데, 炮薑과 같이 사용한다.

高良薑湯[備急千金要方]은 갑작스럽게 찌르는 것과 같이 발생하는 心腹絞痛의 치료에 肉桂芯 當歸 등을 배합한 것이며, 만약 寒凝으로 肝氣가 鬱滯한 경우에는 香附子를 배합하는데, 그 예가 良附丸[良方集腋]이다. 또한 寒疝腹痛에는 小茴香을 배합한다.

楊士瀛은 "噫逆胃寒에는 高良薑이 主藥이 되며, 人蔘 茯苓으로 이를 佐하면 溫胃하고 胃 중의 風邪를 解散한다"라고 하였다. 임상에서는 胃 중에 火가 없는 反胃吐食인 경우에 常用한다.

[名醫別錄]에서는 高良薑을 "主霍亂"이라고 하였고, [本草拾遺]에서는 "止痢"라 하였듯이, 飮食生冷 혹은 中寒濕盛으로 발생하는 瀉痢에 모두 적용할 수 있다.

만약 吐瀉가 急하고 심하며 脾腎의 陽이 衰한 증후에는 附子 肉桂 등의 溫陽 약물과 같이 사용한다. [本草匯言]에서는 老年에서 발생하는 虛寒久泄의 경우에는 高良薑 補骨脂를 理中湯[傷寒論]에 넣어 사용한다고 하였다.

【用量·用法】3~6g. 水煎服.

【使用注意】辛·熱로 燥散하여 火를 부추기어 傷陰하기 쉬우므로 胃火로 인한 胃痛이나 嘔吐, 傷暑로 인한 下痢, 裏熱의 下痢 등에는 忌한다.

> 本草選錄 : [名醫別錄] "主暴冷, 胃中冷逆, 霍亂腹痛."
> [本經逢原] "主轉筋瀉利反胃, 解酒毒消食. 蘇頌治惡心嘔清水, 皆取暖胃溫中散寒之功也. 而寒疝小腹掣痛, 須同茴香用之. 產后下焦虛寒, 瘀血不行, 小腹結痛者加用之. 若胃火作嘔, 傷暑霍亂禁用, 爲其溫燥也."

【化學分析】精油 0.5~1.5%를 함유하고, 그 주성분은 cineole이며, 또한 flavone類를 함유하며 그 주성분은 galangin으로 辛味의 성분도 galangin이다.

【藥理硏究】정유는 芳香健胃의 작용을 하고, 湯劑는 모르모트의 적출 장관을 흥분시키며, 고농도에서 억제작용을 한다. 체외 실험에서 高良薑은 탄저균, 디프테리아균, 폐렴쌍구균, 티푸스균, 황색포도상구균, 용혈성연쇄구균, 人型결핵균에 대하여 억제작용을 한다.

회향 茴香[KP]

Foeniculi Fructus
Fennel

【出 典】新修本草

【異 名】小茴香·谷茴香·香子·小香·土茴香

【起 原】산형과(Umbelliferae) 회향 *Foeniculum vulgare* Miller의 잘 익은 열매이다.*

【採 取】9~10월에 베어 果實을 털어 잡질을 제거하고 曬乾하다.

【性 狀】 이 약은 열매로 긴 원주상의 쌍현과이며 길이 3~8㎜, 너비 1~3㎜, 때로 2~10㎜의 열매꼭지가 붙어 있다. 바깥 면은 회황록색~회황색이며 서로 밀착되어 있는 2개의 분과(分果)에는 각각 5개의 융기선(隆起線)이 있다. 이 약은 특유한 냄새가 있고 맛은 처음에 달고 후에 쓰다.

【產 地】 우리나라 전국에서 재배하고, 中國의 山西, 甘肅, 遼寧 지역이 주산지이다.

【炮 製】 ① 小茴香 : 잡질과 殘莖을 제거하고 曬乾한다.

② 鹽小茴香 : 小茴香에 식염수를 고루 뿌려 축인 후 炒製 용기에 넘고 香氣가 나면서 연한 황색이 될 정도로 炒한다.

【性味 · 歸經】 味는 辛하고 性은 溫하며, 肝 · 腎 · 膀胱 · 胃經에 작용한다.

效 能	主 治
散寒 · 暖肝 · 溫腎 · 止痛	寒疝腹痛, 睾丸偏墜, 腎虛腰痛
理氣開胃	脘腹脇肋疼痛, 嘔吐食少

이 약물은 辛 · 溫하고 芳香으로 厥陰經의 寒邪를 제거하고 命門의 火를 補하여 疏肝理氣 · 溫腎散寒 · 溫脾開胃하는 효능이 있으며, 특히 下焦의 寒을 溫散한다. 그러므로 陰寒內盛 · 肝鬱氣滯로 인한 寒疝, 睪丸偏墜, 小腹冷痛에 常用하는 약물이다. 또한 溫中寒散하고 醒脾開胃에 작용하여 寒邪傷中인 증후와 氣機不暢의 脘腹脹痛, 嘔吐食少인 증후를 치료한다. 그러나 오직 辛溫助火하므로 熱證에는 사용하지 않는다.

【臨床應用】 ① 이 약물은 下焦肝腎의 寒을 溫散하고, 疝氣를 치료하는 要藥으로 寒疝腹痛, 睾丸偏墜 등의 병증에 응용한다. 일반적으로 荔枝核 川楝子 烏藥 등의 行氣治疝하는 약물을 배합하며, 寒이 盛한 경우에는 吳茱萸 肉桂 沈香 등 溫腎暖肝하는 약물을 배합한다.

陰囊이 腫硬하는 㿗疝(예 : 鞘膜積液)의 경우에는 單方으로 달여 복용하거나 散劑로 이용하며, 또는 荔枝核 橘核을 배합하여 사용한다.

疝氣痛이 있고, 鬱하여 化熱의 증후에는 川楝子 梔子 黃芩 등의 清熱藥을 배합한다.

이 약물을 炒熱하여 患部를 布로 싸서 찜질하면 寒疝腹痛을 다스린다.

② 小茴香은 溫腎暖腰膝의 효능이 있어 腎虛腰痛을 치료하는데, 杜仲 胡蘆巴 補骨脂 등을 배합하고 또한 茴香을 갈아서 가루 내어 猪腰子 속에 넣어 煨熟하여 복용한다.

③ 이 약물은 겸하여 理氣和中 · 開胃進食하며, 또한 脘腹冷痛, 脇肋疼痛 및 嘔吐食少 등의 증후에 乾薑 木香 등을 배합한다.

【用量 · 用法】 3~6g. 水煎服.

【使用注意】 辛溫助火하므로 熱證, 陰虛火旺인 증후에는 禁忌이다.

* CP : 小茴香(Xiaohuixiang) FOENICULI FRUCTUS
繖形科 植物 茴香 *Foeniculum vulgare* Mill.의 成熟 果實。

本草選錄：[日華子本草] "得酒良. 治乾濕脚氣, 幷腎勞癩疝氣, 開胃下食, 治膀胱痛, 陰疼. 入藥炒."

[本草衍義] "主治膀胱 冷氣及腫痛, 亦調和胃氣."

[開實本草] "主膀胱, 腎間冷氣及盲腸氣, 止中止痛, 嘔吐."

[方藥合編] "小茴性溫除疝氣 治腰腹疼兼煖胃"

【化學分析】精油를 함유하며, 주요한 것은 anethole, fenchone이다.

【藥理研究】茴香油는 위장의 蠕動과 분비를 촉진하고 복부에 기가 찼을 때 배출시키며 동통을 감소시키고 어떤 때는 흥분 후 蠕動을 늦춘다. 이는 경련을 완해하는데 도움이 되고 동통을 경감한다.

호초 胡椒[KHP]

Piperis Nigri Fructus
Black pepper

【出 典】新修本草

【異 名】昧履皮・浮椒・玉椒・黑川・白川

【起 原】후추과(Piperaceae) 후추(胡椒) *Piper nigrum* Linné의 채 익기 전의 열매이다.*

【採 取】가을부터 다음 봄 사이에 果實이 暗綠色을 띨 때 채취하여 문질러 果皮를 제거하고 曬乾한다.

【性 狀】이 약은 대개 구형으로 과병이 없고 지름 3.5~6㎜이다. 바깥 면은 외과피가 얇고 흑갈색이며 거친 그물 같은 주름이 있고 속에는 과벽이 붙은 1개의 씨를 가지고 있다. 씨는 주로 외배유로 되어 있고 그 외배유는 속이 비었고 회갈색의 각질 모양이며, 내부는 희고 분말성이다. 이 약은 특이한 냄새가 있고 맛은 강렬하고 혀끝이 타는 것 같이 맵다.

【產 地】熱帶, 亞熱帶 지방이 주산지이며, 中國의 廣東, 廣西, 雲南 지역이 주산지이다.

【炮 製】잡질과 먼지를 제거한다. 곱게 가루 내어 사용한다.

【性味・歸經】味는 辛하고 性은 熱하며, 胃・大腸에 작용한다.

效 能	主 治
溫中止痛	脘腹冷痛, 嘔吐, 泄瀉

이 약물은 辛・熱 性味로 肺・胃經에 작용하여 溫中散寒・行氣止痛하는 효능이 있다. 冷積을 散하여 冷痛을 멈추게 하며 寒飮을 제거하여 寒瀉를 멈추게 한다. 胃寒으로 인한 脘腹疼痛, 痰飮吐瀉 등에 적용한다.

* CP : 胡椒(Hujiao) PIPERIS FRUCTUS
胡椒科 植物 胡椒 *Piper nigrum* L.의 近成熟 或 成熟 果實。

【臨床應用】① 이 약물은 性味가 辛·熱로 腸胃의 寒邪를 散할 수 있으며, 中焦의 寒盛으로 인한 脘腹冷痛, 反胃嘔吐, 食欲不振, 泄瀉痢疾 등의 병증을 치료한다.

古方에는 분말로 單用하거나 혹은 丸劑로 사용한다. 複方에는 溫中·行氣하는 生薑 高良薑을 배합하거나 또는 乳香 沒藥을 배합하며, 嘔吐反胃에는 半夏 生薑을 배합한다. 또한 綠豆와 함께 사용하는 경우가 있는데 예를 들면 [仁齋直指方]에서는 霍亂吐瀉를 치료한다고 하였으며, [本草綱目]에서 인용한 [集簡方]에서는 赤白下痢를 치료할 경우 모두 胡椒와 綠豆 두 약물을 함께 사용한다고 하였다. 이에 대해 李時珍은 "근래에 와서 매번 綠豆를 함께 사용하여 병을 치료하여 효과가 있는데, 綠豆는 寒하고 胡椒는 熱하므로 陰陽이 적당하게 배합되어 있으며, 또한 綠豆로써 胡椒의 毒性을 제어한다."라고 하였다.

또한 이 약물은 中寒泄瀉를 치료한다. 즉, 胡椒를 가루 내어서 배꼽을 메우고 膠布로 덮어 고정하여 두면 溫中止瀉하는 효과가 있게 된다. 이 외에 齒牙를 문지르면 齒牙의 痛症을 멈추게 한다.

胡椒는 또한 常用하는 調味品으로, 소량으로 食用하면 식욕이 증진된다.

【用量·用法】湯劑 : 2~3g, 散劑 : 0.5~1g. 外用에는 適量.

【使用注意】陰虛火旺에는 忌한다.

本草選錄 : [新修本草] "主下氣, 溫中, 祛痰, 主臟腑中風冷."

[本草衍義] "胡椒, 去胃中寒痰吐水, 食已卽吐. 甚驗. 過劑則走氣. 大腸寒滑亦用, 須各以他藥佐之.

[方藥合編] "胡椒味辛下氣滯 心腹冷痛跌撲劑"

【化學分析】辛味성분(6~13%)의 주성분은 piperine이고, 그 외에도 piperyline A, B 등을 함유한다. 정유를 1~2% 함유하고 (-)-α- phellandre, α, β-pinene, linalool 등으로 되어 있다. 그 외 (-)-cubebin, 지방유, 전분 등이 존재한다.

【藥理硏究】방향 및 辛味자극성에 의한 健胃驅風작용이 있고, 소량으로 식욕을 증진하나 다량으로는 위장점막을 자극하여 충혈성 염증을 일으킨다.

제 8 장 理 氣 藥

氣分을 調理하고 氣機(氣의 昇降出入)를 疏通시키며 氣滯와 氣逆을 제거하는 약물을 理氣藥(行氣藥)이라 한다. 이 약물의 대부분은 藥性이 辛·溫하고 芳香이 있어 그 작용을 行氣理脾·疏肝解鬱·降氣平喘 등으로 분류할 수 있으나 주로 氣滯證에 적용한다.

氣滯란 체내의 氣가 舒暢하지 못하고 정체된 상태이며 일반적으로 行氣理脾 작용이 있는 약물은 주로 脾胃의 氣滯로 인한 脘腹脹悶, 痞滿疼痛, 惡心嘔吐, 噯氣, 便秘 혹은 泄瀉하되 不暢한 등의 증상에 적용되고, 舒肝解鬱작용이 있는 약물은 주로 肝氣鬱滯로 인한 脇肋脹痛, 脘悶呑酸, 抑鬱不解, 月經不調 등의 병증에 적용되며, 降氣平喘작용이 있는 약물은 주로 肺氣壅滯로 인한 胸悶疼痛, 咳嗽, 氣喘 등의 병증에 적용된다. 이 외에도 行氣藥의 일부는 健胃祛痰·散結하는 작용이 있는 것도 있다.

理氣藥을 사용할 경우는 病情을 정확히 살펴 적절한 약물을 배합하여 사용하여야 한다. 즉 脾胃氣滯로 濕熱이 停留하여 困脾證을 겸하였을 경우에는 淸利濕熱藥을 배합하고, 寒濕으로 인한 困脾證을 겸하였을 때는 溫中燥濕藥을 배합하며, 飮食積滯에는 消食導滯藥을 참작하여 加하고, 脾胃虛弱을 겸하면 健脾藥을 배합하여 사용한다.

肝鬱氣滯는 임상에서 合倂症이 복잡하고 다양하므로 구체적인 病情에 의거하여 養肝·柔肝·止痛·健脾 및 活血調經 등의 약물을 病情에 부합되도록 참작하여 배합하여 사용하며, 肺氣壅滯에 痰飮을 겸하면 반드시 祛痰化飮藥을 배합하여 사용한다.

行氣藥의 대부분은 그 藥性이 辛·溫香散하고 溫燥하여 耗氣傷陰하기 쉬우므로 陰虛·氣虛에는 신중히 사용한다.

진피 陳皮[KP]

Citri Unshius Pericarpium
Citrus unshiu peel

【出 典】神農本草經

【異 名】橘皮·廣陳皮·新會皮

【起 原】운향과(Rutaceae) 귤나무 *Citrus unshiu* Markovich 또는 *Citrus reticulata* Blanco의 잘 익은 열매껍질이다.*

【採 取】10월 이후에 성숙한 果實의 果皮를 벗겨 陰乾 또는 曬乾한다.

* CP : 陳皮(Chenpi) CITRI RETICULATAE PERICARPIUM
芸香科 植物 橘 *Citrus reticulata* Blanco 및 재배변종의 成熟果皮。

【性 狀】 이 약은 열매껍질로 형태가 일정하지 않은 판상의 껍질이며 두께 약 2㎜이다. 바깥 면은 황적색~어두운 황갈색이고 유실에 의한 작은 오목한 자국이 많다. 안쪽은 흰색~연한 회갈색이다. 질은 가볍고 부스러지기 쉽다. 이 약은 특유한 냄새가 있고 맛은 쓰면서 약간 자극성이 있다.

【產 地】 제주도, 전남, 경남에서 재배하고 日本과 中國의 남부지방이 주산지이다.

【炮 製】 ① 橘 皮 : 잡질을 제거하고 물을 뿌려서 축인 후 細絲로 썰어 陰乾한다.

② 炒陳皮 : 陳皮絲를 炒製 용기에 넣고 文火로 황색을 띠고 香氣가 날 정도로 炒한다.

【性味 · 歸經】 味는 辛 · 苦하고 性은 溫하며, 脾 · 肺經에 작용한다.

效 能	主 治
理氣調中	脾胃氣滯의 병증, 脾胃氣虛, 運化不良 등의 병증
燥濕化痰	濕濁中阻證, 痰濕壅滯, 肺失宣降 등의 병증

일반적으로 陳皮는 오래된 것이 좋다고 하여 붙여진 명칭이다. 味가 辛苦하고 性이 溫和하며 芳香醒脾에 작용하는 脾 · 肺經의 氣分藥이다. 辛味로 發散 · 行滯하고, 苦 · 溫으로 燥濕祛寒한다. 滯氣를 行하게 하면 脾 · 胃 · 腸이 스스로 康健하게 되고, 寒濕이 제거되면 痰涎이 스스로 소멸되므로 理氣健脾 · 燥濕化痰의 要藥이라 하겠다. 寒濕이 內阻하고 脾肺氣滯로 인한 증상에 고루 적용하는데, 通常 輔佐藥으로 사용하는 경우가 많다. 즉 黨參 白朮을 배합하면 補하면서 滯하지 않고 그 약효를 높여 주며, 半夏 茯苓을 배합하면 化痰 효능을 강화시키고, 蒼朮 厚朴을 배합하면 行氣 · 燥濕하는 약효를 증강시킨다. 防風 白芍藥 白朮을 배합하면 止痛 · 止瀉작용이 있고, 生薑 竹茹와 배합하면 和胃降逆한다.

[本草綱目]에 이 약물은 補藥을 함께 사용하면 補하는 작용이 있고, 瀉藥을 배합하면 瀉하고, 昇藥과 배합하면 昇하고, 降藥을 배합하면 降하는 작용을 나타낸다고 하였는데, 이는 그 活用 범위가 대단히 넓음을 말하는 것이다. 단 主治와 病證이 脾 · 肺經에 있지 않아도 주요한 理氣 · 燥濕하는 효능을 나타낸다. 오직 性이 溫燥에 偏向되어 津虧實熱의 증후에는 신중히 사용한다.

【臨床應用】 ① 이 약물은 芳香이 있고 性이 溫하며, 行하게 하고 降하게 하며, 理氣運脾 · 調中快膈하는 효능이 있으므로 脾胃氣滯로 인한 脘腹脹滿, 噯氣, 嘔吐, 惡心 등의 병증에 주로 적용된다. 또한 그 味가 辛하고 性이 溫하며, 芳香이 있어 行氣除滿하므로 中焦의 氣機가 不暢하여 야기되는 脘腹脹滿 혹은 疼痛의 경우에 枳實 木香 등을 배합하면 辛 · 苦味가 相合하여 昇降이 서로 조화된다. 胃가 和降을 못하여 발생하는 惡心嘔吐에는 生薑을 배합한다. 그 예로 橘皮湯[金匱要略]은 辛散行氣 · 溫通하게 하여 氣機를 調暢시킨다.

肝氣가 脾를 乘하고 脾氣가 허약해져서 腹痛泄瀉하는 증후에 白朮 白芍藥 防風을 배합하는데, 그 예가 痛瀉要方[丹溪心法]이다.

② 이 약물은 辛昇溫散의 효능이 있다. 脾經에 작용하여 脾胃의 陽을 昇發시키고 中焦 脾胃의 氣를 調理하므로, 脾胃가 虛弱하여 消化不良인 증후에는 黨參 白朮 炙甘草 등 健脾・益氣藥을 배합하는데, 그 예가 異功散[小兒藥證直訣]이다.

③ 이 약물은 性味가 苦하고 溫하여, 燥濕理脾하고 中陽을 溫通시키는데, 陽氣가 暢行하면 濕氣가 제거되므로 濕濁中阻로 인한 胸悶腹脹, 納呆倦怠, 大便溏薄, 舌苔厚膩 등의 증후에 蒼朮 厚朴을 배합하여 燥濕健脾하는데, 그 예가 平胃散[和劑局方]이다.

④ 橘皮는 辛溫하여 發散하므로, 腠理를 開竅하고 脾陽을 振奮시키며 燥濕化痰하는 효능이 있다. 脾陽이 運行하지 못하고 痰濕이 안에서 停滯되면 肺의 宣發肅降기능이 失調되어 咳嗽痰多, 氣逆 등인 증후에 半夏 茯苓 등을 배합하여 燥濕化痰하는데, 그 예가 二陳湯[和劑局方]이다.

【用量・用法】 3~9g. 水煎服.

【使用注意】 溫燥에 치우치므로 津虛, 實證에 사용할 수 없으며 또한 氣를 損耗하므로 氣滯, 痰濕이 아닌 경우에는 사용하지 않으며, 氣虛나 吐血인 증후에는 신중히 사용한다.

本草選錄: [神農本草經] "主治胸中瘕熱, 逆氣, 水穀. 久服去臭, 下氣通神."

[藥性論] "能治胸膈間氣, 開胃, 主氣痢, 消痰涎, 治上氣咳嗽."

[日華子本草] "桔皮, 暖, 消痰止嗽, 破症瘕痃癖."

[本草綱目] "橘皮, 苦能泄, 能燥, 辛能散, 溫能和. 其治百病, 總是取其理氣燥濕之功. 同補藥則補, 同瀉藥則瀉, 同升藥則升, 同降藥則降. 脾乃元氣之母, 肺乃攝氣之籥, 故橘皮爲二經氣分之藥, 但隨所配而補瀉升降也. 洁古長氏云: 陳皮, 枳殼利氣而痰自下, 盖此義也. 同杏仁治腸胃氣秘, 同桃仁治大腸血秘, 皆取其通滯也."

[景岳全書] "氣實痰滯必用. 瀉脾胃痰濁, 肺中滯氣, 消食開胃, 利水通便, 呑酸噯腐, 反胃曹雜. 呃逆脹滿堪除, 嘔吐惡心皆效. 通達上下, 解酒除虫, 表裏俱宜, 癰疽亦用. 尤消婦人乳癰, 幷解魚肉諸毒."

[本草備要] "陳皮, 枳殼利其氣, 而痰自下. 利水破癥, 宣通五臟, 統治百病, 皆取其理氣燥濕之功."

[本草求眞] "至其利氣, 雖有類於青皮, 但此氣味辛溫, 則入脾肺而宣壅, 不如青皮專入肝疏泄, 而无入脾燥濕, 入肺理氣之之效."

[方藥合編] "陳皮甘溫順氣功　和脾留白痰取紅"

【化學分析】 精油로는 *d*-limonene, linalool, terpin, citral 등을 함유하고 flavonoid로서 hesperidin, naringin, poncirin, nobilein, neohesprin, poncirin, nobileting, neohespridin, tanderetin 등을 함유하며 그 외 synephrine, vitamin D, vitamin C 등을 함유한다.

【藥理研究】 ① 胃腸道 평활근에 대한 작용이 있다. 정유는 消化道에 완만한 자극을 주므로 위장의 積氣를 배출하고 위액분비를 촉진하며 소화를 돕는다. 또 위장 평활근을 이완하며 염화바륨, pilocarpine으로 초래되는 경련에 길항한다. 이 약물은 주로 장관 평활근에 대한 직접적인 억제작용을 통해 경련을 제거한다.

陳皮에는 여러 가지 다른 성분이 함유되어 있기 때문에 消化道에 대해 여러 가지 작용을 하고 아울러 消化道 기능 상태가 같지 않으므로 그 작용이 각각 다르다. 그러므로 芳香健脾, 驅風下氣 하고 또한 脾胃氣滯를 완화하는 종합 효능도 있다.

② 祛痰平喘作用이 있다. 이 약물에 함유된 정유는 자극성 거담작용을 한다. 주요 유효성분은 limonene인데 이 성분은 호흡 점막을 자극하여 분비물을 증가시키고 담액을 희석하여 배출을 유리하게 한다. nobiletia는 기관지를 이완시키는 것으로 平喘작용을 한다. 橘皮 알코올 추출물 0.02g/㎖은 히스타민으로 초래되는 모르모트 적출 기관지의 경련성 수축에 완전히 길항한다.

③ 消炎 및 抗위궤양작용이 있다. hesperidin과 metylhesperidine은 모두 비타민 P樣 작용을 한다. 마우스 복강에 hesperidin 175~250㎎/㎏을 주사하면 蝮蛇毒素나 용혈레시틴이 血管通透性을 증강하는 작용에 길항한다. 마우스 복강에 10㎎을 주사하면 히스타민으로 초래되는 혈관 통투성을 증가한다. hesperidin은 시험쥐의 巴豆油性 육아종의 염증반응에도 뚜렷한 억제작용을 하고 낭 속의 삼출액을 뚜렷이 감소시킨다. 메틸 met은 유문을 結紮하여 생기는 실험쥐의 궤양에 뚜렷한 길항작용을 하고 아울러 위액 분비에 길항한다.

④ 심혈관계통에 대한 작용이 있다. 신선한 橘皮의 湯劑 및 알코올 추출물은 일반적으로 심장을 흥분시킨다. 그러나 대량 사용하면 억제한다. 이 약물을 개와 토끼 정맥에 주사하면 혈압이 신속히 높아진다. 그러나 경구 투여하면 이러한 작용이 나타나지 않는다. 그러므로 어떤 사람들은 강심과 승압작용을 하는 것을 각기 다른 성분이라 한다.

⑤ 항균작용이 있다. 廣陳皮는 시험관 내에서 포도구균, karr球菌, 溶血性 Hemophilus 菌, Influenza菌의 생장을 억제한다.

⑥ 기타 작용으로는 항알레르기 · 이담작용을 하고 자궁 평활근 및 무좀을 억제한다.

『附 藥 1』 귤 홍 橘紅 Citri Rubrum Exocarpium

귤피의 내층 橘白을 제거한 外層의 果皮이다. 효능은 陳皮(⇒ *p467* 陳皮 참조)와 같은데, 溫燥의 약성이 陳皮에 비해 강하며 發表散寒 · 行氣寬中 · 燥濕化痰에 우수하므로 外感風寒으로 인한 咳嗽多痰, 肺寒咳嗽에 적용한다.

> **本草選錄** : [醫學啓源] 云其 "理胸中滯氣."
> [本經逢原] 橘紅專主肺寒咳嗽多痰, 虛損方多用之, 然久嗽氣泄, 又非所宜.
> [醫林纂要探源] 曰 "橘紅專入於乾肺兼以發表, 去皮內之白, 更經虛上浮, 亦去肺邪耳."

『附 藥 2』 귤 락 橘絡

橘瓤上의 筋膜(中果皮와 內果皮 사이의 線維管束)이며 網狀을 하고 있다(⇒ *p467* 陳皮 참조). 性味는 甘 · 苦하고 平하며 通絡化痰 · 順氣活血하는 효능이 있다. 痰滯經絡, 咳嗽胸脇作痛, 痰中帶血 등에 적용한다. 3~6g. 水煎服.

本草選錄 : [本草綱目拾遺] "金御乘云 ; 橘絲專能宜通經絡氣滞, 預屢用以治衛氣逆於肺之脈脹甚有效."

[本草崇原] 治口渴吐酒, 煎湯飮甚效. 以其能行胸中之飮而行於皮膚也.

『附 藥 3』귤 핵 橘核 Citri Reticulatae Semen

橘의 種子이다. 性味는 苦 · 溫하고, 肝經에 작용한다. 理氣散結 · 止痛하는 효능이 있어 寒疝腹痛, 睾丸腫脹疼痛의 要藥이며 川楝子 延胡索 木香 등을 배합하는데, 그 예가 橘核丸[濟生方]이다. 3~6g. 水煎服.

腎虛腰痛에는 杜仲 등을 배합한다. 3~9g. 水煎服.

本草選錄 : [本草綱目] "凡用橘核, 須以新瓦焙香, 去殼取仁, 研碎入藥."

[本草經疏] 高溫而下氣, 所以能入腎與膀胱經, 除因寒所生之病也, 疝氣方中多用."

청피 青皮[KP]

Citri Unshius Pericarpium Immaturus
Citrii unshiu immature peel

【出 典】本草圖經

【異 名】青橘皮 · 青柑皮

【起 原】운향과(Rutaceae) 귤나무 *Citrus unshiu* Markovich 또는 *Citrus reticulata* Blanco의 덜 익은 열매껍질이다.*

【採 取】여름에 채취하여 曬乾한다.

【性 狀】이 약은 열매껍질로 구형에 가깝고 지름이 5~20㎜이다. 바깥 면은 회록색~청록색을 띠고 엉성하며 쭈그러져 있다. 위쪽에 뾰족한 꽃대 자국이 있고 아래쪽에는 둥근 열매꼭지 자국이 있다. 이 약은 특유한 냄새가 있고 맛은 쓰며 조금 맵다.

【產 地】우리나라의 제주도, 경남, 전남 해안지대와 中國 南部 지역이 주산지이다.

【炮 製】① 青 皮 : 잡질을 제거하고 깨끗이 씻은 후 밀폐하여 축인 후 厚片으로 썰었거나 皮絲로 썰어 건조한다.

② 醋青皮 : 青皮絲 혹은 厚片에 米醋를 고루 섞어 炒製 용기에 넣고 文火로 微黃色이 될 정도로 炒한다.

③ 麩炒青皮 : 麥麩를 炒製 용기에 뿌리고 文火로 가열하여 매연이 날 때 青皮片을 넣고 黃色을 띨 정도로 炒한다.

【性味 · 歸經】味는 苦 · 辛하고 性은 溫하며, 肝 · 膽 · 胃經에 작용한다.

* CP : 青皮(Qingpi) CITRI RETICULATAE PERICARPIUM, VIRIDE
芸香科 植物 橘 *Citrus reticulata* Blanco 및 재배변종의 幼果 또는 未成熟 果實의 果皮。

效 能	主 治
疏肝破氣	肝氣鬱滯로 인한 脇肋 乳房脹痛, 疝氣疼痛
散結消滯	食積氣滯證, 久瘧癖塊

이 약물의 性味는 苦辛·溫하고 氣는 峻烈하여 沈降下行하므로 疏肝破氣·散結消堅·止痛·消積化滯하는 효능이 있다. 肝氣鬱滯로 인한 胸脇脹痛과 乳房脹痛 및 寒疝腹痛, 氣逆 등의 증후에 적용한다.

橘皮와 青皮는 동일성의 약물이지만 효능은 같지 않다. 陳皮는 성숙한 果皮이고 性이 비교적 溫和하여 脾肺氣分에 偏重된 작용을 하고, 青皮는 未成熟한 果皮로 性이 峻烈하므로 沈降下行하여 肝膽의 氣分을 疏暢하고, 氣滯를 破滯하는 작용이 있는 것이 다르다.

이 외에도 이 약물은 消積散滯시키는 효능이 강하여 食積不和로 인한 胃脘部位의 痞悶脹滿인 증후에 쓰고, 또한 破氣散結하는 효능이 있어 氣滯血瘀로 인한 癥瘕積聚와 久瘧癖塊 등의 병증을 치료하는데, 적용한다.

【臨床應用】 ① 이 약물은 辛散·溫通하고, 苦泄로 下行하며, 肝膽을 疏泄하고, 氣滯를 破하는데, 그 성질이 비교적 峻烈하다. 脇痛을 치료하는 경우에 柴胡 鬱金 등을 배합한다.

乳房脹痛 혹은 結塊의 증후에는 柴胡 香附子 등을 배합하고, 寒疝腹痛에는 烏藥 小茴香 木香 등을 배합하여 散寒理氣·止痛한다.

② 이 약물은 消積散滯하는 힘이 비교적 강하다. 食積氣滯의 증후에 山楂 麥芽 神麯 등의 消導약물을 배합한다.

이 약물은 散結消滯하는 효능이 있으므로 氣滯血瘀로 인한 癥瘕積聚 및 久瘧癖塊 등의 병증을 치료하는데, 三棱 莪朮 鬱金 등을 배합한다.

【用量·用法】 3~9g. 水煎服하거나 丸劑·散劑에 넣는다.

【使用注意】 藥性이 峻烈하여 元氣를 손상하므로 氣虛에는 신중히 사용한다.

> **本草選錄** : [本草圖經] "氣滯, 下食, 破積結及膈氣."
> [本草綱目] "治胸膈氣逆, 脅痛, 小腹疝氣, 消乳腫, 疏肝胆, 瀉肺氣."
> [本草經疏] "青皮性最酷烈, 削堅破滯是其所長. 然誤服之, 立損人眞氣, 爲害不淺."
> [方藥合編] "青皮苦寒攻氣滯 平肝安脾下食劑"

【化學分析】 精油로는 *d*-limonene(주성분), citral, α-pinene, β-pinene, δ-elemene, α-copaene, α-humelenol acetate, α-elemol, myrcene, linalool, α-farnescene, β-elemene, δ-cadinene, α-cubebene, α-thujene, α-terpineol 등을 함유하고, flavonoid 배당체로는 hesperidin, poncirin 등이며 그 외 synephririn, vitamin D, pectin 등을 함유한다.

【藥理研究】 ① 腸의 평활근에 대한 억제작용을 통해 경련을 제거한다. 주작용의 방식은 직접적으로 腸管 평활근을 억제하는 것이다. 青皮를 陳皮와 같은 理氣藥과 비교할 때 腸管 평활근을 이완하는 작용이 더욱 강하다. 青皮에 함유한 精油는 胃腸道에 대해 온화한

자극 작용을 하여 소화액분비와 腸內 積氣를 배출한다.

② 青皮 주사액을 정맥에 주사하거나 湯液을 십이지장에 투여하면 실험쥐의 膽汁 流量을 증가하고 또한 이로써 뚜렷한 利膽작용을 한다.

③ 青皮에 함유된 정유는 거담작용을 한다. 그 유효성분은 limonene이다. 青皮는 또 히스타민으로 초래되는 기관지 수축에 길항하며 抗喘息 작용을 한다.

④ 동물 실험에 의하면 青皮를 정맥에 투여하면 신속하고 확실한 승압작용을 하며 아울러 강도도 강하고 지속 시간도 길다. 또한 쇼크에 길항하는 작용이 뚜렷하며 안전하고 적응범위도 넓으며 호흡을 개선한다. 青皮 추출물은 일종의 α-受體흥분약이다. 연속으로 약을 투여하면 신속한 내약성이 생긴다. 青皮注射液은 陳發性 심실 심동과속을 즉시 리듬으로 호전시키는데 뚜렷한 효과가 있다. 그 메커니즘은 혈압을 높이고 大動脈弓과 頸動脈竇의 압력 감수기를 직접 자극하여 반사적으로 미주신경을 흥분하며 竇性 심장 리듬으로 전변시킨다.

지실 枳實[KP]

Ponciri Fructus Immaturus
Poncirus immature fruit

【出 典】神農本草經

【異 名】江枝實·洞庭·黏刺

【起 原】운향과(Rutaceae) 탱자나무 *Poncirus trifoliata* Rafinesque의 익지 않은 열매이다.*

【採 取】5~6월에 未熟 果實을 가로 두 반쪽으로 쪼개어 曬乾하거나 低溫에서 건조한다.

【性 狀】이 약은 익지 않은 열매로 거의 구형이고 지름은 1~2㎝이다. 바깥 면은 갈색~진한 갈색을 띠며 거칠고 유실에 의한 오목한 작은 점이 많다. 횡단면의 표피 쪽은 황갈색이고 안쪽은 미백색을 띠며 중심부에는 방사상으로 약 8개의 작은 방으로 되어 있다. 각 방은 말라서 황갈색을 띠며 오목하게 들어가고 간혹 덜 익은 씨가 들어 있다. 이 약은 특유한 냄새가 있고 맛은 쓰다.

【産 地】우리나라에서는 재배하며, 中國의 四川, 江西, 浙江, 福建, 江蘇, 湖南 등의 지역이 주산지이다.

【炮 製】① 枳 實 : 雜質을 제거하고 깨끗이 씻어 축인 후 薄片으로 썰어 曬乾한다.

② 麩炒枳實 : 麥麩를 炒製 용기에 뿌리고 中火로 가열하여 매연이 날 때 枳實片을 넣고 연한 황색이 될 정도로 炒한다(枳實片 100kg당 麥麩 10kg).

* CP : 枳實(Zhishi) AURANTII FRUCTUS IMMATURUS
芸香科 植物 酸橙 *Citrus aurantium* L. 및 재배변종 또는 甛橙 *Citrus sinensis* Osbeck의 幼果。

【性味 · 歸經】 味는 苦 · 辛 · 酸하고 性은 微寒하며, 脾 · 胃 · 大腸經에 작용한다.

效 能	主 治
破氣消積	食積停滯, 腹痛便秘, 瀉痢不暢, 裏急後重證
化痰除痞	痰濁阻塞, 胸脘痞滿證

이 약물은 苦 · 寒한 性味로 下降하는 힘이 크고, 行氣하는 힘이 강하여 破氣消積 · 化痰除痞에 작용하는 脾胃의 氣分藥이다. 그러므로 積滯가 內停하여 氣機가 阻滯를 받아서 야기되는 痞滿脹痛과 便秘, 瀉痢後重 증후에 사용한다. 또한 氣血痰飮을 막론하고 모두 배합할 수 있다. 오직 破氣작용이 비교적 강하므로 正氣를 傷하게 할 우려가 있어서 邪實이 아니면 사용하지 않는 것이 좋다. 이 약물은 生用하면 그 作用이 더욱 猛烈하므로 麩炒해서 쓰면 비교적 완만해진다.

枳實과 厚朴은 行氣消積藥으로, 두 약물을 배합해서 사용하지만 다른 경우도 있다. 厚朴은 苦辛하고 性이 溫하여 溫中燥濕 · 散滿하는 데 우수하여 寒濕積滯, 胸腹脹滿하는 증후에 주로 적용하고, 枳實은 苦하고 性이 寒하여 消痞除熱하는 효능이 있어서 濕熱積滯와 胸脘痞滿의 증상에 적용한다. 이와 같이 厚朴과 枳實은 一溫一寒하여 각각 一長一短이 있는데, 배합방법을 변화시키면 枳實도 寒證에 사용되며, 厚朴도 熱證에 사용될 수 있다.

枳實과 枳殼은 효능이 비슷하나 단 枳實은 破氣작용이 강하고, 枳殼은 비교적 和緩하여 대체적으로 消積除痞와 導滯通便에는 枳實을 쓰고, 理氣寬中, 消除脹滿에는 枳殼을 많이 사용한다. 두 약물은 근래에 와서 胃下垂, 胃擴張, 子宮脫垂, 脫肛, 疝氣 등의 병증에 補中益氣 약물 등을 배합하여 비교적 良好한 치료효과를 얻고 있다.

【臨床應用】 ① 枳實은 苦泄 · 辛散 · 行氣하는 힘이 비교적 猛烈하므로 破氣除脹 · 消積導滯한다. 食積이 不化하여 脘腹脹滿, 噯腐臭氣 증후에 山楂 麥芽 神麯 등을 배합하여 消食散積할 수 있다. 또한 熱結便秘로 腹痛脹滿한 증후에 厚朴 大黃을 배합하여 치료하는데, 그 예가 小承氣湯[傷寒論]이다.

脾胃가 虛弱하고 運化가 無力하여, 食後에 脘腹痞滿, 食慾不振 등의 증후에 白朮을 배합하는데, 그 예가 枳朮丸[內外傷辨惑論]이다.

濕熱積滯로 瀉痢後重 증후에 大黃 黃連 黃芩 등을 배합하여 瀉熱除濕하는데, 그 예가 枳實導滯丸[內外傷辨惑論]이다.

② 枳實은 行氣消痰하는 효능이 있으므로 痞塞을 通하게 하여 胸陽이 不振하고 寒痰이 內阻하여 발생하는 胸痹, 心下痞滿 및 氣가 脇下에서부터 上逆하는 것을 치료하는데, 薤白 桂枝 瓜蔞 등을 배합한다. 그 예가 枳實薤白桂枝湯[金匱要略]이다.

心下痞滿, 食欲不振, 身疲體倦에는 厚朴 半夏麯 白朮 등을 배합하는데, 그 예가 枳實消痞丸[蘭室秘藏]이다.

病後의 勞復으로 身熱, 心下痞悶을 치료하는 경우에 梔子 豆豉 등을 배합하는데, 그 예가 枳實梔子豉湯[傷寒論]이다.

【用量·用法】 3~9g. 大劑에는 15g. 水煎服. 外用에는 분말을 내 반죽하여 붙이거나 뜨겁게 炒하여 熱熨한다.

【使用注意】 破氣에 작용하여 正氣를 消耗하므로 脾胃虛弱, 孕婦에는 신중히 사용한다.

> 本草選錄: [神農本草經] "主治大風在皮膚中, 如麻豆苦痒, 除寒熱, 熱結, 止痢, 長肌肉. 利五臟."
>
> [名醫別錄] "主除胸肋淡癖, 逐停水, 破結實, 消脹滿, 心下急, 痞痛, 逆氣, 肋風痛, 安胃氣, 止溏泄, 明目."
>
> [本草衍義] "枳實, 枳殼, 一物也. 小則其性酷而速, 大則其性詳和緩. 故張仲景治傷寒倉卒之病, 承氣湯中用枳實, 此其意也, 皆取其疏通決泄, 破結實之義他."
>
> [本草衍義補遺] "枳實瀉痰, 能衝墻倒壁, 滑竅瀉氣之藥也."
>
> [方藥合編] "枳實味苦消食痞　破積化痰是長技"

【化學分析】 精油로는 *d*-limonene, linalool, cilral 등을 함유하고, flavonoid로서는 neo-hesperidin, hesperidin, naringin, poncirin, lonicerin 등이며, crarine류로서 umbelliferone, citroptene, auraptene, imperatorin, isoimperatorin, isoponcinarin 등과 그 외 synephrine, citric acid, n-methyltyramine 등을 함유한다. 이상은 식물에 따라서 다르다.

【藥理研究】 ① 枳實 및 枳殼은 강심 및 뚜렷한 승압작용을 한다. 승압작용의 유효성분은 n-metyltyramine이다. n-metyltyramine은 내원성 교감 매개체 카테콜라민을 방출하는 것을 통해 α와 β수용체에 간접적으로 작용한다. 혈압이 높아지는 동시에 노르에피네프린의 일과성적인 호흡억제와 심장 리듬 쾌속이 나타나지 않는다. 연속 사용하여도 쾌속 내성을 나타나지 않는다.

쇼크에 길항하는 임상 치료에서 枳實은 혈관을 수축하고 또한 심근 수축력을 증강하며, 혈 펌프기능을 개선하고 이로써 중요한 기관에 대한 灌注量을 유효하게 보장한다. 동물 혈장과 심근 cyclic nucleoside phosphate의 함량에 대한 영향을 연구한 결과 n-metyltyramine은 실험쥐혈장 cAMP의 함량을 증가시킨다. 枳實은 또한 관상동맥혈류량, 뇌 및 신혈유량도 증가시킨다. 그러나 동맥혈류량은 감소된다.

② 枳實 및 枳殼의 湯劑는 각종 동물(마우스·모르모트·토끼)의 적출 장관 평활근에 대해 주로 억제작용을 한다. 그러나 胃瘻 및 腸瘻 개에 경구 투여하면 흥분작용을 하여 위장 운동의 수축 리듬을 촉진시킨다. 이러한 작용은 임상에서 胃下垂, 위확장, 胃停水, 脫肛, 疝氣 등의 질환을 치료하는 약리적 근거를 제시한다. 실험 결과에 의하면 枳實과 枳殼은 장관평활근의 장력을 낮추고 解痙작용을 하며 또 胃腸을 흥분시켜 蠕動을 증강시킨다. 유기체의 기능 상태, 약물 농도와 실험동물의 차이에 따라 이중 작용을 하기에 병리 상태에서의 위장 기능 실조를 회복하는데 유리하다.

③ 枳實 및 枳殼 湯劑는 미임신, 임신, 적출, 생체 등의 토끼 자궁에 모두 뚜렷한 흥분

작용을 한다. 그러나 마우스 적출 자궁에는 억제작용을 한다. 자궁에 대한 흥분작용과 임상에서 자궁탈수를 치료한 경험은 일치한다.

④ 枳實 및 n-metyltyramine은 모두 이뇨작용을 한다. 枳實은 알레르기에 길항한다. 이에 함유된 hesperidin은 비타민 P様 효능이 있어 모세혈관의 通透性과 취약성을 낮춘다.

지각 枳殼[KHP]

Aurantii Fructus Immaturus
Auranti immature fruit

【出 典】 雷公炮炙論

【異 名】 枳殼・奴隷・商殼

【起 原】 운향과(Rutaceae) 광귤나무 *Citrus aurantium* Linné, 하귤 *Citrus natsudaidai* Hayata 또는 그 재배변종의 덜 익은 열매이다.*

【採 取】 7~8月 成熟하기 전에 綠色일 때 따서 중간을 横切한 후 曬乾하거나 低溫에서 건조한다.

【性 狀】 이 약은 열매로 구형 또는 절단되어 반구형으로 지름 3~5㎝이고, 바깥 면은 녹갈색~적갈색이며 과립상의 돌기가 있으며 돌기마다 그 위에 들어간 점이 있고 꽃대와 열매꼭지가 떨어진 자국이 있다. 열매껍질의 두께는 6~13㎜로 황백색이며 질은 단단하고 꺾기가 어렵다. 꺾은 면은 매끈하나 약간의 돌기가 있으며 속에는 씨가 들어 있다. 이 약은 특유한 냄새가 있고 맛은 쓰고 약간 시다.

【性味・歸經】 味는 苦・辛・酸하고 性은 涼하며, 肺・脾・大腸經에 작용한다.

效 能	主 治
理氣寬中	胸脇氣滯, 脹滿疼痛, 下痢後重
行脹除痞	食積不化, 痰飮內停

이 약물은 性味와 效能이 枳實과 서로 같으나, 다만 作用이 비교적 緩和하여 行氣寬中하는 작용이 주가 되어 胸脇脹痛과 脘腹痞悶脹滿 등의 증후에 적용한다.

이와 같이 枳實과 枳殼의 효능은 기본적으로는 서로 같으나, 枳實은 破氣작용이 비교적 강하고 枳殼은 그 작용이 비교적 완화하여 消積除痞하므로, 導滯通便시키는데는 枳實을 사용하고, 理氣寬中시켜 脹滿을 消除하는데는 枳殼이 적용된다.

근래에는 枳實과 枳殼을 胃下垂, 胃擴張, 子宮脫垂, 脫肛 및 疝氣 등의 병증에 補中益氣 약물을 배합하여 良好한 효과를 얻고 있다.

【臨床應用】 ① 肝鬱氣滯로 인한 脇肋疼痛 혹은 胃脘脹滿, 攻痛連脇, 噯氣頻作 등의 증후를

* CP : 枳殼(Zhike) AURANTII FRUCTUS
芸香科 植物 酸橙 *Citrus aurantium* L. 및 재배변종 未成熟 果實。

치료하는 경우에 柴胡 香附子 白芍藥 川芎 등을 배합하여 疏肝理氣·活血止痛하는데, 그 예가 柴胡疎肝散[景岳全書]이다.

氣結로 인한 腹痛, 心腹脹滿을 치료하는 경우에 厚朴 香附 砂仁을 배합하는데, 그 예가 枳補香砂湯[症因脈治]이다.

氣滯血瘀로 인한 癥塊가 痛處不移하는 경우에 五靈脂 桃仁 延胡索 香附子 등을 배합하여 破氣散結·活血逐瘀하는데, 그 예가 膈下逐瘀湯[醫林改錯]이다.

下利便血에는 黃連 白芍藥 地楡 등을 배합하여 淸熱止痢·凉血止血한다.

② 脾胃氣滯가 비교적 심하여 脘腹의 脹滿疼痛, 大便不暢의 증상인 경우에는 檳榔 木香 大黃 厚朴 등을 배합하여 行氣除痞·消脹止痛한다.

飮食積滯로 噯氣, 食呆納少가 심하고 惡心嘔吐하는 경우에 山楂 檳榔 鷄內金 등을 배합하여 消食除脹한다.

脾虛食積停滯로 인하여 食慾不振, 胸膈脹滿, 惡心嘔吐, 腹痛泄瀉 등의 증후가 나타나는 경우에 白朮 砂仁 香附子 山楂 神麯 麥芽 등을 배합하여 理氣寬胸·和中消食한다.

③ 子宮脫垂를 치료하는 경우에 單用하거나 升麻를 배합하고, 脫肛에는 人蔘 黃芪 升麻 甘草 등을 배합하며, 風疹瘙痒에는 荊芥 防風 赤芍藥 등을 배합하여 祛風止痒한다.

【用量·用法】 3~9g. 水煎服(⇒ *p473* 枳實).

【使用注意】 枳實과 같다(⇒ *p473* 枳實).

本草選錄 : [方藥合編] "枳殼微溫解氣結　寬腸消脹不可缺"

【化學分析】 枳殼은 주로 精油를 함유하고 精油 중에는 α-pinene, β-pinene, myrcene, limonene, carpic aldehyde, methyl anthranilate, linalool, γ-terpinene을 함유하며 이 외에도 hesperidin($C_{28}H_{34}O_{15}$), naringin($C_{27}H_{32}O_{14}$), neohesperidin($C_{28}H_{34}O_{15}$) 및 쓴맛 성분인 aurantiamarin, aurantiamaric acid 등을 함유한다.

【藥理硏究】 ① 枳殼을 麩炒하면 精油가 생품에 비하여 반으로 감소되어서 破氣의 약성이 완화된다. 또한 炒하게 되면 精油의 절대적인 함량은 감소되지만, 식물의 組織을 심하게 파괴하여 精油가 우러나오게 하는 비율은 높게 할 수 있다.

麩炒枳殼은 정유를 감소시켜서 腸道의 평활근에 미치는 자극을 감소시켜 준다.

生枳殼과 麩炒枳殼을 물로 달인 액을 토끼의 摘出 腸管과 자궁 및 mouse의 胃腸運動에 미치는 영향을 살펴본 결과, 두 가지 약재의 효능은 비슷하였지만, 生枳殼의 물 달인액의 작용이 더 강하였다.

여러 가지 실험을 종합해 본 결과, 枳殼은 精油가 指標가 되는데 麩炒枳殼의 이상적인 조건은 온도 180℃, 시간은 5분, 포제할 경우 枳殼과 麩의 량은 100:5가 가장 적합한 것으로 밝혀졌다.

② 枳殼煎劑는 동물의 子宮에 주로 흥분작용을 일으켜 자궁에 收縮力을 주며 張力도 증강시킨다. 煎劑는 동물에 대해서 血壓을 昇高시키고 腎의 容積을 縮小시키며 짧은 시간 동안 抗이뇨작용을 한다.

목향 木香[KHP]

Aucklandiae Radix
Costus root

【出 典】神農本草經

【異 名】廣木香・雲木香・蜜香・青木香・五香

【起 原】국화과(Compositae) 목향(木香) *Aucklandia lappa* Decne.의 뿌리이다.*

【採 取】가을과 겨울에 캐어 殘根을 제거하고 曬乾한다.

【性 狀】이 약은 뿌리로 원기둥 모양 혹은 반원기둥 모양이고 길이는 5~10㎝, 지름 5~50㎜이다. 바깥 면은 황갈색~회갈색이며 뚜렷한 주름과 세로 홈 및 뿌리 자국이 있다. 질은 단단하며 쉽게 꺾이지 않는다. 꺾은 면은 회갈색~어두운 갈색이며 주변은 회황색 또는 연한 황갈색이고 형성층의 고리는 갈색이며 방사상의 무늬가 있고 갈색이고 점 모양인 유실(油室)이 산재되어 있다. 이 약은 특유한 냄새가 있고 맛은 약간 쓰다.

【產 地】中國의 雲南, 麗江 지역에서 나는 것은 雲木香, 四川 및 티베트에서 나는 것은 川木香, 印度, 미얀마 등지에서 나는 것은 廣木香이라 한다.

【炮 製】① 木 香 : 잡질을 제거하고 깨끗이 씻어 밀폐하여 축인 후 厚片으로 썰어 曬乾한다.

② 煨木香 : 건조한 木香片을 漢紙에 싸서 축인 후 煨하여 漢紙를 벗겨낸다.

③ 麩炒木香 : 麥麩를 炒製 용기에 넣고 中火로 가열하여 매연이 날 때 木香片을 넣고 짙은 황색이 될 정도로 炒하여 麥麩를 체로 쳐서 제거한다.

【性味・歸經】味는 辛・苦하고 性은 溫하며, 肺・肝膽・脾胃經에 작용한다.

效 能	主 治
行氣調中	脾胃氣滯, 積滯瀉痢, 裏急後重, 脾運失常, 肝失疏泄 등의 병증, 脾胃氣虛의 不運 병증.
止痛	寒疝, 胸腹脹痛

이 약물은 辛散・苦降하여 溫通하고 芳香性으로 燥하여 昇降작용이 있어 특히 腸胃의 氣滯를 通行시켜 行氣止痛하는 要藥이며, 健脾消食하는 작용을 겸한다. 그러므로 胸腹氣滯로 인한 脹痛, 嘔吐瀉痢, 裏急後重, 食積不消, 不思飮食 등에 적용한다. 또한 芳香性은 悅脾하는

* CP : 木香(Muxiang) AUCKLANDIAE RADIX
菊科 植物 木香 *Aucklandia lappa* Decne.의 根。

효능이 있으므로 補藥 중에 少量을 배합하면 宣通에 의해 滋膩重滯를 방지하여 補하되 滯하지 않는 효과를 얻을 수 있다. 行氣止痛에는 生用하고, 止瀉에는 煨用하며, 湯劑에는 芳香性이 증발하므로 오래 달이는 것은 좋지 않다.

【臨床應用】 ① 脾胃氣滯로 인한 食欲不振, 食積不化, 脘腹脹痛 및 瀉痢後重 등의 증후에 사용한다. 木香의 氣는 芳香이 있고 辛散溫通하여 오직 調中宣滯·行氣止痛하는데 장점이 있으며, 脘腹氣滯의 脹痛 증상에 常用하는 약물이므로, 枳殼 川楝子 延胡索 등을 배합하여 사용한다.

濕熱의 瀉痢, 脹滿腹痛 혹은 便秘 등 증후에 黃連 枳實을 배합하여 淸熱治痢·行氣止痛하는데, 그 예가 香連丸[和劑局方]이다.

食積氣滯, 寒熱互阻로 야기되는 瀉痢後重을 치료할 경우에는 檳榔 枳殼 大黃 黃連 등을 배합하는데, 그 예가 木香檳榔丸[儒門事親]이다.

② 脾運失常으로 인한 水濕이 停滯하면 肝이 疏泄을 잃게 되고 濕熱이 鬱蒸하여 脇肋脹痛, 口苦苔黃의 증상이 발생하며, 심하면 黃疸 등의 증후가 발생한다. 이 약물은 行氣調中하여 肝膽疏泄을 도와 疏肝理氣하는 柴胡 鬱金 枳殼 및 淸熱利濕하는 大黃 茵蔯 金錢草 등을 배합하여 응용한다.

③ 脾胃氣虛, 運化無力하면, 脘腹脹滿, 不思飮食 혹은 嘔吐腹瀉, 喜溫喜按, 舌苔白膩 등의 증후가 나타나는데, 이 경우에는 補氣健脾·開胃하는 人蔘 白朮 砂仁 등을 배합하여 사용하는데, 그 예가 香砂六君子湯[張氏醫通]이다.

【用量·用法】 3~10g. 水煎服하거나 丸劑·散劑에 넣는다.

【使用注意】 辛溫·香燥인 약물이므로 陰虛나 津液不足에는 신중히 사용한다.

> 本草選錄 : [神農本草經] "主邪氣, 辟毒疫溫鬼, 强志, 治淋露. 久服不夢寤魘寐."
> [本草衍義] "專泄決胸腹間滯塞冷氣, 他則次之. 得橘皮·肉豆蔲·生姜相佐使絶佳, 效尤速."
> [方藥合編] "木香微溫能和胃　行肝瀉肺散滯氣"

【化學分析】 精油로 aplotoxene, α-, β-costene, costus lactone, dihydrocostus lactone, phellandrene, costol, costic acid, linalool, camphene 등을 함유하고 sterol으로는 stigmasterol, betulin 등이며, 유기산으로는 palmitic acid, linderic acid 등과 그 외 tannin, alkaloid로서 saussurine, 수지, inulin 등을 함유한다.

【藥理硏究】 ① 木香은 실험성 腸肌 痙攣에 길항한다. 장운동에 대한 영향은 파파베린과 비슷한데 직접적인 작용이다.

② 胃腸에 대하여 輕度의 자극을 나타내어 蠕動 및 분비를 촉진하므로 胃의 脹氣에 의한 腹痛을 완화한다.

③ 氣管支와 小腸의 平滑筋에 대하여 좋은 解痙작용을 나타낸다.

④ 1 : 3000의 농도에서의 정유는 연쇄구균, 황색포도상구균, 백색포도상구균의 생장을 억제한다. 湯劑는 황선균 등 10여 종의 진균을 억제한다.

향부자 香附子[KP]

Cyperi Rhizoma
Cyperus rhizome

【出 典】名醫別錄

【異 名】香附・莎草根・雷公頭・香附米

【起 原】사초과(Cyperaceae) 향부자 *Cyperus rotundus* Linné의 뿌리줄기이다.*

【採 取】가을에 根莖을 캐어 曬乾한 후 髮毛狀의 털을 태워 제거하고 曬乾한다.

【性 狀】이 약은 뿌리줄기로 방추형을 이루고 길이 15~25㎜, 지름 5~10㎜이며 그 한쪽 끝에 줄기의 그루터기가 남아있다. 바깥 면은 회갈색~회흑갈색을 띠며 5~8개의 고르지 않은 돌림 마디가 있고 여기에 한쪽을 향하여 많은 털이 있다. 질은 단단하고 횡단면은 적갈색~연한 황색을 띠며 납(蠟)과 같은 광택이 있거나 단면이 흰색이고 가루성인 것도 있다. 피부의 두께는 중심주의 지름과 거의 같거나 약간 얇다. 이 약은 특유한 냄새와 맛이 있다.

【產 地】우리나라의 제주도에 자생하는데, 충남의 신탄진이 집산 재배지이며, 中國의 山東, 河南, 浙江, 湖南 지역이 주산지이다.

【炮 製】① 香附 : 雜質과 髮毛狀의 털을 제거하고 薄片으로 썰어 曬乾한다.

② 醋香附 : 香附片을 炒製 용기에 넣고 米醋를 고루 섞어 축인 후 文火로 炒乾한다(香附片 100kg 당 米醋 20kg).

【性味・歸經】味는 辛・微甘・微苦하고 性은 平하며, 肝・脾・三焦經에 작용한다.

效 能	主 治
疏肝理氣	肝鬱氣滯의 胸脇脹痛, 疝氣痛
調經止痛	月經不調, 痛經, 乳房脹痛 등의 병증

이 약물의 性味는 辛・微甘・微苦하고 芳香性이 있으며 性이 平하여, 肝經에 작용하여 辛味로 肝氣鬱結을 散하고 苦味는 肝氣가 逆한 것을 내려주며, 甘味는 肝氣가 급한 것을 緩和시켜주고, 性이 平하여 寒熱에 편중함이 없으므로 理氣의 良藥이다. 疏肝理氣・解鬱에 작용하여 三焦의 氣滯를 제거한다. 肝은 藏血의 臟器이며 氣는 血의 帥가 되므로 氣行하면 血行하고 肝氣가 調和하면 血行이 通하여 鬱滯 증후가 제거되므로 調經止痛에 要藥이 된다. 肝氣가 鬱滯되어 발생하는 胸脇脘復 및 脹痛, 婦女의 月經不調나 月經痛, 產前의 모든 疾患 등에 常用하는 要藥이다. 그러므로 옛사람들이 말하기를 "氣病의 總司요, 婦科의

* CP : 香附(Xiangfu) CYPERI RHIZOMA
莎草科 植物 莎草 *Cyperus rotundus* L.의 根莖。

主帥"라고 하였다. 그러나 이 약물은 耗氣損傷하므로 氣弱에는 單味로 사용하지 않는 것이 좋다. 醋炒하면 肝에 작용하여 止痛 작용을 증가시킨다.

【臨床應用】 ① 肝鬱氣滯하면 脇肋脹痛, 脘腹脹痛의 증상이 나타난다. 寒이 肝脈에 滯하게 되면 疝痛으로 少腹을 끌어당긴다. 이 약물의 辛味는 散하고, 微苦로 降하며, 微甘으로 和하고, 性이 平하여 寒하지도 熱하지도 않으며, 疏肝解鬱·調理氣機하는 효능이 좋아, 行氣止痛한다.

肝鬱氣滯의 脇肋脹痛, 腹滿, 憂鬱 등의 증후에 柴胡 白芍藥 枳殼 등을 배합하여 사용하는데, 그 예가 柴胡疏肝湯[景岳全書]이다.

肝氣가 胃를 犯하여 中焦의 氣行이 不暢인 경우에는 木香 佛手 등을 배합한다.

寒凝氣滯로 인한 胃脘疼痛의 증후에는 高良薑을 배합하고, 寒疝腹痛에는 小茴香 烏藥 등을 배합한다.

② 香附子는 疏肝理氣·調經止痛하는 효능이 있으므로 婦人科에서 常用하는 약물이다. 특히 肝氣가 鬱結하여 발생하는 月經不調, 乳脹, 腹痛 등이 수반하여 나타나는 증후에 當歸 川芎 白芍藥 柴胡 등을 배합하며, 乳房이 結塊하거나 月經 전의 乳房脹인 경우에는 柴胡 當歸 瓜蔞 橘葉 등을 배합함으로써 行氣和營·疏肝散結한다.

【用量·用法】 6~12g. 水煎服. 丸劑·散劑에 넣어 사용한다. 外用에는 粉末을 살포하거나 또는 반죽하여 붙여서 熱熨한다.

【使用注意】 氣虛滯氣, 陰虛血熱에는 忌한다.

本草選錄：[名醫別錄] "主除胸中熱, 充皮毛, 久服利人, 益氣, 長鬚眉."

[湯液本草] "香附子益血中之氣藥也. 方中用治崩漏, 是益氣而止血也. 又能化去凝血, 是推陳也. 與巴豆同治泄瀉不止, 又能治大便不通, 同意."

[本草綱目] "利三焦, 解六鬱, 消飮食積聚, 痰飮痞滿, 跗腫腹脹, 脚氣, 止心腹肢体, 頭目齒耳諸痛, 癰疽瘡瘍, 吐血下血尿血, 婦人崩漏帶下, 月候不調, 胎前産後百病."

[本草求眞] "香附子, 專屬開鬱散氣, 與木香行氣貌同實異. 木香氣味苦劣, 故通氣甚捷, 此則苦而不甚, 故解鬱居多, 且性和於木香, 故可加減出入以爲行氣通劑, 否則宜此而不宜彼耳."

[方藥合編] "香附味甘消宿食　開鬱調經痛可息"

【化學分析】 精油(1%)에서는 cyperene, cyperol, isocyerol, limonene, α, β-cyperone, cyperolone, cyperotundone 등을 함유하고 monoterpen의 cineol, (-)-α-pinene 등과 그 외 D-glucose, D-fructose, 지방유, 수지, glucoside, alkaloid 등을 함유한다.

【藥理研究】 ① 자궁을 억제하는 작용을 하는데, 성질은 angelicone에 비해 약하다. 정유는 輕度의 雌性 호르몬様 활성이 있다. 이러한 작용은 香附子를 월경 조절에 사용하는 주요한 근거일 것이다.

② 香附子 알코올 추출물은 소염·진통과 일정한 해열작용을 하고 또 중추에 대해 안정작용을 한다.

③ 강심 · 강압작용이 있다. 알코올 추출물은 回腸 평활근에 직접적인 억제작용을 한다.

④ Cyperene 및 香附油는 황색포도상구균, *shigella sonnei*를 억제한다. 추출물은 또 일부 진균에 대해서도 일정한 작용을 한다.

오약 烏藥[KP]

Linderae Radix
Lindera root

【出 典】本草拾遺

【異 名】台烏藥

【起 原】녹나무과(Lauraceae) 오약(烏藥) *Lindera strichnifolia* Fernandez-Villar의 뿌리이다.*

【採 取】겨울과 봄에 채취하여 細根을 제거하고 外皮를 깎아내고 曬乾한다.

【性 狀】이 약은 뿌리로 방추형이고 약간 구부러졌으며 가운데가 오므라들어 구슬을 꿴 모양을 이루는 것도 있고 길이 10~15㎝, 지름 10~25㎜이다. 바깥 면은 황갈색~갈색이고 세로 주름과 드문드문 가는 뿌리 자국이 있다. 질은 단단하고 쉽게 꺾이지 않으며 꺾인 면은 가루상이다. 이 약은 캄파향이 나고 맛은 약간 쓰고 매우며 청량감이 있다.

【產 地】中國의 浙江, 湖南, 安徽, 廣東, 廣西 등의 지역이 주산지이다.

【炮 製】잡질과 잔뿌리를 제거하고 깨끗이 씻어 밀폐하여 축인 후 薄片으로 썰어 曬乾한다.

【性味 · 歸經】味는 辛하고 性은 溫하며, 脾 · 肺 · 腎 · 膀胱經에 작용한다.

效 能	主 治
行氣止痛	寒鬱氣滯證
溫腎散寒	腎陽不足, 膀胱虛寒證

이 약물은 辛散溫通하여 위로는 脾 · 肺에 작용하여 胸腹의 氣滯를 疏暢시키고 아래로는 腎 · 膀胱에 달하여 능히 溫腎散寒함으로써 膀胱의 冷氣를 제거하여 順氣降逆 · 散寒止痛하는 효능이 있어 寒鬱氣滯로 인한 胸復脹痛, 寒疝, 痛經및 虛寒으로 인한 尿頻, 遺尿 등의 증후에 常用하는 약물이다.

香附子 木香 烏藥은 理氣止痛의 常用藥이다. 단 세 약물은 각기 특징이 있는데, 香附子는 疏肝解鬱 · 調經止痛하는 효능이 뛰어나 肝氣鬱滯로 인한 脇痛, 月經不調, 通經 등의 증후에 사용한다. 木香은 腸胃氣滯를 調和하고 또 消食, 腸胃의 寒食氣滯로 인한 脘復脹痛, 瀉痢

* CP : 烏藥(Wuyao) LINDERAE RADIX
樟科 植物 烏藥 *Lindera aggregata* (Sims) Kosterm.의 塊根。

後重 등의 병증에 효능이 현저하며, 烏藥은 下焦의 氣를 善行시키고 溫腎散寒하여 膀胱의 冷氣, 小便數 등의 증후를 다스리는데 적용한다.

【臨床應用】 ① 이 약물은 辛開·溫散하고, 氣機를 疏通하는 효능이 뛰어나 順氣暢中·散寒止痛한다. 胸悶, 脇痛에는 薤白 瓜蔞皮 鬱金 延胡索 등을 배합한다.

脘腹脹痛에는 木香 吳茱萸 枳殼 등을 배합하여 사용한다.

寒凝氣滯(寒疝)로 인한 小腹痛, 睾丸이 당기는 증후에 小茴香 木香 靑皮 등을 배합하여 散寒行氣·止痛하는데, 그 예가 天台烏藥散[醫學發明]이다.

經行腹痛에는 香附子 當歸 木香 등을 배합하여 理氣活血·調經止痛하는데, 그 예가 烏藥湯[校注婦人良方]이다.

② 腎陽不足, 膀胱虛寒으로 야기되는 小便頻數 및 遺尿의 증후에는 益智 山藥 등을 배합하는데, 그 예가 縮泉丸[校注婦人良方]이다.

【用量·用法】 3~9g. 水煎服. 丸劑·散劑에 넣어 쓴다.

【使用注意】 이 약물은 辛熱溫燥하여 散氣耗血하므로 氣虛, 內熱에는 忌한다.

> **本草選錄**：[日華子本草] "治一切氣, 除一切冷, 霍亂, 及反胃, 吐食, 瀉痢, 癰節, 疥癩, 幷解冷熱. 猫犬百病, 幷可磨服."
>
> [本草衍義] "和來氣少, 走泄多, 但不甚剛猛. 與沉香同磨作湯, 治胸腹冷氣, 甚穩當."
>
> [本草綱目] "烏藥, 辛溫香竄, 能散諸氣. 故[局方]治中風中氣諸証, 用烏藥順氣散者, 先疏其氣, 氣順則風散也. 嚴用和[濟生方]治七情鬱結, 上氣喘急, 用四磨湯者, 降中兼升, 滯中帶補也. 其方以人參, 烏藥, 沉香, 檳榔各磨汁七分合煎, 細細咽之. [朱氏集驗方]治虛寒小便頻數, 縮泉丸, 用益智子等分爲丸服者, 取其通陽明, 少陰經也."
>
> [本草經疏] "世人多以香附同用治女人一切氣病, 不知氣有虛有實, 有寒有熱, 冷氣暴氣用之固宜, 氣虛, 氣熱用之, 能無貽害耶?"
>
> [方藥合編] "烏藥辛溫心腹脹 小便滑數順氣暢"

【化學分析】 精油로는 linderene, linderane, lindenene, linderalactone, isolinderalactone, neolinderalactone, lideroxide, linestremolide, isolinderoxide 등과 10여 종류의 glan-seterpine화합물을 함유하고 그 외 mpnoterpine으로는 linderol. alkaloide으로는 laurolitsine 및 linderic acid 등을 함유한다.

【藥理硏究】 ① 烏藥은 위장평활근에 이중 작용을 한다. 즉 腸 蠕動을 증가하여 腸道 기체의 배출을 촉진하고, 토끼 적출 小腸의 긴장도를 낮추기도 한다. 烏藥은 또한 소화액의 분비를 증진시킨다.

② 함유한 精油는 大腦皮質을 흥분시켜 호흡을 촉진하고, 心筋을 흥분시켜서 순환을 상승시키고 또한 發汗하는 작용이 있다.

침향 沈香[KHP]

Aquilariae Lignum
Aloewood

【出 典】名醫別錄

【異 名】沈水香・蜜香

【起 原】팥꽃나무과(Thymelaeaceae) 침향나무 *Aquilaria agallocha* Roxburgh의 수지가 침착된 수간목이다.*

【採 取】樹脂을 함유한 木部와 根部를 陰乾한다.

【性 狀】이 약은 수간목으로 흑갈색을 띠며 수지를 함유하고 많은 평행 섬유질로 되어 있다. 이것을 불 속에 넣으면 상쾌한 향기를 내며 탄다. 이 약은 태우면 특유한 향기가 있고 맛은 쓰다.

【產 地】히말라야 산맥이 원산지이며 中國의 溫暖多濕한 廣東, 廣西지방이 주산지이다.

【炮 製】沈香 : 고목으로 된 백목을 제거하고 작게 쪼개거나 小塊로 잘라 陰乾한다.

【性味・歸經】味는 辛・苦하고 性은 溫하며, 腎・脾・胃經에 작용한다.

效 能	主 治
行氣止痛	寒凝氣滯의 胸痞, 腹脹, 胸腹疼痛 등의 병증
溫中止嘔	胃寒嘔吐, 呃逆
溫腎納氣	腎氣不納證

이 약물은 芳香辛散・溫通散寒하고 質重으로 沈降하여 行氣止痛・溫中散寒으로 脾胃의 寒鬱, 氣滯脹痛의 증후를 치료한다. 또한 沈降下行하고 腎經에 작용하여 능히 逆氣를 내려주며 腎氣를 納하여 腎氣虛寒으로 인한 氣逆喘足의 증상에 또한 要藥이 된다. [本草通玄]에서 이 약물은 "溫而不燥, 行而不泄, 扶脾而運行不倦, 達腎而導火歸經, 有降逆之巧, 而無破氣之害"라고 하였다. 그러므로 理氣의 佳品이다. 그러나 性이 沈降에 편중되어 氣虛下陷, 陰虛火旺인 증후에는 服用을 忌한다.

【臨床應用】① 沈香은 辛香하고 溫通으로 胸腹의 陰寒을 제거할 수 있고, 좋은 行氣・止痛 작용을 하므로, 寒凝氣滯로 인한 胸腹脹痛의 치료에 烏藥 檳榔 木香 등을 배합하여 사용하는데, 그 예가 六磨湯[世醫得效方]이다.

脾胃가 虛寒하여 冷積, 脘腹脇肋의 脹痛을 치료하는데, 肉桂 附子 乾薑 등을 배합한다. 그 예가 沈香桂附丸[衛生寶鑑]이다.

命門의 火가 衰하여 手足厥冷, 臍腹疼痛의 증후에는 附子 丁香 麝香 등을 배합해서 사용한다.

* CP : 沈香(Chenxiang) AQUILARIAE LIGNUM RESINATUM
瑞香科 植物 白木香 *Aquilaria sinensis* (Lour.) Gilg의 樹脂를 함유하는 木材。

② 이 약물은 溫降調中·溫中止嘔하는 효능이 있으므로 脾胃虛寒, 嘔吐呃逆하고 오랫동안 낫지 않는 경우를 치료한다. 이 경우에는 丁香 白豆蔲 紫蘇를 배합해서 柿蔕湯으로 복용하는데 [本草綱目]에서 인용한 吳球의 [活人心痛]의 처방이다.

③ 下元虛冷, 腎이 納氣하지 못하여 발생하는 虛喘의 치료에는 附子 肉桂 補骨脂 등을 배합한다.

痰飮咳嗽, 上盛下虛의 병증을 치료하는 경우에 蘇子 前胡 厚朴 陳皮 半夏 등 化痰止咳·降氣平喘하는 약물을 배합한다.

남자의 精冷, 早泄을 치료하는 경우에 附子 陽起石 補骨脂 등을 배합하는데, 그 예가 黑錫丹[和劑局方]이며 이 方은 沈香의 補火暖腎하는 효능을 이용한 것이다.

【用量·用法】 1.5~4.5g. 水煎服. 湯劑에는 後下하고, 散劑로 冲服, 또는 갈아서 즙을 복용하거나 丸劑·散劑에 넣어 복용한다.

【使用注意】 陰虛火旺과 氣虛下陷에는 忌한다.

> 本草選錄 : [名醫別錄] "療風水毒腫, 去惡氣."
>
> [日華子本草] "調中, 補五藏, 益精壯陽, 暖腰膝, 去邪氣, 止轉筋吐瀉冷氣, 破症癖, 冷風麻痹, 骨節不任, 濕風皮膚痒, 心腹痛氣痢."
>
> [本草綱目] "治上熱下寒, 氣逆喘急, 大腸虛秘, 小便氣淋, 男子精冷."
>
> [本草經疏] "沉香治冷氣·逆氣·氣鬱·氣結, 殊爲要藥."
>
> [方藥合編] "沈香煖胃兼逐邪 降氣衛氣功難加"

【化學分析】 精油로서 benzylacetone, *p*-methoxybenzylacetone 등과 sesquiterpine으로는 agarol, agarospiron, agarofurans 등을 함유한다.

【藥理研究】 진통·진정·항균·항암작용이 있고, 기관지평활근의 경련緩解, 항천식작용 및 백혈구의 증가작용과 制吐작용 등이 있다.

천련자 川楝子[KHP]

Meliae Fructus
Chinaberry

【出 典】 神農本草經

【異 名】 金鈴子·楝實·苦楝子

【起 原】 멀구슬나무과(Meliaceae) 천련(川楝) *Melia toosendan* Siebold et Zuccarini 또는 멀구슬나무 *Melia azedarach* Linné의 열매이다.*

【採 取】 가을과 겨울에 과실이 成熟할 때 따서 썰어 曬乾한다.

【性 狀】 이 약은 구형~난형으로 지름 10~15㎜이다. 바깥 면은 황갈색이며 광택이 있고

* CP : 川楝子(Chuanlianzi) TOOSENDAN FRUCTUS
楝科 植物 川楝 *Melia toosendan* Sieb. et Zucc.의 成熟 果實。

주름이 나 있다. 가로 자른 면은 엷은 황색이며 4~5실로 나뉘었고 그 안에 씨가 1개씩 들어 있다. 이 약은 특이한 냄새가 있으며 맛은 시고 쓰다.

【産 地】 멀구슬나무는 우리나라 남부지방에 분포하고, 川楝은 中國의 남부지방에 고루 분포하며 四川産이 佳品이다.

【炮 製】 ① 川 楝 : 雜質을 제거하고 깨끗이 씻어 厚片으로 썰어 曬乾한다.

② 炒川楝子 : 破碎 후 核을 제거하고 肉만 取하여 皮와 함께 深黃色이 되도록 炒한다.

【性味・歸經】 味는 苦하고 性은 寒・小毒이며 肝・胃・小腸經에 작용한다.

效 能	主 治
行氣止痛	肝氣鬱滯 또는 肝胃不和證, 疝氣疼痛證
殺蟲療癬	蟲積腹痛證, 頭癬症

이 약물은 苦・寒으로 沈降하며 肝經에 작용하여 肝熱을 疏泄하면서도 燥하지 않으므로 『疏肝의 潤藥』이라 하며, 解鬱止痛하는 효능이 있어 肝胃氣滯로 인한 胸脇脘腹의 疼痛과 疝氣痛, 睾丸腫痛 등의 병증에 常用하는 약물이다.

이 약물은 肝鬱症을 풀어주므로 脇痛을 다스리는데 그 작용은 楝皮에 비하여 강하고 그 驅蛔蟲작용은 그 根皮보다 못하다. 단 止痛작용이 있으므로 蟲積腹痛에 응용할 가치가 있다.

【臨床應用】 ① 이 약물은 肝氣의 鬱滯를 疏理할 수 있을 뿐만 아니라 또한 脾胃의 滯氣를 調理하여 理氣止痛하는 要藥이다. 또한 苦・寒하고 性降을 겸하여 肝熱을 疏泄하며, 肝氣鬱滯 혹은 肝胃不和로 야기되는 脇肋・脘腹疼痛 및 疝氣痛 등의 증상을 치료하는데, 특히 熱象을 겸한 증후에 비교적 적합하다.

肝鬱氣滯・胸脇化火, 胃脘脹痛, 心煩, 口苦 등의 증후에 延胡索 木香 등을 배합하는데, 그 예가 金鈴子散[保命集]이다.

寒疝少腹脹과 같은 寒象이 드러나는 경우에 小茴香 吳茱萸 木香 靑皮 등을 배합하여 散寒理氣・止痛하는데, 그 예가 導氣湯[醫方集解], 天台烏藥散[醫學發明]이다.

② 이 약물은 殺蟲하고 또한 止痛작용이 있으므로, 蟲積腹痛에는 檳榔 使君子 雷丸 등을 배합한다.

③ 이 약물을 外用하면 頭癬을 치료할 수 있다. 적당량을 취해서 焙黃하여 가루로 만들고 熟猪油 혹은 麻油와 잘 섞어서 油膏를 만들어 患處에 바른다. 약을 바르기 전에 먼저 食鹽을 따뜻한 물에 녹여 患處를 洗淨한다.

【用量・用法】 4.5~9g. 水煎服. 혹은 丸劑나 散劑에 넣는다. 外用에는 適量을 硏末하여 바른다. 일반적으로 生用하고, 疝痛에는 鹽炒하여 사용한다.

【使用注意】 性味가 苦・寒한 약물이므로 脾胃虛寒에는 사용하지 않는다.

本草選錄：[神農本草經] "主溫瘧, 傷寒大熱煩狂, 殺三蟲疥瘍, 利小便水道."
[藥性論] 亦可單用. "主人中大熱狂失心, 躁悶. 作湯浴, 不入湯服."
[本草綱目] "楝實, 導小腸膀胱之熱, 因引心包相火下行, 故心腹痛及疝氣爲要藥."
[本草經疏] "其主溫疾傷寒, 大熱煩狂者, 總因寒邪鬱久, 至春變爲溫病, 邪在陽明也, 苦寒能散陽明之邪熱, 則諸証自除. 膀胱爲州都之官, 小腸爲受盛之官, 二經熱結, 則小便不利. 此藥味苦氣寒, 走二經而守熱結, 則水道利矣."
[本經逢原] "川楝苦寒性降, 能導濕熱下走滲道, 人但知其有治疝之功, 而不知其蕩熱止痛之用."

【化學分析】triterpenoid, 苦味質로는 toosendanin, sendamin, melianone, melianol, nimebolin A, B, geduning, kulinone, kulolactone, meliantriol 등과 그 외 초산, caproic acid 등의 휘발성 지방산을 함유하고 있다.

【藥理研究】피부진균 및 황색포도상구균을 억제한다. 체외 실험에서 돼지 회충, 지렁이, 거머리를 죽이는 뚜렷한 작용을 한다.

여지핵 荔枝核[KHP]

Litchi Semen
Litchi seed

【出 典】本經衍義

【異 名】荔枝・荔仁・枝核・大荔核

【起 原】무환자나무과(Sapindaceae) 여지 *Litchi chinensis* Sonnerat의 씨이다.*

【採 取】여름철에 성숙한 果實을 따서 果皮와 肉質의 假種皮를 제거하고 曬乾한다.

【性 狀】이 약은 타원형~난원형으로 한쪽이 쭈그러져 납작하고 길이 12~22㎜, 지름 6~16㎜이다. 바깥 면은 어두운 홍색~자흑색으로 매끈매끈하며 광택을 띠고 드문드문 세로로 쭈그러진 주름이 있으며 한쪽 끝은 둔한 원형이고 질은 비교적 단단하다. 이 약은 냄새가 없고 맛은 처음에는 약간 달고 후에는 조금 쓰다.

【産 地】中國의 廣東, 廣西 四川 등의 지역이 주산지이다.

【炮 製】① 荔枝核：雜質을 제거하고 깨끗이 씻어 曬乾한다.

② 鹽荔枝核：荔枝核을 찧어 식염수를 고루 섞어 축인 후 炒製 용기에 넣고 炒乾한다 (荔枝核 100kg 당 食鹽 2kg).

【性味・歸經】味는 甘・微苦하고 性은 溫하며, 肝・腎經에 작용한다.

效 能	主 治
理氣止痛	肝氣鬱滯, 胃脘久痛, 氣滯血瘀, 經前 또는 産後腹痛
祛寒散滯	寒疝腹痛, 睾丸腫痛,

* CP：荔枝核(Lizhihe) LITCHI SEMEN
無患子科 植物 荔枝 *Litchi chinensis* Sonn.의 成熟 種子。

이 약물은 辛·溫으로 肝經血分에 작용하며 그 효능이 오직 血中의 滯氣를 行하게 하고 寒邪를 散하므로 肝鬱氣滯, 寒凝으로 인한 疝氣, 睾丸腫痛에 가장 적합하다. 또한 溫行散滯의 효능에 의해 胃痛과 婦女의 小腹血氣刺痛에도 효과가 있다.

【臨床應用】 ① 이 약물은 寒邪를 제거하고, 滯氣를 行散하며, 止痛하는 효능이 있다. 厥陰肝經의 寒凝氣滯로 인한 疝痛, 睾丸腫痛 등에 小茴香 吳茱萸 橘核 등을 배합하는데, 그 예가 疝氣內消丸[北京市中藥成方選集], 荔枝散[證治準繩], 荔核散[世醫得效方], 荔枝橘核湯[沈氏尊生方]이다.

肝經實火, 濕熱下注로 인한 睾丸腫痛 혹은 陰囊紅腫에는 龍膽草 山梔 大黃 川楝子 등을 배합한다.

② 이 약물은 疏肝理氣·溫散行滯하는 효능이 있다. 肝氣鬱滯로 인한 만성적인 胃脘痛에는 木香 元胡索 川楝子 등을 배합하여 行氣止痛한다.

이 약물을 香附子와 배합하면 疏肝止痛하는 효능이 있어 婦人의 氣滯血瘀로 인한 經前, 産後腹痛 등을 치료하는데, 그 예가 蠲痛散[校注婦人良方]이다.

【用量·用法】 4.5~9g. 水煎服하거나 丸劑·散劑로 복용한다.

【使用注意】 寒邪氣滯가 없는 증후에는 忌한다.

本草選錄 : [本草衍義] "治心痛及小腸氣."

[本草綱目] "治𤸷疝氣痛, 婦人血氣刺痛."

[本草蒙筌] "煅存性酒調, 治卒心痛疝痛."

[本草備要] "甘澀而溫. 入肝腎, 散滯氣, 辟寒邪. 治胃脘痛, 婦人血氣痛. 煅存性五錢, 香附一兩, 爲末, 每服二錢, 鹽湯或米飮下, 名蠲痛散. 單服醋湯下亦效. 其實双結, 核似睾丸. 睾音皐, 腎子也. 故治𤸷疝卵腫, 有述類象形之義. 煅存性, 酒調服, 加茴香·青皮·各炒爲末, 酒服亦良."

[方藥合編] "荔枝甘平智神益　止渴好顔疝用核"

【化學分析】 saponin, tannin 등을 함유한다.

【藥理硏究】 24시간을 굶은 마우스의 皮下에 α-글리신을 60~400㎎/kg 주사하면 혈당을 낮춘다. hepatic glycogen 함량 역시 뚜렷이 낮아진다.

청목향 青木香

Aristolochiae Radix
Aristolochia root

【出 典】 新修本草

【異 名】 馬鈴根·土木香·獨行根

【起 原】 쥐방울과(Aristolochiaceae) 쥐방울덩굴(北馬兜鈴) *Aristolochia contorta* BUNGE., 馬兜鈴 *Aristolochia debilis* SIEB. et ZUCC.의 뿌리이다.

【採 取】 봄과 가을에 뿌리를 캐어 鬚根을 제거하고 깨끗이 씻어 曬乾한다.

【性 狀】 이 약물은 圓柱形 혹은 扁圓柱形으로 약간 구부러져 있고 길이는 5~15㎝,

지름은 0.5~1.5㎝이다. 표면은 황갈색 또는 회갈색으로 엉성하고 세로주름과 鬚根의 흔적이 있다. 質은 약하여 쉽게 꺾어지고 斷面은 평탄하지 않으며 表皮는 엷은 黃色을 띠고 木部는 넓고 白色으로 된 射線이 放射狀으로 배열되어 있으며 形成層의 環은 뚜렷하고 황갈색이다.

【產 地】 우리나라 각 지역에서 재배한다. 中國의 江蘇, 浙江, 安徽 지역이 주산지이다.

【炮 製】 잡질을 제거하여 깨끗이 씻은 후 축인 후 片片으로 썰어 曬乾한다.

【性味·歸經】 味는 辛·苦하고 性은 寒하며, 肝·胃經에 작용한다.

效 能	主 治
行氣止痛	肝胃氣滯, 胸脇 또는 脘腹脹痛
解毒消腫	痧脹腹痛, 毒蛇咬傷

이 약물은 性이 寒하고 味가 辛苦하여 肝·胃經 작용하여 行氣止痛하는 효능이 있으므로 肝胃의 氣滯로 인한 胸脇脹痛과 脘腹疼痛, 疝氣痛 등에 적용하고, 또한 解毒하는 효능이 있어 여름철 음식을 잘못 먹어 穢濁한 것이 內阻하여 야기되는 腹痛에 單味를 사용한다. 이 외에도 이 약물은 內服 또는 겉에 바르면 解毒消腫하는 효능이 있으므로 癰疽, 毒蛇咬傷 등에 적용된다.

【臨床應用】 ① 이 약물은 行氣止痛하는 효능이 있으며 肝·胃의 氣滯로 발생하는 胸脇脹痛, 脘腹疼痛을 치료하는데, 香附子 川楝子를 배합한다.

② 靑木香은 解毒辟穢하는 효능이 있으며, 음식을 삼가지 않아서 불결한 濁氣가 內阻하여 발생하는 腹痛의 치료에 單味를 갈아서 따뜻한 물로 복용한다. 만약 瀉痢腹痛인 경우에는 黃連 檳榔 등을 배합한다.

③ 이 약물은 毒蛇咬傷을 치료하는 경우 內服이나 겉에 바를 수 있으며, 白芷를 배합하여 사용하면 解毒消腫 작용을 한다.

【用量·用法】 3~9g. 水煎服. 散劑는 1.5~2g 呑服. 外用에는 適量.

【使用注意】 虛寒증후에는 신중히 사용한다.

本草選錄 : [本草綱目] (馬兜鈴根) "利大腸, 治頭風瘙痒禿瘡."

[本經逢原] "靑木香苦寒香細, 入足少陰, 善降陰氣上逆, 故治風濕葳蕤湯用之, 并治癰腫痰結氣凝諸痛."

[本草求眞] "諸書皆言可升可降, 可吐可利. 凡人感受惡毒, 而致胸膈不快, 則可用此上吐, 以其氣辛而上達也. 感受風濕, 而見陰氣上逆, 則可用此下降, 以其苦能泄熱也."

【化學分析】 精油를 함유한다. 그 주성분은 aristolene, aristolochicacid, allantoin, debilic acid, magnoflorine 등이다.

【藥理研究】 ① 靑木香 粗劑를 각종 동물이 久服하거나 정맥에 주사하면 모두 일정한 강압작용을 한다. 강압작용의 유효성분은 magnoflorine이다. 靑木香은 또한 혈관을 확장한다.

② 靑木香은 또 항암·소염 및 면역증강작용과 진정작용을 한다. 그 에테르 용액의 酸性 부분은 催吐작용을 한다. 정유 역시 催吐하나 그 작용이 비교적 약하다.

해백 薤白[KHP]

Allii Macrostemi Bulbus
Long-stamen onion bulb

【出 典】名醫別錄

【異 名】小根蒜・薤白頭・薤根・野蒜

【起 原】백합과(Liliaceae) 산달래 *Allium macrostemon* Bunge 또는 염교 *Allium chinensis* G.Don의 뿌리줄기이다.*

【採 取】여름과 가을에 캐어 끓인 물에 데쳐서 曬乾한다.

【性 狀】이 약은 뿌리줄기로 크기가 고르지 않은 난원형이고 높이 5~20㎜, 지름 5~18㎜이다. 바깥 면은 흰색~연한 황갈색으로 반투명이고 가로 또는 세로로 주름이 있고 울퉁불퉁하며 흰색의 인편막(鱗片膜)으로 싸여 있다. 위쪽에는 잎과 줄기의 잔기가 남아있고 밑 부분은 둥글고 뿌리를 제거한 자국이 있다. 이 약은 단단하고 자른 면은 황백색이다. 이 약은 마늘 냄새가 있고 맛은 약간 아리다.

【產 地】우리나라 각 지역과 中國 각 지역에 분포하며, 江蘇, 浙江產이 가장 좋다.

【炮 製】雜質을 제거하고 生用한다.

【性味・歸經】味는 辛・苦하고 性은 溫하며, 肺・胃・大腸經에 작용한다.

效 能	主 治
通陽散結	痰濁胸痹證, 胸痹 痰飮脇痛
行氣導滯	瀉痢後重證

이 약물은 辛・溫의 性味로 寒邪를 發散하고 苦・溫의 性味는 痰濕을 燥하게 하므로 위로는 胸中의 陽을 宣通하여 陰寒의 凝結을 散하고 아래로는 大腸의 氣滯를 泄하므로 寒邪와 痰濁이 胸中에 停聚하여 陽氣가 시원하게 通하지 못함으로 인해 발생하는 胸痹의 喘息, 痰飮脅痛 등의 증후에 良好한 효과가 있다. 또한 下氣行滯하는 작용이 있어 痢疾에 裏急後重을 겸한 증후를 치료하는데, 氣虛無滯에는 忌한다.

【臨床應用】① 胸中에 寒痰濕濁이 凝滯하여 陽氣가 宣通하지 못하면 胸痹가 되는데, 그 증상으로는 胸悶作痛이 나타나고 겸하여 喘息, 咳唾 등의 증후가 나타난다. 薤白의 辛味는 行滯하고, 苦味는 痰濁을 泄하며, 陰寒의 凝結을 散하고, 胸陽을 溫通하므로 胸痹를 치료하는데, 瓜蔞를 배합한다. 그 예가 瓜蔞薤白白酒湯[金匱要略]・瓜蔞薤白半夏湯[金匱要略] 및 枳實薤白桂枝湯[中醫硏究院方]이다. 病情에 의거하여 選用한다.

만약 胸痹에 血瘀가 겸한 증후에는 위의 처방에 丹參 紅花 川芎 赤芍藥 등 活血祛瘀藥을 적절히 加한다.

* CP : 薤白(Xiebai) ALLII MACROSTEMONIS BULBUS
百合科 植物 小根蒜 *Allium macrostemon* Bge. 또는 薤 *Allium chinense* G. Don의 鱗莖。

② 泄痢의 裏急後重은 대부분 氣滯로 인한 경우가 많은데, 이 약물은 行氣導滯하는 효능이 있어 肝胃氣滯에 속한 병증에는 柴胡 白芍藥 枳實 등을 배합하고, 濕熱에 속한 병증에는 黃柏 秦皮 등을 배합하여 淸熱燥濕하는데, 그 예가 四逆散加薤白方[經驗方]이다.

【用量 · 用法】 5~10g. 水煎服 또는 丸劑 · 散劑에 넣는다. 外用에는 適量을 짓찧어 바르거나 즙을 내어 바른다.

【使用注意】 氣虛無滯에는 신중히 사용한다.

> 本草選錄 : [神農本草經] "主治金瘡潰敗."
> [本草拾遺] "調中, 主久痢不瘥, 大腹內常惡者, 但多煮食之."
> [日華子本草] "輕身, 耐寒, 調中, 補不足. 食之能止久痢, 冷瀉, 肥健人."
> [本草綱目] "治少陰病厥逆泄痢, 及胸痹刺痛, 下氣散血, 安胎."

【化學分析】 당류는 fructose, glucose, sucrose, glactose, galacturonic acid, rhamnose 등을, 정유로서 alliin, diallyl, disulfide 등을 함유한다.

【藥理硏究】 ① 湯劑는 痢疾菌, 용혈성 황색포도상구균을 억제하고 평활근에 대해서는 먼저 일과성적인 흥분작용을 하고 후에는 억제작용을 한다.

② 薤白의 추출물은 죽상동맥경화를 뚜렷이 억제하고 또 헤모글로빈의 응집도 억제한다.

백단향 白檀香[KHP]

Santali Albi Lignum
Sandalwood

【出 典】 名醫別錄

【異 名】 檀香 · 白檀 · 黃檀香 · 眞檀

【起 原】 단향과(Santalaceae) 단향(檀香) *Santalum album* Linné의 나무줄기의 심재이다.*

【採 取】 全年에 걸쳐 木質의 芯材를 取하여 乾燥한다.

【性 狀】 이 약은 나무줄기의 심재로 원기둥 모양~납작한 막대 모양이며 때로는 구부러진 것도 있다. 길이는 일정하지 않으며, 지름 10~20㎝이다. 바깥 면은 연한 황색~황갈색으로 세로무늬가 있고 질은 치밀하면서 굳고 잘 꺾어지지 않는다. 이 약은 특유한 냄새가 진하게 있고 맛은 맵다.

【產 地】 印度, 인도네시아, 및 중국의 廣東, 雲南 지역이 주산지이다.

【炮 製】 잡질을 제거하고 片으로 깎거나 小段으로 자른다.

【性味 · 歸經】 味는 辛하고 性은 溫하며, 脾 · 胃 · 肺經에 작용한다.

---

* CP : 檀香(Tanxiang) SANTALI ALBI LIGNUM
檀香科 植物 檀香 *Santalum album* L. 樹榦의 心材.

效 能	主 治
理氣調中 · 散寒止痛	寒凝氣滯로 인한 胸腹疼痛, 胸痹絞痛

이 약물의 性味는 辛 · 溫하므로 脾 · 胃 · 肺經에 작용하여 溫性으로 祛寒하고 辛味는 行散하여 利膈寬胸 · 行氣止痛하며, 芳香性으로 醒脾를 겸하여 調中和胃하는 理氣의 要藥이다. 寒凝氣滯로 인한 胸腹疼痛, 胃寒作痛 및 嘔吐淸水 등의 병증에 사용한다. 최근 임상에서는 氣滯血瘀로 인한 冠狀動脈硬化症의 치료에 常用한다.

【臨床應用】 이 약물은 溫性으로 祛寒하고, 辛味로 行散하며, 利膈寬胸과 行氣止痛하는데 장점이 있고, 氣는 芳香이 있어 醒脾하며 겸하여 調中和胃하므로 寒凝氣滯로 야기되는 胸腹疼痛, 胃脘冷痛, 嘔吐淸水 등의 병증에 砂仁 白荳蔻 烏藥 丁香 藿香 등을 배합하는데, 그 예가 聚香飮子[濟生方]이다.

최근의 임상에서는 이 약물에 蓽茇 延胡索 高良薑 冰片 등을 배합한 寬胸丸[中國 · 西苑醫院經驗方]으로 胸痹絞痛을 치료하는데, 좋은 효과를 얻고 있다. 또한 [本草滙言]의 처방에서는 이 약물에 茯苓 橘紅을 배합하고 분말하여 人蔘湯으로 調下하여 噎膈飮食不入을 치료하였다.

【用量 · 用法】 2~5g. 水煎服. 丸劑 · 散劑에 넣어 사용한다.

【使用注意】 陰虛火旺, 氣分熱盛, 癰疽潰後 膿多에는 忌한다.

> **本草選錄** : [本草拾遺] "主心腹霍亂, 中惡, 鬼氣, 殺蟲."
> [本草備要] "調脾胃, 利胸膈, 去邪惡. 能引胃氣上升, 進飮食, 爲理氣要藥."
> [本草求眞] "白檀香, 專入肺 · 胃 · 脾 · 兼入腎. 氣味辛溫, 熏之淸爽可愛. 形容殆盡, 凡因冷氣上結, 飮食不進, 氣逆上吐, 抑郁不舒, 服之能引胃氣上升, 力幷上行. 且能散風辟邪, 消腫住痛. 力主外散. 功專入脾與肺, 不似沉香力專主降, 而能引氣下行也."
> [方藥合編] "檀香味辛善治椈 升胃進食鬼氣卻"

【化學分析】 정유는 α-santalon, β-santalol 등을 함유한다.

【藥理硏究】 四逆湯, 五加皮 중독으로 생기는 심장 리듬 실상에 길항한다.

시체 柿蒂[KHP]

Kaki Calyx
Persimmon calyx

【出 典】 名醫別錄

【異 名】 柿丁 · 柿錢 · 柿子把 · 柿蕚

【起 原】 감나무과(Ebenaceae) 감나무 *Diospyros kaki* Thunberg의 열매 꽃받침이다.*

【採 取】 가을에 成熟한 감의 꼭지를 따서 曬乾한다.

---

* CP : 柿蒂(Shidi) KAKI CALYX
柿樹科 植物 柿 Diospyros kaki Thunb.의 宿蕚.

【性 狀】이 약은 가장자리가 얇게 넷으로 갈라진 넓적한 꽃받침으로 지름 15~25㎜, 두께 1~4㎜이다. 열편은 난형~세모꼴에 넓은 난형이며 위쪽으로 말려 있고 합편부의 중앙은 좀 두껍다. 바깥 면은 회갈색~적갈색이고 흔히 네 개의 융기선이 있으며 과병의 잔기가 붙어 있는 것도 있고 과병이 떨어진 자리가 오목하게 남아있는 것도 있다. 이 약은 냄새가 없고 맛은 좀 떫다.

【産 地】우리나라 전국에서 재배한다. 中國의 四川, 廣東, 福建, 山東, 河南 지역이 주산지이다.

【炮 製】불순물을 제거하고 깨끗이 씻어 꼭지를 버리고 말리거나 분쇄한다.

【性味・歸經】味는 苦・澀하고 性은 平하며, 胃經에 작용한다.

效 能	主 治
降氣止呃	呃逆, 嘔吐

이 약물은 苦・溫의 性味로 逆氣를 下降하고 呃逆을 치료하는 要藥이다. 胃寒氣逆으로 인한 呃逆에 적용한다. 寒熱虛實에 의거하여 淸熱鎭降하는 약물을 배합하여 胃熱呃逆을 다스린다.

【臨床應用】이 약물의 性은 平하고, 苦味로 降하며, 寒하지도 熱하지도 않으므로 病情에 의거하여 相應하는 약물을 적절히 배합한다.

① 胃寒氣逆에는 丁香 生薑을 배합하는데, 그 예가 柿蒂湯[濟生方], 丁香柿蒂散[證因脈治]이다. 胃熱呃逆에는 竹茹 黃連 代赭石 등을 배합하는데, 그 예가 竹茹黃連柿蒂湯[臨床實用中藥學], 柿蒂代赭散[中藥學] 등이다.

② 氣虛로 인한 呃逆에는 人蔘 丁香 등을 배합하는데, 그 예가 柿錢散[潔古家珍]이고, 陽虛呃逆에는 附子 人蔘 丁香 등을 배합하는데, 그 예가 丁附柿蒂散[中藥學]이다.

【用量・用法】4.5~9g. 水煎服. 혹은 丸劑・散劑에 넣어 쓴다.

本草選錄 : [本草綱目] "古方用柿蒂煮汁飮之, 取其苦溫能降逆氣也. [濟生]柿蒂散加以丁香・生薑之辛熱, 以開痰散鬱, 蓋從治之法, 而昔人亦常用之收效矣. 至益水張氏又益以人參, 治病後虛人咳逆, 亦有功績. 丹溪但執以寒治熱之理, 而不及從治之法."

[本草求眞] "雖與丁香同爲止呃之味, 然一辛熱而一苦平. 合用深得寒熱兼濟之妙. [醫通本草]謂 [濟生方]治呃逆, 專取柿蒂之澀以斂內蘊之熱, 丁香・生姜之辛以散外郁之寒. 如系有寒無熱, 則丁香在所必用, 不得固執從治, 必當佐以柿蒂. 有熱無寒, 則柿蒂在所必需, 不得泥以兼濟之必雜以丁香. 是以古人用藥, 有合數味而見效者, 有單用一味而見效者, 要使藥與病對, 不致悖謬而枉施耳."

【化學分析】triterpenoid로는 ursolic acid, oleanic acid, betulic acid 등을 함유하고 또한 sitosterol, hyperoside, syringic acid, vanillic acid 등과 그 외 tannin 등을 함유한다.

【藥理硏究】근래의 연구 보고에 의하면 柿蔕의 추출물은 심장리듬 실조에 길항하고 진정 및 抗生育작용을 한다.

『附 藥』시 상 柿霜

乾柿의 표면에 생기는 白粉이며 이를 加工하여 餠塊로 한 것이므로 『柿霜餠』이라고도 한다.

性味는 甘·涼하고, 肺·胃經에 작용한다.

이 약물은 甘·涼 淸潤하여 淸熱生津·潤肺止咳하는 효능이 있으므로 喉痛, 口內炎, 肺熱燥咳, 肺癆咯血 등에 사용한다.

【用 量】3~9g. 沖服.

매괴화 玫瑰花[KHP]

Rosae Rugosae Flos

【出 典】名醫別錄

【異 名】紅玫瑰·徘徊花·笔頭花·刺玫花

【起 原】장미과(Rosaceae) 해당화 *Rosa rugosa* Thunberg의 꽃봉오리이다.*

【採 取】4~5월 개화 전에 채취하여 花柄과 꼭지를 제거하고 바람이 잘 통하는 그늘에 건조한다.

【性 狀】이 약은 꽃봉오리로 반구형이며 지름 7~15㎜이다. 남아있는 꽃자루에는 가늘고 부드러운 털이 덮여있으며 꽃턱은 반구형이고 꽃받침의 기부와 합생한다. 꽃받침 조각은 5장이며 피침형이고 황록색 또는 녹갈색이며 겉에는 부드러운 털이 있다. 꽃잎은 쭈그러졌으며 이를 펴면 뒤쪽이 넓은 난형이며 기와를 덮은 모양으로 배열되었고 홍자색이지만 황갈색인 것도 있다. 바깥쪽의 꽃잎은 황색으로 변하였으며 부스러지기 쉽다. 이 약은 특유한 향기가 진하게 있고 맛은 조금 쓰다.

【産 地】우리나라의 東·西海岸에 자생한다. 中國의 江蘇, 浙江, 福建, 山東, 四川, 河北 등의 지역이 주산지이다.

【炮 製】玫瑰花 : 雜質을 제거하고 花瓣 만을 사용한다.

【性味·歸經】味는 甘·微苦하고 性은 溫하며, 肝·脾經에 작용한다.

效 能	主 治
行氣解鬱	肝胃不和, 胸脇 및 胃脘脹痛
和血散瘀	月經不調, 經前乳房脹痛, 損傷瘀痛

이 약물의 性味는 甘苦하고 芳香으로, 肝·脾經에 작용하여 柔肝理脾·行氣活血·疏肝止痛의 효능으로 肝胃不和로 인한 脇痛脘悶, 胃脘脹痛에 적용하고, 또한 疏肝利氣·和血散瘀하는 효능에 의해 月經不調와 經前의 乳房脹痛 및 損傷瘀痛, 心絞痛 등에 적용한다.

* CP : 玫瑰花(Meiguihua) ROSAE RUGOSAE FLOS
薔薇科 植物 玫瑰 *Rosa rugosa* Thunb.의 花蕾。

【臨床應用】이 약물은 芳香으로 疏理하는 작용이 있고, 藥性이 平和하며 柔肝醒脾하고 暢氣活血하는 효능이 있다. 疏肝理氣 解鬱할 수 있을 뿐만 아니라 또한 和血散瘀·調經하는 효능도 있어 肝胃不和로 인한 脇痛脘悶, 胃脘脹痛의 증후에 佛手 香附子 鬱金 등을 배합하여 사용한다.

肝鬱氣滯에서 초래되는 月經不調나 혹은 月經 전 乳房脹痛에는 當歸 川芎 白芍藥 澤蘭 柴胡 등을 배합한다.

損傷瘀痛에는 鷄血藤 延胡索 赤芍藥 등 活血化瘀·消腫止痛약물을 배합하여 사용한다.

【用量·用法】1.5~6g. 水煎服. 또는 술에 담그거나 달여 연고를 만든다.

【使用注意】陰虛有火에는 忌한다.

> 本草選錄：[本草綱目拾遺] "氣香性溫, 味甘微苦, 入脾·肝經和血, 行血理氣, 治風痹."
> [隨息居飮食譜] "調中活血, 舒鬱結, 辟穢; 和肝, 西良酒可消乳癖"

【化學分析】정유로는 geraniol 등이고 花瓣에는 蠟質, 29탄화수소 $C_{29}H_{10}$, tannin 등을 함유하고 있다.

【藥理硏究】玫瑰油는 모르모트의 담즙 분비를 촉진한다.

대복피 大腹皮[KP]

Arecae Pericarpium
Areca peel

【出 典】日華子本草

【異 名】檳榔皮·大腹毛·茯毛·檳榔衣

【起 原】야자과(Palmae) 빈랑(檳榔) *Areca catechu* Linné의 열매껍질이다.*

【採 取】겨울철부터 봄 사이에 未成熟한 果實을 채취한 후 삶아 乾燥하고 두 쪽으로 쪼갠 果皮를 『大腹皮』라 하고, 봄부터 가을에 成熟한 果實을 채취하여 삶아 건조한 후 두들겨 果皮를 벗겨 건조한 것을 『大腹毛』라 한다.

【性 狀】이 약은 씨로 둔한 원추형 또는 납작한 구형이고 그 밑바닥의 중앙에 배꼽점이 있어 오목하게 들어간다. 길이 15~35㎜, 지름 15~30㎜이다. 바깥 면은 회적갈색~회황갈색이며 색이 연한 그물 무늬가 있고 질은 단단하다. 자른 면은 질이 치밀하고 회갈색의 씨껍질이 흰색의 배유에 들어가 대리석과 같은 무늬를 나타내며 씨의 속이 비어 있을 때도 있다. 이 약은 약간 특유한 냄새가 있고 맛은 떫고 약간 쓰다.

【産 地】原産地는 인도네시아와 말레이시아로 中國의 廣東省, 海南島가 주산지이며 雲南南部, 福建, 廣西, 臺灣의 남부지방에서 재배한다.

【炮 製】잡질을 제거하고 깨끗이 씻어 小段으로 썰어 건조한다.

---

* CP : 大腹皮(Dafupi) ARECAE PERICARPIUM
  棕櫚科 植物 檳榔 *Areca catechu* L.의 果皮。

【性味・歸經】味는 辛하고 性은 微溫하며, 脾・胃・大腸・小腸經에 작용한다.

效 能	主 治
下氣寬中	濕阻氣滯, 脘腹脹悶, 大便不爽
行水消腫	水腫脹滿, 脚氣浮腫, 小便不利

이 약물의 辛・微溫의 性味는 脾・胃・大腸經에 작용하여 行氣寬中・利水消腫하는 효능이 있어 濕阻氣滯로 인한 脘腹脹滿과 大便不爽 또는 水濕이 外溢하여 발생하는 皮膚浮腫과 小便不利 등의 병증에 사용한다.

이 약물과 檳榔子는 같은 빈랑나무의 果皮와 種子이므로 그 효능은 유사한 데가 많다. 大腹皮는 行氣利濕하는 효능은 檳榔과 비슷하지만 효력이 약하므로, 모든 氣滯水濕停留에 證에 사용할 경우 輕症에는 大腹皮를 사용하고, 重症에는 檳榔을 사용한다.

【臨床應用】① 이 약물은 下氣寬中하는 효능은 濕阻氣滯에 의한 腹滿脹悶, 大便不爽 등의 증후에 藿香 厚朴 茯苓 등을 배합하는데, 그 예가 藿香正氣散[和劑局方]이다.

② 行水消腫・止瀉의 효능이 있어 水濕外溢에 의한 全身浮腫, 小便不利 등의 증후에 生薑皮 茯苓皮 桑白皮 등을 배합하는데, 그 예가 五皮飮[中藏經]이다.

脚氣腫脹 疼痛에 檳榔子 牽牛子 桑白皮 木通 등을 배합하고, 濕困脾胃의 腹滿泄瀉에는 茯苓 厚朴 陳皮 蒼朮 藿香 등을 배합하여 사용하는데, 그 예가 一加正氣散[溫病條辨], 五加減正氣散[溫病條辨] 등이다.

【用量・用法】4.5~9g. 水煎服.

【使用注意】耗氣하므로 氣虛體弱에는 신중히 사용한다.

> 本草選錄 : [日華子本草] "下一切氣, 止霍亂, 通大小腸, 健脾開胃, 調中."
> [本草綱目] "降逆氣, 消肌膚中水氣浮腫, 脚氣壅逆, 瘴瘧痞滿, 胎氣惡阻脹悶."

토목향 土木香[KHP]

Inulae Heleni Radix

【出 典】蜀本草

【異 名】木香・靑木香

【起 原】국화과(Compositae) 토목향 *Inula helenium* Linné의 뿌리이다.*

【採 取】霜降 후 잎이 말랐을 때 뿌리를 캐어 曬乾한다.

【性 狀】이 약은 뿌리로 원뿔 모양이고 약간 구부러졌으며 길이 10~30㎝, 지름 1~3㎝이다. 바깥 면은 황갈색~어두운 갈색이고 세로 주름 및 수염뿌리 흔적이 있다. 머리 부위는 굵고 맨 위에는 줄기 흔적이 있으며 잎이 붙어 있는 경우도 있고 그 주위에는 원뿔

* CP : 土木香(Tumuxiang) INULAE RADIX
菊科 植物 土木香 *Inula helenium* L.의 根。

모양의 곁가지가 있다. 질은 단단하여 쉽게 꺾이지 않는다. 꺾은 면은 약간 평탄하며 황백색~연한 회황색이며 약간 패어진 유실(油室)이 있다. 이 약은 특유한 향기가 약간 있고 맛은 쓰고 맵다.

【産 地】우리나라 전국에서 재배한다.

【炮 製】木香 : 雜質을 제거하고 깨끗이 씻어 밀폐하여 축인 후 厚片으로 썰어 曬乾한다.

【性味 · 歸經】味는 辛 · 苦하고 性은 溫하며, 肝 · 脾經에 작용한다.

【效能 · 主治】

效 能	主 治
健脾和胃	嘔吐泄瀉, 胸腹脹滿疼痛
行氣止痛	痢疾, 瘧疾

健脾和胃 · 調氣解鬱 · 止痛하는 효능이 있다. 胸脇 및 脘腹脹滿, 嘔吐瀉痢, 胸脇挫傷, 瘧疾 등에 사용한다.

이 약물은 辛苦 · 溫의 性味로 散寒行氣 · 健脾和胃에 작용하여 行氣止痛하는 효능이 있어 寒凝氣滯로 인한 胸腹脹滿疼痛과 嘔吐泄瀉를 치료하며, 裏急後重과 氣滯로 인한 痢疾腹痛 등을 치료한다. 이 약물은 行氣止痛 · 健胃和胃하는 효능으로 行氣作用이 優秀하고, 健脾和胃 · 行氣止痛하여 健脾作用이 우수하며, 行氣 · 解毒消腫作用이 우수한 점이 다르다. 다만 行氣 작용을 겸하고 있으므로 病症을 잘 辨別하여 적용한다.

【臨床應用】① 胸腹에 冷氣가 滯塞한 병증에는 陳皮 肉豆蔲 生薑 등을 배합한다.

② 腹脹泄瀉에는 砂仁 厚朴을 배합한다.

③ 痢疾腹痛에는 當歸 白芍藥 山楂를 배합한다.

【用量 · 用法】3~9g. 水煎服. 丸劑 · 散劑에 넣는다.

【使用注意】內熱口乾과 喉乾舌絳에는 忌한다.

감송향 甘松香[KHP]

Nardostachyos Radix et Rhizoma

【出 典】本草拾遺

【異 名】甘松 · 香松

【起 原】마타리과(Valerianaceae) 감송(甘松) *Nardostachys chinensis* Batal 또는 시엽감송(匙葉甘松) *Nardostachys jatamansi* DC.의 뿌리 및 뿌리줄기이다.*

【採 取】봄과 가을에 캐어 殘經 및 鬚根을 제거하고 陰乾한다. 가을 것이 좋다.

* CP : 甘松(Gansong) NARDOSTACHYOS RADIX ET RHIZOMA
敗醬科 植物 甘松 *Nardostachys jatamansi* DC.의 根과 根莖。

【性 狀】 이 약은 뿌리 및 뿌리줄기로 대개 원뿔 모양이고 대부분 휘어져 있으며, 길이 5~18㎝이다. 뿌리줄기는 짧고 작으며 위쪽에 줄기와 잎이 떨어진 자국이 있고 겉껍질은 좁고 긴 막질 혹은 섬유상을 띤다. 겉은 황갈색~흑갈색으로 쭈그러져 있으며 속은 갈색~황색이다. 뿌리는 하나이거나 여러 개가 합쳐져 얽힌 것도 있으며 지름은 3~10㎜이다. 질은 부드러워 꺾이기 쉽고 꺾은 면은 거칠며 피부는 진한 갈색으로 갈라져서 조각을 이루고 목부는 황백색이다. 이 약은 특유한 냄새가 있고 맛은 쓰고 매우나 청량감을 준다.

【炮 製】 雜質을 제거하고 깨끗이 씻어 밀폐하여 축인 후 小段으로 썰어 曬乾한다.

【產 地】 中國의 甘肅, 靑海 또는 四川 등 지역이 주산지이다.

【性味·歸經】 味는 辛·甘하고 性은 溫하며, 脾·胃經에 작용한다.

效 能	主 治
行氣止痛·開鬱醒脾	氣滿胸悶, 脘腹脹痛, 食少

이 약물의 性味는 溫하되 熱하지 않고, 甘하되 滯하지 않으며, 香하되 燥하지 않아 氣機를 疏暢하게 하므로 開鬱醒脾·行氣止痛에 좋은 약물이다. 思慮傷脾나 寒鬱氣滯로 인한 胸悶脹痛과 不思飮食 및 胃脘疼痛을 치료하고, 또한 收濕拔毒하므로 濕脚氣에 사용한다.

【臨床應用】 이 약물은 性이 溫하되 熱하지는 않고, 味는 甘하되 滯하지는 않으며, 香이 있되 燥하지는 않고, 氣機를 疏暢할 수 있어서 行氣止痛·開鬱醒脾하는 효능이 있으므로, 思慮傷脾나 寒鬱로 발생하는 氣滯胸悶, 脘腹脹痛 및 不思飮食 등의 증후에 香附子 砂仁 藿香 木香 香櫞 등 理氣止痛·解鬱藥을 배합하고, 만약 寒盛陽虛에 속하면 官桂 砂仁 丁香 등의 理氣助陽약물을 배합하는데, 그 예가 大七香丸[和劑局方]이다.

이 약물은 이 외에 收濕拔毒하는 효능이 있어 藁本 荷葉 등을 배합하고 煎湯하여 발을 씻으면 濕脚氣를 치료하며, 이 약물에 硫黃을 같은 量으로 배합하여 가루로 만들어 百沸湯을 입에 물고 양치질하면 腎虛齒痛을 치료하며 止痛할 수 있다.

【用量·用法】 3~6g. 水煎服. 혹은 달여서 환부를 씻는다. 外用에는 適量.

【使用注意】 氣虛나 血熱에는 忌한다.

本草選錄 : [本草綱目] "甘草, 芳香能開脾鬱, 少加入脾胃藥中, 其醒脾氣."
[本草求眞] "甘松, 雖有類山柰, 但山柰氣多辛竄, 此則甘多於辛, 故書載能入脾開鬱也."
[方藥合編] "甘松味香浴肌香　除心腹痛惡氣良"

【化學分析】 정유 약 1%로 그 주성분은 valeranone(=jatamansone), d-nardostachone이다. 또 coumarin유도체 jatamansin, oroselol을 함유한다.

【藥理硏究】 甘松은 纈草와 유사한 중추진정작용을 한다. 纈草케톤은 심장리듬 실상에 길항하고 甘松은 氣管支를 확장하며 자궁, 소장, 대장 등의 평활근에 대해 解痙작용을 한다.

제 9 장 消 導 藥

모든 음식물을 소화하고 積滯를 消積하는 약물을 消導藥 혹은 消食藥이라고 하며, 脾胃를 健運하여 食積을 소화시키는 외에도 몇 가지 약물은 健中和胃의 효능을 겸하고 있으므로 飮食不消로 인한 胸腹脹滿, 不思飮食, 噯氣呑酸, 惡心嘔吐, 大便失調 등의 병증에 적용한다.

消導藥을 임상에 응용할 때에는 다양한 病情에 근거하여 다른 약물을 적당히 배합하여 응용한다. 즉 脾胃에 寒이 있는 경우에 溫中散寒하는 약물을 배합하고, 濕濁이 속에 阻滯된 경우에는 芳香化濕藥을 배합하여 사용하며, 脾胃에 氣가 停滯되었을 경우에는 行氣藥을 배합하고, 大便秘結에는 瀉下藥을, 食積이 化熱하였을 경우에는 藥性이 苦寒한 淸熱藥을, 脾胃가 허약한 경우는 健胃補氣藥을 주로 하여 치료하는 등, 적당한 각자의 약물을 배합하여 치료하여야 하며, 순수한 消導藥만으로는 치료가 불가능하다.

산사 山楂[KP]

Crataegi Fructus
Hawthorn fruit

【出 典】新修本草

【異 名】山楂子・酸楂

【起 原】장미과(Rosaceae) 산사나무 *Crataegus pinnatifida* Bunge 및 그 변종의 잘 익은 열매이다.*

【採 取】늦은 가을에 성숙한 과실을 따서 核과 果柄을 채로 쳐서 제거하고 曬乾한다.

【性 狀】이 약은 열매로 구형이며 지름 7~15㎜이다. 바깥 면은 황갈색~회색을 띤 적갈색이며 가는 주름이 많다. 한쪽에는 지름 5㎜의 오목하게 들어간 곳이 있고 그 주변에 가끔 꽃받침이 남아 있으며 다른 한쪽에는 열매꼭지 또는 그 자국이 남아 있다. 횡단면은 5실로 되어 있으며 각 실에는 1개의 씨가 들어 있다. 씨는 공을 몇 개로 등분한 모양으로 길이 6~8㎜이며 바깥 면은 연한 갈색이고 딱딱하며 질은 단단하다. 이 약은 특유한 냄새가 있고 맛은 약간 시다.

【産 地】우리나라 전국에 분포하며, 중국의 四川, 甘肅, 靑海 등의 지역이 주산지이다.

【炮 製】① 山楂 : 잡질과 核, 果柄을 제거하고 깨끗이 씻어 曬乾한다.

---

* CP : 山楂(Shanzha) CRATAEGI FRUCTUS
薔薇科 植物 山里紅 *Crataegus pinnatifida* Bge var. *major* N. E. Br. 또는 山楂 *Crataegus pinnatifida* Bge.의 成熟 果實。

② 炒山楂 : 山楂를 炒製 용기에 넣고 中火로 연한 황색이 될 정도로 炒한다.

③ 焦山楂 : 山楂를 炒製 용기에 넣고 中火로 표면은 焦褐色, 內部는 焦黃色이 될 정도로 炒한다.

④ 山楂炭 : 山楂를 炒製 용기에 넣고 武火로 표면은 焦黑色, 內部는 焦褐色이 될 정도로 炒한다.

【性味 · 歸經】 味는 酸 · 甘하고 性은 微溫하며, 脾 · 胃 · 肝經에 작용한다.

效 能	主 治
消食化積	食滯不化, 脘腹脹痛 및 泄瀉, 噯氣呑酸
活血散瘀	産後瘀阻腹痛, 惡露不盡, 疝氣 및 睾丸偏墮疼痛

이 약물은 酸甘 · 微溫의 性味로 健脾開胃에 작용하여 소화력을 증강시키고, 특히 油膩肉積, 小兒乳積에 유효하다. 또한 血分에 작용하여 化瘀散瘀하며, 炒炭하면 止瀉痢에 작용한다. 宿食停滯, 油膩內積, 혹은 傷食으로 인한 腹痛瀉痢, 産後瘀滯로 인한 腹痛, 惡露不盡, 疝氣墜脹疼痛 등의 증후에 적용한다.

【臨床應用】 ① 이 약물의 味는 酸하고 甘하며, 性이 微溫하여 熱하지는 않으며, 助脾健胃하고 消化를 촉진하며 특히 油膩肉食의 積滯에 좋은 약물이다. 肉食積滯로 인해 脘腹脹滿, 噯氣呑酸, 腹痛溏便 증후에는 單味를 달여 복용한다. [本草綱目]에 인용된 [簡便方]에서는 肉食不消를 치료하는데, 山楂 單味를 달여 복용한다고 하였다.

食滯不化를 치료하는 경우에는 神麴 麥芽를 배합하여 消食化積의 효능을 증강한다. 만일 脘腹脹痛을 겸한 경우에는 木香 枳殼을 가하여 行氣消滯하게 하고, 食傷으로 인한 腹痛泄瀉인 경우 焦山楂 10g을 갈아서 따뜻한 물로 복용하면 消食止瀉의 효능을 얻을 수 있다.

② 山楂는 血分에 작용하여 活血散瘀 · 消腫하는 효력이 우수하므로 産後瘀阻의 腹痛, 惡露不盡 및 經閉, 痛經 등의 병증에 當歸 川芎 益母草 등을 배합한다.

朱丹溪의 [經驗方]에서는 單味를 水煎해서 복용한다고 하였다. 疝氣墜脹疼痛에는 小茴香 橘核 등을 배합하여 사용한다.

③ 최근에는 單味를 사용하거나 기타 活血化瘀 · 止痛藥物을 배합해서 高血壓, 冠狀動脈硬化症, 心絞痛 및 高脂血症 등을 치료한다.

【用量 · 用法】 9~12g. 大劑는 30g. 水煎服. 消食에는 炒山楂, 止痢, 化瘀에는 山楂炭, 透疹에는 生用한다.

【使用注意】 脾胃虛弱, 胃酸過多에는 忌하고, 多食하면 耗氣, 損齒, 易飢하므로 주의한다.

本草選錄 : [本草衍義補遺] "消食行結氣, 健胃, 催瘡痛. 治婦人儿枕痛, 濃煎汁, 入沙糖調服, 立效."

[本草綱目] "化飮食, 消肉積癥瘕, 痰飮痞滿呑酸, 滯血痛脹."

[本草蒙筌] "一名糖球子, 俗呼山里紅. 益小兒摩宿食積, 扶產婦除兒枕疼. 消滯血, 理瘡瘍. 行結氣, 療頹疝."

[醫學衷中參西錄] "味至酸微甘, 性平. 皮赤肉紅黃, 故善入血分爲化瘀血之要藥. 能除痃癖症瘕、女子月閉、產後瘀血作疼. 爲其味酸而微甘, 能補助胃中酸汁, 故能消化飮食積聚, 以治肉積尤效. 其化瘀之力, 更能蠲除腸中瘀滯, 下痢膿血, 且兼入氣分以開氣鬱痰結, 療心腹疼痛. 若以甘藥佐之, 化瘀血而不傷新血, 開郁開而不傷正氣, 其性尤和平也."

[方藥合編] "山査味甘磨肉食　療疝健胃膨脹息"

【化學分析】 유기산류로는 crategolic acid, ursolic acid, tartaric acid, citric acid, chorogenic acid 등과 함유하고 flavonoid류로는 hyperoside, quercetin, vitexin, quercitin 등이 있으며, 이 외에도 lipase, vitamin C, tannin, saponin, fructose, 지방유, Ca, P, Fe 등을 함유하고, 종자에는 amygdalin, hyperoside, 지방유를 함유한다.

【藥理硏究】 ① 강심·강압작용을 하고, 관상동맥流量을 증가시키며, 혈관을 확장하고 심장리듬 실조에 길항한다. 北山楂 추출물은 실험동물의 심근빈혈 산소결핍과 괴사를 예방하거나 경감시킨다.

② 뚜렷한 降血脂작용 및 죽상동맥경화병변을 경감하는 작용을 한다. 이러한 작용은 주로 콜레스테롤의 흡수를 예방하는 데 있는 것이 아니라 콜레스테롤을 제거하는데 있다.

③ 山楂를 복용하면 胃 속의 효소류를 증가시키고, 소화를 촉진시킨다. 함유한 지방산 역시 지방음식물의 소화를 촉진시킨다.

④ 이질균, 대장균, 녹농균, 변형균, 황색포도상구균, B형 연쇄상구균, 디프테리아균, 티푸스균 등을 억제한다. 炮製 방법이 같지 않다 하여 항균작용도 같지 않은 것은 아니다. 즉 炮製法은 항균작용에 뚜렷한 영향을 주지 않는다. 山楂의 줄기와 잎 湯劑는 황색포도상구균과 탄저균을 억제한다.

⑤ 山楂는 또한 진정작용을 하고, 모세혈관의 通透性을 증가시키며, 자궁을 수축한다.

신곡 神麯[KHP]

Massa Medicata Fermentata
Medicated leaven

【出 典】 藥性本草

【異 名】 神麴·六神曲·焦神曲

【起 原】 밀가루 또는 밀기울에 팥가루(赤小豆末), 으깬 살구씨(杏仁泥), 개똥쑥즙(靑蒿汁), 도꼬마리즙(蒼耳汁), 버들여뀌즙(野蓼汁) 등의 재료를 반죽하여 누룩균으로 발효시킨 누룩이다.

【性 狀】 모양이 일정하지 않은 황갈색~갈색의 덩어리이다. 질은 분질로서 가볍고 엉성

하여 부스러지기 쉽고 갈색의 실질(實質)중에 갈색을 띤 섬유상의 물질이 섞여 있다. 이 약은 쉰 냄새가 있고 맛은 조금 쓰다.

【産 地】 우리나라의 제약회사에서 생산되고, 중국의 福建지역이 주산지이다.

【炮 製】 ① 炒神麯 : 神麯小塊를 炒製 용기에 넣고 文火로 표면을 연한 황색이 될 정도로 炒한다.

② 麸炒神麯 : 炒製 용기에 넣고 中火로 가열한 후 麥麸를 넣고 焦化되어 매연이 날 때 神麯小塊를 넣고 짙은 황색이 될 정도로 炒한 후 麥麸를 제거한다(神麯 100kg당 麥麸 10kg).

【性味·歸經】 味는 甘·辛하고 性은 溫하며, 脾·胃經에 작용한다.

效 能	主 治
消食和胃	食積不化, 脘腹脹滿食少, 혹은 腸鳴泄瀉證

이 약물은 여러 가지의 解表약물과 麯粉이 발효하여 이루어진 것이다. 무릇 발효한 藥品은 健脾胃·調消化하는 효능이 있으므로 穀食을 잘 消化시키고 또한 健脾和中하며 解表작용을 한다. 이와 같이 傷食積滯와 더불어 外感 또는 泄瀉 등의 증상에 적용된다. 消食和胃인 경우에는 炒用하고 丸劑에 들어갈 때에는 生用한다.

【臨床應用】 이 약물은 발효한 가공품으로, 消食健胃·和中하는 효능이 있으며, 食積不化로 인한 腹滿, 腐臭의 噯氣, 厭食 또는 傷食으로 인한 腹痛, 下痢 등의 증후에 山楂子 麥芽 萊菔子를 배합하는데, 그 예가 保和丸[丹溪心法], 麯麥枳朮丸[奇效良方]이다.

이 외에 丸劑 중에 金石藥류가 함유되어 소화흡수가 어려운 경우, 神麯을 糊丸으로 복용하면 소화를 도와주는데, 그 예가 磁朱丸[備急千金要方]이다.

【用量·用法】 8~20g. 水煎服. 丸劑·散劑에 넣는다. 和胃消食에는 炒焦하여 사용하고 丸劑에는 生用한다.

【使用注意】 脾陰虛, 胃火盛에는 사용하지 않는다.

> **本草選錄** : [藥性論] "化水穀宿食、癥結積滯, 健脾暖胃."
>
> [湯液本草] "本草 云 療臟腑中風氣, 調中下氣, 開胃消宿食. 主霍亂心膈氣, 痰逆, 除煩, 破癥結及補虛, 去冷氣, 除腸胃中塞, 不下食. 令人好顔色. 落胎, 下鬼胎. 又能治小兒腹堅大如盤, 胸中滿. 胎動不安. 或腰痛搶心, 下血不止."
>
> [本草綱目] "古人用曲, 卽造酒之曲. 其氣味甘溫, 性專消導, 行脾胃滯氣, 神曲, 乃後人專造以供藥用, 力倍於酒曲."
>
> [方藥合編] "神麯味甘善開胃　消食破結下痰氣"

【化學分析】 이 약물은 효모제제로 amylose, protease, diastase, pancreatin, glycoside, sucrose, lipase 등의 효소 및 발효균체 등과 그 외 vitamin B 복합체, 정유, 배당체 등을 함유한다.

【藥理研究】 소화액분비를 증가시키므로 소화를 돕는다.

맥아 麥芽[KHP]

Hordei Fructus Germinatus
Barley sprouts

【出 典】名醫別錄

【異 名】谷麥・大麥蘖・大麥毛・大麥芽

【起 原】벼과(Gramineae) 보리[大麥] *Hordeum vulgare* Linné var. *hexastichon* Aschers의 잘 익은 열매를 발아시킨 것이다.* 열매를 발아시켜 싹이 5㎜ 정도 자랐을 때 햇볕이나 60℃ 이하에서 말린다.

【性 狀】이 약은 긴 방추형이며 길이 10~15㎜, 너비 3~4㎜이다. 한쪽 끝에는 유아(幼芽)가 있고 다른 쪽에는 유근(幼根)이 있다. 바깥 면은 엷은 황색이고 배유는 유백색이다. 질은 단단하며 부서지기 쉽다. 이 약은 달콤한 냄새가 있고 맛은 약간 달다.

【產 地】우리나라・중국의 전국에서 고루 생산된다.

【炮 製】炒麥芽 : 麥芽를 炒製 용기에 넣고 文火로 표면에 焦黃色을 띠고 약간 팽창될 정도로 炒한다.

【性味・歸經】味는 甘하고 性은 平하며, 脾・胃・肝經에 들어가 작용한다.

效 能	主 治
消食和中	食積停滯, 消化不良
回 乳	婦女斷乳, 乳房脹痛

이 약물은 甘・平의 性味로 和中하고 음식물의 소화를 촉진하는 작용으로 米麵 澱粉류의 食積을 잘 소화시키며 아울러 健脾開胃의 효능이 있어 消化不良, 飮食不振, 脾胃虛弱 등의 증후에 적용된다. 또한 乳汁분비를 억제하는 작용이 있어, 부인이 소아에게 斷乳하고자 할 때와 乳汁의 찌꺼기가 쌓여 乳房이 脹痛하는 증후에 사용하면 回乳하고 消脹하는 효능을 나타낸다. 그러므로 수유기간에는 복용하지 않는데, 그 이유는 乳汁을 감소시키기 때문이다. 舒肝回乳에는 生用하고, 消食에는 炒用한다.

【臨床應用】① 이 약물은 전분성 음식물의 소화를 도와주며, 특히 쌀, 밀가루, 薯, 芋 등 음식물의 積滯가 不化하는 경우를 치료할 때 적용되는데, 山楂 神麯 鷄內金 등을 배합하여 사용한다. 비록 [醫學啓源]에서 이 약물의 효능을 말하기를 "脾胃의 虛를 補하고, 腸胃를 寬하게 한다."라고 하고 있지만, 補하는 힘이 매우 약하므로 만약 脾胃가 虛弱하면서 運化

* CP : 麥芽(Maiya) HORDEI FRUCTUS GERMINATUS
禾本科 植物 大麥 *Hordeum vulgare* L.의 成熟 果實의 發芽 加工品。

기능이 불량한 증후에는 補脾益氣의 약물을 배합하여 補하면서도 滯하지 않게 한다.

② 이 약물은 回乳하는 효능이 있으며, 매일 生·炒麥芽를 각각 30~60g 달여서 나누어 복용하면 일정한 효과를 얻을 수 있다. 그러므로 [滇南本草]에서는 "부인의 奶乳不收, 乳汁不止를 치료한다."라고 하였다.

이 외에도 [醫學衷中參西錄]에서는 "그것의 성질은 消化를 잘하게 하고, 겸하여 大小便을 通利하게 하며, 비록 脾胃의 약물이기는 하나 실제로는 肝氣를 잘 疏通시킨다"라고 하였다. [本草求原]에서는 "무릇 麥穀의 發芽는 모든 昇生의 氣를 얻었으며, 肝에 이르게 하여서 脾土를 制化하므로 消導할 수 있다"라고 하였다. 이 약물은 또한 疏肝하는 효능이 있으므로 肝鬱氣滯나 肝胃不和의 증후에는 輔助하는 약물로 사용한다.

【用量·用法】 9~15g. 大劑는 30~120g. 水煎服. 丸劑·散劑에 넣는다. 回乳에는 대량 사용하는 것이 적합하다.

【使用注意】 回乳에 작용하므로 수유기에는 사용하지 않는다. 腎을 소모하므로 다량 복용하지 않으며, 積滯가 없고 脾胃가 虛한 경우에는 좋지 않다.

> **本草選錄**: [藥性本草] "消化宿食, 破冷氣, 去心腹脹滿."
> [本草綱目] "麥芽、穀芽、粟芽, 皆能消導米、麵、諸果食積. 觀造餳者用之, 可以類推矣. 但有積者能消化, 無積而久服, 則消人元氣也, 不可不知. 若久服者, 須同白朮諸藥兼用, 則無害矣."
> [醫學啓源] "補脾胃虛, 寬腸胃."
> [方藥合編] "麥芽甘溫消宿食　行血散滯腹脹息"

【化學分析】 효소류로는 diastase, invertase, lipase, protease, catalase, cellobiase, emulsin 등과 또한 glucosylghusose, hordenine A, B, adenine, choline, betaine, lecthin, anino acid, vitamin B, C, E, dextrin, glucose, 지방, 단백질, cytochrome C 등을 함유한다.

【藥理硏究】 ① 麥芽는 전분 효소와 비타민 B를 함유하였으므로 소화를 돕는다. 전분 효소는 고온에 견디지 못하므로 湯劑로 사용하거나 볶아서 사용하면 효소의 활력이 낮아진다. 麥芽는 또한 일정하게 혈당을 낮추는 작용을 한다.

② 임상에서 麥芽製劑를 사용한 결과 독성이 매우 적은 것으로 밝혀졌다. 그러나 외국에서 麥芽를 사료로 사용하여 중독이 초래된 예가 적지 않았다. 이것은 quaternary ammonium류의 麥芽毒素 즉 N-메틸 大麥芽 알칼로이드에 의해 초래되는 것이다. 근육이 먼저 일과성적인 흥분을 하고 후에는 신경근육 접점이 신속히 차단된다. 麥芽에 함유된 麥芽毒素의 함량은 0.02~0.35%이다. 구복하면 쉽게 흡수되지 않으므로 임상 毒理 의의가 없다. 그러나 사료로 사용할 때는 사용량이 많으므로 반드시 주의해야 한다. 그리고 麥芽는 변질하면 독성이 극히 강한 곰팡이가 생겨 중독을 초래할 수 있으므로 수확과정에서 반드시 주의를 기울여야 한다.

곡아 穀芽[KHP]

Oryzae Fructus Germinatus
Sprouted oryza

【出 典】 名醫別錄

【異 名】 稻芽・蘖米・穀蘖・稻蘖

【起 原】 벼과(Gramineae) 벼 *Oryza sativa* Linné의 잘 익은 열매를 발아시켜 말린 것이다.* 열매를 발아시켜 싹이 5㎜ 정도 자랐을 때 햇볕이나 60℃ 이하에서 말린다.

【性 狀】 이 약은 긴 타원형이며 길이 7~9㎜, 너비 3~4㎜이다. 바깥 면은 황색으로 질은 단단하며 가늘고 짧은 털이 있고 5개의 맥이 있다. 기부에는 백색으로 선형(線形)의 길이 약 2㎜의 장편(漿片) 2개가 있고 그중 1개의 장편의 내측에서부터 엷은 황색의 구부러진 수염뿌리(初生根)가 1~3개 나온다. 겹질을 벗기면 단단하고 꺾은 면은 백색으로 가루질(粉性)인 쌀알이 1개 있다. 이 약은 냄새가 없고 맛은 약간 달다.

【產 地】 우리나라 전국에서 생산한다.

【炮 製】 炒穀芽 : 穀芽를 炒製 용기에 넣고 文火로 표면이 짙은 황색이 되고 爆裂할 정도로 炒한다.

【性味・歸經】 味는 甘하고 性은 平하며, 脾・胃經에 작용한다.

效 能	主 治
消食和中	食積停滯證, 消化不良
健脾開胃	脾虛食少證

이 약물은 甘・平의 性味로 和中하고 宿食의 積滯를 소화시키는데 능하고 겸하여 健脾開胃의 효능이 있다. 소화력이 麥芽 山楂에 비해 완화하므로 脾胃虛弱, 消化不良에는 人蔘 白朮을 배합하여 사용하여야 능히 相須작용을 얻게 된다. 이것은 古人이 "穀芽가 木・草를 得하면 消食하여 脾胃의 氣運을 不耗하고, 木・草가 麥芽를 得하면 補土하며 壅中의 患이 없을 것이다"라고 한 말과 같은 의미이다. 이 약물을 生用하면 養胃하고 炒用하면 消食한다.

【臨床應用】 이 약물은 消食하는 약효가 완화하여, 소화를 촉진시키면서도 胃氣를 傷하지 않게 한다. 脾胃虛弱으로 인한 消化不良, 飮食乏味(食慾不振) 등의 증후에는 黨參 白朮 砂仁 甘草 陳皮 등 脾를 補하고 運化를 도와주는 약물을 배합하여 응용하는데, 그 예가 穀神丸[澹寮方]이다.

食滯食少 혹은 脾胃虛弱의 泄瀉증후에는 山楂 扁豆 澤瀉 茯苓 芡仁 등을 배합하는데, 그 예가 健脾止瀉湯[麻疹集成]이다.

---

* CP : 稻芽(Daoya) ORYZAE FRUCTUS GERMNATUS
禾本科 植物 稻 *Oryza sativa* L.의 成熟 果實 發芽 加工品。

【用量・用法】 9～15g. 水煎服. 혹은 丸劑・散劑에 넣는다.

生用하면 和中, 炒用하면 消食에 작용하므로 두 가지를 혼합하여 사용하는 것이 적절하다.

> 本草選錄 : [名醫別錄] 味苦. 無毒. "主寒中, 下氣, 除熱."
> [本草綱目] "甘, 溫. 快脾開胃, 下氣和中, 消食化積."
> [本經逢原] "穀芽, 啓脾進食, 寬中消穀, 而能補中, 不似麥芽之克削也."

【化學分析】 아밀라아제, 단백질, 지방질을 함유한다.

【藥理硏究】 함유한 전분 아밀라아제 효소는 소화를 돕고, 전분을 단당으로 분해할 수 있다.

내복자 萊菔子[KP]

Raphani Semen
Raphanus seed

【出 典】 日華子本草

【異 名】 蘿卜子(萊菔)

【起 原】 십자화과(Cruciferae) 무 *Raphanus sativus* Linné의 잘 익은 씨이다.*

【採 取】 여름과 가을에 성숙한 종자를 채취하여 曬乾한다.

【性 狀】 이 약은 씨로 난원형에 가깝거나 타원형이며, 약간 납작하고 길이 2.5～4㎜, 너비 2～3㎜이다. 바깥 면은 황갈색～적갈색 또는 회갈색이다. 씨껍질은 얇고 잘 부스러지며 떡잎은 2개이고 황백색이며 기름기가 있다. 이 약은 냄새가 없고 맛은 담담하고 약간 쓰고 맵다.

【產 地】 萊菔子 : 우리나라, 중국의 각 지역에 고루 생산한다.

【炮 製】 炒萊菔 : 炒萊菔子를 炒製 용기에 넣고 文火로 향기가 날 정도로 炒한다.

【性味・歸經】 味는 辛・甘하고 性은 平하며, 肺・胃經에 작용한다.

效 能	主 治
消食除脹	食積不化, 中焦氣滯의 脘腹脹悶, 噯腐呑酸
降氣化痰	痰壅氣喘, 咳嗽, 多痰

이 약물은 辛甘・平의 性味로 消食導滯하는 작용이 있으며 또한 降氣化痰・消食하는 동시에 行氣除脹하는 효능이 있는데, 다만 實證에만 적용한다.

食積停滯로 인한 脘腹脹悶의 여러 가지 증상에 消導行氣시키는 약물을 배합하면 그 효능이 더욱 증강되고, 만약 正氣가 虛弱한 경우에 補脾益氣하는 약물을 배합하면 食積이

* CP : 萊菔子(Laifuzi) RAPHANI SEMEN
十字花科 植物 蘿蔔 *Raphanus sativus* L.의 成熟 種子。

제거되어 中氣는 損傷을 받지 않게 된다. 또한 痰飮停留, 咳嗽, 痰多, 氣喘의 병증에 化痰止咳하고 약물을 배합하면 그 효과는 현저해진다.

그러나 이 약물은 肺腎虛로 咳喘滿인 경우에는 적당하지 않다. 예를 들면 三子養親湯[韓氏醫通]은 비록 養親의 명칭이지만 단지 痰盛의 實證을 위주로 한 처방이다.

【臨床應用】 ① 이 약물은 효능이 오직 消食化積·除脹行滯할 수 있으므로 食積不化, 中焦氣滯로 인하여 발생하는 脘腹脹滿, 噯腐呑酸 혹은 泄瀉 등의 병증에 山楂 神麯 陳皮 등을 배합하는데, 그 예가 保和丸[丹溪心法]이다.

만약 食積停滯에 또한 脾虛를 겸한 경우에는 위의 처방에 白朮을 加하여서 消補를 겸하여 치료하는데, 그 예가 大安丸[丹溪心法]이다.

이 외에 [本草綱目]에서 인용한 [朱氏集驗方]의 처방에서는 萊菔子를 갈아서 즙을 내고 그 즙에 縮砂를 浸하여 가루로 만들어 米飮으로 복용하면 氣脹氣臌症을 치료한다고 하였다.

② 이 약물은 降氣化痰하므로 痰壅으로 인한 氣喘咳嗽를 치료하는데, 食積을 겸한 경우에 더욱 좋다. 單味의 사용으로도 바로 효과가 있고, 임상에서는 蘇子 白芥子 등을 배합하여 藥力을 증강하는데, 그 예가 三子養親湯[韓氏醫通]이다.

이 외에 [日華子本草]에서는 萊菔子를 生用하는데 물에 갈아서 복용하면 風痰을 吐하게 한다고 기재하고 있다. 醋에 갈아서 바르면 腫毒을 삭히는 작용을 하며, 근래에는 고혈압을 치료하는데, 효과를 보고 있다.

【用量·用法】 6~10g. 水煎服. 혹은 丸劑·散劑에 넣는다.

【使用注意】 正氣를 損耗시키므로 氣虛인 경우에는 사용하지 않으며, 또한 補藥의 효력을 소멸시키므로 人蔘 熟地黃 何首烏 등을 배합하여 사용하지 않는다.

> 本草選錄: [日華子本草] "水研服, 吐風痰, 醋研消腫毒." 不可以地黃同食.
> [本草綱目] "下氣定喘, 治痰, 消食, 除脹, 利大小便, 止氣痛, 下痢后重. 發瘡疹."
> [醫學衷中參西錄] "無論或生或炒, 皆能順氣開郁、消脹除滿, 此乃化氣之品, 非破氣之品, 而醫者多謂其能破氣, 不宜多服、久服, 殊非确當之論. 蓋凡理氣之藥, 單服久服, 未有不傷氣者, 而萊菔子炒熟爲末, 每飯后移時服錢許, 借以消食順氣, 轉不傷氣, 因其能多進飮食, 氣分自得其養也."
> [方藥合編] "萊菔子辛治喘咳　下氣消脹功難對"

【化學分析】 지방유 30%와 erucic acid의 glyceride 및 미량의 정유를 함유한다.

【藥理硏究】 ① 물 추출물은 포도상구균, 이질균, 티푸스균과 대장균과 여러 가지 致病性 피부 진균을 억제한다. 항균의 유효성분은 laphanin이다. 체외에서 세균 외의 독소와 혼합시킨 결과 뚜렷한 해독작용을 한다. 예를 들면 1 : 200으로 희석하면 5개 致死量의 파상풍 독소를 중화할 수 있고, 1 : 500으로 희석하면 4개 치사량의 白喉毒素를 중화할 수 있다.

② 물 추출물은 뚜렷하면서도 완만하고 지속적인 강압작용을 한다.

계내금 鷄內金[KHP]

Galli Gigeriae Endothelium Corineum
Chicken gizzard

【出 典】 神農本草經

【異 名】 鷄肶皮·鷄肶胵·鷄肶內黃皮.

【起 原】 꿩과(Phasianidae) 닭 *Gallus gallus domesticus* Brisson의 모래주머니의 내막이다.*

【採 取】 닭의 모래주머니의 황색 角質의 내막을 벗겨서 깨끗이 씻어 건조한 것이다.

【性 狀】 이 약은 부서진 원형의 조각으로 고르지 않으며, 물결 모양의 주름이 있다. 바깥면은 황금색~황갈색이며 너비 3~5㎝, 두께 2~3㎜이다. 꺾은 면은 교질상으로 광택이 있고 질은 딱딱하며 부서지기 쉽다. 이 약은 비린내가 조금 나고 맛은 조금 쓰다.

【炮 製】 ① 鷄內金 : 닭의 신선한 모래주머니의 내막을 벗겨 깨끗이 씻어 曬乾한다.

② 炒鷄內金 : 鷄內金을 炒製 용기에 넣고 中火로 焦黃色을 띨 정도로 炒한다.

【性味·歸經】 味는 甘하고 性은 平하며, 脾·胃·小腸·膀胱經에 작용한다.

效 能	主 治
運脾消食	消化不良, 食積不化, 小兒疳積證
固精止遺	遺尿, 遺精等證

이 약물은 닭의 모래주머니의 내막으로 消導磨積하는 작용이 비교적 강하여 능히 소화를 도와서 모든 음식의 積滯를 치료하며 또한 運行에 뛰어나 瀉痢의 증상을 치료한다. 또한 遺尿, 結石 등에 대해서도 유효하다. 대개 동물에서는 치아가 약한 경우는 胃의 기능이 강하다. 그러므로 이 약물은 음식을 消積하는 작용이 강력하다.

微炒해서 粉末로 呑服하기도 하고 煎湯에 넣어서 사용해도 좋다. 오리의 胃內膜도 효능이 닭과 비슷하므로 鷄內金을 대용할 수 있다.

【臨床應用】 ① 이 약물은 소화력이 비교적 강하고, 運脾健胃의 효능이 있다. 모든 積滯 즉 肉積, 乳積, 穀積 및 기타 積滯를 막론하고 모두 적용할 수 있다. 對證하여 病情이 비교적 가벼운 경우에는 單味를 炒하여 갈아서 분말로 복용하는데, 그 예가 [備急千金要方]에서는 鷄內金을 단독으로 이용하여 소화불량에서 야기되는 反胃吐食을 치료하였다고 기재하고 있다.

병증의 情況이 비교적 중한 食積不化의 증후에 山楂 麥芽 등을 배합하는데, 그 예로 [醫學衷中參西錄]에서는 鷄內金에 溫中益氣하는 白朮 大棗 乾薑을 배합하여 益脾餠을

* CP : 鷄內金(Jineijin) GALLI GIGERII ENDOTHELIUM CORNEUM
雉科 動物 家鷄 *Gallus domesticus* Brisson의 沙囊 內壁。

만들어 脾虛食少, 完穀不化와 겸해서 腹瀉하는 병증을 치료한다고 하였다.

소아의 脾虛疳積에는 健脾益氣하는 白朮 山藥 茯苓 등을 배합한다.

또한 이 약물을 白麵과 배합하여 餠을 만들어 烙熟하여 수시로 먹으면 小兒疳疾로 形瘦腹大한 병증을 치료한다.

② 이 약물은 固精止遺하는 효능이 있으므로 遺尿症을 치료하는데, 상용한다. 그 예가 鷄膍胵散[聖惠方]인데, 이는 鷄內金에 桑螵蛸 菟絲子 龍骨 鹿茸 등을 배합하여 膀胱虛冷, 小便滑數 및 漏精 등의 병증을 치료하는 方이다.

또한 菟絲子散은 菟絲子 五味子 등을 배합하여 짓찧어서 粗末하여 溫酒로 따뜻한 술에 調服하는 方으로 膀胱과 腎虛로 인한 小便滑數, 白濁 등의 병증을 치료한다.

遺精에는 蓮肉 菟絲子를 배합하여 사용하고, 또한 단독으로 사용하여서 遺精을 치료하는 경우가 있는데, 그 예가 鷄內金 6錢을 炒焦하여 가루로 갈아서 6包로 나누어, 아침저녁에 각각 1包씩 熱黃酒 반잔으로 冲服하는 방법이다[吉林中草藥].

③ 이 약물은 化堅消石의 효능이 있어서 泌尿系 結石과 膽結石에 사용할 수 있으며, 이때에는 金錢草를 배합하여 사용한다.

山楂子와 鷄內金은 비교적 강한 消食의 효능이 있으며, 山楂子는 肉積의 효능이 있고, 破氣散瘀에도 작용한다. 鷄內金은 모든 飮食積滯에 적용하고, 運脾, 止遺縮尿, 消結結石에도 작용한다.

【用量·用法】 3~9g. 水煎服. 散劑로 冲服하는 경우에는 1회 1.5~3g.

【使用注意】 脾虛無積滯에는 忌한다.

本草選錄: [神農本草經] "主泄利."

[日華子本草] "平, 無毒. 止泄精, 主崩血、崩中、帶下、腸風、泄痢."

[本草綱目] "治小兒食瘧, 療大人淋漓反胃, 消酒積, 主喉痹, 乳蛾, 一切口瘡, 牙疳諸瘡."

[醫學衷中參西錄] 鷄內金 "鷄之脾胃也, 其中原含有稀鹽酸, 故其味酸而性微溫, 中有瓷·石·銅·鐵皆能消化, 其善化瘀積可知. [內經] 謂 "諸濕腫滿, 皆屬於脾", "盖脾中多回血管, 原爲通徹玲瓏之體, 是以居於中焦以升降氣化, 若有瘀積, 氣化不能升降, 是以易致脹滿. 用鷄內金爲臟器療法, 若再與白朮等分幷用, 爲消化瘀積之要藥, 更爲健補脾胃之妙品, 脾胃健壯, 益能運化藥力以消積也."

[方藥合編] "鷄內金寒溺精洩　噤痢崩漏更除熱"

【化學分析】 주로 ventriculin, keratin 및 cystine, arginine, tryptophan 등의 아미노산과 그 외에 미량의 pepsin, diastase, ammonium chloride, 황색색소 등을 함유한다.

【藥理硏究】 ① 소화를 돕는 좋은 작용을 한다. 그 표현으로는 위액의 산도를 높이고 위의 운동 기능을 뚜렷이 증강(위의 운동기를 연장하고 蠕動波를 증강하며 위의 排空 속도를 빠르게 함)시키는 것이다. 비록 소화력을 증강하는 작용은 비교적 완만하지만, 지속시간이 비교적 길다. 이상의 작용은 鷄內金이 소화 흡수된 후, 체액 因素를 통해

위벽의 신경근육 기능을 흥분시켜 생긴다. 어떤 연구에서는 위호르몬이 위액 분비 기능을 촉진하여 생성된다고 한다.

② 鷄內金은 방사성 스트론튬을 신속히 제거하는데 일정한 가속작용을 한다. 이러한 작용은 산성 추출물이 湯劑보다 강하다. 이 약물이 함유한 ammonium chloride는 스트론튬의 배출을 촉진하는 유효성분의 하나이다.

제 10 장 驅 蟲 藥

인체의 기생충을 驅除하거나 殺蟲시키는 약물을 말한다. 기생충은 주로 장내 기생충인 蛔蟲, 蟯蟲, 絛蟲, 鉤蟲 등을 말하며, 蟲症에서는 일반적으로 臍腹痛이 간헐적으로 발생하는 동시에 不思飮食, 善飢多食, 嗜食異物 증 등이 나타나며 오래되면 面色萎黃, 形體消瘦 등의 증상을 나타낸다. 여기에 각종의 蟲症은 또한 각기 특징이 있으므로 사용약물은 반드시 기생충 종류와 증상, 체질의 강약을 가려서 배합하여야 한다. 그 예로 便秘인 경우에는 瀉下藥을, 積滯인 경우는 消導藥을, 脾胃虛弱인 경우에는 健脾藥을 배합하고, 체질이 虛弱한 자에게는 先補後攻하거나 또는 攻補를 같이 사용하는 것 등을 들 수 있다.

일반적으로 驅蟲劑는 독성이 있으므로 사용 시에는 정확한 용량을 반드시 지켜야 한다.

사군자 使君子[KHP]

Quisqualis Fructus
Rangoon creeper fruit

【出 典】開寶本草

【異 名】川君子・五棱子・留求子・使君子

【起 原】사군자과(Combretaceae) 사군자(使君子) *Quisqualis indica* Linné의 열매이다.*

【採 取】가을에 果皮가 紫黑色으로 변할 때 채취하여 건조한다.

【性 狀】이 약은 타원형~난원형으로 4~6개의 세로줄이 있고 길이 2~4㎝, 지름 약 2㎝이다. 바깥 면은 흑갈색~자흑색으로 약간 매끈하고 윗부분은 좁고 뾰족하며 밑 부분은 둔한 원형으로 과병의 자국이 있다. 질은 단단하고 횡단면은 여러 개의 5각 별 모양을 나타내며 능각 부분은 조금 두껍고 중간은 둥글고 비어 있다. 씨는 1개가 있고 긴 타원형~방추형이며 길이 약 2㎝, 지름 1㎝이고 바깥 면은 적갈색~흑갈색이며 여러 개의 세로 주름이 있다. 종피는 얇고 쉽게 벗겨진다. 이 약은 약한 향기가 있고 맛은 조금 달다.

【產 地】중국의 四川, 廣東, 廣西와 그 외에 福建, 江西, 貴州 등의 지역이 주산지이다.

【炮 製】① 使君子 : 잡질을 제거하고 짓찧어 사용한다.

② 炒使君子仁 : 使君子仁을 炒製 용기에 넣고 文火로 향기가 날 정도로 炒한다.

---

* CP : 使君子(Shijunzi) QUISQUALIS FRUCTUS
使君子科 植物 使君子 *Quisqualis indica* L.의 成熟 果實。

【性味・歸經】味는 甘하고 性은 溫하며, 脾・胃經에 작용한다.

效 能	主 治
殺蟲消積	蟲積腹痛, 小兒疳積, 乳食停滯

이 약물은 甘・溫한 性味로 殺蟲할 뿐만 아니라 健脾消積에도 작용하여, 蛔蟲, 蟯蟲을 驅除하는 요약이다. 蛔蟲으로 야기되는 蟲積腹痛에 적용하는데, 小兒疳積에 비교적 좋은 효능이 있다. 그 甘味로 인하여 炒後에 복용하면 향기가 있어서 소아에게 더욱 좋다. 특히 小兒疳積, 乳食停滯 등에 많이 사용한다.

일반적으로 單味로서 효과를 본다. 단 대량으로 복용해서는 안 되고 차와 같이 복용할 때에는 呃逆, 眩暈, 嘔吐 등의 반응이 일어나는지에 대해 주의해야 한다.

【臨床應用】이 약물은 甘潤하고 향기가 좋으며 殺蟲消積 작용이 있을 뿐만 아니라 또한 완만한 滑利通腸하는 성질이 있으므로, 蟲積腹痛을 치료하는데, 특히 소아에게 적용한다. 가벼운 증상에는 單味를 炒香하여 씹어 복용하거나 분말로 복용하면 효과가 있다. 그 예가 使君子散[補要袖珍小兒方論]인데, 이 方은 使君子의 單劑를 米飮으로 새벽(五更) 空腹에 調服한다. 小兒蛔蟲腹痛, 嘔吐淸沫을 치료하는 경우에 外殼을 제거하고 극히 細末하여 사용하며, 만약 병증이 비교적 重할 경우에는 苦楝子 蕪荑 등과 배합하는데, 그 예가 使君子散[證治準繩]이다.

이 약물은 겸하여 健胃消疳, 小兒疳積에 사용한다. 대부분 複方으로 많이 상용하는데, 食積을 겸한 증후에는 鷄內金 神麯 등을, 脾虛氣弱을 겸한 증후에는 人蔘 白朮 등을, 氣滯腹脹을 겸한 증후에는 枳殼 炒檳榔 등을, 便秘를 겸한 증후에는 大黃 등을 배합한다.

【用量・用法】6~10g. 水煎服. 혹은 丸・散劑에 넣는다. 소아는 1세인 경우 1회 1.5알을 사용하되 20알을 초과하지 않도록 한다. 공복에 연속 2~3일을 복용하는데, 껍질은 버리고 仁만 취하며 水煎服 또는 炒하여 복용한다.

【使用注意】뜨거운 차와 함께 복용하지 않으며, 다량복용은 忌한다.

本草選錄:[開寶本草] 味甘・溫, 無毒. "主小兒五疳, 小便白濁, 殺蟲, 療瀉痢."
[本草綱目] "健脾胃, 除虛熱, 治小兒百病瘡癬."
[景岳全書] "但使君子專殺蛔蟲, 榧子專殺寸白蟲耳."
[方藥合編] "使君甘溫治諸蟲 消疳淸濁瀉痢功"

【化學分析】지방유 약 25%, 그 주성분은 palmitic acid 및 oleanic acid 등의 glyceride 이다. 그 외 phytosterol, sugar, glucosazon, pentosan, malic acid, citric acid, succinic acid 등의 유기산 및 미량의 alkaloid trigoneline을 함유한다. 또 구충작용을 가진 성분은 사군자산칼륨이고 기타 사군자산을 함유한다는 보고가 있다.

【藥理硏究】① 주로 구충작용을 한다. 체외에서 돼지 회충, 지렁이, 거머리 등에 비교적 강한 억제 효과가 있다. 그 유효성분은 일반적으로 四君子酸칼륨이라 한다. 四君子에서

얻은 使君子酸과 피리딘 및 기타 물질은 한결같이 균일 작용을 한다. 使君子는 또 蟯蟲을 驅出한다.

② 물 추출물은 다종 피부 진균에 대하여 정도의 차이는 있으나 억제작용을 한다.

고련피 苦楝皮[KHP]

Meliae Cortex
Chinaberry tree bark

【出 典】名醫別錄

【異 名】苦楝根皮・楝皮・楝根木皮

【起 原】멀구슬나무과(Meliaceae) 멀구슬나무 *Melia azedarach* Linné 또는 천련(川楝) *Melia toosendan* Sieb. et Zucc.의 나무껍질 또는 뿌리껍질이다.*

【採 取】봄과 가을에 껍질을 벗겨 曬乾한다.

【性 狀】① 멀구슬나무 : 이 약은 나무껍질 또는 뿌리껍질로 나무껍질은 나무통 모양이고 소수는 말려 있는 통상이며 두께는 2~6㎜이다. 바깥 면은 회갈색이고 거칠며 세로로 찢어진 무늬 및 가로무늬가 있다. 가로로 난 피목을 볼 수 있고 노목의 껍질에서는 피목이 뚜렷하지 않다. 어린나무의 껍질은 평탄하고 피목이 많고 뚜렷하다. 거친 껍질을 벗긴 것은 연한 황색이고 안쪽 표면은 황백색이다. 질은 질기고 절단하기 어렵다. 절단면은 섬유성이고 층으로 된 조각 모양이며 이를 떼어내면 수십 개의 얇은 층이 생긴다. 뿌리껍질은 전체적으로 좁고 고르지 않으며 통상으로 말려 있거나 나무통 모양이고 두께 2~3㎜이다. 코르크층은 비늘 모양을 나타내고 떨어진 후에는 황갈색~황적색을 띤다. 질은 나무껍질과 같다. 이 약은 냄새가 없고 맛은 쓰다.

② 천련(川楝) : 이 약은 나무껍질 또는 뿌리껍질로 불규칙한 판편상(板片狀), 조상(槽狀) 및 반이 말려 있는 통 모양(半卷筒狀)이며 길이와 너비는 일정하지 않으며 두께는 2~6㎜이다. 바깥 면은 회갈색이고 거칠며 교직(交織)하는 세로주름 및 점상으로 회갈색인 피공이 있으며 코르크피층을 제거한 것은 연한 황색이며 내면은 흰색에 가깝거나 연한 황색이다. 질은 질기고 쉽게 꺾이지 않으며 단면은 섬유성이고 층편상(層片狀)이며 쉽게 박리된다. 이 약은 특유한 냄새가 약간 있고 맛은 쓰다.

【産 地】우리나라 남부지방에 재배한다. 중국의 대부분 지역에 분포한다.

【炮 製】苦楝皮 : 잡질을 제거하고 깨끗이 씻어 축인 후 皮絲로 썰어 曬乾한다.

【性味・歸經】味는 苦하고 性은 寒・有毒하며, 肝・脾・胃經에 작용한다.

---

* CP : 苦楝皮(Kulianpi) MELIAE CORTEX
楝科 植物 川楝 *Melia toosendan* Sieb. et Zucc. 또는 楝 *Melia azedarach* L.의 樹皮와 根皮。

效能	主 治
殺 蟲	蛔蟲證, 鉤蟲證, 蟯蟲證
療 癬	頭癬, 疥瘡

이 약물의 性味는 苦·寒하고, 有毒으로 장내 기생충을 驅殺하는 작용이 있다. 蛔蟲을 驅殺하는데 비교적 양호한 반응을 얻고 있으며, 그 효능은 使君子보다 강하다. 또한 淸熱燥濕하는 효능이 있으므로 頭癬, 疥癬瘡癩에 사용한다. 단 性이 寒하고, 독이 있으므로 연속해서 복용하는 것은 좋지 않다.

【臨床應用】 ① 이 약물은 苦·寒하고 독이 있으며, 殺蟲消積에 작용한다. 蛔蟲, 鉤蟲, 蟯蟲 등으로 인한 腹痛에 單味로 사용하거나 또는 檳榔子 蕪荑 등을 배합하여 응용하는데, 그 예가 抵聖散[小兒衛生總微論方]이다.

鉤蟲病에는 민간에서 鮮苦楝根皮 24g 檳榔 15g을 水煎한 후에 少量의 蜂蜜을 가하여 취침 전 空腹에 이틀 저녁 연이어서 복용하는데, 소아는 양을 좀 줄여야 한다. 또한 이 약물에 石榴皮를 배합하여 水煎服하기도 한다[湖南藥物志].

또한 蟯蟲病에는 百部 烏梅를 배합하여 진하게 달여서 저녁마다 煎液을 肛門에 灌注하고, 연달아 2~4일 저녁에 이 방법을 활용한다. 그 예로 [藥物圖考]의 楝皮殺蟲丸이 있는데, 이는 苦楝皮 6g 苦參 6g 蛇床子 3g 皂角 1.5g을 분말하여 煉蜜로 大棗 크기의 丸을 만들어 항문 혹은 陰道 내에 넣는 처방법이다.

② 이 약물은 외용하여 殺蟲하는 것 외에도 또한 淸熱燥濕하는 효능이 있으므로 疥癬瘙痒의 치료에 單味의 분말을 醋 혹은 豚脂에 잘 개어 患部에 바르거나 또는 煎湯하여 洗浴한다. 또한 苦楝根皮를 燒灰로 만들어 茶油에 잘 개어 바르되, 격일로 씻어내고 다시 바르기를 3~4차례 하면 頑固性濕癬을 치료한다[福建中醫藥].

複方에 넣으면 치료 효과가 더욱 좋은 데, 예를 들면 [奇效良方]의 備急葛氏는 疥瘡을 치료한 처방에서는 苦楝根皮에 皂角을 같은 양으로 배합한 분말을 豬油에 잘 섞어 발라, 疥瘡瘙痒을 치료할 수 있다고 하였다.

이 외에도 齲齒痛을 치료하는데, [湖南藥物志]에서는 苦楝樹皮를 煎湯하여 물고 양치질 한다고 되어 있다.

【用量·用法】 乾品은 6~15g, 鮮品은 15~30g. 水煎服. 丸劑·散劑에 넣는다. 鮮品의 효과가 비교적 좋다.

【使用注意】 寒性이고 有毒하므로 脾虛胃寒에는 忌한다.

> **本草選錄** : [名醫別錄] "療蛔蟲, 利大腸."
> [日華子本草] 苦, 微毒. "治游風熱毒, 風疹惡瘡疥癩, 小兒壯熱, 幷煎湯浸洗."
> [滇南本草] "根皮殺小兒寸白蟲."

【化學分析】triterpenoid, 苦味質, toosendanin, nimbolin A, nimbolin B, 및 gedunin, kulinone, kulactone, kuloactone, meliantriol 외 fraxinellone을 함유한다.

乾燥皮 중에는 triacontone, kulolactone, meliantriol 외 fraxinellone도 존재한다.

멀구슬나무 根皮에는 santonin樣 殺蟲성분, vanillic acid, (±)-catechin이 존재한다.

【藥理硏究】① 회충을 제거하는 유효성분은 toosendanin다. 이는 산토닌의 작용에 비해 완만하고 지구적이다. 고농도의 苦楝皮 약액(25%~50%)은 체외에서 마우스 요충도 마비시키며 toosendanin는 腸肌에 대해 흥분작용을 한다. 그러므로 구충할 때 일반적으로 다른 瀉藥을 가할 필요가 없다. 이 약물은 피부 진균을 억제한다.

② toosendanin는 肉毒毒素(독성이 제일 강한 독소 중의 하나)중독 실험동물에 대해 뚜렷한 치료작용을 한다.

③ 마우스에 대한 川楝의 LD_{50}은 2194㎎/kg이다. 이는 산토닌에 비해 약 3.26배 낮다. 苦楝皮의 외피는 독성이 비교적 강하므로 사용하지 않는다. 간병, 심한 심장병, 위궤양 및 허약자에게는 금하거나 신중을 기해 사용한다. toosendanin는 또한 호흡중추를 억제한다.

빈랑자 檳榔子[KP]

Arecae Semen
Areca

【出 典】名醫別錄

【異 名】檳榔・大腹子・賓門・仁頻

【起 原】야자나무과(Palmae) 빈랑(檳榔) *Areca catechu* Linné의 잘 익은 씨로서 열매를 채취하여 물에 삶아 열매껍질을 벗긴 것이다.*

【採 取】늦은 봄과 초가을에 성숙한 과실을 따서 물에 축이거나 삶아 果皮를 벗겨 曬乾한다.

【性 狀】이 약은 씨로 둔한 원추형 또는 납작한 구형이고 그 밑바닥의 중앙에 배꼽점이 있어 오목하게 들어간다. 길이 15~35㎜, 지름 15~30㎜이다. 바깥 면은 회적갈색~회황갈색이며 색이 연한 그물무늬가 있고 질은 단단하다. 자른 면은 질이 치밀하고 회갈색의 씨껍질이 흰색의 배유에 들어가 대리석과 같은 무늬를 나타내며 씨의 속이 비어 있을 때도 있다. 이 약은 약간 특유한 냄새가 있고 맛은 떫고 약간 쓰다.

【產 地】중국의 海南島, 廣東, 臺灣, 雲南, 廣西, 말레이 반도 등의 지역이 주산지이다.

【炮 製】① 檳 榔 : 잡질을 제거하고 밀폐하여 축인 후 薄片으로 썰어 그늘에 건조한다.

② 炒檳榔 : 檳榔을 炒製 용기에 넣고 文火로 연한 황색이 될 정도로 炒한다.

* CP : 檳榔(Binglang) ARECAE SEMEN
棕櫚科 植物 檳擲 *Areca catechu* L.의 成熟 種子。

【性味・歸經】 味는 苦・辛하고 性은 溫하며, 胃・大腸經에 작용한다.

效 能	主 治
殺 蟲	條蟲 등 腸寄生蟲病
消積行氣	食積氣滯, 腹脹便秘, 혹은 瀉痢後重
利 水	水腫, 脚氣腫痛

이 약물은 殺蟲작용이 비교적 광범위하여 각종의 장내 기생충 제거에 응용하며 條蟲을 치료하는데, 비교적 좋은 효과가 있고, 특히 猪肉條蟲에 유효하다. 만약 南瓜子를 같이 사용하면 현저한 효과가 있다.

또한 苦降・辛散・溫通하고 降氣行滯에 작용하여 降氣破滯・通行導滯・利水化濕하는 효능이 있으므로 食積氣滯와 蟲積脹痛, 瀉痢後腫, 胸腹脹悶, 水腫脚氣 등에 적용한다.

【臨床應用】 ① 이 약물은 條蟲, 蛔蟲, 蟯蟲, 鉤蟲, 姜片蟲 등의 腸道寄生蟲을 驅殺할 수 있을 뿐만 아니라 또한 瀉下通便할 수 있어 蟲體를 驅除하는데에 도움을 주며, 각종 腸道寄生蟲病을 치료한다. 條蟲病에 대한 치료효과가 더욱 좋은데, [備急千金要方]에서는 單味를 粉末하여 복용한다고 하였다. 또한 石榴根皮를 煎湯으로 복용하면 殺蟲效果가 더욱 강화되며, 그 예가 檳榔散石榴根湯[醫方考]이다.

근래에는 南瓜子를 병용해서 腸內條蟲을 驅殺하는데, 치료효과가 탁월하다.

또한 蟲積腹痛에 單劑로 사용하여도 효과를 볼 수 있으며, 複方으로 사용하면 치료효과가 더욱 좋아진다. 그 예가 化蟲丸[和劑局方]인데 이 方은 胡粉 鶴虱 苦楝根皮 枯礬을 배합한 것으로, 장내의 각종 기생충을 치료한다.

② 이 약물의 辛散苦泄로, 行氣消積하여 導滯할 뿐만 아니라 또한 泄瀉를 완만하게 하여 通便한다. 食積氣滯, 腹脹便秘에 木香 靑皮 大黃 陳皮 香附子를 배합하는데, 그 예가 木香檳榔丸[儒門事親]이다.

痢疾, 帶下를 치료하는데, 木香 黃連 赤芍藥 등을 배합하여 사용하며, 그 예가 芍藥湯[素問病機機宜保命集]이다.

이 약물은 利水化濕하는 효능이 있으므로 水腫實證의 치료에 商陸 茯苓皮 澤瀉 등을 배합하는데, 그 예가 疏鑿飮子[重訂嚴氏濟生方]이다.

脚氣腫痛이 寒濕에 속한 증후에는 木瓜 吳茱萸 陳皮 紫蘇 등을 배합하는데, 그 예가 鷄鳴散[類編朱氏集驗方]이다.

이 외에도 또한 瘧疾에 사용하며, 常山을 배합한다. 그 예가 截瘧七寶飮[傷寒保命集]인데 이 方은 치료효과를 증강할 뿐만 아니라 또한 常山으로 야기되는 惡心嘔吐의 부작용을 경감할 수 있다.

【用量・用法】 6~15g. 水煎服. 單用殺條蟲・姜片蟲에는 60~120g.

【使用注意】 耗氣降氣하므로 脾虛溏泄에는 忌하고, 氣虛下陷에는 신중히 사용한다.

本草選錄：[名醫別錄] 味辛, 溫, 無毒. "主消穀逐水, 除痰辟, 殺三蟲, 療寸白."
[藥性本草] 君, 味甘, 大寒. "宣利五藏六腑壅滯, 破堅滿氣, 下水腫, 治心痛, 風血積聚."
[脚氣論] "治脚氣壅毒, 水氣浮腫."
[本草綱目] "治瀉痢後重, 心腹諸痛, 大小便氣秘, 痰氣喘急, 療諸瘧, 御瘴癘."
[方藥合編] "檳榔辛溫痰水壅　破氣殺蟲除後重"

【化學分析】alkaloid로서 arecoline, arecaidine, guvacoline, arecolidine 등이고, steroid로서 diosgenin, kryptogenin, β-sitosterol 등, tannin류로서 procyanidin, (+)-catechin 등, 지방유로서 lauric, myristic, palmitic, stearic, capric, dodecenoic, tetradecenoic acid, oleic, linoleic 등이며, 아미노산으로서 proline, tyrosine, arginine, phenylalanine 등이다. 그 외 몰식자산, 지질, choline 색소, 정유, 고무류 등을 함유하고 있다.

【藥理硏究】① 구충작용은 條蟲을 驅殺하는 것을 위주로 한다. 豬肉條蟲에 대한 치료효과가 牛肉條蟲에 대한 치료 효과보다 좋다. 頭節과 미성숙 切片은 성숙 切片보다 약물에 대해 민감하다. 충체에 대해 마비작용을 하는 부위는 신경계통이다. 南瓜子는 條蟲의 中段과 後段을 마비시키므로 양자를 함께 사용하면 협동작용을 하여 충체 전부를 마비시켜 치료효과를 높일 수 있다. 檳榔은 蟯蟲과 吸血蟲에도 일정한 작용을 한다.

② arecoline의 작용은 부교감작용과 비슷하여 M콜린수용체를 흥분시켜 위장 평활근의 장력을 높이고 장 유동을 증진하며 설사(그러므로 충을 구출할 때 일반적으로 瀉藥를 따로 복용하지 않음)를 초래한다. 또 심장 박동을 느리게 하고 혈압을 낮추며 타액 및 汗腺 분비를 촉진한다. 용액을 점안하면 동공을 수축하고 아울러 膽囊의 수축 및 자궁 평활근 수축을 촉진시킨다. arecoline은 N콜린수용체도 흥분시키는데 주로 골격근, 신경절과 경부동맥체를 흥분시키고 중추신경계통에 대한 작용은 콜린을 모방한다.

③ 檳榔은 유행성 감기 바이러스 및 피부 진균에 길항한다.

뇌환 雷丸[KHP]

Omphalia

【出 典】神農本草經

【異 名】竹苓・雷矢・雷實

【起 原】구멍장이버섯과(Polyporaceae) 뇌환(雷丸) *Omphalia lapidesens* Schroeter의 균핵이다.*

【採 取】가을에 따서 깨끗이 씻어 曬乾한다.

【性 狀】이 약은 불규칙한 덩어리이며 지름 1~3㎝이다. 바깥 면은 회갈색~흑갈색으로

* CP：雷丸(Leiwan) OMPHALIA
白蘑科 眞菌 雷丸 *Omphalia lapidescens* Schroet.의 菌核。

그물 모양의 주름이 뚜렷하다. 질은 단단하며 무겁고 절단면은 백색~엷은 황색이다. 이 약은 냄새가 없고 맛은 조금 쓰고 달며 씹으면 점액성이다.

【產 地】 중국의 西北·西南·華南 지역에 고루 분포하며, 四川, 湖北, 雲南, 貴州 등지가 주산지이다.

【炮 製】 깨끗이 씻어 曬乾한 후 분쇄한다. 찌거나 고온에 쬐면 안 된다.

【性味·歸經】 味는 微苦하고 性은 寒하며, 胃·大腸經에 작용한다.

效能	主治
殺蟲	條蟲病, 鉤蟲病, 蛔蟲病, 小兒疳積

이 약물은 條蟲의 驅殺 작용을 위주로 하며 腸道 내의 蟲體를 破壞하므로 驅蟲은 물론 蟲積腹痛, 小兒疳積 등에 유효하며, 蛔蟲과 鉤蟲을 驅除하는데 또한 효과가 있다. 이 약물의 유효성분인 단백효소는 열을 가하면 효능이 상실되므로 丸·散으로 사용한다.

【臨床應用】 ① 이 약물은 모든 腸道의 기생충을 驅殺하는데, 檳榔 牽牛子 木香 苦楝皮를 배합하면 腸道기생충을 驅殺하는 작용이 강화되며, 그 예가 追蟲丸[證治準繩]이다.

② 이 약물을 사용할 때 小兒疳積(殺蟲消疳)인 경우에는 使君子 鶴虱 榧子肉 檳榔을 각각 等分으로 갈아 粉末하여 一錢(3g)씩 乳食 전에 따뜻한 米飮으로 복용하는데, 그 예가 雷丸散[楊氏家藏方]이다.

【用量·用法】 15~21g. 粉末을 呑服. 1회 5~7g씩 食後 溫水로 1일 3회, 연속 3일 복용.

【使用注意】 蟲積으로 인한 脾胃虛寒에는 신중히 사용한다.

> **本草選錄** : [神農本草經] 味苦, 寒. "主殺三蟲, 逐毒氣, 胃中熱, 利丈夫, 不利女子."
> [名醫別錄] "除皮中熱, 結積聚蠱毒, 白蟲、寸白自出不止."
> [藥性本草] 君, 味苦, 有小毒. 能逐風, 芫花爲使. "主癲癇狂走, 殺蛔蟲."
> [方藥合編] "雷丸味苦善殺蟲 癲癎蠱毒治兒功"

【化學分析】 유효성분은 불명이나 이 약물에는 일종의 protease인 proteolytic enzyme을 함유한다.(물에 가용, methanol, ethanol, chloroform, diethylether 등의 유기용제에 불용, 가열하면 효과를 상실한다. 알칼리성 용매 중에서 작용이 강하고 산성용매 중에서 효과를 상실한다) Mg을 함유하고 있다.

【藥理硏究】 條蟲을 驅除하는 유효 성분은 雷丸素이다. 이 약물은 내열성(일반적으로 60℃ 이상이면 즉시 무효로 됨)이 없으므로 탕제로 복용하지 못한다. 雷丸의 물 추출물은 체외에서는 회충에 작용하지 않는다. 그러나 알코올 추출물은 회충에 뚜렷한 억제작용을 한다. 雷丸은 陰道毛滴蟲에 길항하고 또한 항암작용을 한다.

학슬 鶴虱[KHP]

Carpesii Fructus
Carpesium fruit

【出 典】神農本草經

【異 名】天名精・鵠虱・鬼虱

【起 原】국화과(Compositae) 담배풀 *Carpesium abrotanoides* Linné의 열매이다.*

【採 取】가을에 성숙한 것을 따서 曬乾한다.

【性 狀】이 약은 원주상으로 길이 3~4㎜, 지름 1㎜ 이하이고 바깥 면은 황갈색~어두운 갈색으로 많은 세로주름이 있으며 위 끝은 수축되어 가느다란 부리 모양이다. 끝은 회백색의 둥근 고리 모양으로 퍼졌으며 기부는 조금 뾰족하며 과병에 착생했던 흔적이 있다. 과피는 얇고 섬유성이며 종피는 얇고 투명하고, 자엽은 2개이고 백색에 가까우며 약간 유성이다. 이 약은 향기가 조금 있으며 맛은 조금 쓰다.

【産 地】우리나라 전국에 분포한다. 중국의 華北지역이 주산지이다.

【炮 製】鶴虱 : 잡질과 皮屑을 제거하고 生用하거나 炒하여 사용한다.

【性味・歸經】味는 苦・辛하고 性은 平・有毒하며, 脾・胃經에 작용한다.

效 能	主 治
殺 蟲	蛔蟲, 蟯蟲, 鉤蟲, 絛蟲 등 각종 腸寄生蟲病

이 약물은 驅蟲작용이 있어서 각종의 장내 기생충의 구충이나 蟲積腹痛에 사용하는데, 효력은 크지 못하여 複方으로 많이 응용한다.

【臨床應用】이 약물은 殺蟲하는 효능이 있으며, 單味로 蟲積을 치료하는데, 효과가 있다. 이 약물 十兩(150g)을 粉末하여 蜜丸으로 梧子 크기만 하게 丸을 만들어 공복에 蜜湯으로 40丸씩 복용하며, 날마다 조금씩 증량하여 50丸 정도로 복용하면 蟲積腹痛을 치료한다[備急千金要方].

임상에서는 複方으로 상용한다. 蛔蟲, 蟯蟲, 絛蟲, 鉤蟲 등으로 인한 腹痛, 淸水嘔吐 증후에는 楝實 檳榔 白礬 胡粉 혹은 檳榔 南瓜子 雷丸 등을 배합하여 사용하는데, 그 예가 安蟲散[小兒藥證直訣], 化蟲丸[證治準繩]이다

【用量・用法】5~15g. 水煎服. 丸劑・散劑에 넣는다. 丸・散劑에는 炒用하고, 煎劑에는 生用한다.

【使用注意】蛔厥腹痛이 아니면 복용을 忌한다.

* CP : 鶴虱,(Heshi) CARPESII FRUCTUS
菊科 植物 天名精 *Carpesium abrotanoides* L.의 成熟 果實。

本草選錄 : [新修本草] "主蛔, 蟯蟲, 用之爲散, 以肥肉臛汁, 服方寸匕. 亦丸. 散中用."
[本經逢原] "善調逆氣, 治一身痰凝氣滯, 殺蟲."
[現代實用中藥] "治腹痛, 爲條蟲, 蟯蟲之馬區除劑."
[方藥合編] "鶴虱味苦殺蟲毒 心腹卒痛蛔堪逐"

【化學分析】 정유를 함유하고 그 중에는 carpesia lactone 및 기타 lactone化合物이 포함되어 있다.

【藥理研究】 이 약물의 액은 피부의 소독제로서 일정한 살균 또는 균을 억제하는 작용이 있다.

비자 榧子[KHP]

Torreyae Semen
Torreya seed

【出 典】 名醫別錄

【異 名】 玉榧・柀子・榧實・赤果・香榧子

【起 原】 주목과(Taxaceae) 비자나무 *Torreya nuncifera* (L.) Siebold et Zucc. 또는 비(榧) *Torreya grandis* Fort.의 씨이다.*

【採 取】 가을에 종자가 성숙할 때 따서 肉質의 假種皮를 제거하고 曬乾한다.

【性 狀】 ① 비자나무 : 이 약은 씨로 긴 난형~타원형이다. 길이 10~25㎜, 지름 약 1㎝이다. 열매의 바깥 면은 황갈색으로 단단하고 세로주름이 있다. 씨는 바깥 면이 회백색이고 안쪽 면이 흑갈색인 연한 속껍질로 싸여 있으며 절단면은 황갈색이다. 이 약은 냄새가 거의 없고 맛은 부드럽고 기름기가 있으며 달고 텁텁하다.

② 비(榧) : 이 약은 씨로 난원형 또는 긴 타원형이고 길이는 20~35㎜이고 지름은 13~20㎜이다. 이 약은 냄새가 약간 있고 맛은 약간 달고 떫다.

【產 地】 제주도, 해남, 내장산 등지에 분포한다. 중국의 浙江, 福建, 安徽, 華化, 江蘇 등의 지역이 주산지이다.

【炮 製】 榧子 : 껍질을 벗기고 仁만 취하여 짓찧어 사용한다. 또는 炒하여 사용한다.

【性味・歸經】 味는 甘・澀하고 性은 平하며, 胃・大腸經에 작용한다.

效 能	主 治
殺 蟲	각종의 腸道寄生蟲病
潤肺止咳・通便	肺燥咳嗽證・腸燥便秘

* CP : 榧子(Feizi) TORREYAE SEMEN
紅豆杉科 植物 榧 *Torreya grandis* Fort.의 成熟 種子。

이 약물은 甘澀·平의 性味로 殺蟲과 동시에 蟲體의 排除를 촉진하는 緩慢한 瀉下작용이 있다. 작용은 비교적 완화하여 脾胃를 傷하지 않고 또한 안전한 驅蟲劑이다. 또한 油潤으로 潤肺止咳·潤腸便通하는 효능도 있어 肺燥咳嗽, 腸燥便秘에도 적용한다.

【臨床應用】 ① 이 약물은 甘·平하고 油潤하며 無毒으로 殺蟲 효능이 있으며, 또한 胃를 傷하지 않게 하고 완만한 설사로 蟲體의 排出을 촉진할 수 있으며, 달고 향기가 있어서 쉽게 먹을 수 있으므로 驅蟲의 요약이다. 單味를 炒熟하여 씹어 먹거나 혹은 丸·散으로 복용한다. 예를 들면 [備急千金要方]에서는 寸白蟲의 치료에 이 약을 49枚를 去皮하여 하루 7개씩 복용하고 7일 동안 복용한다고 하였다.

[外臺秘要]에서 인용한 [救急方]에는 100枚를 去皮하여 불로 그을려서 복용하되, 다 먹을 수 있으면 좋고, 모두 먹을 수 없는 경우에는 단지 50枚만 먹게 하여도 오래된 蟲이 삭아서 저절로 나온다고 하였다.

기타 驅蟲藥과 함께 複方으로 사용하면 치료효과를 증대시킨다. 예를 들면 [證治準繩]에서는 條蟲病을 치료하는데, 이 약물에 檳榔 蕪荑를 각각 같은 양으로 배합하여 가루로 만들어 먼저 소고기를 먹고 그 후에 이 약을 먹어 條蟲을 제거한다고 하였다.

또한 [現代實用中藥]에서는 蛔蟲, 蟯蟲, 鉤蟲, 條蟲 등의 腸道寄生蟲病의 치료에 榧子 使君子仁 大蒜瓣 각 1兩을 水煎하여 하루에 3회 食前 空腹에 복용한다고 하였다.

② 이 약물은 油潤하며, 또한 肺燥를 潤하게 하여 止嗽하는 효능이 있어 肺燥咳嗽로 痰이 없거나 혹은 痰이 적고 끈끈한 것을 치료하는데, 輕證에 속한 경우에는 單味를 炒熟하여 씹어 먹고, 重證인 경우에는 玄參 沙參 麥門冬 阿膠 桑葉 등의 養陰潤肺·止咳 약물을 배합하여 약효를 증강시킨다.

이 외에 腸燥便秘에도 常用하며, 情況에 근거하여 單味로 炒熟하여 먹거나 혹은 潤燥通便하는 火麻仁 黑脂麻 郁李仁 當歸 등을 배합한다.

【用量·用法】 9~15g. 炒熟하여 씹어 먹거나, 생품의 껍질은 벗기고 破碎하여 湯劑에 넣는다.

【使用注意】 滑腸작용이 있으므로 過用 또는 溏泄에는 忌한다.

> 本草選錄 : [神農本草經] "主腹中邪氣, 去三蟲, 忠它螫, 蟲毒."
> [日用本草] "殺腹間大小蟲, 小兒黃瘦, 腹中有蟲積者, 食之卽愈. 又帶穀細嚼食下, 消痰."
> [本草備要] "潤肺, 殺蟲."

【化學分析】 종자에는 지방유를 많이 함유하는데, 포화지방산은 palmitic acid를 주로 함유하고 소량의 stearic acid를 함유한다. 또 불포화지방산은 linolenic acid와 oleic acid 이다.

【藥理硏究】 榧子의 추출물은 시험관 내에서 돼지 회충, 지렁이에 작용을 하지 못한다. 어떤 실험에서는 고양이 條蟲을 驅除한다는 보고가 있다. 일본산 榧子에 함유된 알칼로이드는 자궁을 수축하는 작용이 있어 민간에서는 낙태에 사용한다.

무이 蕪荑[KHP]

Ulmi Semen Pasta

【出 典】 神農本草經

【異 名】 蕪荑仁・白蕪荑・臭蕪荑・無夷・山楡子・山楡仁

【起 原】 느릅나무과(Ulmaceae) 왕느릅나무 *Ulmus macrocarpa* Hance 또는 기타 동속식물의 씨에 그 나무의 껍질과 황토를 섞어서 발효시킨 것이다.

【採 取】 여름철에 성숙한 果實을 따서 曬乾하여 膜翅를 제거한 다음 물에 담가 발효시킨 후 껍질과 竈心土 및 菊花末을 물에 調和하여 작은 方塊狀으로 만들어 曬乾한다.

【性 狀】 이 약은 모가 진 덩어리 또는 장방상을 이루고 크기는 고르지 않다. 바깥 면은 황적색~황갈색이며 작은 구멍이 많다. 이 약은 질이 가볍고 푸석푸석하며 자른 면은 황갈색~황흑색이고 비늘 모양으로 벗겨지며 부스러지기 쉽다. 이 약은 특이한 냄새가 있고 맛은 조금 시고 떫다.

【産 地】 우리나라 전국에 분포한다. 중국의 河北, 山西 등의 지역이 주산지이다.

【性味・歸經】 味는 辛・苦하고 性은 溫하며, 脾・胃經에 작용한다.

效 能	主 治
殺蟲消積・通便	蟲積腹痛, 小兒疳積 혹은 泄瀉 등의 증후

이 약물은 辛苦・溫한 性味로 消疳殺蟲에 작용하여 蛔蟲, 條蟲 및 소아의 疳積腹痛, 泄瀉에 유효하다. 이 약물은 研末한 것이 효능이 크고, 湯煎하면 효과가 감소한다.

【臨床應用】 이 약물은 殺蟲消積하는 효능이 있으므로 蟲積腹痛 등의 증후를 치료하는데, 單味로 사용하거나 다른 驅蟲藥을 병용한다. 예를 들면 [千金方]에서는 脾胃에 蟲이 있는 경우 蕪荑 二兩을 밀가루와 잘 섞어 황색이 되게 炒해서 분말하여 米飮으로 복용하면 아프고 面黃無色인 증상을 치료한다고 하였다.

[普濟本事方]의 처방에는 生蕪荑 生檳榔을 분말하여 찐 밥으로 丸을 만들어 복용하여서 여러 가지 蟲病을 치료한다고 하였다. 蕪荑散[奇效良方]은 이 약물에 雷丸 乾漆을 배합하고 粉末하여 溫水로 調服하는데, 蛔蟲으로 인하여 참을 수 없는 통증이 있고 黃水涎沫이나 蛔蟲을 吐하며, 이러한 증상이 때때로 발생했다가 때때로 멈추는 증상을 치료한다고 하였다.

蕪荑丸[太平聖惠方]은 이 약물에 黃連 蚺蛇膽을 배합하고 분말하여 煉蜜로 梧子 크기의 丸을 만든 것으로 매번 30丸씩 杏仁湯으로 복용하는데, 이 方은 久痢가 낫지 않고 蟲이 있으면서 脫肛을 겸한 병증을 치료한다.

[本草滙言]의 처방에서는 이 약물에 大茴香 木香을 배합하고, 粉末하여 紅麯糊로 梧子

大의 丸을 만들어 白湯으로 三錢씩 매일 아침마다 복용하여 여러 가지 積冷氣에 蟲이 있는 것을 치료한다고 하였다.

최근의 임상에서는 諸蟲을 驅殺하는 경우에 苦楝皮 使君子 檳榔 雷丸 鶴虱 등을 배합한다. 小兒疳積으로 인한 蟲腹痛, 形瘦面黃 등과 泄瀉가 그치지 않는 증후에 白朮 鷄內金 木香 山藥 등을 배합한다.

이 외에도 외용에 粉末하여 疥癬, 惡瘡을 치료한다. 熱瘡의 증후에는 豚脂에 잘 개어서 바르고, 또한 疥癬에는 白蜜로 잘 섞어 바른다[食療本草].

【用量·用法】3~6g. 粉末을 呑服하거나 丸劑·散劑에 넣는다. 외용에는 適量.

【使用注意】脾胃虛弱, 蟲積이 없는 증후에는 忌한다.

本草選錄 : [神農本草經] "主五內邪氣, 散皮膚骨節中淫淫溫行毒, 去三蟲, 化食."
[名醫別錄] "逐寸白蟲."
[嘩子本草] "治腸風痔漏, 惡瘡疥癬."
[海藥本草] "治冷痢心氣, 殺蟲止痛, 又治婦人子宮風虛, 孩子疳瀉."
[方藥合編] "蕪荑味辛驅邪蟲　疥癬痔瘻滯及風"

【化學分析】tannin과 糖 등을 함유한다.

【藥理硏究】① 驅蟲작용이 있다. 蕪荑 알코올 추출물은 체외에서 돼지 회충, 지렁이, 螞蟥 등에 모두 뚜렷한 살멸작용을 한다.

② 항진균작용이 있다. 蕪荑의 추출물(1 : 2)은 시험관 내에서 Trichophyton violaceum 등 12가지 피부 진균에 대하여 정도의 차이는 있으나 억제작용을 한다.

관중 貫衆[KHP]

Dryopteridis Crassirhizomatis Rhizoma
Dryopteris root

【出 典】神農本草經

【異 名】綿馬·貫中·管仲

【起 原】면마과(Aspidiaceae) 관중 *Dryopteris crassirhizoma* Nakai의 뿌리줄기 및 잎자루의 잔기이다.*

【採 取】봄가을에 캐어 葉柄과 鬚根을 제거하고 曬乾한다.

【性 狀】이 약은 뿌리줄기와 잎자루의 잔기로 긴 도란형이고 약간 구부러져 있다. 위 끝은 둥글거나 또는 잘린 모양이고 아래 끝은 뾰족하거나 세로로 쪼개져 두 쪽을 이룬다. 길이 7~20㎝, 지름 4~8㎝이다. 바깥 면은 황갈색 또는 흑갈색이고 고르게 생긴 잎자루 잔기와 비늘조각이 고르고 촘촘하게 배열되어 있으며 가끔 구부러진 잔뿌리도 있다. 잎자

* CP : 綿馬貫衆(Mianmaguanzhong) DRYOPTERIDIS CRASSIRHIZOMATIS RHIZOMA 鱗毛蕨科 植物 粗莖鱗毛蕨 *Dryopteris crassirhizoma* Nakai의 根莖과 葉柄殘基。

루의 잔기는 납작한 원형이고 또한 바깥 면에는 세로 능선이 있고 질은 단단하나 쉽게 부서지며 잘린 면은 약간 편평하고 갈색 또는 황백색의 유관속 5~13개가 고리 모양을 이루고 있다. 이 약은 특유한 냄새가 있고 맛은 처음에는 담담하고 약간 떫으나 나중에는 점점 쓰고 맵다.

【産 地】 우리나라 전국에 분포한다. 중국의 東北 지역이 주산지이다.

【炮 製】 ① 貫衆 : 잡질을 제거하고 깨끗이 씻어 축인 후 厚片, 또는 小塊로 썰어 曬乾한다.

② 貫衆炭 : 貫衆片 혹은 小塊를 炒製 용기에 넣고 武火로 표면 焦黑色, 內部는 焦褐色이 될 정도로 炒하여 淸水를 뿌려 불꽃을 끄고 서늘한 곳에서 放冷한다.

【性味 · 歸經】 味는 苦하고 性은 微寒 · 有小毒이며, 肝 · 胃經에 작용한다.

效 能	主 治
殺 蟲	각종의 腸寄生蟲病
淸熱解毒	風熱感冒, 溫熱斑疹, 痄腮
止 血	吐血, 衄血, 便血 및 崩漏 등의 出血症

이 약물은 驅蟲작용이 있어 蟲積腹痛을 치료하는데, 單用하는 경우는 매우 드물다. 이 약물의 苦 · 寒한 性味는 苦로 燥濕, 寒으로 淸熱하여 解熱이 뛰어나 蘊熱濕穢를 제거하므로 熱毒瘡腫, 痄腮腫痛 등에 적용되며 또한 流行性疾病을 예방하는 要藥이다. 또한 그 性이 寒하여 炒炭하면 涼血止血 작용이 우수하여 熱性出血 증후에 적응하며 특히 婦人의 子宮出血에 더욱 양호하다.

【臨床應用】 ① 이 약물은 殺蟲 효능이 있으며 腸道寄生蟲病을 치료한다. 單味로 사용하는 경우는 드물며, 대부분 複方으로 사용하는데, 雷丸 檳榔 蕪荑 鶴虱 使君子 등 驅蟲藥과 배합하여 사용하며, 그 예가 下蟲丸[證治準繩]이다.

② 이 약물의 性味는 苦寒으로 淸熱解毒하는 효능이 우수하여 熱毒으로 인한 癰瘡腫毒(皮膚化膿症)이나 痄腮(耳下腺炎)의 腫痛, 瘟疫 등에 사용하는데, 單味로 사용하거나 혹은 金銀花 蒲公英 板藍根 連翹 등을 배합하여 사용한다. 근래에는 인플루엔자, 痲疹, 유행성수막염, B형뇌염 등에 單味로 사용하거나 혹은 淸熱解毒 약물과 배합하여 사용한다.

蛔蟲 · 蟯蟲 · 條蟲 등의 蟲積腹痛 또는 肛門瘙痒의 증후에 檳榔子 雷丸 苦楝皮 등을 사용하는데, 그 예가 下蟲丸[證治準繩]이다.

③ 이 약물은 炒炭한 후에는 淸熱할 뿐만 아니라 收斂止血하는 작용이 있으므로 血熱妄行으로 야기되는 出血의 모든 병증에 사용한다. [本草圖經]에서는 鼻衄出血이 그치지 않는 증후에 單味를 분말하여 복용[校注婦人良方]하였고, 産後의 惡露淋瀝에는 醋製한 貫衆을 粉末로 하여 매 6g씩 미음으로 복용한다.

複方으로 사용하면 止血효과가 더욱 좋다. 예를 들면 貫衆散[聖濟總錄]은 이 약물과 黃連을 가루로 하여 찹쌀 미음으로 복용하는데, 이 처방은 갑작스런 吐血을 치료한다.

貫衆湯[萬病回春]은 갑자기 발생하는 吐血로 목숨이 위태로울 때 사용하였는데 이는 이 약물과 血餘炭, 신선한 側柏葉汁 童便 黃酒를 함께 사용한 처방이다.

腸風下血과 痔瘡出血을 치료하는 경우에는 貫衆炭에 麝香을 배합하여 사용한다. 그 예가 經效散[普濟方]이다.

崩漏下血하며 색이 자색을 띠고 덩어리가 있으면서 腹痛, 脈沈한 증후에 五靈脂와 같은 분량으로 炒黑하여 가루 내어 冲服한다[經驗方].

【用量・用法】 9~15g. 水煎服. 驅蟲・淸熱解毒・驅蟲消積에는 生用하고, 止血에는 炒炭하여 사용한다.

【使用注意】 陰虛內熱, 脾胃虛弱인 경우와 孕婦에는 忌한다.

本草選錄 : [神農本草經] 味苦, 微溫. "主治腹中邪熱氣, 諸毒, 殺三蟲."
[名醫別錄] 有毒. "去寸白, 破癥瘕, 除頭風, 止金創."
[滇南本草] "祛毒, 止血, 解水毒."
[方藥合編] "貫衆寒毒宜癥蟲 漆瘡骨硬血症通"

【化學分析】 근경에는 驅絛蟲 성분인 aspidinol, aspidin, albaspidin 및 triterpenoids의 diploptene, 9-fernene를 함유한다.

【藥理研究】 ① 구충작용이 있다. 이 약물은 絛蟲에 대하여 강렬한 독성을 나타낸다. 체외에서 돼지 회충, 지렁이, 거머리 등에 유효하다. 고비(紫萁)는 인체 腸蠕蟲, 예를 들면 鉤蟲, 蛔蟲, 鞭蟲 등을 구출한다.

② 항균・항병독・항암작용을 한다. 이질균, 티프스간균, 대장균, 유행성 감기 바이러스, 녹농균, 뇌막염쌍구균, 황색포도상구균 및 피부진균 등에 대하여 정도의 차이는 있지만 모두 억제작용을 하고 유행성감기바이러스, 腺病毒, 脊髓灰白質炎, B형뇌염, 단순포진병독 등에 비교적 강한 억제작용을 한다. 貫衆은 또한 항암 활성이 있다.

③ 이 외에도 자궁을 흥분시키고 조기 임신에 길항하며 지혈 등의 작용을 한다.

④ 다른 품종에 비해 貫衆의 독성은 비교적 큰 편이다. filixic acid는 胃腸, 粘膜에 강렬한 자극을 주어 구토, 복통, 복사, 혈변 등을 초래한다. 임신부는 유산이 초래될 수도 있다. 만약 장 속에 지방이 과다하게 많으면 흡수가 많아져 중추신경계통 장애, 예를 들면 두통, 震顫, 경련 등의 증상이 나타난다. 사용량이 과다하면 중추마비로 죽는다. 心肺에도 일정한 손상이 있을 수 있으므로 반드시 기름기 있는 음식을 삼가야 하고 또한 임신부, 소아에는 禁忌이다.

제 11 장 止 血 藥

체 내외의 出血을 신속하게 制止하는 약물을 止血藥이라고 한다.

止血藥은 모든 出血병증에 적용하는데, 예를 들면 咯血, 吐血, 衄血, 便血, 尿血, 崩漏, 紫瘢 및 跌打損傷으로 인한 出血 등에 응용하여 止血시킴으로써 血液의 손실, 혹은 失血過多로 인한 循環衰竭을 방지할 수 있기 때문에 止血藥의 응용은 일반적인 치료에 있어서나 創傷 또는 戰傷을 막론하고 주요한 의의를 가지고 있다.

先人들의 經驗으로 止血藥은 炭劑가 그 止血 효과에 더욱 좋다고 인식하였다. 李時珍說에 의하면 "燒炭諸黑藥 皆能止血"이라 하였는데, 이것은 하나의 전형적인 경험에 의한 예라 하겠다. 炭性은 收하고 斂하여 收斂작용을 증강하고 吸附止血하는 작용이 있으므로 "紅見黑則止"의 說이 있다.

약물을 炒製하여 炭化하면 藥性의 轉變으로 인하여 止血효과에 영향을 주는데, 예를 들어 側柏葉 小薊 地楡 등을 炭製로 하면 그 止血 효과가 生品에 비하여 많은 차이가 있다. 그러므로 止血藥에 있어서의 炭製의 여부는 藥性이나 病情에 근거하여 정할 것이며 어떠한 한 가지 방법에 구애되어서는 안 된다. 그러나 실제로 先人들은 어떤 止血藥은 生用 혹은 鮮用하는 것이 좋다고 하였는데, 그 예로 血熱로 인한 吐衄을 치료하는 四生丸[婦人良方]을 들 수 있으며 이것은 鮮用이 좋다는 것을 강조하는 것이라 하겠다.

止血藥은 임상에서 반드시 出血의 원인과 구체적인 증후에 근거하여야 하며, 藥性이 相須하는 止血藥을 선택하고, 아울러 필요한 약물을 배합함으로써만 그 처방이 좋은 치료 효과를 달성할 수 있다. 예를 들면 血熱妄行에 속하면 寒涼性 止血藥을 選用하고 겸하여 清熱涼血 약물과 배합하여 응용하며, 陰虛陽亢에는 滋陰潛陽 약물을 배합한다. 瘀血의 阻滯로 인하여 出血不止의 증후에 속하면 化瘀止血 약물을 選用하며 아울러 活血과 行氣藥을 배합하고, 虛寒證에 속하면 溫經止血 또는 溫裏藥 약물을 배합하며, 氣虛로 인해 능히 攝血하지 못하거나 脾虛로 인해 統血하지 못하면 益氣健脾 약물을 배합한다. 만약 大出血로 血脫의 증세가 나타나는 경우에는 또한 무형의 氣를 調整하여 치료하며 "血脫益氣"의 치료법을 급히 응용하여야 한다.

이러한 병증의 병인이나 臟腑陰陽 虛實의 病變에 근거하여 신체의 기능을 조정하는 방법에 따라 응용하고, 항상 複方을 사용하여 적용하는데, 이와 같은 치료방법은 한의약학에 있어서 독특한 치법이라 하겠다.

이상과 같이 病情에 따라 약물의 활용을 달리해야 하는데, 여기에서는 약물의 성격과 특징에 따라서 임상에서 실제로 결합하여 收斂止血·涼血止血·化瘀止血 및 溫經止血 등의 방법으로 분류한다.

제 1 절 收斂止血藥

여기에 속하는 약물들은 모두 일정하지 않은 정도의 收斂性이 있으며 많은 종류의 出血證에 광범위하게 응용하는데, 虛損不足이나 혹은 外傷出血의 失血症에 사용하여 비교적 좋은 효과가 있으며, 일반적으로 炒하여 炭製로 응용한다. 出血초기나 實熱이 熾盛하고 혹은 뚜렷한 瘀血阻滯인 경우에는 收斂性이 강한 止血藥을 사용해서는 안 된다.

용아초 龍牙草[KHP]

Agrimoniae Herba
Hairy vein agrimony

【出 典】圖經本草

【異 名】仙鶴草·狼牙·施州龍牙草·黃龍尾

【起 原】장미과(Rosaceae) 짚신나물 *Agrimonia pilosa* Ledebour 또는 기타 동속식물의 전초이다.*

【採 取】여름과 가을에 莖葉이 무성하고 개화 전에 채취하여 曬乾한다.

【性 狀】이 약은 털이 밀생한 줄기에 꽃술과 홀수 우상복엽이 달린 지상부와 근경 및 뿌리로 되어 있다. 줄기의 기부는 목질화되었고 길이 30~100㎝, 지름 4~6㎜, 엷은 갈색~자홍색이며 소엽(小葉)은 타원형~도란형이며 길이 1~4㎝, 너비 5~25㎜이며 양면에 털이 있다. 턱잎은 반달 모양이고 한쪽 가장자리에 큰 톱니가 있다. 총상화서는 원줄기 끝과 가지 끝에 달려 있고 길이 5~15㎝이며 꽃은 황색이다. 이 약은 냄새가 없고 맛은 쓰며 떫다.

【産 地】우리나라 전국에 분포한다. 중국의 浙江, 江蘇, 湖北 등의 지역이 주산지이다.

【炮 製】뿌리와 잡질을 제거하고 깨끗이 씻어 축인 후 小段으로 썰어 曬乾한다.

【性味·歸經】味는 苦澀하고 性은 平하며, 肺·肝·脾經에 작용한다.

效 能	主 治
收斂止血	咯血, 吐血, 衄血, 尿血, 便血, 崩漏
止 痢	腹瀉, 痢疾
殺 蟲	滴蟲性陰道炎, 瘧疾

* CP : 仙鶴草(Xianhecao) AGRIMONIAE HERBA
薔薇科 植物 龍芽草 *Agrimonia pilosa* Ledeb.의 地上部分。

이 약물의 性味는 苦澀하고 平하여 오직 收斂止血하는 효능이 있어 신체 각 부위의 出血症(吐血·咯血·衄血·便血·尿血·崩漏下血 등)에 寒熱·虛實을 막론하고 광범위하게 적용된다. 최근에는 이 약물의 冬芽(狼牙草)를 絛蟲病과 트리코모나스질염 등에 적용하여 양호한 치료효과를 얻고 있다.

【臨床應用】 ① 이 약물은 味가 澀하여 收斂하며, 性은 平和하고, 血分에 작용하여 收斂止血하는 장점이 있으므로, 임상에서는 각종 출혈 즉 吐血, 咯血, 衄血, 便血, 血尿, 崩漏 등에 單劑 혹은 病情에 상응하는 약물을 적절하게 배합한다.

肺絡 혹은 胃絡의 손상으로 인한 咯血, 吐血의 증후에 收斂止血할 수 있는데, 예를 들어 [嶺南採藥錄]에 기재된 것을 보면 모두 龍牙草 單味를 水煎服하였다.

陰虧內熱로 인한 咯血, 吐血, 衄血에는 側柏葉 藕節 白茅根 鮮生地 大小薊 등 涼血止血 약물과 배합하여 複方으로 사용하면 더욱 좋다.

便血, 崩漏, 月經過多 등 下焦의 出血病證에는 蒲黃 茅根 大薊 등을 배합하여 大便下血을 치료하고 崩漏, 月經過多인 증후에는 血餘炭 蒲黃 側柏葉 등을 배합한다.

만약 崩漏가 그치지 않아서 面色이 萎黃하고, 舌質이 淡하며, 脈이 細弱한 경우 등 虛寒에 속한 증후에는 黨參 黃芪 熟地黃 炮薑 등, 補益氣血·溫經止血 약물을 배합한다.

② 이 약물은 收澀작용이 있어 治痢止瀉하는 효능이 있는데, [圖經本草]에 이미 赤白痢를 치료하였다는 기술이 있으며, 腹瀉, 痢疾 등에 사용한다. 그 예로 [嶺南採藥錄]에서는 龍牙草 單味를 煎服하여 赤白痢를 치료하였다.

임상에서도 그 효과가 증명되고 있는데, 白槿花을 배합하면 慢性瀉痢를 치료하는 효과가 좋다. 이 약물은 이미 治痢止瀉하는 효능이 있을 뿐만 아니라 收斂止血하는 효과도 있으므로 血痢에 사용할 수 있으며, 地楡 鐵莧菜 등을 배합하여 사용한다.

③ 이 약물은 殺蟲·截瘧하는 효능이 있다. [貴州民間方藥集]에서는 이 약물을 粉末하여 瘧疾이 발작하기 전에 燒酒로 9g을 복용하여 瘧疾이 매일 발작하는 것을 치료하는데, 연속해서 3劑를 복용한다고 하였다. 또한 大劑를 물로 달여 복용한다.

이 약물은 질트리코모스에 대하여 좋은 치료 효과가 있다. 즉 龍牙草 120g을 취하여 적당량의 물을 넣어 달여서 濃汁을 취해 陰道를 세척하고, 또한 棉球를 즙에 담가 陰道에 삽입하였다가 3~4시간 후에 꺼내는데, 매일 1회 일주일간 연속해서 실시하면 트리코모니스균을 殺滅하는 효과가 있다.

이 외에 浙江의 민간에서는 습관적으로 龍牙草 50g을 紅棗 50~100g과 달여 大棗를 먹고 즙을 마시는데, 이는 勞力過度로 인한 脫力勞傷에 神疲乏力의 증상을 보이면서도 음식을 먹는 것이 정상인 경우의 치료에 좋은 효과를 발휘한다. 예를 들면 [現代實用中藥]

에서는 곧 이 두 가지 약을 물에 달여서 貧血衰弱, 精力痿頓을 치료한다고 하였다. 龍補膏[上海市藥品標準]는 이 약물에 龍眼肉 生曬人蔘 熟地黃 枸杞子 등 補益 약물을 배합한 것으로, 氣血虧虛에 의한 神疲乏力, 頭暈眼花, 腰膝痠軟 등의 증후를 치료한다.

龍牙草의 莖葉을 오랫동안 졸여서 膏로 만들어 꿀에 잘 개어 바르고 동시에 내복하면 瘡瘍癰腫, 痔腫을 치료한다. [本草綱目拾遺]에서 인용한 [百草鏡]에서는 이 약물에 白酒를 가하여 달여 먹으면 乳癰을 치료하는데, 초기에는 消하고, 膿이 형성된 경우에는 潰하며, 또한 膿이 많이 나오지 않게 한다. [閩東本草]에서는 또한 술, 물로 頓服하여 癰疽結毒을 치료한다고 하였다.

【用量・用法】 10~15g. 大劑 : 30~60g. 水煎服. 외용에는 適量.

【使用注意】 이 약물의 性은 收斂하는 효능이 있어 腹瀉, 痢疾을 치료하는데 마땅히 慢性瀉痢에 적합하다.

> 本草選錄 : [滇南本草] "治婦人月經或前或後, 紅崩白滯, 面寒背寒, 腹痛, 腰痛, 發熱氣脹, 赤, 白痢疾."
> [本草綱目拾遺] "葛祖方. 消宿食, 散中滿, 下氣, 療吐血各病, 翻胃噎膈, 瘧疾, 咽喉, 閃挫, 腸風下血, 崩痢, 食積, 黃白疸, 疔腫癰疽, 肺癰, 乳癰, 痔腫."
> [生草藥性備用] "理跌打傷, 止血, 散瘡毒."

【化學分析】 전초에는 agrimonines을 함유하고 그 중에 agrimonine A, B, C, D, E, F의 6종류 이 외에 tannin, sterol류, saponin, 정유, vitamin E, K 등을 함유한다.

【藥理硏究】 ① 지혈작용이 있다. 임상에서 agrimonines를 지혈제로 사용한 지 벌써 수십 년이 된다. 그러나 현재 龍牙草의 지혈작용에 대한 동물실험 연구결과는 일치하지 않아 연구해야 할 과정이다.

② 순환계통에 대한 작용을 한다. 이 약물의 에틸알코올 추출물 엑스를 토끼, 개의 정맥에 주사하면 혈압이 상승하고 호흡이 항진된다. 물 추출물의 알코올 추출물은 토끼의 혈압을 낮춘다. 추출물과 agrimonines은 적출 개구리 심장에 모두 강심작용을 하고 심장 박동수 및 수축 강도를 강화한다.

③ 평활근에 대한 작용을 한다. 물 추출물의 에틸알코올 추출물은 토끼와 모르모트 적출 장관에 대해 저농도에서 흥분작용을 하고, 고농도에서 억제작용을 한다. 龍牙草 lactone은 먼저 적출한 장의 수축 정도와 장력을 낮추고 후에는 장운동이 이완 상태에서 정지되게 한다. 생체 마우스의 장 연동에도 역시 억제작용을 한다.

④ 소염작용이 있다. 물 추출물 및 알코올 추출물은 芥子油나 포도구균에 의해 생기는 토끼 결막염에 모두 소염작용을 한다.

⑤ 억균작용이 있다. 황색포도상구균, 대장균, 녹농균, 플렉스너균(*Shigella flexneri*),

티푸스균, 人型결핵균에 대하여 모두 억제작용을 한다.

⑥ 질트리코모나스에 길항하는 작용이 있다. 이 약물의 연한 줄기의 탕제는 膣트리코모나스에 殺蟲 작용을 한다.

⑦ 암세포에 대한 억제작용을 한다. 마우스 육종 180(S_{180})을 억제한다. 체외 세포배양 결과 龍牙草는 암세포를 100% 죽인다. 그리고 정상세포는 정상 속도로 계속하여 번식하고 손상을 받지 않는다. 물 추출물은 인체 암세포 JTC-26에 강렬한 억제작용을 한다. 그러나 인체의 정상 섬유세포에 대해서는 억제작용을 하지 않는다.

⑧ 이 외에도 집토끼의 통각을 억제하며, 降血糖작용을 한다. 렛트의 기초 대사를 낮추고 이미 피로한 횡문근을 흥분시킨다. 마우스 적혈구와 집토끼 적혈구의 취약성을 낮춘다.

⑨ 불량 반응으로서 agrimonine는 가끔 心悸, 顔面充血과 紅潮 등의 증상을 일으킨다.

백급 白芨[KHP]

Bletillae Rhizoma
Common bletilla tuber

【出 典】 神農本草經

【異 名】 甘根・白根・白給・白及・連及草

【起 原】 난초과(Orchidaceae) 자란 *Bletilla striata* (Thunberg) Reichenbach fil.의 덩이줄기이다.*

【採 取】 8~11월에 뿌리를 캐어 鬚根과 줄기 등을 제거하고 깨끗이 씻은 다음 內面의 白芯이 없어질 정도로 쪄서 반쯤 말린 다음 外皮를 벗겨 曬乾한다.

【性 狀】 이 약은 덩이줄기로 불규칙하고 납작한 원형이고 흔히 2~3개로 갈라져서 새발톱 모양으로 보이며 길이 15~50㎜, 두께 5~15㎜이다. 바깥 면은 회백색~황백색이며 여러 줄의 동심환으로 배열된 갈색이고 점상인 잔뿌리 자국이 있으며 위쪽에는 돌기 된 줄기자국이 있고 아래쪽에는 다른 덩이뿌리와 연결된 흔적이 있다. 질은 단단하며 쉽게 꺾이지 않는다. 꺾은 면은 흰색이고 각질이다. 이 약은 특유한 냄새가 약간 있고 맛은 쓰고 씹으면 점성이 있다.

【産 地】 우리나라의 남부지방인 유달산에 자생하고, 중국의 貴州, 四川, 湖南, 湖北, 河南, 浙江, 陝西省 등의 지역이 주산지이다.

【炮 製】 깨끗이 씻어 밀폐하여 축인 후 厚片으로 썰어 曬乾한다.

【性味・歸經】 味는 苦甘・澀하고 性은 微寒하며, 肺・肝・胃經에 작용한다.

---

* CP : 白及(Baiji) BLETILLAE RHIZOMA
蘭科 植物 白及 *Bletilla striata* (Thunb.) Reichb. f.의 塊莖。

效 能	主 治
收斂止血	咯血, 吐血, 外傷出血, 肺癰
消腫生肌	瘡癰腫毒, 手足皸裂

이 약물의 性味는 苦甘·微寒하고 質이 稠粘하면서 澀하며 收斂止血하는데 良藥이다. 肺·胃經에 작용하여 肺胃出血에 常用되며, 또한 甘味는 補肺와 生肌의 효능을 겸하여 咯血, 嘔血, 衄血 등 다양한 出血 증후에 적용할 뿐 아니라 愈合을 촉진하는 작용이 있다. 外科의 癰腫瘡瘍 중에 化膿하지 않은 것은 消散하고 이미 潰한 것은 生肌시키므로 내복과 외용에 양호한 효과가 있다.

이 외에도 創傷出血에 外敷하여 이를 치료하고, 皮膚皸裂에 외용하면 生肌收瘡한다. 최근에는 임상에서 抗結核의 洋藥과 함께 肺結核의 浸潤型이나 空洞型 肺結核에 적용하여 이를 치료한다.

【臨床應用】 ① 이 약물의 性味는 澀·微寒하고 收斂止血하는 효능이 있어, 肺·肝·胃經에 작용하여 주로 肺胃出血에 적용한다.

이 약물은 寒하고 澀하며, 또한 粘性으로, 肺經의 熱이 盛하여 脈絡을 灼傷하여 발생한 失血病證을 다스리는데, 單味로도 효험이 있다. 그 예로 [本草發明]에서는 白芨 單味를 研末하여 肺熱로 인한 吐血을 치료한다고 하였다.

만약 肺陰이 부족하고 陰虛內熱로 인해 乾咳咯血하는 증후에는 養陰淸熱·潤肺止血하는 枇杷葉 阿膠 藕節 鮮生地黃 등을 배합하는데, 그 예가 白芨枇杷丸[證治準繩]이다.

肺癆咯血의 증후에는 百部 羊乳根 穿心蓮 등을 배합하는데, 그 예가 [上海市藥品標準 1980년판]의 療肺寧이다.

근래에는 白芨과 洋藥인 抗結核藥을 병용해서 止血할 뿐만 아니라, 또한 능히 抗結核할 수 있는 협동작용을 같이 발휘한다.

熱에 胃絡이 傷해 吐血하는 증후에 白芨을 사용하면 파손된 부분을 封하여 메우고 좋은 止血작용을 발휘하는데, 그 예가 烏及散[經驗方]이다. 이 方은 烏賊骨과 細末하여 복용하는데 胃 및 十二指腸潰瘍으로 인한 出血證을 치료하며, 止血할 뿐만 아니라 潰瘍의 癒合을 촉진한다.

濕熱을 겸한 증후에는 薏苡仁을 병용하는데, 그 예가 [歷代名醫良方注釋]에서 인용한 冉氏經驗方인 白芨散이다.

이 약물을 研末하여 상처 부위에 뿌리거나 혹은 물에 섞어 바르면, 外傷 혹은 金創으로 인한 出血을 止血한다. 單味를 사용하는데, 그 예가 [本草滙言]에서는 刀斧로 肌肉을 損傷하여 出血이 그치지 않는 것을 치료한다고 하였다. 또는 煅石膏와 煅龍骨을 배합하여 사용하기도 한다.

② 이 약물은 寒涼·苦泄하는 약성으로, 癰腫을 消散하는 효능이 있으므로 瘡癰을 치료하는데, 未潰나 已潰를 막론하고 응용할 수 있다. 그 예가 [本草綱目]에서 인용한 [袖珍方]에서는 白芨末을 물에 섞은 다음 물이 맑아졌을 때 물을 제거하고 두꺼운 종이 위에 그 축축한 가루를 붙이면 瘡腫을 치료한다고 하였다. 만약 濕熱火毒의 기세가 熾盛하면 淸熱解毒의 약물을 배합하는데, 그 예로 [外科啓玄]의 처방을 들 수 있다. 이는 白芨 黃柏과 細末하여 葱白의 自然汁으로 잘 섞어 바르면 丹毒을 치료한다.

이 약물에 芙蓉葉 大黃 黃柏 五倍子를 배합 粉末하여 물에 잘 섞어서 患處의 주변에 문지르면 瘡瘍癰疽를 치료하는데, 그 예가 鐵箍散[證治準繩]이다. 또한 內消散[外科正宗]은 이 약물과 金銀花 皂刺 乳香 貝母 등으로 조성된 처방으로, 물과 술을 각 반반씩 배합하여 水煎服하고, 찌꺼기를 짓찧어 바르면 癰疽發背, 口疔瘡, 無名腫毒 등을 치료한다.

白芨은 粘稠하고 지방질이 많으며, 去腐生肌하는 효능이 있다. 粉末하여 외용하면 瘡癰이 이미 潰하고 膿水가 淸稀하며 오랫동안 상처 부위가 아물지 않는 경우에 대하여 효능을 나타낸다. 創面의 滲出物을 흡수하고 創面을 보호하며 癒合을 촉진한다.

이 약물에 黃連 貝母 輕粉 五倍子 등을 배합하고 분말하여 고루 펴 바르면 瘰癧, 馬刀, 膿汁이 마르지 않는 증상을 치료하는데, 그 예가 生肌乾膿散[證治準繩]이다.

白芨의 膠黏滑膩한 약성을 취하여 手足皸裂, 肛裂, 水火燙傷 등을 치료한다. 예를 들면 [本草綱目]의 [濟急方]에서는 手足皸裂을 치료한다고 하였고, [趙眞人方]에서는 燙傷을 치료한다고 하였는데, 모두 白芨을 분말하여 펴 바른다.

【用量·用法】 6~15g. 水煎服. 散劑은 3~6g. 呑服. 외용에는 適量.

【使用注意】 烏頭 附子와는 反한다. 外感咳血, 肺癰초기 및 肺胃實熱에는 忌한다.

本草選錄: [神農本草經] 味苦, 平. "主治癰腫, 惡瘡, 敗疽, 傷陰, 死肌, 胃中邪氣, 賊風鬼擊, 痱緩不收."

[名醫別錄] 味辛, 微寒, 無毒. 除白癬疥蟲.

[藥性本草] "治結熱不消, 主陰下痿, 治面上皯皰, 令人肌骨."

[日華子本草] 味甘, 辛. "止驚邪, 白邪, 癎疾, 赤眼, 癥結, 發背, 瘰癧, 腸風, 痔瘻, 刀箭瘡, 撲損, 溫熱瘧疾, 白痢, 湯火瘡, 生肌止痛, 風痹."

[本草圖經] "今醫家治金瘡不瘥及癰疽方多用之."

[本草綱目] "白及性澀而收, 得秋舍之令, 故能入肺止血, 生肌治瘡也."

[本草經疏] "苦能泄熱, 辛能散結, 癰疽皆由營氣不從, 逆於肉裏所生, 敗疽傷陰死肌皆熱壅血瘀所致, 故悉主之也. 胃中邪氣者, 卽邪熱也. 賊風鬼擊, 痱緩不收, 皆血分有熱, 濕熱傷陰之所生也. 入血分以泄熱散結逐腐, 則諸証靡不瘳矣."

[景岳全書] 味苦澀, 性收斂, 微寒. 反烏頭, "能入肺止血, 療肺癰肺痿. 治癰疽敗爛惡瘡, 刀箭湯火損傷, 生肌止痛, 俱可爲末敷之. 凡吐血不能止者, 用白及爲末, 米飮調服卽效."

[方藥合編] "白芨味苦收斂多 腫毒瘡瘍主外科"

【化學分析】 bletillagum, mucilage(점액질)을 함유하고 그 중의 polysaccharides는 水解 후 mannose, 포도당 등을 생성한다. 그 외 전분, 정유를 함유한다.

【藥理研究】 ① 지혈작용이 있다. 양호한 국소 지혈작용이 있어 토끼의 clotting time과 prothrombin time을 현저하게 단축하며 아울러 적혈구 沈降率을 빠르게 한다. 白芨膠液을 개구리 下腔 정맥에 주사하면 말초혈관 내의 적혈구가 응집되어 인공혈전이 형성되는데 이로써 혈관벽 손상을 보수한다. 그러나 또 비교적 큰 혈관 내의 혈액 유통은 막히지 않는다.

白芨은 조직 국소에 대한 반응은 극히 적다. 그리고 형성된 혈전도 5일 전후면 자연 흡수된다. 개의 肝葉이나 脾臟을 대부분 제거하고, 토끼 대퇴 내의 근육을 가로로 절단하여 먼저 비교적 큰동맥을 결찰하고 白芨 추출물로 상처를 덮으면 스스로 접착되어 출혈이 즉시 멎는다. 白芨의 지혈작용은 그에 함유된 膠狀 성분과 관계된다. 그 작용의 원리는 물리적인 것이다.

② 실험성 胃·十二指腸 穿孔에 대한 치료 작용을 한다. 마취한 개의 위·십이지장에 지름이 1㎝인 인공천공을 각각 하나씩 만들고 白芨粉 9g을 주입하면 15초 후에 白芨粉에 의해 막혀지고, 40초 후면 십이지장 천공이 큰 망막에 의해 덮어진다. 이는 白芨의 점성이 胃에서 膠狀 망막을 형성하여 천공을 막은 것이다.

③ 억균 작용이 있다. 白芨은 실험관 내에서 gram-positive bacterium을 억제하고 아울러 人型결핵균에 뚜렷한 억제작용을 한다. 白芨의 1 : 4 탕제는 실험관 내에서 奧氏小芽胞菌에 약간의 억제작용을 하며 디프테리아균 내독소에 일정한 길항작용이 있는 것 같다. 백색포도구균과 A류 연쇄구균을 억제하며 아울러 상처의 육아생장을 촉진하여 상처가 유합되게 한다.

④ 혈장을 대체하는 작용을 한다. 건조한 塊莖의 粘膠 부분으로 白芨代血漿을 만들면 실혈성 쇼크에 일정한 치료 효과가 있고, 덱스트린과 비슷한 작용을 한다. 동물 실혈성 쇼크를 치료한 것에 의하면 2% 제제의 代血漿은 임상에 혈용량(血容量)을 유지하고 혈압을 높인다.

⑤ 抗腫瘤작용을 한다. 白芨에 함유한 점액질은 일종의 抗腫瘤성분이다.

⑥ 白芨과 附子 川烏 草烏의 배합에 의한 독성 작용은 다음과 같다. 세 가지의 다른 烏頭類인 川烏 草烏 附子를 같은 조건(즉 탕제로 만드는 조건, 투약하는 방법, 사용량 등이 동일한 경우)에서 각각 白芨과 배합하면 상응한 단미 탕제군에 비해 독성 반응이나 사망수가 늘어나지 않는다. 白芨과 附子 川烏의 합제는 동통 역치를 높이며, 黑附片 炙川烏 炙草烏와의 합제는 사용 결과가 상술한 세 가지 烏頭류 약물이 적출 개구리 심장에 대하여 나타내는 작용과 유사하다.

종려피 棕櫚皮[KHP]
Trachycarpi Petiolus

【出 典】本草拾遺

【異 名】棕板 · 棕骨 · 陳棕皮 · 棕毛

【起 原】야자과(Palmae) 종려(棕櫚) *Trachycarpus fortunei* (Hook.) H. Wendl. 또는 기타 동속식물의 잎자루가 오래 묵어 이루어진 헛줄기의 겉껍질이다.*

【採 取】연중 채취하는데 일반적으로 9~10월에 纖維狀의 葉鞘片을 벗기고 殘皮를 제거하여 曬乾한다.

【性 狀】 이 약은 긴 원추상 또는 판상이며 길이 20~30㎝이고 두께는 고르지 않다. 바깥 면은 짙은 갈색이며 질겨서 꺾이지 않는다. 이 약의 냄새는 거의 없고 맛은 떫다.

【産 地】우리나라 전국에서 관상용으로 재배하고, 중국의 西南, 華南, 華東 및 湖南, 湖北, 河南 각 성에 분포하며, 廣東과 福建지역이 주산지이다.

【炮 製】① 棕櫚 : 잡질을 제거하고 깨끗이 씻어 재어두어서 축인 후 小塊로 썰어 건조한다.

② 棕櫚炭 : 棕閭板小塊를 炒製 용기에 넣고 武火로 표면이 黑褐色, 內部는 焦褐色이 될 정도로 炒하여 淸水를 뿌려 불꽃을 끄고 서늘한 곳에 放冷한다.

【性味 · 歸經】味는 苦 · 澀하고 性은 平하며, 肺 · 肝 · 大腸經에 작용한다.

效 能	主 治
收斂止血	衄血, 咯血, 吐血, 崩漏, 血淋, 便血, 痔漏

이 약물의 苦澀하는 味로 收斂固脫하여 收澀止血작용이 강하여 오직 出血 증후를 다스리며, 특히 婦人科의 崩漏에 주로 응용한다. 다만 이 약물은 出血의 원인은 제거하지 못하므로 單純性 出血이 아닌 일반적인 出血의 병증에 따라 적절히 배합하여 사용하는데, 좋은 효과가 있다. 이 약물은 收斂작용이 비교적 강하므로 出血이 過多하되 瘀血이 없는 증후에 적합하고, 마약 瘀滯를 수반한 경우나 邪熱이 성한 증후에는 적당하지 않다.

【臨床應用】棕櫚를 거멓게 煅하면 炭이 되는데, 藥性은 완화하고, 味는 苦하면서 澀하여 收斂止血하는 要藥이며 각종 出血 증후에 광범위하게 사용된다. 또한 그 수렴성이 강하므로 出血하면서도 瘀滯가 없는 경우에 적용된다.

① 衄血의 치료에는 외용하거나 내복한다. 그 예로서 [本草綱目]에 기재된 [黎居士方]의 처방은 棕櫚灰를 좌우 鼻腔에 불어 넣어서 衄血不止를 치료하거나 혹은 小薊 龍骨 三七

* CP : 棕櫚(Zonglü) TRACHYCARPI PETIOLUS
棕櫚科 植物 棕櫚 *Trachycarpus fortunei* (Hook. f.) H. Wendl.의 葉柄。

등과 배합 분말하여 복용한다고 하였다.

血熱妄行으로 인한 衄血이나 嘔血, 吐血, 血便, 崩漏 등 모든 出血 증후에 大·小薊 側柏葉 茜草 白茅根 등 涼血止血약물을 배합하는데, 그 예가 十灰散[十藥神書], 固衝湯[醫學衷中參西錄]이다.

② 棕櫚炭은 각종 出血 증후에 瘀滯가 없는 증후를 주로 치료하며, 특히 婦人科의 崩漏, 經血不止에 사용하는 경우가 많다. 單味로 應用할 수 있는데, 그 예가 [本草綱目]에 기재된 [婦人良方]의 처방에서는 單味의 가루를 淡酒로 복용하여 血崩不止를 치료한다고 하였다.

또한 다른 약물과 배합하여 止血의 효능을 증가시킬 수 있다. 예를 들면 [百一選方]의 처방에서는 牡蠣와 麝香을 약간 가하여 잘 섞어서 미음으로 복용하여 血崩을 치료한다고 하였다.

婦人崩中, 下血을 자주하여 氣欲絶에 伏龍肝 紫參 麝香 등을 배합하는데, 그 예가 棕櫚散[太平聖惠方]이다. 만약 血熱로 인해 婦人의 經血不止의 증후에는 涼血止血하는 側柏葉을 배합하는데, 그 예가 棕櫚皮散[聖濟總錄]이다.

瘀滯를 겸한 증후에는 祛瘀止血하는 蒲黃을 배합하는데, 그 예가 棕毛散[普濟方]이며, 赤白帶下, 崩漏, 臍腹疼痛을 치료한다.

脾가 統血하지 못하고, 衝脈의 不固로 발생하는 血崩 혹은 經血過多의 증후에 黃芪 白朮 吳茱萸 茜草 등, 益氣健脾·固衝攝血하는 약물을 배합하여서 標와 本을 같이 치료하는데, 그 예가 固冲湯[醫學衷中參西錄]이다.

衝任脈이 虛寒하여 崩漏下血, 淋瀉不斷 등의 증후에 血色이 창백하면서 血塊가 없는 증후에 烏梅肉 炮薑을 배합하고 研末하여 술에 타서 복용하는데, 그 예가 如聖散[證治準繩]이다.

이 외에 崩中下血에는 艾葉灰 藕節灰 蓮蓬灰 蒲黃灰 등의 止血 약물을 배합하는데, 그 예가 十灰散[濟生方]이다.

妊娠에 紅色이 보이면서 胎動不安한 증후에 이 약물을 또한 응용할 수 있는데, 예를 들면 棕灰散[聖濟總錄]은 이 약물에 原蠶沙 阿膠를 배합하여 妊娠胎動, 下血不止, 臍腹疼痛을 치료한다.

③ 이 약물은 또한 血淋, 便血, 痔瘻 등의 병증에 사용한다. 예를 들면 [本草綱目]에 기재된 [衛生家寶方]에서는 棕櫚皮를 半燒半炒하여 가루로 만들어 調服하게 하여 血淋不止를 치료한다고 하였다.

또한 [百一選方]에서는 棕櫚皮 栝樓燒灰를 米飮으로 調服하여 下血不止를 치료한다고 하였다. 兼證이 같지 않은 경우에는 證에 따라서 적절하게 배합하는데, 만일 風邪熱毒이 腸胃의 血分에 壅遏하여 발생한 腸風, 痔瘻, 肛門 동통에는 炒牛角鰓 槐角 苦楝皮 刺猬皮 등을 배합하여 丸으로 만들어 복용하는데, 그 예가 黑玉丹[證治準繩]이다.

腸에 風冷이 심하여 발생하는 腸風瀉血의 증후에는 熟艾 炮附子 熟鷄子를 배합하는데, 그 예가 棕艾散[聖濟總錄]이다.

腸風臟毒, 痔瘻 및 여러 가지 下血 증후에 營血虛損을 겸한 경우에는 當歸 川芎 茯苓 地榆 등과 배합하는데, 그 예가 黑聖散[仁齋直指方論]이다.

慢性的인 痔漏下血에는 乾薑 烏梅 桂心 百草霜 등을 배합하는데, 그 예가 黑丸子[世醫得效方]이다.

【用量·用法】 4~12g. 水煎服. 散劑는 1~1.5g 1日 3回 呑服. 외용에는 適量.

【使用注意】 急性吐血, 瘀滯가 있을 경우, 急性子宮出血, 惡露不盡, 濕熱下痢의 초기 및 腸風帶下 등에는 忌한다.

> **本草選錄**：[本草拾遺] "燒作灰, 主破血止血."
> [海藥本草] 平. 溫. "主金瘡疥癬, 生肌止血, 幷宜燒灰使用."
> [日華子本草] "止鼻洪·吐血, 破癥, 止崩中·滯下·腸風·赤白痢.
> [本草綱目] "棕灰性澀, 若失血去多, 瘀滯已盡者, 用之切當, 所謂澀可去脫也. 與亂髮同用更良. 年久敗棕入藥尤妙."
> [方藥合編] "棕櫚皮澁專主血　吐衄崩帶血淋絶"

우절 藕節[KHP]

Nelumbinis Rhizomatis Nodus
Lotus rhizome node

【出 典】 藥性本草經

【異 名】 蓮根·光藕節·藕節疤

【起 原】 수련과(Nymphaeaceae) 연꽃 *Nelumbo nucifera* Gaertner의 뿌리줄기의 마디이다.*

【採 取】 가을과 겨울에 根莖을 캐어 마디 부위를 잘라 깨끗이 씻은 다음 曬乾한다.

【性 狀】 이 약은 뿌리줄기의 마디로 쭈글쭈글하고 짧은 원기둥 모양으로 길이 2~4㎝, 지름 1~3㎝이다. 바깥 면은 황갈색~회갈색이고 잔뿌리를 제거한 자국이 남아 있다. 횡단면은 7~9개의 둥근 구멍이 있고 잘 꺾이지 않는다. 이 약은 특유한 냄새가 약간 있고 맛은 약간 달고 떫다.

【產 地】 우리나라 중남부 지방에서 재배한다. 중국의 浙江, 江蘇, 安徽 등의 지역이 주산지이다.

【炮 製】 ① 藕 節 : 잡질을 제거하고 깨끗이 씻어 曬乾한다.

② 耦節炭 : 耦節을 炒製 용기에 넣고 武火로 外部는 焦黑色, 內部는 焦褐色을 띨 정도로 炒하고 淸水를 뿌려 불꽃을 끄고 건조한다.

---

* CP : 藕節(Oujie) NELUMBINIS RHIZOMATIS NODUS
睡蓮科 植物 蓮 *Nelumbo nucifera* Gaertn.의 根莖節部。

【性味 · 歸經】 味는 甘 · 澀하고 性은 平하며, 心 · 胃 · 肝經에 작용한다.

效 能	主 治
收斂止血	吐血, 咯血, 尿血, 便血

이 약물의 性味는 甘澀 · 平으로 收斂止血하는 특징과 겸하여 化瘀하므로 止血시키되 瘀血을 停留하게 하지 않으며, 약효가 완화하여 각종의 內出血 즉 吐血, 喀血, 尿血, 便血, 崩漏下血 등에 사용하는데, 약효가 완만하므로 輔助藥으로서 사용하는 경우가 많다.

【臨床應用】 이 약물의 性味는 甘澀 · 平으로 收斂하면서도 止血할 수 있고, 消瘀하면서도 新血을 생성할 수 있어, 억제하는 중에 行하게 하고, 澀하게 하는 가운데 散하게 하므로 止血하되 瘀滯를 머무르게 하는 폐단이 없고 그 성질이 완만하여 각종 出血병증에 상용하는데, 특히 嘔血, 咯血 등의 증상에 적용한다.

① 이 약물은 吐血에 瘀滯를 겸한 경우 사용하는 것이 특히 적합하다. 單用으로 사용할 수도 있는데, 예를 들면 [藥性本草]에서는 신선한 藕節을 짓찧어서 그 즙을 마시게 하여서 吐血이 멈추지 않는 것을 치료한다고 하였다.

[本草滙言]에서는 生藕節을 짓찧어 술을 섞은 다음 汁을 짜서 마시게 하여 散瘀止血하는 효력을 증가하여 墜馬血瘀, 唾血을 치료한다고 하였다. 만약 荷蒂를 배합하면 卒暴吐血을 치료하는데, 그 예가 雙荷散[聖惠方]이다.

② 이 약물은 또한 肺에 작용하여 咳血을 멈추게 할 수 있으며 대부분 複方으로 사용되는데, 예를 들면 白芨枇杷丸[證治準繩]은 阿膠 白芨 枇杷葉 등과 배합으로 조성되어 肺傷咳血, 咯血을 치료한다.

또한 疏血丸[醫宗金鑑]은 藕節에 側柏葉 白茅根 阿膠 百草霜을 배합으로 조성되어, 肺熱로 經絡이 傷하여 갑작스럽게 咳血하며, 血色이 鮮紅色을 띠는 증후를 치료한다.

만약 肺熱에 絡脈이 傷하여 발생한 衄血의 경우에도 이 약물을 응용할 수 있는데, 예를 들면 [本草綱目]에서는 신선한 藕節을 짓찧어서 즙을 내어 마시고 콧속에 넣어 코피가 멈추지 않는 것을 치료한다고 하였다.

③ 藕節은 味가 澀하고 性이 平하며, 病이 下焦에 있는 병증 尿血, 便血, 崩漏出血 등의 증후에 涼血止血 · 利水通淋하는 小薊 通草 滑石 淡竹葉 등을 배합하는데, 그 예가 小薊飮子[濟生方]이다.

만약 虛證出血인 증후에는 補虛扶正하는 약물을 배합하는데, 예를 들면 [本草綱目]에서 인용한 [全幼心鑒]의 처방에서는 藕節末 人蔘 白蜜을 煎湯하여 복용함으로써 勞倦으로 脾가 손상되어 氣가 統攝하지 못하여 발생하는 大便下血을 치료한다.

【用量 · 用法】 9~15g. 大劑 30g 鮮品은 30~60g. 水煎服.

【使用注意】 이 약물의 鮮品은 止血散瘀의 약효가 우수하므로 熱로 인한 卒爆의 出血症에 사용하고, 炒炭하면 收斂止血하는 효능이 좋아 虛寒性의 만성 出血症에 많이 사용한다.

本草選錄 : [日華子本草] "解熱毒, 消瘀血, 産後血悶, 合地黃生研汁, 熱酒并小便服."
[本草綱目] "止咳血唾血, 血淋溺血, 下血血痢, 血崩."
[方藥合編] "藕味甘寒能淸熱 解酒消煩治諸血"

【化學分析】 다량의 전분을 함유하고 그 외에 raffinose, stachyose, 포도당, fructose, sucrose 등, 또한 tannin, asparagin, vitamin C, 단백질 등을 함유한다.

【藥理硏究】 실험에 의하면 이 약물은 출혈시간을 단축한다. 炒炭하면 탄닌, 칼슘의 함량이 상대적으로 증가되고 지혈작용이 강해진다.

제 2절 涼血止血藥

性이 寒涼하여 血熱妄行으로 인한 出血병증에 응용한다. 이들 증후는 血色이 鮮紅하고 비교적 濃稠하며, 發熱을 동반하거나 혹은 熱이 없으면서 煩躁하고 面紅目赤하며 口渴欲飮, 舌紅苔黃, 脈數有力 등 증상이 주로 나타난다. 치법은 涼血藥과 止血藥을 서로 결합하여야 하는데 涼血을 주로 하여야 한다. 그러므로 응용 시에는 淸熱涼血藥과 같이 배합하여 응용한다. 또한 熱證出血은 쉽게 傷陰하므로 陰虛證을 겸하였을 때는 마땅히 養陰藥과 같이 사용하여야 한다.

寒涼性止血藥은 血瘀氣滯하기 쉬우므로 熱證出血에 뚜렷한 瘀滯 증후가 있으면 한 가지의 寒涼性止血藥을 사용하는 것은 적당하지 않으며 필요할 때는 적당한 活血行氣藥을 배합하여 응용한다.

대계 大薊[KHP]

Cirsii Herba
Japanese thistle

【出 典】 名醫別錄

【異 名】 馬薊 · 虎薊 · 刺薊 · 山牛蒡 · 鷄項草

【起 原】 국화과(Compositae) 엉겅퀴 *Cirsium japonicum* DC. var. *ussuriense* (Regel) Kitamura 또는 기타 동속근연식물의 전초이다.*

【採 取】 여름과 가을에 꽃이 필 때 地上부위를 채취하거나 가을에 뿌리를 캐어 曬乾한다.

【性 狀】 이 약은 전초로 줄기는 원기둥 모양이고 길이 50~100㎝, 지름 5~10㎜이다. 바깥면은 녹갈색~적갈색이며 세로주름이 있고 근두부는 회백색의 솜털로 덮여있다. 줄기의 꺾은면은 황백색의 수가 있다. 잎은 거의 떨어졌지만 남아 있는 잎은 회록색~황갈색이고 쭈글

* CP : 大薊(Daji) CIRSII JAPONICI HERBA
菊科 植物 薊 *Cirsium japonicum* Fisch. ex DC.의 地上部分。

쭈글하며 잎 가장자리에는 고르지 않은 가시가 나 있다. 꽃은 두상화로서 가지 끝에 남아 있고, 그 중 관상화는 오므라들었으며 적자색이고 흰색의 깃털 모양의 관모가 나와 있다.

【産 地】우리나라 전국에 분포한다. 中國의 대부분 지역에 분포한다.

【炮 製】大薊 : 깨끗이 씻어 밀폐하여 축인 후 小段으로 썰어 曬乾한다.

② 大薊炭 : 大薊段을 炒製 용기에 넣고 武火로 표면이 焦褐色이 될 정도로 炒하여 淸水를 뿌려 불꽃을 끄고 그늘에 건조한다.

【性味·歸經】味는 苦·甘하고 性은 涼하며, 心·肝經에 작용한다.

效 能	主 治
涼血止血	咯血, 衄血, 崩漏, 尿血 등 血熱妄行의 병증
散瘀消癰	瘡癰腫毒

이 약물은 苦甘·涼의 性味로 淸熱涼血·止血하며, 苦泄에 의해 破血消腫, 療瘡에 작용하고, 甘味를 겸하지만 補益하는 효능은 없다. 주로 涼血止血하여 血熱挾瘀의 吐衄, 咯血, 衄血, 尿血, 崩漏下血에 적용하며 내복 또는 外敷와 함께 散血消腫에 작용하므로 癰腫瘡毒에 사용한다.

이 약물은 일반적으로 鮮品이 涼血의 효능이 더 강하며, 炒炭하면 止血 작용이 강해지고 涼血 작용은 감약해 진다. 그러므로 熱證으로 인한 出血에는 鮮品이 좋고, 만약 收斂止血하는 목적으로 응용할 경우에는 炒炭하여 응용한다.

이 외에도 利膽작용과 利尿작용이 있어 최근 임상에서는 急·慢性肝炎이나 腎炎에 적용하여 일정한 치료효과를 얻고 있다.

【臨床應用】① 이 약물은 性이 涼하며, 止血하는 효능이 있다. 咯血, 衄血, 崩漏, 尿血, 血淋 등을 막론하고 血熱妄行에 속한 증후에는 모두 적용할 수 있다. 血의 妄行은 대부분 血熱이 逼迫하여 발생한다. [本草經疎]에서는 "大薊根最能涼血, 血熱解, 則諸證自愈矣"라고 했다. 大薊는 止血의 목적으로 사용되는데, 單味로도 곧 효과가 있으며, 예를 들면 [聖惠方]에서는 心熱吐血을 치료한다고 하였고, [普濟方]에서는 舌上出血이 그치지 않는 것을 치료한다고 하였으며, [本草滙言]에서는 吐血, 衄血, 崩中下血을 치료하는데, 모두 鮮大薊根 혹은 葉을 사용하여 짓찧어서 그 汁을 복용한다고 하였다.

또한 기타 涼血止血藥을 같이 배합하여 사용하면 그 효능이 더욱 현저하게 나타나는데 그 예가 大薊汁飮[濟生方]이다. 이 方은 鮮大薊汁에 生地黃汁 및 약간의 生薑汁 白蜜을 배합한 처방으로 吐血, 嘔血을 치료한다.

만약 炒炭하여 應用하면 오직 血分에 작용하여 收斂止血하는데, 그 예가 十灰散[十藥神書]이다. 이 方은 小薊 側柏葉 茅根 茜草根 등을 배합한 것으로 吐血, 咯血 등 모든 출혈 병증에 炒炭하여 사용한다. 이는 "血冷則凝 見黑則止"라는 뜻을 취한 것이다.

② 이 약물의 性味는 寒·苦甘으로 涼血解毒할 뿐만 아니라 또한 散瘀消腫에 작용하므로, 內外의 癰疽에 모두 사용할 수 있다. 그 散瘀消腫하는 효능은 신선한 것이 좋고, 외용하거나 내복할 수 있다. 예를 들어 [備用本草]에서 인용한 [日華子本草]에서는 大薊葉을 生으로 갈아 술과 小便으로 調服하여 腸癰을 치료한다고 하였다.

[本草滙言]에서는 大薊根葉 地楡 牛膝 金銀花를 모두 찧어서 즙을 내어 熱酒로 복용하여(만일 新鮮한 것이 없으면 건조된 것을 煎服한다) 腸癰과 內疽의 모든 병증을 치료한다고 하였고, [閩東本草]에서는 鮮大薊를 煎湯하여 肺癰을 치료한다고 하였다. 만약 食鹽과 함께 갈거나 혹은 신선한 것을 찧어서 환부에 바르면 瘡癰腫毒을 치료할 수 있다.

③ 이 약물은 利膽退黃하는 효능이 있어서 黃疸을 치료할 수 있는데, 다만 이 약물은 寒·苦의 性味로 임상에서 응용할 경우에는 濕熱黃疸에 적당하며, 清熱利膽·退黃하는 茵蔯 虎杖 등의 약물을 같이 사용한다.

이 외에도 이 약물은 고혈압을 치료하는데, 大薊根의 降壓 효과가 비교적 좋다. 고혈압에 肝熱 증후가 나타나는 경우에는 單味를 사용하거나 또는 夏枯草 豨薟草 등을 병용한다.

【用量·用法】 9～15g. 水煎服. 鮮品을 짓찧어 즙으로 내복하는 경우는 30～60g. 외용에는 鮮品을 짓찧어 환부에 바른다.

【使用注意】 脾胃가 虛寒하면서 瘀滯가 없는 경우에는 忌한다.

本草選錄 : [名醫別錄] 味甘, 溫. "主養精, 保血. 主治女子赤白沃, 安胎, 止吐血、衄鼻, 令人肥健."

[藥性本草] "根止崩中血下, 生取根搗絞汁, 服半升許, 多立定."

[日華子本草] "大薊葉, 治腸癰, 腹藏瘀血, 血運撲損, 可生研, 酒幷小便任服. 惡瘡疥癬, 鹽研毒敷."

[本草經疏] "大薊根, 陶云有毒, 誤也. 女子赤白沃, 血熱所致也. 胎因熱則不安. 血熱妄行, 溢出上竅則吐衄. 大薊根最能凉血, 血熱解則諸證自愈矣."

[方藥合編] "大小薊苦消腫血 吐衄唾咯崩漏絶"

【化學分析】 뿌리에는 alkaloid, 잎에는 pectiolinarrigenin, 6, 4′-methoxy-pectolina, 全草에는 정유, 고미질 등을 함유한다.

【藥理研究】 大薊를 炒炭하면 출혈시간을 단축한다.

물 추출물, 에틸-수 추출물과 에틸알코올 추출물을 개, 고양이, 토끼 등의 마취 동물에 실험한 결과 모두 혈압을 낮춘다.

大薊 뿌리의 탕제나 전초 蒸溜液 1 : 4000, 에틸알코올 추출물 1 : 30000은 人型의 결핵간균의 생장을 억제한다. 이 밖에도 뇌막염구균, 디프테리아균도 억제한다. 100%의 신선한 뿌리, 100%의 신선한 잎의 탕제는 A형 연쇄구균, 플렉스너균을 억제한다.

소계 小薊[KHP]

Breeae Herba
Small thistle

【出 典】名醫別錄

【異 名】猫薊・青刺薊・乾針草・刺薊菜・千針草・刺兒菜

【起 原】국화과(Compositae) 조뱅이 *Breea segeta* (Bunge) Kitam. 또는 큰조뱅이 *Breea setosa* Kitam.의 전초이다.*

【採 取】여름과 가을에 꽃이 필 때 채취하여 曬乾한다.

【性 狀】이 약은 가는 줄기에 긴 타원상 피침형의 잎이 어긋나 붙었고 줄기 끝에는 꽃이나 꽃방울이 달려 있는 것도 있다. 줄기의 길이는 25~50㎝이고 잎은 길이 7~10㎝, 너비 2~4㎝이며 바깥 면은 회록색이고 작은 가시털(刺毛)이 나 있다. 이 약은 냄새가 거의 없고 맛은 조금 달다.

【產 地】우리나라 전국에 분포하며 밭 가장자리나 빈터에 자생한다.

【炮 製】① 小 薊 : 잡질(殘根)을 제거하고 깨끗이 씻어 밀폐하여 축인 후 小段으로 썰어 曬乾한다.

② 小薊炭 : 小薊段을 炒製 용기에 넣고 中火로 焦褐色이 될 정도로 炒하여 물을 약간 뿌려 건조한다.

【性味・歸經】味는 甘하고 性은 涼하며, 肝・脾經에 작용한다.

效 能	主 治
涼血止血	咯血, 衄血, 吐血, 尿血 및 崩漏 등의 병증
解毒消癰	熱毒瘡癰

이 약물은 甘・涼의 性味는 涼血止血・化瘀하며, 겸하여 利尿 작용이 있어서 血熱妄行으로 인한 咯血, 衄血, 吐血, 尿血 및 崩漏 下血 등 병증에 적용한다. 그 효능은 大薊와 비슷해서 같이 배합하여 응용한다. 또한 解毒消癰의 효능이 있어 熱毒으로 인한 癰瘡을 單味로 내복하거나 鮮品을 짓찧어 外敷하여 치료하는데, 그 효능은 大薊보다 약간 약하다.

이 외에도 이 약물은 利尿・利膽・血壓降下 등의 작용이 大薊보다 우수해서 肝炎과 腎炎 및 고혈압 등의 병증에 적용한다.

【臨床應用】이 약물의 甘涼한 性味로 血分에 작용하여 주로 涼血泄熱, 止血하는데,

* CP : 小薊(Xiaoji) CIRSII HERBA
菊科 植物 刺兒菜 *Cirsium setosum* (Willd.) MB.의 地上部分。

무릇 血證이 血熱妄行으로 유발되는 여러 가지 증후에 선택하여 사용이 가능하다.

① 火熱이 亢盛하고 熱에 絡脈이 傷하여 야기되는 血熱有瘀의 吐衄血, 咯血, 不正性器出血 등 각종 出血 병증에 淸熱涼血·止血작용을 하므로 大薊 側柏葉 茜草根 茅根 등을 배합하는데, 그 예가 十灰散[十藥神書]이다.

心火亢盛으로 인한 吐血, 口乾인 증후에는 小薊根汁 生藕汁 生牛蒡汁 生地黃汁에 白蜜을 加하여 調服하는데, 그 예가 藕汁飮子[太平聖惠方]이다.

痰中帶血하고 겸하여 虛熱의 경우에는 三鮮飮[醫學衷中參西錄]을 사용하는데, 이 方은 鮮小薊根에 鮮茅根 鮮藕(切片)를 배합한 煮汁을 항상 복용하며, 淸熱涼血·止血하는 효능이 있다.

이 약물은 또한 單味를 사용하는데, 그 예가 淸心散[聖濟總錄]이다. 이 方은 즉 鮮小薊의 煎汁을 반 잔 정도 술을 가하여 복용하는 것으로 舌上出血을 치료하고, 겸해서 大衄을 치료한다.

② 이 약물은 涼血止血할 뿐만 아니라 利尿通淋하는 효능이 있으므로 下焦結熱로 인한 尿澀刺痛, 血淋尿血(炎症性의 血尿)을 치료한다. 單味로 사용하거나, 生地黃 滑石 山梔子 淡竹葉 등을 배합하는데, 그 예가 小薊飮子[濟生方]이다.

③ 衝任不固로 인해 血이 循經하지 못하여 야기되는 崩中下血의 증후에 涼血止血의 효과가 있다. 예를 들면 [千金方]에서는 小薊의 莖葉을 갈아서 즙을 내고 生地黃汁과 白朮을 加하여 崩中下血을 치료한다고 하였다.

小薊와 益母草를 함께 달여서 복용하면 妊娠墮胎 후의 出血不止를 치료할 수 있는데 그 예가 小薊飮[聖濟總錄]이다.

이 외에도 便血, 痔血을 치료한다. 그 예로 [重修政和經史證類備用本草]에서 인용한 [梅師方]에서는 小薊葉을 찧은 즙을 溫服하여 卒瀉鮮血을 치료한다고 하였다. 외용하면 또한 止血할 수 있는데, 그 예를 [食療本草]에서는 小薊苗를 찧어서 상처에 발라 金瘡出血을 치료한다고 하였다.

④ 이 약물은 性이 涼하여 淸熱하고, 涼血解毒·消散癰腫하는 효능이 있으므로 熱毒瘡癰을 치료하는데, 單味로 내복하거나 혹은 환처에 바를 수 있다. 그 예가 小薊葉의 粉末을 물에 잘 섞어 바르면 소아가 浸淫瘡痛으로 참을 수 없어 하고, 아울러 惡寒, 發熱하는 증후를 치료한다[簡要濟衆方].

[備急千金要方]에서는 單味를 찧은 즙을 복용하여 癬瘡作痒을 치료한다고 하였다. 또한 기타 약물을 배합해서 사용하기도 하는데, 그 예가 神效方[普濟方]이다. 이 方은 乳香 明礬을 배합한 분말을 술로 沖服하여 疔瘡惡腫을 치료한다.

이 외에도 肝膽의 熱을 淸하고 겸해서 利尿·降壓작용을 하므로 근래에는 濕熱黃疸, 肝炎, 腎炎 및 고혈압 등의 病情에 사용한다.

【用量 · 用法】10～30g. 鮮品은 30～60g. 水煎服. 외용에는 適量. 신선한 것은 짓찧어 즙을 내어 복용한다.

외용에는 적당한 양을 취하여 가루 내어 살포하거나 개어 붙인다. 신선한 것은 적당한 양을 취하여 짓찧어 환부에 붙이거나 달여서 환부를 씻는다.

【使用注意】脾胃虛寒, 便溏泄瀉의 증후에는 신중히 사용한다.

本草選錄 : [名醫別錄] "主養精, 保血. 大薊, 主治女子赤白沃, 安胎, 止吐血、衄鼻, 令人肥健."

[本草拾遺] "石皮宿血, 止新血, 暴下血, 血痢, 金瘡出血, 嘔血等."

[日華子本草] "小薊根, 無毒. 治熱毒風幷胸膈煩悶, 開胃下食, 退熱, 補虛損. 苗, 生硏汁服. 小薊力微, 只可退熱, 不苡小薊能補養下氣."

[醫學衷中參西錄] "鮮小薊根 : 味微辛, 氣微腥, 性涼而潤. 爲其氣腥與血同臭, 且又性涼濡潤, 故善入血分, 最清血分之熱. 凡咳血、吐血、衄血、二便下血之因熱者, 服者莫不立愈. 又善治肺病結核, 無論何期用之皆宜, 卽單用亦可奏效. 幷治一切瘡瘍腫疼, 花柳毒淋, 下血澀疼, 蓋其性不但能凉血上血, 兼能活血解毒, 是以有以上種種諸效也. 其涼潤之性, 又善滋陰養血, 治血虛發熱, 至女子血崩赤帶, 其因熱者用之亦效."

[方藥合編] "大小薊苦消腫血　吐衄唾咯崩漏絶"

【化學分析】全草에는 alkaloid, choline, saponin을 함유하고, 煎液에는 robining, caffeic acid, Al_2O_3, rhamnoside 등을 함유한다.

【藥理研究】① 止血작용이 있다. 마우스에 小薊의 추출물을 경구 투여하면 출혈시간을 뚜렷이 단축한다. 추출물을 胃에 주입하고 꼬리 절단법 실험을 한 결과 지혈작용을 한다. 小薊는 또한 혈관을 수축하고 아울러 응혈시간과 prothrombin time을 단축한다. 신선한 것이 비교적 좋고, 炒炭하면 지혈작용이 반대로 약해진다.

② 혈압에 대하여 작용한다. 탕제나 팅크제 70mg/kg을 표준으로 정맥에 주사하면 마취한 개, 토끼에 대해 모두 아드레날린의 혈압상승과 유사한 작용을 한다. 그러나 경구투여하면 효과가 없다.

③ 심장, 혈관에 대하여 작용한다. 적출 개구리 심장 및 토끼의 심장에 대해 뚜렷한 흥분작용을 하고 또 적출한 토끼 귀와 시험쥐의 하지 혈관을 수축한다. 이는 이 약물에 함유된 카테콜라민 물질에 의한 것이다.

④ 자궁에 대하여 작용한다. 토끼의 자궁에 대해서 임신 중 또는 미임신이거나, 적출, 생체 혹은 子宮瘻 등을 불문하고 모두 흥분작용을 한다.

⑤ 이 외에도 진정 · 소염 및 황색포도상구균을 억제하는 등의 작용을 한다.

⑥ 1일 80g/kg의 표준으로 연속 14일 모르모트의 위에 경구 투여한 결과 뚜렷한 독성 반응이 나타나지 않는다.

지유 地楡[KHP]

Sanguisorbae Radix
Garden burnet root

【出 典】神農本草經

【異 名】玉豉·酸赭·白地楡·鼠尾地楡·澀地楡

【起 原】장미과(Rosaceae) 오이풀 *Sanguisorba officinalis* Linné 또는 장엽지유(長葉地楡) *Sanguisorba officinalis* Linné var. *longifolia* (Bert.) Yü et Li의 뿌리이다.*

【採 取】봄에 發芽 전이나 또는 가을에 莖葉이 마른 후 뿌리를 캐어 曬乾한다.

【性 狀】① 오이풀 : 이 약은 뿌리로 불규칙한 방추형 혹은 원기둥 모양이고 약간 굴곡이 있으며 길이는 5~25㎝, 지름은 5~80㎜이다. 표면은 회갈색에서 어두운 갈색이고 거칠며 세로무늬가 있다. 질은 단단하며 단면은 비교적 평탄하며 분홍색 혹은 담황색이며 목부는 약간 방사상의 배열이다. 구부러진 방추형으로서 1개 또는 여러 개의 고르지 않은 뿌리가 뿌리줄기에 달려 있다. 길이 10~20㎝, 지름 5~20㎜이다. 단단한 섬유성의 뿌리줄기가 위 끝에 붙어 있으며 어두운 갈색~황갈색이고 쭈글쭈글한 세로주름이 있다. 꺾은 면은 연한 적색이고 뿌리는 연한 황색~회백색이며 섬유성으로 매우 질기다. 이 약은 특유한 냄새가 약간 있고 맛은 약간 쓰고 떫다.

② 장엽지유(長葉地楡) : 이 약은 뿌리로 긴 원기둥 모양으로 구부러져 있고 짧고 두꺼운 근경에 붙어 있으며 표면은 적갈색 혹은 자갈색이며 가는 세로무늬가 있다. 질은 단단하고 질기다. 단면은 황갈색 혹은 적갈색이며 피부는 여러 개의 황백색 혹은 황갈색의 면상(綿狀)의 섬유이다.

【產 地】우리나라 및 중국 전국에 분포하며, 長葉地楡는 중국의 安徽, 浙江, 江蘇, 江西가 주산지이다.

【炮 製】① 地 楡 : 잡질을 제거하고 깨끗이 씻은 후 밀폐하여 축인 후 厚片으로 썰어 曬乾한다.

② 地楡炭 : 地楡片을 炒製 용기에 넣고 武火로 표면이 焦褐色, 내부는 짙은 갈색이 될 정도로 炒하여 淸水를 뿌려 불꽃을 끄고 放冷한다.

【性味·歸經】味는 苦·酸·澀하고 性은 微寒하며, 肝·大腸經에 작용한다.

效 能	主 治
涼血止血	咯血, 衄血, 吐血, 尿血, 便血, 痔血, 血痢, 崩漏
解毒斂瘡	燙傷, 濕疹, 皮膚潰爛, 癰腫瘡毒

* CP : 地楡(Diyu) SANGUISORBAE RADIX
薔薇科 植物 地楡 *Sanguisorba officinalis* L. 또는 長葉地楡 *Sanguisorba officinalis* L. var. *longifolia* (Bert.) Yuet Li의 根。

이 약물의 寒性은 淸血하고, 澀味는 收斂하므로 비교적 우수한 止血작용을 나타낸다. 또한 苦味는 沈降하여 下로 走行하므로 涼血·收澀血하는 좋은 약물이다. 특히 下焦火盛의 血熱妄行으로 便血, 痔瘡出血, 血痢 및 崩漏下血 등의 병증에 적용한다.

외용에서는 또한 消腫止痛, 生肌斂瘡하는 효능으로 癰腫瘡毒, 燙火傷에 사용한다. 그러나 이 약물은 虛寒에 속한 병증에 복용하는 것은 좋지 않다.

【臨床應用】(1) 이 약물의 性味는 苦·酸澀하고, 寒涼에 속하며, 血分에 작용하여 涼血泄熱·收斂止血하는 효능이 있으므로 각종의 出血증후에 사용하는데, 예를 들면 [太平聖惠方]에서는 單味를 米醋와 삶은 즙을 복용함으로써 吐血과 婦人의 漏下不止를 치료하였다. 그런데 이 약물은 性이 沈降하여 下焦로 走行하므로, 임상에서 주로 下焦血熱 혹은 濕熱蘊結로 발생하는 질환인 便血, 尿血, 痔瘡出血, 血痢와 婦女崩漏 등의 병증을 치료한다.

宋代의 蘇頌은 [本草圖經]에서 "古者斷下多用之(옛날 사람들은 下焦의 질환을 치료하는데, 이것을 많이 사용하였다)"라고 하였는데, 이 말은 바로 古人들이 오랫동안 地榆의 임상경험을 개괄하는 말이다.

① 下焦血熱 혹은 濕熱이 大腸에 蘊結하여 발생하는 便血·痔血을 치료하는데, 주로 下血하는 색이 鮮紅이거나 혹은 先血後便의 증후에 이 약물로 涼血止血할 수 있는데, 그 예가 地榆甘草湯[雜病源流犀燭]이다. 이 方은 甘草 砂仁을 배합하여 便血腹痛을 치료한다.

血熱便血이 비교적 重한 경우에는 生地黃 白芍藥 黃芩 槐花 등을 배합하는데, 그 예가 約營煎[景岳全書]이다.

血便이나 痔瘡出血, 出血性下痢의 증후에는 槐角 防風 黃芩 枳殼 등을 배합하는데, 그 예가 槐角丸[和濟局方], 地榆槐角丸[淸·大醫院方]이다.

② 濕熱疫毒이 腸道에 蘊積하여 下痢腹痛, 裏急後重, 瀉下膿血하는 증후에 이 약물은 淸熱解毒할 뿐만 아니라 또한 涼血止血·收斂止瀉하는 효능도 있으므로 甘草와 배합하여 血痢不止를 치료한다. 그 예가 地榆湯[聖濟總錄]이다.

瀉痢 혹은 血痢가 오랫동안 낫지 않는 경우에 黃連 木香 烏梅 訶子肉 등을 배합하는데, 그 예가 地榆丸[證治準繩]이다.

③ 婦女의 崩漏下血, 月經過多 또는 血色이 鮮紅하여 血熱에 속한 증후에 涼血淸熱·止血斷下할 수 있는데, 그 예가 [太平聖惠方]의 食醋와 함께 水煎服하여 婦人의 漏下가 赤色을 띠며 그치지 않는 것을 치료한다고 기재하고 있다.

血 중에 熱이 심하고 量이 많으며 붉은 빛을 띠고 口燥脣焦의 증후에는 黃芩 生地黃 丹皮 蓮鬚 등을 병용하는데, 그 예가 治崩證極驗方[女科輯要]이다.

또한 胎漏下血을 치료한다. 그 예가 地榆散[太平聖惠方]인 데, 炒艾葉 阿膠 白朮 當歸 등을 배합하여 가루로 만들어 죽으로 복용하는 처방으로 妊娠損胎, 下血不止, 腹中疼痛 등을 치료한다.

(2) 이 약물은 瀉火解毒·涼血泄熱하는 효능과 겸하여 酸澀收斂하는 작용이 있으므로 瘍科의 外治에 사용된다.

이 약물은 燒傷·燙傷을 치료하는 주요한 약물이다. 細微한 粉末로 갈아서 麻油에 잘 개어 1~4度의 燒燙傷 創面에 펴 바르면 滲出液을 감소시키고 疼痛을 줄이며, 상처를 빨리 아물게 한다.

① 癰疽腫毒의 초기에 아직 膿이 형성되지 않은 경우에 이 약물은 涼血泄熱하는 효능으로 熱을 散하고 解毒消腫한다. 예를 들면 [小兒衛生總微論方]에서는 小兒의 面瘡이 焮赤腫痛하는 경우를 치료하는데, 單味를 달여서 그 즙에 담그거나 溫洗, 혹은 축축하게 해서 펴 붙인다고 하였다.

皮膚濕疹으로 皮膚가 潰爛赤腫하고 가려우며, 진물이 스미어 나오고 糜爛하는 증후에 사용하면 清熱收濕·止痒斂瘡하는 효능이 있다.

② [備急千金要方]에서는 小兒濕瘡을 치료하는데, 地榆를 삶은 진한 汁으로 外洗한다고 하였고, 또한 苦參과 함께 달인 후 紗布를 藥汁에 담가 두었다가 축축하게 해서 환부에 펴 바르거나 煅石膏 枯礬과 함께 갈아 분말 하여 患部에 撒布한다고 하였다.

【用量·用法】 9~15g. 水煎服. 丸·散劑로 1.5~3g 1日 3回. 외용에는 適量.

止血에는 炒炭하여 쓰고, 외용에는 生用한다.

【使用注意】 이 약물은 苦·寒한 약물이므로 虛寒의 冷痢, 下痢, 崩漏에는 신중히 사용한다.

> **本草選錄**: [神農本草經] "主婦人乳疾痛, 七傷, 帶下病, 止痛, 除惡肉, 止汗, 療金創."
> [名醫別錄] "止膿血, 諸瘻, 惡瘡, 熱瘡, 消酒, 除消渴, 補絶傷, 産后內塞, 可作金瘡膏."
> [日華子本草] "排膿, 止吐血, 鼻洪, 月經不止, 血崩, 産前後諸血疾, 赤白痢并水瀉. 濃煎止腸風."
> [本草衍義] "性沉寒入下焦, 熱血痢則可用. 若虛寒人及水瀉白痢, 卽未可輕使."
> [本草綱目] "地榆, 除下焦熱, 治大小便血證. 止血取上截片炒用. 其梢則能行血, 不可不知. 汁釀酒, 治風痹, 補腦. 搗汁餘虎·犬·蛇·蟲傷."
> [方藥合編] "地榆沈寒血熱用 痢崩金瘡並止痛"

【化學分析】 뿌리에는 ziguglycoside Ⅰ, Ⅱ, pomolic acid를 함유하고, 그 외 sanguisorbin A, B, E 등을 함유하며, 根莖葉에는 tannin, gallic acid, ellagic acid 등을 함유하고, 꽃에는 saponin, vitamin A 등을 함유한다.

【藥理硏究】 ① 止血작용을 한다. 地榆粉末이나 炒炭地榆粉末을 마우스에 경구 투여하면 출혈시간을 각각 31.9%와 45.5% 단축한다. 양자는 뚜렷한 차이가 없다. 토끼에 경구 투여한 결과 生地榆粉群과 地榆炭群 응혈시간이 25% 단축되었으며, 炒炭 후 地榆에 함유된 縮合 탄닌이 거의 모두 파괴된다. 그러므로 그 지혈작용에는 다른 성분이 참여하였을 것으로 생각된다.

② 실험성 燙傷에 대한 작용에서는 地楡粉으로 토끼, 개의 실험성 燙傷을 치료하는데, 일정한 효과가 있다. 탄닌의 치료 효과는 地楡粉末에 비해 못하다.

③ 항병원미생물 작용이 있다. 체외 실험에서 地楡는 황색포도상구균, B형용혈성연쇄구균, 폐렴구균, 뇌막염구균, 디프테리아균, 이질균, 대장균, 티푸스균, 파라티푸스균, 녹농균, 인형결핵균 등 간균 및 일부 致病性 진균, 아세아 A형 유행성감기 바이러스에 모두 억제작용을 한다. 이는 이 약물에 함유된 tannic acid와 관계된다. 예를 들어 고온 멸균하면 일부 억균 작용이 약해진다. 함유된 탄닌은 곰팡이균에 길항한다.

괴화 槐花[KP]

Sophorae Flos
Sophora flower

【出 典】日華子本草

【異 名】槐蕊 · 槐米 · 槐花米

【起 原】콩과(Leguminosae) 회화나무 *Sophora japonica* Linné의 꽃봉오리와 꽃이다.*

【採 取】여름에 꽃이 피었을 때 채취한 것을 槐花라 하고, 꽃이 피어나지 않은 꽃봉오리(花雷)를 槐米라 한다.

【性 狀】① 괴미 : 이 약은 꽃봉오리로 난형 또는 타원형이고 길이 2~6㎜, 지름 약 2㎜이다. 꽃받침 하부에는 여러 줄의 세로무늬가 있다. 꽃받침 윗부분에는 아직 피지 않은 황백색의 꽃잎이 있다. 꽃대는 가늘고 작다. 이 약은 부서지기 쉽다. 이 약은 약간 냄새가 있고 맛은 약간 쓰고 떫다.

② 괴화 : 이 약은 꽃으로 주름져 말려 있으며 꽃받침이 종 모양이고 황록색이며 선단이 5개로 얕게 갈라져 있다. 꽃잎은 5개이고 황색 또는 황백색이며 그중 하나는 비교적 크고 원형에 가깝고 선단부가 약간 오목하며 나머지 4개는 긴 원형이다. 수술은 10개로 그중 9개는 기부에서 합생하고 수술대는 가늘고 길다. 암술은 원주형이고 휘어져 있다. 이 약은 약간 냄새가 있고 맛은 약간 쓰다.

【產 地】우리나라 전국에 재식하고, 중국의 河北, 山東, 河南, 江蘇, 廣東, 廣西, 遼寧 등 지역이 주산지이다.

【炮 製】① 槐 花 : 체로 쳐서 잡질과 먼지를 제거한다.

② 炒槐花 : 槐花를 炒製 용기에 넣고 文火로 짙은 황색이 될 정도로 炒한다.

③ 炭槐花 : 槐花를 炒製 용기에 넣고 中火로 焦褐色이 될 정도로 炒하여 淸水를 뿌려 불꽃을 끄고 放冷한다.

【性味 · 歸經】味는 苦하고 性은 微寒이며, 肝 · 大腸經에 작용한다.

* CP : 槐花(Huaihua) SOPHORAE FLOS
豆科 植物 槐 *Sophora japonica* L.의 花와 花蕾。

效 能	主 治
涼血止血	便血, 痔血, 尿血, 崩漏, 咯血, 衄血 등의 병증
淸肝瀉火	肝熱目赤, 頭脹頭痛, 眩暈

이 약물은 性味가 苦·寒으로 沈降에 편중되어 大腸經에 작용하여 大腸의 熱을 淸熱하는데 뛰어난 涼血止血작용이 있어 濕熱瘀結로 인한 大便下血, 痔瘡出血에 적용하며, 下部의 出血증후에 많이 응용한다. 또한 血熱妄行의 吐血, 衄血, 崩漏, 血痢 등에도 적용한다.

또한 淸肝降火하는 작용이 있으므로 肝火上炎으로 인한 頭暈, 頭痛, 目赤腫痛 등에도 양호한 효과가 있다. 최근 연구에 의하면 이 약물은 血壓을 降下하는 작용이 있으므로 모세혈관의 脆弱性을 개선하여 고혈압과 고혈압으로 인한 뇌혈관 파열을 방지한다고 하였다.

【臨床應用】 ① 이 약물은 苦·寒의 性味로 血分의 熱을 淸泄하는데 能하고, 涼血止血하는 좋은 약물이며, 血熱妄行에 의한 각종 出血증후에 적용된다. 肝·大腸經 작용을 발휘하므로 특히 下部出血에 좋다.

大腸의 血分에 濕熱이 쌓여서 막히게 되어 陰絡의 灼傷으로 인해 나타나는 便血을 치료하는데, 淸腸涼血·止血작용이 있으므로 疎風止血·寬腸行氣하는 側柏葉 荊芥穗 枳殼 등을 배합하는데, 그 예가 槐花散[普濟本事方]이다.

만약 血熱火盛에 속한 便血에는 淸熱瀉火·涼血止血하는 山梔를 배합하는데, 그 예가 槐花散[經驗良方]이다.

이 약물은 또한 痔瘡出血에 地楡 蒼朮 甘草 등을 배합하여 사용한다.

熱이 膀胱에 쌓이고 火가 血絡을 擾動하여 발생하는 小便出血의 증후에 涼血泄熱하여 尿血을 치료할 수 있다. 예를 들어 槐花를 炒炭하여 가루로 물이나 술로 送服하면 血淋을 치료할 수 있다[滇南本草]. 槐花와 鬱金을 粉末하여 淡豉湯으로 복용하여 尿血을 치료한다[篋中秘寶方]고 하였다.

崩中下血의 不止에는 마땅히 止血하는 것이 우선이므로 槐花를 사용하면 淸熱涼血하여 그 根源을 맑게 하고 固崩止血하여 그 支流를 막는다. 예를 들어 [良朋匯集]에서는 槐花와 白草霜을 粉末하여 따뜻한 술로 調服하여 血崩을 치료한다고 하였다.

積熱이 火로 轉變하고, 迫血하여 氣를 따라 上逆하는 吐血의 증후에 苦泄降逆하고, 涼血止血할 수 있다. 예를 들어 槐香散[聖濟總錄]은 槐花를 存性으로 炒炭하고 研粉하여 麝香을 약간 加해서 따뜻한 糯米飮으로 복용하는 처방인데, 이 方은 吐血不止를 치료한다.

衄血不止를 치료하는데, 이 경우는 烏賊骨과 같은 양으로 粉末하거나 혹은 槐花 單味를 半生半炒한 粉末을 코에 불어 넣는다[世醫得效方]. 舌出血不止(舌衄)의 치료에는 槐花散[奇效良方]을 사용하는데, 이 方은 槐花 單味의 粉末을 舌上에 펴 바르거나 혹은 炒炭하여 가루로 만들어 바른다.

② 이 약물은 淸肝泄火하므로 肝熱目赤, 頭脹頭痛 및 眩暈 등의 병증에 적용되는 데 單味를 달여서 차처럼 마시거나 혹은 菊花 夏枯草 등을 배합하여 사용한다.

【用量·用法】 10~15g. 水煎服. 散劑로 呑服할 경우에는 적당히 줄인다. 외용에는 適量. 涼血瀉火 및 血壓降下에는 生品을, 止血에는 槐花炭이나 炒槐花를 사용한다.

【使用注意】 이 약물은 苦·寒하여 敗胃傷陽의 폐해가 있으므로 脾胃虛寒에는 忌한다.

> **本草選錄**: [日華子本草] "治五痔心痛, 眼赤, 殺腹臟蟲及熱, 治皮膚風, 幷腸風瀉血, 赤白痢."
> [本草綱目] "炒香頻嚼, 治失音及喉痹, 又療吐血衄血, 崩中漏下."
> [景岳全書] "炒香嚼咽, 治失音喉痹, 止吐血衄血, 腸風下血, 婦人崩中漏下, 及皮膚風熱. 涼大腸, 殺疳蟲, 治癰疽瘡毒, 陰瘡濕痒, 痔漏, 解楊梅惡瘡, 下疳伏毒, 大有神效."
> [方藥合編] "槐花味苦殺蛔蟲 熱痢痔漏及腸風"

【化學分析】 다량의 rutin 및 sophoricoside, sophorabioside, sophoraflavonoloside, sophoroside를 함유한다.

【藥理硏究】 ① 止血작용을 한다. 槐花는 출혈시간을 단축하며 炒炭 후에는 그 작용이 강해진다. 그러므로 槐花炭의 지혈작용이 生槐花에 비해 강하다.

② 모세혈관 通透性 및 취약성을 감소시키는 작용을 한다. rutin 및 그 배당체 quercetin은 모세혈관의 정상 저항력을 유지시키고 혈관 통투성을 감소시키며, 취약성이 증가되면서 출혈이 생긴 모세혈관의 정상 탄력을 회복시킨다. 연속으로 대량의 quercetin 및 rutin을 사용하면 감압되면서 생기는 마우스의 폐출혈을 막는다.

③ 심혈관계통에 대하여 작용한다. 槐花 추출물을 정맥에 주사하면 마취한 개의 혈압이 뚜렷이 내려간다. 적출 개구리심장에도 약간의 흥분작용을 하고 아울러 심전도계통을 阻滯한다. rutin, quercetin, quercitrin은 적출 및 생체 개구리 심장의 수축력과 수출량을 증가시키고 심장 박동을 느리게 한다. rutin은 두꺼비 하지 및 토끼 귀 혈관을 수축한다. quercetin은 관상혈관을 확장한다.

④ 降血脂작용이 있다. quercetin은 간, 대동맥 및 혈중의 콜레스테롤 양을 낮추고 아울러 콜레스테롤-단백복합물의 안정성을 증가시키며 실험성 동물의 동맥경화를 예방 및 치료한다.

⑤ 소염작용이 있다. rutin 및 quercetin은 각각 다른 방법에 의해 생긴 흰쥐나 마우스의 실험성 관절염증을 경감시킨다.

⑥ 평활근이완작용과 항궤양작용을 한다. quercetin은 장, 기관지 평활근의 장력을 낮춘다. 解痙작용은 rutin에 비해 5배 강하다. rutin은 흰쥐의 위장운동 기능을 낮추고 유문결찰로 발생하는 위궤양 病巢의 수를 줄인다.

⑦ rutin은 실험성 동상을 예방한다. 특히 3도 동상에 대한 효과가 제일 뚜렷하고 1도, 2도 동상에도 유효하다.

⑧ 설사완화작용이 있다. 槐花液을 토끼의 복강 속에 주사하면 장 점막을 자극하여 삼출액을 생성시키고 설사를 완화시킨다.

『附 藥』 괴각 槐角[KHP]

Sophorae Fructus
Sophora fruit

【出 典】 神農本草經

【異 名】 槐實・槐子・槐豆

【起 原】 콩과(Leguminosae) 회화나무 *Sophora japonica* Linné의 잘 익은 열매이다.*

【採 取】 겨울철에 채취하여 건조한다(⇒ *p547* 槐花 참조).

【性 狀】 이 약은 열매로 콩 꼬투리 모양이고 길이 2~6㎝, 지름 약 5㎜로 1~6개의 씨가 들어 있다. 열매껍질은 얇고 씨는 비교적 둥글며 씨가 들어 있는 부위는 염주 모양으로 열매껍질이 둥글게 부풀어져 있다. 열매껍질은 녹갈색~진한 녹색이고 씨는 흑갈색~검은색이다. 이 약은 냄새가 없고 맛은 씹으면 약간 쓰고 콩 비린 맛이 있다.

【炮 製】 ① 槐 角 : 잡질과 果柄을 제거하고 曬乾한다.

② 蜜槐角 : 洗淨한 槐角을 炒製 용기에 넣고 文火로 가열하여 炒하는데 표면이 부풀어 오르고 연한 황색이 될 때 煉蜜을 끓인 물에 희석하여 뿌리고 外皮에 광택이 날 때까지 볶아 손에 붙지 않을 정도가 되면 꺼내 그늘에서 건조한다(槐角 100㎏당 煉蜜 6㎏).

【性味・歸經】 味는 苦하고 性은 寒하며, 肝・大腸經에 작용한다.

【效能・主治】 이 약물은 性味와 效能이 槐花와 비슷하다. 다만 止血작용이 槐花보다 弱하고 淸熱下降 작용이 강하여 便血과 痔瘡出血 등의 증후에 주로 사용한다. 이 외에도 이 약물은 肝經의 實火를 瀉火시키는 효능을 겸하고 있어 肝火上炎으로 인한 頭昏頭痛 및 目赤腫痛 등의 증상에 대해 양호한 효과가 있다.

【臨床應用】 ① 大腸火盛이나 濕熱鬱結에 의한 血便, 痔瘡出血에 地楡 黃芩 當歸 등을 배합하여 사용하는데, 그 예가 槐角丸[和劑局方]이다.

濕熱下注로 인한 崩漏(不正性器出血), 帶下에는 側柏葉 地楡 魚腥草 金銀花 등을 배합하여 사용한다.

② 淸肝瀉火・明目하는 효능이 있으므로 肝火上炎으로 인한 頭痛頭暈, 目赤(눈의 充血), 心胸煩悶 등의 증후에 黃芩 黃連 赤芍藥 決明子 등을 배합한다.

【用量・用法】 6~9g. 水煎服.

【使用注意】 脾胃虛寒, 孕婦에는 忌한다.

---

* CP : 槐角(Huaijiao) SOPHORAE FRUCTUS
豆科 植物 槐 *Sophora japonica* L.의 成熟 果實。

측백엽 側柏葉[KHP]

Thujae Orientalis Folium
Thuja leaf

【出 典】名醫別錄

【異 名】柏葉·叢柏葉·扁柏

【起 原】측백나무과(Curpressaceae) 측백나무 *Thuja orientalis* Linné의 어린 가지와 잎이다.*

【採 取】봄에서 가을에 어린 가지를 가지치기를 하여 잎을 따서 曬乾한다.

【性 狀】이 약은 어린 가지와 잎으로 가지는 많이 갈라져 있고 작은 가지는 납작하다. 잎은 비늘 모양이며 엇갈려 마주나 있고, 진한 녹색 또는 황록색이다. 질은 바삭거려 절단하기 쉽다. 이 약은 특유한 냄새가 있고 맛은 쓰고 약간 떫으며 맵다.

【產 地】우리나라 전국에 분포한다. 중국의 대부분 지역에 분포한다.

【炮 製】① 側柏葉 : 딱딱한 줄기와 잡질을 제거하고 陰乾한다.

② 側柏葉炭 : 側柏葉을 炒製 용기에 넣고 武火로 焦褐色이 될 정도로 炒하여 清水를 뿌려 불꽃을 끄고 放冷한다.

【性味·歸經】味는 苦·澀하고 性은 寒하며, 肺·肝·大腸經에 작용한다.

效 能	主 治
涼血止血	咯血, 吐血, 鼻衄, 尿血, 崩漏, 外傷出血
祛痰止咳	咳喘痰多

이 약물은 性味는 苦澀·微寒하고 芳香이 있으며, 苦로 燥濕하고 澀으로 收斂하며, 寒性이어서 涼血하는 가운데 收斂止血하는 효능을 겸하고 있어 모든 出血症에 적용하며, 특히 熱證으로 인한 出血병증에 대한 치료효과가 우수하다.

최근 임상에서는 노인의 만성기관지염에 祛痰止咳의 효능이 있어 이에 적용하여 치료하며, 청년기·중년기의 血熱이나 血虛 및 病後脫毛 또는 早白에 응용하면 生髮과 烏髮의 효과가 있다.

【臨床應用】① 이 약물은 寒·涼의 性味로 血分에 작용하여, 血熱을 清하는 효능이 좋고, 苦澀의 味는 收斂止血하는 효능이 있으므로 각종 出血병증을 치료하는 要藥이다. 또한 涼血泄熱의 장점이 있어 血熱妄行에 의한 각종의 出血병증에 적용된다.

血이 熱의 핍박을 받아 위로 妄行하여 吐·衄血에 鮮紅色을 띠는 경우에 涼血止血할 수 있으므로, 임상에서는 小薊 茅根 등을 배합하여 사용한다. 古人들은 항상 鮮品을 常用하였

* CP : 側柏葉(Cebaiye) PLATYCLADI CACUMEN
柏科 植物 側柏 *Platycladus orientalis* (L.) Franco의 枝梢와 葉。

는데, 이것은 涼血止血의 효능이 더욱 좋다. 그 예가 四生丸[校注婦人良方]인데 鮮側柏葉과 鮮荷葉 鮮地黃 鮮艾葉 四味의 鮮品으로 조성된 처방이며, 血熱妄行으로 인한 吐血, 衄血을 치료한다.

虛寒性出血인 증후에는 이 약물에 溫經止血藥을 배합하는데, 그 예가 柏葉湯[金匱要略]이다. 이 方은 이 약물에 乾薑 艾葉 등의 배합으로 조성된 처방이며, 吐血이 멈추지 않고 面色萎黃, 舌淡, 脈虛無力 등의 虛寒證이 나타나는 증후에 적용한다.

鼻衄을 치료하는 경우에 외용할 수 있다. 예를 들면 吹鼻方[普濟方]은 側柏葉 石榴花를 함께 분말 하여 코에 불어넣는 처방으로서 衄血不止를 치료한다.

膀胱과 腸胃에 熱이 쌓여서 脈絡을 損傷하고 아래로 血分을 擾亂하게 하면 大小便을 통해서 出血하는데 尿血, 血淋의 증후에 小薊 茅根 등을 배합하며, 大便出血에는 槐花 地楡 등을 배합한다.

이 약물은 또한 婦人의 崩漏下血, 月經過多 증후에 사용한다. 예를 들면 芍藥湯[聖濟總錄]은 芍藥을 배합한 처방으로 固經止血하여 婦人의 月水(月經)가 오랫동안 끊어지지 않고 계속하는 증상을 치료한다. 만약 崩漏下血에 氣血兩虛의 병증인 경우에는 黨參 當歸 地黃 龍牙草 등을 배합한다.

② 최근에 임상에서는 咳喘痰多證에 사용한다. 止咳祛痰하는 작용이 있으므로 單味로 片劑를 만들어 복용하거나 煎湯으로 복용하면 肺熱咳喘으로 痰稠難咯하는 증상을 개선시키는 효과가 있다. 또한 기타 化痰止咳藥인 半夏 佛耳草 등을 병용한다.

③ 이 약물은 脫髮을 치료한다. [備急千金要方]에는 生柏葉 附子粉末을 猪脂로 잘 섞어서 丸을 만들고 湯에 넣어서 머리를 씻어 脫髮을 치료한다고 하였다. 최근에는 鮮側柏葉 60g에 酒精(60%) 또는 白酒 적당량을 가해서 7일 동안 浸泡한 후 藥液을 취하여 頭皮에 문질러서 脂溢性皮炎에 의한 頭皮의 가려움, 脫髮을 치료한다.

이 외에 側柏葉은 외용하여 外傷出血을 치료하고 또한 燙火傷에 사용된다. 예를 들어 [圖經本草]에서는 生柏葉을 짓찧어서 바르면 止痛滅瘢하는 효능이 있다고 하였다.

【用量・用法】 10～15g. 水煎服. 大劑는 30g. 외용에는 適量.

【使用注意】 이 약물을 久服, 多服하면 眩暈, 惡心, 胃部의 불쾌감, 식욕감퇴 등을 일으킨다.

本草選錄：[名醫別錄] "主吐血, 衄血, 痢血, 崩中赤白, 輕身益氣. 令人耐寒暑, 去濕痹."

[藥性本草] "止尿血, 能治冷風歷節疼痛."

[景岳全書] "善淸血涼血, 止吐血, 衄血, 痢血, 尿血, 崩中赤白, 去濕熱濕痹, 骨節疼痛. 搗爛可敷火丹, 散痄腮腫痛熱毒及燙火傷, 止痛滅瘢. 炙搗可敷凍瘡. 燒汁塗發可潤而使黑."

[本經逢原] "柏葉, 性寒而燥, 大能伐胃, 雖有止衄之功, 而無陽生之力, 故亡血虛家, 不宜擅服. 然配合之力, 功過懸殊, 如[金匱]柏葉湯, 同薑、艾止吐血不止, 當無上慮矣. 若[濟急方]同黃連治小便血, [聖濟總錄]同芍藥治月水不斷, 縱借酒之辛溫, 以行苦寒之勢. 但酒力易過, 苦寒長留, 每致減食作瀉, 瘀積不散, 是豈柏葉之過歟?"

[本草求眞] "服此大能伐胃. 雖有止血涼血之功, 而氣味與血分無情, 不過仗金氣以制木, 借炒黑

以止血耳. [名醫別錄]稱爲補益, 似屬未是, 但塗燙火傷損, 生肌殺蟲, 炙罨凍瘡. 汁染鬚發最佳."
[方藥合編] "側栢葉苦生鬚眉　吐衄崩痢濕並治"

【化學分析】 정유로서는 comphora, thujene, thujone, fenchone, pinene, caryophyllene 등이고, flavonoid로서 quercetin, myricetin, hinokiflavone, amentoflavone 등과 蠟質로서 유기산이 분리되어 juniperic acid, hexdecal 등, 이 외에 tannin, cedron, myrcene, vitamin C, 수지, β-bisabolene, farnesene 등을 함유한다.

【藥理硏究】 ① 止血작용을 한다. 側柏葉은 마우스 출혈시간 및 토끼 clotting time을 뚜렷이 단축하고 일정한 지혈작용을 한다. 側柏炭의 응혈작용은 생품에 비해 약간의 차이가 난다.

② 鎭咳작용을 한다. 이 약물의 탕제의 알코올 침전부분, 알코올 추출물 및 그 추출물 플라바논, 석유에테르추출물, 에틸 析出物, 페놀성 물질은 모두 SO_4나 암모니아 熏法에 의해 생기는 것으로 咳嗽를 진정시키는데, 그 뚜렷한 작용의 부위는 중추에 있다.

③ 祛痰작용을 한다. 이 약물의 알코올 추출물, 석유에테르 추출물 혹은 알코올 침전물 등은 모두 뚜렷한 거담작용을 한다.

④ 平喘작용을 한다. 이 약물 탕제의 알코올 침전 부분은 마우스 및 모르모트의 기관지 평활근에 모두 이완작용을 한다. 그러나 모르모트의 히스타민성 哮喘에는 뚜렷한 보호작용을 하지 못한다.

⑤ 鎭靜작용을 한다. 펜토바르비탈소듐의 마취작용에 협동하고 동물의 자발운동을 뚜렷이 감소시킨다.

⑥ 循環系統에 대하여 영향을 미친다. 이 약물 탕제의 알코올 침전 부분을 마취 고양이의 정맥이나 위에 주입하면 모두 혈압을 약간 낮추고, 적출 토끼 귀 혈관을 확장한다.

⑦ 항균작용이 있다. 황색포도상구균, 카타르균, 이질균, 티푸스균, 디프테리아균, B형연쇄상구균, 탄저균, 유행성감기 바이러스, 포진 바이러스에 모두 뚜렷한 억제작용을 한다.

저마근 苧麻根[KHP]

Boehmeriae Radix

【出 典】 名醫別錄

【異 名】 苧根・苧麻・苧麻頭

【起 原】 쐐기풀과(Urticaceae) 모시풀 *Boehmeria nivea* Gaud.의 뿌리이다.

【採 取】 겨울에서 이듬해 봄 사이에 캐어 泥土와 잡질을 제거하고 깨끗이 씻어 曬乾한다.

【性 狀】 이 약은 뿌리로 불규칙한 원기둥 모양이고 조금 구부러져 있다. 길이 6～25㎝, 지름 8～20㎜이다. 바깥 면은 회갈색이고 매우 거칠며 세로주름과 가로로 긴 피목이 있다. 돌출된 가는 뿌리의 자국과 많은 작은 혹 모양의 돌기가 있다. 껍질이 벗겨진 부분은 회갈색～황갈색의 섬유성을 나타낸다. 질은 단단하나 부서지기 쉽고 가볍다. 횡단면은

섬유성이고 조금 가루질이며 신선한 뿌리는 속까지 차 있고 때로는 수 개의 나이테 모양의 무늬가 있으나 오래된 뿌리는 속이 비어 있다. 이 약은 특유한 냄새가 약간 있고 맛은 담담하고 씹으면 점착성이다.

【產 地】 우리나라는 제주도와 남부지방에 분포하며, 중국의 浙江, 安徽, 江蘇, 山東, 陝西 등의 지역이 주생산지이다.

【炮 製】 苧麻根 : 잡질을 제거하고 깨끗이 씻어 밀폐하여 축인 후 厚片으로 썰어 曬乾한다.

【性味 · 歸經】 味는 甘하고 性은 寒하며, 心 · 肝經에 작용한다.

效 能	主 治
涼血止血	咯血, 吐血, 衄血, 尿血, 崩漏 및 紫癜 등의 병증
清熱安胎	胎動不安, 胎漏下血
清熱利尿	小便淋瀝不暢
解 毒	熱毒瘡癰, 蛇蟲咬傷

이 약물의 性味는 甘 · 寒하고, 甘 · 寒으로 涼血止血 · 清熱安胎 · 解毒通淋하는 효능이 있어 血熱妄行으로 인한 衄血, 吐血, 咯血, 尿血, 血崩(不正性器出血), 紫癜 및 外傷出血, 妊娠 중에 溫熱로 인한 胎動不安과 胎漏下血 등의 병증에 적용하며, 또한 清熱利尿작용을 하므로 濕熱下注로 인한 小便淋瀝不暢 등을 치료한다.

이 외에도 이 약물은 清熱解毒하는 효능이 있어 熱毒으로 인한 瘡癰, 痔瘡腫痛, 蛇蟲咬傷 등에 清熱解毒 약물을 배합하여 짓찧어서 바르면 치료효과를 얻을 수 있다.

【臨床應用】 ① 이 약물의 甘 · 寒의 性味는 心 · 肝經의 血分에 작용하여 모든 血分에 熱이 있어 발생하는 咯血, 衄血, 尿血, 崩漏 및 紫癜 등 모든 출혈병증에 적용한다. 그 예로 [太平聖惠方]에서는 單味를 煎服하여 血淋의 尿道澀痛을 치료한다고 하였으며, 최근에는 민간에서 항상 單味로 煎服하여 腸風下血, 血熱崩漏 등의 증후를 치료한다. 또한 기타 약물을 배합하여 응용하는데, 그 예가 苧根散[聖濟總錄]이며 이는 人蔘 蛤粉 등의 배합으로 조성되어 吐血不止를 치료한다.

② 懷胎蘊熱로 인해 발생하는 胎動不安, 胎漏下血에 대하여 清熱安胎의 작용을 한다. 그 예로 [備用本草]에 인용된 바와 같이 苧麻根[梅師集驗方]을 單味로 煎湯하여 妊娠 중의 胎動下血腹痛을 치료하는 경우를 들 수 있다. 또한 地黃 阿膠 當歸 芍藥 등을 배합하여 勞損으로 인한 胎動腹痛下血을 치료하는데, 그 예가 [外臺秘要]에서 인용한 苧根湯[小品方]이다.

③ 이 약물은 通利水道 · 清熱涼血하는 효능이 있으므로 濕熱이 膀胱으로 下注하여 발생하는 小便短赤, 淋瀝不暢 혹은 小便不通 등의 증후에 많이 적용된다. 예를 들어 [本草綱目]에 인용된 [斗門方]에서는 單味로 煎服하여 五淋을 치료한다고 하였으며 [聖惠方]에서는 蛤粉과 분말하여 복용하면 小便不通을 치료한다고 하였고, [摘元方]에서는 갈아 분말하여 小腹에서 陰部의 경계에 이르기까지에 펼쳐 붙여서 외용하면 小便不通을 치료한다고 하였다.

현재 임상에서는 白茅根 車前草 萹蓄 등 淸熱利尿 약물을 배합하여 사용한다.

④ 이 약물의 藥性은 寒涼으로 涼血解毒할 수 있어서 熱毒瘡瘍, 蛇蟲咬傷 등의 병증을 치료한다. 내복할 뿐만 아니라 외용도 하는데, 신선한 뿌리를 깨끗이 씻어서 짓찧어 펴서 환부에 붙인다. 예를 들어 [備用本草]에 인용된 [圖經本草]에서는 癰疽發背의 초기나 아직 膿이 형성되지 않은 경우를 치료한다고 하였다. 또한 [梅師方]에서는 乳癰 초기에 약간 붉게 된 것을 치료한다고 하였는데, 모두 이 약물을 찧어 붙여서 펴 바르면 된다. 내복의 경우에는 金銀花 野菊花 등 淸熱解毒藥을 배합하여 사용한다.

【用量・用法】 10~30g. 水煎服. 鮮品은 30~60g을 짓찧어 즙을 내어 복용한다. 외용에는 適量.

【使用注意】 寒性이므로 胃弱泄瀉, 血分無熱에는 忌한다.

> 本草選錄 : [名醫別錄] "主治小兒赤丹. 其淸苧汁治渴. 安胎, 貼熱丹毒腫有效. 漚苧汁, 主消渴也."
>
> [日華本草] "治心膈熱, 漏胎下血, 産前後心煩悶, 天行熱疾, 大渴大狂, 罯毒箭・蛇蟲咬."

【化學分析】 뿌리에는 phenol류, triterpenoids(혹은 sterol), chlorogenic acid이 함유되어 있고 全草와 종자에는 hydrocyanic acid를 함유한다.

【藥理研究】 ① 止血작용이 있다. 苧麻根의 추출물로 흰쥐와 마우스의 斷尾 創面을 담가 『血凝』시킨 결과 출혈량이 감소되고 출혈시간이 단축되었다. 마우스에 경구 투여하거나 복강에 주사하여도 같은 효과가 있다. 코발트(Co)^{60}을 조사하여 광범성 출혈이 초래된 개의 출혈증상이 경감된다.

연구에 의하면 苧麻根에 함유된 클로로겐산에 의해 생성된 카페인산은 뚜렷한 지혈작용을 한다.

② 항균작용이 있다. 황색포도상구균을 억제하는 작용을 한다.

모근 茅根[KP]

Imperatae Rhizoma
Imperata rhizome

【出 典】 神農本草經

【異 名】 白茅根・蘭根・茹根・地管・白花茅根

【起 原】 벼과(Gramineae) 띠 *Imperata cylindrica* Beauvois var. *koenigii* Durand et Schinz ex A. Camus의 뿌리줄기로서 가는 뿌리와 비늘 모양의 잎을 제거한 것이다.*

【採 取】 봄과 가을에 캐어 鬚根 및 膜質葉鞘를 제거하고 깨끗이 씻어 曬乾한다.

【性 狀】 이 약은 뿌리줄기로 가늘고 긴 원주형이며 지름 3~5㎜이다. 바깥 면은 황백색

* CP : 白茅根(Baimaogen) IMPERATAE RHIZOMA
禾本科 植物 白茅 *Imperata cylindrica* Beauv var. *major* (Nees) C. E. Hubb.의 根莖。

이며 약간의 세로 주름이 있고 2~3㎝마다 마디가 있으며 때로 갈라져 있다. 꺾인 면은 섬유성이다. 이 약의 횡단면은 불규칙한 원형이며 피부의 두께는 중심주의 지름보다 약간 얇으며 수의 조직은 때로 비어 있다. 이 약은 냄새가 없고 맛은 처음에 없지만 후에 조금 달다.

【產 地】 우리나라 전국에 분포한다. 중국의 각 지역에 고루 분포한다.

【炮 製】 ① 白茅根 : 깨끗이 씻어 밀폐하여 축인 후 小段으로 썰어 건조한다.

② 茅根炭 : 茅根段을 炒製 용기에 넣고 中火로 焦褐色을 띨 정도로 炒하여 淸水를 뿌려 불꽃을 끄고 放冷한다.

【性味 · 歸經】 味는 甘하고 性은 寒하며, 肺 · 胃 · 膀胱經에 작용한다.

效 能	主 治
涼血止血	衄血, 咯血, 吐血, 尿血 등의 出血병증
淸熱利尿	熱淋, 小便不利, 水腫, 濕熱黃疸
淸肺胃熱	熱病煩渴, 胃熱嘔噦, 肺熱咳嗽

이 약물은 甘 · 寒의 性味로 心 · 肺 · 胃經에 작용하여 淸熱하고 涼血生津하며 또한 膀胱經에 작용하여 利尿와 동시에 導熱下行한다. 이 약물의 특징은 甘하면서도 膩하지 않고, 寒性이 胃氣를 阻碍하지 않으며, 利尿작용을 하되 傷陰하지 않으므로 熱證으로 인한 津液不足에 적용한다. 그러나 그 작용이 완화하므로 용량을 많이 사용하여야 하며, 鮮品이 더욱 좋다. 이와 같이 이 약물은 肺胃의 熱을 淸熱시키는 효능이 蘆根과 비슷하여 胃熱嘔吐, 煩熱口渴 및 肺熱咳嗽 등의 증후에 적용하는데, 다만 蘆根은 氣分에 편중하여 淸熱生津을 주로 하고, 白茅根은 血分에 편중하여 涼血止血을 주로 하므로 그 작용이 같지 않다.

【臨床應用】 ① 이 약물의 性味는 甘 · 寒이면서도, 燥하지 않고 膩하지 않으며, 효능은 오직 涼血止血하므로 血熱妄行으로 인한 모든 血證을 치료하는 常用약물이다.

이 약물은 血分에 작용하여 肺胃의 蘊熱을 淸하고, 또한 涼血止血의 효능은 肺胃熱盛에 의한 出血병증에 單味로 사용하는데, 그 예가 [千金翼方]에서 吐血不止를 치료한다고 하였고, [校注婦人良方]에서는 鼻衄出血을 치료한다고 하였는데, 모두 茅根의 煎汁을 복용하거나 짓찧어 즙으로 복용한다.

또한 涼血止血약물을 배합하여 치료효과를 높일 수 있다. 그 예가 二鮮飮[醫學衷中參西錄]인데 이 方은 鮮茅根에 鮮藕를 배합하여 삶은 즙을 복용하는 것으로, 勞嗽에 의한 痰中帶血을 치료한다. 만약 이 처방에 다시 鮮小薊根을 가하면 三鮮飮이 되며, 그 치료효과는 더욱 좋아진다.

白茅根은 膀胱經에 작용하여 淸熱利水 · 導熱下行하는 효능이 있으므로, 膀胱의 濕熱蘊結로 인한 尿血 혹은 血淋에 사용하면 효과가 더욱 좋다. 예를 들면 [聖惠方]에서는 이 약물의 單味를 煎服하여 小便出血을 치료한다고 하였다. 만약 血尿가 때로 발생하는 증상인데 虛하면서 熱이 있는 경우에는 補虛와 止血을 겸해야 하며, 그예는 茅根飮子[外臺秘要]이다. 이 方은 白茅에 人蔘 地黃黃 茯苓을 배합한 조성으로 胞絡의 虛熱로 小便이 때때로 血色을 띠는 증후를 치료한다.

血熱妄行으로 인한 吐血, 鼻出血, 血尿 등에 單味 혹은 蒲黃 小薊 旱蓮草 藕節 側柏葉 山梔子 牡丹皮 生地黃 등을 배합하는데, 그 예가 十灰散[十藥神書], 茅根湯[沈氏尊生書]이다.

② 이 약물의 根은 淸熱利尿의 효능이 있어 熱淋으로 인한 小便不利, 水腫(急性腎炎 등), 濕熱黃疸 등을 치료한다. 그예로 [備用本草]에서 인용한 [肘后方]에서는 熱淋을 치료한다고 하였고, [醫學衷中參西錄]에서는 尿少, 身腫을 치료할 경우에 사용하는데, 모두 이 약물의 單味를 煎服한다고 하였다. 小便이 結澀不通의 증후에는 石葦 木通 冬葵子 등을 배합하고, 黃疸인 경우에는 茵蔯 梔子를 배합하는데, 淸熱利濕退黃에 효과가 좋다.

③ 이 약물은 甘寒의 性味로 肺胃蘊熱을 淸泄하므로, 肺胃의 熱로 인한 모든 증후에 적용된다. 그 예로 [備急千金要方]에서는 蘆根을 배합하여 胃熱嘔噦를 치료한다고 하였고, 또한 [外臺秘要]에 기재된 茅根湯[小品方]은 葛根을 배합하여 熱病嘔噦를 치료하는 예이며, [本草綱目]에 인용된 如神湯[聖惠方]은 桑白皮를 배합하여 肺熱氣喘을 치료하는 예이다.

【用量・用法】 15~30g. 水煎服. 鮮品은 30~60g, 大劑에는 250~500g.

【使用注意】 脾胃虛寒, 溲多不渴에는 忌한다.

本草選錄 : [神農本草經] "主勞傷虛羸, 補中益氣, 除瘀血, 血閉, 寒熱, 利小便."

[名醫別錄] "下五淋, 除客熱在腸胃, 止渴, 堅筋, 婦人崩中. 久服利人."

[本草綱目] "白茅根甘, 能除伏熱, 利小便, 故能止諸血噦逆・喘急・消渴, 治黃疸・水腫, 乃良物也. 世人因微而忽之, 惟事苦寒之劑, 致傷衝和之氣, 烏足知此哉?"

[本經逢原] "亦有因於寒者, 卽非所宜. [神農本草經]主治勞傷虛羸者, 以甘寒能滋虛熱, 而無傷犯胃氣之虞也. 言補中益氣, 胃熱去而中氣復, 是指客邪入傷中州, 漸成虛羸而言, 非勞傷本病所宜."

[本草求眞] "能解酒毒. 潰癰疽及癧毒諸瘡, 或用根搗敷, 或用此煮汁調敷毒等藥, 或以酒煮亦無不可. 此藥甘不泥膈, 寒不傷中, 爲治虛羸客犯中州之劑."

[醫學衷中參西錄] "中空有節, 最善透發臟腑鬱熱, 托痘疹之毒外出 ; 又善利小便淋澀作疼、因熱小便短少、腹脹身腫 ; 又能入肺淸熱以寧嗽定喘 ; 爲其味甘, 且鮮者嚼之多液, 故能入胃滋陰以生津止渴, 幷治肺胃有熱、咳血・吐血・衄血・小便下血, 然必用鮮者其效方著. 春前秋後剖用之味甘, 至生苗盛茂時, 味卽不甘, 用之亦有效驗, 遠勝乾於者."

【化學分析】 terpine류 화합물로서 arundolin, cylindrin, coixol, stigmasterol, campesterol, β-sitosterol, fernenon 등 ; 무기원소로서 다량의 K(0.75%), 그 외 다량의 sucrose, 포도당, xylose, citric acid, oxalic acid, malic acid 등 ; 잎에는 arborine, 줄기와 잎에는 arborinol, isoarborinol 등을 함유하고 있다.

【藥理硏究】 ① 응혈작용을 촉진한다. 白茅根粉은 토끼 칼슘회복 시간을 뚜렷이 단축한다. 그러나 이 약물에 칼슘이 비교적 많이 함유되어 있는 것에 관련이 될 수 있다.

② 利尿작용이 있다. 白茅根 뿌리의 탕제와 물 추출물을 위에 주입하면 정상 토끼에

대해 이뇨작용을 한다. 투약하고 5~10일이 되면 이뇨작용이 제일 뚜렷하다. 이러한 작용은 신경계통과 관계되거나 함유한 칼륨염과 관계된다.

③ 항균작용이 있다. 탕제는 플렉스너균, shigella균을 억제한다. 그러나 Shiga's bacillus, 舒氏이질간균에 대해서는 작용을 하지 못한다.

④ 心筋 ^{86}Rb 섭취량에 대하여 영향을 미친다. 白茅根의 물과 알코올의 종합 추출물을 2 : 1의 농도에서 0.2mg/10g의 표준으로 복강에 주사한 결과 마우스 심근 ^{86}Rb의 섭취량이 대조군에 비해 47.4% 증가한다.

양제근 羊蹄根[KHP]
Rumecis Radix

【出 典】神農本草經

【異 名】牛舌菜・土大黃・野大黃・羊蹄大黃・牛舌大黃・東方宿

【起 原】마디풀과(Polygonaceae) 참소리쟁이 *Rumex japonicus* Houtt. 또는 토대황 *Rumex chalepensis* Mill.의 뿌리이다.

【採 取】8~9월에 캐어 曬乾한다.

【性 狀】① 참소리쟁이 : 이 약은 뿌리로 원기둥 모양이고 가로로 된 주름이 있고 가는 가지뿌리가 달려 있다. 길이 10~20㎝, 지름 1~3㎝이고 근두(根頭)에는 줄기의 잔기가 남아 있다. 이 약의 바깥 면은 회황색~황갈색이고 꺾은 면은 비교적 평탄하며 황갈색을 띄우나 진한 갈색의 선이 동심원 모양으로 나이테 비슷하게 나타난다.

② 토대황 : 이 약은 뿌리로 원뿔 모양 또는 원기둥 모양으로 약간 구부러져 있다. 길이 8~16㎝, 지름 1~3㎝이다. 바깥 면은 회갈색이고 주름 및 가로로 길게 돌기된 피목 모양의 흉터자국이 있다. 위쪽에서는 줄기의 잔기를 볼 수 있고 갈색의 비늘 모양의 것과 털과 같은 섬유를 볼 수 있다. 질은 단단하고 횡단면은 황갈색이며 뚜렷한 환문과 방사상 무늬를 볼 수 있다. 이 약은 특유한 냄새가 있고 맛은 떫고 쓰다.

【產 地】우리나라 전국에 분포한다. 중국의 江蘇, 浙江, 江西, 福建, 台彎, 湖北, 湖南, 廣東, 四川 등의 지역이 주산지이다.

【炮 製】羊蹄根 : 잡질을 제거하고 깨끗이 씻어 밀폐한 후 厚片으로 썰어 曬乾한다.

【性味・歸經】味는 苦・澀하고 性은 寒・有小毒이며, 心・肝・大腸經에 작용한다.

效 能	主 治
涼血止血	衄血, 咯血, 吐血, 便血, 崩漏, 紫癜
殺蟲療癬	疥瘡, 頑癬
緩瀉通便	大便秘結

이 약물은 苦澀·寒의 性味로 寒澀으로 淸熱·涼血止血하고, 苦寒으로 解毒殺蟲·通便한다. 血熱妄行으로 인한 鼻衄, 咯血, 便血, 崩漏, 崩漏下血 등에 速效를 나타내며 또한 殺蟲止痒하는 효능이 있다. 따라서 疥癬頑癬, 水火燙傷, 無名腫毒 등을 치료할 때 生羊蹄根에 醋를 가하고 갈아 즙을 만들어 환부에 바른다. 최근 임상에서는 이 약물 15g에 大棗 30g을 배합하여 煎服함으로써 血小板減少性紫癜에 일정한 효과를 얻고 있으며, 또한 緩下通便 작용도 있으므로 大便秘結을 치료하는데, 적용하고 있다.

【臨床應用】 ① 이 약물의 性은 寒하고, 味는 苦·澀으로, 血分에 작용하여 오직 涼血止血에 적용하여 衄血, 咯血, 吐血, 便血, 崩漏 및 紫癜 등 각종 出血症에 사용하는데, 血分에 熱이 있는 증상에 모두 적용한다. 單味 또는 기타 약물을 배합하여 사용하며, 그예를 들면 [本草匯言]에서는 麥門冬과 煎服하거나 혹은 오래 졸여서 그 濃汁을 취하고 煉蜜을 加하여 膏로 만들어 복용함으로써 熱鬱로 인한 吐血을 치료한다고 하였다.

[永類鈐方]에서는 이 약물과 連皮老薑을 함께 붉게 炒하여서 그 苦寒한 약성을 완화시킨 후, 또는 술(無灰酒)에 담가 우려내고 찌꺼기를 제거한 다음 마시는데, 이 方은 腸風下血을 치료한다.

최근에는 임상에서 혈소판을 증가시킬 수 있음이 발견되었으며, 紅棗와 함께 煎服하면 혈소판감소성 紫癜에 효과가 있다고 한다.

② 이 약물은 苦·寒으로 濕熱을 제거하고 殺蟲과 癬을 치료하며, 또한 止痒하는 효능이 있으므로 疥癬을 치료하는 良藥이다. 외용으로 많이 사용하는데, 그 예가 羊蹄根散[醫宗金鑑]이다. 이는 이 약물에 枯礬을 함께 사용한 처방이며, 가루로 만들어 醋를 섞어 고르게 펴 바르는데, 滲濕止痒하는 효능이 있으므로 癬을 치료한다.

③ 이 약물을 내복하면 大黃의 瀉熱通便하는 작용과 비슷한 효능을 나타내므로 大便秘結에 사용하는데, 大黃에 비하여 완만하다. 그예로 [本草衍義]에서는 產後風秘를 치료한다고 하였으며, [聖惠方]에서는 大便이 갑자기 澀結不通한 것을 치료할 경우 單味로 煎服한다고 하였다. 만약 熱結便秘에는 玄明粉을 함께 사용한다.

【用量·用法】 10~15g. 水煎服. 鮮品은 30~50g. 외용에는 適量.

【使用注意】 脾虛泄瀉에는 忌한다.

本草選錄 : [神農本草經] “主治頭禿疥瘙, 除熱, 女子陰蝕.”
[名醫別錄] “主治浸淫疽痔, 殺蟲.”
[日華子本草] “羊蹄根治癬, 殺一切蟲, 腫毒, 醋摩貼, 葉治小兒疳蟲, 殺故夷魚·魚圭魚·檀胡魚毒, 亦可作菜食.”
[本草從新] “治產後風秘, 頭風白屑, 喉痹不語, 頭上白禿, 能制三黃·砒石·丹砂·水銀.”

【化學分析】 양제근에는 chrysophanic acid, emodin, nepodin(2-acetyl-1, 8-dihydroxy-3-methyl naphthalene)이 함유되어 있다. 이 식물에는 일종의 강혈당 성분도 함유되어 있다.

【藥理硏究】 ① 羊蹄根의 팅크劑는 in vitro에서 多種의 병원성 진균에 대해서 상당한 억제작용이 있다. 뿌리의 煎劑는 Influenza의 감염을 예방하는 작용이 있고, 尿膜液의 단백질이 많이 내려가는 작용이 있다.

② 羊蹄根의 煎劑를 농축한 후 알코올로 추출한 것은 급성임파성백혈병, 급성단구성백혈병, 급성과립구성백혈병의 환부 혈구의 탈수소효소에 대해서 억제작용(試驗管內 Mathylene blue 脫色試驗法)이 있고, 백혈구의 호흡에 대해서는 상당한 억제작용(바르부르크 呼吸器測定法)이 있다. 羊蹄는 수산을 함유하므로, 이것을 대량으로 사용하는 것은 有毒하다.

제 3절 化瘀止血藥

化瘀작용을 하는 止血약물로 跌打損傷과 瘀血이 經脈에 阻滯하여 循經하지 못하여 야기되는 出血症에 적용한다. 瘀血이 제거되지 못하면 血이 經脈에 들어가지 못함으로 인해 出血症狀이 止血되지 못한다. 이러한 경우 化瘀약물과 止血약물을 서로 배합하여 적용함으로써 止血效果를 현저히 높일 수 있으며, 또한 능히 止血하고 瘀血의 留滯를 방지할 수 있다. 그러므로 임상에 적용할 때는 항상 活血약물과 行氣약물을 병용한다.

삼칠 三七[KHP]

Notoginseng Radix et Rhizoma
Notoginseng root

【出 典】 本草綱目

【異 名】 三七根・田七・山漆・田三七・金不換・血參・參三七

【起 原】 두릅나무과(Araliaceae) 삼칠(三七) *Panax notoginseng* (Burk.) F. H. Chen의 뿌리 및 뿌리줄기이다.*

【採 取】 늦은 여름에서 초가을의 開花 전 또는 겨울에 種子가 성숙한 후 3~7년생 이상 된 것을 캐어 曬乾한다.

【性 狀】 이 약은 뿌리 및 뿌리줄기로 원뿔 모양이고 길이 1~6㎝, 지름 1~4㎝이다. 근두부에 뿌리줄기가 붙었던 자국이 있고 주위에는 작은 혹 모양의 돌기가 있으며 옆면은 회갈색~회황색이며 단속적으로 세로주름과 가는 뿌리가 붙었던 자국이 있다. 몸체는 무겁고 질은 견실하며 이를 부수면 피부와 목부는 보통 분리된다. 가로로 자른 면은 회록색, 황록색 또는 회백색이고 피부에는 작고 가는 갈색의 수지도 반점이 있으며 중심에는 희미하게 방사성 무늬가 있다. 이 약은 특유한 냄새가 약간 있고 맛은 쓰고 약간 서늘하면서 뒷맛이 약간 달다.

---

* CP : 三七(Sanqi) NOTOGINSENG RADIX ET RHIZOMA
五加科 植物 三七 *Panax notoginseng* (Burk.) F. H. Chen의 根과 根莖。

【産 地】중국의 雲南, 廣西 지역이 주산지이고, 四川, 湖北, 江西省 등의 지역에 야생한다.

【炮 製】三七粉 : 잡질을 제거하고 깨끗이 씻은 후 말려서 가루 낸다.

【性味 · 歸經】味는 甘 · 微苦하고 性은 溫하며, 肝 · 胃經에 작용한다.

效 能	主 治
化瘀止血	人體內外의 각종 出血證
活血定痛	跌打損傷, 瘀滯腫痛

이 약물은 性味가 甘苦하면서 溫하여 止血하고 또한 活血化瘀하는 효능을 함께 가지고 있어 止血시키되 瘀血을 남겨두지 않는 특징이 있으므로, 止血의 良藥으로서 體內의 각종 出血병증에 내복 또는 외용을 막론하고 모두 적용된다. 더욱이 出血에 瘀滯를 겸한 증후에 가장 적합하고, 大量出血과 出血不止의 증후에 적용한다.

이 외에도 이 약물은 活血化瘀 · 消腫止痛의 효능이 있으므로 傷科의 要藥으로 跌撲腫痛과 瘡瘍腫毒에 적용하는데, 그 消散하는 좋은 효과를 나타낸다. 최근에는 임상에서 관상동맥경화로 인한 협심증에 양호한 치료효과가 있는 것으로 보고되었는데, 이는 散瘀止痛의 효능이 있기 때문이다.

【臨床應用】(1) 이 약물은 甘溫 · 微苦하고, 血分에 작용하여, 止血하는 효능이 좋고, 또한 化瘀生新하는 작용이 있으므로 止血하되 瘀血을 머무르지 않게 하는 특징이 있어 인체 內外의 각종 出血병증에 사용하는데, 瘀滯를 겸하고 있는 증후에 특히 적용한다. 내복이나 외용, 單味나 複方에 상관없이 모두 특수한 효능을 발휘한다.

① 이 약물은 吐 · 衄血의 치료에 사용한다. 行滯化瘀하면서 또한 止血할 수 있으며 대부분 單味로 많이 응용되는데, 그예로 [本草綱目]에서 인용한 [瀕湖集簡方]에서는 單味를 씹은 다음 米湯으로 복용하는데, 吐血과 衄血을 치료한다고 하였다.

또한 기타 止血약물을 배합하여 사용할 수 있다. 그예로 煅花蕊石 血餘炭을 배합한 化血丹[醫學衷中參西錄]은 吐血, 衄血, 咳血을 치료하며, 또한 大小便下血을 치료하는 것 등을 들 수 있다.

만약 吐血이 過多하고 氣分의 虛가 심한 증후에는 黨參 山藥 生地黃 知母 등을 배합하는데, 이 예가 保元寒降湯[醫學衷中參書錄]이다.

② 咳血에 瘀滯를 겸한 증후에는 上述한 化血丹을 이용하여 치료할 수 있다. 燥熱로 인해 肺를 傷하여 熱이 肺絡을 灼하여 胸痛乾咳, 혹은 痰稠帶血하면서 血色이 紫黯色을 띠는 증후에 白茅根 大黃 龍骨 등을 배합하면 瀉火涼血 · 化瘀止血하는 효능이 있다.

咳血, 吐血이 오랫동안 낫지 않는 경우에 生龍骨 生牡蠣 山茱萸 등을 배합하는데, 그 예가 補絡補管湯[醫學衷中參書錄]이다.

③ 이 약물은 吐衄, 吐血을 치료할 뿐만 아니라 血痢赤痢, 大腸下血 및 婦人血崩, 産後血多를 치료한다. 예를 들면 [本草綱目]에서 인용한 [瀕湖集簡方]에서는 三七을 가루로 갈아서 米湯 혹은 米泔水로 調服한다고 하였고, 大腸下血, 婦人血崩을 치료하는 경우에 淡白酒를 사용하여 調服하며, 또한 四物湯에 넣어 응용한다.

④ 이 약물은 外傷으로 인한 出血에는 單味를 갈아 細末하여 外敷하는데, 그 예가 勝金散[外科全生集]이다. 이 方은 三七粉을 患處에 발라 諸瘡潰爛을 치료하고 아울러 斧砍傷 및 臁瘡出血을 치료한다.

또한 活血定痛·化瘀止血의 약물을 배합하여 사용한다. 그 예가 仇氏傳方七寶散[本草綱目拾遺]이며, 龍骨 象皮 血竭 乳香 沒藥 등을 같은 양으로 배합해서 가루 내어 溫酒로 調服하여 刀傷을 치료하는데, 이는 止血收口한다. 또한 傷口에 가루를 뿌린다.

(2) 跌打損傷으로 氣滯血瘀 혹은 筋斷骨折로 絡脈이 손상되어 出血과 腫痛이 있는 증후에 사용하면 活血消腫·止痛하는 특히 중요한 약이다. 예를 들면 療傷止血하는 작용이 있는 유명한 『雲南白藥』 중에서도 三七은 또한 중요한 組成藥이 된다. 單劑를 粉末하여 黃酒 혹은 끓인 물로 복용하며, 피부가 손상된 경우에는 三七粉을 바른다.

活血行氣藥을 배합하면 三七의 祛瘀止痛하는 효능은 더욱 현저해지는데, 그 예가 嵺峒丸[醫宗金鑑]이다. 이 처방은 乳香 沒藥 麝香 冰片 등과 조성된 처방으로 跌打損傷으로 瘀血이 凝滯하여 腫痛한 증상 및 癰疽瘡毒 등을 치료한다. [實用傷科中藥與方劑]의 三七散은 이 약물에 香附子 甘草로 조성된 처방으로, 肌肉韌帶損傷, 全身肌肉疼痛을 치료한다.

瘀血로 인한 痛症이 뚜렷한 경우에는 草烏 雪上一枝蒿 赤芍藥 紅花 등을 배합하여 사용하며, 이 처방의 예가 [上海市藥品標準 1980년판]의 三七傷藥片이다.

(3) 癰瘍腫痛인 경우의 대부분은 氣血瘀滯가 원인이 되는데, 이 약물이 癰腫瘀痛을 치료하는 것도 그 散瘀止痛·活血消腫하는 효능 때문이다. 초기에 사용하면 內消를 촉진하고, 이미 潰한 경우에는 生肌斂瘡하는 효능을 도와줄 수 있다. [本草綱目]에서는 單味를 분말하여 식초로 잘 개어 발라서 無名癰腫으로 인한 疼痛不止의 증상을 치료하고 이미 潰한 경우에는 粉末 하여 바른다고 하였다.

腐盡生肌散[醫宗金鑑]은 乳香 沒藥 血竭 兒茶 등을 배합하여 가루로 만든 처방으로 뿌려서 사용하면 癰疽潰爛 등의 증후를 치료한다.

【用量·用法】 내복 : 3~9g. 水煎服. 粉末의 呑服에는 1회 1~3g. 외용에는 適量.

【使用注意】 血虛吐血, 血熱妄行 및 出血이 陰虛로 인한 증후, 孕婦는 忌한다. 다만 滋陰·涼血의 약물을 배합하였을 때는 사용한다.

> **本草選錄** : [本草綱目] "金不換, 近時始出, 南人軍中用爲金瘡要藥, 云有奇功. 又云 : 凡杖仆傷損, 瘀血淋漓者, 隨机嚼爛, 罨之卽止, 靑腫者, 卽消散. 若受杖時, 先服一二錢, 則血不衝心, 杖后尤宜服之. 産後服亦良. 大抵此藥氣溫, 甘微苦, 乃陰陽, 厥陰血分之藥, 故能治一切血病, 與血竭相似."

"止血散血定痛，金刃箭傷跌仆杖瘡血出不止者，嚼爛塗，或爲末摻之，其血卽止. 亦主吐衄血，下血血痢，崩中經水不止，產后惡血不下，血運血痛，赤目癰腫，虎咬蛇傷諸病."

[醫學衷中參西錄] "三七，味苦微甘，性平(諸家多言性溫，然單服其末數錢，未有覺溫者). 善化瘀血，又善止血妄行，爲吐衄要藥. 病愈後不至瘀血留於經絡，證變虛勞(凡用藥强止其血者，恒至血瘀經絡成血痹虛勞). 兼治二便下血，女子血崩，痢疾下血鮮紅(宜與鴉胆子并用)久不愈，腸中腐爛，浸成潰瘍，所下之痢色紫腥臭，雜以脂膜，此乃腸爛欲穿(三七能化腐生新，是以治之). 爲其善化瘀血，故又善治女子癥瘕，月事不通，化瘀血不傷新血，允爲理血妙品. 외용善治金瘡，以其末敷傷口，立能血止痊愈. 若跌打損傷，內連臟腑經絡作疼痛者，外敷、내복奏效尤捷，瘡瘍初起腫疼者，敷之可消(當與大黃末等分，醋調敷)."

"三七之性，旣善化血，又善止血，人多疑之，然有确實可征之處. 如破傷流血者，用三七末擦之則其血立止，是能止血也；其破處已流出這血，着三七皆化爲黃水，是能化血."

[方藥合編] "三七苦溫專主血 外摻내복痛自掇"

【化學分析】 주성분은 saponin, flavonoid, amino acid 등. ① saponin 산배당체(3~8%)로서 ginsenoside Rb_1, Rb_2, Rc, Rd, Re, Rf, Rg_1, Rg_2, Rh 등 9종, 그 중에서 Rb_1과 Rg_1이 주이다. gypenoside XⅦ, notoginsenoside R_1, R_2, R_3, R_4, R_6 등.

② 정유로는 γ-muvrolene, α-elemene, γ-cadinene, δ-cadinene, α-gurjunene, cyperene, α-guaienen, α-copaene, β-cubebene, caryophyllene, δ-guaiene, α-aedrene, cuparene, β-elemene, β-guaiene, methylpalmitate, ethylpalmitate, acetic acid, heptanotic acid, octanoic acid, nonacoic acid, palmitic acid, tridecene, tetradecane, pentadecane 등이고, panaxynol, β-sitosterol 은 人蔘과 같다고 인정되고 있다.

③ saponin으로서 panaxadiol, panaxatriol 등.

④ 지혈활성 성분으로서 dencichine(0.9%) 등이 있고, 또 oleanolic acid가 없는 것이 人蔘과 구별된다.

⑤ 이 외에 quercetin, β-sitosteron, stigmasterol, daucosterol, sucrose, sanchinan A, 16종의 amino acid, 또한 Ca, Fe, Cu, Co, Cr, Mo, Mn, Mg, Ni, Zn 등의 미량원소를 함유하고 있다.

【藥理硏究】 ① 止血작용을 한다. 三七 뿌리의 온수 추출물, 三七粉, 三七의 물 추출물은 모두 응혈시간과 프로트롬빈 시간을 단축하는데 이로써 지혈작용을 한다. 三七을 분리하여 지혈 활성이 제일 강한 단체 dencichine을 얻었다. 그러나 三七 뿌리의 총 사포닌은 헤모글로빈의 응집을 억제하는 작용을 한다.

② 중추신경계통에 대하여 영향을 미친다. 三七에 함유된 panaxitriol 사포닌류, 예를 들면 Rg류는 중추신경을 흥분시키고 정신력과 체력 활동 능력을 높여 준다. 이러한 작용은 피로에 길항하는 등의 효능을 통해 나타난다. 三七에 함유된 panaxadiol, 예를 들면 Rb류는 중추억제작용을 하는데 주로 진정작용 및 안정과 최면작용을 한다. 뿌리는 panaxitriol 사포닌이 비교적 많아 주로 중추흥분작용을 하며, 三七 뿌리의 총사포닌과 三七 잎의 총사포닌은 모두 뚜렷한 진통작용을 한다.

③ 심혈관계통에 대하여 영향을 미친다. 三七 주사액은 마취한 개의 혈압을 낮추고 심장 박동을 느리게 하며 관상동맥 유량을 증가시키고 관상동맥의 阻力을 낮춘다. 三七의 총 사포닌은 동맥혈압과 말초혈관의 저력을 뚜렷이 낮추고 심장 輸出量을 증가시키며 심장 박동을 느리게 한다.

三七의 추출물은 뇌하수체 피투이트린과 심장 纖顫으로 초래되는 관상동맥 빈혈에 길항한다. 三七 flavone은 重體-後葉으로 유발되는 집토끼의 급성 심근 빈혈 심전도 T파의 변화에 길항하고, 三七의 총 사포닌은 집토끼 실혈성 쇼크 및 장도 빈혈성 쇼크에 일정 치료효과가 있으며 심장리듬실조에도 일정한 보호작용을 한다.

④ 대사에 대하여 영향을 미친다. 三七粉은 혈속의 콜레스테롤과 triglyceride의 함량을 낮추고, 三七 사포닌 C_1은 글리코겐의 합성 또는 분해, 당의 산화 이용 등에 대해 이중 조절작용을 한다.

三七 총사포닌은 간장 deoxyribonucleic acid(DNA)와 혈청 단백질의 합성을 촉진한다. 그리고 마우스 심근세포 cAMP의 함량을 높이고, cGMP의 함량을 낮춘다. 그러므로 cAMP/cGMP의 비율이 뚜렷이 높아진다. 그러나 고온 처리를 거친 三七은 도리어 高血脂 사료로 사육한 rat의 혈청 콜레스테롤, triglyceride 및 β-지단백 수준을 높이고 α-지단백 수준은 낮춘다.

⑤ 면역기능에 대한 영향이 있다. 人蔘과 비슷한 효능이 있어 지나치게 낮거나 지나치게 높은 면역반응을 정상으로 회복시키고 유기체의 정상 면역 반응을 간섭하지 않는다.

⑥ 三七엑스를 집토끼 정맥에 주사한 치사량은 2.5~3g/kg이고 rat와 마우스 복강에 주사한 치사량은 각각 0.5~0.75g/kg 및 0.075~0.1g/kg이다.

三七 총사포닌을 마우스 피하에 주사한 LD_{50}은 628mg/kg이고, 3~5%는 약간의 용혈작용을 하며, 개의 정맥에 5% 엑스 1ml/分을 주입한 결과 치사량이 587±108ml/分이었다. 三七粉을 15g/kg의 표준으로 마우스의 경구투여한 결과 사망이 초래되지 않았다. 2주가 되어 心·肝·腎 및 胃腸道를 절편 검사한 결과 아무 이상도 발견하지 못했다.

포황 蒲黃[KHP]

Typhae Pollen
Cattail pollen

【出 典】 神農本草經

【異 名】 香蒲·蒲花·蒲棒花粉·蒲草黃

【起 原】 부들과(Typhaceae) 부들 *Typha orientalis* C.Presl 또는 기타 동속식물의 꽃가루이다.*

【採 取】꽃이 피어날 때 줄기 위의 雄性花穗를 따서 曬乾하고 꽃가루를 털어 모아 粉末한다.

【性 狀】이 약은 가볍고 고운 가루로 밝은 황색~황갈색이며 물 위에 뜨고 손으로 비비면 매끈매끈한 느낌이 있으며 손가락에 잘 붙는다. 이 약은 냄새가 약하고 맛은 덤덤하다.

【產 地】우리나라 중부지방에 분포하고, 중국의 浙江, 江蘇, 安徽, 山東, 湖北 등의 지역이 주산지이다.

【炮 製】① 生蒲黃 : 덩어리진 것을 부수어서 체로 쳐 잡질을 제거한다.

② 蒲黃炭 : 蒲黃粉을 炒製 용기에 넣고 中火로 짙은 갈색을 띨 정도로 炒하여 清水를 뿌려 불꽃을 끄고 放冷한다.

【性味 · 歸經】味는 甘하고 性은 平하며, 肝 · 心包經에 작용한다.

效 能	主 治
收澀止血	咯血, 衄血, 吐血, 尿血, 便血, 崩漏, 創傷出血
行血祛瘀	心腹疼痛, 產後瘀痛, 痛經
利 尿	血淋澀痛

이 약물은 味가 甘緩하고 峻하지 않으며, 性이 平하여 寒熱에 치우침이 없어 肝經과 心包經에 작용하여 收澀止血 · 行血祛瘀하는 효능이 있다. 일반적으로 生用하면 性이 滑하여 行血消瘀하는 특징이 있으므로 瘀血이 停滯된 병증을 치료하고, 炒炭하면 性이 澀하여 그 효능은 오로지 收斂止血에 치우치게 되므로 體內外의 각종 出血병증을 치료한다.

최근의 임상경험에 의하면 生蒲黃은 일정한 지혈작용을 하므로 煎服하거나 呑服 또는 환처에 바르는데 이는 止血작용하므로 모든 出血症에 응용하며, 또한 利尿와 子宮收縮 작용을 겸하고 있어 血淋과 尿血 및 子宮出血에 더욱 좋다. 性이 平하고 緩하여 失血證에 虛 · 實을 막론하고 응용하나 다만 孕婦에는 신중을 기해야 한다.

【臨床應用】① 이 약물의 甘 · 平 性味는 收斂止血하는데 장점이 있고, 또한 活血行瘀하는 효능을 겸하고 있어, 止血行滯하는 要藥이다. 炒炭하면 性이 澀하여져 오직 止血 작용을 한다. 生으로 사용하면 두 가지 작용을 모두 겸하므로 行血과 止血작용이 있으므로 止血하면서도 瘀血을 남기지 않게 하는 특징이 있어 각종 出血병증에 적용한다.

血이 氣를 따라 逆上하면 吐血하게 되고, 肺絡이 손상을 받으면 咯血하는데, 이 약물은 行滯止血하고 瘀血을 머무르게 하는 폐단이 없어 單味의 사용도 가능한다. 예를 들면 [本草綱目]에서 인용한 [簡要濟衆方]에는 蒲黃을 짓찧어서 散으로 복용하여 吐血, 唾血을 치료한다고 하였다. 血熱妄行으로 인해서 발생하는 경우에 또한 涼血止血하는 약물에 속하는 大薊 小薊 白茅根 등을 배합해서 사용한다.

* CP : 蒲黃(Puhuang) TYPHAE POLLEN
香蒲科 植物 水蠋香蒲 *Typha angustifolia* L., 東方香蒲 *Typha orientalis* Presl 또는 동속 식물의 花粉。

② 熱邪犯肺, 迫血妄行에 의한 衄血에는 單味로 응용하는데, 만약 清熱涼血 약물을 배합하면 그 치료효과가 더욱 증강된다. 그 예가 [本草綱目]에서 인용한 [簡便單方]에서 靑黛를 배합하여 肺熱衄血을 치료한다고 하였고, [太平聖惠方]에서는 石榴花를 배합하여 散으로 사용하면 止衄하는 효력이 강화되어 鼻衄不止를 다스린다고 하였다.

이 약물은 止血祛瘀할 수 있을 뿐만 아니라 또한 利尿通淋할 수 있으므로 血淋尿血을 치료한다. 그 예가 蒲黃散[聖濟總錄]을 들 수 있는데, 이 方은 蒲黃 鬱金을 배합하여 散劑로 복용하는 것으로, 膀胱의 熱로 인한 小便出血의 不止를 치료한다.

만약 膀胱의 熱이 심한 血淋澀痛의 증후에는 生地黃 冬葵子 두 涼血·利水하는 약물을 배합하여 사용하는데, 그 예가 蒲黃散[證治準繩]이다.

또한 收澀止血·崩漏不止에 사용한다. 그 예가 蒲黃丸[聖濟總錄]이며, 이는 龍骨 艾葉의 배합으로 조성된 처방으로 부인의 月經過多, 漏下不止를 치료한다.

肝腎衝任이 虧損하여 漏下不止인 증후에는 蒲黃散[備急千金要方]을 사용하는데, 이는 鹿茸 當歸 두 補益肝腎·調理衝任하는 약물을 배합한 처방이다.

최근의 약리연구에서 이 약물은 또한 子宮을 수축하는 작용이 발견됨으로써 산후에 子宮의 수축이 잘 안 되어 出血하는 경우에 사용되는데, 이는 매우 적합한 치료법이라고 할 수 있다. 또한 活血藥인 益母草 當歸 등을 배합하여 排瘀止血 효과를 증강시킬 수 있다.

이 약물은 止血에 사용될 경우 내복할 뿐만 아니라 또한 겉에 바를 수도 있다. 그 예로 外傷出血에는 傷口에 單味를 散劑로 뿌려서 치료하는 것 등을 들 수 있다.

③ 蒲黃은 生用하면 活血行瘀하는데 장점이 있으며, 五靈脂와 배합하여 心腹疼痛, 産後瘀痛, 痛經 등의 증후를 치료하는데, 그 예가 失笑散[和劑局方]이다.

産後에 營血이 이미 虛하고 또한 瘀血阻滯를 나타내면서 겸하여 寒象을 나타내는 증후에는 溫經散寒·養血行瘀의 약물을 배합하는데, 그 예가 黑神散[和劑局方]이며, 이 처방은 肉桂 炮薑 當歸 熟地黃 등으로 조성되어 산후에 惡露가 淋漓不盡하며 臍腹冷痛하는 증상을 치료한다.

산후에 惡露不行, 煩悶滿急하며 瘀가 熱을 겸한 증후에는 涼血散瘀 약물과 배합하여 응용하는데, 그 예가 蒲黃散[和劑局方]이다. 이 처방은 荷葉 牡丹皮 生地黃 延胡索 등으로 組成된 방제이다.

【用量·用法】 3~10g. 水煎服(가제에 싸서 탕제에 넣는다). 외용에는 適量.

【使用注意】 生蒲黃은 子宮을 수축하는 작용이 있으므로 *孕婦*에는 忌한다.

本草選錄 : [神農本草經] "主心腹膀胱寒熱, 利小便, 止血, 消瘀血. 久服輕身益氣力."
[藥性本草] "通經脉, 止女子崩中不住, 主痢血, 止鼻衄, 治尿血, 利水道."
[日華子本草] "治撲損, 血悶, 排膿, 瘡癤, 婦人帶下, 月候不均, 血氣心腹痛, 妊孕人下血墮胎, 血運, 血癥, 兒枕急痛, 小便不通, 腸風瀉血, 游風腫毒. 鼻洪, 吐血, 下乳. 止泄精, 血痢."
[方藥合編] "蒲黃味甘崩疼主 生則破血炒可補"

【化學分析】 steroid로서 α-typhasterol, α-sitosterol, β-sitosterol, β-sitosterol palmitate 등과 flavonoid로서 isorhamnetin배당체 naringenin, quercetin, typhameoside 등 및 지방유로서 palmitic, vanilic, succinic, arachidonic, typhic, protocatechuic, stearic, linoleic acid 등이며, 그 외 alkaloid, pentosane, K, P, Zn, S, Mn, Ca 등 20 여종의 미량원소를 함유한다.

【藥理硏究】 ① 凝血促進 작용을 한다. in vitro 실험에서 蒲黃의 탕제는 인체 혈액의 응고를 촉진한다. 蒲黃의 물 추출물 또는 50% 알코올 추출물은 모두 토끼의 응혈시간을 뚜렷이 단축시킨다. 蒲黃粉을 상처에 외용하면 실험성 마취한 개의 가지동맥출혈을 억제한다.

生蒲黃을 경구 투여하면 토끼의 응혈시간과 마우스의 출혈시간을 단축하고, 炒炭하면 그 작용이 生品보다 강해진다. 炒蒲黃의 溶解抑制작용은 生蒲黃에 비해 뚜렷이 강하다.

② 심혈관계통에 대하여 작용한다. 관상동맥 유량을 증가하고 영양성 혈류량을 증가하며 대사를 개선한다. 혈관을 확장하며 심장의 射血기능을 강화하고 심기능지수를 높이며 심전도를 개선한다. 또한 말초 阻力을 낮추고 심장박동을 느리게 한다. 알코올 추출물은 蟾蜍 적출 심장에 대하여 저농도에서는 수축력을 증강하고 고농도에서는 억제한다. 집토끼 실험성 급성심근 경색의 말초 순환을 개선하는 동시에 滲出에 길항하며 심근 손상에도 보호작용을 하고 심근 경색을 억제하며 헤모글로빈의 응집에 길항한다.

③ 동맥죽상경화 억제작용을 한다. 혈청 총 콜레스테롤을 뚜렷이 낮추고, 腸道에 대하여 外源性 콜레스테롤을 흡수하는 것을 억제하며 헤모글로빈의 粘附率을 낮추고 고밀도 지방단백질을 높인다. 또한 관상동맥 流量을 증가하고 혈류를 가속시키며 대사를 왕성하게 한다. 그러므로 동맥죽상경화의 형성에 일정한 영향을 준다. 어떤 보고에 따르면 蒲黃花粉은 혈청 콜레스테롤과 동맥죽상경화의 형성에 길항한다고 한다. 그러나 蒲黃 엑스를 사용하면 아무런 효과도 없다.

④ 혈압강하작용이 있다. 蒲黃 탕제, 알코올 추출물은 모두 마취한 고양이, 토끼, 개의 혈압을 낮추고 심장박동을 느리게 한다. 개의 복강에 주사하여도 역시 강압작용을 한다. 임상에서 蒲黃 單味를 사용량에 한하여 복용할 경우 정상 혈압에 아무런 영향도 주지 않는다.

⑤ 子宮에 대한 작용을 한다. 蒲黃 탕제, 팅크제 및 에틸알코올 추출물은 모르모트, 흰쥐, 마우스의 적출 자궁을 흥분시킨다. 많은 양을 사용하면 경련성 수축이 초래되고, 임신하지 않은 자궁에 대한 작용이 임신한 자궁에 대한 작용보다 뚜렷하여 산후 자궁 수축력을 증강시키거나 긴장성을 증강시킨다. 蒲黃주사액은 모르모트, 마우스의 중기 引産에 뚜렷한 효과가 있다.

⑥ 腸管에 대한 작용을 한다. 蒲黃추출물은 적출 장관의 연동을 증강한다. 그러나 이러한 작용은 아트로핀에 의해 차단된다. 이 약물에 함유된 isorhamnetin은 마우스 적출 장관의 경련을 제거한다.

⑦ 항염작용이 있다. 湯劑를 下肢燙傷 마우스와 단백질 관절염 마우스의 복강에 주사한 결과 부종을 제거한다. 이러한 작용의 원리는 첫째 국소 미세 순환을 개선하여 흡수를 촉진하는데 있고, 둘째는 모세혈관 通透性을 낮추는데 있다.

⑧ 면역기관에 대한 작용을 한다. 세포 면역과 체액 면역기능에 뚜렷한 영향을 주어 라테 면역기관을 현격히 위축시킨다. 그러나 말초 백혈구 총수와 중성 백혈구 대식기능에는 아무런 영향도 주지 못한다. 적은 양을 사용할 때에는 대식세포의 대식기능에 뚜렷한 영향을 주지 못하고, 중등의 양을 사용할 때는 억제작용을 하며, 대량 사용하면 뚜렷한 증강작용을 한다. 또한 라테 흉선, 비장 cAMP의 함량을 높이는 추세를 보인다.

⑨ 抗結核작용을 한다. 시험관 내에서 고농도(1 : 100)의 蒲黃 湯劑는 결핵균의 성장을 억제하고 모르모트 실험성 결핵병에 대하여 일정한 치료 효과를 나타낸다.

⑩ 이 외에도 蒲黃알코올 추출물을 정맥에 주사하면 마취한 개에 일정한 이담작용을 한다. 임상 관찰에 의하면 이 약물은 또 利尿와 平喘작용을 한다.

⑪ 급성독성실험에 의하면 蒲黃의 LD_{50}은 35.57g/kg(체중)이다. 모르모트에 대해서는 알레르기 증상을 일으키고 응혈시간을 단축하며 적·백혈구의 총 숫자를 감소시킨다. 집토끼에 대해서는 용혈작용을 한다.

천초근 茜草根[KHP]

Rubiae Radix
Madder root

【出 典】神農本草經

【異 名】茜草·紅茜根·血見愁·地蘇本·活血丹·八仙草·金錢草

【起 原】꼭두서니과(Rubiaceae) 꼭두서니 *Rubia akane* Nakai 또는 기타 동속 근연식물의 뿌리이다.*

【採 取】봄과 가을에 캐어 莖苗와 鬚根을 제거하고 曬乾한다.

【性 狀】이 약은 마디가 있는 뿌리줄기와 가늘고 긴 원주상의 뿌리로 이루어졌으며 뿌리줄기의 마디마다 여러 개의 뿌리가 붙어 있다. 뿌리의 길이 5~15㎝, 지름 1~3㎜이며 바깥 면은 흑자색이고 꺾은 면은 홍자색이다. 질은 딱딱하고 부스러지기 쉽다. 이 약은 특이한 냄새가 있고 맛은 약간 쓰며 오래 씹으면 혀를 자극한다.

【産 地】우리나라 전국에 분포한다. 중국의 陝西, 河南, 河北, 安徽, 山東 지역이 주산지이다.

【炮 製】茜 草 : 잡질을 제거하고 깨끗이 씻어 밀폐하여 축인 후 厚片 또는 小段으로 썰어 건조한다.

* CP : 茜草(Qiancao) RUBIAE RADIX ET RHIZOMA
茜草科 植物 茜草 *Rubia cordifolia* L.의 根과 根莖。

② 茜草炭 : 茜草片 혹은 段을 炒製 용기에 넣고 표면에 焦黑色을 띄고 속이 焦黑色을 띌 정도로 炒하여 물을 뿌려 불꽃을 끄고 그늘진 곳에 放冷한다.

【性味 · 歸經】 味는 苦하고 性은 寒하며, 肝經에 작용한다.

效 能	主 治
涼血止血	血熱로 인한 각종 出血병증
活血祛瘀	血滯經閉, 跌打損傷, 關節疼痛

이 약물의 性味는 苦·寒하고 苦로 泄降, 寒으로 淸熱하며 肝經血分에 작용하여 涼血止血하는 효능이 있으므로 血熱로 인한 吐血, 衄血, 便血, 尿血, 崩漏下血 등 出血증후에 적용한다. 또한 活血祛瘀하는 작용이 있어 通經止痛의 효과가 있다. 이 약물은 止血하는 중에 또한 祛瘀작용이 있고, 性이 寒涼하여 止血하되 瘀血이 留滯하는 폐단이 없어 止血의 良藥이 되므로 부인과의 要藥이다. 行血에는 生用하고, 止血에는 炒炭하여 사용한다.

【臨床應用】 ① 이 약물은 苦·寒으로 血分에 작용하여 涼血和陰·瀉火制陽하여 涼血止血하는 要藥으로서, 血熱妄行으로 인한 각종 出血症에 주로 적용된다.

火熱上炎으로 인해 陽絡을 灼傷하면 血이 핍박을 받아 外溢로 인해 衄血이 발생하는데, 이 경우에 瀉火淸熱·涼血止血한다. 艾葉 烏梅와 함께 갈아서 蜜丸으로 복용하는데, 그 예가 茜梅丸[普濟本事方]이다.

이 약물은 淸熱降泄·涼血止血하는 효능이 있으므로 單味로 사용하면 鮮血嘔吐를 치료하는데, 그 예가 [本草綱目]에서 인용한 [簡要濟衆方]에서는 茜草根을 가루로 만들어 煎服하여 吐血不止를 치료한다고 하였다.

또한 黑豆 甘草를 같이 갈아 물로 丸을 만들어 복용하는데, 그 예가 茜草丸[聖濟總錄]이다. 止血작용을 강화한 처방이 吐血神方[醫門補要]인데, 이 方劑는 三七 鷄血藤膏을 배합하여 煎服하는데, 吐血을 치료한다.

肺胃熱邪의 熾盛으로 인한 吐血에 虛勞無力이 겸한 증후에는 黃芩 側柏葉 黃芪 當歸 등의 淸熱扶正 약물과 배합하는데, 그 예가 茜根散[鷄峰普濟方]이다.

崩漏下血不止의 氣虛不攝한 증후에 益氣健脾·固衝止血의 黃芪 白朮 山茱萸 龍骨 등을 배합하는데, 그 예가 固冲湯[醫學衷中參西錄]이다.

濕熱이 大腸에 蘊結하여 血絡의 損傷으로 인한 赤白下痢의 증후에는 黃連 升麻 白芍藥 地楡 등을 배합하는데, 그 예가 茜根丸[世醫得效方]이다.

② 이 약물은 血中의 熱을 淸熱하고 止血할 뿐만 아니라 또한 行血하여 壅積瘀血을 消하는 효능이 있다. 오직 肝經에 작용하여 특히 女科에 상용되는 약물이다. [本草綱目]의 發明項에 기재된 처방을 보면 茜草 一兩(30g)을 黃酒로 煎服하여 婦女의 經水不通을 치료한다고 하였다.

血瘀經閉 증후에는 當歸 香附子 赤芍藥 등 活血通經藥을 배합하여 사용한다.

跌打損傷으로 瘀滯疼痛의 증후에는 六月雪水와 같이 달여 복용할 수 있으며, 또한 이 약물에 紅花 當歸 川芎 등을 배합한다.

痹證으로 關節疼痛의 증후에는 單味를 술에 담가 복용하거나 또는 鷄血藤 海風藤 延胡索 등 祛風濕·止痹痛하는 약물을 배합하여 그 祛瘀止痛하는 효능을 강화시킨다.

【用量·用法】 10～15g. 水煎服. 大劑에는 30g. 丸劑·散劑에도 넣는다.

【使用注意】 苦寒降泄의 약물이므로 脾胃虛弱, 精虛血少, 陰虛火旺에는 신중히 사용한다.

> 本草選錄 : [神農本草經] "主寒濕風痹, 黃疸, 補中."
>
> [藥性本草] "主六極傷心肺, 吐血, 瀉血."
>
> [本草綱目] "通經脉, 治骨節風痛, 活血行血."
>
> [本草經疏] "行血涼血之要藥也. 故主痹及疸. 疸有五, 此其爲治, 蓋指蓄血發黃, 而不專於濕熱者也. 痹者血病, 行血軟堅則痹自愈."
>
> [日華本草] "止鼻洪, 帶下, 產後血暈, 乳結, 月經不止, 腸風痔瘻, 排膿. 治瘡癤, 泄精, 尿血, 撲損瘀血, 皆取其涼血行血, 苦寒泄熱之功耳."
>
> [本草求眞] "功用略有似於紫草, 但紫草則止入肝涼血, 使血自爲通活, 此則能入肝與心包, 使血必爲走泄也. 故凡經閉、風痹、黃疸, 疸有黃疸、穀疸·酒疸·黃汗·女勞疸. 皆有寒濕、熱濕之別, 此則專就蓄血以論. 大抵寒濕宜用茵陳、附子、茵陳四逆 ; 熱濕宜用梔子、大黃 ; 血瘀宜用桃仁承氣之類. 因於瘀血內阻者, 服之固能使瘀血下行 ; 如値吐崩尿血, 因於血滯而見艱澀不快者, 服之更能逐澀血止. 總皆除瘀去血之品, 與於紫草血熱則涼之意. 貌同實異, 不可混也. 但血虛發熱者忌用."
>
> [方藥合編] "茜草味苦主諸血 損傷蠱毒及虛熱"

【化學分析】 이 약물에는 purpuroxanthin, ruberythrinic acid를 함유하고 후자를 가수분해하면 alizarin 및 포도당을 산생한다. 이 외에 rudin, galiosin, citric acid, malic acid, tartaric acid, protein, pectin 등을 함유한다.

【藥理研究】 ① 止血작용을 한다. 茜草炭을 경구 투여하면 마우스의 尾部 출혈시간이 단축된다. 茜草根의 온수 추출물은 집토끼의 응혈시간을 약간 단축하고, 가벼운 지혈작용을 하는데, 炒炭 후의 작용이 더욱 뚜렷하다. 그러나 적출 실험에서는 약간의 응혈 효능을 나타낸다.

② *in vitro* 실험에서 抑菌 작용을 한다. 황색포도상구균, 백색포도상구균, 카타르구균, 폐렴구균 및 유행성 감기 바이러스에 모두 일정한 억균 작용을 한다.

③ 止咳·祛痰작용을 한다. 마우스에 茜草根의 탕제를 복용시키면 뚜렷한 止咳와 祛痰 작용을 한다. 그러나 알코올을 가하여 침전시킨 후의 여과액은 이러한 효과가 없다.

④ 平滑筋에 대하여 작용한다. 茜草根의 탕제는 아세틸콜린에 의해 생기는 토끼의 적출 장경련에 길항하고 解痙한다. 茜草根의 물 추출물은 적출 모르모트 자궁을 흥분시킨다. 산부가 복용하면 자궁의 수축이 증강된다.

⑤ 尿路結石에 대하여 작용한다. 20% 茜草제제로 마우스를 사육한 결과 이미 형성된 실험성 腎·膀胱결석을 억제 혹은 방지하였으며, 칼슘과 마그네슘에 의해 형성된 결석에 대해서도 일정한 용해작용을 한다. 결석의 배출을 촉진하는 작용은 방광근을 흥분시키는 것과 관계된다.

⑥ 항암작용을 한다. 茜草에서 추출한 물질 RA는 항암작용을 하는데 마우스 백혈병, 복수암, 대장암 및 암세포 전이에 유효하다. 이 물질은 정상세포에 대한 독성은 아주 낮다.

⑦ 마우스에 茜草 탕제를 150g/kg을 경구 투여한 결과 사망이 초래되지 않았다. 사용량을 175g/kg으로 증가한 결과 5마리 동물에서 1마리가 죽었다.

화예석 花蕊石

Ophicalcitum
Ophicalcite

【出 典】嘉祐本草

【異 名】花乳石·煅花蕊石·白雲石

【起 原】규산염광물 안티고라이트. 이 약은 주로 방해석과 사문석으로 구성되어 있다.*

【性 狀】이 약은 크기가 고르지 않은 덩어리로 회백색의 바탕에 연한 황색~황록색의 무늬가 교대로 있다. 바깥 면은 평탄하지 않으며 능각(稜角)이 있고 빛을 반사하며 광택이 난다. 질은 매우 단단하며 비중이 크다. 이 약은 냄새와 맛이 없다.

【產 地】중국의 陝西, 河南, 河北, 江蘇, 浙江, 湖南, 山西, 四川 지역이 주산지이다.

【炮 製】① 花蕊石 : 깨끗하게 씻어서 말린 후, 부수어서 작은 덩어리로 건조한다.

② 煅花蕊石 : 花蕊石의 小塊를 耐火 용기에 넣고 武火로 빨갛게 煅하여 식힌 후 빻아서 부순다.

③ 醋煅花蕊石 : 花蕊石 小塊를 耐火 용기에 넣고 武火로 빨갛게 煅하여 米醋에 淬한다. (花蕊石 100kg당 米醋 25kg)

【性味·歸經】味는 酸·澀하고 性은 平하며, 肝經에 작용한다.

效 能	主 治
化瘀止血	咯血, 吐血, 創傷出血

이 약물은 酸·澀의 性味로 收斂하고 甘으로 行散하며, 肝經에 작용하여 化瘀止血작용을 한다. 止血化瘀하는 효능이 강하여 內外出血의 모든 병증에 적용하며, 出血을 止血시키는 작용과 化瘀하는 효능을 겸하였으므로 出血에 瘀滯를 겸한 증후에 적용하는데, 특히 吐血의 병증에 주로 사용한다. 다만 出血症인 데다 體虛하고 瘀滯가 없는 증후에는 적당하지 않다.

* CP : 花蕊石(Huaruishi) OPHICALCITUM
變質岩類 岩石인 蛇蚊石이 포함한 大理岩。

【臨床應用】 이 약물은 質이 단단하고 性味가 酸·澀하며, 質이 重하여 沉降하고, 血溢을 멈추게 할 뿐만 아니라 또한 瘀滯를 化하므로 吐衄, 咯血 등 體內의 瘀滯에 의한 각종 出血병증에 적용하며, 또한 갈아서 細末하여 創傷出血에 외용한다.

무릇 經을 벗어난 血에는 모두 瘀血이 머물러 있게 되고, 瘀血이 제거되지 않으면 血이 歸經하지 못하므로, 新血이 생기지 않는데, 이 경우에 이 약물을 사용하면 收斂止血할 뿐만 아니라 또한 化瘀行血하는 효능이 있으므로 單味로도 치료효과를 얻을 수 있다. 예를 들면 花蕊石散[十藥神書]은 이 약물을 煅해서 細末하여 술 혹은 米醋, 童便과 함께 복용하여 瘀滯吐血을 치료한다.

또한 기타 止血약물과 배합하여 사용한다. 그 예가 化血丹[醫學衷中參西錄]을 들 수 있는데, 이 方은 三七 血餘炭의 배합으로 조성되어 胃腸出血을 치료한다.

咯血을 치료하는 경우에 白芨 血餘炭 등을 배합하는데, 그 예가 花蕊石白芨散[經驗方]이다.

創傷出血로 인한 瘀滯疼痛인 증후에 이 약물을 細末하여 상처에 바르면 澀絡止血하고 化瘀止痛한다. 單味를 硏末하여 상처에 바르거나, 또는 기타 다른 약물과 배합하여 응용해도 된다. 예를 들면 花蕊石散[和劑局方]은 花蕊石 硫黃을 잘 섞어서 瓦罐에 넣고 밀봉하여 火煅하고 함께 갈아서 상처 부위에 뿌리는 처방으로 止血의 효과가 있고, 또한 童便이나 黃酒에 잘 섞어 복용하면 金刃箭鏃傷 및 打撲傷損, 猫狗咬傷 등 여러 가지 증상을 치료한다.

이 약물을 煅한 후에 生肌 약물에 넣으면 收濕斂瘡하여 創口의 愈合에 유리하며, 그 예가 平肌散[證治準繩]인데, 이 처방은 密陀僧 白龍骨 乳香 輕粉을 배합한 것으로 諸瘡不斂을 치료한다.

【用量·用法】 10~15g. 水煎服. 硏末呑服에는 1회 1~1.5g. 외용에는 適量.

【使用注意】 이 약물은 石藥으로 性이 慓悍하므로 血虛에는 久服을 忌한다. 姙婦에는 신중히 한다.

本草選錄：[本草圖經] "近世以合疏黃封固, 煅研末, 敷金瘡, 效如神."

[本草綱目] "蓋厥陰經血分藥也. 其功專於止血, 能使血化爲水, 酸以收之也. 而又能下死胎, 落胞衣, 去惡血, 惡血化則胎與胞無阻滯之患矣. 東垣所謂胞衣不出, 澀劑可以下之, 故赤石脂亦能下胞胎, 與此同義葛可久治吐血出升斗, 有花蕊石散；[和劑局]治諸血及損傷·金瘡·胎産, 有花蕊石散, 皆云能化血爲水. 則此石之功, 蓋非尋常草木可比也. 治一切失血傷損, 內漏, 目翳."

[方藥合編] "花蘂石寒止諸血　治金瘡出産後洩"

【化學分析】 대량의 탄산칼슘 $CaCO_3$과 탄산마그네슘을 함유하고 또한 소량의 철염과 칼륨염을 함유하였으며 소량의 산에 용해되지 않는 물질도 함유하였다.

【藥理硏究】 혈중 칼슘이온의 농도를 높이고 혈관의 치밀성을 높이며 혈장의 삼출을 방지하여 혈액의 응고를 촉진한다. 마우스의 가지 동맥을 절단한 후 花蕊石 분말을 살포한 결과 평균 응혈 시간이 1분이다.

제 4절 溫經止血藥

溫性으로 虛寒性의 出血證에 적용한다.

임상에서는 陽虛로 攝血하지 못하여 유발되는 便血, 子宮機能의 저하로 인한 崩漏 및 月經過多 등의 증후에 주로 사용하며, 항상 溫陽약물을 병용한다. 艾葉과 伏龍肝 등은 그 藥性이 剛燥하여 血이 動하기 쉬우므로 熱盛火旺의 出血症에 절대로 오용하여서는 안 된다.

애엽 艾葉[KHP]

Artemisiae Argyi Folium
Artemisia herb

【出 典】 名醫別錄

【異 名】 艾灸草 · 醫草 · 灸草 · 黃草 · 譜艾 · 艾

【起 原】 국화과(Compositae) 황해쑥 *Artemisia argyi* Lev. et Vant., 쑥 *Artemisia princeps* Pamp. 또는 산쑥 *Artemisia montana* Pamp.의 잎 및 어린줄기이다.*

【採 取】 여름에 꽃이 피기 전에 따서 陰乾하거나 曬乾한다.

【性 狀】 이 약은 압축된 잎과 그 조각으로 되어 있고 종종 가는 줄기를 함유한다. 잎은 오그라져 있으나 펴서 보면 길이 4~10㎝, 너비 2~10㎝이며 깃꼴로 갈라져 어긋나게 붙어 있다. 잎의 윗면은 녹색~어두운 녹갈색을 띠고 뒷면은 회백색의 가는 솜털이 밀생하여 부드러운 촉감을 준다. 이 약은 특이한 방향이 있고 맛은 쓰다.

【産 地】 우리나라 전국에 분포한다. 중국은 전국에 고루 분포하며, 華北, 東北産이 유명하다.

【炮 製】 ① 艾 葉 : 잡질과 줄기를 제거하고 체로 쳐 먼지를 제거한다.

② 醋艾葉 : 艾葉에 米醋를 고루 섞어 밀폐한 후 炒製 용기에 넣고 文火로 炒乾한다(艾葉 100kg 당 米醋 15kg).

③ 艾葉炭 : 艾葉을 炒製 용기에 넣고 中火로 焦黑色이 되게 炒하여 淸水를 뿌려 불꽃을 끄고 放冷한다.

【性味 · 歸經】 味는 辛 · 苦하고 性은 溫하며, 肝 · 脾 · 腎經에 작용한다.

이 약물은 苦味로 燥하고 辛味로 散하며 芳香性이 있고, 溫하여 오직 三陰經에 작용하여 氣血 · 經脈을 溫暖하게 하고 寒濕을 逐去하여 冷痛을 치료한다. 그러므로 張仲景은 漏下의 질환을 치료하는데, 적용하였고, 李時珍은 經帶를 치료하는 良品으로 부인과의 要藥이라고 하였다.

---

* CP : 艾葉(Aiye) ARTEMISIAE ARGYI FOLIUM
菊科 植物 艾 *Artemisia argyi* Levl. et Vant.의 葉。

效 能	主 治
溫經止血	崩漏, 姙娠下血, 衄血, 咯血
散寒止痛	下焦虛寒, 腹中冷痛, 月經不調, 經行腹痛, 宮冷不孕, 帶下
除濕止痒	皮膚濕疹, 瘙痒
	溫灸에 사용

이와 같이 이 약물이 치료하는 병증을 종합하여 보면 주로 下焦虛寒의 병증인 腹中冷痛, 經寒不調, 宮冷不孕 등인데, 이는 모두 祛寒하는 효능이 있기 때문이다.

이 약물을 炒炭하면 止血하는 효능을 증강시켜 虛寒性 出血병증을 다스릴 수 있으며, 婦女의 崩漏下血에 常用한다. 또한 寒涼한 약물을 배합하여 生用하면 血熱로 인한 吐衄을 치료하며, 辛溫한 性이 억제되는 동시에 寒性藥物로 인한 陽氣의 손상도 방지한다. 이러한 효능 외에도 이 약물은 濕疹疥癬에 대하여 燥濕止痒하는 효능이 있어 피부질환을 치료한다.

이 약물이 溫經止血하는 효능은 炮乾薑의 효능과 같으나 다만 炮薑은 中焦虛寒을 주관하는데, 艾葉은 주로 下焦虛寒을 주관한다. 또한 下焦의 氣血을 溫暖하게 하는 작용은 肉桂와 같으나, 肉桂는 辛甘·大熱하여 능히 行血하되 止血시키지 못하고, 墮胎시키므로 安胎시킬 수 없는 반면, 艾葉은 辛甘·溫煦하여 氣血을 따뜻하게 하므로 調經하는 동시에 또한 능히 止血安胎한다는 점이 두 약의 차이점이다.

【臨床應用】 ① 艾葉은 氣가 香하고 味는 辛하며 性은 溫하므로 散寒하고 暖氣血·溫經脈하여 溫經止血의 要藥이다. 주로 虛寒에 속한 出血 병증에 적용한다.

崩漏下血에 의한 下元虛寒, 衝任不固의 병증에는 溫經脈·散寒凝·止崩血할 수 있다. 그 예로 [本草綱目]에서 인용한 [古今錄驗]의 처방에서는 溫脾止血하는 乾薑 阿膠를 배합하여 婦人의 崩漏가 연일 며칠 지속되면서 그치지 않는 것을 치료한다고 하였다.

婦人의 衝任虛損으로 인한 崩中漏下, 月經過多에 溫經止血·補血調經하는 阿膠 芍藥 當歸 乾地黃 등을 배합하여 사용하는데, 그 예가 膠艾湯[金匱要略]이다.

婦人의 胎動不安 혹은 胎漏下血, 衝任不固로 인하여 血이 養胎하지 못해서 나타나는 虛寒 증후에 溫經止血·養血安胎하는 阿膠 當歸 川芎 白芍藥 등을 사용하는데, 그 예가 芎歸膠艾湯[金匱要略]이다.

이 약물은 婦科의 血을 다스리는 要藥일 뿐만 아니라, 吐衄, 咯血에도 적용한다. 그 예를 들면 [備急千金要方]에서는 吐血에 單劑를 煎服한다고 하였고 또한 [太平聖惠方]에서는 鼻大衄에 牛皮膠 豉汁을 배합하여 그 煎汁을 복용한다고 하였다.

이 약물의 性은 비록 溫하지만 그 止血하는 효능이 虛寒증후에만 국한되는 것은 아니다. 그 예로 四生丸[校注婦人良方]은 鮮艾葉에 涼血止血하는 鮮生地 鮮側柏葉 鮮荷葉 등으로 조성된 처방인데, 血熱妄行으로 인한 衄血, 吐血을 치료한다.

② 艾葉은 辛溫하고, 肝·脾·腎 三陰經에 작용하여 溫通經脈·寒濕을 축출하는 효능이

있으므로 止冷痛, 經帶, 腹痛을 치료하는 좋은 약이다. 下焦虛寒, 腹中冷痛, 月經不調, 經行腹痛 및 帶下淸稀 등의 증후에 常用하며, 香附子 川芎 當歸 白芍藥 등을 배합한다.

만약 子宮虛冷이 비교적 심한 경우에는 上述한 배합을 기초로 하고 또한 吳茱萸 官桂 黃芪 續斷 등의 약물을 배합하면 그 효과가 더욱 강화되는데, 그 예가 艾附暖宮丸[仁齋直指方論]이다.

脾胃虛寒으로 인한 脘腹冷痛의 증후에 사용한다. 그 예로 [衛生易簡方]에서는 脾胃冷痛에 [補缺肘后方]에서는 卒心痛에 모두 單味로 煎服한다. 만약 溫中理氣하는 약물을 병용하면 치료효과가 더욱 좋아지는데, 그 예가 艾薑丸[世醫得效方]이다. 이 方은 艾葉과 白薑蠶을 함께 가루로 갈아서 丸으로 만든 것으로, 濕冷下痢腹痛을 치료한다.

또한 香艾丸[聖濟總錄]은 艾葉과 橘皮를 粉末하여 丸으로 만든 것인데, 氣痢腹痛을 치료한다. 이 외에도 뜨겁게 炒하여 臍腹 부위에 붙이면 少腹冷痛이나 産後의 感寒腹痛을 치료한다.

③ 이 약물은 煎湯하여 外洗하면 除濕止痒·祛風療瘡하는 효과가 있어 皮膚濕疹의 瘙痒을 치료한다. 또한 地膚子 白蘚皮 등을 같이 사용하면 효과가 더욱 뚜렷하다.

이 약물을 짓찧어서 絨으로 만들어 艾條, 艾炷 등을 만들어 體表의 穴位에 熏灸하면 熱氣로 하여금 筋骨에 內注하게 하고 氣血을 溫煦하게 하며 經絡을 透達하게 하여 溫灸하는데 주요한 재료가 된다.

이 외에도 최근에는 艾葉油의 止咳·祛痰·平喘 등에 대한 작용이 발견되었으므로 咳嗽痰多, 哮喘 등의 병증에 사용하는데, 대부분 艾葉油膠丸으로 복용한다.

【用量·用法】 3~10g, 水煎服. 艾葉油(캡슐)는 1회 0.1㎖. 1일 3회. 외용에는 適量.

【使用注意】 藥性이 溫燥하므로 陰虛血熱에는 신중히 사용하고, 陰虛火旺, 血燥生熱 및 失血病이 오래 된 병증에는 忌한다.

> **本草選錄** : [名醫別錄] "主灸百病, 可作煎, 止下痢, 吐血, 下部䘌瘡, 婦人漏血, 利陰氣, 生肌肉, 辟風寒, 使人有子." "生寒熟熱. 主下血, 衄血、膿血痢, 水煮及丸散任用."
>
> [藥性本草] "能止崩血, 安胎, 止腹痛, 止赤白痢及五藏痔瀉血." "長服止冷痢, 又心腹惡氣. 取葉搗汁飮."
>
> [日華子本草] "止霍亂轉筋, 治心痛, 鼻洪, 幷帶下, 及患痢人後分寒熱急痛和蜡幷訶子燒熏神驗."
>
> [本草綱目] "溫中, 逐冷, 除濕" "艾葉生則微苦太辛, 熟則微辛太苦, 生溫熟熱, 純陽也. ······ 艾附丸治心腹少腹諸痛, 調女人諸病, 頗有深功. 膠艾湯治虛痢, 及妊娠産後下血, 尤著奇效. 老人丹田氣弱, 臍腹畏冷者, 以熟艾入布袋兜其臍腹, 妙不可言. 寒濕脚氣人, 亦宜以此夾入袜內."
>
> [方藥合編] "艾葉溫平驅鬼邪 胎漏心疼並可加"

【化學分析】 정유를 함유하고 그 주성분은 cineole, α-thujone, 지방산으로서 capric acid, palmatic acid, stearic acid이며 蠟質로는 hentriacontane, arachinic acid, vitamin류로는 vitamin A, B_1, B_2, C, D, 그 외 adenine, choline, amylase, catalase, invertase, peroxdase 등을 함유한다.

【藥理研究】 ① 止血작용을 한다. 艾葉의 물 추출물을 토끼에 경구 투여한 결과 혈액응

고작용을 한다. 마우스의 복강이거나 정맥에 주사한 결과 모세혈관 通透性을 낮춘다.

② 항균작용을 한다. 물 추출물은 체외에서 황색포도상구균, α-용혈성연쇄상구균, 폐렴쌍구균, 디프테리아균, shigella sonnei, 티푸스균 및 파라티푸스균에 대하여 정도의 차이는 있으나 억제작용을 한다. 艾葉의 연기는 공기 소독에 사용되는데 菌落數가 95~99.8% 감소된다. 흔히 볼 수 있는 화농균을 접종한 平皿(접시)을 艾葉연기에 10분간 쏘인 결과 전부가 생장을 멈췄다. 艾葉 연기는 腺病毒, 鼻病毒, 瘡疹病毒, 유행성감기 바이러스 및 이하선염병독에 모두 억제작용을 한다.

복룡간 伏龍肝
Terba Flava Usta

【出 典】名醫別錄

【異 名】灶心土・竈中黃土・釜下土・釜月下土・竈心土・黃土

【起 原】雜草와 나무를 태운 아궁이 밑바닥 중앙의 焦黃土로, 잡질을 제거하고 취한다.

【性 狀】이 약물은 불규칙한 덩어리로 크기가 일정하지 않다. 표면은 전체적으로 붉은 갈색을 띠며 질은 비교적 단단한 편이나 쉽게 부스러지고, 단면은 섬세하고 부드러우며 蜂窩狀의 작은 구멍이 있다.

【產 地】우리나라 전국의 농가에서 난다.

【炮 製】紛末하여 布袋에 싸서 사용한다.

【性味・歸經】味는 辛하고 性은 微溫하며, 脾・胃經에 작용한다.

效 能	主 治
溫中止血	吐血, 衄血, 便血, 崩漏
止 嘔	中焦虛寒으로 인한 嘔吐, 妊娠惡阻
止 瀉	脾虛久瀉

이 약물은 辛・微溫의 性味로 脾・胃經에 작용하여 溫中和胃하는 효능이 있다. 中氣가 溫和하면 攝血止嘔하므로 능히 止血止嘔한다. 동시에 澀腸固下의 효능이 있어 일체의 失血證이 虛寒에 속한 증후에 모두 적용하며, 胃腸出血과 妊娠嘔吐에 常用한다.

그러나 出血과 嘔吐가 熱證에 속한 증후에는 적당하지 않으며, 煎劑에 넣을 때는 이 약물을 먼저 煎湯하고 去渣하여 沈澱된 후에 澄淸水만 취하여 煎藥한다.

【臨床應用】① 이 약물은 味辛・性溫으로, 脾胃에 작용하여 脾胃를 溫하게 하는 효능이 있어 溫脾胃・止血溢・扶陽抑陰・溫經止血하는 요약이다. 脾氣의 虛寒으로 統血하지 못하여 발생하는 吐血, 衄血, 便血 등의 병증에 血色이 黯淡하고, 面色萎黃, 四肢不溫, 舌淡脈細의

증후에 이 약물은 溫中散寒하고, 收澀止血하는 효능이 있으므로 單味를 사용하는데, 예를 들면 [本草綱目]의 [廣利方]에서는 伏龍肝을 물로 일어서 나온 즙을 꿀과 같이 복용하여 吐血과 衄血을 치료한다고 하였다. 또한 배합하여 응용하여도 가능한데, 예를 들면 伏龍肝散[普濟方]은 이 약물에 地爐中土와 오래된 堊壁土를 배합하여 水煎服하는데 吐血瀉血을 치료하는 효능이 있다.

下焦寒損으로 인한 便血에는 乾薑 阿膠 燒髮灰 黃芩 등을 배합하는데, 그 예가 崔氏伏龍肝湯[外臺秘要]이다.

血痢이면서 동시에 腹痛, 煩熱, 口乾 등의 熱象을 겸한 증후에는 犀角散[太平聖惠方]을 사용하는데, 이 方은 犀角 黃連 阿膠 艾葉 등을 배합하여 散으로 복용한다.

또한 婦女의 崩漏下血, 經血不止 및 赤白帶下의 증후에도 常用된다. 예를 들면 [本草衍義]에서는 阿膠 蠶沙를 분말하여 술로 복용하여 婦人血漏를 치료하고 赤白帶下에는 棕櫚炭 龍腦 麝香 등을 배합하여 散劑로 술 혹은 淡醋湯으로 溫服한다[婦人大全良方].

脾氣虛寒으로 인한 大便下血, 吐血衄血, 婦人崩漏 등에는 阿膠 附子 白朮 地黃 등을 배합하는데, 그 예가 黃土湯[金匱要略]이다.

② 이 약물은 溫中和胃・降逆止嘔하는 효능이 있다. 中焦虛寒으로 胃氣가 不降하여 발생하는 嘔吐를 치료하는데, 예를 들면 [本草綱目]에서 인용한 [百一選方]에서는 單味를 米飮으로 복용하여 反胃嘔吐를 치료한다고 하였다. 또한 益氣補中・醒脾止嘔하는 人蔘 白朮 砂仁 陳皮 등을 배합하여 胃虛嘔吐를 치료한다. 그 예로 比和飮[類證治裁]을 들 수 있다.

妊娠嘔吐에는 單味를 사용하는데, 그 예로 [本草蒙荃]에서는 이 약물을 細末하여 水煎服한다고 하였다. 또한 蘇梗 砂仁 竹茹 등을 배합한다.

③ 이 약물은 溫中陽・和中州・溫脾澀腸의 효능은 止瀉작용으로 脾虛久瀉에 사용되는데 附子 乾薑 白朮 등을 배합한다.

또한 胎前下痢, 産後不止의 증후에 사용한다. 山楂肉과 黑糖으로 丸을 만들고, 伏龍肝을 煎湯하여 이 丸과 함께 복용하는데, 그 예가 伏龍肝湯丸[張氏醫通]이다.

이 외에도 외용하여 癰腫, 臁瘡潰爛 및 小兒丹毒, 臍瘡 등을 치료한다.

【用量・用法】 15~30g. 水煎服. 가제에 싸서 먼저 달이거나, 60~120g을 달여서 그 탕제에 다른 약물을 달여도 된다. 布袋에 싸서 先煎한다.

【使用注意】 陰虛失血, 熱證, 嘔吐反胃에는 忌한다.

本草選錄: [名醫別錄] "主治婦人崩中, 吐下血, 止咳逆止血, 消癰腫毒氣."
[日華子本草] "治鼻洪, 陽風, 帶下血崩, 泄精尿血, 催生下胞, 小兒夜啼."
[本草綱目] "治心痛狂顚, 風邪蠱毒, 妊娠護胎, 小兒臍瘡重舌, 風噤反胃, 中惡卒魘, 諸瘡."
[本草蒙荃] "辟除時疫, 安胎. 療中風不語心煩, 止崩中吐血咳逆. 幷有搗細, 調水服之."
[方藥合編] "伏龍肝溫心煩寬　胎疫血咳俱可安"

【化學分析】 이산화규소, 산화마그네슘, 산화칼슘 등을 함유한다.

【藥理硏究】 비둘기가 伏龍肝 湯劑를 복용하면 정맥에 洋地黃 팅크제를 주사하여 생기는 구토 횟수가 감소된다.

제 12 장 活血祛瘀藥

血脈을 疏通하고 瘀滯를 消散하는 것을 주요작용으로 하는 약물을 活血祛瘀藥이라 하고, 또한 行血散瘀(化瘀)藥이라고도 하며, 그중에서 작용이 강렬한 것을 破血藥 혹은 逐瘀藥이라고 한다. 活血化瘀약물은 性味가 辛溫한 것이 많으며 辛으로 散瘀化滯하고 溫으로 血脈을 通行하여 血行을 촉진하며, 通行血脈·消散瘀血·止痛하는 효능을 나타낸다.

活血祛瘀藥은 血行이 不暢하거나 혹은 血分에 瘀血이 停滯하여 야기되는 주 병증, 예를 들면 血滯經閉, 經痛, 産後血瘀腹痛, 癥瘕痞塊, 跌打損傷, 骨折, 瘀腫疼痛 및 血行不暢으로 인한 痹症과 이 외에 癰腫瘡瘍에도 활용한다. 活血祛瘀藥은 위에서 말한 병증에 대하여 血行을 通暢시키고, 瘀滯를 消散하여 通經·止痛·散瘀·消腫 등의 효과를 나타낸다. 出血症에 瘀滯가 있는 경우에도 또한 活血祛瘀藥을 사용하여 祛瘀·止血 작용을 얻을 수 있다. 일부 活血祛瘀藥은 최근에 冠心痛, 心絞痛 등의 병증에 사용하여 活血通脈하는 효능을 얻고 있으며, 또한 催産下胎의 작용을 겸하고 있어 難産, 胎依不下 등에 응용한다. 이 類의 약물은 내복하는 외에 외용으로도 사용한다.

임상에서는 病情에 따라 응용하며, 아울러 약물의 특징을 근거로 해서 적당한 약물의 선택과 배합을 한다. 氣와 血의 관계가 밀접하므로 임상에서 氣滯는 血瘀를 야기시키고, 血瘀도 항상 氣滯를 겸하게 된다. 그러므로 이 약물들은 항상 行氣藥과 병용함으로써 活血祛瘀의 효능을 높일 수 있다. 寒하면 凝滯하여 血瘀의 형성을 촉진하므로 寒凝血瘀에는 마땅히 溫裏藥을 배합하여 溫經通脈시켜 寒證을 제거하여야 한다. 또한 극렬한 疼痛증후에 대하여는 活血行氣 혹은 止痛하는 二重작용의 약물을 선택하는 것이 좋다. 痹證과 癰腫瘡瘍에 대해서도 祛風除濕藥과 淸熱解毒藥을 병용해서 응용하고, 出血하면서 瘀血이 있는 증후에는 마땅히 祛瘀와 止血의 관계를 합당하게 處理해야 하며, 活血祛瘀藥 一味만으로 사용한다는 것은 적절하지 못하다.

이 외에 活血祛瘀藥을 사용할 경우에는 正氣의 强弱에 주의를 필요로 한다. 무릇 正氣가 부족하면 病情을 참작하여 氣血을 補益하는 약물을 배합하여 正氣를 보호하고 유지시켜야 한다.

이 類의 약물은 活血通經의 효능이 있으므로 月經過多나 혹은 血虛經閉에 瘀滯 증후가 없는 경우에는 사용하지 않으며, 그중에 능히 催産下胎하는 약물은 孕婦에 대하여 忌하거나 혹은 신중히 사용해야 한다. 습관성 작용이 강렬한 活血祛瘀藥은 일반적으로 孕婦에는 忌하거나 혹은 신중하게 사용하여야 한다.

천궁 川芎[KP]

Cnidii Rhizoma
Cnidium rhizome

【出 典】 神農本草經

【異 名】 芎藭 · 山鞠芎 · 撫芎 · 芎覇 · 香果 · 湖芎 · 京芎

【起 原】 산형과(Umbelliferae) 천궁 *Cnidium officinale* Makino 또는 중국천궁(中國川芎) *Ligusticum chuanxiong* Hort.의 뿌리줄기로서 그대로 또는 끓는 물에 데친 것이다.*

【採 取】 9~10월에 캐어 莖葉을 제거하고 그대로 또는 물에 데쳐 曬乾한다.

【性 狀】 이 약은 뿌리줄기로 고르지 않은 결절상 덩어리 모양이고 길이 5~10㎝, 지름 3~5㎝이며 때로 세로로 잘라져 있다. 바깥 면은 회갈색~어두운 갈색이고 결절이 겹쳐져 있으며 그 겉면에는 혹같이 돋아난 것들이 있다. 종단면은 가장자리가 고르지 않게 갈라져 있으며 안쪽 면은 회백색~회갈색이고 반투명이며 때로 비어 있기도 하다. 질은 조밀하고 단단하다. 이 약은 특유한 냄새가 있고 맛은 약간 쓰다.

【產 地】 우리나라는 중부지방에서 재배하고, 중국의 四川, 湖北, 貴州, 甘肅, 雲南 등지가 주산지이다.

【炮 製】 ① 川 芎 : 잡질을 제거하고 깨끗이 씻어 축인 후 薄片으로 썰어 曬乾한다.

② 酒川芎 : 川芎片에 黃酒를 고루 섞어 약간 밀폐한 후 炒製 용기에 넣고 文火로 焦黃色이 될 정도로 炒하여 그늘에 放冷한다(川芎片 100kg당 黃酒 10kg).

【性味 · 歸經】 味는 辛하고 性은 溫하며, 肝 · 膽 · 心包經에 작용한다.

效 能	主 治
活血行氣	月經不調, 經閉, 痛經, 難產, 產後瘀阻腹痛, 脇肋疼痛, 肢體痲木, 跌打損傷, 瘡癰腫痛
祛風止痛	頭痛, 風濕痹痛

이 약물의 性味는 辛 · 溫 香竄으로 走하되 守하지 않아 위로는 頭巓에 行하고 아래로는 血海에 도달하며, 밖으로는 皮毛에 스며들고, 한편으로는 四肢에 通行하는 血中의 氣藥이다. 辛散溫通에 의해 祛風止痛하는 효능이 있으므로 頭痛, 風濕痹痛에 대한 좋은 약물이다.

그러므로 이 약물은 風寒이나 風熱, 氣虛, 血虛 및 血瘀頭痛에 적당한 약물을 배합하여 고루 응용할 수 있으며, 또한 活血化瘀 · 行氣止痛에 작용하므로 婦女의 寒凝氣滯나 血行不暢으로 인한 經閉腹痛, 癥瘕腹痛 등 병증에 상용하며, 이 외에도 肝鬱氣滯로 인한 胸脇脹痛과 氣血瘀阻로 인한 瘡瘍腫毒 및 風濕痹痛 등 병증에 상용하며, 疼痛을 치료하는

* CP : 川芎(Chuanxiong) CHUANXIONG RHIZOMA
繖形科 植物 川芎 *Ligusticum chuanxiong* Hort.의 根莖。

主藥이다. 疼痛의 발생은 대개가 氣滯와 血瘀 및 風寒濕邪의 凝滯로 인해 不通則痛하게 되므로 이 약물을 사용하여 活血·行氣·祛風시킴으로써 氣血이 凝滯한 병증에 양호한 치료효과를 얻을 수 있다.

그러나 이 약물은 그 性이 辛溫香竄하므로 陰虛火旺이나 血虛氣弱의 병증에 사용하는 것은 적당하지 않다.

【臨床應用】[神農本草經]에서 川芎은 上品에 속한다. 辛·溫의 性味로 行散開鬱에 능하고 通行血脈 작용을 한다. 氣가 芳香하여 走竄하고 또한 昇·降의 二向性 작용을 한다. 金나라 張元素는 그 효능의 특징을 개괄하여 "上行頭目, 下行血海"라 했다.

이 약물은 活血할 뿐만 아니라 또한 行氣한다. 活血과 行氣에서 특히 活血에 능하므로 "血中氣藥"[本草綱目]이라고 하며, 임상에서는 血瘀氣滯 증후에 사용한다.

여성의 월경은 衝脈의 조절기능과 밀접한 관계가 있다. [靈樞]에서는 "衝脈은 十二經의 海이다"라고 했다. 이는 衝脈은 十二經이 會合點이라는 것을 말하는데, 즉 衝脈은 十二經의 기혈을 조절하므로 "衝爲血海"라는 뜻이 있다. 川芎은 走散의 약성이 강하므로 아래로 血海를 통하게 한다. 이는 活血하고 월경을 조절하는 상용약물이다.

① 월경이 고르지 않고 앞당겨지거나 지연되면 益母草 茺蔚子 當歸 白芍藥 등을 배합하는데, 그 예가 益母勝金丹[醫學心悟]이다. 血熱인 증후에는 丹皮 生地黃을, 血寒인 증후에는 肉桂를, 倒經鼻衄에는 牛膝 白茅根을, 經閉에는 紅花 澤蘭을, 肥胖經閉의 증후가 痰濕阻滯 속한 증후에는 當歸 香附子 蒼朮 등을 가하고 다시 導痰湯(半夏 橘紅 赤茯苓 天南星 枳實 炙甘草 生薑[重訂嚴氏濟生方])과 병용한다.

瘀血內阻, 經行腹痛이나 血塊가 있고 暗紫色을 띠는 증후에 桃仁 紅花 當歸 白芍藥 등을 배합하는데, 그 예가 桃紅四物湯[醫宗金鑑]이다.

衝任虛寒, 瘀血內阻, 經行少腹冷痛의 증후에는 桂枝 吳茱萸 丹皮 當歸 등을 배합하는데, 그 예가 溫經湯[金匱要略]이다.

難産일 경우에는 當歸 牛膝 龜板 등을 배합하고, 산후 惡露不行, 少腹疼痛 증후가 血虛有寒에 속하고 겸하여 瘀滯가 있을 경우에는 當歸 桃仁 炮薑 炙甘草 등을 배합하는데, 그 예가 生化湯[傅靑主女科]이다.

② 川芎은 活血祛瘀로 通脈할 뿐만 아니라 行氣開鬱·止痛한다. 肝氣鬱結, 脇肋疼痛, 胸脘脹悶 등의 증후에는 柴胡 香附子 白芍藥 枳殼 등을 배합하는데, 그 예가 柴胡疏肝散[景岳全書]이다.

瘀血停滯, 胸脇刺痛에는 桃仁 紅花 當歸 柴胡 등을 배합하는데, 그 예가 血府逐瘀湯[醫林改錯]이다.

肢體의 麻木不仁, 半身不遂 등의 증후에는 黃芪 當歸 紅花 地龍 등을 배합하는데, 그 예가 補陽還五湯[醫林改錯]이다.

③ 이 약물은 외상에 상용하는 약물로서, 血氣를 通達하고 活血定痛한다. 跌打損傷의 병증에는 當歸 紅花 등을 배합하고, 이미 농이 형성되었으나 아직 파열되지 않은 瘡瘍의 경우, 이는 正氣가 虛하여 독을 밖으로 배출하지 못하는 것이므로 黃芪 當歸 皂角刺 등의 補益氣血·托毒消腫하는 약물을 배합하는데, 그 예가 托裏消毒散[外科正宗]이다.

④ 이 약물은 辛香으로 昇散하여 위로 頭目에 올라가 祛風止痛 작용을 한다. 그러므로 頭痛을 치료하는 요약이다. 임상 경험에 의하면 머리가 쪼개지듯이 아프나 內火熾盛이 없는 증후일 경우, 이 약물에 藁本을 배합하여 祛風止痛의 효력을 높인다.

外感風寒으로 인한 頭痛에는 白芷 防風 細辛 등 辛溫發表·祛風止痛하는 약물을 배합하는데, 그 예가 川芎茶調散[和劑局方]이다.

風熱頭痛에는 菊花 石膏 白殭蠶 등의 祛風淸熱하는 약물을 배합하는데, 그 예가 川芎散[衛生寶鑒]이다.

風濕頭痛에는 羌活 藁本 防風 등의 祛風勝濕·止痛하는 약물을 배합하는데, 그 예가 羌活勝濕湯[內外傷辨惑論]이며, 血瘀頭痛에는 當歸 桃仁 紅花 등의 活血祛瘀하는 약물과 배합하는데, 그 예가 血府逐瘀湯[醫林改錯]이다.

血虛頭痛에는 當歸 地黃 白芍藥 등 養血平肝의 약물을 배합하고, 風寒濕痹, 肢體關節疼痛의 증후에는 羌活 獨活 海風藤 등의 祛風通絡·止痛약물을 배합하는데, 그 예가 蠲痹湯[醫學心悟]이다.

【用量·用法】 3~9g. 水煎服. 硏末 呑服에는 1회 1~1.5g.

【使用注意】 辛溫昇散하는 약물이므로 과량을 사용하면 眞氣가 走泄하는 폐해가 있으므로 陰虛氣弱으로 인한 勞熱多汗 증후에 氣逆嘔吐, 肝陽頭痛, 月經過多에는 忌한다.

本草選錄: [神農本草經] "主中風入腦 頭痛, 寒痹, 筋攣緩急, 金創, 婦人血閉無子."

[名醫別錄] "主除腦中冷動, 面上游風去來, 目淚出, 多涕唾, 忽忽如醉, 諸寒冷氣, 心腹堅痛, 中惡, 卒急腫痛, 溫中內寒."

[藥性本草] "能治腰脚軟弱, 半身不遂, 主胞衣不出, 治腹內冷痛."

[日華子本草] 畏黃連. "治一切風, 一切氣, 一切勞損, 一切血. 補五勞, 壯筋骨, 調衆脉, 破癥結宿血, 養新血, 長肉, 鼻洪吐血及溺血, 痔瘻, 腦癰, 發背, 瘰癧, 癭贅, 瘡疥, 及排膿, 消瘀血."

[本草衍義] "此藥今人所用最多, 頭面風不可闕也, 然須以他藥佐之."

[本草綱目] "血中氣藥也. 肝苦急, 以辛補之, 故血虛者宜之. 辛以散之, 故氣鬱者宜之. [左傳] 言麥曲, 川芎御濕, 治河魚腹疾. 予治濕瀉, 每加二味, 其應如響也. 血痢已通而痛不止者, 乃陰虧氣鬱, 藥中加芎爲佐, 氣行血調, 其病立止."

[方藥合編] "川芎性溫止頭疼 養新生血開鬱升"

【化學分析】 정유로서 ligustilide, neocnidilide, cnidilide, sedanolide, butylidenphthalide, butylphthalide, senkyunolide 등, alkaloid로서 tetramethylpyrazone, perlolyriine, chuanxiongzine, adenine, choline, trimethylamine 등을 함유한다. 유기산으로서 ferulic acid, sedamic acid, 4-hydrocy-3-butyl pathalide, folic acid, vanillic acid, caffeic acid, palmitic acid, linolenic acid, protocatechuic acid, chrysophanol 등을 함유한다. 그 외 vitamin A, E, 엽산, D-glucose, D-fructose, sucrose, amino acid, vanilin, spathulenol, β-sitosterol, 지방유 등을 함유한다.

【藥理硏究】 ① 심장에 대해 작용을 한다. 川芎 탕제는 적출 혹은 생체 개구리의 심장 및 적출 蟾蜍심장에 대하여 저농도일 때에는 모두 흥분작용과 수축력을 증강시키고, 심장 박동을 느리게 하는 작용을 하고, 고농도일 때에는 심장을 억제하며 심하면 완전히 이완시키기거나 정지시킨다.

② 관상 동맥순환에 대해 작용을 한다. 川芎 탕제 및 추출물은 관상동맥을 확장하고, 관상동맥혈류량을 증가시키며, 심근에 대한 혈과 산소 공급을 개선하여 심근의 산소소모량을 낮춘다.

③ 말초혈관을 확장하고 혈압을 낮춘다. 川芎의 물 추출물, 알코올 추출물 및 알칼로이드를 마취한 개, 고양이, 토끼 등에 주사한 결과 모두 뚜렷하고 지속적인 강압작용을 한다. 川芎의 물 추출물을 만성 腎型 고혈압 개와 흰쥐 및 코티손형의 고혈압 rat을 경구 투여한 결과 모두 뚜렷한 강압작용을 한다. 그러나 원발성 고혈압 개에는 무효이다. 이미 腎型 고혈압이 형성된 지 1년이 되는 개에 川芎 單味를 사용한 결과 뚜렷한 강압작용이 없다. 그러나 레세르핀의 강압 효과를 강화한다.

川芎의 알칼로이드와 chuanxiongzine은 마취한 개의 말초 혈관 저력을 낮추고 대동맥 및 하지의 혈류량을 증가시킨다. 집토끼의 장계막 미순환 실험에서 chuanxiongzine은 미세혈관의 개방수와 미순환의 혈류 속도를 증가시킨다. 집토끼의 구결막과 연뇌막의 순환에 대한 실험에서 川芎은 만성 말초순환장애에도 뚜렷한 개선 효과를 나타낸다.

④ 헤모글로빈의 응집을 억제하고 혈전의 형성에 길항한다. 川芎 피페라진은 ADP 혹은 膠原으로 생기는 인체 및 집토끼의 헤모글로빈의 응집에 길항하며 이미 형성된 응괴를 풀어주거나 혹은 혈전 형성에 길항한다.

⑤ 川芎은 뇌혈류량을 증가시키고 뇌수종을 경감한다. 川芎은 빈혈성 뇌혈관병, 편두통에 뚜렷한 예방 작용을 하고 또한 일과성적인 뇌빈혈을 예방하며 돌발성 신경성 耳聾, 뇌변성 질병과 피부 이식 후에 생기는 혈전 등을 치료한다.

⑥ 川芎은 뚜렷한 진정작용을 한다. 川芎탕제를 마우스와 rat의 위에 주입하면 자발성 활동을 감소시키고 펜토바르비탈소듐의 최면 시간을 연장시키며, 카페인의 중추 흥분작용에도 길항한다.

⑦ 평활근에 대하여 작용한다. 소량의 川芎 엑스는 이미 임신한 적출 자궁의 수축을 촉진하고 심하면 경련을 일으킨다. 대량으로 사용하면 자궁을 마비시킨다. 예를 들면 임신 마우스나 임신 토끼에 연속 주사하면 태아가 자궁에서 죽게 된다. 이는 자궁의 경련성

수축이 태아의 영양에 영향을 준 결과다. 소량의 川芎 엑스는 집토끼와 모르모트의 적출 소장의 수축을 억제하고 대량 사용하면 활동을 정지시킨다. 川芎의 알칼로이드, ferulic acid 및 중성 성분 lactone도 역시 유사한 작용이 있다.

⑧ 川芎은 또한 일정하게 방사선에 길항하고 균과 피부진균을 억제한다. 또한 비타민 E 결핍증에도 길항한다.

유향 乳香[KHP]

Olibanum
Mastic

【出 典】名醫別錄

【異 名】明香・熏陸香・塌香・馬尾香・乳頭香・西香・天澤香・滴乳香

【起 原】감람과(Burseraceae) 유향나무 *Boswellia carterii* Birdwood 또는 기타 동속 근연식물의 줄기에 상처를 내어 얻은 수지이다.*

【採 取】봄에서 여름 사이에 樹幹에 상처를 내 스미어 나오는 수지를 응고시킨다.

【性 狀】이 약은 구형 또는 고르지 않은 알맹이로서 길이 5~30㎜의 덩어리이다. 바깥면은 엷은 황색~황백색 또는 적색, 회색 등 여러 가지 색을 띠며 겉에 백색의 고운 가루가 묻어 있고 반투명이다. 부서진 면은 황납 모양의 광택을 나타내며 수피 모양의 검은 조각들이 섞여 있는 것도 있다. 질은 단단하나 부서지기 쉽다. 이 약은 방향성의 냄새가 있고 맛은 조금 쓰며 점액성이다.

【産 地】홍해 연안에서 자라며 이집트, 리비아, 수단, 터키 등지가 주산지이다.

【炮 製】① 乳 香 : 잡질을 제거하고 찧어 부수어 사용한다.

② 醋乳香 : 乳香을 炒製 용기에 넣고 文火로 炒한 다음 米醋를 뿌려서 표면이 반투명하며 광택이 나고 향기가 날 때까지 炒하여 그늘에서 건조한다(乳香 100㎏당 米醋 5㎏).

③ 炒乳香 : 乳香을 炒製 용기에 넣고 文火로 연기가 나며 표면이 흑갈색을 띠고 번들번들 광택이 날 정도로 炒하여 放冷한다.

【性味・歸經】味는 辛・苦하고 性은 溫하며, 心・肝・脾經에 작용한다.

效 能	主 治
活血止痛	痛經, 經閉, 胃脘痛, 風濕痹痛, 跌打損傷, 腸癰
消腫生肌	瘡癰久潰不斂

이 약물의 性味는 苦辛・溫하고 芳香이 있어 辛으로 散하고, 苦로 泄하며, 氣香으로 走竄하여 안으로는 臟腑를 宣通하고 밖으로는 經絡을 透達하여 活血消瘀 작용을 한다.

* CP : 乳香(Ruxiang) OLIBANUM
橄欖科 植物 乳香樹 *Boswellia carterii* Birdw. 및 동속 근연식물 *Boswellia bhaw-dajiana* Birdw.의 樹脂。

따라서 消瘀活血을 통하여 止痛·伸筋·消腫·生肌의 효능을 나타내므로 止痛伸筋·消腫生肌하고 아울러 行氣시키는 효능도 겸하고 있다.

그러므로 瘀血阻滯로 인한 心腹諸痛과 痛經, 跌打瘀痛, 癰疽瘡瘍, 痺痛筋攣 및 瘡瘍久不收斂 등의 증후에 적용한다. 그러나 이 약물은 止痛작용이 강하므로 外科疾患과 傷科의 要藥이며, 내복과 외용을 막론하고 좋은 효과가 있다.

그러나 癰疽已潰에는 사용하지 않으며, 孕婦에는 신중히 하여야 한다.

【臨床應用】 ① 乳香은 活血祛瘀·行氣散滯하는 효능이 있어 氣滯血瘀의 병증에 상용하는 약물이다. 임상에서 비교적 광범위하게 사용한다. 當歸 桃仁 紅花 川芎 三棱 등을 배합하여 婦人經閉, 痛經을 치료하고, 川楝子 木香 등을 배합하여 氣滯血瘀로 초래되는 胃脘痛을 치료한다.

風濕의 邪氣가 인체의 肌表와 경락에 침입하여 痺痛이 야기되는 증후에 祛風濕 약물을 배합하여 사용하면 풍습을 몰아낼 수 있어 祛邪할 뿐만 아니라 瘀血을 行하게 하여 伸筋活絡 작용을 하는데, 羌活 秦艽 當歸 海風藤 등을 배합한다. 그 예가 蠲痺湯[醫學心悟]이다.

乳香은 비교적 강한 止痛작용을 한다. 跌扑損傷의 腫脹疼痛, 瘀滯作痛에 祛瘀할 뿐만 아니라 止痛작용을 한다. 紅花 麝香 氷片 血竭 등을 배합하는데, 그 예가 七厘散[良方集腋]이다.

腸癰은 熱癰血瘀로 발생한다. 淸熱解毒·涼血活血의 약물, 즉 紫花地丁 紅藤 連翹 丹皮 등을 배합하여 祛瘀·淸熱·消癰하는데, 그 예가 紅藤煎[中醫方藥手冊]이다.

② 癰疽(皮膚化膿症)의 腫脹, 疼痛의 초기에 沒藥 金銀花 天花粉 皂角刺 등을 배합하는데, 그 예가 仙方活命飮[外科發揮]이다.

이 약물은 비교적 좋은 消腫止痛·去腐生肌 작용을 한다. 沒藥과 함께 곱게 가루 내어 瘡瘍이 파열되고 瘡口가 收斂하지 않은 경우 국소에 바르면 消腫生肌 작용을 하는데, 그 예는 海浮散[外科摘錄]이다.

【用量·用法】 내복하거나 湯劑에 넣을 때는 일반적으로 3~10g. 외용에는 適量.

【使用注意】 癰疽已潰, 膿多 및 孕婦에는 忌한다.

本草選錄 : [名醫別錄] "療風水毒腫, 去惡氣. 療風癮疹痒毒."

[本草拾遺] "療耳聾, 中風, 口噤, 婦人血氣, 能發酒, 理風冷, 止大腸泄, 療諸瘡, 令內消."

[日華子本草] "治腎氣, 止霍亂, 冲惡中邪氣, 心腹痛, 疰氣. 煎膏, 止痛, 收肉."

[本草綱目] "乳香香竄, 能入心經, 活血定痛, 故爲癰疽瘡瘍, 心腹痛要藥. [素問]云 : 諸痛痒瘡瘍, 皆屬心火是矣. 產科諸方多用之, 亦取其活血之功矣."

[景岳全書] "治霍亂, 通血脉, 止大腸血痢疼痛, 及婦人氣逆血滯, 心腹作痛, 消癰疽諸毒, 托裏護心, 活血定痛, 舒筋脉, 療折傷. 煎膏止痛長肉."

[方藥合編] "乳香辛苦止痛奇　心腹卽安瘡生肌"

【化學分析】 수지 resin(60~70%)으로서 boswellic acid, olibanorsene, amyrenone 등을 함유하고, gum 질(27~35%)로서 arabic acid의 Ca염, Mg염, bassorin, polysaccharide, 가수분해로서 arabinose, galactose, alduronic acid 등과 정유(3~5%)로서 pinene, dipentene, α, β-phellandrene, pinanol, pinanone 등, 그 외 고미질을 함유하고 있다.

【藥理硏究】 乳香은 鎭痛消炎작용이 있으며 실험성 결핵균에 대하여 치료효과가 있다.

몰약 沒藥[KP]

Myrrha
Myrrh

【出 典】 開寶本草

【異 名】 末藥

【起 原】 감람과(Burseraceae) 몰약수(沒藥樹) *Commiphora myrrha* Engler 또는 합지수(哈地樹) *Commiphora molmol* Engler에서 얻은 고무수지이다. 전자를 천연몰약(天然沒藥; Gum Myrrh)이라 하고, 후자를 교질몰약(膠質沒藥; Gum Opoponax)이라 한다*

【採 取】 樹幹에 상처를 내어 스며 나오거나 또는 자연히 유출하여 응고된 수지를 채취한다.

【性 狀】 이 약은 고무수지로 불규칙한 과립 모양이거나 덩어리 모양이다. 지름은 1~3㎝이지만 10㎝에 달하는 것도 있다. 바깥 면은 황갈색 또는 적갈색이고 광택이 없거나 또는 광택이 없는 부분과 광택이 있는 부분이 중간 정도일 수도 있고, 표면이 황갈색의 중간일 때도 있다. 때로 나무껍질이나 나무 조각이 섞일 때도 있다. 질은 단단하고 부수면 불규칙한 과립 모양이 되고 기름 모양의 광택이 난다. 그리고 보통 흰색 반점과 무늬가 있고 부순 후의 박편은 반짝이거나 반투명이다. 물을 넣고 갈면 황갈색의 젖과 같은 액체가 형성된다. 이 약은 특유한 방향이 있고 맛은 쓰고 씹으면 이에 달라붙는다.

【産 地】 소말리아, 에티오피아 및 아프리카 지역이 주산지이며, 소말리아산이 가장 좋다.

【炮 製】 ① 沒 藥 : 불순물을 제거하고 곱게 갈아 사용하거나 醋炒하여 사용한다.

② 醋沒藥 : 小塊로 찧은 沒藥을 炒製용기에 넣고 文火로 炒하여 표면이 약간 녹을 때 米醋를 뿌려서 표면이 번들거리고 향기가 날 정도로 炒하여 식힌다(沒藥 100㎏당 米醋 10㎏).

③ 炒沒藥 : 沒藥小塊를 炒製용기에 넣고 文火로 연기가 날 때까지 炒하여 표면이 번들거리면 꺼내어 放冷한다.

【性味·歸經】 味는 苦하고 性은 平하며, 心·肝·脾經에 작용한다.

* CP : 沒藥(Moyao) MYRRHA
橄欖科 植物 地丁樹 *Commiphora myrrha* Engl. 또는 哈地丁樹 *Commiphora molmol* Engl.의 樹脂。

效　能	主　　治
活血止痛	痛經, 經閉, 胃脘痛, 風濕痹痛, 跌打損傷, 腸癰
消腫生肌	瘡瘍久潰不斂

이 약물은 苦味로 泄하고, 辛味로 散하여 溫通하고 향기로 走竄하여 行瘀散血에 의한 活血止痛·消腫生肌하는 효능을 나타내어 外科·傷科의 要藥이다.

이 약물과 乳香은 모두 芳香이 있어 善行走竄한다. 따라서 活血散瘀하고 行氣通絡하며 活血行氣하므로 疼痛이 스스로 멈추게 되어 止痛의 良藥이다.

또한 이 약물은 消腫生肌의 효능이 있는데, 이는 行血散瘀하기 때문이다. 外科와 傷科에 要藥이 되며, 이는 黃芪의 補氣生肌와 金銀花 등의 解毒消腫 작용과는 같지 않으며 임상에서 乳香과 沒藥을 병합하면 活血止痛 작용이 증강되는데, 다만 乳香은 辛溫하여 舒筋活絡하고, 沒藥은 舒筋의 효능이 없다.

【臨床應用】 ① 沒藥의 性味는 苦·平하고 活血止痛하는 효능이 乳香과 비슷하다. 따라서 각종 瘀血阻滯로 인한 疼痛 증후를 치료하며, 흔히 乳香과 相須작용을 한다.

血瘀에 의한 胸痛, 腹痛, 月經痛, 經閉(無月經), 癥瘕(腹腔內腫瘤) 등에 當歸 紅花 延胡索 乳香 등을 배합한다. 그 예가 沒藥散[博濟方], 活絡效靈湯[醫學衷中參西錄] 등이다.

② 癰疽(皮膚化膿症)의 腫脹, 疼痛의 초기에 乳香 金銀花 天花粉 등을 배합하는데, 그 예가 仙方活命飮[外科發揮]이다. 만성화된 증후에는 乳香 麝香 雄黃 등을 배합하는데, 그 예가 醒消丸[和劑局方]이다.

이 약물을 외용하면 消腫生肌한다. 乳香을 갈아 가루 내어 바르면 瘡瘍이 터졌지만 상처가 유합되지 않는 증상을 치료하는데, 그 예가 海浮散[醫學心悟]이다.

【用量·用法】 일반적으로 3~10g. 水煎服. 외용에는 適量.

【使用注意】 骨節痛과 胸膜脇肋痛의 無滯 瘀血停留로 인하지 않은 경우와 血虛 및 孕婦에는 忌한다.

本草選錄：[本草衍義] "大概通滯血, 打扑損疼痛, 皆以酒化服."

[本草綱目] "乳香活血, 沒藥散血, 皆能止痛消, 腫生肌, 故二藥每每相兼而用. 散血消腫, 定痛生肌."

[方藥合編] "沒藥溫平能破血　撲損瘡傷痛可絶"

【化學分析】 수지(25~40%)로서 α, β, γ-commiphoric acid, commiphorinic acid, α, β-heerabomyrrholic acid, heeraboresene, commiferin 등과 정유(2.5%~9%)로는 cumin aldehyde, eugenol, pinene, dipentene, limonene, formic acid, acetic acid, myrrholic acid α, β, γ-bisabolene 등, gum 질(57~65%)은 가수분해에 의해 arabinose, galactose, xylose 등, 그 외 고미질, 수분, 여러 가지 잡질을 함유하고 있다.

【藥理硏究】消毒・收斂・防腐・止血작용이 있으며, 또한 항균시험에서는 여러 가지의 피부사상균병에 대하여 정도의 차이는 있지만 억제작용이 있다.

현호색 玄胡索[KP]
Corydalis Tuber

【出 典】開寶本草

【異 名】元胡・延胡索・延胡・元胡索

【起 原】양귀비과(Papaveraceae) 들현호색 *Corydalis ternata* Nakai 또는 연호색(延胡索) *Corydalis yanhusuo* W.T.Wang의 덩이줄기이다.*

【採 取】5~6월에 莖葉이 시들어 말랐을 때 塊根을 캐어 겉의 薄皮 벗겨내고 깨끗이 씻은 다음 湯水에 넣고 아래위로 저어가면서 내부의 白芯이 없어지고 황색이 될 때까지 삶아지면 건져내어 曬乾한다.

【性 狀】이 약은 덩이줄기로 대개 고르지 않은 납작한 구형 또는 다각형을 이루고 지름 1~2㎝이다. 한쪽 끝에 줄기 자국이 있고 밑바닥에 몇 개의 혹 모양 돌기가 있다. 바깥 면은 회황색~회갈색이며 질은 단단하고 깨어진 면은 평탄하거나 입상으로 황색~회황갈색을 띤다. 이 약은 냄새가 거의 없고 맛은 쓰다.

【產 地】우리나라 전국의 산기슭의 습지에 자생한다. 중국의 浙江이 주산지이다.

【炮 製】① 玄胡索 : 잡질을 제거하고 깨끗이 씻어 밀폐하여 축인 후 厚片으로 썰어 건조한다.

② 醋玄胡索 : 玄胡索片을 炒製 용기에 넣고 고루 섞어 축여서 文火로 짙은 황색이 될 정도로 炒한다(玄胡索片 100kg당 米醋 20kg).

【性味・歸經】味는 辛・苦하고 性은 溫하며, 心・肝・脾經에 작용한다.

效 能	主 治
活血行氣・止痛	心腹 및 肢體疼痛等 등의 병증

이 약물의 性味는 辛散・苦泄하고 溫通으로 肝・心의 血分에 작용하는 동시에 脾의 氣分에도 작용하여 능히 血中氣滯를 行하게 하고, 또한 氣中血滯를 行하게 하므로 活血理氣・止痛하는 要藥이다.

대개 氣가 鬱滯하면 疼痛하게 되고 血滯하면 또한 疼痛하게 되며, 氣暢血行하여 通하게 되면 疼痛하지 않게 되므로 止痛의 良藥이다. 그러므로 氣血이나 瘀血이 散하지 않고 停滯하여 不行하므로 나타나는 전신의 上下諸痛에 고루 응용하며 胃脘疼痛, 經行腹痛에

* CP : 延胡索(元胡)(Yanhusuo) CORYDALIS RHIZOMA
罌粟科 植物 延胡索 *Corydalis yanhusuo* W. T. Wang의 塊莖。

더욱 신속한 효과가 있다. 이 약물의 止痛작용은 乳香 沒藥 五靈脂보다 강하며, 醋炒하면 止痛의 효능은 더욱 강화된다.

【臨床應用】 이 약물은 活血・行氣・止痛하는 要藥으로 血分에 작용하여 活血祛瘀하고 또한 氣分에 작용하여 行氣滯瘀한다. 특히 止痛에 탁월한 효과가 있다. [本草綱目]에 "一身上下諸痛證에 적중되지 않는 것이 없어 그 妙함을 말할 수 없다"라고 하였다. 임상에서는 흔히 川楝子와 배합하여 肝鬱氣滯, 血瘀로 야기되는 脘腹疼痛 胸脇痛을 치료하는데, 그 예가 金鈴子散[素問・病機機宜保命集]이다.

만약 當歸 川芎 등의 活血調經하는 약물을 배합하면 經行瘀滯를 치료한다. 栝樓仁 薤白 鬱金 등 利氣寬胸의 약물을 배합하면 氣鬱血滯, 胸脇作痛을 치료하고, 當歸 桂枝 赤芍藥 등, 活血溫經의 약물을 배합하면 風寒이 맥락에 침입하여 야기되는 사지 및 전신의 血滯瘀痛을 치료한다.

行氣止痛하는 小茴香 烏藥 등을 배합하면 疝氣痛을 치료하고, 清熱解毒・行氣止痛하는 金銀花 連翹 木香 등을 배합하면 腸癰腹痛 등의 병증을 치료한다. 또한 當歸 乳香 沒藥 등의 活血祛瘀・止痛하는 약물을 배합하면 跌打損傷을 치료한다.

【用量・用法】 3~10g. 水煎服. 散劑는 1회 1~1.5g씩 溫開水로 冲服.

【使用注意】 瘀滯가 없는 虛痛, 月經先期, 血熱妄行, 孕婦에는 忌한다.

本草選錄 : [日華子本草] "除風, 治氣, 暖腰膝, 破症癖, 後損瘀血, 落胎及暴腰痛."

[開宝本草] "主破血, 産后諸病因血所爲者, 婦人月經不調, 腹中結塊, 崩中淋露, 産后血暈, 暴血衝上, 因損下血."

[湯液本草] "治心氣痛、小腹痛, 有神. 主破血, 産後諸疾, 因血爲病者. 婦人月水不調, 腹中結塊, 崩漏淋露, 暴血上行, 因損下血."

[本草綱目] "能行血中氣滯, 氣中血滯, 故專治一身上下諸痛, 用之中的, 妙不可言."

[本草求眞] "不論是血是氣, 積而不散者, 服此力能通達. 諸證皆屬氣血凝滯. 以其性溫, 則於氣血能行能暢, 味辛則於氣血能潤能散, 所以理一身上下諸痛, 往往獨行功多."

[方藥合編] "延胡氣溫治撲跌 心腹卒痛並諸血"

【化學分析】 alkaloid로서 beberine, corydaline, corydalis, dehydrocorydaline, protopine, coptisine, *dl*-tetrahydropalmatine, 1-tetrahydropalmatine, bulbocapnine, columbamine, corydalin, α-allocorydaline, *d*-glaucine 등과 이외 palmitic acid, oleic acid, linoleic acid, stigmasterol glucoside, 다량의 전분, 소량의 정유, 점액질, 수지 등을 함유한다.

【藥理研究】 延胡索은 진통작용을 하는데, *d*-corydaline과 dl-tetrahydropalmatine의 작용이 제일 강하고 또 진정・최면・안정 등의 작용도 하며 적출 토끼의 관상동맥 유량을 증강한다. 실험성 동맥죽상경화 흰쥐에 대해서는 경도의 血脂를 낮추는 효능이 있다. 실험의 증명에 의하면 延胡索은 또 유문결찰에 의해 생기는 rat의 궤양, 수침 스트레스성 궤양, 초산 궤양과 히스타민에 의해 생기는 모르모트의 궤양 등의 생성을 억제한다. 이 밖에도 부신피질호르몬의 분비를 촉진한다.

울금 鬱金[KP]

Curcumae Radix
Curcuma root

【出 典】 藥性本草

【異 名】 川鬱金・廣鬱金・玉金・馬蒁・黃鬱

【起 原】 생강과(Zingiberaceae) 온울금(溫鬱金) *Curcuma wenyujin* Y. H. Chen et C. Ling. 강황(薑黃) *Curcuma longa* Linné, 광서아출(廣西莪朮) *Curcuma kwangsiensis* S. G. Lee et C. F. Liang 또는 봉아출(蓬莪朮) *Curcuma phaeocaulis* Val.의 덩이뿌리이다.*

【採 取】 가을과 겨울에 莖葉이 시들은 후 캐어 鬚根을 제거하고 끓는 물에 담그거나 쪄서 曬乾한다.

【性 狀】 ① 온울금(溫鬱金) : 이 약은 덩이뿌리로 긴 원형 또는 난원형이며 길이 35~70㎜, 지름 12~25㎜이다. 약간 납작하고 굽은 것도 있으며 양 끝이 점차 뾰족해진다. 바깥 면은 회갈색이고 고르지 않은 세로주름이 있으며 세로 주름이 돌출된 곳은 색이 비교적 연하다. 질은 단단하며 자른 면은 회갈색이고 각질이며 내피층의 고리무늬는 뚜렷하다. 이 약은 특유한 냄새가 있고 맛은 약간 쓰다.

② 강황(薑黃) : 이 약은 덩이뿌리로 방추형이고 길이 25~45㎜, 지름 10~15㎜이며 한쪽이 가늘고 긴 것도 있다. 바깥 면은 회갈색 또는 회황색이며 세로주름이 있다. 횡단면은 주황색이고 바깥 면은 황갈색~적갈색이다. 이 약은 특유한 냄새가 있고 맛은 매우 맵다.

③ 광서아출(廣西莪朮) : 이 약은 덩이뿌리로 긴 원추형 또는 긴 원형이며 길이 20~65㎜, 지름 10~18㎜이다. 바깥 면에는 얕은 세로주름 또는 거친 망상의 주름이 있다. 이 약은 특유한 냄새가 있고 맛은 약간 맵고 쓰다.

④ 봉아출(蓬莪朮) : 이 약은 덩이뿌리로 긴 타원형이고 길이 15~35㎜, 지름 10~12㎜이며 비교적 굵고 크다. 이 약은 특유한 냄새가 있고 맛은 담담하다.

【產 地】 중국의 江蘇, 浙江, 福建, 廣東, 廣西, 四川, 雲南 등의 지역이 주산지이다.

【炮 製】 ① 鬱 金 : 잡질을 제거하고 깨끗이 씻어 밀폐하여 축인 후 薄片으로 썰어 건조한다.

② 醋鬱金 : 鬱金片을 米醋와 고루 섞어 밀폐하여 축인 후 炒製 용기에 넣고 文火로 짙은 황색이 될 정도로 炒하여 放冷한다(鬱金片 100㎏당 米醋 10㎏).

【性味・歸經】 味는 辛・苦하고 性은 寒하며, 心・肝・肺・膽經에 작용한다.

---

* CP : 鬱金(Yujin) CURCUMAE RADIX
姜科 植物 溫鬱金 *Curcuma wenyujin* Y. H. Chen et. C. Ling, 薑黃 *Curcuma longa* L. 廣西莪朮 *Curcuma kwangsinesis* S. G. Lee et C. F. Liang 또는 蓬莪朮 *Curcuma phaeocaulis* Val.의 塊根。

效能	主治
活血止痛·行氣解鬱	氣滯血瘀의 脇痛, 痛經, 月經不調, 癥瘕積塊
淸熱涼血	血熱瘀滯의 吐血, 衄血, 尿血, 倒經
淸心開竅	神志不淸證, 癲癎, 癲狂證
利膽退黃	濕熱黃疸, 膽結石

이 약물의 性味는 辛苦·寒으로 辛散·苦泄하고 芳香에 의해 宣達하여 寒으로 淸熱하며 心·肝에 작용하고 겸하여 肺·膽經 氣分에 작용하여 行氣解鬱한다. 또한 血分에 작용하여 涼血消瘀하므로 血 중의 氣藥이다. 行氣解鬱·消瘀止痛의 효능에 의해 氣滯血瘀로 인한 胸脇, 脘腹의 脹痛, 痛經 등에 대하여 消瘀·涼血止血하고, 血熱瘀滯의 吐血, 衄血, 尿血 및 婦女의 倒經을 치료한다. 또한 涼血淸心·行氣解鬱 작용으로 熱病神昏, 癲癎發狂에 대하여 宣鬱散結·舒肝利膽·退黃하는 효능이 있으므로 濕熱黃疸, 膽結石에 각기 적용한다.

【臨床應用】 ① 鬱金은 活血祛瘀로 止痛하고 行氣解鬱로 疏泄肝鬱한다. 그러므로 [本草經疏]에서는 "血分之氣藥"이라 하였다. 脇은 肝의 分野이다. 肝이 鬱結되어 疏泄이 실조되면 肝經의 병증이 야기되고 심하면 血行不暢하게 되는데, 鬱金은 肝經에 작용하여 肝病을 치료하며, 흔히 柴胡 香附子 혹은 白芍藥 丹參을 배합한다.

肝은 疏泄과 藏血을 주관한다. 肝의 疏泄기능이 실조되면 氣機鬱滯 뿐만 아니라 肝經의 순행 부위에 脹悶疼痛이 생기고 또한 부인의 월경에 영향을 주어 經行腹痛, 月經不調가 나타난다. 이는 氣病이 血에까지 파급되어 氣滯血瘀 및 衝任失調 등의 원인으로 야기되는 것인데, 이 약물은 肝鬱疏解하고 또한 活血祛瘀하므로 부인과에서는 흔히 月經不調에 사용한다. 대체로 當歸 白芍藥 香附子 등을 배합하여 月經不調를 치료하는데, 그 예가 宣鬱通經湯[傅靑主女科]이다.

脇下癥積에는 鬱金에 消癥散結하는 鱉甲을 배합하고, 活血祛瘀에는 丹參 澤蘭 등을 배합하여 사용한다.

② 鬱金은 味辛·性寒하여 血分에 작용하여 淸熱涼血·祛瘀止血의 효능이 있다. 흔히는 生地黃 牡丹皮 牛膝 등을 배합하여 血熱妄行으로 야기되는 吐血, 衄血, 尿血 및 倒經을 치료한다.

③ 이 약물은 心經에 작용하여 淸心開竅하는 효능이 있다. 그러나 그 효력은 비교적 미약하고 淸心의 효력이 비교적 강하다. 石菖蒲 竹瀝 山梔子 등을 배합하면 濕溫의 痰濁, 蒙肺淸竅로 야기되는 胸脘痞悶, 神志不淸 등의 증상에 대하여 涼血淸心·行氣開鬱하는 효능을 나타내는데, 그 예가 菖蒲鬱金湯[溫病全書]이다.

痰氣壅阻, 閉塞心竅로 야기되는 癲癎發作, 躁狂상태, 煩躁 등의 증후에 白礬 蜈蚣 香附子 등을 배합하여 痰涎을 제거하고 淸心開竅한다. 그 예가 白金丸[溫病全書]이다.

④ 이 약물은 膽經에 작용하여 利膽退黃한다. 濕熱黃疸에는 茵蔯 山梔子 枳殼 등을 배합하고, 膽結石에는 海金沙 金錢草 鷄內金 등을 배합하여 응용한다.

【用量・用法】 3~9g. 水煎服.

【使用注意】 陰虛失血과 氣滯血瘀가 없는 경우에는 忌하고 孕婦는 신중히 사용한다.

> **本草選錄**：[藥性本草] "治女人宿血氣心痛, 冷氣結聚, 溫醋磨服之, 亦啖馬藥, 用治脹痛."
>
> [本草綱目] "血氣心腹痛, 產後敗血衝心欲死, 失心癲狂蠱."
>
> [本草經疏] "鬱金本入血分之氣藥, 其治以上諸血證者, 正謂血之上行, 皆屬於內熱火炎. 此藥能降氣, 氣降卽是火降, 而其性又入血分, 故能降下火氣, 則血不妄行."
>
> [景岳全書] "止吐血衄血, 血淋尿血, 及失心癲狂蠱毒. 單用治婦人冷氣血積, 結聚氣滯, 心腹疼痛, 及產後敗血衝心欲死, 或散或丸, 或以韭汁、姜汁、童便、井花水俱可, 隨宜調服."
>
> [本草備要] "行氣解郁；瀉, 泄血破瘀. 婦人經脉逆行, 經不下行, 上爲吐衄諸証, 用郁金末加韭汁、姜汁、童便, 其血自淸, 痰中帶血者, 加竹瀝."
>
> [本草求眞] "鬱金專入心. 辛苦而平. 諸書論斷不一, 有言此屬純陰, 其論所治, 皆屬破氣下血之說. 有言性溫不寒, 其論所治, 則有療寒除冷之謂. 究之体輕氣竄, 其氣先上行而微下達, 凡有宿血凝積, 及有惡血不堪之物, 先於上處而行其氣, 若使其邪、其氣、其痰、其血在於膈上而難消者, 須審宜溫・宜凉・同於他味兼爲調治之. 如敗血衝, 加以薑汁童便；去心瘋癲, 明礬爲丸, 朱砂爲衣之類若使惡血・惡痰・惡瘀・惡淋・惡痔在於下部而難消者, 俟其辛氣旣散, 勞氣下行, 卽爲疏泄, 而無鬱滯難留之弊矣."
>
> [方藥合編] "鬱金味苦破諸血 淋溺見血及鬱結"

【化學分析】 정유로는 turmerone, dihydro-turmerone, zingiberene, *d*-α-phellandrene, cineol 등과 황색색소로서 curcumin, *p*-coumaroyl, feruoylmethane, di-p-coumaroylmethane 등이며 그 외 전분, 지방유 등을 함유한다.

【藥理研究】 ① curcumin은 담즙의 분비와 배설을 촉진하고, 뇨 중의 urobilnogen을 감소시킨다. 鬱金은 실험성 동물의 대동맥 및 관상동맥 내막에 형성되는 斑塊를 감소시키는 작용을 한다.

② 혈장단백질을 증가시켜 A・G의 逆差를 시정하고, 따라서 管養과 肝의 보호하는 목적에 달한다. 그러므로 전염성 肝炎, 肝硬變症의 肝臟의 통증을 다스린다.

강황 薑黃[KP]

Curcumae Longae Rhizoma
Turmeric

【出 典】 新修本草

【異 名】 黃薑・毛薑黃・寶鼎香

【起 原】 생강과(Zingiberaceae) 강황(薑黃) *Curcuma longa* Linné의 뿌리줄기로서 속이 익을 때까지 삶거나 쪄서 말린 것이다.*

【採 取】 겨울에 莖葉이 시들었을 때 캐어 깨끗이 씻어 熱湯에 담그거나 쪄서 曬乾한다.

【性 狀】 이 약은 뿌리줄기로 때로 곁뿌리줄기가 있다. 뿌리줄기는 고르지 않은 난원형, 원주형 또는 방추형이며 지름 1~3㎝, 길이 2~5㎝이다. 곁뿌리줄기는 두 끝이 둔두인 원주형으로 약간 구부러져 있으며 지름 약 1㎝, 길이 2~6㎝로 모두 돌림마디가 있다. 코르크층이 붙어 있는 것은 황적색으로 광택이 나고 코르크층이 없는 것은 어두운 황적색으로 가루가 붙어 있다. 질은 단단하고 꺾기 어려우며 꺾인 면은 황갈색~황금색이고 각질 모양이며 왁스 모양의 광택이 난다. 이 약은 특유한 냄새가 있고 맛은 쓰고 자극성이며 침을 노랗게 물들인다.

【產 地】 열대 아시아가 원산지이고, 중국의 福建, 浙江, 四川 등지가 주산지이다.

【炮 製】 잡질을 제거하고 깨끗이 씻어서 삶거나 찐 후 厚片으로 썰어 曬乾한다.

【性味 · 歸經】 味는 辛 · 苦하고 性은 溫하며, 肝 · 脾經에 작용한다.

效 能	主 治
破血行氣 · 通經止痛	脇痛, 經閉腹痛, 風濕臂痛, 瘡癰

이 약물의 性味는 辛苦하면서 溫하여, 辛散 · 苦泄하며 辛 · 溫에 의해 風寒을 外散하고 안으로는 氣血을 行하게 하며, 또한 苦 · 溫에 의해 밖으로는 寒濕을 제거하고 안으로는 瘀血을 破하여 祛瘀 · 行氣 · 止痛 · 活絡하는 효능을 나타낸다. 氣滯血瘀로 인한 胸脇脘腹의 疼痛, 肢體竄痛, 經閉腹痛 또는 產後瘀阻, 跌打損傷 등에 적용한다. 또는 風濕痹痛과 關節不利, 肩臂痰痛 등에도 적용하는데, 다만 行氣活血力이 강하므로 疼痛이 邪實血瘀 증후가 아니면 사용하지 않는 것이 좋다.

【臨床應用】 ① 이 약물의 性味는 辛苦 · 溫으로 비교적 강한 祛瘀작용을 한다. 이 약물은 血分에 작용하여 活血祛瘀할 뿐만 아니라 氣分에도 작용하여 行散滯氣하므로 破血行氣한다. 또한 肝經에 작용하여 肝鬱氣滯의 脇肋疼痛 및 肝鬱血瘀의 經閉, 腹痛 등의 모든 증후에 적용하는데, 흔히 白芍藥 當歸 延胡索 紅花 등을 배합한다.

氣滯血瘀로 인한 胸脇腹痛, 月經不調, 月經痛, 癥瘕(腹腔內腫瘤), 혹은 產後瘀阻의 腹痛 등에 柴胡 香附子 白芍藥 當歸 등을 배합하는데, 그 예가 薑黃散[證治準繩]이다.

② 이 약물은 辛散溫通하여 外散風寒, 內行氣血하므로 肢臂의 風濕寒邪를 제거하고 活血利痹 · 止痛한다. 肢痹疼痛 증후에는 대체로 海桐皮 羌活 當歸 등을 배합하는데, 그 예가 舒筋湯[校注婦人良方], 蠲痹湯[百一選方]이다.

③ 瘡癰은 초기에 熱毒熾盛, 氣滯血瘀로 발생하는데, 이 약물은 活血祛瘀할 뿐만 아니라 消腫止痛 하므로 흔히 이 약물에 大黃 白芷 天花粉 등을 배합하여 散劑로 외용하면 癰腫을 消散하여 瘡癰을 치료하게 된다. 그 예가 如意金黃散[外科正宗]이다.

【用量 · 用法】 3~10g. 水煎服. 외용에는 適量.

* CP : 薑黃(Jianghuang) CURCUMAE LONGAE RHIZOMA
薑科 植物 薑黃 *Curcuma longa* L.의 根莖。

【使用注意】 活血行氣의 약효가 강하므로 邪實血虛가 아니거나 虛痛에는 忌한다.

> **本草選錄** : [日華子本草] 熱, 無毒. "治瘕血塊, 癰腫, 通月經, 治跌撲瘀血, 消腫毒, 止暴風痛冷氣, 下食."
>
> [本草求眞] "薑黃, 功用頗類鬱金・三棱・莪朮, 延胡索, 但郁金入心, 專瀉心包之血；莪朮入肝, 治氣中之血；三棱入肝, 治血中之氣；延胡索則於心肝血分行氣, 氣分行血；此則入脾, 旣治氣中之血, 復兼血中之氣耳."
>
> [方藥合編] "薑黃味辛能破血 消癰下氣心腹結"

【化學分析】 根莖에는 정유 4.5~6%가 함유되어 있다. 정유 중에는 turmerone 58%, zingiberene 25%, phellandrene 1%, 1, 8-cineole 1%, sabinene 0.6%, borneol 9.5%, dehydroturmerone 등을 함유하고 더욱이 curcumin 0.3% 정도와 그 밖에 arabinose 1.1%, fructose 12%, glucose 28%, 지방유, 녹말, 수산염 등이 함유되어 있다.

【藥理硏究】 ① 利膽작용을 한다. 煎劑 및 沈劑는 개의 담즙분비를 증가시켜 정상으로 회복시킨다. 또 담낭의 수축을 증대시키는데 그 작용은 약하나 1~2시간 지속시킬 수 있다. curucumin과 유도체들은 이담작용이 있다. 종합적인 절대치를 보면 cholic acid, bilirubin, cholesterol의 분비량은 어느 것이나 증가되고 지방산은 일정하였다.

② 子宮에 대하여 작용한다. 50%의 煎劑는 자궁흥분작용이 있으므로 자궁의 발작성 수축을 일으키며 5~7시간 정도 지속된다.

③ 이 외에도 혈청 cholesterol을 낮추는 작용이 있고, 항균시험에서는 흔히 볼 수 있는 병원성피부사상균에 대하여 억제작용이 있으며, 간염바이러스에 대해서도 억제작용을 나타낸다. 또 curcumin 및 정유의 성분은 황색포도구균에 대하여 비교적 양호한 항균작용이 있다.

아출 莪朮[KP]

Curcumae Rhizoma
Zedoary

【出 典】 藥性本草

【異 名】 蓬莪朮・蓬莪戍・廣戍・蓬朮・酢莪朮

【起 原】 생강과(Zingiberaceae) 봉아출(蓬莪朮) *Curcuma phaeocaulis* Val., 광서아출(廣西莪朮) *Curcuma kwangsiensis* S. G. Lee et C. F. Liang 또는 온울금(溫鬱金) *Curcuma wenyujin* Y. H. Chen et C. Ling 의 뿌리줄기를 그대로 또는 수증기로 쪄서 말린 것이다.*

【採 取】 겨울에 莖葉이 말라 시들었을 때 캐어 깨끗이 씻어 쪄서 曬乾한다.

【性 狀】 ① 봉아출(蓬莪朮) : 이 약은 뿌리줄기로 난원형, 긴 원형, 원추형 또는 긴 방추형으로 길이 2~8㎝, 지름 15~40㎜이며 위쪽은 대부분 뾰족하나 무디고 아래쪽은 둔한

* CP : 莪朮(Ezhu) CURCUMAE RHIZOMA
薑科 植物 蓬莪朮 *Curcuma phaeocaulis* Val, 廣西莪朮 *Curcuma kwangsiensis* S. G. Lee et C. F. Liang 또는 溫鬱金 *Curcuma wenyujin* Y. H. Chen et C. Ling의 根莖。

원형이다. 위쪽의 환절은 돌기 되어 있고 약간 움푹한 원형의 털뿌리 자국과 약간의 털뿌리가 남아 있다. 양측에 각 1열의 움푹한 싹의 자국과 원형이며 옆으로 나는 뿌리줄기의 자국이나 칼에 베인 자국이 남아 있기도 하다. 바깥 면은 회황색~회갈색이다. 질은 단단하고 무거우며, 횡단면은 밀납 모양으로 회갈색~남갈색이며 보통 회갈색의 가루가 붙어 있다. 피부와 중심주는 쉽게 분리되고 내피층의 환문은 진한 갈색이다. 이 약은 약간 특유한 냄새가 있고 맛은 약간 쓰고 맵다.

② 광서아출(廣西莪朮) : 이 약은 뿌리줄기로 환절이 약간 튀어나와 있고 자른 면은 황갈색~갈색이며 보통 연한 황색의 가루가 붙어 있다. 내피층의 환문은 황백색이다.

③ 온울금(溫鬱金) : 이 약은 뿌리줄기로 자른 면이 황갈색~진한 갈색이며, 보통 연한 황색 또는 황갈색의 가루가 붙어 있다. 이 약은 약간 특유한 냄새가 있다.

【產 地】 중국의 廣西, 四川 지역이 주산지이며, 열대지방에 분포한다.

【炮 製】 ① 莪 朮 : 잡질을 제거하고 깨끗이 씻어 밀폐하여 축인 후 쪄서 薄片으로 썰어 건조한다.

② 醋莪朮 : 莪朮을 炒製 용기에 넣고 米醋와 물에 축인 후 文火로 연한 황색이 될 정도로 炒하여 厚片으로 썰어 건조한다(莪朮 100kg당 米醋 20kg).

【性味 · 歸經】 味는 辛 · 苦하고 性은 溫하며, 肝 · 脾經에 작용한다.

效 能	主 治
破血祛瘀 · 行氣止痛	經閉腹痛, 癥瘕積聚, 脘腹脹滿 疼痛

이 약물은 辛味로 散하고 苦味로 泄하여 溫通行滯하므로 破血祛瘀하며, 또한 능히 行氣止痛에 작용하는데, 그 효능은 三棱과 비슷하여 癥瘕積聚를 破하는 요약이다. 따라서 血瘀로 인한 有形堅積의 병증에 대하여 莪朮과 三棱 두 약물은 서로 補佐하여 攻堅破積하는 작용을 증강시킨다. 다만 두 약물은 약성이 강하여 克伐시키는 약물이므로 正氣를 참작하고, 통합적으로 고려한 합리적인 배합에서만이 비로소 좋은 효과를 볼 수 있다.

또한 이 약물은 行氣消積하는 약효가 비교적 峻猛하고 또한 능히 止痛하므로 飮食不節이나 脾가 運化失常하여 나타나는 脘腹脹滿 疼痛의 증후에 적용한다.

【臨床應用】 ① 이 약물은 破血祛瘀하는 작용이 비교적 강렬하다. 효능은 三棱과 비슷하며, 대체로 氣滯血瘀가 오래 된 중증에 사용한다. 瘀血內阻로 인한 衝脈不通, 經閉腹痛의 증후에는 三棱 川芎 牛膝 등을 배합하고, 瘀阻가 오래되어 癥積인 증후에는 削堅消癥하는 鱉甲 丹參 三棱 등을 배합한다.

氣滯血瘀로 인한 癥瘕, 經閉 혹은 產後瘀阻의 腹痛에 三棱 川芎 등을 배합하는데, 그 예가 三棱丸[經驗良方]이다. 子宮外姙娠 破裂의 腹腔內 血腫에는 赤芍藥 丹參 三棱 沒藥 등을 배합하는데, 그 예가 宮外孕二號方[山西醫學院]이다.

② 脾運失健, 宿食不化하면 脾胃의 氣機가 실조되고, 氣滯不消하면 脘腹脹痛이 생기는데,

이 약물은 氣分에 작용하여 滯氣를 행하게 하고 食積을 소화시키며 아울러 止痛작용도 한다. 또한 이 약물은 行氣消積의 힘이 강하다. 흔히는 三棱 木香 枳實 등을 배합하여 食積氣滯로 인한 脘腹疼痛을 치료한다.

脾虛不運하고 脘腹脹痛인 증후에는 健脾補氣하는 黨參 白朮 등을 배합한다.

【用量·用法】 3~10g. 水煎服. 醋製는 지통작용이 증강된다.

【使用注意】 破血力이 강하므로 月經過多, 孕婦에는 忌한다.

> **本草選錄** : [藥性本草] 亦可單用. "治女子血氣心痛, 破痃癖冷氣, 以酒醋磨服."
>
> [開宝本草] "主心腹痛, 中惡疰忤, 霍亂, 冷氣吐酸水, 解毒, 食飲不消, 酒研服之. 又療婦人血氣, 丈夫奔豚."
>
> [本草經疏] "蓬莪朮行氣破血散結, 是其功能之所長, 若夫婦人小兒, 氣血兩虛, 脾胃素弱而無積滯者, 用之反能損眞氣, 使食愈不消而脾胃益弱, 卽有血氣凝結, 飮食積滯, 亦錄與健脾開胃, 補益元氣藥同用, 乃無損耳."
>
> [方藥合編] "莪朮溫苦破痃癖 消瘀通經止痛劇"

【化學分析】 정유(sesquiterpene과 monoterpene)를 함유한다. sesquiterpene으로는 curzerenone, zederone, curdione, curcolne, furanodienone, curcumol 등이고, monpterpene으로는 1. 4. cineol, d-camphor, d-camphene, d-α-pinone, d-borneol 등이며, 그 외 curcumin, flacon 배당체, 수지, 지방유, 점액질, 전분, gum 質을 함유한다.

【藥理硏究】 莪朮의 정유제제는 체외에서 마우스 ECA, 615순계마우스의 L_{615}백혈병(망조직세포형) 및 복수형 간암세포에 모두 뚜렷한 억제작용과 파괴 작용을 한다. 莪朮 湯劑는 집토끼 복강 속의 자체 혈액과 혈괴의 흡수를 촉진하며 아울러 抗菌·健胃하고 조기 임신에 길항한다.

② 항균작용을 한다. *in vitro*에서 황색포도구균, β-용혈성연쇄구균, 대장균, 티푸스균, 콜레라균을 억제한다.

삼릉 三棱[KP]

Sparganii Rhizoma
Sparganium rhizome

【出 典】 本草拾遺

【異 名】 荊三棱·京三棱·紅蒲根·光三棱

【起 原】 흑삼릉과(Sparganiaceae) 흑삼릉 *Sparganium stoloniferum* Buchanan-Hamilton의 덩이줄기이다.*

【採 取】 가을과 겨울에 塊莖을 캐어 莖葉과 鬚根을 제거하고 洗淨한 후 外皮를 깎아내고 曬乾한다.

* CP : 三棱(Sanleng) SPARGANII RHIZOMA
黑三棱科 植物 黑三棱 *Sparganium stoloniferum* Buch.-Ham.의 塊莖。

【性 狀】 이 약은 덩이줄기로 원추형이고, 약간 납작하며 길이 2~6㎝, 지름 2~4㎝이다. 바깥 면은 황백색 또는 회황색으로 칼로 자른 듯한 자국이 있고, 가로로 고리 모양으로 배열된 작은 점상의 수염뿌리 자국이 있다. 무겁고 질은 견실하다. 이 약은 냄새가 없고 맛은 담담하고 씹으면 마비시키는 아린 맛이 있다.

이 약물은 원추형으로 약간 납작하고, 길이 2~6㎝, 지름 2~4㎝이다. 표면은 황백색 또는 회황색으로 칼로 깎은 자국이 있으며, 작은 點狀의 鬚根이 떨어진 흔적이 가로로 環狀의 모양으로 배열되어 있다. 질은 무겁고 堅實하다.

【産 地】 매자기는 우리나라의 중남부지방 및 제주도에 분포하며 연못이나 습지에서 자생한다. 黑三棱은 중국의 江蘇, 河南, 山東, 江西, 安徽 등의 지역이 주산지이다.

【炮 製】 ① 三 稜 : 잡질을 제거하고 크기에 따라 분류하여 물에 담가 충분하게 축인 후 薄片으로 썰어 건조한다.

② 醋三棱 : 三棱片에 米醋를 고루 섞어 잠시 밀폐한 후 炒製 용기에 넣고 文火로 炒하여 건조한다(三棱片 100㎏당 米醋 15㎏).

【性味 · 歸經】 味는 辛 · 苦하고 性은 平하며, 肝 · 脾經에 작용한다.

效 能	主 治
破血祛瘀 · 行氣止痛	經閉腹痛, 癥瘕積聚 ; 食積脘腹脹痛

이 약물의 性味는 苦 · 平으로 泄降하고 肝 · 脾經의 血分에 작용하여 血 중의 瘀結을 破하고 또한 行氣止痛하며 동시에 消積하는 효능이 있어 血瘀氣滯와 停痰停積의 癥瘕結塊 및 經閉腹痛, 産後瘀滯, 食積不消로 인한 胸腹脹痛 등, 모든 증후에 적용하며, 血瘀로 인한 腹部腫塊의 치료에 많이 사용된다.

그러나 이 약물은 攻堅破積시키는 약물이므로 正氣를 傷하게 하기 쉬우므로 몸이 虛弱한 경우에는 人蔘 白朮 등 扶正藥을 배합하여 응용하는 것이 적당하며 祛邪시키되 正氣를 傷하지 않게 배려하여야 한다.

【臨床應用】 ① 血瘀氣結의 癥瘕(腹腔內腫瘤)에 經閉腹痛, 癥瘕積聚는 모두 瘀血阻滯의 증후이므로 破血祛瘀하는 약물만이 치료가 가능한데, 이 약물은 活血祛瘀하는 약효가 비교적 강하고 血分에 작용하므로 瘀血을 파하고 제거하여 경맥을 통하게 한다. 血瘀로 인한 無月經, 月經痛이나 産後瘀疸에 莪朮 牛膝 延胡索 등을 배합하는데, 그 예가 三棱丸[經驗良方]이다.

子宮外 姙婦破裂의 腹腔內 血腫에 莪朮 延胡索 川芎 등을 배합하는데, 그 예가 三棱九[經驗良方]이다.

② 이 약물은 血分에 작용하여 破瘀할 뿐만 아니라 또한 氣分에도 작용하여 氣滯를 行散한다. 食積을 소화하고 止痛하는 효능이 있다. 莪朮 靑皮 山楂 등을 배합하여 食滯로

야기되는 氣滯不行, 脘腹脹滿 증후를 치료한다. 脾虛 증후를 겸했을 경우에는 健脾補氣하는 黨參 白朮 등을 배합한다.

食積停滯에 의한 腹痛, 腹滿 증후에 青皮 莪朮 麥芽 등을 배합하는데, 그 예가 三棱煎[三因極一病證方論]이다.

【用量·用法】 3~10g. 水煎服. 醋製하면 止痛작용이 강해진다.

【使用注意】 祛瘀하는 힘이 강하므로 月經過多, 孕婦에는 忌한다.

> **本草選錄** : [日華子本草] 味甘, 淡, 凉. "治婦人血脉不調, 心腹痛, 落胎消惡血, 補勞, 通月經, 治氣脹, 消撲損瘀血, 産後腹痛血運幷宿血不下."
>
> [本草經疏] "從血藥則治血, 從氣藥則治氣. 老癖癥瘕積聚結塊, 未有不由血瘀·氣結·食停所致, 苦能泄而辛能散, 甘能和而入脾, 血屬陰而有形, 此所以能治一切凝結停滯有形之堅積也."
>
> [醫學衷中參西錄] "氣味俱淡, 微有辛意. 莪朮味微苦, 氣微香, 亦微有辛意. 性皆微溫, 爲化瘀血之要藥. 以治男子痃癖, 女子癥瘕, 月閉不通, 性非猛烈而建功甚速. 其行氣之力, 又能治心腹疼痛, 脅下脹疼, 一切血凝氣滯之證. 若與參·朮·芪諸藥幷用, 大能開胃進食, 調血和血. 若細核二藥之區別, 化血之力三棱优於莪朮, 理氣之力莪朮优於三棱."
>
> [方藥合編] "三棱味苦利血癖 氣滯作疼虛莫擲"

【化學分析】 정유, 전분을 함유한다.

【藥理硏究】 ① 혈관을 확장하고 혈류량을 증대시키며 혈관의 투과성을 조절한다. 그러므로 복강 내의 血塊를 분해흡수하고 肉芽腫瘍의 변화를 억제한다.

② 전혈점도, 혈장점도를 저하시켜 적혈구의 변형능을 촉진시킨다.

③ 항혈소판응집작용이 있고, 혈소판의 점착률을 저하시킨다.

④ 암세포의 억제작용이 있다.

단삼 丹參[KP]

Salviae Miltiorrhizae Radix
Salvia miltiorrhiza root

【出 典】 神農本草經

【異 名】 赤參·木羊乳·逐馬·紫丹參·紅根

【起 原】 꿀풀과(Labiatae) 단삼 *Salvia miltiorrhiza* Bunge의 뿌리이다.*

【採 取】 봄과 가을에 캐어 曬乾한다.

【性 狀】 이 약은 뿌리로 근경이 짧고 거칠며 위쪽에는 보통 줄기가 붙었던 자국이 남아 있다. 뿌리는 긴 원주형으로 때로 1~2개 또는 여러 개로 갈라져 있고 길이 8~25㎝, 지름 3~10mm이다. 바깥 면은 적갈색~어두운 적갈색이며 거칠고 세로 주름이 있다. 오래된

---

* CP : 丹參(Danshen) SALVIAE MILTIORRHIZAE RADIX ET RHIZOMA
脣形科 植物 丹參 *Salvia miltiorrhiza* Bge.의 根과 根莖。

것은 바깥 껍질이 치밀하지 않고 대부분 자갈색을 띠며 보통 비늘 모양의 것이 떨어져 나온다. 질은 단단하고 꺾인 면은 치밀하지 않으며 빈틈이 있거나 대개 고르면서 치밀하고 피부는 적갈색이며 목부는 회황색 또는 자갈색이고 유관속은 황백색이며 방사상으로 배열되어 있다. 이 약은 약간 특유한 향기가 있고 맛은 약간 쓰고 떫다.

【産 地】중국의 安徽, 山西, 河北, 四川, 江蘇 등의 지역이 주산지이다.

【炮 製】① 丹 參 : 잡질과 殘莖을 제거하고 깨끗이 씻어 축인 후 厚片으로 썰어 건조한 후 체로 쳐서 부스러기를 제거한다.

② 酒丹參 : 丹參片을 黃酒와 고루 섞어 잠시 밀폐하여 축인 후 炒製 용기에 넣고 文火로 炒한다(丹參片 100kg당 黃酒 10kg).

【性味 · 歸經】味는 苦하고 性은 微寒하며, 心 · 肝經에 작용한다.

效 能	主 治
活血祛瘀	血熱瘀滯로 인한 月經不調, 血滯經閉, 産後腹痛, 心腹痛, 癥瘕積聚. 跌打損傷, 熱痹의 關節紅腫疼痛
涼血消癰	溫熱病의 熱入營血, 瘡癰腫毒
養血安神	心悸, 失眠

이 약물은 苦味로 降泄하고 寒性으로 涼血하며, 心 · 肝經의 血分에 작용하여 活血祛瘀 · 涼血消癰 · 淸心除煩하는 효능이 있어 임상에 널리 응용되며, 특히 婦人科에 많이 응용한다. 그러므로 "一味의 丹參散의 효력은 四物湯과 같다"라는 說이 있다. 補血活血하는 작용이 있고 祛瘀通經의 약물이며 모든 瘀血을 다스린다. 소위 補血이란 실제로는 生新祛瘀하는 것이다. 그러므로 純虛無瘀에는 적용되지 않는다.

최근에는 肝脾腫大와 冠狀動脈硬化性 心臟病과 高血壓 및 血栓閉塞性 脈管炎에 비교적 좋은 치료효과가 있다.

【臨床應用】① 이 약물은 活血祛瘀의 작용이 비교적 강하다. [本草正義]에서 "丹參은 오직 血分에 작용하여 活血行血하는 효능이 있으며 속으로는 장부에 작용하여 瘀滯를 化한다. ……밖으로는 관절을 利하게 하고 맥락을 통하게 한다"고 하였다. 이 약물은 活血祛瘀에 속하는 많은 증후에 적용하고 또한 각 科의 瘀血阻滯 병증에도 사용할 수 있다는 것을 말한다.

[重慶堂隨筆]에 "丹參은 월경 조절 및 산후의 要藥"이라 했다. 즉 丹參은 活血 · 祛瘀 · 調經에 능하므로 부인과에서 상용하는 약물이다. 부인의 瘀血阻滯로 인한 증후인 月經不調, 經行腹痛, 産後腹痛에는 紅花 桃仁 益母草 등을 배합하고 寒涼에 치우친 약물이므로 血熱瘀滯에 사용하는 것이 적합하다. 瘀血阻滯에 寒象을 겸했을 경우에는 溫裏祛寒하는 吳茱萸 肉桂 등을 배합한다.

血瘀氣滯로 인한 心腹胃脘疼痛에는 檀香 砂仁 등 行氣 약물을 배합하는데, 그 예가 丹參飮[時方歌括]이다.

丹參은 肝經에 작용하여 活血祛瘀·消癥散結의 효능이 있으므로 癥瘕積聚에는 破血消癥하는 三棱 莪朮 澤蘭 鱉甲 등을 배합한다.

丹參은 血脈을 통하게 하므로 瘀血阻滯, 血行不暢으로 인한 肢體關節의 疼痛에 적용한다. 예를 들면 跌打損傷, 瘀滯作痛에는 當歸 紅花 川芎 등의 活血止痛약물을 배합하고, 熱痹에 속하거나 關節의 紅腫疼痛에는 忍冬藤 赤芍藥 秦艽 桑枝 등의 清熱消腫·祛風通絡하는 약물을 배합한다.

② 丹參은 寒涼의 藥性으로 活血작용을 할 뿐만 아니라 涼血의 효능도 있으므로 溫熱病, 熱入營血 증후에 적용한다. 열이 營血에 침입하면 高熱이 나거나 혹은 神昏, 譫語, 煩躁不寐 또는 斑疹隱隱, 舌紅降 등의 증후에는 生地黃 玄參 竹葉心 등의 涼血·活血淸心하는 약물을 배합하여 涼血安神한다.

丹參은 또한 涼血活血의 효능을 통해 散瘀消癰한다. 임상에서는 清熱解毒·涼血消癰하는 약물과 배합하는데, 즉 瘡癰이나 乳癰 초기 증상을 치료하는 경우 金銀花 連翹 등의 清熱解毒藥을 배합한다. 그 예가 消乳湯[醫學衷中參西錄]이다.

③ 丹參은 心經에 작용한다. 寒涼의 약성으로 淸心涼血·除煩安神하고 겸하여 養血작용을 한다. 열이 營血에 작용하여 야기되는 心煩不寐에 사용할 수 있고 또한 心血不足으로 인한 失眠, 心悸 등에도 적용한다. 전자의 경우에는 玄參 連翹 金銀花와 배합하는데, 그 예가 清營湯[溫病條辨]이고, 후자의 경우에는 生地黃 伯子仁 酸棗仁 등을 배합하는데, 그 예가 天王補心丹[攝生秘剖]이다.

【用量·用法】 5~15g. 大劑에는 30g. 水煎服.

【使用注意】 純虛無瘀血인 경우나 寒虛에는 사용하지 않는다.

本草選錄：[神農本草經] 味苦, 微寒. "主心腹邪氣, 腸鳴幽幽如走水, 寒熱積聚, 破癥除瘕, 止煩滿, 益氣."

[名醫別錄] "主養血, 去心腹痼疾結氣, 腰脊强, 脚痹, 除風邪留熱. 久服利人."

[日華子本草] "養神安志, 通利關脈, 治冷熱勞, 骨節疼痛, 四肢不遂, 排膿, 止痛, 生肌, 長肉, 破宿血, 補新生血, 安生胎, 落死胎, 止血崩帶下. 調婦人經脉不均, 血邪心煩惡瘡疥癬, 癭贅腫毒, 丹毒, 頭痛, 赤眼, 熱溫狂悶."

[本草綱目] "活血, 通心包絡. 治疝痛." "四物湯治婦人病, 不問產前產后, 經水多少, 皆可通用. 惟一味丹參散, 主治與之相同. 蓋丹參能破宿血, 補新血, 安生胎, 落死胎, 止崩中帶下, 調經脉, 其功大類當歸·地黃·川芎·芍藥故也."

[本草求眞] "書載能入心包絡破瘀一語, 已盡丹參功效矣. 然有論其可以生新安胎, 調經除煩, 養神定志, 及一切風痹, 崩帶·癥瘕·目赤·疝痛·瘡疥腫痛等症. ……總皆由其瘀去, 以見病無不除, 非眞能以生新安胎, 養神定志也."

[方藥合編] "丹蔘味苦生新能 破積調經除帶崩"

【化學分析】① 지용성 성분으로는 phenanthrqinon계색소 tanshine Ⅰ, Ⅱ$_A$, Ⅱ$_B$, miltrone, cryptotanshinone, hydroxytanshinone, methyltanshinone, nortanshinone, tanshinol A, B, C 외 isotanshinone Ⅰ, Ⅱ, tanshiquinone A, B, C 등과 ketone류 화합물 saloilenone, transhilactone, danshenspiroketallactone 등을 함유한다.

② 수용성 성분으로는 danshensaun A, B, C, protocatechuie acid, protocatechuic aldehyde 등과 그 외 baicalin, β-sitosterol, ursolic acid, daucosterol, isoferulic acid, dihydroisotanshinone, vitamin E, tannin 등을 함유한다.

【藥理硏究】丹參은 관상동맥을 확장하여 관상동맥의 혈류량을 뚜렷이 증가시키며 아울러 심장기능을 개선시키고 심근경색 범위를 축소시킨다. 또한 모르모트 적출 심장의 수축력을 증강시키고 마우스나 흰 쥐의 정상 산소결핍 상태에서의 생존시간과 생존률을 높인다. 말초 순환장애를 개선시키고 응결에 길항하며 fibrinolytic작용을 촉진하고 혈압을 낮춘다. 동맥죽상경화 집토끼에 대해서는 血과 肝臟 속의 triglyceride를 낮추고 이 밖에 또 항균·진정작용을 하며 ECA 마우스의 생존시간을 연장시킨다.

호장근 虎杖根[KHP]

Polygoni Cuspidati Rhizoma et Radix

【出 典】名醫別錄

【異 名】苦杖·虎杖·蓤·大蟲杖·酸杖·斑杖

【基 原】마디풀과(Polygonaceae) 호장근 *Polygonum cuspidatum* Siebold et Zuccarinii의 뿌리줄기 및 뿌리이다.*

【採 取】봄과 가을에 캐어 鬚根을 제거하고 깨끗이 씻어 曬乾한다.

【性 狀】이 약은 뿌리줄기 및 뿌리로 구부러진 원뿔 모양 또는 덩어리 모양이고 길이 2~7㎝, 지름 6~15㎜이다. 바깥 면은 어두운 갈색이고 뿌리 자국과 세로주름이 있으며 코르크층이 떨어진 부분은 황갈색이다. 질은 딱딱하며 쉽게 부러지지 않고 꺾은 면은 섬유성이며 어두운 적색을 띤다. 뿌리의 대부분은 목질이고 국화 모양을 한 방사형의 무늬가 있다. 이 약은 특유한 냄새가 약간 있고 맛은 약간 쓰다.

【産 地】우리나라 전국에 분포하며, 중국의 江蘇, 浙江, 江西, 福建, 山東, 河南, 陝西, 湖北 등 지역이 주산지이다.

【炮 製】虎杖根 : 잡질을 제거하고 깨끗이 씻어 축인 후 厚片으로 썰어 건조한다.

【性味·歸經】味는 微苦하고 性은 微寒하며, 肝·膽·肺經에 작용한다.

* CP : 虎杖(Huzhang) POLYGONI CUSPIDATI RHIZOMA ET RADIX
蓼科 植物 虎杖 *Polygonum cuspidatum* Sieb. et Zucc.의 根莖과 根。

效 能	主 治
活血定痛	經閉, 風濕痹痛, 跌打傷痛
清熱利濕	濕熱黃疸, 濕熱帶下, 淋濁
解 毒	水火燙傷, 瘡癰腫毒, 毒蛇咬傷
化痰止咳	肺熱咳嗽

이 약물은 活血祛瘀하고 通經작용을 하며 또한 通絡定痛하는 효능은 瘀阻로 인한 經閉와 風濕痹痛 및 跌打損傷 등의 병증을 치료하고, 清熱利濕하는 효능이 있어 濕熱黃疸, 淋濁帶下를 치료하며, 清熱解毒 작용으로 水火燙傷이나 瘡癰腫毒, 毒蛇咬傷에 바르면 치료효과를 나타낸다. 이 약물은 또한 苦强泄熱・化痰止咳하는 효능으로 肺熱咳嗽를 치료한다.

이 외에도 瀉下通便하는 작용이 있으므로 熱結便秘에 적용하며, 최근에는 임상에서 膽石症과 尿道結石에 金錢草를 배합하여 응용한다.

【臨床應用】 ① 이 약물은 活血祛瘀・通經止痛하는 효능이 있다. 瘀血이 內阻하고 衝任脈의 不通으로 야기되는 經閉 증후에는 益母草 丹參 등의 活血調經・通閉의 약물을 배합하면 어혈을 제거하고 경맥을 通暢하게 한다. 虎杖은 經絡을 通利하는데 능하고 風寒濕邪로 인한 痹痛에도 좋은 효과가 있다. 虎杖은 대체로 祛風除濕하는 檉柳 鷄血藤 등을 배합하여 祛瘀通絡・利痹한다.

跌打損傷에는 乳香 沒藥 紅花 등을 배합하여 活血祛瘀하고 療傷定痛한다.

② 이 약물은 清利濕熱하는 작용을 한다. 濕熱이 肝膽에 蘊結되어 생기는 黃疸, 結石에 茵蔯 金錢草를 배합하고, 肝膽管結石症에는 木香 枳殼 黃芩을 배합하는데, 그 예가 排石湯 [中草藥新醫療法展覽會技術資料選編]이다.

虎杖은 肝膽濕熱을 제거할 뿐만 아니라 利濕退黃 또는 下焦의 濕熱을 제거한다. 그러므로 濕熱下注, 帶下腥臭의 증후에 萆薢 薏苡仁 등을 배합한다.

③ 이 약물은 味苦・性寒으로 清熱解毒한다. 瘡癰腫毒, 毒蛇咬傷의 치료에 單味를 복용하거나 외용한다. 내복에는 金銀花 連翹 蒲公英 등의 清熱解毒의 약물을 배합하고, 외용에는 신선한 것을 짓찧어 환부에 바르며, 水火燙傷에는 신선한 虎杖을 麻油로 調製하여 상처에 바른다.

④ 이 약물은 또한 化痰止咳한다. 寒涼의 藥性으로 痰熱咳嗽에 많이 사용하는데 枇杷葉 黃芩 金銀花 등을 배합한다.

【用量・用法】 10~30g. 水煎服. 외용에는 適量.

【使用注意】 孕婦는 忌한다.

本草選錄: [名醫別錄] "主通利月水, 破留血癥結."

[藥性本草] "治大熱煩燥, 止渴, 利小便, 壓一切熱毒. 能破女子經候不通, 搗以酒浸常服. 有孕人勿服, 破血."

[日華子本草] "治産後惡血不下, 心腹脹滿, 排膿, 主瘡疥癧毒, 婦人血運, 撲損瘀血, 破風毒結氣."

[滇南本草] "攻諸腫毒, 止咽喉疼痛, 利小便, 走經絡. 治五淋白濁, 痔漏, 瘡瘀血, 破風毒結氣."

[方藥合編] "虎杖溫平治煩渴　諸淋可利通經血"

【化學分析】 polydatin, flavone류를 함유한다.

【藥理研究】 虎杖은 황색포도상구균, 백색포도상구균, 용혈성연쇄상구균, 카타르구균, 대장균, 변형균, 플렉스너균 등에 모두 뚜렷한 억제작용을 하고 또한 바이러스에 길항하며 렙토스피라속을 죽인다.

虎杖은 또한 鎭咳平喘의 효능이 있고 진해 효과가 좋다. 虎杖 탕제는 혈압을 낮추고 콜레스테롤과 triglyceride를 낮추는데도 일정한 효과가 있다.

이 밖에도 백혈구 및 헤모글로빈을 높이며, 진정・이뇨・혈당강하・지혈・소염 등의 작용을 한다.

익모초 益母草[KP]

Leonuri Herba
Leonurus herb

【出 典】 神農本草經

【異 名】 茺蔚・益明・益母・坤草

【起 原】 꿀풀과(Labiatae) 익모초 *Leonurus japonicus* Houttuyn의 지상부로서 꽃이 피기 전 또는 꽃이 필 때 채취한 것이다.*

【採 取】 여름철에 莖葉이 무성하고 꽃이 피기 전에 베어 曬乾한다.

【性 狀】 이 약은 지상부로 네모난 줄기와 여기에 달린 잎과 꽃으로 되어 있으며 줄기는 길이 30~60㎝, 지름 1~5㎜이고 황록색~녹갈색을 띠며 희고 짧은 털이 밀생되어 있다. 줄기의 꺾은 면에는 흰색의 커다란 수가 있고 질은 가볍다. 잎은 3 심열~전열로 줄기에 대생으로 붙어 있고 윗면은 연한 녹색을 띠며 아랫면은 흰색의 짧은 털이 밀생하고 회록색이다. 꽃은 엽액에 윤생으로 밀생되고 꽃받침은 통상으로 끝이 5갈래로 갈라지며 연한 녹색~녹갈색이다. 꽃잎은 순형으로 연한 적자색~갈색이다. 이 약은 특유한 냄새가 약간 있고 맛은 쓰고 수렴성이 있다.

【產 地】 우리나라 전국에 분포하며, 중국의 대부분의 지역에 고루 분포한다.

【炮 製】 ① 鮮益母草 : 잡질을 제거하고 깨끗이 씻어 축인 후 小段으로 썰어 건조한다.

② 酒益母草 : 益母草段에 黃酒를 고루 뿌려 밀폐하여 축인 후 炒製 용기에 넣고 文火로 炒한다(益母草 100kg 당 黃酒 15kg).

* CP : 益母草(Yimucao) LEONURI HERBA
脣形科 植物 益母草 *Leonurus japonicus* Houtt.의 新鮮 또는 乾燥 地上部分。

【性味 · 歸經】 味는 苦 · 辛하고 性은 微寒하며, 心 · 肝 · 膀胱經에 작용한다.

效 能	主 治
活血祛瘀	月經不調, 經閉, 産後腹痛, 跌打傷痛
利尿消腫	小便不利, 水腫
淸熱解毒	瘡癰腫毒, 痒疹

이 약물은 辛開苦泄하고 寒涼淸熱하며, 心 · 肝의 血分에 작용하여 오직 活血調經하는 효능이 있어 婦科經産에 뛰어난 要藥이 되므로 益母草라고 하게 되었다. 婦女의 모든 瘀血證을 치료한다. 이 약물이 崩漏下血을 치료하는 것은 祛瘀生新의 효능이며, 瘀血이 제거되면 血이 新生하게 되고 新血이 生하기 때문에 出血이 스스로 止血되는데, 실제로 止血작용은 없다. 그러므로 瘀滯가 없는 경우에는 사용하면 안 된다.

또한 이 약물은 利水 효능이 있어 水腫을 치료한다. 水腫의 원인은 매우 복잡한데, 血分과 일정한 관계가 있어 血이 不行하게 되면 水로 化하지 못하게 되어 발생한다. 이 약물은 이미 浮腫이 된 증후에 利尿 작용을 하는데, 약성이 和平하여 單味로 應用하면 利尿작용이 약하므로 大劑로 사용하거나 다른 利尿藥을 병용해야 한다.

【臨床應用】 ① 이 약물은 走散에 능하여 活血祛瘀하고 通經한다. 그러므로 婦科 經産의 요약이다. [本草求眞]에서 "行血, 祛瘀生新하고 調經解毒하여 胎前 · 胎後의 要劑"라 하였다.

血滯로 인한 經閉, 痛經에 대하여 益母草는 活血通經의 작용을 한다. 單味를 달여 膏를 만들어 冲服하는데, 그 예가 益母草流浸膏[上海市藥品標准]이다. 혹은 當歸 芍藥 丹參 茺蔚子 등을 배합하는데, 그 예가 益母勝金丹[醫學心悟]이다.

이 약물은 산후의 惡露不止, 瘀滯腹痛 등에 대하여 祛瘀生新의 효능이 있다. 근래의 연구에서는 이 약물이 자궁의 수축과 긴장을 증강시킨다는 사실이 발견되었다. 그러므로 산후 자궁수축이 잘 되지 않아 생기는 출혈, 복통에 비교적 좋은 작용을 한다. 單味를 煎服하거나 혹은 달여서 膏로 만들어 복용한다.

② 益母草는 利水消腫의 효능이 있어 水腫, 小便不利(腎炎)를 치료한다. 白茅根을 배합하는데, 相須작용을 한다.

③ 이 약물은 藥性이 涼하여 解毒淸熱작용을 하므로 濕熱이 肌膚를 蘊蒸하여 생기는 痒疹에 淸熱解毒 · 止痒작용을 한다. 내복하거나 바른다.

【用量 · 用法】 9～30g. 鮮品은 12～40g. 水煎服. 외용에는 適量.

【使用注意】 陰虛無瘀에는 사용하지 않는다.

本草選錄 : [神農本草經] "主癮疹痒, 可作浴湯."

[本草衍義] "治産前産后諸疾, 行血養血, 難産作膏服. 此草卽益母草也. 其苗搗其汁服, 主浮腫下水."

[本草綱目] "活血破血, 調經解毒, 治胎漏産難, 胎衣不下, 血運血風血痛, 崩中漏下, 尿血瀉血,

疳痢痔疾, 扑打內損瘀血, 大小便不通."

[本草蒙筌] "去死胎, 安生胎, 行瘀血, 生新血. 治小兒疳痢, 敷疔腫乳癰."

[景岳全書] "性滑而利. 善調女人胎產諸證, 故有益母之號." "能去死胎, 滑生胎, 活血凉血行血, 故能治產難胎衣不下, 子死腹中, 及經脉不調, 崩中漏下, 尿血瀉血瘀者宜之, 若血氣素虛兼寒, 及滑陷不固者, 皆非所宜, 然得以其益母之名, 謂婦人所必用也. 蓋用其滑利之性則可, 求其補益之功則未也. [本草]言其久服益精輕身, 誠不足信. 此外如退浮腫, 下水氣, 及打撲瘀血, 通大小便之類, 皆以其能利也."

[方藥合編] "益母草甘最宜婦　去瘀生新產前後"

【化學分析】 alkaloid로는 leonurine, stachydrine, leonuridine, leonurinin 등이고, flavonoid로는 rutin 등과 유기산으로서 benzoic acid, lauric acid, linolenic acid, fumaric acid, oleic acid 등, 그 외 arginidine, vitamin A, KCl, sterol, stachyose, 4-guanidine-1-butane, 4-guanidinobutyric acid, prehiopanolone 등을 함유한다.

【藥理硏究】 益母草는 자궁에 직접적인 흥분작용을 하여 자궁의 수축 빈도와 긴장도를 증가시킨다. 益母草 제제는 피튜이트린으로 유발되는 토끼의 심근 빈혈 및 관상동맥을 결찰하여 생기는 개의 심근 경색에 모두 보호작용을 한다. 아울러 적출 모르모트 심장의 관상동맥 流量을 증가하며 심장 박동을 느리게 하고, 미세 순환 장애를 개선하며 혈소판의 응집을 억제하고 섬유 단백질 분해효소의 활성을 높이며 실험성 폐 속의 혈전의 용해를 촉진시킨다. 이 밖에도 益母草는 중추에 흥분작용을 하고 또 이뇨 및 피부진균을 억제하는 작용을 한다.

『附 藥』 충울자 茺蔚子[KHP]

Leonuri Semen
Motherwort seed

【出 典】 神農本草經

【異 名】 茺蔚子・益母草子・小胡麻・海胡麻・三角胡麻・茺玉子・苦草子

【起 原】 꿀풀과(Labiatae) 익모초 *Leonurus japonicus* Houtt.의 씨이다.*

【採 取】 8~10월에 果實이 성숙하였을 때 채취하여 曬乾한다(⇒ *p603* 益母草).

【性 狀】 이 약은 삼각추 모양의 작은 알맹이이며 길이 2~3㎜, 지름 1~2㎜이고 바깥면은 회갈색~흑갈색이며 광택은 없다. 이 약은 냄새가 없고 맛은 쓰다.

【成 狀】 이 약물은 三棱形으로 한쪽 끝은 약간 넓고 다른 한쪽 끝은 점차 좁아져 鈍尖하며 길이 2~3㎜, 너비는 약 1.5㎜이다. 표면은 회갈색이며 짙은 색의 반점이 있고 광택은 없으며 약간 엉성하다. 횡단면은 삼각형으로 外皮는 갈흑색이고, 胚乳는 극히 얇으며 회색으로 種皮 위쪽에 부착되어 있고, 子葉은 회백색이며 油質이다.

* CP : 茺蔚子(Chongweizi) LEONURI FRUCTUS
益母草 *Leonurus sibiricus* Linné (꿀풀과 Labiatae)의 成熟 果實。

【炮 製】① 茺蔚子 : 잡질을 제거하고 깨끗이 씻어 건조한다.

② 炒茺蔚子 : 깨끗이 씻은 茺蔚子를 炒製 용기에 넣고 文火로 炒하여 爆音이 날 때 꺼내어 그늘에 放冷한다.

【性味·歸經】味는 甘하고 性은 微寒하며, 心包·肝經에 작용한다.

【效能·主治】이 약물의 性味는 甘·微寒하고 心包·肝經에 작용하여 活血調經하고 또한 涼肝明目하는 효능이 있으며 活血작용은 益母草와 비슷하여 婦女의 血脈阻滯로 인한 月經不調와 經行不暢, 小腹脹痛, 經閉, 產後瘀阻腹痛, 惡露不盡 등과 跌打損傷으로 인한 瘀血作痛 등의 병증을 치료하며, 또한 肝熱로 인한 頭痛과 目赤腫痛 및 目生翳膜 등의 증후를 치료한다.

【臨床應用】肝熱로 인한 頭痛, 目赤腫痛, 角膜混濁(翳膜) 등에 青葙子 決明子 龍膽草 등과 사용한다.

肝腎不足에 의한 視力減退에는 生地黃 枸杞子 石決明 등과 사용한다.

【用量·用法】6~20g. 水煎服.

【使用注意】瞳孔散大에는 忌한다.

本草選錄 : [方藥合編] "茺蔚子甘目可明　生食潤肺兼塡精"

【化學分析】종자에는 alkaloid인 leonurinine $C_{10}H_{14}O_3N_2$를 함유하고 또한 지방유 약 40%(oleic acid 64%, linoleic acid 21% 등)와 vitamin A樣 물질이 보고되어 있다.

도인 桃仁[KP]

Persicae Semen
Peach kernel

【出 典】神農本草經

【異 名】核桃仁·光桃仁·桃仁泥·脫桃仁·脫咬嬰兒

【基 原】장미과(Rosaceae) 복숭아나무 *Prunus persica* (L.) Batsch 또는 산복사 *Prunus davidiana* (Carrière) Franch.의 잘 익은 씨이다.*

【採 取】果實이 성숙한 후 과실을 따서 과육과 核殼을 제거하고 種仁만을 취하여 曬乾한다.

【性 狀】이 약은 씨로 납작하고 좌우가 고르지 않은 난원형이며, 한 쪽 끝은 뾰족하고 다른 한쪽은 둥글게 되어 있으며 여기에 합점(合點)이 있다. 길이 12~20㎜, 너비 6~12㎜, 두께 3~7㎜이다. 씨껍질은 적갈색~연한 갈색을 띠고 겉면에는 떨어지기 쉬운 석세포로 된 표피세포가 있어 가루를 뿌려 놓은 것 같다. 합점으로부터 많은 유관속이 씨껍질 전면에 분포되어 있고 그 부분은 함몰되어 세로주름을 이루고 있다. 열탕에 넣어 부드럽게 하면 씨껍질 및 흰색의 반투명한 얇은 배유는 떡잎으로부터 쉽게 떨어지고 떡잎은 흰색이다.

* CP : 桃仁(Taoren) PERSICAE SEMEN
薔薇科 植物 桃 *Prunus persica* (L.) Batsch 또는 山桃 *Prunus davidiana* (Carr.) Franch.의 成熟 種子。

이 약은 약간 특유한 냄새가 있고 맛은 쓰다.

【産 地】우리나라 전국에 분포하며, 중국의 四川, 雲南, 陝西, 山東, 河北, 河南 등의 지역이 주산지이다.

【炮 製】① 桃 仁 : 잡질을 제거하고 사용할 때 짓찧어 사용한다.

② 燀桃仁 : 깨끗한 桃仁을 炒製 용기에 熱湯으로 약간 煮한 후 냉수 속에 넣어 식혀서 껍질을 벗기고 曬乾한다. 찧어서 사용한다.

③ 炒桃仁 : 燀桃仁을 炒製 용기에 넣고 文火로 황색을 띨 정도로 炒하여 放冷한다.

【性味 · 歸經】味는 苦 · 甘하고 性은 平하며, 心 · 肝 · 大腸經에 작용한다.

效 能	主 治
活血祛瘀	痛經, 經閉, 産後腹痛, 癥瘕積聚, 跌打損傷, 肺癰, 腸癰
潤腸通便	陰虛津枯의 腸燥便秘

이 약물의 味는 苦 · 甘하고 性은 平하여 心 · 肝經의 血分에 작용한다. 따라서 苦味로 泄降導下하여 破瘀하고, 甘으로 氣血을 暢和하여 生新하며 破瘀하는 효능이 우수하므로 行瘀通經의 약물이다. 그러므로 瘀血積滯로 인한 經閉, 痛經, 癥瘕, 産後瘀阻의 塊痛, 惡露不行, 蓄血의 發狂, 跌打損傷에 의한 瘀痛, 肺癰, 腸癰 등에 상용한다. 또한 油脂를 풍부하게 함유하여 潤腸通便에 작용하므로 陰虛津枯의 腸燥便秘에도 적용하는데, 약효가 충분하지 않으므로 潤燥滋陰 약물을 배합할 필요가 있다. 이 외에도 임상에서 비교적 양호한 鎭咳 작용이 증명되어 杏仁의 대체약으로 응용할 수도 있으나 다만 祛瘀藥이므로 더 연구되어야 하며, 사용할 때에는 신중을 기해야한다.

【臨床應用】① 桃仁은 活血祛瘀 작용이 비교적 강하므로 사용하는 범위도 비교적 넓다. 임상에서는 흔히 瘀阻병증에 사용하는데, 産後瘀阻로 인한 惡露停滯, 少腹疼痛, 下腹部의 腫瘤 등의 증후에 當歸 川芎 炮薑 甘草 등을 배합하는데, 그 예가 生化湯[傅青主女科]이다.

瘀血로 인하여 痛經, 閉經, 月經不調가 야기되었거나 瘀阻癥積의 증후에 紅花 當歸 川芎 赤芍藥 등을 배합하는데, 그 예가 桃紅四物湯[醫宗金鑒]이다.

跌打損傷, 內出血의 腫脹, 瘀滯疼痛에 紅花 酒大黄 穿山甲 등을 배합하는데, 그 예가 復元活血湯[醫學發明]이다.

높은 데서 떨어져 腹中에 瘀血이 있어 滿痛할 증후에는 蟅蟲 蒲黃 川芎 大黃 桂心 등을 배합하는데, 그 예가 桃仁湯[備急千金要方]이다.

이 약물은 味苦로 淸泄하므로 內癰을 치료하는데, 능하여 肺癰(肺化膿症), 腸癰(蟲垂炎 등)에 要藥으로 사용된다. 肺癰인 경우에는 蘆根 冬瓜子 薏苡仁 등과 배합하는데, 그 예가 葦莖湯[備急千金要方]이고, 腸癰인 경우에는 大黃 牡丹皮 芒硝 등을 배합하는데, 그 예가 大黃牡丹皮湯[金匱要略]이다.

② 이 약물은 性이 潤하고 多脂이므로 潤腸燥 · 腑氣를 통한다. 따라서 火麻仁 杏仁

郁李仁 등을 배합하여 津虧로 인한 腸燥便秘를 치료하는데, 그 예가 五仁丸[世醫得效方], 潤腸丸[沈氏尊生書] 등이다.

【用量·用法】 10～15g. 大劑에는 30g. 水煎服. 찧어서 사용한다.

【使用注意】 孕婦 및 血虛 증후에는 忌한다.

> **本草選錄** : [神農本草經] 味苦, 平. "主治去瘀血, 血閉癥瘕, 邪氣殺小蟲."
> [名醫別錄] 味甘, 無毒. "主咳逆上氣, 消心下堅, 除卒暴出血, 破癥瘕, 通脈止痛."
> [本草綱目] "桃仁行血, 宜連皮尖生用. 潤燥活血, 宜湯浸去皮尖炒黃用. 或麥麩同炒, 或燒有性, 各隨其方." 雙仁者毒, 不可食.
> [方藥合編] "桃仁甘寒潤大腸 通經破血癥瘀良"

【化學分析】 amygdalin(1.5%), emulsin, lactase, allontolinase, vitamin B_1, 정유(0.4%), 지방유(45%), 단백질 등을 함유한다.

【藥理研究】 桃仁은 혈관을 확장하고 혈류량을 증가하며 헤모글로빈 속의 cAMP의 수준을 높이고 혈액의 응고를 억제하며 아울러 初産婦의 자궁수축 및 자궁의 지혈을 촉진한다. 이 약물에는 45%의 지방유가 함유되었으므로 장내 점막의 윤활성을 높여 대변이 쉽게 배출되게 한다. 동물실험에 의하면 桃仁은 염증초기에 작용을 하며, 滲出에 길항하는 작용이 강하다. 桃仁의 물 추출물은 마우스 혈청 중의 피부과민 항체를 억제하고 집쥐의 비용혈성 세포의 생성을 억제하며 鎭咳작용도 한다.

홍화 紅花[KP]

Carthami Flos
Safflower

【出 典】 新修本草

【異 名】 紅籃花·杜紅花·草紅花·紅藍

【起 原】 국화과(Compositae) 잇꽃 *Carthamus tinctorius* Linné의 관상화이다.*

【採 取】 7~8월에 꽃잎이 黃色에서 紅色으로 변할 때 筒狀花를 따서 曬乾하거나 또는 陰乾한다.

【性 狀】 이 약은 관상화로 적색～적갈색의 화관, 황색의 암술대 및 수술로 되어 있고 드물게 덜 익은 자방이 섞일 때가 있다. 길이는 1㎝ 내외이고 화관은 통상 5열로 되며, 수술은 5개로 긴 암술을 둘러싸고 있다. 꽃가루는 거의 구형이며 지름은 약 50㎛이고 황색으로 표면에 가느다란 돌기가 있다. 이 약은 특유한 냄새가 있고 맛은 약간 쓰다.

【產 地】 이집트가 원산지로 우리나라에서는 재배하며, 중국의 河南, 浙江, 四川 지역이 주산지이다.

---

* CP : 紅花(Honghua) CARTHAMI FLOS
菊科 植物 紅花 *Carthamus tinctorius* L.의 花。

【炮 製】 紅 花 : 雜質과 莖葉, 蒂頭를 제거하고 사용한다.

【性味 · 歸經】 味는 辛하고 性은 溫하며, 心 · 肝經에 작용한다.

效 能	主 治
活血祛瘀通經	痛經, 經閉, 産後瘀阻腹痛, 癥瘕積聚, 關節疼痛, 斑疹

이 약물은 辛味로 散하고 溫性으로 通하며 心 · 肝經의 血分에 작용하여 活血通經 · 祛瘀止痛하는 효능이 있다. 血瘀의 經閉, 痛經, 癥瘕, 胞衣不下, 惡露不下, 跌打損傷으로 인한 瘀血腫痛, 瘀血脇痛, 癰腫 등에 적용한다.

이 약물은 "多用하면 破血하고 少用하면 養血한다"라고 하였는데, 이는 대량에서는 辛溫走散으로 破血通經에 작용하고, 소량에서는 舒肝 · 和血養血한다는 것을 말한다.

【臨床應用】 이 약물은 오직 血分에 작용하여 비교적 좋은 活血祛瘀의 효능이 있다. 사용 범위가 넓으므로 임상 각 과에서 모두 要藥으로 사용한다.

이 약물은 活血하므로 通經에 능하여 血瘀로 한한 瘀滯痛經, 經閉를 치료하는데, 當歸 川芎 赤芍藥 등을 배합하여 사용한다. 그 예가 桃紅四物湯[醫宗金鑒]이다.

산후 瘀滯腹痛 혹은 血暈에는 荷葉 蒲黃 當歸 牡丹皮 등을 배합하는데, 그 예가 紅花散[濟生拔萃]이고, 難産 혹은 胞衣不下에는 牛膝 川芎 當歸 등을 배합하는데, 그 예가 脫花煎[景岳全書]이다.

紅花는 活血할 뿐만 아니라 消癥하는 효능도 있으므로 三稜 莪朮 등을 배합하여 癥瘕積聚를 치료한다.

熱鬱血滯로 인한 斑疹色暗 증후에 이 약물을 같이 사용하면 活血祛瘀 · 化滯하고, 淸熱涼血 · 透疹에는 當歸 紫草 大靑葉 등을 배합하는데, 그 예가 當歸紅花飮[麻科活人全書]이다.

【用量 · 用法】 3~10g. 和血養血에는 1~2g. 水煎服.

【使用注意】 孕婦, 月經過多에는 忌한다.

> 本草選錄 : [開寶本草] "主産後血暈口噤, 腹內惡血不盡, 絞痛, 胎死腹中, 幷酒煮服. 亦主蠱毒下血."
>
> [本草經疏] "入酒良, 乃行血之要藥. 其主産後血暈口噤者, 緣惡血不下, 逆上衝心, 故神昏而暈及口噤. 入心入肝, 使惡血下行, 則暈與口噤自止. 腹內絞痛由於惡血不盡, 胎死腹中, 非行血活血則不下, 瘀行則血活, 故能止絞痛, 下死胎也."
>
> [方藥合編] "紅花辛溫消瘀熱 多則通經少養血"

【化學分析】 glycoside로서 carthamone, carthamin, neocarthamin 등을 함유하고, carthamone, carthamin을 염산으로 가수분해하면 glucose과 carthamidin을 얻는다.

紅花의 황색색소(safflor yellow)에서 홍색색소(carthamine)와 황색색소 A(safflor yellow A)가 분리된다.

유기산으로 palmitic, myristic, lauric, stearic, arachidonic, oleic, linoleic, linolenic acid 등과 그 외 nonacosane, β-sitosterol, 지방유(홍화유; safflower oil), lignine 등을 함유한다.

【藥理硏究】 紅花는 자궁에 대해 뚜렷한 수축작용을 한다. 적은 양은 리듬성 수축을 일으키고, 많은 양은 자동적으로 수축이 강해지게 하며, 심하면 경련을 야기한다. 임신동물 자궁에 대한 작용이 특히 뚜렷하다. 장관 평활근에도 일과성 흥분작용을 한다. 紅花는 또 혈압을 낮추고, 마취한 개의 관상동맥 혈류량 및 심근 영양 혈류량을 증가시키며, 헤모글로빈의 응집을 억제하고, 피튜이트린이 유발하는 흰쥐 심근 빈혈 및 개의 관상동맥을 결찰하여 생기는 심근경색에 뚜렷한 보호 작용을 한다.

오령지 五靈脂[KHP]

Trogopterorum faeces
Pteropus stool

【出 典】 開寶本草

【異 名】 靈脂・寒號蟲糞・寒雀糞

【起 原】 날쥐과(Petauristidae) 날쥐 *Trogopterus xanthipes* (Milne Edwards)의 분변(糞便)이다.

【採 取】 봄에 채취한 것이 비교적 품질이 좋다. 이 약물은 외형이 같지 않아 靈脂塊와 靈脂米로 분류한다.

【性 狀】 이 약은 고르지 않은 덩어리(靈脂塊)와 길이 5~15㎜, 지름 3~6㎜의 원주상~타원구형이며 양 끝이 둔한 알맹이(靈脂米)로 되어 있다. 덩어리의 바깥 면은 회갈색~흑갈색 또는 적갈색이고 기름기 있는 윤택을 나타내며 질은 단단하여 깨어지기 어렵다. 알맹이의 바깥 면은 흑갈색이고 속은 회록색이며 가볍고 깨어지기 쉽다. 영지괴의 깨어진 면은 황갈색~갈색을 띠고 섬유성이다. 이 약은 특이한 방향이 있고 맛은 쓰고 조금 짜다.

【產 地】 復齒鼯鼠는 중국의 河北, 山西, 甘肅에, 飛鼠는 東北地方과 內蒙古, 河北, 山西, 新疆 등지에 서식하며, 우리나라의 충북과 강원도지방에 서식한다.

【炮 製】 ① 五靈脂 : 잡질을 제거하고 찧어 분말로 만들어 통풍이 잘되는 곳에 건조한다.

② 醋五靈脂 : 炒製 용기에 五靈脂를 넣고 文火로 약간 炒한 후 米醋를 고루 섞어 광택이 날 정도로 다시 炒하여 放冷한다(五靈脂 100㎏당 米醋 10㎏).

【性味・歸經】 味는 苦・甘하고 性은 溫하며, 心・肝經에 작용한다.

效 能	主 治
活血止痛	痛經, 經閉, 產後腹痛, 胸脘痛
化瘀止血	崩漏
解 毒	蛇, 蟲咬傷

이 약물은 甘緩不峻으로 溫通하며 心·肝經의 血分에 작용하여 通利血脈·活血散瘀하는 효능에 의해 일체의 血瘀氣滯로 인한 우수한 止痛작용을 한다. 그 止痛작용은 乳香 沒藥과 비슷하다. 그러므로 모든 血滯에 의한 疼痛에 대하여 유효하다.

이 약물을 炒炭하면 祛瘀하는 동시에 止血하는 효능이 있으므로 婦女의 血崩과 月經過多가 瘀血 등으로 인한 경우 止血시키는 효능이 있다.

근래에는 임상에서 冠狀動脈硬化로 인한 心絞痛과 肋間神經痛 및 胃·十二指腸潰瘍의 出血疼痛에 일정한 치료효과가 있다. 다만 血虛에 瘀滯가 없는 증후에 사용하는 것은 적당하지 않으며 孕婦는 신중히 사용한다.

【臨床應用】 ① 五靈脂는 오직 血分에 작용하여 血脈을 通利하므로 散瘀止痛에 능하다. 그러므로 모든 瘀滯를 치료하는 요약으로 사용된다.

瘀滯經閉, 經行腹痛, 産後腹痛에는 蒲黃을 배합하여 祛瘀通經, 止痛하는데, 그 예가 失笑散[和劑局方]이다.

瘀阻氣滯로 인한 脘腹疼痛에는 延胡索 沒藥 香附子 등을 배합하는데, 그 예가 手拈散[醫學心悟]이다.

② 瘀血이 內阻하고 經脈이 통하지 않아 血이 맥을 따라 순행하지 못하면 밖으로 넘친다. 부인의 崩漏多經에 紫黑色의 血塊나 少腹刺痛을 수반하면 이는 瘀滯出血이다. 이 약물은 祛瘀通脈 작용을 하는데, 脈이 통하면 血이 暢通하고 출혈도 멎는다. 그러므로 이 약물에 三七 生地黃 牡丹皮을 배합하여 瘀滯出血을 치료한다.

③ 五靈脂는 또한 解毒작용을 하므로 환처에 바르거나 복용하면 蛇蟲 咬傷을 치료한다.

【用量·用法】 3~10g. 水煎服. 湯劑에는 가제에 싸서 달이는 것이 좋다. 외용에는 適量.

【使用注意】 孕婦에는 忌한다.

本草選錄 : [開寶本草] "主療心腹冷氣, 小兒五疳, 群疫, 治腸風, 通利氣脈, 女子月閉."

[本草衍義補遺] "能行血止血. 此卽寒號蟲糞也. [本草]云 : 治心腹冷氣, 婦人心痛, 血氣刺痛, 甚效. 又止血、行經血有功, 不能生血."

[本草綱目] "五靈脂, 足厥陰肝經藥. 氣味俱厚, 陰中之陰, 故入血分. 肝主血, 諸痛皆屬於木, 諸蟲皆生於風. 故此藥能治血病, 散血和血而止諸痛. 止驚癎, 除瘧痢, 消積化痰, 療疳殺蟲, 治血痹, 血眼諸症, 皆屬肝經也. 失笑散不獨治婦人心痛血痛, 凡男女老幼一切心腹脅肋少腹痛疝氣, 幷胎前産後血氣作痛及血崩經溢, 百藥不效者, 俱能奏功."

[本草經疏] "[本草蒙筌]行血宜生, 止血須炒. 通經閉, 及治經行不止 ; 去心疼, 幷療血氣刺疼. 驅血痢腸風, 逐心腹冷氣. 定産婦血暈, 除小兒疳蛔."

[方藥合編] "五靈味甘血痢絶　炒則止血生行血"

【化學分析】 다량의 수지, 요소, 요산 및 vitamin A류 물질을 함유하나 상세한 것은 불명하다.

【藥理硏究】 ① 五靈脂는 결핵균의 생장을 억제한다. 물 추출물은 정도의 차이는 있지만

多種의 병원성 피부사상균을 억제하고 아울러 평활근 경련을 완화시킨다.

② 백혈구를 증가시키는 작용이 있다.

우슬 牛膝[KP]

Achyranthis Radix
Achyranthes root

【出 典】 神農本草經

【異 名】 白痞・懷牛膝・川牛膝・鷄膠骨

【起 原】 비름과(Amaranthaceae) 쇠무릎 *Achyranthes japonica* Nakai 또는 우슬(牛膝) *Achyranthes bidentata* Blume의 뿌리이다.*

【採 取】 겨울철에 줄기와 잎이 마른 후 캐어 蘆頭를 제거하고 曬乾한다.

【性 狀】 ① 쇠무릎 : 이 약은 뿌리로 원주형의 주근에 가늘고 긴 측근이 많이 붙어 있으며 길이 5~20㎝, 자름 3~5㎜이다. 뿌리의 윗부분에는 줄기가 짤막하게 남아 있다. 바깥 면은 회색빛을 띤 황색~연한 황색이다. 질은 단단하나 쉽게 꺾이며 꺾인 면은 각질이고 황백색~황갈색이다. 이 약은 약간 특유한 냄새가 있고 맛은 약간 달며 점성이 있다.

② 우슬(牛膝) : 이 약은 뿌리로 가늘고 긴 원주형의 주근 또는 곁뿌리가 달린 주근이며 근두는 약간의 근경이 붙어 있거나 제거되어 있다. 주근은 대개 막대 모양이거나 또는 약간 구부러졌고 길이 15~90㎝, 지름 3~7㎜이다. 바깥 면은 회황색~황갈색이며 여러 개의 세로주름과 드문드문 곁뿌리 자국이 있다. 또한 세로로 긴 피목 모양의 돌기가 있다. 질은 단단하고 부서지기 쉬우나 물에 불리면 유연하게 된다. 꺾인 면은 회백색~연한 갈색이며 평탄하고 중심부에 황백색의 목부가 있다. 대개 각질 모양이면서 기름기가 흐른다. 이 약은 냄새가 거의 없고 맛은 약간 달며 점액성이다.

【産 地】 牛膝(懷牛膝)은 중국의 河南이 주산지로 河北, 山西, 山東, 遙寧省 등지에서 재배하고, 川牛膝은 四川, 貴州, 雲南 등의 지역이 주산지이며, 쇠무릎은 우리나라 전국에 분포한다.

【炮 製】 ① 牛 膝 : 잡질을 제거하고 깨끗이 씻어 축인 후 蘆頭를 제거하고 小段으로 썰어 曬乾한다.

② 酒牛膝 : 牛膝段에 黃酒를 고루 섞어 잠시 밀폐하여 축인 후 炒製 용기에 넣고 文火로 炒한다(牛膝段 100kg당 黃酒 10kg).

③ 鹽牛膝 : 牛膝段에 食鹽水를 고루 섞어 잠시 밀폐한 후 炒製 용기에 넣고 文火로 炒하여 放冷한다(牛膝段 100kg에 食鹽 2kg).

---

* CP : 牛膝(Niuxi) ACHYRANTHIS BIDENTATAE RADIX
莧科 植物 牛膝 *Achyranthes bidentata* Bl.의 根。

【性味・歸經】味는 苦・酸하고 性은 平하며, 肝・腎經에 작용한다.

效 能	主 治
活血祛瘀	血瘀로 인한 月經不調, 痛經, 經閉, 産後腹痛, 跌打傷痛
補肝腎强筋骨	風濕痹痛의 腰膝痠痛, 閃挫, 扭傷
利尿通淋	尿血, 小便淋痛
引血引火下行	吐血, 衄血, 齒痛, 口舌生瘡, 頭痛眩暈, 難産

이 약물은 苦酸・平으로 능히 下行하여 肝・腎經에 작용하여 活血祛瘀하며, 引血下行하므로 부인과의 血瘀證에 상용하는 약물이다. 活血작용은 關節을 通利하고 肝腎을 保養함으로써 筋骨을 강하게 하므로 風濕性의 關節痹痛, 肝腎不足으로 인한 腰膝疝痛, 筋骨無力의 증후를 치료한다.

임상에서 血熱上炎에 의한 병증, 淋病尿血 및 尿道澀痛 등을 치료하는데, 적용하는 것은 이 약물이 引血下行하여 上炎의 火를 강하시켜 주므로 上溢된 血이 和平하게 되고 利尿通淋하는 효력을 이용하는 것이다. 이 약물은 先導下行하는 작용이 주가 되고, 肝腎을 補益하는 작용은 川續斷과 杜仲보다 약하다.

또한 牛膝에는 川牛膝과 懷牛膝의 구별이 있는데, 活血祛瘀와 關節을 通利시키는데는 川牛膝을 生用하는 것이 좋고, 肝腎을 補益하고 筋骨을 强壯시키는 경우에는 懷牛膝을 炒用하는 것이 더욱 좋다.

【臨床應用】① 牛膝은 活血祛瘀하는 약효가 비교적 강하다. [本草正義]에서 "所主皆氣血壅滯之病"이라 하였다. 이 약물은 活血通經・祛瘀止痛에 능한 데 특히 부인의 瘀滯痛經, 經閉, 月經不調 및 産後腹痛 등 모든 증후에 많이 사용한다. 紅花 當歸 桃仁 등을 배합하는데, 그 예가 牛膝散[醫學入門], 脫花煎[景岳全書]이다.

牛膝은 또 祛瘀하는 작용이 있으므로 跌打傷痛의 증후에는 紅花 乳香 沒藥 등을 배합한다.

② 肝은 筋을 주관하고 腎은 骨을 주관한다. 肝・腎이 부족하면 筋骨痿軟, 足膝乏力의 증후가 나타나는데, 牛膝은 肝・腎經에 작용하여 滋補肝腎・强筋健骨에 적용한다. [本草綱目]에서 이르기를 "其滋補之力, 如牛之多力也"라고 하였다. 또한 牛膝은 性善下行하므로 하반신 腰膝의 筋骨痠痛을 치료한다. 특히 肝腎不足, 腰膝痠痛을 치료하는 要藥이다.

肝腎不足으로 인한 腰膝痿軟乏力에는 熟地黃 龜板 鎖陽 虎骨 등을 배합하는데, 그 예가 虎潛丸[丹溪心法]이다.

牛膝은 補하고 또한 善行하여 血脈을 通하게 하고 利關節의 효능이 있어 濕熱下注로 인한 足膝關節의 紅腫疼痛, 痹證에는 蒼朮 黃柏 薏苡仁 등을 배합하는데, 그 예가 四妙丸[成方便讀], 疏經活血湯[萬病回春]이다.

風濕의 邪氣가 裏에 침입하여 下肢關節에 동통이 있을 경우에는 木瓜 防己 萆薢 등을 배합하여 사용한다.

③ 牛膝은 또한 性善下行하므로 利尿通淋·活血祛瘀한다. 濕熱이 膀胱에 蘊積되어 맥락의 灼傷으로 인한 尿血淋痛, 小便不利 등의 증후에 當歸 瞿麥 滑石 등의 利尿通淋의 약물과 배합하여 尿血淋痛을 치료하는데, 그 예가 牛膝湯[備急千金要方]이다.

④ 牛膝은 苦味로 泄降의 효능이 있다. 導熱下泄·引血下行하여 上炎하는 火邪를 降하게 한다. 血熱上溢로 인한 吐血, 衄血에는 小薊 白茅根 山梔子 등 瀉火涼血·止血의 약물을 배합한다.

火가 上炎하여 陰虛火旺으로 牙齦腫痛, 齒齦出血, 口舌生瘡인 증후에 熟地黃 知母 石膏 등 滋陰降火하는 약물을 배합하는데, 그 예가 玉女煎[景岳全書]이다.

肝陽上亢으로 昇降이 실조되면 肝風이 동하여 血氣와 더불어 위로 올라간다. 牛膝은 肝陽을 돌아서게 하고 또 肝·腎을 補하며 上亢한 肝陽을 下潛하게 한다. 肝陽上亢의 頭痛, 眩暈, 頭暈 등의 증후에 代赭石 生牡蠣 生龜版을 배합하는데, 그 예가 鎭肝息風湯[醫學衷中參西錄]이다.

難産에도 이 약물의 引血下行하는 효능을 취한다. 이 경우에는 當歸 川芎 龜板 등을 배합한다.

【用量·用法】 10~15g. 大量은 30g. 水煎服.

活血祛瘀·引血下行에는 生用하고, 補肝腎에는 酒製를 사용하여 효능을 강화한다.

【使用注意】 脾虛의 泄瀉, 夢精滑精, 孕婦, 月經過多 등에는 忌한다.

本草選錄: [神農本草經] "主寒濕痿痹, 四肢拘攣, 膝痛不可屈, 逐血氣, 傷熱火爛, 墮胎."

[名醫別錄] "療傷中少氣, 男子陰消, 老人失溺, 補中續絶, 塡骨髓, 除腦中痛及腰脊痛, 婦人月水不通, 血結, 益精, 利陰氣, 止發白."

[本草綱目] "牛膝乃足厥陰、少陰之藥, 所主之病, 大抵得酒則能補肝腎, 生用則能去惡血, 二者而已. 其治腰膝骨痛, 足痿, 陰消, 失溺, 久瘧, 傷中少氣諸病, 非取其補肝腎之功歟. 其治徵瘕, 心腹諸痛, 癰腫惡瘡, 金瘡折傷, 喉齒淋痛, 尿血, 經候胎産諸病, 非取其去惡血之功歟."

[本草備要] "酒蒸則甘酸而溫, 益肝腎, 强筋骨. 治腰膝骨痛, 足痿筋攣, 陰痿失溺, 久瘧下痢, 傷中少氣. 治心腹諸痛, 淋痛尿血, 經閉産難, 喉痹, 齒痛, 癰腫惡瘡."

[醫學衷中參西錄] "原爲補益之品, 而善引氣血下注, 是以用藥欲其下行者, 恒以之爲引經. 故善治腎虛腰疼腿疼, 或膝疼不能屈伸, 或腿痿不能任地. 兼治女子月閉血枯, 催生下胎. 又善治淋疼, 通利小便, 此皆其力善下行之效也."

[方藥合編] "牛膝味苦濕痺除 補精强足下胎瘀"

【化學分析】 triterpenoid saponin을 함유하고 가수분해로 oleanolic acid를 생성한다. alkaloid로는 inokosterone, ecdysterone, rubrosterone 등이고, sterol로는 β-sitosterol, β-sitosterol glycoside, stigmasterol, sitgmasterol glyciside 등이며 그 외 γ-aminobutyric acid, 호박산, 수산 등의 칼륨염, ksuccinate, k-oxalate, betain, 당류 등을 함유한다.

【藥理硏究】① 子宮에 대한 작용 : 牛膝의 子宮筋에 대한 작용은 동물의 종류에 따라, 또 임신 중인가의 여부에 따라 다르다. 流動엑스와 煎劑는 摘出한 토끼의 子宮(妊娠의 有無를 不問)에 대해서 수축을 일으킨다. Mouse의 摘出子宮에 대해서는 수축력을 증강한다. 未妊娠 고양이의 子宮에는 이완작용을 나타내지만, 妊娠子宮에 대해서는 극히 강한 수축을 일으킨다. 개의 子宮에 대한 작용은 일정하지 않다.

② 腸管에 대한 작용 : 煎劑는 Mouse의 摘出腸管에 대하여 억제작용을 나타낸다. 牛膝은 guinea pig의 腸管에 대하여 수축을 증강하는 작용이 있다. 마취를 한 개, 토끼 및 정상인 토끼에게 정맥주사하면 위 운동에 아주 짧은 흥분을 한 뒤에 억제를 하는 것을 볼 수 있다.

③ 심장혈관계에 대한 작용 : 마취를 한 개, 고양이, 토끼에게 煎劑 혹은 알코올추출액을 정맥주사하면, 어느 것이나 모두 매우 짧은 시간에 降壓작용이 나타나고, 血壓降下에 수반하여 호흡흥분도 보이지만 급속한 내성현상은 일어나지 않는다. 降壓작용은 주로 histamine 방출에 관계가 있다. 降壓작용 외에 심장의 억제, 미세혈관의 확장 등에도 상당한 작용을 나타낸다.

④ 止痛작용 : 煎劑의 복강주사는 Mouse에 초산을 복강주사하여 유발한 writhing syndrome에 대하여, 止痛작용이 있는 것이 증명되었으나, morphine 따를 수가 없었다.

⑤ 기타 작용 : 마취를 한 토끼와 개에 煎劑 혹은 알코올추출액을 정맥주사하면 어느 것이나 모두 약간의 利尿작용을 볼 수 있다.

천산갑 穿山甲[KHP]

Manitis Squama
Pangolin scales

【出 典】名醫別錄

【異 名】鯪鯉甲・鯪鯉・山甲片・鱣鯉甲・鯪鯉角

【起 原】천산갑과(Manidae) 천산갑 *Manis pentadactyla* Linné 또는 기타 동속근연동물의 인갑(鱗甲)이다.*

【採 取】全年에 걸쳐 포획하여 끓는 물에 약간 담가 부풀려서 鱗甲을 벗겨 曬乾한다.

【性 狀】 이 약은 대략 부채 모양의 세모꼴 또는 마름모꼴을 이루고 길이 3~5㎝, 너비 4~6㎜이다. 바깥 면은 엷은갈색~흑갈색을 나타내고, 반투명한 광택이 있고 피부에 부착된 뒷면은 돋아나와 두껍고 주변은 얇다. 바깥 면의 기부로부터 뒷면을 향하여 방사상으로 뻗은 많은 선이 있고 뒷면에는 평행하여 조금 가늘고 긴 선이 있다. 뒷면의 속은 평평하고 반들하며 질은 각질이고 단단하다. 이 약의 냄새는 거의 없고 맛은 조금 짜다.

* CP : 穿山甲(Chuanshanjia) MANIS SQUAMA
鯪鯉科 動物 穿山甲 *Manis pentadactyla* Linnaeus의 鱗甲。

【產 地】 중국의 廣西, 貴州, 廣東, 雲南 등이 주산지이고, 湖南, 福建, 臺灣 등지와 인도 등 열대지방에 서식한다.

【炮 製】 ① 穿山甲 : 잡질과 殘肉을 제거하고 깨끗이 씻어 건조한다.

② 炮山甲 : 炒製 용기에 모래를 넣고 武火(200℃)로 炒한 후 여기에 穿山甲을 넣어서 딱딱 뛰는 소리가 나고 황색이 될 정도로 炒하여 모래를 체로 쳐내고 放冷한다.

③ 醋山甲 : 모래를 炒製 용기에 넣고 武火로 炒한 후 甲片을 넣고 둥글게 말리면서 황백색을 띨 정도로 炒한 후 모래를 체로 쳐내고 신속히 米醋에 담그었다가 꺼내어 曬乾한다(甲片 100kg당 米醋 30kg).

【性味 · 歸經】 味는 鹹하고 性은 微寒하며, 肝 · 胃經에 작용한다.

效 能	主 治
活血通經	瘀血의 經閉癥塊, 癥瘕, 風濕痹痛
下 乳	經絡阻滯의 乳汁不下
消腫排膿	癰腫초기 혹은 膿成未潰, 瘰癧

이 약물의 鹹味는 軟堅하고 性이 走竄行散하는데 좋은 효능을 가지고 있어 그 효능은 오직 行하고 散하므로 經絡을 通透하여 病所에 直達한다. 따라서 通經下乳 · 消腫排膿하는 작용과 겸하여 通絡祛風하는 효능이 있어 瘀血鬱滯로 脈絡이 不通한 모든 병증에 적용한다.

즉 經閉, 癥瘕, 瘰癧, 癭瘤 등의 병증에 적용하면 活血通經 · 攻堅散結하므로 癰腫초기와 成膿不潰의 증후에 적용한다. 膿未成인 경우에는 消하고 膿已成인 경우에는 潰하며, 특히 化膿하고자 하는 癰腫에 가장 적합하다. 즉 이 약물은 托毒排膿시켜 毒邪를 배출하게 하므로 외과에 상용하는 要藥이다.

이 외에도 婦人의 乳脈不通으로 인한 乳汁不下에 적용하는데, 이는 이 약물의 走竄하는 性이 脈絡을 疏通시켜 유즙을 분비하게 하기 때문이며, 또한 風濕으로 인한 痹痛과 筋骨拘攣에 적용하는데, 이는 經絡을 宣通시켜 病所에 도달하게 하여 活血除痹하기 때문이다. 다만 行散力이 너무 강하므로 過量을 사용하여서는 안 되며, 癰疽已潰나 膿汁이 淸稀한 증상과 孕婦에는 忌한다.

【臨床應用】 ① 이 약물은 走竄에 능하고, 오직 行散하는 약물이다. 그러므로 活血散瘀의 효능이 비교적 강하고 經絡을 通利하여 病所에 직달한다. [醫學衷中參西錄]에 "走竄의 성질로 가지 못하는 곳이 없다. 그러므로 宣通臟腑 · 貫徹經絡 · 透達關竅한다. 무릇 血凝血聚로 생긴 질환은 모두 開할 수 있다"고 하였다.

血瘀에 의한 經閉, 癥瘕(腹腔內腫瘤)에는 當歸 紅花 川芎 등을 배합하여 活血通經하는데, 그 예가 穿甲散[婦科大全]이다. 癥瘕의 증후에는 三棱 莪朮 등을 배합하여 破瘀消癥하며, 風濕痹痛, 肢體拘攣의 증후에는 當歸 獨活 羌活 등을 배합하여 通絡搜風 · 止痛한다.

② 血과 乳는 同源이다. 血行하면 유즙이 내리고 유즙이 暢流하면 혈맥이 通利하는데, 이 약물은 活血走竄·通乳의 작용이 비교적 강하다. 따라서 산후 유즙이 내리지 않을 때 사용하는 약물이다. 흔히는 王不留行과 相須작용을 한다.

産後의 乳脈不通으로 인한 乳汁鬱滯, 分泌不全에 單味의 분말을 술로 복용하거나 王不留行 當歸 通草 등을 배합하는데, 그 예가 涌泉散[衛生寶鑑]이다.

③ 穿山甲은 消腫排膿의 효능이 있어 癰腫이 아직 농이 형성되지 않은 경우에는 消腫시키고 농이 이미 형성된 것은 신속히 파열되게 한다. 이때는 淸熱解毒·消腫散結하는 약물, 즉 白芷 蒲公英 紫花地丁 등을 배합하여 사용하고, 瘡瘍이 이미 化膿하였으나 아직 궤농되지 않았을 경우에는 托毒排膿하는 黃芪 皂角子 當歸 등을 배합한다. 瘡癰이 이미 化膿하고 파열되었을 경우에는 穿山甲을 사용하는 것이 적합하지 않다.

④ 痰氣互結로 瘰癧痰核이 형성되었을 경우 穿山甲은 消散작용을 하는데, 玄參 象貝母 夏枯草 등을 배합한다.

【用量·用法】 3~10g. 水煎服. 醋製하면 지통작용이 증강된다(6~12g). 외용에는 適量.

【使用注意】 氣血不足과 癰疽已潰 및 孕婦는 忌한다.

> **本草選錄**：[名醫別錄] 微寒. "主五邪驚啼, 悲傷, 燒之作灰, 以酒或水和方寸匕, 療蟻瘻."
> [日華子本草] "治小兒驚癇, 婦人鬼魅悲泣, 及痔瘡、惡瘡、疥癬."
> [本草綱目] "除痰瘧寒熱, 風痹强直疼痛, 通經脈, 下乳汁, 消癰腫, 排膿血, 通竅殺蟲."
> [方藥合編] "穿山甲毒痔癖瘡 吹奶腫痛鬼魅藏"

【藥理研究】 백혈구를 높이는 작용을 한다.

자충 䗪蟲[KHP]

Eupolyphaga

【出 典】 神農本草經

【異 名】 地鱉·土鼈·土鱉蟲·土別蟲·簸箕蟲

【起 原】 바퀴과(Blattidae) 지별(地鼈) *Eupolyphaga sinensis* Walker 또는 기지별(冀地鼈) *Steleophaga plancyi* (Boleny)의 암벌레의 몸체이다.*

【採 取】 여름철에 雌蟲을 잡아 뜨거운 물에 넣어 죽인 후 曬乾 또는 烘乾한다.

【性 狀】 이 약의 몸체는 납작한 난원형으로 길이 2~3㎝, 너비 1~2㎝이다. 머리의 끝쪽은 조금 좁고 꼬리부분은 약간 넓다. 등쪽은 자흑색으로 9개의 가로로 된 마디가 기와를 포개놓은 것같이 배열되고 갑각상(甲殼狀)으로 되어 있다. 배 쪽은 진한 갈색으로 윤이 나고 흑갈색의 작은 머리가 있고 한 쌍의 더듬이는 떨어져 나간 경우가 많다. 가슴의 다리는 3쌍으로 구부러져 있고 배는 융기(隆起)되어 있으며 구부러진 마디가 있고 꼬리마

* CP：土鱉虫(蟅虫)(Tubiechong) EUPOLYPHAGA, STELEOPHAGA
鼈蠊科 昆虫 地鼈 *Eupolyphaga sinensis* Walker 또는 冀地鼈 *Steleophaga plancyi* (Boleny)의 암컷 体。

디는 조금 넓으며 좀 뾰족한 편이다. 질은 여리고 부서지기 쉬우며 배속에는 회흑색의 물질이 들어 있다. 이 약은 비린내가 있고 맛은 조금 짜다.

【產 地】 地鱉은 중국의 전국 각 지역에 분포하고, 冀地鱉은 河北 지역에 분포한다.

【炮 製】 잡질을 제거하고 끓인 물에 깨끗이 씻어 文火로 焙乾한다.

【性味·歸經】 味는 鹹하고 性은 寒·有小毒이며, 肝經에 작용한다.

效 能	主 治
破血逐瘀	經閉, 產後腹痛, 癥瘕痞塊
續筋接骨	骨折傷痛

이 약물은 鹹·寒으로 血分에 작용하여 軟堅하므로 破血逐瘀·消癥散結·通經閉·續筋骨의 효능이 있어 瘀血로 인한 經閉, 癥瘕積聚 및 產後瘀阻, 筋骨折傷의 瘀血腫痛에 적용한다. 婦人科에는 逐瘀通經, 內科에는 散結消癥, 傷科에는 接骨續筋의 요약이다. 최근 임상에서 子宮外妊娠의 腹腔內血腫, 慢性肝炎으로 인한 肝腫大와 肝硬變, 肝 부위의 刺痛 등을 치료하는데, 적용하고 있다.

【臨床應用】 ① 이 약물은 破血逐瘀·消癥散結의 효능으로 瘀血阻滯의 증후를 치료한다. 裏에 乾血이 있고 腹滿經閉, 肌膚甲錯 증후에는 大黃 水蛭 虻蟲 蠐螬 등을 배합하는데, 그 예가 大黃蟅蟲丸[金匱要略]이다.

血瘀經痛, 산후 瘀滯腹痛 등의 증후에는 大黃 桃仁 등을 배합하는데, 그 예가 下瘀血湯[金匱要略]이다.

이 약물은 消癥散結하므로 "瘧母를 치료하는데, 꼭 필요한 약물이다"라고 하였다. 癥瘕積聚에 鱉甲 蜣螂 牡丹皮 등을 배합하면 化瘀消癥·除痹의 효능을 나타낸다. 그 예가 鱉甲煎丸[金匱要略]이다.

② 이 약물은 活血祛瘀·續筋接骨·療傷止痛하는 효능이 있다. 骨折傷痛에는 自然銅 乳香 沒藥 등을 배합하고, 跌撲瘀痛에는 當歸 川芎 乳香 沒藥 自然銅 등을 배합하는데, 그 예가 接骨散[新方]이다.

【用量·用法】 4~9g. 水煎服. 研末散劑의 呑服에는 1~1.5g.

【使用注意】 이 약물은 破血약물이므로 孕婦에게는 忌한다.

本草選錄:[神農本草經] "主心腹寒熱洗洗, 血積癥瘕, 破堅, 下血閉."
[藥性本草] "治月水不調, 破留積聚."
[本草綱目] "行產後血積, 折傷瘀血, 重舌, 木舌, 口瘡, 小兒腹痛夜啼."

【化學分析】 steroid hormone이 함유되었다는 보고가 있다.

【藥理研究】 체외실험에서 蟅蟲은 백혈병 세포를 억제한다.

자충의 알코올엑스 및 물 추출엑스는 혈액응고 저지작용 및 용혈작용이 있다는 보고도 있으나 추가실험에서는 negative였다.

수질 水蛭[KHP]

Hirudo
Medicinal leech

【出 典】神農本草經

【異 名】寬水蛭・馬蛭・螞蟥・至掌

【起 原】거머리과(Hirudinidae) 참거머리 *Hirudo niponica* Whitman 또는 말거머리 *Whitmania pigra* Whitman의 몸체이다.*

【採 取】여름과 가을에 잡아 끓는 물에 넣어 죽인 후 曬乾하거나 저온에서 건조한다.

【性 狀】관수질은 편평한 방추형이고 몸뚱이에 여러 개의 돌림마디가 있다. 길이 4~8㎝, 너비 5~20㎝, 등 쪽은 약간 두드러졌고 흑록색~흑갈색이며 여러 줄의 흑갈색의 세로줄이 있다. 꺾이기 쉽고 꺾은 면은 흑색으로 광택이 있다. 다색질은 길이 5~12㎝, 너비 2~5㎝이고 등 쪽 면이 다갈색이며, 흑갈색의 반점이 있는 다섯 줄의 세로로 된 줄이 있다. 몸체는 편압 되고 길며 꺾이기 쉽고 꺾은 면은 고르지 않으며 광택이 없다. 마질은 길이 2~5㎝, 너비 2~4㎜이고 등 쪽 면은 어두운 녹색이며 황색의 다섯 줄의 세로로 된 줄이 있다. 몸뚱이는 긴 타원형으로 구부러졌고 꼬여 있다. 꺾이기 쉽고 꺾은 면은 고르지 않으며 광택이 없다. 이 약은 관수질과 다색질은 흙냄새가 나고 마질은 미약한 비린내가 있고 맛은 모두 쓰고 짜다.

【産 地】우리나라 전국의 沼澤地와 논에 서식하며, 중국의 전 지역에 서식한다.

【炮 製】① 水 蛭 : 깨끗이 씻어 小段으로 썰어 曬乾한다.

② 滑石粉水蛭 : 滑石粉을 炒製 용기에 넣고 武火로 炒한 후 水蛭段을 넣고 같이 황갈색이 될 정도로 炒하여 滑石粉은 체로 쳐서 제거하고 放冷한다(水蛭段 100㎏당 滑石粉 40㎏).

【性味・歸經】味는 鹹・苦하고 性은 平・有小毒하며, 肝經에 작용한다.

效 能	主 治
破血逐瘀	瘀血停滯의 經閉, 癥瘕積聚, 跌打損傷

이 약물은 鹹味로 血分에 작용하고, 苦味로 泄結하며, 肝經血分에 작용하여 破血逐瘀・消癥하므로 血瘀停滯에 의한 經閉와 癥瘕積聚, 蓄血發狂 및 跌撲損傷의 중증을 치료하는데, 적용한다.

이와 같이 이 약물은 破血逐瘀하고 通經消癥하는 효능이 강하므로 孕婦와 瘀血이 없는 증후에는 忌한다.

【臨床應用】이 약물은 破血逐瘀하는 약물이다. 그 작용이 비교적 峻猛하므로 經閉, 癥瘕(腹腔內腫瘤)에는 桃仁 大黃 虻蟲을 배합하는데, 그 예가 抵當湯[傷寒論]이다.

* CP : 水蛭(Shuizhi) HIRUDO
水蛭科 動物 螞蟥 *Whitmania pigra* Whitma, 水蛭 *Hirudo nipponica* Whitman 또는 柳葉螞蟥 *Whitmania acranulata* Whitman의 全体。

經閉體虛의 증후에는 과도한 破血로 正氣가 손상되는 것을 막기 위해 人蔘 熟地黃 등의 益氣涼血하는 약물을 배합하는데, 그 예가 化癥回生丹[溫病條辨]이다.

跌打傷痛으로 瘀血이 內阻하여 心腹痛, 二便不通의 증후에는 大黃 黑丑 등을 배합하는데, 그 예가 脫命散[濟生方]이다.

【用量·用法】 3~6g. 水煎服. 焙乾하여 粉末할 경우에는 1회 0.3~0.6g.

【使用注意】 破血逐瘀하는 약물이므로 孕婦에는 忌한다.

> **本草選錄**:[神農本草經] "主逐惡血, 瘀血, 月閉, 破血瘕積聚, 無子, 利水道."
> [藥性本草] "使. 主破女子月候不通, 欲成血勞症塊. 能治血積聚."
> [湯液本草] "氣微寒, 味鹹苦. 平, 有毒."
> [本草發揮] "成聊攝云: 苦走血, 咸胜血, 虻蟲、水蛭之咸苦以除畜血."
> [本草經疏] "水蛭味苦鹹氣平, 有大毒, 其用與虻蟲相似. 故仲景方中往往與之幷施."
> [方藥合編] "水蛭味鹹破積瘀 通經墮産折傷除"

【化學分析】 단백질, heparin, histamine류 물질 등을 함유하고, 신선한 水蛭의 타액 중에는 hirudin(항응고물질)을 함유하는데 그 대부분은 아미노산, 예를 들면 glutamic acid, valine, tyrosine, cysteine, serine, glycine, isoleucin, phenylalanine, histidine, lysine, proline, alanine 등으로 구성되어 있다. 그 외에 혈전형성억제물질 등을 함유한다.

【藥理硏究】 ① 全血粘度나 혈장점도를 다 같이 저하한다. 항혈소판응집작용, 체외혈전형성의 억제작용, 미소순환계의 개선작용 등을 한다. heparin의 효능과 유사하나 작용시간이 짧다. 그러나 과량의 heparin에 의한 출혈은 볼 수 없다고 한다.

② 심혈관계에 대하여 작용한다. 관상동맥혈류를 증가시켜 항심근 O_2결핍작용과 동맥의 경련완해작용을 한다.

③ 항고지혈증작용이 있다.

④ birudin은 응혈효소와 결합하면 여러 가지 응혈효소가 활성을 잃기 때문에 정맥혈전 DIC에 대하여 효과가 있으며, 동맥혈전에 대하여 효과적이라고 한다. 동맥혈전에 대한 hirudin의 응고억제는 정맥혈전의 1/5이라 한다. 20㎎의 hirudin으로 100g의 人血의 응고를 저지할 수 있다고 한다.

⑤ 항임신작용을 한다.

맹충 虻蟲[KHP]

Tabanus
Gadfly

【出 典】 神農本草經

【異 名】 蜚虻·蜚蟲·蝱蟲·牛虻·牛虻子

【起 原】 등에과(Tabanidae) 재등에 *Tabanus mandarinus* Schiner 또는 기타 동속곤충의 암컷 성충이다.

【採 取】5~6월에 잡아 끓는 물에 燙泡 또는 蒸하여 曬乾한다.

【性 狀】 이 약의 몸체는 긴 타원형으로 길이 15~20㎜, 너비 5~10㎜이다. 머리는 흑갈색으로 복안(複眼)은 크며 대개는 떨어져 있다. 흉부는 흑갈색이고 등 쪽은 딱딱한 껍질로 반들반들하며, 날개는 꼬리 부분보다 길다. 흉부의 아랫부분은 돌출되었고 흑갈색으로 세 쌍(3對)의 다리가 있으나 대개는 떨어졌으며 복부는 갈황색으로 6개의 마디로 되어 있다. 이 약은 부스러지기 쉽다. 이 약은 특이한 냄새가 있고 맛은 쓰고 조금 짜다.

【產 地】우리나라의 전국에 있으며 특히 목축장에 가장 많다.

【炮 製】① 虻 蟲 : 足翅와 잡질을 제거한다.

② 焙虻蟲 : 깨끗한 虻蟲을 炒製 용기에 넣고 文火로 황갈색 또는 갈흑색이 될 정도로 焙하여 放冷한다.

③ 米炒虻蟲 : 虻蟲과 쌀(米)을 炒製 용기에 넣고 황갈색 혹은 갈흑색이 될 정도로 炒하여 체로 쳐서 쌀을 제거하고 放冷한다(虻蟲 100kg 당 粳米 20kg).

【性味・歸經】味는 苦하고 性은 微寒・有小毒이며, 肝經에 작용한다.

效 能	主 治
破血逐瘀	血瘀로 인한 經閉, 癥瘕積聚, 跌打損傷

이 약물은 肝經血分에 작용하여 血結을 攻逐하는 효능이 있어 水蛭과 그 효능이 서로 비슷하므로 血瘀癥結의 증후를 치료하는데, 상용한다. 그러나 性이 猛峻하여 복용 후에 腹痛과 泄瀉를 야기할 수 있으므로 過量을 복용하였을 경우 즉시 중지하여야 하며, 體弱者와 孕婦에는 복용을 忌한다.

【臨床應用】虻蟲은 肝經血分에 작용한다. 그 破血・逐瘀・消癥하는 효능은 水蛭과 비슷하고 성질이 특히 峻猛하다. 血滯經閉, 癥瘕結聚를 치료할 때에는 水蛭 蟅蟲 大黃 등을 배합하고, 月經不利 혹은 惡露不盡, 臍腹作疼에는 熟地黃 水蛭 桃仁 등을 배합하는데, 그 예가 抵當湯・大黃蟅蟲丸[金匱要略], 地黃通經湯[校注婦人良方] 등이다.

跌打損傷의 腫脹, 瘀滯疼痛에는 乳香 水蛭 桃仁 등을 배합하여 祛瘀・療傷・止痛한다.

【用量・用法】1~1.5g. 水煎服. 焙乾하여 研末散劑로 呑服할 경우에는 1회 0.3g.

【使用注意】體弱者와 孕婦는 忌한다.

本草選錄 : [神農本草經] "逐瘀血, 破下血積, 堅痞, 癥瘕, 寒熱, 通利血脈及九竅."

[名醫別錄] 有毒. "女子月水不通, 積聚, 除賊血在胸腹五臟者, 及喉痹結塞."

[本經逢原] "治癥瘕寒熱, 是因癥瘕而發寒熱, 與蜣螂治腹脹寒熱不殊. 仲景抵当湯・丸・水蛭・虻蟲雖當并用, 二物之純險懸殊. 其治經閉, 用四物加蜚虻作丸服, 以破瘀而不傷血也. 苦走血, 血結不行者, 以苦攻之. 其性雖緩, 亦能墮胎."

【化學分析】biotin, 지방, 단백질 등을 함유한다.

【藥理研究】마우스의 산소 결핍에 길항하는 능력을 높이고, 토끼 귀 혈관을 확장하여

혈류량을 증가시키며 아울러 적출 개구리 심장수축을 강화시킨다. hypophysis pituitrin으로 야기되는 급성 심근 빈혈을 개선하는 일정한 작용을 한다.

택란 澤蘭[KP]

Lycopi Herba
Lycopus herb

【出 典】 神農本草經

【異 名】 地瓜兒苗·虎蘭·小澤蘭·虎蒲

【起 原】 꿀풀과(Labiatae) 쉽싸리 *Lycopus lucidus* Turcz. ex Benth.의 꽃이 피기 전의 지상부이다.*

【採 取】 여름부터 가을에 걸쳐 莖葉이 무성했을 때 全草를 베어 曬乾한다.

【性 狀】 이 약은 지상부로 방주형이며 길이 50~100㎝, 지름 2~6㎜이다. 가지가 많이 갈라져 있지 않으며 줄기의 4면에는 균일하게 얕은 세로 홈이 있다. 바깥 면은 황록색 또는 자색을 띠며 마디가 있는 곳은 자색이 뚜렷하고 흰색의 융모가 있다. 질은 무르고 횡단면은 황백색이며 수부는 가운데가 비어 있다. 잎은 마주나고 잎자루는 짧으며 잎은 대부분 쭈그러져 있고 이를 펼치면 피침형 또는 긴 원형이며 길이 5~10㎝이다. 위 표면은 검은 녹색이고 아래 표면은 회록색이며 선점이 촘촘하고 양면에는 균일하게 짧은 털이 있다. 끝은 뾰족하며 가장자리에는 거치가 있다. 꽃은 엽액에 모여나서 윤상(輪狀)을 이루고 화관은 대부분 떨어져 나갔으며 포편과 꽃받침은 숙존하는데 황갈색이다. 이 약은 냄새가 없고 맛은 담담하다.

【產 地】 중국의 전국에 분포하며, 쉽사리는 우리나라 전국에 분포한다.

【炮 製】 잡질을 제거하고 대충 깨끗이 씻어 축인 후 小段으로 썰어 曬乾한다.

【性味·歸經】 味는 苦·辛하고 性은 微溫하며, 肝·脾經에 작용한다.

效 能	主 治
活血祛瘀	血脈瘀滯로 인한 經閉, 痛經, 月經不調, 產後腹痛, 跌打傷痛, 胸脇痛, 癰腫
行水消腫	小便不利, 水腫

이 약물은 苦辛·芳香하고 溫性으로 通達하여 肝·脾經의 鬱滯를 舒暢하므로 活血祛瘀·利水 작용을 한다. 辛散으로 肝鬱을 제거하고 活血通經·祛瘀散結하여 正氣를 損傷시키지 않는 특징이 있어 婦人科에 상용하는 要藥이다. 血脈瘀滯에 의한 月經不調, 經閉, 癥瘕 및 產後血滯의 腹痛에 적용되며, 跌打損傷, 瘡瘍腫痛에도 祛瘀消腫·止痛하는 효력을

* CP : 澤蘭(Zelan) LYCOPI HERBA
脣形科 植物 毛葉地瓜兒苗 *Lycopus lucidus* Turcz. var. *hirtus* Regel의 地上部分。

나타낸다. 또한 芳香舒脾에 의해 水濕을 下行시켜 利水退腫하는 효능도 있으나 약효가 약하므로 利水약물과 병용한다.

【臨床應用】 ① 이 약물은 辛散하고 溫通으로 活血通經하되 行而不峻하여 부인과에서 調經하는 要藥으로 사용한다. 瘀阻經閉, 痛經, 産後瘀阻의 腹痛 등의 증후에는 當歸 丹參 芍藥 등을 배합하고, 血虛有火, 月經耗損으로 점차 通하지 않거나 室女經閉인 증후에는 當歸 赤芍藥 炙甘草을 배합하는데, 그 예가 澤蘭湯[校注婦人良方]이다.

이 약물은 瘀滯消散하는 효능이 있어 傷痛을 치료한다. 이때는 當歸 川芎 紅花 桃仁 등을 배합하여 사용한다.

澤蘭은 散癰消腫하는데 瘡腫 초기의 腫塊가 삭지 않은 증상을 치료한다. 金銀花 甘草 當歸 등을 배합하여 사용한다.

澤蘭은 活血祛瘀할 뿐만 아니라 疏利肝氣·通利經脈한다. 胸脇痛의 증후에는 丹參 鬱金 등을 배합한다.

② 澤蘭은 行水消腫하는데 그 利水의 효력은 비교적 완만하다. 單味를 사용하면 효력이 약하므로 防已 등의 利尿消腫藥을 배합하여 産後의 小便淋瀝, 身面浮腫을 치료한다.

【用量·用法】 10~15g. 水煎服. 외용에는 適量.

【使用注意】 瘀血이 없는 경우에는 忌한다.

本草選錄：[神農本草經] "主治乳婦內衄, 中風餘疾, 大腹水腫, 身面、四肢浮腫, 骨節中水, 金瘡, 癰腫瘡膿."

[藥性本草] "主産後腹痛, 頻産血氣衰冷成勞 瘦羸, 又治通身面目大腫, 主婦人血瀝腰痛."

[本草綱目] "蘭草走氣道, 故能利水道, 除痰癖, 殺蠱辟惡, 而爲消渴良藥 ; 澤蘭走血分, 故能治水腫, 除癰毒, 破瘀血, 消癥瘕, 而爲婦人要藥. 雖是一類而功用稍殊, 至如赤白、茯苓, 芍藥補瀉皆不同也."

[本草經疏] "苦能泄熱, 甘能和血, 酸能入肝, 溫通榮血, 故又主癰腫瘡膿, 及婦人吹乳, 乳結, 止衄血幷中風余疾. 佐以益脾土之藥, 而用防已爲之使, 則主大腹水腫, 身面四肢浮腫, 骨節中水氣."

[日華子本草] "澤蘭通九竅, 利關節, 養血氣, 破宿血, 消癥瘕, 産前産後百病. 通小腸, 長肉生肌, 消撲損瘀血, 治鼻洪吐血, 頭風目痛, 婦人勞瘦, 丈夫面黃."

[本經逢原] "澤蘭入足太陰、厥陰血分, 專治産後血敗, 流於腰股, 拘攣疼痛, 破宿血, 消癥瘕, 除水腫, 身面四肢浮腫. [本經]主金瘡癰腫瘡膿, 皆取散血之功, 爲産科之要藥. 更以芎·歸·童便佐之, 功效勝於益母."

[方藥合編] "澤蘭甘苦消癰腫　打撲損傷虛浮重"

【化學分析】 정유 및 tannin, resin, 포도당, 과당, saponin, flavonoid, phenol, amino acid, 유기산 등을 함유한다.

【藥理研究】 적혈구변형능을 촉진, 혈소판점착율을 저하시키고, fibrin 용해를 촉진시키는 등의 작용과 심근의 수축을 증강하는 작용 및 강심작용을 한다.

능소화 凌霄花[KHP]

Campsitis Flos

【出 典】 神農本草經

【異 名】 墮胎花·紫葳花·藤羅花

【起 原】 능소화과(Bignoniaceae) 능소화 *Campsis grandiflora* Schumann 또는 미주능소화 *Campsis radicans* Seemen의 꽃이다.*

【採 取】 開花期에 꽃을 따서 陰乾 또는 曬乾한다.

【性 狀】 이 약은 거의가 쭈그러지고 겹쳐져 있다. 온전한 것은 길이 6~7㎝, 꽃받침은 어두운 갈색이고 길이 2~3㎝, 기부는 합쳐져 관상으로 되고 윗부분은 5개로 갈라지고 열편은 끝이 뾰족한 삼각형을 이룬다. 화관(花冠)은 통상(筒狀)이고 황갈색, 윗부분은 5개로 갈라지고 열편은 반원형이고 겉면에 홍갈색의 가는 맥문(脈紋)과 갈색의 반점이 있다. 이 약은 약간 향기가 있고 맛은 좀 쓰고 시다.

【產 地】 우리나라의 전국에서 재배한다. 중국 浙江, 江蘇가 주산지이다.

【炮 製】 凌霄花 : 잡질을 제거하고 小段으로 썰어 사용한다.

【性味·歸經】 味는 酸辛하고 性은 微寒하며, 肝·心包經에 작용한다.

效 能	主 治
活血破瘀	瘀血阻滯의 血滯經閉, 癥瘕
涼血祛風	血熱風盛의 皮膚瘙痒, 濕癬

이 약물은 辛味로 行散하고 微寒으로 肝經血分에 작용하여 血 중의 伏火를 淸熱하여 行血破瘀하는 동시에 涼血祛風하는 효능이 있으므로 血滯經閉와 癥瘕를 치료하고, 또한 涼血祛風의 효능이 있어 血熱로 인한 風痒과 皮膚瘙痒 등의 병증의 치료에 많이 사용된다.

[本草求眞]에 血 중에 伏火로 나타나는 氣結血閉와 風痒, 崩帶, 癥瘕 등 모든 瘀血이나 血熱로 인한 질환을 치료한다고 하였으며, 또한 肺癰에도 君藥으로 사용한다고 하였다.

【臨床應用】 ① 이 약물은 瘀血을 破하고 경맥을 통하게 하며 癥積을 제거하는 효능이 있다. 血瘀에 의한 經閉, 月經不調, 癥瘕(腹腔內腫瘤) 등에 當歸 紅花 赤芍藥 등을 배합하는데, 그 예가 紫葳散[婦科玉尺]이다.

癥瘕積聚에는 鱉甲 蟅蟲 牡丹皮 등을 배합하는데, 그 예는 鱉甲煎丸[金匱要略]이다.

② 이 약물은 약성이 寒하여 泄熱하므로 涼血祛風의 작용을 한다. 전신의 피부소양증에 적용하는데, 특히 야간에 더욱 심한 血熱生風에 속하는 증후에 적용한다. 單味를 煎服하거나, 祛風止痒하는 蒺藜子 蟬蛻 등을 배합한다.

* CP : 凌霄花(Lingxiaohua) CAMPSIS FLOS
紫葳科 植物 凌霄 *Campsis grandiflora* (Thunb.) K. Schum. 또는 美洲凌霄 *Campsis radicans* (L.) Seem.의 花。

피부 濕癬에는 黃連 白礬 雄黃 등을 배합하는데, 그 예가 凌霄花散[證治準繩]이다.

【用量·用法】 3~10g. 水煎服. 외용에는 適量.

【使用注意】 氣血虛弱인 경우나, 孕婦에는 忌한다.

本草選錄 : [神農本草經] "主婦人産乳餘疾, 崩中, 癥瘕, 血閉, 寒熱羸痩."
[藥性本草] "主熱風, 風癎, 大小便不利, 腸中結實, 止產後崩血不定, 淋瀝."
[本草崇原] "紫葳, 近時用此爲通經下胎之藥, 仲景鱉甲煎丸, 亦用紫葳以消癥瘕, 必非安胎之品."

자연동 自然銅[KHP]

Pyritum
Pyrite

【出 典】 雷公炮炙論

【異 名】 山骨·石髓鉛

【起 原】 황화광물 황철석이다. 이 약은 주로 이황화철(FeS_2 : 119.98)을 함유한다.*

【採 取】 채굴 후 잡질을 제거한다.

【性 狀】 이 약은 지름 3~20㎜의 입방체로 바깥 면은 평탄하며 회록흑색~연한 흑갈색 또는 황록색을 나타내고 금속광택이 있다. 자른 면은 황백색이고 질은 굳으나 쉽게 깨뜨려진다. 경도 : 6.0~6.5, 비중 : 4.9~5.2. 이 약은 약간의 특이한 냄새와 신맛이 있다.

【產 地】 우리나라 전국에 나며, 중국은 廣東, 湖南, 雲南, 河北 및 遼寧 등 지역이 주산지이다.

【炮 製】 ① 自然銅 : 잡질을 제거하고 깨끗이 씻어 破碎하여 건조한다.

② 煅淬自然銅 : 잡질을 제거하고 깨끗이 씻은 다음 耐火性 용기에 넣고 武火로 빨갛게 될 때까지 煅하여 醋淬하고 다시 위의 방법으로 2~3次 반복한다. 흑갈색으로 변하고 外表가 부스러져 쪼개지며 光澤이 消失되고 질이 잘 부서질 정도까지 된 것을 땅 속에 묻어 火毒을 제거한 다음 研碎하고 水飛하여 건조한다(自然銅 100kg당 米醋 30kg).

【性味·歸經】 味는 辛하고 性은 平하며, 肝經에 작용한다.

效 能	主 治
散瘀止痛·接骨療傷	跌打骨折, 瘀阻腫痛

이 약물은 辛·平 性味로 肝經의 血分에 작용하여 行血散瘀·止痛에 적용하며 傷科의 接骨續筋의 要藥이다. 骨折損傷으로 인한 瘀血腫痛의 증후를 치료하는데, 이러한 효능은 散瘀消腫하므로 痛症이 止痛되고 손상이 치유되어 接骨續筋하게 된다.

* CP : 自然銅(Zirantong) PYRITUM
硫化物類 礦物 黃鐵礦族 黃鐵礦 Pyrite, FeS_2。

그러나 性이 剛强하므로 久服은 적절하지 않으며, 接骨 후에는 活血行氣 약물에 氣血을 補益하는 약물과 배합하여 筋骨을 溫養하게 한다.

【臨床應用】 이 약물은 味辛·性平하여 血分에 작용하여 行血化滯하고 散瘀止痛하며 接骨傷을 치료한다. 跌打損傷에는 蘇木 乳香 沒藥 血竭 등을 배합하는데, 그 예가 八釐散[醫宗金鑒]이다.

跌扑骨折, 筋挫傷, 瘀阻腫痛에는 當歸身 羌活 骨碎補 乳香 등을 배합하는데, 그 예가 自然銅散[張氏醫通]이다.

【用量·用法】 10~15g. 水煎服. 研末散劑는 1회 0.3g. 외용에는 適量.

【使用注意】 이 약물은 行血散瘀하는 약물이므로 陰虛火旺, 血虛無瘀에는 忌한다.

本草選錄：[日華子本草] "排膿, 消瘀血, 續筋骨, 治産後血邪, 安心, 止驚悸."

[開宝本草] "療折傷, 散血止痛, 破積聚."

[本草綱目] "自然銅接骨之功, 與銅屑同, 不可誣也. 但接骨之後, 不可常服, 卽便理氣活血可爾."

[本草經疏] "乃入血行血, 續筋接骨之藥也, 凡折傷則血瘀而作痛, 辛能散瘀帶之血, 破積聚之氣, 則痛止而傷自和也."

[方藥合編] "自然銅凉續筋骨　積瘀折傷痛不發"

【化學分析】 硫化鐵을 함유하고 그 외에 니켈, 비소, antimon을 함유한다.

【藥理硏究】 골절의 유합을 촉진하는 작용을 하며 骨痂가 빨리 자라게 하는 한편 그 양도 많고 비교적 성숙되게 한다. 虎骨과 반반씩 섞어 혼합제로 만들어 복용하면 單味를 사용하는 것에 비해 효과가 좋다.

왕불류행 王不留行[KHP]

Melandrii Herba
Melandrium herb

【出 典】 神農本草經

【異 名】 不留行·王不留·留行子·禁宮花·麥藍子

【起 原】 석죽과(Caryophyllaceae) 장구채 *Melandriyum firmum* Rohrbach의 열매가 익었을 때의 지상부이다.*

【採 取】 여름에서 가을에 열매가 성숙할 때 베어 曬乾한다.

【性 狀】 이 약은 줄기가 가늘고 볼록한 마디가 있으며 마디에서 가지와 잎이 마주났고, 길이 20~40㎝이다. 잎은 피침형~타원형이고 끝은 뾰족하며 엷은 황록색~녹색을 띤 황갈색을 나타낸다. 꽃대는 가지 끝에 나며, 길이 1㎝의 병모양의 삭과를 맺고 그 속에 매우 작은 흑갈색~흑색의 둥근 씨가 들어 있다. 이 약은 풀냄새가 나고 맛은 조금 쓰며 씨는 처음에는 달다가 뒤에 쓰다.

* CP : 王不留行(Wangbuliuxing) VACCARIAE SEMEN
石竹科 植物 麥藍菜 *Vaccaria segetalis* (Neck.) garcke의 成熟 種子。

【產 地】장구채는 우리나라 전국의 산야에 자생하고, 麥藍菜는 우리나라 중부 이남의 산야와 중국의 華南지방을 제외한 전국에 분포한다.

【炮 製】① 王不留行(麥藍菜) : 잡질을 제거하고 깨끗이 씻어 건조한 후 키로 불순물을 제거한다.

② 炒王不留行(麥藍菜) : 炒製 용기에 王不留行을 넣고 中火로 炒하는데 부풀어 오르고 터질 정도로 炒하여 放冷한다.

【性味·歸經】味는 苦하고 性은 平하며, 肝·胃經에 작용한다.

效 能	主 治
活血通經	痛經, 經閉
下 乳	乳汁不下, 乳癰

이 약물의 苦味는 泄을 주관하여 오직 血分에 작용하여 通利하므로 위로는 通乳에 작용하고 밑으로는 通經하며 그 특징이 行血으로 留滯하지 않게 하고 走泄하되 守하지 않아 血脈을 通利시켜 瘀血이 阻滯된 병증을 치료한다. 이 외에도 活血消腫하는 효능이 있어 癰腫瘡毒을 치료하는데 적용되며, 乳癰의 要藥된다. 또한 利水通淋에도 작용하여 淋病澀痛, 小便不利에 泄降의 효과를 나타낸다.

【臨床應用】① 이 약물은 通利血脈에 능하고 走而不守하므로 活血通經하는 효능이 있다. 經行不暢, 痛經 및 血滯經閉의 증후에 當歸 香附子 紅花 川芎 등을 배합한다.

② 이 약물은 본래 苦泄宣通의 성질이 있어 행하기만 하고 머무르지 않으므로 乳汁을 통하게 한다. 따라서 산후 젖이 돌지 않고 腫痛이 있는 증후에 사용한다.

乳脈不通으로 인한 乳汁分泌不全에는 穿山甲을 배합하여 通乳의 효력을 높이는데 그 예가 涌泉散[衛生寶鑒]이다. 이 처방은 炮山甲 龍骨 瞿麥穗 麥門冬 등을 배합하여 氣鬱로 인한 유즙의 絶少를 치료한다.

부인이 원래 몸이 허약한 데 산후 氣血兩虛로 유즙이 적은 증후에는 黃芪 當歸 등의 益氣補血하는 약물을 배합하여 사용함으로써 유즙을 증가시킨다. 授乳期의 乳汁壅滯에서 乳癰腫痛의 증후에까지 발전하였을 경우에는 蒲公英 連翹 夏枯草 栝樓仁 등의 淸熱解毒·散結하는 약물을 배합하여 消散癰腫한다.

③ 利水通淋하는 효능도 있으므로 淋證으로 인한 小便不利, 尿澀痛 등의 증후에 滑石 瞿麥 石葦을 배합하여 사용한다.

【用量·用法】6~9g. 水煎服.

【使用注意】走而不守의 약물이므로 孕婦에는 忌한다.

本草選錄 : [神農本草經] "主治金瘡, 止血逐痛, 出刺, 除風痹內寒."
[名醫別錄] "止心煩, 鼻衄, 癰疽, 惡瘡, 瘻乳, 婦人難産."
[日華子本草] "治發背, 游風, 風疹, 婦人血經不均及難産, 根·苗·花·子幷通用."

[藥性本草] 云 "治風毒, 通血脉."

[本草綱目] "王不留行能走血分, 乃陽明衝任之藥. 俗有 穿山甲, 王不留, 婦人服了乳長流之語, 可見其性行而不住也. 王執中[資生經]云 : 一婦人患淋臥久, 諸藥不效. 利小便."

[方藥合編] "王不留行除風痺 調經催産乳癰類"

【化學分析】 saponin으로서 vacsegoside를 함유한다, 이것을 2% 황산으로 가수분해하면 vaccaroside D-glucose, 1-arabinose, S-xylose, L-fucose, rhamnose 등을 얻을 수 있다. 또한 gypsogenin, β-D-glucuronic acid, isosaponaretin 등과 그 외 raffinose, coumarin, alkaloid, 단백질, 지방, 전분, 회분 등을 함유하며, 종자에는 vaccin을 함유한다.

【藥理硏究】 ① 동물실험에 의하면 칼륨질을 제거한 탕제는 흰쥐 자궁에 흥분작용을 한다. 알코올 추출물의 작용이 더욱 강하다. 이 밖에도 ECA와 인체 폐암을 억제한다.

② 혈액 rheology 이상을 개선시키고, 적혈구변형능을 촉진, 혈소판응집의 억제, 혈소판 점착율의 저하 등의 작용을 한다.

③ O_2 결핍상태의 호흡중추를 흥분시키는 작용을 한다.

④ 자궁수축을 증강시키는 작용과 진통작용을 하며, glucurnic acid에는 간장에 대한 庇護작용 및 解毒작용이 있다.

유기노 劉寄奴[KHP]

Artemisiae Anomalae Herba

【出 典】 新修本草

【異 名】 金寄奴 · 化食丹 · 南劉寄奴 · 烏藤菜 · 文月雪 · 九里光

【起 原】 국화과(Compositae) 기호(寄蒿) *Artemisia anomala* S. Moore의 전초이다.

【採 取】 8~9월에 꽃이 필 때 베어 曬乾한다.

【性 狀】 이 약은 꽃이 달린 전초로서 줄기의 길이는 60~90㎝, 구부러졌고 지름은 2~3㎜이다. 줄기의 바깥 면은 황갈색~다갈색이고 가늘고 연한 흰털로 덮였고 질은 단단하며 꺾은 면은 섬유질이고 황백색, 가운데 부분은 희고 연하다. 잎은 어긋나고 시들어서 오그라져 있거나 떨어졌고 앞면은 어두운 갈색, 뒷면은 회록색이고 흰털이 밀생하며 질은 부서지기 쉽고 찢어지거나 떨어지기 쉽다. 꽃이삭은 줄기 끝에 달리고 어두운 황색이다. 이 약은 방향이 있고 맛은 덤덤하다.

【産 地】 우리나라 전국의 산야에 자생하며 중국의 江蘇, 浙江, 江西 등의 지역이 주산지이다.

【炮 製】 잡질과 잔뿌리를 제거하고 깨끗이 씻어 축인 후 小段으로 썰어 건조한다.

【性味 · 歸經】 味는 苦하고 性은 溫하며, 心 · 脾經에 작용한다.

效 能	主 治
破血通經	經閉, 產後腹於阻, 血滯結痛
散瘀止痛	跌打損傷, 創傷出血
消食化積	食積腹痛

이 약물의 性味는 苦·溫으로, 苦味는 降泄하고 溫性으로 通行하게 하여 破血通經에 의해 止痛하므로 瘀血의 阻滯로 인한 증후에 적용한다. 특히 婦女의 血滯經閉와 產後瘀阻腹痛으로 인한 腹痛에 사용하며, 跌打損傷으로 瘀血腫痛에도 좋은 효과가 있다. 또한 이 약물을 외용하면 金瘡出血을 止血시키고 燙火燒傷을 치료한다. 다만 이 약물은 그 효능이 攻破하는데 있으므로 血瘀阻滯가 아닌 병증에는 사용하지 않는다.

【臨床應用】 ① 이 약물은 苦味로 降泄하여 血脈을 溫通하고 行散하며 破血通經·散瘀止痛하는 효능이 있다. 血滯經閉 및 산후 瘀阻腹痛에는 當歸 川芎 赤芍藥 紅花 등의 活血약물을 배합하는데, 그 예가 紫葳散[沈氏尊生書]이다.

跌打損傷의 腫脹, 疼痛에는 當歸 紅花 桃仁 등을 배합하고, 傷損이 비교적 심하며 腹中의 瘀血疼痛 증후에는 延胡索 骨碎補를 각각 等分하여 水煎服한다.

創傷出血 동통에는 이 약물을 가루 내어 바른다.

② 이 약물은 芳香으로 醒脾開胃하고 또 消食化積하는 효능이 있어 食積不化, 脘腹脹滿이거나 脹痛에 單味를 사용하거나 消食導滯하는 약물 즉, 山楂 麥芽 鷄內金이나 枳實 厚朴 등을 같이 병용한다.

【用量·用法】 3~10g. 水煎服. 외용에는 適量.

【使用注意】 降泄行散하는 약물이므로 氣血虛弱, 脾虛泄瀉, 無瘀滯에는 忌한다.

> **本草選錄**: [日華子本草] "治心腹痛, 下氣水脹, 血氣, 通婦人結脈癥結, 止霍亂水泄."
> [開寶本草] "療金瘡, 止血爲要藥, 產後餘疾, 下血, 止痛."
> [本草綱目] "小兒尿血, 新者硏末服."
> [本草蒙筌] "消焮腫癰毒. 滅湯火熱瘡."

소목 蘇木[KP]

Sappan Lignum
Sappan wood

【出 典】 新修本草

【異 名】 蘇方木·蘇枋·赤木·紅紫

【起 原】 콩과(Leguminosae) 소목(蘇木) *Caesalpinia sappan* Linné의 심재이다.*

* CP : 蘇木(Sumu) SAPPAN LIGNUM
豆科 植物 蘇木 *Caesalpinia sappan* L.의 心材。

【採 取】연중 수시로 채취하여 樹皮와 邊材를 제거하고 중심 부분만 취하여 曬乾한다.

【性 狀】이 약은 심재 조각으로 긴 원주형, 반으로 자른 원주형 또는 막대 모양이다. 바깥 면은 등적색~회갈색이나 때로 연한 갈색~회백색의 변재가 붙은 것도 있다. 흔히 가로 또는 세로로 잘려져 있고 질은 딱딱하나 세로로 잘린 것은 부스러지기 쉽다. 횡단면은 나이테를 명백히 볼 수 있다. 이 약은 냄새가 거의 없고 맛은 약간 떫다.

【產 地】중국의 廣西, 雲南, 臺灣, 廣東, 四川 등 지역이 주산지이다.

【炮 製】蘇 木 : 3㎝가 되게 자른 다음 편이 되게 쪼개어 小段으로 자르거나 두드려 細絲로 한다.

【性味・歸經】味는 甘・鹹하고 性은 平하며, 心・肝・脾經에 작용한다.

效　能	主　　治
活血通經・祛瘀止痛	血滯經閉, 產後腹痛, 跌打損傷의 瘀腫疼痛

이 약물의 辛味는 走散하여 心・肝・脾經의 血分에 작용하여 活血祛瘀하고 消腫止痛하므로 傷科의 주요한 약물이며 또한 婦科에도 상용한다. 跌打損傷의 瘀腫疼痛, 婦女의 血滯經閉, 經痛, 產後瘀阻 등에 적용한다.

【臨床應用】蘇木은 血分에 작용하여 活血祛瘀・通經療傷의 효능이 있다. 血滯에 의한 經痛, 經閉, 產後瘀痛에는 紅花 當歸 赤芍藥 川芎 桃仁 등을 배합하여 사용하는데, 그 예가 通經丸[類證治裁]이다.

跌打損傷의 腫脹, 疼痛, 瘀滯作痛에는 乳香 沒藥 血竭 自然銅 紅花 등을 배합하는데, 八厘散[醫宗金鑑]이 그 예이다.

【用量・用法】3~9g. 水煎服.

【使用注意】通經活血의 약물이므로 孕婦에는 忌한다.

本草選錄 : [日華子本草] "治婦人血氣心腹痛, 月候不調及蓐勞. 排膿止痛, 消癰腫. 撲損瘀血, 女人失音, 血噤, 赤白痢幷後分急痛."

[本草經疏] "凡積血, 與夫產後血脹悶欲死, 無非心, 肝二經爲病. 此藥鹹主入血, 辛能走散, 敗濁瘀積之血行, 則二經淸寧, 而諸證自愈."

[本經逢原] "蘇木陽中之陰, 降多升少, 肝經血分藥也. 性能破血, 產後血脹悶欲死者, 苦酒煮濃汁服之. 本虛不可攻者, 用二味參蘇飮, 補中寓瀉之法, 凜然可宗. 但能開泄大便, 臨證宜審. 若因惱怒氣阻經閉者, 宜加用之."

[本草求眞] "功用有類紅花, 少用則能和血, 多用則能破血. 但紅花性微溫和, 此則性微寒凉也."

[方藥合編] "蘇木甘鹹行積血　產後月經兼撲跌"

【化學分析】색소성분인 황색색소로서 brasilin을 함유하고, 공기로 산화되면 홍색의 brasilin으로 된다. 정유로는 *d*-α-phellandrene, ocimene 등과 그 외 tannin 등을 함유한다.

【藥理研究】蘇木水는 혈관을 약간 수축하고 적출 개구리 심장의 수축력을 증강시키며 또 枳殼 탕제에 의해 심장 수축력이 약해진 것을 회복시킨다. 또 chloral hydrate, quinic, pilocarpine, eserine, nicotine 등으로 유발한 적출 개구리심장에 대한 독성을 제거하며 마우스, 토끼, 모르모트에 모두 최면작용을 한다. 대량으로 사용하면 마취작용을 하고 심하면 죽게 된다. 또 strychnine과 cocaine의 중추흥분작용에 길항한다. 그러나 morphine의 흥분작용에는 길항하지 못하며, 집토끼의 혈장 칼슘화 시간을 뚜렷이 단축시키고, 마우스 적출 자궁에 억제작용을 한다.

추출물과 탕제는 디프테리아균, 유행성 감기 바이러스, D형파라티프스균, 플렉스너균 등 간균 및 황색포도상구균, 용혈성연쇄상구균, 폐렴구균에 뚜렷한 억균 작용을 하며, 백일해, 티푸스균, 파라티푸스균 A, B형 및 폐렴 등의 간균에도 모두 억균 작용을 한다.

건칠 乾漆[KHP]

Lacca Rhois Exsiccata
Chinese lacquer

【出 典】神農本草經

【異 名】漆・黑乾漆・漆查・乾漆炭

【起 原】옻나무과(Anacardiaceae) 옻나무 *Rhus verniciflua* Stokes의 줄기에 상처를 입혀 흘러나온 수액(樹液)을 건조한 덩어리이다.*

【採 取】여름에 莖幹과 樹皮에 상처를 내어 흘러나오는 수지(漆汁)을 취하여 가공을 거쳐 처리한다.

【性 狀】이 약은 크기가 고르지 않은 덩어리이며 바깥 면은 흑갈색이고 부서진 면은 진한 갈색으로 광택이 있다. 이 약은 특이한 냄새가 있고 맛은 맵다.

【產 地】중국이 원산지이며, 우리나라 전국에 분포한다. 중국의 湖北, 四川, 雲南, 廣東, 安徽 지역이 주산지이다.

【炮 製】① 乾 漆 : 원약재에서 잡질을 골라내고 흙을 씻어낸 후 햇볕에 건조한다.

② 乾漆炭 : 깨끗한 乾漆을 솥 용량의 1/3 가량 넣고 위에는 약간 작은 솥으로 덮고 두 솥의 결합부위를 진흙으로 봉하여 위를 무거운 물건으로 누른 다음, 武火로 5~6시간 炒하고 불을 끈 뒤 불문을 막고 다음날 솥이 완전히 식은 후에 꺼내 약 1.5㎝의 小塊로 자른다.

【性味・歸經】味는 辛・苦하고 性은 溫・有毒하며, 肝・胃經에 작용한다.

效 能	主 治
破血祛瘀通經 ; 殺 蟲	瘀滯로 인한 經閉, 癥瘕 ; 蟲積腹痛

* CP : 乾漆(Ganqi) TOXICODENDRI RESINA
漆樹科 植物 漆樹 *Toxicodendron vernicifluum* (Stokes) F. A. Barkl.의 樹脂 加工品。

이 약물의 性味는 辛苦·溫으로 辛散苦泄하고 溫通行滯하며, 破血攻堅하므로 瘀血이 阻滯되어 나타나는 經閉通經, 癥瘕 등의 병증을 치료하는데, 적용한다. 또한 殺蟲하는 작용이 있으므로 蟲積腹痛에도 적용하는데, 근래에는 임상에서 많이 쓰지 않는다. 이 약물은 독성이 있으므로 炮製를 하여 사용하며 煎劑에 넣는 것은 적당하지 않다.

【臨床應用】 ① 이 약물은 辛散苦泄·溫通行滯하고 下降에 능하므로 비교적 강한 破血·祛瘀攻堅의 작용이 있어 祛瘀通經·消癥散結한다. 瘀血內阻로 인한 經閉, 癥瘕증후에 熟大黃 蟅蟲 水蛭 桃仁 등을 배합하는데, 그 예가 大黃蟅蟲丸[金匱要略]이다.

② 이 약물은 殺蟲작용을 한다. 蟲積腹痛에는 檳榔子 雷丸 鶴虱 烏梅 등을 병용하는데, 이 경우는 임상에서 비교적 적게 사용한다.

【用量·用法】 1회 0.06~0.1g(丸劑·散劑로 呑服). 乾膝은 탕제에 넣는 것이 적합하지 않다.

【使用注意】 祛瘀通經의 약물이므로 *孕婦*와 胃虛 및 無瘀에는 忌한다.

本草選錄 : [神農本草經] "主絶傷, 補中, 積筋骨, 塡髓腦. 安五臟, 五緩六急, 風寒濕痹." [藥性本草] "能殺三蟲, 主女人經脈不通." [本草綱目] "漆, 性毒而殺蟲, 降而行血. 所主諸證雖繁, 其功只在二者而已." "凡人畏漆者, 嚼蜀椒塗口鼻則可免. 生漆瘡者, 杉木湯·紫蘇湯·漆姑草湯·蟹湯浴之, 皆良." [方藥合編] "乾漆辛溫主殺蟲 通經破瘕追積聚"

【化學分析】 phenol화합물로서 urushiol, 그 외 gum질 등도 함유하고 있다. 乾漆은 生漆이 함유하는 urushiol이 동시에 함유하고 있는 laccase(효소)로서 분해되어 공기 중에서 산화로 중합되어 흑색의 수지상물질이 된다.

【藥理硏究】 혈액 rheology 이상의 개선작용이 있다. 혈장점도를 저하시키고, 적혈구변형능을 촉진시키며, 혈소판응집을 억제하고, 혈소판점착률을 저하시키며, fibrin 용해를 촉진시키는 등의 작용을 한다. 또한 O_2 결핍상태에서는 호흡중추를 흥분시켜 지속시간을 연장시킨다. 호흡수에 영향은 없고 관동맥혈류에도 영향이 없다고 한다.

혈갈 血竭[KHP]

Draconis Sanguis
Dragon's blood

【出 典】 雷公炮炙論

【異 名】 麒麟血·麒麟竭·木血竭

【起 原】 야자나무과(Palmae) 기린갈(麒麟竭) *Daemonorops draco* Blume 또는 기타 동속식물의 열매에서 삼출된 수지를 가열 압착하여 만든 덩어리이다.*

* CP : 血竭(Xuejie) DRACONIS SANGUIS
棕櫚科 植物 麒麟竭 *Daemonorops draco* Bl. 果實滲出樹脂의 加工品。

【採 取】 열매에서 삼출된 수지를 가열 압착하여 만든 덩어리.

【性 狀】 이 약은 고르지 않은 덩어리이다. 바깥 면은 적갈색~어두운 갈색에 광택이 있으며 질은 단단하고 부스러지기 쉽다. 부스러진 작은 입자의 겉면은 불투명한 적색이다. 이 약은 냄새가 없고 맛은 약간 달고 짜다.

【產 地】 인도네시아, 말레이시아, 이란, 대만 등이 주산지이며, 중국의 廣東, 台彎에서 소량 생산된다.

【炮 製】 血 竭 : 잡질을 제거하고 과립형으로 분쇄한 후 곱게 가루 낸다.

【性味・歸經】 味는 甘・鹹하고 性은 平하며, 肝經에 작용한다.

效 能	主 治
내복 : 活血化瘀・止痛	跌打損傷의 瘀血腫痛, 內傷血瘀의 心腹諸痛, 經閉痛經, 產後瘀阻
외용 : 止血・生肌斂瘡	外傷出血, 潰瘍不斂, 痔瘡腫痛

이 약물은 味가 甘鹹하고 心・肝經의 血分에 작용한다. 내복하면 活血散瘀・止痛하는 효능이 있어 跌打損傷으로 인한 瘀血腫痛과 內傷血瘀의 胸腹諸痛 및 婦女經閉, 產後瘀阻 등의 증후에 모두 적용한다. 다만 이 약물은 散瘀하는 효능이 우수하므로 瘀血證이 없는 증후와 孕婦인 경우에는 금기이다. 외용하면 斂瘡生肌・止血하는 효능이 있어 瘡潰久不收口와 外傷出血 및 瘡口不斂 병증에 적용하여 瘡傷面의 癒合을 촉진하므로 外科, 傷科의 要藥이다.

【臨床應用】 ① 이 약물은 活血・散瘀・止痛 작용을 하여 新瘀舊結에 모두 적용한다. 각종 瘀血腫痛 및 血瘀經閉, 痛經에 적용하는데, 그 예가 麒麟血散[聖惠方]이다. 이 처방은 當歸 沒藥 赤芍藥 白芷 桂心을 散劑로 하여 溫酒에 調服하여 筋骨이 손상되었거나 동통이 참을 수 없이 아픈 증상을 치료한다.

[本草綱目]에서는 [摘云方]의 처방을 인용하여 沒藥 滑石 丹皮를 함께 삶은 후 가루 내어 醋로 調製하여 梧桐子 크기로 만들어 복용하면 腹中血塊를 치료한다 하였고, 또한 [醫林集要]方을 인용하여 沒藥 一錢(3g)을 곱게 가루 내어 童便과 술에 개어 복용하면 산후 敗血衝心, 胸滿氣喘을 치료한다고 하였다.

② 이 약물을 외용하면 비교적 양호한 止血・生肌斂瘡에 작용을 한다. 외상출혈, 潰瘍不斂 및 痔瘻腫痛 등의 증후에 單味를 사용한다. [本草綱目]에는 金瘡出血[廣利方], 斂瘡不合[濟急仙方], 嵌甲疼痛[醫林集要], 血痔腸風[直指方] 등의 증상에는 모두 血竭 單味를 가루 내어 환부에 바른다고 하였다. 상황에 의해 기타 약물을 배합하면 효과가 더욱 좋다.

外傷出血 및 打撲, 骨節 등의 腫脹, 疼痛에 兒茶 乳香 沒藥 當歸 赤芍藥 등을 배합하는데, 그 예가 七厘散[良方集腋], 麒麟血散[聖惠方] 등이다.

瘰癧이 潰爛하여 膿水가 계속 흐르면 乾地黃 大棗를 함께 분말하여 바르는데, 그 예가 血竭散[博濟方]이다.

惡瘡이 오래되어 癒合되지 않으면 鉛丹을 함께 분말 하여 환부에 바른다. 바르기 전에 끓인 식염수로 상처를 깨끗이 씻는데, 血竭散[聖濟總錄]이 그 예이다.

이 외에 單味를 내복하여도 역시 止血작용을 하며 消化道의 출혈을 치료한다.

【用量・用法】 1회 1~1.5g(入丸・散劑). 외용에는 適量.

【使用注意】 血病에 瘀血積滯가 없는 경우와 姙婦 및 月經期에는 忌한다.

> **本草選錄** : [本草綱目] "散滯血諸痛, 婦人血氣, 小兒瘈瘲. 河間云 : 血竭除血痛, 爲和血之聖藥, 乳香, 沒藥雖主血病, 而兼入氣分, 此則專於血分也."
>
> [景岳全書] "善破積血, 止痛生肌. 療金瘡折傷打損, 血瘀疼痛, 內傷血逆, 婦人血氣凝滯, 亦能生血補虛, 俱可爲末酒服, 幷治一切惡瘡癬疥久不合口."
>
> [本草備要] "治內傷血聚, 金瘡折跌, 瘡口不合, 止痛生肌."
>
> [方藥合編] "血竭味鹹跌撲傷　破血功及惡毒瘡"

【化學分析】 dracorhodin, 안식향산 등을 함유한다.

【藥理硏究】 항균시험에 의하면 多種의 피부사상균에 대하여 정도의 차이는 있지만 억제 작용을 나타낸다.

마편초 馬鞭草[KHP]

Verbenae Herba

【出 典】 名醫別錄

【異 名】 鐵馬鞭・鳳頸草・紫頂龍芽

【起 原】 마편초과(Verbenaceae) 마편초 *Verbena officinalis* Linné의 지상부이다.*

【採 取】 6~8월 開花期에 베어 曬乾한다.

【性 狀】 이 약은 구부러졌으며 줄기는 네모져 있고 길이 30~80㎝이다. 바깥 면은 홍록색~회록색이고 세로주름이 있으며, 짧은 경모(硬毛)가 있고 질은 딱딱하며 꺾어지기 쉽다. 꺾은 면은 섬유상이고 백색의 수가 있고 때로는 비어 있다. 잎은 긴 타원형~도란형이고, 길이 2~4㎝, 너비 2~3㎝이며, 회녹색~황갈색이고 오그라졌으며 털이 있다. 줄기의 끝쪽에는 꽃술이 있고 황갈색의 작은 꽃잎이 달려 있다. 이 약은 특이한 냄새가 조금 있고 맛은 약간 쓰다.

【產 地】 우리나라 남부지방의 해안과 도서에 분포하고, 중국의 전국에 분포한다.

【炮 製】 馬鞭草 : 잔여 뿌리를 제거하고 깨끗이 씻어 약간 축인 후 小段으로 썰어 曬乾한다.

【性味・歸經】 味는 苦하고 性은 涼(微寒)하며, 肝・脾・膀胱經에 작용한다.

---

* CP : 馬鞭草(Mabiancao) VERBENAE HERBA
馬鞭草科 植物 馬鞭草 *Verbena officinalis* L.의 地上部分。

效 能	主 治
活血散瘀	血瘀의 血滯經閉, 痛經, 癥瘕積聚, 關節疼痛, 跌撲損傷
清熱解毒	熱毒瘡癰, 牙齦腫痛, 喉痹, 濕熱下痢
截 瘧	瘧疾
利水消腫	熱淋, 水腫, 腹水

이 약물의 性味는 苦·寒하다. 苦로 下降하고 寒으로 清熱하며 肝·脾經의 血分에 작용하여 活血化瘀하고 通經散結하는 동시에 利水·截瘧·解毒에 작용하므로 血瘀의 經閉, 痛經을 치료한다. 또한 截虐 효능이 있어 학질의 발작을 억제하며, 清熱解毒 작용이 있어 癰腫瘡毒과 牙齦腫痛 및 喉痹 등의 병증을 치료하고, 이 외에도 膀胱經에 작용하여 利水消腫 효능이 있어 尿量을 증가시켜 水邪를 배제하여 水腫을 치료하며 實證에 속한 水腫에 대량투여하면 좋은 효과가 있다.

【臨床應用】 ① 이 약물은 血分에 작용하여 活血散瘀하고 經脈을 通利한다. 부인의 瘀阻經閉, 痛經의 증후에는 益母草 香附子 등을 배합하고, 癥瘕結塊(腹腔內腫瘤)의 증후에 三棱 莪朮 등을 배합하며, 關節疼痛, 跌撲損傷에는 紅花 落得打 등을 배합한다.

② 馬鞭草는 味苦로 泄降하고 涼으로 清熱하여 清解熱毒에 능하다. 그러므로 熱毒熾盛의 瘡癰에 내복하거나 외용한다. 내복에는 대체로 蒲公英 紫花地丁 野菊花 등을 배합하고, 외용에는 鮮草를 짓찧어 환부에 바른다. 火盛으로 인한 牙齦腫痛에는 石膏 知母 등을 배합하고, 熱毒壅盛의 喉痹에는 清利咽喉하는 射干 山豆根 馬勃 등을 배합하여 사용한다. 單味의 鮮草를 짓찧어 즙을 머금고 있어도 좋다.

③ 馬鞭草는 清熱治痢하는 약물이므로 濕熱瀉痢를 치료한다. 單味를 달여 복용하거나 白頭翁 秦皮 등을 배합한다.

④ 馬鞭草는 截瘧 효능이 있어 학질을 치료하는데 사용한다. 이 약물 30g을 학질이 발생하기 2~4시간 전에 달여 복용한다.

⑤ 馬鞭草는 利水消腫하는 효능이 있으므로 水腫을 치료하는데 흔히 사용하는 약물이다. 최근에는 晩期 血吸蟲病으로 인한 腹水에 劉寄奴 半邊蓮을 배합하여 치료하고, 木瓜 牛膝 등을 배합하면 脚氣를 치료한다.

【用量·用法】 4.5~9g. 水煎服. 大量에서는 15~30g. 외용에는 適量.

【使用注意】 脾胃虛寒, 孕婦에는 忌한다.

> **本草選錄** : [本草拾遺] "主癥癖血瘕, 久瘧, 石皮血."
> [日華子本草] "通月經, 治婦人血氣肚脹, 月候不均."

【化學分析】 전초에는 verbenalin (cornin), tannin, 정유가 함유되어 있고 뿌리와 줄기에는 stachyose가 함유되어 있다. 잎에는 adenosin과 β-carotene이 함유되고 있으며 그 밖에 강심배당체도 함유되어 있는 것으로 알려져 있다.

【藥理硏究】 瘧原蟲을 억제하고 변형시킨다. 황색포도상구균, 플렉스너균, 디프테리아균 등을 억제하고 또 렙토스피라속을 살상한다. 이 밖에도 디프테리아 병독소에 길항하며, 진통・소염작용을 한다.

권백 卷柏[KHP]
Selaginellae Herba

【出 典】 神農本草經

【異 名】 豹足・求股・神投時・交時

【起 原】 부처손과(Selaginellaceae) 부처손 *Selaginella tamariscina* (P.Beauv.) Spring 또는 점상권백(墊狀卷柏) *Selaginella pulvinata* (Hook. et Grev.) Maxim.의 전초이다.*

【採 取】 봄과 가을에 채취하여 曬乾한다.

【性 狀】 ① 부처손 : 이 약은 안으로 말려서 주먹 모양을 이루고 길이는 3~10㎝이다. 많은 뿌리가 얽혀서 생긴 가경 끝에 많은 가지가 방사상으로 붙으며 우상으로 분지하고 표면은 짙은 녹색이며 뒷면은 흰빛이 도는 녹색이다. 가지에는 비늘 모양의 소엽이 밀생하고 잎끝은 긴 까끄라기를 이룬다. 중엽은 두 갈래로 갈려 복엽 모양이고 난형 또는 장난형이며 위를 향하여 비스듬히 배열하고 잎 가장자리는 막질이며 고르지 않은 가는 거치가 있다. 측엽은 배면이 막질 가장자리에 있고 흑갈색이다. 기부는 갈색~회갈색의 수염뿌리가 남아, 이들이 산생(散生)하거나 취생(聚生)하여 짧은 방패모양을 이룬다. 질은 약하고 절단하기 쉽다. 이 약은 냄새가 없고 맛은 덤덤하다.

② 점상권백(墊狀卷柏) : 수염뿌리가 많이 산생(散生)하고 중엽은 두 갈래로 갈려 복엽 모양이고 난상피침형이며 위쪽을 향하여 배열한다. 잎은 좌우가 다르고 안쪽 가장자리는 비교적 똑바르며 바깥쪽 가장자리는 안으로 구부러져서 두텁고 거치가 없다.

【產 地】 우리나라 전국에 분포하며 岩石 위에 자생한다.

【炮 製】 ① 卷 柏 : 잔뿌리와 잡질을 제거하고 깨끗이 씻어 축인 후 小段으로 썰어 曬乾한다.

② 卷柏炭 : 卷柏段을 炒製 용기에 넣고 武火로 焦黑色이 될 정도로 炒하여 淸水를 뿌려 불꽃을 끄고 그늘에 放冷한다.

【性味・歸經】 味는 辛하고 性은 平하며, 肝・腎經에 작용한다.

效 能	主 治
止 血	吐血, 崩漏, 便血, 尿血
活血通經	經閉痛經, 癥瘕痞塊, 跌打損傷

* CP : 卷柏(Juanbai) SELAGINELLAE HERBA
卷柏科 植物 卷柏 *Selaginella tamariscina* (Beauv.) Spring 또는 墊狀卷柏 *Selaginella pulvinata* (Hook. et grev.) Maxim.의 全草。

이 약물은 月經血分에 작용하여 氣堅質厚로 營血을 調理하여 腸風脫肛을 치료한다. 生用하면 行血通經·通淋散結하는 효능은 血瘀經閉, 小便淋結에 유효하다. 炒炭하면 止血에 작용하여 脫肛에 적용한다.

【臨床應用】 ① 이 약물은 肝·心經에 작용하여 血分을 맑게 하는 약물이며, 止血할 뿐만 아니라 化瘀작용도 한다. 炒炭하여 사용하면 모든 出血證을 치료한다. 龍牙草를 배합하면 吐血을 치료하고, 茜草와 배합하면 崩漏下血을, 側柏炭 棕櫚炭과 배합하면 大便下血을 치료하고, 白茅根 小薊와 배합하면 尿血을 치료한다.

② 이 약물은 活血通經·散瘀止痛한다. 부인의 瘀滯經閉, 痛經에는 紅花 香附子 當歸 등의 調經通閉의 약물을 배합하고, 氣滯血瘀의 癥瘕積塊에는 三棱 莪朮 鱉甲 등을 배합하여 破血消癥·軟堅散結한다. 跌打損傷에는 신선한 卷柏 單味를 달여 복용한다. 落得打(接骨木[東醫寶鑑]·接骨草) 乳香 沒藥 自然銅 등을 배합하여 消腫·活血·止痛한다.

【用法·用量】 3~9g, 水煎服. 鮮品은 15~30g(丸劑·散劑 혹은 浸酒). 외용에는 適量.

> 本草選錄: [神農本草經] "主五臟邪氣, 女子陰中寒熱痛, 癥瘕, 血閉, 絶子, 久服輕身, 和顔色."
> [名醫別錄] "止咳逆. 治脫肛, 散淋結, 頭中風眩, 痿蹶, 强陰益精. 久服令人女子容體."
> [藥性本草] "能治月經不通, 尸疰鬼疰, 腹痛, 去百部鬼魅."
> [日華子本草] "鎭心, 中邪啼泣, 消面血于, 頭風, 暖水臟, 生用破血, 炙用止血."
> [方藥合編] "拳栢味苦癥瘕血　風眩痿躄鬼痒截"

【化學分析】 oligosaccharide인 trehalose (α-D-glucoside-α-D-glucoside)를 함유한다.

【藥理研究】 平板打洞法으로 100% 탕제를 실험한 결과 황색포도상구균을 억제한다.

제 13 장 化痰止咳 平喘藥

祛痰 또는 消痰작용을 하는 약물을 化痰藥이라 하며, 喘咳(咳嗽·喘息)을 경감 혹은 제지할 수 있는 약물을 止咳平喘藥이라 한다. 化痰藥의 대부분은 止咳시키기 위하여 응용하며, 止咳平喘藥은 대부분 化痰작용을 겸하고 있다. 그러므로 化痰藥과 止咳平喘藥을 같이 記述한다.

喘咳와 痰은 병리적으로 밀접한 관련성이 있으며 일반적으로 咳嗽는 대개 痰을 수반하고, 痰이 많게 되면 또한 喘咳를 야기시키게 된다. 그러므로 임상에서 化痰약물과 止咳平喘약물은 항상 상호 배합 응용하게 된다. 化痰藥은 痰多咳嗽 혹은 痰飮氣喘, 喀痰不爽 그리고 痰과 관계가 있는 癲癎, 驚厥, 癭瘤(甲狀腺腫), 瘰癧(임파節腫), 陰阻流注 등의 병증에 사용된다. 止咳平喘藥은 咳嗽와 氣喘(呼吸困難) 등의 증상이 있는 많은 질환에 사용되고 무릇 外感과 內傷 모두 喘咳와 多痰을 야기하므로 임상에서는 각 약물의 특징에 의거하여 선택하며 또한 治病의 원인과 病情에 따라서 적당한 약물을 배합한다.

예를 들면 表證을 겸한 증후는 解表藥을 배합하고, 裏熱을 겸한 증후는 淸熱藥, 裏寒을 겸한 증후는 溫裏藥, 虛勞咳嗽에는 補益藥을 배합하는 등이다. 이 외에도 癲癎驚厥에는 安神藥과 平肝息風藥을 배합하며, 癭瘤와 瘰癧에는 軟堅散結하는 약물을 배합하고, 陰阻流注에는 散寒通滯하는 약물을 배합하여 응용한다. 또한 咳嗽에 喀血을 겸하였을 경우에는 강렬하고 자극성이 있는 化痰藥을 사용해서는 안 되는데, 만약 응용할 경우에는 出血을 촉진시키는 과오를 犯하게 된다. 痲疹 초기의 咳嗽에는 일반적으로 肺氣를 淸宣시키는 것을 주로 하며, 止咳시키는 방법은 적당하지 않고, 더욱이 溫性 혹은 收斂性의 化痰止咳藥은 적당하지 않으며, 助熱 혹은 痲疹透發에 영향을 주어서는 안 된다.

化痰·止咳平喘 약물은 효능의 차이에 따라 溫化寒痰藥·淸化熱痰藥·止咳平喘藥의 세 종류로 분류할 수 있다.

제 1절 溫化寒痰藥

藥性이 溫燥하여 溫肺祛寒하고 燥濕化痰 작용을 가진 약물을 溫化寒痰藥이라 한다.

溫化寒痰藥은 寒痰과 濕痰으로 인한 咳嗽氣喘과 痰多稀薄 등의 증상과 痰濕이 經絡에 阻滯되어 야기되는 肢節痠痛과 陰疽流注 등의 병증에 적용된다. 임상에서는 항상 寒邪를 溫散하는 약물과 燥濕健脾의 약물을 배합하여 응용한다.

溫化寒痰藥 중에서 半夏 天南星 白附子 등은 性이 비교적 燥烈하므로 熱痰壅肺나 陰虛燥咳, 肺熱咯血에는 신중히 사용하여야 한다.

반하 半夏[KP]

Pinelliae Tuber

Pinellia tuber

【出 典】神農本草經

【異 名】地交·水玉·守田·示姑·羊眼半夏

【起 原】천남성과(Araceae) 반하 *Pinellia ternata* Breitenbach의 덩이줄기로서 주피를 완전히 제거한 것이다.*

【採 取】7~8월에 캐어 鬚根을 제거하고 外皮를 벗기고 깨끗이 씻어 曬乾한다.

【性 狀】이 약은 주피를 완전히 제거한 덩이줄기로 약간 눌려져 있는 구형이거나 불규칙한 모양의 지름 7~25㎜, 높이 7~15㎜이다. 바깥 면은 흰색~회황백색이고 위쪽에는 줄기의 자국이 오목하게 남아 있으며 그 주변에는 뿌리자국이 작은 점으로 남아 있다. 질은 충실하며 횡단면은 흰색이고 가루의 성질을 띤다. 이 약은 냄새가 거의 없고 맛은 처음에 없고 약간 점액성이나 후에 몹시 아리다.

【產 地】우리나라 전국에 분포하며 중부이남 지방에 주로 많이 난다. 중국의 南北 각 지역에 고루 분포하며 四川, 湖北, 江蘇 등 지역이 주산지이다.

【炮 製】① 生半夏 : 잡질을 제거하고 작은 부스러기는 체로 쳐서 가려낸다.

② 法半夏 : 半夏를 크고 작은 것으로 나누어 日光을 피하여 냉수에 축여 바래서 둔다. 물에 담그는 기간은 산지와 품질, 기후에 따라서 조정하며, 10일쯤 담가 흰 거품이 나오면 半夏 50kg에 白礬 100g을 넣어 매일 물을 갈아주어 아린 맛이 나지 않을 정도가 되었을 때 햇볕에 약간 말린다. 별도로 甘草石灰水 浸液을 만들어 여기에 半夏를 넣어서 매일 휘저어 혼합하여 중심부의 白芯이 없어지고 고루 스며들어 황색으로 되면 꺼내어 그늘에서 건조한다(半夏 1kg당 白礬 20g·甘草 160g·石灰 200g).

③ 薑半夏 : 精選된 半夏를 위의 방법으로 처리한 다음 白礬과 生薑片을 넣어 液이 충분히 스며들도록 쪄서 陰乾한다(半夏 1kg·生薑 250g·白礬 13g).

④ 淸半夏 : 정선된 半夏를 위의 방법에 따라서 처리한 다음 白礬水를 넣고 쪄서 통풍이 잘 되는 곳에서 乾燥한다.

【性味·歸經】味는 辛하고 性은 溫·有毒하며, 脾·胃·肺經에 작용한다.

* CP : 半夏(Banxia) PINELLIAE RHIZOMA
天南星科 植物 半夏 *Pinellia ternata* (Thunb.) Breit.의 塊莖。

效 能	主 治
燥濕化痰	濕痰, 寒痰上擾動風, 痰濁胸痺
降逆止嘔	寒飮嘔吐, 胃虛嘔吐, 胃熱嘔吐, 姙娠嘔吐
消痞散結	結胸證, 梅核氣, 癭瘤痰核, 癰疽腫毒 등의 증상

이 약물은 化痰止嘔하는 효능이 있어 脾·胃經의 要藥이다. 脾는 燥를 좋아하고 濕을 싫어하므로 脾가 化濕하지 못하면 結聚하여 痰이 되고, 痰濕이 肺에 침범하면 咳嗽痰多하게 된다. 半夏는 辛散·溫燥로 燥濕化痰하는 主藥이다. 그러므로 痰濕飮邪의 질환에 모두 적용하며, 熱痰에 속한 증후에 淸肺하는 약물을 배합한다.

胃는 受納하는 臟器이며 降함이 순조로워야 하는데, 昇하면 逆이 되며 痰濕이 胃에 停蓄하면 胃氣가 不和하여 上逆하게 되므로 嘔, 噦, 嘔逆, 噫氣 등의 증상이 나타나게 된다.

이 약물은 燥濕化痰하여 濕痰이 제거되면 胃가 調和되어 嘔吐가 멈추게 되므로 降逆止嘔의 良藥이다. 이 약물은 痰濕으로 인한 嘔吐에 많이 응용하는 외에도 補益藥을 배합하여 胃虛嘔吐를 치료하고 또한 胃熱嘔吐에는 淸胃하는 약물을 배합하여 응용하기도 한다. 이 외에 半夏의 辛味는 散結消痞하는 효능이 있어 胸中痞滿과 癭瘤, 瘰癧 및 梅核氣 등의 병증에도 적용한다. 그러나 이 약물은 溫燥한 약물이므로 陰液을 손상하기 쉬워 陰虛肺熱로 인한 燥痰咯血에 사용해서는 안 된다.

이 약물은 炮製의 방법에 따라서 효능이 각기 다르게 나타나는데, 淸半夏는 燥濕化痰의 특징이 있고, 薑汁炙한 半夏는 降逆止嘔에 편중되게 작용하며, 法半夏는 和胃燥濕하고, 半夏麴은 化痰消食하는 주된 효능이 있으며, 生半夏는 有毒하여 외용에 많이 응용하고 消腫散結의 효능이 있다. 최근에는 生半夏를 내복하는 경우가 있는데 반드시 生薑을 병용하여야 한다.

【臨床應用】 ① 이 약물은 辛溫·燥烈하여 脾·肺에 작용하는데, 脾는 痰을 생성하는 근원이고 肺는 痰을 저장하는 臟器이다. 濕痰이 脾를 괴롭히면 脾가 濕을 運化하지 못하고, 痰涎이 壅滯되어 痰多咳嗽, 氣逆 등의 증상이 나타난다. 半夏는 性이 溫燥하므로 燥濕하고 痰濁을 제거하며 止咳작용을 하므로 濕痰을 치료하는 요약이다.

濕痰의 咳嗽多痰, 胸悶 등의 증후에는 陳皮 茯苓 등을 배합하여 燥濕·化痰의 작용을 증강시키는데, 그 예가 二陳湯[和劑局方]이다.

寒象을 겸하여 痰多淸稀하고 胃氣不和하여 嘔逆하는 증후에 細辛 乾薑 등 溫肺化飮하는 약물을 배합하고, 熱象으로 痰稠色黃할 증후에는 黃芩 知母 栝樓仁 등의 淸熱化痰하는 약물을 배합한다. 또는 痰濁上擾로 內風이 동하여 발생하는 頭痛眩暈, 胸膈痞悶 등과 舌苔가 희고 기름기가 있으며 맥이 弦滑한 등의 증상에는 天麻 茯苓 白朮 등을 배합하여 化痰息風·健脾祛濕하는데, 그 예가 半夏白朮天麻湯[醫學心悟]이다.

寒氣와 痰濁이 凝聚되어 생기는 胸痹證과 寒邪阻遏로 胸陽이 不振하고 肺氣의 宣降이 실조되어 발생하는 咳逆, 短氣, 胸痛 등의 증후에는 栝樓仁 薤白 등을 배합하여 化痰散結의 작용을 강화한다. 그 예가 瓜蔞薤白半夏湯[金匱要略]이다.

② 胃氣는 내려가는 것이 순리인데 痰濁이 안에서 막히므로 昇降이 실상하여 胃氣가 上逆하면 惡心, 嘔吐가 발생한다. 半夏는 燥濕化痰할 뿐만 아니라 또한 降逆和胃하여 구토를 치료하는 양호한 효능이 있으므로 모든 嘔吐症에 적용하며, 寒飮嘔吐에는 生薑을 배합하여 燥濕祛痰·溫中止嘔 효능을 강화하는데, 그 예가 小半夏湯[金匱要略]이다.

胃虛嘔吐에는 人蔘 生薑을 배합하여 補氣益胃하여 그 虛를 치료한다. 그 예가 大半夏湯·乾薑人蔘半夏丸[金匱要略]이다.

寒象이 뚜렷할 경우에는 乾薑 吳茱萸 등의 溫中散寒하는 약물을 배합하여 사용한다.

胃熱嘔吐에는 黃連 竹茹 등의 淸胃止嘔하는 약물을 배합하여 사용하는데, 그 예가 黃連橘皮竹茹半夏湯[湯熱經緯], 溫膽湯[三因方]이다.

임신기에 氣機가 원활하지 못하여 구토할 경우에는 蘇梗 砂仁 등의 理氣安胎의 약물을 배합하여 사용한다. [名醫別錄]에서 半夏는 유산의 우려가 있다고 하였지만 그 이전 사람들은 이미 오래전부터 이 약물로 임신구토를 치료했다. 그 예가 乾薑人蔘半夏丸[金匱要略]인데 치료효과가 좋고 또 태아에게도 나쁜 영향이 없다. 孫思邈·陳子明·朱丹溪·薛立齋 등의 의가는 임신구토를 치료하는데, 半夏 사용을 피하지 않았다. 즉 이른바 "有故無殞"이라는 의미이다.

③ 이 약물은 또한 辛散으로 消痞하고 化痰散結하는 효능이 있어 痰熱互結로 발생하는 胸脘痞悶, 拒按, 痰黃稠, 苔黃膩, 脈이 滑數한 結胸證을 치료한다. 栝樓仁 黃連 등의 淸熱化痰하는 약물을 배합하여 半夏의 散結除痞를 輔佐하는데, 그 예가 小陷胸湯[傷寒論]이다.

氣滯痰結과 목구멍에 무언가 막힌 것 같은 梅核氣의 熱象이 없는 증후에는 薄荷 蘇葉 茯苓 등을 배합하여 사용하는데, 그 예가 半夏薄荷湯[金匱要略]이다.

癭瘤痰核에는 昆布 海藻 浙貝母 등의 軟堅散結하는 약물을 배합하여 사용한다.

이 외에도 癰疽發背 乳瘡을 치료한다. [肘後方]에서는 生半夏를 硏末하여 卵白에 調製하여 환부에 바른다고 하였고, [本草綱目]에는 重舌木舌로 인한 腫大塞口의 증후에 半夏를 米醋에 달여 머금고 양치질하게 하였다.

【用量·用法】 5~10g. 水煎服. 외용에는 適量.

【使用注意】 辛散·溫燥의 약물이므로 모든 出血證 및 陰虛로 인한 燥咳와 津液의 損傷으로 인한 口渴에는 忌한다.

本草選錄 : [神農本草經] 味辛, 平. "主傷寒寒熱, 心下堅, 下氣, 喉咽腫痛, 頭眩, 胸脹, 咳逆, 腸鳴, 止汗."

[名醫別錄] "消心腹胸膈痰熱滿結, 咳嗽上氣, 心下急痛, 堅痞, 時氣嘔逆, 消癰腫."

[藥性本草] "消痰涎, 開胃健脾, 止嘔吐, 去胸中痰滿, 下肺氣, 主咳結, 新生者 ; 摩涂癰腫不消,

能除瘤癭氣. 虛而有痰氣加而用之."

[本經逢原] "半夏同蒼朮、茯苓治濕痰, 同瓜蔞・黃芩治熱痰, 同南星・前胡治風痰, 同芥子、姜汁治寒痰. 惟燥痰宜瓜蔞、貝母, 非半夏所能治也."

[方藥合編] "半夏味辛咳嘔繩 健脾燥濕痰頭疼"

【化學分析】 alkaloid로서 L-ephedrine, phenol류로는 homogentisic acid, homogentisic acid glucoside 등이고 amino acid로는 araginine, glycine, aspartic acid, glutamic acid 등과 당류로서는 D-glucose, D-glucronic acid, L-rhamnose 등, 그 외 β-sitosterol, β-sitosterol glucoside, choline, palmitic acid, stearic acid, 전분, 미량의 정유, 점액 등을 함유한다.

【藥理硏究】 ① 半夏의 독성 부분은 물에 잘 용해되지 않는다. 止嘔와 止咳의 유효 성분은 뜨거운 물에 용해된다. 그 유독 성분은 薑汁에 파괴되지 않으나 白礬에 의해서는 제거된다.

② 製半夏丸劑, 半夏湯劑는 실험동물에서 鎭吐작용을 한다. 半夏엑스, 半夏粉劑(고온처리를 거침)도 鎭吐작용이 있다. 그러나 生半夏는 오히려 최토작용을 한다.

③ 半夏단백 30㎎/kg은 마우스의 조기 임신에 뚜렷한 길항작용을 한다. 生半夏 추출물은 심장리듬의 실조에 길항하는 활성이 있다.

④ 掌葉半夏의 희석 알코올 추출물이거나 물 추출물은 동물 실험성 癌腫과 Hela 세포에 모두 뚜렷한 억제작용을 한다.

천남성 天南星[KP]

Arisaematis Rhizoma
Arisaema rhizome

【出 典】 神農本草經

【異 名】 蛇六穀・虎掌・半夏精・南星・虎膏・蛇芋

【起 原】 천남성과(Araceae) 둥근잎천남성 *Arisaema amurense* Maximowicz, 천남성(天南星) *Arisaema erubescens* Schott 또는 두루미천남성 *Arisaema heterophyllum* Blume의 덩이뿌리로서 주피를 완전히 제거한 것이다.*

【採 取】 가을과 겨울에 캐어 잔가지와 鬚根 및 外皮를 제거하고 曬乾한다.

【性 狀】 이 약은 덩이뿌리로 약간 납작하고 고르지 않은 구형으로 지름 15~65㎜, 높이 1~2㎝이다. 바깥 면은 흰색~연한 갈색이다. 비교적 매끈하며 윗부분에는 패어진 줄기자국이 있고 아랫부분은 쭈글쭈글하다. 그 주변에 뿌리가 붙었던 자리가 작은 점으로 보이며 괴경 주변에 작은 편구상 곁눈이 있는 것도 있다. 질은 단단하고 쉽게 부서지지 않으며 횡단면은 평탄하지 않고 백색이며 가루성이다. 이 약은 약간 매운 냄새가 있고 맛은 맵다.

* CP : 天南星(Tiannanxing) ARISAEMATIS RHIZOMA
天南星科 植物 天南星 *Arisaema erubescens* (Wall.) Schott, 異葉天南星 *Arisaema heterophyllum* Bl. 또는 東北天南星 *Arisaema amurense* Maxim.의 塊莖。

【產 地】 우리나라 전국에 분포하고 중국의 河南, 河北, 福建, 四川 지역이 주산지이다.

【炮 製】 ① 生天南星 : 잡질을 제거하고 깨끗이 씻어 건조한다.

② 製天南星 : 精選한 天南星을 냉수에 담가 매일 2~3회씩 물을 갈아주어 흰 거품이 나오게 되면 白礬水(天南星 100kg당 白礬 2kg)에 하루 정도 담갔다가 다시 물을 갈아준다. 이와 같이 한 다음 쪼개어 맛을 보아 아린 맛이 없으면 꺼내어 生薑片과 白礬을 용기에 넣고 적당량의 물로 煮沸한 후 天南星을 넣고 속에 乾蕊이 없어질 때까지 끓인 다음 꺼내어 生薑片을 제거하고 어느 정도 말린 다음 薄片으로 썰어 건조한다(天南星 100kg당 生薑・白礬 각 12.5kg).

【性味・歸經】 味는 苦・辛하고 性은 溫・有毒하며, 肝・脾經에 작용한다.

效 能	主 治
燥濕化痰	濕痰壅滯 혹은 痰熱咳嗽
祛風止痙	風痰으로 인한 眩暈, 中風痰壅, 癲癇, 破傷風
散結止痛	癰疽痰核, 宮頸癌, 跌打損傷, 關節腫痛

이 약물의 性味는 辛苦・溫燥하여 痰을 치료하는 효능이 半夏와 같은데 燥烈한 性은 半夏보다 강하며 燥濕祛痰 작용이 강하여 燥痰咳嗽와 胸膈滿悶의 병증을 치료하고, 辛味는 開하고 走竄하는 효력이 강하며 肝經에 작용하여 經絡의 風痰을 제거하는 특징이 있으므로 風痰이 經絡에 阻滯되어 나타나는 中風의 口噤, 半身不遂, 口眼喎斜 및 破傷風 등의 병증을 치료하는데, 양호한 효과가 있어 諸風口噤에는 南星을 사용하는 것이 적당하다고 하였다. 이와 같이 南星은 오직 風痰을 치료하는 要藥이다. 이 외에도 生南星의 辛味는 走竄하고 散하는 작용이 있어 祛風燥濕하고 또한 散血消腫하므로 癰腫과 瘰癧에 外敷하여 치료한다. 그러나 이 약물은 燥烈有毒으로 傷陰墮胎하므로 熱極生風이나 血虛生風 및 陰虛乾痰, 孕婦에는 忌한다.

牛膽南星은 南星에 牛膽汁을 가하여 제조한 것이며 溫燥한 약성이 이미 경감 또는 제거되어 性味가 苦・涼하므로 清熱化痰하고 息風定驚하는 효능이 있어 痰熱로 인한 驚風抽搐證을 치료한다.

【臨床應用】 ① 이 약물은 苦溫・辛烈한데 溫燥한 성질이 半夏에 비해 강하다. 이 약물은 頑痰・濕痰壅滯로 인한 咳嗽多痰, 痰이 희고 묽으며, 背寒胸悶, 苔膩 등의 증후에 陳皮 半夏 茯苓 枳實 등의 化痰理氣하는 약물을 배합하는데, 그 예가 導痰湯[校註婦人良方]이다.

肺熱咳嗽로 痰多, 누렇고 끈적끈적한 담을 토하는 증후에 黃連 栝樓仁 등의 清熱・化痰하는 약물을 병용한다. 天南星과 半夏는 性이 溫燥하므로 모두 化痰한다. 그러므로 古人은 “治痰功同半夏(痰을 치료하는 효능이 半夏와 같다)”라고 하였다.

肺熱로 인한 痰多 증후에는 黃芩 半夏 등을 배합하는데, 그 예가 小黃丸[潔古家珍]이다.

② 이 약물은 또한 祛風止痙의 효능으로 經絡風痰을 치료하는데, 좋은 효과가 있다. 그러므로 風痰眩暈, 中風痰壅, 癲癎 및 破傷風 등의 병증에 적용된다. [金匱要略]에서는 風痰眩暈證에 관하여 "心下에 痰飮이 있으면 胸脇支滿, 眩暈"이라 하였다.

[丹溪心法]에서 "無痰不作眩(담이 없으면 眩暈症이 생기지 않는다)"이라고 한 說은 어지러움이 생기는 제일 중요한 원인이 痰이라는 것을 말하고 있는 것이다.

風痰眩暈, 胸痞, 嘔逆, 少食, 多寐 등의 증후에는 半夏 天麻를 배합하여 사용한다. 風痰이 경락에 머물러 발생하는 手足頑麻, 半身不隨, 口眼喎斜에는 半夏 白附子 川烏 등을 배합하는데, 그 예가 靑州白丸子[和劑局方]이다.

痰熱氣閉의 증후에는 羚羊角 龍膽草 竹瀝 등 痰熱을 제거하고 平肝陽하는 약물을 배합한다.

破傷風, 牙關緊閉, 角弓反張 등의 증후에는 防風 白芷 天麻 全蝎 蜈蚣 등을 배합하는데, 그 예가 玉眞散[外科正宗], 五虎追風湯[晋南史全恩家傳方]이다.

癲癎, 痰濁이 包絡에 머물러서 소란을 피워 위로 淸竅를 덮었을 경우에는 南星 半夏 石菖蒲 등을 배합하여 鬱結을 풀어준다.

③ 生南星을 외용할 경우 散結消腫하는 작용이 있으므로 癰腫痰核, 跌打損傷, 關節疼痛 등의 증후에 사용한다. 風濕의 關節腫痛에는 生南星 老薑 生菖蒲를 각각 적당량을 취하여 짓찧어 환부에 바른다.

癰腫, 痰核 증후에는 生南星을 米醋에 갈아 짙게 즙을 내어 환부에 바른다.

최근에 이 약물의 抗腫瘤 작용이 발견되었는데 주로 子宮癌을 치료한다.

약물의 사용량은 病情을 참작하여 더 많이 사용할 수도 있다. 생약 주사액 등으로 국소 치료를 하여도 효과가 좋다.

이 외에도 [本草綱目]에서는 開關散[經驗方]을 인용하였는데, 生天南星과 氷片을 함께 취하여 치아를 닦으면 中風口噤을 치료한다고 하였다. 민간의 경험에 의하면 生南星과 生薑을 짓찧어 빚어 바르면 面癱이 치료된다고 한다.

【用量·用法】 3~9g(炮製). 水煎服. 腫瘤내복에는 5~15g. 외용에는 適量.

【使用注意】 辛烈溫燥하므로 陰虛燥咳, 熱極生風, 血虛動風, 孕婦에는 忌한다.

本草選錄: [神農本草經] "主治心痛, 寒熱, 結氣, 積聚, 伏梁, 傷筋痿拘緩, 利水道."

[名醫別錄] "除陰下濕, 風眩. [本草拾遺]: 主金瘡, 傷折, 瘀血, 取根碎傅傷處."

[開宝本草] "主中風, 除痰, 麻痹, 下氣, 破堅積, 消癰腫, 利胸膈, 散血墮胎."

[本草綱目] "得防風則不麻, 得牛膽則不燥, 得火炮則不毒." 又說 "虎掌天南星, 乃手足太陰脾肺之藥. 味辛而散, 故能治風散血; 氣溫而燥, 故能勝濕除涎; 性緊而毒, 故能攻積拔腫而治口歪舌糜."

[本草經疏] "半夏治濕痰多, 南星主風痰多, 是其異矣."

【化學分析】 triterpenoid saponin, benzoic acid, amino acid, 전분, δ-mannitol 등, 그 외 β-sitosterol, Ca, P, Mg, Zn 등 21종의 무기원소를 함유한다.

【藥理研究】① 경련에 길항작용을 한다. 天南星의 물 추출물은 strychnine, metrazol과 caffeine으로 초래되는 마우스 경련에 길항하나 최대 전기 쇼크의 발작에는 길항하지 못한다. 그러므로 癲癎의 대발작에는 효과가 없는 것으로 인식되고 있다.

② 진정 및 진통작용을 한다.

③ 신선한 天南星의 물 추출물은 Hela세포에 세포독작용을 한다. 마우스 S_{180}, HCA실체형, U_{14} 등에 모두 일정한 억제작용을 한다. 항암 유효성분은 α-mannitol이다.

백부자 白附子[KHP]

Aconiti Koreani Tuber

【出 典】中國藥植誌

【異 名】關白附 · 禹白附 · 獨角蓮 · 牛奶白附

【起 原】미나리아재비과(Ranunculaceae) 백부자 *Aconitum koreanum* Raymond의 덩이뿌리이다.* **

【採 取】8~9월에 채취하여 莖葉과 鬚根을 제거하고 깨끗이 씻은 다음 曬乾한다.

【性 狀】이 약은 덩이뿌리로 원뿔 모양이며 뿌리와 싹눈의 자국이 있고 길이 2~4㎝, 지름 1~2㎝이다. 바깥 면은 연한 갈색이고 꺾은 면은 연한 회백색이다. 이 약은 냄새가 없고 맛은 쓰며 혀끝을 얼얼하게 한다.

【產 地】백부자(關白附)는 우리나라 전국에 분포하며, 禹白附는 중국의 河南, 陝西, 甘肅, 寧夏, 四川 등의 지역이 주산지이다.

【炮 製】① 生白附子 : 잡질을 제거하고 깨끗이 씻어서 曬乾한다.

② 製禹白附 : 물에 담가 매일 2~3회씩 물을 갈아주고 5~7일 후 거품이 일어나는 것이 보이면 白礬粉(100 : 2)을 넣고 다시 하루 동안 담갔다가 갈아 주되 아린 맛이 없을 때 꺼내어 生薑片 白礬을 넣고 약물이 잠길 정도로 물을 부어 다시 삶아서 薑片을 제거하고 그늘에서 60% 정도 건조하였을 때 밀폐하여 내외 습도가 일치하면 厚片으로 썰어 건조한다(禹白附 100kg 당 生薑片 25kg · 白礬 12.5kg).

【性味 · 歸經】味는 辛하고 性은 溫 · 有毒하며, 脾 · 胃經에 작용한다.

效 能	主 治
燥濕化痰 · 祛風止痙	中風으로 인한 風痰壅盛, 破傷風, 偏 · 正頭痛, 口眼喎斜
解毒散結	瘰癧痰核, 毒蛇咬傷
燥濕止痛 · 止痒	風寒濕痹, 陰囊濕疹

* CP : 白附子(Baifuzi) TYPHONII RHIZOMA
天南星科 植物 獨角蓮 *Typhonium giganteum* Engl.의 塊莖。

** 천남성과 獨角蓮(독각련)은 禹白附, 미나리아재비과 백부자는 關白附라 하여 구별한다.

이 약물은 燥烈有毒하고 昇散하여 祛風化痰·燥濕의 효능이 天南星과 유사하고 風痰을 제거하는 要藥이 되므로 寒濕을 逐去하여 化痰하고 風邪를 제거하여 止痙하는 효능이 있어 風痰으로 인한 모든 증후를 치료한다. 이 약물의 辛溫昇散하는 효능은 上部에 작용하여 頭面部의 질환을 치료한다.

그러나 燥烈한 性이 매우 강하여 傷陰하기 쉬우므로 陰虛陽亢으로 인한 頭痛眩暈과 中風의 증후에 응용하는 것은 좋지 않다.

白附子는 품종이 같지 않아 작용에 있어서도 구별하는데, 임상에서 風痰이 經絡에 阻滯되어 나타나는 中風, 眩暈, 破傷風 등의 증후에는 禹白附의 효능이 우수하고, 風寒濕邪로 인한 關節 疼痛에는 白附子(關白附)의 효능이 양호하다.

【臨床應用】 ① 이 약물은 燥濕化痰·祛風解痙하는 작용이 있으며 風痰壅盛으로 인한 口眼喎斜, 抽搐, 半身不隨, 喘鳴 등의 증후에 全蝎 白殭蠶 蜈蚣 등을 배합하는데, 그 예가 牽正散[楊氏家藏方]이다.

破傷風(金瘡痙[諸病源論])의 痙攣, 頸項强急, 角弓反張 등의 증후에 天南星 天麻 防風 등을 배합하여 搜風止痙 작용을 강화하는데, 그 예가 玉眞散[外科正宗]이다.

肝經風火 혹은 痰濕內生의 偏·正頭痛에는 일반적으로 白芷 川芎 菊花 등을 배합하여 사용한다.

② 이 약물은 解毒散結하는 효능이 있으므로 痰火鬱結로 인한 瘰癧痰核에 그 消散작용을 응용하여 신선한 生附子를 짓찧어서 바른다. 毒蛇咬傷에는 濕布하거나 白芷 金銀花 浙貝母 등을 배합하여 응용하거나 또는 雄黃을 硏末하여 물이나 술로 調製하여 상처에 바른다.

③ 이 약물은 燥濕止痛·止痒작용이 있으므로 風寒濕痹, 關節痠痛, 屈伸不利 등의 증후에 威靈仙 獨活 등 祛風濕藥을 배합한다.

陰囊濕疹, 瘙痒에는 羌活 蒺藜子 黃芪를 각 等分하여 위의 粉末을 1회 6g씩 1일 2회 끓인 물로 送服한다.

濕疹에는 單味를 硏末하여 바르거나 꿀에 調製하여 바른다.

【用量·用法】 3~6g(炮製). 水煎服. 生品은 일반적으로 외용.

【使用注意】 燥烈로 傷陰하기 쉬우므로 陰虛陽亢의 動風, 陰虛有熱, 姙婦에는 忌한다.

> **本草選錄** : [名醫別錄] "主治心痛, 血痹, 面上百病, 行藥勢."
> [本草滙言] "祛風痰, 善散面口風."
> [本草述] "主治中風, 痰飮頭痛, 行著痹, 痿厥癱風, 顫振眩暈, 癎證."
> [方藥合編] "白附辛溫治面病　血痺風瘡中風證"

【化學分析】 塊莖에는 β-sitosterol, inositol, β-sitosterol-*d*-glucoside, 점액질, glucoside, saponin, creatine, 유기산, 당류 등을 함유한다. 關白附에는 hypaconitine과 화학구조가 미확정인 guanfubase A, B, C, D, E, G 등을 함유한다.

【藥理硏究】 ① inositol의 결핍과 생장지연, 유즙분비의 장애가 나타난다.

② β-sitosterol은 鎭咳祛痰 및 降콜레스테롤 작용이 있다.

③ 禹白附는 天南星과 비슷하여 風痰藥으로 사용된다. 국소의 마취나 진통작용이 있다.

개자 芥子[KHP]

Brassicae Semen
Mustard seed

【出 典】 名醫別錄

【異 名】 白芥子・芥菜子・靑菜子

【起 原】 십자화과(Cruciferae) 갓 *Brassica juncea* Czern. et Cosson 또는 그 변종의 잘 익은 씨이다.*

【採 取】 늦은 여름에서 가을에 과실이 성숙할 때 베어 종자를 떨어 曬乾한다.

【性 狀】 이 약은 비교적 소형으로 지름 1~2㎜이다. 바깥 면은 황색~황갈색이며 때로는 어두운 갈색이다. 이 약을 부수고 물을 넣어 침습시키면 아주 맵고 특이한 냄새가 난다.

【産 地】 우리나라 전국에서 재배하고, 중국의 安徽, 河南, 山東, 四川 등지가 주산지이다.

【炮 製】 ① 芥 子 : 잡질을 제거하고 건조하여 사용할 때 찧어 사용한다.

② 炒芥子 : 芥子를 炒製 용기에 넣고 文火로 폭음이 나고 짙은 황색이 될 정도로 炒하여 그늘에 식힌다.

【性味・歸經】 味는 辛하고 性은 溫하며, 肺經에 작용한다.

效 能	主 治
溫肺祛痰	寒痰壅肺, 痰飮氣逆
利氣散結・通絡止痛	痰濕阻滯經絡, 陰疽流注, 瘰癧痰核

寒痰이 위로 肺를 犯하면 肺氣가 壅塞하여 咳嗽氣喘, 胸脇滿痛하고, 關節과 經絡에 流注하면 阻遏不通하게 되어 關節疼痛, 肢節不利하게 되며, 肌膚에 流注하여 瘀滯不散하게 되면 陰疽가 되어 漫腫하게 된다.

이 약물의 性味는 辛・溫으로 肺經에 작용하여 溫性은 肺氣를 宣通하여 寒濕이 凝聚된 痰을 化痰하므로 豁痰利氣의 효능이 있고, 辛・溫한 氣는 그 性이 走散하여 經絡을 透達하여 脇下와 皮裏膜外 및 筋骨間에 凝聚된 寒痰을 善搜하므로 痰阻氣滯로 인한 咳逆脇痛과 痰이 經絡에 留滯되어 나타나는 肢體疼痛 등의 병증에 적용한다.

이 외에도 이 약물의 辛散走竄하는 힘이 寒凝을 溫散시켜서 散結消腫 하므로 陰疽漫腫에 필요한 약물이다. 이와 같이 이 약물은 辛・溫으로 走散하는 힘이 비교적 강하여 傷陰助火하기 쉬우므로 肺虛久咳와 陰虛火旺에는 忌한다.

【臨床應用】 ① 이 약물은 辛溫氣銳하고 走散하며 溫肺祛痰・理氣暢膈의 효능이 있으므로

* CP : 芥子(Jiezi) SINAPIS SEMEN
十字花科 植物 白芥 *Sinapis alba* L. 또는 芥 *Brassica juncea* (L.) Czern. et Coss.의 成熟種子。

濕痰壅滯, 咳嗽氣喘, 痰多淸稀의 증상을 치료한다. 점거하고 있던 氣가 行하면 痰이 行하고, 痰이 壅滯되면 氣가 停滯한다. 그러므로 白芥子의 溫肺利氣·快膈消痰하는 효능으로 寒痰壅肺로 인한 胸脇脹滿, 淸稀多痰, 咳嗽喘急 등의 증후에 蘇子 萊菔子를 배합하는데, 그 예가 三子養親湯[韓氏醫通]이다.

痰飮이 胸膈에 停滯하거나 혹은 胸脇積水, 咳喘疼痛에 사용한다. 옛 사람들은 "痰이 脇下의 皮裏膜外에 있으면 이 약물 외에는 제거할 수 있는 것이 없다"라고 하였다. 그러나 形氣가 모두 實할 경우에는 甘遂 大戟 등의 祛痰逐飮하는 약물을 배합하는데, 그 예가 控涎丹[三因極一病證方論]이다.

최근 들어 이 약물은 滲出性 胸膜炎, 慢性氣管支炎, 寒痰哮喘 등의 증후에 적용되어 胸腔積液·消痰·平喘 등의 작용을 한다.

② 이 약물은 경락의 痰을 제거할 뿐만 아니라 利氣散結하는 효능도 있으므로 痰滯經絡, 肩臂肢體疼痛, 麻木 혹은 筋骨腰背疼痛의 증후에 木鼈子 沒藥 桂心 木香 등을 배합하는데, 그 예가 白芥子散[校註婦人良方]이다.

이 약물은 溫通經脈·祛痰散寒의 효능을 지니고 있으며, 濕痰이 경락에 阻滯되어 발생하는 陰疽流注의 증후에 鹿角膠 肉桂 炮薑 熟地黃 등을 배합하면 溫陽·消痰·散結의 효능을 증강시킬 수 있는데, 그 예가 陽和湯[外科全生集]이다.

瘰癧痰核(頸部 임파節腫)이나 陰疽를 軟堅散結하는데, 葱白 白芥子를 각 等分하여 짓찧어 바른다.

이 외에도 白芥子 單味를 가루 내어 식초에 개어 사용하면 여러 가지 腫毒의 초기 증상을 치료한다.

또한 甘遂 元胡 細辛 등과 硏末하여 生薑汁으로 개어 三伏節에 肺兪·心兪·膈兪 등의 穴에 바르면 오랫동안 낫지 않은 喘哮를 치료한다.

【用量·用法】 3~9g. 水煎服. 외용에는 適量.

【使用注意】 燥烈辛散으로 耗氣傷陰, 火動하기 쉬우므로 肺虛咳嗽, 陰虛火旺에는 忌한다.

> **本草選錄**: [名醫別錄] "主除胷邪氣, 利九竅, 明耳目, 安中. 久服溫中, 又白芥子, 主射工及疰氣發無恒處, 丸服之; 或搗爲末, 醋和涂之, 隨手驗也."
>
> [本草綱目] "利氣豁痰, 除寒暖中, 散腫止痛, 治喘嗽反胃, 痹木脚氣, 筋骨腰節諸痛."
>
> [本草經疏] "白芥子, 味極辛, 氣溫, 能搜剔內外痰結及胸膈寒痰, 冷涎壅塞者殊效. 然而肺經有熱, 與夫陰火虛炎咳嗽生痰者, 法在所忌. 其莖葉煮食, 動風動氣, 有瘡瘍痔疾便血者, 鹹忌之."
>
> [本草求眞] "白芥子專入肺. 氣味辛溫, 書載能治脅下及皮裏膜外之痰, 非此不達, 古方控涎丹用之, 正是此義."
>
> [方藥合編] "白芥子辛化脅痰 瘧蒸痞塊皆可戡"

【化學分析】 주로 sinalbin, 지방유, sinapine, 단백질을 함유하며, 지방유는 erucic acid, linolenic acid, arachiodic acid 등의 지방산으로 구성되어 있다. 이 외 sinalbrinase, sinapic acid 등을 함유하고 개자유배당체(sinigrin)는 공유하는 효소 myrosinase에 의하여 强刺激性의 휘발개자유 allyl isothiocyanate를 생성한다.

【藥理硏究】① 이 약물에 함유된 sinalbin은 가수분해를 거쳐 얻은 휘발성 白芥子油로 위점막에 경도의 자극을 주고 반사적으로 기관지 분비를 증가하여 거담작용을 한다.

② 극소 피부에 자극을 주고 충혈되게 하며 계속하여 작열감이 나고 물집이 생긴다.

③ 白芥子 1 : 3의 물 추출물은 피부진균을 억제하는 작용을 한다.

조협 皂莢[KHP]

Gleditsiae Fructus
Gleditsia fruit

【出 典】神農本草經

【異 名】皂角・猪牙皂・大皂莢・長皂莢

【起 原】콩과(Leguminosae) 조각자나무 *Gleditsia sinensis* Lamark 또는 주엽나무 *Gleditsia japonica* Miquel의 열매이다.*

【採 取】가을에 果實이 성숙하고자 할 때 따서 曬乾한다. 성숙한 것은 皂角, 미성숙한 것은 牙皂・猪牙皂라 하여 구별한다.

【性 狀】이 약은 납작하고 약간 구부러졌으며 길이 10~25㎝, 너비 20~35㎜, 두께 8~14㎜이다. 바깥 면은 평탄하지 않고 적갈색~자적색으로 회백색의 가루가 덮혀 있으며 닦으면 광택이 난다. 양끝은 뾰족하고 밑 부분은 과병 또는 과병이 떨어진 자국이 있다. 등 쪽에는 봉선의 돌기와 같은 능을 이루고 있다. 질은 단단하며 흔들면 소리가 난다. 꺾은 면은 황색을 띠고 속에는 3~6개의 씨가 들어 있다. 씨는 편압된 타원형이고 황갈색으로 매끈하며 광택이 있고 단단하다.

【産 地】우리나라 전국에 분포하고, 중국의 東北, 華北, 華東地方과 四川, 貴州 지역이 주산지이다.

【炮 製】잡질을 제거하고 깨끗이 씻어 曬乾한 후 짓찧어 사용한다.

【性味・歸經】味는 辛・鹹하고 性은 溫・有小毒하며, 肺・大腸經에 작용한다.

效 能	主 治
祛 痰	胸中痰盛, 咳逆上氣
開 竅	中風의 牙關緊閉, 癲癎痰盛, 口噤不開
散結消腫	癰疽瘡腫의 未潰

이 약물의 性味는 辛鹹・溫으로 辛散走竄하며 鹹으로 軟堅消痰하고 小毒이 있으며 肺・大腸經에 작용하여 祛痰開竅・散結消腫하는 효능이 있으므로 頑痰이 阻塞되어 胸悶喘咳, 咯痰不爽의 병증에 비교적 강한 祛痰작용을 한다. 또한 갑자기 昏迷하여 口噤不開한 경우나 혹은 癲癎에 痰의 壅盛으로 인해 關竅가 阻閉한 병증과 腸燥便秘에 적용한다.

* CP : 猪牙皂(Zhuyazao) GLEDITSIAE FRUCTUS ABNORMALIS
豆科 植物 皂莢 *Gleditsia sinensis* Lam.의 不育果實。

이 외에도 散結消腫하는 효능이 있어 瘡腫未潰에 졸여서 膏로 만들어 환부에 바르면 散結消腫한다.

【臨床應用】 ① 皂莢은 辛散走竄하므로 비교적 강한 祛痰導滯 작용을 한다. 그러므로 頑痰阻塞, 肺失淸肅, 胸悶咳喘, 咯痰不爽, 氣道不利 등의 증후에 單味를 蜜丸으로 하여 大棗湯으로 복용하는데 그 예가 棗膏湯과 복용하면 痰濁壅盛, 咳逆上氣 등의 증상과 때때로 탁한 침을 뱉으며 잠을 이루지 못하는 증상 등을 치료한다. 그 예가 皂莢丸[金匱要略]이다.

병세가 비교적 심하면 거담력이 강한 皂莢으로 치료하는데, 이는 그 宣壅導滯·利竅滌痰의 효력을 이용한 것이다. 黃痰을 제거하면 咳喘은 자연히 멎는다. 徐靈胎는 "粘稠한 痰은 肺에 붙으므로 淸滌하지 못하는데 오직 이 약물만이 淸滌이 가능하다"라고 했다. 棗膏로 개어 복용하는 것은 皂莢의 峻猛한 약성을 완화하여 脾胃를 골고루 돌보아 痰을 제거하면서도 正氣가 상하지 않게 하기 위한 것이다.

[本草綱目]에서는 釣痰膏[太平聖惠方]를 인용하였는데, 皂莢을 熬膏하고 醋煮半夏와 明礬을 가한 다음 柿餠을 넣고 짓찧어 환을 만들어 胸中痰結證을 치료한다고 하였다.

최근에는 猪膽汁 拳參 麻黃 등을 배합하여 만성기관지염, 咳喘胸悶 등과, 痰이 粘稠하여 잘 뱉어지지 않는 증상을 치료하는데, 사용하여 일정한 효과를 얻고 있다.

② 이 약물은 開竅의 효능이 있어 卒然昏厥로 인사불성이 되었거나 혹은 癲癎痰盛으로 口噤不開, 中惡客忤로 氣塞하고 牙關緊閉의 閉證에 속하는 實證을 치료하는데, 그 예가 通關散[丹溪心法附餘]이다. 이 처방은 細辛을 배합하고 가루 내어 코에 불어 넣어 재채기를 하게 하여 通關開竅의 목적을 달성한다. 이것은 "급하면 그 標를 치료한다."는 원칙에 의한 것이다. 즉 細辛의 辛烈香竄은 皂莢의 善散通竅를 도와 肺氣를 통하게 하고 牙關을 열게 하며 神志를 깨게 한다.

中風에 의한 牙關緊閉를 치료할 경우에는 明礬을 배합하고 갈아서 따뜻한 물로 灌服하여 토하게 하는데, 그 예가 稀涎散[聖濟總錄]이다.

③ 癰疽瘡腫(未潰)일 경우 [本草綱目]에서는 [仁齋直指方論]을 인용하여 皂角을 醋로 푹 삶아 膏로 만들어 바른다고 하였는데, 여기에는 散結消腫의 효능이 있다.

이 외에 便秘에도 사용한다. 細辛 蜂蜜을 배합하여 通便條(坐藥)를 만들어 항문에 넣으면 자극을 통해 腸의 연동을 촉진시켜 배변의 목적을 달성한다.

【用量·用法】 1.5~5g을 취하여 약성이 남게 焙焦 研末하여 1회 0.6~1.5g 呑服한다. 일반적으로 내복에는 焙焦한 것을 사용한다.

【使用注意】 내복에 용량을 과다하게 하면 嘔吐와 泄瀉를 일으키므로 주의해야 하고, 또한 이 약물은 辛散走竄하므로 孕婦와 氣虛陰虧로 인한 咯血에는 忌한다.

本草選錄: [神農本草經] "主風痹死肌, 邪氣, 風頭淚出, 下水, 利九竅, 殺鬼精物."

[名醫別錄] "療腹脹滿, 消穀, 破咳嗽囊結, 婦人胞下落, 明目益精."

[藥性本草] "破堅癥, 腹中痛, 能墜胎. 又將皂莢於酒中取盡其精, 於火內煎之成膏, 塗帛, 貼一切腫毒, 兼能止疼痛."

[本草綱目] "入手太陰、陽明經氣分, 通肺及大腸氣, 治咽喉痹塞, 痰氣喘咳, 風癘疥癬."

【化學分析】 주성분인 saponin은 gleditsiasaponin B, C, D이다.

조각자나무油에는 불검화물로서 cerylalcohol, nonacosane, heptacosane, stigmasterol, sitosterol 등이고, 또한 palmitic, stearic, oleic, linoleic acid 등과 그 외 tannin을 함유한다.

【藥理硏究】 ① 이 약물의 saponin은 胃 점막을 자극하고 반사성으로 호흡도 점막 분비를 자극하여 거담작용이 생기게 한다.

② 사포닌은 위장점막을 자극할 뿐만 아니라 10분 후면 즉시 구토하게 하고 잇따라 腹瀉하게 한다. 또한 위점막을 부식하여 흡수 중독을 야기시킨다.

③ 皂莢은 시험관 내에서 대장균, 이질균, 녹농균, 콜레라균 등 그람양성장내 致病性菌 및 피부진균을 억제하고 아울러 트리코모스균을 살멸한다.

④ 사포닌은 일반적인 原漿毒으로 강한 용혈작용이 있고, 또 국소점막을 자극한다. 예를 들면 양이 과다하여 중독되면 心窩部의 飽滿, 灼熱, 惡心, 嘔吐, 煩躁, 腹瀉, 四肢痠麻乏力 등의 증상이 나타난다. 중추신경계통에 대해서는 먼저는 흥분시키고 후에는 마비시킨다. 심하면 호흡중추 마비로 사망하는 경우도 있다. 구급할 경우에는 일반적인 구급 과정과 對症 처리를 거친다.

『附 藥』 조각자 皂角刺[KP]

Gleditsiae Spina
Gleditsia spine

【出 典】 本經圖經

【異 名】 皂莢刺・皂刺・天丁・皂角針

【起 原】 콩과(Leguminosae) 주엽나무 *Gleditsia japonica* Miquel 또는 조각자나무 *Gleditsia sinensis* Lamark의 가시이다.*

【採 取】 全年에 걸쳐 채취하여 건조해서 생용한다.

【性 狀】 ① 주엽나무 : 이 약은 가시로 주자(主刺)와 1~2차로 갈라진 극자(棘刺)로 되어 있다. 주자는 납작하게 눌린 긴 원추형 또는 원추형이고 길이 3~15㎝이거나 그 이상이며 너비 3~10㎜이고, 갈라진 극자는 길이 1~6㎝이며 그 끝은 뾰족하다. 바깥 면은 자갈색~진한 갈색이다. 가볍고 질은 단단하며 쉽게 꺾이지 않는다. 꺾인 면은 두께 1~3㎜이며 가시 끝은 날카롭고 가늘다. 목부는 황백색이고 수부는 성글며 연한 적갈색이고 질은 약하며 쉽게 꺾인다. 이 약은 냄새가 없고 맛은 담담하다.

② 조협(皂莢) : 이 약은 주엽나무에 비해 주자와 극자가 전체적으로 둥글고 보다 단단하다.

【炮 製】 잡질을 제거하고 물에 약간 축인 후 厚片으로 썰어 曬乾한다.

【性味・歸經】 味는 辛하고 性은 溫하며, 肝・胃經에 작용한다.

* CP : 皂角刺(Zaojiaoci) GLEDITSIAE SPINA
豆科 植物 皂莢 *Gleditsia sinensis* Lam.의 棘刺。

【效能・主治】消腫排膿・祛風殺蟲하는 효능이 있다. 癰疽 초기의 未膿不潰를 치료하고 또한 외용으로 疥癬, 痲風을 치료한다.

이 약물은 辛散溫通하고 그 性이 銳利하여 病所에 直達하는 것이 穿山甲과 비슷하며 消腫・托毒排膿하는 효능이 있어 癰阻腫毒의 未膿한 경우 능히 消하고, 이미 化膿한 경우에는 潰爛하게 하는 등 외과에 사용하는 要藥이다. 이 외에 痰咳瘰癧과 癥瘕結塊에 대해서도 病情에 따라 사용할 수 있으며, 또한 祛風殺蟲의 효능이 있으므로 痲風이나 疥癬의 병증에 배합하여 응용한다.

【臨床應用】① 癰疽腫毒에 사용한다. 化膿하지 않는 것은 消腫하고, 化膿한 것은 터지게 한다. 癰疽의 초기 腫毒을 해소하는 데는 金銀花 甘草를 배합하고, 이미 化膿하고 터지지 않은 경우에는 黃芪 乳香 當歸 등을 배합한다.

② 痲風, 疥癬 등에는 大風子 大黃 등을 배합하는데, 그 예가 追風散[證治準繩]이다.

【用量・用法】4~12g. 水煎服.

【使用注意】癰疽已潰와 孕婦에는 忌한다.

本草選錄 : [方藥合編] "皂角刺溫下胞蟲 妬乳癰瘡及大風"

【化學分析】tannin, triterpenoid saponin을 함유한다.

【藥理硏究】항균시험에 의하면 시험관 내에 대장균, 티푸스균, 堇色의 毛癬眞菌, S氏 赤痢菌과 같은 피부사상균에 대하여 억제작용을 한다.

선복화 旋覆花[KHP]

Inulae Flos
Inula flower

【出 典】神農本草經

【異 名】金沸草・金沸花・盜庚・載椹・金錢花・夏菊

【起 原】국화과(Compositae) 금불초 *Inula japonica* Thunberg또는 구아선복화(歐亞旋覆花) *Inula britannica* Linné의 꽃이다.*

【採 取】여름과 가을에 막 피기 시작한 花序를 따서 曬乾한다.

【性 狀】이 약은 꽃으로 납작한 구형~구형이며 지름 1~2㎝이다. 총포는 여러 개의 포편으로 이루어져 있고 엎어놓은 기와 모양으로 배열되어 있다. 포편은 피침형 또는 막대 모양으로 회황색이며 길이 4~11㎜이다. 총포의 밑 부분에는 꽃줄기의 흔적이 있고 포편과 꽃줄기의 표면에는 흰색 융모로 덮여있다. 한 줄의 설상화는 미황색~황색으로 길이가 약 7㎜이며 대개 말려 있거나 탈락되어 있고 위 끝에는 3개의 치열이 있다. 관상화는 여러 개로 황갈색이며 길이 5㎜이며 위 끝에는 5개의 치열이 있다. 자방의 끝에는 여러 개의

* CP : 旋覆花(Xuanfuhua) INULAE FLOS
菊科 植物 旋覆花 *Inula japonica* Thunb. 또는 歐亞旋覆花 *Inula britannica* L.의 頭狀花序。

흰색 관모가 있고 길이 5~6㎜이다. 어떤 것은 타원형의 작은 수과가 있다. 이 약은 가볍고 쉽게 부서진다. 이 약은 냄새가 약간 있고 맛은 약간 쓰다.

【産 地】 우리나라 전국에 분포하며, 중국의 廣東, 華北, 內蒙古 등지와 長江유역의 하류 지역이 주산지이다.

【炮 製】 ① 旋覆花 : 줄기와 잎, 잡질을 제거한다.

② 蜜旋覆花 : 꿀을 물에 희석하여 旋覆花와 고루 섞어 축인 후 炒製 용기에 넣고 文火로 짙은 황색이 될 정도로 炒한다(旋覆花 100kg당 煉蜜 25kg).

【性味 · 歸經】 味는 苦 · 辛 · 鹹하고 性은 微溫하며, 肺 · 脾 · 胃 · 大腸經에 작용한다.

效 能	主 治
消痰行水	痰涎壅肺, 痰飮蓄積의 모든 병증
降氣止嘔	嘔吐噫氣의 병증

肺에 痰濕의 邪氣가 없으면 肺는 宣降하게 되어 痰逆上氣하는 병증이 없을 것이며, 胃에 痰濕의 邪氣가 없으면 胃氣가 下降하여 嘔惡噫氣하는 병증이 없게 된다.

이 약물의 辛味는 肺에 작용하여 肺氣를 宣通하므로 消痰行水하고, 溫한 性은 胃에 작용하여 痰濕을 化하여 降逆止噫하므로 痰壅氣逆과 肺가 肅降이 失職하여 나타나는 痰多咳喘 및 痰濕이 內停하여 脾胃가 昇降을 失調하여 나타나는 嘔吐噫氣 등에 적용한다.

그러나 이 약물은 性이 溫散에 偏重하므로 陰虛咳嗽와 胃熱嘔噫에 적용하는 것은 적당하지 않으며, 毛茸이 많아 咽喉를 자극하여 근질근질하게 하므로 湯劑에 넣을 때는 絹布로 싸서 煎湯한다.

【臨床應用】 ① 旋覆花는 味가 苦辛鹹하고 性이 微溫하다. 鹹은 軟堅하고 溫은 宣通하므로 消痰化飮 · 下氣行水하는 효능이 있다. 寒證이나 熱證을 막론하고 무릇 痰熱壅肺에 속하면 배합응용을 통하여 모두 적용할 수 있다. 寒痰壅塞, 痞悶喘咳의 증후에는 이 약물이 溫性이기 때문에 특히 적합하다. 表證을 겸했을 경우에는 生薑 半夏 麻黃 등의 辛溫解表 약물과 배합하는데, 그 예가 金沸草散[民和濟局方]이다.

또한 痰熱咳喘의 實證인 증후에 桔梗 桑白皮 黃芩 大黃 등의 寒涼 · 淸熱瀉肺하는 약물을 배합하여 사용한다.

② 이 약물은 비교적 좋은 降氣止嘔 작용을 하므로 噫氣嘔吐 등의 모든 증후에 효과가 좋다. [本草備要]에서 이르기를 "肺 · 大腸經에 작용하여 痰結堅痞를 제거하고 唾液이 膠漆처럼 끈적끈적하며 噫氣不除하는 것을 가라앉힌다."고 하였다. 또한 旋覆代赭湯[傷寒論]은 胃氣虛弱, 痰濁內阻, 胃氣上逆, 噫氣不除 등의 증상의 치료에 사용하는데 胃虛를 보하고 痰濁을 化하며 氣逆을 가라앉혀야 하므로 人蔘 半夏 生薑 代赭石 등을 배합하여 降逆化痰 · 益氣和胃의 효능을 증강시킨다.

胃熱嘔逆에는 黃連 竹茹 등의 淸熱止嘔의 약물을 배합하여 사용한다. 胃腸神經官能症으로 脘腹痞悶, 消化不良, 噫氣 등인 증후에는 木香 神麯 白朮 등을 배합한다.

【用量・用法】3～10g. 水煎服(가제에 싸서 달인다). 炙旋覆花는 性이 甘潤하고 또 溫燥한 약성이 완화하므로 肺虛 氣喘挾痰飮에 적용하다.

【使用注意】溫散降逆하므로 陰虛燥咳, 體虛溏便에는 忌한다.

> 本草選錄 : [神農本草經] "主結氣脅下滿, 驚悸, 除水, 去五臟間寒熱, 補中, 下氣."
> [名醫別錄] "消胸上痰結, 唾如膠漆, 心脅痰水, 膀胱留飮, 風氣濕痹."
> [藥性本草] "主肋脅氣下寒熱, 水腫. 主治膀胱宿水, 去逐大腹, 開胃, 止嘔逆, 不下食."
> [本草綱目] "所治諸病, 其功只在行水, 下氣, 通血脉爾."
> [本經逢原] "旋覆花升而能降, 肺與大腸藥也. 其功在於開結下氣, 行水消痰, 治驚悸, 祛痞堅, 除寒熱, 散風濕, 開胃氣, 止嘔逆, 除噫氣, 故肺中伏飮寒嗽宜之."

【化學分析】flavonoid로서 quercetin, isoquercetin 등과 sesquiterpen으로는 britanin, inulicin 등과 이 외 정유, alkaloid, inulin, caffeic acid, chlorogenic acid, caraxasterol 등을 함유한다.

【藥理硏究】함유된 플라바논은 히스타민에 의해 생기는 모르모트의 기관지 경련을 완해시키는 작용을 한다. 그러나 아미노필린의 작용에 비해 완만하고 미약하다. 또 비교적 약한 이뇨작용도 한다.

『附 藥』금불초 金佛草
Inulae Herba

【出 典】神農本草經

이 약물은 위(⇒ *p652* 旋覆花 참조)의 지상 부위의 全草이다. 일명 旋覆梗이라고도 하며, 여름부터 가을에 베어 깨끗이 씻어 小段으로 썰어 曬乾한다.

性味・歸經・효능은 旋覆花와 같으며, 消痰化飮하는 약효가 강하다. 그러므로 風寒咳嗽, 痰飮蓄結, 痰壅氣逆, 胸膈痞滿, 喘咳多痰 등의 병증에 적용한다.

또한 외용으로는 疔瘡腫毒의 경우 신선한 葉을 짓찧어 즙을 내서 바른다.

【用 量】8～12g. 水煎服.

> 本草選錄 : [方藥合編] "金沸草寒消痰嗽 逐水明目風可救"

백전 白前[KHP]
Cynanchi Stauntonii Rhizoma et Radix
Cynanchum rhizome

【出 典】名醫別錄

【異 名】石藍・嗽藥・鵝管白前

【起 原】박주가리과(Asclepiadaceae) 유엽백전(柳葉白前) *Cynanchum stauntoni* (Decne.) Schltr. ex Levl. 또는 원화엽백전(芫花葉白前) *Cynanchum glaucescens* Hand.-Mazz.의 뿌리줄기 및 뿌리이다.*

【採 取】 가을에 캐어 曬乾한다.

【性 狀】 ① 유엽백전(柳葉白前) : 이 약은 뿌리줄기 및 뿌리로 뿌리줄기는 가는 긴 원기둥 모양이며 가지가 갈리고 약간 굽었으며 길이 4~15㎝, 지름 15~45㎜이다. 바깥 면은 황백색 또는 황갈색이며 마디가 뚜렷하고 마디 사이는 길이 15~45㎜이며 맨 위에는 줄기가 남아 있다. 질은 약하며 꺾은 면은 가운데가 비어 있다. 뿌리는 가늘고 구부러졌으며 마디가 있는 곳에 모여나 있고 길이는 10㎝에 달하며 지름은 1㎜에 못 미친다. 여러 차례 가지가 갈려서 머리털 모양으로 보이고 빙빙 감돌아 둥글게 뭉쳤다. 이 약은 냄새가 약간 있고 맛은 약간 달다.

② 원화엽백전(芫花葉白前) : 이 약은 뿌리줄기 및 뿌리로 뿌리줄기는 비교적 짧고 작으며 또는 약간 덩어리 모양이다. 바깥 면은 회록색 또는 회황색이며 마디 사이의 길이는 1~2㎝이다. 질은 비교적 단단하다. 뿌리는 약간 구부러졌고 지름은 약 1㎜이며 가지가 많이 갈리지 않았다. 이 약은 특유한 냄새가 약간 있고 맛은 약간 달다.

【產 地】 중국의 浙江, 安徽, 湖南, 湖北, 江西 지역이 주산지이다.

【炮 製】 ① 白 前 : 잡질을 제거하고 깨끗이 씻어 축인 후 小段으로 썰어 건조한다.

② 蜜白前 : 煉蜜은 물에 희석하여 白前段에 고루 섞어 炒製 용기에 넣고 文火로 炒하여 그늘에 放冷한다(白前段 100kg당 煉蜜 25kg).

【性味 · 歸經】 味는 辛 · 苦하고 性은 微溫 · 無毒하며, 肺經에 작용한다.

效 能	主 治
降氣祛痰止咳	肺氣壅實의 痰多咳喘證, 外感風寒의 병증

이 약물의 性味는 苦辛하고 微溫에 치우쳐 溫하되 燥하지 않으며, 약성이 평온하므로 溫肺宣氣로 祛痰하고, 또한 苦味는 肺氣를 下降하여 咳喘을 止하게 하므로 肺氣壅實로 인한 痰多咳嗽, 咯痰不暢으로 야기되는 胸膈逆滿의 증후에 寒熱을 막론하고 배합하여 사용한다. 다만 苦泄 · 辛散하는 작용으로 氣虛咳嗽에는 적당하지 않으며, 蜜炙하면 潤肺止咳에 작용한다.

【臨床應用】 이 약물은 性이 微溫하면서도 燥熱하지 않아 降氣할 뿐만 아니라 祛痰止咳하므로 肺家咳喘의 要藥이다. 肺氣가 壅實하고 담이 많으며 咳嗽不爽, 氣逆喘促 등의 증후에 寒 · 熱을 막론하고 모두 사용한다.

寒에 의한 咳嗽多痰에는 紫菀 荊芥 款冬花 半夏 등의 溫潤化痰 · 止咳의 약물을 배합하는데, 그 예가 止嗽散[醫學心悟]이다.

肺熱에 의한 咳嗽, 呼吸喘急, 粘稠痰에는 桑白皮 地骨皮 등의 瀉肺淸熱 약물을 배합하는데, 그 예가 白前湯[備急千金要方]이다.

＊ CP : 白前(Baiqian) CYNANCHI STAUNTONII RHIZOMA ET RADIX
蘿藦科 植物 柳葉白前 *Cynanchum stauntoni* (Decne.) Schltr. ex Levl. 또는 芫花葉白前 *Cynanchum glaucescens* (Decne.-) Hand. -Mazz.의 根莖과 根。

비록 다른 증상들을 다양하게 치료하지만 宣導降氣의 효능은 하나다. 총괄하여 말하면 肺氣壅實, 痰多不爽, 寒嗽, 熱咳를 막론하고 각기 다른 배합응용을 통해 모두 사용할 수 있다.

【用量·用法】 3~10g. 水煎服. 蜜炙白前은 性味가 비교적 완화하여 潤肺止嗽에 능하고 또한 耗氣傷陰하는 폐단도 없다. 그러므로 肺陰不足, 氣逆, 乾咳 등의 증상에 사용한다.

【使用注意】 오직 辛散下氣의 약물이므로 肺虛乾咳에는 忌한다.

> **本草選錄** : [名醫別錄] 味甘, 微溫, 無毒. "主治胸脅逆氣, 咳嗽上氣, 呼吸欲絶"
> [本草綱目] "手太陰經藥也. 長於降氣, 肺氣壅實而有痰者宜之."
> [本草備用] "長於降氣下痰止嗽, 治肺氣壅實, 胸膈逆滿."

【化學分析】 triterpenoid saponin을 함유한다.

【藥理研究】 사포닌은 진해·거담작용을 한다.

제 2절 清化熱痰藥

清化熱痰藥의 藥味는 甘·苦·鹹이며, 藥性은 寒凉에 치우쳐 熱痰을 清熱化痰하는 작용을 주로 한다. 清化熱痰藥 중에는 清肺潤燥·軟堅散結하는 효능을 겸하는 약물도 있다.

清化熱痰藥은 痰熱鬱閉로 인한 咳喘胸悶과 痰液稠粘으로 咯痰不爽의 증후에 응용한다. 또한 어떤 약물은 痰熱과 관계가 있는 癲癇과 驚厥, 中風과 瘰癧痰核, 癭瘤 등의 병증에 적용되기도 한다.

이 약물들을 임상에 응용할 경우에는 반드시 다양한 病情에 따라서 적당하게 배합하여야 한다. 예를 들어 火熱의 偏盛에는 清熱瀉火의 약물을 배합하며, 陰虛肺燥에는 養陰潤肺의 약물을 배합하여 응용하는 등의 예이다.

전호 前胡[KHP]

Peucedani Radix
Hog fennel root

【出 典】 名醫別錄

【異 名】 全胡·岩風·羅鬼菜·信前胡·野芹菜

【起 原】 산형과(Umbelliferae) 백화전호(白花前胡) *Peucedanum praeruptorum* Dunn 또는 바디나물 *Angelica decursiva* (Miq.) Franch. et Sav.(=*Peucedanum decursivum* Maxim.)의 뿌리이다.*

* CP : 前胡(Oianhu) PEUCEDANI RADIX
繖形科 植物 白花前胡 *Peucedanum praeruptorum* Dunn의 根。

【採 取】가을 또는 겨울에 잎과 줄기가 말랐을 때 뿌리를 캐어 曬乾한다.

【性 狀】① 백화전호(白花前胡) : 이 약은 뿌리로 불규칙한 원기둥 모양~원뿔 모양 또는 방추형이고 약간 비틀어졌다. 아래에는 분지가 있고 길이 3~15㎝ 지름 1~2㎝이다. 바깥면은 흑갈색 또는 회황색이며 근두(根頭)에는 줄기자국 및 섬유모양의 잎자루의 자국이 있으며 상단에는 가는 환문이 있고 하부에는 세로의 홈과 세로주름 그리고 가로의 피목이 있다. 질은 비교적 부드럽고 건조된 것은 단단하며 절단할 수 있고 단면은 고르지 않으며 연한 황백색이고 피부에는 많은 황갈색 유점이 흩어져 있으며 형성층은 갈색의 환문이고 수선은 방사상이다. 이 약은 특유한 냄새가 있고 맛은 약간 쓰고 맵다.

② 바디나물 : 이 약은 뿌리로 뿌리의 머리 끝 부분에는 줄기자국이 남아 있고 그 주위에는 막 모양을 한 엽초의 그루가 남아 있다. 자른 면은 흰색에 가깝고 수선은 뚜렷하지 않다.

【產 地】우리나라 전국에 분포하며, 白花前胡는 중국의 浙江, 湖南, 安徽 등의 지역이 주산지이고, 紫花前胡(바디나물)는 江西, 浙江 등의 지역이 주산지이다.

【炮 製】① 前 胡 : 殘莖을 제거하고 깨끗이 씻어 축인 후 薄片으로 썰어 曬乾한다.

② 蜜前胡 : 煉蜜을 물에 희석하여 前胡片과 고루 섞어 밀폐하여 축인 후 炒製 용기에 넣고 文火로 손에 붙지 않을 정도로 炒한다(前胡片 100kg당 煉蜜 25kg).

【性味 · 歸經】味는 苦 · 辛하고 性은 微寒하며, 肺經에 작용한다.

效 能	主 治
降氣祛痰	肺熱 · 肺氣不宣의 痰濁壅肺, 痰粘喘咳등의 병증
宣散風熱	外感風熱證

이 약물의 性味는 苦辛 · 微寒하고 苦味로 降氣消痰, 辛味로 宣肺疏風하므로 祛痰 · 肺氣壅塞을 제거하여 止咳하고 또한 肺氣의 上逆을 制止한다. 微寒은 淸熱하고 겸하여 肺經의 風熱을 宣散하는 효능이 있어 肺氣不降으로 인한 痰熱咳嗽와 肺에 風熱이 鬱滯하여 나타나는 咳逆喘滿 증후에 적용한다.

임상에서는 外感초기의 痰多咳嗽에 表散化痰하는 약물을 배합하여 사용하면 양호한 효과가 있으나, 陰虛로 인한 火嗽나 寒飮咳嗽에는 적절하지 않다.

前胡와 柴胡는 모두 風熱을 發散시키는 약물에 상용하여 그 효능이 더욱 강화되지만, 다만 前胡는 肺經에 작용하여 下降을 주관하고, 柴胡는 肝 · 膽經에 작용하여 上昇을 주관하는 것이 두 약물의 차이점이라 하겠다.

【臨床應用】① 前胡는 辛散 · 苦降하므로 肺氣를 떨어뜨리는 효능으로 祛痰작용을 한다. 痰濁壅肺, 肺氣不降, 痰稠不爽, 喘滿胸痞 등의 증후에 桑白皮 貝母 杏仁 등의 淸熱化痰 · 宣肺下氣의 약물을 배합하여 前胡의 降氣祛痰의 효능을 돕는데, 그 예가 前胡散[證治準繩]이다.

② 이 약물은 또한 風熱宣散하는 효능이 있으므로 그 氣가 寒하여 泄熱·宣肺므로 外感의 風熱邪를 제거한다.

外感風熱表證의 頭痛, 咳嗽多痰, 특히 肺에 鬱熱이 있는 증후에 적용된다. 白前 桑葉 薄荷 牛蒡子 桔梗 등, 風熱을 발산하는 약물을 배합하는데, 그 예가 二煎湯[經驗方]이다.

【用量·用法】 3~9g. 水煎服. 蜜炙前胡는 寒性이 경감되고 潤肺의 효능이 비교적 우수하다. 특히 久咳肺虛나 燥咳痰少證에 적용한다.

【使用注意】 苦泄宣散계통의 약물이므로 陰虛火嗽, 寒飮咳喘에는 忌한다.

> 本草選錄：[名醫別錄] "主痰滿, 胸肋中痞, 心腹結氣, 風頭痛, 去痰實下氣. 治傷寒寒熱, 推陳致新, 明目, 益精."
> [藥性本草] "能去熱實及時氣內外俱熱, 單煮服佳."
> [本草綱目] "淸肺熱, 化痰熱, 散風邪."
> [本經逢原] "前胡入手足太陰·陽明·少陽, 其功長於下氣, 故能治痰熱喘嗽, 痞膈諸疾, 氣下則火降, 痰亦降矣, 爲痰氣之要味, 治傷寒寒熱及時氣內外俱熱."
> [方藥合編] "前胡微寒寧嗽痰　寒熱頭痛痞可堪"

【化學分析】 白花前胡에는 정유 및 coumarin유도체로서 *dl*-praerupton A, *dl*-praeruptorin B, *d*-praeruptorin A, *d*-praeruptonin B, 그 외 미량의 nodakenin, *d*-mannitol, pyranocomarin 등을 함유하고 紫花前胡는 정유로서 estragol, limonene 및 nodakenin, nodakenetin, decursidin, umbelliferone 등 외 tannin, 당, 지방산 등을 함유한다.

【藥理硏究】 ① 비교적 좋은 祛痰작용을 한다. 그러나 뚜렷한 鎭咳작용은 나타나지 않았다.

② pyranocoumarin은 心動脈의 혈류량을 증가하는데 이는 심박과 수축력에 영향 주지 않는다. 前胡의 coumarins의 성분은 인체 헤모글로빈의 응집을 억제하는 작용을 한다.

③ 유행성 감기 바이러스 및 진균을 억제하는 작용을 하고 아울러 일정한 진정작용을 한다.

길경 桔梗[KP]

Platycodonis Radix
Platycodon root

【出 典】 神農本草經

【異 名】 桔梗根·薺苨·苦梗·苦桔梗·白桔梗·玉桔梗

【起 原】 초롱꽃과(Campanulaceae) 도라지 *Platycodon grandiflorum* A. De Candolle의 뿌리로서 그대로 또는 주피를 제거한 것이다.*

【採 取】 봄과 가을에 캐어 曬乾한다

* CP : 桔梗(Jiegeng) PLATYCODONIS RADIX
桔梗科 植物 桔梗 *Platycodon grandiflorum* (Jacq.) A. DC.의 根。

【性 狀】이 약은 뿌리로 불규칙하게 가늘고 긴 방추형~원추형이며, 때로 분지 되어 있고 바깥 면은 회갈색, 연한 갈색 또는 흰색이다. 주근은 길이 10~15㎝, 지름 1~3㎝이고, 위쪽 끝에는 줄기를 제거한 자국이 오목하게 남아 있으며 그 부근에는 가는 가로 주름과 세로로 홈이 나 있으며 다소 구부러진 것도 있다. 근두부를 제외한 뿌리의 대부분에는 거친 세로주름과 가로로 홈이 있고 또 피목모양의 가로줄이 있다. 질은 단단하나 꺾어지기 쉽다. 꺾인 면은 섬유성이 아니며 때로 큰 빈틈이 있다. 이 약은 약간 냄새가 있고 맛은 처음에 없으나 후에 아리고 쓰다.

【產 地】우리나라 전국에 분포하고 경북의 봉화, 충북의 단양이 주산지이고, 중국은 安徽, 江蘇, 山東이 주산지이다.

【炮 製】① 桔 梗 : 잡질을 제거하고 깨끗이 씻어 밀폐하여 축인 후 厚片으로 썰어 건조한다.

② 蜜桔梗 : 煉蜜을 끓인 물에 희석하여 桔梗片에 고루 섞어 밀폐하여 축인 후 炒製용기에 넣고 文火로 손에 붙지 않을 정도로 炒한다(桔梗片 100㎏ 당 煉蜜 25㎏).

【性味 · 歸經】味는 苦 · 辛하고 性은 平하며, 肺經에 작용한다.

效 能	主 治
宣肺祛痰 · 利咽	外邪犯肺로 인한 咳嗽痰多, 咽喉腫痛, 音啞(失音)
排 膿	肺癰胸痛, 喉癰腫痛
開提肺氣	痢疾, 小便癃閉

이 약물은 肺經의 氣分藥이다. 辛散 · 苦泄하고 平한 性은 肺經에 작용하여 上焦를 宣通하며 肺氣를 開提하므로 昇浮上行하여 胸膈과 咽喉를 利하게 한다. 또한 宣肺祛痰하는 효능이 있으므로 外邪의 犯肺로 인한 咳嗽痰多, 胸膈痞悶, 咽痛失音 등의 증후에 寒熱을 막론하고 적용한다. 이 약물은 肺氣를 開泄하고 祛痰하는 효능이 있어 肺 중의 痰濁膿血을 體外로 排出하는 것을 촉진할 수 있으므로 肺癰의 咳吐膿血의 증후에도 적용한다.

이와 같이 이 약물은 外邪와 痰火鬱肺를 구분하지 않고 사용하는데, 이는 肺氣가 失宣한 병증으로 작용하는 부위가 肺經에 歸納된다. 그 작용하는 부위에 대해서는 肺經이라 할지라도 肺와 大腸은 서로 表裏가 되어 전신의 氣를 주관하게 되므로 이 약물은 능히 開提宣通하여 肺氣로 하여금 通暢하게 하여 간접적으로 脾胃를 소통하는 것이다. 또한 氣化하여 膀胱에 下輸하므로 小便이 自利하게 된다. 이러한 機轉으로 痢疾의 後重증상과 小便癃閉 등의 병증에 적용한다.

이 외에도 이 약물은 性味가 輕浮上昇 · 載藥上行하여 病所에 直達시키는 효능이 있어 上焦를 치료하는 方劑에 多用한다. 그러나 이 약물은 開泄宣散하므로 陰虛로 인한 久嗽나 咳血이 있는 증상에는 忌한다.

【臨床應用】① 이 약물은 辛散·苦泄하므로 開宣肺氣의 효능이 있어 胸膈, 咽喉를 利하게 하고 아울러 비교적 좋은 祛痰작용을 한다. 그러므로 肺經氣分을 치료하는 요약이다. 咳嗽痰多에는 肺寒·肺熱을 막론하고 모두 사용할 수 있다.

風寒犯肺의 咳嗽, 痰稀鼻塞, 惡寒頭痛 증후에 紫蘇葉 杏仁 陳皮 등을 배합하는데, 그 예가 杏蘇散[溫病條辨]이다.

風熱咳嗽 혹은 溫病 초기에 身熱이 심하지 않고 약간의 口渴이 있으며 頭痛 鼻塞 등의 증후에는 桑葉 菊花 杏仁 등을 배합하는데, 그 예가 桑菊飮[溫病條辨]이다.

위의 병증은 寒·熱을 막론하고 모두 桔梗이 肺氣를 宣導하여 祛痰止咳·利咽開膈의 효과를 얻을 수 있다.

이 약물은 또한 咽痛音啞의 증후를 치료하는데 능하다. 일찍이 [傷寒論]에 桔梗湯이 기재되었는데, 이 方은 甘草를 배합하여 少陰咽痛을 치료했다. 明나라에 이르러 桔梗은 咽痛과 失音 치료에 광범위하게 사용되었는데, 이 경우 桔梗에 甘草 黃芩 등을 배합하여 사용하였으며, 또한 [蘭台軌范]에서 인용한 方淸音丸[統旨]은 桔梗에 訶子 甘草 등을 배합한 것이다.

風熱로 인한 咽痛音啞에는 薄荷 牛蒡子 蟬蛻 등을 배합하여 사용한다.

氣滯痰稠, 胸悶不舒의 증후에는 枳殼 瓜蔞皮 등을 배합하여 上下氣機를 昇降하고 宣胸快膈·祛痰導滯 한다.

② 이 약물은 비교적 좋은 排膿의 효능이 있어 肺癰에 적용한다. 桔梗湯[金匱要略]은 후세 사람들이 肺癰을 치료할 때 사용하는 기본 처방이 되었다. 肺癰에 胸痛發熱, 咳吐膿血, 痰黃腥臭 등의 증상에는 甘草를 배합하여 排膿解毒한다. 貝母 巴豆를 배합하면 排膿의 효력을 강화하는데, 이 처방이 三物白散[傷寒論]이다. 근래에는 흔히 魚腥草 薏苡仁 冬瓜仁 등을 배합하여 사용한다.

임상에서는 淸熱解毒·化痰止咳하는 약물을 배합하여 大葉性肺炎, 急·慢性氣管支炎, 喉癰腫痛 등의 병증에 사용한다.

③ 이 약물은 또한 開提肺氣하는 작용이 있다. 肺와 大腸은 서로 表裏 관계이므로 간접적으로 腸胃를 소통하는 효능이 있어, 下痢, 裏急後重에 흔히 調氣導滯의 桔梗을 택하여 치료한다.

[藥性本草]에서 "桔梗은 下痢, 破血積氣, 積聚痰熱을 제거한다."고 하였다. 小便癃閉를 치료할 경우에도 이 약물을 배합하는데, 이 경우에는 壅滯된 肺氣를 宣導氣化하여 아래로 방광을 통하게 하는 효능을 취한 것이며 소변이 自利한다. 이것이 바로 [內經]에서 말하는 "병이 아래에 있으면 위를 취한다."는 치법이다.

이 외에도 桔梗에 대하여 서술하기를 "舟楫之劑", "載諸藥生浮"라 하였다. 金元시대의 張元素는 "桔梗은 肺氣를 맑게 하고 咽喉를 利한다. …… 甘草를 병용하는데 배의 노와 같은 藥劑이다[本草綱目]"라고 하였는데, 이는 桔梗의 약효를 상행하게 하는 효능이 있다는 것을 명확하게 지적한 것이다. 임상에서는 上焦를 淸泄하는 方藥에 흔히 桔梗을 가하여 引藥上行시킨다.

【用量·用法】 3~9g. 水煎服. 炙桔梗은 潤肺祛痰의 효능이 더욱 우수하다.

【使用注意】 辛散苦泄의 약물이므로 陰虛久咳 및 咳血 경향인 증후에는 忌한다.

本草選錄：[名醫別錄] "利五藏腸胃, 補血氣, 除寒熱, 風痹, 溫中消穀, 療喉咽痛, 下蠱毒."

[藥性本草] "治下痢, 破血, 去積氣, 消積聚痰涎, 主肺氣, 氣促嗽逆, 除腹中冷痛, 主中惡及小兒驚癎."

[開寶本草] 味辛、苦, 微溫, 有小毒. 利五臟腸胃, 補血氣, 除寒熱風痺, 溫中消穀, 療喉咽痛, 下蠱毒.

[方藥合編] "桔梗味苦療咽腫　載藥上升開胸壅"

【化學分析】 platycodin을 주요 성분으로 하는 saponin(약 2%) 수종류를 함유하고 그중 platycodigenin을 aglycon으로 하는 platycodin A, C, D, D2 등과 polyglacic acid를 aglycon으로 하는 polygalacin D, D2 등으로 나누어진다. 그 외 sterol류로서 α8-spinasterol, α-spinalsterol glycoside, 5α-stigmast-7-en-3β-ol 등과 triterpen으로서 betulin 등이고, inulin, platycodonin, vitamin A, 미량원소 등을 함유한다.

【藥理研究】 ① 桔梗의 사포닌은 위점막을 자극하고 반사성으로 기관지 점막 분비를 증가하는 것으로 담액을 희석시켜 祛痰한다.

② 桔梗의 粗 사포닌은 뚜렷한 소염 및 진정·진통·해열작용을 하고 아울러 위궤양의 활성에 길항한다. 桔梗은 또한 면역억제 작용을 하며 아울러 Epidermo phyton floccosum(表皮·癬菌)을 억제한다.

③ 일정한 강혈당 및 강혈지작용을 한다.

④ 桔梗의 粗 사포닌은 매우 강한 용혈작용이 있고 또 그 작용이 遠志 사포닌에 비해 2배 강하다. 그러나 구복하면 위액에서 가수분해 되기 때문에 용혈하지 못한다.

괄루인 栝樓仁[KP]

Trichosanthis Semen
Trichosanthes seed

【出 典】 名醫別錄

【異 名】 瓜蔞·栝樓·藥瓜·栝樓實·地蔞·澤巨·澤冶·黃瓜

【起 原】 박과(Cucurbitaceae) 하늘타리 *Trichosanthes kirilowii* Maximowicz 또는 쌍변괄루(雙邊栝樓) *Trichosanthes rosthornii* Harms의 잘 익은 씨이다.*

* CP：瓜蔞(Gualou) TRICHOSANTHIS FRUCTUS
葫蘆科 植物 栝樓 *Trichosanthes kirilowii* Maxim. 또는 雙邊栝樓 *Trichosanthes rosthornii* Harms의 成熟果實。

【採 取】10월 하순부터 11월 상순 사이에 과실이 익어서 果皮에 白粉이 나오고 연한 황색을 띨 때 따서 曬乾한다. 성숙한 種子는 栝樓仁, 果瓤 및 종자를 제외한 것을 瓜蔞皮라 하는데 皮·仁을 合稱하여 栝樓仁이라 한다.

【性 狀】① 하늘타리 : 이 약은 씨로 납작한 타원형이고 길이 12~15㎜, 너비 6~10㎜, 두께 약 3.5㎜이다. 바깥 면은 연한 갈색~진한 갈색이고 평평하며 매끄럽고 가장자리에는 한 줄의 패인 무늬가 한 바퀴 돌고 있다. 위쪽은 비교적 뾰족하고 배꼽점이 있으며 기부는 둔한 원형이거나 비교적 좁다. 씨껍질은 질기고 단단하며 내종피는 막질이고 회록색이다. 떡잎은 2개이고 황백색이며 기름기가 풍부하다. 이 약은 특유한 냄새가 있고 맛은 약간 쓰다.

② 쌍변괄루(雙邊栝樓) : 이 약은 씨로 비교적 크고 납작하며 길이 15~19㎜, 너비 8~10㎜, 두께 약 2.5㎜이다. 바깥 면은 진한 갈색이고 패인 무늬가 뚜렷하면서 고리 모양으로 둘러싸고 있는 가장자리는 비교적 넓다. 위쪽은 평평하게 잘린 것처럼 되어 있다.

【產 地】우리나라 중부 이남에 분포한다.

【炮 製】① 瓜 蔞 : 줄기, 흙 등 잡질을 제거하고 압축한 후 細絲로 썰거나 小塊로 자른다.

② 蜜瓜蔞 : 煉蜜을 湯水에 희석하여 栝樓仁絲 혹은 塊에 고루 섞어 축인 후 炒製 용기에 넣고 文火로 손에 붙지 않을 정도로 炒한다(栝樓仁絲 혹은 小塊 100kg당 煉蜜 15kg).

【性味·歸經】① 栝樓仁 : 味는 甘·微苦하고 性은 寒하며, 肺·胃·大腸經에 작용한다.

② 瓜蔞皮 : 味는 甘하고 性은 寒하며 肺·胃經에 작용한다.

效 能	主 治
瓜蔞皮 : 淸肺化痰·利氣寬胸	肺熱咳嗽, 胸痺證, 結胸證
栝樓仁 : 潤肺化痰·滑腸通便	腸燥便秘, 乳癰, 腸癰, 癰疽腫毒
全瓜蔞 : 위의 두 약물을 겸한 효능	위의 두 약물의 主治를 겸한 병증

이 약물의 性味는 甘·寒하고 潤滑으로 淸潤하는 효능이 있다. 肺經에 작용하여 淸熱潤肺하므로 痰이 스스로 化하여 능히 淸熱化痰하므로 痰熱內結로 인한 咳喘을 치료하고, 胃經에 작용하여 淸潤으로 中焦의 痰滯를 스스로 消하고 寬胸散結하여 痰이 胸膈에 停滯되어 야기되는 胸痺와 結胸을 치료한다. 大腸經에 작용하여 淸潤하면 便秘가 스스로 通하게 되므로 滑腸通便의 효능이 있어 津枯로 인한 腸燥便秘에 적용한다.

이 외에도 이 약물은 散結消癰하는 효능이 있어 肺癰, 乳癰, 腸癰 등의 병증을 치료한다. 그러나 寒滑한 약물이며 氣味 또한 劣惡하므로 脾胃虛弱이나 嘔吐溏便에는 忌한다.

栝樓仁을 全瓜蔞·瓜蔞皮·栝樓仁으로 분류하는데, 全瓜蔞는 淸熱化痰하고 寬胸散結할 뿐 아니라 또한 潤腸通便하고, 瓜蔞皮는 淸肺化痰·寬胸利氣에 편중된다. 栝樓仁은 質潤多脂하여 潤燥化痰하고 滑腸通便의 작용에 편중한다.

【臨床應用】① 이 약물은 甘寒·淸潤으로 淸肺潤燥하고 滌痰導滯하는 효능이 있어 肺熱로 인한 咳嗽, 담이 粘稠하여 잘 뱉어지지 않는 증후에 사용한다.

[本草綱目]에서 인용한 [宣明方]은 栝樓實 單味를 사용하여 소아의 痰喘을 치료하고 또한 半夏丸[濟生方]은 生薑汁을 배합한 方으로서 肺熱로 인한 痰咳를 치료한다. 최근에는 知母 貝母 등 淸泄肺熱·化痰止咳의 약물들과 배합한다.

痰熱內結, 咳痰黃稠, 胸悶하고 大便不暢의 증후에 黃芩 枳實 膽南星 등을 배합하는데, 그 예가 淸氣化痰丸[醫方考]이다.

肺氣壅遏, 痰熱咳嗽의 증후에는 栝樓仁에 貝母 桔梗 杏仁 등의 宣達肺氣·化痰止咳하는 약물을 배합한다.

② 이 약물은 肺·胃의 熱을 淸熱할 뿐만 아니라, 또한 利氣散結하여 寬胸하고, 胸膈의 痹塞을 通利한다. 小結胸證으로 痰熱이 心下에 서로 엉키어 氣鬱不通, 昇降失職으로 인한 胸脘痞悶, 吐痰黃稠 등의 증후에 半夏 黃連을 배합하는데, 그 예가 小陷胸湯[傷寒論]이다. 이 方은 淸熱化痰·寬胸下氣·辛開苦降의 효능이 있다.

胸陽不振으로 寒濁病邪가 上焦에 정체되어 생긴 胸痹證의 胸痛으로 눕지 못하며 喘息咳唾인 증후에 薤白 半夏 등을 배합하는데, 그 예가 瓜蔞薤白半夏湯[金匱要略]이다.

이 약물은 結胸, 胸痹證을 치료하는 要藥이다. [本草思辨錄]에서는 "瓜蔞實의 장점은 痰濁을 下行시키는 것이다. 그러므로 結胸, 胸痹를 치료하는 경우 이 약물이 아니면 낫지 않는다"라고 하였다.

최근에는 옛사람들이 胸痹證을 치료한 경험에 근거하여 心臟冠狀動脈 질환의 心絞痛(협심통)에 속하는 痰濁阻閉 증상을 치료하는데 응용하여 일정한 효과를 얻고 있다.

③ 이 약물은 質潤多油하여 潤腸通便의 효능으로 胃腸實熱의 腸燥便秘에 사용하는데, 火麻仁 郁李仁 蜂蜜 등 潤腸行氣하는 약물과 배합하며, 그 예가 栝樓煎[經驗方]이다.

또한 消渴을 치료한다. 이는 栝樓仁의 淸潤하는 작용을 취한 것이다. [聖惠方]에서는 黃栝樓仁 한 개, 술 한 잔으로 고약을 만든 후 白礬 가루 一兩(30g)을 넣고 丸을 지어서 消渴熱 혹은 心中煩亂을 치료한다고 하였다.

④ 全瓜蔞는 消癰散結하는 효능이 있어 肺癰, 腸癰, 乳癰 및 癰疽腫毒을 치료한다. 四聖散[仁齋直指方]은 이 약물에 甘草 沒藥 乳香을 배합한 것으로 胸中煩悶, 咳吐膿血의 肺癰을 치료한다. 排膿散[證治準繩]은 腸癰이 化膿하였거나 혹은 氣血虛弱을 수반한 증후를 치료하는데, 金銀花 連翹 當歸 黃芪 등 解毒托裏하는 약물을 배합한 것이다.

【用量·用法】全瓜蔞 10~20g. 水煎服. 위로는 肺胃의 熱을 淸熱하고, 아래로는 大腸을 潤하게 하여 滑腸通便 또한 광범하다.

瓜蔞皮 6~12g. 水煎服. 오직 淸肺化痰·利氣寬中하는 효능이 있으므로 痰熱咳嗽, 胸痹脇痛 등의 병증에 사용한다.

栝樓仁 10~15g. 水煎服. 주로 潤燥滑腸에 적용하므로 腸燥便秘에 사용한다.

【使用注意】이 약물은 寒潤滑腸의 약성으로 인해 寒飮 및 脾胃虛弱, 泄瀉에는 忌한다.

> **本草選錄**：[名醫別錄] "主除腸胃中痼熱, 八疸, 身面黃, 唇乾口燥, 短氣, 通月水, 止小便利."
>
> [日華子本草] "補虛勞口乾, 潤心肺, 療手面皺, 吐血, 腸風瀉血, 赤白痢, 幷炒用." "栝蔞根：通小腸, 排膿, 消腫毒, 生肌長肉. 治熱狂時疾, 乳癰發背, 痔瘻瘡疥."
>
> [本草綱目] "仲景治胸痹痛引心背, 咳唾喘息, 及結胸滿痛, 皆用蔞實." "潤肺燥, 降火, 治咳嗽, 滌痰結, 利咽喉, 止消渴. 利大腸, 消癰瘡腫毒."
>
> [景岳全書] "栝蔞仁, 能降實熱痰涎, 開郁結氣閉, 解消渴, 定脹喘, 潤肺止嗽. 但其氣味悍劣善動, 惡心嘔吐、中氣虛者不宜用. [本草]言其補虛勞, 殊爲大謬."
>
> [方藥合編] "瓜蔞仁寒嗽痰裂 傷寒結胸解煩渴"

【化學分析】仁에는 주로 지방유, sterol, triterpenoid 및 그 glycoside를 함유한다. 지방유(약 26%)는 불포화지방산(약 66.5%)와 포화지방산(약 30%)이며, trichosanic acid가 주이다. sterol로서 campesterol, stigmasteron, sitosterol, 7-campeterol, 7-stigmasterol, stigmasterenol 등과 이외 saponin, 당, 유기산, gum질, 수지, 색소 등을 함유한다.

【藥理硏究】① 栝樓仁에 함유된 사포닌은 거담작용을 한다.

② 사하작용이 있다. 껍질의 작용은 비교적 약하고 仁에는 지방유가 함유되었는데 비교적 강한 致瀉작용을 한다. 栝樓仁霜의 작용은 비교적 완화하다.

③ 관상동맥혈관을 확장하는데 비교적 뚜렷한 작용을 하고 관상동맥 유량을 증가시키며 산소결핍에 길항하고 또한 강혈지작용을 한다.

④ 체외에서 대장균, shigella sonnei, 변형균, 티푸스균, 파라티푸스균, 녹농균, 콜레라균 및 피부진균 등에 억제작용을 한다. 또한 종양에 길항하는 활성이 있다.

패모 貝母[KP]

川貝母：Fritillariae Cirrhosae Bulbus
Fritillaria bulb

浙貝母：Fritillariae Thunbergii Bulbus
Fritillaria thunbergii bulb

【出 典】本草綱目

【異 名】川貝母・象貝母・浙貝母・貝母・川貝

【起 原】① 川貝母[KP] 백합과(Liliaceae) 천패모(川貝母) *Fritillaria cirrhosa* D. Don, 암자패모(暗紫貝母) *Fritillaria unibracteata* Hsiao et K. C. Hsia, 감숙패모(甘肅貝母) *Fritillaria prezewalskii* Maximowicz 또는 사사패모(梭砂貝母) *Fritillaria delavayi* Franchet의 비늘줄기이다.* 성상에 따라 송패(松貝) 및 청패(靑貝)로 구분한다.

② 浙貝母[KP] 백합과(Liliaceae) 중국패모 *Fritillaria thunbergii* Miquel의 비늘줄기이다.*

이 약은 크고 심아(芯芽)를 제거한 것을 대패(大貝)라 부르고, 작고 심아(芯芽)를 제거하지 않은 것을 주패(珠貝)라 부르며, 심아(芯芽)를 제거하고 두텁게 쪼갠 것을 절패편(浙貝片)이라 부른다.

【採 取】 여름과 가을에 캐어 曬乾하거나 저온에서 건조한다.

【性 狀】 ① 송패(松貝) : 이 약은 비늘줄기로 원추형 또는 구형에 가깝고 높이 3~8㎜, 지름 3~8㎜이며 바깥 면은 흰색이다. 바깥쪽에 비늘잎이 2개 있고 그 크기가 서로 다르며 큰 쪽이 작은 쪽을 껴안고 있으나 껴안지 못한 부분은 초승달 모양 같다. 끝 부분은 합쳐져 있고 그 속에 원주형의 끝이 조금 뾰족한 심아와 작은 인편이 1~2개가 들어 있다. 끝은 둥글거나 약간 뾰족하고 밑이 평편하며, 오목한 회갈색의 인경반이 가운데 1개가 있다. 가끔 수염뿌리가 남아 있다. 질은 단단하며 무르고 횡단면은 흰색이며 가루성이다. 이 약은 냄새가 거의 없고 맛은 약간 쓰다.

② 청패(青貝) : 이 약은 비늘줄기로 조금 납작한 구형이고 높이 4~14㎜, 지름 4~16㎜이다. 바깥쪽 비늘잎은 2개이고 크기가 비슷하며 서로 껴안고 있으나 끝 부분은 벌어지고 그 안에 심아와 2~3개의 작은 비늘잎 및 가는 원주형인 잔경이 있다.

③ 대패(大貝) : 이 약은 비늘줄기로 비늘줄기 바깥층의 한 개로 된 비늘잎은 거의 초생달 모양을 이루고 높이 1~2㎝, 너비 20~35㎜, 바깥 면은 유백색~연한 황색이며 안쪽 면은 흰색 또는 연한 갈색이고 하얀 가루가 덮여있다. 질은 단단하나 부서지기 쉽고 꺾인 면은 흰색~황백색이고 가루가 많은 편이다. 이 약은 약간 특유한 냄새가 있고 맛은 약간 쓰다.

④ 주패(珠貝) : 이 약은 비늘줄기로 넓적한 원형을 이루며 높이 10~15㎜, 지름 10~25㎜이다. 바깥쪽은 유백색이고 바깥층의 비늘잎은 2개이며 비후하고 대개 신장형이고 서로 포개있으며 안에는 작은 비늘잎 2~3개가 말라붙어 있는 잔줄기가 있다.

⑤ 절패편(浙貝片) : 이 약은 비늘줄기로 비늘줄기 바깥층의 한 개로 된 비늘잎을 쪼갠 것으로 타원형 또는 원형에 가까우며 지름 12㎝이고 가장자리의 바깥 면은 연한 황색이며 횡단면은 평탄하고 분백색이다. 질은 단단하나 부서지기 쉬워서 잘 꺾어지고 꺾인 면은 분백색이고 가루가 많은 편이다.

【產 地】 해발 2400~4000m의 고산지대에 재배하며 중국의 四川, 青海, 甘肅, 雲南 지역이 주산지이고, 浙貝母는 杭州 지역에서 재배한다.

---

* CP : 川貝母(Chuanbeimu) FRITILLARIAE CIRRHOSAE BULBUS
百合科 植物 川貝母 *Fritillaria cirrhosa* D. Don, 暗紫貝母 *Fritillaria unibracteata* Hsiao et K. C. Hsia, 甘肅貝母 *Fritillaria prezewalskii* Maxim., 梭砂貝母 *Fritillaria delavayi* Franch., 太白貝母 *Fritillaria taipaiensis* P. Y. Li 또는 瓦布貝母 *Fritillaria unibracteata* Hsiao et K. C. H sia var. *wabuensis*(S. Y. Tang et S. C. Yue)Z. D. Liu, S. Wang et S. C. Chen의 鱗莖。

* CP : 浙貝母(Zhebeimu) FRITILLARIAE THUNBERGII BULBUS
百合科 植物 浙貝母 *Fritillaria thunbergii* Miq.의 鱗莖。

【炮 製】 잡질을 제거하고 사용할 때 약연에 갈아 散劑로 한다.

【性味·歸經】 川貝母의 味는 苦·甘하고 性은 微寒, 浙貝母의 味는 苦하고 性은 寒하며 肺·心經에 작용한다.

效 能	主 治
化痰止咳	肺虛久咳, 外感風熱 혹은 痰火鬱結 등의 병증
淸熱散結	瘰癧瘡癰, 乳癰, 肺癰 등

川貝母의 性味는 微寒하고 甘으로 淸肺化痰·止咳하는 효능이 있으므로 痰熱로 인한 咳嗽에 적용하는데, 滋潤性이 강하여 潤肺化痰하는 특징을 겸하고 있어 肺熱燥咳와 肺虛勞嗽의 병증에 주로 사용한다. 절패모(浙貝母)는 苦寒으로 淸化熱痰·止咳 및 泄熱 효능이 있어 熱痰, 燥痰의 咳嗽나 癰腫瘡毒, 瘰癧 등에 적용한다.

貝母와 半夏는 止咳化痰에 상용하는 약물이며, 咳嗽痰多한 병증을 치료하는데, 다만 半夏는 辛溫으로 燥濕하는 효능이 脾·肺에 있고, 貝母는 苦寒으로 淸肺化痰하는 효능이 오직 肺에 있으므로, 寒痰과 濕痰에는 半夏를 사용하고, 貝母는 熱痰과 燥痰에 적용한다. 이와 같이 하나는 燥하고 하나는 潤한 특징이 있다.

【臨床應用】 ① 川貝母와 浙貝母는 淸肺化痰하고 止咳하는 효능이 있으므로 모두 痰熱咳嗽의 증후에 사용한다. 咳嗽 증후는 外邪의 침습으로 肺가 이미 邪氣를 받아 肺氣가 宣發할 수 없게 되었거나 혹은 장부의 기능이 실조되어 肺氣가 肅降기능을 잃어 야기된다. 총괄하면 外感과 內傷 두 가지가 포함된다.

川貝母와 浙貝母는 약성 및 효능이 각기 다르므로 적응증에 차이가 있다.

川貝母는 性味가 甘寒으로 甘은 潤肺化痰과 開鬱止咳에 우수하여 肺虛로 기침이 오랫동안 멎지 않는 증후나 痰少咽燥 혹은 痰中帶血 등의 병증에 사용한다. 즉 貝母散[證治準繩]은 川貝母에 杏仁 紫菀 款冬花 麥門冬을 배합하여 止咳·滋陰·潤肺하는 처방이다.

痰熱이 비교적 심할 경우에는 蛇膽汁을 배합하는데, 이것이 바로 蛇膽川貝末이다.

浙貝母는 性寒·味苦하므로 開泄하는 힘이 강하다. 따라서 淸火散結하는 효능이 좋다. 대체로 外感風熱이나 痰熱鬱肺로 야기되는 咳嗽에 桑葉 牛蒡子 前胡 杏仁 등의 宣肺化痰하는 약물을 배합하여 사용한다. 知母와 배합하여 二母散[醫方集解]을 조성하는데 이 方은 肺熱痰咳의 증후에 적합하다.

② 瘰癧, 瘡癰腫毒 및 乳癰, 肺癰 증후에 川貝母와 浙貝母는 모두 淸熱散結하는 작용을 하지만 浙貝母의 효능이 비교적 우수하다. 瘰癧과 癰腫이 아직 파열되지 않았을 경우에는 軟堅散結하고 涼血解毒하는 약물과 배합하는데, 그 예가 消瘰丸[醫學心悟]이다.

또한 崔氏海燥散[外臺秘要], 海藻玉壺湯[外科正宗] 등의 처방에도 모두 이 약물이 포함되었는데 이 方들은 瘰癧癭瘤 등의 증후를 치료한다.

肺癰의 咳吐膿血, 胸悶咳嗽의 증후에는 桔梗 紫菀 甘草 등을 배합하여 사용하는데, 그 예가 四順湯[聖濟總錄]이다.

최근에는 肺癰의 치료에 대체로 魚腥草 鮮蘆根 薏苡仁 등을 배합하여 사용한다.

瘡癰, 乳癰에는 蒲公英 天花粉 連翹 등의 清熱解毒·散結하는 약물을 배합한다.

이 외에도 최근에는 浙貝母를 甲狀腺腫瘍에 사용하는데, 夏枯草 海藻 昆布 莪朮 등 軟堅散結하는 약물을 배합한다.

【用量·用法】3~9g. 水煎服. 散劑는 1회 1~2g을 冲服.

【使用注意】寒痰과 濕痰으로 인한 痰多咳嗽에는 忌한다.

> 本草選錄 : [神農本草經] "主傷寒煩熱, 淋瀝邪氣, 疝瘕, 喉痹, 乳難, 金創風痙."
> [名醫別錄] "療腹中結實, 心下滿, 洗洗惡風寒, 目眩項直, 咳嗽上氣, 止煩熱渴, 出汗."
> [藥性本草] "主胸脅逆氣. 療時疾黃疸, 與連翹同主項下瘤癭疾."
> [景岳全書] "半夏·貝母·俱治痰嗽, 但半夏兼治脾肺, 貝母獨善清金 ; 半夏用其辛, 貝母用其苦 ; 半夏用其溫, 貝母用其凉 ; 半夏性速, 貝母性緩 ; 半夏散寒, 貝母清熱. 性味陰陽, 大有不同."
> [方藥合編] "貝母微寒痰嗽宜　開鬱除煩肺癰痿"

【化學分析】주로 많은 alkaloid를 함유하고 alkaloid로는 verticine, verticilline, fritillarine, peimine, peiminin 등과 미량의 alkaloid로는 peimidine, peimiphine, peimisine, peimitidine 등과 이 외에 propeimine, peiminoside(peimine+*d*-glacose), 수종의 diterpene을 함유한다.

【藥理研究】貝母는 진해·거담작용을 한다. 어떤 실험에 의하면 川貝母의 사포닌은 뚜렷한 진해·거담작용을 한다. 그러나 알칼로이드는 근근히 뚜렷한 거담작용 밖에 못한다. 川貝母는 또한 강압·해경작용과 적출자궁을 흥분하는 작용 등을 한다.

천축황 天竺黃[KHP]

Bambusae Concretio Silicea
Bamboo silica

【出 典】日華子本草

【異 名】竺黃·竹膏·天竹黃

【起 原】벼과(Gramineae) 왕대 *Phyllostachys bambusoides* Siebold et Zuccarini, 청피죽(青皮竹) *Bambus textilis* McClure 또는 화사노죽(華思勞竹) *Schizostachyrum chinense* Rendle의 마디 속에 생긴 덩어리이거나 작은 알맹이이다.*

【採 取】가을과 겨울에 채집하여 曬乾한다.

【性 狀】이 약은 불규칙한 덩어리이거나 작은 알맹이로서 지름 2~10㎜이며 바깥 면은

* CP : 天竺黃(Tianzhuhuang) BAMBUSAE CONCRETIO SILICEA
禾本科 植物 青皮竹 *Bambusa textilis* Mc-Clure 또는 華思勞竹 *Schizostachyum chinense* Rendle 등의 軒內 分泌液 건조품。

엷은 황색이고 광택이 난다. 질은 부스러지기 쉬우며 부서진 면은 평탄하고 광택이 나며 혀를 대면 달라붙는다.

【產 地】우리나라 중부지방 이남에서 자생 또는 재식하며, 중국의 雲南, 廣東, 廣西 지역이 주산지이다.

【炮 製】잡질을 제거하고 生用하거나 薑炒하여 사용한다.

【性味·歸經】味는 甘하고 性은 寒하며 心·肝經에 작용한다.

效 能	主 治
淸熱化痰·涼心定驚	痰熱驚搐, 中風痰壅, 小兒急驚風 등의 병증

이 약물의 性味는 甘·寒으로 心·肝經의 熱을 淸熱시켜 心이 涼하게 되면 스스로 止驚하고, 肝熱이 제거되면 風은 스스로 消하며 또한 祛痰利竅한다. 따라서 熱痰을 淸化하고 涼心定驚하는 약물이다. 그러므로 痰熱에 속하는 熱病神昏, 中風不語, 小兒의 驚風抽搐 등의 병증에 적용하는데, 다만 이 약물은 性이 비교적 완화하여 定驚의 효능이 특징이 있어 소아의 驚癎을 치료하는 方에 많이 사용한다.

天竺黃은 그 효능이 竹瀝과 비슷하여 淸熱化痰·定驚하는데, 단 天竺黃은 微寒하고 완화하므로 定驚하는 특징이 있어 小兒의 驚風을 치료하는데 주로 많이 사용하고, 竹瀝은 그 性이 大寒하고 滑하여 滑痰利竅·通經透絡의 특징이 있어 中風에 痰이 心竅를 막아 나타나는 병증에 많이 사용한다.

【臨床應用】天竺黃은 性이 寒하여 淸熱豁痰·涼心鎭驚하는 효능이 있다. 中風痰壅, 風火相煽, 面赤身熱, 氣粗痰多 혹은 痰濁阻滯, 蒙蔽心竅, 昏仆抽搐, 嘔吐涎沫의 癲癎 혹은 소아가 外感時邪로 內壅痰熱, 熱極生痰 등의 증상이 나타나면서, 갑자기 풍이 생기고 驚風 등의 증후에 적용한다. 痰熱에 속하면 모두 사용할 수 있다.

中風痰厥일 증후에는 製膽星 石菖蒲 天麻 全蝎 등을 배합하고 소아의 痰熱驚風에는 山梔子 白殭蠶 鬱金 등을 배합하는데, 그 예가 天竹黃散[證治準繩]이다.

【用量·用法】3~6g. 水煎服. 硏末呑服에는 1회 0.6~1g.

> **本草選錄**:[日華子本草] "治中風痰壅, 卒失音不語, 小兒客忤及癎疾."
> [本草衍義] "涼心經, 去風熱, 作小兒藥尤宜, 和緩故也."
> [本草綱目] "竹黃氣味功用於竹瀝同, 而無寒滑之害."
> [本草備要] "涼心經, 去風熱, 利竅豁痰, 鎭肝明目. 功同竹瀝, 而性和緩, 無寒滑之患. 治大人中風不語, 小兒客忤驚癎爲尤宜."
> [方藥合編] "天竺黃甘急慢風 鎭心解熱驅邪功"

【化學分析】SiO_2(90%)를 함유하고 그 외 billineurine, bataine, nuclease, urease 및 Al_2O_3, KOH, Fe_2O_3, CaO 등을 함유한다.

【藥理硏究】진통·거담작용이 있으며, SiO_2, Al_2O_3은 塵肺의 원인 물질이라고 한다.

죽여 竹茹[KHP]

Phyllostachyos Caulis in Taeniam
Bamboo shavings

【出 典】 名醫別錄

【異 名】 竹二清・淡竹茹・竹皮・青竹茹・淡竹茹皮

【起 原】 벼과(Gramineae) 솜대 *Phyllostachys nigra* Munro var. *henonis* Stapf, 왕대 *Phyllostachys bambusoides* Siebold et Zuccarini 또는 기타동속근연식물의 겉껍질을 제거한 중간층이다.*

【採 取】 신선한 줄기에서 外皮를 제거하고 녹색을 띤 중간층을 실 모양(細絲)으로 벗겨 陰乾한다.

【性 狀】 이 약은 엷은 막편~띠상 또는 불규칙한 실 모양으로 너비와 두께가 고르지 않으나 두께 1~3㎜의 조각인 것도 있다. 바깥 면은 엷은 녹색~황록색 또는 회백색이며 가루로 된 것도 있다. 질은 가볍고 탄력성이 있고 섬유성이다. 이 약은 냄새가 약간 있고 맛은 덤덤하다.

【産 地】 우리나라 중부 이남의 전남・전북, 경남・경북이 주산지이고 중국의 長江유역과 南部 각 지역이 주산지이다.

【炮 製】 ① 竹 茹 : 잡질과 外層의 靑皮를 골라 제거하고 小段으로 썰거나 혹은 주물러서 작게 덩어리를 만든다.

② 薑竹茹 : 薑汁으로 고루 축인 후 小段으로 썰어 炒製 용기에 넣고 文火로 烙餠法(부침게 하는 방법)으로 양면이 연한 황색이 될 정도로 炒한다(竹茹 100㎏당 生薑 10㎏).

【性味・歸經】 味는 甘하고 性은 微寒하며, 肺・胃經에 작용한다.

效 能	主 治
淸熱化痰	肺熱咳嗽證, 膽火挾痰證
除煩止嘔	胃熱嘔吐, 姙娠嘔吐

이 약물은 味甘・性寒으로 肺・胃經에 작용하여 淸肺化痰・淸胃止嘔하는 효능이 있다. 그러므로 肺熱痰咳와 胃熱嘔穢 및 痰熱의 鬱結로 인한 병증에 적용한다. 또한 涼血安胎하는 효능이 있어 胎動不安을 치료한다. 淸熱化痰에는 生用하며, 降逆止嘔에는 薑汁炒하여 사용한다. 그러나 脾胃虛寒에는 忌한다.

【臨床應用】 ① 이 약물은 性이 涼潤으로 痰熱을 淸化하고 除煩한다. 肺熱 咳嗽, 咳痰 黃稠의 증후에는 黃芩 栝樓仁 등 淸熱化痰 약물을 배합하는데, 열이 심하면 鮮竹茹를

* CP : 竹茹(Zhuru) BAMBUSAE CAULIS IN TAENIAS
禾本科 植物 青軒竹 *Bambusa tuldoides* Munro, 大頭典竹 *Sinocalamus beecheyanus* (Munro) McClure var. *pubescens* P. F. Li 或 淡竹 *Phyllostachys nigra* (Lodd.) Munro var. *henonis* (Mitf.) Stapf ex Rendle 的莖軒의 中間層。

배합한다. 鮮竹茹는 性이 寒하여 清熱除煩하는 약효가 우수하다.

痰熱上擾로 인하여 膽·胃가 不和하여 胸悶痰多, 煩躁不眠, 氣逆嘔噦 등인 증후에 半夏 陳皮 枳實 茯苓 등을 배합하는데, 그 예가 溫膽湯[備急千金要方]이다. 이 처방에서 竹茹는 清熱除煩하고 嘔逆을 멎게 하는 작용을 한다.

膽虛의 熱痰鬱結에 의한 驚悸, 不眠, 不安 등의 증후에는 半夏 枳實 茯苓 등을 배합하는데, 그 예가 溫膽湯[三因方]이다.

② 이 약물은 胃熱을 清하고 止嘔작용을 한다. 胃熱이나 胃虛有熱, 痰熱互結, 胃失和降, 氣逆上衝의 呃逆, 嘔噦 등의 증후에 사용한다.

胃中痰熱, 脘悶嘔吐에는 陳皮 半夏 黃連 등을 배합하는데, 그 예가 黃連竹茹橘皮半夏湯[溫熱經緯]이다.

胃虛有熱의 嘔吐, 吃逆에는 人蔘 陳皮 生薑 등의 益氣和胃하는 약물을 배합하는데, 그 예가 橘皮竹茹湯[金匱要略]이다.

胃虛有熱의 妊娠嘔吐에는 薑竹茹에 白朮 蘇梗 등의 健脾理氣 약물을 배합한다. 薑竹茹는 性이 寒涼하므로 和胃止嘔의 효능이 강하며, 특히 임신구토에 적용된다.

【用量·用法】 6~10g. 水煎服. 鮮竹茹는 약성이 비교적 寒涼하므로 清熱除煩의 약효가 우수하여 肺熱이 盛하여 발생하는 咳嗽, 痰稠 혹은 痰熱交阻, 神昏狂亂 煩躁不寧의 증후에 사용한다.

【使用注意】 胃寒嘔吐, 脾胃虛寒에는 忌한다.

> **本草選錄**: [名醫別錄] "治嘔啘, 溫氣寒熱, 吐血崩中."
> [本草經疏] "經曰: 諸嘔吐酸, 皆屬於熱. 陽明有熱, 則爲嘔啘溫氣, 寒熱 亦邪客陽明所致, 甘寒解陽明之熱, 則邪氣退而嘔啘止矣. 甘寒又能凉血清熱, 故主吐血崩中及女勞復也."
> [本經逢原] "竹茹專清胃腑之熱, 爲虛煩. 煩渴. 胃虛嘔逆之要藥. 咳逆唾血, 產後虛煩."
> [方藥合編] "竹茹止嘔除寒痰 胃熱咳噦不寐堪"

【化學分析】 pentosan, lignin, cellulose, 당류, 아미노산, 유기산 등 외 triterpene을 함유한다.

【藥理硏究】 항균시험에 의하면 백색포도상구균, 고초균, 대장균, 티푸스균 등에 모두 비교적 강한 억제작용을 한다. 薑竹茹는 진토·거담작용이 있다.

죽력 竹瀝[KHP]

Bambusae Sulcus
Dried bamboo sap

【出 典】 名醫別錄

【異 名】 淡竹瀝·同竹茹·竹油·竹瀝水·竹瀝膏

【起 原】 벼과(Gramineae) 솜대 *Phyllostachys nigra* Munro var. *henonis* Stapf 또는 왕대 *Phyllostachys bambusoides* Sieb. et Zucc.의 줄기에 열을 가할 때 유출되는 즙액이다.

【採 取】신선한 竹稈을 30~50㎝로 잘라서 양 끝의 마디를 제거하고 세로로 쪼갠 것을 선반에 걸쳐 놓은 후 불로 구워 양 끝에서 흘러내린 액체를 그릇에 받아 모은다.

【性 狀】약은 즙액으로 맑은 황색~황갈색이며 투명하다. 이 약은 타는 냄새가 있다.

【產 地】우리나라 남부지방인 전남·전북과 경남·경북의 대나무 재배지에서 만든다.

【炮 製】이 약물은 신선한 것이 좋으며, 오래 저장해서는 안 된다.

【性味·歸經】味는 甘하고 性은 寒하며, 心·肺·胃經에 작용한다.

效 能	主 治
清熱滑痰	肺熱痰壅, 中風痰迷, 痰熱驚癎 등의 병증

이 약물은 甘·寒으로 滑潤하여 心·肺·胃經의 火를 清하며 그 효능이 竹茹와 비슷하나 清熱化痰하는 작용이 竹茹보다 우수하고 또한 經絡의 停滯된 痰을 透達시켜 痰熱咳嗽를 치료하는 외에도 中風不語, 昏迷, 癲癎, 驚厥 등 痰涎壅塞에는 生薑汁과 병용하며, 痰이 經絡에 停滯하여 야기되는 肢體의 麻木, 拘急 병증에 적용한다.

【臨床應用】이 약물의 性味는 甘·寒으로 滑利하고 走竅逐痰에 능하여 내외를 통달한다. [本草衍義]에 이르기를 "竹瀝은 行痰하고 上下 百骸 毛竅의 곳곳을 通達하게 한다. 만약 痰이 顚頂에 있으면 降하고 胸膈에 있으면 열어 주며, 四肢에 있으면 散하고, 臟腑 經絡에 있으면 利하며, 皮裏膜外에 있으면 행하게 한다"고 하였다. 이는 竹瀝에 대한 약효의 특징을 말한 것이다. 그러므로 竹瀝은 痰家의 聖藥이다.

痰壅의 中風, 癲癎 등의 증후에 生葛汁 生薑汁 등을 배합하는데, 그 예가 竹瀝湯[千金方]이다. 痰迷心竅의 中風으로 인한 의식장애, 舌强, 發語障害, 喘鳴 등의 증후에는 膽南星 菖蒲 半夏 등을 배합하는데, 그 예가 滌痰湯[濟生方]이다.

中風痰迷, 突然昏倒, 喉間痰多에는 生薑汁과 골고루 섞어 코에 넣거나 灌服하여 滌痰開竅한다. [備急千金要方]에는 竹瀝 單味를 복용하여 中風口噤을 치료한다고 하였다.

驚癎癲狂, 痰熱鬱閉의 증후에는 기타 약물을 배합하여 사용한다. 최근에는 B형뇌막염, 유행성 뇌척수막염에 고열, 痰迷, 구토 등의 증상이 나타날 때 竹瀝을 수시로 마시게 하여 일정한 효과를 얻고 있다.

【用量·用法】30~50g. 冲服한다.

【使用注意】이 약물은 性寒質滑하므로 寒嗽와 脾虛溏便에는 忌한다.

本草選錄 : [名醫別錄] "治暴中風風痹, 胸中大熱, 止煩悶, 消渴, 勞復."

[本草衍義補遺] "中風失音不語, 養血清痰, 風痰虛在胸膈, 使人癲狂, 痰在經絡四肢及皮裏膜外, 非此不達不行."

[本草綱目] "竹瀝性寒而滑, 大抵因風火燥熱而有痰者宜之 ; 若寒濕胃虛腸滑之人服之, 則反傷腸胃."

[方藥合編] "竹瀝味甘除痰火 虛熱渴煩汗亦妥"

【化學分析】 (⇒ *p669* 竹茹를 참조).

【藥理研究】 鎭咳祛痰작용은 있으나 해열 및 항천식 작용은 없다고 한다.

해부석 海浮石[KHP]

Pumex
Pumice

【出 典】 本草拾遺

【異 名】 浮石·浮海石

【起 原】 산화광물로 화산에서 분출된 암석이 응고하여 이루어진 구멍이 많은 가벼운 광물이다.

【性 狀】 이 약은 해면상의 불규칙한 덩어리로 크기가 일정하지 않다. 바깥 면은 회백색~회황색으로 많은 작은 구멍이 있다. 질은 가볍고 단단하나 부스러지기 쉽고 자른 면은 엉성하고 거칠다. 이 약은 냄새가 거의 없고 맛은 조금 짜다.

【產 地】 중국의 廣東 연해에서 주로 나고, 우리나라에는 울릉도에 나며, 石花는 중국남부 연해의 지역에 분포한다.

【炮 製】 ① 海浮石 : 잡질을 제거하고 사용할 때 찧어서 부수어 쓴다.

② 煅海浮石 : 耐火性 용기에 넣고 武火로 벌겋게 煅하여 放冷한다.

【性味·歸經】 味는 鹹하고 性은 寒하며, 肺經에 작용한다.

效 能	主 治
清肺化痰	痰熱咳嗽, 肺熱久咳 등의 병증
軟堅散結	瘰癧結核

이 약물의 性味는 鹹·寒하다. 鹹으로 軟堅하고, 寒으로 降火하며, 輕하여 上浮하므로 肺經에 작용하여 清肺化痰하는 특징이 있으며, 또한 痰熱로 인한 咳嗽를 치료하는 要藥이다. 鹹味는 軟堅散結하므로 瘰癧痰核을 치료하나 그 효능은 비교적 약하다. 肺는 水의 上源이 되어 肺氣가 清肅하게 되면 水道가 通利하게 되는데 海浮石은 肺에 작용하여 熱을 제거하고 그 上源을 清하게 하므로 砂淋, 石淋, 血淋을 치료하는 경우에 적용한다. 이와 같이 上下를 치료하는 것이 비록 다르긴 하지만 총괄적으로는 肺熱을 清肅하는데 그 목적이 있다.

【臨床應用】 ① 이 약물의 성미는 鹹·寒하고 體虛輕浮하므로 肺經에 작용하여 清火熱痰하고, 특히 老痰이 膠結되어 생긴 積塊를 제거하는데 특징이 있다. [本草衍義補遺]에서 "海浮石은 清金降火하고 積塊를 제거하며 오래된 담을 化한다"고 하였다.

痰熱咳喘이나 痰이 누렇고 끈적끈적하며 덩어리가 엉키어 뱉기 어려운 증후에 膽南星 貝母 白芥子 등을 배합하는데, 그 예가 清膈煎[景岳全書]이다.

肺熱久咳, 痰中帶血의 증후에는 海蛤殼 栝樓仁 山梔 등을 배합하여 淸熱化痰·涼血止血하는데 그 예가 咳血方[丹溪心法]이다.

② 이 약물은 淸化熱痰에 작용하는 것 외에도 軟堅散結 효능이 있어 瘰癧痰核에 적용한다. 牡蠣 昆布 浙貝母 海藻 등 化痰軟堅·散結 약물을 배합하여 효과를 증강시킨다.

이 외에도 이 약물은 淋證에 사용한다. 浮海石은 肺金의 痰熱을 제거하는 좋은 효과가 있으므로 水의 上源을 소통시켜 肺氣를 淸肅하고 이로서 水道를 通利한다. 그러므로 血淋, 石淋 등의 尿道 澀痛 증상을 치료한다. 木通 滑石 車前子 등의 利尿通淋 약물을 배합하여 사용한다. [本草綱目]에서 인용한 [直指方]에서는 砂淋으로 인한 小便澀痛을 치료하는데, 海浮石을 가루 내어 生甘草를 달인 탕액에 調服한다고 하였다.

【用量·用法】6~10g. 硏末하여 水煎服하거나 丸劑 혹은 散劑에 넣는다.

【使用注意】虛寒咳嗽, 脾胃虛弱 및 風寒咳嗽에는 忌한다.

本草選錄:[日華子本草]"煮汁飮……, 治淋."
[本草衍義補遺]"淸金降火, 消積塊, 化老痰."
[本草綱目]"淸瘤癭結核疝氣, 下氣, 消瘡腫."
[景岳全書]"善降火下氣, 消食, 消熱痰, 化老痰, 除癭瘤結核, 解熱渴熱淋, 止痰嗽喘急, 消積塊, 軟堅癥, 利水濕、疝氣, 亦消瘡腫."
[本草備要]"入肺淸其上源, 肺爲水之上源. 止渴止嗽, 通淋軟堅, 除上焦痰熱, 消癭瘤結核."

【化學分析】火炭 海浮石은 이산화규소, 산화알루미늄, 산화칼륨 등을 함유하고, 골격류 海浮石은 탄산칼슘을 함유한다.

문합 文蛤[KHP]

Meretricis Concha
Clam shell

【出 典】神農本草經

【異 名】蛤殼·海蛤殼·煅蛤殼

【起 原】백합과(Veneridae) 무명조개 *Meretrix meretrix* Linné 또는 백합 *Mereterix lusoria* Rőding의 껍질이다.*

【採 取】봄과 가을에 채취하여 肉을 제거한 다음 깨끗이 씻어 曬乾한다.

【性 狀】이 약은 대개 삼각형을 이루고 바깥쪽으로 융기되어 있다. 바깥 면은 회백색, 껍질의 윗부분과 전면에 걸쳐 갈색과 은회색으로 윤상무늬(輪狀紋)가 있고 갈색의 엷은 막으로 덮여있으며 광택이 있다. 안쪽 면은 유백색 혹은 청자색으로 매끄럽고 광택이 있다. 질은 단단하며 무겁고 절단면에는 층 모양이 뚜렷하다. 이 약은 냄새가 없고 맛은 덤덤하다.

【産 地】우리나라 연해와 중국의 연해에 서식한다.

* CP : 蛤殼(Geqiao) MERETRICIS CONCHA, CYCLINAE CONCHA
文蛤科 動物 文蛤 *Meretrix meretrix* Linnaeus 또는 靑蛤 *Cyclina sinensis* Gmelin의 貝殼。

【炮 製】 ① 蛤 殼 : 깨끗이 씻어 분쇄하여 건조한 후 갈아 細末하여 사용한다.

② 煅蛤殼 : 爐火에 煅하여 放冷한 후 갈아 細粉한다.

【性味 · 歸經】 味는 苦 · 鹹하고 性은 寒하며, 肺 · 胃經에 작용한다.

效 能	主 治
淸肺化痰	熱痰喘咳, 痰火鬱結
軟堅散結	瘰癧痰核, 癭瘤
制酸止痛	胃痛泛酸證

이 약물은 苦 · 寒의 性味로 肺經에 작용하여 肺熱을 淸泄하고 稠痰을 化痰하므로, 肺熱로 인한 痰稠喘咳와 胸脇疼痛을 치료하고, 鹹味는 軟堅하는 효능이 있어 消癭散結하므로 癭瘤瘰癧과 痰核 증후를 치료하는데 사용한다. 이 약물을 煅하면 收斂하는 藥性으로 변하여 制酸止痛하는 효능이 나타나므로 胃痛泛酸과 燙傷濕疹 등의 증후에 적용한다. 다만 文蛤은 熱邪로 인한 痰結을 치료하는데 주로 쓴다. 일반적으로는 生用하고, 制酸과 生肌斂瘡에는 煅用한다.

【臨床應用】 ① 이 약물은 淸肺熱에 능하여 稠痰을 제거하는 작용을 한다. 그러므로 痰熱壅肺, 肺失淸肅, 胸悶喘咳, 咯痰黃稠 등의 증후에 黃芩 栝樓仁 桔梗을 배합하는데, 그 예가 化痰丸[王節齊方]이다.

痰火鬱結에 의한 胸脇疼痛, 咳喘에는 栝樓仁 梔子 靑黛 등을 배합하여 사용한다. 또한 海浮石 白前 桑白皮 등의 淸化痰熱 · 瀉肺平喘하는 약물을 배합하여 사용하는데, 그 예가 化痰丸[王節齊方], 海蛤丸[潔古家珍] 등이다.

② 이 약물은 鹹하여 軟堅散結한다. 그러므로 痰火凝聚로 발생하는 瘰癧痰核, 癭瘤 등의 증후에 海藻 昆布 瓦楞子 등을 배합하여, 軟堅散結 작용을 하는데, 그 예가 含化丸[證治準繩]이다.

③ 이 약물을 煅하여 사용하면 制酸止痛 작용으로 胃痛呑酸의 증후를 치료한다. 근래에는 胃 혹은 十二指腸潰瘍과 胃酸過多로 인한 胃痛에 烏賊骨 甘草 延胡索 등을 배합하는데, 그 결과 制酸止痛 작용을 한다.

이 외에도 이 약물은 비교적 약한 利尿의 효능이 있어 水氣浮腫을 치료하는데, 항상 茯苓, 猪苓, 滑石 등을 같이 사용한다. 또한 瘡口를 收斂하는 효능이 있어서 燙火傷, 濕疹 등의 증상을 치료하며, 油에 잘 개어서 바른다.

【用量 · 用法】 10~15g. 水煎服(丸 · 散劑는 1~3g). 흔히 散劑나 丸劑에 넣는다. 蛤粉은 가제에 싸서 달인다. 외용에는 適量.

生品은 淸化熱痰의 효능이 강하고 煅하여 사용하면 制酸收斂의 효능이 강하다.

【使用注意】 肺虛有寒으로 인한 咳嗽, 中氣不足에는 忌한다.

本草選錄：[神農本草經] "主咳逆上氣, 喘息煩滿, 胸痛寒熱."
[藥性本草] "治水氣浮腫, 下小便, 治嗽逆上氣. 項下瘤癭."
[日華子本草] "療嘔逆, 陰痿, 胸脅脹急, 腰痛, 五痔, 婦人崩中帶下病."
[本草綱目] "淸熱利濕, 化痰飮, 消積聚, 除血痢, 婦人血結胸, 傷寒反汗搐搦, 中風癱瘓."

【化學分析】$CaCO_3$ 등의 칼슘질을 함유한다.

청몽석 青礞石

Chloritum
Chlorite

【出 典】嘉佑補注神農本草

【異 名】綠泥石・礞石・金礞石・煆礞石

【起 原】변질암류 흑운모편암(黑雲母片岩) 또는 녹니석(綠泥石)화한 흑운모편암(黑雲母片岩)이다.*

【性 狀】이 약은 흑운모편암 또는 녹니석화한 흑운모편암으로 모양과 크기가 고르지 않은 덩어리이다. 바깥 면은 회록색～흑록색이고 거칠며 군데군데 은백색의 별 모양의 점이 있으며 진주와 비슷한 광택을 나타낸다. 이 약은 무겁고 질은 부스러지기 쉬우며 부스러기는 작은 판상(板狀)이고 횡단면은 층편상이다. 이 약은 냄새가 없고 맛은 담담하다.

【産 地】중국의 浙江, 建德 지방과 湖北, 江蘇 지역이 주산지이다.

【炮 製】① 礞 石：잡석을 제거하고 작게 부순다.

② 煆礞石：礞石塊를 耐火性 용기에 넣고 武火를 빨갛게 煆하여 放冷한다. 煆하여 放冷한 후 水飛細粉한다.

【性味・歸經】味는 甘・鹹하고 性은 平하며, 肺・心・肝經에 작용한다.

效 能	主 治
下氣消痰・平肝鎭驚	內結로 인한 頑痰喘咳. 痰熱驚搐證

이 약물은 질이 重하여 沈降, 鎭墮下行하므로 下氣墮痰하고 平肝鎭驚에 작용하므로 上・中焦의 頑痰壅塞에 의한 氣急喘咳와 驚風癲癎 등의 병증에 적용하며 "治驚利痰의 聖藥"이라 한다. 최근에는 精神病과 癲癎 등의 병증에 체질이 壯實하고 實熱老痰에 속한 경우에 적용하여 일정한 치료효과를 얻고 있다. 그러나 이 약물은 重墮下泄의 藥力이 峻烈하므로 痰積實證에 적용하며, 脾虛氣弱인 경우나 소아의 慢驚 및 孕婦에는 忌한다.

【臨床應用】① 이 약물은 약성이 강렬하고 질이 무거워 오직 鎭墜하므로 下氣消痰에

* CP : 青礞石(Qingmengshi) CHLORITI LAPIS
變質岩類 黑云母片岩 또는 綠泥石化 云母碳酸鹽片岩。

능하다. [本經逢原]에서는 "그 性이 하행하여 風木이 지나치게 脾土를 억누르고 氣가 운화하지 못하여 氣滯生痰, 壅塞膈上하여 야기되는 여러 風熱病을 다스린다. 따라서 이 약물은 重墜하여서 下泄하게 하고 使木平氣下하게 하므로 痰積通利하여 모든 증후를 자연히 사라지게 한다"고 하였는데, 이는 礞石의 鎭墜消痰하는 특성을 설명한 것이다.

頑痰 혹은 老痰이 上·中焦에 壅塞되어 발생하는 呼吸困難(喘急), 起坐呼吸, 便秘 혹은 痰積에 의한 癲癎, 狂躁 상태 등 氣逆喘咳의 실증에 大黃 黃芩 沈香 등을 배합하는데, 그 예가 礞石滾痰丸[景岳全書]이다.

② 이 약물은 消痰 뿐만 아니라 平肝鎭驚한다. 痰熱壅塞, 內亂神明한 증상, 심지어는 高熱昏迷, 驚悸抽搐 등의 증상에도 사용한다. [嬰孩寶書]에서는 煅礞石을 가루 내어 薄荷葉과 白蜜에 개어 복용하여 熱痰壅塞으로 발생하는 驚風抽搐을 치료한다고 하였다.

小兒의 熱性痙攣에 薄荷 蜂蜜 등을 배합하는데, 그 예가 奪命散[濟生方]이다.

【用量·用法】 6~10g. 水煎服(丸·散劑 1.5~3g).

【使用注意】 脾虛氣弱, 小兒慢驚 및 *孕婦*에는 忌한다.

> **本草選錄** : [嘉祐補注神農本草] "治食積不消, 留滯在臟腑, 食積癥塊久不差."
> [本草綱目] "治積痰驚癎, 咳嗽喘急."
> [本草經疏] 礞石禀石中剛猛之性, 体重而降. "能消一切積聚痰結."
> [本草求眞] 功專入肝平木下氣, "爲治驚利痰要藥."
> [方藥合編] "青礞石寒煆金色　墮痰却又消宿食"

【化學分析】 주성분은 다량의 Fe^{3+}, Fe^{2+}, Al^{3+}, Mn^{2+}, 소량의 Md^{2+}, $SiO3^{-}$ 및 결정수를 함유한다.

해조 海藻[KHP]
Sargassum

【出 典】 神農本草經

【異 名】 海蒿子·落首·海蘿·淡海藻

【起 原】 모자반과(Sargassaceae) 톳 *Hijikia fusiforme* Okamura 또는 알쏭이모자반 *Sargassum pallidum* C. Agardh의 전조(全藻)이다.*

【採 取】 여름과 가을에 바다 밑에서 건져내어 불순물을 제거하고 淡水로 깨끗이 씻어 曬乾한다.

【性 狀】 이 약은 바닷가에 자생하는 갈조류로서 둥글게 말려 있는 상태로 어두운 흑색이며 바깥 면에 백색의 염분가루가 있고 질은 연하며 잘 부서진다. 크기는 일정하지 않고

* CP : 海藻(Haizao) SARGASSUM
馬尾藻科 植物 海蕾子 *Sargassum pallidum* (Turn.) C. Ag. 또는 羊栖菜 *Sargassum fusiforme* (Harv.) Setch.의 藻体。

물에 담가 두면 미끄럽고 끈질끈질한 연한 육질이 된다. 줄기는 원주형이며 위에는 짧은 가지와 편평한 방망이 모양의 잎이 있다.

【産 地】 우리나라의 연해에서 나고, 중국의 浙江, 福建, 廣東, 山東 및 遼寧 등 연해가 주산지이다.

【炮 製】 잡질을 제거하고 깨끗이 씻어 약간 말린 후 小段으로 썰어 曬乾한다.

【性味·歸經】 味는 苦·鹹하고 性은 寒하며, 肝·胃·腎經에 작용한다.

效 能	主 治
消痰軟堅 ; 利水消腫	癭瘤, 瘰癧 ; 脚氣浮腫, 水腫

대개 癭瘤와 瘰癧은 痰火가 凝結하여 병이 된다. 이 약물은 苦味로 瀉結하고 鹹味는 軟堅消痰하며, 寒性은 淸熱瀉火하여 火가 제거되면 消痰하여 癭瘤와 瘰癧이 스스로 치유된다. 또한 性이 苦降에 편중되어 軟堅散結하므로 睾丸腫痛에 적용하며, 昆布를 배합하여 응용하면 그 효력이 증강되며, 肝脾腫大에도 병용한다.

【臨床應用】 ① 瘰癧, 癭瘤 등의 증상에 사용한다. 瘰癧은 肝腎陰虧, 肝火鬱結로 灼津하여 痰이 되고 또 痰火가 凝聚되면서 생기며, 癭瘤는 肝脾氣鬱, 氣滯痰凝으로 營血이 不暢하여 鬱滯되어 생긴다. 이 약물은 消痰軟堅·散結하는 효능으로 위에서 서술한 병증을 치료한다.

瘰癧(頸部임파節腫)에는 夏枯草 連翹 玄參 등을 배합하는데, 그 예가 內消瘰癧丸[瘍醫大全]이다.

癭瘤(甲狀腺腫)에는 昆布 貝母 靑皮 海蛤殼 白彊蠶 등을 배합하는데, 그 예가 海藻玉壺湯[外科正宗], 海藻丸[證治準繩], 藻蠶丸[世醫得效方] 등이다.

최근에는 이 약물로 단순성갑상선종, 갑상선기능항진, 갑상선염 및 림프절염 등을 치료하는데, 모두 일정한 효과가 있다.

이 밖에 疝氣로 인한 睾疝, 睾丸의 腫大疼痛 등의 증상에 單味를 복용한다.

② 또한 脚氣浮腫 및 水腫, 小便不利 등의 증상에 사용한다. 이 약물은 利水退腫하는 효능은 있으나 單味를 사용하면 약효가 약하므로 豬苓 澤瀉 車前子 등의 利尿약물을 배합하여 사용한다.

【用量·用法】 10~15g. 水煎服.

【使用注意】 脾胃虛寒으로 蘊濕인 병증에는 忌한다.

本草選錄 : [神農本草經] "主癭瘤氣, 頸下核, 破散結氣, 癰腫, 癥瘕堅氣, 腹中上下鳴, 下十二水腫."

[名醫別錄] "療皮間積聚, 暴癀, 留氣熱結, 利小便."

[藥性本草] "主辟百邪鬼魅, 治氣疾急滿, 療疝氣下墜疼痛, 核腫, 去腹中雷鳴, 幽幽作聲."

[本草蒙筌] "治項間瘰癧, 消頸下癭囊. 利水道通癃閉成淋, 瀉水氣除脹滿作腫."

[方藥合編] "海藻鹹寒消癭癧 利水通關癥脹積"

【化學分析】 요오드, alginic acid, mannitol 등을 함유한다.

【藥理研究】 ① 이 약물에는 요오드가 풍부하여 요오드 결핍성 갑상선 부종을 치료한다. 동시에 갑상선기능 항진의 신진대사율을 일시적으로 억제하여 증상을 경감시킨다.

② 요오드의 화합물은 병리 산물 예를 들면, 염증 삼출물의 흡수를 촉진하고 또한 병태 조직이 붕괴되고 용해되게 한다. 그러므로 활동성 폐결핵에 사용하는 것은 적합하지 않다.

③ 褐藻酸을 황산화한 후 헤파린과 비슷한 응혈에 길항하는 작용이 있는데 가열하여도 파괴되지 않는다.

④ 갈조산나트륨은 지혈작용을 한다.

곤포 昆布[KHP]

Laminariae Japonicae Thallus

Kelp

【出 典】 名醫別錄

【異 名】 綸布・海昆布・淡昆布

【起 原】 다시마과(Laminariaceae) 다시마 *Laminaria japonica* Areschoung의 전조(全藻)이다.*

【採 取】 여름에서 가을에 걸쳐 바다 밑에서 건져내 曬乾한다.

【性 狀】 이 약은 편평한 띠(帶) 모양으로서, 길이 2~5 m, 너비 10~50㎝, 두께 1~3㎜이다. 바깥 면은 남갈색~흑갈색을 띠고 중앙부는 두껍고, 가장자리는 얇고 파상을 이루며 질기다. 바깥 면은 흰가루(白霜)로 덮여있다. 이 약은 냄새가 조금 비리고 맛은 짜며 달다.

【產 地】 우리나라의 연해에서 나며, 중국의 遼寧, 山東, 福建의 연해가 주산지이다.

【炮 製】 잡질을 제거하고 깨끗이 씻어 약간 말린 후, 切絲로 썰어 曬乾한다.

【性味・歸經】 味는 鹹하고 性은 寒하며, 肝・胃・腎經에 작용한다.

效 能	主 治
消痰軟堅 ; 利水退腫	瘰癧, 癭瘤 ; 脚氣浮腫, 水腫

이 약물의 性味는 鹹・寒하고 質이 滑하여 軟堅散結・淸熱化痰하는 효능이 있으므로 癭瘤(甲狀腺腫)와 瘰癧(頸部임파節腫)을 치료하며 더욱이 癭瘤를 치료하는 주약이다. 또한 이 약물은 性이 滑하여 潤下・利水消腫의 효능이 있어 水腫脹滿, 濕熱脚氣 등의 증후에 적응한다.

그러나 脾胃가 虛寒하고 濕이 있는 증후에는 忌한다.

【臨床應用】 ① 昆布와 海藻는 성미와 효능이 비슷하여 消痰軟堅하는 효능이 있다. [本草

* CP : 昆布(Kunbu) LAMINARIAE THALLUS, ECKLONIAE THALLUS
海帶科 植物 海帶 *Laminaria japonica* Aresch. 또는 翅藻科 植物 昆布 *Ecklonia kurome* Okam.의 葉狀体。

經疏]에서 이르기를 "昆布는 鹹으로 軟堅하는데 성질이 潤下한다. 寒은 熱을 제거하고 散結한다. 그러므로 十二水腫, 癭瘤, 結氣, 瘻瘡을 치료한다."라고 하였다.

임상에서는 흔히 海藻와 相須 작용으로 瘰癧痰核, 癭瘤, 腹中腫塊, 睾丸腫痛 등의 증후에 적용한다. 海藻 海蛤殼 羊靨 등을 배합하는데, 그 예가 昆布散[證治準繩], 昆布丸[外臺秘要]이다.

최근에는 갑상선부종, 갑상선종양, 림프결핵 및 간경변 등의 증후에 活血化瘀·軟堅散結의 약물과 배합하여 사용하면 일정한 효과가 있다.

② 이 약물은 利水退腫의 작용이 있으나 효력이 약하므로 脚氣浮腫, 水腫, 小便不利 등의 증상에는 기타 이뇨약물을 같이 병용하여 치료효과를 높인다.

【用量·用法】 10~15g. 水煎服.

【使用注意】 脾胃虛寒으로 蘊濕한 증후와 孕婦에는 忌한다.

本草選錄 : [名醫別錄] "主治十二种水腫, 癭瘤聚結氣, 瘻瘡."
[藥性本草] "利水道, 去面腫, 治惡瘡鼠瘻."
[海藥本草] "性溫, 主大腹水腫, 諸浮氣, 幷癭瘤氣結等, 良."
[本草綱目] "凉血降火, 消癭解毒."
[方藥合編] "昆布鹹寒一切腫　瘻瘡癭瘤氣結壅"

【化學分析】 요오드, laminarin(다당류), alginic acid, mannose, galactan, carratene, laminine, laminaran, glutamic acid, proline, vitamin B_1, B_2, C, Fe, K, Ca 등을 함유한다.

【藥理研究】 ① 요오드가 함유되었으므로 요오드 결핍성 갑상선 부종을 치료한다.

② 함유한 laminine는 혈압을 낮춘다. 褐藻전분 sulfate는 혈지를 낮추는 작용을 한다.

③ alginic acid가 황산화한 후에는 헤파린과 유사한 항응혈작용을 한다. 알긴산 나트륨은 지혈의 효능이 있고 강혈지작용도 한다.

반대해 胖大海[KHP]

Sterculiae Lychnophorae Semen
Boat-fruited sterculia seed

【出 典】 本草綱目拾遺

【異 名】 安南子·大洞果·胡大海

【起 原】 벽오동과(Sterculiaceae) 반대해(胖大海) *Sterculia lychnophora* Hance의 씨이다.*

【採 取】 4~6월에 성숙한 果實을 따서 종자를 취하여 曬乾한다.

【性 狀】 이 약은 타원형으로 위쪽은 둔한 원형이며, 밑 부분은 약간 뾰족하고 길이 2~3㎝, 지름 10~15㎜이다. 바깥 면은 갈색~어두운 갈색으로 약간 광택이 있으며 가늘고

* CP : 胖大海(Pangdahai) STERCULIAE LYCHNOPHORAE SEMEN
梧桐科 植物 胖大海 *Sterculia lychnophora* Hance의 成熟 種子。

빽빽하게 불규칙한 주름이 있고 밑 부분에는 엷은 색의 둥근 종제(種臍)가 있다. 바깥 종피는 질이 가벼우면서 성글어 쉽게 떨어지며 물기와 접촉하면 부풀어 해면상의 덩어리가 된다. 안쪽 종피는 홍갈색~흑갈색으로 끝에 황백색의 둥근 반점이 있다. 안쪽 종피를 벗기면 두꺼운 배유(胚乳)가 2쪽으로 되어 있으며 어두운 갈색~회갈색을 띤다. 이 약은 냄새가 없고 맛은 덤덤하며 오래도록 씹으면 점성이 있다.

【産 地】 베트남, 타이, 말레이시아 등 열대지방과 중국의 廣東, 海南島가 주산지이다.

【性味・歸經】 味는 甘하고 性은 寒하며, 肺・大腸經에 작용한다.

效 能	主 治
淸宣肺氣	痰熱咳嗽, 肺熱音啞
潤腸通便	熱結便秘

이 약물의 性味는 甘・寒하고 가벼워 宣散하므로 肺經에 작용하여 肺氣의 宣散과 鬱火를 淸泄하는 효능으로 淸熱潤肺・利咽解毒의 要藥이다. 熱痰을 化痰하고 聲音을 開하며 感冒咳嗽로 인한 音啞와 咽喉腫痛을 치료한다. 이 외에도 이 약물은 淸腸通便하는 효능이 있으므로 熱結便秘로 인한 頭痛과 目赤 및 輕度의 發熱 등을 치료한다.

【臨床應用】 ① 肺는 嬌臟이고 성질이 淸肅한 것을 좋아하며 痰熱에 견디지 못한다. 痰熱交阻로 肺氣가 鬱閉되면 宣通하지 못하여 기침 소리가 重濁不揚하고 痰多稠黃하며, 口苦咽乾증상이 나타난다. 이 약물은 甘・寒으로 肺經에 작용하여 肺氣를 宣通하고 肺熱을 淸泄하는 효능이 있다. 그러므로 痰熱交阻, 肺氣鬱肺의 증후에 單味를 사용하면 약효가 약하므로 통상 桔梗 蟬蛻 貝母 등의 약물을 배합하여 肺氣를 淸宣하는 효력을 증강시킨다.

[直指方]에 이르기를 "肺는 音聲의 문이다"라고 하였다. 또한 葉天士는 "폐가 實하면 소리가 없다"고 하였다. 이는 목소리가 쉬는 것은 肺와 밀접한 관계가 있다는 것을 말한다.

肺가 熱하면 肺氣가 宣通하지 못하여 목이 쉰다. 혹은 높은 소리로 고함치거나 말을 너무 많이 하여 耗氣傷津하고 津이 상하면 失潤하여 失音하게 되는 것이다. 이때에는 모두 이 약물에 沙參 生地黃 生甘草 등의 淸潤약물을 배합하거나 혹은 單味를 차처럼 담가 마셔도 일정한 효과가 있다.

肺熱로 인해 목이 쉬고, 咽喉疼痛, 咳嗽 등의 증후에 蟬蛻 薄荷 桔梗 등을 배합한다.

② 이 약물은 성질이 淸潤하여 潤腸通便의 효능이 있어 熱結腸胃, 津液不布, 糞便堅結으로 야기되는 傳導失職의 변비 증상에 사용한다. 또한 頭痛, 目赤, 약간의 發熱 등의 증상에서 경증에 속하면 單味를 사용하거나 또는 火麻仁 郁李仁 등의 潤腸약물을 배합하고, 重症일 경우에는 淸熱瀉下 약물을 배합해야 효과를 얻을 수 있다.

【用量・用法】 3~5매. 熱湯으로 泡服. 散劑에는 半減.

【使用注意】 中寒・中濕으로 인한 便溏에는 忌한다.

本草選錄：[本草綱目拾遺] "治火閉痘, 服之立起. 幷治一切熱證勞吐衄下血, 消毒去暑, 時行赤眼, 風火牙痛, 蟲積, 下食, 痔瘡漏管, 乾咳無痰, 骨蒸內熱, 三焦火證, 諸瘡皆效."

[本草正義] "善於開宣肺氣, 并能泄皮毛." "開音治喑, 爽嗽豁痰."

【化學分析】다량의 점액을 함유한다. 당성분은 galactose, pentose, arabinose 등이 보고되어 있다.

【藥理研究】① 이 약물은 흡수성이 매우 강하여 장 용적을 증가시키고 장의 연동을 촉진하여 설사하게 한다.

② 강혈압작용 및 일정한 이뇨·진통작용을 한다.

胖大海의 물 침출물을 토끼의 장관 실험에서 완화한 사하작용이 있는 것으로 알려져 있다. 사하작용을 하는 것은 반대해를 내복한 다음 장내 용적이 증가하고 기계적 자극을 주어 반사적 장연동이 증가하기 때문이라고 한다. 外種皮, 內種皮, 種仁 다 같이 장관연동의 촉진작용이 있고 특히 외종피의 흡수력이 크다고 한다.

와릉자 瓦楞子[KHP]

Scapharcae seu Tegillarcae Concha
Ark shell

【出 典】名醫別錄

【異 名】瓦壟子·魁蛤·蚶·蚶殼·瓦屋子

【起 原】돌조개과(Arcidae) 새꼬막 *Scapharca subcrenata* (Lischke) 또는 꼬막 *Tegillarca granosa* (L.) 또는 피조개 *Scapharca broughtonii* Schrenk의 껍질이다.*

【採 取】봄과 가을에 채취하여 泥土와 肉質을 제거하고 깨끗이 씻은 다음 曬乾한다.

【性 狀】이 약은 부채꼴이며 길이 2~5㎝, 너비 2~3㎝, 높이 1~3㎝이다. 바깥 면은 기와골 모양으로 두드러진 골(放射肋)이 방사상으로 17~18줄이 나고 엷은 회갈색이며 안쪽은 매끄럽고 광택이 있으며 회백색이다. 이 약은 굳고 부서진 면은 백색이다. 이 약은 냄새가 없고 맛은 조금 짜다.

【產 地】우리나라의 서해와 남해의 연안에 서식한다.

【炮 製】① 瓦楞子：깨끗이 씻어 건조하여 빻아서 분쇄한다.

② 煅瓦楞子：耐火性 용기에 넣고 武火로 부드럽고 부서지기 쉽게 煅하여 식힌 후 碾碎한다.

【性味·歸經】味는 鹹하고 性은 平·無毒하며, 肺·胃·肝經에 작용한다.

---

* CP：瓦楞子(Walengzi) ARCAE CONCHA
蚶科 動物 毛蚶 *Arca subcrenata* Lischke 泥蚶 *Arca granosa* Linnaeus 또는 魁蚶 *Arca inflata* Reeve의 貝殼。

效 能	主 治
消痰化瘀 · 軟堅散結	瘰癧, 癭瘤, 癥瘕痞塊, 頑痰久咳
煅用 : 制酸止痛	胃痛吐酸

이 약물은 鹹·平하고 氣分과 血分에 작용하여 軟堅하므로 능히 堅痰을 化하고 瘀血을 삭이며 散結止痛하는 효능이 있어 癥瘕痞塊, 老痰堅積 및 胃酸過多로 인한 酸痛, 癭瘤, 瘰癧 등의 병증에 적용한다. 이 약물은 消痰散結에는 生用하고, 制酸止痛 및 외용에는 煅하여 사용한다.

【臨床應用】 ① 瘰癧은 대체로 痰火凝結로 인해 야기된다. 이 약물은 性이 鹹·平으로 消痰化瘀·軟堅散結하는 효능이 있으므로 瘰癧의 치료에 많이 선택되는 약물이다. 單味는 약효가 비교적 약하다. 다만 貝母 夏枯草 連翹 猫爪草 등의 消痰散結·清火攻毒하는 약물을 배합하여 약효를 강화한다.

② 情志內傷이거나 飮食과 腎水·脾土에 맞지 않아 瘀血痰氣가 膠着되면서 목 앞에 鬱結되어 癭瘤가 생긴다. 이 약물은 消痰化瘀·軟堅散結에 작용하므로 일체의 痰積, 血積, 氣塊를 제거하는데 選用되는 약물이다. 單味를 사용하면 효력이 비교적 약하기 때문에 化痰散結·軟堅하는 약물을 배합하여 사용하거나 또는 증후에 따라 기타 상응되는 약물을 가하여 약효를 증강시킨다. 그 예가 含化丸[證治準繩]인데, 이 처방은 海藻 昆布 海帶 猪靨(猪甲狀腺) 등을 배합하여 癭瘤痰核을 치료한다.

③ 癥瘕痞塊는 대체로 氣滯血瘀 혹은 痰凝으로 인해 야기된다. 이 약물은 化瘀消痰을 통해 散結하고 消癥化痞한다. 瓦楞子丸[万氏家抄方]은 이 약물의 單味를 煅하고 醋淬하여 만든 丸劑로서 癥瘕痞塊를 치료한다. 行氣活血·散結消痰하는 莪朮 三棱 鱉甲 丹參 등을 배합하여 複方으로 치료하면 효과가 더욱 좋다. 최근에는 肝脾腫大 및 消化道腫瘤에 사용한다.

④ 瓦楞子는 肺經에 작용하여 化痰하므로 頑痰久咳의 증후에 海浮石 貝母 紫菀 款冬花 등의 化痰止咳 약물을 배합한다.

⑤ 瓦楞子를 煅하면 또 아주 좋은 制酸止痛 작용이 있어 胃痛吐酸을 치료한다. [經驗方]에서는 이 약물에 烏賊骨 陳皮 등을 배합하여 散劑로 복용한다고 하였다. 胃痛吐酸의 증후에 寒熱虛實, 氣滯血瘀의 차이가 있을 경우, 臨床辨證 組方의 기초에서 이 약물을 가해도 역시 좋은 효과를 볼 수 있다. 최근에는 주로 胃·十二指腸潰瘍을 치료하는데 사용한다.

이 밖에 瓦楞子丸[女科指掌]은 이 약물에 香附子 丹皮 當歸 등을 배합한 처방인데 氣滯血瘀의 痛經을 치료한다.

【用量·用法】 9~15g. 水煎服(宜久煎). 散·丸劑에는 1~3g. 消痰散結에는 生用하고, 制酸止痛에는 煅製를 사용한다.

【使用注意】 無瘀血이나 胃酸不足의 경우에는 忌한다.

本草選錄 : [本草綱目] "鹹走血而軟堅, 故瓦壟子能消血塊, 散痰積."
[日華子本草] "燒過醋淬, 醋丸服, 治一切血氣, 癥癖."
[日用本草] "消痰之功最大, 凡痰膈病用之."
[丹溪心法] "能消血塊, 次消痰.
[方藥合編] "瓦壟肉溫腹冷除　健胃消食補中虛"

비파엽 枇杷葉[KP]

Eriobotryae Folium
Eriobotrya leaf

【出 典】名醫別錄

【異 名】盧橘

【起 原】장미과(Rosaceae) 비파나무 *Eriobotrya japonica* Lindley의 잎이다.*

【採 取】연중 수시로 따서 曬乾한다.

【性 狀】이 약은 잎으로 긴 원형~도란형이며, 길이 12~30㎝, 너비 4~9㎝이다. 끝은 뾰족하고 잎 가장자리에는 성글고 거친 톱니가 있으나 기부 가까이는 전연이다. 윗면은 회록색, 황갈색~녹갈색이고 광택이 나며 매끄럽다. 아랫면은 색이 옅고 황색의 섬모가 촘촘히 덮여있다. 잎자루는 매우 짧고 연한 황갈색의 섬모가 덮여있다. 질은 가죽질이고 부서지기 쉽다. 이 약은 거의 냄새가 없고 맛은 약간 쓰다.

【產 地】우리나라 남부지방에서 果樹 또는 관상용으로 재배하고, 중국의 長江유역과 남부의 각 省에 분포한다.

【炮 製】① 枇杷葉 : 絨毛를 제거하고 물을 뿌려 축인 후, 葉絲로 썰어 건조한다.

② 蜜枇杷葉 : 煉蜜을 끓인 물에 희석한 후 枇杷葉絲에 고루 섞어 축인 후 文火로 짙은 黃色이 될 정도로 炒하여 放冷한다(枇杷葉 100㎏당 煉蜜 20㎏).

【性味 · 歸經】味는 苦하고 性은 微寒하며, 肺 · 胃經에 작용한다.

效 能	主 治
化痰止咳	肺熱의 咳嗽, 咯血, 燥熱咳喘
和胃降逆	胃熱의 嘔噦, 煩渴

이 약물은 苦 · 微寒한 性味로 肺經에 작용하여 淸降하는 효능이 있어 위로는 肺熱을 淸熱시켜 肺氣을 肅降하므로 化痰止咳하고, 胃經에 작용하여 胃熱을 淸降하여 止嘔작용을 하며 煩渴을 제거하고 淸肅肺胃하는 약물이다. 肺熱의 喘咳, 咯血, 衄血 및 胃熱의 嘔噦, 煩渴 등의 증후에 적용한다.

* CP : 枇杷葉(Pipaye) ERIOBOTRYAE FOLIUM
薔薇科 植物 枇把 *Eriobotrya japonica* (Thunb.) Lindl.의 葉。

이 약물을 약에 넣을 때는 背面의 絨毛를 닦아내고 사용함으로써 咽喉를 자극시켜 나타나는 기침을 방지할 수 있으며, 止咳化痰에는 蜜炙하여 사용하고 和胃降逆에는 生用한다.

【臨床應用】 ① 이 약물은 味가 苦平하고 性이 降泄에 능하므로 肺熱을 淸肅하고 化痰止咳하는 효능이 있다. 肺熱咳嗽, 咯痰黃稠, 口苦咽乾의 증후에 單味를 膏로 만들어 복용하면 淸肺化痰·止咳 작용을 한다. 黃連 山梔子 桑白皮 등을 배합하면 淸熱化痰의 효능을 강화하는데, 그 예가 枇杷淸肺飮[醫宗金鑒]이다.

燥熱咳喘, 咯痰不爽, 口乾舌紅의 증후에 桑白皮 沙參 등 淸肺養陰 약물을 배합하는데, 그 예가 枇杷淸肺飮[醫宗金鑒]이다.

최근에는 이 약물에 桑白皮 桔梗 百部 등을 배합하여『治咳枇杷顆粒』을 만들었는데 이것은 淸熱宣肺·化痰止咳의 작용을 하므로 肺熱燥咳인 증상에 1회 1포씩 1일 2회 복용한다.

頓咳(百日咳), 喘急, 咽의 乾燥感 등의 증후에 百部 등을 사용하는데, 그 예가 治百日咳方[新方]이다.

② 이 약물은 또한 胃熱을 제거하고 和胃止嘔의 효능이 있으므로 胃熱, 胃失和降, 上逆嘔噦 등의 증후에 麥門冬 竹茹 蘆根 등의 胃熱淸泄·降逆止嘔하는 약물을 배합하면 그 효과가 더욱 좋다.

【用量·用法】 10~15g. 水煎服. 枇杷葉의 뒷면에 絨毛가 많으므로 반드시 솔로 털을 제거한 후 달여야 咽喉를 자극하지 않게 된다. 包煎한다.

蜜炙枇杷葉은 潤咳止咳하는 효능이 있어 肺熱傷津 혹은 肺燥氣逆證에 적합하다. 炙하면 化痰止咳의 효능이 좋고, 生用하면 和胃降逆의 효능이 좋다.

【使用注意】 胃寒으로 인한 嘔吐와 風寒으로 인한 咳嗽에는 忌한다.

> **本草選錄**：[名醫別錄] 味苦, 平, "無毒. 療卒啘不止, 下氣."
> [本草綱目] "和胃降氣, 淸熱解暑毒, 療脚氣."
> [新修本草] "主咳逆不下食."
> [方藥合編] "枇杷葉苦偏理肺　解酒淸上兼吐穢"

【化學分析】 정유로서 nerolidol, transnerolide, α-pinene, camphene, farnesol 등과 triterpenoid의 ursolic acid, oleanolic acid, 당류로는 D-glucose, D-fructose, sucrose 등, 유기산으로는 tartaric acid, citric acid 등, 그 외 alkaloid, tannin, amygdalin, vitamin B, C, sarbitil, ceryl alcohol 등을 함유한다.

【藥理硏究】 ① amygdalin은 청산을 분해하여 방출하므로 일정의 止咳·진통작용이 있다.

② amygdalin은 가수분해한 후 벤질알데히드를 생성하며 소화관 내에 있어서 효모의 활동을 억제하는 작용이 있으므로 발효하는 것을 억제한다.

③ 이 약물의 油質은 경도이면서 祛痰작용이 있다.

항균시험에서는 현저한 억제작용을 하며 또한 인플루엔자 바이러스를 억제한다.

동과자 冬瓜子[KHP]

Benincasae Semen
Benincasa seed

【出 典】神農本草經

【異 名】冬瓜仁・白瓜子・瓜瓣・東瓜子・白東瓜子・白瓜子

【起 原】박과(Cucurbitaceae) 동아 *Benincasa cerifera* Savi의 씨이다.

【採 取】8~9월 사이에 성숙한 동과를 채취하여 種子를 취하여 曬乾한다.

【性 狀】이 약은 씨로 납작한 주걱형~난형으로 길이 10~13㎜, 너비 6~8㎜, 두께 약 2㎜이다. 바깥 면은 황백색을 띠며 한쪽은 둥글고 다른 쪽은 뾰족하며 그 끝에 2개의 작은 돌기가 있다. 이 약의 가장자리에는 두드러진 띠가 있으나 때로 없는 것도 있으며 매끈하다. 씨껍질을 벗기면 그 안에는 유백색의 기름기가 많은 종인이 있다. 이 약은 특유한 냄새가 약간 있고 맛은 약간 달고 기름기가 있다.

【炮 製】① 冬瓜子 : 잡질과 미숙한 종자, 空殼을 제거하고 깨끗이 씻어 曬乾한다.

② 炒冬瓜子 : 冬瓜子를 炒製 용기에 넣고 文火로 연한 황색이 될 정도로 炒한다.

【性味・歸經】味는 甘하고 性은 寒하며, 肺・小腸經에 작용한다.

效 能	主 治
清肺化痰	肺熱咳嗽, 黃痰
利濕排膿	肺癰, 腸癰

이 약물의 性味는 冬瓜皮와 비슷하나 寒滑하고 위로는 肺의 蘊熱을 清하며 아래로는 大腸의 積垢를 유도하고 또한 滑痰排膿하여 清肺化痰・消癰排膿・清熱利濕하는 효능이 있다. 肺熱咳嗽와 肺癰, 腸癰, 白濁, 帶下 등의 증후에 적용한다.

【臨床應用】① 清肺化痰・消癰排膿하는 효능이 있어 肺熱로 인한 咳嗽, 黃痰에 桔梗 前胡 栝樓 등을 배합하는데, 그 예가 前貝杏瓜湯이다.

肺癰(肺化膿症)에 蘆根 薏苡仁 桃仁 등을 배합하는데, 그 예가 葦莖湯[備急千金要方]이다.

腸癰(蟲垂炎 등)에 大黃 牡丹皮 薏苡仁 등을 배합하는데, 그 예가 大黃牡丹皮湯[金匱要略], 腸癰湯[新方]이다.

② 清熱利濕하는 효능이 있다. 下焦濕熱로 인한 白濁, 帶下, 小便不利, 尿道澀痛 등에 사용한다.

【用量・用法】10~15g. 水煎服.

【使用注意】寒痰咳嗽에는 忌한다.

本草選錄 : [神農本草經] "主令人悅澤 · 好顔色, 益氣."
[名醫別錄] "主煩滿不樂."
[山東中藥] "治腎臟炎 · 尿道炎, 小便不利, 脚氣, 水腫."
[方藥合編] "冬瓜甘寒熱渴釋　利大小腸壓丹石"

【化學分析】 種子에는 saponin 0.68%, 지방, 요소, citrulline 등을 함유하고, 種子의 지방유는 linoleic acid 62.3%, oleic acid 21.9%, 포화지방산 15.6%를 함유하며, 종자에서는 소량의 adenine, trigonelline(*n*-methylnicotinic acid betaine)이 분리되었다.

제 3절 止咳平喘藥

止咳平喘이란 咳嗽氣喘을 다스리는 것을 말하며 이 약물의 대부분은 苦 · 辛 · 甘味의 약물이며, 宣肺祛痰 · 潤肺止咳 · 下氣平喘에 주로 작용하는 약물을 止咳平喘藥이라 한다.

止咳平喘藥은 咳嗽喘息의 병증에 적용하는데, 喘嗽의 증상은 비교적 복잡하여 乾咳無痰, 咳痰黃稠 혹은 淸稀, 外感咳嗽氣喘, 虛勞咳喘 등의 寒熱 · 虛實이 서로 다르므로 적용에는 반드시 약물을 選用하여 病情에 맞게 배합하여야 한다.

행인 杏仁[KP]

Armeniacae Semen
Apricot kernel

【出 典】 神農本草經

【異 名】 苦杏仁 · 光杏仁 · 北杏仁

【起 原】 장미과(Rosaceae) 살구나무 *Prunus armeniaca* Linné var. *ansu* Maximowicz, 개살구나무 *Prunus mandshurica* Koehne var. *glabra* Nakai, 시베리아살구 *Prunus sibirica* Linné 또는 아르메니아살구 *Prunus armeniaca* Linné의 잘 익은 씨이다.*

【採 取】 여름에 성숙한 과실을 따서 果肉과 核의 殼을 제거하고 種仁만 취하여 曬乾한다.

【性 狀】 이 약은 씨로 납작하게 눌려진 좌우 불균등한 난형을 이루고 한쪽 끝은 뾰족하며 다른 끝은 둥글고 여기에 합점이 있다. 길이 10~18㎜, 너비 8~13㎜, 두께 4~7㎜이다. 씨껍질은 얇고 갈색이며 바깥 면에는 스쳐서 떨어지기 쉬운 석세포로 된 표피세포가 있어서 가루를 뿌린 것 같다. 또 합점으로부터 여러 개의 유관속이 씨껍질 전체에 갈라져서 뻗쳐 있으며 이 부분은 다소 오목하고 세로주름이 나 있다. 따뜻한 물에 넣어서 부드럽게 할 때 씨껍질 및 얇은 반투명의 흰 배유는 떡잎으로부터 쉽게 벗겨진다. 떡잎은 2개이며 유백색이고 기름기가 많다. 이 약은 냄새가 거의 없으며 맛은 쓰고 기름과 비슷하다.

---

* CP : 苦杏仁(Kuxingren) ARMENIACAE SEMEN AMARUM
薔薇科 植物 山杏 *Prunus armeniaca* L. var. *ansu* Maxim., 西伯利亞杏 *Prunus sibirica* L. 東北杏 *Prunus mandshurica* (Maxim.) Koehne 또는 杏 *Prunus armeniaca* L.의 成熟 種子。

【產 地】우리나라 전국에 재배하며, 중국의 東北지방과 內蒙古, 華北, 新疆 및 長江유역이 주산지이다.

【炮 製】① 苦杏仁 : 잡질을 제거하고 짓찧어 사용한다.

② 燀杏仁 : 杏仁을 끓는 물에 넣고 外皮가 약간 부풀어 오를 때 꺼내어 냉수에 잠깐 담그었다가 種皮를 제거하고 仁만을 취하여 건조한다.

③ 炒杏仁 : 燀杏仁을 炒製 용기에 넣고 文火로 황색이 될 정도로 炒하여 放冷한다.

④ 杏仁霜 : 燀杏仁을 찧어 吸油紙에 싸서 麻袋에 넣어 압착하여 去油해서 細末한다.

【性味 · 歸經】味는 苦하고 性은 微溫 · 有小毒하며, 肺 · 大腸經에 작용한다.

效 能	主 治
止咳平喘	風寒 또는 風熱의 咳嗽, 燥熱咳嗽, 肺熱咳喘
潤腸通便	腸燥便秘證

이 약물의 性味는 苦辛 · 溫하고 苦味는 肺經氣分에 작용하여 肺氣를 降하게 하고, 辛味는 疏散하는 동시에 宣肺除痰하므로 痰이 消하여 肺氣가 宣通하게 되어 咳喘이 스스로 平喘된다. 따라서 宣肺化痰 · 止喘平喘하는 효능으로 外邪의 침습이나 痰濁內阻에 의한 肺氣阻塞으로 발생하는 咳喘, 多痰에 적용한다. 熱에는 清熱약물을, 寒에는 溫化 약물을, 表邪에는 解表 약물을, 燥에는 潤燥 약물을 각기 배합으로써 實邪에 대처할 수 있다.

이 외에도 이 약물에는 油質을 함유하므로 大腸經에 작용하여 滑腸通便하는 효능이 있으므로 腸燥便秘에 적용하여 치료하는데, 便溏者는 신중히 사용해야 한다.

또한 杏仁은 苦 · 甛의 二種이 있어 性味가 다르므로 구별하여 사용한다. 즉 苦杏仁은 苦辛 · 宣肺하여 性이 疏泄에 속하므로 外感으로 인한 肺實의 咳喘을 치료하는데, 주로 사용하고, 甛杏仁은 甘 · 平으로 潤肺하고 性이 滋養에 속하므로 肺虛로 인한 勞嗽에 주로 사용한다. 단 潤腸通便의 효능은 서로 같다.

【臨床應用】① 이 약물은 苦味로 泄하고 性이 溫하여 肺經과 氣分에 작용하여 宣肺下氣 · 止咳平喘 작용을 한다. 배합응용에 따라 많은 종류의 咳喘증후를 치료할 수 있다. [本草求眞]에 이르기를 "杏仁은 發散風寒의 작용이 있을 뿐만 아니라 또한 下氣除喘의 작용도 있다. 이는 杏仁의 辛味는 邪氣를 疏散하고 苦味는 下氣하기 때문이다. 潤하면 通便이 잘 되고, 溫하면 宣滯行痰한다"고 하였다. 이는 杏仁의 특징적인 효능을 闡明한 것이다.

風寒咳嗽일 경우에는 蘇葉 半夏 茯苓 등의 疏風散寒 약물을 배합하여 사용하는데, 杏蘇散[溫病條辨]의 杏仁이 바로 이러한 宣肺止咳 · 化痰작용을 하는 예이다.

風熱咳嗽의 증후에는 桑葉 菊花 등의 消散風熱의 약물을 배합하는데, 桑菊飮[溫病條辨]이 바로 杏仁의 肺氣肅降 작용을 취한 예이다.

感冒風邪로 鼻塞聲重, 咳嗽痰多의 증후에는 杏仁(皮尖을 제거하지 않음) 麻黃 生甘草

등으로 조성되어 宣肺平喘의 효능을 기하는데, 그 예가 三拗湯[和劑局方]이다. 이 처방에서는 杏仁의 皮尖을 제거하지 않고 사용한다. 이는 皮尖이 止咳平喘의 유효성분을 비교적 많이 함유하였기 때문이다.

溫燥의 邪氣를 감수하여 肺陰이 灼傷하여 燥熱咳嗽가 초래되었을 경우 桑葉 貝母 沙參 등의 淸宣涼潤의 약물을 배합하는데, 그 예가 桑杏湯[和劑局方]이다. 이 처방은 杏仁의 苦泄溫潤을 취하여 宣利肺氣의 효능을 얻는 예로서, 바로 [醫學啓源]에서 "杏仁은 肺의 燥를 제거하고 胸膈에 있는 風燥를 치료한다."는 說을 응용한 것이다.

肺熱咳喘, 肺中壅熱로 인해 肺氣가 宣降을 잃어 발생하는 咳喘, 口渴 등의 증후에는 麻黃 生石膏 등을 배합하는데, 그 예가 麻杏石甘湯[傷寒論]이다. 이 처방은 杏仁의 肺氣를 내리고 平喘하는 효능을 취하여 麻黃 石膏의 平咳止喘 작용을 돕는다.

② 杏仁은 脂潤으로 降氣潤腸의 효능이 있으므로. 腸胃燥熱이나 津液不足으로 인한 便秘에 사용한다. 허약한 사람 혹은 노인의 氣弱血少, 津液不足으로 인한 腸燥便秘에는 火麻仁 大黃 枳實 등을 배합하는데, 그 예가 麻子仁丸[傷寒論]이다.

또한 桃仁 柏子仁 郁李仁 등 油脂가 풍부한 果仁을 배합한 五仁丸[世醫得效方]도 적용할 수 있다.

【用量·用法】 3～10g. 水煎服(後下). 炒杏仁은 苦澀의 성질이 완화된다.

【使用注意】 虛咳嗽와 泄瀉 및 血虛에 의한 咳嗽에는 忌한다.

本草選錄 : [神農本草經] "主咳逆上氣, 雷鳴, 喉痹, 下氣, 產乳, 金創, 寒心賁豚."

[名醫別錄] "主治驚癇, 心下煩熱, 風氣去來, 時行頭痛, 解肌, 消心下急, 殺狗毒."

[本草綱目] "殺蟲, 治諸瘡疥, 消腫, 去頭面諸風氣皻疱."

[本草備要] "除風散寒, 降氣行痰, 潤燥消積. 索面豆粉, 近之則爛. 通大腸氣秘, 治時行頭痛, 上焦風燥, 咳逆上氣, 杏仁炒研, 蜜和爲丸含咽. 煩熱喘促. 有小毒, 能殺蟲治瘡, 制狗毒可毒狗, 消狗肉積. 錫毒. 肺虛而咳者禁用."

[方藥合編] "杏仁苦溫風痰喘 大腸氣閉便可軟"

【化學分析】 苦杏仁은 청산배당체 amygdalin(약 3%)과 지방유(약 50%)를 함유하는 외에도 β-glucosidase의 emulsin, steroid의 estrorone, estradiol-17-β 등과 amygdalin은 amygdalase, prunase 등의 가수분해로서 prunasin, mandelonitrile, 또 benzaldehyde 및 cyan화수소 등, 지방유는 약 8종류의 지방산이 분리되고 그중 oleic, lonoleic, tetradecanoic, palmitoleic, eicosenoic acid 등이다. 정유로서 β-ionone, γ-decanolactone, hexanol, γ-dodecalactone, α-terpineol, geraniol, tetradecanoic acid 등과 15종류의 아미노산(약 13%)을 함유하고 그중 glutamic acid가 가장 많다. 그 외에도 단백질을 함유한다.

【藥理硏究】 ① 苦杏仁 glucoside를 분해하여 얻은 미량의 hydrocyanicacid은 호흡중추를 약간 억제하므로 止咳·平喘 효과가 있다. 집토끼에 대한 실험에서 苦杏仁은 정상 동물의 肺 표면의 활성물질 합성을 촉진하고, 油酸(oleic acid)型 호흡곤란 종합증의 병변이 개선

되게 한다. 이는 임상 혹은 호흡도 窮迫종합증 등의 병에 시험 사용할 수 있다는 것을 말한다.

② benzaldehyde는 위단백 효소의 소화 기능을 억제하고 지방유는 潤腸通便한다.

③ 苦杏仁의 항종양작용에 대한 보고서의 결과가 불일치한다. 苦杏仁은 蛔蟲, 鉤蟲, 蟯蟲 및 티푸스균, 파라티푸스균을 억제한다.

④ 杏仁을 다량 복용하면 중독되기 쉽다. 杏仁에 분해된 대량의 청산은 延骨髓의 생명중추에 대하여 먼저 자극한 후에 마비시킨다. 효소의 활동을 억제하고 신진대사를 저지하므로 조직의 질식을 야기시킨다.

백부근 百部根[KHP]

Stemonae Radix
Stemona root

【出 典】名醫別錄

【異 名】百部・肥百部・炙百部・蒸百部・百條根・嗽藥・九蟲根

【起 原】백부과(Stemonaceae) 만생백부(蔓生百部) *Stemona japonica* (Blume) Miq., 직립백부(直立百部) *Stemona sessilifolia* (Miq.) Miq. 또는 대엽백부(對葉百部) *Stemona tuberosa* Lour.의 덩이뿌리이다.*

【採 取】봄철 새싹이 나오기 전이나 또는 가을에 캐어 깨끗이 씻어 끓는 물에 담갔다가 薄片으로 썰어 曬乾한다.

【性 狀】① 만생백부(蔓生百部) : 이 약은 덩이뿌리로 직립백부와 비슷한데 차이점이 있다면 괴근의 두 끝이 좀 좁고 바깥 면에 불규칙한 주름 및 세로 주름이 있다는 점이다.

② 직립백부(直立百部) : 이 약은 덩이뿌리로 방추형이고 구부러져 있으며 상단은 비교적 가늘고 길다. 길이 5~12㎝, 지름 5~10㎜이다. 바깥 면은 황백색 또는 연한 갈색이고 세로로 불규칙하고 깊게 난 도랑이 있다. 간혹 가로 주름이 보인다. 질은 무르고 쉽게 절단된다. 자른 면은 평탄하고 각질 모양이며 연한 황갈색 또는 황백색이며 피부는 비교적 넓다. 이 약은 특유한 냄새가 약간 있고 맛은 달고 쓰다.

③ 대엽백부(對葉百部) : 이 약은 덩이뿌리로 긴 방추형 또는 긴 막대형이고 길이 8~24㎝, 지름 8~20㎜이다. 바깥 면은 연한 황갈색~회갈색이고 얇은 세로 주름 또는 불규칙한 세로 홈이 있다. 질은 견실하고 자른 면은 황백색~어두운 갈색이며 목부는 비교적 크고 수부는 흰색에 가깝다.

【産 地】直立百部는 중국의 山東省과 河南省으로부터 長江유역, 福建에서 산출되고, 蔓生百部는 북부, 중부, 동부 각 지역에 분포한다.

* CP : 百部(Baibu) STEMONAE RADIX
百部科 植物 直立百部 *Stemona sessilifolia* (Miq.) Miq., 蔓生百部 *Stemona japonica* (Bl.) Miq. 또는 對葉百部 *Stemona tuberosa* Lour.의 塊根。

【炮 製】 ① 百 部 : 잡질을 제거하고 깨끗이 씻어 축인 후 厚片으로 썰어 건조한다.

② 蜜百部 : 煉蜜을 熱湯에 희석하여 百部片에 고루 섞어 축인 후 文火로 손에 붙지 않을 정도로 炒한다(百部片 100kg당 煉蜜 12.5kg).

【性味·歸經】 味는 甘·苦하고 性은 平하며, 肺經에 작용한다.

效 能	主 治
潤肺止咳	傷風咳嗽, 百日咳, 肺癆咳嗽
滅虱殺蟲	蟯蟲病, 頭虱, 體虱, 體癬 등

이 약물의 性味는 甘潤·苦降하고 性이 平하여 寒熱에 치우치지 않고 비교적 좋은 潤肺下氣·止咳작용을 하여 肺勞咳嗽의 要藥이다. 咳嗽에는 新·久·寒·熱을 불문하고 사용하며, 백일해 등의 병증에 적용하며, 더욱이 久咳를 치료하는데 좋다. 또한 殺蟲작용도 있어 人體의 頭虱, 體虱, 陰虱 및 蟯蟲 등에 대하여 비교적 강한 殺蟲 작용이 있으며, 生用하면 殺蟲力이 강하고, 蜜炙하면 潤肺止咳 효능이 증강된다.

【臨床應用】 ① 이 약물은 甘潤·苦降하고 性이 平하여 肺經에 작용한다. 예로부터 肺癆咳嗽에 요약으로 지목되어 왔다.

新久·寒熱咳嗽를 막론하고 모두 적합하며, 특히 久咳虛嗽에 효과가 뛰어나므로 外感咳嗽, 久咳不已의 증후에 荊芥 桔梗 紫菀 등을 배합하는데, 그 예가 止咳散[醫學心悟]이다.

소아의 백일해에도 좋은 효과가 있으며, 이 경우에는 沙參 川貝母 白前 등을 배합하여 사용한다. 최근에는 百部 시럽을 만들어 복용한다.

肺癆咳嗽(肺結核), 痰中帶血의 증후에 麥門冬 生地黃 白芨 三七 등 滋陰潤肺·收斂止血의 약물과 배합하면 좋은 효과를 본다. 古方 [本草綱目]에서는 [續十全方]의 처방을 인용하여 이르기를 暴咳를 치료한다고 하였고, [備急千金要方]에는 久咳를 치료한다고 하였는데, 이는 모두 單味를 달여 濃汁을 복용한 예이다.

② 이 약물은 殺蟲滅虱의 작용이 있어 蟯蟲病, 頭虱, 體虱에 사용한다. 蟯蟲病의 경우에 1일 30g을 달여서 30㎖의 濃汁을 취하여 저녁 9~10시에 灌腸하는데, 5일을 하나의 치료과정으로 한다. 또한 기타 구충약을 배합하여 복용한다.

蛔蟲, 陰道滴蟲(질트리코모나스균) 등 장 기생충에 배합하여 응용한다. 頭虱과 體虱에는 20%의 알코올 추출물이나 50%의 탕액을 발라도 殺滅작용을 한다.

이 외에 신선한 것을 절단하여 단면을 蕁麻疹, 皮炎, 疥癬의 환부에 바르거나 百部 팅크제를 발라도 효과가 좋다.

또한 농작물의 해충을 殺滅하는 작용도 한다.

【用量·用法】 6~12g. 水煎服. 외용에는 適量(水煎 또는 酒浸用).

【使用注意】 傷胃滑腸하기 쉬우므로 脾虛溏便에는 忌한다.

本草選錄：[名醫別錄] "主咳嗽上氣." "亦主去風."
[藥性本草] "治肺家熱, 上氣咳逆, 主潤益肺."
[日華子本草] "治疳蛔, 及傳尸, 骨蒸勞."
[本草備要] "能潤肺, 治熱咳嗽. 苦能瀉熱. 有小毒, 殺蛔、蟯、蠅、虱, 一切樹木蛀蟲."
[方藥合編] "百部味甘骨蒸瘵　殺疳蛔蟲久嗽解"

【化學分析】alkaloid을 함유하고, 直立百部에는 sessilistemonine, tuberostemonine, protostemonine 등을 함유하며, 蔓性百部에는 stemonine, stemonidine, isostemonidine, protostemonine 등을 함유한다.

【藥理硏究】① 百部 알칼로이드는 동물의 호흡 중추의 흥분성을 낮추고 咳嗽반사를 억제하여 鎭咳작용을 한다. 또한 히스타민에 의해 생기는 驚厥에 길항한다. 그 강도는 아미노필린과 비슷하고 작용은 완만하면서도 지구적이다.

② 황색포도상구균, 인형결핵균, 폐렴쌍구균, 이질균, 티푸스균, 녹농균, 대장균, 유행성 감기 바이러스 및 피부진균에 모두 억제작용을 한다.

③ 물 추출물 및 알코올 추출물은 모기 유충, 頭蝨, 衣蝨 및 臭蟲 등을 살멸한다.

자완 紫菀[KP]

Asteris Radix et Rhizoma
Aster root and rhizome

【出 典】神農本草經

【異 名】靑菀・紫英・子菀・紫蒨

【起 原】국화과(Compositae) 개미취 *Aster tataricus* Linné fil.의 뿌리 및 뿌리줄기이다.*

【採 取】봄과 가을에 캐어 曬乾한다.

【性 狀】이 약은 뿌리로 길이 5~15㎝, 지름 1~2㎜이다. 바깥 면은 연한 갈색~적갈색으로 가는 세로 주름이 있다. 꺾인 면은 섬유성이며 부드럽고 꺾이기 쉽다. 이 약은 특유한 냄새가 있고 맛은 조금 쓰며 아리다.

【產 地】우리나라의 전국에 분포한다. 중국의 河北 安徽 華北 등의 지역에서 재배한다.

【炮 製】① 紫 菀：잡질을 제거하고 깨끗이 씻어 축인 후 厚片 혹은 小段으로 썰어 曬乾한다.

② 蜜紫菀：煉蜜을 熱湯에 희석하여 紫菀片 혹은 小段에 고루 섞은 후 炒製 용기에 넣고 文火로 짙은 갈색이 될 정도로 炒하여 放冷한다(紫菀 100㎏당 煉蜜 25㎏).

【性味・歸經】味는 辛・苦하고 性은 溫하며, 肺經에 작용한다.

* CP：紫苑(Ziwan) ASTERIS RADIX ET RHIZOMA
菊科 植物 紫菀 *Aster tataricus* L. f.의 根과 根莖。

效 能	主 治
化痰止咳	風寒咳嗽, 肺熱咳嗽, 肺虛癆嗽

이 약물의 性味는 溫하나 燥하지 않고 辛散苦泄하므로 肺經의 氣分과 血分에 작용하여 肺鬱을 開泄하여 降逆定喘・化痰止咳하는 효능이 있다. 外感, 內傷 및 寒熱을 막론하고 化痰止咳하는 요약으로 사용된다. 風寒外束・肺氣壅實의 痰多에 가장 적절하며, 肺虛久嗽, 勞嗽咯血에도 사용하는데, 약성이 柔潤하고 滋養효능이 부족하므로 다른 약물을 배합하여 사용한다. 炙炒하면 潤肺의 효능이 증강된다.

【臨床應用】 이 약물은 溫하나 熱하지 않고, 潤하나 燥하지 않으며 또한 약성이 和平하여 肺鬱開泄하는데 장점이 있으며 肺寒, 肺熱, 肺虛癆嗽에 모두 배합 응용할 수 있다. 生紫菀은 痰嗽 實證에 많이 사용한다.

外感風寒으로 인한 氣壅痰多의 증후에 咳嗽에 桔梗 荊芥 百部 白前 등을 배합하는데, 그 예가 止嗽散[醫學心悟]이다.

肺熱咳嗽, 咯痰黃稠 증후에는 黃芩 貝母 등 淸熱化痰하는 약물을 배합하는데, 그 예가 紫菀湯[醫坐元戎]이다.

肺虛久咳, 痰中帶血의 증후에는 炙紫菀에 知母 貝母 阿膠 등을 배합하는데, 그 예가 紫菀茸湯[濟生方]이다.

【用量・用法】 5~10g. 水煎服. 蜜炙紫菀은 潤燥益肺하는 효능이 좋으므로 肺虛久咳, 특히 肺燥傷陰에 적용한다.

【使用注意】 實熱咳嗽와 陰虛火旺으로 인한 咳血에는 忌한다.

> **本草選錄** : [神農本草經] "主咳逆上氣, 胸中寒熱結氣, 去蠱毒、萎蹶, 安五臟."
> [名醫別錄] "療咳唾膿血, 止喘悸, 五勞體虛, 補不足, 小兒驚癎."
> [日華子本草] "調中, 及肺痿, 吐血, 消痰, 止渴, 潤肌膚, 添骨髓."
> [本草衍義] "益肺氣, 經具言之."
> [方藥合編] "紫菀苦辛痰喘咳　吐膿寒熱並痿肺"

【化學分析】 triterpenoid로서 epifredelinol, frielin, shionone 등과 hedragenin을 함유하고, aglycon으로는 asteraponin 및 arabinose 등, 이 외 succinic acid, carratene, xanthophyll, chrysanthemaxanthin, taraxanthin 등을 함유한다.

【藥理硏究】 ① 이 약물에 함유된 사포닌을 집토끼에 경구 투여한 결과 기관지 분비물을 증가시키는 등 뚜렷한 거담작용을 하며 그 작용은 4시간 지속된다.

② 紫菀의 탕제를 고양이에 실험하였는데 鎭咳작용이 없다. 紫菀의 추출물에서 분리하여 얻은 紫菀 케톤은 암모니아를 분무하여 생기는 咳嗽에 비교적 좋은 鎭咳작용을 한다.

③ 대장균, 이질균, 티푸스균, 녹농균, 변형균 및 콜레라균 등에 모두 억제작용을 한다. 항균시험에서는 황색포도구균, S씨적리균, 티푸스균, 파라티푸스균에 억제작용이 있다.

관동화 款冬花[KP]

Farfarae Flos
Farfarae flower

【出 典】神農本草經

【異 名】冬花

【起 原】국화과(Compositae) 관동(款冬) *Tussilago farfara* Linné의 꽃봉오리이다.*

【採 取】10월 하순부터 12월 하순, 꽃이 아직 지면에 나오기 전에 캐어 花梗과 泥沙를 제거하고 陰乾한다.

【性 狀】이 약은 꽃봉오리로 길고 둥근 막대 모양이며, 하나씩 독립되어 있거나 2~3개의 기부가 서로 붙어 있고 길이 10~25㎜, 지름 5~10㎜이다. 위 끝은 비교적 거칠고 아래쪽은 점점 가늘어지거나 짧고 뭉툭하다. 겉은 많은 비늘모양의 포엽으로 덮여있다. 포엽의 바깥쪽은 적자색~연한 적색이고, 안쪽은 흰 솜털이 촘촘하게 나 있다. 몸체는 가볍고 두 갈래로 찢으면 그 속에서 흰 솜털을 볼 수 있다. 이 약은 향기가 있고 맛은 조금 쓰고 맵다.

【產 地】중국의 華北, 西北, 河南, 湖北, 四川, 西藏 등의 지역이 주산지이다.

【炮 製】① 款冬花 : 잡질과 남아 있는 줄기를 제거한다.

② 蜜款冬花 : 깨끗한 款冬花를 熱湯에 희석한 蜂蜜에 균일하게 섞어 축인 후 文火로 연한 황색이 되도록 炒하여 그늘에 식힌다(款冬花 100㎏당 煉蜜 25㎏).

【性味 · 歸經】味는 辛 · 微苦하고 性은 溫하며, 肺經에 작용한다.

效 能	主 治
潤肺下氣 · 止咳化痰	肺寒咳嗽, 肺熱咳嗽, 肺虛勞嗽

이 약물의 性味는 辛 · 溫하고 潤하여 肺經에 작용하며, 溫하되 熱하지 않고, 辛하되 燥하지 않는 장점이 있어 潤肺化痰 · 止咳하는 良藥이다. 外感, 內傷, 寒熱虛實을 막론하고 肺의 病情에 대한 모든 咳嗽에 적용한다. 특히 肺虛久咳와 風寒痰多에 적응하며 肺熱 · 勞嗽 咯血 등에도 적용한다.

款冬花와 紫菀은 그 작용이 비슷하여 모두 潤肺化痰 · 止咳하나 紫菀은 祛痰에 편중되고, 款冬花는 止咳하는 특징이 있으므로 止咳하는 方 중에 같이 배합하여 치료효과를 증강시킨다.

이 약물은 外感咳嗽를 치료하는 데에는 生用하고, 內傷으로 인한 咳嗽에는 炙用한다.

【臨床應用】款冬花는 氣味가 辛 · 溫하다. 옛사람들은 경험을 통해 溫하나 燥하지 않고,

* CP : 款冬花(Kuandonghua) Farfarae Flos
菊科 植物 款冬 *Tussilago farfara* L.의 花蕾。

邪氣가 있으면 散하나 泄하지 않으며, 邪氣가 없으면 潤하나 寒하지 않는다고 하였다. 그러므로 潤肺化痰 · 止咳가 이 약물의 특징이다. 寒邪束肺의 咳喘多痰證, 肺虛痰嗽, 痰中帶血에 가장 적합하다. 그러나 溫熱의 邪氣가 肺經에 鬱結되어 肺失淸肅, 咳嗽痰喘인 경우나 혹은 傷風感冒, 上呼吸氣道炎症 등에는 증후에 따라 배합을 달리한다.

肺虛痰喘, 痰中帶血 혹은 久咳不已에는 百花膏[濟生方]를 사용하는데, 이 처방은 百合을 배합하여 蜜丸으로 복용한다.

또한 肺熱風邪로 인한 咳嗽에는 知母 桑葉 杏仁 등을 배합하는데, 그 예가 款冬花散[和劑局方]이다.

【用量 · 用法】 5~9g. 水煎服. 蜜炙款冬花는 潤肺止咳하는 효능이 있어 肺虛咳喘에 좋다.
【使用注意】 辛溫한 약물이므로 咳血과 肺癰의 咳嗽膿血에는 忌한다.

> **本草選錄** : [神農本草經] 味辛, 溫. "主咳逆上氣, 善喘, 喉痹, 諸驚癎, 寒熱邪氣."
> [本經逢原] "潤肺消痰, 止嗽定喘, 喉痹喉瘖, 肺痿肺癰, 咸宜用之."
> [本經疏証] "故千金 · 外台, 凡治咳逆久嗽, 幷用紫菀款冬者十方而九, ……但用紫菀 ; 款冬則每同溫劑補劑用者爲多, 是不可得其大旨哉."
> [方藥合編] "款花甘溫止喘咳　補劣除煩且利肺"

【化學分析】 terpenoid로서 faradiol, arnidiol과 flavonoid로는 rutin, hyperin을 함유하고 그 외 tannin, saponin, inulin, gallic acid, choline, tartaric acid, malic acid, taraxanthin, phytosterol, alkaloid, vitamin C, 당류, 점액질, 탄화수소($C_{26}H_{54}$, $C_{28}H_{58}$) 등을 함유한다.

【藥理硏究】 ① 湯劑는 기관지 분비물을 증가시켜 뚜렷한 鎭咳작용을 하며 또한 중추신경계통을 흥분시키고 호흡흥분 및 狂躁불안을 야기시킨다.

② 혈관을 수축하고 혈압을 높인다. 이 작용의 메커니즘은 혈관운동 중추를 흥분시키는데 있다.

자소자 紫蘇子[KHP]

Perillae Fructus
Perilla fruit

【出 典】 名醫別錄

【異 名】 蘇子 · 黑蘇子 · 杜蘇子

【起 原】 꿀풀과(Labiatae) 차즈기 *Perilla frutescens* L. Britton var. *acuta* (Thunb.) Kudo 또는 주름소엽 *Perilla frutescens* Britton var. *crispa* Decne.의 열매이다.*

* CP : 紫蘇子(Zisuzi) PERILLAE FRUCTUS
脣形科 植物 紫蘇 *Perilla frutescens* (L.) Britt.의 成熟果實。

【採 取】 가을에 種子가 성숙했을 때 베어 종자를 털어 曬乾한다.

【性 狀】 이 약은 열매로서 난원형 또는 구형에 가까우며 지름 0.6~2㎜이다. 바깥 면은 회갈색 또는 진한 회갈색이고 약간 융기된 그물무늬가 있다. 기부는 약간 뾰족하고 흰색의 점 모양인 열매꼭지 자국이 있다. 열매껍질은 얇고 누르면 쉽게 부서진다. 씨껍질은 막질이고 떡잎은 기름이 풍부하다. 이 약은 거의 냄새가 없으나 씹으면 특유한 향기가 있고 맛은 텁텁하고 약간 맵다.

【產 地】 우리나라 전국에서 재배하고, 중국의 南北方 지역에 고루 분포한다.

【炮 製】 ① 紫蘇子 : 잡질을 제거하고 깨끗이 씻어 건조한다.

② 炒蘇子 : 蘇子를 炒製 용기에 넣고 文火로 爆聲이 나고 향기가 날 정도로 炒하여 그늘에 건조한다.

③ 蜜紫蘇子 : 煉蜜을 湯水에 희석하고 紫蘇子와 고루 섞어 축인 후 炒製용기에 넣고 文火로 짙은 갈색이 될 정도로 炒한다(紫蘇子 100kg 당 煉蜜 10kg).

【性味 · 歸經】 味는 辛하고 性은 溫 · 無毒하며, 肺 · 大腸經에 작용한다.

效 能	主 治
止咳平喘 ; 潤腸通便	痰涎壅盛, 氣逆喘咳 ; 腸燥便秘

이 약물의 性味는 辛 · 溫하고 향기가 있으며 潤性으로 下降 下氣消痰하여 止咳平喘하는 동시에 利膈寬腸 · 潤燥에 작용한다. 氣壅痰滯에 의한 喘咳, 腸燥便秘에 적용한다.

【臨床應用】 ① 이 약물은 辛 · 溫하나 燥하지 않으며 질이 潤하여 下降하고, 利膈下氣하므로 消痰止咳 · 定喘 효능이 있다. 痰涎壅盛, 胸膈滿悶, 氣逆咳喘의 증후에 적용한다.

痰飮喘逆, 氣滯胸痞, 食少難消의 증후에는 白芥子 萊菔子를 배합하는데, 그 예가 三子養親湯[韓氏醫通]이다. 이 처방은 蘇子의 降氣行痰의 효능을 취하고 氣降하면 痰이 逆上하지 못한다는 원리를 응용한 것이다.

또한 蘇子降氣湯[和劑局方]은 蘇子의 降逆化痰 · 定喘하고 溫中除寒하는 효능을 취한 것이다.

② 이 약물은 質潤多油하므로 滑腸通便하는 효능이 있어 腸燥便秘에 사용한다. 火麻仁 栝樓仁 杏仁 등의 潤腸약물을 배합하여 그 효과를 증강시킨다.

【用量 · 用法】 3~9g. 水煎服.

【使用注意】 耗氣滑腸의 폐단이 있으므로 氣虛久咳와 陰虛喘逆 및 脾虛便溏에는 忌한다.

本草選錄 : [名醫別錄] "主下氣, 除寒溫中."
[藥性論] "主上氣咳逆, 治冷氣及腰脚中濕風結氣."
[本草綱目] "治風順氣, 利膈寬腸."
[本草備要] "蘇子與葉同功, 潤心肺, 尤能下氣定喘, 止嗽消痰, 利膈寬腸, 溫中開郁."
[本經逢原] "諸香皆燥, 惟蘇子獨潤, 爲虛勞咳嗽之專藥. 性能下氣, 故胸膈不利者宜之."

【化學分析】紫蘇子는 지방유(45.3%)를 함유하고 주성분은 linolenic acid이다. 또한 vitamin B_1, tannin, Cu, Zn, Ni, Fe 등의 11가지 미량원소도 함유하고 있다.

【藥理研究】祛痰 · 항천식작용 및 완화작용이 있다.

상백피 桑白皮[KP]

Mori Radicis Cortex
Mulberry root bark

【出 典】神農本草經

【異 名】桑根白皮

【起 原】뽕나무과(Moraceae) 뽕나무 *Morus alba* Linné의 뿌리껍질로서 주피를 제거한 것이다.*

【採 取】겨울에 根皮를 벗겨 코르크층을 깎아버리고 曬乾한다.

【性 狀】이 약은 뿌리껍질로 관상, 반관상 또는 띠 모양을 이루고 두께 1~6㎜로 가끔 가늘게 세로로 잘라져 있다. 바깥 면은 흰색~황갈색을 띠며 주피가 있는 것은 황갈색이고 떨어지기 쉬우며 많은 가는 세로주름이 있으며 적갈색을 띤 많은 피목이 있다. 횡단면은 흰색~연한 갈색이고 섬유성이며 안쪽 면은 어두운 황갈색이고 평탄하다. 이 약은 약간 특유한 냄새가 있고 맛은 거의 없다.

【産 地】우리나라 전국에 재배하고 있다.

【炮 製】① 桑白皮 : 깨끗이 씻어 약간 축인 후 細絲로 썰어 건조한다.

② 蜜桑白皮 : 煉蜜을 熱湯에 희석한 후 細絲桑白皮를 고루 섞어 축인 후 文火로 짙은 황색이 될 정도로 炒하여 그늘에 건조한다(桑白皮 100㎏당 煉蜜 25㎏).

【性味 · 歸經】味는 甘하고 性은 寒하며, 肺經에 작용한다.

效 能	主 治
瀉肺平喘 ; 利尿消腫	肺熱咳喘證 ; 面目浮腫, 水腫實證

이 약물은 甘 · 寒 性味로 下降하고 甘淡으로 肺經에 작용하여 瀉肺平喘 · 行水消腫하는 효능이 있다. 寒으로 肺火를 清熱하고 平喘하여 瀉肺行水의 효능이 있다. 그러므로 肺熱의 咳喘, 喀血, 肺氣壅實의 水腫滿, 小便不利 등의 병증에 적용한다.

降壓효능이 있어 최근 임상에서는 고혈압에 茶劑로 응용한다.

【臨床應用】① 이 약물은 甘 · 寒 性味로 降하고 주로 肺經에 작용하여 오직 肺熱을

* CP : 桑白皮(Sangbaipi) MORI CORTEX
桑科 植物 桑 *Morus alba* L.의 根皮。

瀉하고 平喘을 한다. 옛말에 "肺를 瀉하는데 桑白皮만한 것이 없다"는 說이 있다. 肺는 氣를 주관하고 淸肅과 下降하는데, 肺가 熱하여 鬱結되면 氣가 上逆하고 降하지 않아 咳嗽氣喘 증상이 나타난다. 그러므로 肺에 實熱이 있고 痰黃喘咳인 경우에는 이 약물을 응용하여 肺熱을 제거하고 喘咳를 다스리는데 임상에서는 대체로 炙桑白皮를 사용한다. 이는 蜜炙하면 涼瀉의 성질이 약해지고 潤肺止咳의 효능을 겸하기 때문이다. 炙桑白皮에 地骨皮 甘草 등을 배합하여 사용하는데, 그 예가 瀉白散[小兒藥證直訣]이다.

② 桑白皮는 利尿消腫할 뿐만 아니라 肺氣를 肅降하고 通調水道하는데 이때는 生品을 사용하면 효과가 좋다.

水腫實證, 小便不利, 面目浮腫 혹은 水飮停肺, 脹滿喘急 등의 증후에는 大腹皮 茯苓皮 生薑皮 등을 배합하며, 그 예가 五皮飮[三因極一病證方論]이다.

이 외에도 桑白皮는 혈압을 내리는 작용을 하므로 黃芩 決明子 夏枯草 등을 배합하여 사용하면 肝陽上亢에 속하는 고혈압 치료에도 일정한 효과가 있다.

【用量·用法】 6～12g. 水煎服.

蜜炙桑白皮는 涼瀉의 약성을 減弱緩和하고, 生桑白皮는 利水消腫하는 효능이 있다.

【使用注意】 肺虛無火, 小便過多, 風寒咳嗽에는 忌한다.

本草選錄：[名醫別錄] "去肺中水氣, 止唾血, 熱渴, 水腫腹滿臚脹, 利水道."

[藥性本草] 使, 平. "治肺氣喘滿, 水氣浮腫, 主傷絶, 利水道, 消水氣, 虛勞客熱頭痛, 內補不足."

[本草綱目] "桑白皮長於利小水, 乃實則瀉其子也, 故肺中有水氣及肺火有餘者宜之." "瀉肺, 利大小腸, 降氣散血."

[方藥合編] "桑皮甘辛定嗽喘　邪肺火邪功不淺"

【化學分析】 여러 가지 종류의 flavonoid를 함유하고 있다. 그중 mulberrin, mulberrochromene, morucin, cyclomorcin, cyclomulberrochrome, oxydihydromorsin, kuwanon A, B, C, G(albanin F), H(albaning), moracenin A, B, C, D, compund A 등과 triterpenoid로는 α-amyrin, β-amyrin이고, steroid로는 β-sitosterol, 지방산으로는 palmitic acid, stearic acid 등이며, 이 외 정유, pectinum, undecaprenol, dodecaprenol, mulberrofuran A 등을 함유하고 있다.

【藥理硏究】 ① 가벼운 鎭咳작용이 있고 또한 이뇨 및 導瀉 활성이 있다.

② 탕제 및 물·에틸알코올·부틸알코올·에테르 등의 여러 가지 용매체 추출물은 정도의 차이는 있으나 모두 강압작용을 한다.

③ 진정·안정·진통·降溫작용 및 일정한 항경련작용을 한다.

④ 탕제는 황색포도상구균, 티푸스균, 플렉스너균 및 發癬菌을 억제한다. 체외에서 인체 자궁암 JTC-28 세포주에 대한 열수 추출물의 억제 율은 약 70%이다.

정력자 葶藶子[KHP]

Lepidii seu Descurainiae Semen

【出 典】神農本草經

【異 名】丁歷・大適・大室

【起 原】십자화과(Cruciferae) 다닥냉이 *Lepidium apetalum* Willdenow 또는 재쑥 *Descurainia sophia* (L.) Webb ex Prantl의 씨이다.*

【採 取】여름에 과실이 성숙하였을 때 베어 떨어서 종자를 채취하여 曬乾한다.

【性 狀】이 약은 작은 씨로서 바깥 면은 다갈색~황갈색이며 다닥냉이의 씨는 적갈색을 띤 씨로 약간 편평한 긴 타원형이다. 이 약은 냄새가 없고 맛은 맵고 쓰다.

【產 地】우리나라 전국에 분포하며, 播娘蒿는 중국의 江蘇, 山東, 安徽. 獨行草는 河北, 遼寧, 內蒙古 지역이 주생산지이다.

【炮 製】① 葶藶子 : 잡질과 먼지를 제거하고 曬乾한다.

② 炒葶藶子 : 葶藶子를 炒製 용기에 넣고 文火로 爆音이 날 정도로 炒한다.

【性味・歸經】味는 辛・苦하고 性은 寒하며, 肺・膀胱經에 작용한다.

效 能	主 治
瀉肺平喘 ; 利水消腫	痰涎壅肺로 인한 咳喘 ; 胸腹積水의 實證

이 약물의 性味는 苦・寒으로 沈降하고, 肺經에 작용하여 瀉肺, 降氣하고 行水하여 消痰하는데, 氣가 降하게 되므로 平喘되고, 水行하므로 痰이 消하게 되어 行水・祛痰・平喘에 작용하므로 痰飮壅滯로 肺氣가 不降하여 나타나는 咳嗽 氣喘의 병증을 치료한다.

肺는 水의 上源이 되어 肺氣가 壅實하면 膀胱의 氣化가 行하지 않게 되는데, 이 약물은 능히 肺氣의 閉塞을 瀉하여 肺氣를 宣通하고 水道를 利하게 하므로 利水消腫하는 작용으로 實證의 水腫과 胸腹積水 등의 병증을 치료하는데, 이와 같이 瀉肺行水의 要藥이 되나, 다만 泄利의 작용이 正氣를 손상시키므로 體虛에는 補益약물과 같이 사용한다.

【臨床應用】① 이 약물은 苦降・辛散 작용을 하며 그 약성이 寒涼하여 오직 肺氣가 實한 증후를 치료한다. 따라서 瀉肺・消痰・平喘 작용으로 肺家氣分藥이다. 痰涎壅盛, 肅降失司, 咳喘胸滿으로 누울 수가 없는 증후에 桑白皮 旋覆花 大棗 등을 배합하는데, 그 예가 葶藶大棗瀉肺湯[金匱要略]이다.

최근에는 삼출성 흉막염과 胸腔積液 등의 증상에도 일정한 치료 효과가 있다.

② 肺는 水의 上源이다. 肺氣가 壅實하면 氣化를 주관하지 못하고 水道가 불통하면 水腫脹滿이 발생한다. 葶藶子는 肺氣를 瀉하고 行水하므로 飮邪內結, 肺氣閉塞, 水不化氣로

* CP : 葶藶子(Tinglizi) DESCURAINIAE SEMEN, LEPIDII SEMEN
十字花科 植物 播娘蒿 *Descurainia sophia* (L.) Webb. ex Prantl. 또는 獨行菜 *Lepidium apetalum* Willd.의 成熟種子。

초래되는 水腫, 小便不利 등의 증후에 防己 椒目 大黃 등을 배합하는데, 그 예가 己椒藶黃丸[金匱要略]이다.

結胸證으로 水와 熱이 서로 엉기어 나타나는 胸脇積水, 腹滿, 口乾 등의 증후에는 葶藶子 杏仁 大黃 芒硝 등을 배합하여 瀉熱逐水하는데, 그 예가 大陷胸丸[傷寒論]이다.

최근에는 葶藶子의 분말을 복용하거나 혹은 附子 黃芪 등의 溫陽益氣의 약물을 배합하여 肺心病, 心力衰竭, 小便不利, 面目浮腫 喘滿을 치료하는데, 일정한 치료 효과가 있다.

【用量·用法】 3~9g. 水煎服. 肺心病에는 분말하여 3~6g을 1일 3회 分服한다.

【使用注意】 風寒咳嗽와 脾胃虛弱이나 眞陰不足으로 인한 浮腫에는 忌한다.

本草選錄 : [神農本草經] "主癥瘕積聚, 結氣, 飮食, 寒熱, 破堅逐邪, 通利水道."
[名醫別錄] "下膀胱水, 伏留熱氣, 皮間邪水上出, 面目腫, 身暴中風熱疿痒, 利小腹."
[藥性本草] "療肺壅上氣咳嗽, 止喘促, 除胸中痰飮."
[日華子本草] "利小腸, 通水氣虛腫."
[開宝本草] "下膀胱水, 腹留熱氣, 皮間邪水上出, 面目浮腫, 身暴中風熱疿痒, 利小腹."
[本草求眞] "葶藶專入肺, 兼入胃. 辛苦大寒, 性急不減硝黃. 大瀉肺中水氣膹急, 下行膀胱. 故凡積聚癥結, 伏留熱氣, 水腫痰壅, 嗽喘經閉便塞至極等證, 無不當此調,." 又云 ; "葶藶有苦有甛, 甛者性緩, 雖瀉而不傷中 ; 苦者性急, 旣瀉肺而復傷胃, 故必佐以大棗補土以制水, 但水去則止, 不可過劑."

【化學分析】 다닥냉이(獨行草)는 강심배당체의 helveticoside와 개자유 배당체의 sinalbin 외에도 지방유, 당류, 단백질 등을 함유한다.

재쑥(播娘蒿)에는 강심배당체로 helveticoside와 정유로는 benzyl isothiocyanate, allyldisdulfide, allyl isothiocyante를 함유하고, 지방유를 구성하는 지방산으로서 oleic acid, linolenic acid, linoleic acid, erucic acid, palmitic acid, stearic acid 등과 sterol로서 sitosterol 등이며 그 외 미량의 황색색소를 함유한다.

【藥理硏究】 재쑥(播娘蒿) 및 다닥냉이(獨行菜)는 모두 강심작용을 하고 심장 수축이 강해지게 하며 심장 박동을 느리게 한다.

마두령 馬兜鈴

Aristolochiae Fructus
Aristolochia fruit

【出 典】 藥性本草

【異 名】 馬兜零·馬兜苓·兜零·木馬香果

【起 原】 쥐방울덩굴과(Aristolochiaceae) 쥐방울덩굴(北馬兜鈴) *Aristolochia contorta* BUNGE. 또는 馬兜鈴(마두령) *A. debilis* SIEB. et ZUCC.의 과실이다.*

* CP : 馬兜鈴(Madouling) ARISTOLOCHIAE FRUCTUS
馬兜鈴科 植物 北馬兜鈴 *Aristolochia contorta* Bge. 또는 馬兜鈴 *Aristolochia debilis* Sieb. et Zucc.의 成熟果實.

【採 取】9~10월에 果實이 녹색에서 황색으로 변할 때 果柄까지 함께 따서 曬乾한다.

【性 狀】이 약물은 난원형으로 길이 3~7㎝, 지름 2~4㎝이다. 표면은 황록색, 회록색 또는 황갈색으로 세로로 12개의 稜線이 있으며 稜線으로부터 여러 개의 脈紋이 가로로 향하여 분출하여 있다. 頂端은 둔하고 基部는 가늘고 긴 果梗이 있다. 果皮는 가볍고 부스러지기 쉬우며, 쪼개면 6개의 조각으로 되고 果梗도 6개로 갈라진다. 果皮 내의 표면은 평활하면서 광택을 띠었고 비교적 치밀하며 가로로 향한 脈紋이 있다. 果實은 6개의 室이 있는데 각 室마다 여러 개의 種子가 쌓여 가지런히 배열되어 있다. 種子는 편평하면서 얇으며 鈍三角形 또는 扇形으로 길이 6~10㎜, 너비 8~12㎜이고 가장자리에는 깃이 있으며 엷은 갈색이다.

【產 地】우리나라 전국에 분포한다. 중국의 黑龍江, 吉林, 河北 등 지역이 주산지이다.

【炮 製】① 馬兜鈴 : 잡질을 제거하고 비벼 부수어서 筋을 제거하고 체로 쳐서 生用한다.

② 蜜馬兜鈴 : 煉蜜을 湯水에 희석하여 馬兜鈴片을 고루 섞어 炒製 용기에 넣고 文火로 손에 붙지 않을 정도로 炒하여 放冷한다.

【性味 · 歸經】味는 苦 · 微辛하고 性은 寒하며, 肺 · 大腸經에 작용한다.

效 能	主 治
清肺化痰 · 止咳平喘	肺熱 · 燥熱에 의한 咳嗽, 肺虛久咳
清腸療痔	痔瘡腫痛

이 약물은 性味가 辛苦 · 寒하고, 辛 · 寒한 性味로 肺熱을 散하고 苦 · 寒한 藥性은 肺氣를 降氣시켜 清肅하는 가운데 또한 開泄작용을 갖추어 清肺降氣 · 止咳平喘하므로 咳嗽痰喘이 肺熱에 속한 모든 증후에 적용하며, 肺와 大腸은 서로 表裏관계이므로 肺熱이 清熱되면 腸熱 또한 清熱되어 痔漏瘡腫의 동통에도 적용한다.

그러나 馬兜鈴은 苦寒下降하는 효능이 있는 약물이므로 虛寒 咳喘과 感冒咳嗽에는 忌하며, 이 외에도 涌吐의 폐단이 있으므로 孕婦나 胃氣虛弱에는 비록 熱痰으로 인한 咳嗽의 증상이 있더라도 신중히 사용한다.

馬兜鈴은 生用 또는 蜜炙하여 사용하는데, 蜜炙한 후에는 潤肺작용이 증강되고 涌吐의 부작용을 완화시키므로 일반적으로 炙用한다.

【臨床應用】이 약물은 苦辛하고 약성이 寒涼으로 肺 · 大腸經에 작용하여 清肅 · 開泄 · 化痰 · 平喘 등의 작용을 한다. 따라서 肺熱에 속하는 모든 咳嗽痰喘에 적용할 수 있다.

肺熱咳嗽, 痰多喘促의 증후에는 桑白皮 黃芩 杏仁 등을 배합한다.

肺虛有熱, 久咳痰少, 咽喉乾燥 혹은 痰中帶血, 舌紅少苔의 증후에는 阿膠 杏仁 牛蒡子 등을 배합하는데, 그 예가 補肺阿膠散[小兒藥證直訣]이다.

처방에 馬兜鈴을 사용하는 것은 補益작용이 있어서가 아니라 清肺降氣작용을 취한 것이며, 補肺작용을 취하기 위해서는 阿膠 糯米를 加한다.

肺와 大腸은 表裏관계이므로 臟熱을 제거하면 腑熱도 제거된다. 그러므로 大腸의 實熱을 淸泄할 수 있어 大腸壅熱로 야기되는 痔瘡, 腫痛出血을 치료한다.

약리학적으로 馬兜鈴은 지구적인 강압작용을 한다. 조기 원발성 고혈압병의 경우 肝陽上亢, 頭暈面赤 등의 증후에는 夏枯草 釣鉤藤 黃芩 등을 배합하면 치료효과가 좋다.

【用量・用法】 4~12g. 水煎服. 외용에는 適量.

【使用注意】 劑量이 過多하면 催吐의 부작용이 나타나므로 虛寒咳喘, 脾胃虛弱의 便溏者에는 忌한다.

> **本草選錄**：[藥性本草] "能主肺氣上急, 坐息不得, 咳逆連連不可止."
> [開寶本草] "治肺熱咳嗽, 痰結喘促, 血痔瘻瘡."
> [本草綱目] "氣寒味苦微辛, 寒能淸肺熱, 苦辛能降肺氣. 錢乙補肺阿膠散用之, 非取其補肺, 乃取其淸熱降氣也, 邪去則肺安也."

【化學分析】 aristolochine, magnoflorine, aristochic acid, aristolochic acid 등과 이 외 정유 등을 함유한다.

【藥理研究】 ① 마취 토끼에 馬兜鈴의 湯劑를 경구 투여하면 약간의 거담작용을 하는데, 그 효과는 紫菀과 天南星보다 못하다. pilocarpine, acetylcholine 및 histamine으로 초래되는 기관지 경련에 길항한다.

② 유행성 감기균, 폐렴쌍구균, 피부진균을 억제한다.

③ 馬兜鈴과 靑木香은 모두 온화하고 지구적인 강압작용을 한다. 그러나 소수 환자에게는 惡心, 腹瀉, 식욕감퇴 등의 腸道 반응이 나타난다.

④ aristolochic acid은 항암・항감염・거대세포의 활성 증가 및 백혈구를 높이는 작용을 한다. 어떤 실험에 의하면 aristolochic acid는 돌연변이를 초래한다고 하므로 반드시 주의를 요한다.

백과 白果[KHP]

Ginkgonis Semen
Ginkgo seed

【出 典】 本草綱目

【異 名】 銀杏・靈眼・佛指甲・白果仁・銀杏仁

【起 原】 은행나무과(Ginkgoaceae) 은행나무 *Gingko biloba* Linné의 열매의 속씨이다.*

【採 取】 10~11월에 성숙한 果實을 따서 多肉質의 外種皮를 제거한 다음 깨끗이 씻어 曬乾한다.

---

* CP : 白果(Baiguo) GINKGO SEMEN
銀杏科 植物 銀杏 *Ginkgo biloba* L.의 成熟 種子。

【性 狀】이 약은 난형이고 높이 15~25㎜, 지름 10~15㎜이다. 내과피는 백색~회백색으로 매끈하고 단단하며 가장자리에는 2~3개의 모서리가 있다. 그 속에는 길면서 납작한 원형의 씨가 엷은 갈색의 종피로 싸여 있고, 속 씨는 엷은 황색~황록색이며 자른 면은 백색의 분질이다. 이 약은 냄새는 별로 없고 맛이 달면서 조금 떫다.

【產 地】우리나라 전국에 재배한다. 중국의 河南, 廣西, 四川이 주산지이다.

【炮 製】① 白果仁 : 잡질과 딱딱한 껍질을 제거하고 사용할 때 찧어 쓴다.

② 炒白果仁 : 白果仁을 炒製 용기에 넣고 文火로 향기가 나고 황색이 되도록 炒하여 서늘한 그늘에 식힌다.

【性味 · 歸經】味는 甘 · 苦 · 澀하고 性은 平 · 有小毒하며, 肺經에 작용한다.

效 能	主 治
斂肺平喘	哮喘痰嗽, 肺熱痰喘, 肺虛咳喘
收澀止帶	濕熱 혹은 脾虛帶下, 白濁小便, 小便頻數 등의 병증

이 약물은 性味가 甘澀 · 苦降으로 肺氣를 收斂하고 定喘止咳하며 咳喘痰多를 다스리고, 苦澀한 性味는 除濕止帶하고 縮小便하는 효능이 있어 帶下와 白濁, 小便頻數 등의 증후를 치료한다. 그러나 澀斂壅氣의 폐단이 있으므로 感冒로 인한 咳嗽에는 忌하고, 또한 독이 있으므로 많이 복용해서는 안 되며 소아에 사용할 때는 특히 주의하여야 한다.

【臨床應用】① 白果의 약성이 澀하여 收斂하고 肺經에 작용하여 斂肺咳喘의 효능이 있으므로 痰嗽, 喘咳 등 모든 증후에 사용한다.

哮喘痰嗽 多痰에는 麻黃 甘草 등을 배합하는데, 그 예가 鴨掌散[攝生方]이다.

肺熱의 痰喘氣促의 증후에는 麻黃 黃芩 桑白皮 杏仁 등의 清肺 약물을 배합하는데, 그 예가 定喘湯[攝生衆妙方]이다.

肺虛咳喘인 증후에는 阿膠 沙參 黨參 등의 補肺滋陰약물을 배합한다.

② 이 약물은 除濕收澀하는 작용이 있어 帶下 白濁 등의 증후에 사용한다.

脾虛濕盛에 속한 帶下症의 帶下가 清稀하면 山藥 芡仁 등 健脾止帶의 약물을 배합하고, 濕熱帶下에 누렇고 악취가 나면 黃柏 車前子 등을 배합하는데, 그 예가 易黃湯[傅青主女科]이다. 白濁에는 萆薢 益智 등을 배합한다.

【用量 · 用法】4.5~9g. 水煎服.

【使用注意】대량 사용하거나 生食하면 중독을 야기하기가 쉬우며, 咳嗽痰稠不利 및 實邪의 咳嗽에는 忌한다.

本草選錄 : [本草綱目] "熟食, 溫肺益氣, 定喘嗽, 縮小便, 止白濁. 生食降痰, 消毒殺蟲. 嚼漿, 餘面鼻手足, 去查皮疱黑斑皸皺. 及疥癬疳䘌陰虱."

[方藥合編] "白果甘苦喘嗽驅 能治白濁且壓酒"

【化學分析】 ginkgoicacid, ginkgol, hydroginkgolinic acid, 탄닌, 칼륨염, 당 등을 함유한다.

【藥理研究】 白果汁, 白果肉, 白果페놀, 특히 ginkgolic acid는 결핵균의 생장을 억제하고(그러나 생체실험에서는 결핵병에 대해 뚜렷한 효과가 없다), 또한 포도상구균, 연쇄상구균, 디프테리아균, 탄저균, 고초균, 대장균, 티푸스균 및 피부진균에도 정도의 차이는 있으나 억제작용을 한다. 그러나 白果를 과다하게 식용하면 중독될 우려가 있다.

제 14 장 安 神 藥

鎭靜安神의 작용을 주로 하는 약물을 安神藥이라 하며, 心血虛와 心氣虛 혹은 心火盛과 기타 원인으로 인한 心神不寧, 心悸怔忡, 失眠多夢, 驚風, 癲, 癎, 狂 등의 병증에 주로 사용된다.

安神藥을 사용하는 데는 반드시 다양한 원인, 病機에 따라 安神藥 중에서도 적당한 약물을 선택하여 상응하는 약물을 배합하여야 한다. 예를 들면 陰虛血少인 경우에는 養血補陰藥을 배합하고, 肝陽上亢인 경우에는 平肝潛陽藥을 배합하며, 心火熾盛인 경우에는 心火를 淸火시키는 약물을 배합하여 응용하여야 한다. 그러나 癲癎과 驚風 등의 병증에는 대부분 化痰開竅藥이나 平肝息風藥을 주로 하는 약물을 응용하고, 다만 安神藥은 輔助藥으로 사용한다.

安神藥 중 鑛石類의 약물은 丸劑나 散劑로 복용하면 쉽게 傷胃耗氣하므로 반드시 증상을 참작하여 養胃健胃藥을 배합하여 응용하며, 또한 잠시 복용하는 것이 마땅하고, 어떠한 약물은 毒性이 있으므로 특히 신중을 기하여야 한다.

주사 朱砂[KHP]

Cinnabaris
Cinnabar

【出 典】 神農本草經

【異 名】 辰砂 · 丹砂 · 赤丹 · 汞砂

【起 原】 황화광물 진사로 주로 황화수은으로 구성되어 있다. 이 약은 정량할 때 황화수은(HgS : 232.66)을 96.0% 이상을 함유한다.*

【採 取】 辰砂광석을 깨뜨려 浮選法에 따라 소량 들어 있는 朱砂를 선별 채취한다. 合成品을 靈砂라 한다.

【性 狀】 이 약은 크기가 고르지 않은 덩어리, 편상과립 또는 가루이다. 밝은 적색~어두운 적색으로 광택이 있으며 질은 무겁고 부스러지기 쉬우며 편상으로 된 것은 파쇄하기 더욱 쉽다. 경도 2.5~3.5, 비중 8.0~8.21. 이 약은 냄새나 맛이 없다.

【產 地】 중국의 湖南, 四川, 貴州, 雲南 등의 지역이 주산지이다.

---

* CP : 朱砂(Zhusha) CINNABARIS
硫化物類 礦物 辰砂族 辰砂, 含 HgS。

【炮 製】朱砂粉：朱砂를 취하여 자석으로 鐵屑을 제거하고 水飛法으로 水飛하여 펴 말리거나 40℃ 이하에서 말린다.

【性味 · 歸經】味는 甘하고 性은 微寒 · 大毒하며, 心經에 작용한다.

效 能	主 治
鎭心安神	心火亢盛, 心神不安, 驚悸, 癲癎 등의 병증
清熱解毒	瘡瘍腫毒, 咽喉腫痛, 口舌生瘡 등의 병증

이 약물의 質은 重하여 鎭怯하고, 寒性은 清熱시키며, 心經에 작용하여 心經의 邪熱을 鎭降시켜 邪熱을 제거하므로 心神이 안정되어 鎭心 · 安神 · 定驚의 주약이다. 心火가 亢盛하여 나타나는 心神不安과 驚悸失眠 및 癲狂 등의 병증에 응용하며 龍骨 茯苓 등을 배합하면 心氣를 養하고, 當歸 丹參 등과 배합하면 心血을 養하며, 黃連 生地黃을 배합하면 心火를 清한다. 또한 解毒하는 효능이 있어 外科疾患을 方劑에 넣어 외용에 상용한다.

이 약물은 過量 內服하거나 지속적인 服用이나, 火煅하여서는 안 된다. 만약 불과 접촉하면 水銀이 析出하여 水銀에 中毒되기 쉽다.

【臨床應用】① 이 약물은 甘 · 寒하고 질이 무겁다. 寒은 降火하고 重은 鎭怯한다. 주로 心經에 작용하여 鎭心清火 · 定驚安神 작용을 한다. 心은 神明을 주관하며『神의 家』이다. 火가 함부로 妄動하지 않으면 심신이 안정된다.

心火亢盛으로 神明을 요란하여 心神不安, 煩躁不眠의 증후에는 黃連 磁石 등의 清心安神 약물을 배합하는데, 그 예가 磁朱丸[備急千金要方], 朱珀散[經驗方] 등이다.

心血虛로 頭暈目眩, 心中煩熱, 驚悸怔忡의 증후에는 當歸 生地黃 炙甘草 등의 補血養心 약물을 배합하는데, 그 예가 朱砂安神丸[內外傷辨惑論]이다.

驚恐 혹은 心虛로 초래된 驚悸怔忡인 증후에는 이 약물을 豬心에 넣고 고아 복용하고 癲癎에는 磁石 神麯 등을 배합하는데, 그 예가 磁朱丸[備急千金要方]이다.

小兒癲癎에는 雄黃 珍珠 등을 研末하여 丸으로 복용하는데, 그 예가 五色丸[小兒藥證直訣]이다.

溫熱病 혹은 痰熱內閉의 高熱煩躁, 神昏譫語 등의 증후에는 모두 朱砂를 배합한다. 安宮牛黃丸[溫病條辨], 牛黃清心丸[痘疹世醫心法], 紫雪丹 · 至寶丹[和劑局方] 등은 모두 이 약물의 清熱解毒 · 鎭心安神의 효능을 취한 方劑이다.

이로써 알 수 있는바 朱砂는 각각 다른 배합응용에 따라 實熱, 虛火, 血虛, 痰熱 등으로 야기되는 심신불안 등의 증상에 사용된다.

② 朱砂는 내복이나 외용을 막론하고 모두 清熱解毒하는 효능이 있다. 瘟疫瘴瘧으로 神志不清인 증후나 誤食毒物로 腹痛泄瀉, 癰疽發背, 疔腫惡瘡 등의 증후에 사용된다. 흔히 雄黃 山慈菇 등을 배합하는데, 그 예가 太乙紫金丹[外科正宗]이다. 이 처방은 내복이나 외용이 모두 가능하다.

癰疽潰爛, 紅腫熱痛의 증후에는 石膏 氷片 등을 배합하고 細末하여 환부에 바르는데, 그 예가 生肌定痛散[醫宗金鑒]이다.

咽喉腫痛, 口舌生瘡인 증후에는 氷片 硼砂 등을 배합하는데, 그 예가 氷硼散[外科正宗]이다. 이 방제를 조금 취하여 목에 불어 넣으면 淸熱解毒과 消腫止痛 효능이 나타난다.

朱砂는 또한 丸劑의 옷으로 사용하는데, 安神의 효능이 있을 뿐만 아니라 방부의 작용도 겸한다.

【用量 · 用法】 0.3～1.5g을 研末하여 冲服(多入丸散服)한다. 內服에는 丸劑나 散劑에 넣는다. 外用에는 適量. 혹은 기타 약물과 함께 달인다.

【使用注意】 久服과 多服하는 것은 적당하지 않다.

> **本草選錄** : [神農本草經] "養精神, 安魂魄, 益氣, 明目, 殺精魅邪惡鬼."
> [名醫別錄] "通血脉, 止煩滿消渴, …… 除中惡、腹痛、毒氣、疥瘻、諸瘡."
> [方藥合編] "朱砂味甘定魂魄　鎭心養神鬼邪辟"

【化學分析】 황화수은(HgS), 純品에는 Hg(86.2%), S(13.6%)을 함유하고 그 외 아연, 미량의 selene, 소량의 점토, 유기질, Fe 등을 함유한다.

【藥理研究】 ① 朱砂의 진정 · 최면작용에 대한 인식은 일치하지 않다. 이 약물에는 상당한 독성이 있고 또 진정작용을 완전히 긍정할 수 없으므로 어떤 사람들은 朱砂의 내복약으로의 실용가치와 잠재한 독성을 재고할 필요가 있다고 한다.

② 해독 · 방부작용을 하고 환부에 바르면 피부의 세균, 기생충 등을 억제하며 살상한다.

③ 朱砂는 火煅을 忌한다. 불을 만나면 수은($HgS+O_2 \overset{\triangle}{\rightleftharpoons} SO_2+Hg\uparrow$)을 방출하므로 극독이 있다. 그러므로 불과 접촉을 피해야 한다.

자석 磁石[KHP]

Magenetitum
Magnetite

【出 典】 神農本草經

【異 名】 毛磁石 · 指南石 · 靈磁石 · 生磁石 · 玄石 · 磁君 · 慈石 · 處石 · 煅磁石

【起 原】 산화광물 자철석 *Magnetite*이다. 주로 사삼화삼철(Fe3O4 : 231.53)을 함유한다.*

【採 取】 채취 후 잡석을 제거하고 極細末하여 曬乾한다.

【性 狀】 이 약은 고르지 않은 덩어리 모양으로서 대부분은 8면 정체를 하고 그 밖에 일부분은 마름형의 12면 정체의 결정형이다. 바깥 면은 회흑색～흑갈색의 철과 같은 금속 광택을 나타내며 가는 주름무늬가 있고, 군데군데 적갈색의 물질이 있다. 무겁고 치밀하여 굳다. 비중 : 5.17～5.18, 경도(硬度) : 5.5～5.6. 쇳가루를 놓으면 끌어당기어 털 모양으로

* CP : 磁石(Cishi) MAGNETITUM
氧化物類 礦物 尖晶石族 磁鐵礦, 含Fe_3O_4.

꼿꼿이 선다. 이 약은 흙냄새가 조금 있고 맛은 없다.

【産 地】 우리나라의 鑛産地帶에서 産出되며, 그중 江原道의 三陟郡과 慶北의 盈德郡이 著名하다. 中國의 河北, 山東, 遼寧, 江蘇省 지역이 주산지이다.

【炮 製】 ① 磁 石 : 잡질을 제거하고 小塊로 부순다.

② 煅磁石 : 小塊로 부순 磁石을 耐火性 용기에 넣고 武火로 빨갛게 煅하여 米醋에 담금질을 반복하고 식힌 후 빻아 粗末한다(磁石 100kg당 米醋 30kg).

【性味 · 歸經】 味는 辛 · 鹹하고 性은 寒하며, 肝 · 心 · 腎經에 작용한다.

效 能	主 治
潛陽安神	陰虛陽亢, 煩躁失眠, 癲癇, 小兒驚風 등의 병증
聰耳明目	肝腎陰虛의 耳鳴, 耳聾目昏 등의 병증
納氣平喘	腎虛喘息 등의 병증

이 약물은 辛鹹하고 重하여 浮陽을 鎭潛시키고, 腎氣를 攝納하며, 安神定驚에 작용하여 養肝益腎하는 효능을 구비한 약물이다. 腎은 耳로 開竅하는데, 腎이 虛하면 귀가 聰明하지 못하고, 肝은 目으로 開竅하는데, 肝이 虛하면 눈이 不明하게 되며, 肝腎의 陰이 虛하게 되면 虛火가 上亢하게 되어 안으로는 神明을 擾亂하게 하여 心神이 不安하고 驚悸失眠하게 되며, 腎虛하면 肺氣를 攝納하지 못하게 되므로 喘逆하게 된다. 이러한 병증에 磁石은 능히 益腎重鎭 攝納하여 上述한 모든 증후를 치료한다.

그러나 이 약물은 重鎭의 金石物質로 氣를 傷하게 하는 부작용이 있고 運化를 방해하므로 장복하는 것을 삼간다.

【臨床應用】 ① 이 약물은 鹹 · 寒하고 질이 무거워 眞陰을 보호하고 浮陽을 진정시키며 心神을 安神 · 定驚한다. 心虛肝旺, 心肝失養, 肝火上炎으로 心神이 소란하게 되면, 心悸怔忡, 頭昏頭痛, 健忘失眠, 精神躁動을 야기시킨다. 치료는 平肝潛陽 · 鎭靜安神의 약물을 배합하여 이 약물의 重鎭安神의 작용을 증강시킨다.

陰虛陽亢으로 인한 煩躁不安, 心悸, 失眠 혹은 癲癇 등의 증후에는 朱砂 龍骨 牡蠣 등을 배합하는데, 그 예가 磁朱丸[備急千金要方]이다.

최근에는 신경쇠약, 빈혈, 心悸怔忡, 失眠 등의 증후에 熟地黃 白芍藥 酸棗仁 등 補血養心의 약물을 배합하여 사용하는데 일정한 치료효과가 있다.

② 肝은 눈에 開竅하고 神은 귀에 開竅한다. 肝腎陰虛하면 浮陽上擾하는데, 陰精虧損으로 인해 耳目을 奉養할 수 없으면 耳鳴, 耳聾, 目昏, 視物模糊 등의 증상이 나타난다. 이 약물은 養神益陰 · 聰耳明目 효능이 있으므로 肝腎陰虛에 의한 耳鳴, 耳聾 등의 증후에 熟地黃 山茱萸 山藥 등을 배합하는데, 그 예가 耳聾左慈丸[中藥成藥處方集]이다.

최근에는 磁朱丸에 地黃 枸杞子 菊花 등을 배합하여 白內障이나 網膜炎, 視神經의 병변을 치료하는데, 일부 환자의 시력이 높아진다.

③ 磁石은 納氣平喘의 효능이 있다. 腎이 虛하여 攝納無權하고, 氣逆喘息하는 등의 증후에 代赭石 五味子 胡桃 등 補腎納氣의 약물을 배합하여 사용한다. 腎陰이 虛하면 腎陰을 보하는 六味地黃丸에 가하여 滋陰補腎·納氣平喘한다.

【用量·用法】 9~30g. 水煎服. 丸·散劑에는 1~3g.

【使用注意】 過用하면 傷氣하므로 暫用하여야 하며 長服은 삼간다.

本草選錄 : [神農本草經] "主周痹風濕, …… 除大熱, 煩滿及耳聾."

[名醫別錄] "養腎藏, 强骨氣, 益精, 除煩, 通關節, 消癰腫, 鼠瘻, 頸核, 喉痛, 小兒驚癇."

[本草綱目] "色黑以入腎, 故治腎家諸病, 而通耳明目."

[本草求眞] "磁石能入腎鎭陰, 使陰氣龍火不得上升. ……昔徐之才[十劑篇] 云 ; 重可去怯, 磁石鐵粉之屬是也. 故怯則氣浮, 宜重劑以鎭之."

[方藥合編] "磁石味鹹療金瘡 補腎益精醫勞傷"

【化學分析】 生磁石은 Fe_3O_4와 FeO의 혼합물로서 철의 함량은 약 72.4%이고, 그 외 Mn, Mg, Al, Ti 등을 함유한다.

불로 煅燒한 다음 醋로 炮製한 경우는 Fe_2O_3와 초산철로 변화한다.

【藥理硏究】 磁石은 보혈하고 중추신경계통을 진정시키는 작용을 하므로 철 결핍성 빈혈 및 신경쇠약으로 인한 失眠 등의 병증에 사용한다.

용골 龍骨[KP]

Fossilia Ossis Mastodi
Fossilized animal bone

【出 典】 神農本草經

【異 名】 陸虎遺生·五花龍骨·粉龍骨

【起 原】 큰 포유동물의 화석화된 뼈로서 주로 탄산칼슘으로 구성되어 있다.

【性 狀】 이 약은 화석화된 뼈로 고르지 않은 덩어리 또는 조각이며 때로 원주상의 덩어리도 있다. 바깥 면은 연한 회백색을 띠고 군데군데 회흑색 또는 황갈색의 반점이 붙어 있는 것도 있다. 바깥쪽은 질이 치밀한 2~10㎜의 층으로 되어 있고 그 안쪽은 연한 갈색을 띤 해면질로 되어 있다. 질은 무겁고 단단하나 부서지기 쉽고 깨뜨리면 작은 조각과 가루로 된다. 이 약은 냄새와 맛은 없고 혀에 대면 강하게 흡착된다.

【産 地】 中國의 河南, 河北, 山西, 內蒙古 등지에 埋藏되어 産出한다.

【炮 製】 ① 龍 骨 : 泥土와 잡질을 제거하고 打碎하여 쓴다.

② 煅龍齒 : 龍齒小塊를 耐火性 용기에 넣고 武火로 빨갛게 煅하여 放冷한다.

【性味·歸經】 味는 甘·澀하고 性은 微寒하며, 心·肝·腎經에 작용한다.

效 能	主 治
平肝潛陽	肝陰不足, 虛陽浮越의 병증
鎭靜安神	神志不安, 驚癎, 癲狂 등의 병증
收斂固澀	遺精, 帶下, 虛汗, 崩漏, 久瀉久痢, 吐血, 便血 등

이 약물은 甘澀·質重하여 重으로 鎭驚潛陽하고, 澀으로 收斂固脫한다. 驚狂煩躁, 心悸失眠, 多夢에는 重鎭安神하고, 自汗, 盜汗, 遺精滑精, 小便不禁, 久瀉久痢, 血便, 帶下不止에는 收斂固脫하며, 陰虛陽亢의 頭暈目眩에 대해서는 平肝潛陽하는 작용을 한다. 이 외에도 吸濕·止血·生肌斂瘡에 작용하므로 外用에 적용한다.

【臨床應用】 ① 肝은 剛臟이며 體는 陰이고, 用은 陽이다. 이 臟은 움직이기를 좋아하는데 肝陰이 부족하면 肝陽易亢하고, 陽이 亢하면 쉽게 生風하며, 頭目眩暈, 煩躁易怒 혹은 肢體不利, 口眼喎斜 등의 증상이 나타난다.

이 약물은 平肝·潛斂浮陽의 효능으로 肝陰虛陽으로 인한 頭暈, 眩暈 등의 증후에 生赭石 生牡蠣 生白芍 등을 배합하여 사용하는데, 그 예가 鎭肝息風湯[醫學衷中參西錄]이다. 이 방제에서 生龍骨은 平肝潛陽의 작용을 강하게 한다.

② 이 약물은 질이 무거워 鎭靜安神 작용을 한다. 神志不安, 心悸怔忡, 健忘失眠, 驚癎, 癲狂 등의 증후에 遠志 石菖蒲 등을 배합하는데, 그 예가 孔聖枕中丹[備急千金要方]이다.

心血虛로 인한 心悸, 頭昏, 失眠, 記憶力減退 등을 증후에 酸棗仁 柏子仁 遠志 등의 養心安神 약물을 배합한다.

③ 煅龍骨은 비교적 좋은 收斂固澀 작용을 한다. 그러므로 斂汗·固精·澀腸·生肌斂瘡에 우수하며 또한 다른 배합을 통해 遺精, 帶下, 崩漏, 吐血, 衄血, 便血尿血, 久瀉久痢 등 많은 종류의 滑脫 증후를 치료한다.

腎虛遺精, 腰痛耳鳴의 증후에는 牡蠣 沙苑 蒺藜 芡仁 등을 배합하는데, 그 예가 金鎖固精丸[醫方集解]이다.

衝脈不固, 月經過多인 증후에는 牡蠣 白朮 海螵蛸 등을 배합하는데, 그 예가 固衝湯[醫學衷中參西錄]이다.

虛汗일 경우에는 牡蠣 五味子 黃芪 등을 배합하고, 大汗不止, 手足厥冷, 脈微欲絶의 亡陽證에는 參附湯에 龍骨 牡蠣을 배합하여 救逆固脫한다.

【用量·用法】 15~30g. 水煎服(入湯劑宜先煎). 外用에는 適量.

收斂固澀에는 煅用하고, 鎭心安神, 潛陽에는 生用한다.

【使用注意】 收斂작용이 강하므로 濕熱이나 積滯에는 忌한다.

本草選錄 : [神農本草經] "主心腹鬼疰, 精物, 老魅, 咳逆, 泄痢膿血, 女子漏下, 癥瘕堅結, 小兒熱氣驚癎."

[名醫別錄] "主治心腹煩滿, 四肢痿枯, 汗出, 夜臥自驚, 恚怒, 伏氣在心下, 不得喘息, 腸癰內疽陰蝕, 止汗, 小便利, 溺血, 養精神, 定魂魄, 安五臟."

[藥性論] "逐邪氣, 安心神, 止冷痢, 皮下膿血, 女子崩中帶下, 止夢泄精, 夜夢鬼交, 治尿血, 虛而多夢紛紜加而用之."

[日華子本草] "健脾, 澀腸胃, 止瀉痢渴疾, 怀孕漏胎, 腸風下血, 崩中帶下, 鼻洪吐血, 止汗."

[本草綱目] "能收斂浮越之正氣, 固大腸而鎭驚. 又主帶脈爲病. 益腎鎭驚, 止陰瘧, 收濕氣脫肛, 生肌斂瘡."

[本草求眞] "功與牡蠣相同, 但牡蠣鹹澀入腎, 有軟堅, 化痰淸熱之功, 此屬甘澀入肝, 有收斂止脫, 鎭驚安魄之妙."

[方藥合編] "龍骨味甘精可慳　崩帶腸癰風熱癎"

【化學分析】 海綿質部에는 $CaCO_3$(46~82%), 백색의 緻密質層에는 $CaCO_3$(6~12%), 무기물질로서 $Ca_3(PO_4)_2$, $CaSO_4$, SiO_2, Fe_2O_3, Al_2O_3, MnO, CaO, MgO, TiO_2, P_2O_5, Na_2O, K_2O, 그 외 유기산과 amino acid로서 *d*-borneol, acetic acid, propionic acid, isobutyric acid 등을 함유한다.

【藥理硏究】 대량의 칼슘이온을 함유하였으므로 혈액의 응고를 촉진하고 혈관의 통투성을 감소하며 또한 골격근의 흥분을 경감한다.

호박 琥珀[KHP]

Succinum
Amber

【出 典】 名醫別錄

【異 名】 紅松脂·虎珀·虎魄·江朱·血珀·老珀屑

【起 原】 소나무과(Pinaceae) 소나무 *Pinus densiflora* Siebold & Zuccarini 또는 기타 동속식물의 수지가 땅속에서 오랜 세월을 경과하여 화석이 된 것이다.

【性 狀】 이 약은 불규칙한 덩어리이며 때로는 과립상~다면상을 이룬다. 바깥 면은 황갈색~검붉은색 또는 흑갈색을 띠고 불투명하며 송지(松脂)와 비슷한 광택이 있다. 깨뜨린 면은 조개껍질 모양을 하며 질은 단단하고 부서지기 쉽다. 자른 면은 광활하고 색깔이 같지 않으며 손으로 만지면 깔깔한 촉감이 있다. 비중 : 1.05~1.09, 경도 : 2.0~2.5. 이 약은 냄새가 없으며 맛은 덤덤하다.

【產 地】 中國의 福建, 廣西, 貴州, 雲南省 등지의 粘土層과 砂層에서 產出된다.

【炮 製】 土砂 및 잡질을 제거하고 사용할 때 빻아 細粉한다.

【性味·歸經】 味는 甘하고 性은 平하며, 心·肝·膀胱經에 작용한다.

效 能	主 治
定驚安神	驚風, 癲癇, 驚悸失眠 등의 병증
活血散瘀	血滯經閉, 外傷瘀痛, 癥瘕疼痛, 冠心病 등
利尿通淋	膀胱濕熱의 血淋, 熱淋, 石淋, 癃閉 등의 병증

이 약물의 性味는 甘·平하다. 甘淡한 味는 鎭驚利尿에 특징이 있고, 또한 性이 和平하여 心神不安과 驚悸失眠 및 膀胱에 實熱로 인한 血淋과 熱淋의 병증에 상용하는 요약이다. 아울러 活血化瘀의 효능이 있어 血瘀經閉와 癥瘕에 사용하는 외에 外傷으로 인한 瘀血과 陰囊血腫 및 婦女의 陰脣血腫 등의 병증에도 적용한다.

琥珀과 茯苓은 모두 安神利水의 효능이 있는데, 다만 琥珀은 血分에 들어가 化瘀하고, 茯苓은 氣分에 작용하여 利濕하므로, 琥珀은 心의 涵養을 失調하여 나타나는 心悸不寧에 적용하고, 茯苓은 水氣가 心을 凌辱으로 나타나는 心悸不寧에 적용한다.

【臨床應用】 ① 이 약물의 性味는 甘·平으로 心·肝經에 작용하여 定驚安神의 효능이 있어 驚風, 癲癇, 驚悸失眠 등의 증후에 사용한다.

神志不寧, 心悸失眠, 健忘 등의 증후에는 人蔘 茯神 遠志 菖蒲 등을 배합하는데, 그 예가 琥珀定志丸[雜病源流犀燭]이다.

小兒의 急驚風 혹은 癲癇에는 天竺黃 茯苓 膽南星 등을 배합하는데, 그 예가 琥珀抱龍丸[幼科發揮]이다.

痰迷心竅, 精神恍惚 및 癲癇 등의 증후에는 朱砂 南星 등을 배합하는데, 그 예가 壽星丸[和劑局方]이다.

이와 같이 이 약물은 각각 다른 배합응용에 따라 여러 가지 원인으로 야기되는 心神不安의 증후를 치료한다.

② 이 약물은 活血散瘀하는 작용을 하며 血滯氣阻로 인한 여러 증후를 치료한다.

血凝氣阻에 의한 月經不通인 증후에는 當歸 莪朮 등을 배합하고, 癥瘕疼痛에는 三棱 莪朮 延胡索 등을 배합한다.

최근에는 冠狀動脈硬化症의 心絞痛에 三七과 粉末하여 呑服하는데 일정한 효과를 보았다.

陰囊血腫 및 부인의 子宮鬱血 증상에 單味를 粉末로 呑服하여도 역시 消散의 효능이 있다.

③ 이 약물은 利尿通淋·散瘀止血의 효능이 있다. 血淋, 石淋, 熱淋, 小便出血, 癃閉不通 등의 증후에는 單味를 사용하여도 효과가 있다. [本草綱目]에서는 [直指方]을 인용하여 小便血尿을 치료한다고 하였다. 즉 單味를 散劑로 燈心湯으로 복용하는 것이 그 예이다.

砂淋, 血淋, 小便澀痛 등의 증후에는 海金沙 蒲黃 沒藥 通草 등을 배합하는데, 그 예가 琥珀散[證治準繩]이다. 최근에는 散劑로 呑服하여 腎結石에 血尿를 겸한 증상에 이용하여 일정한 효과를 얻고 있다.

이 외에도 외용하면 收斂生肌의 작용을 한다. 오래된 潰瘍이 아물지 않으면 珍珠 血竭 赤石脂 등을 배합하는데, 그 예가 珍珠散[張氏醫通]이다.

또한 眼疾翳障, 視物模糊의 증후에 爐甘石 熊膽 氷片 등을 硏末하여 點眼한다.

【用量 · 用法】 1.5~3g(不入煎劑). 硏末하여 蜂蜜에 개어 복용한다. 일반적으로 丸 · 散劑로 사용한다. 外用에는 適量.

【使用注意】 陰虛內熱의 小便不利, 瘀滯가 없는 경우에는 忌한다.

> 本草選錄 : [名醫別錄] "主安五臟, 定魂魄, 殺精魅邪鬼, 消瘀血, 通五淋."
> [本草拾遺] "止血, 生肌, 合金瘡."
> [日華子本草] "療蠱毒, 壯心、明目摩翳, 止心痛, 癲邪, 破結癥."
> [方藥合編] "琥珀味甘定魂魄　利水破瘀消癥積"

【化學分析】 주로 樹脂, 精油를 함유하고 그 외 succinoabietinolic acid, succinogiluinic acid, succinoresinol, succinoabietrinol 등과 succinic acid, borneol 및 Mg, Fe 등의 무기질을 함유한다.

【藥理硏究】 琥珀은 마우스의 自發活動을 감소시키고 펜토바르비탈소듐의 수면시간을 연장하며 아울러 경련 모델에 일정한 항경련작용을 한다.

산조인 酸棗仁[KP]

Zizyphi Semen
Zizyphus seed

【出 典】 神農本草經

【異 名】 山棗仁 · 山酸棗 · 棗仁

【起 原】 갈매나무과(Rhamnaceae) 산조(酸棗) *Zizyphus jujuba* Miller var. *spinosa* Hu ex H. F. Chou의 잘 익은 씨이다.*

【採 取】 가을에 성숙한 과실을 따서 果肉을 제거하고 果核을 취하여 절구에 찧어 種子만 取하여 曬乾한다.

【性 狀】 이 약은 씨로서 난원형이고 길이 6~9㎜, 너비 4~6㎜, 두께 2~3㎜이다. 바깥면은 황갈색~적갈색으로 매끄럽고 광택이 있다. 한쪽은 배꼽점, 다른 한쪽에는 합점이 있으며 봉선은 배꼽점에서 변연에 따라 한 둘레로 있다. 씨껍질은 약간 유연하고 회색의 내유 및 연한 황색의 떡잎을 싸고 있다. 이 약은 약한 기름 냄새가 있고 맛은 부드럽다.

【產 地】 우리나라의 전국에서 栽植하고, 中國의 河北, 陝西, 遼寧, 內蒙古, 山東, 甘肅, 河南 지역이 주산지이다.

＊ CP : 酸棗仁(Suanzaoren) ZIZIPHI SPINOSAE SEMEN
鼠李科 植物 酸棗 *Zizyphus jujuba* Mill. var. *spinosa* (Bunge) Hu ex H. F. Chou의 成熟 種子。

【炮 製】① 酸棗仁 : 나머지 잔류해 있는 核角을 제거한다. 짓찧어 사용한다.

② 炒酸棗仁 : 酸棗仁을 炒製 용기에 넣고 文火로 튀는 소리가 나고 색이 약간 변할 정도로 炒한다.

【性味 · 歸經】味는 甘 · 酸하고 性은 平하며, 心 · 肝 · 膽 · 脾經에 작용한다.

效 能	主 治
養心安神	血虛의 心煩失眠, 驚悸多夢
斂 汗	體虛自汗, 盜汗 등의 병증

이 약물은 甘酸 · 平하여 甘味는 補하고 酸味는 收斂하며 營血을 補하여 安神하고 또한 斂陰하여 止汗하므로 寧心 · 安神 · 斂汗의 良藥이다. 따라서 陰血不足으로 心神을 失養하게 되고 虛火가 妄動하여 陰液이 外泄함으로 나타나는 虛煩失眠과 心悸汗多의 병증에 상용하는 要藥이다.

古人은 "熟用治不眠, 生用治好眠"이라 하였는데, 실제로 臨床에서는 生用과 炒用을 막론하고 양호한 鎭靜과 催眠효과가 있는 것으로 밝혀졌다.

【臨床應用】① 心은 血을 주관하고, 肝은 血을 간직한다. 心 · 肝 · 血이 虛하면 心失所養, 神不守舍하므로 心悸不安, 多夢易醒, 頭目眩暈이 발생한다. 酸棗仁은 甘 · 平으로 養心益肝하므로 滋補性 安神약물로써 血虛煩躁, 不眠을 치료하는 요약이다.

血不養肝, 虛火擾心으로 인한 焦躁, 熱感, 虛煩不眠 등의 증후에 柏子仁 丹參 熟地黃 甘草 知母 茯苓 등을 배합하는데, 그 예가 酸棗仁湯[金匱要略], 天王補心丹[世醫得效方], 補肝湯[醫宗金鑑] 등이다.

心脾氣血虧虛, 驚悸不安, 體倦失眠의 증후에 人蔘 黃芪 當歸 龍眼肉 등의 益氣養血하는 약물을 배합하는데, 그 예가 歸脾湯[校注婦人良方]이다.

心腎不足 · 陰虧血少로 인한 心悸失眠, 健忘, 口乾咽乾 등의 증후에는 生地黃 五味子 當歸 柏子仁 등의 養心滋腎의 약물과 배합하는데, 그 예가 天王補心丹[攝生秘剖]이다.

최근에는 單味를 粉末 하여 취침 전에 呑服하여 神經衰弱으로 인한 失眠을 치료하는데 일정한 효과를 얻고 있다.

② 이 약물은 일정한 斂汗작용이 있다. 體虛自汗, 盜汗 등의 증후에 黨參 五味子 山茱萸 牡蠣 등 益氣固表의 斂汗 약물을 배합하는데, 이는 標와 本을 여러모로 고려한 것으로 효과가 더욱 뚜렷하다.

【用量 · 用法】10～15g. 水煎服. 粉末劑는 취침 전에 1회 1.5～3g씩 呑服.

湯劑에는 먼저 찧어 넣는다. 生品은 偏涼하므로 陰虛失眠의 熱象에 적합하고, 炒하면 偏溫하므로 心脾兩虛, 心悸, 納少, 多汗에 적합하다.

【使用注意】實邪鬱火, 濕痰邪熱로 인한 心神不寧에는 忌한다.

本草選錄 : [神農本草經] 味酸, 平. "主治心腹寒熱, 邪結氣, 四肢酸疼濕痺. 久服安五臟. 經身, 延年."

[名醫別錄] "主久泄, 虛汗煩渴, 補中, 益肝氣, 堅筋骨, 助陰氣, 令人肥健."

[開寶本草] "煩心不得眠, 臍上下痛, 血轉久泄, 虛汗, 煩渴."

[本草綱目] "棗仁實, 味酸性收, 故主肝病, 寒熱結氣, 痠痺, 久泄, 臍下滿痛之證. 其仁甘而潤, 故熟用療膽虛不得眠、煩渴虛汗證 ; 生用療胆熱好眠, 皆足厥陰、少陽藥也."

[方藥合編] "酸棗味酸汗煩錮 生能少睡炒多眠"

【化學分析】 脂肪油(약 31.8%)를 함유하고 지방산으로서 myristic, palmitic, stearic, oleic, linolenic acid 등과 flavonoid로서 swertisin, zivulgarin, spinosin 등, dammarane계 triterpenoid의 saponin jujuboside A, B, C, betulic acid, betulin, ceanothic acid, 기타 단백질, vitamin, cAMP, cGMP樣物質, ferulic acid, 다량의 vitamin C 등을 함유한다.

【藥理硏究】 ① 실험의 증명에 의하면 生酸棗仁 및 炒酸棗仁은 여러 가지 종류의 동물 및 인체에 모두 뚜렷한 진정·최면작용을 한다. 이로써 "生으로 生用하면 잠을 깨게 하고 炒하여 사용하면 安眠하게 한다."는 說이 부당하다는 것을 알 수 있다. 이 약물의 유효성분은 酸棗仁 사포닌이다.

② 진통 및 降溫작용을 하고 또한 모르핀으로 초래되는 狂躁에 길항한다.

③ 酸棗仁의 수용성 성분은 자궁을 흥분시키므로 임신부들은 반드시 주의를 기울여야 한다. 酸棗仁은 또한 강압작용과 심장리듬 실조에 길항하는 작용을 한다.

④ 동물 실험에서 棗仁에 五味子를 배합하면 湯傷性 쇼크에 길항하고 湯傷 국소의 수종을 경감시킨다.

백자인 柏子仁[KP]

Thujae Semen
Thuja seed

【出 典】 神農本草經

【異 名】 柏實·柏子·柏仁·側柏子

【起 原】 측백나무과(Cupressaceae) 측백나무 *Thuja orientalis* Linné의 씨로서 씨껍질을 제거한 것이다.*

【採 取】 초겨울 종자가 성숙하였을 때 채취하여 曬乾한 다음 種皮를 破碎하고 종인을 취하고 曬乾한다.

【性 狀】 이 약은 씨로 긴 난형 또는 긴 타원형이며, 길이 3~5㎜, 지름 2~3㎜이다. 바깥면은 연한 황색 또는 황백색이고 바깥에는 막질인 내종피로 싸여 있다. 끝은 대개 뾰족

* CP : 柏子仁(Baiziren) PLATYCLADI SEMEN
柏科 植物 側柏 *Platycladus orientalis* (L.) Franco의 成熟 种仁.

하고 진한 갈색의 작은 점이 있으며 기부는 둔한 원형이다. 질은 연하고 기름기가 많다. 이 약은 특유한 냄새가 있고 맛은 담담하다.

【産 地】우리나라 충북의 제천 지방이 유명하고 전국에서 栽植하며, 中國의 山東, 河南, 河北 등 지역이 주산지이다.

【炮 製】① 柏子仁 : 잡질과 나머지 껍질을 제거한다.

② 炒柏子仁 : 柏子仁을 炒製 용기에 넣고 文火를 열을 가하여 香氣가 나고 油黃色이 될 정도로 炒하여 그늘에 放冷한다.

【性味·歸經】味는 甘하고 性은 平·無毒하며 心·腎·大腸經에 작용한다.

效 能	主 治
養心安神	血虛不眠, 驚悸怔忡 등의 병증
潤腸通便	血枯津燥의 腸燥便秘症 등

이 약물은 味甘質潤으로 心經에 들어가 補心益血에 주로 작용하여 安神止汗하므로 驚悸失眠, 陰虛盜汗에 적용한다. 또한 潤腸하는 효능도 있으므로 血枯津燥의 便秘에 효과가 있다.

【臨床應用】① 柏子仁은 味甘質潤으로 寒하지도 않고 燥하지 않으며 성질이 和平하여 甘味로 滋補한다. 또한 주로 心經에 작용하여 慈養心血·安神 작용을 한다.

血이 心을 자양하지 못하여 야기되는 虛煩不眠, 驚悸怔忡, 頭暈健忘 등의 증후에 人蔘 五味子 白朮 麻黃根 등을 배합하는데, 그 예가 柏子仁丸[普濟本事方]이다. 또한 酸棗仁 茯苓 當歸 茯神 등을 배합하는데, 그 예가 養心湯[校注婦人良方]이다.

이 약물은 質潤多脂하므로 특히 陰虛煩熱의 失眠에 便秘를 겸한 증후에 적용한다. 失眠에 脾虛便溏을 겸한 경우에는 柏子仁霜을 사용한다.

② 이 약물은 質이 潤하여 潤腸通便하는 효능이 있다. 그러므로 陰血虧虛, 老年·산후의 腸燥便秘 등의 증후에 桃仁 杏仁 松子仁 등의 기름기 많은 약물을 배합하여 그 潤腸通便의 작용을 강화시키는데, 그 예가 五仁丸[世醫得效方]이다.

【用量·用法】10~18g. 水煎服. 대변이 묽을 경우에는 柏子仁霜을 사용한다.

【使用注意】이 약물은 油質이 풍부하여 腸滑 및 痰에는 忌한다.

本草選錄 : [神農本草經] 味甘, 平. "主治驚悸, 安五臟, 益氣, 除風濕痹. 久服令人潤澤美色, 耳目聰明."

[名醫別錄] "無毒. 主治恍惚、虛損, 吸吸歷節, 腰中重痛, 益血, 止汗."

[本草綱目] "性平而不寒不燥, 味甘而補, 辛而能潤, 其氣淸香, 能透心腎, 益脾胃, 宜乎滋養之劑用之. 養心氣, 潤腎燥, 安魂定魄, 益智寧神."

[方藥合編] "栢子味甘汗可閉 扶虛定悸補心劑"

【化學分析】다량의 脂肪油, borneol 및 소량의 精油, saponin 등을 함유한다.

【藥理研究】다량의 脂肪油를 함유하고 있으므로 潤腸通便 작용을 한다.

원지 遠志[KP]

Polygalae Radix
Polygala root

【出 典】 神農本草經

【異 名】 遠志筒・遠志肉・關遠志・棘菀・苦遠志

【起 原】 원지과(Polygalaceae) 원지 *Polygala tenuifolia* Willdenow의 뿌리이다.*

【採 取】 봄과 가을에 地上 부위가 시들고 말랐을 때 뿌리를 캐어 曬乾한다.

【性 狀】 이 약은 뿌리로 가늘고 길며 구부러진 원주형으로 주근은 길이 10~20㎝, 지름 2~10㎜이다. 때로 원통상을 이루거나 몇 개의 곁뿌리가 붙어 있다. 바깥 면은 연한 회갈색이며 거친 세로주름이 있고 군데군데 깊은 가로주름이 있으며 파여져 있다. 꺾어지기 쉬우나 꺾인 면은 섬유성이 아니다. 이 약은 약간 냄새가 있고 맛은 조금 아리다.

【產 地】 우리나라 中部 이북 지역에 분포하고, 中國의 山西, 陝西, 吉林, 河南 지역이 주산지이다.

【炮 製】 ① 遠 志 : 잡질을 제거하고 씻어 축인 후 小段으로 썰어 건조한다.

② 製遠志 : 甘草片에 적당하게 물을 붓고 달인다. 찌꺼기를 버리고 깨끗한 원지를 넣고 文火로 湯汁이 없어질 때까지 달인 후 曬乾한다(遠志段 100㎏당 甘草片 6㎏).

③ 蜜遠志 : 製遠志를 炒製 용기에 넣고 희석한 煉蜜을 고루 섞어 흡수시킨 후 文火로 짙은 黃色이 될 정도로 炒하여 放冷한다(製遠志 100㎏당 煉蜜 20㎏)

【性味・歸經】 味는 苦・辛하고 性은 微溫하며, 肺・心經에 작용한다.

效 能	主 治
寧心安神	心神不寧의 驚悸失眠, 心腎不交 등의 병증
祛痰開竅	痰阻心竅, 驚癎, 寒痰咳嗽
消癰腫	癰疽腫毒, 乳房腫痛 등의 병증

이 약물은 性味가 苦辛・溫하여 苦泄・辛散・溫通하는 효능이 있어 心陽을 輔助하고, 心氣를 補益하며, 腎氣로 하여금 上部의 心과 交通하게 하여 安神益智의 효능을 발휘하는 동시에 痰濁을 제거하고 開竅하므로 心神不寧의 驚悸失眠, 痰阻心迷의 迷惑健忘에 유효하다. 또한 散鬱化痰에도 작용하여 肺의 寒邪痰飮에 의한 咳嗽에 효과가 있으므로 寒凝氣滯, 痰濕으로 인한 癰疽腫毒에 內服, 外用하면 消腫止痛의 효과를 볼 수 있다.

【臨床應用】 ① 이 약물은 辛苦・微溫으로 약성이 宣泄通達하므로 心腎을 交通할 뿐만 아니라 또한 心氣를 돕고 心鬱을 풀어준다. 그러므로 安神益智의 효능이 있다.

* CP : 遠志(Yuanzhi) POLYGALAE RADIX
遠志科 植物 遠志 *Polygala tenuifolia* Willd. 또는 卵葉遠志 *Polygala sibirica* L.의 根。

心神不安, 驚悸, 失眠, 혹은 心腎不交, 夢遺滑精, 健忘 등의 증후에 茯神 酸棗仁 人蔘 龍齒 朱砂 등 鎭靜安神의 약물을 배합하여 寧心安神의 작용을 강화하는데, 그 예가 遠志丸[張氏醫通], 朱砂安神丸[蘭室秘藏], 人蔘養營湯[和劑局方]이다.

健忘證에는 人蔘 茯苓 石菖蒲 등을 배합하는데, 그 예는 開心散[備急千金要方]이다.

蜜炙遠志는 약성이 비교적 滋潤하여 養心安神 작용이 좋다. 임상에서는 흔히 心血不足, 失眠多夢 등의 증후에 사용한다.

② 이 약물은 양호한 祛痰작용을 한다. 아울러 通利心竅의 효능이 있으므로 痰阻心竅로 인한 精神錯亂, 神志恍惚, 驚癎 등의 증후에 菖蒲 鬱金 白礬 등을 배합하여 祛痰開竅의 효력을 증강시킨다. 그 예가 不忘散[證治準繩], 安神定志丸[醫學心悟] 등이다.

痰飮咳嗽 혹은 外感風寒, 咳嗽痰多, 咯痰不爽의 증후에는 杏仁 桔梗 甘草 등을 배합하여 사용한다.

③ 이 약물은 苦泄·溫通하므로 氣血의 壅滯를 잘 소통한다. 그러므로 寒凝氣滯, 痰濕阻絡의 癰疽腫毒, 乳房腫痛에 대하여 內服, 外用을 막론하고 消散腫痛의 효능을 나타낸다. 單味의 散劑를 黃酒로 送服하거나 약간의 黃酒를 넣고 짓찧어 바른다.

【用量·用法】 3~9g. 水煎服. 外用에는 適量. 生遠志는 祛痰開竅작용이 비교적 강하고, 炒遠志는 자극성이 제거되어 性味가 화평하게 되므로 胃氣虛弱에 사용하는 것이 비교적 좋다. 蜜遠志의 약성은 비교적 滋潤하여 安神寧心의 작용이 강하다.

【使用注意】 약성이 溫燥하므로 陰虛陽亢, 心經實熱, 痰熱에는 忌한다.

本草選錄 : [神農本草經] "主咳逆傷中, 補不足, 除邪氣, 利九竅, 益智慧, 耳目聰明, 不忘, 强志, 倍力."

[名醫別錄] "定心氣, 止驚悸, 益精, 去心下膈氣, 皮膚中熱、面目黃. 久服好顔色."

[藥性本草] "治心神健忘, 安魂魄, 令人不迷, 堅壯陽道, 主夢邪."

[日華子本草] "主膈氣驚魘, 長肌肉, 助筋骨, 婦人血噤失音, 小兒客忤, 服無忌."

[方藥合編] "遠志氣溫驅悸驚　安神鎭心益聰明"

【化學分析】 주성분은 saponin(약 4%)을 함유하고 triterpenoid로서 onjisaponin A, B, C, D, E, F, G, 및 tenuifolin(가수분해하면 tenuigenin A 와 tenuigenin B를 생성) 등과 xanthone유도체로서 onjixanthone 1, 2, 3-hydroxy-2, 6, 7, 8-tetramethoxyxanthone, 1-hydroxy-2, 6, 7, 8-tetramethoxyxanthone 등이며 당류로는 5-anhydro-D-sorbitol, N-acetyl-1-D-glucosamine 등, 그 외 polygalitol, 3, 4, 5-trimethoxy-cinnamic acid, tenuidine, 脂肪油, 樹脂 등을 함유한다.

【藥理研究】 ① 遠志는 뚜렷한 祛痰작용을 한다. 거담작용의 주성분은 껍질에 있고 목질부에는 큰 효과가 없다. 祛痰작용은 함유된 사포닌이 기관지점막에 대해 자극하여 생기고 또 반사성으로 기관지 분액의 증가를 촉진하여 생긴 것이다.

② 遠志의 全株·껍질·목질부는 모두 최면작용을 하고 또한 항경련 작용을 한다.

③ 遠志 사포닌은 용혈작용을 한다. 껍질 부분의 용혈작용이 목질 부분에 비해 강하다. 遠志는 또한 강압활성이 있다.

④ 遠志 알코올 추출물은 체외에서 gram-positive bacterium, 이질균, 티푸스균 및 人型 결핵균을 억제한다.

⑤ 遠志 사포닌은 위점막을 자극하여 반사적으로 경도의 惡心을 일으킨다. 그러므로 胃炎 및 위궤양 환자는 사용을 피해야 한다.

⑥ 동물실험에서 미임신 자궁 혹은 이미 임신한 자궁을 흥분시킨다.

합환피 合歡皮[KHP]

Albizziae Cortex
Albizia bark

【出 典】神農本草經

【異 名】夜合皮・合昏皮・夜合花

【起 原】콩과(Leguminosae) 자귀나무 *Albizzia julibrissin* Durazzini의 줄기껍질이다.*

【採 取】여름에서 가을에 樹皮를 벗겨 曬乾한다.

【性 狀】이 약은 판상 또는 반관상이며 길이 5~30㎝, 지름 1~3㎝, 두께 1~5㎜이다. 바깥 면은 회갈색~갈색이며 가로로 회황색의 피목(皮目)이 많이 있고 안쪽은 엷은 황색으로 세로무늬가 있다. 꺾은 면은 엷은 황색이며 섬유성이다. 이 약은 냄새가 없고 맛은 덤덤하며 떫고 혀를 조금 자극한다.

【產 地】우리나라 전국에 분포하고, 中國의 長江유역의 각 지역이 주산지이다.

【炮 製】잡질을 제거하고 깨끗이 씻어 축인 후 細絲로 썰어 曬乾한다.

【性味・歸經】味는 甘하고 性은 平하며, 心・肝・肺經에 작용한다.

效 能	主 治
安神解鬱	忿怒擾鬱, 虛煩失眠 등의 증후
活血消腫	肺癰, 跌打骨折, 癰疽瘡腫 등의 증후

이 약물의 性味는 甘・平으로 心・脾를 調和시키는 효능이 있다. 心은 一身을 주관하고, 脾는 生化의 根源이 되는데 두 臟이 조화하면 五臟이 스스로 平安하여지고 精神도 스스로 통쾌하게 되어 精神不安과 健忘失眠 및 忿怒煩躁, 抑鬱擾思 등을 모두 치료한다.

이 외에도 이 약물은 活血消腫・止痛하는 효능이 있어 肺癰을 치료하는데, 응용된다. 다만 이 약물은 약효가 약하므로 용량을 많이 사용해야 한다.

* CP : 合歡皮(Hehuanpi) ALBIZIAE CORTEX
豆科 植物 合歡 *Albizia julibrissin* Durazz.의 樹皮。

【臨床應用】 ① 이 약물은 甘·平으로 肝鬱을 풀어주고 安神한다. 그러므로 情志가 상하여 생기는 忿怒憂鬱, 虛煩不安, 健忘失眠 등의 증상을 치료한다. 그러나 약성이 완만하고 약효가 약하여 보좌하는 약물로 사용한다. 임상에서는 柏子仁 酸棗仁 龍齒 琥珀 등의 養心安神 혹은 重鎭安神의 약물을 배합하여 그 鎭靜安神의 작용을 증강시킨다.

② 이 약물은 活血消腫·生肌續骨의 효능이 있어 外·傷科의 要藥이다. 그러므로 [本草綱目]에서 이르기를 "和血消腫止痛한다"라고 한 것이다. 肺癰胸痛, 咳吐膿血일 경우에는 單味로 사용하거나 또는 魚腥草 冬瓜子 桃仁 蘆根 등을 배합하는데, 그 예가 黃昏湯(즉 合歡湯)[備急千金要方]이다.

跌打骨折, 瘀血腫痛 증후에는 當歸 赤芍藥 桃仁 蘇木 등, 活血消腫·止痛의 약물을 배합하고, 癰疽瘡腫에는 蒲公英 野菊花 紫花地丁 등의 淸熱解毒 약물을 배합하여 응용한다.

【用量·用法】 10~12g. 水煎服. 外用에는 適量.

> 本草選錄 : [神農本草經] "安五臟, 和心志, 令人歡樂無憂."
> [日華子本草] "煎膏, 消癰腫, 續筋骨."
> [本草綱目] "和血, 消腫, 止痛."
> [本草求眞] "甘氣平, 服之雖能入脾補陰, 入心緩氣, 而令五臟安和, 神氣自暢, 及單用煎湯而治肺癰唾濁. 合阿膠煎湯而治肺痿吐血, 皆驗 ; 與白蜡熬膏, 而爲長肉生肌, 續筋接骨之藥. 然氣緩力微, 用之非止錢許可以奏效, 故必重用久服, 方有補益怡悅心志之效矣."

【化學分析】 saponin으로서 albigenic acid, scacic acid, ethinocystic acid 등과 그 외 tannin, quercetin 등을 함유한다.

【藥理硏究】 ① 마우스의 자발성 활동에 뚜렷한 억제작용을 하고, 또한 진정·최면작용을 한다.

② 임신 자궁의 리듬성 수축을 증강하고 또한 조기 임신에 길항한다.

영지 靈芝[KHP]

Ganoderma
Reishi mushroom

【出 典】 神農本草經

【異 名】 赤芝·黑芝·靑芝·白芝·黃芝·木靈芝·紫靈芝·紅芝·靈芝草·丹芝

【起 原】 구멍장이버섯과(Polyporaceae) 영지 *Ganoderma lucidum* (Curtis) P.Karst. 또는 기타 근연종의 자실체이다.*

【採 取】 가을에 채취하여 曬乾한다.

* CP : 灵芝(Lingzhi) GANODERMA
多孔菌科 眞菌 赤芝 *Ganoderma lucidum* (Leyss. ex Fr.) Karst. 및 紫芝 *Ganoderma sinense* Zhao, Xu et Zhang의 子實体。

【性 狀】이 약의 삿갓은 목질화되어 딱딱하며 반원형 또는 콩팥 모양이다. 바깥 면은 붉은색, 검은색, 푸른색, 흰색, 황색, 자색 등 각각 다른 색을 띠는 여러 가지 종류가 있다. 삿갓의 바깥 면은 칠(漆)과 같은 광택이 있고 안쪽 면의 관공면(管孔面)은 흰색 또는 엷은 갈색이다. 자루(柄)는 6~10㎝로 특히 삿갓의 지름보다 길고 윤기가 있는 검은색이다. 이 약은 냄새가 거의 없고 맛은 약간 쓰다.

【產 地】영지(靈芝)는 우리나라 각지에 분포하며, 재배도 한다. 赤芝는 中國의 河北, 貴州, 雲南, 浙江, 福建, 臺灣, 湖南, 廣東, 廣西 지역에 주로 나고, 紫芝는 中國의 河北, 山西, 山東, 四川, 安徽, 江蘇, 浙江, 江西, 貴州, 雲南, 廣西, 廣東, 福建지역이 주산지이다.

【性味·歸經】味는 甘하고 性은 平하며, 心肺·肝·腎經에 작용한다.

效 能	主 治
養心安神	心神不安병증
止咳平喘	咳嗽哮喘 등의 증후
補氣養血	氣血不足, 脾胃虛弱 등의 증후

이 약물의 性味는 產地에 따라 다르다. 中國產은 甘淡하고, 우리나라에서 自生되는 子實體는 苦味이다. 靈芝는 甘淡하고 平하며 心·脾經에 작용하여 養心安神하는 효능이 있으며, 心氣虛弱이나 心血不足으로 인한 失眠多夢, 心悸怔忡에 사용한다. 또한 肺經에 작용하여 止咳祛痰·納氣·斂肺·平喘하는 효능이 있어 肺虛로 인한 久咳와 肺腎兩虛로 인한 咳喘證을 치료하며, 高血壓, 高脂血症, 冠心病(冠狀動脈硬化症), 肝炎 및 病後體虛한 증후에 적용하는데, 單用 혹은 병증에 따라 配合하여 응용한다.

【臨床應用】① 靈芝는 養心安神 작용을 하고 아울러 補益强壯 시키는 효능이 있다. 心·脾兩虛, 氣血不足으로 인한 心悸健忘, 失眠多夢, 體倦神疲, 食慾不振 등의 증후에 單味를 研末하여 呑服하거나 혹은 當歸 白芍藥 酸棗仁 龍眼肉 등의 養血安神 작용을 하는 약물과 배합하여 사용한다.

② 이 약물은 祛痰·止咳·平喘작용을 한다. 痰飮病의 寒象의 咳嗽, 痰多喘促, 夜臥不安 혹은 만성 기관지 哮喘 등의 증후에 사용한다. 痰濕型 혹은 虛寒型에도 비교적 좋은 치료 효과가 있다. 單味를 사용하거나 혹은 黨參 五味子 乾薑 半夏 등 益氣斂肺·化飮의 약물을 배합하여 그 효능을 증강시킨다. 靈芝酒劑, 시럽, 주사액 등도 사용한다. 복용한 후 환자의 증상이 경감되는 외에도 수면이 개선되고 식욕이 증강되며 추위에 견디는 힘이 강해지고 정력이 충만해진다.

③ 靈芝는 역대 본초에서 모두 强壯補氣하는 약물로 사용되었다. 야생 靈芝가 희소하므로 인공재배한 靈芝字實體 및 배양한 靈芝菌絲體 등이 약원을 충족시키고 있다.

氣虛血少, 脾胃虛弱, 食慾不振, 神疲乏力, 便溏 및 肝腎不足, 腰痠目眩 등의 증후에 單味를

사용하거나 益氣補血하는 약물을 배합하여 사용한다.

최근에는 많은 製劑가 임상에서 사용되고 있으며 이 밖에도 冠心病(冠狀動脈硬化症)의 心絞痛, 肝炎, 고혈지, 고혈압 및 여러 가지 원인으로 야기되는 백혈구 감소증 등에도 사용한다.

【用量・用法】 10~15g. 水煎服. 研末은 1.5~3g.

本草選錄 : [神農本草經] "主耳聾, 利關節, 保神, 益精氣, 堅筋骨, 好顏色." [本草綱目] "療虛勞."

【化學分析】 ergosterol, 다당류, 유기산, 수지, coumarin, mannitol 등을 함유한다. alkaloid, lacton류를 함유하고 있다는 보고가 있다.

【藥理研究】 ① 中樞神經계통의 흥분성을 낮추고 진정작용을 한다. 팅크제는 전기 자극에 의한 경련에 拮抗하고 또한 일정한 진통작용을 한다.

② 止咳・祛痰・平喘작용을 한다. 그러나 이와 다른 실험결과도 있다.

③ 일정한 肝 보호기능의 작용을 하고, 解毒・降血糖작용 및 방사선에 길항하는 효능이 있다.

④ 강심・강압작용을 하고, 산소 결핍에 길항하며 심근 빈혈을 보호하는 작용을 하고 혈지를 낮추며, 동맥죽양경화에 길항한다.

⑤ 靈芝多糖은 유기체 면역력을 높인다. 腫瘤에 길항하는 작용 역시 이와 관계된다.

수오등 首烏藤[KHP]

Polygoni Multiflori Caulis
Polygonum vine

【出 典】 本草綱目

【異 名】 何首烏莖葉・夜交藤・棋藤

【起 原】 마디풀과(Polygonaceae) 하수오 *Polygonum multiflorum* Thunb.의 덩굴줄기이다.*

【採 取】 여름과 가을에 藤莖을 채취하여 曬乾한다(⇒ *p873* 하수오 何首烏).

【性 狀】 이 약물은 가늘고 긴 圓柱形으로 약간 비틀려 구부러졌고 지름은 4~7㎜이다. 표면은 자홍색 또는 자갈색으로 突起된 皮孔의 작은 점이 있고, 外皮는 片狀으로 쉽게 脫落하며, 마디는 약간 팽대되었고 側枝의 흔적이 있다. 質은 무르고 약하여 折斷하기 쉬우며, 斷面의 皮部는 자홍색이고 木部는 황백색으로 여러 개의 導管이 있으며, 중앙의 髓部는 類白色이다.

* CP : 首烏藤(Shouwuteng) POLYGONI MULTIFLORI CAULIS
蓼科 植物 何首烏 *Polygonum multiflorum* Thunb.의 藤莖.

【產 地】 우리나라에서는 栽培되고, 中國의 河南, 湖北, 廣西, 廣東, 貴州, 四川, 江蘇 등의 지역이 주산지이다.

【炮 製】 首烏藤 : 잡질을 제거하고 깨끗이 씻어 축인 후 小段으로 썰어 曬乾한다.

【性味·歸經】 味는 甘·微苦하고 性은 平하며, 心·肝經에 작용한다.

效 能	主 治
養心安神	虛煩不眠, 多夢
養血通絡	血虛로 인한 肢體痠痛
祛風止痒	風瘡疥癬

이 약물은 甘·平의 性味로 心·肝經에 작용하여 養血安神하는 효능이 있으므로 陰虛血少로 인한 虛煩不眠과 多夢 등의 병증에 적용하며, 또한 祛風通絡하는 효능이 있어 風濕痹痛을 치료한다. 이 외에도 이 약물을 煎湯하여 皮膚風瘡痒疹에 外洗하면 祛風止痒의 효과가 있다. 精神病에는 大量을 사용한다.

【臨床應用】 ① 이 약물은 養心安神하는 작용이 있으므로 心血不足으로 인한 虛煩失眠, 多夢, 焦躁 등의 증후에 酸棗仁 柏子仁 遠志 등을 배합하는데, 그 예가 甲乙歸藏湯[醫醇賸義]이다.

② 이 약물은 養血通絡하는 효능이 있으므로 血虛로 인한 全身痠痛에 當歸 熟地黃 鷄血藤 등을 배합하여 사용한다.

③ 祛風止痒하는 효능이 있으므로 皮膚痒疹에 單味의 煎汁으로 外洗한다.

【用量·用法】 12~24g. 水煎服. 外用에는 適量.

> 本草選錄 : [本草綱目] "風瘡疥癬作痒, 煎湯洗浴."
> [本草正義] "治夜小安寐."

【化學分析】 anthraquinone으로서의 emodin, physcion, chrysophanol 등이 모두 결합형으로서 존재하고 있다.

【藥理研究】 鎭靜·抗不安작용을 하고, 活血·鎭痛작용을 한다.

제 15 장 平 肝 藥

風에는 外風과 內風의 구별이 있다. 外風은 發散하고, 內風은 平息하는 것이 좋다.

肝經에 작용하여 內風을 平息하고, 肝陽을 平定하는 약물을 平肝藥이라 하는데, 주로 肝風內動으로 인한 驚癎抽搐의 병증, 肝陽上亢으로 인한 頭暈目眩 등의 병증에 적용한다.

平肝藥의 구체적인 효능과 그 응용에는 각기 차이가 있으므로 平肝息風藥과 平肝潛陽藥으로 분류한다.

임상에서 平肝藥을 사용할 때는 肝風內動 혹은 肝陽上亢의 발병 원인과 이에 수반하는 겸증에 따라서 배합하는 약물도 각각 다르다. 예를 들면 肝陽이 上亢하여 內風이 발생한 증후에는 平肝潛陽藥과 平肝息風藥을 같이 병용하여 응용하고, 陰虛血少로 肝失滋養하여 肝風이 內動하였을 경우에는 補血藥과 滋腎養陰藥을 병용하여 응용하여야 한다. 또한 肝陽上亢 증후에 肝熱을 겸한 경우나 肝風內動이 火熱의 熾盛으로 된 경우에는 肝熱을 清泄하는 약물과 清熱瀉火하는 약물을 배합하여 응용하여야 한다.

平肝藥의 性能은 각기 일정한 차이가 있어 어떤 약물은 寒涼에 치우쳐 있고, 어떤 약물은 溫燥에 치우쳐 있으므로 구별하여 사용하는데, 즉 脾虛로 인한 慢驚에는 寒涼한 약물이 적당하지 않고, 陰虛血虧에는 溫燥한 藥物을 신중히 사용하여야 한다.

제 1 절 平肝息風藥

肝風을 平息시켜 痙攣을 억제하고 緩和시키는 약물을 平肝息風藥이라 하며, 또한 息風止痙藥이라고도 한다. 그중에 일부 약물은 平肝潛陽 작용과 肝熱을 清泄하는 작용을 겸하고 있다.

平肝息風藥은 溫熱病에서 熱의 熾盛으로 인한 風動과 驚風·中風·破傷風 등 痙攣抽搐의 병증인 경우에 적용한다. 이상과 같은 병증은 항상 痰阻神昏을 겸하여 나타나는데, 이러한 증후에는 化痰藥과 開竅藥을 같이 배합하여 응용한다.

영양각 羚羊角[KHP]

Gazellae seu Saigae Cornu
Gazelle horn, Antelope

【出 典】神農本草經

【異 名】羚羊·九尾羊·靈羊角

【起 原】소과(Bovidae) 영양 *Gazella subgutturosa* (Guldenstaedt) 또는 고비영양(高鼻羚羊) *Saiga tatarica* Linné의 뿔이다.*

【採 取】8~10월에 잘라 曬乾한다.

【性 狀】이 약은 뿔로 구부러진 원뿔 모양이고 길이 10~30㎝, 기부의 지름은 2~5㎝이다. 바깥 면은 회황색~연한 회흑색이며 뾰족한 윗부분을 제외하고 기부로부터 10~20개의 고르지 않게 두드러진 마디 모양의 윤척(輪脊)이 있다. 이 약은 매우 딱딱하고 굳어 꺾기 힘들다. 이 약은 냄새와 맛은 거의 없다.

【産 地】러시아와 中國의 新疆, 甘肅, 青海 등지에 서식하거나 양육한다.

【炮 製】羚羊角片 : 羚羊角을 溫水에 4~5일 담그었다가 橫薄片으로 썰어 건조한다.

【性味・歸經】味는 鹹하고 性은 寒하며 肝・心經에 작용한다.

效 能	主 治
平肝息風・平肝潛陽	驚風抽搐, 癲癇, 肝陽上亢證
清肝明目	肝火上炎의 目赤翳障, 頭痛眩暈
清熱解毒	溫熱病痙厥抽搐, 高熱神昏, 斑疹痘毒 등의 병증

이 약물은 鹹・寒의 性味로 肝・心經에 작용하여 肝火를 瀉하고 겸하여 心・肺를 清하며, 息風止痙・清熱明目・散血解毒하는 효능이 있다. 熱盛動風으로 인한 驚厥抽搐과 肝火亢盛으로 인한 頭暈目赤 또는 高熱神昏 및 熱毒發斑 등의 병증에 적용한다.

羚羊角과 犀角은 모두 鹹・寒한 약물이며 溫熱病을 치료하는데, 함께 배합하여 응용하지만, 羚羊角은 주로 肝經에 작용하여 肝火를 清하여 息風止痙하고, 犀角은 주로 心經에 작용하여 心火를 瀉하여 涼血解毒한다. 그러므로 神昏에는 犀角, 神昏에 驚厥을 겸한 증후에는 羚羊角과 犀角을 같이 병용한다.

최근에는 羚羊角이 品貴現狀을 보이므로 山羊角으로 代替하여 응용할 수 있으나 山羊角은 그 작용이 미약하므로 용량을 病情에 따라 增量하여 사용한다.

【臨床應用】① 肝은 風을 주관하고 성질이 움직이기를 좋아한다. 羚羊角은 肝經에 작용하여 양호한 平肝息風의 작용을 한다. 그러므로 驚風, 癲癇, 中風 등의 肢體痙攣抽搐의 要藥이다. 이 약물의 性味는 甘・寒으로 清熱의 효력이 비교적 강하다. 그러므로 특히 火熱熾盛, 熱極生風의 증후에 적용한다.

肝熱動風, 手足瘈瘲, 頭暈目眩 등의 증후에 釣鉤藤 生地黃 白芍藥 菊花 등을 배합하는데, 그 예가 羚羊鉤藤湯[通俗傷寒論]이다.

婦人子癎에는 防風 獨活 茯神 등을 배합하는데, 그 예가 羚羊角散[濟生方]이다.

癲癎, 驚悸의 증후에는 釣鉤藤 天竺黃 鬱金 朱砂 등을 배합하여 사용한다.

② 이 약물은 뚜렷한 平肝潛陽의 작용으로 肝陽上亢으로 인한 頭目眩暈, 煩躁失眠 등의 증상을 치료한다. 고혈압일 경우에는 石決明 菊花 黃芩 등 平抑肝陽의 약물을 배합하여

* CP : 羚羊角(Lingyangjiao) SAIGAE TATARICAE CORNU
牛科動物 賽加羚羊 *Saiga tatarica* Linnaeus의 角.

片劑를 만들어 복용하기도 하는데, 그 예가 複方羚羊降壓片으로서, 비교적 좋은 치료효과가 있다.

③ 肝은 눈(目)에 開竅한다. 肝經火盛이 眼目으로 上攻하면 目赤腫痛, 頭痛羞明, 視物模糊하는데, 이 약물은 肝經에 작용하여 淸肝明目한다.

肝火上炎으로 인한 증후에는 決明子 黃芩 龍膽草 등의 淸肝瀉火의 약물을 배합한다. 그 예가 羚羊角散[和劑局方]이다.

④ 溫熱病으로 인한 壯熱, 神昏譫語, 狂躁 혹은 手足抽搐 등의 증후에 淸熱解毒·息風止痙의 효능이 있다. 임상에서는 壯熱神昏의 증후에 모두 犀角을 사용하지만 羚羊角을 반드시 사용하지는 않으며, 痙厥抽搐을 겸했을 경우에는 반드시 羚羊角을 배합하여 사용한다. 그러므로 옛 사람들은 "肝에 있는 병은 반드시 羚羊角을 사용해야 하고 心에 있는 병은 반드시 犀角을 사용해야 한다"라고 하였다. 이는 羚羊角이 熱盛動風 抽搐을 치료하는 양약이라는 것을 의미한다.

高熱煩躁, 神昏譫語, 抽風痙厥의 증후에는 石膏 犀角 寒水石 麝香 등을 배합하는데, 그 예가 紫雪丹[千金翼方]이다. 王孟英은 白虎湯에 羚羊角과 犀角을 가한다고 하였는데 이것이 羚犀石膏知母湯이며 이 方은 온열병의 壯熱譫語나 發斑이 심한 증후에 효과가 뚜렷하다.

이 외에도 熱毒의 癰腫瘡癤이나 痘疹 후 餘毒이 아직 가시지 않은 경우에 黃芪 金銀花 등을 배합하여 사용한다.

【用量·用法】 1~3g. 水煎服. 탕제에 넣을 때는 따로 달여 즙을 冲服하는 것이 좋다. 갈아 汁으로 하거나 줄로 쓸어 가루 내어 복용해도 된다. 1회 0.3~0.5g.

【使用注意】 이 약물은 性이 寒涼하므로 脾虛慢驚 증후에는 忌한다.

> **本草選錄**: [神農本草經] "主明目, 益氣起陰, 去惡血注下, 辟蠱毒, 惡鬼不祥, 安心氣, 常不魘寐."
>
> [名醫別錄] "療傷寒時氣寒熱, 熱在肌膚, 溫風注毒伏在骨間, 除鬱, 驚夢狂越."
>
> [本草拾遺] "主淫毒及驚悸煩悶, 臥不安, 心胃間惡氣毒瘰癧."
>
> [藥性本草] "能治一切熱毒風攻注, 中惡毒風, 卒死昏亂不識人, 散産後血衝心煩悶, 燒末酒服之. 主小兒驚癇, 治山瘴, 能散惡血. 燒灰, 治噎塞不通."
>
> [開寶本草] "平肝舒筋, 定風安魂, 散血下氣, 辟惡解毒, 治子癇痙疾."
>
> [方藥合編] "羚羊角寒明目睛 淸肝解毒且却驚"

【化學分析】 角質蛋白, 그 水解物로서 18 종류의 amino acid 및 polypeptide, cholesterol, 燐脂質類, 인산칼슘, keratin, 무기염, vitamin A, 미량원소 등을 함유한다.

【藥理研究】 ① 뚜렷한 진정·최면 및 항경련작용을 한다.

② 정맥에 羚羊角 주사액, 알코올 추출물, 가수 분해액을 주사하면 정도의 차이는 있지만 모두 해열하는 효능이 있다.

③ 이 약물(50%)의 탕제를 2㎖/kg 정맥에 주사하면 마취 고양이의 혈압을 내린다. 양측의

미주신경을 절단한 후에는 강압작용이 약해지는데, 이를 통해 강압 반응이 중추신경계통과 관계가 있음을 알 수 있다.

조구등 釣鉤藤[KHP]

Uncariae Ramulus cum Uncus
Uncaria hook

【出 典】名醫別錄

【異 名】釣藤鉤・嫩鉤藤・釣藤・鉤藤

【起 原】꼭두서니과(Rubiaceae) 화구등(華鉤藤) *Uncaria sinensis* Havil. 또는 기타 동속 근연식물의 가시가 달린 어린 가지이다.*

【採 取】가을과 겨울에 갈고리가 달린 어린 가지를 채취하여 曬乾한다.

【性 狀】이 약은 낚시 모양의 가시와 짧은 가지 줄기에 2개의 구부러진 낚시 모양의 가시가 마주나며 때로는 한쪽에만 달린 가지이다. 길이 1~3㎝, 너비 2㎜이며 바깥 면은 적갈색~어두운 적갈색이고 횡단면은 긴 타원형~타원형이며 엷은 갈색을 띤다. 질은 단단하며 쉽게 꺾어지지 않고 꺾은 면은 홍적색을 띠고 속은 엷은 황색의 거친 해면상이다. 이 약은 냄새가 없고 맛은 약간 떫다.

【產 地】中國의 長江이남, 福建, 廣東, 廣西 등의 지역이 주산지이다.

【炮 製】雜質을 제거하고 축인 후 小段으로 썰어 건조한다.

【性味・歸經】味는 甘하고 性은 涼하며, 肝・心包經에 작용한다.

效 能	主 治
息風止痙	熱盛動風, 驚癎抽搐, 小兒驚風, 破傷風 등의 병증
清熱平肝	肝經有熱, 肝陽上亢 등의 증후

이 약물은 甘・涼의 性味로 肝・心包經의 要藥이다. 肝은 風을 주관하고 心包는 火를 주관하는데 驚風抽搐과 頭目眩暈은 모두 風火가 서로 煽動하여 야기되는 증후이므로 이 약물은 肝熱을 清熱시켜 息風解痙・平肝清熱의 효능이 있으나 清熱하는 약효는 羚羊角과 같지 않고, 息風止痙 작용은 全蠍보다 약하여 小兒의 驚風 초기의 輕證에 적절하다. 高熱로 인한 驚風抽搐에는 羚羊角 全蠍 등을 배합하여 사용한다.

최근 임상에서는 이 약물이 血壓을 降下시키는 효능이 있는 것으로 보고되었는데, 단 高血壓이 肝熱上亢인 경우에 적용된다.

* CP : 鉤藤(Gouteng) UNCARIAE RAMULUS CUM UNCIS
茜草科 植物 鉤藤 *Uncaria rhynchophylla* (Miq.) Miq. ex Havil., 大葉鉤藤 *Uncaria macrophylla* Wall., 毛鉤藤 *Uncaria hirsuta* Havil., 華鉤藤 *Uncaria sinensis* (Oliv.) Havil. 또는 無柄果鉤藤 *Uncaria sessilifructus* Roxb.의 帶鉤莖枝。

오래 달이면 약효에 영향이 있으므로 湯劑에 넣을 때는 後煎한다.

【臨床應用】 ① 이 약물은 甘·微寒으로 肝·心包經에 작용하여 息風止痙할 뿐만 아니라 또한 肝熱을 淸泄한다. 心包는 火를 주관하므로 釣鉤藤은 風火相煽의 병증을 치료하는 要藥이다.

특히 熱極生風(肝熱風動), 四肢抽搐 및 소아의 高熱驚風 등의 증상에 적합하다. 小兒急驚風의 경우 牙關緊閉하고 手足이 抽搐하면 天麻 全蠍 犀角 등 息風止痙하는 약물을 배합하는데, 그 예가 鉤藤飮子[小兒藥證直訣]이다. 또한 熱盛動風일 증후에는 羚羊角 龍膽草 菊花 등 淸熱息風의 약물을 배합한다.

이 약물은 輕淸疏泄의 성질이 있으므로 風熱外感으로 인한 頭痛, 目赤 및 斑疹이 잘 透發하지 않는 증후에는 薄荷 蟬蛻 荊芥 등 消風散熱의 약물을 배합한다.

② 이 약물은 平肝陽·淸頭目하는 효능이 있다. 肝經에 열이 있고 頭脹頭痛인 증후에는 夏枯草 黃芩 등 肝熱을 淸泄하는 약물을 배합하고, 肝陽上亢으로 인한 頭暈目眩에는 菊花 石決明 등 平肝潛陽의 약물을 배합한다.

최근 약리 연구에 의하면 이 약물은 양호한 혈압 강하작용을 한다고 한다. 따라서 고혈압 및 肝熱上亢에 비교적 좋은 치료효과가 있다. 釣鉤藤에서 추출한 총알칼리로 조제한 降壓片이 中國의 임상에서 사용되고 있다.

【用量·用法】 10~12g. 水煎服(不宜久煎). 釣鉤藤으로 平肝할 때 오래 달이면 효력이 약해진다고 하였다. 실험에 의하면 釣鉤藤을 20분 이상 달이면 혈압 강하효과가 감소된다고 보고하고 있다.

【使用注意】 風熱이나 實證이 없는 경우에는 忌한다.

> 本草選錄 : [名醫別錄] "主小兒寒熱, 十二驚癎."
> [藥性本草] "能小兒驚啼, 瘛瘲熱壅."
> [日華子本草] "治客忤胎風."
> [本草綱目] "鉤藤, 手足厥陰經藥. 足厥陰主風, 手厥陰主火. 驚癎眩運, 皆肝風相火之病. 鉤藤, 通心包于肝木, 風靜火息, 則諸証自除." "大人頭旋目眩, 平肝風, 除心熱, 小兒內釣腹痛, 發斑疹."
> [方藥合編] "鉤藤微寒兒驚癎 手足口眼瘈瘲删"

【化學分析】 indole alkaloid로서 rhynchophylline, isorhychophylline, corynoxeinine, isorhychophylline, corynoxeine, isocorynoxeine, corynatheine, hirsuteine, hisutine, harmane, dihydrocorynatheine, akuannigine, stictosamide, rhynchophine, angustone, angustidine 등 외에 cadambine, 3α-dihydrocardambine 등과 flavonoid로서 hyperin, trifolin 등, 그 외 tannin 등을 함유한다.

【藥理硏究】 ① 釣鉤藤의 많은 제제 및 그중에서 추출한 釣鉤藤 알칼로이드, 釣鉤藤 총알칼로이드 등은 모두 뚜렷한 강압 효능이 있다. 강압작용은 온화하면서도 지구적이다.

현재 釣鉤藤 알칼로이드는 이 작용의 유효 성분이 된다. 이 작용의 주요 원리는 직접 혹은 반사적으로 혈관 운동 중추를 억제하고 또한 교감신경과 신경절을 억제하여 말초 혈관을 확장하며 혈관 저항을 낮춰 초래되는 것이다. 釣鉤藤을 물에 20분 이상 끓이면 강압작용이 낮아진다. 그러므로 오래 달이는 것은 바람직하지 않다.

② 釣鉤藤 탕제 혹은 알코올 추출물은 동물실험에서 뚜렷한 진정 효능을 나타낸다. 그러나 최면작용은 없다. 에틸알코올 엑스는 모르모트 실험성 癲癇의 발작을 예방한다.

③ 釣鉤藤은 장 평활근을 억제하고 또 기관지 평활근의 경련을 완화한다.

천마 天麻[KP]

Gastrodiae Rhizoma
Gastrodia rhizome

【出 典】神農本草經

【異 名】赤箭・鬼督郵・明天麻・水洋芋・定風草

【起 原】난초과(Orchidaceae) 천마 *Gastrodia elata* Blume의 덩이줄기를 쪄서 건조한 것이다.*

【採 取】가을에서 다음 해 봄 사이에 캐어 曬乾한다.

【性 狀】이 약은 덩이줄기로 약간 구부러지고 납작하게 눌린 원주형~방수형이며 길이 5~15㎝, 너비 2~5㎝, 두께 1~2㎝이다. 바깥 면은 연한 황백색~황갈색이고 불규칙한 세로 주름과 돌기마디가 있다. 질은 단단하고 꺾인 면은 황갈색~흑갈색이며 광택이 있고 각질 모양이다. 이 약은 약간 냄새가 있고 맛은 달다.

【產 地】우리나라 중부 이남의 고산지대에 자생하고, 中國의 四川, 雲南, 貴州 등의 지역이 주산지이며, 栽培한다.

【炮 製】① 天 麻 : 잡질을 제거하고 깨끗이 씻어 축인 후 薄片으로 썰어 건조한다.

② 炒天麻 : 먼저 麥麩를 炒製 용기에 넣고 炒한 후 天麻片을 넣고 文火로 黃色이 될 정도로 炒하여 放冷한다(天麻片 100kg당 麥麩 10kg).

【性味・歸經】味는 甘하고 性은 平하며, 肝經에 작용한다.

效 能	主 治
息風止痙	驚風抽搐, 破傷風 등의 병증
平肝潛陽	肝陽上亢, 眩暈頭痛 등의 증후

이 약물은 甘・平으로 柔潤하며, 오직 肝經에 작용하여 平肝息風・止痙의 효능이 있으므로 肝風內動으로 인한 眩暈頭痛, 痙攣抽搐 및 肢體麻木, 手足不遂 등 일체의 風證에 寒熱을

* CP : 天麻(Tianma) GASTRODIAE RHIZOMA
蘭科 植物 天麻 *Gastrodia elata* Bl.의 塊莖。

막론하고 모두 적용하며, 특히 頭痛과 眩暈에 더욱 양호한 효과가 있는데 이는 이 약물에 平肝潛陽하는 효능이 있기 때문이다. 그러나 甘潤·平하여 약효가 완만하므로 單用하면 그 효과가 뚜렷하지 않아서 寒熱·虛實을 辨證하고 이에 상응하는 약물을 배합하여 사용한다.

【臨床應用】 ① 이 약물은 性味가 甘·平하여 주로 肝經에 작용하여 息風止痙의 효능이 있으므로 肝風內動에 상용하는 약물이다. 高熱動風, 驚癎抽搐, 破傷風의 角弓反張 및 小兒의 急·慢驚風에 모두 배합하여 사용할 수 있다. 그러므로 定風草라는 별명이 있을 뿐만 아니라 또 治風神藥이라 하기도 한다. 이는 간풍을 치료하는 효력이 탁월하다는 것을 말한다.

小兒急驚에는 釣鉤藤 犀角 全蠍 등을 배합하는데, 그 예가 鉤藤飮子[小兒藥證直訣]이다.

小兒慢驚에는 人蔘 白朮 全蠍 등을 배합하는데, 그 예가 醒脾丸[普濟本事方]이다.

破傷風의 痙攣抽搐, 角弓反張에는 南星 防風 白附子 등을 배합하는데, 그 예가 玉眞散[外科正宗]이다.

② 이 약물은 양호한 平肝潛陽의 효능이 있어 眩暈, 頭痛을 치료하는 요약이다. 虛證이나 實證을 막론하고 모두 배합 응용할 수 있는데 그 효과가 뚜렷하다.

肝陽上亢에 의한 眩暈, 頭痛 등의 증후에는 半夏 白朮 茯苓 등을 배합하는데, 그 예가 天麻鉤藤飮[雜病證治新義]이다.

風痰上擾로 인한 眩暈, 惡心嘔吐에는 半夏 白朮 茯苓 등의 약물을 배합하는데, 그 예가 半夏白朮天麻湯[醫學心悟]이다.

偏正頭風, 頭痛, 眼目昏花 등의 증후에는 川芎 蒺藜子 荊芥穗 등을 배합한다.

이 외에도 祛風濕·止痹痛하는 효능이 있으므로 風濕痹痛, 肢體麻木, 手足不遂 등의 증후에 草烏 麻黄 등을 배합한다.

【用量·用法】 3～10g. 水煎服 또는 研末하여 1회 1.5g씩 呑服한다.

【使用注意】 血虛無風과 火炎頭暈 및 類中風證에는 忌한다.

> 本草選錄：[神農本草經] "久服益氣力, 長陰, 肥健, 經身, 增年."
> [藥性本草] "又名定風草. 味甘, 平. 能治冷氣㾓痹, 癱緩不遂, 語多恍惚, 多驚失志."
> [開寶本草] "味辛, 平, 無毒. 主諸風濕痹, 四肢拘攣, 小兒風癎驚氣, 利腰膝, 强筋力."
> [藥類法象] "治頭風, 風痰眩運頭痛. 諸風濕痹, 四肢拘攣, 小兒風癎驚氣. 利腰膝, 强筋骨."
> [方藥合編] "天麻味辛驅頭眩　小兒癎攣及癱瘓"

【化學分析】 vanillin, vanillyl alcohol. gastrodin, β-sitosterol, daucosterol, citric acid, palmatic acid, sucrose, succinanic acid, p-hydroxybenzyl alcohol, p-hydroxybenzylaldehyde, citric acid monomethyester 등 외 vitamin A樣 물질, 항진균단백, 미량원소로서 Fe, Fu, Mn, An, I 등을 함유한다.

【藥理研究】 ① 天麻에 함유된 성분들, 예를 들면 gastrodine, *p*-hydroxybenzyl alcohol은 모두 뚜렷한 진정 및 항경련작용을 한다. *Armillaria mellea*의 발효액은 니코틴에 의해 생기는 경련에 길항한다.

② 天麻는 뚜렷한 진통 효과가 있다. 야생은 인공 재배한 것에 비해 작용이 더욱 강하다. 天麻 注射液劑도 진통 효과가 있다. 天麻는 또한 일정한 소염 효능이 있다.

③ 天麻는 심장, 뇌혈관 혈류량을 증가시키고 혈관 저항력을 낮추며 말초혈관을 이완시키고 강압작용과 아울러 심장 박동을 느리게 하고 동물이 산소 결핍에 길항하는 효능을 높여준다.

④ 天麻 polysaccharide은 면역활성이 있다.

백강잠 白殭蠶[KHP]

Batryticatus Bombyx
Sick silkworm

【出 典】神農本草經

【異 名】僵蠶・殭蠶・天蟲・殭蟲・白僵蠶

【起 原】누에나방과(Bombycidae) 누에나방 *Bombyx mori* (Linné)의 유충이 모닐리아과(Moniliaceae) 백강병균 *Beauveria bassiana* (Bals.) Vuill.의 감염에 의한 백강병으로 경직사한 몸체이다.*

【採 取】白殭蠶菌 感染에 의해 白殭病으로 硬直死한 蟲體를 건조한 것이다.

【性 狀】이 약은 충체로 원기둥 모양~반원형이고 길이 2~5㎝, 지름 4~7㎜이다. 바깥면은 회백색~연한 갈색이며 흰 가루로 덮여 있다. 질은 단단하여 쉽게 부러지며 꺾은 면은 평탄하며 바깥쪽은 흰색이고 중간에는 빛나는 갈색 혹은 빛나는 검은색의 사선환(絲腺環)이 4개 있다. 이 약은 특유한 냄새가 약간 있고 맛은 약간 짜다.

【產 地】우리나라 전국의 養蠶家에서 난다. 中國의 浙江, 江蘇, 四川 등이 주산지이다.

【炮 製】① 殭 蠶 : 물에 씻어 말린 후 殘絲를 제거하고 건조한다.

② 麩炒殭蠶 : 炒製 용기에 麩麥을 넣고 中火로 炒한 후 白殭蠶을 넣고 文火로 누렇게 될 정도로 炒하여 麥麩를 체로 쳐서 제거한다(殭蠶 100㎏에 麥麩皮 10㎏).

【性味・歸經】味는 鹹・辛하고 性은 平하며, 肝・肺經에 작용한다.

效 能	主 治
息風止痙	痰熱驚風, 慢驚抽搐, 中風面癱
祛風止痛	頭痛目赤, 咽喉腫痛, 風蟲牙痛
解毒散結	瘰癧痰核, 疔腫丹毒 등의 병증

* CP : 僵蠶(Jiangcan) BOMBYX BATRYTICATUS
蠶蛾科 昆虫 家蠶 *Bombyx mori* Linnaeus 4~5齡의 幼虫 感染 또는 人工接种白僵菌 *Beauveria bassiana* (Bals.) Vuillant 致死体。

이 약물은 辛味로 發散하고, 鹹味로 軟堅하며, 주로 肝經에 작용하여 內風을 息風解痙하고 또한 外風을 泄熱하며, 化痰散結하는 효능이 있어 風痰으로 인한 모든 증후를 치료한다. 그러므로 小兒의 驚風과 風熱頭痛, 中風口喎 및 瘰癧痰核, 咽喉腫痛 등의 증후에 속효를 나타낸다.

【臨床應用】 ① 白殭蠶은 鹹辛·平으로 肝·肺經에 작용하여 息風止痙할 뿐만 아니라 化痰除濕한다. [本草思辨錄]에 "殭蠶은 痰濕을 제거하고 肝風을 發散한다"고 하였다. 이는 殭蠶의 효능의 특징을 말하고 있는 것이다.

驚風에 痰熱, 喘鳴을 수반하는 증후에 全蠍 天麻 膽南星 天麻 등을 배합하는데, 그 예가 千金散[壽世保元], 加減桑菊飮[新方]이다.

脾虛久瀉, 慢驚抽搐 증후에는 黨參 白朮 天麻 등 益氣健脾의 약물을 배합하여 사용한다.

中風口眼喎斜, 面部肌肉의 抽動인 증후 등에 全蠍 白附子 등을 배합하는데, 그 예가 牽正散[楊氏家藏方]이다.

② 이 약물의 辛味는 發散하여 祛風止痛하는 효능이 있다. 風熱上攻, 頭痛目赤, 迎風淚出 등의 증후에 桑葉 木賊 荊芥 등을 배합하는데, 그 예가 白殭蠶散[證治準繩]이다.

風熱喉痛, 聲音嘶啞일 경우에는 荊芥 防風 桔梗 甘草 등을 배합하는데, 그 예가 六味湯[咽喉秘旨]이며 또한 玄參 板藍根 등 淸熱解毒·利咽의 약물을 배합한다.

③ 이 약물의 鹹味는 軟堅散結하고 燥性은 燥濕化痰한다. 그러므로 瘰癧痰核, 疔瘡腫毒 등의 증후에 사용한다. [備急千金要方]에서는 이 약물 單味를 細末하여 瘰癧을 치료한다고 하였다. 그러나 약효가 약하므로 浙貝母 夏枯草 連翹 등 化痰散結하는 약물을 배합하여 그 약효를 강화하는 것이 좋다.

또한 乳腺炎, 流行性腮腺炎(耳下腺炎), 疔瘡癰腫 등의 증후에 金銀花 連翹 板藍根 黃芩 등 淸熱解毒 약물을 배합한다.

이 외에도 이 약물은 祛風止痒작용이 있으므로 風疹瘙痒에 적용한다. [本草綱目]의 附方에는 이 약물의 單味를 粉末하여 복용한다고 하였으나 임상에서는 대체로 蟬蛻 薄荷 등 消風止痒하는 약물을 배합하여 사용한다.

【用量·用法】 3~10g. 水煎服. 散劑는 1회 1~1.5g.

風熱疏散에는 生用하고, 일반적으로 炒製하여 사용한다.

【使用注意】 辛鹹으로 消散하고 補益하는 효능이 없으므로 血虛에 風邪를 수반하지 않은 경우에는 忌한다.

本草選錄 : [神農本草經] "治小兒驚癇, 夜啼, 去三蟲, 滅黑䵟, 令人面色好, 治男子陰瘍病."

[日華子本草] "治中風失音, 幷一切風疾, 小兒客忤, 男子陰痒痛, 女子帶下."

[本草綱目] "散風痰結核, 瘰癧, 頭風, 風蟲齒痛, 皮膚風瘡, 丹毒作痒, 痰瘧癥結, 婦人乳汁不通, 崩中下血, 小兒疳蝕鱗體, 一切金瘡, 疔腫中風痔."

[方藥合編] "殭蠶味鹹治風癎 濕痰喉痺瘡毒瘢"

【化學分析】蛋白質, 脂肪, 體表의 白粉에는 ammonium oxalate를 함유하고 백잠강을 배양할 때에는 다량의 oxalic acid 및 지방 등을 합성할 수 있다.

【藥理研究】① 殭蠶은 마우스 및 집토끼에 대하여 최면작용을 하고 또 스트리키닌으로 유발한 경련사망률을 낮춘다.

② 실험관 내에서 황색포도상구균, 대장균, 녹농균 등에 대하여 약간의 억제작용을 한다. 또한 마우스 S_{180}에 억제 활성이 있다.

③ 스트리키닌에 의해 생기는 경련에 대한 殭蛹의 작용은 白殭蠶의 작용에 비해 강하다. 殭蛹에는 ammonium oxalate의 함량이 비교적 높다. 그러므로 항경련 성분은 ammonium oxalate라 추측된다.

전갈 全蝎[KHP]

Scorpio
Scorpion

【出 典】日華本草

【異 名】全虫・全蟲・蝎尾・蝎子・蠍子・主簿蟲・杜伯

【起 原】전갈과(Buthidae) 감갈 *Buthus martensii* Karsch의 몸체를 끓는 물이나 끓는 소금물에 잠깐 담그었다가 말린 것이다.*

【採 取】봄과 가을에 捕捉하여 끓는 물에 넣어 燙死한 후 曬乾하거나 또는 鹽煮하여 曬乾한다.

【性 狀】 이 약은 두부와 흉부 및 전복부는 편평한 긴 타원형을 나타내고 후복부는 꼬리 모양으로 구부러져 있다. 전체가 완전한 것은 길이 6~7㎝이고 전체가 녹갈색이며 복부와 다리는 황색~황갈색, 꼬리 끝은 갈색을 띠고 있다. 복부를 절단하면 내부는 흑색~갈황색의 잔류물을 볼 수 있으며 후복부의 꼬리 부분은 비어 있다. 질은 연하고 가볍다. 이 약은 비린 냄새가 있고 맛은 짜다.

【産 地】中國의 전국에서 생산되며 특히 長江 이북 지방이 주산지이다.

【炮 製】잡질을 제거하고 깨끗이 씻어 曬乾한다.

【性味・歸經】味는 辛하고 性은 平・有毒하며, 肝經에 작용한다.

效 能	主 治
息風止痙	急慢驚風, 中風面癱, 破傷風 등의 병증
解毒散結	瘡瘍腫毒, 瘰癧結核
通絡止痛	偏正頭痛, 風濕痹痛 등의 병증

* CP : 全蝎(Quanxie) SCORPIO
鉗蝎科 動物 東亞鉗蝎 *Buthus martensii* Karsch의 乾燥體。

이 약물은 辛·平하고 有毒하며 肝經에 작용하여 비교적 강한 息風止痙하는 효능으로 痙攣抽搐, 破傷風, 中風의 口眼喎斜 등에 적용한다. 性은 平하여 熱證과 寒證에 隨證配合하면 양호한 효과가 있으며, 또한 通絡止痛하고 攻毒散結하는 효능이 있어 偏·正頭痛과 關節痹痛 및 瘰癧瘡毒을 치료한다. 그러나 이 약물은 辛散有毒이므로 血虛生風에는 신중히 사용하며, 특히 硏末하여 呑服하는 것이 좋다. 과거에는 蝎尾의 약효가 더 좋은 것으로 알려져 있었으나 최근에는 일반적으로 全蠍을 사용하며 效果에 뚜렷한 차이는 없다.

【臨床應用】 ① 全蠍의 性味는 辛·平하고 독이 있으며 走竄하는 작용이 있어 주로 肝經에 작용하여 息風止痙의 효능을 나타내므로 肝風抽搐을 치료하는 要藥이다. 急·慢驚風, 中風面癱, 破傷風 등의 증상에 적당하게 배합 응용하면 그 효과가 좋다.

驚風, 破傷風 등 痙攣抽搐의 증후에는 蜈蚣 地龍 白殭蠶 등을 배합하여 細末로 복용하는데 그 예가 撮風散[證治準繩], 止痙散[經驗方] 등이다.

風痰阻絡, 經脈不利로 인한 中風面癱, 口眼喎斜 혹은 面部肌肉 抽動 등의 증후에는 殭蠶 白附子 등을 배합하는데, 그 예가 牽正散[楊氏家藏方]이다.

小兒의 高熱急驚에는 羚羊角 大青葉 釣鉤藤 등 清熱息風 약물을 배합한다.

脾虛慢驚인 경우에는 黨參 白朮 天麻 등 益氣健脾의 약물을 배합하여 사용한다.

또한 破傷風, 手足抽搐, 角弓反張 등의 증후에는 釣鉤藤 蜈蚣 朱砂 등을 배합하는데, 그 예가 撮風散[證治準繩]이다.

근래에는 이 약물에 天南星 蟬蛻 殭蠶 天麻 등을 배합하는데, 이를 五虎追風散이라 한다. 이 方은 破傷風에 효과가 있다고 한다[方劑學·廣州中醫學院編].

② 이 약물은 毒으로 毒을 치료하는 작용을 하므로 解毒散結한다. 대체로 발라서 치료하는데, 예를 들면 [本草綱目]에서는 [澹寮方]을 인용하여 梔子를 배합하고 麻油와 함께 달여서 黃蠟을 넣어 膏로 만들어 여러 가지 瘡腫毒에 발라 치료한다고 하였다.

또한 小金散[經驗方]은 이 약물에 馬錢子 半夏 五靈脂 등을 細末하여 片劑로 조성된 方劑이며 流痰, 瘰癧, 癭瘤 등의 증후를 치료한다.

全蠍 두마리를 취하여 기름에 튀겨 먹으면 小兒痄腮(耳下腺炎)를 치료한다.

③ 이 약물은 通絡止痛의 효능이 있다. 風濕痹痛, 關節拘攣이 비교적 심할 경우에는 祛風通絡하는 약물을 배합하여 사용한다. 또한 全蠍 3g에 麝香을 조금 넣어 함께 細末하여 1회 5分을 溫酒로 복용한다.

偏正頭痛은 대체로 肝經의 風火上擾로 인한 脈絡不利의 증후이며, 祛風平肝·通絡止痛하는 天麻 蜈蚣 釣鉤藤 殭蠶 등을 배합하면 이를 치료하는데 뚜렷한 효과를 나타낸다. 또한 單味를 粉末하여 呑服한다.

【用量·用法】 3~6g. 水煎服. 硏末하여 1회 0.6~1g씩 呑服한다. 外用에는 適量.

전통적으로 蠍尾의 약효가 강하다고 인정하여 왔는데, 그 독성이 강하다. 그러므로 蠍尾를 사용할 경우는 全蠍 用量의 1/3로 減量한다.

【使用注意】 이 약물은 毒이 있으므로 血虛生風에는 忌한다.

本草選錄 : [開寶本草] "療諸風癮疹及中風半身不遂, 口眼喎斜, 語澀, 手足抽掣."
[本草圖經] "古今治中風抽掣, 及小兒驚搐方多用之."
[本草綱目] "主小兒驚癇風搐, 大人痎瘧, 耳聾疝氣, 諸風瘡, 女人帶下陰脫."
[景岳全書] "故治中風諸風, 開風痰, 口眼喎斜, 半身不遂, 語言蹇澀, 亥瘧, 耳聾, 疝氣, 風瘡癮疹, 小兒風痰驚癇, 是亦治風之要藥."
[方藥合編] "全蝎味辛却風痰 口眼喎斜癇搐戡"

【化學分析】 독성성분은 katsutoxin 이고 성질은 毒蛇의 신경독과 유사하며 그중에 독성의 단백질과 비독성의 단백질을 함유하고 있다. 그 외 betaine, trimethylamine, taurine, palmatic acid, stearic acid, cholesterol, lecithin, amino acid,, ammonium鹽 등을 함유한다.

【藥理硏究】 ① 일정한 항경련작용이 있다. 그러나 蜈蚣에 비해 약하다.
② 지구적인 강압작용을 한다. 일반적으로 全蠍製劑는 血管 운동 중추 기능에 영향을 주고 혈관을 확장하며 심장 활동을 직접 억제하고 또 아드레날린의 혈압 상승작용을 낮춘다. 진정과 진통작용을 한다.

오공 蜈蚣[KHP]

Scolopendra
Centipede

【出 典】 神農本草經

【異 名】 吳公 · 赤足蜈蚣 · 天龍 · 百脚

【起 原】 왕지네과(Scolopendridae) 왕지네 *Scolopendra subspinipes multilans* Linné Koch의 몸체이다.*

【採 取】 봄과 가을에 捕捉하여 竹片으로 頭尾를 고정시켜 曬乾하거나 또는 끓는 물에 담그었다가 꺼내어 건조한다.

【性 狀】 이 약은 길이 10~14㎝, 너비 5~10㎜의 편평하고 긴 각절로서 머리의 길이는 몸마디의 너비와 거의 같고 머리에는 한 쌍의 더듬이가 있으며 몸체는 21개의 마디로 되어 있고 각 마디에는 2개씩의 다리가 나와 있다. 몸뚱이의 색은 어두운 청색이고 머리와 첫째마디 배판은 황적색 또는 황갈색이며 등쪽 면은 윤이 나는 어두운 청색이고 배쪽 면은 약간 녹색을 띤 황갈색이며 다리는 황색이다. 이 약은 특이한 냄새가 있고 맛은 매우면서 조금 짜다.

【產 地】 우리나라 전국에서 나며 특히 충북 괴산이 저명하다.

【炮 製】 蜈 蚣 : 竹片과 頭足을 제거하고 깨끗이 씻어 文火에 흑갈색이 될 정도로 炒하여 放冷한다.

【性味 · 歸經】 味는 辛하고 性은 溫 · 有毒하며, 肝經에 작용한다.

* CP : 蜈蚣(Wugong) SCOLOPENDRA
蜈蚣科 動物 少棘巨蜈蚣 *Scolopendra subspinipes mutilans* L. Koch의 乾燥體。

效 能	主 治
息風止痙	急·慢驚風, 破傷風, 中風, 癲癎, 口眼喎斜
解毒散結	瘡瘍腫毒, 瘰癧惡瘡, 毒蛇咬傷
通絡止痛	頑固性頭痛, 風濕痹痛 등의 병증

이 약물은 辛散·溫燥하고 有毒이며, 走竄하여 經絡을 통행시켜 肝風을 완화하며, 그 작용이 猛烈하여 息風止痙하는 要藥이다. 그러므로 急·慢驚風과 破傷風 등으로 인한 痙攣抽搐을 치료하며, 解毒散結하는 효능이 있어 瘡瘍腫毒과 瘰癧潰爛 등을 치료하고, 또한 通絡止痛하는 효능이 있으므로 頑固性의 頭部抽掣 동통과 風濕痹痛의 증후에 적용하며 內服과 外用으로 치료한다.

그러나 이 약물은 毒烈한 약물로 正氣를 損傷시키고 墮胎시키므로 중증이 아니면 사용하여서는 안 되며, 血虛發痙인 경우와 孕婦는 복용을 忌한다.

【臨床應用】 ① 蜈蚣은 辛溫·有毒하고 약성이 走竄하는 작용이 있어 內外를 通達한다. 搜風定搐의 힘이 비교적 강하여 息風止痙의 要藥이 된다. 急·慢驚風, 破傷風, 中風, 癲癎 등의 증후에는 全蠍과 相須 사용을 한다.

手足抽搐, 癲癎, 角弓反張 등의 증후에는 이 약물과 全蠍을 等分하여 粉末로 呑服하는데, 그 예가 止痙散[經驗方]이다.

破傷風, 四肢抽搐, 角弓反張의 증후에는 撮風散(蜈蚣 全蠍 釣鉤藤 白殭蠶 朱砂 麝香)[證治準繩]을 사용한다. 또한 이 약물을 主藥으로 하고 南星 防風 등을 배합하기도 하는데, 그 예가 蜈蚣星風散[醫宗金鑒]이다.

② 이 약물은 비교적 강한 攻毒散結 작용을 하므로 일반적으로 外科에 사용하는 약물이다. [中國醫學大辭典]에는 不二散[拔萃方]을 주재하고 있는데, 이 方은 이 약물에 雄黃을 배합하여 惡瘡腫毒에 발라 外用한다. [本草綱目]에는 [枕中方]을 예로 들어 瘰癧潰爛의 경우 茶葉과 같이 배합하여 細末한 다음 이것을 발라서 치료한다고 하였다.

結核散[新方]은 全蠍 土鱉을 배합하고 硏末하여 복용하는 것으로 骨結核을 치료한다. [本草綱目]에서는 [海上方]을 인용하여 이 약물에 식염을 배합하고 식용유에 담가서 그 기름으로 小兒 禿瘡을 치료한 예를 들고 있다.

蜈蚣은 대체적으로 外用한다. 그러나 내복하는 경우도 있는데, 그 예가 瘰癧散[經驗方]이다. 이 方劑는 全蠍 鹿角粉 胡桃仁 등을 함께 粉末한 처방인데 黃酒로 복용하고, 4일이 지난 후 羊蹄根을 물에 달여 찌꺼기를 버리고 계란 한 개를 깨 넣고 한 번에 복용하여 頸部 림프결핵을 치료한다.

이 외에도 毒蛇咬傷을 치료한다.

또한 頭暈眼花, 四肢痙攣의 증후에는 이 약물을 焙黃하여 곱게 가루 내어 물로 복용한다.

黃連 大黃 生甘草 등의 淸熱解毒약물을 배합하면 瀉火解毒의 효능도 나타낸다.

③ 蜈蚣은 通絡止痛하는 효능이 있다. 따라서 風濕痹痛, 游走不定 등의 증후나 痛症 증세가 劇烈한 증상에 防風 獨活 威靈仙 등, 祛風通絡의 약물을 배합하여 사용하면 양호한 通絡鎭痛의 효과가 나타난다.

완고성 頭部의 抽掣疼痛일 경우에는 天麻 川芎 殭蠶 當歸 등을 배합한다.

註 : 위의 白殭蠶 全蠍 蜈蚣은 治風의 要藥이다. 白殭蠶은 가장 약성이 완화하고 약효도 약하여 抽搐의 경증에만 적용하는 반면, 全蠍도 완화하지만 약효가 약간 강하여 약간 중증에 적용하며, 蜈蚣은 약효가 猛烈하므로 口噤痙攣, 角弓反張 등의 중증에 적용한다.

【用量·用法】 1~3g. 水煎服. 散劑는 1회 0.6~1g 呑服. 外用에는 適量.

古典에는 蜈蚣의 頭足을 제거하고 사용한다고 하였다. 그러나 頭部의 약효가 비교적 강하다는 인식도 있다. 임상 경험에 의하면 全體의 약효가 비교적 강하다. 그러므로 頭足을 버릴 필요가 없다.

使用注意 : 유독성의 약물이므로 過量, 小兒慢驚에는 忌한다.

> **本草選錄** : [神農本草經] "主鬼注, 蠱毒, 啖諸蛇蟲魚毒, 殺鬼物老精, 溫瘧, 去三蟲."
> [名醫別錄] 有毒. "主治心腹寒熱結聚, 墮胎, 去惡血."
> [本草綱目] "小兒驚癇風搐, 臍風口噤, 丹毒禿瘡瘰癧, 便毒痔漏, 蛇瘕、蛇瘴, 蛇傷."
> [方藥合編] "蜈蚣味辛蛇虺毒 墮胎逐瘀鬼邪觸"

【化學分析】 蜂毒과 유사한 유독성분으로서 histamine 樣物質과 용혈성 단백 외에도 지방산, 아미노산, cholesterol, δ-hydroxylyseine, formic acid 등을 함유한다.

【藥理硏究】 ① 蜈蚣은 메트라졸, 스트리키닌 등에 의해 야기되는 경련에 대하여 정도의 차이는 있지만 모두 길항작용을 하는데, 그 작용이 全蠍에 비해 강하다.

② 결핵간균 및 피부진균에 대하여 정도의 차이는 있으나 억제작용을 하며 또한 일정한 항암 활성이 있다.

지룡 地龍[KHP]

Lumbricus
Earthworm

【出 典】 神農本草經

【異 名】 蚯蚓·廣地龍·作蟥·作蚓·白頸蚯蚓·土龍

【起 原】 낚시지렁이과(Lumbricidae) *Pericaeta communisma* Gate et Hatai, 갈색지렁이 *Allolobophora caliginosa* var. *trapezoides* Anton 및 지렁이과(Megascolecidae) *Pheretima aspergillum* E. Perrier 또는 기타 동속근연동물의 몸체이다.*

* CP : 地龍(Dilong) PHERETIMA

【採 取】봄부터 가을에 捕捉하여 廣地龍은 內藏을 제거하고 깨끗이 씻어 曬乾하거나 低溫에서 乾燥하며, 土地龍은 草木灰에 넣어 죽인 다음 曬乾하거나 低溫에서 乾燥한다.

【性 狀】이 약은 구부러진 긴 원주형으로 길이 10~15㎝, 너비 5~8㎜이다. 몸체의 등면은 어두운 갈색이며 아래쪽은 엷은 적색이다. 머리 부분은 뾰족하고, 귀, 눈, 코는 없으며 100~150개의 많은 환절(環節)이 있고 여기에 강모가 환열(環列)을 이루고 있다. 흔히 흙이 붙어 있고 연하여 부러지기 쉽고 부러진 속에는 흙이 많이 들어있다. 이 약은 비린내가 있고 맛은 조금 짜다.

【產 地】廣地龍은 中國의 廣東, 廣西, 福建 등지가 주산지이고, 土地龍은 우리나라의 전국과 중국 전역에 서식한다.

【炮 製】① 地 龍 : 잡질을 제거하고 깨끗이 씻어 小段으로 썰어 건조한다.

② 酒地龍 : 地龍段에 黃酒를 고루 섞어 炒製 용기에 넣고 약간 축인 후 文火로 다갈색이 될 정도로 炒한다(地龍段 100kg에 黃酒 12.5kg).

【性味・歸經】味는 鹹하고 性은 寒하며, 肝・脾・肺經에 작용한다.

效 能	主 治
清熱熄風	壯熱狂躁, 驚癎抽搐, 癲癎
平 喘	肺熱喘咳, 哮喘, 百日咳 등의 병증
通 絡	風濕熱痹, 風寒濕痹, 中風半身不遂, 骨折腫痛
利 尿	熱結膀胱, 砂石淋證

이 약물은 鹹・寒으로 降泄하여 下行走竄하므로 肝熱을 清熱하고 熄風・止痙定驚・通絡平喘・利水通淋의 효능이 있어 熱盛으로 인한 動風證을 치료하고, 또한 通絡시키는 특징이 있어 痹證으로 肢體屈伸의 不利, 半身不遂를 치료하며, 肺熱로 인한 喘咳와 熱結로 인한 尿閉 등의 병증에 良好한 효과가 있다.

이 외에도 高血壓과 風疹瘙痒 및 痄腮腫痛(耳下腺炎), 下肢潰瘍에도 解毒消腫의 효능이 있어 적용한다.

【臨床應用】① 이 약물은 鹹・寒으로 降泄하고 走竄하여 息風止痙할 뿐만 아니라 清熱한다. 그러므로 壯熱로 인한 狂躁, 驚風抽搐, 癲癎 등의 증상에 單味를 煎服하거나 複方으로 사용한다. [本草綱目]에는 熱狂癲癎에 이 약물을 鹽化하여 물로 복용한다고 하였다. 또한 [本草綱目]은 [應驗方]을 인용하여 이 약물을 갈아서 朱砂 가루로 환을 지어 驚風을 치료한다고 하였다.

최근에는 高熱煩躁, 驚癎, 抽搐의 증상이나 B형 뇌막염의 高熱不退, 昏厥 증후에 대체로 釣鉤藤 石膏 全蠍 등의 清熱熄風 약물을 배합하는데, 그 예가 地龍解痙湯[新方]이다.

鉅蚓科 動物 參環毛蚓 *Pheretima aspergillum* (E. Perrier), 通俗環毛蚓 *Pheretima vulgaris* Chen, 威廉環毛蚓 *Pheretima guillelmi* (Michaelsen) 또는 櫛盲環毛蚓 *Pheretima pectinifera* Michaelsen의 乾燥體。

또한 地龍 주사액으로 치료하는 것도 역시 일정한 효과가 있다. 그러나 약물 사용 후 과민 반응이 있다는 보고가 있으므로 신중을 기해야 한다.

정신분열증상이 熱狂型에 속할 경우에는 신선한 것을 깨끗이 씻어 白糖을 넣고 즙을 내어 복용한다.

② 이 약물은 肺熱을 淸하고 喘息을 멎게 한다. 약리 작용에 의하면 기관지 평활근을 확장시키므로 양호한 平喘작용을 한다. 따라서 肺熱喘咳, 熱型의 氣管支哮喘, 小兒百日咳 등의 증상을 치료한다.

肺熱喘咳의 증후에는 石膏 知母 杏仁 등 淸熱定喘의 약물을 배합하여 사용하거나 또는 신선한 地龍을 물에 달여 白糖을 넣고 膏로 만들어 1회에 溫水 한 티스푼을 취하여 冲服한다.

百日咳, 痙咳痰鳴의 증후에 地龍을 배합하여 사용하면 기관지를 확장하고 痙咳를 멎게 한다. 최근에는 地龍製劑를 사용한다.

③ 이 약물은 性이 寒하여 淸熱할 뿐만 아니라 通利經絡·止痛 효능이 있다. 대체로 각종 원인에 의해 야기되는 經絡阻滯, 血脈不暢, 肢節不利의 증후에 사용한다.

風濕熱痹, 關節紅腫 熱痛의 증후에 桑枝 忍冬藤 絡石藤 赤芍藥 등의 淸熱通絡 약물을 배합하여 사용한다.

風寒濕痹, 關節屈伸不利의 疼痛 등에는 川烏 草烏 南星 乳香 등 溫血活血·止痛의 약물을 배합하는데, 그 예가 小活絡丹[和劑局方]이다.

氣虛血滯, 經絡不利로 인한 中風後遺症의 半身不遂에는 黃芪 當歸 川芎 紅花 등을 배합하는데, 그 예가 補陽還五湯[醫林改錯]이다.

跌打損傷, 骨折瘀積疼痛의 증후에는 地龍接骨丸(乾地龍粉과 물로 丸을 만들고 山藥粉으로 옷을 입힌다)을 사용한다. 실험에 의하면 地龍은 消腫止痛하고 骨痂의 생성을 촉진한다고 한다.

急性腰腿의 損傷疼痛에는 當歸尾 蘇木 桃仁 肉桂 등을 배합하는데, 그 예가 地龍散[證治準繩]이다.

④ 이 약물은 鹹寒으로 下行走竄하여 腎經에 작용하며, 熱結을 제거하고 水道를 좋게 한다. 따라서 熱結膀胱, 小便不通의 증후에 單味를 사용하거나 혹은 기타 利尿 약물을 배합하여 사용한다. [本草綱目]에서는 이 약물을 짓찧어 물에 담그었다가 여과하여 濃汁을 마시면 효과가 있다는 [斗門方]의 설을 인용하였다.

또한 車前子 木通 冬葵子 등을 배합하여 熱淋, 砂石淋의 증후와 小便澀痛인 경우에는 대체로 利尿通淋의 약물을 배합한다.

이 밖에도 이 약물은 완만하고 지구적인 강압작용이 있다. 肝陽上亢型의 고혈압증상에는 黃芩 石決明 夏枯草 臭梧桐 등을 배합하여 사용하는데, 이 경우 혈압을 낮추고 증상을 개선하는데 일정한 치료 효과가 있다.

外用으로는 生地龍의 白糖 추출물이나 白糖과 함께 짓찧은 것을 급성 腮腺炎(耳下腺炎)의 국소에 바르거나 만성 下肢潰瘍, 湯傷 및 腫毒 疔瘡에 바르면 모두 일정한 효과가 있다.

【用量·用法】 5~15g. 水煎服. 鮮品은 10~20g. 硏粉은 1~2g 呑服. 外用에는 適量.

【使用注意】 鹹寒하여 脾胃를 손상하기 쉬우므로 脾胃虛寒 증후와 實熱이 없는 증후에는 忌한다.

本草選錄 : [名醫名錄] "療傷寒伏熱, 狂謬, 大腹, 黃疸." [本草拾遺] "療溫病大熱, 狂言, 主天行諸熱, 小兒熱病癲癎." [本草綱目] "其性寒而下行, 性寒故能解諸熱疾, 下行故能利小便, 治足疾而通絡也." [方藥合編] "蚯蚓氣寒治大熱 傷寒瘟疫狂譫絶"

【化學分析】 tyrosine유도체로서 lumbrofebrin, lumbritin, terrestolumbrolysin 등과 steroid화합물로서 cholesterol, brassicasterol, sterol ester類, provitamin-D 등과 triglyceride, phospholipide, 탄소수 6~7 및 12~20의 유리포화지방산, 탄소수 17~20의 유리불포화지방산, 기타 단백질, 색소, choline, guanidine, 아미노산 등을 함유하고, 또한 생지렁이에는 lumbricine, D-serine이 존재한다.

【藥理硏究】 ① 해열·진정작용을 한다. 기관지를 뚜렷하게 확장하고 平喘작용을 한다. 호박산은 地龍의 평천작용의 유효 성분의 하나이다.

② 완만하고도 지구적인 강압작용을 한다. 이는 척수 이상의 중추신경 계통에 직접 작용하거나 일부 내장 감수기가 중추신경 계통에 반사적인 영향을 주어 내장 혈관을 확장함으로써 강압작용을 하는 것이다.

③ 히스타민 및 경련에 길항하는 작용을 한다. 그러나 스트리키닌에 의해 생기는 경련에는 길항하지 못한다.

④ 섬유 단백질의 용해 활성을 증가시키고 혈전의 형성에 길항하며 아울러 자궁을 흥분시킨다. 이 약물의 추출물은 또한 정자를 살상한다.

결명자 決明子[KP]

Cassiae Semen
Cassia seed

【出 典】 神農本草經

【異 名】 草決明·羊明·羊角·馬蹄決明

【起 原】 콩과(Leguminosae) 결명차 *Cassia tora* Linné 또는 결명(決明) *Cassia obtusifolia* Linné의 잘 익은 씨이다.*

【採 取】 가을철에 과실이 성숙할 때 채취하여 曬乾한다.

【性 狀】 ① 결명차 : 이 약은 씨로 짧은 원기둥 모양이며 길이 3~6㎜, 지름 2~4㎜이고

* CP : 決明子(Juemingzi) CASSIAE SEMEN
豆科 植物 決明 *Cassia obtusifolia* L. 또는 小決明 *Cassia tora* L.의 成熟 種子。

한쪽 끝은 뾰족하고 다른 한쪽 끝은 매끈하다. 양쪽의 옆에 황갈색의 넓은 세로줄 및 띠가 있고 질은 단단하다. 횡단면은 원형 또는 둔한 다각형이다. 이 약은 특유한 냄새와 맛이 있다.

② 결명(決明) : 이 약은 씨로 대개 네모기둥 또는 짧은 원주형이다. 양끝은 나란히 경사지어 있으며 길이 3~7㎜, 너비 2~4㎜이다. 바깥 면은 녹갈색 또는 어두운 갈색이며 평평하고 매끄러우며 광택이 난다. 한쪽 끝은 비교적 평탄하며 다른 쪽 끝은 비스듬하고 뾰족하다. 등과 배에는 한 줄의 도드라진 능선이 있고 능선의 양쪽은 대칭으로 경사되어 있으면서 연한 선형의 오목한 무늬가 있다. 질은 질기고 단단하며 부수기 어렵다. 씨껍질은 얇고 떡잎은 2개이며 황색이고 S상으로 구부러지거나 중첩되어 있다. 이 약은 약간 특유한 냄새가 있고 맛은 약간 쓰다.

【産 地】 우리나라 전국에서 재배하고, 中國의 安徽, 廣西, 浙江 지역이 주산지이다.

【炮 製】 ① 決明子 : 잡질을 제거하고 깨끗이 씻어 건조한다.

② 炒決明 : 決明子를 炒製 용기에 넣고 文火로 香氣가 나면서 짙은 火色이 될 정도로 炒한다.

【性味 · 歸經】 味는 甘 · 苦 · 鹹하고 性은 微寒하며, 肝 · 大腸經에 작용한다.

效 能	主 治
清肝明目	肝熱 또는 風熱의 目赤腫痛, 青盲內障, 雀目
平肝潛陽	肝陽上亢의 頭目眩暈證
潤腸通便	熱結 혹은 腸燥便秘

이 약물의 性味는 甘苦 · 寒하고 苦 · 寒으로 肝經에 작용하여 肝火를 瀉하고, 甘鹹質潤으로 大腸經에 작용하여 潤躁通便하며, 氣가 輕揚하여 風熱을 散하는 특징이 있다. 그러므로 肝熱이나 肝經風熱로 인한 目赤腫痛, 羞明多淚를 치료하고 또한 潤腸通便하는 효능이 있어 熱結便秘나 腸躁便秘 등의 병증에 적용한다. 生用하거나 炒用한다.

【臨床應用】 ① 肝은 눈(目)에서 開竅하고, 瞳子는 腎을 주관한다. 肝火上擾 혹은 肝經風熱이 上壅하면 目赤腫痛, 畏光羞明한다. 이 약물은 肝火을 清泄할 뿐만 아니라 消散風熱하는 작용이 있어 目疾을 치료하는 要藥이다.

肝火上炎에 의한 눈의 充血, 腫脹疼痛이나 頭痛의 증후에는 龍膽草 黃芩 夏枯草 등을 배합하고, 風熱로 인한 증후에는 菊花 蔓荊子 木賊 등을 배합하는데, 그 예가 決明子散[銀海精微], 菊花決明散[證治準繩]이다.

肝腎不足으로 인한 青盲內障, 目澀昏暗 혹은 雀目 등의 증후에는 生地黃 菊花 山藥 玄參 등과 배합하는데, 그 예가 決明丸[證治準繩]이다.

최근에는 夜盲證과 視神經萎縮을 치료하는데, 이 경우도 역시 그 明目의 작용과 관계된다.

② 이 약물은 平抑肝陽의 작용을 하므로 肝陽上亢의 頭痛眩暈 증후에 鈎鉤藤 牡蠣 菊花

등을 배합한다. 최근 中國에서는 菊花와 배합하여 菊明降壓片으로 조제하여 고혈압병을 치료하는데, 일정한 효과를 얻고 있다.

③ 이 약물은 清熱潤腸 · 通便하는 작용으로 熱結便秘, 腸燥便秘의 증후에 火麻仁 生地黃 當歸 등, 清熱潤腸의 약물을 배합하여 사용한다. 또는 單味를 煎服하거나 研末하여 呑服하거나 차 대신 마셔도 모두 便秘의 輕症에 효과가 있다.

이 외에도 이 약물은 혈청 콜레스테롤을 낮추는 작용을 하고, 血管硬化를 방지하는 일정한 작용을 한다.

【用量 · 用法】 10~15g. 水煎服. 打碎煎服. 研末하여 1회 3~6g씩 복용한다. 血脂를 낮출 때에는 30g을 사용할 수 있다.

生品은 비교적 涼하여 清肝明目 · 祛風散熱의 효능이 비교적 강하므로 實證目疾에 사용하고, 炒用하면 清肝疏風의 효력이 약간 약해진다. 炒한 것은 임상에서 자주 사용되는 편이다.

【使用注意】 性이 寒降泄인 약물이므로 大便溏泄, 血虛眩暈에는 忌한다.

本草選錄 : [神農本草經] "主靑盲, 目淫膚赤白膜, 眼赤痛, 淚出. 久服益精光."

[景岳全書] "治肝熱風眼, 赤而多淚, 及肝火目昏, 可爲佐使, 惟多服久服, 方可得效. 或作枕用, 治頭風, 明目, 其功勝黑豆."

[本草求眞] "眼痛不止, 多屬風熱內淫, 以致血不上行, 治當即爲驅逐. 按此苦能泄熱, 鹹能軟堅, 甘能補血, 力薄氣浮, 又參升散風邪, 故爲治目收淚止痛要藥."

[方藥合編] "決明子甘除肝熱 目痛收淚止鼻血"

【化學分析】 anthraquinone유도체인 emodin, obtusifolin, chryso-obtusin, aurantio-obtusin 및 이것들의 배당체, naphthopyrone유도체와 그 배당체, rubeofusarin, nor-rubrofusarin, rubrofusarin, gentiobioside, isocumari인 toealactone 기타 황색색소 torachrysone이 알려져 있다.

【藥理研究】 ① 決明子의 물 추출물 및 알코올 추출물은 실험동물의 혈압을 낮추고 이뇨 작용을 한다. 이 약물에 함유된 anthraglycoside는 완만한 사하작용을 한다. 이 약물은 또한 자궁을 수축한다.

② 決明子 1 : 4의 물 추출물은 피부 진균을 억제하는 작용을 하고, 알코올 추출물은 포도상구균, 디프테리아균, 대장균, 티푸스균 및 파라티푸스균을 억제하는 활성이 있다.

③ 동물 실험 및 임상 응용에서 모두 증명된 바에 의하면 혈청 콜레스테롤을 낮추어 주고 대동맥죽양화경화 斑塊의 형성을 억제한다고 한다.

제 2절 平肝潛陽藥

肝陽을 平肝시켜 억제하는 주작용의 약물을 平肝潛陽藥이라 하며, 또는 平肝藥이라고도 한다. 이 약물 중에는 清肝시키고 安神시키는 작용을 겸하고 있다.

平肝潛陽藥은 肝陽上亢으로 야기되는 眩暈, 頭痛 등의 병증에 적용한다. 平肝潛陽藥은

肝陽上亢으로 인한 증상을 억제하는 외에도, 熄風止痙 약물 혹은 安神 약물을 배합하여 肝風內動으로 인한 痙攣抽搐의 증후나 浮陽上擾로 인한 煩躁不眠 등의 병증에 구별하여 사용한다.

석결명 石決明[KHP]

Nardotidis seu Sulculii Concha
Haliotis

【出 典】名醫別錄

【異 名】珍珠母・眞珠母・鰒漁甲・九孔螺・千里光

【起 原】전복과(Haliotidae) 말전복 *Nardotis gigantea* (Gmelin) 또는 기타 동속근연동물 또는 오분자기 *Sulculus diversicolor super texta* (Lischke)의 껍질(貝殼)이다*

【採 取】여름과 가을에 捕捉하여 肉을 제거하고 깨끗이 씻어 曬乾한다.

【性 狀】이 약은 길이 5~14㎝, 너비 3~9㎝로 껍질의 바깥 면은 평탄하지 않고 회백색~회흑색이며, 선태류, 석회충 등이 부착되어 있다. 돌출된 나선상의 늑문은 명확하지 않고 꼭대기로부터 20여 개의 뚜렷하거나 뚜렷하지 않은 돌기가 바른쪽 방향으로 배열되고 그중 4~5개는 뚫려 있다. 안쪽 면은 매끄럽고 광택이 강하다. 질은 몹시 단단하고 깨뜨리기 어렵다. 이 약은 냄새가 없고 맛은 조금 짜다.

【産 地】우리나라 동해와 남해 연해와 中國의 沿海에 분포한다.

【炮 製】① 石決明 : 잡질을 제거하고 깨끗이 씻어 건조한 후 藥碾에 갈아 쓴다.

② 煅石決明 : 石決明을 耐火性 용기 혹은 연소된 불 위에 올려놓고 武火로 煅하여 灰白色 혹은 靑白色이 될 때 꺼내어 放冷한다.

③ 鹽石決明 : 石決明을 段하여 부드럽고 푸석푸석할 때 鹽水를 고루 뿌려 放冷한다(石決明 100㎏당 食鹽 2㎏).

【性味・歸經】味는 鹹하고 性은 寒하며, 肝經에 작용한다.

效 能	主 治
平肝潛陽	陰虛陽亢 혹은 肝陽上亢의 병증
淸肝明目	肝火上炎, 肝虛目暗 등의 병증

이 약물의 性味는 鹹・寒하고 肝經에 작용하는데, 質이 무거워 鎭潛하므로 肝火를 淸熱하고 浮陽을 鎭潛하여 平肝潛陽하는 要藥이다. 肝은 눈(目)에 開竅한다. 目疾을 치료하는데,

---

* CP : 石決明(Shijueming) HALIOTIDIS CONCHA
鮑科 動物 雜色鮑 *Haliotis dicversicolor* Reeve, 皺紋盤鮑 *Haliotis discus hannai* Ino, 羊鮑 *Haliotis ovina* Gmelin, 澳洲鮑 *Haliotis ruber* (Leach), 耳鮑 *Haliotis asinina* Linnaeus 또는 白鮑 *Haliotis laevigata* (Donovan)의 貝殼。

이 약물을 응용하는 것은 凉肝의 효능을 취한 것이며, 浮陽上擾의 병증을 치료하는데, 적용한 것은 重鎭平肝의 효능이 있기 때문이다.

다만 鹹·寒한 약물들은 脾胃를 損傷시키기 쉬우므로 脾胃가 虛寒인 경우에는 服用을 忌한다. 이 약물은 生用하면 下降力이 강하여 淸肝 효능이 크며, 煅用하면 潛降작용과 淸火하는 약효가 약해진다. 硏末하여 生用하거나 煅用한다.

【臨床應用】 ① 이 약물은 鹹·寒하고 質이 무거워 주로 肝經에 작용하여 平肝潛陽하고 重鎭하는 要藥이다. 그러므로 주로 肝陽上亢의 증후에 사용한다. 肝陽上亢은 肝腎陰虛나 血虛 또는 陰이 陽을 收斂하지 못함으로 인해 肝陽亢盛이 야기되고 또한 이로 인해 頭目眩暈 등의 증상이 나타난다. 이 약물은 肝陰을 滋養하는 작용으로 陰虛陽亢에 특히 적합한데 生地黃 白芍藥 牡蠣 등 養陰平肝하는 약물을 배합한다.

肝陽獨亢으로 인한 極熱生風(肝熱動風)의 痙攣에 夏枯草 釣鉤藤 菊花 등 淸熱平肝 약물을 배합한다. 따라서 이 약물은 虛證에 사용할 뿐만 아니라 實證에도 사용한다는 것을 알 수 있다. 生石決은 淸泄肝陽의 효력이 비교적 강하므로 肝陽上亢에 많이 사용한다.

② 肝은 目에 開竅한다. 肝火內盛하면 上炎하여 羞明, 目赤腫痛, 때때로 口苦, 頭痛, 眩暈 등의 증상을 수반하게 되는데, 이 약물은 淸肝明目의 효능이 있어 目疾을 치료하는 요약이다. 肝火內盛으로 인한 증후에는 黃連 龍膽草 夜明砂 등을 배합하는데, 그 예가 黃連羊肝丸[中藥成藥處方集]이다.

風熱目赤, 瞖膜遮睛인 증후에는 密蒙花 決明子 菊花 등 消風淸肝의 약물을 배합한다.

肝虛血少, 目澀昏暗, 視物不淸인 증후에는 熟地黃 山藥 菟絲子 등 養肝明目의 약물을 배합한다.

이 외에도 煅石決明은 收斂·制酸·止痛·止血 등의 효능이 있어 胃酸過多로 인한 胃脘痛에 사용한다.

또한 곱게 가루 내어 外傷出血에 바르면 치료 효과가 있다.

【用量·用法】 15~30g. 水煎服. 탕제에는 粉碎하여 先煎한다.

生石決明은 平肝潛陽·淸熱明目의 효능이 비교적 우수하고, 煅用하면 寒涼의 약성이 비교적 약해지므로 겸하여 收澀작용도 한다.

【使用注意】 性이 鹹寒으로 脾胃를 손상시키므로 脾胃虛寒, 少食便溏에는 忌한다.

> 本草選錄 : [名醫別錄] "味鹹, 平, 無毒. 主目障翳痛, 靑盲, 久服益精, 强身."
>
> [本草從新] "除肺肝風熱, 內服療靑盲內障. 外點散赤膜外障."
>
> [醫學衷中參西錄] "味微鹹, 性微凉. 爲凉肝, 鎭肝之要藥. 肝開竅於目, 是以其性善明目. 硏細水飛作敷藥, 能除目外障, 作丸散內服, 能消目內障(消內障丸散优於湯劑). 爲其能凉肝, 兼能鎭肝, 故善治腦中充血作疼, 作眩暈, 因此證多系肝氣肝火挾血上衝也."
>
> [方藥合編] "石決明肉鹹凉劑 最能明目穀消瞖"

【化學分析】 주성분은 탄산칼슘(90% 이상), 유기물질(약 3.6%) 그 외 소량의 Mg, Fe, 인산염, 규산염, 황산염, 염화 이온 및 미량의 요오드를 함유한다. 煅燒한 후에는 탄산염이 분해되고 유기물도 파괴되며 무기물질과 殼의 角質 등이 잔류되어 있다.

【藥理硏究】 탄산칼슘은 위산에 의해 가용성인 칼슘으로 변화되어 흡수된다. 일반적으로 胃酸의 중화작용으로 인해 嘔心, 嘔吐, 속쓰림의 증상이 개선된다. 또한 칼슘이 가지고 있는 많은 생리적 작용이 나타난다. 예를 들면 해열·진정·항경련작용을 하고, 심근수축 기능의 유지작용과 혈액응고의 촉진작용 등을 한다.

혈관벽의 치밀성을 강화하고 모세혈관의 투과성을 저하시켜 백혈구의 삼출을 저지 함으로써 항염증, 항부종작용을 하고, 또한 수렴·분비억제·지혈작용을 하므로 외용 약으로도 이용한다.

모려 牡蠣[KP]

Ostreae Testa
Oyster shell

【出 典】 神農本草經

【異 名】 蠣蛤·牡蛤·蠣房·左牡蠣

【起 原】 굴과(Ostreidae) 굴 *Ostrea gigas* Thunberg, 대련만모려(大連灣牡蠣) *Ostrea talienwhanensis* Crosse 또는 근강모려(近江牡蠣) *Ostrea rivularis* Gould의 껍질이다.*

【性 狀】 ① 굴 : 이 약은 껍질로 고르지 않게 구부러진 잎 모양 또는 얇은 조각이다. 완전한 형태의 것은 길이 6~100㎜, 너비 2~5㎝, 위아래 2조각으로 되어 있고 윗조각은 편평하고 아래조각은 약간 오목하다. 가장자리는 불규칙하게 굴곡되어 서로 물려있다. 바깥 면은 연한 녹회갈색이고 안쪽 면은 유백색이다. 이 약은 냄새와 맛이 거의 없다.

② 대련만모려(大連灣牡蠣) : 이 약은 껍질로 삼각형에 가깝고 배복연은 팔자형이다. 한쪽 껍질의 바깥 면은 연한 황색이고 성긴 동심의 인편이 있고 인편은 파랑상(波浪狀)으로 들쑥날쑥하며 안쪽 면은 흰색이다. 다른 쪽 껍질의 동심인편은 단단하고 두꺼우며 껍질의 정부(頂部)에서 여러 개가 방사하며 뚜렷하고 안쪽 면은 합상(盒狀)으로 밑으로 패였으며 교합면(鉸合面)은 작다.

③ 근강모려(近江牡蠣) : 이 약은 껍질로 원형, 난원형이나 삼각형이다. 한 쪽 껍질의 바깥 면은 평평하지 않으며 회색, 자색, 황색으로 동심인편이 환생(環生)한다. 어린 것 [유체자(幼體者)]의 인편은 얇고 푸석하며 여러 해 동안 성장한 후 인편이 층층이 서로 겹치며 내면은 흰색이고 가장자리는 연한 자색인 것도 있다.

* CP : 牡蠣(Muli) OSTREAE CONCHA
牡蠣科 動物 長牡蠣 *Ostrea gigas* Thunberg, 大連灣牡蠣 *Ostrea talienwhanensis* Crosse 또는 近江牡蠣 *Ostrea rivularis* Gould의 貝殼。

【産 地】 우리나라의 연해와 中國의 東北에서 海南島 연해에 고루 分布한다.

【炮 製】 ① 牡 蠣 : 잡질과 부착물을 제거하고 깨끗이 씻어 曬乾한 후 粉碎한다.

② 煅牡蠣 : 牡蠣를 耐火性 용기 또는 연소된 武火에 煅하여 연하고 푸석푸석할 때 그늘에 식혀 藥碾으로 갈아 細末한다.

【性味 · 歸經】 味는 鹹하고 性은 微寒하며, 肝 · 膽 · 腎經에 작용한다.

效 能	主 治
平肝潛陽	肝陽上亢, 熱邪傷陰, 虛風內動, 驚癎
軟堅散結	瘰癧癭瘤, 痰核腫塊, 肝脾腫大
收斂固澀	虛汗, 遺精, 帶下, 崩漏 등 滑脫 병증

이 약물은 微寒 · 質重으로 平肝潛陽하는 효능이 있어 陰虛陽亢이나 인한 熱病傷陰의 虛風內動, 煩躁不安과 心悸失眠, 頭暈目眩 및 耳鳴 등의 증후를 치료하고, 또한 鹹味는 軟堅散結하는 효능이 있어 痰火鬱結로 인한 瘰癧結核, 肝脾腫大를 치료한다. 煅하면 收斂固澀하는 특징이 있어 虛汗, 遺精, 帶下, 崩漏 등의 병증에 적용한다.

이 외에도 이 약물은 制酸作用이 있으므로 胃酸過多로 인한 潰瘍에 양호한 효과가 있다. 潛陽, 軟堅에는 生用하고, 收斂, 制酸에는 煅用한다.

【臨床應用】 ① 이 약물은 微寒하고 質이 무거워 平肝潛陽 · 鎭痙 작용을 한다. 그러므로 肝陰不足, 肝陽上亢으로 인한 頭目眩暈, 心悸失眠, 煩躁不安 및 耳鳴 등의 증후에는 龍骨 龜板 白芍藥 등을 배합한다.

溫病 후기의 陰血虧損, 肝風內動, 四肢抽搐의 증후에는 生龜版 生鱉甲 生白芍 등을 배합하여 育陰潛陽 · 息肝風의 효능을 나타나는데, 그 예가 三甲復脈湯[溫病條辨]이다.

驚狂煩躁, 心神不安의 증후에는 酸棗仁 龍骨 遠志 首烏藤 등 鎭靜安神의 약물을 배합한다.

② 이 약물은 味鹹으로 軟堅散結하는 효능은 痰火鬱結의 瘰癧, 癭瘤, 痰咳腫塊 등의 증후에 玄參 浙貝母 등을 배합하는데, 그 예가 消瘰丸[醫學心悟]이다.

최근에는 임상에서 肝 · 脾腫大를 치료할 경우 丹參 鱉甲 澤蘭 등 活血軟堅하는 약물을 배합하는데, 그 예가 治肝脾腫大方[新方]이다.

③ 이 약물을 煅하면 止汗 · 澀精 · 止帶의 효능이 있어 收斂固澀의 효능이 우수하다.

崩漏(性器不正出血)自汗, 盜汗에는 黃芪 麻黃根 浮小麥 五味子 등을 배합하는데, 그 예가 牡蠣散[和劑局方], 柏子仁丸[本事方] 등이다.

또한 牡蠣粉을 사용하여도 좋다. 牡蠣粉을 땀이 나는 부위에 살포하면 止汗의 효능이 있다[經驗方].

腎虛精關不固로 인한 遺精, 滑泄, 腰膝痠痛의 증후에는 沙苑蒺藜 芡仁 蓮鬚 煅龍骨 등을 배합하는데, 그 예가 金鎖固精丸[醫方集解]이다.

崩漏, 帶下 등의 증후에는 煅龍骨 烏賊骨 山藥 등 收斂固澀의 약물과 배합하는데, 그 예가 淸帶湯[醫學衷中參西錄], 牡蠣丸[證治準繩]이다.

이 외에도 이 약물을 煅하여 사용하면 制酸止痛·止血 등의 작용을 하므로 胃痛呑酸, 嘔吐에 사용한다. 또한 갈아서 細粉하여 金瘡出血을 치료하는데, 사용한다.

최근에는 牡蠣粉으로 황산바륨을 대체하여 胃腸을 造影하는데 성공하였다.

【用量·用法】 15~30g. 水煎服(先煎). 外用에는 適量.

生牡蠣는 平肝鎭靜의 효능이 강하므로 陰虛陽亢에 적합하고, 煅牡蠣는 收斂固澀·制酸止痛의 효능이 있으므로 滑脫證 및 胃脘痛에 적용한다.

【使用注意】 湯劑에는 先煎하고 虛寒 증후에는 사용하지 않으며, 腎虛無火로 인한 精寒自出, 胃酸不足 등에는 忌한다.

本草選錄：[神農本草經] "主傷寒熱, 溫瘧洒洒, 驚恚怒氣, 除拘緩, 鼠瘻, 女子帶下赤白. 久服强骨節."

[名醫別錄] "主除留熱在關節營衛, 虛熱去來不定, 煩滿, 止汗, 心痛氣結, 止渴, 除老血, 澀大小腸, 療泄精, 喉痹, 咳嗽, 心肋下痞熱."

[本草拾遺] "搗爲粉, 粉身, 止大人小兒盜汗. 同麻黃根, 蛇床子、乾薑爲粉, 去陰汗."

[本草綱目] "化痰軟堅, 淸熱除濕, 止心脾氣痛, 痢下赤白濁, 消疝瘕積塊, 癭疾結核."

[方藥合編] "牡蠣微寒主澁精　痰汗崩帶脅痛平"

【化學分析】 주성분은 $CaCO_3$(약 80~95%), 그 외 $CaSO_4$, $Ca(PO_4)_2$ 등과 또한 amino acid, glycogen, betaine, glutathion, taurine, adenine, oburidine, venerupin, glycolipide, trimeththylamine, succinic acid, vitamin A, B, B_1, B_2, D, F, sterol, Zn, 지방산, 유기성분의 keratin 등을 함유한다.

【藥理硏究】 胃 및 十二指腸潰瘍에 일정한 치료 효과가 있다. 어느 보고에서는 牡蠣가 면역력을 증강하는 작용이 있다고 한다.

진주 珍珠[KHP]

Margarita
Pearl

【出 典】 日華子本草

【異 名】 眞珠·濂珠·眞朱·蚌珠·珠子

【起 原】 진주조개과(Pteriidae) 진주조개 *Pinctada fucada* martensii (Dunker) 또는 그 근연동물 삼각범방(三角帆蚌) *Hyriopsis cumingii* (Lea) 또는 석패과 Unionidae 대칭이 *Cristaria plicata* (Leach)가 자극을 받아 생성한 구슬(진주)이다.*

* CP : 珍珠(Zhenzhu) MARGARITA
珍珠貝科 動物 馬氏珍珠貝 *Pteria martensii* (Dunker), 蚌科 動物 三角帆蚌 *Hyriopsis cumingii* (Lea) 또는 褶紋冠蚌 *Cristaria plicata* (Leach)등 双殼類 動物이 刺激 하여 形成된 珍珠

【性 狀】이 약은 구형 또는 일그러진 구형으로 지름 2~7㎜이다. 바깥 면은 엷은 회백색(진주색)~흑갈색이며 광택이 있다. 질은 단단하고 부서지기 어렵다.

【産 地】우리나라의 연해와 日本의 三重縣, 臺灣에서 生産된다.

【炮 製】① 珍 珠 : 잡질을 제거하고 깨끗이 씻어 건조한다.

② 珍珠粉 : 食鹽水로 깨끗이 씻은 후 가제(紗布)에 싸서 豆腐와 함께 물 넣고 武火로 삶아서(약 2시간) 꺼내어 깨끗이 씻고 藥碾에 갈아 極細末하거나 水飛法으로 細末하여 건조한다(珍珠 300kg에 豆腐 200kg).

【性味 · 歸經】味는 甘 · 鹹하고 性은 寒하며, 心 · 肝經에 작용한다.

效 能	主 治
鎭心定驚	驚悸, 癲癎, 驚風 등의 병증
淸肝除翳	肝熱目赤, 肝虛目昏 등의 병증
收斂生肌	潰瘍不斂, 喉痛腐爛, 皮膚濕疹 등

이 약물은 甘鹹 · 寒의 性味로 心 · 肝經에 작용하여 心 · 肝經의 熱을 淸熱하는 동시에 滋養하고 鎭心定驚하는 효능으로 驚悸, 癲癎, 驚風 등의 병증에 적용하고, 또한 淸肝 · 明目去翳의 효능이 있어 目赤腫痛과 翳障胬肉 등 眼질환을 적용한다.

이 외에도 이 약물을 外用하면 生肌斂瘡하는 효능으로 瘡面이 오래도록 癒合하지 않는 경우나 潰瘍, 咽喉腐爛, 口瘡 등의 증후에 좋은 효과가 있다. 이와 같이 이 약물은 內服과 外用에 모두 치료효과가 있는데 다만 丸 · 散劑에 넣어 응용하며 煎劑에는 넣지 않는다.

【臨床應用】① 珍珠의 性味는 甘鹹 · 寒으로 心 · 肝에 작용하여 鎭心定驚 작용하여 驚悸, 癲癎, 驚風 등 心神不安 증후에 사용한다.

心肝火旺에 의한 癲癎驚悸, 急熱驚風 등의 증후에는 牛黃 琥珀 膽南星 天竺黃 등을 배합하는데, 그 예가 金箔鎭心丸[雜病源流犀燭]이다.

신경쇠약으로 인한 心悸失眠의 증후에는 茯神 酸棗仁 五味子 등 養心安神하는 약물을 배합하거나 혹은 蜂蜜에 珍珠粉을 冲服하는데 일정한 효과가 있다.

② 이 약물은 淸肝明目 · 退翳하는 효능이 있어 目疾을 치료하는데, 사용한다. 그러나 내복하는 경우는 드물며 흔히는 기타 안약과 배합하여 외용한다.

眼生瞖膜, 赤澀疼痛의 경우에는 靑葙子 黃芩 菊花 石決明 등의 消散風熱 · 淸肝明目하는 약물과 배합하는데, 그 예가 眞珠散[證治準繩]이다.

肝虛有熱하여 目赤翳障, 澀痛 등의 증후에는 爐甘石 氷片 등을 배합하여 點眼한다.

③ 이 약물은 收斂生肌하는 작용이 양호할 뿐만 아니라, 淸熱解毒 작용도 한다. 潰瘍瘡口가 오래되어도 收斂되지 않는 등의 증후에 氷片 象皮 乳香 鉛粉 등을 곱게 갈아

細粉하여 환부에 조금씩 살포하는데, 그 예가 生肌散[瘍醫大全]이다.

喉痛腐爛, 牙疳蝕爛 등의 증후에는 牛黃과 細粉하여 환부에 살포하는데, 그 예가 珠黃散[全國中藥成藥處方集]이다.

또한 皮膚濕疹, 湯傷 등에도 배합 응용한다.

【用量・用法】0.3~1g. 대체적으로 丸劑나 散劑에 넣는다. 外用에는 適量.

【使用注意】粉末하여 사용한다. 姙婦는 忌한다.

> 本草選錄 : [日華子本草] "安心明目, 止消渴, 除煩, 解熱毒, 補婦人虛勞, 主下血幷痔瘻, 血崩帶下, 壓丹石藥毒. 以黃連末內之, 取汁, 点赤眼幷暗. 良. 煆殼粉, 飮下治反胃、痰飮."
> [開寶本草] "鎭心, 點目去膚翳障膜."
> [本草衍義] "除小兒驚熱."
> [方藥合編] "珍珠氣寒鎭驚痼　開聾磨瞖渴痰刪"

【化學分析】주성분은 $CaCo_3$ 91% 외 유기물 5.7%, 수분 2.2%를 함유한다. 유기물 중에는 leucine, methionin, alanine, glycine, glutamic acid, aspartic acid 등의 아미노산이 알려져 있다. 황색진주의 색소의 주성분은 炭水化物 殘基를 가지는 conchiolin 樣의 단백질이고, 기타 carotenoid를 함유한다.

【藥理硏究】珍珠膏를 집토끼 귀 뒷면의 실험성 창상을 12일 내에 癒合되게 한다. 조직학적 방법으로 관찰한 결과 상처 표면에 섬유소가 삼출되고 백혈구가 활약한다. 이는 상피가 재생하는 양호한 환경이다.

진주수추출액은 장관운동에는 교감신경을 흥분시키고 부교감신경을 억제하고 진주층의 묽은 염산추출액에는 항histamine작용이 있고 몰모트의 적출장관작용은 같은 양의 염화칼슘에 비하여 강하다.

진주모 珍珠母

Margaritifera Usta Concha

【出 典】圖經本草

【異 名】珠牡・珠母・明珠母

【起 原】진주조개과(Pteriidae) 珍珠貝 *Pteria margaritifera* (L.)・馬氏珍珠貝 *P. martensii* DUNKER와 방합과(Unionida) 三角帆蚌 *Hyriopsis cumingii* LEA・褶紋冠蚌 *Cristaria plicata* LEACH 또는 동속 近緣動物의 貝殼의 眞珠層이다.*

【採 取】肉體를 제거하고 貝殼을 乾燥한다.

* CP : 珍珠母(Zhenzhumu) MARGARITIFERA CONCHA
蚌科 動物 三角帆蚌 *Hyriopsis cumingii* (Lea), 褶紋冠蚌 *Cristaria plicata* (Leach) 또는 珍珠貝科 動物 馬氏珍珠貝 *Pteria martensii* (Dunker)의 패각。

【性 狀】이 약물은 불규칙한 薄片으로 울룩불룩하여 고르지 않고 크기가 일정하지 않으며, 두께가 1~5㎜이다. 표면은 黃玉白色, 연한 황갈색 또는 은회백색으로 光彩가 있다. 質은 부스러지기 쉬워 折斷할 때 가루가 되거나 작은 조각으로 되고 半透明하다.

【産 地】우리나라의 연해와 日本 및 臺灣에서 生産되고, 각국에서 養殖한다.

【炮 製】① 珍珠母 : 잡질을 제거하고 打碎한다.

② 煅珍珠母 : 珍珠母를 炒製 용기에 넣고 武火를 가하여 부드럽고 푸석푸석할 정도로 煅하여 放冷한다.

【性味·歸經】味는 鹹하고 性은 寒하며, 肝·心經에 작용한다.

效 能	主 治
平肝潛陽	肝陽上亢으로 인한 癲狂驚癎, 心悸失眠
清肝明目	肝虛目暗, 肝熱目赤 등의 병증

이 약물의 鹹·寒한 性味는 肝·心經에 작용하여 平肝潛陽하는 효능이 있어 肝陰不足으로 인한 肝陽上亢에 의해 야기되는 頭痛眩暈과 耳鳴, 煩躁, 失眠 등의 증후를 치료하고, 또한 清肝明目하는 효능으로 肝虛로 인한 目昏, 肝熱로 인한 目赤羞明 등의 증후에 적용한다.

이 약물은 그 작용이 石決明의 平肝潛陽 작용과 비슷하여 代用하기도 한다.

【臨床應用】① 이 약물의 性味는 鹹·寒으로 平肝陽·重鎭心神의 작용을 한다. 肝陰不足으로 肝陽上亢하여 발생하는 頭痛眩暈, 耳鳴, 心悸失眠 등의 증후에 白芍藥 生地黃 龍齒 등을 배합하는데, 그 예가 甲乙歸藏湯[醫醇賸義]이다.

癲狂驚癎의 증후에는 기타 鎭靜安神·化痰開竅 약물을 배합하여 사용한다.

② 이 약물은 清肝明目의 효능이 있으므로 目疾을 치료하는 상용약이다. 肝虛目昏, 視物模糊, 夜盲 등의 증후에는 蒼朮 豬肝 혹은 鷄肝을 배합하고, 肝熱目赤腫痛, 羞明怕光 등의 증후에는 菊花 決明子 車前子 등 清肝明目의 약물을 배합한다.

【用量·用法】15~30g. 水煎服(打碎先煎). 外用에는 適量.

【使用注意】脾胃虛寒에는 忌한다.

本草選錄 : [中國醫學大辭典] “兼入心肝兩經, 與石決明但入肝經者不同, 故涉神志病者, 非此不可.”

[飮片新參] “平肝潛陽, 安神魂, 定驚癎, 清熱痞, 眼翳.”

【化學分析】주성분은 $CaCO_3$. 그 외 $MgCO_3$, $CaSO_4$ 등을 함유하고 또 유기물질 중에는 아미노산으로서 glycine, alanine, leucine, methionin, glutamic acid, aspartic acid 등 외 미량의 carotenoid, 미량원소로서 Mn, Mg, Al, Na, Cu, Fe, P, Hg, Pb, K 등을 함유하고 있다.

【藥理研究】이 약물에 함유된 탄산칼슘은 胃酸을 중화할 수 있다. 眞珠層의 유산 가수

분해물질은 히스타민에 의해 생기는 장관 수축을 억제하고 또한 히스타민으로 야기되는 모르모트 쇼크 사망을 방지한다.

胃酸의 중화작용을 하고, 간 보호작용으로, 간세포장해를 감소시켜 γ-GPT의 회복을 촉진한다. 또한 항histamine작용을 하며, 일과성인 이뇨작용이 있다.

대모 玳瑁

Eretmochelydis Carapax

【出 典】 本草拾遺

【異 名】 明玳瑁·瑇瑁·文甲

【起 原】 바다거북과(Chelonidiae) 대모(玳瑁) *Eretmochelys imbricata* (L.)의 背甲이다.

【採 取】 연중 포획하여 食醋를 끓여 뿌리면 背甲이 한 장씩 벗겨지면 殘肉을 깨끗이 제거한다.

【性 狀】 이 약물은 불규칙한 板片狀의 小塊로 크기가 일정하지 않다. 길이 10~20㎝, 두께 1.5~3㎜이며, 가장자리는 비교적 얇고 중앙은 약간 두껍다. 표면은 암흑색으로 반투명하고 암갈색 또는 乳黃色의 花紋이 있으며 번들번들하면서 광택이 난다. 안쪽은 白色의 條紋과 斑點이 密布되어 있고 또한 縱橫으로 交錯한 溝紋이 있다. 質은 단단하면서 질기며 折斷하기 어렵고, 斷面은 角質이다.

【産 地】 우리나라의 연해와 中國의 福建 및 海南島 등 溫帶의 연해 및 대만에서 난다.

【炮 製】 ① 玳 瑁 : 잡질을 제거하고 깨끗이 씻어 축인 후 細絲로 썰어 건조한다.

② 製玳瑁 : 炒製 용기에 滑石粉을 넣고 煅한 후 玳瑁 細絲를 넣고 표면이 微黃色이 될 정도로 炒한다.

【性味·歸經】 味는 甘·鹹하고 性은 寒하며, 心·肝經에 작용한다.

效 能	主 治
平肝定驚	溫熱病으로 인한 高熱煩躁, 急驚風, 驚癎, 中風
淸熱解毒	痘毒, 疔瘡腫毒 등의 병증

이 약물은 性味가 甘鹹·寒으로 心·肝經에 작용하여 平肝定驚·淸熱解毒하는 효능은 心熱을 淸하고 煩躁를 제거하며 肝火를 瀉하고 痙攣을 그치게 한다. 心肝熱盛의 煩熱, 不眠, 易怒와 溫熱病·中暑·急驚風 등의 陽亢火盛으로 인한 身熱, 神昏, 譫語, 痙厥, 中風의 肝陽亢盛, 癰腫瘡毒 등에 적용한다.

【臨床應用】 ① 이 약물의 性味는 甘鹹·寒으로 心·肝經에 작용하여 平肝定驚하고 아울러 淸熱解毒 한다. 그러므로 溫熱病이거나 急驚風, 陽亢火盛으로 인한 壯熱神昏, 譫語, 痙厥 및 中風陽亢 등의 증후에 모두 적용한다.

溫熱病의 神昏痙厥인 증후에는 犀角 牛黃 氷片 등을 배합하는데, 그 예가 至寶丹[和劑局方]이다.

中風不語에는 丹砂 雄黃 白芥子 麝香 安息香을 배합하여 丸을 지어 복용하는데, 그 예가 玳瑁丸[聖濟總錄]이다.

또한 牛膝 地龍 石決明 羚羊角 등을 배합한다. [中國動物藥]에 의하면 민간에서는 대체로 單味를 이용하여 어른과 어린이의 高熱神昏과 驚癎痙厥을 치료한다고 하였다.

② 이 약물은 淸熱解毒의 효능으로 痘毒, 癰腫瘡毒 등의 증후에 사용한다. 痘毒일 경우 [本草綱目]에서는 [靈苑方]을 인용하였는데, 이 方은 이 약물에 犀角과 갈아 汁으로 복용한다.

頭瘡黑陷일 경우 [痘疹論]에서는 이 약물에 犀角汁 1홉에 豬心血을 약간 가한 후 紫草湯 5匙를 넣고 골고루 섞어 溫服하면 그 毒을 푼다고 하였다.

이 외에도 갈아서 細末하여 黃酒로 沖服하면 腰腿疼痛을 치료하며, 또한 최근의 실험에 의하면 露蜂房 등과 배합할 경우 肝癌 치료에 효과가 있다고 한다.

【用量・用法】 3~6g. 水煎服. 丸劑나 散劑에 넣는다. 물에 갈아 즙을 복용한다.

> 本草選錄：[日華子本草] "破癥結, 消癰毒, 止驚癎."
> [本草綱目] "解痘毒, 鎭心神, 急驚客忤, 傷寒寒熱, 狂言." "解毒淸熱之功, 同於犀角, 古方不用, 至宋時至寶丹始用之也."

【化學分析】 膠質 등을 함유한다. 상세한 것은 미상.

대자석 代赭石[KHP]

Haematitum
Haematite

【出 典】 神農本草經

【異 名】 赭石・赤土・代赭・血師・土朱

【起 原】 산화물광물 적철석이다. 이 약은 삼산화이철수화물($Fe_2O_3 \cdot nH_2O$)을 주로 함유한다.*

【性 狀】 이 약은 불규칙하게 납작한 덩어리로 크기가 고르지 않으며 어두운 갈색~회흑색이다. 바깥 면에는 작은 젖꼭지 모양의 돌기가 나온 것과 들어간 것이 있고 적갈색의 가루가 붙어 있으며 금속성의 광택이 난다. 질은 단단하고 무거우며 부서지지 않고 깨진 면은 물결 모양으로 휘어진 층문이 있다. 경도 : 5.5~6.0, 비중 : 5.0~5.3. 이 약은 냄새와 맛이 없다.

【產 地】 中國의 山西, 河北, 河南, 山東 등지의 礦床의 岩石 중에서 產出된다.

---

* CP : 赭石(Zheshi) HAEMATITUM
酸化物類 剛玉族 赤鐵礦 二酸化二鐵 ($Fe_2O_3 \cdot nH_2O$)을 함유한다.

【炮 製】 ① 赭 石 : 잡질을 제거하고 분쇄하여 사용한다.

② 醋赭石 : 小塊의 代赭石을 耐火性 용기에 넣고 빨갛게 煅하여 米醋에 계속적으로 담금질을 반복하여 부드러워 지게한 후 放冷하여 藥碾에 硏末한다(代赭石 100kg 당 食醋 30kg).

【性味・歸經】 味는 苦하고 性은 寒하며, 肝・心經에 작용한다.

效 能	主 治
平肝潛陽	陰虛陽亢의 頭目眩暈 등의 증후
降逆平喘	胃逆呃, 噫, 嘔吐, 氣逆喘息
涼血止血	血熱妄行의 각종 出血 증후

이 약물의 性味는 苦寒하고 質은 重하다. 따라서 寒性으로 瀉熱하고 質이 무거워 降逆으로 肝・心經에 작용하여 平肝潛陽・清熱降火・重鎭降逆・涼血止血하는 효능이 있어 肝陽上亢으로 인한 眩暈, 頭痛, 耳鳴에 적용하고, 또한 氣逆不降으로 인한 嘔吐, 噫氣, 呃逆, 痰喘氣急 등의 증후에 사용하며, 또한 血分에 熱이 있어서 나타나는 吐血과 衄血 등의 증후에 적용하여 모두 良好한 치료효과를 나타낸다. 다만 이 약물은 質重性墮하고 苦・寒한 약물이므로 虛寒인 경우와 孕婦는 服用을 忌한다. 重鎭降逆・涼血止血의 효능을 얻고자 할 때는 破碎하여 生用하고, 平肝止血을 목적으로 할 때는 醋淬하여 사용한다.

【臨床應用】 ① 이 약물은 性味는 苦・寒하고 질이 무거워 下墜하므로 肝陽을 다스리고 肝火를 淸熱한다.

陰虛陽亢으로 인한 眩暈頭痛, 目脹耳鳴 등의 증후에는 生牡蠣 生龍骨 生白芍 등의 平抑肝陽하는 약물을 배합하는데, 그 예가 鎭肝息風湯[醫學衷中參西錄]이다.

肝火上衝으로 인한 煩躁易怒, 頭脹, 失眠의 증후에는 黃連 天竺黃 膽星 등을 배합한다.

고혈압에서 眩暈, 心悸, 便秘 등의 증후인 경우에는 龍骨 牡蠣 白芍藥 牛膝 등 平肝重鎭 약물을 배합한다.

② 이 약물은 質이 무거워 降逆・止呃・平喘의 효능이 있다.

胃氣虛弱, 痰濁內阻, 氣逆不降으로 인한 噫氣頻作, 反胃嘔吐 등의 증후에는 黨參 旋覆花 半夏 등을 배합하는데, 그 예가 旋覆代赭湯[傷寒論]이다. 이 처방은 代赭石으로 重鎭逆氣하여 주로 胃氣上逆, 呃逆嘔吐를 치료한다.

肺腎兩虛로 인한 氣逆喘息의 증후에는 黨參 山茱萸 등의 固攝納氣하는 약물을 배합하는데, 그 예가 參赭鎭氣湯[醫學衷中參西錄]이다.

實證, 肺熱咳喘일 증후에는 桑白皮 蘇子 旋覆花 등 淸肺降氣・止咳하는 약물을 배합한다.

③ 이 약물은 煅하여 사용하면 苦・寒의 약성이 감소되어 淸火降逆의 힘이 生品에 비해 미약해진다. 그러나 收斂止血하는 효능이 강해지므로 血熱로 인한 각종 出血 병증에 사용한다.

肝陽上亢, 血隨氣昇으로 인한 吐血, 衄血에는 白芍藥 生地黃 등을 배합한다.

병이 肺經에 있고 痰中帶血인 증후에는 紫菀 款冬 枇杷葉 등을 배합하고, 崩漏가 오래

되어 頭暈眼花 등의 증후에는 禹餘糧 赤石脂 五靈脂 등을 배합하는데, 그 예가 震靈丹[和劑局方]이다.

또한 이 약물에는 대량의 鐵分이 함유되어 있으므로 養血의 효능이 있다. 그러나 대량 사용하는 것은 적당하지 않다.

【用量·用法】 10~30g. 水煎服(打碎先煎). 平肝鎭逆에는 生品을 사용하고, 收斂止血에는 醋代赭石을 사용한다.

【使用注意】 病이 虛寒에 속한 증후와 孕婦는 忌한다.

> 本草選錄 : [神農本草經] "賊風, 蠱毒, 腹中毒邪氣, 女子赤沃漏下."
> [湯液本草] "代赭入手少陰足厥陰經, 怯則氣浮, 重所以鎭之. 代赭之重以鎭虛逆, 故張仲景治傷寒吐下後心下痞硬噫氣不除者, 旋覆代赭湯主之."
> [醫學衷中參西錄] "能生血兼能涼血, 其質重墜, 又善鎭逆氣, 降痰涎, 止嘔吐, 通燥結, 用之得當, 能建奇效." "治吐衄之證, 當以降胃爲主 ; 而降胃之藥, 實以赭石爲最效."
> [方藥合編] "代赭石寒下胎崩　疳痢驚癎殺鬼能"

【化學分析】 주성분으로 Fe_2O_3(51.52%), SiO_2(40.25%), Al_2O_3(5.4%), CaO(1.92%), H_2O (1~16%)를 함유하는 외에, Ti, Mg 등을 함유하는 경우가 있다.

【藥理硏究】 ① Fe는 생명의 필수미량원소의 하나이다. Fe의 염류, 특히 3가철 ion은 반드시 2가철 ion으로 환원되어야 비로소 위장에 흡수된다. 철의 독성은 철단백(ferritin)을 혈액순환에 방출함으로써 혈관성 쇼크를 일으킨다.

② 대자석은 복용 후 胃腸의 점막벽의 수렴작용으로 점막벽을 보호하고 혈액 중에 흡수되어 적혈구, 혈색소의 생성을 촉진한다. 일반적으로 다른 鐵劑와 비슷하다.

③ 진정작용을 한다.

질려자 蒺藜子[KP]

Tribuli Fructus
Tribulus fruit

【出 典】 神農本草經

【異 名】 白蒺藜·刺蒺藜·蒺藜子·即藜

【起 原】 남가새과(Zygophyllaceae) 남가새 *Tribulus terrestris* Linné의 잘 익은 열매이다.*

【採 取】 가을에 과실이 성숙할 때 베어 果實을 떨어 曬乾한다.

【性 狀】 이 약은 열매로 5개의 분과가 방사상으로 배열한 5각 별 모양이고, 지름 7~12㎜이며 때로 각 분과는 분리되어 있다. 바깥 면은 회록색~회갈색을 띠며 각 분과의 뒷면은 융기가 되어 있으며 크고 짧은 두 쌍의 가시가 나 있다. 그 한 쌍은 길이 3~7㎜, 다른 한 쌍은 2~5㎜이다. 능선 위에는 많은 작은 돌기가 있고 열매껍질은 단단하며 꺾인 면은

* CP : 蒺藜(Jili) TRIBULI FRUCTUS
蒺藜科 植物 蒺藜 *Tribulus terrestris* L.의 成熟 果實。

연한 황색을 띠며, 각 분과에는 1~3개의 씨가 들어있다. 이 약은 거의 냄새가 없고, 맛은 처음에 완화하고 후에 쓰다.

【産 地】 우리나라 전국 해변의 沙地에 분포하고 濟州, 全南, 慶南 등지가 저명하며, 中國의 東北, 華北, 新疆, 靑海, 西藏과 長江유역 지역이 주산지이다.

【炮 製】 ① 蒺 藜 : 잡질을 제거한다. 사용 시에는 찧어서 쓴다.

② 炒蒺藜 : 蒺藜를 炒製 용기에 넣고 文火로 微黃色이 될 정도로 炒한다.

【性味 · 歸經】 味는 辛 · 苦하고 性은 平 · 有小毒이며, 肝經에 작용한다.

效 能	主 治
平肝潛陽	肝陽上亢의 頭痛, 眩暈證
疏肝解鬱	肝氣鬱結로 인한 胸脇疼痛, 月經不調 등
祛風明目	風熱目赤, 多淚 등의 병증
祛風止痒	風疹瘙痒, 濕疹 등의 병증

이 약물의 性味는 辛苦 · 平으로 辛味는 發散하고 苦味로 降泄하며, 肝經에 작용하여 平降肝陽 · 疏散風熱 · 疏肝解鬱 · 行氣活血의 효능이 있으므로 肝陽上亢으로 나타나는 頭痛眩暈과 肝經風熱로 인한 頭痛, 目赤多淚를 치료한다. 이 외에도 肝氣鬱滯로 胸脇이 舒暢하지 못하여 나타나는 胸脇脹痛과 乳汁不下를 치료하며, 또한 祛風止痒하는 효능으로 風疹瘙痒의 증후에도 적용하여 치료한다.

【臨床應用】 ① 이 약물은 주로 肝經에 작용하여 平肝潛陽하는 효능으로 肝陽上亢의 頭暈眼花 등의 증후에 穭豆衣 菊花 生白芍 등을 배합하고, 고혈압을 동반하는 頭目眩暈 증후에는 鈞鉤藤 牛膝 등을 배합한다.

肝陽上亢의 眩暈, 頭痛에는 鈞鉤藤 菊花 白芍藥 등을 배합한다.

② 肝은 疏泄을 주관한다. 肝鬱에서는 疏泄의 기능이 실조되어 氣機의 鬱滯로 氣滯하면 血行이 暢通하지 못하여 胸脇疼痛, 부인의 月經不調, 乳汁不通, 乳癰 등의 肝氣鬱結의 증후가 나타난다. 이 약물은 疏肝하고 鬱結을 疏散하는 효능으로 상술한 모든 병증에 柴胡 靑皮 香附子 등 疏肝理氣 약물을 배합한다.

肝氣鬱結에 의한 肝炎脇痛에는 薑黃 皂角刺를 배합하고, 氣血瘀滯로 인한 積聚에는 丹參 鱉甲 桃仁을 배합한다.

③ 이 약물은 苦泄輕淸으로 疏風明目하는 효능이 있어 眼科의 常用 약물이다. [本經逢原]에서 "白蒺藜는 治風明目의 要藥이다"라고 하였으며, [本草求眞]에서도 "총괄하여 말하면 肝經의 風邪를 宣散한다. 무릇 風盛으로 인한 目赤腫翳와 전신의 白癜瘙痒으로 참기 어려운 증상에 이 약을 복용하면 효과를 보지 않는 것이 없다"고 하였다. 이는 蒺藜子가 祛風明目 · 止痒하는 효능이 있다는 것을 말한 것이다.

風熱이 炎上하여 目赤多淚, 翳障 등이 나타나는 實證인 경우에는 菊花 蔓荊子 決明子 連翹 등을 배합하는데, 그 예가 白蒺藜散[張氏醫通]이다.

④ 이 약물은 辛散·苦泄·輕揚疏散하므로 祛風止痒의 효능이 있다. 風疹瘙痒 등의 증후에 荊芥 蟬蛻 등을 배합하고, 만성 습진이나 신경성 피부염이 血虛風盛이거나 瘙痒으로 참기 어려울 때는 當歸 何首烏 防己 등 養血祛風의 약물을 배합한다.

최근에 白癜風病을 치료하는 白駁丸은 이 약물을 主藥으로 한 것인 데, 일정한 효과가 있으나 백혈구 수 감소가 야기될 수 있다.

【用量·用法】6~10g. 水煎服.

【使用注意】血虛氣弱이나 孕婦에는 忌한다.

本草選錄:[神農本草經]"主惡血, 破癥結聚, 喉痹, 産難. 久服長肌肉, 明目."
[名醫別錄]"治身體風痒, 頭痛, 咳逆, 傷肺, 肺痿, 止煩, 下氣, 小兒頭瘡, 癰腫, 陰潰可作摩粉."
[本草綱目]"古方補腎治風皆用刺蒺藜, 後世補腎多用沙苑蒺藜."
[方藥合編]"蒺藜味苦瘡瘙痒　白癜頭瘡瞖目朗"

【化學分析】과실에는 많은 지방유를 함유하고, 그 외 saponin이 약 1.5% 함유되어 있고, 소량의 alkaloid, 정유 등이 보고되어 있다.

【藥理硏究】① 일정한 강압 및 이뇨작용을 한다.

② 全草의 추출물은 止咳·祛痰·平喘의 작용을 한다. 이 중 止咳작용이 비교적 좋다.

③ 水浸液, 에탄올·수침출액 및 30% 에탄올 침출액의 실험에서 마취동물의 혈압을 강하시키는 작용이 있다고 한다.

제 16 장 開 竅 藥

開竅藥(芳香開竅藥)이란 辛香走竄의 약성으로 通關開竅·醒神回蘇에 작용하는 약물을 말한다. 開竅藥은 熱邪가 心包에 陷入하였거나 혹은 痰濁이 淸竅를 가로막아 발생하는 神志昏迷, 驚癎, 中風 등에 昏厥이 나타나는 병증에 사용한다. 神志가 昏迷되는 증후에는 虛證과 實證으로 분류할 수 있다.

實證은 곧 閉證으로 口噤, 握拳, 脈有力 등이 辨證이 근거가 되며 이러한 경우에 開竅藥이 적용된다. 閉證도 또한 寒閉와 熱閉로 구분된다. 寒閉는 대체로 顔色이 파랗고 몸이 차며 苔白, 脈遲 등의 증후가 나타나는데, 이러한 병증에는 溫開法에 祛寒·行氣하는 약물을 배합하여 응용한다. 熱閉에는 顔色이 벌겋고 身熱이 나며, 苔黃, 脈數 등의 증후가 나타나는데, 이러한 증후에는 涼開法에 淸熱解毒하는 약물을 배합하여 응용한다.

虛證은 곧 脫證으로 神昏冷汗, 肢涼 脈微欲絶 등의 증후가 나타나는데, 이러한 병후에는 回陽救逆法을 응용하여야 하며 開竅藥을 적용하여서는 안 된다.

開竅藥은 救急과 標治의 약물이기 때문에 일시적으로만 사용하여 元氣의 耗傷을 피해야 하며, 아울러 脫證에는 사용을 忌한다. 開竅藥은 辛香走竄하고 쉽게 揮發하므로 內服할 때는 다만 丸劑·散劑에 넣어 복용하고 煎劑에는 넣을 수 없다.

사향 麝香[KHP]

Moschus
Musk

【出 典】神農本草經

【異 名】當門子·元寸香·麝臍香·四味臭·臭子

【起 原】사향노루과(Moschidae) 난쟁이사향노루 *Moschus berezovskii* Flerove, 산사향노루 *Moschus chrysogaster* Hodgson 또는 사향노루 *Moschus moschiferus* Linné 수컷의 사향선 분비물로서 그 내용물을 꺼내어 말린 것을 가루사향이라 하고, 주머니 모양의 사낭(麝囊)을 그대로 잘라내어 말린 것을 주머니사향이라고 한다.*

【性 狀】① 가루사향 : 이 약은 황갈색~적갈색의 가루로 건조된 것은 흑자색을 나타내고 때로는 흑자색을 띤 크고 작은 알갱이가 섞여 있다. 질은 부드럽고 기름기가 있으며 손끝에

* CP : 麝香(Shexiang) MOSCHUS
鹿科 動物 林麝 *Moschus berezovskii* Flerov, 馬麝 *Moschus sifanicus* Przewalski 또는 原麝 *Moschus moschiferus* Linnaeus의 成熟 雄体 香囊中의 分泌物。

묻지 않는다. 이 약은 특이한 냄새가 있고 맛은 처음에는 없으나 나중에는 좀 쓰다.

② 주머니사향 : 이 약은 원형~타원형의 주머니 모양으로 직경 3~7㎝, 두께 2~4㎝이며 무게는 약 10~30g이다. 바깥 면은 직경 2~3㎜의 작은 구멍이 있고 회백색~엷은 갈색 또는 갈색의 털이 치밀하게 나 있으며 그 작은 구멍을 중심으로 둘러싸고 있다. 안쪽 면은 진한 갈색에 자주색을 띤 피막으로 약간의 주름이 있다. 이 피막을 잘라보면 반투명의 내층 피막이 내용물을 싸고 있고 내용물과 피막은 분리되어 있지 않다. 내용물은 축축하고 황갈색 또는 적갈색의 가루 때로는 흑자색을 띤 크고 작은 알갱이가 들어있으며, 알갱이를 으깨면 적갈색의 가루가 되고 손끝에 묻지 않는다. 이 약은 특이한 냄새가 있고 맛은 처음에는 없으나 나중에는 좀 쓰다.

【產 地】 네팔, 부탄, 中國의 티베트, 寧夏, 四川, 貴州, 雲南, 甘肅, 陝西, 山西 등의 지역에 분포한다.

【炮 製】 麝 香 : 毛殼麝香을 취하여 囊殼을 버리고 麝香仁을 취한다. 잡질을 제거하고 사용 시에 가루 내어 쓴다.

【性味 · 歸經】 味는 辛하고 性은 溫하며, 心 · 脾經에 작용한다.

效 能	主 治
開竅醒神	溫熱病의 熱入心包, 驚風, 癲癎, 中風 등의 閉證
活血散結	瘡瘍腫毒, 癥瘕, 經閉
止 痛	心腹暴痛, 跌打損傷, 痹痛
催 産	胎死腹中, 胞衣不下

이 약물의 性味는 辛 · 溫하고, 辛 · 溫芳香으로 十二經을 溫通하고, 走竄하여 능히 通經達絡, 開竅醒神하며, 그중에서도 開竅하는 약효가 강하므로 邪氣가 心竅를 蒙閉하여 나타나는 神志昏迷를 치료하는 要藥이다. 그러므로 開竅作用에 속하는 方劑에 이 약물을 많이 사용한다.

이 약물은 비록 溫性에 속하나 清熱약물을 배합하면 涼開劑가 되고, 祛寒약물을 배합하면 溫開劑가 되어 救急의 要藥이 되며, 각종 急性熱病의 神昏과 中風으로 昏迷된 병증에 적용한다. 또한 消腫 · 止痛하는 효능이 있어 瘡瘍腫毒이나 跌撲損傷에 내복 또는 외용하면 치료효과가 있다.

麝香과 牛黃은 다같이 開竅하는 要藥으로 牛黃은 性이 涼하여 능히 清心豁痰하고, 麝香은 性이 溫하여 通經散結하며, 두 약물은 또한 外科瘡瘍에 良藥이 되나 다만 牛黃은 清熱解毒하는 효능이 있고, 麝香은 活血消腫의 특징이 있으므로 瘀血凝滯에는 麝香을 사용하고, 牛黃을 사용하여서는 안 된다. 그러나 熱病으로 인한 神昏抽搐, 中風으로 인한 痰迷痙厥에는 두 약물을 배합하여 사용한다. 이와 같이 開竅醒神에는 麝香을 사용하고, 豁痰定驚에는 牛黃을 사용한다.

【臨床應用】 ① 이 약물은 辛·溫 香竄의 氣가 가장 濃烈하여 開竅通閉·辟穢化濁으로 醒神回蘇에 뛰어난 要藥으로, 각종 원인으로 야기되는 閉證에 모두 배합 응용할 수 있다. 이 약물은 性이 溫하여 溫開약물에 속하므로 寒閉 증후에 사용한다. 또한 開竅通閉의 효능에 淸熱藥, 즉 涼開藥을 배합 응용하면 熱閉도 치료할 수 있다. 그러므로 麝香은 開竅藥의 대표약물이다.

溫熱證이 熱入心包하여 神昏痙厥하거나 小兒急驚, 中風, 中暑 혹은 痰熱蒙閉, 心竅로 인한 神志昏迷 등의 증후에 牛黃 犀角 氷片 朱砂 등을 배합하는데, 그 예가 至寶丹[和劑局方], 安宮牛黃丸[溫病條辨] 등이다.

驚厥痙搐을 겸한 증후에는 羚羊角 犀角 朱砂 등을 배합하는데, 그 예가 紫雪丹[千金翼方]이다.

상술한 세 개의 방제가 바로 유명한 『溫病三寶』이다. 소아과에서는 麝香에 雄黃 天竺黃 朱砂 등을 배합한 牛黃抱龍丸[醫學入門]이나 小兒回春丹[中藥成藥處方集]을 조제한다.

상술한 배합은 모두 涼開의 배합 응용이다. 溫開의 대표 처방은 蘇合香丸[和劑局方]인데 이 方은 蘇合香 檀香 安息香 등을 배합하여 卒然昏仆, 中暑痧脹, 暴怒氣厥 등의 병증이 痰濕內盛의 寒閉 증후에 속하는 병증을 치료한다.

② 麝香의 性은 辛·溫 香竄하고 그 氣가 특히 濃烈하여 血分의 鬱滯를 행하게 하는데 能하고 血分의 鬱結을 풀어준다. 그러므로 通經活絡·活血散結·消腫止痛의 효능이 있어 瘡瘍腫毒에는 解毒·活血의 약물을 배합하는데, 그 예가 醒消丸[外科全生集], 牛黃醒消丸[外科全生集] 등이며, 이 方劑에는 모두 牛黃 沒藥의 배합으로 조성한다.

咽喉腫痛 및 瘡癰腫毒에는 牛黃 蟾酥을 배합하는데, 그 예가 六神丸[中藥製劑手冊]이다. 癥癖, 經閉 증후에는 丹參 赤芍藥 桃仁 紅花 등을 배합한다.

일반적으로 麝香과 活血祛瘀 약물을 배합하여 活血의 효능을 증강시킨다. 그러므로 瘧母癥瘕, 經閉 등에 사용하는 化癥回生丹[溫病條辨], 痰核流注, 惡瘡乳癌을 치료하는 小金丹[外科全生集] 등에는 모두 麝香을 배합한다.

③ "不通則痛"이라 하였는데, 麝香은 開通走竄의 약성이 있을 뿐만 아니라 活血散結하는 효능도 있으므로 經絡의 壅滯를 풀어주어 止痛한다. 내복이나 외용을 막론하고 모두 양호한 효과가 있다. 心腹暴痛, 跌打損傷 및 關節, 肌筋의 痹痛 등을 치료한다.

厥心痛에는 木香 桃仁 등 行氣活血의 약물을 배합하는데, 그 예가 麝香湯[聖濟總錄]이다.

근래에는 그 성질에 중점을 두고 冠狀動脈硬化, 心絞痛에도 사용한다.

이 외에도 骨傷科에서는 제일가는 要藥으로 간주한다. 내복이나 외용을 막론하고 跌打損傷, 骨折扭挫에 모두 양호한 효과가 있다. 止痛·消腫할 뿐만 아니라 상처조직 및 그 기능의 회복을 촉진한다. 저명한 傷科成藥인 七釐散[良方集腋], 八釐散[醫宗金鑒] 등은 모두 麝香에 乳香 沒藥 紅花 등을 배합한 예이다.

④ 麝香은 走竄開通의 약성은 그 약효가 부인의 胞宮에까지 미치므로 妊娠에 대한 催生·下胎 작용을 한다. 일반적인 催生작용에는 麝香을 비교적 적게 사용하고, 다만 胎兒가 腹中에서 죽었거나 胞衣가 내리지 않을 때만 사용한다. 그 예가 下死胎方[普濟本事方]인데, 이 方은 麝香과 肉桂의 배합으로 組成된 방제이다.

이 외에도 腸痲痹, 嬰兒癱瘓 및 毒蛇咬傷 등을 치료한다.

【用量·用法】 0.03~0.1g. 內服에는 丸劑·散劑에 넣어 사용한다. 대량으로는 1g. 外用에는 適量.

【使用注意】 走竄開散의 힘이 강하여 元氣를 損傷하므로 心志昏迷의 脫證, 孕婦에는 禁한다.

> 本草選錄 : [神農本草經] "主辟惡氣, 殺鬼精物, 溫瘧, 蠱毒, 癇痓, 去濁蟲. 久服除邪, 不夢寤厭寐."
>
> [名醫別錄] "主治諸凶邪鬼氣, 中惡, 心腹暴痛脹急, 痞滿, 風毒, 婦人産難, 墮胎, 去面暈, 目中膚翳. 久服通神仙. 生中台及益州·雍州山中. 春分取之, 生者益良."
>
> [日華子本草] "辟邪氣, 殺鬼毒蠱氣, 瘧疾, 催生墮胎, 殺臟腑蟲, 制蛇蟲咬, 沙風溪瘴毒, 吐風痰, 納子宮, 暖水臟, 止冷帶疾. 療一切虛損惡病."
>
> [本草備要] "治卒中, 諸風諸氣, 諸血諸痛, 痰厥驚癇, 嚴用和云 : 中風不醒者, 以麝香淸油灌之, 先通其關."
>
> [景岳全書] "除一切惡瘡·痔漏腫痛, 膿水腐肉, 面䵟斑疹."
>
> [方藥合編] "麝香辛煖善通關　伐鬼安驚毒可刪"

【化學分析】 macrocylic化合物로서 muscone, normuscon,, muscopyran, muscopyridine, 3-methylcyclotridecan-1-one, muscol hydroxylmucopyridine A, B 등과 sterol화합물로는 testosterone, cholesterol, estradiol, 3-α-hydroxy-5α-androstan-17-one, 3β-hydroxy-5α-androstan-17-one, 3β-hydroxy-5α-androstan-one 등이고 단백질(약 25%), 아미노산, allantoin, musclide, 지방, 요소, 섬유질, K, Na, Ca, Mg, Al, Zn, Cl, 황산염, 인산염 등을 함유한다.

【藥理研究】 ① 중추신경 계통에 대하여 영향을 미친다. 적은 양의 麝香 및 muscone은 중추신경계통에 대하여 흥분작용을 하는데, 다량을 사용하면 억제작용을 한다. 또한 뇌수종을 현저히 경감시키고 중추신경 계통의 산소 결핍에 대한 인내성을 증강시키며 대뇌 순환을 개선한다. 이러한 여러 가지 작용은 麝香이 芳香開竅작용을 한다는 것을 의미한다.

② 호흡, 순환 계통에 대하여 영향을 미친다. 이 약물은 적출 심장을 흥분시킨다. 麝香 1mg/mℓ를 모르모트 적출 심장에 灌流한 결과 관상동맥 혈류량이 배로 증가한다. 인공 및 천연 muscone을 마취 고양이 정맥에 주사한 결과 모두 승압 및 호흡 빈율을 증강하는 작용을 하였다.

③ 항균・소염작용을 한다. 2% muscone의 1 : 400 희석액은 시험관 내에서 황색포도상구균, 대장균, 돼지콜레라균을 억제하고, 분지균항원 주사액으로 생기는 마우스 관절염에 소염작용을 한다.

④ 자궁에 대하여 작용한다. 이 약물은 랫트, 집토끼 및 모르모트 적출 자궁에 대하여 모두 뚜렷한 흥분작용을 하는데, 임신 자궁에 대한 작용이 미임신 자궁에 대한 작용에 비해 민감하다.

⑤ 종양에 길항하는 작용을 한다. 이 약물은 인체 食管鱗癌, 胃腺癌, 結腸癌, 膀胱癌의 조직 균등질 배양액에 대하여 뚜렷한 종양세포 억제작용을 나타내는데 농도가 크면 작용도 강하다. 그러나 賁門癌 細胞에 대해서는 아무런 억제작용도 하지 못한다.

용뇌 龍腦[KHP]

Bomeolum
Borneol

【出 典】新修本草

【異 名】冰片・片腦・梅片・龍腦香・艾片・梅片・梅花腦

【起 原】용뇌향과(Dipterocarpaceae) 용뇌향(龍腦香) *Dryobalanops aromatica* Gaertner의 수간창구에서 흘러나온 수지 또는 수간과 가지를 썰어 수증기 증류하여 얻은 백색의 결정체이다.*

【採 取】수간창구에서 흘러나온 수지 또는 수간과 가지를 썰어 수증기 증류하여 얻은 백색의 결정체를 얻는다.

【性 狀】이 약은 무색투명하거나 백색 반투명한 판상 또는 입상을 이루고 결정편이 부스러져 가루로 된 것도 있다.

【產 地】南洋郡島 일대와 印度 지방에 분포한다.

【炮 製】雜質을 제거하고 갈아 細末하여 사용한다.

【性味・歸經】味는 辛・苦하고 性은 微寒하며, 心・脾・肺經에 작용한다.

效 能	主 治
開竅醒神	神昏痙厥
清熱止痛	咽喉腫痛, 口瘡, 目赤腫痛, 瘡瘍腫毒

이 약물의 味는 辛苦하고 辛味로 散하고 苦味로 泄하며 芳香으로 走竄하여 諸竅를 通하여 鬱火를 散하므로 中風痰厥, 高熱神昏, 暑熱卒厥 등에 開竅醒神하는 효능을 나타내는데, 그 開竅醒神의 작용은 麝香과 비슷하나, 약효가 미약하므로 麝香의 佐藥으로 사용한다.

* CP : 天然冰片(右旋龍腦)(Tianranbingpian) BORNEOLUM
樟科 植物 樟 *Cinnamomum camphora* (L.) Presl의 新鮮 枝와 葉의 加工品。

이 약물은 또한 鬱火를 散하고 消腫止痛하는 효능으로 外用하며, 아울러 防腐·止痒의 효능이 있어 咽喉腫痛과 口瘡, 目疾 및 瘡瘍을 치료에 外用한다. 그러나 이 약물은 辛散耗氣하므로 陰虛陽亢으로 인한 昏厥과 孕婦에는 忌한다.

【臨床應用】① 이 약물은 開竅醒神의 약효는 麝香과 비슷한데, 淸涼의 약효가 비교적 약하다. 그러므로 神昏痙厥의 여러 가지 증후에 사용하는데, 즉 風痰急閉, 暑熱卒厥, 高熱神昏驚抽 등의 병증에 사용하고, 熱閉 증후에 속하는 中風痰厥, 壯熱神昏 등의 증후에는 犀角 牛黃 麝香 등을 배합하는데, 그 예가 至寶丹[和劑局方], 安宮牛黃丸[溫病條辨] 등이다.

寒閉 증후에 속한 증후에는 蘇合香 麝香 安息香 乳香 등을 배합하는데, 그 예가 蘇合香丸[和劑局方]이다. 이 외도 小兒驚風 및 癲癇抽搐 등의 증후에 사용한다.

② 이 약물은 淸熱止痛에 능하다. 따라서 頭目, 咽喉, 口舌 등의 熱毒瘡毒 증후에 牛黃 黃連 菊花 등을 배합하는데, 그 예가 牛黃上淸丸[中藥成藥處方集]이다.

이 약물은 또한 皮膚와 粘膜에 대한 자극성이 크지 않으므로 외용에도 좋다.

또한 이 약물은 淸熱止痛할 뿐만 아니라 겸하여 防腐止痒의 효능이 있다. 咽喉의 腫脹疼痛, 音啞 및 齒齦腫痛에는 硼砂 玄明粉 朱砂 등을 粉末하여 환부에 불어넣는데, 그 예가 氷硼散[外科正宗]이다.

鵝口瘡에는 雄黃 硼砂 甘草 등과 粉末하여 환부에 바르는데, 그 예가 四寶丹[瘍醫大全]이다.

③ 風火上攻으로 인한 目赤腫痛, 睛生雲翳(角膜混濁) 등의 증후에는 爐甘石 硼砂 琥珀 등과 粉末하여 點眼한다. 그 예가 八寶眼藥散[經驗方], 拔雲散[經驗方]이다.

이 외도 耳·鼻 및 皮膚 등의 瘡瘍腫毒 증후에 사용한다. 癰疽瘡瘍의 腫痛이나 潰爛을 막론하고 淸熱解毒·消腫生肌하는 처방에 가하여 사용하는데, 이때는 牛黃 珍珠 등을 배합하는데, 그 예가 八寶丹[瘍醫大全]이다.

【用量·用法】內服 0.03~0.1g. 散劑나 丸劑에 넣고, 탕제에는 넣지 않는다. 外用에는 適量.

【使用注意】氣血虛弱에는 忌하고, 孕婦에는 신중히 사용한다.

本草選錄:[新修本草] "主心腹邪氣, 風濕積聚, 耳聾, 明目, 去目赤膚翳."
[本草綱目] "療喉痹, 腦痛, 鼻息, 齒痛, 傷寒舌出, 小兒痘陷." "通諸竅, 散鬱火."
[本草經疏] "芳香之氣, 能辟一切邪惡; 辛熱之性, 能散一切風濕, 故主心腹邪氣及風濕積聚也."
[本草衍義] "大通利關膈熱塞, 其淸香爲百藥之先, 大人小兒風延閉塞, 及暴得驚熱, 甚濟用. 然非常服之藥. 獨行則勢弱, 佐使則有效."

【化學分析】합성 용뇌는 주로 borneol(龍腦), isoborneol, camphor(樟腦)를 함유하고, 龍腦香의 수지에서 얻은 용뇌가 주이며 d-borneol, humulene, β-elemene, caryophyllene 등과 oleano acid, alphitulic acid, asiatic acid, drybalanone, erythrodiol 등의 triterpen 類를 함유한다.

【藥理硏究】① 국소에 사용하면 감각신경에 약간의 자극작용을 주며 일정한 지통 및 온화한 방부작용을 한다.

② ^{3}H-氷片으로 측정한 결과 腸系의 膜에서 신속히 흡수된다. 약을 투여하고 난 후 5분이면 血腦屛障을 통과한다. 한편 腦에서 축적되어 있는 시간이 비교적 길고 양도 많다. 單回의 靜脈에 투약한 半衰期는 2~8분이며 經口 투여 시에는 5~3시간이다. 이상은 氷片의 芳香開竅작용에 대하여 초보적인 실험 근거를 제시한 것이다.

③ 포도상구균, 연쇄구균, 폐렴쌍구균, 대장균 및 일부 致病性 피부 진균 등을 억제한다.

④ 중기와 만기 임신 마우스에 대해 引産작용을 한다.

석창포 石菖蒲[KHP]

Acori Graminei Rhizoma

【出 典】 神農本草經

【異 名】 菖蒲・昌本・昌陽・九節昌蒲

【起 原】 천남성과(Araceae) 석창포 *Acorus gramineus* Solander의 뿌리줄기이다.*

【採 取】 가을과 겨울에 캐어 鬚根과 泥沙를 제거하고 曬乾한다.

【性 狀】 이 약은 뿌리줄기로 약간 납작한 끈 모양이고 길이 10~20㎝, 지름 2~10㎜이다. 조금 구부러졌고 때로 가지가 갈린다. 바깥 면은 연한 황갈색~황적색이고 마디가 많으며 삼각형의 잎자국이 좌우로 엇갈려서 배열하고 있다. 마디에는 때로 털 모양을 한 비늘잎 흔적이 있고 마디 사이에는 세로무늬가 있다. 아래쪽에는 뿌리 자국이 있고 때로 짧은 뿌리가 남아 있는 것도 있다. 질은 질기고 꺾기 쉽다. 꺾은 면은 섬유성이며 연한 황갈색~회백색이다. 세신과 같은 냄새가 나고 맛은 시원하며 약간 맵고 약간 얼얼하다. 석창포는 지름이 2~7㎜이고 마디 사이는 1~4㎜이다. 이 약은 특유한 냄새가 있고 맛은 약간 쓰다.

【産 地】 우리나라의 濟州와 全南에 분포하고, 中國의 四川, 浙江, 江蘇 지역이 주산지이다.

【炮 製】 잡질을 제거하고 깨끗이 씻어 축인 후 厚片으로 썰어 曬乾한다.

【性味・歸經】 味는 辛하고 性은 溫하며, 心・胃經에 작용한다.

效 能	主 治
開竅寧神；化濕和胃	痰濁蒙蔽의 神志昏亂 諸證, 健忘, 耳鳴耳聾；濕阻痞滿, 噤口痢

이 약물은 비록 辛・溫한 약물에 속하나 芳香을 그 주작용으로 한다. 性이 走竄으로 능히 濕濁의 邪氣를 化하여 豁痰宣壅하고 開竅通閉하는 효능으로, 淸陽의 氣를 振暢시키므로 耳目을 聰明하게 하고 醒神健腦한다. 아울러 능히 和中開胃하므로 痰濕이 蒙閉하였거나 淸陽의 氣가 不昇하여 나타나는 神志昏迷와 耳聾不聰, 頭目不淸, 精神遲鈍, 記憶模糊, 癲狂, 痴呆 및 濕濁이 中阻하여 나타나는 脘痞不飢, 噤口下痢 등의 증후에 상용하는 요약이다.

* CP : 石菖蒲(Shichangpu) ACORI TATARINOWII RHIZOMA
天南星科 植物 石昌蒲 *Acorus tatarinowii* Schott의 根莖。

그러나 性이 燥散하므로 陰虧血虛와 精滑多汗에는 적용하지 않는다.

【臨床應用】 ① 이 약물은 香竄疏達로 開通心竅·寧心安神에 능하고 아울러 化濕豁痰·辟穢한다. 그러므로 淸竅의 濕濁蒙蔽로 야기되는 神志昏亂에 좋은 치료 효과가 있다.

濕熱痰濁, 高熱神昏의 증후에는 鬱金 連翹 竹葉 天竺黃 등을 배합하는데, 그 예가 菖蒲鬱金湯[溫病全書]이다.

癲狂, 苔膩, 脈滑의 증후에는 遠志 膽星 茯神 生鐵落 등을 배합하는데, 그 예가 生鐵落飮[醫學心悟]이다.

大便秘結의 증후에는 大黃 芒硝 厚朴 枳實 등을 배합하고, 또한 癲癎에는 單味를 사용하여도 효과를 얻을 수 있으며, 또한 鬱金 白礬 朱砂 등을 배합한다.

② 이 약물은 益心智·寧心安神하는 효능으로 健忘失眠을 치료할 뿐만 아니라 耳目을 밝게 하고 또한 耳聾耳鳴 등의 증후를 치료한다.

健忘失眠의 증후에는 養心安神하는 人蔘 茯神 遠志 등을 배합하는데, 그 예가 定志小丸·開心散[備急千金要方]이다. 耳聾耳鳴이 腎虛에 속할 경우에는 磁石 柴胡 및 六味地黃丸을 배합한다.

③ 이 약물은 氣味의 芳香으로 淸爽하고 脾胃濕濁을 化하는데 능하다. 그러므로 中焦濕濁으로 인한 胸腹脹滿, 痞塞, 疼痛 및 口苦粘膩, 納呆 등의 증후에 藿香 蒼朮 陳皮 茯苓 厚朴 등을 배합하고, 濕熱이 胃·大腸에 蘊結되어 야기되는 噤口痢에는 石蓮子 黃連 陳皮 薄荷 등을 배합하는데, 그 예가 開噤散[醫學心悟]이다.

虛實夾雜에 속하고 脾虛를 겸한 증후에는 黨參 白朮 石蓮肉 등을 배합하고, 表證을 겸했을 경우에는 石蓮子 生葛根 黃連 黃芩 등을 배합한다.

이 외에도 이 약물은 麥門冬 石斛 臘梅花를 배합하여 喉炎, 聲帶水腫으로 인한 聲音嘶啞를 치료하고, 또한 風濕痹痛, 癰疽疥癬 및 跌打損傷 등도 치료한다.

【用量·用法】 3~9g. 水煎服. 丸劑나 散劑에 넣는다. 外用에는 適量. 硏末하여 바르거나 혹은 달인 汁으로 세척한다. 신선한 것은 양을 배로 늘린다.

【使用注意】 陰虛陽亢으로 인한 煩躁汗多, 咳嗽, 吐血, 精滑에는 忌한다.

本草選錄: [神農本草經] "主風寒濕痹, 咳逆上氣, 開心孔, 補五臟, 通九竅, 明耳目, 出音聲. 久服輕身, 不忘, 不迷惑, 延年."

[名醫別錄] "主耳聾、癰瘡, 溫腸胃, 止小便利, 四肢濕痹不得屈伸, 小兒溫瘧, 身積熱不解, 可作浴湯. 聰耳目, 益心智."

[藥性本草] "治風濕痹, 耳鳴, 頭風淚, 下鬼氣. 殺諸蟲, 治惡瘡疥瘙."

[日華子本草] "除風下氣, 丈夫水臟, 女人血海冷敗, 多忘, 長智, 除煩悶, 止心腹痛, 霍亂轉筋, 治客風瘡疥, 澀小便, 殺腹臟蟲及蚤虱. 耳痛, 作末, 炒, 趁熱裹罯, 甚驗."

[本草綱目] "治中惡卒死, 客忤癲癎, 下血崩中, 安胎漏, 散癰腫.

[本草備要] "補肝益心, 開心孔, 利九竅, 明耳目, 發音聲. 去濕逐風, 除痰消積, 開胃寬中. 療噤口毒痢."

[方藥合編] "菖蒲性溫開心竅 去痺除風出聲妙"

【化學分析】 精油의 주성분은 β-asarone이고, 그 외 α-asarone, tran-4-propenyl veratrole, 1-allyl-2, 4, 5-trimethoxybenzene, methylchavicol, asarylaldehyde, euasrone, γ-asarone, bisasnin, 당류, 유기산, 아미노산 등을 함유한다.

【藥理硏究】 ① 이 약물의 탕제, 去油한 탕제, 정유 혹은 β-asarone, asarone은 모두 진정작용을 한다. 또한 精油는 安眠작용을 하며, 탕제는 驚厥에 길항하는 작용을 한다.

② asarone, 精油 및 煎劑는 모두 위장 평활근의 경련을 완화하고 解痙작용을 한다. 정유 성분 α-asarone, β-asarone 등은 모르모트 기관지와 회장에 대하여 매우 강한 解痙작용을 한다. 일부는 眞菌에 대하여 in vitro에서 억제작용이 있다.

③ 煎劑는 소화액 분비를 추진하고 위장의 이상 발효를 저지한다.

④ 고농도의 추출액은 흔히 볼 수 있는 피부 진균을 억제하는 작용을 한다.

소합향 蘇合香[KHP]

Liquidambaris Storax

【出 典】 名醫別錄

【異 名】 蘇合油・蘇合香油・帝膏

【起 原】 조록나무과(Hamamelidaceae) 소합향나무(蘇合香樹) *Liquidambar orientalis* Miller의 수지를 가공 정제하여 만든 것이다.*

【採 取】 초여름에 樹皮에 상처를 내서 香脂를 분비하게 하여 樹皮部分에 스며들게 한다(一次 製品). 이것을 알코올에 용해시켜서 여과한 다음 알코올을 증발시켜 정제하여 제조한다.

【性 狀】 이 약은 반유동성의 점조한 액체로서 황백색~회갈색을 띠고 반투명성이다. 막대로 찍어서 당기면 끈끈하여 길게 실과 같이 늘어진다. 이 약은 특이한 향기가 있고 맛은 조금 달며 맵고 쓰다.

【產 地】 原産地는 小亞細亞 南部로 터키가 主産地이며, 中國의 廣西 지방에서 栽植한다.

【炮 製】 蘇合香 : 雜質을 제거하고 사용하거나, 또는 알코올에 溶解하여 塗敷한다.

【性味・歸經】 味는 辛하고 性은 溫하며, 心・脾經에 작용한다.

效 能	主 治
開竅辟穢 ; 止痛	中風痰厥 ; 驚癇, 胸腹冷痛

이 약물의 性味는 辛・溫으로 능히 臟腑의 諸竅를 通하게 하고 血行을 촉진하며 氣管支壁의 神經을 자극하여 分泌液을 滲出시켜 祛痰하고 山嵐, 瘴瘧의 氣를 善治하므로 理氣辟

＊ CP : 蘇合香(Suhexiang) STYRAX
金縷梅科 植物 蘇合香樹 *Liquidambar orientalis* Mill.의 樹幹 滲出 香樹脂의 加工精制品。

邪의 良藥이다. 일반적인 昏迷不醒, 痰壅氣阻, 蟲毒, 癲癇, 氣管支喘息, 慢性氣管支炎 등의 증상에 사용하면 解鬱·驅痰順氣·神志回復의 효능이 있고, 또한 抗毒·滅菌·防腐作用이 있어서 外用으로 疥癬, 潰瘍, 陰虱 등 寄生蟲性 皮膚疾患과 凍瘡 등 증상에 술과 調製하여 바른다.

【臨床應用】 ① 이 약물의 性味는 辛·溫하고, 氣가 香烈하여 溫通·開竅·辟穢·解鬱에 능하다. 그러므로 寒閉 증후에 속하는 모든 中風痰厥, 卒然昏倒에 가장 많이 적용한다. 古方으로는 蘇合香丸[和劑局方]이 가장 유명하다. 이 方은 蘇合香에 麝香 氷片 朱砂 등의 배합으로 조성된 방제이다.

② "不通則痛"이란 말이 있듯이 무릇 氣滯, 血瘀, 寒凝, 痰濁 등의 病機로 인한 胸腹痞滿冷痛에 모두 蘇合香의 濃烈溫通하는 특성을 취할 수 있다. 뒤에서 말한 蘇合香丸[和劑局方]도 역시 止痛의 효능이 있다. 芳香理氣하는 약물인 沈香 檀香 香附子 丁香 등을 배합하여 사용한다.

③ 최근에는 이 약물을 주로 冠狀動脈硬化證(冠心病), 心絞痛 등을 치료하는 데 사용하며, 이 경우 동통을 완화하는 작용이 비교적 빠르다. 蘇合香丸 외에도 임상에서 일부 유사한 조제들을 사용하고 있다. 冠心蘇合丸[上海市藥品標准]은 위 처방을 간략화하여 氷片 檀香 乳香 靑木香 등 4가지 약물을 사용하였는데, 후에 재차 연구를 거쳐 처방을 더욱 간략하게 만들어 蘇合香과 氷片 두 가지만으로 蘇冰滴丸을 조제하여 사용함으로써 양호한 치료효과를 얻고 있다.

【用量·用法】 0.3～1g. 丸·散劑로 사용한다. 外用에는 適量.

【使用注意】 溫開하는 약물이므로 熱閉 및 正氣虛脫의 脫證에는 忌한다.

> **本草選錄**:[名醫別錄] "主辟惡, 殺鬼精物, 溫瘧, 蠱毒, 癇疾, 去三蟲, 除邪, 不夢忤魘眯, 通神明. 久服輕身長生中台川穀."
>
> [新修本草] "此香從西域昆侖來, 紫赤色, 與紫眞檀相似, 堅實, 極芬香, 惟重如石, 燒之灰白好."
>
> [本草綱目] "氣香竄, 能通諸竅臟腑, 故其功能辟一切不正之氣."
>
> [本草從新] "令人濫用蘇合丸, 不知諸香走散眞氣. 每見服之, 輕病致重, 重病卽死. 惟氣體壯實者, 庶可暫服一, 二丸, 否則當深戒也."
>
> [方藥合編] "蘇合香甘殺鬼惡　蠱毒癇痓夢魘藥"

【化學分析】 粗製品에는 수지와 油狀液體를 함유하고 수지에는 oleanonic acid, 3-epipleanalic acid 등과 규산에스텔, cinnamyl cinnamate, cinnanic acid, phenylpropyl cinnamate, ethylcinnamin 등, 정유로는 phenyletheene, vanillin, ethylvanillin 등을 함유한다.

【藥理研究】 ① 동물 실험에 의하면 蘇合香은 산소 결핍에 길항하는 능력을 증강시킨다. 개의 실험성 심근 경색에 대하여 심장 박동을 느리게 하고 관상동맥 유량을 개선하며, 심근의 산소소모 작용을 낮춘다. 또한 혈소판의 응집 활성에 길항하는 작용을 한다.

② 이 약물은 자극성 거담약으로 비교적 약한 항균작용을 하며, 그 작용도 온화하다.

국소에 사용하면 염증을 완화시키므로 피부습진과 소양증을 치료하고 아울러 궤양과 창상의 유합을 촉진한다.

안식향 安息香[KP]

Benzoinum
Benzoin

【出 典】 神農本草經

【異 名】 安悉香·安息香脂

【起 原】 때죽나무과(Styracaceae) 안식향나무 *Styrax benzoin* Dryander 또는 백화수 *Styrax tonkinensis* Craib ex Hart.에서 얻은 수지이다. *

【採 取】 여름에서 가을에 樹齡 5~10年生을 선택하여 地上에서 약40㎝쯤 되는 곳에 三角形의 상처를 많이 만들고 일주일 후 傷口에서 흘러나오는 白色의 樹脂를 채취하여 乾燥한다.

【性 狀】 이 약은 수지로 회갈색~어두운 적갈색의 고르지 않은 덩어리 조각으로 깨진 면의 실질 중에 흰색~연한 황적색의 알갱이가 박혀 있다. 상온에서는 단단하면서 무르고 가열하면 연화된다. 이 약은 특유한 냄새가 있고 맛은 약간 매우면서 아리다.

【産 地】 수마트라安息香은 인도네시아가 주산지이고, 월남安息香은 越南과 泰國이 주산지이다.

【炮 製】 安息香 : 雜質을 제거하고 갈아 生用한다.

【性味·歸經】 味는 辛·苦하고 性은 平하며, 心·脾經에 작용한다.

效 能	主 治
開竅淸神	中風痰厥, 氣鬱暴厥, 中惡昏迷
行氣活血·止痛	心腹疼痛, 産後血暈, 小兒驚風

이 약물의 性味는 辛苦·平으로 心·脾經에 작용하여 開竅回蘇·祛痰의 효능으로 熱病으로 인한 神志가 昏迷한 증후와 痰涎의 壅盛으로 인한 閉證, 中風痰厥 등의 병증을 치료하고, 또한 行氣活血에 작용하므로 氣滯에 心腹이 疼痛하는 병증을 치료하는데 적용한다. 이 외에도 이 약물은 潰瘍瘡面에 바르면 癒合을 촉진시키는 효능이 있다.

【臨床應用】 ① 이 약물은 闢穢開竅하는 효능으로 神志昏迷, 痰涎壅塞으로 인한 閉證에 蘇合香 麝香 등을 배합하는데, 그 예가 蘇合香丸[和劑局方]이다.

② 이 약물은 行氣活血하는 효능이 있으므로 氣滯血瘀의 胸痛, 腹痛, 小兒腹痛 등에 沉香 木香 丁香 등을 배합하여 사용한다.

---

* CP : 安息香(Anxixiang) BENZOINUM
安息香科 植物 白花樹 *Styrax tonkinensis* (Pierre) Craib ex Hart.의 樹脂。

産後血虛血瘀로 인한 血暈, 血脹(腹滿)에는 五靈脂 등을 사용한다.

【用量・用法】0.6~1.5g. 丸・散로 사용한다.

【使用注意】溫開의 약물이므로 陰虛火旺, 熱閉, 脫證에는 忌한다.

本草選錄 : [新修本草] "主心惡氣."

[日華子本草] "治血邪, 霍亂, 風痛, 婦人血噤, 幷産後血暈."

[本草從新] "宣行氣血, 研服行血下氣, 安神."

[中藥材手冊] "治小兒驚風."

[東醫寶鑑] "辟溫疫."

[方藥合編] "安息香辛辟邪惡　逐鬼消蠱鬼胎落"

【化學分析】Smatra産 安息香은 수지(약 90%), 주로 cinnamic acid, benzoic acid 및 benzoresinol과 coniferyl alcohol의 ester, sumaresinolic acid, vanillin 등을 함유한다.

태국産 安息香은 수지(약 70~80%), 주로 siaresinolic acid와 conifer alcohol의 안식향산 에스텔을 함유하고 그 외에도 benzoic acid, vanillin, cinnamic acid 등을 함유한다.

Smatra産 安息香은 cinnamic acid가 많은 반면, 태국産 安息香은 benzoic acid와 vanillin이 많고 cinnamic acid는 적다고 한다.

【藥理研究】① 기도점막의 분비를 촉진하고 거담촉진작용을 한다.

② 神經原形質毒으로서 살균작용을 한다.

③ 中樞神經을 흥분시키는 작용을 한다.

제 17 장 補 益 藥

인체의 氣血·陰陽을 補益하고 臟腑의 기능을 개선하며 체질의 증강과 질병에 대한 저항력을 향상시켜 모든 虛證을 치료하는 약물을 말하며, 補虛藥·補養藥 또는 補藥이라고도 한다. 補益藥은 임상에서 두 가지 의의가 있다. 하나는 병후에 正氣가 虛弱한 경우에 正氣를 보좌함으로써 虛弱한 증상을 개선하고 건강의 회복을 촉진하는 것이며, 둘째는 邪氣가 盛하여 正氣가 虛하거나 혹은 正氣가 虛弱하여 病邪가 미진한 병증에 사용하여 祛邪시키는 약물과 배합함으로써 扶正祛邪되어 질병을 이기며 疾病의 치유를 촉진하는데 있다.

補益藥은 많은 질병에 응용하는데 임상에서 적극적인 의의를 갖고 있다. 만일 疾病이 없다면 "强身"이나 "延年益壽"의 목적으로 사용할 수는 없다. 正氣虛弱은 일반적으로 氣虛·陽虛·血虛·陰虛로 나눌 수 있는데, 正氣를 補益하는 약물도 그의 효능과 응용범위에 따라 補氣藥·補陽藥·補血藥·補陰藥의 네 가지로 나누어진다.

臨床應用의 경우에는 虛證의 다양한 類型에 따라 補益藥도 구별하여 選用하여야 한다. 다만 人體의 氣血陰陽은 相互依存과 相互轉化의 관계가 있으므로 陽虛의 대부분은 氣虛를 겸하며, 氣虛는 陽虛에 쉽게 미친다. 陽虛와 氣虛의 주증상은 身體活動능력의 減退이다. 陰虛는 또한 血虛를 겸하고 血虛는 陰虛에 쉽게 도달한다. 血虛와 陰虛의 주증상은 體內의 精血과 津液의 耗損이다. 그러므로 補氣藥과 補陽藥, 補血藥과 補陰藥은 왕왕 함께 사용한다. 더욱이 氣血·陰陽이 모두 虛하면 반드시 氣血을 겸하여 陰陽을 아울러 補하여야 한다.

補益藥을 扶正祛邪에 응용할 경우에는 扶正과 驅邪의 관계를 잘 처리하여 主와 次를 분명히 하고, 解表·淸熱·瀉下하는 약물과 적절히 배합한다.

補益藥은 正氣가 虛弱한 경우에만 사용하며 신체가 건강하고 臟腑의 기능활동이 정상인 경우에 이 약물을 사용한다면 오히려 陰陽이 失調되고 臟腑의 정상적인 기능이 擾亂하게 될 것이다. 補益藥은 滋味濃厚한 약성이 있으므로 장복하는 경우에는 일반적으로 丸(片) 또는 滋膏劑로 복용하고, 煎湯할 때는 오래 달여야 한다. 이들 약물을 服用할 때에는 반드시 脾胃를 보호해야 하며, 만일 虛不受補이면 약물이 奏效하지 못한다.

제 1 절 補 氣 藥

脾氣·肺氣·心氣 등을 補益하여 氣虛를 개선하는 약물을 말하며 또는 益氣藥이라고 한다. 脾氣가 虛하면 飮食不振, 肌肉消瘦, 體倦神疲, 大便稀溏, 臟器下垂(脫肛·子宮脫垂 등) 등의 증상이 나타나고, 肺는 全身의 氣를 주관하므로 肺氣가 虛하면 短氣喘乏, 聲音抵微, 易出虛汗 등의 증상이 나타나며, 心氣가 虛하면 心悸, 脈微 등과 虛弱無力한 증상이 나타난다. 이와 같은 증상은 모두 補氣藥의 적응증이 된다.

補氣藥은 임상에서 응용할 경우에는 다양한 氣虛證에 따라 이에 적당한 補氣藥을 분별해서 選用해야 한다. 陽虛에 陰虛를 겸하였을 경우에는 補陽藥과 補陰藥을 병용한다. 氣가 왕성하면 生血할 수 있고, 氣는 능히 血液을 統攝하므로 임상에서는 補血과 止血을 할 때에 補氣藥을 사용하기도 한다.

인삼 人蔘[KP]
Ginseng Radix
Ginseng

【出 典】神農本草經

【異 名】白蔘·紅蔘·野山蔘·別直蔘

【起 原】두릅나무과(Araliaceae) 인삼 *Panax ginseng* C. A. Meyer의 뿌리로서 그대로 또는 가는 뿌리와 코르크층을 제거한 것이다.*

【採 取】4~6년생을 가을에 莖葉이 마를 때 캐어 曬乾한 것을 白蔘이라 하고, 鬚根을 제거하고 쪄서 건조한 것을 紅蔘이라 한다.

【性 狀】이 약은 뿌리로 가늘고 긴 원주형~방추형으로 때로 중간쯤에서 2~5개의 곁뿌리가 있다. 길이 5~20㎝이며 주근의 지름 5~30㎜이다. 바깥 면은 연한 황갈색~연한 회갈색을 띠며 세로주름과 가는 뿌리자국이 있다. 근두부는 약간 구부러져 있고 줄기의 잔기가 붙어 있던 뇌두가 있다. 꺾인 면은 거의 평탄하며 연한 황갈색이고 형성층 부근은 갈색이다. 이 약은 특유한 냄새가 있고 맛은 처음에 조금 달고 후에 약간 쓰다.

【產 地】우리나라의 中部지방, 京畿道의 江華, 抱川과 忠淸南北道의 錦山, 永同 및 慶尙北道의 豊基, 榮州 등지가 주산지이다.

蔘(野生蔘)·장뇌삼(人爲的인 野生蔘)·재배삼으로 구분한다.

【炮 製】① 生曬蔘(園蔘) : 蘆頭와 잔뿌리(鬚根)를 제거하고 축인 후 薄片으로 썰어 건조한다.

② 白 蔘 : 蘆頭와 잔뿌리를 제거하고 外皮를 벗겨 日光 또는 焙乾한다.

③ 紅 蔘 : 蘆頭와 잔뿌리를 제거하고 반투명 상태로 된 찜통에 2~3시간 쪄서 건조한다.

【性味·歸經】味는 甘·微苦하고 性은 微溫하며, 脾·肺經에 작용한다.

效 能	主 治
大補元氣	氣虛欲脫, 脈微欲絶證(쇼크 상태), 血虛萎黃, 陽痿
補脾益肺	脾氣虧虛證, 肺氣虛弱證
生津止渴	氣津兩傷의 口渴證, 消渴證
安神增智	氣血雙虧로 인한 神志失養의 제병증.

* CP : 人參(Renshen) GINSENG RADIX ET RHIZOMA
五加科 植物 人參 *Panax ginseng* C. A. Mey.의 根.

이 약물의 性味는 甘微苦·溫으로 脾·肺經에 작용하여 脾肺를 補하는 要藥이다. 脾臟은 生化의 根源이고 肺는 全身의 氣를 주관한다. 脾肺의 氣가 충족하면 全身의 氣가 왕성하게 되어 元氣를 크게 補하여 주며, 또한 陽生陰長으로 生津止渴의 효능이 있어 元氣가 충족하면 安神益智의 효능을 거둘 수 있으므로 만성병으로 인한 氣虛의 병증에 모두 적용할 수 있다. 또한 元氣가 虛脫한 위급한 병증에 응용하여 補虛救急의 要藥이 된다. 그러므로 모든 氣虛의 병증과 脾胃氣虛·肺氣不足·心神不安 등의 증후에 良好한 효능이 있으며, 더욱이 大出血이나 大吐瀉로 인해 元氣가 쇠약해져 虛極欲脫, 脈微欲絶하는데 가장 주요한 약물이다.

【臨床應用】 ① 元氣는 인체에서 가장 근본적인 氣다. 元氣가 쇠약하면 體虛欲脫, 脈微欲絶의 증후가 야기된다. 人蔘은 甘·微溫으로 元氣를 大補하여 전신에 양호한 强壯작용을 한다. 그러므로 "陽氣欲絶을 회생시켜 虛邪를 일순간에 제거한다."[本草經疏]. 이는 虛勞內傷을 치료하는 제일가는 요약이다. 그러므로 무릇 大失血, 大汗, 大吐瀉 및 일체의 질병으로 인한 元氣虛劇으로 인한 欲脫(쇼크)의 증후에 單味를 濃煎하여 복용한다. 그 예가 獨蔘湯[景岳全書]이다.

氣虛하면 흔히 陽虛를 초래하고, 氣脫은 亡陽을 수반한다. 만약 汗出肢冷 등의 亡陽징후에는 回陽救逆하는 附子을 배합하는데, 그 예가 參附湯[重訂嚴氏濟生方]이다. 이 方은 補氣固脫·回陽救逆의 효과가 있다.

熱傷氣陰의 虛脫 증후에는 麥門冬 五味子를 배합하는데, 그 예가 益氣斂陰·救脫의 효능이 있는 生脈散[內外傷辨惑論]이다.

失血氣脫의 증후에는 補血滋陰의 熟地黃을 배합하는데, 그 예가 養血益氣·固脫의 효능이 있는 兩儀膏[景岳全書]이다.

② 胃는 納食을 주관하고 脾는 運化를 주관한다. 脾胃의 氣가 虛하면 生化의 根源이 부족해져 倦怠乏力, 食慾不振, 嘔吐泄瀉 등의 증후가 초래된다. 人蔘은 脾經에 작용하여 脾胃의 氣를 補하는데 능하다. 위의 증후를 치료할 경우에 健脾益氣하는 白朮을 배합하는데 그 예가 蔘朮膏[景岳全書]이다.

健脾利濕하는 茯苓과 益氣和中하는 甘草를 가하면 四君子湯[和劑局方]이다. 이 처방은 補氣健脾하는 기본방으로 임상에서는 겸증의 유무를 막론하고 모두 이 方을 가감하여 응용하는데 양호한 효과가 있다.

脾虛挾濕, 便溏 증후나 혹은 설사할 경우에는 四君子湯에 山藥 白扁豆 砂仁 陳皮 등을 배합하여 益氣健脾·去濕止瀉하는데, 그 예가 蔘苓白朮散[和劑局方]이다.

氣虛淸陽下陷으로 久瀉脫肛, 臟器脫垂(子宮下垂·脫肛·慢性下痢 등) 증후에 黃芪 白朮 升麻 柴胡 등을 배합하는데, 그 예가 益氣升陽擧陷의 효능이 있는 補中益氣湯[脾胃論]이다.

③ 肺는 全身의 氣를 주관하고 호흡을 주관하며, 腎은 주로 元氣를 固納하는데, 肺가

오랫동안 虛하면 氣短喘促, 乏力自汗, 脈虛 등의 증후가 나타난다. 人蔘은 大補元氣·益肺氣하므로 肺虛氣弱의 모든 증후를 치료한다. 만약 肺虛久咳일 경우에는 款冬花 紫菀 百部 五味子 등을 배합한다.

肺腎兩虛, 喘促氣短의 증후에는 蛤蚧 胡桃 五味子 등을 배합하는데 그 예가 人蔘蛤蚧散[經驗方], 人蔘胡桃湯[濟生方]이다.

④ 津液의 생성, 輸布와 排泄은 모두 氣의 昇化와 推動에 의거하므로 氣가 충족하면 津液이 성하다. 人蔘은 元氣를 大補하여 氣가 충족하면 진액이 盈潤하여 口渴이 나지 않는다. 그러므로 生津止渴의 작용을 한다. 氣虛로 인한 津傷口渴, 消渴 등의 증후에 모두 사용한다.

열병으로 氣津兩傷하고 身熱煩渴 不止, 汗多, 脈浮大無力한 津傷口渴의 증후에는 清熱生津하는 生石膏 知母 甘草 糯米 등을 배합하는데 그 예가 白虎加人蔘湯[傷寒論]이다.

消渴일 경우에는 天花粉 麥門冬 知母 등을 배합한다. [仁齊直指方]에는 瓜蔞根과 함께 가루 내어 蜜丸을 지어 麥冬湯으로 복용하여 消渴引飮無度를 치료한다고 하였다.

⑤ 元氣가 充足하여 心氣得養하면 安神智聰하다. 人蔘은 大補元氣하고 아울러 安神增智의 작용을 한다. 失眠多夢, 驚悸健忘에는 單味를 사용하여도 즉시 효과를 본다. 임상의 예를 들면 單味 3%의 팅크제를 5mℓ씩 1일 3회 복용하면 각종 다양한 유형의 神經衰弱에 모두 치료 효과가 있고 체중이 증가되며 全身無力, 頭痛, 失眠 등의 증상도 제거한다고 한다[臨床藥理研究進展. 藥學學報].

心脾兩傷, 氣血虧虛로 초래된 증후에는 黃芪 龍眼肉 酸棗仁 茯神 遠志 등을 배합하여 補脾養心安神하는데 그 예가 歸脾湯[校註婦人良方], 安神定志丸[醫學心悟]이다.

心腎不足, 陰虧血少의 증후에는 生地黃 麥門冬 丹參 柏子仁 등을 배합하여 滋陰養血安神하는데, 그 예가 天王補心丹[攝生秘剖]이다.

이 외에도 令人不忘方[備急千金要方]은 石菖蒲 遠志 茯神 茯苓 등을 배합하여 散劑로 복용하여 迷惑善忘을 치료한다.

⑥ 이 약물은 氣血互生 작용을 한다. 人蔘은 補氣·滋養陰血하므로 血虛 혹은 氣血雙虧의 증후에 當歸를 배합하는데 그 예가 蔘歸湯[景岳全書]이다. 이 처방에 熟地黃 白芍藥 白朮 茯苓 등을 가한 것이 八珍湯[正體類要]인데, 이 方은 補氣養血의 효과가 더욱 좋다.

⑦ 人蔘은 甘·微溫으로 大補元氣·益腎壯陽의 효능을 지니고 있어서 腎虛陽痿를 치료한다. 술에 담가 복용하면 즉시 유효하다. 鹿茸 熟地黃 附子 補骨脂 등을 배합하여 補腎壯陽의 효력이 더욱 강해진다. 그 예가 人蔘鹿茸丸, 蔘茸衛生丸[中藥成藥處方集] 등이다.

이 외에도 邪實正虛의 증후에는 人蔘과 상응하는 祛邪藥을 배합하면 扶正祛邪의 효력이 있다. 人蔘敗毒散[和劑局方]은 이 약물에 羌活 柴胡 獨活 등을 배합하여 氣虛外感, 惡寒發熱, 頭痛을 치료하는 方으로 益氣解表의 효능이 있다.

黃龍湯[傷寒六書]은 當歸 大黃 芒硝 厚朴 등을 배합하여 裏實正虛, 扶正攻下의 효능이 있다.

【用量 · 用法】 5~10g. 水煎服. 文火로 달인 후 蔘汁을 기타 湯藥에 넣어 복용한다. 研末은 1일 1~2회 呑服한다. 急救虛脫에는 大劑 약 15~30g을 달여 몇 회에 나누어 복용한다.

【使用注意】 陰虛陽亢으로 인한 潮熱骨蒸과 肺熱咳血, 痰壅氣急 및 肝陽上昇으로 인한 頭暈目赤과 모든 火鬱內實證에는 忌한다.

本草選錄 : [神農本草經] "補五臟, 安精神, 定魂魄, 止驚悸, 除邪氣, 明目, 開心益智."

[名醫別錄] "主治腸胃中冷, 心腹鼓痛, 胸脅逆滿, 霍亂吐逆, 調中, 止消渴, 通血脉, 破堅積, 令人不忘."

[藥性本草] "主五藏氣不足, 五勞七傷, 虛損, 虛損瘦弱, 吐逆, 不下食, 止霍亂煩悶嘔噦, 補五臟六腑, 保中守神." "又云馬藺爲之使, 消胸中痰, 主肺萎吐膿及癎疾, 冷氣逆上, 傷寒不下食, 患人虛而多夢紛紜, 加而用之."

[日華子本草] "調中治氣, 消食開胃."

[開寶本草] "療腸胃中冷, 心腹鼓痛, 胸脅逆滿, 霍亂吐逆, 調中, 止消渴, 通血脉, 破堅積, 令人不忘."

[本草綱目] "治男婦一切虛証, 發熱自汗, 眩暈頭痛, 反胃吐食, 痎瘧, 滑瀉久痢, 小便頻數淋瀝, 勞倦內傷, 中風中暑, 痿痹, 吐血, 嗽血, 下血, 血淋, 血崩, 胎前, 產後諸病."

[本草蒙筌] "定喘嗽, 通暢血脉 ; 瀉陰火, 滋補元陽." "人參補虛, 虛寒可補, 虛熱亦可補 ; 氣虛宜用, 血虛亦宜用."

[景岳全書] "氣虛血虛俱能補. 陽氣衰竭者, 此能回之於無何有之鄕 ; 陰血崩潰者, 此能障之於已決裂之後. 惟其氣壯而不辛, 所以能固氣 ; 惟其味甘而純正, 所以能補血." "陰虛而火不盛者, 自當用參爲君. 若陰虛而火稍盛者, 但可用人蔘爲佐. 若陰虛而火大盛者, 則誠有暫忌人蔘, 而惟用純甘壯水之劑, 庶可收功一證, 不可不知也."

[本草新編] "蓋人蔘乃君藥, 宜同諸藥共用, 始易成功. 如提氣也, 必加升麻 · 柴胡 ; 如和中也, 必加陳皮 · 甘草 ; 如健脾也, 必加茯苓 · 白朮 ; 如定怔忡也, 必加遠志 · 棗仁 ; 如止咳嗽也, 必加薄荷 · 蘇葉 ; 如消痰也, 必加半夏 · 白芥子 ; 如降胃火也, 必加石膏 · 知母 ; 如淸陰寒也, 必加附子 · 干姜 ; 如敗毒也, 必加芩 · 連 · 梔子 ; 如下食也, 必加大黃 · 枳實. 用之補則補, 用之攻則攻, 視乎配合得宜, 輕重得法已."

[方藥合編] "人蔘味甘補元氣 止渴生津調榮衛"

【化學分析】 saponin(이미 30종류 이상이 분리되어 있다)으로서 ginsenoside R_0, ginsenoside Ra_{1-3}, Rb_{1-3}, Rc, Rd, Rg_3, Rh_2, Rs_1, Rs_2, notoginsenoside R_4과 人蔘 saponin Re, Rf, $Rg_{1\sim2}$, Rh_3, Rh_4 등, 정유로서 panaxynol, panaxydol, ginsenzne A, B, C, D, E, α-panaginsene, β-farnesene, β-elemene, γ-elemene 등을 함유한다. 유기산으로서 citric acid, isocitric acid, oleic acid, fumaric acid, succinic acid, maleic acid, panax acid, tartaric acid, salicyclic acid, vanillic acid, palimin, palmitic acid, triglyceric 등과 sterol로서 β-sitosterol, stigmasterol, daucosterol, campesterol 등. 염기성물질로서 choline, adenosine, adenosine, triphosphate 등. vitamin으로서 vitamin B_1, B_2, B_{12}, C, nicotinic acid, folic acid, biotin 등. 당류로서는 fructose, glucose, arabonose, mannose, rhamnose, glucuronic acid, xylose, sycrose, maltose, ginsengtrisuccharide A, B, C, D, 또 수용성다당, 염기용성다당 등, flavon으로서 kaempferron, panasenoside 등. 미량원

소로서 Cu, Fe, Zn, Al, Mn, Co, Si, Ca 등. 효소로서 adenosine transferase, aspartase, diastase, phenolase, sucrose transferase 등, 기타 maltol, nonacosane 등을 함유하고 있다.

【藥理硏究】 ① 人蔘은 大腦 피질의 흥분과정과 억제과정을 강화하여 흥분과 억제 두 개의 과정이 평형되게 하고 긴장으로 문란해진 신경이 회복되게 한다. 單體 人蔘 사포닌은 중추진정·안정 및 중추흥분작용을 한다. 적은 양의 人蔘 사포닌은 주로 흥분작용을 나타내고 많은 양은 억제작용을 나타낸다.

② 人蔘은 인체의 정신적인 기능과 체력을 높여 주고 항피로작용을 하며 또한 노쇠에 길항하며 노인들의 대뇌 기능을 개선하고 특히 주의력, 집중력 및 장시간의 사고능력을 개선하는 작용을 한다. 아울러 지력 감퇴와 기억 감퇴 및 사유가 빠르지 못한 것에 대해 정신흥분작용을 한다.

③ 人蔘은 유기체의 유해 자극 방어 능력을 높이고, 유기체의 적응성을 강화하며, 물리적, 화학적, 생물적인 각종 유해 물질의 자극에 비특이성 저항 능력을 높이고 문란한 유기체의 기능을 정상으로 회복한다. 예를 들어 人蔘劑製는 실혈성 쇼크와 혈압을 回昇하게 하고 또한 고혈압을 정상으로 회복되게 한다. 또 ACTH로 초래되는 부신 비대를 막으며, 코티손에 의해 생기는 부신의 위축을 저지하고, 음식성 고혈당을 낮추며 인슐린에 의해 생기는 저혈당은 높인다.

④ 人蔘은 유기체 면역기능을 증가시키고, 다종 원인으로 인한 세포의 감소를 방지하며, 아울러 網狀內皮계통의 기능을 항진시킨다. 건강한 사람의 림프세포 전환률과 γ-球蛋白, IgM의 함량을 높이며 또한 이로써 유기체의 면역기능을 개선한다.

⑤ 소량의 人蔘 추출물은 많은 종류의 동물의 심장 수축력을 높이고, 고농도에서는 심장 수축력을 약화시키며 심장 박동을 느리게 한다. 人蔘은 클로로포름-아드레날린으로 생기는 심장 리듬의 실조를 약화시키거나 제거한다. 토끼 시상하부를 자극하여 합병 심근 혈결핍이 생기고 또한 이로써 생기는 頻發性 心性 조기 박동을 위주로 하는 심실성 심장 리듬실상에 뚜렷한 억제작용을 한다. 人蔘은 혈관에 대해 먼저 수축작용을 하고 나중에는 확장작용을 한다. 소량은 혈관을 수축하고 대량은 혈관을 확장한다. 혈압에 대해서도 조절작용을 한다. 치료에 사용되는 양은 환자의 혈압에 영향을 주지 않는다.

人蔘은 또한 쇼크에 길항하는 작용을 하여 알레르기성 쇼크와 燙傷性 쇼크 동물의 생존시간을 뚜렷이 연장시킨다. 대량의 실혈로 급성 순환 衰竭이 초래된 동물에 대하여 人蔘은 심 수축폭도와 심장박동 리듬을 증가하는 뚜렷한 작용을 한다. 심 기능이 衰竭될 때의 강심작용이 더욱 뚜렷하다.

⑥ 人蔘은 부신피질을 흥분시키고 스트레스에 길항하는 뚜렷한 작용을 한다. 일반적으로 그 작용의 메커니즘은 腦下垂體를 자극하여 ACTH의 분비를 촉진하고 부신피질의 cAMP을 증가하며, 부신 내에서 피질 스테로이드 호르몬의 합성과 분비를 자극한 것이지 직접

부신피질에 작용한 것은 아니다. 人蔘의 줄기와 잎의 제제는 수체-부신피질 계통을 흥분시킨다. 人蔘의 性腺 촉진작용은 雄性, 雌性 동물에 대하여 모두 성호르몬과 촉진선성 호르몬樣의 작용을 한다.

⑦ 人蔘은 정상혈당 및 아드레날린과 高滲포도당을 주사하여 생기는 고혈당에 모두 억제작용을 한다. 실험성 당뇨병 개의 일반적인 증상을 개선하고 혈당을 낮춘다.

⑧ 人蔘 단백질의 합성 촉진인자는 단백질, DNA, RNA의 생물 합성을 촉진하고 RNA polymerase의 활성을 높이며 혈청단백질의 합성률을 높이고 백단백 및 γ-구단백의 함량을 높이며 골수세포의 분열을 촉진하고 적혈구와 백혈구를 증가시킨다.

⑨ 人蔘 사포닌은 지질 대사를 촉진하여 ratte의 콜레스테롤 및 혈중 단백질의 생물 합성을 촉진한다. 그러나 동물의 고콜레스테롤 혈증에 대해서는 人蔘 및 그 사포닌이 모두 낮추는 작용을 한다. 人蔘은 집토끼 고콜레스테롤 혈증의 발생을 억제하고 아울러 동맥죽상경화의 형성을 예방한다.

⑩ 人蔘은 조혈 계통에 대하여 방사선이 끼치는 손해를 경감시킨다.

⑪ 人蔘 사포닌 Rh_2는 암세포의 생장을 억제한다.

⑫ 人蔘은 rat 및 집토끼의 간장에 대하여 보호작용을 하고 肝臟의 해독 능력을 증강시키며 간장효소의 활성에 영향을 준다.

이 밖에도 人蔘은 시력을 높이고, 黑暗에 대한 시각의 적응 능력을 높인다.

⑬ 마우스에 人蔘 뿌리의 가루를 경구 투여한 LD_{50}은 5g/kg 이상이다. 마우스 피하에 人蔘 엑스를 주사한 LD_{50}은 16.5ml/kg이다. 마우스에 人蔘을 100, 250, 500mg/kg 표준으로 연속 1개월 경구 투여하고 아급성 중독을 관찰한 결과 이상이 없었다.

당삼 黨參[KP]

Codonopsis Pilosulae Radix
Codonopsis pilosula toot

【出 典】本經逢原

【異 名】蔓參・台黨・防黨・獅頭參・上黨人參・黃參

【起 原】초롱꽃과(Campanulaceae) 만삼 *Codonopsis pilosula* (Franch.) Nannf., 소화당삼(素花黨參) *Codonopsis pilosula* Nannf. var. *modesta* L. T. Shen 또는 천당삼(川黨參) *Codonopsis tangshen* Oliver의 뿌리이다.*

【採 取】가을에 캐어 地上 부위를 제거하고 깨끗이 씻어 曬乾한다.

【性 狀】① 만삼 : 이 약은 뿌리로 긴 원주형이며, 약간 구부러져 있고 길이 10~35㎝

* CP : 黨參(Dangshen) CODONOPSIS RADIX
桔梗科 植物 黨參 *Codonopsis pilosula* (Franch.) Nannf., 素花黨參 *Codonopsis pilosula* Nannf. var. *modesta* (Nannf.) L. T. Shen 또는 川黨參 *Codonopsis tangshen* Oliv.의 根.

지름 4~20㎜이다. 바깥 면은 황갈색~회갈색이고 뿌리 끝 부분에는 사마귀 모양으로 돌기된 줄기자국과 눈이 여러 개 있고, 줄기자국의 끝은 오목하게 들어간 둥근 점 모양이다. 뿌리 끝 부분의 아래에는 촘촘하게 고리 모양의 가로무늬가 있으며 아래로 갈수록 점점 드물어지고, 어떤 것은 전체 길이의 반에 달하는 것도 있으나 재배품은 고리모양의 가로무늬가 적거나 없다. 전체에는 세로주름 무늬가 있고 가로로 긴 피목이 산재하고 있다. 곁뿌리가 떨어져 나간 자리에는 보통 흑갈색의 끈적한 물질이 있다. 질은 약간 단단하거나 끈 모양으로 질기다. 꺾인 면은 거의 평탄하고 갈라진 틈이 있거나 방사상의 무늬가 있고, 피부는 연한 황백색~연한 갈색이며 목부는 연한 황색이다. 이 약은 특유한 향기가 있고 맛은 약간 달다.

② 소화당삼(素花黨參) : 이 약은 뿌리로 길이 10~35㎝, 지름 5~25㎜이다. 바깥 면은 황백색~회황색이고 머리 부분의 아래에는 촘촘한 고리 모양의 가로무늬가 전체 길이의 절반을 차지하고 있다. 꺾인 면에는 갈라진 틈새가 비교적 많고 피부는 회백색 또는 연한 갈색이다.

③ 천당삼(川黨參) : 이 약은 뿌리로 길이 10~45㎝, 지름 5~20㎜이다. 바깥 면은 회황색~황갈색이고 불규칙한 세로 홈이 뚜렷하다. 질은 비교적 부드러우면서 질기고 꺾인 면은 갈라진 틈이 비교적 적고 피부는 황백색이다.

【產 地】 우리나라의 江原, 平南·北, 咸南·北 각 지역의 深山에 자생하고, 中國의 東北地方과 河北, 河南, 山西, 陝西, 甘肅, 內蒙古, 青海 지역이 주산지이다.

【炮 製】 ① 黨 參 : 잡질을 제거하고 깨끗이 씻어 축인 후 厚片으로 썰어 건조한다.

② 米黨參 : 炒製 용기에 쌀(米)을 넣고 中火로 열을 가하여 연기가 날 때 黨參片을 넣고 고루 섞어 黃色이 될 정도로 炒하고 체로 쳐서 쌀을 제거하고 放冷한다(黨參片 100㎏당 米 20㎏).

③ 蜜黨參 : 끓인 물에 煉蜜을 희석하여 黨參片과 고루 섞어 축인 후 炒製 용기에 넣고 文火로 황색이 될 정도로 炒한다(黨參片 100㎏당 煉蜜 20㎏).

【性味·歸經】 味는 甘하고 性은 平하며, 脾·肺經에 작용한다.

效 能	主 治
補中益氣	中氣不足證, 肺氣虧虛證
生津養血	氣津兩虛證, 血虛 혹은 氣血虧證.

이 약물의 性味는 甘·平으로 緩和하여 脾를 補하되 燥하지 않고, 胃를 養하되 膩하지 않으며, 脾肺·氣虛를 補益하고, 또한 능히 益氣生血하므로 脾胃氣弱과 肺氣부족 및 병후의 氣血虛弱 증후에 대한 常用약물이다.

이 약물은 補氣작용이 人蔘과 비슷하여 일반적으로 補氣와 健脾의 方劑에 人蔘의 代替약물로 많이 사용한다. 다만 補하는 효능이 人蔘에 비하여 약하므로 虛脫, 위중한 증후에 급히 補氣固脫하여야 할 경우는 人蔘을 사용하는 것이 좋다.

【臨床應用】 ① 中氣란 脾胃의 氣를 말한다. 脾氣가 부족하면 흔히 身倦肢乏, 少食 등의 증상이 초래된다. 黨參의 性味는 甘·平으로 不燥不膩하여 中氣不足에 常用하는 약물이다. 脾氣虛로 인한 少食(食欲不振), 疲勞倦怠感, 四肢無力 등의 증후에 白朮 茯苓 炙甘草 등을 배합하여 健脾益氣의 효능을 강화한다.

炒枳實 炒山楂 炒麥芽 陳皮 등의 약물을 배합하면 健脾丸[中國藥典]인데 이 方은 健脾開胃의 효능이 있어 脾胃虛弱, 食滯脹滿, 納少便溏 등의 증후에 적용한다.

또한 人蔘과 茯苓 炒白朮 炙甘草을 배합하면, 이는 健脾益氣의 기본 처방이 되며, 그 예는 四君子丸[中國藥典]이다. 가감 응용하면 中氣虧虛로 인한 모든 증상을 치료한다.

氣虛淸陽下陷으로 인한 久瀉脫肛, 혹은 기타 臟器脫垂의 증후에는 黃芪 升麻 枳殼 白朮 등을 배합하는데, 益氣昇陽·擧陷의 효능을 나타낸다.

② 肺는 氣를 주관하고 호흡을 관장한다. 喉는 肺의 門戶이므로 發音을 주관한다. 肺氣가 虧虛하면 咳喘氣短, 聲音低微 등의 증상이 나타나며 아울러 움직이기만 하면 증상이 심해진다.

이 약물은 性味가 甘·平으로 肺에 작용하여 燥하지 않으므로 肺氣補益에 능하다. 그러므로 人蔘을 대체하여 黃芪 五味子 紫菀 桑白皮 등을 배합하여 肺氣虧虛의 모든 증후를 치료한다. 이 경우 補肺益氣·止咳平喘의 효과를 나타낸다.

③ 久病 혹은 邪熱로 인해 氣陰兩傷이 야기되어 口渴氣短 등의 증상이 나타난다. 이 약물의 性味가 甘·平으로, 補氣를 통해 生津한다. 人蔘을 대체하여 麥門冬 五味子 등의 養陰益氣·生津하는 약물을 배합하여 위의 경한 증상을 치료한다.

④ 氣는 生血하고 氣가 충족하면 血이 왕성하다. 이 약물은 補氣를 통해 養血한다. 따라서 血虛의 증후에는 當歸 熟地黃 製何首烏 등의 養血약물을 배합한다.

氣血雙虧일 경우에는 補氣하는 白朮 甘草 등과 補血하는 當歸 白芍藥 등의 약물을 배합하는데, 그 예가 八珍丸[中國藥典]이다.

이 외에도 黨參은 補氣生津·養血하고 약성이 和平하므로 임상에서 邪實正虛의 증후에는 이에 상응한 祛邪약물을 배합하여 扶正祛邪시킨다. 예를 들면 當歸 大黃 芒硝 등 補益攻下의 약물을 배합하면 裏實正虛의 병증을 치료하고, 또한 紫蘇 前胡 製半夏 桔梗 등 解表·化痰止咳의 약물을 배합하여 응용한다.

疏風散寒·祛痰止咳하는 효능이 있으므로 體弱의 感冒風寒으로 인한 惡寒發熱, 頭痛鼻塞, 咳嗽痰多 등의 증후에 紫蘇葉 葛根 前胡 등을 배합하는데, 그 예가 蔘蘇丸[中國藥典]이다.

【用量·用法】 6~10g. 大劑는 30g. 水煎服. 丸劑·散劑에 넣는다.

【使用注意】 이 약물은 虛寒證에 적용하는 약물이므로 實證, 熱證에 속한 병증에는 忌한다. 人蔘의 代用으로 사용하는 경우에는 약 4배의 양을 쓴다.

本草選錄：[本草從新] "補中, 益氣, 和脾胃, 除煩渴. 中氣微虛, 用以調補, 甚爲平安."

[得配本草] "得黃芪, 實衛, 配石蓮止痢. 君當歸活血, 佐棗仁補心. 補肺蜜拌蒸熟；補脾恐其氣滯, 加桑皮數分, 或加广皮亦可."

[本草綱目拾遺] "治肺虛能益肺氣."

【化學分析】saponin 및 미량의 alkaloid, 단백질, 전분, 비타민 A_1, A_2 등을 함유한다.

【藥理硏究】① 强壯작용이 있다. 예를 들면 피로에 길항하고 고온에 견디는 능력을 높인다. 동물 실험에 의하면 黨參은 신경계통의 흥분과 억제 이중 과정에 모두 작용하는데 이는 扶正固本藥의 "適應原"樣 효능의 구체적인 표현이다. 黨參의 粗製 추출물은 정상 기압에서 마우스의 산소결핍, 조직세포 산소결핍, 순환 장애 산소결핍 및 산소 소모에 의해 생기는 산소 결핍에 대하여 정도의 차이는 있으나 모두 길항 혹은 耐受작용을 한다.

② 유기체의 면역기능에 영향을 준다. 黨參제제를 마우스 복강, 근육과 정맥에 주사하면 대식세포의 수량이 뚜렷이 증가되고 세포의 體積이 증대되며 탐식기능이 증강된다. 세포내의 DNA, RNA, 당류, ACP효소, ATP효소, 산성효소 및 호박산탈수소효소의 활성을 뚜렷이 증가시킨다. 마우스에 黨參 알코올 침전물을 주사한 결과 수산화코디손에 의해 억제된 대식세포의 탐식활력이 뚜렷이 증강된다. 면역촉진작용이 있는 黨參과 면역억제제 사이톡산을 배합하여 사용하면 상보적 작용을 한다. 고농도의 黨參은 인체 림프세포의 유사분열을 억제하고 저농도에서는 촉진한다.

③ 혈액 및 조혈계통에 대한 작용을 한다. 黨參의 물 추출물과 탕제는 모두 적혈구 수치를 증강시키고 헤모글로빈을 증가시키며 또 백혈구 총수를 감소시킨다. 아울러 그중의 중성백혈구가 늘어나며, 림프세포가 감소된다. 黨參注射液은 응혈을 추진하여 혈장의 칼슘화하는 시간을 뚜렷이 단축한다. 그러나 용혈작용은 없다.

④ 소화계통에 대하여 작용한다. 黨參液은 모르모트 적출 회장의 장력을 증강하거나, 혹은 먼저는 낮추고 후에 높이며, 수축의 폭도를 넓히고 빈도를 늘리며, 아울러 지속지간을 비교적 길게 연장시킨다. 또한 농도가 높으면 張力도 따라서 증가된다. 黨參液은 5-HT로 기인되는 장관운동에 뚜렷한 길항작용을 한다. 그러나 아세틸콜린으로 초래되는 장관수축 활동에는 뚜렷한 작용이 없다. 黨參은 4가지 위궤양의 모형(스트레스型, 위염통型, 초산型, 유문결찰型)에 뚜렷한 보호작용을 하고 pilocarpine으로 초래되는 위산 증가에 뚜렷한 보호작용을 하는 동시에 위산 중의 PGE_2의 함량을 높인다.

⑤ 심혈관계통에 대한 작용을 한다. 黨參 엑스와 알코올 추출물을 마취한 개와 토끼의 정맥에 주사한 결과 일과성적인 강압작용을 한다. 마취 고양이에게 2g/kg의 표준으로 黨參 추출물을 정맥에 주사한 결과 심장 수출량을 높이고 뇌・하지 및 내장의 혈류량을 증가시킨다. 晩期 실혈성 쇼크 집토끼의 정맥에 黨參 注射液(1：1) 20~25ml를 주사한 결과 동맥압이 回昇하고 중심 정맥압이 내려가며 심장박동이 약간 느려진다. 이를 人蔘・甘草群과 대조한 결과 효과가 대조군에 비해 뚜렷이 높았다.

이외에도 적출 흰쥐의 자궁에 대해 뚜렷한 홍분작용을 하고, 혈장 corticosterone의 수준을 높인다. 또한 혈당을 높이는 작용을 한다. 黨參은 일정한 消炎 및 祛痰鎭咳작용을 한다. 체외 실험에 의하면 탕제는 뇌막염구균, 디프테리아균, 카타르균, 부대장균, 황색포도상구균 및 인형결핵간균에 정도의 차이는 있으나 억제작용을 한다.

서양삼 西洋參

Panacis Quinquefolii Radix
American ginseng

【出 典】 本草從新

【異 名】 洋參 · 西參 · 花旗參 · 廣東人參

【起 原】 두릅나무과(Araliaceae) 西洋參(서양삼) Panax quinquefolium L.의 根이다.*

【採 取】 3~6生의 뿌리를 가을에 캐어 分枝와 잔뿌리(鬚根)를 제거하고 曬乾한다.

【產 地】 미국, 캐나다, 프랑스가 주산지이며 中國에서는 재배한다.

【炮 製】 蘆頭를 제거하고 淸水를 뿌려 棉布에 싸서 여름 · 가을에는 2日, 겨울 · 봄에는 3일간 축인 후 薄片으로 썰어 陰乾한다.

【性味 · 歸經】 味는 苦 · 微甘하고 性은 寒하며, 心 · 肺 · 腎經에 작용한다.

效 能	主 治
補氣養陰 · 淸火生津	肺腎陰虛證, 氣陰兩虛證, 津液虧虛證, 腸熱便血

이 약물의 性味는 苦甘 · 寒으로 補氣養陰 · 淸肺火 · 生津液의 효능이 있으며, 氣陰兩虛의 有火의 증후에 적용한다. 熱病의 氣陰兩傷으로 인한 煩倦口渴, 津液不足의 口乾舌燥, 陰虛火旺의 咳喘, 痰中帶血 등에 적용한다.

【臨床應用】 ① 肺腎陰虛, 虛火旺盛, 肺失淸肅, 咳喘痰少 혹은 痰中帶血병증에 사용한다. 이 약물의 性味는 苦 · 微甘하고 寒으로, 肺 · 腎經에 작용하여 補氣養陰하며 또한 肺火를 淸熱한다. 임상에서 麥門冬 阿膠 知母 貝母 등 養陰淸肺 · 化痰 작용을 하는 약물을 배합하여 사용한다.

② 外感熱病이나 內傷久病으로 氣陰이 상하여 煩倦口渴이 나타나는 증후에 이 약물은 氣를 補하고 養陰生津 · 淸火하는 효능이 있으므로 氣陰兩傷의 병증에 사용하며, 또한 熱盛 증후에 많이 사용한다. 임상에서 麥門冬 五味子 鮮地黃 鮮石斛 등을 배합하여 補氣養陰 · 生津하는 기능을 증강시킨다.

內熱消渴證에 氣陰兩虛를 겸한 火盛 증후에 生黃芪 生山藥 天花粉을 배합한다.

* CP : 西洋參(Xiyangshen) PANACIS QUINQUEFOLII RADIX
五加科 植物 西洋參 *Panax quinquefolium* L.의 根。

③ 津液虧虛로 인한 口乾舌燥의 증후에 사용한다. 이 약물은 養陰生津하는 작용이 우수하여 單味를 水煎服하며, 腸熱津虧로 인한 便血에 龍眼肉을 배합하면 淸腸潤燥·止血하는 효과가 있다.

【用量·用法】 3~6g. 水煎服 또는 丸·散劑로 服用.

【使用注意】 中阻虛寒 및 氣鬱化火 등 일체의 實證에는 忌한다.

> 本草選錄 : [本草從新] "補肺降火, 生津液, 除煩倦, 虛而有火者相宜."
> [本草綱目拾遺] 引 [藥性考] 曰 "補陰退熱. 薑製益氣, 扶正氣."
> [本草再新] "治肺火旺, 咳嗽痰多, 氣虛呵喘, 失血, 勞傷, 固精安神, 生產諸虛."
> [本草求原] "清肺腎·涼心脾以降火, 消暑, 解酒."
> [醫學衷中參西錄] "能補助氣分, 兼能補益血分, 爲其性涼而補. 凡欲用人蔘而不受人蔘之溫補者, 皆可以此代之. 唯白虎湯加人蔘湯中之人蔘乃 黨參而不可代以西洋參. 以其不若黨參具升發之力, 能助石膏逐邪外出也."

【化學分析】 ginsenoside, R_0, Rb_1, Rb_3, Rc, Rd, Re, Ri, Rg_1, Rg_2, Rg_3, Ra_0 및 quinquenoside R_1, gypenoside Ⅺ, F_3, F_{11}와 精油性成分로는 octanol, hexanoic acid, curcumene, pulegone 등 30여종과 유기산 類, 그 외 糖類, 樹脂 등을 함유한다.

【藥理硏究】 동물시험에 의하면 大腦에 대한 진정작용이 있으며, 生命中樞에 대해서는 중 정도의 흥분작용이 있다.

태자삼 太子參
Pseudostellariae Radix

【出 典】 本草從新

【異 名】 孫兒參·童參

【起 原】 패랭이꽃과(Caryophyllaceae) 異葉假繁縷(개별꽃) *Pseudostellaria heterophylla* (MIQ.) PAX ex PAX et HOFFM의 塊根이다.*

【採 取】 여름에 잎이 누렇게 말랐을 때 캐어 잔뿌리를 제거하고 끓는 물에 3~5분간 담그었다가 曬乾한다.

【性 狀】 乾燥한 塊根은 가늘고 길며 本狀 또는 긴 紡垂形이고 길이 약 2~6㎝, 지름 3~6㎜이다. 표면은 황백색이고 반투명이며 가는 주름과 잔뿌리의 흔적이 있다. 根頭는 순원형이고 그 위에는 보통 줄기의 흔적이 남아 있으며 下端은 쥐의 꼬리와 같이 가늘어져 있다. 質은 연하고 꺾어지기 쉬우며 斷面은 황백색이고 광택이 나며 직접 일광에 건조한 斷面은 白色으로 粉質이다. 香氣는 미약하고 味는 微甘하며 肥厚하고 潤氣가 나며 황백색을

* CP : 太子參(Taizishen) PSEUDOSTELLARIAE RADIX
石竹科 植物 孩兒參 *Pseudostellaria heterophylla* (Miq.) Pax ex Pax et Hoffm의 塊根。

띠고 잔뿌리가 없는 것이 良品이다.

【產 地】 우리나라 전국의 고산지대 陰濕地에 自生하며, 中國의 江蘇, 安徽, 山東지역이 주산지이다.

【性味 · 歸經】 味는 甘 · 微苦하고 性은 平하며, 脾 · 肺經에 작용한다.

效 能	主 治
補氣生津	脾虛 · 胃陰不足證, 肺虛咳嗽, 氣陰不足, 津傷口渴, 心悸失眠

이 약물의 性味는 甘 · 微苦하고 온화하며 益氣生津에 작용한다. 補氣약물 중에서 淸補하는 약물이며 氣虛로 인한 津液 부족을 수반하는 증후에 적용한다. 이 약물의 補益 약효는 人蔘에 비해 많이 뒤떨어지고 黨參보다도 약하므로 대량 또한 지속적인 복용으로써만이 비로소 유효하다.

西洋參과 太子參은 虛證에 有熱인 경우 적용하는데 太子參의 補氣陽陰 · 淸火生津의 약효는 西洋參에 미치지 못하므로 氣陰不足으로 火가 盛하지 않는 경우에 太子參을 쓰고, 氣陰 부족으로 火盛인 증후에는 西洋參을 사용한다. 輕證이면 太子參을 西洋參의 대용으로 한다.

【臨床應用】 ① 脾가 虛하고 胃陰이 부족하여 倦怠乏力, 口乾食少인 증후에 응용한다. 이 약물은 性이 온화하고 脾經에 작용하여 人蔘의 益氣生津하는 효능과 유사하나 그 약효가 비교적 미약하므로, 脾虛 · 胃陰 부족으로 인해 峻補가 어려울 경우에 응용한다. 그러므로 병후 허약해지거나 脾胃를 상하여 乏力自汗, 飮食減少(食欲不振) 등인 증후에 補劑를 처음 사용할 경우 더욱 좋다.

일반적으로 山藥 白扁豆 등 약성이 平和한 益氣健脾하는 약물을 배합하면 開胃消食하고, 陰을 상하지 않게 하는 穀芽 등과 병용하면 약효가 증강된다. 虛損이 비교적 중하여 自汗이 자주 발생하는 증후에는 또한 養陰生津 · 固表止汗하는 麥門冬 五味子 浮小麥 生黃芪 등을 배합하여 사용한다.

② 肺는 氣를 주관하고 呼吸을 관장하며 또한 潤澤을 선호하고 燥氣를 혐오한다. 燥邪 또는 熱邪가 肺에 침범하여 氣와 陰을 상하게 하면 咳嗽氣短, 痰少 등의 병증이 나타나는데, 이 약물은 性味가 甘 · 平하고 肺에 작용하여 益氣生津하고 潤燥하는 효능이 있으므로 沙參 百合 麥門冬 貝母 등을 배합하여 사용한다.

③ 이 약물의 性은 平하나 涼에 치우치므로, 脾胃를 補하고 겸하여 淸하게 하여 熱病 후기의 氣虛와 傷津으로 인한 口渴, 脈細, 舌質紅 등의 증후에 生地黃 知母 麥門冬 竹葉 등을 배합하면 養陰淸熱과 生津止渴의 효능이 함께 나타난다.

만약 氣津이 함께 상하고 겸하여 心悸失眠인 병증에는 麥門冬 五味子 酸棗仁 柏子仁을 배합한다.

또한 久熱不退 혹은 小兒의 夏悸熱과 氣陰兩虧의 병증에는 沙參 石斛 白薇 靑蒿 등을 배합하면 退熱과 益氣養陰의 효능이 같이 나타난다.

이외에도 玉米鬚와 水煎服하면 慢性肝炎을 치료한다.

【用量·用法】10~30g. 水煎服.

> 本草選錄 : [中國藥用植物志] "治小兒出虛汗爲佳."
> [江蘇藥材志] "補肺陰·健脾胃. 治肺虛咳嗽, 心悸, 精神疲乏等證."
> [藥材學] "補氣·益血, 生津." 治 "脾虛泄瀉, 失眠健忘等證."

【化學分析】果糖, 전분, saponin을 함유한다.

황기 黃芪[KP]

Astragali Radix
Astragalus root

【出 典】神農本草經

【異 名】黃耆·綿黃芪·戴粉·蜀胎·百本

【起 原】콩과(Leguminosae) 황기 *Astragalus membranaceus* Bunge 또는 몽골황기(蒙古黃芪) *Astragalus membranaceus* Bunge var. *mongholicus* Hsiao의 뿌리로서 그대로 또는 주피를 제거한 것이다.*

【採 取】봄과 가을에 캐어 잔뿌리와 根頭를 제거하고 曬乾한다.

【性 狀】이 약은 뿌리로 가늘고 긴 원주형을 이루고 길이 30~100㎝, 지름 7~20㎜이며 드문드문 작은 가지뿌리가 붙어 있으나 분지되는 일은 없고 근두부 가까이에서는 약간 꼬여있으며 줄기의 그루터기가 남아 있다. 바깥 면은 연한 회황색~연한 황갈색이며 회갈색의 코르크층이 때로 군데군데 남아 있고 불규칙한 거친 세로의 주름과 가로로 피목 같은 모양이 보인다. 질은 치밀하고 꺾기 힘들며 꺾인 면은 섬유성이다. 이 약은 약간 냄새가 있고 맛은 달다.

【産 地】慶北, 江原, 咸南·北의 山地와 高山지대에 自生하는데, 현재는 전국 각지에서 재배하며, 中國의 山西, 黑龍江, 內蒙古 지역이 주산지이다.

【炮 製】① 黃 芪 : 잡질을 제거하고 깨끗이 씻어 축인 후 厚片으로 썰어 曬乾한다.

② 蜜黃芪 : 煉蜜을 끓인 물에 희석한 후 黃芪片에 고루 섞어 축인 후 炒製 용기에 넣고 文火로 짙은 황색이 될 정도로 炒하여 放冷한다(黃芪片 100㎏당 煉蜜 25㎏).

【性味·歸經】味는 甘하고 性은 溫하며, 肺·脾經에 작용한다.

---

* CP : 黃芪(Huangqi) ASTRAGALI RADIX
豆科 植物 蒙古黃芪 *Astragalus membranaceus* (Fisch.) Bge. var. *mongholicus* (Bge.) Hsiao 또는 膜莢黃芪 *Astragalus membranaceus* (Fisch.) Bge.의 根。

效 能	主 治
補氣昇陽	脾氣虛弱, 氣不攝血, 中氣下陷, 脾肺氣虛, 氣血兩虧, 氣虛發熱의 모든 병증
益衛固表	體虛多汗
托瘡生肌	癰疽日久不潰 혹은 潰後久不生肌收口
利水退腫	氣虛水腫證
	血痹麻木證, 中風後遺證, 消渴證

이 약물의 性味는 甘·溫으로 昇發의 기능을 갖추고 그 효능이 脾肺에 있어 補脾益氣하는 가운데 陽氣를 昇擧시키고, 또한 밖으로 肌表에 達하므로 補氣昇陽하여 元氣의 下陷을 昇擧하게 하고, 補氣固表하는 효능으로 止汗하며, 補氣함으로써 生血하고, 또한 正氣를 鼓舞시켜 托毒生肌하며, 陽氣를 溫運하여 利水消腫하는 효능이 있다.

그러므로 脾肺氣虛로 인한 小氣懶言과 食少便溏을 치료하고, 中氣下陷으로 인한 久瀉脫肛, 子宮下垂, 氣가 攝血하지 못하여 나타나는 崩漏便血, 表虛不固로 인한 自汗盜汗, 氣血不足으로 인한 瘡癰內陷과 膿成不潰 혹은 潰久不斂 및 氣虛失運으로 인한 小便不利, 皮膚水腫 등의 병증에 모두 적용한다.

이 외에도 氣虛로 인한 血虛와 津液虧損의 병증에 적용하면 補氣함으로써 生血生津한다. 다만 이 약물은 효능이 溫補에 치우쳐 助火斂肺하기 쉬우므로 表邪의 병증이나 腦에 積滯가 있고 氣滯濕阻, 熱毒瘡瘍 및 陰虛병증에는 응용하지 않는다.

生黃芪는 表에 走하는 작용이 偏勝하므로 固表止汗하고, 托毒生肌인 경우에는 生用한다. 炙黃芪는 裏에 走하는 작용이 偏勝하므로 補氣昇陽하고 利水消腫인 경우에는 炙用한다. 黃芪 人蔘 黨參은 모두 補氣하는데 人蔘은 補氣作用이 강하고 또한 生津과 安神 效能이 있으며, 黨參은 甘·平으로 性이 완화하여 오직 脾肺를 補하고 益氣하며, 黃芪는 補氣작용이 비록 人蔘에는 미치지 못하나 補氣昇陽하고 固表托毒·利水消腫 작용은 人蔘과 黨參보다 우수하다. 自汗盜汗 및 益衛固表에는 生用하고, 補氣升陽의 작용을 취할 경우에는 蜜炙한다.

【臨床應用】 ① 脾氣虛弱, 運化失健하면 顔色이 창백하거나 倦怠乏力, 納少便溏 등의 증상이 나타난다. 黃芪의 性味는 甘·溫으로 脾經에 작용하여 補益脾氣하는데 좋은 약물이다. 따라서 상술한 脾氣虛의 모든 증후에 사용하는데, 單味를 달여 膏로 만들어 복용하여도 즉시 효과를 나타내고, 黨參(혹은 人蔘)을 배합하면 그 약효는 더욱 강해진다. 그 예가 黃芪膏·蔘氣膏[中藥成藥處方集]이다.

이상의 처방은 모두 體虛氣弱, 四肢無力 등의 증상을 치료한다. *炒*白朮을 배합하거나 茯苓 *炒*山藥 *炒*扁豆 *炒*苡仁 등을 배합하면 健脾止瀉하는 효능이 있어 脾虛便溏 혹은 설사를 치료한다. 陽虛를 겸했을 경우에는 溫中助陽하는 약물을 배합한다.

② 氣는 血을 통솔하므로 氣가 虛하면 攝血하지 못하여 倦怠乏力, 氣短, 面白無華, 吐血,

便血, 皮下出血 및 崩漏 등의 증상이 나타난다. 이 약물은 甘·溫으로 補氣力이 강해지며 또한 昇提한다. 따라서 상술한 氣不攝血로 인한 모든 증후에 人蔘 白朮 當歸 炒棗仁 등을 배합하는데, 그 예가 歸脾湯[校註婦人良方]이다.

이 처방은 補氣養血·健脾攝血의 효능이 있다. 이 처방을 기초로 하여 증후에 따라 荊芥炭 貫衆炭 三七 炒烏賊骨 阿膠 등의 止血약물을 가감하면 효과가 더욱 좋다.

③ 脾虛로 인한 昇擧無力, 淸陽下陷 등의 일반 脾虛 증상 외에도 脫肛, 胃下垂 등의 臟器脫垂 증후에 적용한다. 黃芪는 甘·溫으로 昇補한다. 즉 補氣에 능할 뿐만 아니라 또한 昇陽하는 장점이 있으므로 氣陷 증후에 가장 적합하다. 人蔘 白朮 升麻 柴胡 등을 배합하는데, 그 예가 補中益氣湯[脾胃論]이다.

최근에는 이 처방을 기초로 하고 대량의 枳殼을 증상에 따라 가감하여 臟器脫垂를 치료하는데 양호한 효과가 있다.

④ 脾는 運化를 주관하고 肺는 氣를 주관하며 호흡을 관리한다. 脾肺氣가 虛하면 咳喘氣短, 痰多稀白, 面白聲低, 倦怠乏力, 腹脹便溏 등의 증상이 나타난다. 黃芪는 脾·肺經에 작용하여 脾氣를 補할 뿐만 아니라 益肺氣하므로 脾肺氣虛 증후에도 역시 선택되는 약물이다. 黨參 茯苓 紫菀 陳皮 등을 배합하는데, 그 예가 肺脾益氣湯[千家妙方]이다.

⑤ 氣血雙虧는 面色萎黃, 頭暈目眩, 少氣懶言, 乏力自汗, 心悸失眠 등의 증상을 초래한다. 黃芪의 性味는 甘·溫으로 補氣하여 氣가 충족하면 血이 왕성하므로 氣血雙虧의 증후를 치료한다. 大出血 후 虛脫이나 血虛發熱 증후에 補氣生血 작용을 위해 當歸 등의 보혈약물을 배합하여 사용하는데, 그 예가 當歸補血湯[蘭室秘藏]이다.

⑥ 脾氣가 虛損하면 淸陽이 昇發輸布하지 못하여 肌表에 울결되어 氣虛發熱을 야기시킨다. 그 증상으로는 微熱이 오래 지속되고 煩勞가 심하거나 혹은 高熱不退, 少氣自汗, 倦怠乏力이 나타나고, 風寒을 감내하지 못하게 된다. 이 약물은 甘하고 微溫으로 脾에 작용하여 補氣昇陽에 능하다. 그러므로 補氣昇陽하는 약물을 배합하여 상술한 모든 증후를 치료한다. 이것이 바로『甘溫除大熱』법이다. 그 예가 앞에서 서술한 補中益氣湯이다.

⑦ 體弱衛虛, 肌表不固하면 自汗 증상이 나타난다. 이 약물은 脾·肺의 氣를 補하고 固表止汗하는데 작용하므로 牡蠣 麻黃根 浮小麥 등 收斂止汗의 약물을 배합하여 表虛自汗을 치료하는데, 그 예가 牡蠣散[和劑局方]이다.

自汗하면 쉽게 風邪를 감수한다. 惡風脈虛를 겸한 증후에는 益氣固表의 白朮과 散風發表하는 防風을 배합하는데, 그 예가 益氣固表·止汗禦風의 효능이 있는 玉屛風散[丹溪心法]이다.

증후가 陽氣大虛, 汗出不止, 肢體倦怠에 속하면 炮附子 生薑을 배합하는데, 그 예가 補氣助陽·固表止汗의 효능이 있는 芪附湯[續濟生方]이다.

陰虛盜汗에 氣虛를 겸한 증후에는 生地黃 麥門冬 五味子 浮小麥 地骨皮 등의 滋陰·

斂汗·退虛熱 약물을 배합한다.

⑧ 瘡瘍腫毒에 사용한다. 氣血虧虛로 인해 化膿이 오래되었지만 파열되지 않거나 혹은 瘡이 平塌하여 오래되어도 농이 형성되지 않거나 혹은 궤농된 후 生肌收口하지 않는 증후에 적용한다. 이 약물은 甘溫昇補로 益氣昇陽·托瘡生肌하는 작용이 양호하여 "瘡家聖藥"이라 일컫는다. 化膿이 오랫동안 파열되지 않는 경우에는 當歸 川芎 穿山甲 皂角刺를 배합하는데, 그 예가 補托排膿에 좋은 효과가 있는 透膿散[外科正宗]이다.

瘡瘍이 內陷하고 오래되어도 일어나지 않거나 혹은 潰膿 후 久不收口인 경우에는 當歸 熟地黃 人蔘 白朮 肉桂 등을 배합하는데, 그 예가 十全大補湯[和劑局方]이다.

小兒痘瘡의 氣虛塌陷하는 증후에는 人蔘 肉桂 炙甘草 등을 배합하는데, 그 예가 保元湯[景岳全書]이다.

⑨ 氣가 虛하면 무력하여 運化하지 못하므로 水濕이 정체되고 浮腫尿少 등의 증후가 나타나는데, 이 경우 黃芪를 사용한다. 다만 滲利한다면 효과가 그다지 좋지는 않다. 生黃芪는 補氣할 뿐만 아니라 利水 효능도 있으므로 氣虛浮腫의 尿少를 치료하는 要藥이다. 單味를 사용하여도 효과가 좋고, 健脾利水의 약물을 배합하면 효과가 더욱 좋다.

風水表虛로 인한 汗出惡風, 脈浮身重인 증후에는 白朮 防己 甘草 生薑 등을 배합하는데, 그 예가 補氣祛風·健脾利水의 효능이 있는 防己黃芪湯[金匱要略]이다.

皮水가 陽氣虛에 속한 증후에는 桂枝 茯苓 防己 등을 배합하는데, 그 예가 防己茯苓湯[金匱要略]이다.

최근에는 임상에서 흔히 위의 두 가지 처방을 기초로 하고 黨參 石葦 生山藥 등을 가감하여 만성 腎炎浮腫, 尿蛋白 不退를 치료하는데 비교적 좋은 효과가 있다.

⑩ 氣虛血虧, 血行不暢, 血痹肌膚麻木에 응용한다. 黃芪는 補氣의 약효가 강하여 氣가 충족하면 血이 旺盛하여 운행에 힘이 있게 된다. 그러므로 黃芪桂枝五物湯[金匱要略]은 桂枝 芍藥 生薑 大棗 등을 배합하여 血痹肌膚麻木을 치료하는데 益氣溫經·和營通痹하는 효능이 있다.

營衛兩虛, 復感風濕으로 肩臂肢體의 疼痛, 手足麻木인 증후에는 羌活 防風 薑黃 當歸 등을 배합하여 益氣和營·祛風勝濕·除痹止痛한다. 그 예가 蠲痹湯[楊氏家藏方]이다.

⑪ 中風 후유증은 흔히 半身不隨, 口眼喎斜 등의 증상을 동반하는데, 氣虛血滯 증후에는 生黃芪를 중용하고 當歸 川芎 桃仁 紅花 地龍 등을 배합하여 補氣活血·通絡祛風 한다. 그 예가 補陽還五湯[醫林改錯]이다.

최근에는 小兒痲痹 후유증을 치료한다. 변증에서 氣虛血滯일 경우 역시 補陽還五湯을 사용하는데 黃芪를 중용하여 효과를 본다.

⑫ 消渴 증후에는 흔히 乏力, 口渴 등 氣津兩傷의 증상이 나타난다. 生黃芪는 補氣를 통해 生津작용을 한다. 그러므로 消渴 증후에도 흔히 선택되는 약물이다. 이 경우 單味를

사용하여도 효과가 있다. 그 예가 앞에서 서술한 黃芪膏이다. 內熱이 뚜렷하면 知母 生葛根 天花粉 生山藥 등 滋陰淸熱하는 약물을 배합하는데, 그 예가 玉液湯[醫學衷中參西錄]이다.

內熱이 뚜렷하지 않으면 生地黃 山茱萸 生山藥 生猪胰臟 등을 배합하는데, 그 예가 滋膵飮[醫學衷中參西錄]이다.

이 외에 또한 각종 癌腫으로 인한 氣虛 증상에도 사용한다. 單味를 사용하거나 혹은 女貞實 黨參 人蔘 山茱萸 등의 扶正약물을 배합하면 扶正祛邪하고 화학약물 및 방사선 치료의 부작용을 경감시키거나 혹은 제거하여 치료 효과를 높인다.

【用量·用法】 10~15g. 大劑에는 30~120g. 水煎服.

【使用注意】 이 약물은 溫昇으로 助火하여 補氣固表하므로 表實邪盛, 裏實積滯, 氣實胸滿, 陰虛陽亢, 上熱下冷, 肝旺多怒, 癰疽初起 혹은 潰後에 熱毒이 오히려 盛한 증후에는 사용하지 않는다

本草選錄 : [神農本草經] "主癰疽久敗瘡, 排膿止痛, 大風癩疾, 五痔, 鼠瘻. 補虛. 小兒百病."

[名醫別錄] "主婦人子臟風邪氣, 逐五臟間惡血, 補丈夫虛損, 五勞羸痩, 止渴, 腹痛泄利. 益氣, 利陰氣."

[藥性本草] "治發背, 內補, 主虛喘, 腎衰, 耳聾, 療寒熱."

[日華子本草] "助氣壯筋骨. 長肉補血, 破癥癖, 治瘰癧, 癭贅, 腸風, 血崩, 帶下, 赤白痢, 産前後一切病, 月候不均, 消渴, 痰嗽, 并治頭風熱毒, 赤目等."

[景岳全書] "生者微凉, 可治癰疽 ; 蜜炙性溫, 能補虛損."

[本草備要] "生用固表, 無汗能發, 有汗能止. 溫分肉, 實腠理, 瀉陰火, 解肌熱 ; 炙用補中, 益元氣, 溫三焦, 壯脾胃. 生血生肌, 氣能生血, 血充則肉長."

[本經逢原] "性雖溫補, 而能通調血脈, 流行經絡, 可無碍於壅滯也." "黃芪同人蔘則益氣, 同當歸則補血, 同白術, 防風則運脾濕, 同防已, 防風則祛風濕, 同桂枝·附子, 則治衛虛亡陽汗不止, 爲腠理開闔之總司."

[醫學衷中參西錄] "能補氣, 兼能升氣, 善治胸中大氣(卽宗氣) 下陷."

[方藥合編] "黃芪甘溫收汗表 托瘡生肌虛莫少"

【化學分析】 alkaloid로서 soyasapogenoside, astragaloside Ⅰ, Ⅱ, Ⅲ, daucosterol 등과 다당류로서 astraglanin Ⅰ, Ⅱ, Ⅲ 등, 당으로서 D-glucose, D-fructose, sucrose 등, flavonoide로서 formononetin, 7-hydroxy-4, -methoxyiso flavine, 7, 3,-dihydroxy-4,-methoxyisoflavone 등, 아미노산으로서 asparanide, canavamine, prolin, aminobutyric acid 등 21종류를 함유하고, 미량원소로서 Fe, Mn, Zn, Se, Si 등 14종류를 함유하며, 그 외 β-sitosterol, linoleic acid, linoleic acid, betaine, choline, pepsin 등을 함유한다.

【藥理硏究】 ① 유기체의 면역 기능을 증강한다. 黃芪는 망상 내피계통의 貪食 기능을 증가시킨다. 靈芝 黨參을 함께 사용하면 이러한 작용이 더욱 뚜렷하다. 정상적인 사람이 黃芪 탕제를 장복하면 혈중 IgM, IgE 및 cAMP가 뚜렷이 증가되고, 타액 SIaA가 뚜렷이 下降한다. 黃芪는 interferon 계통에 촉진작용을 한다. 黃芪 및 黃芪多糖은 동물의 비장내의

漿細胞를 增生하며, 항체의 합성을 촉진하고, 체액면역에 대하여 촉진작용이 있다. 黃芪는 면역기능을 증강할 뿐만 아니라 또한 쌍방향 조절작용이 있다.

黃芪는 일종의 면역 조절제이다. 黃芪의 補氣·扶正작용은 유기체 면역 기능을 조절하는 작용, 유기체의 질병에 길항하는 능력을 높이는 작용, 유기체 체내의 환경을 평형시키는 작용과 밀접한 관계가 있다.

② 유기체 대사를 촉진하는 작용을 한다. 黃芪의 탕제를 매일 마우스의 胃에 3주간 투여한 결과 마우스에 대하여 강장작용을 한다. 세포 배양에서 黃芪는 活細胞의 수를 뚜렷이 증가시키고 세포 생장을 왕성하게 하며 수명을 연장시킨다. 실험 연구에서 黃芪는 세포의 대사를 증강한다. 그 세포 대사에 영향을 주는 기능은 세포 내 cAMP 및 cGMP에 대한 조절을 통해 실현되는 것이다. 黃芪는 혈청과 간장 단백질의 更新 또한 단백질 대사를 촉진하는 작용을 하는데 이는 黃芪의 扶正 약리작용의 다른 중요한 일면일 것이다.

③ 黃芪 탕제 및 엑스는 실험동물(모르모트·토끼·개) 및 정상인에 대하여 모두 뚜렷한 이뇨작용을 한다.

④ 黃芪는 정상 심장에 그 수축작용을 강화하는 작용을 한다. 중독과 피로에 의해 쇠갈된 심장에 그 강심작용이 더욱 뚜렷하다. 100%의 黃芪注射液은 토끼 적출 심장의 수축을 강화하고 가속하는 작용을 한다.

⑤ 黃芪 탕제, 물 추출물, 알코올 추출물을 피하에 주사하거나 마취동물(개·고양이·토끼)의 정맥에 주사한 결과 모두 혈압을 낮춘다. 아울러 작용이 신속하고 지속 시간이 짧다. 강압작용은 말초혈관을 직접 확장하는 데 있다. 강압의 주요성분은 γ-aminobutyric acid이다.

이 외에도 黃芪는 마우스의 급성 사염화탄소 중독 간염에 대하여 간장을 보호하고 肝糖原을 감소하는 작용을 한다. 100%의 黃芪注射液은 흰쥐 적출 자궁에 대하여 흥분과 수축작용을 한다. 다종 세균에 대해서도 체외에서 일정한 억제작용을 한다. 탕제는 적출 토끼 腸을 억제한다. 黃芪多糖은 광범위한 생물 활성이 있어 면역기능을 증강하는 것으로 항암작용을 한다. 黃芪注射液은 시험관 내에서 닭 胚股骨의 생장을 촉진한다.

백출 白朮[KP]

Atractylodis Rhizoma Alba
Atractylodes rhizome white

【出 典】神農本草經

【異 名】山薊·朮·山芥·天薊·山薑

【起 原】국화과(Compositae) 삽주 *Atractylodes japonica* Koidz. 또는 큰꽃삽주 *Atractylodes macrocephala* Koidz.의 뿌리줄기로서 그대로 또는 주피를 제거한 것이다.*

【採 取】霜降부터 立冬 사이에 캐어 莖葉을 제거하고 曬乾한 후 잔뿌리를 제거한다.

【性 狀】① 삽주 : 이 약은 뿌리줄기로 주피를 제거한 것은 고르지 않은 덩어리 또는 일정하지 않게 구부러진 원주상의 모양을 하고 길이 3~8㎝, 지름 2~3㎝이다. 바깥 면은 연한 회황색~연한 황백색이고 군데군데 회갈색을 띠고 있다. 주피가 붙어 있는 것은 바깥 면이 흑갈색이고 때로 매듭 모양으로 튀어나와 있으며 거친 주름이 있다. 잘 꺾이지 않으며 꺾인 면은 섬유성이다. 이 약은 특유한 냄새가 있고 맛은 약간 쓰다.

② 백출(白朮) : 이 약은 뿌리줄기로 불규칙하게 비대한 덩이 모양이고 길이 3~13㎝, 지름 1.5~7㎝이다. 바깥 면은 회황색 또는 회갈색이고 컵 모양의 작은 돌기가 있다. 또한 중간중간 끊어진 세로 주름과 패인 무늬가 있으며 뿌리털이 붙었던 자국이 있다. 위쪽 끝에는 줄기의 그루터기와 싹이 붙었던 자국이 남아 있다. 질은 단단하며 쉽게 꺾기 어렵다. 꺾인 면은 평탄하지 않고 황백색~연한 갈색을 띠며 황갈색의 유실이 점 모양으로 흩어져 있다. 불에 말린 것은 자른 면이 각질이고 색은 비교적 진하며 빈틈이 있다. 이 약은 특유한 냄새가 있고 맛은 달고 약간 매우며 씹으면 점성을 띤다.

【產 地】白朮은 우리나라의 中·北部지역의 고산지대에 분포하고, 白朮은 中國의 浙江, 湖北, 湖南, 江西, 福建 지역에서 주로 재배되고 있다.

【炮 製】① 白 朮 : 잡질을 제거하고 깨끗이 씻어 축인 후 厚片으로 썰어 건조한다.

② 土炒白朮 : 伏龍肝을 炒製 용기에 넣고 中火로 炒한 후 白朮片을 넣고 焦黃色이 될 정도로 炒하여 放冷한다(白朮片 100kg당 伏龍肝 25kg).

③ 麩炒白朮 : 麥麩를 炒製 용기에 넣고 中火로 연기가 날 정도로 炒한 후 白朮片을 넣고 黃色이 될 정도로 炒하여 放冷한다(白朮片 100kg당 麥麩 10kg).

【性味·歸經】味는 苦·甘하고 性은 溫하며, 脾·胃經에 작용한다.

效 能	主 治
補氣健脾·燥濕利水	脾胃氣虛證, 水腫證, 痰飮證
止 汗	氣虛自汗
安 胎	胎動不安證

이 약물의 性味는 甘苦·溫하며, 甘·溫으로 脾胃를 補하고, 苦·溫으로 燥濕하여 脾胃에 작용하여 補脾益氣·燥濕利水하는 효능이 있다. 補氣作用이 비교적 약하나 溫燥의 性이 강하여 능히 脾陽을 補하여 준다. 脾는 運化를 統司하여 燥한 것을 선호하고 濕한 것을 혐오하므로 脾陽을 得하여 運化하면 능히 昇하여 健運한다. 그러나 脾陽의 不振으로 運化가 失職되면 水濕이 化하지 못하여 痞滿, 泄瀉, 痰飮, 水腫 등의 증후를 야기시키는데 이러한 모든 증상에 白朮을 응용한다.

* CP : 白朮(Baizhu) ATRACTYLODIS MACROCEPHALAE RHIZOMA
菊科 植物 白朮 *Atractylodes macrocephala* Koidz.의 根莖。

또한 脾氣가 健運하게 되면 水濕이 스스로 化濕하여 肌表가 堅固하게 되므로 固表止汗의 효능이 있으며, 妊娠 중의 下肢浮腫, 胎動不安에 응용하는데 이는 健脾·補氣의 효능을 취한 것이다. 그러나 白朮은 性이 溫燥에 치우쳐 능히 陰液을 耗傷하므로 中虛有濕의 증후에 적당하며, 陰虛內熱이나 혹은 口唇乾燥, 津液 부족인 증후에는 사용하지 않는다.

이 약물을 임상에서 燥濕利水에는 生用하고, 補脾止瀉에는 炒用한다. 白朮과 蒼朮은 비록 脾胃의 요약으로서 健脾燥濕의 효능이 있으나, 蒼朮은 性味가 辛하고 燥烈하여 燥濕運脾의 主가 되며 능히 發汗하고, 白朮은 味가 甘하면서 완화하여 補脾益氣가 主가 되고 아울러 止汗하므로, 脾胃虛弱의 병증에는 白朮을 주로 사용하고, 濕盛實證에는 蒼朮을 사용하며, 脾虛濕盛에 補運을 兼施하려면 白朮과 蒼朮을 병용한다.

【臨床應用】 ① 脾胃의 氣가 虛하면 運化失常으로 氣短倦怠, 面色萎黃, 納少便溏 또는 설사 등의 증상이 나타난다. 이 약물은 脾·胃經에 작용하여 양호한 補氣健脾의 효능이 있다. [本草綱目]에는 白朮膏[千金方]를 인용하였는데, 이 方은 이 약물을 單味로 水煎服하여 위의 증상을 치료한다.

健脾益氣하는 白茯苓 甘草를 가하면 四君子湯[和劑局方]이 된다. 이는 補氣健脾하는 기본 처방이며 무릇 脾虛氣弱으로 초래되는 모든 증상의 치료에 이 처방을 가감하여 사용한다.

脾胃虛弱에 食積氣滯를 겸한 증후에는 枳實 등 消食導滯·行氣除滿의 약물을 배합하여 사용하는데, 그 예가 枳朮丸[內外傷辨惑論]이다.

脾虛에 寒을 겸한 腹痛의 증후에는 乾薑 人蔘 炙甘草 등을 배합하는데, 그 예가 理中丸[傷寒論]이다.

이 약물은 補氣健脾하는 외에도 또한 苦味로 燥濕利水에 작용한다. 脾虛로 인한 水濕停滯로 나타나는 모든 증후에 특히 적합하다. [本草綱目]에서 [簡便單方]을 인용하여 이 약물과 車前子를 等分하여 볶아서 가루 내어 백탕으로 복용하면 濕瀉, 暑瀉를 치료한다고 하였다. 蔘苓白朮散[和劑局方]은 人蔘 茯苓 薏苡仁 砂仁 등을 배합한 方劑이며 脾胃氣虛에 濕邪를 겸한 증후를 치료한다.

脾虛濕注, 帶下淸稀의 증후에는 흔히 山藥 蒼朮 車前子 등을 배합하는데, 그 예가 完帶湯[傅靑主女科]이다.

② 脾氣가 虛하면 水濕不運으로 인해 水腫이 발생하는데 이 약물은 補氣健脾한다. 脾氣가 健運하면 水濕이 생기지 않고 또한 燥濕利水하며 이미 체내에 체류한 水濕邪氣를 제거한다. 그러므로 水腫을 치료하는 좋은 약물이다. 茯苓 豬苓 澤瀉 등 利水滲濕하는 약물과 배합하여 水腫 증후를 치료하는데, 그 예가 四苓散[丹溪心法]이다.

脾陽虛를 겸한 증후에는 위 처방에 桂枝를 가한다. 그 예가 五苓散[傷寒論]이며, 이 方은 通陽溫脾·利水消腫의 효능이 있다.

脾腎陽虛로 인한 증후에는 附子 茯苓 生薑을 배합하는데, 그 예가 溫腎助陽·利水消腫의 효능이 있는 眞武湯[傷寒論]이다.

③ 脾虛로 인한 水濕內停 역시 痰飮 증후를 야기시킨다. 증상으로는 眩暈, 心悸, 咳痰淸稀 등의 증후가 나타나는데 이 약물은 補氣健脾할 뿐만 아니라 또한 燥濕利水한다. 健脾하면 수습이 제거되고 痰飮이 제거된다. 그러므로 痰飮 치료에도 이 약물을 적용하는데 桂枝 茯苓 甘草 등을 배합한다. 그 예가 苓桂朮甘湯[傷寒論]이다.

脾濕生痰에 肝風內動이 겸한 증후에는 半夏 天麻 茯苓 橘皮 등 化痰息風 약물을 배합하는데, 그 예가 半夏白朮天麻湯[醫學心悟]이다.

④ 脾氣虛로 인해 衛表不固하면 自汗증상이 나타난다. 이 약물은 補氣健脾를 통해 固表止汗하는 효능이 있으므로 [備急千金要方]의 方에서는 白朮을 가루 내어 복용하여 自汗不止를 치료한다.

임상에서는 黃芪 防風을 배합하는데, 그 예가 益氣固表·止汗禦風의 효능이 있는 玉屛風散[丹溪心法]이다.

白朮은 비록 甘溫으로 益氣·固表止汗하나 주로 表虛自汗에 사용한다. 그러나 적당한 배합 응용을 거치면 陰虛盜汗에도 사용할 수 있다. 石斛 生牡蠣 五味子 등을 배합하여 사용한다.

⑤ 妊娠으로 인해 脾虛氣弱으로 胎動不安 증상이 나타난다. 이 약물은 補氣健脾하는데 脾健氣旺으로 태아가 滋養을 받아 스스로 안정한다. 그러므로 이 약물은 또한 安胎의 효능이 있다. 氣虛에 內熱을 겸한 증후에는 黃芩을 배합하는데, 그 예가 淸熱益氣安胎하는 安胎丸[婦科玉尺]이다.

腎虛胎元不固의 증후에는 桑寄生 杜仲 川斷 阿膠 등을 배합하여 補腎補胎의 효능을 증강시킨다.

氣滯를 겸했을 증후에는 蘇梗 砂仁 陳皮 등 理氣安胎의 약물을 배합하고, 血虛에 의한 心悸心慌인 증후에는 熟地黃 當歸 白芍藥 등의 補血약물을 배합하며, 氣虛 증상이 심한 증후에는 人蔘 茯苓 黃芪 등 補氣하는 약물을 가하고, 胎漏를 겸한 증후에는 苧麻根 阿膠 艾葉 등 固胎止血하는 약물을 배합한다.

이 외에도 최근에는 임상을 통해 生白朮을 重用하면 運脾潤燥·通便의 효능이 있다는 것이 검증되었는데, 單味를 煎服하면 즉시 효과를 본다. 滋陰하는 生地黃, 昇陽하는 升麻와 배합하면 그 효력이 더욱 강해진다.

【用量·用法】 4~12g. 通便에는 60~120g. 水煎服.

【使用注意】 이 약물은 燥濕으로 인해 傷陰하므로 中焦에 濕邪가 있는 증후에만 사용하고, 陰虛內熱, 津液燥渴에는 忌한다.

本草選錄：[神農本草經] "主風寒濕痺, 死肌, 痙疸, 止汗, 除熱消食."

[名醫別錄] "主大風在身面, 風眩頭痛, 目淚出, 消痰水, 逐皮間風水結腫, 除心下急滿 及霍亂吐下不止, 利腰臍間血, 益津液, 暖胃消穀, 嗜食."

[藥性本草] "主大風痺, 多年氣痢, 心腹脹痛, 破消宿食, 開胃, 去痰涎, 除寒熱, 止下泄. 主面

光悅, 駐顔去䵟."

[日華子本草] "治水氣, 利小便, 止反胃嘔逆, 及筋骨弱軟, 痃癖氣塊, 婦人冷, 癥瘕, 溫疾, 山嵐瘴氣, 除煩, 長肌."

[本草求眞] "白朮味苦而甘, 旣能燥濕實脾, 復能緩脾生津, 且其性最溫, 服則能以健食消穀, 爲脾臟補氣第一要藥也."

[方藥合編] "白朮甘溫健脾胃 止瀉除濕兼痰痞"

【化學分析】 백출은 精油 약 1.5~3.0%를 함유하고, 그 주성분으로는 atractylon, atra-ctylol, atractylenolide Ⅰ, Ⅱ, Ⅲ, 8-β-ethoxy atractylenolide 등 및 vitamin A를 함유한다.

【藥理硏究】 ① 보익강장작용을 한다. 예를 들면 마우스 체중을 증가시키고 遊泳 능력을 증가시킨다. 또 망상내피계통의 貪食 기능을 증가시키고, 세포면역 기능을 촉진시키며 아울러 혈청 IgG를 뚜렷이 높이고 백혈구를 증강시키며 保肝작용을 한다. 또한 小腸 단백질의 합성을 뚜렷이 촉진한다.

② 백출 탕제가 적출 토끼 장관의 활동에 미치는 영향에 대해 실험한 결과 그 작용이 腸管의 기능 상태와 관계가 있음이 밝혀졌다. 장관이 흥분 상태에 있을 때에는 억제작용을 하고, 억제 상태에 있을 때는 흥분작용을 한다. 이러한 이중 조절작용은 植物神經계통과 관계된다. 이는 白朮이 소화기능 문란으로 생기는 脾虛泄瀉나 便秘에 모두 치료작용이 있다는 실험 근거에 의한 것이다. 어떤 보도에 의하면 白朮은 궤양에 길항한다고 한다. 또한 마우스에 白朮 탕제를 경구 투여하면 肝臟을 보호한다.

③ 실험에 의하면 백출 탕제와 알코올 추출물은 모두 응혈에 길항하고, 또한 혈관확장 작용을 한다.

④ 白朮은 이뇨작용과 강혈당작용을 한다. 그러나 보고 결과가 일치하지 않는다. 白朮은 일정한 항종양작용을 한다.

산약 山藥[KP]

Dioscoreae Rhizoma
Dioscorea rhizome

【出 典】 神農本草經

【異 名】 懷山藥・淮山藥・署預・山芋・山蕷・薯蕷

【起 原】 마과(Dioscoreaceae) 마 *Dioscorea batatas* Decaisne 또는 참마 *Dioscorea japonica* Thunberg의 주피를 제거한 뿌리줄기(담근체)로서 그대로 또는 쪄서 말린 것이다.*

【採 取】 11~12월경에 莖葉이 시들어 말랐을 때 캐어 根頭를 제거하고 깨끗이 씻은 후 竹刀로 外皮를 벗기어내고 曬乾 또는 烘乾한다.

* CP : 山藥(Shanyao) DIOSCOREAE RHIZOMA
薯蕷科 植物 薯蕷 *Dioscorea opposita* Thunb.의 根莖。

【性 狀】이 약은 뿌리줄기로 원주형 또는 고르지 않은 원주형이다. 길이 5~15㎝, 지름 10~40㎜이며 때로 가로나 세로로 자른 것도 있다. 바깥 면은 유백색~황색을 띤 흰색이다. 꺾인 면은 평탄하고 가루성 또는 각질이며 유백색이다. 질은 단단하며 꺾어지기 쉽다. 이 약은 거의 냄새와 맛이 없다.

【產 地】우리나라 전국에 분포하거나 또는 재배한다. 中國의 山野에 자생하고, 河南이 主產地로 되어 있으나 현재는 각 지역에서 재배한다.

【炮 製】① 山 藥 : 잡질을 제거하고 大小를 나눈 후 깨끗이 씻어 밀폐하여 축인 후, 厚片으로 썰어 건조한다.

② 麩炒山藥 : 炒製 용기를 中火로 가열하고 麥麩를 넣어 煙氣가 날 때 山藥片을 넣고 연한 황색이 될 정도로 炒하여 체로 쳐서 麥麩를 제거하고 放冷한다(山藥片 100㎏당 麥麩 10㎏).

【性味 · 歸經】味는 甘하고 性은 平하며, 脾 · 肺 · 腎經에 작용한다.

效 能	主 治
益氣養陰 · 補脾肺腎	脾胃虛弱證, 肺虛證, 消渴證, 腎陰虛證

이 약물의 性味는 甘 · 平으로 작용이 온화하고 寒하지도 熱하지도 않아 능히 補氣하며 또한 養陰하여 補하되 滯하지 않고 滋하되 膩滯하지 않아 脾胃를 平補하는 要藥이다. 그러므로 脾陽이 虛하거나 脾陰이 虛한 것을 막론하고 모두 응용한다.

또한 肺 · 腎을 補益하고 收澀하는 효능을 겸하고 있어, 固腎澀精, 脾虛泄瀉 및 肺虛喘咳, 腎虛遺精, 帶下, 尿頻 및 消渴 등의 병증 모두에 적용한다.

이 약물은 性이 비교적 和平하므로 用量을 많이 사용해야 하며, 補陰에는 生用하고, 健脾止瀉에는 炒用한다.

【臨床應用】① 脾氣가 虛弱하면 運化가 無力해져 倦怠乏力, 食少便溏 혹은 설사 등의 증후가 나타난다. 이 약물은 味甘으로 脾經에 작용하여 脾의 氣陰을 補益하고 또한 性이 澀하여 腹瀉를 완화하므로 脾虛로 인한 便溏 혹은 泄瀉 등의 증후를 치료한다. 單味를 研末하여 대량을 사용하여도 좋고, 대개는 複方으로 치료 효과를 높인다.

山芋丸[聖濟總錄]은 人蔘 白朮을 배합하여 脾虛食少乏力을 치료하고, 蔘苓白朮散[和劑局方]은 人蔘 茯苓 白朮 薏苡仁 등을 배합하여 脾虛 혹은 濕邪를 겸하여 초래되는 便溏이나 泄瀉를 치료한다.

脾胃虛弱에 食積을 겸했을 경우에는 주로 炒麥芽 炒神麯 鷄內金 등 消積導滯하는 약물을 배합한다.

氣滯의 증후에는 枳實 陳皮 砂仁 등 行氣調中하는 약물을 배합한다.

또한 胃陰不足으로 인한 증후에는 麥門冬 石斛 玉竹 등 滋陰益胃의 약물을 배합한다.

脾虛濕注로 인한 帶下를 치료한다. 이 약물은 補氣健脾할 뿐만 아니라 또한 澀性을 겸했으므로 益腎한다. 따라서 부인의 帶下증상을 치료한다.

帶下가 赤白인 증후에는 대체로 海螵蛸 生龍骨 生牡蠣 茜草根 등을 배합하는데, 그 예가 清帶湯[醫學衷中參西錄]이다.

脾虛濕熱로 인해 帶下가 黃色을 띠고 粘稠하며 腥臭가 있는 증후에는 대체로 黃柏 車前子 堅實 白果 등을 배합하는데, 그 예가 易黃湯[傅青主女科]이다.

脾虛帶下에 肝鬱을 겸한 증후에는 白朮 蒼朮 人蔘 柴胡 白芍藥 등을 배합하는데, 그 예가 完帶湯[傅青主女科]이다.

腎虛不固인 증후에는 山茱肉 菟絲子 沙苑子 등 補腎固澀하는 약물을 배합한다.

② 肺는 氣를 주관하고 喜潤惡燥한다. 肺氣肺陰이 부족하면 虛勞乏力, 咳喘少氣, 無痰 혹은 痰少粘稠 등의 증후가 나타난다. 이 약물은 味甘 性平으로 肺에 작용하여 補肺氣·益肺陰한다. 그러므로 상술한 모든 증후에 사용한다.

資生湯[醫學衷中參西錄]은 玄參 白朮 鷄內金 牛蒡子를 배합하여 조성된 方劑이다. 열이 심하면 生地黃을 가하여 勞瘵羸弱, 食少喘咳, 身熱脈虛의 병증을 치료한다.

脾肺陰損으로 인한 食少, 虛熱, 勞嗽 병증에는 珠玉二寶粥[醫學衷中參西錄]을 사용하는데, 이 방은 薏苡仁 柿餅霜을 배합한 것이다. 腎虛不納氣를 겸했을 경우에는 熟地黃 山茱肉 등을 배합하는데, 그 예가 薯蕷納氣湯[醫學衷中參西錄]이다.

③ 消渴 병증은 陰虛內熱 혹은 氣陰兩虛로 인해 발생한다. 이 약물은 益氣養陰하고 性이 平하며, 燥熱하지 않으므로 消渴을 치료하는 좋은 약물이다. 單味를 대량 취하여 水煎服한다. 益氣養陰·生津止渴하는 生黃芪 知母 生葛根 등을 배합하면 약의 효력을 높이는데, 그 예가 玉液湯[醫學衷中參西錄]이다. 內熱이 심할 경우에는 生石膏 麥門冬 天花粉 등을 배합한다.

④ 이 약물은 腎에 작용하여 益腎陰한다. 또한 澀味를 겸했으므로 腎陰虛로 인한 腰膝酸軟, 頭目眩暈, 燥熱盜汗 등의 증후에 熟地黃 山茱肉으로 보좌하고 아울러 丹皮 澤瀉 茯苓 등을 배합하는데, 그 예가 六味地黃丸[小兒藥證直訣]이다.

腎이 虛하면 下元不固가 초래되고 遺精早泄, 小便頻數, 遺尿 등의 증상이 나타난다. 이 약물은 益腎하는 동시에 固澀하므로 상술한 증상에 사용한다. 그러나 약효가 비교적 약하므로 기타 약물과 배합하여 약효를 높인다. 그 예가 金鎖玉關丸[校註婦人良方]인 데, 이 方은 益智 烏藥 등을 배합하여 조성된 방제이며 下元虛寒의 小便頻數 혹은 小兒遺尿를 치료한다.

이 외에도 약간의 山藥을 기와 위에 놓고 갈아서 泥狀이 되면 환부에 바른다. 이 처방은 凍傷의 치료에 효과가 있다.

【用量·用法】 15~30g. 大量 60~250g. 水煎服. 研末呑服에는 1회 6~10g.

【使用注意】 이 약물은 養陰하고 또한 능히 助濕하므로 濕盛中滿이나 積滯의 증후에 忌한다.

本草選錄 : [神農本草經] "主傷中, 補虛, 除寒熱邪氣, 補中益氣力, 長肌肉. 久服耳目聰明."

[名醫別錄] "主治頭面游風, 風頭眼眩, 下氣, 止腰痛, 補虛勞羸瘦, 充五藏, 除煩熱, 强陰."

[藥性本草] "補五勞七傷, 去冷風, 止腰疼, 鎭心神, 安魂魄, 開通心孔, 補心氣不足, 患人體虛羸, 加而用之."

[日華子本草] "助五藏, 强筋骨, 長志安神, 主泄精健忘."

[景岳全書] "所以能健脾補虛, 澀精固腎, 治諸虛百損, 療五勞七傷."

[本草求眞] "氣雖溫而却平, 爲補脾肺之陰. 是以能潤皮毛, 長肌肉. 不似黃芪性溫能補肺陽, 白朮苦燥能補脾陽也. 且其性澀, 能治遺精不禁. 味甘兼鹹, 又能益腎强陰, 故六味地黃丸用此以佐地黃."

[神農本草經讀] "生搗最多津液而稠粘, 能補腎塡精, 精足則陰强, 目明耳聰."

[醫學衷中參西錄] "色白入肺, 味甘歸脾, 液濃益腎. 能滋潤血脉, 固攝氣化, 寧嗽定喘, 强志育神, 性平可以常服多服."

[方藥合編] "薯蕷甘溫善補中 理脾止瀉益腎功"

【化學分析】 saponin으로서 diosgenin, 아미노산으로서 phenylalanine, valine, leucine, lysine, 3, 4-dihydroxyphenyethylamine 등과 당류로서glucose, fructose, sucrose 등, 또한 점액질, 점액 중에는 mannan, phytic acid 등이 함유되고 그 외 choline, 전분(약 16%), 당단백질, d-abscisin Ⅱ, vitamin C, allantoun, diastase, amylase 등을 함유한다.

【藥理硏究】 일정한 영양 가치가 있어 전분류 식물의 소화를 돕는다.

백편두 白扁豆[KP]

Dolichoris Semen
Dolichos seed

【出 典】 名醫別錄

【異 名】 藊豆 · 南扁豆 · 扁豆

【起 原】 콩과(Leguminosae) 편두(扁豆) *Dolichos lablab* Linné의 잘 익은 씨이다.*

【採 取】 가을에 성숙한 白色의 종자를 取하여 曬乾한다.

【性 狀】 이 약은 씨로 납작한 타원형~납작한 난원형이며, 길이 8~12㎜, 너비 6~9㎜, 두께 4~7㎜이다. 바깥 면은 황백색이고 평활하며 광택이 있고 한쪽 가장자리에는 눈썹 모양으로 융기된 백색의 종침(種枕)이 있다. 질은 단단하다. 씨껍질은 얇고 각질로 되어 있으며 내부에는 떡잎이 2개 있고 두터우며 황백색이다. 이 약은 특유한 냄새가 나고 맛은 담담하며 씹으면 콩 비린내가 난다.

【產 地】 우리나라 전국에서 재배한다. 中國의 湖南, 安徽 河南 및 四川, 蘇江이 주산지이다.

【炮 製】 ① 白扁豆 : 잡질을 제거한다. 사용할 때 찧어서 사용한다.

* CP : 白扁豆(Baibiandou) LABLAB SEMEN ALBUM
豆科 植物 扁豆 *Dolichos lablab* L.의 成熟種子。

② 炒白扁豆 : 扁豆 혹은 扁豆仁을 炒製 용기에 넣고 文火로 연한 황색이 되도록 炒하여 放冷한다.

【性味 · 歸經】 味는 甘하고 性은 微溫하며, 脾 · 胃經에 작용한다.

效 能	主 治
健脾化濕	脾虛有濕의 食少便溏, 暑濕으로 인한 吐瀉, 煩渴

이 약물의 性味는 甘 · 溫으로 脾를 補하되 滋膩하지 않으며, 芳香化濕하되 燥烈하지 않고 健脾止瀉 · 消暑化濕 · 止帶작용을 한다. 그러므로 脾虛로 濕邪가 停滯되어 발생하는 泄瀉나 婦女의 帶下 및 暑濕의 內壅으로 인한 吐瀉 등의 병증에 적용한다. 大病 후의 體虛에 처음 補劑를 투여할 경우 먼저 이 약물을 응용하는 것은 正氣를 調養하고 壅滯飽悶의 弊가 없기 때문이다. 暑邪挾濕에는 生으로 사용하고, 健脾化濕에는 炒用한다.

【臨床應用】 ① 脾虛胃弱, 濕濁停滯하면 體倦乏力, 少食便溏, 泄瀉 등의 증후가 수반된다. 이 약물의 性味는 甘 · 微溫으로 脾胃에 작용하여 健脾하고 氣가 淸香하므로 化濕和中한다. 그러므로 脾虛有濕으로 인한 모든 증후를 치료한다. 人蔘(혹은 黨參) 白朮 茯苓 薏苡仁 등을 배합하여 健脾祛濕의 약효를 강화하는데, 그 예가 蔘苓白朮散[和劑局方]이다.

이 약물은 약효가 온화하여 補脾하면서도 滯膩하지 않고 化濕하면서도 溫燥하지 않아 병후 體虛胃弱으로 인한 食慾不振의 輕證에 보좌하는데 특히 적합하다. 太子參 炒山藥 穀芽 등을 배합하여 약효를 증강한다.

부인이 脾虛濕濁의 下注로 인한 帶下過多, 體倦乏力 등의 증후에 이 약물은 健脾化濕 작용을 하므로 脾健하면 濕濁이 생기지 않고, 濕이 제거되며 帶下가 멎는다. 따라서 임상에서 이 약물 單味를 炒하여 가루 내어 미음으로 1회 6g씩 冲服하면 부인의 赤白帶下를 치료한다.

② 暑濕이 많이 뒤섞이는 여름철에 暑濕傷中으로 脾胃不和하면 嘔吐, 泄瀉 등의 증상이 나타난다. 이 약물은 健脾 · 化濕 · 和中하면서도 溫燥하지 않는데, 健脾하면 濕化하여 暑濕을 제거하는데 유리하다. 그러므로 『消暑』의 효능이 있다.

[備急千金要方]은 이 약물의 單味를 水煎服으로 暑濕吐瀉를 치료한다고 하였다. 香薷 厚朴 등 祛暑化濕의 약물을 배합하면 그 효과가 더욱 좋은 데, 그 예가 香薷散[和劑局方]이다.

③ 이 약물은 甘味로 해독한다. 酒毒에는 葛根 白荳蔻 砂仁 등을 배합하여 해독한다. [永類鈐方]에서는 砒霜毒에 白扁豆 單味를 갈아 물에 타서 그 즙을 마신다고 하였으며, 河豚魚毒에는 蘆根을 배합한다. [常見驗方研究參考資料]에서는 輕粉이나 鳥肉을 먹어 중독되었을 경우에는 白扁豆 單味를 사용하여 해독한다고 하였다.

이 외에도 [葛洪肘後備急方]에서는 扁豆를 짓찧어 환부에 바르면 惡瘡連痂의 痒痛을 치료한다고 하였다.

【用量·用法】10~30g. 水煎服. 丸劑에는 8~16g. 淸養胃에는 生用하고, 健脾止瀉에는 炒用한다.

【使用注意】傷寒寒熱과 外邪가 盛한 경우에는 忌한다.

本草選錄 : [名醫別錄] 味甘, 微溫. "主和中, 下氣."

[藥性本草] "主解一切草木毒, 生嚼及煎湯服."

[日華子本草] 平, 無毒. "補五臟."

[本草圖經] "行風氣, 治女子帶下, 解酒毒, 河豚魚毒."

[本草綱目] "硬殼白扁豆, 其子充實, 白而微黃, 其氣腥黃, 其氣腥香, 其性溫平, 得乎中和, 脾之穀也. 入太陰氣分, 通利三焦, 能化淸降濁, 故專治中宮之病, 消暑除濕而解毒也."

[景岳全書] "味甘, 氣溫. 炒香用之, 補脾胃氣虛, 和嘔吐霍亂, 解河豚酒毒, 止瀉痢溫中, 亦能淸暑治消渴. 欲用輕淸緩補者, 此爲最當."

[方藥合編] "扁豆微凉酒毒却 下氣和中轉筋霍"

【化學分析】種子에는 단백질, 지방, 炭水化物, 燐, 鐵, phytin, pantothen酸, 赤血球凝集素 A, B를 함유한다.

【藥理硏究】扁豆에 함유된 식물 혈구 凝集素 A는 물에 용해되지 않고 트립신활성에 길항하지 않는다. 예를 들면 사료에 섞어 흰쥐에 사육한 결과 생장을 억제하고 심지어 肝臟의 區域性 괴사를 일으킨다. 가열한 후에는 독성작용이 크게 약해진다. 그러므로 凝集素 A는 粗製 扁豆粉 중의 부분적 유독성분이다. 凝集素 B는 물에 용해되는데 트립신의 활성에 길항하는 작용을 한다.

감초 甘草[KP]

Glycyrrhizae Radix et Rhizoma
Licorice

【出 典】神農本草經

【異 名】國老·美草·蜜甘·甛草

【起 原】콩과(Leguminosae) 감초 *Glycyrrhiza uralensis* Fischer, 광과감초(光果甘草) *Glycyrrhiza glabra* Linné, 창과감초(脹果甘草) *Glycyrrhiza inflata* Batal. 또는 *Glycyrrhiza korshinskyi* Grig.의 뿌리 및 뿌리줄기로서 그대로 또는 주피를 제거한 것이다.*

【採 取】봄과 가을에 캐어 根을 제거하고 曬乾한다. 봄에 캔 것이 좋다.

【性 狀】① 감초 : 이 약은 뿌리 및 뿌리줄기로 뿌리는 원주형이며 길이 25~100㎝, 지름 5~35㎜이다. 바깥 면은 적갈색 또는 회갈색이고 성글거나 촘촘하여 일정치 않으며 세로무늬, 패인 무늬, 피목 및 뿌리털 자국이 뚜렷하다. 질은 단단하고 자른 면은 섬유성이며 황백색이고 가루가 많이 나며 형성층의 고리가 뚜렷하다. 또한 수선은 방사상이고

* CP : 甘草(Gancao) GLYCYRRHIZAE RADIX ET RHIZOMA
豆科 植物 甘草 *Glycyrrhiza uralensis* Fisch., 脹果甘草 *Glycyrrhiza inflata* Bat. 또는 光果甘草 *Glycyrrhiza glabra* L.의 根과 根莖。

빈틈이 있을 때가 있다. 뿌리줄기는 원주형이고 표면에는 싹이 있었던 자국이 있으며 자른 면의 가운데에는 수가 있다. 이 약은 약간 특유한 냄새가 있고 맛은 달다.

② 광과감초(光果甘草) : 이 약은 뿌리 및 뿌리줄기로 질이 비교적 견실하고 때로 가지가 갈라져있다. 바깥 껍질은 거칠지 않으며 대부분은 회갈색이고 피목은 가늘면서 뚜렷하지 않다.

③ 창과감초(脹果甘草) : 이 약은 뿌리 및 뿌리줄기로 목질부는 굵고 단단하며 때로 가지가 갈라져 있다. 바깥 껍질은 거칠며 대부분은 회갈색이다. 질은 질기고 단단하며 목질섬유가 많고 가루 성향은 적다. 뿌리줄기에는 막눈(不定芽)이 많고 굵다.

【産 地】 주로 內蒙古와 甘肅省이 주산지이고, 다음은 陝西, 山西, 遼寧, 吉林, 黑龍江, 河北, 青海, 新疆 등지에서 生産되는데, 그중에서도 內蒙古産이 가장 좋다.

【炮 製】 ① 甘 草 : 잡질을 제거하고 깨끗이 씻어 축인 후 厚片으로 썰어 건조한다.

② 炙甘草(蜜甘草) : 煉蜜을 끓인 물에 희석하고 甘草片과 고루 섞어 炒製 용기에 넣고 文火에 짙은 黃色이 될 정도로 炒하여 放冷한다(甘草片 100kg당 煉蜜 25kg).

【性味 · 歸經】 味는 甘하고 性은 平하며, 心 · 肺 · 脾 · 胃經에 작용한다.

效 能	主 治
補脾益氣	脾胃虛弱證, 心虛動悸, 脈結代證. 臟躁證
潤肺止咳	모든 咳喘병증
緩急止痛	脘腹 혹은 四肢攣急疼痛
清熱解毒	癰疽瘡腫, 咽喉腫痛, 食物 藥物 및 農藥中毒, 緩和藥性, 調和百藥

이 약물의 性味는 甘 · 平한데 蜜炙하면 性이 微溫으로 轉化하여 甘 · 溫으로 補脾益氣 · 潤肺止咳에 작용하여 脾胃虛弱과 肺虛喘咳의 병증을 치료하고, 生用하면 性이 平하여 解毒하는 효능이 있어 瘡瘍腫毒과 咽喉腫痛을 치료하며, 甘草의 甘緩한 性味는 또한 緩急止痛하는 효능이 있어 脘腹이나 四肢攣急疼痛을 치료한다. 또한 모든 약물을 조화하는 효능이 있어 熱藥과 같이 사용하면 그 熱性을 완화시키고, 寒藥과 같이 쓰면 그 寒性을 완화시키며, 또한 補藥과 사용하면 驟補하지 않게 하고, 瀉藥과 배합하면 駿速을 완화시키며, 藥性이 다른 약물을 조화시켜 毒性을 교정한다.

이와 같이 이 약물은 응용범위가 광범하여 十二經을 通行하는 약물로 指稱하기도 한다. 일반적으로 이 약물은 方劑에서 輔助의 약물로 응용하며 生用하면 性이 涼하여 淸熱解毒하고, 蜜炙하면 性이 溫하여 補中益氣에 작용하므로, 清瀉에는 生用하고, 補益에는 炙用한다.

【臨床應用】 ① 이 약물은 脾胃氣虛로 인한 短氣倦怠, 四肢無力, 食少便溏 등의 증후에 사용된다. 이 약물은 味甘으로 脾 · 胃經에 작용하고, 蜜炙하면 補脾益氣하는 효능이 있으므로 脾胃氣虛 증후에는 人蔘 白朮 茯苓을 배합하여 補脾益氣의 작용을 증강하는데, 그 예가 四君子湯[和劑局方]이다.

② 心氣心血의 부족으로 인한 脈律不整, 心悸怔忡 등의 증후에 대하여 이 약물은 甘味로 心經에 작용하여 益氣한다. [本草綱目]에는 [傷寒類要]를 인용하여 甘草를 單味로 물에 달여 傷寒의 心悸, 脈結代를 치료한다고 하였다. 임상에서는 蜜炙하여 補益의 힘을 증강시키기도 하고 또한 人蔘 生地黃 阿膠 桂枝 등을 배합하여 益氣復脈·滋陰養血의 작용을 하게 하는데, 그 예가 炙甘草湯[傷寒論]이다.

③ 臟躁證은 대체로 心虛와 肝鬱로 인해 야기되며, 흔히는 神志失常의 많은 증상이 나타난다. 이 약물은 益氣養心하며 또한 和中緩急한다. 그러므로 흔히 이 약물을 主藥으로 하고 養心寧神하는 小麥과 益氣養血·緩急安神하는 大棗를 배합하여 사용하는데, 그 예가 甘麥大棗湯[金匱要略]이다. 酸棗仁 柏子仁 生牡蠣 生龍骨 등 養心安神의 약물을 배합하면 치료 효과가 한층 높아진다.

④ 甘草는 肺經에 작용하여 止咳祛痰 효능을 나타낸다. 또한 味甘으로 益氣潤肺하고 아울러 性이 平하여 약효를 緩和시킨다. 따라서 咳嗽氣喘의 증후에는 寒熱虛實 및 有痰·無痰을 막론하고 모두 적용한다. [本草綱目]에서는 [廣利方]을 인용하여 炙甘草 單味를 散劑로 복용하여 肺痿를 치료한다고 하였다. 그러나 대개는 複方으로 증후에 따라 배합 응용한다.

風寒襲肺의 증후에는 麻黃 杏仁 生薑을 배합하는데, 그 예가 三拗湯[和劑局方]이다.

風熱襲肺의 증후에는 桑葉 菊花 桔梗 杏仁을 배합하는데, 그 예가 桑菊飮[溫病條辨]이다.

肺熱 증후에는 石膏 麻黃 杏仁 등을 배합하는데, 그 예가 麻杏甘石湯[傷寒論]이다. 또한 이 方에 黃芩 桑白皮 前胡 瓜蔞 등을 가하여도 좋다.

肺寒痰飮의 증후에는 乾薑 細辛 五味子를 배합하고, 燥邪犯肺의 증후에는 沙參 麥門冬 阿膠 款冬花 등을 배합한다.

최근의 임상에서는 鎭咳祛痰하는 韓藥과 洋藥으로 많은 複方劑型으로 조제하여 사용하는데 그 예가 甘草流浸膏, 複方甘草合劑이다. 이러한 방제는 모두 각종 원인으로 야기되는 咳喘을 치료한다.

⑤ 脾虛肝旺으로 인한 脘腹攣急疼痛을 치료한다. 이 약물의 味甘으로 補脾益氣·緩急止痛하는 효능이 있으므로 芍藥과 相須작용으로 치료하는데, 그 예가 芍藥甘草湯[傷寒論]이다.

中焦虛寒으로 인한 증후에는 飴糖으로 보좌하고 또한 桂枝 生薑 大棗 등을 배합하는데, 그 예가 小建中湯[傷寒論]이다.

濕熱로 인한 瀉痢腹痛의 증후에는 芍藥 甘草를 기반으로 하여 清熱燥濕·瀉火解毒하는 黃芩 黃連을 가하거나 大黃 檳榔 등을 가한다. 그 예가 芍藥湯[保命集]이다.

또한 이 약물을 芍藥 柴胡 當歸 白朮 등을 배합하여 肝鬱脇痛을 치료하는데, 그 예가 逍遙散[和劑局方]이다.

이 외에도 [珍珠囊]에서는 甘草 單味를 水煎服하여 莖中痛을 치료한다고 하였다.

최근의 임상에서는 烏賊骨 瓦楞子 陳皮 蜂蜜을 배합하여 消化性 潰瘍痒痛을 치료하는데 효과가 비교적 좋다.

⑥ 血虛로 인하여 筋脈이 失養하면 四肢攣急, 疼痛하는데 특히 下肢에서 많이 나타난다. 이때에도 역시 이 약물의 補虛益氣·緩急止痛 작용을 취하고 또한 相須관계에 있는 芍藥을 병용한다. 여기에 益肝舒筋하는 木瓜 鷄血藤 등을 가하면 치료효과가 더욱 좋아진다.

⑦ 이 약물은 甘·平하다. 生用하면 性이 涼하여 淸熱解毒 작용을 하므로 邪毒이 肌膚에 蘊結되어 생기는 癰疽瘡腫 등의 증상을 치료한다. 單味를 사용할 경우 外用·內服을 막론하고 모두 효과가 있다.

[備急千金要方]에서는 代指腫痛인 경우 甘草 달인 물에 담가 치료한다고 하였고, [外科精要]에서는 모든 癰腫에 甘草를 달여 내복한다고 하였으며, [外科大成]에서는 丹毒일 경우 甘草 달인 그 물에 샤워하여 치료한다고 하였고, [瘡瘍外用本草]에서는 피부의 돌발적 紅腫이나 습진 瘙痒의 경우 진하게 달여서 소독한 가제(紗布)에 적시어 濕敷한다고 하였다.

일반적으로 複方으로 치료 효과를 높인다. 陽證瘡癰의 紅腫熱痛을 치료하기 위해 내복하는 경우에는 金銀花 連翹 紫花地丁 蒲公英 등 淸熱解毒하는 약물을 배합하고, 陰證으로 漫腫不潰하거나 紫暗白陷하고 오래도록 癒合되지 않는 증후에는 熟地黃 肉桂 鹿角膠 白芥子 등을 배합하는데, 그 예가 陽和湯[外科全生集]이다.

외용에는 흔히 消腫解毒·去腐生肌하는 약물을 배합하는데, 그 예가 甘草膏[劉涓子鬼遺方]이다. 이 처방은 이 약물에 鉛粉 當歸 羊脂 豬脂를 배합하여 膏로 만들어 바르며, 瘡腫이나 潰膿 후의 流膿不止, 疼痛不已 등의 증상에 바른다.

이외에도 [本草綱目]에서는 [李樓怪證奇方]을 인용하여 甘草를 꿀에 달여 환부에 바르면 燙火灼傷을 치료한다 하였고, [瘡瘍外用本草]에는 芫花와 각각 15g을 함께 달여서 환부를 씻으면 凍瘡을 치료한다고 하였다.

⑧ 熱毒蘊結이 咽喉를 上攻하여 발생하는 咽喉腫痛에 淸熱解毒 작용을 한다.

紅腫이 심하면 單味를 사용하거나 桔梗과 사용하는데, 그 예가 甘草湯·桔梗湯[傷寒論]이다.

熱毒熾盛으로 인한 咽喉紅腫의 증후나 化膿한 경우에는 淸熱解毒·利咽하는 桔梗 山豆根 元蔘 牛蒡子 등을 배합하는데, 그 예가 甘桔湯[張氏醫通]이다.

⑨ 甘草의 양호한 解毒작용은 또한 飮食物·藥物·農藥 중독의 解毒에도 적용하는데 單味를 사용하거나 혹은 綠豆 黑豆 銀花 등을 배합하여 사용한다.

⑩ 이 약물은 甘味로 약성을 완화하고 百藥을 조화하는 작용을 한다. 그 예로 附子 乾薑 등을 배합하면 附子 乾薑의 熱性을 완화시켜 傷陰을 방지하고, 石膏 知母를 배합하면 石膏 知母의 寒性을 완화시켜 胃가 상하는 것을 예방하며, 大黃 芒硝을 배합하면 補하는 약효를 완화시켜 작용이 완만하면서도 지속적이게 한다.

半夏 乾薑 黃連 黃芩 등의 熱藥, 寒藥 등과 배합하면 또한 相須작용을 한다.

이 외에도 일반적으로 달여서 액체 輔料를 만들어 일부 飮片을 포제하는데 사용하여 약성을 완화시키고 독성을 경감시킨다. 浸膏를 가루 내어 膏·丸·片劑를 조제하는데 사용하면 약성을 완화시키고 독성을 경감하는 작용 외에도 矯味·粘合의 작용을 한다.

【用量·用法】 3~10g. 水煎服. 大劑에는 15~30g. 탕제 혹은 丸劑·散劑·膏劑에 넣는다. 外用에는 適量.

【使用注意】 ① 甘緩으로 壅氣하여 中滿을 야기시키므로 濕盛의 胃脘脹滿, 嘔吐 및 浮腫에는 忌한다.

② 壅氣停津의 성질이 있어서 久服·過服하면 水腫을 야기시킨다.

> 本草選錄 : [神農本草經] "主五臟六腑寒熱邪氣, 堅筋骨, 長肌肉, 倍力, 金腫瘡, 解毒."
>
> [名醫別錄] "溫中下氣, 煩滿短氣, 傷臟咳嗽, 止渴, 通經脈, 利氣血, 解百藥毒."
>
> [藥性本草] "治驚癎, 除腹脹滿, 補益五臟, 制諸藥毒, 養腎氣內傷, 令人陰痿. 主婦人血瀝腰痛, 虛而多熱, 加而用之."
>
> [日華子本草] "安魂定魂, 補五勞七傷, 一切虛損, 驚悸, 煩悶, 健忘. 通九竅, 利百脈, 益精養氣, 壯筋骨, 解冷熱. 入藥久用."
>
> [圖經本草] "有中烏頭, 巴豆毒, 甘草入腹旣定. 方稱大豆解白藥毒, 嘗試不效. 乃加甘草爲甘豆湯, 其驗更速."
>
> [本草綱目] "解小兒胎毒, 驚癎, 降火止痛. (甘草頭)主癰腫, 宜入吐藥. 大抵補中宜炙用, 瀉火宜生用. 通入手足十二經."
>
> [方藥合編] "甘草甘溫和諸藥　生能瀉火炙溫作"

【化學分析】 triterpenoid saponin(약 6~14% 함유)으로서 그 주성분은 glycyrrhizic acid의 K鹽과 Ca鹽으로 된 glycyrrizin(甘味는 사탕의 약 50배)이다. glycyrrizic acid를 가수분해하면 glucronic acid와 glycyrrhetic acid를 생성한다.

이 외에도 hydroxy-glycyrrhetic acid, licoricesaponines A_3, B_2, C_2, D_3, F_3,g_2, H_2, J_2, K_2, uralenic acid 등과 flavone으로는 liquiritin vicenin-2 licoflavone, isolicoflavone, liquiritigenin, isoli-quiritigeninin, licochalalcone, licoricone, ononin, liconin, licoricidin, glycycyrol, glycyri, glycycoumarin, licoisoflavone A 등, alkaloid로서는 5, 6, 7, 8-tetra-hydro-2, 4-dimethylquinoline, 5, 6, 7, 8-yetrahydro-4-methyquinolone 등, 다당류로서 glycyrrizon UC(arabinose, D-galactose, D-glucose, L-rhamonosefmf 10 : 37 : 27 : 1의 mol 比로 구성), 그 외 아미노산, glucose, sucrose, mannitol, patrescin 등을 함유한다.

【藥理研究】 甘草의 약리작용은 각종의 藥力學的 작용과 호르몬작용 등을 포괄하여 다양하다. 즉 항궤양작용·鎭痙작용·鎭咳작용·항염증작용·抗알레르기작용·中樞억제작용과 부신피질계호르몬작용·性호르몬작용·해독작용·肝장애의 개선작용·抗virus작용·인터페론유도작용 등 많은 생리활성이 보고되어 있다.

① 부신피질호르몬樣作用을 한다. glucocorticoid樣 작용은 없다고 한다. 일반적으로 하수체-부신피질계를 개재하여 부신피질호르몬樣의 작용이 발현한다. 감초와 steroid제의

병용은 抗allergy・항염증작용을 강화하고, steroid제가 일으키는 부작용을 예방하는 작용을 하므로 중증감염증, 소화관출혈, 쇼크 등의 병태에서는 예방에 도움이 된다고 한다,

② 항염증 작용과 抗allergy의 반응작용을 나타낸다.

③ glycyrrhizin은 약물중독, 음식물중독, 체내대사물의 중독 및 세균독소 즉 破傷風, 디프테리아毒素, 蛇毒 등에 대해서 모두 해독작용을 한다.

④ 肝庇護작용을 한다. 腸管에 대해서는 痙攣緩解작용을 나타내고, 또한 肝臟을 보호하는 작용을 나타낸다.

⑤ 항궤양작용(특히 glycyrrhizin, glycyrrhetic acid 등)・위점막보호작용 (phosphodiesterase에 대한 억제작용을 통하여 위점막 중의 cAMP함량을 증가시킨다)・위의 분비억제 작용을 한다.

⑥ 근육의 경련성동통을 완해하는 작용을 한다.

⑦ 항종양작용을 한다.

⑧ glycyrrhizin은 고혈압 환자의 血中 콜레스테롤 함량을 降下시키고 또한 혈압도 降下시킨다. 그러나 장기간의 복용은 드물게 저칼륨혈증, 浮腫, 고혈압 등을 일으키는 경우가 있으므로 주의한다.

대조 大棗[KP]

Zizyphi Fructus
Jujube

【出 典】神農本草經

【異 名】乾棗・美棗・紅棗

【起 原】갈매나무과(Rhamnaceae) 대추나무 *Zizyphus jujuba* Miller var. *inermis* Rehder 또는 보은대추나무 *Zizyphus jujuba* Miller var. *hoonensis* T. B. Lee의 잘 익은 열매이다.*

【採 取】가을에 성숙한 과실을 따서 깨끗이 씻어 曬乾한다.

【性 狀】이 약은 열매로 원구형~넓은 난형이며, 길이 2~3㎝, 지름 1~2㎝이다. 바깥면은 적갈색~어두운 적색으로 쭈글쭈글하며 잔주름이 있고 광택이 있다. 양 끝은 약간 오목하게 들어갔으며 한쪽 끝에는 암술대, 다른 쪽 끝에는 열매꼭지 자국이 있다. 외과피는 얇고 가죽과 같이 질기며 중과피는 두껍고 어두운 회갈색이며 갯솜같이 부드럽고 점착성이 있다. 내과피는 단단한 방추형으로 한쪽 끝은 뾰족하고 그 속은 두 칸으로 나누어져 납작한 난원형의 씨가 들어있다. 이 약은 특유한 냄새가 있고 맛은 달다.

【產 地】우리나라 전국에 재배한다. 中國의 각 지역에 재배하는데, 河南, 河北, 山東, 陝西 지역이 주산지이다.

* CP : 大棗(Dazao) JUJUBAE FRUCTUS
鼠李科 植物 棗 *Ziziphus jujuba* Mill.의 成熟果實。

【炮 製】 잡질을 제거하고 깨끗이 씻어 曬乾한다. 사용할 때 씨를 제거한다.

【性味·歸經】 味는 甘하고 性은 溫하며, 脾·胃經에 작용한다.

效 能	主 治
補中益氣	中氣 부족으로 인한 胃虛少食, 脾胃虛弱의 便溏
養血安神	營血不足의 臟躁證, 心神不寧
緩和藥性	峻烈藥과 同用, 藥性緩和

이 약물은 甘潤으로 藥性을 온화하고, 補脾生血 또한 益氣生津하며 養心安神 작용을 하므로 脾胃虛弱으로 인한 食少溏便이나 營血 부족의 臟躁證, 心神不寧에 사용하는 약물이다. 또한 藥性의 緩和에도 작용하므로 峻烈약물과 병용하면 약효를 완화시키고, 脾胃損傷을 방지한다.

이 약물은 대개 生薑과 배합하는데, 生薑이 大棗를 得하면 生薑의 刺戟性이 緩和되고, 大棗가 生薑을 得하면 大棗의 氣의 壅塞으로 인한 脹滿이 방지된다. 辛·甘 二味로 營衛를 조화하고 또한 汗多로 인한 傷營을 방지한다. 大棗를 攻下藥과 병용하면 모든 약물의 峻烈한 약성을 완화시켜 邪氣를 공격할 때 正氣를 損傷하지 않게 하고, 또한 脾胃를 補養하여 攻逐의 작용이 太過하게 되는 弊를 방지시켜 준다.

【臨床應用】 ① 이 약물은 中氣不足으로 脾胃가 虛弱하여 발생하는 體倦乏力, 食少便溏 등의 증후에 적용한다. 大棗는 甘·溫으로 脾胃에 작용하여 補中益氣에 능하다. 그 예가 大棗粥[補品補藥與補益良方]이다. 이 方은 대량의 大棗와 小米 혹은 糯米 白糖으로 죽을 끓여 복용하여 상술한 여러 가지 증후를 치료한다.

또한 人蔘 白朮 茯苓 등을 배합하면 효과가 더욱 좋다. 그 예가 蔘棗丸[醒園錄]인 데, 이 처방은 人蔘을 배합하여 氣虛乏力을 補한다.

益脾餠[醫學衷中參西錄]은 白朮 乾薑 鷄內金 등을 배합하여 脾胃寒濕, 食少泄瀉를 치료한다.

② 血虛로 인하여 機體가 失養하면 面黃, 脣淡, 肌瘦, 頭暈眼花, 爪甲瘡白 및 婦人經少色淡 등의 증후가 나타나고, 심한 경우에는 閉經 등이 나타난다.

이 약물은 甘·溫으로 補氣를 통해 養血하므로 血虛로 야기되는 상술한 여러 가지 증후를 치료한다. [備急千金要方]에서는 葱白과 배합하여 虛勞煩悶으로 잠을 이루지 못하는 증상을 치료한다고 하였다. 최근의 임상에서는 대체로 熟地黃 當歸 阿膠 黃芪 등을 배합하여 약효를 증강한다.

③ 臟躁證은 대체로 心虛肝鬱로 인한 精神恍惚, 不眠 등의 神志가 비정상적인 병증이다. 大棗의 甘味로 補中益氣·養血安神하여 肝急을 완화하고 아울러 心虛를 다스린다. 그러므로 이 약물로 보좌하고, 小麥을 배합하면 甘緩滋補·柔肝緩急·寧心安神의 효능으로 위의 증후를 치료할 수 있는데, 그 예가 甘麥大棗湯[金匱要略]이다. 이 方劑를 기초로 하고 生龍骨 生牡蠣 炒棗仁 柏子仁 등 養心安神의 약물을 배합하면 효과가 증강된다.

④ 大棗는 甘味로 緩하다. 그러므로 흔히는 峻烈 혹은 有毒의 약물을 배합하여 藥性을 완화시키고 脾胃의 氣를 보호한다. 그 예가 葶藶大棗瀉肺湯[金匱要略]인 데, 이 方은 痰涎壅盛, 咳喘胸滿을 치료한다. 이에 葶藶子를 배합하는 것은 瀉肺行水·下氣平喘하고 肺氣를 상하지 않게 하기 위해서이다.

十棗湯[傷寒論]은 懸飮, 水腫을 치료하는데, 甘遂 大戟 芫花를 보좌하여 독을 攻逐하게 한다. 이 처방은 瀉水逐痰하나 脾胃를 상하지 않게 하는 妙方이다.

이 외에도 통상 生薑과 배합하여 사용하는데, 여기에는 두 가지 의의가 있다. 만약 이 두 가지 약물을 解表약물과 배합하면 生薑은 助衛發汗하고, 大棗는 補益營血하여 汗多傷營을 방지함으로써 調和營衛의 효능을 나타낸다. 그러므로 [醫學衷中參西錄]에서는 "만약 生薑과 배합하면 調和營衛하는 妙品이다"라고 하였다.

生薑은 또한 和中調胃하고 大棗는 補脾益氣한다. 두 약물의 배합은 脾胃를 調補하고 식욕을 증강시킨다. 따라서 [本草衍義]에서는 "調和胃氣"하는 두 가지 약물을 함께 사용한다. 만약 이 두 가지 약물을 補益하는 약물과 배합하여 사용하면 약효의 흡수를 추진하고 滋補하는 효능을 높인다.

또한 浮小麥 烏梅 桑葉 등을 배합하여 사용하면 體虛自汗의 不止를 치료한다. 丸劑의 矯味 혹은 賦形劑로도 사용하는데, 그 예가 益脾餠[醫學衷中參西錄]이다.

【用量·用法】 3~12枚. 혹은 10~30g. 水煎服.

【使用注意】 이 약물은 助濕生熱하여 中滿하게 하므로 濕盛으로 인한 脹滿, 食積, 蟲積, 齲齒, 痰熱咳嗽에는 忌한다.

本草選錄 : [神農本草經] "主心腹邪氣, 安中養脾, 助十二經, 平胃氣, 通九竅, 補少氣少津, 身中不足, 大驚, 四肢重, 和百藥."
[名醫別錄] "補中益氣, 强力, 除煩悶, 寧心下懸, 腸澼."
[日華子本草] "潤心肺, 止嗽, 補五臟. 治虛勞損, 除腸胃癖氣, 和光粉燒, 治疳痢."
[方藥合編] "大棗味甘和百藥　益氣養脾滿休嚼"

【化學分析】 유기산으로서 betulinic acid, maleic acid, oleanolic acid, maslinic acid, tartaric acid, catechon, oleic acid 등이 함유되어 있다. 종자에는 linolic acid, palmitic acid, stearic acid, myristic acid 등, alkaloid로서는 stepharine, *n*-nornucifetine, asimilobine, daechualkaloic A 등, flavone으로서는 6, 8-*dl*-C-glucosyl-2(S)-naringenin, 6, 8-di-C-glucosyl-2(R)-maringenin, 종자에는 swertisin, 과육에는 rutin 등, triterpenoid saponin으로서 zizyphus saponin Ⅰ, Ⅱ, Ⅲ, jujuboside B, 종자에는 jujuboside A, B, zizybeoside Ⅰ, Ⅱ, zizyvoside Ⅰ, Ⅱ, roseoside, alphitolic acid 등, vitamin류로서 vitamin C, 또 rioflavine, thiamine, carotene, mocotinic acid 등과 기타 sitosterol, stigmasterol, desmasterol 등, cAMP, c-GMP 또 수지, 점액, catechol, tannin, 정유, 13종의 아미노산, Se를 함유하는 36종의 미량원소 등을 함유한다.

【藥理硏究】 ① 마우스에 大棗 탕제를 경구 투여하면 체중이 뚜렷이 증가된다. 遊泳 실험에서 근력을 증가하는 작용이 있다. 사염화탄소로 간장이 손상받은 집토끼에 대조의 탕제를 먹인 결과 혈청 총 단백질과 白蛋白(HSA)이 뚜렷이 증가되었다. 이는 大棗가 간장 보호작용과 체중을 증가시키는 작용을 한다는 것을 말한다.

② 실험에 의하면 大棗가 함유된 방제는 모두 백혈구 내의 c-AMP치를 높인다. 또 大棗를 口服한 후면 target cell내의 c-AMP와 c-GMP의 비율이 높아진다. 이는 항알레르기작용의 메커니즘이다.

③ 大棗의 열탕 추출물은 체외 실험에서 JTC-26세포의 생장을 90% 이상 억제하는데, 이러한 작용은 약물 사용량의 多少와 관계가 되는 것으로, 적은 양을 사용하면 특별한 효과가 나타나지 않는다. triterpenes 화합물은 종양에 길항하는 유효성분이다.

봉밀 蜂蜜[KP]

Mel
Honey

【出 典】 神農本草經

【異 名】 蜜・石蜜・食蜜・白蜜

【起 原】 꿀벌과(Apidae) 양봉꿀벌 *Apis mellifera* Linné 또는 재래꿀벌 *Apis indica* Radoszkowski이 벌집에 모은 감미물을 채취한 것이다.*

【採 取】 봄부터 가을 사이에 채취한다.

【性 狀】 이 약은 연한 황색~연한 황갈색의 시럽과 같은 액으로 대개 투명하지만 때로 결정이 생겨서 불투명하게 된다. 이 약은 특유한 냄새가 있고 맛은 달다.

【産 地】 우리나라 전국에서 養蜂한다.

【炮 製】 蜂蜜을 炒製 용기에 넣고 서서히 끓인 후 文火로 약간 끓는 상태를 유지하면서 위에 뜨는 거품과 蠟質을 제거한 후 체(篩)나 紗布에 濾過하여 다시 솥에 넣고 달여서 粘性이 강할 정도가 되면 放冷한다.

【性味・歸經】 味는 甘하고 性은 平하며, 肺・脾・大腸經에 작용한다.

效 能	主 治
補中・緩急止痛	中虛腹痛證
潤肺止咳	肺虛咳嗽證, 燥邪犯肺證
滑腸通便	腸燥津虧證
解 毒	瘡瘍, 燙傷, 目疾, 烏頭解毒

* CP : 蜂蜜(Fengmi) MEL
蜜蜂科 昆虫 中華蜜蜂 *Apis cerana* Fabricius 또는 意大利蜂 *Apis mellifera* Linnaeus의 所釀한 蜜。

이 약물의 味는 甘하고 性이 平하여 滋養緩和하고 清熱·補中·生津·潤燥·止痛·止渴·解毒하는 효능이 있다. 生蜜은 性이 涼하여 清熱潤肺하고, 熟蜜(煉蜜)은 性이 溫하여 補中·緩急止痛하므로 心腹, 肌肉, 瘡瘍痛症을 止痛시키며, 甘味로 解毒하고 潤燥로 百藥을 調和한다.

五臟不足과 燥結不解, 營衛不調, 三焦失職, 心腹急痛, 肌肉瘡瘍, 肺燥乾咳, 腸燥便秘 등의 병증에 적용한다.

【臨床應用】 ① 脾胃虛寒 혹은 肝氣乘脾하면 體虛倦怠, 少食, 脘腹作痛 등의 증상이 나타난다. 蜂蜜은 味가 甘하고 質이 潤하여 補虛할 뿐만 아니라 緩急止痛하는 효능으로 위의 병증을 치료한다.

[補品補藥與補益良方]에서는 蜂蜜 單味를 복용하면 體虛를 치료한다고 하였고, [食醫心鏡]에서도 單味를 사용하면 胃虛噫氣, 不食을 치료한다고 하였다.

脾胃虛의 脘腹疼痛에는 複方으로 사용한다. [藥性本草]에서는 單味를 사용하거나 生薑汁과 배합하여 卒心痛을 치료한다고 하였다. 임상에서는 흔히 白芍藥 甘草 桂枝 乾薑 등을 배합한다.

寒疝腹痛, 手足厥冷의 증후에는 烏頭를 배합하는데, 이 처방은 散寒緩急·止痛에 그 妙가 있다. 그 예가 大烏頭煎[金匱要略]이다.

이 약물은 甘·平으로 滋潤補虛하므로 血虛津虧의 증후에 사용한다. [重修政和經史證類備用本草]에서는 [產書]方을 인용하여 蜂蜜을 煉服하면 產後體虛의 口渴을 치료한다고 하였다. 血虛의 皮膚枯燥 및 消渴 등 陰陽兩虛의 병증에 속하는 증후에 生地黃 鹿角膠 酥油 生薑汁을 배합하여 사용하는데, 그 예가 璟脂膏[醫學正傳]이다.

② 咳喘이 오래 지속되면 耗氣傷陰으로 肺虛가 초래된다. 이 약물은 味甘으로 潤肺止咳할 뿐만 아니라 또한 補虛와 아울러 약성이 平和하여 상술한 증상을 치료한다. [藥品化義]에서는 老蜜 單味를 1일 2회 정도 복용하면 虛弱咳嗽의 不止를 치료한다고 하였으며, [備急千金要方]에서는 白蜜과 生薑을 달여 환을 지어 복용함으로써 30년 된 咳嗽를 치료했다고 하였다.

上氣咳喘의 唾血 증후에는 杏仁 薑汁 糖 豬膏와 배합하여 丸服한다. 蘇子煎은 上氣咳嗽를 치료하는데 白蜜과 蘇子 薑汁 地黃汁 杏仁 등을 배합하여 膏로 服用한다.

虛勞乾咳, 咯血의 증후에는 人蔘 生地黃 茯苓 등을 배합하는데, 그 예가 申鐵翁方의 瓊玉膏[洪氏集驗方]이다.

③ 燥邪傷肺로 乾咳無痰하거나 痰少爾粘하고, 심한 경우에는 痰中帶血 또는 喉痒, 咽乾口燥 등의 증상이 나타난다. 이 약물이 甘·平하고 質이 潤하므로 潤肺止咳에 능하고 아울러 補虛한다. 杏仁 阿膠 桑葉 沙蔘 등 養陰清燥·潤肺止咳의 약물을 배합하여 상술한 여러 가지 증후를 치료한다. 그 예가 杏仁膏[類證治裁]인데, 이 方劑는 杏仁을 佐藥으로 하고 阿膠 蘇子 眞酥 生薑汁 등을 배합하여 膏를 만들어 咳喘咽燥, 咯血을 치료한다.

④ 大腸이 津液虧虛하면 便乾秘結로 대변을 배출하기 어려운 증상이 초래된다. 蜂蜜은 甘·質潤으로 滑腸通便한다. 따라서 腸燥津虧의 便秘를 치료하는데, 補虛의 효능을 겸하여 體虛津虧의 便秘에 특히 적합하다. 蜂蜜 單味를 30~60g 冲服하면 그 효과가 신속하고, 坐劑를 만들어 사용하여도 좋은데, 그 예가 蜜煎導法[傷寒論]이다.

또한 複方으로도 좋다. 血虛에는 當歸 黑脂麻 등을 배합하고, 陰虛에는 元參(玄參) 知母 生地黃을 배합하며, 陽虛를 겸한 경우에는 鎖陽 肉蓯蓉을 배합한다. 內熱을 겸한 경우에는 決明子 瓜蔞仁 熟大黃을 배합하고, 氣滯를 겸했을 경우에는 枳殼 杏仁 沈香 등을 배합한다.

⑤ 蜂蜜은 해독작용을 하므로 瘡瘍과 燙火傷 등의 치료에 外用하는데, 單味를 사용하거나 複方으로 사용하면 효과가 있다.

[經史證類備急本草]에서는 [藥性本草]를 인용하여 蜂蜜에 大青葉을 담갔다가 머금고 있으면 口瘡을 치료한다고 하였고, [濟急仙方]을 인용하여 生蜜과 묵은 파(葱)를 갈아 연고를 만들어 바르면 瘡腫惡毒을 치료한다 하였으며, [肘後方]을 인용하여 꿀에 甘草를 달여 환부에 바르면 남성의 陰瘡을 치료한다고 하였다.

또한 [外臺秘要]를 인용하여 꿀에 升麻를 달여 환부에 바르면 熱油燒痛을 치료한다고 하였고, [肘後方]을 인용하여 꿀을 바르고 대나무(竹) 속의 白膜을 붙이고 1일 3회 갈아 주면 燙火燒傷에 瘡이 형성된 것을 치료한다고 하였다.

生蜜을 點眼하면 目生珠管을 치료하고, 이외에도 많은 종류의 피부 질환을 치료한다.

⑥ 蜂蜜은 甘하고 맛이 좋으며 質이 潤하고 粘性이므로 丸劑나 膏劑를 조제할 때 賦形 혹은 矯味劑로 사용한다. 이 약물은 粘合賦形·矯味矯臭할 뿐만 아니라 약성을 완화시킨다. 만약 조제한 蜜丸과 膏劑가 補益類이거나 化痰止咳類이면 補益 혹은 潤肺의 작용이 증강되고 치료효과를 높인다.

炮製할 때 蜂蜜 역시 액체 輔料로 사용되는데 矯味矯臭하는 작용 외에도 기타 약물과 相須작용을 하여 효과를 높여주는 역할을 한다. 예를 들면 黃芪 甘草 등을 蜜炙하면 補益의 효능을 높이고, 款冬花 百部 紫菀 枇杷葉 등과 炙하면 모두 潤肺止咳의 효능을 강화시킨다.

이 외에도 이 약물은 烏頭類의 藥毒을 제거하고, 生烏頭 生草烏를 복용하여 생기는 중독 증상을 풀어주는데 單味를 물에 타 마시면 효과를 본다.

白蜜에 茯苓 가루를 개어 얼굴에 바르면 面䵟을 치료한다[補缺肘後方].

【用量·用法】 15~30g을 冲服. 丸劑·膏劑에 넣는다. 外用에는 適量.

【使用注意】 이 약물은 助濕하여 中滿하게 하고 또한 滑腸하므로, 濕熱痰滯로 胸悶不寬하고 便溏 및 泄瀉가 있는 경우에는 忌한다.

本草選錄：[神農本草經] "主心腹邪氣, 諸驚癇痓, 安五臟諸不足, 益氣補中, 止痛, 解毒, 除從病, 和百藥."

[名醫別錄] "養脾氣, 除心煩, 食飲不下, 止腸澼, 肌中疼痛, 口瘡, 明耳目, 延年."

[本草拾遺] "主牙齒疳匿, 唇口瘡, 目膚赤障, 殺蟲."

[本草衍義] "湯火傷, 涂之痛止, 仍搗薤白相和, 雖無毒, 多食亦生諸風."

[本草綱目] "其入藥之功有五 : 淸熱也, 補中也, 解毒也, 潤燥也, 止痛也. 生則性涼, 故能淸熱 ; 熟則性溫, 故能補中 ; 甘而和平, 故能解毒 ; 柔而濡澤, 故能潤燥 ; 緩可去急, 故能止心腹肌肉, 瘡瘍止痛 ; 和可致中, 故能調和百藥, 而與甘草同功."

[本草經疏] "得草木群英之精華, 合露氣以釀成, 故其氣淸和, 其味純甘. 施之精神氣血 · 虛實寒熱 · 陰陽內外諸病, 罔不相宜."

【藥理硏究】 ① 여러 가지 종류의 세균을 억제하고 살상하는 작용을 한다. 그러나 온도가 높거나 혹은 中性 조건에서 가열하면 그 항균력이 크게 상실되거나 소실된다. 항균작용은 이 약물에 함유된 抑菌素, 蔗糖효소, 전분효소 및 고농도 당과 관계가 있다.

② 정화(함유한 花粉을 제거) 처리를 거친 蜂蜜을 개의 정맥에 주사한 결과 혈압이 내려가고 관상동맥이 확장된다. 蜂蜜은 心力衰竭 등의 심장병에 일정한 치료 작용을 한다.

③ 蜂蜜은 정상인과 당뇨병 환자의 혈당 수준을 낮춘다. 그러나 어떤 보고에 의하면 저농의 蜂蜜을 4㎎/分의 속도로 집토끼 정맥에 주사한 결과 혈당이 내려가고, 또한 10㎎/分의 속도로 點滴한 결과 혈당이 높아진다고 한다.

④ 蜂蜜은 해독작용을 한다. 사염화탄소에 중독된 마우스 간장을 보호하고 동물의 肝 glycogen 함량을 증가시킨다. 肝 조직학 검사에서도 蜂蜜을 사용한 ratte의 간 조직 결구가 정상 간장에 접근한다. 蜂蜜은 또한 일정한 降血脂작용을 한다.

⑤ 많은 임상 자료의 증명에 의하면 蜂蜜은 癒合이 지연된 각종 궤양의 육아조직 생장을 촉진하는 작용을 하고, 창상 조직의 癒合을 촉진한다고 한다. 동물실험에서도 역시 상술한 작용을 한다는 것이 발견되고, 또한 간장을 부분적으로 적출한 rat의 간장의 재생을 촉진하며 아울러 methionine의 간 조직 재생능력을 증강한다.

제 2절 補 陽 藥

人體의 陽氣를 도와주어서 陽虛를 개선하는 약물을 補陽藥이라고 하며 또는 溫陽藥 · 助陽藥이라고 한다.

陽虛證은 心陽虛 · 脾陽虛 · 腎陽虛 등, 모든 증후를 포괄한다. 腎陽은 元陽이므로 臟腑에 대하여 溫煦生化하는 작용이 있어서 陽虛諸證은 종종 腎陽虛와 밀접한 관계가 있으므로 補陽藥은 주로 腎陽을 補하는 약물이 된다. 心陽을 도와주거나 脾陽을 溫하는 약물들 예를 들면 肉桂 桂枝 附子 砂仁 등은 溫裏藥에서 서술한다.

腎陽을 補하는 약물은 일반적으로 腎陽을 溫補하는 외에 많은 약물들이 益精髓 · 健筋骨하므로 腎陽虛로 인한 神疲肢冷, 腰膝痠軟, 尿頻遺尿, 陽痿遺精, 舌淡脈沈 등의 증후 이외에도 精髓不足, 頭暈耳鳴, 不孕不育 혹은 筋骨不健, 手足痿軟, 小兒行遲, 齒遲의 병증에 적용한다. 아울러 腎陽이 衰微하면 脾胃를 溫運하지 못하여 腹瀉를 일으킬 수 있고, 腎陽이

不足하여 腎이 納氣하지 못하면 喘促을 야기시킬 수 있다. 그러므로 腎陽을 補하는 많은 약물들이 脾腎兩虛로 인한 泄瀉와 肺腎兩虛로 인한 氣喘에 사용된다.

人體의 陰陽과 臟腑間의 生理, 病理 관계와 각 약물들의 특징을 기초로 하여 임상에서 보통 溫裏藥·補肝腎藥 또한 補脾氣·補肝氣하는 약물들과 배합된다.

補陽藥은 그 性이 대부분 溫燥하므로 陽虛하되 陰血이 부족한 경우에는 약물의 배합에 세밀히 주의하여야 하며 따라서 補陽助火와 暗耗陰血을 피하여야 한다.

녹용 鹿茸[KHP]

Cervi Parvum Cornu
Deer antler

【出 典】神農本草經

【異 名】班龍珠

【起 原】사슴과(Cervidae) 매화록(梅花鹿) *Cervus nippon* Temminck, 마록(馬鹿) *Cervus elaphus* Linné 또는 대록(大鹿) *Cervus canadensis* Erxleben의 수사슴의 털이 밀생되고 아직 골질화되지 않았거나 약간 골질화된 어린 뿔을 자른 다음 말린 것이다.*

【採 取】수사슴의 털이 밀생되고 아직 골질화되지 않았거나 약간 골질화된 어린 뿔을 자른 다음 말린다.

【性 狀】① 화녹용(花鹿茸) : 이 약은 뿔로 주지와 분지로 이루어져 주지의 길이는 17~40㎝, 둘레는 12㎝ 이상이고 주지와 1분지의 간격은 5~10㎝이며, 주지의 끝에서 1분지까지의 길이는 15㎝ 이하이고 1~2개의 분지를 가지며, 주지 및 분지의 끝은 둔한 원형으로 되어 있다. 바깥 면은 황갈색에서 갈색의 바탕에 적황색에서 갈황색의 부드럽고 짧은 털이 밀생되어 있다. 절단면은 위쪽으로 갈수록 미세한 구조의 해면상을 이룬다.

② 마녹용(馬鹿茸) 및 대녹용(大鹿茸) : 이 약은 뿔로 주지와 분지로 이루어져 주지의 길이는 25~70㎝, 둘레는 12㎝ 이상이고 주지와 1분지와의 간격은 10~25㎝이며, 주지의 끝에서 1분지까지의 길이는 25㎝ 이하이고 1~4개의 분지를 가지며, 주지 및 분지의 끝은 둔한 원형으로 되어 있다. 바깥 면은 황갈색에서 갈색의 바탕에 적황색, 회흑색, 또는 갈황색의 부드러운 털이 밀생되어 있다. 절단면은 위쪽으로 갈수록 미세한 구조의 해면상을 이룬다.

【產 地】梅花鹿은 中國의 東北, 華北, 華東 및 西北, 西南지역에서 飼育하고, 馬鹿은 東北 內蒙古, 西北 西南지역에서 飼育하며, 그 밖에 赤鹿은 뉴질랜드, 大鹿은 北美와 캐나다, 馴鹿은 蘇聯 및 알래스카 등지에 棲息하거나 飼育한다.

【炮 製】① 鹿茸片 : 茸毛를 그을려 제거하고 깨끗이 깎은 후 천으로 녹용을 감고 톱으로

* CP : 鹿茸(Lurong) CERVI CORNU PANTOTRICHUM
鹿科 動物 梅花鹿 *Cervus nippon* Temminck 또는 馬鹿 *Cervus elaphus* Linnaeus의 雄鹿 未骨化 密生茸毛의 幼角。

자른 후 톱자리가 난 작은 구멍이 있는 면으로 白酒를 스며들 때까지 부어 넣거나 혹은 약간 쪄서 가로로 薄片으로 썰어 반듯하게 편 후 압착하여 건조한다.

② 鹿茸粉 : 융모를 그을려 제거하고 깨끗하게 깎은 후, 먼저 작은 덩어리로 쪼갠 후 곱게 가루를 낸다.

【性味·歸經】 味는 甘·鹹하고 性은 溫하며, 肝·腎經에 작용한다.

效 能	主 治
補腎陽·益精血	腎虛陽痿, 不孕, 崩漏帶下, 血虛병증
强筋健骨	筋骨痿軟, 骨折久不癒合

이 약물은 性味는 甘·鹹으로 肝·腎經에 작용하여 補眞陽·益精血의 효능으로 肝·腎을 峻補하는 要藥이다.

腎은 精을 간직하고 骨을 주관한다. 腎陽을 强壯하고 精血을 補益하며 筋骨을 강하게 하는 良藥이다. 아울러 督脈을 補하여 衝任脈을 튼튼하게 하므로 모든 腎陽不足과 精血虧虛 및 衝任脈을 굳히지 못하는 병증에 응용하면 좋은 치료효과를 나타낸다.

이외에도 陰疽潰久나 膿淸不斂한 증후에 대하여 溫補內托하는 효능이 있다. 다만 이 약물은 그 性이 溫하고 補陽 작용으로 陰虛陽亢이나 血分에 熱이 있는 경우에는 忌한다.

鹿茸의 溫腎助陽하는 효능은 비록 附子 肉桂와 비슷하나, 다만 附子와 肉桂는 辛熱剛燥로 작용이 비교적 빨리 補陽하는 가운데 능히 祛寒하며, 鹿茸은 甘溫柔潤으로 작용이 비교적 완만하여 補陽하는 가운데 生精하는 작용을 겸한다. 이와 같이 세 가지 약물은 모두 腎陽不足의 병증을 치료하지만 附子와 肉桂는 腎陽이 衰微한 병증에 적용하나 精髓不足에는 적당하지 않으며, 鹿茸은 腎陽不足과 精髓虧虛를 막론하고 모두 적용할 수 있다.

【臨床應用】 ① 腎陽不足, 精血虧虛하면 陽痿, 遺精, 滑泄, 腰膝痠軟, 筋骨乏力, 頭暈耳鳴 및 精神不振 등의 증상이 나타난다. 이 약물은 血肉有情의 약물이므로 補腎陽·益精血·腦髓를 충만하게 하여 精神을 돋구어 상술한 여러 가지 병증을 치료한다. 그 예가 鹿茸酒[普濟方]인데, 이 方은 이 약물과 山藥을 배합하여 술에 담가 복용하며, 腎虛陽痿의 증후에 적용한다. 蔘茸衛生丸[中藥成藥處方集]은 人蔘 熟地黃 枸杞子 附子 등을 배합하여 陽痿體弱, 遺滑失精을 치료하는 方으로서, 치료 효과를 높인다.

최근에는 粉末로 복용하거나 鹿茸精으로 조제하여 복용하며, 근육주사도 비교적 좋은 효과를 나타낸다.

② 陽虛火衰, 衝任不固로 帶下淸稀, 崩漏不止 및 不孕 등의 증후에 이 약물은 溫腎暖宮에 작용하여 월경을 고르게 하고 임신을 도우며, 또한 子宮을 수축하여 止血固崩하므로 위의 여러 가지 증상을 치료하는데, 單味를 硏末하여 呑服한다.

補肝腎·固澀止血의 약물을 배합하면 相須작용을 한다. 그 예가 鹿茸散[證治準繩]인데 이

方은 熟地黃 肉蓯蓉 烏賊骨 등을 배합하여 崩漏不止, 虛損羸瘦를 치료한다.

③ 精과 血은 근원이 같으며, 血虧가 오래되어 회복되지 않으면 반드시 腎精이 손상받고 腎精匱乏하면 陽氣가 化生하지 못하므로 필연적으로 陽虛가 초래된다. 이 약물은 補腎陽·益精血하여 赤血球, 血色素, 網織적혈구의 생장을 촉진한다. 그러므로 무릇 血虛重證이지만 陽氣衰微, 消瘦羸弱일 경우에는 즉시 이 약물을 사용한다. 黃芪 黨參 當歸 등의 益氣養血약물을 배합하여 사용한다.

④ 腎은 精을 간직하고 骨을 주관하며, 肝은 血을 간직하고 筋을 주관한다. 그러므로 精血이 부족하면 筋骨이 무력해진다. 혹은 소아가 발육이 불량하면 근골이 연약하고 行遲齒遲, 龜背鷄胸, 顖門不合 등의 증상이 나타난다. 이 약물은 補精血·壯筋骨의 효능으로 생장발육을 촉진시킨다. 單味를 사용하거나 鹿茸粉[經驗方] 1~2.5g을 呑服하면 소아발육불량, 筋骨痿軟, 行遲齒遲, 顖門不合, 語遲呆痴를 치료한다.

精血不足으로 인한 腰背痠軟 無力, 四肢無力, 頭暈, 耳鳴 혹은 小兒의 발육부진, 泉門의 閉鎖犀延, 運動能力의 발달지연 등의 증후에 熟地黃 山藥 山茱萸 등을 배합하는데, 그 예가 加味地黃丸[醫宗金鑑]이다.

또한 傷科 임상에서는 이 약물을 이용하여 强骨의 효능을 강화한다.

骨折이 腎虛精虧로 오랫동안 癒合되지 않는 증후에 癒合을 촉진하는 작용을 한다. 黃芪 五加皮 骨碎補 淫羊藿 등을 배합하면 骨傷의 癒合을 촉진하는데, 특히 뚜렷한 효과가 있다.

이외에도 瘡瘍이 오래되어도 收斂되지 않고, 阻疽瘡腫이 內陷하여 不起하며, 피부색이 黯淡하면 이는 腎虛精虧, 正不勝邪, 托毒無力의 증후이다. 이 경우 역시 이 약물의 補陽益精·扶正培本의 효능을 빌려 內托昇陷의 목적을 실현한다.

【用量·用法】 1~2g. 硏末하여 冲服하거나 丸劑·散劑에 넣는다. 술에 담가 鹿茸精을 만들어 복용한다. 적은 양은 정신을 맑게 하고 대량은 성기능을 강화한다.

【使用注意】 이 약물은 純陽의 약물이므로 勞傷羸瘦, 益腎添精, 煖腰膝, 養血脈, 强筋骨, 助陽道의 聖藥이 된다. 그러나 腎虛有火에는 적당하지 않으며, 上焦에 痰熱, 胃火, 陰虛火熾으로 인한 吐血, 下血에는 忌한다.

本草選錄：[神農本草經] "主漏下惡血, 寒熱驚癇, 益氣强志, 生齒不老.

[名醫別錄] "療虛勞, 洒洒如瘧, 羸瘦, 四肢痠疼, 腰脊痛, 小便數利, 泄精溺血, 破瘀血在腹, 散石淋癰腫, 骨中熱疽, 養骨安胎下氣, 殺鬼精物, 久服而寸老."

[藥性本草] "主補男子腰腎虛冷, 脚膝無力, 夜夢鬼交精溢自出, 女人崩中漏血, 炙末空心溫酒服方寸匕. 又主赤白帶下, 入散用."

[日華子本草] "補虛羸, 壯筋骨, 破瘀血, 殺鬼精, 安胎, 下氣, 酥炙入用."

[本草綱目] "生精補髓, 養血益陽, 强筋健骨. 治一切虛損, 耳聾目暗, 眩運虛痢."

[方藥合編] "鹿茸甘溫滋陰主　泄精溺血崩帶愈"

【化學分析】 collagen, 인산칼슘, 탄산칼슘, 단백질로 이루어져 있고, 일반 분석치는 수분 약 10%, 유기물 약 50%, 수용성엑스 약 10%, 알코올엑스 약 1.5%, 에텔엑스 약 1%, 회분 약 35%이며 품질이 좋은 녹용일수록 유기물, 수용성엑스, 알코올엑스, 에텔엑스의 함량이 높으며 회분이 적다. 회분 중에는 칼슘, 인, 마그네슘이 알려져 있다. 또한 난포호르몬 oestrone을 함유한다는 보고도 있다.

【藥理研究】 ① 이 약물은 강장작용을 하고 유기체의 작업 능력을 높인다. 피로를 경감시키고 수면을 개선시키며 식욕을 증진시킨다.

영양 불량 및 단백질의 대사 장애를 개선하며 陽虛 상태에서 에너지 대사가 저하되어 생기는 병리변화를 개선한다.

마우스의 고온과 저온의 인내력을 증강시키고, 유기체의 冷熱 자극에 대한 적응성을 높이며, 면역 기능을 높인다. 또한 적혈구, 血色素와 망상적혈구의 新生을 증강시키고 백혈구 수를 증가시킨다.

② 흰쥐 적출 심장의 관상동맥 流量을 증가시키고 심장 수축의 폭을 높이며 심장 박동을 느리게 하고 강심작용을 한다. 아울러 실험성 心律失調를 예방하고 산소 결핍 인내력을 높이며 급성 실혈성 저혈압의 회복을 가속화한다.

③ 鹿茸多糖을 灌腸하면 醋酸型, 스트레스型과 幽門結札型 위궤양에 모두 뚜렷하게 抗潰瘍작용을 한다. 그러나 消炎痛型 궤양에는 효과가 없다. 또한 pilocarpine으로 초래되는 위산과다에는 영향이 없다.

④ 호르몬様 작용을 한다. 새끼 동물의 체중 증가와 자궁 발육을 촉진하고 또한 골절이나 상처의 유합을 가속화한다.

⑤ 이 약물은 기본적으로 無毒하다. 40g/kg을 위에 투여한 결과 사망하는 경우가 나타나지 않았고 급성 LD_{50}을 측정해내지 못했다. 부작용으로는 위장 장애, 피부가 붉어지거나 가려운 느낌, 월경 주기의 연장, 열이 나는 듯한 느낌 등의 증상이 나타난다.

『附 藥 1』 녹각 鹿角[KHP]

Cervi Cornu
Deer horn

【出 典】 神農本草經

【起 原】 사슴과(Cervidae) 매화록(梅花鹿) *Cervus nippon* Temminck, 마록(馬鹿) *Cervus elaphus* Linné 또는 대록(大鹿) *Cervus canadensis* Erxleben의 골질화된 뿔이다.*

【性 狀】 이 약은 골질화된 뿔로 원기둥 모양이고 수지상으로 분지되고 길이 60~100㎝, 지름 4~6㎝이다. 바깥 면은 갈색~엷은 갈색이며 광택이 있고 군데군데에 혹 또는 능선

* CP : 居角(Lujiao) CERVI CORNU
鹿科 動物 馬鹿 *Cervus elaphus* Linnaeus 또는 梅花鹿 *Cervus nippon* Temminck의 已骨化된 角。

상의 돌기가 있다. 밑 부분의 자른 면은 속이 엉성하고 골수 속에는 혈흔(血痕)이 있다. 이 약은 누린 냄새가 약간 있고 맛은 약간 짜다.

【炮 製】 깨끗이 씻어 톱으로 자른 후 溫水에 담가 血水를 제거하고 쪄서 꺼내어 鎊片한 후 건조하거나 줄로 쓸어 굵은 가루를 낸다.

【性味·歸經】 味는 鹹하고 性은 溫하며, 肝·腎經에 작용한다.

【臨床應用】 ① 이 약물은 이미 骨化된 雄鹿의 뿔로 熟用 시에는 腎陽을 補하여 筋骨을 强壯하므로 鹿茸의 代用品으로 사용하는데 그 약효가 약하다.

生用하면 活血散瘀·消腫하는 효능이 있어 瘡瘍腫毒(皮膚化膿證), 乳癰(乳腺炎) 등에 內服 또는 外用한다. 다만 이러한 병증이 虛證일 때 적당하다.

② 鹿角을 깨끗이 씻어 톱으로 잘라 溫水에 담갔다가 꺼내 切片하여 曬乾해서 사용한다.

【用量·用法】 4~12g. 水煎服 또는 硏末服.

【使用注意】 陰虛火旺에는 忌한다.

本草選錄 : [神農本草經] "主惡瘡癰腫, 逐邪惡氣, 留血在陰中." [本草綱目] "生用則散熱行血, 消腫辟邪 ; 熟用益腎補虛, 强精活血." [方藥合編] "鹿角栄寒解麵毒　小兒骨蒸與熱酷"

『附 藥 2』 녹각교 鹿角膠[KHP]

Cervi Cornus Colla
Deer horn gelatin

【出 典】 神農本草經

【異 名】 白液·白膠·鹿膠

【起 原】 녹각(鹿角)을 절단하여 물로 끓여서 농축하여 만든 아교질 덩어리이다.*

【性 狀】 이 약은 대개가 방편상(方片狀)으로 길이 3~4㎝, 두께 4~6㎜로 바깥 면은 황갈색~적갈색이며 광택이 있고 반투명상이다. 질은 물러서 부서지기 쉽고 부서진 면은 윤기가 있고 물에 넣으면 부풀어 오르고 가열하면 녹는다. 이 약은 젤라틴 같은 냄새가 있으며 맛은 약간 달다.

【性味·歸經】 味는 甘·鹹하고 性은 溫하며, 肝·腎經에 작용한다.

【臨床應用】 補腎陽·溫補肝腎·益精養血 및 止血작용을 한다. 精血不足, 虛損勞傷 및 虛寒의 吐血, 鼻出血, 崩漏(不正性器出血), 尿血 및 陰疽內陷 등에 적용한다.

이 약물은 鹿角을 오래 달여 濃縮하여 膠狀으로 만든 것이다. 腎陽을 補하는 효능으로 精血을 補益하나 그 효능은 鹿茸의 峻한 것에 비해서는 약하고, 鹿角에 비해서는 좋으며

* CP : 鹿角膠(Lujiaojiao) CERVI CORNUS COLLA
鹿角을 水煎煮하여 濃縮하여 얻은 固体膠。

아울러 비교적 좋은 止血작용이 있어 陽虛精虧와 體弱消瘦, 吐衄崩漏 및 陰疽內陷 등의 병증에 상용한다.

【製 法】鹿角을 톱으로 길이 6~10㎝가 되게 잘라 물에 담가 맑은 물이 될 때까지 씻어낸 후 물로 끓여 여과하고 다시 끓인 여과액을 합하여 文火로 濃縮한다. 이때에 적당량의 豆油, 冰糖, 黃酒 등을 넣어 稠膏狀으로 되었을 때 식혀서 응고되면 陰乾한다.

【用量・用法】4~12g. 溫酒에 용해하여 服用하거나 丸・散劑에 넣어 쓴다.

【使用注意】陰虛火旺에는 忌한다.

> 本草選錄 : [神農本草經] 云 "主傷中勞絶, 腰痛羸瘦, 補中益氣, 婦人血閉無子, 止痛安胎."
> [名醫別錄] "療吐血, 下血, 崩中不止, 四肢痠痛, 淋露, 折跌傷損."
> [玉楸藥解] "溫肝補腎, 滋益精血, 治陽痿精滑."
> [方藥合編] "鹿角膠溫吐衄血　安胎崩帶虛羸跌"

『附 藥 3』 녹각상 鹿角霜

Cervi Cornus Degelatinatum
Deer horn fragment

【出 典】品彙精要

【異 名】鹿角白霜

【起 原】위의 鹿角을 煎熬하여 膠質을 분리한 후 남은 찌꺼기의 骨質을 건조한 것이다 (⇒ *p807* 鹿茸 항 참조).*

【性 狀】이 약물은 긴 圓柱形 또는 불규칙한 塊狀으로 크기가 일정하지 않다. 표면은 회백색으로 粉性을 나타내고 세로의 모서리(稜)가 있으며 일부는 회색 또는 회갈색의 斑點이 있다. 質은 가볍고 잘 부스러지며, 斷面의 外層은 비교적 치밀하고 백색 또는 회백색이며, 內層은 蜂窩狀의 작은 구멍이 있고 회갈색 또는 회황색이며 吸濕性이 있다.

【炮 製】鹿角膠를 만들고 남은 角質을 碎粉하여 曬乾한다.

【性味・歸經】味는 鹹하고 性은 溫하며, 肝・腎經에 작용한다.

【臨床應用】이 약물은 鹿角을 煎熬하고 膠質을 분리한 후 남은 殘渣이며 益腎助陽의 효능이 있다. 補하는 약효는 비록 미약하나 收斂 작용을 겸하고 澀精・止血・斂瘡의 효능이 있다. 그러므로 內服하면 腎陽不足, 血虛精寒, 崩中漏下 및 脾胃虛寒을 치료하고, 嘔吐, 食少, 便溏, 婦女의 崩漏帶下 등에 사용한다. 外用하면 創傷出血을 止血하며 또한 瘡瘍이 오랫동안 癒合하지 않은 병증을 치료한다.

【用量・用法】9~15g. 水煎服(先煎). 外用에는 適量.

【使用注意】陰虛火旺에는 忌한다.

> 本草選錄 : [方藥合編] "鹿角霜平補諸虛　安胎腰痛崩漏除"

* CP : 鹿角霜(Lujiaoshuang) CERVI CORNU DEGELATINATUM
鹿角去膠質的 角塊。

파극천 巴戟天[KP]

Morindae Radix
Morinda root

【出 典】神農本草經

【異 名】巴戟・鷄腸風・兎子腸

【起 原】꼭두서니과(Rubiaceae) 파극천(巴戟天) *Morinda officinalis* How의 뿌리로서 수염뿌리를 제거하고 납작하게 눌러서 말린 것이다.*

【採取】겨울에서 봄에 캐어 鬚根을 제거하고 깨끗이 씻어 60~70%정도 건조한 후 나무망치로 가볍게 두드려 曬乾한다.

【性 狀】이 약은 뿌리로 납작한 원주형이며 지름은 5~20㎜이다. 대개 구부러져 있으며 길이는 일정치 않다. 바깥 면은 회황색 또는 어두운 회색이고 세로무늬 및 가로로 찢긴 무늬가 있으며 피부가 가로 방향으로 끊겨서 목부가 노출되기도 한다. 질은 질기다. 이 약은 냄새가 없고 맛은 달고 약간 떫다.

【產 地】주로 中國의 廣東, 廣西, 福建, 江西, 四川 지역이 주산지이다.

【炮 製】① 巴戟天(巴戟肉) : 甘草片을 빻아 물을 넣고 끓인 후 巴戟天을 넣고 함께 한 시간 정도 찐 후 木心을 제거하고 小段을 썰어 曬乾한다.

② 鹽巴戟 : 巴戟肉에 鹽水를 고루 섞어 攪拌하여 鹽水가 흡수된 후 文火로 炒한다(巴戟天 100kg・鹽 2kg).

【性味・歸經】味는 甘・辛하고 性은 微溫하며, 肝・腎經에 작용한다.

效 能	主 治
補腎助陽	腎陽부족의 陽痿, 筋骨痿弱, 宮冷不孕, 月經不調
祛風除濕	腎虛의 風寒濕痹, 腰膝疼痛

이 약물의 性味는 辛甘하고 溫하며, 甘・溫으로 補하고 辛・溫으로 散하여, 오직 腎經에 작용하여 腎陽을 溫補하고 筋骨强壯하는 외에 除濕散寒의 효능을 겸하고 있다.

이 약물의 性은 비교적 溫潤하여 溫하되 燥하지 않고 補하되 滯하지 않은 특징이 있으며, 겸하여 風濕을 제거하는 효능이 있다. 다만 일반적인 風濕痹痛에는 應用하지 않으며, 오직 腎虛에 風濕을 겸한 腰膝痹痛에 적용한다. 그러므로 溫腎壯陽의 약물은 虛寒證에 적용하며, 陰虛火旺인 증후에는 적당하지 않다.

【臨床應用】① 腎陽이 不足하면 男子는 腎冷陽痿, 遺溺失精하고, 여자는 經寒血滯, 少腹冷痛, 宮冷不姙한다. 이 약물은 甘・溫으로 補腎助陽하는데 약효가 비교적 약하나 益精血의 작용을 겸했으므로 임상에서는 흔히 複方에 넣어 상술한 증상을 치료한다.

* CP : 巴戟天(Bajitian) MORINDAE OFFICINALIS RADIX
茜草科 植物 巴戟天 *Morinda officinalis* How의 根。

그 예를 들면 巴戟酒[備急千金要方]는 虛羸, 陽道不擧를 치료하는데 이 약물과 牛膝을 각각 등분으로 취하여 술에 담가 복용한다.

腎冷으로 인한 小便不禁일 경우 [奇效良方]에서는 이 약물과 益智 桑螵蛸 菟絲子를 각 等分하여 가루 내어 丸을 지어 鹽酒湯으로 복용하여 치료한다고 하였다.

부인의 子宮久冷, 月脈不順, 帶下淸稀의 증후에는 肉桂 吳茱萸 高良薑 靑鹽 등을 배합하여 丸을 지어 溫酒로 복용하는데, 그 예가 巴戟丸[和劑局方]이다.

腎陽虛의 頻尿, 尿失不禁에는 覆盆子 益智 桑螵蛸 山藥 등을 배합한다.

② 腎虛의 腰痠骨軟, 風寒濕邪가 乘虛爾入하여 痹阻血脈, 血行遲緩이 초래되고 심해져서 四肢百骸가 陽氣溫煦를 잃어 肌肉强硬, 筋脈拘急 關節疼痛 屈伸不利 등인 증후에 적용한다.

이 약물은 補腎助陽·强筋健骨할 뿐만 아니라 祛風濕의 효능으로 腎虛에 風濕痹痛을 겸한 증후에 牛膝 五加皮 桂心 등 補腎通痹하는 약물을 배합하여 丸劑로 복용하는데, 그 예가 巴戟丸[聖惠方]이며 行步不得을 치료한다.

【用量·用法】 10～15g. 水煎服. 또는 丸劑·散劑에 넣는다.

【使用注意】 助陽하므로 陽虛의 虛寒에만 사용하며, 陰虛火旺, 濕熱에는 忌한다.

本草選錄 : [神農本草經] "主火風邪氣, 陰痿不起, 强筋骨, 安五臟, 補中增志 益氣."

[名醫別錄] "療頭面游風, 小腹及陰中相引痛, 下氣, 補五勞, 益精, 利男子."

[藥性本草] "能治男子夜夢鬼交泄精, 强陰, 除頭面中風, 主下氣, 大風血癩. 病人虛損, 加而用之."

[日華子本草] "安五臟, 定心氣, 除一切風, 治邪氣, 療水腫."

[本草綱目] "治脚氣, 去風疾, 補血海."

[本草備要] "補腎益精, 治五勞七傷. 辛溫散風濕, 治風氣脚氣水腫."

[方藥合編] "巴戟辛甘補虛損 精滑夢遺壯筋本"

【化學分析】 비타민 C, 당류 및 樹脂를 함유한다.

【藥理硏究】 ① 粗製 추출물을 흰쥐나 마우스에 연속 14~15일 경구 투여한 결과 同化작용이 없고 아무런 雄性 호르몬樣 작용도 없다.

② 巴戟天은 부신피질 호르몬양 작용을 촉진시켜 어린 마우스의 흉선을 위축시키고 肉芽腫을 억제한다.

육종용 肉蓯蓉[KHP]

Cistanchis Herba

【出 典】 神農本草經

【異 名】 肉松蓉·縱蓉·地精·淡大雲

【起 原】 열당과(Orobanchaceae) 육종용(肉蓰蓉) *Cistanche deserticola* Y. C. Ma 또는 기타 동속 근연식물의 육질경(肉質莖)이다.*

【採 取】봄과 가을에 채취하여 曬乾한다. 봄에 채취하여 曬乾한 것은『甛蓯蓉』, 가을에 채취하여 鹽水에 담가 건조한 것은『鹹蓯蓉』, 사용 시에 염분을 우려내어 蒸熟한 것을『淡蓯蓉』이라 한다.

【性 狀】이 약은 원주상으로 밑 부분이 조금 굵으며 약간 구부러졌고 길이 3~15㎝, 지름이 3~6㎝이다. 바깥 면은 황갈색~어두운 갈색이며 흔히 세로로 잘려있고 육질경의 바깥 면은 기왓장을 엎어 놓은 것 같은 인편으로 싸여 있다. 질은 조금 부드럽고 잘 꺾어지지 않으나 꺾은 면은 엷은 갈색으로 유관속이 점 모양으로 배열되어 있다. 이 약은 특이한 냄새가 있고 맛은 달고 뒤에 조금 쓰다.

【產 地】中國의 甘肅, 新疆, 內蒙古, 青海 지역이 주산지이다.

【炮 製】① 肉蓯蓉 : 잡질을 제거하고 깨끗이 씻어 물에 담가 밀폐하여 축인 후 厚片으로 썰어서 말린다.

② 酒肉蓯蓉 : 肉蓯蓉片에 黃酒를 고루 섞어 항아리에 넣고 밀폐한 후 隔水로 黑色 또는 灰黃色이 될 정도로 고아 曬乾한다(肉蓯蓉 100kg당 黃酒 20kg).

【性味 · 歸經】味는 甘 · 酸 · 鹹하고 性은 溫하며 腎 · 大腸經에 작용한다.

效 能	主 治
補腎陽益精血 · 潤腸通便	腎陽부족의 陽痿不孕, 腰膝冷痛, 筋骨軟弱. 腸燥便秘

이 약물은 甘 · 鹹하고 溫潤하다. 味甘으로 능히 補하고 溫性은 補陽하며, 鹹으로 腎에 작용하여 精血을 補益하는 효능이 있어 補腎壯陽의 要藥이다.

일반적으로 補陽藥의 대부분은 燥性이고 滋陰藥의 대부분은 滋膩한데, 肉蓯蓉은 溫하되 燥하지 않고, 滋膩하되 膩滯하지 않으므로 補陽하고 補陰하며, 또한 補하되 峻하지 않아 약효가 비교적 완화한 것이 특징이다.

이 약물은 質이 비교적 油膩하고 또한 潤腸通便하는 작용이 우수하다. 다만 腎火가 성하고 脾虛로 인한 泄瀉 및 實熱의 便秘에는 적당하지 않다.

【臨床應用】① 腎陽不足, 精血虧損하면 筋骨痿弱, 腰痠足軟, 耳鳴目昏, 健忘失聰하고, 심하면 陽痿無子, 經血衰少不姙한다. 이 약물은 補腎壯陽 · 滋養精血하는 효능이 있어 腎虛陽痿, 精血虧損, 不姙不育에 상용하는데, 다만 약효가 온화하여 補하면서도 峻하지 않아 單味의 사용 또는 적게 사용하거나 혹은 잠시 멈추었다 다시 사용하면 효과가 없다. 그러므로 [藥性本草]에서는 "補精敗虛損, 面黑勞傷"일 경우 대량의 肉蓯蓉과 精羊肉으로 쌀죽을 끓여 먹는다고 하였다. 또한 [本草拾遺]에서는 肉蓯蓉 鱔魚를 가루 내어 黃精汁으로 丸을 지어 오래 복용하여 髓海不足, 健忘失聰, 神思恍惚을 치료한다고 하였다. 四精丸[得效方]은 이 약물과 鹿茸 山藥 白茯苓을 等分하여 丸으로 만든 것으로 이것을 복용하면 腎虛精滑, 遺溺白濁을 치료한다.

* CP : 肉蓯蓉(Roucongrong) CISTANCHES HERBA
列當科 植物 肉蓯蓉 *Cistanche deserticola* Y. C. Ma 또는 管花肉蓯蓉 *Cistanche tubulosa* (Schrenk) Wight의 鱗葉을 가진 肉質莖。

腎陽虛로 인한 陽痿, 勃起不全, 早漏, 遺精, 不姙 등의 증후에 熟地黃 菟絲子 補骨脂 巴戟天 山茱萸 등을 배합하는데, 그 예가 內蓯丸[證證準繩]이다.

腎虛의 風寒濕痹로 인한 腰膝冷痛, 筋肉無力 등의 증후에는 巴戟天 杜仲 菟絲子 등을 배합하는데, 그 예가 金剛丸[張氏醫通]이다.

② 大失血, 過汗, 利小便 및 久病으로 津傷血枯하면 모두 腸燥便秘가 초래된다. 이 약물은 甘溫質潤하고 燥熱의 害가 없어 老人이나 虛弱 체질에 津枯便秘에 陽虛를 겸했을 경우 특히 적용한다. 肉蓯蓉 4兩에 물 3碗을 붓고 1碗이 되게 달여 頓服하여 老年血枯로 인한 大便燥結을 치료한다[先醒齋醫學廣筆記].

또한 땀이 많이 나면서 利小便, 亡津液 및 老人이나 虛弱者의 변비에 麻子仁汁 沈香을 배합하여 白湯으로 복용하면 潤燥滑腸·行氣通便 작용을 하는데, 그 예가 蓯蓉潤腸丸[重訂嚴氏濟生方]이다.

【用量·用法】 10~20g. 水煎服.

【使用注意】 이 약물은 助陽, 滑腸하므로 陰虛火旺 및 大便泄瀉, 實熱便秘에는 忌한다.

本草選錄: [神農本草經] "主五勞七傷, 補中, 除莖中寒熱痛, 養五臟, 强陰, 益情氣, 多子, 婦人癥瘕. 久服輕身."

[日華子本草] "治男絶陽不興, 女子絶陰不產. 潤五臟, 長肌肉, 暖腰膝, 男子泄精尿血遺瀝, 好帶下陰痛."

[本草求眞] "體潤色黑. 諸書旣言峻補精血, 又言力能興陽助火, 是明因其氣溫, 力專滋陰, 得此陽隨陰附而陽自見興耳. 惟其力能滋補, 故凡癥瘕積塊, 得此而堅卽消. 惟其滋補而陽得助, 故凡遺精莖痛, 寒熱時作, 亦得因是而除. 若謂火衰至極, 用此甘潤之品, 同於附桂, 力能補陽, 其失遠矣. 況此旣言補陰, 而補陰又以蓯蓉爲名, 是明因其功力不驟, 氣專潤燥, 是以宜於便閉, 而不宜於胃虛之人也."

[方藥合編] "蓯蓉味甘補精血 若驟用之反便滑"

【化學分析】 미량의 alkaloid 및 中性의 결정성물질을 함유한다.

【藥理硏究】 강압작용이 있다. 또한 마우스의 타액분비를 촉진하고 호흡을 마비시키는 작용을 한다. 唾液의 分泌를 촉진하는 성분은 有機酸과 같은 물질이며, 呼吸을 마비시키는 成分은 配糖體類일 가능성이 있다.

선모 仙茅[KHP]

Curculiginis Rhizoma

【出 典】 海藥本草

【異 名】 婆羅門參·獨脚仙茅·獨茅根

【起 原】 수선화과(Amarylidaceae) 선모(仙茅) *Curculigo orchioides* Gaertner의 뿌리줄기이다.*

【採 取】 초봄에 싹이 나오기 전이나 늦은 가을에 캐어 根頭와 鬚根을 제거하고 깨끗이 씻어 건조한다.

【性 狀】 이 약은 뿌리줄기로 원기둥 모양이고 약간 구부러져 있으며 길이 3~10㎝, 지름 4~8㎜이다. 바깥 면은 흑갈색~적갈색으로 거칠며 수염뿌리가 붙어 있던 자국과 가로 세로의 주름이 있다. 꺾은 면은 평탄하지 않고 연한 갈색~적갈색이고 중심부는 색이 짙다. 질은 단단하나 쉽게 부러진다. 이 약은 특유한 냄새가 약간 있고 맛은 쓰고 약간 맵다.

【產 地】 주로 中國의 西南 및 長江 이남의 각 지역에 분포하며 四川이 주산지이다.

【炮 製】 ① 仙 茅 : 잡질을 제거하고 깨끗이 씻어 축인 후 小段으로 썰어 건조한다.

② 酒仙茅 : 仙茅段에 黃酒를 고루 섞어 밀폐하여 축인 후 炒製 용기에 넣고 文火로 炒하여 放冷한다.

【性味 · 歸經】 味는 辛하고 性은 溫 · 有小毒하며, 腎 · 肝 · 脾經에 작용한다.

效 能	主 治
溫腎壯陽	腎陽虛衰의 陽痿, 精冷, 小便不禁, 心腹冷痛
祛寒除濕	寒濕痹證, 腰膝冷痹

이 약물의 性味는 辛 · 熱로 燥熱하며, 腎經에 작용하여 오직 腎陽을 補하는 要藥이다. 命門을 補하며 陽道를 발흥하게 하고, 寒濕을 제거하여 腰膝을 溫暖하게 한다. 그러므로 腎虛陽痿와 火衰精寒 및 腰膝冷痹 등의 증후에 주로 많이 사용하는 약물이다.

그러나 이 약물은 비록 壯陽하여 陽痿를 치료하는데 유효한 약물이나, 단 辛 · 熱하고 有毒이므로 久服하여서는 안 되며, 만약 陰虛火盛 혹은 腎火易動의 증후에는 사용하지 않는다.

【臨床應用】 ① 腎陽不足으로 下元虛弱하면 노인은 失溺淋瀝하고 남성은 陽痿精冷하며 부인은 月經失調한다. 이 약물은 溫腎壯陽하는데 淫羊藿 巴戟天과 같은 類에 속하지만 보다 燥熱의 性이 격심하다. 이는 腎陽虛證의 치료에 상용하는 약물이다. 老年遺尿, 尿頻을 치료할 경우 이 약물 單味를 1兩 취하여 술에 담가 복용한다[貴州草藥].

陽痿倦怠, 耳鳴失聰에는 金櫻子根 金櫻子果를 배합하여 고기와 함께 삶아 복용한다.

최근에는 淫羊藿 當歸 知母 등의 補腎壯陽 · 滋養腎陰하는 약물을 배합하여 月經不調나 갱년기 고혈압병을 치료하는데, 그 예가 二仙湯[中醫研究資料匯編]이다.

② 腎虛로 陽衰하면 寒濕이 虛의 틈을 타고 침입하여 血脈痹阻, 氣血의 運行不利로 인한 腰膝冷痹, 肢體麻木, 關節不利 등의 증후가 나타난다. 이 약물은 補腎强骨할 뿐만 아니라 또한 祛寒除濕으로 氣血運行을 좋게 하여 상술한 증후에 비교적 적합하다.

* CP : 仙茅(Xianmao) CURCULIGINIS RHIZOMA
石蒜科 植物 仙茅 *Curculigo orchioides* Gaertn.의 根莖。

單味를 술에 담가 복용하거나, 또는 淫羊藿 五加皮 川草烏 등을 배합하면 溫腎壯陽·散寒止痛 작용이 강화된다.

【用量·用法】 3~9g. 水煎服 또는 술에 담가 복용하거나 丸劑·散劑에 넣는다.

【使用注意】 이 약물은 辛溫燥熱하고 有毒으로 陰液을 損傷시키는 弊가 있으므로 陰虛火旺인 경우는 忌한다.

> **本草選錄**: [海藥本草] "主風, 補暖腰脚, 淸安五藏, 强筋骨, 消食." "宣而復補, 主丈夫七傷, 明耳目, 益筋力, 塡骨髓, 益陽."
>
> [日華子本草] "治一切風氣, 延年, 益壽, 補五勞七傷, 開胃下氣, 益房事."
>
> [開寶本草] "主心腹冷氣不能食, 腰脚風冷, 攣痹不能行, 丈夫虛勞, 老人失溺, 無子, 苦陽道."
>
> [本草綱目] "仙茅性熱, 補三焦命門之藥也. 惟陽弱精寒, 禀賦素怯若宜之. 若體壯相火熾盛者, 服之反能動火."
>
> [方藥合編] "仙茅味辛腰足痺　虛損勞傷陽道起"

【化學分析】 tannin, 수지 및 전분 등을 함유하고 또한 mannitol, 포도당, glucuronic acid에서 생긴 粘液質 또는 알칼로이드를 함유한다.

【藥理研究】 仙茅 사포닌은 대식세포의 增生 능력과 貪食작용을 촉진하며 면역 기능을 증강한다.

음양곽 淫羊藿[KP]

Epimedii Herba
Epimedium herb

【出 典】 海藥本草

【異 名】 三枝九葉草·仙靈脾·千兩金

【起 原】 매자나무과(Berberidaceae) 삼지구엽초 *Epimedium koreanum* Nakai, 음양곽(淫羊藿) *Epimedium brevicornu* Maxim., 유모음양곽(柔毛淫羊藿) *Epimedium pubescens* Maxim., 무산음양곽(巫山淫羊藿) *Epimedium wushanense* T. S. Ying 또는 전엽음양곽(箭葉淫羊藿) *Epimedium sagittatum* Maxim.의 지상부이다.*

【採 取】 여름과 가을 사이에 莖葉이 무성할 때 地上 부위를 베어 曬乾 또는 陰乾한다.

【性 狀】 이 약은 지상부로 줄기와 1~3회 삼출복엽으로 되어 있다. 작은 잎은 난형~광난형 또는 난상피침형으로 길이 3~20㎝, 너비 2~8㎝이고, 기부에는 길이 15~70㎜의 작은 잎자루가 있다. 선단은 뾰족하고 변연에는 길이 1~2㎜의 가시털이 있다. 기부는 심형~심심형이고, 삼소엽의 측엽은 비대칭이다. 바깥 면은 녹색~녹갈색으로 때로 광택이 있고 속면은 연한 녹색~연한 회녹갈색을 나타내며 차례 털이 있고 엽맥이 뚜렷하다.

* CP : 淫羊藿(Yinyanghuo) EPIMEDII FOLIUM
小蘗科 植物 淫羊藿 *Epimedium brevicornu* Maxim, 箭葉淫羊藿 *Epimedium sagittatum* (Sieb. et Zucc.) Maxim., 柔毛淫羊藿 *Epimedium pubescens* Maxim. 또는 朝鮮淫羊藿 *Epimedium koreanum* Nakai의 葉。

질은 종이질 또는 혁질이다. 잎자루 및 줄기는 원주형으로 연한 황갈색~자색을 띤 녹갈색을 나타내고 꺾기 쉽다. 이 약은 약간 냄새가 있고 맛은 조금 쓰다.

【產 地】 우리나라의 江原, 京畿, 平南北, 咸南北에 분포하며, 中國의 山西, 陝西, 廣西, 湖北 지역이 주산지이다.

【炮 製】 ① 淫羊藿：잡질을 제거하고 깨끗이 씻어 약간 축인 후 葉絲로 썰어 曬乾한다.

② 炙淫羊藿：羊脂를 炒製 용기에 넣고 加熱하여 溶化한 후 葉絲를 넣고 고루 섞어 微黃色이 될 정도로 炒하여 放冷한다.

【性味 · 歸經】 味는 辛 · 甘하고 性은 溫하며, 肝 · 腎經에 작용한다.

效 能	主 治
補腎壯陽；祛風除濕	陽痿不育；風寒濕痹, 偏枯不遂

이 약물의 性味는 辛甘하고 溫하며, 甘 · 溫으로 溫腎壯陽하고 辛 · 溫으로 祛風除濕하므로, 안으로는 능히 腎陽을 强壯하여 强筋健骨하며, 또한 밖으로는 風濕의 邪氣를 散邪하여 通痹止痛하는 효능이 있다.

이 약물은 溫腎壯陽의 효능이 비교적 강하여 腎陽不足으로 인한 男子의 陽痿와 女子의 子宮發育不全 및 風寒痹痛 등의 병증에 많이 응용하며, 효과 또한 비교적 좋다. 최근에는 婦女의 更年期에 나타나는 高血壓과 小兒痲痹의 急性期를 치료하는데 좋은 효과를 얻고 있다. 그러나 性이 燥烈하여 陰液을 損傷시키고 虛火를 부추기기가 쉬우므로 陰虛火旺으로 인한 夢精, 遺精 및 陽强易擧인 경우는 忌한다.

【臨床應用】 ① 腎陽衰微, 下元虛冷으로 인한 陽痿, 遺精滑泄, 腰膝無力 및 宮冷不姙 등의 증후에 응용한다. 古今의 임상과 실험연구에 의하면 이 약물은 양호한 補腎壯陽의 작용을 한다. 그러므로 상술한 여러 가지 증상을 치료하는데 능하다.

單味만 사용하여도 즉시 효과를 본다. [本草綱目]에서는 仙靈脾酒方[食醫心鏡]을 인용하여 淫羊藿 1斤을 酒 1斗에 3일간 담그었다가 수시로 마시면 "益丈夫, 興陽(勃起不全)"에 효과가 있고, 陽痿, 腰膝冷軟을 치료한다고 하였다.

[名醫別錄]에서는 "丈夫가 오래 복용하면 후손이 없게 된다"고 하였는데, 이는 이 약물이 溫燥하므로 오래 복용하면 "陽旺多欲, 精氣耗散"으로 최종적으로는 陽衰陰竭이 초래되어 生殖 기능이 저하된다는 것이다.

腎陽不足에 腎精虧損을 겸한 증후에 單味를 오래도록 복용하는 것은 적합하지 않으며, 熟地黃 龜板膠 紫河車 등 補血益精의 약물을 배합함으로써 "陰中求陽"으로 壯陽塡精의 효과를 기하는 것이 적합하다.

腎陰陽 兩虛에는 仙茅 巴戟天 知母黃 黃柏 등을 배합하는데, 그 예가 二仙湯[上海中醫學院附屬曙光醫院]이다.

② 風寒濕邪가 침입하여 痹着經脈하면 血脈凝滯, 陽氣가 四肢에 미치지 못한다. 사지가 溫養을 받지 못하면 肢體가 冷痛하고 肌膚麻木, 筋脈拘攣하며, 血滯不暢하면 筋脈이 濡潤滋養을 잃어 攣急抽搐, 口眼喎斜, 半身不遂을 야기시킨다.

이 약물은 辛溫燥散으로 風寒濕邪를 제거할 뿐만 아니라 또한 陽氣를 溫通하여 혈액의 순환을 촉진한다. 血行하면 止痛하고 風 또한 자연히 사라진다. 그러므로 風寒濕痹로 인한 肢體의 疼痛麻木에 사용하는 것 역시 적합하나 中風으로 인한 肢體拘攣, 癱瘓麻木일 경우에도 사용한다. 仙靈脾酒[本草綱目]는 이 약물 한 근을 취하여 잘게 썰어 生絹 주머니에 넣고 無灰酒 2斗에 담그고 밀봉하여 春夏에는 3일, 秋冬에는 5일 후에 먹는 것인데 매일 溫服하면 偏風不遂, 皮膚不仁을 치료하는데 많이 醉하면 안 된다.

이 약물은 또한 補腎壯陽의 효능은 상술한 諸症狀을 치료하는 데 특히 좋다. 病情에 따라 祛風濕·止痹痛·補腎壯陽 혹은 祛風止痙에 사용한다. 風寒濕痹, 肢節疼痛, 身體手足不遂에는 獨活 防風 虎骨 五加皮 등을 배합하여 사용하는데 그 예가 仙靈脾丸[聖惠方]이다.

【用量·用法】 3~9g. 水煎服. 浸酒·熬膏 또는 丸劑·散劑에 넣는다.

【使用注意】 陰虛火旺에는 忌한다.

> **本草選錄**: [神農本草經] "主陰痿絶傷, 莖中痛, 利小便, 益氣力, 强志."
> [名醫別錄] "堅筋骨, 消瘰癧, 赤腫, 下部有瘡, 洗, 出蟲. 丈夫久服, 令人無子."
> [日華子本草] "治一切冷風勞氣, 補腰膝, 强心力, 丈夫絶陽不起, 女人絶陰無子, 筋骨攣急, 四肢不任, 老人昏耄, 中年健忘."
> [本草求眞] 淫羊藿專入命門, 兼入肝腎. "蓋因氣味甘溫, 則能補火助陽, 兼有辛香, 則冷可除而風可散耳."
> [方藥合編] "淫羊藿辛陰陽興　堅筋益骨志力增"

【化學分析】 주로 flavone類 화합물(약 28종류)을 함유하고 또한 lignan, alkaloid, 정유 등을 함유하고 있다. flavone類화합물로서 icariin, icariside Ⅰ, Ⅱ, epimedosied A, iso-guercetin, hyperin, sagittatoside A, B, C, sgiyyatin, A, B, 등, alkaloid로서 magnoflorin, berberin 등, 그 외 ceryl alcohol, phytosterol, hentriacontane, palmitic acid, sttearic acid, oleic acid, linoleic acid, linolenic acid, bilobanol, glucose, fructose, tannin 등을 함유하고 있다.

【藥理硏究】 ① 男性 호르몬樣 작용을 한다. 개에 淫羊藿 추출물을 경구 투여하면 정액의 분비를 촉진하는데 잎과 뿌리의 작용이 제일 강하고 과실이 그다음이며 줄기 부분이 제일 약하다.

② 강압 및 관상동맥의 流量을 증가시키고 산소결핍 능력을 높이며 또한 말초혈관을 확장하여 肢體 말단의 혈류량을 증가시키어 미세순환을 개선한다. 또한 뇌혈관을 확장하고 뇌혈류량을 높인다. 淫羊藿은 또 propanolol과 유사한 작용을 하는데 이는 이 약물에 어떤 종류의 B型受體阻滯劑 성분을 함유하였기 때문일 것이다.

③ 血脂와 血糖을 낮춘다.

④ 有機體 면역기능을 촉진하고 이중 조절작용을 한다. 실험에 의하면 淫羊藿多糖(EPS)은 interferon을 誘生하는 작용을 한다.

⑤ 일정한 鎭咳·祛痰·平喘과 뚜렷한 진정작용을 한다.

⑥ 억균·소염작용을 한다. 淫羊藿은 백색포도상구균, 황색포도상구균에 대하여 비교적 뚜렷한 억제작용을 한다. 奈氏카타르구균, 폐렴쌍구균, 유행성 감기 嗜血杆菌에 대하여 경도의 억제작용을 한다. 1% 농도에서 결핵균을 억제한다.

조직배양법 실험에서 淫羊藿은 脊髓灰質炎 바이러스에 대하여 뚜렷한 억제작용을 한다. 실험에서는 淫羊藿 알코올 추출물은 마우스 염증성 삼출세포의 貪食작용을 증강시킨다.

흰쥐의 피하에 淫羊藿 알코올 추출물을 50㎎/㎏의 표준으로 주사한 결과 蛋清性 발의 부종 정도를 뚜렷이 경감시킨다. 집토끼에 이 추출물을 15㎎/㎏ 경구 투여한 결과 히스타민으로 초래되는 모세혈관 通透性을 증강시킨다.

⑦ 淫羊藿注射液은 실험관 내에서 鷄胚 股骨의 생장 및 닭배 股骨 단백다당의 합성 활성에 모두 뚜렷한 촉진작용을 한다.

호로파 胡蘆巴[KHP]

Trigonellae Semen
Fenugreek seed

【出 典】嘉祐補注神農本草

【異 名】胡巴·蘆巴子·葫蘆巴·蘆巴·湖巴

【起 原】콩과(Leguminosae) 호로파(胡蘆巴) *Trigonella foenum-graecum* Linné의 씨이다.*

【採 取】여름과 가을철에 種子가 성숙한 시기에 베어 종자를 떨어 曬乾한다.

【性 狀】이 약은 씨로 신장형이고 길이 3~5㎜, 너비 2~3㎜이다. 바깥 면은 연한 갈색~황갈색이며 양쪽에 각 하나의 깊은 홈이 있다. 질은 단단하고 물에 담그면 점액이 묻어 나온다. 이 약은 특유한 냄새가 약간 있고 맛은 점액성이며 쓰다.

【產 地】中國의 河南, 安徽, 四川 지역이 주산지이며 주로 재배한다.

【炮 製】① 胡蘆巴 : 잡질을 제거하고 깨끗이 씻어 曬乾한다.

② 炒胡蘆巴 : 胡蘆巴를 炒製 용기에 넣고 文火로 爆裂音이 나고 黃色을 띨 정도로 炒하여 放冷한다.

③ 鹽胡蘆巴 : 胡蘆巴에 소금물을 고루 섞어서 축인 후 炒製 용기에 넣고 文火로 부풀어 오르고 香氣가 날 정도로 炒하여 放冷한다(胡蘆巴 100㎏당 食鹽 2㎏).

---

* CP : 胡蘆巴(Huluba) TRIGONELLAE SEMEN
豆科 植物 胡蘆巴 *Trigollella foellum-graecum* L.의 成熟種子。

【性味·歸經】 味는 苦하고 性은 溫하며, 腎·肝經에 작용한다.

效 能	主 治
溫腎陽·逐寒濕	寒濕氣滯로 인한 寒疝, 腹痛, 脚氣冷痛

이 약물의 性味는 苦·溫하고, 溫하나 燥하지 않고 오직 腎經에 작용하여 腎陽을 溫하게 하여 寒濕을 逐出하고 아울러 止痛작용이 있어 疝氣偏墜와 少腹冷痛의 병증을 치료한다. 그러므로 [本草綱目]에서도 胡蘆巴는 右腎命門의 藥으로서 元陽이 不足하므로 冷氣가 潛伏하여 능히 歸元하지 못하는 경우에 적당하다고 하였다.

이 약물은 性이 溫熱하여 陰虛陽亢이나 虛火易動인 경우는 忌한다.

【臨床應用】 ① 腎陽이 허하면 中焦를 溫養하지 못하여 脾胃虛寒, 氣滯脹滿의 증후가 나타난다. 肝脈이 陽氣의 溫煦를 받지 못하면 기혈이 응체되어 寒疝으로 少腹冷痛하며 고환에 牽引痛을 일으킨다.

이 약물은 苦·溫의 性味로, 溫腎散寒의 효능이 있는 附子 仙茅와 유사한 작용을 한다. 그러나 약효가 미약하므로 補火散寒에는 附子 吳茱萸를 배합하여야 효과가 있다.

腎陽虛의 腰背疼, 陽痿, 滑精 등의 증후에 補骨脂 覆盆子 附子 등을 배합한다.

腎臟虛冷, 腹脇脹滿의 증후에는 熟附子 硫黃을 가루 내어 술에 삶아서 麴糊로 환을 지어 복용하는데, 그 예가 胡蘆巴丸[聖濟總錄]이다.

어른과 아이의 小腸氣, 蟠腸氣, 奔腸氣, 疝氣, 偏墜陰腫 등의 증후와 少腹에 卵形의 덩어리가 있고 이리저리로 이동하여 동통을 참을 수 없는 증후나 絞結腰臍攻刺, 嘔惡悶亂 증후에는 吳茱萸 川烏 茴香 등을 배합하여 가루 내어 丸을 지어 공복에 溫酒로 呑服하고 소아는 茴香湯으로 복용하는데, 그 예가 胡蘆巴丸[和劑局方]이다.

② 陽虛로 氣化不行하면 寒濕下注으로 인한 足膝冷痛을 다스리는데 胡蘆巴는 腎陽을 溫하게 하는 효능이 있어 化氣行水를 돕고 또한 苦溫燥濕으로 寒濕邪氣를 쫒아낸다. 따라서 상술한 병증을 치료하는데, 비교적 적합하다. 補骨脂 木瓜 등을 배합하면 寒濕脚氣, 足膝疼痛을 치료하는데 溫腎除濕의 효과를 높인다.

【用量·用法】 3~10g. 水煎服. 또는 丸劑·散劑에 넣는다.

【使用注意】 陰虛火旺인 경우와 濕熱인 경우에는 忌한다.

本草選錄: [嘉祐神農補注本草] "主元臟虛冷氣. 得附子硫黃, 治腎虛冷, 腹脇脹滿, 面色靑黑. 得茴香子·桃仁, 治膀胱氣, 甚效."

[本草綱目] "治冷氣疝瘕, 寒濕脚氣, 益右腎, 暖丹田." "胡蘆巴, 右腎命門藥也. 元陽不足冷氣潛伏, 不能歸元者宜之."

[本草求眞] "胡蘆巴, 苦溫純陽, 亦能入腎補命門." "功與仙茅·附子·硫黃恍惚, 相似, 然其力則終遜於附子·硫黃·故補火仍須兼以附·硫·茴香·吳茱萸等同投, 方能有效."

두충 杜仲[KP]

Eucommiae Cortex
Eucommia bark

【出 典】神農本草經

【異 名】思仙・木綿・思仲・石思仙

【起 原】두충과(Eucommiaceae) 두충 *Eucommia ulmoides* Oliver의 줄기껍질로서 주피를 제거한 것이다.*

【採 取】15~20年生의 樹皮를 4~5월에 벗겨 코르크층을 깎아낸 다음 쌓아 놓아 內皮가 자갈색을 띨 때 曬乾한다.

【性 狀】이 약은 줄기껍질로 대개 판상이고 양 끝이 약간 안으로 말려 있으며 크기는 일정하지 않고 두께는 3~7㎜이다. 바깥 면은 연한 회갈색~회갈색이고 때로 적갈색을 띠며 뚜렷한 세포주름과 피목이 있고 지의류가 부착되어 있는 것도 있다. 안쪽 면은 평활하고 갈색 또는 어두운 갈색을 띠며 가는 세로 주름이 있다. 질은 약하고 쉽게 꺾어진다. 꺾으면 가늘고 끈기 있는 흰 수지의 실이 나온다. 이 약은 특유한 냄새가 있고 맛은 약간 쓰다.

【產 地】우리나라의 전국에서 栽植되고, 中國의 四川, 雲南, 貴州, 湖北 지역이 주산지이다.

【炮 製】① 杜 仲 : 잡질과 거친 껍질을 제거하고 깨끗이 씻어 小塊 혹은 皮絲로 썰어 건조한다.

② 鹽杜仲 : 小塊 혹은 杜仲皮絲에 소금물을 고루 섞어 밀폐하여 축인 후 中火로 焦黑色이 될 정도로 炒하여 放冷한다(杜仲 100kg 當 食鹽 2kg).

【性味・歸經】味는 甘하고 性은 溫하며, 肝・腎經에 작용한다.

效 能	主 治
補肝腎・强筋骨	腎虛腰痛, 陽痿
安 胎	胎動不安, 胎漏, 胎墜

이 약물은 甘・溫의 性味로 肝・腎을 補益하여 筋骨을 강하게 하여 胎元을 굳히고 補肝腎・補筋骨・固經安胎하는 효능이 있다. 肝은 筋을 주관하고 腎은 骨을 주관하여 肝이 强健하면 筋이 강건하게 되고, 腎이 강해지면 骨이 강하게 되므로 肝腎不足으로 인한 腰膝痠痛과 筋骨無力 등의 증후에 사용하는 요약이다.

또한 肝腎의 기능이 充足하게 됨으로써 胎元이 스스로 堅固하게 되어 安胎 작용을 하므로 腎虛로 인한 腰痠胎動의 증후를 치료하며, 이 외에도 腎虛陽衰로 인한 陽痿와 尿意頻數을 치료한다.

* CP : 杜仲(Duzhong) EUCOMMIAE CORTEX
杜仲科 植物 杜仲 *Eucommia ulmoides* Oliv.의 樹皮。

최근에 많은 研究가 進行되면서 血壓降下 작용이 입증되어 高血壓에 腎虛병증이 나타나는 경우에 적용한다. 단, 이 약물은 오직 溫補하는 약물이므로 陰虛火旺에 적용하는 것은 마땅하지 않다.

【臨床應用】 ① 肝腎不足으로 인하여 흔히 腰膝痠軟의 증상이 나타난다. 이 약물은 甘·溫으로 保肝溫腎한다. 肝이 충실하면 筋健하고, 腎이 충실하면 强骨하다. 그러므로 强筋健骨하는 효능이 있어 위의 증상에 모두 이 약물이 적용한다.

肝腎不足의 腰膝痠軟, 無力, 腰痛에 續斷 狗脊 補骨脂 胡桃 등을 배합하는데, 그 예가 青娥丸[和劑局方], 金剛丸[張氏醫通]이다.

[本草綱目]에서는 [陶隱居得效方]을 인용하여 風冷傷腎, 腰背疼痛에 炒製 杜仲 500g을 술에 담가 복용한다고 하였으며, 또한 [篋中方]을 인용하여 이 약물을 滋腎養肝하는 五味子와 함께 달여 찌꺼기를 버리고 다시 羊腎 3~4枚를 넣고 삶아 먹으면 腎虛腰痛을 치료한다고 하였다.

부인의 行經腰痛의 증후에는 桑寄生 當歸 川芎을 배합하여 强筋健骨·活血止痛의 효능을 높인다. 肝腎虛寒의 陽痿失溺, 小便餘瀝일 경우 山茱萸 小茴香 車前子 등을 배합하여 溫暖下元하여 膀胱의 攝約力을 높인다[本草匯言].

② 肝腎虧損, 胎元不固하면 胎動不安, 胎漏 혹은 墜胎가 초래된다. 이 약물은 肝腎을 補하여 止漏安胎하므로 위의 증상을 치료할 때 모두 이 약물이 적용한다. 杜仲丸[聖濟總錄]은 杜仲을 가루 내어 棗肉糊로 환을 지어 복용한다.

[本草綱目]에서는 [簡便方]을 인용하여 습관성 流産이나 혹은 임신하여 1~2개월에 墜胎될 경우 杜仲 川斷 山藥을 가루 내어 糊로 환을 지어 복용한다고 하였다.

【用量·用法】 6~9g. 水煎服(單味로 高血壓을 치료할 때에는 15~40g). 또는 丸劑·散劑에 넣는다. 炒하여 사용하는 것이 補腎의 효력을 강화한다.

【使用注意】 溫補에 작용하므로 陰虛火旺에는 忌한다.

本草選錄: [神農本草經] "主治腰脊痛, 補中益精氣, 堅筋骨, 强志, 除陰下痒濕, 小便餘瀝."

[名醫別錄] "治脚中酸痛, 不欲踐地."

[藥性論] 味苦. "能治腎冷膂腰痛也. 腰病人虛而身强直, 風也, 腰不利加而用之."

[日華子本草] "治腎勞, 腰脊攣傴, 入藥炙用."

[本草綱目] "杜仲, 古方只知滋腎, 惟王好古言是肝經氣分藥, 潤肝燥, 補肝虛, 發昔人所未發也. 盖肝主筋, 腎主骨. 腎充則骨强, 肝充則筋健. 屈伸利用, 皆屬於筋. 杜仲色紫而潤, 味甘微辛, 其氣溫平. 甘溫能補, 微辛能潤. 故能入肝而補腎, 子能令母實也."

[本草備要] "甘溫能補, 微辛能潤. 色紫入肝經氣分, 潤肝燥, 補肝虛. 子能令母實, 故兼補腎. 肝充則筋健, 腎充則骨强, 能使筋骨相著. 治腰膝痠痛, 陰下濕痒, 小便餘瀝, 胎墜."

[方藥合編] "杜沖辛甘固精能 小便淋瀝腰膝疼"

【化學分析】 수피에는 gutta percha를 6~19%, 근피에는 10~12%을 각각 함유한다. lignan 및 그 glycisíde로서 pinoresin di-β-D-glucoside, D-epipinorestinol, syringin, D-cylo-olivil, coniferin 등과 eucommiol, eucomonioside, geniposide, genipin, geniposidic acid, aucubin, ajugoside, harpagideacetale, retoside, ulmoside 등이고, 유기산으로 chlorogenic acid, caffeic acid, tartaric acid, betulinic acid, ursolic acid, vanillic acid 등과 아미노산으로서 arginine, histidine 등 17종, 그 외 glucose, fructose, kaempferol, galactitol, ulmoprenol, n-nonacosanl, n-triacontanol, betulin, β-sitosterol, citrusin B, 지방, vitamin C 등을 함유한다.

【藥理硏究】① 탕제 및 메틸알코올 추출물은 모두 강압작용을 하는데, 탕제의 작용이 메틸알코올 추출물의 작용에 비해 강하다. 또한 炒杜仲의 강압작용은 생품의 작용에 비해 강하다. 단기 내에 정맥에 재차 주사하면 『快速耐受現象』이 생긴다. 강압의 메카니즘은 주로 혈관 평활근을 직접적으로 이완시키는데 있다.

② 혈관확장작용을 한다. 杜仲은 또한 혈청 콜레스테롤을 낮춘다. 杜仲 잎은 관상동맥의 流量을 증가하는 뚜렷한 작용이 있다.

③ 소염작용을 한다. 杜仲은 동물의 부신피질기능을 증강시키는데 이는 그 소염의 메커니즘의 하나일 것이다. 杜仲의 잎, 줄기, 再生 껍질은 껍질과 비슷한 수체-부신피질계통 흥분작용을 하고 부신피질기능을 증가시킨다.

④ 진정 및 진통작용을 한다.

⑤ 유기체의 면역기능을 증강한다. 실험에 의하면 杜仲은 세포 면역 계통에 이중조절작용을 하고 아울러 잎, 가지, 再生 껍질의 작용은 껍질과 같다.

⑥ 자궁에 대하여 작용한다. 杜仲의 탕제와 알코올 추출물은 뇌하수체 피투이트린과 아세틸콜린에 의해 생기는 rat와 토끼의 적출 자궁의 흥분에 길항하여 수축된 자궁을 정상으로 회복시킨다. 그러나 적출 고양이 자궁에는 약간의 흥분작용을 하며 수체-피투이트린에 의해 생기는 고양이 적출 자궁의 수축에는 길항하지 못한다. 이는 동물 종류 간에 나타나는 작용의 차이와 관계있다.

⑦ 출혈시간을 단축하고 이뇨작용을 한다.

⑧ 탕제는 황색포도상구균, Flexner's bacillus, 대장균, 녹농균, 탄저균, 폐렴균, 디프테리아균, β용혈성연쇄구균 등에 대하여 정도의 차이는 있으나 모두 억제작용을 한다

속단 續斷[KHP]

Dipsaci Radix
Dipsacus root

【出 典】神農本草經

【異 名】川斷·接骨草·龍豆·屬折·南草

【起 原】산토끼꽃과(Dipsacaceae) 천속단(川續斷) *Dipsacus asperoides* C. Y. Cheng et T. M. Ai의 뿌리이다.*

【採 取】가을에 채취하여 根頭와 尾梢 및 잔뿌리를 제거하고 文火로 烘乾한다.

【性 狀】이 약은 뿌리로 원기둥 모양이고 약간 편평하며 어떤 것은 약간 구부러졌고 길이는 5~15㎝, 지름은 0.5~2㎝이다. 표면은 회갈색 또는 황갈색이며, 약간 찌그러지거나 뚜렷하게 찌그러진 세로주름과 구문이 있으며, 횡렬의 피목 및 소수의 수염뿌리 흔적이 있다. 질은 연하고 오래 방치하면 단단해지며, 잘 꺾인다. 단면은 평탄하지 않으며, 피부는 흑록색 또는 갈색이고, 바깥 가장자리는 갈색이며, 목부는 황갈색이고, 도관 속은 방사상 배열을 나타낸다. 이 약은 약간 향기로운 냄새가 약간 있고 맛은 쓰고 약간 달다가 떫어진다.

【産 地】川績斷은 中國의 四川, 湖北, 湖南, 雲南, 西藏 등지에 분포하고, 산토끼꽃(土續斷)은 河北, 安徽, 江蘇, 浙江, 福建, 廣西, 江西, 山西, 貴州, 陝西 등지와 우리나라 鳥嶺 및 五臺山, 旌善 등지에 自生한다.

【炮 製】① 續 斷 : 蘆頭와 잡질을 제거하고 깨끗이 씻어 축인 후 薄片으로 썰어 건조한다.

② 酒續斷 : 續斷片에 黃酒를 고루 섞어 밀폐하여 축인 후 炒製 용기에 넣고 文火로 微黑色이 될 정도로 炒하여 放冷한다(續斷片 100kg 當 黃酒 10kg).

③ 鹽續斷 : 續斷片에 소금물을 고루 섞어 밀폐하여 축인 후 炒製 용기에 넣고 文火로 微黑色이 될 정도로 炒하여 放冷한다(續斷片 100kg 當 食鹽 20kg).

【性味 · 歸經】味는 苦 · 辛하고 性은 微溫하며, 肝 · 腎經에 작용한다.

效 能	主 治
補肝腎	肝腎虛의 腰痛, 脚弱
安胎止漏	胎漏, 胎墮
活血 · 續筋骨	筋傷骨折, 癰瘡

이 약물은 苦 · 溫의 性味로 肝腎을 補益하고 겸하여 血脈을 通行시켜 骨을 이어주고 外傷을 치료하는 효능이 있다. 또한 이 약물은 補하는 효능은 있으나 滯하지 않고, 行氣시키되 泄하지 않으며, 溫하되 燥하지 않는 특징이 있다.

따라서 肝腎不足의 腰膝酸痛, 遺精, 崩漏帶下, 胎漏下血, 胎動欲墮, 跌打損傷, 金創, 筋骨折傷, 關節不利 등에 사용하고 이 외에도 癰疽潰瘍에 사용하면 活血止痛에 작용한다.

杜仲과 續斷은 함께 肝腎을 補하고 筋骨을 튼튼히 하는 효능이 있어 肝腎不足으로 인한 腰膝痠痛의 요약이며, 아울러 安胎의 효능도 있다. 그러나 續斷은 苦 · 溫의 性味로 血脈을 通利하므로 근골의 손상을 치료하는 傷科의 要藥이 되고, 杜仲은 甘 · 溫의 性味로 오직 腎을 補하는 효능이 강하여 腎虛腰痛에 가장 좋은 효과가 있으며 또한 血壓을 降下시킨다.

* CP : 續斷(Xuduan) DIPSACI RADIX
川續斷科 植物 川續斷 *Dipsacus asper* Wall. ex Henry의 根。

【臨床應用】① 腎虛하면 腰痛骨弱하고 遺溺失精한다. 이 약물은 甘·溫으로 肝·腎經에 작용하여 肝·腎을 補하고 縮小便, 泄精失溺을 치료한다. [本草綱目]에서는 [古今錄驗方]을 인용하여 小便淋瀝을 치료한다고 하였다. 즉 生續斷 單味를 짓찧어 즙을 복용한다.

腎虛腰痛, 步行困難의 증후에는 이 약물을 主藥으로 하고 杜仲 牛膝 菟絲子 등 養肝補腎의 약물로 보좌하여 健筋骨의 효력을 높인다.

② 肝腎虧損, 衝任不固로 인한 胎漏下血, 胎動胎墮의 병증에 補肝腎·固衝任하여 安胎止漏하며, 杜仲을 배합하면 安胎의 효과를 높인다. 임신 2~3개월이 되어 胎漏下血, 腰痛欲墮할 경우 酒續斷 炒杜仲을 粉末하여 棗肉糊로 丸을 지어 미음으로 복용한다[本草綱目]. 壽胎丸[醫學衷中參西錄]은 滑胎를 치료한다. 이 약물에 菟絲子 阿膠 桑寄生의 배합으로 補腎養血·安胎止嘔의 작용을 하다.

③ 跌撲損傷, 筋斷骨折하면 반드시 血脈을 상하여 瘀血腫痛을 야기시킨다. 瘀血이 흩어지지 않으면 붓기가 가라앉지 않고 동통이 멎지 않으며, 筋骨이 이어지기 어렵게 된다. 이 약물은 補肝腎·壯筋骨할 뿐만 아니라 血脈을 通利하고, 氣血을 流暢하여 瘀血腫痛의 손상을 제거하며 斷傷筋骨의 생장을 接續한다. 그러므로 骨傷科에서 상용하는 要藥이다.

[衛生易簡方]에서는 打撲損傷, 挫傷, 捻挫에는 單味를 짓찧어 바르거나 續斷 骨碎補 當歸 生大黃을 배합하여 散劑로 술에 개어 환부에 바른다고 하였다. 骨折일 경우 止痛消腫·續筋接骨의 효과가 있다. 接骨散[新方·北京中醫學院]이 그 예이다.

이 외에도 通利血脈·消腫止痛하는 효능이 있다. 그러므로 淸熱解毒하는 약물을 배합하여 瘡癰腫痛을 치료한다. 즉 續斷 8兩 蒲公英 4兩을 배합하여 乳癰을 치료하면 淸熱解毒·消腫止痛하는 효능이 나타난다[本草匯言].

【用量·用法】9~15g. 水煎服. 丸劑·散劑에 넣는다. 外用에는 適量. 崩漏下血에는 炒하여 사용한다.

【使用注意】苦寒약물의 배합, 胎前 또는 產後의 諸證과 高熱, 內熱에 辛熱약물을 배합하는 것은 忌한다.

本草選錄：[神農本草經] "治傷寒, 補不足, 金創癰傷, 折跌, 續筋骨, 婦人乳難."
[名醫別錄] "主崩中漏血, 金瘡血內漏, 止痛, 生肌肉及踠傷, 惡血, 腰痛, 關節緩急."
[藥性論] "主絶傷, 去諸溫毒, 能通宣經脈."
[日華子本草] "助氣, 調血脉, 補五勞七傷, 破癥結, 瘀血, 消腫毒, 腸風, 痔瘻, 乳癰, 瘰瀝, 撲損. 婦人產前後一切病, 面黃虛腫, 縮小便, 止泄精尿血, 胎漏, 子宮冷."
[方藥合編] "續斷味辛接骨筋　跌撲折傷固精勳"

【化學分析】續斷알칼로이드, 精油, 비타민 E 및 有色物質을 함유한다.

【藥理硏究】癰瘍에 대해서는 排膿·止血·鎭痛 및 조직재생을 촉진하는 작용을 하고, 또한 유즙의 생성을 추진하는 작용을 한다.

보골지 補骨脂[KHP]

Psoraleae Semen
Psoralea fruit

【出 典】藥性本草

【異 名】破故紙 · 婆固紙 · 黑故子

【起 原】콩과(Leguminosae) 보골지(補骨脂) *Psoralea corylifolia* Linné의 씨이다.*

【採 取】가을에 성숙한 과실을 따서 曬乾한다.

【性 狀】이 약은 콩팥 모양이며 조금 납작하고 길이 3~5㎜, 너비 2~4㎜, 두께 약 2㎜이다. 바깥 면은 흑색~흑갈색 또는 회갈색으로 그물 모양의 작은 무늬가 있다. 위쪽은 둥글고 1개의 작은 돌기가 있으며 과병의 자국은 움푹 들어가 있다. 절단면은 황백색이며 자엽이 2개 있고 기름기가 있다. 이 약은 방향이 있고 맛은 맵고 조금 쓰다.

【產 地】中國의 東北地方과 西北地方을 제외한 각지에서 재배 또는 野生한다.

【炮 製】① 補骨脂 : 잡질을 제거하고 깨끗이 씻은 후 曬乾한다.

② 鹽補骨脂 : 補骨脂를 소금물과 고루 섞어 축인 후 炒製 용기에 넣고 文火로 약간 부풀어 오르고 香氣가 날 정도로 炒하여 放冷한다(補骨脂 100㎏당 食鹽 2㎏).

【性味 · 歸經】味는 辛 · 苦하고 性은 溫하며, 腎 · 脾經에 작용한다.

效 能	主 治
補腎壯陽 · 固精縮尿	下元不固의 陽痿, 滑精, 遺尿, 頻尿, 腰膝冷痛
溫脾止瀉	脾虛泄瀉

이 약물은 辛苦 · 溫燥의 性味로 腎 · 脾經에 작용하여 補腎壯陽 · 溫脾止瀉의 主藥이다. 이 약물은 능히 壯陽하여 陰寒을 化하고 補腎하므로 下元을 튼튼하게 하며 命門의 火를 補하여 溫脾止瀉하고, 腎氣를 補하여 納氣平喘하는 효능으로 腎陽不足, 下元虛冷의 陽痿, 腰膝冷痛이나 下元不固의 滑精, 遺尿, 頻尿 및 脾腎陽虛의 설사에 상용하는 약물이다. 또한 溫腎納氣 · 平喘작용을 하므로 虛寒喘咳에도 사용한다.

그러나 性이 溫燥하여 陰液을 쉽게 損傷시키므로 陰虛有火, 大便燥結에는 忌한다.

【臨床應用】① 腎陽虛, 精氣不固하면 風冷이 虛한 틈을 타서 침입하여 腎囊陰冷, 滑泄遺溺, 腰間冷痛, 重墜 혹은 轉側不利 증상이 나타난다. 이 약물은 辛 · 溫으로 疏散하여 風冷邪氣를 제거하고 또한 苦 · 溫으로 壯陽하고 腎氣를 굳히어 攝精溺한다. 따라서 腎虛寒乘으로 야기되는 상술한 여러 가지 증후를 치료한다.

[本草綱目]에는 腎虛腰痛에 炒製補骨脂의 單味를 粉末하여 溫酒로 調服한다고 하였다 [經驗後方].

---

* CP : 補骨脂(Buguzhi) PSORALEAE FRUCTUS
豆科 植物 補骨脂 *Psoralea corylifolia* L.의 成熟果實。

腎氣가 虛弱하여 風冷이 틈을 타서 침입하여 나타나는 腰膝痠軟, 冷痛 등의 증후에 杜仲 續斷 胡桃仁 등을 배합하여 空心에 溫酒로 복용하는데, 그 예가 靑娥丸[和劑局方]이다.

腎陽虛로 인한 陽痿, 勃起不全, 脚手沈重, 夜多盜汗 등의 증후에는 菟絲子 胡桃仁 沈香 등의 補腎暖精하는 약물을 배합하여 丸을 지어 공복에 鹽湯·溫酒로 3~5개월 수시로 복용하는데, 그 예가 補骨脂丸[和劑局方]이다.

노인의 夜尿頻多 증상에 補骨脂와 糯米를 끓여 죽을 쑤어 복용한다[普濟方]. 腎氣虛寒, 小便失禁에는 茴香을 배합하여 환을 지어 服用하는데, 그 예가 破古紙丸[魏氏家藏方]이다.

② 腎虛로 命門火衰하면 脾胃를 熏蒸하지 못하므로 脾胃虛寒하고 運化작용이 遲滯되어 음식감소, 腹脹腸鳴 및 嘔涎泄瀉 등의 증상이 나타난다. 이 약물은 溫腎壯陽하고 中焦를 溫하게 하여 中陽이 충족하면 腐熟水穀·運化不息하므로 脾腎陽虛에 속하는 泄瀉 혹은 便溏을 치료하는데 능하다.

溫中行氣·澀腸止瀉하는 肉荳蔻을 배합하면 二神丸[普濟本事方]이 되는데, 이 方은 脾腎陽虛의 설사를 치료한다. 이에 五味子 吳茱萸를 가하면 四神丸[校註婦人良方]인 데 이 方은 溫補脾腎·澀腸止瀉의 효능이 더욱 뚜렷하다.

또한 [本草綱目]에서는 [百一選方]의 처방을 인용하여 이 약물과 罌粟殼을 배합한다고 하였는데 이 역시 溫補固腸에 좋은 治法이 된다.

또한 이 약물에 罌粟殼 胡桃仁을 배합하면 肺腎虛喘을 치료하는데 일정한 補腎納氣, 定喘의 효과를 나타낸다.

이 외에도 補骨脂를 粉末하여 술에 담가 바르거나, 주사제로 조제하여 근육주사하고 아울러 일광 혹은 적당한 양의 자외선 조사를 받으면 白癜風 치료에서 색소를 증가시키고 백반을 소실되게 하는 작용을 한다.

【用量·用法】 6~9g. 水煎服. 丸劑나 散劑에 넣는다. 外用에는 適量을 팅크제로 만들어 바른다.

【使用注意】 이 약물은 溫燥하여 傷陰助火하므로 陰虛火旺, 大便燥結에는 忌한다.

本草選錄 : [藥性本草] "治男子腰疼膝冷囊濕, 逐諸冷痹頑, 止小便利, 腹中冷."

[日華子本草] "興陽事, 治冷勞, 明耳目."

[開寶本草] "主五勞七傷, 風虛冷, 骨髓傷敗, 腎冷精流及婦人血氣墮胎."

[本草綱目] "治腎泄, 通命門, 暖丹田, 斂精神."

[本經逢原] "許學士言, 補脾不若補腎. 腎氣虛弱, 則陽氣衰劣, 不能熏蒸脾胃, 令人痞滿少食, 譬如釜底無火雖終日不熟, 陽衰則飲食亦不能消化. [濟生]二神丸治脾腎虛寒泄瀉, 用補骨脂補腎, 肉豆蔻補脾, 加吳茱萸以平其肝, 加木香以順其氣, 使之斡旋."

[方藥合編] "破古紙溫鹽酒炒　腰膝痛及固精巧"

【化學分析】 주로 정유, 수지, psoralen 類 및 flavone 類 화합물을 함유한다. psoralen, isopsoralen, angelicin, psoralidin 등, flavone으로서 coryfolin, bavachin, corylifolinin, neobavaiso flavone, bavachromene, corylin, 또한 psoraldehyde, corylidin, 지방유, saponin 등을 함유한다.

【藥理研究】 ① 心血管 계통에 대한 작용을 한다. isobavachalcone은 관상 동맥을 뚜렷이 확장하고 또 뇌하수체 피투이트린의 관상동맥 수축에 길항하며, 모르모트의 관상동맥 혈류량을 뚜렷이 증가하고, 모르모트 및 흰쥐의 심장 수축력을 증강시킨다.

② 白血球 수를 높인다. 동물실험에서 補骨脂는 과립세포의 생장을 촉진하고 아울러 사이톡산을 주사하여 초래되는 백혈구 하강에 보호작용을 한다.

③ 抗菌 작용을 한다. Bakuchiol은 체외에서 황색포도상구균, 백색포도상구균, 레몬색 포도상구균을 억제한다.

④ 平滑筋에 대한 작용을 한다. 補骨脂 추출물은 적출 및 생체 평활근에 모두 흥분 작용을 한다. 그러나 모르모트 적출 자궁에 대해서는 이완작용을 한다.

⑤ 老衰拮抗 및 延年益壽 작용을 한다. 補骨脂는 집누에 유충기와 누에의 수명을 연장 시킨다. 연구에 의하면 補骨脂는 신경과 혈액 계통을 조절하는 것을 통해 골수 조혈을 촉진하고 면역과 내분비 기능을 증강시키므로 서 노쇠에 길항하고 延年益壽작용을 한다.

⑥ 抗癌작용을 한다. 초보 실험에 의하면 補骨脂의 정유는 항암작용을 한다고 한다. isobavachalcone은 Sarcoma 180 및 HeLa세포를 억제한다.

⑦ 피부색소를 증강하는 작용을 한다. 補骨脂에는 자외선을 흡수하는 빛에 민감한 물질인 psoralen과 isopsoralen이 함유되어 있는데 특히 psoralen의 활성이 비교적 강하다. 이 두 가지 약물은 모두 피부 흑색소의 생성을 촉진한다. 연구에 의하면 isobavachalcone은 혈관을 확장하고 국소 조직의 영양을 개선하는 것으로 피부 색소를 증가시킨다고 한다.

⑧ 착상에 길항하는 작용과 자성 호르몬樣 작용을 한다. isopsoralen, bakuchiol은 마우스의 착상에 길항한다. bakuchoil은 卵巢를 제거한 자성 마우스의 발정기에 변화를 주고 자궁의 중량을 뚜렷이 증강시키며 자성 호르몬樣작용을 한다.

구척 狗脊[KP]

Cibotii Rhizoma
Cibot rhizome

【出 典】 神農本草經

【異 名】 金毛狗脊 · 百校 · 狗青 · 扶盖 · 苟脊

【起 原】 구척과(Dicksoniaceae) 금모구척(金毛狗脊) *Cibotium barometz* J. Smith의 뿌리줄기이다.*

【採 取】 가을에 캐어 잔뿌리와 葉柄 및 黃色柔毛를 제거하고 切片하여 曬乾한다.

* CP : 狗脊(Gouji) CIBOTII RHIZOMA
蚌殼藏科 植物 金毛狗脊 *Cibotium barometz* (L.) J. Sm.의 根莖。

【性 狀】이 약은 뿌리줄기로 고르지 않고 긴 덩어리 모양이며 길이 10~30㎝, 지름 2~10㎝이다. 바깥 면은 진한 갈색이며 황금색의 융모가 남아 있다. 위쪽에는 여러 개의 적갈색 목질인 잎자루가 있고, 아래쪽에는 흑색의 가는 뿌리가 남아 있다. 질은 단단하고 꺾기 어렵다. 이 약은 냄새가 없고 맛은 담담하고 조금 떫다.

【產 地】중국의 四川, 福建, 雲南, 浙江 지역이 주산지이다.

【炮 製】① 狗 脊 : 잡질을 제거하고 切片하지 않은 것은 깨끗이 씻어 축인 후 厚片으로 썰어 건조한다.

② *砂炒狗脊* : 깨끗한 모래를 炒製 용기에 넣고 武火로 炒한 데다 狗脊片을 넣고 질은 황색이 될 정도로 炒하고 모래를 체로 쳐내고 식힌 후 비벼서 솜털을 제거한다.

③ 酒狗脊 : 狗脊片에 黃酒를 고루 섞어 밀폐한 후 축여서 4~6시간 증기로 쪄서 건조한다(狗脊片 100㎏ 당 黃酒 15㎏).

【性味 · 歸經】味는 苦 · 甘하고 性은 溫하며, 肝 · 腎經에 작용한다.

效 能	主 治
補肝腎 · 强腰膝	腎虛의 腰痛脊强, 腎氣不固의 小便不禁, 白帶過多
祛風濕	風濕痹痛

이 약물의 甘溫으로, 肝 · 腎經에 작용하여 肝腎을 補하고 筋骨을 强健하게 하는 효능이 있어 腰脊의 酸痛을 치료하는데 그 효능이 杜仲과 비슷하고, 苦溫 性味로 風濕을 제거하여 關節을 通利하는 효능이 있어 風濕痹痛을 치료하며 그 효능은 巴戟天과 비슷하다. 다만 杜仲은 肝腎을 補益하는 작용이 강하고 겸하여 安胎하며, 巴戟天은 質潤으로 燥하지 않고 風濕을 溫散하는 작용이 강하지 않으며 補腎壯陽의 효능이 더욱 좋다.

그러므로 腰膝痠痛이 肝腎不足에 속하고, 風寒邪를 많이 수반한 증후에 적용한다. 단지 腎虛인 증후에는 杜仲을 적용하는 것이 좋으며, 腎虛陽痿나 腰膝無力증후에는 巴戟天을 많이 사용한다. 이 외에도 狗脊의 根莖에 있는 茸毛를 外傷出血에 바르면 止血하고 生肌하는데 효과가 좋다.

【臨床應用】① 肝腎虧損에 風寒濕邪를 감수하면 腰痛脊强하고 俯仰하지 못하거나 足膝軟弱 증후가 나타난다. 이 약물은 甘 · 溫으로 肝腎을 補할 뿐만 아니라 壯筋骨하고 强腰膝한다. 또한 風寒濕邪을 溫散하므로 風寒濕邪가 제거되면 氣血이 流暢하여 관절이 通利하게 된다.

이 약물은 肝腎虛損에 風寒濕邪로 인한 腰痛脊强, 關節不利 등의 모든 증후를 겸한 병증에 杜仲 續斷 熟地黃 海風藤 등의 祛風濕 · 强筋骨하는 약물을 배합하면 효과가 증강되는데, 그 예가 [中華醫學大辭典]에서 인용한 狗脊飮[驗方]이다.

② 腎이 封藏의 職을 상실하면 小便不禁, 帶下過多을 야기시키는데, 이 약물은 溫補固澀의 작용을 한다. 그러나 壯陽起痿(勃起不全)하는 효능은 완만하여 淫羊藿보다는 약하다. 腎虛

陽痿에 單味를 사용하면 효과가 크게 좋지 못하다. 즉 상술한 여러 가지 증상에 사용할 경우에는 일반적으로 複方으로 사용한다.

[四川中藥志]의 기재에 의하면 腰痛, 小便頻數 餘瀝 증후에는 五加皮 杜仲 木瓜 등의 强腰堅骨 · 補陽固腎하는 약물을 배합한다고 하였다.

衝任虛寒으로 인한 白帶過多에 白蘞 艾葉 鹿茸을 배합하여 空心에 溫酒로 복용하여 溫暖下元 · 固攝止帶하는데, 그 예가 白蘞丸[重訂嚴氏濟生方]이다.

이 외에도 狗脊의 황색 융모를 外用하면 지혈의 효능이 있다.

【用量 · 用法】 6~12g. 水煎服.

【使用注意】 이 약물은 溫補固攝에 작용하므로 腎虛有熱의 小便不利 혹은 短澀黃赤, 口苦舌乾 증후에는 忌한다.

> **本草選錄** : [神農本草經] "主腰背强, 機關緩急, 周痹寒濕膝痛, 頗利老人."
> [名醫別錄] "療失溺不節, 男子脚弱腰痛, 風邪淋露, 少氣目暗, 堅脊利俯仰, 女子傷中關節重."
> [藥性本草] "治男子女人毒風軟脚, 邪氣濕痹, 腎氣虛弱, 補益男子續筋骨."
> [本草綱目] "强肝腎, 健胃, 治風虛."
> [方藥合編] "狗脊味甘治諸痺　腰背膝疼酒蒸試"

【化學分析】 전분을 함유하고, methylalcohol추출물의 水解物로서 kaempferol 등을 산생한다. 그 외 tannin, anthraquinine, flavone類, 색소 등을 함유하고 있다.

【藥理硏究】 狗脊의 황색 융모는 지혈작용을 한다.

익지 益智[KP]

Alpiniae Oxyphyllae Fructus
Bitter cardamon

【出 典】 本草拾遺

【異 名】 益智仁 · 益智子 · 摘艼子

【起 原】 생강과(Zingiberaceae) 익지(益智) *Alpinia oxyphylla* Miquel의 열매이다.*

【採 取】 5~6월에 과실 綠色에서 紅色으로 변할 때 따서 果柄을 제거하고 曬乾한다.

【性 狀】 이 약은 열매로 양 끝이 약간 뾰족한 구형~타원형을 이루고 길이 1~2㎝, 지름 7~10㎜이다. 바깥 면은 갈색~어두운 갈색으로 다수의 세로로 연결된 작은 혹 모양의 두드러진 줄이 있다. 열매껍질은 두께 0.3~0.5㎜이고 씨의 덩어리와 밀착하여 벗기기 힘들다. 안쪽은 얇은 막으로 세로로 3방으로 나누어지고 각 방에는 헛씨껍질에 의하여 서로 붙어 있는 5~8개의 씨가 있다. 씨는 갈색~어두운 갈색을 띠고 고르지 않은 다면체로 지름은 약 3.5㎜이고 질은 단단하다. 이 약은 특유한 냄새가 있고 맛은 약간 쓰다.

---

* CP : 益智(Yizhi) ALPINIAE OXYPHYLLAE FRUCTUS
薑科 植物 益智 *Alpinia oxyphylla* Miq.의 成熟 果實。

【產 地】中國의 廣東, 廣西, 海南島가 주산지다.

【炮 製】① 益智 : 잡질과 껍질을 제거하고 사용 시 짓찧는다.

② 鹽益智仁 : 益智에 소금물을 고루 섞어 밀폐하여 축인 후 炒製 용기에 넣고 文火로 짙은 황색이 될 정도로 炒하여 放冷한다(益智 100kg 당 食鹽 2kg).

【性味 · 歸經】味는 辛하고 性은 溫하며, 脾 · 腎經에 작용한다.

效 能	主 治
溫脾開胃攝涎	脾胃虛寒의 泄瀉, 脘腹冷痛, 吐瀉, 口多唾涎
溫腎固精 · 縮尿	腎虛로 인한 遺溺遺精, 崩中漏血

이 약물은 辛 · 溫의 性味로 香氣가 있어 능히 溫脾暖胃하여 脾胃를 溫하고 腎陽을 暖하게 하며 또한 下元을 튼튼하게 하므로 脾腎虛寒의 병증을 다스린다. 이 약물에는 溫熱固澀 효능이 있으며, 脾가 虛하여 固澀하지 못하여 발생하는 涎多自流를 치료한다. 또한 遺尿와 尿頻을 치료하는 것은 이 약물이 腎虛로 固澀하지 못한 것을 暖腎하게 하므로 下元이 튼튼하게 하기 때문이다. 傷腎을 피하려면 炒하여 辛燥한 性質을 제거하고 사용하며, 腎에 들어가거나 溫脾止瀉하고자 하면 鹽水炒하여 사용한다.

【臨床應用】① 中焦의 虛寒으로 統攝을 하지 못하면 脘腹冷痛, 脹滿作瀉 등의 증상이 나타나며 수시로 唾淸涎한다. 이 약물은 辛 · 溫으로 脾에 주로 작용하여 溫中散寒하여 脾胃의 昇降 기능을 회복시킨다. 脾氣가 上昇하고 津液이 사방으로 퍼지면 淸涎이 사라지고 腹瀉가 자연히 멎는다.

胃氣下降하면 濁氣가 배출되어 腹脹이 사라지고 복통이 멎으며 식욕이 왕성해진다.

이 약물은 溫脾開胃 · 止瀉攝涎하는 효능으로 單味를 짙게 달여 복용하면 腹脹忽瀉, 日夜不止를 치료한다[世醫得效方].

이 약물과 砂仁은 모두 脾胃를 溫하게하는 효능이 있으나 砂仁은 快滯行氣하고 益智는 근근이 散寒하는 효능이 있어 腹冷으로 脹痛이 심할 경우에는 砂仁을 배합하여 사용한다.

氣虛를 겸한 腹痛腹冷, 嘔吐下痢, 食慾不振, 多涎 등의 증후에 黨參 白朮 炒山藥 등 健脾益氣약물을 배합하는데, 그 예가 益智散[證治準繩]이다.

② 腎이 封藏기능을 상실하면 失精崩漏한다. 益智는 腎經에 작용하여 暖腎固精하는 효능이 있어 攝約二便한다.

夜多小便에는 益智 24枚를 취하여 식염을 넣고 달여 복용한다[本草拾遺]. 脬氣虛寒, 遺溺尿頻 혹은 腎虛滑泄에는 烏藥 山藥을 배합하여 丸을 지어 鹽 또는 酒로 복용하는데, 縮尿丸[校注婦人良方]이 그 예이다.

[本草綱目]에서는 [經效産寶]의 처방을 인용하여 婦人崩中을 치료하는데 이 약물의 單味를 散劑로 미음에 소금을 넣고 調服한다고 하였으며, 또한 胡氏의 [濟陰方]을 인용

하여 胎漏를 치료한다고 하였는데, 이 方은 砂仁과 함께 散劑로 복용한다.

【用量·用法】 3~9g. 水煎服. 丸劑나 散劑에 넣는다.

【使用注意】 이 약물은 性이 燥熱하여 傷陰助火하므로 陰虛火旺, 濕熱에는 忌한다.

本草選錄 : [本草拾遺] "止嘔噦." "含之攝涎穢." "主遺精虛漏, 小便餘瀝, 益氣安神, 補不足, 安三焦, 調諸氣."

[本草備要] "能澀精固氣, 又能開發鬱結, 使氣宣通. 味辛能散. 溫中進食, 攝涎唾, 胃冷則涎涌. 縮小便. 治嘔吐泄瀉, 客寒犯胃, 冷氣腹痛, 崩帶泄精."

[本經逢原] "脾主智, 此物能益脾胃, 理元氣, 補腎虛滑精, 胃虛多唾, 女人崩漏."

[方藥合編] "益智辛溫治嘔要 安神益氣遺精溺"

【化學分析】 益智는 精油 약 0.7%를 함유하고 精油의 주성분에는 terpene($C_{10}H_{16}$), sesquiterpene($C_{15}H_{24}$), sesquiterpene alcohol 등이다.

【藥理硏究】 回腸 수축을 억제하는 작용을 한다. prostaglandin의 유기합성을 억제하고 강심작용을 하며 칼슘 활성에 길항하고 또 혈관이완 등의 작용을 한다.

골쇄보 骨碎補[KP]

Drynariae Rhizoma
Drynaria rhizome

【出 典】 藥性本草

【異 名】 猴薑·胡孫薑·申薑·石毛薑·石庵藺

【起 原】 고란초과(Polypodiaceae) 곡궐(槲蕨) *Drynaria fortunei* J. Smith의 뿌리줄기로서 그대로 또는 비늘조각을 태워 제거한 것이다.*

【採 取】 겨울과 봄에 캐어 건조시켜 茸毛를 불에 그슬린 다음 사용한다.

【性 狀】 이 약은 뿌리줄기로 납작한 원주형이며, 대부분 구부러져 있고 가지가 갈라져 있으며 길이 5~15㎝, 너비 10~15㎜, 두께 2~5㎜이다. 바깥 면은 진한 갈색~어두운 갈색의 작은 비늘 조각으로 가득 덮여있으며 털같이 부드럽다. 불에 그슬린 것은 적갈색 또는 어두운 갈색이고 양측 및 위 표면에는 오목하거나 볼록한 둥근 잎자국이 있고 때로 잎자루나 뿌리털이 남아 있는 것도 있다. 몸체는 가볍고 질은 물러서 꺾이기 쉽다. 꺾인 면은 적갈색이고 유관속은 노란 점 모양이며 고리를 이루어 배열되어 있다. 이 약은 약간 냄새가 있고 맛은 담담하며 조금 떫다.

【產 地】 우리나라의 高山地帶의 石上이나 樹上에 附生하며, 中國의 甘肅, 青海, 陝西, 四川, 雲南 지역이 주산지이다.

【炮 製】 ① 骨碎補 : 黃赤茸毛를 불에 그슬리어 제거하고 깨끗이 씻어 축인 후 厚片으로 썰어 건조한다.

* CP : 骨碎補(Gusuibu) DRYNARIAE RHIZOMA
水龍骨科 植物 槲蕨 *Drynaria fortunei* (Kunze) J. Sm.의 根莖。

② 砂炒骨碎補 : 깨끗한 모래를 炒製 용기에 넣고 武火로 炒한 후 骨碎補片을 넣어서 표면이 부풀어 오르고 茸毛가 焦黃色이 될 정도로 炒한 후 비벼서 茸毛를 제거한다.

③ 鹽骨碎補 : 骨碎補片에 소금물을 넣고 고루 섞어 밀폐하여 축인 후 炒製 용기에 넣고 볶아 放冷한다.

【性味 · 歸經】 味는 苦하고 性은 溫하며, 肝 · 腎經에 작용한다.

效 能	主 治
補腎强骨	腎虛의 腰痛, 久瀉. 陽浮로 인한 齒痛, 耳鳴
止痛 · 續筋骨	跌打閃挫, 筋骨折傷

이 약물의 性味는 苦 · 溫하고 降性으로 腎을 補하는 동시에 浮陽을 收斂하는 효능이 있어 腎虛로 陽이 浮함으로 인한 牙痛과 耳鳴을 치료한다. 또한 腎을 補하면 骨이 强健하게 되고 活血하게 되어 骨의 損傷을 치료하므로 傷科의 要藥이다.

이외에도 溫腎하는 작용이 있어 腎虛로 인한 久瀉를 치료한다. 다만 이 약물은 性味가 苦 · 溫하므로 陰虛火旺에는 忌한다.

【臨床應用】 ① 腎이 虛하면 骨弱腰痛하고 齒牙動搖, 耳鳴耳聾 등의 증후가 나타난다. 이 약물은 苦 · 溫으로 腎經에 작용하여 補腎强骨한다. 齒牙는 骨의 여분이므로 强骨하면 齒牙가 튼튼하게 되고, 耳는 腎의 竅이므로 補腎하면 귀(耳)가 밝아지며 腎虛하면 大小便을 관장하지 못하여 失溺, 久泄한다. 補腎하면 封藏之職을 회복하는데 유리하므로 腎虛로 인한 腰痛骨軟, 齒牙動搖作疼, 耳鳴失聰 및 尿頻餘瀝, 虛寒久泄 등의 모든 증후를 주로 치료한다. 그 예가 神效方[太平聖惠方]이다.

腎虛의 腰脚疼痛에는 牛膝 補骨脂 桂心 등을 배합하여 丸을 지어 복용하고, 치아 출혈 혹은 치아가 흔들리면서 빠지려고 할 경우 [本草綱目]의 方에서는 單味를 粉末하여 양치질을 자주 하면 堅骨固齒 · 止痛작용을 한다고 하였다.

[單方驗方調査資料選編]의 方은 牙痛의 경우 신선한 骨碎補 1~2兩을 취하여 粉碎하여 달여 복용한다.

腎虛로 인한 耳鳴耳聾에 牙齒浮動, 疼痛으로 참기 어려울 경우에는 熟地黃 山茰肉 茯苓 澤瀉 등 堅骨益精하는 약물을 배합하여 丸을 지어 복용하면 효과가 좋다.

[本草綱目]의 方은 腎虛久泄일 경우 이 약물을 粉末하여 猪腎에 넣어 구워 먹으면 즉시 효과를 본다고 하였다.

② 跌打閃挫, 筋骨折傷으로 인한 瘀血腫疼의 증후에 대하여 이 약물은 止痛止血 · 散瘀消腫 · 接續筋骨하는 傷科의 要藥이다. 單味의 사용도 효과가 있는데, 그 예가 [泉州本草] · [浙江民間常用草藥] 및 [雷公炮炙論]方이다.

跌打損傷, 腰背關節의 痠痛이나 正骨術 후의 동통에는 모두 骨碎補 탕제를 복용하거나 혹은 술에 담가 복용하는 동시에 짓찧어 환부에 바른다. 또한 複方에 넣어도 좋다.

打撲外傷, 切創, 金瘡, 傷筋斷骨 등으로 인해 참을 수 없는 통증에 自然銅 虎脛骨 龜板 沒藥 등을 배합하여 散劑로 溫酒에 調服하면 지통하는 동시에 骨折의 癒合을 촉진하는 효능이 있다. 그 예가 骨碎補散[聖惠方], 接骨散[董炳集驗方]이다.

【用量·用法】 3~9g. 水煎服. 丸劑·散劑에 넣는다. 外用에는 適量.

【使用注意】 陰虛內熱, 實火齒痛에는 忌한다.

> **本草選錄** : [藥性本草] "主骨中毒氣風血疼痛, 五勞六極, 口手不收, 上熱下冷, 悉能主之."
> [開寶本草] "破血止血, 補折傷."
> [本草綱目] "硏末, 猪腎夾, 火畏, 空心食, 治耳鳴, 及腎虛久泄, 牙痛."
> [本草朮] "治腰痛行痹, 中風鶴膝風攣氣證, 泄瀉淋, 遺精, 脫肛."
> [方藥合編] "骨碎補溫骨節風 折傷血積破血功"

【化學分析】 澱粉 16.4%, 포도당 5.37%와 naringin을 함유한다.

【藥理硏究】 ① 骨碎補는 뼈의 칼슘 흡수를 촉진하고 아울러 혈칼슘과 血磷의 수준을 높이는데 이는 골절의 癒合에 유리하다. 骨碎補는 진통 및 진정작용을 한다.

② 형태학적 관찰에 의하면 骨碎補는 160마리 骨性 관절염 모델 흰쥐에 치료작용을 실험 결과 骨碎補는 연골세포의 기능을 일정하게 개선하고 세포의 퇴행성변화를 연장시키며 骨關節 병변률을 낮춘다.

③ 血脂가 높아지는 것을 비교적 뚜렷하게 예방하고 고혈지증을 낮추며 아울러 동맥죽양경화 斑塊의 형성을 방지한다. 骨碎補는 혈지를 낮추는 동시에, 조직 속의 콜레스테롤 함량이 증가되는 것을 억제한다. 이는 비교적 이상적으로 혈지를 강하시키고, 동맥죽양경화 斑塊의 형성을 예방하는 약물임을 의미하는 것이다.

동충하초 冬蟲夏草[KHP]

Cordyceps

【出 典】 本草從新

【異 名】 夏草冬虫·冬蟲草·夏草冬蟲·蟲草

【起 原】 맥각균과(Hypocreaceae) 동충하초균(冬虫夏草菌) *Cordyceps sinensis* Sacc.이 박쥐나방과(Hepialidae) 곤충의 유충에서 기생하여 자란 자실체(字實體)와 유충의 몸체이다.*

【性 狀】 이 약은 충체의 머리부위로부터 길게 나온 진균자실체가 충체와 서로 붙어 있다. 충체는 누에와 비슷하고 길이 3~5㎝, 지름 3~8㎜이다. 바깥 면은 짙은 황색~황갈색으로

* CP : 冬蟲夏草(Dongchongxiacao) CORDYCEPS
麥角菌科 眞菌 冬虫夏草菌 *Cordyceps sinensis* (Berk.) Sacc.이 蝙蝠蛾 *Hepialus armoricanus* Oberthür의 子座 및 幼蟲屍體의 複合體.

20~30개의 마디가 있고 머리 쪽은 마디가 가늘며, 머리는 홍갈색이고 다리는 8쌍으로 몸통 가운데의 4쌍은 뚜렷하다. 질은 부스러지기 쉽고 쉽게 꺾이며 꺾은 면은 평탄하고 엷은 황백색이다. 자실체는 가늘고 긴 원주형으로 길이 4~7㎝, 지름 3㎜이다. 바깥 면은 짙은 갈색~흑갈색으로 가늘고 작은 세로 주름이 있고 위쪽은 조금 불룩하다. 질은 부드러우면서도 질기고 자른 면은 유백색이다. 이 약은 비린 냄새가 조금 나고 맛은 조금 쓰다.

【產 地】中國의 四川, 青海, 貴州, 雲南 등지에서 나는데 四川이 주산지이다.

【炮 製】雜質을 제거하고 生用한다.

【性味・歸經】味는 甘하고 性은 溫하며, 肺・腎經에 작용한다.

效 能	主 治
益腎補肺・止血化痰	腎虛陽痿, 肺陰虛의 久咳, 勞嗽咯血. 病後體虛, 自汗畏寒

이 약물의 性味는 甘・溫하며, 甘으로 補하고 溫으로 助陽하는 효능이 있다. 肺・腎經에 작용하여 肺陰을 養하는 동시에 또한 腎陽을 補할 수 있어 陰陽을 平補하는 동시에 止血化痰을 겸하므로 陰虛陽衰의 虛勞咳血, 腎陽不足의 腰膝痠軟, 陽痿遺精 등의 모든 병증에 적용한다.

【臨床應用】① 腎虛陽衰, 精髓不足하면 腰膝痠痛, 軟弱無力, 夢遺滑精, 陽痿早泄, 耳鳴健忘 및 神思恍惚 등의 증후가 나타난다. 이 약물은 甘・溫으로 補腎助陽하는 효능이 있어 상술한 증후에 單味를 술에 담가 복용하거나 또는 杜仲 川斷 鹿角膠 龜板膠 등 補精血・壯陽氣・强筋健骨의 약물을 배합하면 약효가 높아진다.

② 虛喘久咳하거나 勞嗽痰血하면 이는 肺腎陽虛에 속한다. 이 약물은 益腎補肺할 뿐만 아니라 止血化痰하는 효능이 있으므로 상술한 증상의 치료에 선택할 수 있는 약물이다. 또한 單味 혹은 기타 補益肺腎하는 약물을 배합하여도 좋다.

이 약물은 甘溫助陽하나 약성이 온화하여 益肺陰・補肺氣하는 효능이 있다. 증후가 肺腎兩虛일 경우에는 陰虛에 치우치거나 氣虛에 치우치거나를 막론하고 이 약물을 사용하는 것이 모두 적합하다.

勞嗽痰血 등의 증후에 속할 경우에는 養陰清肺・止血化痰의 약물인 麥門冬 阿膠 百合 川貝母 등을 배합하고, 肺腎氣虛의 증후에는 益氣補腎・納氣定喘의 蛤蚧 人蔘 五味子 등을 배합하는 것이 적합하다.

③ 이 약물은 補腎固本하는 동시에 補肺實衛하는 효능이 있다. 本이 튼튼하면 精氣가 存內하여 邪氣가 간섭할 수 없고, 衛가 實하면 腠理固密, 自汗이 멈춘다. 그러므로 병후의 體虛不復 혹은 自汗, 畏寒 등의 증후에 鷄・鴨・牛・羊肉 등과 頓服하면 효과가 좋다.

【用量・用法】3~9g. 水煎服. 丸劑・散劑에 넣어 쓴다.

【使用注意】表邪인 경우는 신중히 사용하고, 表證, 肺熱咳血에는 忌한다.

本草選錄：[本草從新] "保肺益腎，止血化痰，已勞嗽."

[本草綱目拾遺] "從新味甘性溫，秘精益氣，專補命門."

[現代實用中藥] "適用於肺結核，老人衰弱之慢性咳嗽氣喘，吐血，盜汗・自汗，又用於貧血虛弱，陽痿遺精，老人畏寒，涕多淚出等."

【化學分析】 일반분석치는 수분 10.84%, 지방 8.4%(포화지방산 13.0%, 불포화지방산 82.2%), 조단백 25.32%, 조섬유 18.53%, 탄수화물 28.90%, 회분 4.2%이다.

【藥理硏究】 ① 男性 호르몬樣 작용을 한다. 睾丸을 제거한 幼齡 실험용 흰쥐에 冬蟲夏草 추출물을 경구 투여하거나 복강에 주입하면 모두 精囊의 중량이 증가된다.

② 어떤 보도에 따르면 冬蟲夏草 및 인공 冬蟲夏草菌은 부신 피질 호르몬樣 작용이 없다고 한다. 靑海藥品 검사소의 보고에 따르면 마우스 血漿皮質의 함량을 뚜렷이 높이는 동시에 뚜렷한 소염작용을 하며 또한 저혈당 마우스의 혈당 농도를 높이는 작용을 한다고 한다. 이로써 冬蟲夏草 및 靑海冬蟲夏草는 부신피질 호르몬樣 작용을 한다는 것을 알 수 있다. 부신 속의 콜레스테롤의 함량을 측정한 결과 부신 속의 콜레스테롤의 함량을 높이는 동시에 부신의 중량을 증가시킨다. 이러한 현상은 부신피질 호르몬과 관계된다.

③ 면역기능 증강 및 조절작용을 한다. 천연 冬蟲夏草와 인공 배양 冬蟲夏草菌絲는 모두 마우스 복강의 대식세포의 貪食 능력을 높이고 T림프세포의 배척 반응을 억제한다. 이 두 가지는 移植物에 대한 抗宿主 반응에 모두 뚜렷한 억제작용을 한다. 실험에 의하면 이 두 가지 약물은 세포의 면역 기능을 증가시키고 또한 체액 면역작용을 억제한다. 즉 세포면역과 체액면역을 조절하는 효능이 있다. 이는 이 약물이 일부 면역 기능 문란을 치료하는데 실험적 근거를 제공하였다.

④ 동물 실험의 증명에 의하면 인공 재배한 冬蟲夏草 菌絲體의 추출물은 산소 결핍에 길항하고 심장과 뇌조직의 R_{b86}에 대한 섭취를 증강하며 혈 콜레스테롤을 낮추고 니코틴에 길항하며 침을 흘리는 것을 억제하고 소염작용을 한다.

⑤ 뚜렷한 진정 및 최면작용을 한다.

⑥ 추출물은 적출 모르모트의 기관지 평활근을 뚜렷이 확장함으로써 평천작용을 한다. 아울러 일정한 鎭咳・祛痰작용을 한다.

⑦ 추출물을 정맥에 주사하면 뚜렷한 강압작용을 한다. 그러나 정맥 외의 다른 통로를 통해 투여한 결과 이러한 작용을 발견하지 못했다. 혈관에 대해서도 역시 직접적인 확장작용이 없다. 그러므로 이는 粗製劑의 비특이성 반응일 것이다.

⑧ 冬蟲夏草는 포도상구균, 연쇄상구균, 탄저균, 鼻疽菌, 돼지 출혈성 패혈증균에 모두 억제작용을 한다. 탕제는 일부 피부진균을 억제한다. 알코올 추출물의 결핵균에 대한 억제 농도는 1 : 4000~1 : 10000이다. 冬蟲夏草는 동물의 종양에 길항하고 아울러 癌前 병변이 암성으로 전변하는 것을 억제한다.

⑨ 冬蟲夏草의 독성은 아주 낮다. 冬蟲夏草의 물 추출물을 마우스에 경구 투여한 최대

인내량은 45g(원약재)/kg(체중) 이상인데 이는 성인 사용량의 250배 이상이다. 마우스 복강에 주사한 LD_{50}은 21.7±1.3g/kg이다.

합개 蛤蚧[KHP]

Gecko

【出 典】雷公炮炙論

【異 名】蛤蟹・仙蟾・大壁虎

【起 原】도마뱀붙이과(Gekkonidae) 합개 *Gekko gecko* L.의 내장을 제거한 몸체이다.*

【採 取】일반적으로 5~9월에 사로잡아 內臟을 제거하고 文火에 쬐어 乾燥한다.

【性 狀】이 약은 대나무살에 네 발과 꼬리를 펴고 몸통을 벌려 말린 것으로 몸체의 길이 10~15㎝, 너비 6~10㎝, 꼬리의 길이 10~15㎝이다. 바깥 면은 황갈색~적갈색이며 작은이가 턱 가에 나고 등과 배의 비늘의 크기가 비슷하며 발에 흡반(吸盤)이 있다. 이 약은 조금 비린 냄새가 있으며 맛은 조금 짜다.

【產 地】中國의 南方 및 西南 지역에 分布하고 廣西가 주산지이다.

【炮 製】① 蛤 蚧：鱗片과 頭足을 제거하고 小塊로 썰어 사용한다.

② 油炙蛤蚧：蛤蚧를 炒製 용기에 넣고 麻油를 떨어뜨려 微黃色이 될 정도로 炒한 후 頭足, 鱗片을 제거하고 小塊로 자른다.

③ 酒蛤蚧：蛤蚧小塊에 黃酒를 고루 섞어 炒製 용기에 넣고 文火로 炒하거나 烘乾한다(蛤蚧塊 100㎏당 黃酒 20㎏)

【性味・歸經】味는 鹹하고 性은 平(溫)하며, 肺・腎經에 작용한다.

效 能	主 治
補肺氣・助腎陽	虛喘勞嗽, 虛喘氣促, 勞嗽咳血
益精血・定喘嗽	腎陽不足이나 精血虛損의 陽痿, 遺精

이 약물은 補肺益腎하고 더욱이 腎氣를 攝納하여 定喘하는 작용이 우수하여 肺腎虛喘을 치료하는 要藥이다. 또한 溫腎助陽의 작용으로 陽不足, 精血虛損의 陽痿, 消渴 등의 증후에 적용한다.

일반적으로 蛤蚧의 약효는 꼬리 부위가 좋으므로 꼬리 부위가 온전한 것이 좋으며 꼬리가 불완전한 것은 약효가 微弱하다. 臨床에서는 肺腎兩虛로 인한 氣管支哮喘과 心臟性喘息 및 肺氣腫, 肺結核 등의 병증에 사용하며, 咳喘이 外感으로 인한 병증에는 忌한다.

이 약물의 壯陽 효능은 鹿茸 海狗腎 보다는 못하지만 定喘止咳에는 뛰어나다.

* CP：蛤蚧(Gejie) GECKO
  壁虎科 動物 蛤蚧 *Gekko gecko* Linnaeus의 乾燥體。

【臨床應用】 ① 肺는 氣를 주관하고 腎은 氣의 根源이다. 肺氣久虛에서는 반드시 腎이 손상되어 腎不納氣, 虛喘衰憊, 動則氣急, 言語難續한다. [海藥本草]에 이르기를 "炙令黃色, 熟搗, 口含少許, 奔走, 令人不喘"한다고 하였다. 이는 이 약물이 확실히 補肺益腎하는 효능이 있다는 것을 말한다. 그러므로 肺虛勞嗽, 腎虛作喘의 모든 증후에 적용한다.

肺腎兩虛의 喘嗽氣急, 顔面 및 四肢虛浮의 증후에 蛤蚧 한 쌍(頭尾가 있는 암컷과 수컷)을 깨끗이 씻어 술과 꿀을 바르고 익을 때까지 구워 人蔘(紫團參) 한 뿌리와 함께 짓찧어 가루 내어 蠟 4兩을 녹여 藥餠子를 만들어 매번 묽은 죽 한사발에 藥餠子를 넣고 뜨거울 때 복용하는데, 그 예가 獨勝餠[聖濟總錄]이다.

肺勞久嗽虛喘, 潮熱骨蒸 증후에는 人蔘 熟地黃 玄參 胡黃蓮 등을 배합하여 滋陰淸熱除蒸·益氣定喘止嗽한다. 그 예가 人蔘蛤蚧散[經驗方], 蔘蚧散[濟生方]이다.

② 情欲에 빠지면 陽痿하고 精血必虧한다. 精이 虧損하면 腎이 虛하고 血이 虧損하면 肝이 虛한다. 肝腎虧虛하면 반드시 筋骨痿軟, 虛羸枯槁가 초래된다. 이 약물은 精血을 補益하고 또한 陽道(陰莖)를 돕는다. 그러므로 固本培元에 능하여 精血虧損의 陽痿(勃起不全)를 치료한다. 單味를 술에 담가 복용하거나 혹은 鹿茸 淫羊藿 등, 肝腎을 補하고 壯元陽하는 약물을 배합한다.

【用量·用法】 6~15g. 水煎服. 粉末은 1회 1~2g.

【使用注意】 外感風寒 및 實熱喘咳에는 忌한다.

> **本草選錄** : [海藥本草] "主肺痿上氣, 咯血咳嗽, 幷宜丸散中使."
> [日華子本草] "治肺氣, 止嗽, 幷通月經, 下石淋, 及治血."
> [開寶本草] "主久肺勞傳尸, 殺鬼物邪氣, 療咳嗽, 下淋瀝, 通水道."
> [本草衍義] "補肺虛勞嗽有功, 治久嗽不愈. 肺間積虛熱, 久則成瘡, 故嗽出膿血, 曉夕不止, 喉中氣塞, 胸膈噎痛. 蛤蚧·阿膠·生犀角·鹿角膠·羚羊角各一兩, 除膠外皆爲屑, 次入膠, 分四服."
> [本草綱目] "補肺氣, 益精血, 定喘止嗽, 療肺癰, 消渴, 助陽道."
> [本草備要] "補肺潤腎, 益精助陽, 治渴通淋, 定喘止嗽. 肺痿咯血, 氣虛血竭者宜之."
> [方藥合編] "蛤蚧鹹平嗽肺痿　下淋通水助陽奇"

【化學分析】 동물 전분, 단백질, 脂肪을 함유한다.

【藥理硏究】 ① 蛤蚧의 추출물의 수용성 부분은 마우스 수컷의 睾丸의 무게를 증가시키고 男性호르몬様 작용을 한다. 지용성 부분은 마우스 암컷의 자궁과 수컷의 고환의 무게를 증가시킨다.

② 蛤蚧의 추출물은 마우스를 저온, 고온, 산소 결핍 등의 스트레스에서 보호하는 뚜렷한 작용과 면역증강작용을 한다.

③ 蛤蚧는 소염 및 부신피질호르몬様작용을 하고 아울러 혈당을 낮추는 일정한 활성이 있다.

호도 胡桃[KHP]

Juglandis Semen
Walnut

【出 典】備急千金要方

【異 名】胡桃肉・核挑・胡桃仁・核桃仁・蝦蟆

【起 原】가래나무과(Juglandaceae) 호도나무 *Juglans regia* Linné의 씨이다.*

【採 取】가을에 성숙한 과실을 따서 殼皮를 제거하고 果核을 曬乾한다.

【性 狀】이 약은 길고 깊은 홈이 있는 울퉁불퉁한 구형이다. 지름 2~3㎝, 종피는 엷은 갈색이며 엽맥상으로 가늘고 굵은 갈색의 무늬가 있다. 반구상(半球狀)으로 된 2개의 자엽이 중심부에서 좁게 합쳐져서 가종피를 벗길 때 이 부분에서 잘 떨어져 2개로 되기 쉬우며 잘 부스러진다. 질은 연하며 깨진 면은 유백색이다. 이 약은 냄새가 거의 없고 맛이 고소하고 종피의 맛은 조금 떫다.

【產 地】우리나라 전국에 분포하고 특히 京畿道가 주산지이며, 中國의 華北, 西北, 東北 지역에서 많이 재배한다.

【炮 製】胡桃：潤燥養陰에는 去皮하여 炒用하고, 收斂納氣藥에는 留皮대로 生用한다.

【性味・歸經】味는 甘하고 性은 溫하며, 腎・肺・大腸經에 작용한다.

效 能	主 治
補腎益精	腎虛精虧, 腰痛, 筋骨無力
溫肺定喘	虛寒의 喘嗽
潤腸通便	腸燥便秘

이 약물의 性味는 甘・溫하면서 質이 潤하여 腎을 補하고 腰膝을 强健하게 하는데 우수할 뿐만 아니라 또한 補腎納氣하고 定喘하는 효능이 있어 腎虛腰痛이나 肺腎虛喘에 사용한다. 다만 그 性이 완화하여 輔佐하는 약물로 사용한다. 또한 質의 油潤으로 潤燥滑腸하는 효능이 있으므로 腸燥便秘에 적용하며, 腸滑便溏에는 忌한다.

【臨床應用】① 腎虛精虧하면 骨弱腰痛한다. 이 약물은 味가 甘澀하고 기름기가 풍부하고 性이 溫하여 腎經에 작용하여 溫助腎陽하고 養血固精한다. 精氣가 안으로 충만하면 筋壯骨堅하다. 그러므로 補腎强骨하는 要藥이다.

單味를 사용하여도 효과가 좋다. 그 예가 [本草綱目]에서 인용한 [食療本草]의 胡桃 복용법인데 "이 약물을 늘 복용하면 사람의 骨肉이 부드러워지고 광택이 있으며 머리가 검고 윤기가 나며 혈맥이 通하여 潤한다"라고 하였다.

腎虛의 腰膝酸痛의 증후에 補骨脂 杜仲 萆薢 등을 배합하면 補精髓・壯筋骨 및 明目의

---

* CP：核桃仁(Hetaoren) JUGLANDIS SEMEN
胡桃科 植物 胡桃 *Juglans regia* L.의 成熟種子。

효능이 있는데 그 예가 胡桃丸[御藥院方]이고, 杜仲 補骨脂를 배합하면 青娥丸[和劑局方]이다.

② 肺가 虛하면 宣降이 실조되고 腎이 虛하면 納氣無力하며, 肺腎兩虛하면 喘嗽不止하고 움직이면 더 심하다. 이 약물은 溫肺定喘·補腎納氣에 작용하므로 虛喘久嗽에 적용하는 약물이다. 위의 증후에는 白蜜을 각 等分하고 重湯하여 복용한다.

肺腎兩虛로 인한 喘咳에 風濕痹阻가 겸해 腰痛脚弱인 증후에는 溫補腎陽·祛風除濕하는 淫羊藿(仙靈脾)의 湯汁을 취하여 白蜜 胡桃仁粉을 넣고 膏劑를 만들어 복용한다.

③ 精虧血虛하면 흔히 腸燥便秘가 생긴다. 이 약물은 甘潤多脂하여 養血補精·潤燥滑腸한다. 그러므로 失血津枯, 病久陰虧 및 노년성 精血 부족의 大便秘結에 모두 적용한다. 單味를 사용하거나 肉蓯蓉 阿膠 當歸 등 養血潤燥의 약물을 배합하여 滑腸通便 작용을 증강한다.

老人, 虛弱者, 病後 등의 腸燥便秘에는 單味 또는 麻子仁 肉蓯蓉 當歸 등을 배합한다.

【用量·用法】 4.5~9g. 水煎服. 定喘止咳에는 껍질째로 사용하는 것이 좋고, 潤腸通便에는 껍질을 버리는 것이 좋다.

【使用注意】 陰虛火旺, 痰熱咳嗽 및 便溏에는 忌한다.

> **本草選錄**：[本草拾遺] "食之令人肥健, 潤膚, 黑發, 去野鷄病."
> [開寶本草] "多食利小便, 去五痔."
> [本草綱目] "補氣養血, 潤燥化痰, 益命門, 利三焦, 溫肺潤腸, 治虛寒喘嗽, 腰脚重痛, 心腹疝痛, 血痢腸風, 散腫毒, 發痘瘡, 制銅毒."
> [食療本草] "通潤血脈, 黑鬚髮, 常服骨肉細膩光潤."
> [方藥合編] "胡桃肉甘能補腎　黑髮猶復過莫緊"

【化學分析】 40~50% 脂肪油를 함유하고 그 주성분은 linoleic acid이며 이 외에 단백질, 多種의 비타민을 함유한다.

【藥理硏究】 개에 胡桃油가 함유된 혼합지방 사료를 사육한 결과 체중이 아주 빨리 증가하고 아울러 혈청 白蛋白이 증가한다. 그러나 혈콜레스테롤의 수준은 비교적 느린 속도로 높아진다. 이 약물은 콜레스테롤의 체내 합성 및 그 산화 배설에 영향을 줄 것이다.

胡桃는 또한 영양이 풍부하다. 1kg의 胡桃는 5kg의 계란이나 9kg의 신선한 우유의 영양에 해당된다.

자하거 紫河車
Hominis Placenta

【出　典】 本草拾遺

【異　名】 人胞·胎盤·胎衣·混沌衣·胞衣

【起　原】 건강한 사람의 胎盤이다.*

【採　取】 혈관을 갈라 맑은 물에 혈액을 깨끗이 씻은 후 찌거나 끓는 물에 잠시 담갔다가 乾燥한다.

* CP：紫河車(Ziheche) HOMINIS PLACENTA
健康人의 胎盤。

【性 狀】이 약물은 불규칙한 圓形 또는 접시 모양의 橢圓形을 이루고 지름 9~16㎝이며, 두께는 일정하지 않다. 표면은 자홍색 또는 갈홍색으로 한쪽 면은 울룩불룩하고 고르지 않으며 많은 주름이 있고, 다른 한쪽 면은 羊膜에 싸여 있어 비교적 번들번들하고 중앙 또는 한쪽에 臍帶가 붙어 있는 것도 있다. 質은 굳은 편이나 잘 부스러지고 한 개의 무게는 약 35~70g이다.

【炮 製】① 紫河車 : 신선한 胎盤을 깨끗이 씻어 外膜과 血管을 제거하고 삶은 후 小塊로 잘라 文火에 쬐어 건조한다.

② 酒炒紫河車 : 紫河車의 小塊를 黃酒에 고루 섞어 축인 후 文火로 부드럽고 부석부석할 정도로 炒하여 細粉한다(紫河車 100kg 當 黃酒 10kg).

【性味 · 歸經】味는 甘 · 鹹하고 性은 溫하며, 心 · 肺 · 腎經에 작용한다.

效 能	主 治
補精養血益氣	精虧不孕, 陽痿, 氣血雙虧, 產後乳少, 虛喘勞嗽, 癲癎

이 약물의 性味는 甘 · 鹹하고, 溫으로 燥하지 않아 心 · 肺 · 腎經에 작용하여 補益 · 養血 · 益精 · 助陽하는 補益 약물이다. 氣血을 크게 補하고 腎精을 補益하여 久病으로 인한 身體虛弱이나 體質虛弱과 氣血不足 및 腎虛精虧 등의 증후에 單味로 사용하거나 또는 複方으로 응용하면 좋은 효과가 있다.

최근의 臨床에서 强壯藥으로 人體의 抵抗力(抗病能)을 증강시키므로 肺結核, 神經衰弱, 貧血, 氣管支喘哮 등의 慢性病에 응용하고 있다. 그러나 반드시 장기간 服用하여야 그 효능을 나타낸다.

【臨床應用】① 腎은 先天之本이다. 先天 부족의 腎氣虧損, 精血衰少로 인해 子宮, 睪丸 등 生殖器기관의 발육이 불량해져 不孕, 또는 성장발육 불능이 되며 陽痿, 遺精, 月經失調, 腰膝痠軟, 頭暈耳鳴 등의 증상이 나타난다. 이 약물은 선천적으로 이어받은 精血이며 補精血 · 陽氣를 보하는 上品이다. 그러므로 腎陽衰弱, 精血虧損으로 야기되는 모든 증후에 적용한다.

單味를 사용하여 乳腺, 陰道, 子宮 및 卵巢의 발육을 촉진하고, 精虧血少의 經閉無子, 乳汁分泌의 不全을 치료하며, 남성이 사용하면 睪丸 등 생식기관의 발육을 촉진하므로 陽痿早泄, 精冷稀薄不育 등의 증후에 熟地黃 鹿角膠 冬蟲夏草 淫羊藿 등 助陽塡精하는 약물을 배합하면 치료 효과가 더욱 좋다.

② 沈疴固疾, 虛損勞極 혹은 큰 병을 앓고 난 후 나타나는 氣虛羸瘦, 短氣懶言, 面色萎黃 등의 증후나 혹은 面䵟皮黑 및 氣血虧損, 生化無源으로 초래되는 產後乳少 등의 증후는 모두 精血大虧로 초래되는데, 이 약물은 溫性이면서 不膩不燥하므로 益氣補精 · 養血하는 작용이 온화하고 지구적이다. 그러므로 상술한 병증에 單味를 사용하거나 黃芪 人蔘 當歸 등 補氣養血하는 약물을 배합한다.

③ 오랫동안 喘嗽가 있으면 肺와 腎이 손상된다. 肺는 氣를 주관하고 호흡을 관리하며, 腎은 藏精納氣한다. 肺와 腎이 兩傷하면 短氣難續한다. 이 약물은 補氣益肺·定喘止嗽·肺腎虛喘을 치료하는 좋은 약물이다. 특히 喘嗽가 발작하기 전에 장시간 복용하면 건강의 회복을 촉진하고 발작을 방지한다.

喘嗽에 陰虛內熱을 겸한 증후에는 天門冬 龜板 黃柏 등 養陰退熱의 약물을 배합하는데, 그 예가 大造丸[本草綱目]이다.

이 외에도 養血益氣·塡精補腦의 효능으로 固疾的인 癲癇 발작으로 야기되는 氣血虧損, 神志恍惚 등의 증후를 치료한다.

【用量·用法】 2~3g. 가루 내어 캡슐에 넣어 1일 2~3회 呑服하며, 중증에는 양을 배로 늘린다. 丸劑나 散劑로 복용하거나 신선한 胎盤은 직접 삶아 복용한다.

【使用注意】 陰虛火旺인 경우 단독으로 응용하는 것은 적당하지 않다.

> **本草選錄** : [本草圖經] "男女虛損勞極, 不能生育, 下元衰憊."
> [本草拾遺] "人胞主氣血羸痩, 婦人勞損, 面䵟皮黑, 腹內諸病漸痩悴者."
> [本草蒙筌] "療諸虛百損, 癆瘵傳尸 ; 治五勞七傷, 骨蒸潮熱. 喉咳音啞, 體痩發枯. 吐衄來紅, 幷堪制服, 得多效之, 煮熟食, 與猪脂味同, 滋補尤佳."
> [景岳全書] "能補男婦一切精血虛損, 尤治癲癇失志, 精神短少, 怔忡驚悸, 肌肉羸痩等證."
> [方藥合編] "紫河車甘療虛損　勞瘵骨蒸培根本"

【化學分析】 신선한 태반에는 성선호르몬, 황체호르몬 등을 함유한다.

태반 lipo다당, 단백질, β-microglobulin, 다당류의 항체, interferon, 다종류의 효소(예를 들면 linzyme, histaminase, kininase 등), erythropoietin, fibrin안정인자(혈액응고제 XIII 인자와 비슷하다), urokinase 억제물 등을 함유하고 있다. 또한 많은 아미노산(adenine, choline, lysine 등), histamine양물질, oxytocin유사물질, vitamin A, D, E, B_{12}, acetylcholine, I, Ca, P, Fe, 태반독(placentoglobulin) 등을 함유한다.

【藥理研究】 ① 有機體의 저항력을 높인다. 실험성 위궤양에 일정한 예방과 치료작용을 한다.

② 호르몬樣작용을 한다. 哺乳期의 새끼 토끼에 태반 추출물을 주사하면 발육을 촉진시키고 胸腺, 脾臟, 子宮, 陰道, 乳腺 등의 발육을 뚜렷이 추진하며 갑상선, 고환 등에도 촉진작용을 한다.

③ 胎盤중에는 urokinase 抑制물질이 있으며, 纖維蛋白 용해효소 활성화에 대한 urkinase의 작용을 억제하여 임신시의 섬유담백 용해효소의 활용을 저하시킨다. 또한 低分子量의 血液凝固 인자 VIII(일종의 蛋白質)가 있으므로 VIII 因子 결핍환자의 出血에 응용한다.

④ 抗感染작용을 한다. 태반 γ-globulin에는 痲疹, 유행성 감기 등의 항체가 있고 또한 디프테리아균항독소 등이 있다. 이는 痲疹 등의 전염병을 예방하는 작용과 경감하는 작용을 할 수 있다. 그러나 장복하면 효과가 없으므로 반드시 주사해야 한다. 태반 γ-globulin에는 interferon이 함유되어 있으므로 임상에서는 바이러스 감염을 예방·억제하는데 사용한다.

토사자 菟絲子[KHP]

Cuscutae Semen
Dodder seed

【出 典】神農本草經

【異 名】金絲草・菟蘆・菟絲實・吐絲子

【起 原】메꽃과(Convolvulaceae) 갯실새삼 *Cuscuta chinensis* Lam.의 씨이다.*

【採 取】7~9월에 종자가 성숙할 때 지상부위를 베어 떨어 曬乾한다.

【性 狀】이 약은 씨로 구형~원반형으로 된 작은 알맹이 모양이고 지름 1~3㎜, 100개의 질량은 약 100mg이다. 바깥 면은 황록색~흑갈색이며 한쪽 끝의 오목한 곳에 종제가 있다. 질은 단단하여 손가락으로 눌러도 깨지지 않는다. 이 약은 냄새가 거의 없고 맛은 부드럽고 기름기가 있다.

【産 地】우리나라 전국의 인가 근처나 山野의 계곡에 자생하는데 콩과식물이나 활엽수에 기생하며, 中國의 山東 및 東北지역이 주산지이다.

【炮 製】① 菟絲子 : 잡질을 제거하고 깨끗이 씻어 曬乾한다.

② 炒菟絲子 : 菟絲子를 炒製 용기에 넣고 文火로 연한 황색이 될 정도로 炒한다.

③ 鹽菟絲子 : 깨끗한 菟絲子에 소금물을 고루 섞어 밀폐하여 축인 후 炒製 용기에 넣고 文火로 약간 팽창될 때까지 炒하여 放冷한다(菟絲子 100kg당 食鹽 2kg).

④ 酒菟絲餅 : 菟絲子를 炒製 용기에 넣고 적당량의 물을 부어 터져 갈라질 때까지 삶되(삶을 때 쇠주걱으로 계속 젓는다), 물이 모두 흡수되어 걸쭉한 죽 모양으로 되면, 黃酒와 밀가루를 넣고 고루 섞어 떡을 만든 다음 1㎝의 네모진 덩어리로 썰어 햇볕에 말린다(菟絲子 100kg에 黃酒 15kg・밀가루 15kg).

【性味・歸經】味는 辛・甘하고 性은 平하며, 肝・腎・脾經에 작용한다.

效　能	主　治
補陽益陰・固精縮尿	腎虛의 陽痿, 失溺, 崩帶
明目・止瀉	腎虧目昏, 脾虛의 溏泄, 消渴

이 약물의 性味는 甘辛으로 平하고 質이 潤하여 溫하지도 않고 燥하지도 않으며 滋膩하지도 않는다. 補陽하는 동시에 益陰하는 효능으로 肝・腎・脾를 平補하는 良藥이며, 아울러 固精・縮尿・明目・止瀉의 효능이 있어 腎虛로 인한 陽痿, 腰膝痠痛, 遺精頻尿 및 肝腎不足으로 인한 兩目昏糊와 脾腎兩虛로 인한 便溏 등의 병증을 치료하는데 常用한다.

이 약물은 비록 陰虛와 陽虛로 인한 병증에 모두 응용할 수 있으나 補陽하는데 偏重되어

* CP : 菟絲子(Tusizi) CUSCUTAE SEMEN
旋花科 植物 南方菟絲子 *Cuscuta australis* R. Br. 또는 菟絲子 *Cuscuta chinensis* Lam.의 成熟種子。

腎陽不足으로 인한 증후에 주로 사용한다. 煎劑는 炒하여 硏末하며, 丸劑에는 煮熟한 다음 搗爛하여 餠으로 만들어 햇볕에 건조하여 사용한다.

【臨床應用】 ① 腎氣가 衰弱하여 封藏失職하면 陽痿, 腰痛, 失溺遺精, 白帶過多 및 崩漏不止 등의 증상이 초래된다. 이 약물은 辛甘·平으로 肝·腎에 작용하여 平補陽陰·固精縮尿하므로 상술한 여러 가지 증후에 적용하는데, 그 예로 [本草新編]에서는 "菟絲子는 重用할 수 있다. 單味를 사용하여도 좋다. 心虛로 꿈이 많고 자주 泄精할 경우에는 菟絲子 3兩에 물 10碗을 붓고 3碗이 될 때까지 달여 3등분으로 나누어 아침, 점심, 저녁에 각각 복용한다"라고 하였다.

腎虛로 인한 陽痿, 勃起不全, 遺精, 早漏, 精液尿 등의 증후에 補骨脂 杜仲 枸杞子 覆盆子 五味子 蓮子 등을 배합하는데, 그 예가 五子衍宗丸[證治準繩], 茯菟丸[和劑局方] 등이다.

心氣不足, 思慮太過, 腎經虛損, 腎陽不固 溺有餘瀝, 小便白濁 夢寐頻泄 등의 증후에는 白茯苓 石蓮子을 배합하여 술에 달여 糊丸으로 복용한다.

益心安神·止遺攝尿의 효능이 있다. 이 약물을 杜仲 桑寄生 阿膠 등 補腎養血·安胎止漏하는 약물을 배합하면 肝腎虛損, 胎漏下血, 腰痛欲墜 등의 증후를 치료한다.

② 精血枯渴하여 눈을 滋養하지 못하면 目暗不明하게 된다. 이 약물은 肝腎을 平補하므로 益精養血하며, 目은 血의 滋養을 받아 능히 볼 수 있으므로 養肝明目하는 효능이 있다.

肝虛目暗을 치료할 경우 이 약물 三兩을 술에 담가 짓찧어 丸을 만들어 공복에 溫酒로 복용한다[太平聖惠方].

또한 山茱萸 菊花 熟地黃 등의 養血淸肝藥을 배합하여 明目하는 효과를 높인다.

③ 腎虛火衰하면 脾失溫煦한다. 脾의 運行이 健全하지 못하면 水濕이 積聚되고, 大腸에 下注하면서 설사가 난다. 이 약물은 性이 平하고 溫하는데 치중하여 주로 脾腎의 陽氣를 溫補한다. 脾는 溫煦를 받으면 양기가 분발하고 健運不息하여 설사가 자연히 멎게 된다. 그러므로 補脾止瀉의 효능이 있어 脾腎不足의 食少便溏, 泄瀉에 補骨脂 黃芪 白朮 등을 배합하여 溫脾益氣·祛濕止瀉의 효능을 강화한다.

이 외에도 [本草綱目]에서는 [事林廣記]方을 인용하여 消渴不止를 치료할 경우에 菟絲子를 달여 수시로 消渴이 멎을 때까지 마신다고 하였고, 또한 [全生指迷方]의 菟絲子丸은 菟絲子 單味를 丸劑 혹은 散劑를 복용하여 消渴을 치료하는 方이다. 이는 모두 이 약물의 陰陽을 平補하는 효능에 초점을 맞춘 것이다.

【用量·用法】 6~12g. 水煎服. 혹은 丸·散劑에 넣는다.

【使用注意】 이 약물은 平補인 약물이지만 補陽에 편중되었으므로 陰虛火旺, 大便燥結, 小便短赤 등에는 忌한다.

> **本草選錄**: [神農本草經] "主續絶傷, 補不足, 益氣, 肥健. 汁去面䵟. 久服明目輕身延年."
> [名醫別錄] "養肌强陰, 堅筋骨, 主莖中寒, 精自出, 溺有餘瀝, 口苦, 燥渴, 寒血爲積."
> [藥性本草] "能治男子女人虛冷, 添精益髓, 去腰痛膝冷. 又主消渴熱中."

[日華子本草] "補五勞七傷, 治鬼交泄精, 尿血, 潤心肺."
[開寶本草] "養肌, 强陰, 堅筋骨, 主莖中寒, 精自出, 溺有餘瀝."
[方藥合編] "兎絲甘平治夢遺 添精强筋腰膝痿"

【化學分析】樹脂配糖體, amylase와 비타민 A類 물질을 함유한다.

【藥理硏究】① 적출 蟾酥 심장의 수축력을 증강시키고, 마취한 개의 혈압을 낮추며, 또한 적출 자궁을 흥분시킨다.

② 혈압을 下降시키는 작용이 있고 또한 腸管의 운동을 억제한다.

사원자 沙苑子[KHP]

Astragali Complanati Semen
Astragalus seed

【出 典】圖經本草

【異 名】潼蒺藜 · 沙苑蒺藜 · 潼沙苑 · 沙苑蒺藜子

【起 原】콩과(Leguminosae) 편경황기(扁莖黃芪) *Astragalus complanatus* R. Brown의 씨이다.*

【採 取】늦가을과 초겨울에 성숙한 과실에 開裂하기 전에 베어 種子를 떨어 깨끗이 씻어 曬乾한다.

【性 狀】이 약은 콩팥 모양으로 약간 납작하고 길이 2㎜, 너비 1.5㎜, 두께 1㎜ 이내이다. 바깥 면은 회갈색~녹갈색으로 광택이 있으며 매끄럽다. 한쪽 변은 안쪽으로 향해 함몰되었고 함몰된 곳에는 뚜렷한 종제(種臍)가 있다. 질은 단단하여 쉽게 부서지지 않는다. 이 약은 냄새가 없고 맛은 덤덤하며 씹으면 콩 비린내가 난다.

【產 地】中國의 陝西(潼關), 山西, 內蒙古 및 東北지역이 주산지이다.

【炮 製】① 沙苑子 : 잡질을 제거하고 깨끗이 씻어 건조한다.

② 鹽炒沙苑子 : 沙苑子에 소금물을 고루 섞어 축인 후 文火로 炒하여 放冷한다.

【性味 · 歸經】味는 甘하고 性은 溫하며, 肝 · 腎經에 작용한다.

效 能	主 治
補腎固精	腎虛의 腰痛, 滑精, 遺精, 帶下
養肝明目	肝腎虧損의 目暗不明, 頭昏眼花

이 약물의 性味는 甘 · 溫하고 澀性이 있으며, 肝腎을 補益하고 固精縮尿, 養肝明目하는 효능이 있어 腎虛의 腰痛, 滑精, 遺精, 頻尿, 白帶 및 肝腎不足의 目暗不明, 頭昏眼花에 적용한다. 그 효능은 菟絲子와 비슷하고 主治의 병증도 서로 유사하다. 즉 肝腎을 平補하는 要藥이다.

* CP : 沙苑子(Shayuanzi) ASTRAGALI COMPLANATI SEMEN
豆科 植物 扁莖黃芪 *Astragalus complanatus* R. Br.의 成熟 種子。

【臨床應用】 ① 肝腎虧虛하면 遺精, 失溺, 帶下過多 증후가 나타난다. 이 약물은 甘·溫으로 肝·腎에 작용하여 肝·腎을 補하고, 腰脊을 강하게 하며 固精止帶한다. 單味를 사용하는데 그 예로 [吉林中草藥]方은 腎虛腰痛에 沙苑子 一兩을 물에 달여 복용한다.

腎虛滑泄, 帶下淸稀, 小便餘瀝인 증후에 鹿角霜 芡仁 山茱萸 등, 溫補固澀약물과 배합하여 固精止帶·縮尿의 효능을 높인다.

② 눈(目)은 血의 滋養을 받아 사물을 본다. 精血이 衰少하면 눈을 滋養하지 못하여 頭昏目暗, 視物昏花 증상이 나타난다. 이 약물은 溫하면서도 燥하지 않으며 固腎精·養肝血에 작용하여 精血이 충족하면 눈을 滋養하여 目明視淸한다.

이 약물은 肝腎虧損, 視物昏花에 養肝明目의 작용을 한다. 枸杞子 菟絲子 菊花와 배합하면 養肝明目의 효능이 강화된다.

【用量·用法】 9~15g. 水煎服. 散劑나 丸劑에 넣는다.

【使用注意】 溫補固澀하는 약물이므로 陰虛火旺, 小便不利에는 忌한다.

本草選錄: [本草衍義] "補腎"
[本草綱目] "補腎, 治腰痛泄精, 虛損勞乏."
[本草從新] "補腎强陰, 益精明目. 治帶下, 痔漏, 陰癀, 性能固精."

【化學分析】 비타민 A類와 樹脂배당체, 아밀라제 등을 함유한다.

【藥理硏究】 ① 沙苑子와 黃芪는 동속 식물의 종자와 뿌리이다. 혈압을 낮추고 심장리듬을 늦추며 심근 장력을 낮추는 등의 작용 및 時間指數 등은 黃芪와 같다. 또한 동시에 뇌혈류량을 증가시키고 뇌혈관 阻力을 낮춘다.

② 機體의 비특이성과 특이성 면역 기능을 높인다. 아울러 일정한 소염작용도 한다.

③ 일정한 血脂 및 아미노기전이효소(transaminase)를 낮추는 작용을 한다.

쇄양 鎖陽[KP]

Cynomorii Herba
Cynomorium herb

【出 典】 本草衍義補遺

【異 名】 瑣陽·不老藥·地毛球

【起 原】 쇄양과(Cynomoriaceae) 쇄양(鎖陽) *Cynomorium songaricum* Ruprecht의 육질경이다.*

【採 取】 봄과 가을에 채취하여 花序를 제거하고 曬乾하는데, 봄에 채취한 것이 우수하다.

【性 狀】 이 약은 전초로 납작한 원주형이고 약간 구부러져 있으며 길이 5~20㎝, 지름 2~5㎝이고 대개 아랫부분은 조금 가늘다. 바깥 면은 적갈색~진한 갈색을 띠고 거칠며 뚜렷한 세로 홈이 있고 불규칙하게 함몰되어 있는 것을 볼 수 있으며 삼각형 모양의 흑갈

* CP : 鎖陽(Suoyang) CYNOMORII HERBA
鎖陽科 植物 鎖陽 *Cynomorium songaricum* Rupr.의 肉質莖。

색 비늘조각이 남아 있는 것도 있다. 이 약은 질이 단단하며 쉽게 꺾어지지 않는다. 꺾인 면은 적갈색을 띠며 중심주 부분은 색깔이 연해지고 부드러운 가루상이다. 이 약은 향기가 조금 있고 맛은 조금 쓰고 떫다.

【産 地】中國의 新疆, 甘肅, 青海, 內蒙古 지역이 주산지이다.

【炮 製】雜質을 제거하고 깨끗이 씻어 밀폐하여 축인 후 厚片으로 썰어 曬乾한다.

【性味·歸經】味는 甘하고 性은 溫하며, 脾·腎·大腸經에 작용한다.

效 能	主 治
補腎助陽	陽痿, 不孕
潤腸通便	腸燥便秘

이 약물은 甘·溫의 性味로 補腎陽·益精血·養筋의 효능이 있으며 또한 潤腸通便에도 적용하므로 腎陽不足의 陽痿, 遺精, 不孕 및 腸燥津枯의 便秘에 적용하고 腎虛의 腰膝軟弱, 筋骨無力에 특이 적용한다.

그 효능은 肉蓯蓉과 같은 효능이 있으며, 다만 肉蓯蓉은 溫하되 燥하지 않고 補하되 峻하지 않는데, 鎖陽은 性이 비교적 溫하고 燥하여 助陽하는 효력이 크고, 潤腸의 효력은 蓯蓉에 미치지 못한다. 그러므로 補腎潤燥하고 養筋起痿하므로 肝腎不足으로 筋骨이 痿弱하여 步行이 어려운 병증에 더욱 많이 응용한다. 이상과 같은 효능으로 최근에 臨床에서 각종의 癱瘓證에 주로 사용하고 있다. 다만 陰虛火盛의 증후에는 적당하지 않다.

【臨床應用】① 腎虛精虧하면 滑泄陽痿, 經閉不孕을 야기시킨다. 이 약물은 肝腎을 溫補하며, 肉蓯蓉과 비슷한 작용을 한다. 興陽작용은 肉蓯蓉에 비해 강하고, 益精養血 작용은 肉蓯蓉에 미치지 못한다. 그러므로 肝腎不足·精血虧損으로 인한 陽痿骨弱, 血少不孕 등의 모든 증후에 肉蓯蓉과 相須 사용한다. [寧夏中草藥手冊]에는 鎖陽 蓯蓉 茯苓 桑螵蛸를 배합하여 蜜丸으로 복용하여 腎虛遺精 陽痿를 치료한다고 하였다.

腎虛의 腰膝無力인 증후에는 熟地黃 龜板 虎骨 등 養陰補血·强筋骨弱하는 약물을 배합하는데, 그 예가 虎潛丸[丹溪心法]이다.

② 精血虧損하면 腸燥津枯하여 大便秘結 증후가 발생한다. 이 약물은 益精養血·潤腸通便하는 작용으로 澀味의 潤腸 효능은 肉蓯蓉에 미치지 못하므로 單味를 사용할 경우에는 많이 사용해야 하며 연속 복용해야 한다.

陽弱精虛, 陰衰血竭 大腸燥涸, 便秘不運인 증후에는 鎖陽 三斤을 짙게 달여 꿀을 넣고 膏로 만들어 식전에 10스푼 정도 먹는다[本草切要].

[寧夏中草藥手冊]에는 鎖陽 桑椹을 각각 五錢씩 취하여 짙게 달여 꿀 一兩을 넣고 2회에 나누어 복용하여 노인의 氣弱陰虛, 大便秘結을 치료한다고 하였다.

【用量·用法】5~9g. 水煎服 또는 丸劑·散劑에 넣는다.

【使用注意】陰虛火旺, 脾虛泄瀉, 實熱便秘에는 忌한다.

本草選錄 : [本草綱目] "潤燥養筋, 治痿弱."
[本草原始] "補陰血虛火, 興陽固精, 强陰益髓."

【化學分析】 이 약물에는 水溶性 B형 배당체와 還元糖을 함유한다.

구자 韮子[KHP]

Allii Tuberosi Semen
Allium seed

【出 典】 名醫別錄

【異 名】 韮菜子 · 韮菜仁

【起 原】 백합과(Liliaceae) 부추 *Allium tuberosum* Rottler의 씨이다.*

【採 取】 가을에 성숙한 종자를 채취하여 曬乾한다.

【性 狀】 이 약은 편압된 난원형 또는 삼각상의 난원형이며, 한쪽 면은 평탄하며 다른 면은 조금 돌출되어 있고 기부는 둥글고 위쪽은 약간 뾰족하며 길이 3~4㎜, 너비 2~3㎜이다. 바깥 면은 흑색이다. 이 약은 냄새가 특이하고 맛은 조금 맵다.

【産 地】 우리나라의 전국에 분포하며, 中國의 河北, 山西, 吉林, 山東 지역이 주산지이다.

【炮 製】 ① 韮菜子 : 잡질을 제거하고 깨끗이 씻어 曬乾한다.

② 鹽韮子 : 韮子에 소금물을 고루 섞어 밀폐하여 축인 후 炒製용기에 넣고 文火로 炒하여 放冷한다(韮子 100kg당 食鹽 2kg).

【性味 · 歸經】 味는 辛 · 甘하고 性은 溫하며, 肝 · 腎經에 작용한다.

效 能	主 治
補肝腎 · 暖腰膝 · 壯陽固精	腰膝冷痛, 陽痿遺精, 帶下淸稀, 小便頻數

이 약물의 性味는 辛甘하고 溫하여 辛 · 溫으로 壯陽하고 暖腎固精에 뛰어나 腎陽虛衰 · 精關不固의 要藥이다. 補益肝腎 · 壯陽固精하는 효능으로 肝腎不足으로 인한 陽痿와 腰膝痿軟 冷痛에 적용한다. 肝腎을 補하고 腰膝을 溫暖하게 하며 壯陽의 효능이 있고, 또한 腎氣不固로 인한 遺精과 尿意頻數 및 遺尿, 婦女의 白濁, 白帶過多 등의 병증에 응용하면 肝腎을 補하고 固精의 효능이 있다.

따라서 이 약물은 오직 腎氣過勞로 인하여 收攝하지 못하는 병증에 적합하므로 陰虛火旺에 誤用하면 抱薪救焚하게 된다.

【臨床應用】 肝腎虛損하면 陽氣가 쇠약하여 膝腰冷痛, 陽痿滑泄, 婦女의 白帶過多, 宮冷不姙 등의 증후가 나타난다. 이 약물은 肝 · 腎經에 작용하여 補肝腎 · 暖腰膝 · 壯陽固精하는 효능으로 상술한 모든 증후를 치료한다. 單味로 사용하거나 혹은 複方에 넣어 사용한다.

* CP : 韮菜子(Jiucaizi) ALLII TUBEROSI SEMEN
百合科 植物 韮菜 *Allium tuberosum* Rottl. ex Spreng.의 成熟 種子。

그 예로 [備急千金要方]에서는 虛勞傷腎, 腰脚無力, 夢遺溺白에 單味의 복용, 또는 술로 달여 복용하거나 혹은 散劑로 복용한다고 하였다. 또한 菟絲子 鹿茸 龍骨 등 補腎固精의 약물을 배합하여 약효를 증강시킨다.

白帶過多의 증후에는 鹿茸 龍骨 烏賊骨 등을 배합하고, 小便頻數인 증후에는 益智 補骨脂 桑螵蛸 등을 배합한다.

【用量·用法】3~9g. 水煎服 또는 丸劑·散劑에 넣어 쓴다.

【使用注意】陰虛火旺에는 忌한다.

本草選錄: [名醫別錄] "主夢中泄精, 溺白."
[滇南本草] "補肝腎·暖腰膝, 興陽道, 治陽痿."
[景岳全書] "婦人陰寒·少腹疼痛."
[方藥合編] "韭子甘溫尿不禁 腰膝夢遺女白淫"

【化學分析】alkaloid와 saponin을 함유한다.

양기석 陽起石

Actinolitum
Actinolite

【出 典】神農本草經

【異 名】羊起石·白石·石生

【起 原】규산염광물 투각섬석 또는 그 이종 투섬석석면이다. 이 약은 주로 투각섬석을 함유한다.

【原鑛物】이 약은 불규칙한 기둥 모양 혹은 덩어리로 크기가 고르지 않다. 바깥 면은 회백색, 어두운 회색~연한 녹색이고 연한 황갈색의 무늬 또는 꽃무늬가 있으며 광택이 있다. 질은 무겁고 부서지기 쉬우며, 자른 면은 고르지 않고 세로로 쪼개면 실과 같은 모양을 나타낸다. 이 약은 냄새가 없고 맛은 덤덤하다.

【性 狀】이 약물은 長條形 또는 扁長條形으로 크기가 고르지 않다. 全體는 유백색, 청백색 또는 청회색이거나 혹은 청백색과 청회색 중간의 꽃무늬로 이루어졌으며, 어떤 것은 황갈색을 띠면서 광택이 있다. 質은 무겁고 부서지기 쉬우며, 斷面은 纖維狀으로 가로로 쉽게 쪼개지고 손으로 비비면 絲狀과 같은 모양을 나타낸다.

【產 地】中國의 湖北, 河南, 河北, 山東 지역에서 주로 생산된다.

【炮 製】洗淨한 陽起石을 작은 덩어리로 搗碎하고 耐火性 용기에 넣어 爐火 속에서 紅透될 때까지 煅한 후 꺼내 黃酒 속에 담가 식힌 다음 黃酒가 모두 吸收될 때까지 반복해서 乾燥하여 極細末로 만들어 사용한다(陽起石 100kg당 黃酒 20~30kg).

【性味·歸經】味는 鹹하고 性은 微溫하며, 腎經에 작용한다.

效 能	主 治
溫腎壯陽	腎陽虛衰의 陽痿滑精, 宮冷不孕, 子宮虛冷의 腰膝·冷痹

이 약물은 鹹·溫의 性味로 補腎氣·暖下元에 뛰어나 溫腎壯陽하는 약물이다. 주로 腎陽不足으로 인한 陽痿早泄, 子宮虛寒으로 인한 不孕, 腰膝冷痹에 적용한다. 虛寒證이 아닌 경우에 응용하는 것은 적당하지 않으며, 또한 單用이나 長服은 하지 않는다.

【臨床應用】 腎陽衰微, 下元虛寒하면 남자는 陽痿滑泄하고 여자는 宮冷不孕한다. 이 약물은 腎經에 작용하여 壯陽·起痿·暖宮에 작용하므로 상술한 증후에 사용하는데, 대체로 複方으로 사용한다.

白丸(陽起石 鍾乳粉·米飮下)[重訂嚴氏濟生方]은 下元虛寒, 精滑不禁, 便溏 및 手足厥冷을 치료한다. 陽起石丸[婦科玉尺]은 鹿茸 菟絲子 韭子 蠶蛾를 배합하여 精淸精冷의 無子를 치료하고, 陽起石丸[和劑局方]은 吳茱萸 乾薑 熟地黃 牛膝을 배합하여 發起不全, 早漏, 子宮虛寒不孕을 치료한다.

【用量·用法】 3~6g. 丸劑나 散劑에 넣어 사용한다.

【使用注意】 陰虛火旺에는 忌하고, 單味로는 사용하지 않으며, 長服은 忌한다.

> **本草選錄**:[神農本草經] "主崩中漏下, 破子臟中血癥瘕結氣, 寒熱腹痛, 無子, 陰痿不起, 補不足."
> [名醫別錄] "療男子莖頭寒, 陰下濕痒, 去臭汗, 消水腫. 久服不飢, 冷人有子."
> [藥性本草] "補腎氣精乏, 腰痛膝冷, 濕痹, 能暖女子 子宮久冷, 冷癥寒瘕, 止月水不定."
> [方藥合編] "陽起石甘腎氣乏 陰痿不起效甚捷"

【化學分析】 陽起石의 組成은 $Ca_2(Mg, Fe^{++})_5[Si_4O_{11}]_2[OH]_2$로 되어 있으며, 그중 FeO 6~13%, CaO 13.8%, MgO 24.6%, SiO_2 58.8%, H_2O 2.8%를 含有한다.

해구신 海狗腎[KHP]

Callorhini Testis et Penis
Testes and penis of an ursine seal

【出 典】 本草圖經

【異 名】 骨肭·海狗·膃肭臍

【起 原】 물개과(Otariidae) 물개 *Callorhinus ursinus* Linné (=*Otaria ursinus* Gray)의 음경과 고환을 건조한 것이다.

【採 取】 주위의 肉質과 脂肪을 제거하고 烘乾 또는 涼乾한다.

【性 狀】 이 약은 긴 원주형으로 밑 부분에 타원형의 고환이 붙어 있고 어두운 갈색을 띤다. 음경은 길이 약 18㎝, 지름 12㎜ 내외이나, 종류에 따라서 길이 28~30㎝, 지름이 1~2㎝로 광택이 있고 황갈색의 봉상형이다. 음경의 바깥 면에는 불규칙한 세로로 쭈그러진 주름이

있고 황색~황갈색으로 비교적 투명한 모양을 나타낸다. 음경의 끝 쪽은 가늘고 질은 매우 단단하고 잘 부스러지지 않는다. 이 약은 비린 냄새가 있고 맛은 약간 짜다.

【產 地】 北太平洋이 特產地인데, 알래스카의 Pribyloff Island와 베링海의 Commandorski Island 및 오호츠크海의 海豹島는 繁殖場으로 유명하다. 우리나라의 東海연안과 黃海, 日本은 北海道에 많이 서식한다.

【炮 製】 ① 海狗腎 : 깨끗이 씻어 찜통에 넣고 文火로 肉質이 연할 정도로 쪄서 厚片으로 썰어 건조한다.

② 燙海狗腎 : 滑石粉을 炒製 용기에 넣고 文火로 가열한 후 海狗腎片을 넣고 황갈색이 될 정도로 炒하여 滑石粉을 체로 쳐서 제거하고 放冷한다(海狗腎 10kg당 滑石粉 4kg).

③ 酒海狗腎 : 黃酒 1.8kg에 海狗腎 한 개를 일주일간 담근 후 사용하거나, 黃酒에 축여 文火로 炒한 후 가루로 만들어 사용한다.

【性味·歸經】 味는 鹹하고 性은 熱하며, 腎經에 작용한다.

效 能	主 治
溫腎壯陽·補精益髓	虛損勞傷, 陽痿精衰, 腰膝痿弱

이 약물은 味가 鹹하고 性이 熱하여 腎經에 작용하여 暖腎壯陽하고 精髓를 補하는 要藥이다. 虛損勞傷으로 인한 모든 증후와 陽痿精衰, 肝·腎兩虛로 인한 腰膝無力, 畏寒肢冷, 腹中冷痛 등에 사용한다.

이외에도 代用品으로 黃狗腎을 사용하는데 이 약물의 性味는 鹹·溫으로 補腎壯陽하는 효능이 있어 腎虛陽衰로 인한 男子의 陽痿와 陰冷 및 畏寒肢冷, 腰痠尿頻 등의 증후에 사용하며, 또한 海狗腎과 鹿茸은 壯陽補精에 작용하는데 海狗腎은 補益의 효능이 鹿茸에 미치지 못하고 性이 大熱하므로 陽痿精冷에 적용한다.

【臨床應用】 이 약물의 味는 鹹하고 性이 大熱하여 益腎補陽하는 要藥이다. 그러므로 腎陽虛로 인한 面黑精冷, 陰痿不起 등의 병증과 肝·腎兩虛 등으로 인한 腰膝痿弱의 병증에 응용한다.

① 腎陽虛의 陽痿, 腰膝痿弱, 畏寒, 虛冷 등의 증후에 單味로 사용하거나 또는 人蔘 鹿茸 陽起石 등을 배합하여 사용하는데, 그 예가 膃肭臍丸[濟生方]이다.

② 補骨脂 巴戟天 山茱萸 附子 등을 배합하여 陽痿를 치료한다.

③ 沙苑蒺藜 五味子 등을 배합하여 早漏를 치료한다.

④ 生地黃 白芍藥 玄參 女貞實 등을 배합하여 陰虛陽痿를 치료한다.

⑤ 肉蓯蓉 菟絲子 淫羊藿 등을 배합하여 腎虛陽衰로 인한 男子陽痿와 陰冷을 치료한다.

⑥ 陽起石 菟絲子 肉蓯蓉 巴戟天 山茱萸 鹿茸 등을 배합하여 壯陽益精의 효능을 이용한다.

【用量・用法】4~21g. 또는 1具. 장시간 고아 沖服한다. 酒炒한 후 粉末하여 1회 1~3g.

【使用注意】大熱助陽의 약물이므로 陰虛火熾, 骨蒸勞嗽에는 忌한다.

> 本草選錄 : [海藥本草] 主五勞七傷 陰痿少力, 氣衰弱, 虛損, 背膊勞悶, 面黑精冷, 最良.
> [日華子本草] 補中, 益腎氣, 暖腰膝, 助陽氣, 破癥結, 療驚狂癎疾, 及心腹疼, 破宿血.
> [本草綱目] 今之滋補丸藥中多用之, 精不足者補之以味也. 大抵與蓯蓉・鎖陽之功相近.
> [藥性本草] 治男子宿癥・氣塊・積冷, 勞氣羸瘦, 腎精衰損, 悴瘦.
> [和劑局方] 治諸虛損, 有膃肭臍丸, 今之滋補丸藥中多用之.

【化學分析】남성호르몬 androsterone, 지방 담백질 등을 함유한다. 상세한 것은 不明.

해마 海馬[KHP]

Hippocampus
Sea horse

【出 典】本草拾遺

【異 名】水馬・馬頭魚・鰕姑・龍落子

【起 原】실고기과(Syngnathidae) 해마 *Hippocampus coronatus* Temminick et Schlegel 또는 기타 동속근연동물의 동물체이다.*

【採 取】여름과 가을에 捕獲하여 內臟 및 外膜을 제거하고 曬乾한다.

【性 狀】옆으로 편압되어 구부러졌고 길이 10~30㎝이며 황백색이고 머리는 말의 머리와 비슷하고 닭벼슬 모양의 돌기가 있으며, 앞에는 관상의 긴 주둥이가 있고 입은 작으며 이가 없고 두 눈은 깊게 들어가 있다. 몸 부분은 칠능형(七稜形)이고, 꼬리부분은 사능형(四稜形)으로 점점 가늘어지면서 말려 있다. 몸에는 꼬막조개 모양의 마디무늬와 짧은 가시가 있다. 몸은 가볍고 골질이며 단단하다. 이 약은 비린내가 조금 있으며 맛은 약간 짜다.

【產 地】中國의 廣東省 연안 일대와 福建省, 臺灣, 澎湖列島 등의 해안 일대에서 나는데, 廣東지역이 주산지이다.

【炮 製】먼지를 제거한다. 사용할 때 짓찧거나 藥碾에 갈아서 사용한다.

【性味・歸經】味는 甘하고 性은 溫하며, 肝・腎經에 작용한다.

效 能	主 治
補腎壯陽	腎虛의 陽痿, 遺尿, 虛喘
調氣活血	婦人의 難産, 癥瘕積聚, 疔瘡腫毒

* CP : 海馬(Haima) HIPPOCAMPUS
海龍科 動物 線紋海馬 *Hippocampus kelloggi* Jordan et Snyder, 海馬 *Hippocampus histrix* Kaup, 大海馬 *Hippocampus kudo* Bleeker, 三斑海馬 *Hippocampus trimaculatus* Leach 또는 小海馬(海蛆) *Hippocampus Japonicus* Kaup의 体。

이 약물의 性味는 甘·溫으로 補腎壯陽하는 효능이 있어 腎虛의 陽痿에 적용하며 虛喘, 遺尿에 대해서도 納氣平喘·補腎止遺尿작용을 한다. 또한 調氣活血의 작용을 하므로 難産에는 催生의 효능으로 癥瘕積聚, 疔瘡腫毒에도 유효하다.

이 약물은 性이 溫暖하여 性慾을 促進시키고 陽虛로 인한 陰痿를 치료하는데, 그 효능이 蛤蚧보다 강하며 蛇床子와 淫羊藿보다는 약하다. 또한 이 약물은 老人과 虛弱者의 精神衰弱과 腹痛을 치료하고, 婦人의 臨産 시에 陣痛微弱을 促進시켜 催生의 효능이 있다.

【臨床應用】 ① 이 약물은 補腎壯陽·納氣平喘하는 효능이 있어 腎虛로 인한 陽痿, 遺尿, 虛喘을 치료한다. 腎陽虛로 인한 陽痿(勃起不全)에 淫羊藿 鹿茸 杜仲을 배합하여 사용하고, 遺尿에는 桑螵蛸 菟絲子 五味子 覆盆子 등을 배합한다.

虛喘의 氣短, 吸氣性 호흡곤란 등에는 蛤蚧 人蔘 胡桃 沈香 등을 배합한다.

② 이 약물은 調氣活血에 작용하므로 難産에는 單味를 粉末하여 사용한다.

癥瘕積聚(腹腔內腫瘤)에 木香 大黃 牽牛子 巴豆 등을 배합하는데, 그 예가 木香湯[聖濟總錄]이다.

疔瘡腫毒(皮膚化膿證)에는 穿山甲 輕粉 雄黃 등과 粉末하여 外用한다.

【用量·用法】 4~12g. 酒浸 또는 酥炙하거나 혹은 燒存性으로 찧어 가루 내어 쓴다.

【使用注意】 孕婦나 陰虛火旺인 경우에는 忌한다.

本草選錄 : [本草拾遺] 主夫人難産.
[本草圖經] 婦人將産, 燒末飮服. 又日, 主難産及血氣痛.
[本草品匯精要] 調氣和血.
[本草綱呂] 暖水竅, 壯陽道, 消瘕塊, 治疔瘡腫毒.
[本草逢原] 陽虛多用之, 可代蛤蚧.
[藥材學] 溫通任脈, 用于喘息及久喘.
[方藥合編] "海馬甘溫催産奇 或用燒腹或手持"

사상자 蛇床子[KHP]

Cnidi Fructus
Cnidium fruit

【出 典】 神農本草經

【異 名】 蛇米·蛇珠·蛇床仁·蛇床實

【起 原】 산형과(Umbelliferae) 벌사상자 *Cnidium monnieri* (L). Cusson 또는 사상자 *Torilis japonica* (Houtt.) DC.의 열매이다.*

【採 取】 여름과 가을에 果實이 성숙할 때 베어 果實을 떨어 雜質을 제거하고 曬乾한다.

【性 狀】 ① 벌사상자 : 이 약은 열매로 타원형의 쌍현과이고 길이는 2~4㎜, 지름은 2㎜

* CP : 蛇床子(Shechuangzi) CNIDII FRUCTUS
繖形科 植物 蛇床 *Cnidium monnieri* (L.) Cuss.의 成熟 果實。

이며, 바깥 면은 회황색 또는 회갈색이다. 각 분과의 뒷면에는 얇고 튀어나온 세로 모서리 5조가 있으며 접합면이 평탄하고 2조는 갈색으로 약간 돌출된 종늑선이 있다. 끝단에는 2매의 주기(柱基)가 바깥을 향해 구부러졌고 기부에는 간혹 가는 줄기가 있다. 열매껍질은 부드럽고 손으로 비비면 쉽게 떨어진다. 씨는 가늘고 작으며 회갈색이고 기름기가 있다. 이 약은 특유한 향기가 있고 맛은 약간 맵고 혀를 자극한다.

② 사상자 : 이 약은 열매로 타원구형의 쌍현과이고 대부분 나누어져 분과로 되어 있다. 각 분과는 납작하며 길이 2~4㎜, 지름 1~2㎜이다. 분과의 바깥 면은 녹갈색~황갈색으로 위 끝에는 화주의 잔기가 남아 있고 밑 부분에는 가는 열매꼭지가 붙어 있다. 등 쪽은 융기하고 갈고리 같은 가시가 밀생하고 가시는 긴 것과 짧은 것이 불규칙하게 배열되어 있어 마치 고슴도치 같다. 접합부는 안으로 함몰하여 수조 같고 가운데에 맥문이 1줄 있다. 몸체는 가볍다. 이 약은 깨뜨리면 특유한 향기가 나고 맛은 약간 맵고 쓰다.

【産 地】 蛇床은 中國의 대부분 지역에 분포하며, 사상자는 우리나라 전국에 분포한다.

【性味・歸經】 味는 辛・苦하고 性은 溫하며, 腎・脾經에 작용한다.

效 能	主 治
溫腎壯陽	腎陽虛의 陽痿, 宮冷不孕
散寒祛風	寒濕帶下, 濕痹腰痛
燥濕殺蟲	濕疹濕瘡, 疥癬瘙痒

이 약물은 辛・溫의 性味로 散寒祛風하고 助陽하며, 苦・燥로 除濕하여 溫腎壯陽・散寒祛風・燥濕殺蟲하는 효능이 있다. 內服하면 溫腎助陽에 작용하여 腎陽虛의 陽痿, 宮冷不孕이나 寒濕帶下, 濕痹腰痛 등의 병증을 치료하고, 外用하면 燥濕殺蟲하는 효능이 있어 陰痒帶下, 風濕疥癬, 皮膚瘙痒 등의 증후를 치료한다. 內服에는 酒炒하고, 外用에는 生用한다.

【臨床應用】 ① 이 약물은 性이 溫하고 腎에 작용하여 溫腎助陽하는 효능이 있으므로 腎陽虧虛로 초래되는 陽痿, 宮冷에는 溫腎壯陽・滋腎補精하는 약물을 배합한다. [備急千金要方]에는 30首의 腎虛陽痿의 精冷을 치료하는 方劑에서 蛇床子를 사용한 것이 절반 이상이다. 내복하기도 하고 외용도 한다.

그중의 內服方을 예로 들면, 이 약물과 菟絲子 五味子를 각 等分하여 가루 내어 梧桐子 크기로 丸을 빚어 1회 3환씩 1일 3회 복용하거나 또는 이 처방에 杜仲 肉蓯蓉을 가하고 분말하여 梧桐子 크기의 蜜丸을 빚어 낮에 2회 밤에 1회, 1회 14환을 酒服하면 陽痿不起(勃起不全)가 치료된다.

또한 위의 처방에서 杜仲을 제외하고 天雄을 가한 天雄丸[備急千金要方]은 腎陽虛衰의 중증에 속하는 陽痿를 치료한다.

宮冷不孕의 증후에도 病情에 따라 위의 처방을 복용한다.

② 이 약물의 溫陽散寒·燥濕祛風하는 효능을 취하면 濕痹腰痛을 치료하는데 腎陽虛 혹은 寒을 겸한 증상에 특히 적합하며 대체로 複方으로 사용한다. 흔히 桑寄生 杜仲 狗脊 獨活 등 補腎壯陽·祛風濕·强筋骨의 약물을 배합한다.

③ 蛇床子는 溫燥하므로 溫陽燥濕·散寒하여 脾腎陽虛, 衝任虛寒으로 인한 寒濕帶下를 치료하는데, 외용한다. [金匱要略]의 蛇床子散은 單味의 粉末에 白粉을 약간 섞어 대추 크기로 빚어 비단 주머니에 넣어 陰道에 삽입하면 陰寒, 濕濁帶下를 치료한다.

[儒門事親]에서는 이 약물과 枯礬을 각각 等分하여 가루 내어 食醋에 개어 彈子 크기의 丸을 만들어 胭脂로 옷을 입히고 비단 주머니에 넣어 陰戶에 삽입하여 赤白帶下를 치료한다고 하였으며 내복하여도 역시 좋다.

일반적으로 溫陽散寒燥濕·固澀止帶하는 沙苑子 山茱萸 鹿茸 烏賊骨 등을 배합한다.

④ 이 약물은 燥濕殺蟲·祛風止痒의 효능이 있어 單味를 외용하면 疥癬瘙痒을 치료한다. 單味를 粉末하여 豬脂에 개어 膏로 만들어 먼저 파열시킨 후 다시 바른다고 하였으며, [備急千金要方]에서는 상술한 방법으로 小兒癬을 치료한다고 하였다.

殺蟲止痒·燥濕祛風하는 약물을 배합하여 사용하면 효과가 증강된다. 그 예가 蛇床子散[瘍科綱要]인 데, 이 方은 이 약물에 枯礬 硫黃 雄黃 大風子 등을 배합하여 분말한 것이며, 禿瘡疥癬, 濕注游風, 搔痒水多를 치료한다. 痒瘡成片일 경우에는 麻油에 개어 바르고, 乾痒일 경우에는 乾擦한다. 매일 瘡을 깨끗이 씻은 후 바른다.

⑤ 蛇床子는 辛苦·溫燥하여 燥濕殺蟲에 능할 뿐만 아니라 또한 祛風에도 능하다. 風濕이 제거되면 蟲이 소멸되고 가려움이 자연히 멎는다. 그러므로 濕疹濕瘡에 효과가 특히 좋다. 또한 性이 溫하여 風寒濕邪로 야기되는 증상에 특히 적합하다. 鬱久化熱 혹은 濕熱로 인한 증후에는 반드시 清熱燥濕·解毒하는 약물을 배합하여 溫性이 助熱하는 것을 방지해야 한다.

이 약물은 腎經에 작용하여 오직 下焦에 작용하므로 남자 음낭, 여자 외음, 항문 및 발가락(脚趾) 등 국소의 瘡疹濕痒, 腫痛을 치료하는데 적합하다. 대체로 外用하지만 內服도 가능하다.

[本草正義]에서는 "外瘍濕熱痒痛, 浸淫濕瘡에 蛇床子 달인 물로 씻거나 가루 내어 발라도 효과가 좋다. 천한 약물이라 소홀히 보아서는 안 된다"라고 하였다. 單味를 사용하여도 즉시 효과를 볼 수 있으며, 祛風殺蟲·燥濕止痒 등의 약물을 배합하면 효과가 더욱 좋아진다.

[草藥手冊]에서는 單味 15g을 달여 환부를 熏洗하면 陰囊濕疹의 瘙痒을 치료한다 하였다. 熏洗하거나 陰道를 灌洗하면 트리코모나스膣炎으로 발생하는 부인의 外陰瘙痒濕爛을 치료한다.

[外科大成]에서는 이 약물에 威靈仙 當歸尾 苦參을 각각 15g씩 취하여 물에 달여 熏洗하고 동시에 龍膽瀉肝湯을 복용하면 腎囊風作痒, 搔之作痛을 치료한다고 하였으며

[婦産科學・湖北中醫學院]에는 經驗方 蛇床子散을 기재하였는데, 이 약물과 花椒 百部 明礬 苦蔘을 각각 10~15g을 가하여 물에 달여서 뜨거울 때 먼저 쪼인(熏) 다음 1일 1회, 10~15간 坐浴하면 陰痒이 치료된다고 하였다.

[永類鈐方]에서는 이 약물의 粉末을 鷄子黃으로 개어 남자 陰腫腫痛을 치료한다고 하였고, [本草綱目]에서는 [簡便方]을 인용하여 單味를 달여 熏洗하면 痔瘡腫痛이 참을 수 없이 아픈 증상을 치료한다고 하였다.

【用量・用法】 ① 內 服 : 3~10g. 水煎服 또는 丸劑나 散劑에 넣어 사용한다.

② 外 用 : 水煎하여 熏洗에는 15~30g. 粉末하여 살포하거나 기름에 개어 바를 경우에는 適量. 栓劑나 片劑로 膣에 삽입한다.

【使用注意】 下焦濕熱, 腎陰不足 및 相火易動으로 인한 精關不固에는 忌한다.

本草選錄 : [神農本草經] "主婦人陰中腫痛, 男子陰痿濕痒, 除痺氣, 利關節, 顚癎, 惡瘡."

[名醫別錄] "溫中下氣, 令婦人子臟熱, 男子陰强, 久服好顔色, 令人有子."

[藥性本草] "治男子, 女人虛, 濕痺, 毒風, 頑痛, 去男子腰痛, 浴男女陰, 去風冷. 大益陽事. 主大風身痒, 煎湯浴之瘥. 療齒痛及小兒驚癎."

[日華子本草] "治暴冷, 暖丈夫陽氣, 助女人陰氣, 撲損瘀血, 腰胯疼, 陰汗濕癬, 四肢頑痺, 赤白帶下, 縮小便."

[本草經疏] "苦能燥濕, 溫能散寒, 辛能潤腎, 甘能益脾, 故能除婦人男子一切虛寒濕所生病. 寒濕旣除, 則病去身輕. 性能益陽, 故能已疾, 而又有補益也."

[本經逢原] "蛇床辛香性溫, 專入右腎命門, 少陽三焦氣分, [本經]列之上品, 不獨助男子壯火, 且能散婦人鬱抑, 非妙達[本經]精義, 不能得從治之法也. 但腎火易動, 陽强精不固者勿服."

[方藥合編] "蛇床辛苦下氣快 溫中祛風瘀瘡疥"

【化學分析】 coumarin成分의 cnidiadin, 精油를 함유하고 精油 중의 주성분은 l-pinene, l-camphene 및 borneol-isovalerate 등이다.

【藥理硏究】 蛇床子의 煎液은 皮膚眞菌上表皮癬菌, 石膏樣小芽胞菌, 羊毛狀小芽胞菌에 대하여 억제작용이 있다. 膣trichomonas에 대한 살충효과를 苦參의 에탄올엑스, 黃連의 수침엑스와 비교해 본 결과 黃連이 蛇床子 苦參에 비하여 강하였다. 蛇床子 및 淫羊藿의 에탄올엑스는 정상 및 去勢마우스에 대하여서는 性호르몬 유사작용을 나타낸다. 임상적으로 蛇床子제제에는 膣트리코모나스에 의한 膣炎에 대하여 가려움을 멈추는 작용이 있다.

제 3 절 補 血 藥(養血藥)

血虛증후를 개선 또는 퇴치하는 약물을 補血藥이라고 하며, 또는 養血藥・益血藥이라고도 말하는데, 血虛를 개선하는 약물이며, 肝血虛, 心血虛에 적용한다.

血虛의 일반적인 증상은 顔色이 萎黃 혹은 蒼白하고 脣甲蒼白, 眩暈, 耳鳴, 目昏, 心悸, 失眠, 健忘 등과 婦女의 月經遲延, 量少, 色淡, 經閉 등이 나타난다. 心・肝・脾經과 이들

증후의 발생은 밀접한 관계가 있으며, 위의 三經은 血의 生化와 輸布에 직접 영향을 미친다. 따라서 補血藥의 구체적인 기능은 滋養生血하고 心·肝經의 기능상태를 조절하여 益血하는데 있다.

血虛와 陰虛는 종종 病機에 있어 상호 因果관계에 있으므로 증후가 동시에 나타난다. 그러므로 血虛에 陰虛를 겸할 때에는 補陰藥을 배합하여 그 작용을 강화시킨다. 그 밖에 氣와 血도 관계가 밀접하므로 氣虛를 겸하였을 때에는 補氣藥을 적당히 배합하여야 "補氣生血"의 효과를 얻을 수 있다.

補血藥의 대부분은 그 약성이 滋膩하여 消化를 방해할 수 있으므로 濕濁中阻의 脘腹脹滿, 食欲不振, 便溏인 경우에 사용하는 것은 적당하지 않으며, 만약 반드시 사용해야 할 경우에는 健脾·助消化하는 약물과 같이 사용함으로써 濕이 脾를 阻碍하여 脾胃의 健運에 영향을 미치는 것을 방지하여야 한다.

당귀 當歸[KP]

Angelicae Gigantis Radix
Angelica gigas root

【出 典】神農本草經

【異 名】乾歸·山蘄·白蘄

【起 原】산형과(Umbelliferae) 참당귀 *Angelica gigas* Nakai의 뿌리이다.*

【採 取】가을에 일반적으로 二年生의 뿌리를 캐어 깨끗이 씻어 乾燥한다.

【性 狀】이 약은 뿌리로 굵고 짧은 주근으로부터 줄기 및 잎의 잔기가 남아 있다. 주근의 길이는 약 3~7㎝, 지름 2~5㎝이고 가지뿌리의 길이는 15~20㎝이다. 바깥 면은 연한 황갈색~흑갈색으로 주근 및 가지뿌리에는 세로주름이 많으며 주근에는 가로주름이 있는 것도 있다. 꺾인 면은 평탄하고 형성층에 의하여 목부와 피부의 구별이 뚜렷하며 목부와 형성층 부근의 피부는 어두운 황색이나 나머지 부분은 흰색이다. 이 약은 특유한 냄새가 있고 맛은 약간 쓰면서 달다.

【産 地】참당귀는 우리나라의 全北, 慶南北, 江原, 京畿, 平北, 咸北에 분포하고, 中國當歸는 中國의 甘肅, 四川, 雲南, 陝西, 貴州, 湖北 지역이 주산지이며 재배한다.

【炮 製】① 當 歸(全當歸) : 잡질을 제거하고 깨끗이 씻어 밀폐하여 축인 후 薄片으로 썰어 曬乾하거나 저온에서 건조한다.

② 酒當歸 : 當歸片에 黃酒를 고루 섞어 밀폐하여 축인 후 炒製 용기에 넣고 文火로 연한 황색이 될 정도로 炒하여 그늘에 건조한다.

③ 當歸炭 : 當歸生片을 炒製 용기에 넣고 中火로 표면은 흑갈색, 속은 회갈색이 될

* CP : 當歸(Danggui) ANGELICAE SINENSIS RADIX
繖形科 植物 當歸 *Angelica sinensis* (Oliv.) Diels의 根。

정도로 炒한 후 즉시 물을 뿌려 불꽃을 끄고 그늘에 건조한다.

【性味・歸經】味는 甘・辛하고 性은 溫하며, 心・肝・脾經에 작용한다.

效 能	主 治
補 血	心肝血虛의 병증
活血止痛	月經不調, 痛經經閉, 胎前産後의 모든 병증, 跌撲損傷, 痹痛麻木, 癰疽瘡瘍
潤 腸	血虛腸燥證, 이 외에 咳喘을 치료한다.

이 약물은 甘味로 補하고, 辛味로 散하며, 苦味로 泄하고, 溫性으로 通氣하여 辛香善走하므로 血中의 氣藥이라 한다. 補血活血・行氣止痛하는 효능으로 心・肝・脾經에 작용한다. 心은 血을 주관하고 肝은 血을 藏하며, 脾는 血을 통솔하므로 모든 血證을 치료하는 血病의 要藥이다. 그러므로 血瘀血滯를 막론하고 主藥으로써 婦人科의 良藥이다.

婦女의 月經不調, 經閉, 經痛 및 胎産諸證과 血虛, 血瘀, 血寒, 氣滯 등을 막론하고 모두에 적용하며, 外科와 傷科에도 많이 사용한다. 外科에는 腫瘍期의 散瘀消腫과 潰瘍期의 排膿生肌 및 外傷의 瘀腫疼痛에 고루 적용한다.

이 약물은 甘・溫이면서 潤하고, 辛香善走하므로 理氣藥을 배합하여 血瘀氣滯의 병증을 치료하며, 祛風濕藥을 배합하여 風濕痹痛을 치료하고, 潤腸藥을 배합하여 血虛로 인한 腸燥便秘를 치료한다.

이상과 같이 血虛, 血滯로 인하여 발생하는 모든 병증에 사용되는데, 특히 血分에 寒邪가 있는 경우에 더욱 적합하다. 그러나 이 약물은 능히 行血에 작용하므로 崩漏나 月經過多 증후가 純虛하고 瘀滯가 없는 경우에는 신중히 사용하여야 하며, 濕邪가 中州에 阻滯하며 中滿하고 大便溏泄인 경우에 사용해서는 안 된다. 임상에서 일반적으로 當歸身은 補血하고, 當歸尾는 活血祛瘀하며, 全當歸는 補血和血한다고 하였으며, 酒炒하여 응용하면 活血作用을 증강한다고 하였다.

炒用하면 補血・調經・潤腸通便하고, 酒炙하면 活血散瘀의 효능이 증강되어 血瘀經閉와 痛經, 産後瘀滯腹痛, 打撲損傷 및 風濕痹痛을 치료하고, 土炒하면 血虛로 인한 便溏을 치료하며, 炒炭하면 止血한다.

【臨床應用】① 心肝血虛이면 흔히 顔色이 창백해지고, 脣爪無華, 頭暈目眩 등의 증상이 나타난다. 이 약물은 甘味로 心・肝經에 작용하여 보혈하는 효능이 있으며, 熟地黃 白芍藥 川芎을 배합하면 보혈의 효능이 더욱 강해지는데, 그 예가 四物湯[和劑局方]이다. 이 처방은 補血하는 要方이며, 임상에서는 모두 이 方을 기초로 하여 증후에 따라 가감 응용하여 상술한 모든 血虛 증후에 적용한다.

血虛에 氣弱을 겸한 증후에는 黃芪를 배합하여 益氣補血의 효과를 강화하는데, 그 예가 當歸補血湯[蘭室秘藏]이다.

이 약물을 기초로 하여 人蔘 白朮 龍眼肉 棗仁 등을 배합하면 歸脾湯[校注婦人良方]인 데, 이 方은 思慮過度, 勞傷心脾, 氣血兩虧로 초래되는 心悸疲倦, 健忘少寐 등의 증후를 치료한다.

이 약물은 血虛를 치료하는데 능하나 그 性이 溫하여 특히 血虛有寒에 적용한다. 血虛를 겸한 熱病의 모든 증후에는 生地黃 牡丹皮 赤芍藥 黃芩 등 淸熱涼血의 약물을 배합하여 그 溫性을 제약하는데, 그 예가 芩連四物湯[雜病源流犀燭]이다.

이 외에도 脾胃虛寒에 血虛를 겸하여 脘腹冷痛이 초래되었을 경우에는 흔히 生薑 羊肉 桂枝 芍藥 飴糖 등을 배합하는데, 그 예가 當歸生薑羊肉湯[金匱要略], 當歸健中湯[千金翼方]이다.

② 부인은 血을 本으로 한다. 血虛, 血瘀 혹은 氣滯를 겸한 증후에는 흔히 月經不調, 痛經, 經閉 등의 증상이 나타난다. 이 약물의 味는 甘하고 辛하여 補血에 능할 뿐만 아니라 活血·行滯止痛에도 능하다. 그러므로 補血調經하는 良藥이다. 상술한 婦人經病에 모두 참작하여 사용할 수 있다.

이 약물은 性이 溫하므로 血虛, 血瘀(혹은 氣滯를 겸함)에 寒을 겸한 증후에 특히 적용한다. 대체로 複方으로 그 약효를 증강시키는데, 앞에서 논의된 四物湯은 補血의 要方일 뿐만 아니라 調經하는 주요 처방이다. 상술한 월경기의 모든 질병은 이를 기초로 하여 병증에 따라 가감하여 응용한다.

瘀血閉阻로 인한 痛經, 經閉에는 紅花 桃仁 川芎 赤芍藥 등 活血하는 약물을 배합하는데, 그 예가 桃紅四物湯[醫宗金鑒], 少腹逐瘀湯[醫林改錯] 등이다.

血虛寒滯로 인한 月經不調의 痛經 증후에는 吳茱萸 桂枝 人蔘 川芎 등을 배합하는데 溫經養血·活血調經·止痛의 효과가 있다. 그 예가 溫經湯[金匱要略]이다.

肝鬱氣滯, 氣血逆亂의 月經錯亂, 痛經인 증후에는 芍藥 柴胡 白朮 茯苓 등을 배합하는데 疏肝理氣·調經止痛의 효능이 있다. 그 예가 逍遙散[和劑局方]이다.

肝鬱化火, 熱迫血行하여 월경이 앞당겨지거나 月經腹痛에는 牡丹皮 山梔子 柴胡 白芍藥 등을 배합하여 淸火疏肝·調經止痛하는데, 그 예가 丹梔逍遙散[校注婦人良方]이다.

氣血兩虧, 衝任失養의 월경병인의 경우에는 人蔘 白朮 熟地黃 芍藥 등을 배합하는데, 그 예가 八珍散[瑞竹堂經驗方]이다.

갱년기 綜合 병증의 辨證 결과 陰陽俱虛, 虛火上炎인 증후에는 仙茅 威靈仙 鹽知母 鹽黃柏 巴戟天 등을 배합하는데, 그 예가 二仙湯[中醫方劑臨床手冊]이다.

③ 이 약물은 血分에 작용하여 補하는 가운데 動이 있고 行하는 중에 補한다. 性이 溫하고 寒하지 않으므로 調經의 要藥일 뿐만 아니라 부인의 妊産期 질환을 치료하는 良藥이다.

부인의 妊期産後의 모든 병증을 치료하는데 寒으로 인한 血虛血瘀의 증후에 특히 적합하다. 그 예가 佛手散[和劑局方]이다. 이 方劑는 이 약물과 川芎을 배합하여 妊娠傷胎의 腹痛을 치료하는데 사용하는 방제이다.

當歸芍藥散[金匱要略]은 白芍藥 茯苓 白朮 澤瀉 등을 배합하여 妊娠腹中疞痛 및 下痢를 치료하며, 當歸貝母苦參丸[金匱要略]은 이 약물과 苦參 貝母 등을 배합하여 妊娠小便難, 飮食如故를 치료한다.

이 약물과 胎動不安, 腰痠腹痛 및 胎位不正 증후에는 川芎 芥穗 菟絲子 艾葉 厚朴 등을 배합하는데, 그 예가 保産無優散[傅靑主女科]이다.

産後自汗, 壯熱氣短, 腰脚 동통으로 돌아눕지 못하는 등의 증후에 黃芪 芍藥 生薑 등을 배합하는데, 그 예가 當歸黃芪湯[和劑局方]이다.

産後血虛受寒, 惡露不行, 少腹冷痛에 川芎 桃仁 炮薑 甘草 등을 배합하는데, 그 예가 生化湯[傅靑主女科]이다.

産後氣血雙虧, 乳汁不下의 증후에 人蔘 黃芪 麥門冬 木通 猪蹄 등을 배합하는데, 그 예가 通乳丹[傅靑主女科]이다.

④ 이 약물은 辛味로 活血化瘀의 효능이 있다. 瘀血을 消散하면 부종이 삭아지고 동통이 멎는다. 그러므로 흔히 跌打損傷, 瘀血腫痛 및 筋傷骨折 등의 증상에 사용한다. 또한 기타 活血化瘀 및 續筋接骨의 약물도 배합하여 사용하며 여기에 柴胡 炮穿山甲 大黃 紅花 등을 배합하면 跌打損傷으로 어혈이 脇下에 머물어 참을 수 없는 동통이 나타나는 것을 치료하는데, 그 예가 復元活血湯[醫學發明]이다.

蘇木 乳香 沒藥 地鱉蟲 등을 배합하면 損傷으로 인한 瘀血紅腫 동통을 치료하는데, 그 예가 活血止痛湯[傷科大成]이다.

乳香 沒藥 自然銅 骨碎補 등을 배합하면 筋骨折傷을 치료하는데, 그 예가 接骨丹[雜病源流犀燭]이다.

⑤ 當歸는 補血活血하고 行滯止痛하며 겸하여 散寒한다. 이 약물을 투여하면 血盈暢流하여 筋脈이 자양을 얻어 통증이 멎고 麻木이 사라진다. 그러므로 痹痛麻木의 증후를 치료하는데, 단순 血虛나 血虛에 風寒을 겸한 증후 혹은 痹痛이 오래되어 기혈이 상한 증상에 모두 사용한다.

血虛痹痛, 麻木의 증후에는 흔히 黃芪 赤芍藥 熟地黃 川芎 등을 배합하는데, 그 예가 蠲痹四物湯[雜病源流犀燭]이다.

血虧陽虛, 筋脈受寒, 血脈不利, 手足寒厥의 증후 혹은 寒邪가 腰·股·腿·足의 경락에 침입하여 나타나는 통증에는 桂枝 芍藥 細辛 木通 등을 배합하는데, 그 예가 當歸四逆湯[傷寒論]이다.

營衛兩虛, 關節痹痛, 手臂麻木 증후에는 黃芪 薑黃 赤芍藥 防風 등을 배합하는데, 그 예가 蠲痹湯[楊氏家藏方]이다.

痹痛이 오래되어 肝腎兩虧, 氣血不足으로 초래되는 모든 증후에 일반적으로 獨活 桑寄生 秦艽 地黃 등을 배합하는데, 그 예가 獨活寄生湯[備急千金要方]이다.

⑥ 이 약물은 補血活血에 작용하므로 瘡瘍癰疽에 사용하면 消腫止痛·排膿生肌의 효능이 있다. 그러므로 외과에 사용하는 약물이며, 또한 이 약물은 溫性으로 養血扶正에 치우쳐 血虛氣弱의 癰疽不潰나 潰膿한 후 수렴되지 않는 증상에 적용하다.

內服의 경우에는 대체로 黃芪를 배합하여 그 효능을 강화하는데 黃芪 金銀花 甘草 白芷 大棗 등을 배합하면 瘡毒이 오래되어 瘡은 심해지고 몸은 허약해지는 증상에 補托攻毒의 효능이 나타난다. 그 예가 神仙棗[驗方新編]이다.

透膿散[外科正宗]은 黃芪 炮山甲 川芎 皀角刺 등과 배합한 方으로 癰疽瘡毒의 膿成不潰에 補托透膿의 효과를 나타낸다.

十全大補湯[和劑局方]은 이 약물에 黃芪 肉桂 地黃 人蔘을 배합한 方으로 瘡瘍이 오래되어도 潰膿하지 않고 수렴하지 않을 경우에 補托生氣·斂瘡의 효능이 있다.

瘡瘍熱毒熾盛, 紅腫熱痛의 증후에는 病情에 따라 이 약물을 사용한다. 그러나 반드시 金銀花 赤芍藥 天花粉 貝母 穿山甲 등의 淸熱解毒·消腫療瘡하는 약물을 배합하는데, 그 예가 仙方活命飮[校注婦人良方]이다.

四妙勇安湯[驗方新編]은 이 약물을 대량 취하여 金銀花 甘草 玄參 등 淸熱解毒하는 약물을 대량으로 배합하여 사용하는 方으로, 熱毒型脫疽證을 치료하는데 효과가 비교적 좋다.

이 약물은 瘡瘍 치료에 외용한다. 흔히 攻毒·生肌斂瘡하는 약물과 배합하여 사용한다. 그 예가 當歸膏[瘍醫大全]인데 이 方은 生地黃 白蠟 등을 배합하여 膏로 만들어 癰疽破潰疼痛을 치료하는 方으로서 生肌止痛·解毒의 효능이 있다.

⑦ 津과 血은 同源이다. 血이 虛하면 腸液虧乏, 大便燥秘가 초래된다. 當歸는 甘味로 補血하는 동시에 腸燥를 윤활하게 하고 通便한다. 따라서 血虛, 腸液虧乏의 변비에 複方으로 사용하는데 그 예가 濟川煎[景岳全書]이다. 이 方은 肉蓯蓉 枳殼 牛膝 등을 배합하여 老年性 腎虛血虧로 초래되는 腸燥便秘를 치료한다. 生何首烏 火麻仁 桃仁 등의 潤腸藥을 배합하여도 좋다.

이 외에도 [神農本草經]에서 "當歸는 咳逆上氣를 주관한다"라고 하였다. 즉 이 약물은 咳喘을 치료한다. 祛痰·止咳·平喘의 약물을 배합하여 사용한다. 그 예가 蘇子降氣湯[和劑局方]인 데, 이 方은 蘇子 半夏 厚朴 前胡 등을 배합하여 痰涎壅盛, 咳喘氣短의 증후를 치료한다.

肺腎陰虛 水泛成痰으로 초래되는 咳嗽嘔惡, 喘逆多痰, 痰帶鹹感의 증후에 熟地黃 陳皮 半夏 炙甘草 등을 배합하는데, 그 예가 金水六君煎[景岳全書]이다.

최근에는 大量의 陳皮 半夏 茯苓 甘草 등을 배합하여 夜咳를 치료하는데 사용하여 좋은 효과를 얻고 있다.

【用量·用法】 6~12g. 水煎服. 술에 담그거나 혹은 丸劑·散劑에 넣는다. 外用에는 適量, 대체로 藥膏에 넣어 사용한다.

【使用注意】 濕盛中滿, 大便泄瀉, 崩漏過多에는 忌한다.

本草選錄 : [神農本草經] "主咳逆上氣, 溫瘧寒熱洗洗在皮膚中, 婦人漏下, 絶子, 諸惡瘡瘍金創, 煮飮之."

[名醫別錄] "溫中止痛, 除客血內塞, 中風痓, 汗不出, 濕痹, 中惡客氣, 虛冷, 補五臟, 生肌肉."

[藥性本草] "止嘔逆, 虛勞寒熱, 破宿血, 主女子崩中, 下腸胃冷, 補諸不足, 止痢腹痛. 單煮飮汁, 治溫瘧, 主女人瀝血腰痛, 療齒疼痛不可忍. 患人虛冷, 加而用之."

[日華子本草] "治一切風, 一切血, 補一切勞, 破惡血, 養新血及主癥癖."

[湯液本草] [象]云 "和血補血, 尾破血, 身和血. 血病須用." [心]云 "治血通用. 能除血刺痛, 以甘故能和血, 辛溫以潤內寒, 當歸之苦以助心散寒." [珍]云 "頭止血, 身和血, 梢破血. 治上酒浸, 治外酒洗, 糖色, 嚼之大辛, 可能潰堅. 與菖蒲, 海藻相反."

[本草綱目] "治頭痛, 心腹諸痛, 潤腸胃筋骨皮膚, 治癰疽, 排膿止痛, 和血補血."

[方藥合編] "當歸性溫主生血　補心扶虛逐瘀結"

【化學分析】 정유로서 ① 中性精油, β-pinene, α-pinene, α-pinene, camphenene, p-cymeer, myrcene, β-phellanellandrene, liqustilide, n-butylphthalide, n-butylpdene phthalide, allp-0cimene, acetophenone, β-bisabolene, isoacroraene, acordiene, canigrene, α-cedrene, dodecanol, bergapten 등을 함유한다.

② phenol性 精油, phenol, o-cresol, p-cresol, guaiacol, p-methybenzolcohol, p-ethylphenol, o-ethylphenol, 2, 3-dieresol, carvacril, isoeugenol, vanillin 등을 함유한다.

③ 산성정유, azelaic acid, sebacic acid, anisic acid, myristic acid, camphoric acid, phthalic anhydride 등과 유기산으로서 ferulic acid, succinic acid, nicotinic acid, vanillic acid, palmitic acid, n-tetracosanoic acid 등, 당류로서는 sucrose, fructose, glucose, 항보체활성을 가지는 다당으로서 arabigalavtan 등, 아미노산으로서 aspratic acid, valine, methionine, histidine 등 17종류가 확인되고, 그중 7종류는 필수아미노산이다. 무기원소는 약 20종류가 확인되고 그중 Ca, Zn, P, Se 등 약 16종류가 필수원소이다. alkali성 성분으로서 uracil, adenine, choline 등과 그 외 vitamin B_{12}, vitamin A 등의 vitamin, stigmasterol, sitosterol, scopletin, stigmasterol-D-gludoside, tetradecanol 등을 함유한다.

【藥理硏究】 ① 當歸는 자궁에 대해 이중 작용을 한다. 이러한 작용은 當歸에 非揮發性 성분 및 자궁의 기능 상태와 관계된다. 즉 當歸의 물 추출물이나 알코올 추출물의 비휘발 성물질은 적출 자궁을 흥분시키는 작용을 한다. 當歸油 및 높은 비등점(沸騰點)의 휘발성 성분은 자궁에 대해 억제작용을 한다. 자궁 내에 가압하지 않은 상황에서는 자궁을 억제하고 자궁 내에 가압한 상태에서는 자궁의 수축력을 증가시킨다.

當歸는 단백질의 합성을 촉진하는 것으로 자궁을 增生시킨다. 當歸는 또한 비타민 E의 결핍에 길항하고 유산을 방지한다. 그러나 雌性 호르몬樣 작용은 나타내지 않았다.

② 當歸의 물 추출물을 마우스에 경구 투여한 결과 헤모글로빈 및 적혈구의 생성을 뚜렷이 촉진시켰다. 빈혈에 길항하는 작용은 비타민 B_{12} 및 folacin과 관계된다.

③ 관상동맥을 확장하고 혈류량을 증가시키며 심근 산소 소모량을 낮추고 헤모글로빈의 응집을 낮추며 혈전형성에 길항한다. 아울러 quinicacid 樣의 심장 리듬 실조에 길항하는 작용과 血脂를 낮추는 작용을 한다. 當歸 역시 말초혈관을 확장하는 작용을 하는데, 이는 Choline 및 히스타민 recepor의 흥분작용과 관계된다. 當歸는 말초 혈관 평활근의 경련을 완화시키고 혈류량을 증가시키는데, 이는 증상을 개선하고 동통을 경감하는 작용의 하나일 것이다. 當歸 정유는 혈압을 높이고 水溶性 물질은 혈압을 낮춘다.

④ 소염작용을 한다. 當歸 추출물은 혈관 통투성을 낮추고 혈소판 속의 염증을 초래하는 물질, 예를 들면 5TH 등의 방출을 억제한다. 이 작용의 강도는 약 아세틸살리실산나트륨(acetylsalicylic acid sodium)과 비슷한데, 이로써 소염작용이 생기는 것이다. 또한 진통작용도 한다. 진통작용의 강도는 약 아세틸살리실산나트륨(acetylsalicylic acid sodium)의 1.7배이다. 當歸 정유는 대뇌를 진정시키는 작용을 하고, 延腦에 대해서는 먼저는 흥분작용을 하고 후에는 억제작용을 한다.

⑤ 當歸는 비특이성 면역 기능을 촉진하는 작용을 하고 單核 대식세포의 貪食 기능을 증강시키며, 인체 림프세포의 전환을 촉진하고 마우스 비장 항원 결합세포의 증생을 촉진한다. 그러나 當歸가 면역 억제작용을 한다는 보고도 있다.

⑥ 當歸는 간보호작용을 하는데 肝糖元이 낮아지는 것을 방지한다. 또한 이뇨작용을 한다. 그 粗製의 추출물은 小腸, 膀胱의 평활근을 흥분시킨다.

⑦ 탕제는 대장균, 이질균, 티푸스균 및 파라티푸스균, 콜레라균, 변형균, 디프테리아균, 용혈성연쇄상구균 등에 대하여 경도의 억제작용을 하고 정유는 황색포도상구균, 대장균, Flexner's bacillus, 녹농균에 대하여 억제작용을 한다.

숙지황 熟地黃[KP]

Rehmanniae Radix Preparata
Prepared rehmannia root

【出 典】名醫別錄

【異 名】熟地·大熟地

【起 原】현삼과(Scrophulariaceae) 지황 *Rehmannia glutinosa* Liboschitz ex Steudel의 뿌리를 포제가공한 것이다.*

【加 功】根莖에 술을 고루 섞어 九蒸九曝한 製品이다

【性 狀】이 약은 포제한 뿌리로서 불규칙한 덩어리이다. 크기가 고르지 않으며 표면은 검고 광택이 나며 점성이 크다. 질은 유연하고 질겨서 잘 잘라지지 않으며 잘린 면은

* CP : 熟地黃(Shudihuang) REHMANNIAE RADIX PRAEPARATA
玄參科 植物 地黃 *Rehmannia glutinosa* Libosch.의 炮制加工品.

흑색이고 광택이 있다. 이 약은 약간 특유한 냄새가 있고 맛은 달다.

【產 地】우리나라 전국에서 栽培하고 中國의 河南, 河北, 山西 및 대부분 지역에서 재배한다.

【炮 製】① 地黃汁으로 加工하는 방법으로는 물에 가라앉는 地黃을 取하여 물에 반은 뜨고 반은 가라앉는 地黃(人黃)과 물 위에 전부 뜨는 地黃(天黃)을 같이 찧어 汁液을 만들어 地黃에 고루 섞어 찜통에 넣고 충분히 쪄서 꺼내 건조한 후 다시 地黃汁에 하루 저녁 담그었다가 찐 후 햇볕에 말린다. 이렇게 하기를 아홉 번 반복(九蒸九曝)한다.

② 酒砂仁 陳皮 등을 輔料로 하여 쪄서 曬乾하기를 반복하고, 內外가 黑色이며 質이 油潤하게 曬乾한다.

【性味 · 歸經】味는 甘하고 性은 微溫하며, 肝 · 腎經에 작용한다.

效 能	主 治
養血滋陰 · 補精益髓	血虛證의 婦女月經不調, 崩漏 등의 증후, 肝腎陰虧證, 消渴證, 精血虧虛證, 腎虛喘咳

이 약물의 性味는 甘 · 溫하고 味가 厚하여 多質柔潤하다. 滋陰養血할 뿐만 아니라 또한 生精益髓 · 生骨하는 효능이 있으며 肝 · 腎經을 補益하는 要藥이다. 腎陰不足과 心肝血虛의 모든 증후에 상용한다. 肝血不足의 萎黃, 目眩, 心悸, 婦女崩漏, 月經不順, 通經, 腎陰不足의 腰痠脚軟, 痿弱遺精, 潮熱盜汗, 消渴 등과 또한 精血兩虛의 頭暈眼花, 耳鳴耳聾, 鬚髮早白 등에 君藥으로 사용한다.

그러나 性이 粘膩하여 胃에 장애를 주어 濕邪停滯하기 쉬우므로 處方을 조성할 경우 砂仁을 배합하여 應用하면 그 粘膩性이 輕減되어 胃腸障碍를 면할 수 있다. 다만 脾胃에 濕邪가 있으므로 腹滿便溏에는 忌한다.

【臨床應用】① 血虛로 인해 心肝이 失養하면 面色萎黃 혹은 창백, 眩暈心悸, 失眠 등의 증상이 발생한다. 이 약물은 甘 · 溫으로 滋潤 · 養血하는 힘이 약하다. 그러므로 補血活血하는 當歸와 배합하여 상술한 모든 혈허증을 치료한다. 즉 보혈의 힘을 증강할 뿐만 아니라 補하지만 滯하지 않는 妙한 특이한 점이 있다. 그 예가 內補圓[普濟本事方]이다.

이 약물에 白芍藥 川芎을 배합하면 四物湯[和劑局方]인데, 이 方은 補血調血의 약효가 더욱 강하다. 血虛로 인한 모든 증후에는 이 처방을 가감하여 응용하며, 血虛에 氣虛를 겸했을 경우에는 人蔘을 배합하여 氣血雙補하는데, 그 예가 兩儀膏[景岳全書]이다.

또한 白朮 茯苓 當歸 白芍藥 등을 배합하면 補血益氣의 힘이 더욱 현저해지는데, 그 예가 八珍湯[正體類要]이다.

② 부인은 血을 本으로 한다. 혈은 充盈流暢하는 것을 순리로 하며, 월경이 고르지 못한 것은 血虛와 血瘀로 인해 발생하는 것이다. 이 약물은 微甘하고 滋潤으로 補血養陰하여 月經不調에 사용하며 특히 血虛에 滯가 없는 증후에 적용한다.

흔히 當歸 白芍藥 川芎 등을 배합하여 補血行滯調經하는 효능을 이용한다. 앞에서 서술한 四物湯이 그 예인데, 이 역시 補血調經의 主方이다. 또한 [本草綱目]에서는 禹講師方을 인용하여 熟地黃과 當歸 黃連을 배합하여 衝任虛損, 血虛有熱로 인한 月經不調, 無子를 치료한다고 하였다.

또한 이 약물은 粘潤·性緩·純靜하여 止血에 유리하다. 炒炭하면 止血할 뿐만 아니라, 부녀의 經水過多에 血虛를 겸한 증상에 白芍藥 當歸 山茱萸 芥穗炭 등을 배합하면 補血止血·調經의 妙가 있다. 그 예가 加減四物湯[傅青主女科]이다.

부인이 崩漏가 오래되어 陰血雙虧가 초래되었을 경우 역시 이 약물로 치료하는데 이 경우에는 阿膠 艾炭 山茱萸肉 烏賊骨 등을 배합하여 약효를 증강시킨다.

이 외에 부인의 妊產期의 모든 질환을 치료한다. 陰血虧虛일 경우에도 역시 이 약물을 사용한다. 그 예가 泰山盤石散[景岳全書]인 데, 이 方은 人蔘 白朮 當歸 川斷 砂仁 등으로 組成된 方이며 氣血雙虧로 인한 胎動不安이나 습관성 小產(流產) 등의 증후를 치료한다.

產後血虛, 有寒少腹 疼痛에는 腸寧湯(當歸 熟地黃 人蔘 麥門冬 阿膠 山藥 續斷 甘草 肉桂)[傅青主女科]을 사용한다.

또한 산후 四肢浮腫에는 轉氣湯(人蔘 茯苓 白朮 山藥 當歸 白灼藥炭 熟地黃 山茱萸 芡仁 柴胡 補骨脂)[傅青主女科]을 쓴다. 산후 惡心嘔吐에는 溫腎止嘔湯[傅青主女科] 등을 적용하는데, 이 方들은 모두 이 약물을 이용한 方이다.

③ 肝腎陰虛로 인해 陰이 陽을 제약하지 못하면 腰膝痠軟, 頭暈目眩, 耳鳴耳聾 潮熱盜汗 및 遺精 등의 증상이 발생한다. 이 약물은 味甘滋潤하므로 肝·腎에 작용하여 陰血을 補하는데 능하다.

따라서 肝腎陰虛로 인한 腰膝痠軟, 遺精, 潮熱盜汗 등의 증후에 사용하는데 그 예가 六味地黃丸[小兒藥證直訣]이다. 이 方은 熟地黃을 君藥으로 하고 山藥 山萸肉 丹皮 茯苓 澤瀉 등을 배합하는데 滋陰壯水·制火의 효능이 있다.

병증에 따라 가감하면 肝腎陰虛陽亢으로 발생하는 상술한 증상을 치료한다. 大補陰丸[丹溪心法]은 猪脊髓 知母 黃柏 龜板 등의 배합으로 조성된 처방이며 肝腎陰虛, 虛火上炎의 증상을 치료하는데 滋陰降火의 妙가 있다.

虎潛丸[丹溪心法]은 虎骨 龜板 鎖陽 知母 등을 배합한 方으로 陰虛內熱, 筋骨胃弱에 대하여 滋陰降火·强壯筋骨하는 효능이 있다.

陰生陽長하므로 항상 "陰中求陽"법으로 腎陽虛衰 증후를 치료한다. 이 약물은 陰血을 補하는데 능하고 微溫 화평하여 陽을 상하지 않게 한다. 그러므로 역시 이 약물을 枸杞子 山藥 山萸肉 附子 肉桂 등, 滋陰壯陽하는 약물을 배합하여 사용함으로써 腎陽虛衰로 초래되는 모든 증후를 치료하는데, 그 예가 右歸丸[景岳全書]이다.

④ 熟地黃은 甘潤하여 滋陰의 약효가 강하므로 消渴의 증후를 치료하는데, 특히 下消에

적용하다. 輕證인 경우는 單味를 대량 취하여 물에 달여 복용하면 효과를 본다. 그러나 일반적으로는 複方으로 사용하며, 腎陰虧損의 증후에는 山藥 山萸肉 澤瀉 등을 배합하는데, 위에서 서술한 六味地黃丸이 그 예이다.

氣虛를 겸한 증후에는 人蔘 黃芪 西洋參 등 益氣하는 약물을 배합한다.

이 약물은 滋陰力은 지나치게 강하나 淸熱하는 작용이 없다. 그러므로 知母 黃柏을 배합하는데, 그 예가 黃柏地黃丸[景岳全書]이다.

火가 盛한 증후에는 石膏 黃連 地骨皮 天花粉 등 淸熱降火·生津하는 약물을 배합한다.

⑤ 精과 血은 同源이다. 이 약물은 養血滋陰을 통해 補精益髓한다. 精虧血虛로 인하여 발생하는 소아의 發育遲緩, 精神呆鈍 및 成人早衰, 健忘恍惚, 視物昏花, 鬚髮早白, 陽痿不孕 등의 증후에는 모두 病情에 따라 이 약물을 사용할 수 있고, 또한 製首烏 枸杞子 鹿角膠 龜板膠 菟絲子 등 補血益精하는 약물을 배합하여 약효를 높인다.

이 외에도 이 약물은 補腎의 효능이 있으므로 腎虛喘咳에 사용하는데, 그 예가 貞元飮[景岳全書]이다. 이 方은 대량의 熟地黃에 當歸 甘草 등을 배합하여 肝腎虧損의 喘咳氣短을 치료하고 이 약물에 五味子 山藥 茯苓 山萸肉 등을 배합하여 腎虛喘逆을 치료한다. 그 예가 都氣丸[醫宗己任編]이다.

腎虛咳喘, 痰多하고 鹹한 증후에는 半夏 陳皮 茯苓 甘草 및 當歸를 배합하는데, 그 예가 金水六君煎[景岳全書]이다.

【用量·用法】 10~30g. 水煎服. 丸劑·散劑·膏劑에 넣는다.

【使用注意】 이 약물은 性質이 粘膩하여 消化에 장애를 주므로 氣滯痰多나 脘腹脹痛, 食少便溏에는 忌한다.

本草選錄: [本草綱目] "塡骨髓, 脹肌肉, 生精血, 補五臟內傷不足, 通血脉, 利耳目, 黑鬚發, 男子五勞七傷, 女婦傷中胞漏, 經候不調, 胎産百病."

[景岳全書] "氣主陽而動, 血主陰而靜. 補氣以人參爲主, 而芪·朮但可爲之佐補；補血以熟地爲主, 而芎歸但可爲之佐. 然在芪·朮·芎·歸, 則又有所當避, 而人蔘·熟地·則氣血之必不可無. 故凡諸經之陽氣虛者, 非人參不可；諸經之陰血虛者, 非熟地不可 ……陰虛而火升者, 非熟地之守不足以降之；陰虛而火升者, 非熟地之重不足以降之；陰虛而躁動者, 非熟地之靜不足以鎭之；陰虛而剛急者, 非熟地之甘不足以緩之. 陰虛而水邪泛濫者, 舍熟地何以自制；陰虛而眞氣散失者, 舍熟地何以歸源；陰虛而精血俱損, 脂膏殘薄者, 舍熟地何以厚腸胃. 且犹有最玄最妙者, 則熟地兼散劑方能發汗, 何也? 以汗化於血, 而無陰不作汗也. 熟地兼溫劑始能回陽, 何也? 以陽生於下, 而無復不成乾也. 然陽性速, 故人蔘少用亦可成功；陰性緩, 熟地非多難以奏效. 而今人有畏其滯膩者, 則崔氏何以用腎氣丸而治痰浮；有畏其滑澤者, 則仲景何以用八味丸而醫腎泄."

[本經逢原] "熟地黃假火力蒸曬, 轉苦爲甘, 爲陰中之陽, 故能補腎中元氣. ……臍下腹痛, 屬腎臟精傷；脛股酸, 系下元不足；目䀮䀮如無所見, 乃水不能鑒物. 皆腎所主之病, 非熟地黃不除."

[方藥合編] "熟地微溫滋腎水 補血烏髭益精髓"

【化學分析】rehmanin, mannitol, 비타민 A물질을 함유한다.

【藥理硏究】血糖을 降低시키는 작용이 있다(⇒ *p233* 生地黃 項을 참조).

백작약 白芍藥
Paeoniae Radix Alba
Peony root

【出 典】神農本草經

【異 名】白芍·芍藥·金芍藥·杭白芍

【起 原】[KP] 작약(芍藥); 작약과(Paeoniaceae) 작약 *Paeonia lactiflora* Pallas 또는 기타동속근연식물의 뿌리이다.*

【採 取】재배품은 3~4년생을, 야생종은 5~10년생을 여름과 가을에 캐어 頭·尾·細根을 제거하고 물에 약간 데친 후 外皮(코르크층)를 제거하고 曬乾한다.

【性 狀】이 약은 뿌리로 원주상이며 때로 구부러져 있고 길이 5~20㎝, 지름 10~25㎜이며 큰 뿌리는 세로로 쪼개져 있다. 바깥 면은 흰색 또는 갈색을 띠고 깨끗하나 세로 주름이 뚜렷하며 때로 주름 또는 잔뿌리의 잘린 자국이 오목하게 패어 있고 가로로 피목이 뚜렷하며 뿌리 상부에는 줄기 자국이나 덜 벗겨진 갈색의 껍질이 간혹 남아 있다. 질은 단단하며 쉽게 꺾어지지 않는다. 이 약은 특유한 냄새가 있고 맛은 처음에는 조금 달고 후에 떫으며 약간 쓰다.

【產 地】우리나라 전국에서 재배한다. 中國의 浙江, 安徽, 四川, 山東지역이 주산지이다.

【炮 製】① 白芍藥 : 깨끗이 씻어 밀폐하여 축인 후 薄片으로 썰어 건조한다.

② 酒白芍 : 白芍片에 黃酒를 고루 섞어 잠시 밀폐하여 축인 후 炒製 용기에 넣고 文火로 炒하여 放冷한다(白芍藥片 100kg 당 黃酒 10kg).

③ 醋白芍 : 白芍片에 米醋를 고루 섞어 炒製 용기에 넣고 文火로 炒한다(白芍藥 100 kg 당 米醋 15kg).

④ 炒白芍 : 白芍片을 炒製 용기에 넣고 文火로 연한 황색이 될 정도로 炒한다.

【性味·歸經】味는 苦·酸하고 性은 微寒하며, 肝·脾經에 작용한다.

效 能	主 治
養血斂陰	肝血虧虛의 月經不調, 胎前產後의 모든 병증, 體虛多汗의 병증
平和肝陽	陰虛動風證, 肝陽上亢의 병증
柔肝止痛	肝急諸痛의 병증

* CP : 白芍(Baishao) PAEONIAE RADIX ALBA
毛茛科 植物 芍藥 *Paeonia lactiflora* Pall.의 根,

이 약물의 性味는 苦酸·微寒으로 肝·脾經의 血分에 작용하여 酸味로 收斂하고 苦·微寒(涼)으로 泄熱하며, 養血斂陰·柔肝止痛·平肝抑陽하는 효능이 있어 모든 통증에 대한 良藥이다. 그러므로 血虛로 인한 顔色의 無華, 月經不調, 經痛, 頭暈目眩, 營陰不固로 인한 自汗, 盜汗, 肝鬱不舒 또는 肝脾不和로 인한 胸脇院腹疼痛, 四肢攣急 疼痛 및 肝陰不足이나 肝陽上亢으로 인한 頭痛眩暈 등의 모든 증후에 적용한다.

藜蘆를 反하고, 平肝에는 生用하며 養血斂陰에는 炒用한다. 白芍藥은 養血平肝하며 斂陰하는데 특징이 있고, 赤芍藥은 涼血活血하여 散瘀하는 특징이 있어 補血養血·止痛시키고자 하는 方劑에는 白芍藥을 주로 사용하고, 淸熱涼血하고 活血消腫하는 方劑에는 赤芍藥을 사용한다고 하였으나 實驗的으로는 많은 問題를 내포하고 있다.

生用은 斂陰平肝 작용이 강하여 肝陽上亢으로 인한 頭痛, 眩暈, 耳鳴 등의 증상에 적용하고, 酒炒는 酸·寒한 性味가 低降되어 和中緩急의 효능이 있으므로 脇肋疼痛과 腹痛을 치료하는데 응용하며, 産後腹痛을 치료하는 데 사용한다. 炒하면 性이 緩和되어 養血斂陰의 효능이 있으므로 肝旺脾虛의 증후에 적용한다.

【臨床應用】 ① 肝血虧虛하면 面白無華, 眩暈耳鳴, 爪甲不營 등의 증상이 나타난다. 이 약물은 味가 酸하여 肝經에 작용하며, 養血斂陰하는 효능으로 통상 肝血虧虛의 모든 증후에 적용한다.

또한 微寒의 藥性으로 血虛有熱의 증후에는 熟地黃 當歸 川芎 등을 배합하여 補血和血하는 작용과 동시에 寒涼滯澀의 우려가 없다. 그 예가 四物湯[和劑局方]인 데, 이 처방은 補血하는 主方으로 血虛의 모든 증상이 寒·熱을 막론하고 모두 가감하여 사용한다.

이 처방에 製首烏 阿膠 鹿角膠 黃明膠 등의 약물을 배합하면 補血하는 효능이 더욱 강해진다.

② 부인의 肝血不足, 衝任虧虛로 인한 月經不調, 痛經, 崩漏 및 胎前産後의 모든 병증을 치료한다.

이 약물은 調經의 要藥으로서 微酸·微寒의 性味로 養血斂陰·柔肝을 통해 양호한 調經止痛 작용을 한다. 血虛有熱이나 肝旺을 겸한 증후에 특히 적합하다. 當歸 熟地黃 川芎 등을 배합하면 養血調經의 기본방이 된다. 즉 앞에서 서술한 四物湯[和劑局方]이 그 예이다.

이 처방은 補하면서 散하고, 散하는 중에 收斂하므로 상술한 婦人의 肝血虧虛로 초래되는 모든 증상에 가감하여 사용할 수 있다.

陽虛에 寒을 겸한 증후에는 炒하여 사용하며 아울러 炮薑 肉桂 艾葉 등의 溫經散寒하는 약물을 배합하고, 熱을 겸한 증후에는 黃芩 黃連 丹皮 등 淸熱涼血하는 약물을 배합한다.

肝鬱氣滯를 겸한 증후에는 柴胡 香附 蘇梗 靑皮 등 疏肝理氣의 약물을 배합하고, 血瘀를 겸한 증후에는 桃仁 紅花 五靈脂 蒲黃 등 活血化瘀하는 약물을 배합하며, 氣虛를 겸한 증후에는 黨參 黃芪 人蔘 白朮 등 補氣 약물을 배합한다.

腎虛腰痛이나 胎動不安을 겸한 증후에는 杜仲 川斷 桑寄生 菟絲子 등, 補腎强腰安胎하는 약물을 배합하고, 崩漏를 겸한 증후에는 阿膠 旱蓮草 龍牙草 烏賊骨 등, 涼血止血의 약물을 배합한다.

③ 體虛多汗의 증후에는 盜汗과 自汗의 구별이 있다. 잠잘 때 땀이 나고 깨면 땀이 나지 않는 증상이 盜汗인데 이는 陰虛內熱로 초래되는 것이다. 치료에는 반드시 滋陰하고 虛熱을 退熱하여야 비로서 止汗된다. 이 약물에 酸斂微寒으로 養血斂陰·止汗에 능한 五味子 浮小麥 柏子仁 牡蠣 등을 배합한다.

잠을 자거나 깨나 가리지 않고 勞作을 하지 않았는데도 불구하고 자연히 땀이 나면 이는 自汗이다. 이는 陽虛로 인한 肌表不固로 야기되는 것인 데, 흔히 桂枝 生薑 大棗 龍骨 牡蠣 등을 배합하여 助陽實衛·固表止汗 한다. 그 예가 桂枝加龍骨牡蠣湯[金匱要略]이다.

또한 이 약물에 桂枝 生薑 大棗를 배합하면 桂枝湯[傷寒論]인 데, 이 方은 風寒表虛의 有汗인 증후를 치료한다. 桂枝 附子 生薑 大棗 등을 배합하면 桂枝附子湯[傷寒論]인 데, 이 方은 太陽病이 發汗過多하여 汗出不止하는 증상을 치료한다.

④ 熱病, 久病인 경우나 혹은 汗·下를 誤用하여 陰血이 상하고 水가 目을 涵養하지 못한 경우에는 虛風內動이 초래된다. 증상으로는 手足蠕動, 筋肉瞤動, 심하면 瘈瘲 및 脈氣虛弱 등이 나타나는데, 이 경우에는 반드시 滋陰養血·柔肝息風의 치법을 쓴다.

이 약물은 微酸·微寒으로 養血斂陰·柔肝에 능할 뿐만 아니라 平抑肝陽에도 능하므로 상술한 증후에 滋陰養血·平肝潛陽息風하는 약물을 배합하여 사용한다.

亡陰失水, 虛風內動의 초기 증상에는 乾地黃 阿膠 生牡蠣 生鱉甲을 배합하는데, 그 예가 二甲復脈湯[溫病條辨]이다.

만약 手足의 瘈瘲이 이미 眞陰大虧, 虛風內動의 重證으로 초래되었을 경우에는 生白芍에 鷄子黃 生龜版 乾地黃 阿膠 麥門冬 등 滋陰潛陽息風하는 약물을 배합하는데, 그 예가 大定風珠[溫病條辨]이다.

이 외에도 養血柔肝의 효능을 취하여 黃芪 桂枝 生薑 大棗를 배합하여 血痺肌膚, 麻木不仁을 치료하는데, 그 예가 黃芪桂枝五物湯[金匱要略]이다.

⑤ 肝은 剛臟이며, 體은 陰이면서 用은 陽이다. 陰血虧損, 肝陽上亢하면 眩暈耳鳴, 面紅目赤, 急躁易怒, 頭重足飄 등의 증상이 나타난다.

이 약물은 養血斂陰·平肝潛陽하고 또한 性이 寒하여 淸熱한다. 그러므로 肝陽上亢의 증후에 生地黃 牛膝 代赭石 生牡蠣 등 滋陰養血·平肝潛陽하는 약물을 배합하는데, 그 예가 建瓴湯·鎭肝息風湯[醫學衷中參西錄]이다.

肝經熱盛, 熱極動風에 陰傷이 겸하여 高熱煩躁, 手足抽搐이 나타나거나 심한 경우 神昏痙厥이 있을 경우에는 淸熱涼肝·息風止風하는 羚羊角 釣鉤藤 菊花 桑葉 및 滋陰涼血·淸熱하는 鮮地黃 등을 배합하는데, 그 예가 羚羊鉤藤湯[中訂通俗傷寒論]이다.

⑥ 肝은 血을 간직하고 疏泄을 주관하며 筋을 주관한다. 肝血虧虛하면 肝氣不和, 筋脈失養하여 脇肋 脘腹疼痛 혹은 四肢拘攣作痛 증후가 나타난다. 이 약물은 養血斂陰에 능할 뿐만 아니라 柔肝止痛에도 능하다. 그러므로 상술한 肝急의 모든 동통에 사용한다. 緩急止痛하는 甘草와 배합하여 약의 효력을 높인다. 그 예가 芍藥甘草湯[傷寒論]이다.

임상에서는 증후에 대해 변증론치에 기초하여 芍藥과 甘草를 배합하여 기본방으로 하거나 혹은 單味를 직접 기타 약물과 배합한다.

肝鬱氣虛로 인한 脇肋作痛이나 부인의 乳房脹痛에는 柴胡 當歸 白朮 甘草 등을 배합하는데, 그 예가 逍遙散[和劑局方]이다. 이 方은 疏肝解鬱·健脾養血·止痛의 효능이 있다.

또한 이 약물은 脘腹攣急作痛을 치료한다. 中焦虛寒, 肝氣乘脾로 발생하는 脘腹冷痛의 증후에는 桂枝 飴糖 大棗 甘草 生薑 등을 배합하는데, 이 方은 溫中散寒·緩急止痛하는 효능이 있다. 그 예가 小建中湯[傷寒論]이다.

肝旺脾虛로 인한 腸鳴腹痛, 大便泄瀉, 腹痛泄瀉를 수반하는 증상에는 炒白芍에 炒白朮 炒陳皮 防風을 배합하는데, 이 방은 瀉肝補脾·調氣止痛의 효능이 있다. 그 예가 白朮芍藥散[丹溪心法]이다.

濕熱下痢, 腹痛裏急의 증후에는 黃芩 黃連 大黃 木香 甘草 등을 배합하여 調和氣血·淸熱解毒·止痢하는 작용을 한다. 그 예가 芍藥湯[素問病機機宜保命集]이다.

四肢拘攣作痛을 치료한다. 만약 小腿拘攣作痛이 수시로 발작할 경우에는 위에서 서술한 芍藥甘草湯을 사용하면 효과를 본다.

風寒을 겸한 증후에는 木瓜 桂枝 鷄血藤 當歸 등 益筋血·通脈絡·散風寒의 약물을 배합하면 효과가 더욱 좋고, 風·寒·濕 三氣가 오랫동안 막히고, 氣血이 손상되어 肢體拘攣 등의 동통이 발생한 경우에는 獨活 秦艽 人蔘 當歸 甘草 등을 배합하는데, 益氣養血·祛風勝濕·止痛의 효능이 있다. 그 예가 三痹湯[校注婦人良方]이다.

【用量·用法】 5~10g. 大劑 : 15~30g. 水煎服. 丸劑·散劑에 넣는다.

【使用注意】 虛寒의 腹痛泄瀉에는 忌한다.

本草選錄 : [神農本草經] "主邪氣腹痛, 除血痹, 破堅積, 寒熱疝瘕, 止痛, 利小便, 益氣."

[名醫別錄] "通順血脉, 緩中, 散惡血, 逐賊血, 去水氣, 利膀胱, 大小腸, 消癰腫, 時行寒熱, 中惡腹痛, 腰痛."

[藥性本草] "治肺邪氣, 腹中絞痛, 血氣積聚, 通宣臟腑擁氣, 治邪痛敗血, 主時疾骨熱, 强五臟, 補腎氣, 治心腹堅脹, 婦人血閉不通, 消瘀血, 能蝕膿."

[日華子本草] "治風補勞, 主女人一切病, 幷産前後諸疾, 通月水, 退熱除煩, 益氣, 天行熱疾, 瘟瘴, 驚狂, 婦人血運, 及腸風瀉血, 痔瘻. 發背, 瘡疥, 頭痛, 明目, 目赤努肉. 赤色者多補氣, 白者治血."

[景岳全書] "白者味甘補性多. 赤者味苦瀉性多. …… 補血熱之虛, 瀉肝火之實, 固腠理, 止熱瀉, 退虛熱, 緩三消諸證於因熱而致者爲宜, 若脾氣寒而痞滿難化者忌用. 止血虛之腹痛, 斂血虛之發熱. 白者安胎熱不寧, 赤者能通經破血. 此物乃補藥中之稍寒者, 非若極苦大寒之比. …… 若謂其白

色屬金, 恐傷肝木, 寒伐生氣, 産後非宜, 則凡白過芍藥, 寒過芍藥者, 又將何如? 如仲景黑神散, 芍藥湯之類, 非皆産後要藥耶? 用者還當詳審. 若産後血熱而陰氣散失者, 正當用之, 不必疑也."

[本草備要] "補血, 瀉肝, 斂肝陰."

[方藥合編] "白芍酸寒腹痛痢 能收能補虛寒忌"

【化學分析】 peoniflorin, β-sitosterol, 탄닌, 精油, 安息香酸, 樹脂, 蓚酸칼슘 등을 함유한다.

【藥理硏究】 ① 芍藥 사포닌은 중추신경을 억제하는 것으로 鎭靜·鎭痛작용을 한다.

② 芍藥에 함유된 사포닌은 胃腸 및 子宮 평활근을 억제한다. 또한 胃酸의 분비를 억제하고, 실험용 흰쥐의 스트레스성 궤양의 발생도 예방한다.

③ 白芍藥의 탕제는 이질균, 대장균, 티프스간균, 녹농균, 황색포도상구균, 용혈성연쇄상구균, 폐렴균 및 여러 종류의 피부진균에 대하여 억제작용을 한다. 芍藥 사포닌은 소염·해열작용을 한다.

④ 芍藥 사포닌은 혈소판혈전의 형성에 길항하고 심근 영양성 혈류량을 증가시키며 아울러 간장을 보호하고 효소를 낮추는 등의 작용을 한다.

⑤ 혈관 평활근의 경련을 제거하는 것을 통해 말초혈관을 확장하고 아울러 약간의 강압작용을 한다. 이 외에도 白芍藥의 총사포닌은 면역조절작용을 한다.

하수오 何首烏[KP]

Polygoni Multiflori Radix
Polygonum multiflorum root

【出 典】 日華子本草

【異 名】 製首烏·生首烏·地精·陳知白·馬肝石·首烏·交藤

【起 原】 마디풀과(Polygonaceae) 하수오 *Polygonum multiflorum* Thunb.의 덩이뿌리이다.*

【採 取】 3~4年生의 괴근을 가을과 겨울에 잎이 시들고 말랐을 때 캐어 큰 것은 두 개로 쪼개서 曬乾하거나 焙乾한다. 가을에 캔 것이 良品.

【性 狀】 이 약은 덩이뿌리로 방추형 또는 덩어리이며 길이 5~15㎝, 지름 3~10㎝이다. 바깥 면은 적갈색~흑갈색이며 굵은 가로주름과 세로주름이 있다. 횡단면은 연한 유황색~연한 갈색이며 원형의 이상유관속이 특유한 무늬를 이루고 있다. 이 약은 냄새가 없고 맛은 조금 쓰고 떫다.

【産 地】 우리나라 중남부 지방에서 재배되고, 中國의 河南, 江蘇, 廣東, 廣西, 湖北지역이 주산지이며 각지에서 재배한다.

【炮 製】 ① 何首烏 : 잡질을 제거하고 깨끗이 씻어 밀폐하여 축인 후 厚片으로 둥글게 썰어 건조한다.

---

* CP : 何首烏(Heshouwu) POLYGONI MULTIFLORI RADIX
蓼科 植物 何首烏 *Polygonum multiflorum* Thunb.의 塊根。

② 製首烏 : 生首烏片에 黑豆를 달인 汁을 고루 섞어 밀폐하여 축인 후 炒製 용기에 넣고 갈색이 될 정도로 쪄서 건조한다(何首烏片 100kg 당 黑豆 25kg).

【性味·歸經】 味는 苦甘·澀하고 性은 溫하며, 肝·心·腎經에 작용한다.

效能		主治
製用 : 補益精血		精血부족의 모든 병증
生用 :	解毒截瘧	久瘧, 癰瘡腫毒, 瘰癧
	潤腸通便	腸燥便秘

이 약물의 性味는 苦澀·微溫으로, 製熟하면 甘味로 轉化하여 補하고 肝·腎經에 작용하여 腎精과 肝血을 補益한다. 髮은 血의 餘分이어서 腎의 營에서 主宰되므로 이 약물은 능히 鬚髮을 검게 하고 아울러 精氣를 收斂하는 효능이 있다.

그 효능은 熟地黃과 비슷하여 肝腎의 精血이 不足한 병증에 두 약물은 相須작용한다. 그러나 熟地黃은 味厚滋膩하여 滋陰 작용이 비교적 강하나, 이 약물은 性質이 溫和한데 寒하지도 않고 溫하지 않아 肝經에 작용하여 養血하고, 腎經에 작용하여 精을 補하며, 補하되 膩滯하지 않는 등의 장점이 있어 虛하여 補를 받아들일 수 없는 병증에 특히 적용된다.

이 약물을 生用하면 補益하는 효능이 약하고 收斂하는 효능이 없으며, 通便·解毒작용이 있으므로 臨床에서는 자주 사용하지 않는다.

【臨床應用】 ① 肝腎不足, 精血虧虛하면 頭暈眼花, 鬚髮早白, 腰痠脚軟 및 遺精 등의 증상이 나타난다. 製何首烏는 補肝腎·益精血하고 겸하여 收斂한다. 아울러 이 약물은 性이 微溫하고 燥하지도 熱하지도 않으며, 補虛하되 또한 滋膩하지 않아 滋補하는 좋은 약이다.

기타 補肝腎·益精血의 약물을 배합하면 약효는 더욱 좋아지는데, 그 예가 何首烏丸[和劑局方]인데, 이 方은 牛膝을 배합하고 黑豆와 함께 3회 쪄서 햇볕에 말려 가루 낸 후 棗肉을 쪄서 丸을 만들어 복용한다.

[本草綱目]에서는 七寶美髯丹[積善堂方]이 기재되어 있는데, 이 方은 製首烏와 枸杞子 菟絲子 當歸 牛膝 黑脂麻 등을 배합한 것으로 煉蜜로 丸을 지어 복용한다. 이러한 처방은 모두 상술한 精虧血虛의 증후에 적용한다.

首烏延壽丹[世寶齋醫書]은 製首烏 豨薟草 桑椹子 黑脂麻 地黃 杜仲 등을 배합하여 肝腎不足, 頭暈眼花, 耳鳴重聽, 四肢痠痲, 腰膝無力 등의 증상을 치료한다.

製何首烏 또한 부인의 肝腎虧虛의 月經不調 및 崩漏 등의 증상에 적용되는데 當歸 白芍藥 川芎 熟地黃 등을 배합하여 사용한다.

② 何首烏를 生用하면 解毒截瘧할 뿐만 아니라 補益하여 오래된 瘧疾을 치료한다.

陰血虧虛의 熱多寒少인 경우에는 이 약물에 鱉血 朱砂 등을 배합하는데, 그 예가 何首

烏丸[赤水玄珠]이다. 氣血兩虧에는 人蔘 當歸 陳皮 煨生薑을 배합하는데, 그 예가 何人飮[景岳全書]이다. 이 처방에 靑蒿 常山 등의 截瘧하는 약물을 배합하면 瘧疾을 치료하는 효과가 더욱 좋다.

③ 生首烏는 性이 偏凉하고 解毒行泄한다. 그러므로 癰瘡腫毒 등의 증상을 치료한다. 임상에서는 淸熱解毒·燥濕祛風하는 약물을 배합하는데, 그 예가 何首烏散[外科精義]이다. 이 方은 生首烏와 苦參 防風 薄荷 酒를 배합하여 전신의 瘡腫痒痛을 치료한다.

何首烏湯[瘍醫大全]은 防風 荊芥 金銀花 苦參 등을 배합한 方으로 濕熱風毒의 遍身膿窠, 黃水淋漓, 肌肉潰爛 등의 증상을 치료한다.

이 외에도 이 약물은 複方으로 내복하거나 외용하여도 좋다. 또한 疥癬癘風 등의 증후를 치료하는데도 사용한다.

④ 瘰癧流注의 증후가 장기간 지속되면 陰血이 耗損된다. 生首烏는 解毒할 뿐만 아니라 또한 精血을 보익하는 작용을 한다. 그러므로 瘰癧流注에 陰血虧虛를 겸한 증후에 특히 적합하다. 單味만 사용하여도 효과가 있다.

[斗門方]에서는 生首烏 單味를 매일 씹어서 복용하는 동시에 잎을 짓찧어 환부에 발라 瘰癧結核이 파열되었거나 파열되지 않은 증상을 치료한다고 하였다.

解毒散結·活血 혹은 補虛하는 약물을 배합하면 치료 효과가 더욱 좋다. 그 예로 [本草匯言]에서는 이 약물에 夏枯草 土貝母 川芎 當歸 등을 배합하여 瘰癧延蔓, 寒熱羸瘦를 치료한다고 하였다. 또한 營衛返魂湯[仙傳外科集驗方]은 이 약물에 當歸 赤芍藥 白芷 木通 등을 배합한 것으로 流注, 癰疽, 折傷을 치료한다.

⑤ 精血 부족으로 腸中津液이 虧乏하면 腸燥便秘가 생긴다. 生首烏는 通便작용을 할 뿐만 아니라 또한 비교적 약한 補精血의 효능도 있어 潤腸한다. 그러므로 當歸 火麻仁 黑脂麻 등을 배합하여 精血虧虛, 腸燥便秘를 치료한다.

이 외에도 [太平聖惠方]에서는 何首烏의 粉末을 식전에 미음으로 복용하면 腸風臟毒, 下血不止를 치료한다고 하였으며 [本草綱目]에서는 [衛生雜興方]을 인용하여 何首烏 가루를 외부에 바르면 破傷血出 치료에 효과가 있다고 하였다.

【用量·用法】 6~12g. 水煎服. 또는 熬膏·酒浸·丸劑에 넣어 쓴다. 外用에는 適量.

【使用注意】 通便潤腸하므로 大便溏泄에는 忌한다.

本草選錄: [日華子本草] "久服令人有子, 治腹臟宿疾, 一切冷氣及腸風."

[開寶本草] "主瘰癧, 消癰腫, 療頭面風瘡, 五痔, 止心痛, 益血氣, 黑髭鬢, 悅顔色. 久服長筋骨, 益精髓, 延年不老. 亦治婦人産後及帶下諸疾."

[本草綱目] "白者入氣分, 赤入血分. 腎主閉藏, 肝主疏泄. 此物氣溫味苦澀. 苦補腎, 溫補肝, 能收斂精氣. 所以能養血益肝, 固精益腎, 健筋骨, 烏髭發, 爲滋補良藥. 不寒不燥, 功在地黃, 天門冬諸藥以上. 氣血太和, 則風虛·癰腫·瘰癧諸疾可知矣."

[本經逢原] "何首烏, 生則性兼發散, 主寒熱痎瘧, 及癰疽背瘡皆用之. 今人治津血枯燥及大腸

風秘, 用鮮者數錢, 煎服卽通, 以其滋水之性最速, 不及封藏, 卽隨之而下泄也. 與蓯蓉之潤燥通大便無異, 而無助火之虞."

[本草求眞] "何首烏專入肝, ……與地黃功力相似, 獨馮兆張辨論甚晰, 其言首烏苦澀微溫, 陰不甚滯, 陽不甚燥, 得天地中和之氣. 熟地·首烏, 雖俱補陰, 然地黃蒸雖至黑, 則專入腎而滋天一之眞水矣, 其兼補肝者, 因滋腎而, 入通於肝, 爲陰中之陽藥, 故專入肝經以爲益血祛風之用, 其兼補腎者, 亦因補肝而兼及也. 一爲峻補先天眞陰之藥, 故其功可立救孤陽亢烈之爲 ; 一系調補後天營血之需, 以爲常服, 長養精神, 却病調元之餌."

[方藥合編] "何首烏甘宜種子 添精黑髮顔光美"

【化學分析】 주로 anthraquinone유도체를 함유하고 그 주성분은 chrysophanol, emodin이며 그다음이 rhein, physcin, chrysophanic acid anthrone 등이다. 또한 β-sitosterol, stiribene 배당체(polygoacetophenoside)의 2, 3, 5, 4-terrahydroxystillbene-2-O-β-D-glucoside, quercetin-3-O-galactoside, quercetin-3-arabinosied 등과 그 외 lecithine, 지방, 전분 및 부신피질호르몬樣 물질을 함유한다.

【藥理硏究】 ① 何首烏는 혈청 콜레스테롤을 낮추고 動脈粥樣硬化를 방지하거나 경감시킨다. 또한 纖溶활성도 있다.

② 심장박동을 느리게 하고 관상동맥 혈류량을 약간 증가시키며 심근 빈혈을 보호하는 등의 일정한 작용을 한다.

③ 이 약물이 함유한 레시틴은 신경조직, 혈구 및 기타 세포막을 구성하는 원재료이다. 何首烏는 마우스의 추위에 길항하는 능력을 높인다.

『附 藥』 백수오 白首烏[KHP]

Cynanchi Wilfordii Radix

【出 典】 山東中藥

【異 名】 白何首烏·白何烏·何首烏·隔山消

【起 原】 박주가리과(Asclepiadaceae) 은조롱 *Cynanchum wilfordii* Hemsley의 덩이뿌리이다.

【採 取】 1~3년생을 초봄에 싹이 나오기 전이나 가을에 잎이 말랐을 때 캐어 잔뿌리를 제거하고 曬乾한다.

유사한 동속식물로 이엽우피소(耳葉牛皮消) *Cynanchum auriculatum* Royle ex Wight (박주가리과 Asclepiadaceae)가 있다. 이 식물은 1990년대에 중국으로부터 도입되어 우리나라에서 재배하는 식물로 뿌리의 발달이 비대하며, 백수오 혹은 하수오·백하수오의 명칭으로 유통되고 있으나 기원식물이 부적합한 위품이다.

【性 狀】 이 약은 덩이뿌리로 원뿔 모양이고 길이 5~10㎝, 지름 15~35㎜이다. 바깥 면은 회황색~황갈색이며 세로주름이 많고 질은 단단하다. 꺾은 면은 흰색이다. 이 약을 현미

경으로 보면 코르크층 아래 3~5층의 석세포환이 군데군데 끊어져 있고 사관, 도관 및 가도관은 계단상으로 배열되어 있다. 모든 유세포에는 전분립이 들어 있고 수산칼슘의 족정이 있는 것도 있다. 이 약은 냄새가 없고 맛은 쓰고 달며 떫다.

【産 地】 우리나라 각지의 山野 양지쪽에 자생한다.

【性味・歸經】 味는 苦・甘하고 性은 微溫하며, 脾・肝・腎經에 작용한다.

效 能	主 治
健脾和氣	脾虛不運의 腹脹積滯 脘腹脹滿 飮食停滯
益氣補虛	虛勞 五勞七傷 神經衰弱 小兒疳積 産後乳少
補肝腎 益精血	陽痿遺精 鬚髮早白 腰膝酸軟 關節不利 陰虛久瘧久潰不收

이 약물은 苦甘・微溫의 性味로 脾・肝・腎經에 작용하여 健脾和氣・益氣補虛・益精血의 효능으로 脾虛不運의 腹脹積滯, 神經衰弱, 久病으로 인한 虛弱, 鬚髮早白, 性神經衰弱, 老人便秘 등의 병증에 사용한다. 人蔘의 대용으로도 사용하는데, 淸越之力은 人蔘이 우수하고 溫補之力은 白首烏가 우수하다. 東醫寶鑑에 何首烏의 향약명으로 은조롱이 기재되어 있으며, 우리나라에서 저작된 서적에 수재된 처방의 구성 본초에 白何首烏의 명칭이 흔히 나타나고 현재까지 何首烏의 대용품으로 사용하고 있는 것으로 볼 때, 우리나라에 특징적으로 전승되어 사용하는 본초이다. 특히 이 약물은 사상의학에서 少陰人의 약재로 분류하여 소음인의 처방에 널리 배합 사용한다.

【臨床應用】 ① 이 약물은 少陰人의 胃受寒裏寒病으로 寒實結胸이 있거나, 四肢가 노곤하고 小便이 不快하며 陽氣가 없고 浮腫이 생길 우려가 있는 증후에 何首烏 高良薑 乾薑 등을 배합하는데, 그 예가 赤白何烏寬中湯[東醫壽世保元]이다.

② 少陰人의 胃受寒裏寒病으로 思慮耗氣 每有憂愁 腹痛泄瀉 등의 증후에 白朮 芍藥 桂枝 등을 배합하는데, 그 예가 白何首烏理中湯[東醫壽世保元]이다.

③ 이 약물은 虛損의 증후에 人蔘 鹿茸 何首烏 등을 배합하는데. 그 예가 戊己丸[方藥合編]이다.

④ 이 약물은 食滯積聚 吐瀉霍亂의 증후에 蒼朮 白芷 川芎 등을 배합하는데. 그 예가 甲日丸[方藥合編]이다.

⑤ 이 약물은 便血久增不의 증후에 黃芪 枳殼 威靈仙 등을 배합하는데, 그 예가 結陰丹[方藥合編]이다.

⑥ 이 약물은 癰疽 風寒濕痺 走注疼痛 附骨陰疽 鶴膝風 癱瘓喎斜不遂 血氣凝滯 遍身走痛 偏墜疝氣 偏正頭痛 破傷風 牙關緊閉의 증후에 蒼朮 麻黃 羌活 등을 배합하는데, 그 예가 保安萬靈丹[方藥合編]이다.

【用量・用法】 6~16g을 水煎服, 또는 丸・散劑로 사용한다.

【使用注意】 實證의 泄瀉와 消化不良에는 忌한다.

本草選錄 : [東醫寶鑑] "能變白鬚髮令黑 赤何首烏·白何首烏各一斤 牛膝八兩 以黑豆汁拌蒸三次...."

[本草綱目] "何首烏 足厥陰少陰藥也 白者入氣分 赤者入血分" "隔山消 時珍曰 … 白色 主腹脹積滯 孫天仁集效方 治氣膈噎食轉食"

[方藥合編] "何首烏 … 肝腎藥也 白入氣 赤入血"

[東醫壽世保元] "白何烏附子理中湯 … 有人蔘則用人蔘 無人蔘則用白何首烏 白何首烏與人蔘性味相近 而淸越之力不及 溫補之力過之 不無異同之處 險病危證人蔘二錢以上 不可全恃白何首烏代用 古方經驗不多 藥材生疎故也 然此一味 必不可遺棄於補藥中 而古方何人飮用白何首烏五錢 治瘧病"

【化學分析】 백수오의 성분은 conduritol F, cynanoneside B, p-hydroxyacetophenone, 2,5-dihydroxyacetophenone, 2,4-dihydroxyacetophenone, wilfoside K1N, wilfoside C1N 등을 함유한다. 백수오의 위품인 이엽우피소는 conduritol F를 함유하지 않아 정품과 구분된다. 이외에도 phosphatidyl choline, phosphatidylethanol amide, phosphatidyl inositol 등과 steroidal glycoside로서 wilfoside등과 이들의 aglycone으로 sarcostin, kidjoranin, deacylcynanchogenin, deacylmetaplexigenin, caudatin, penupogenin, wilforine 등이 있으며, 이들의 steroidal glycosede를 cynanchotoxin이라고도 한다

【藥理硏究】 ① 백수오는 실험동물에 대한 전기 자극에 의한 스트레스 실험에서 보호효능을 나타내었다.

② 백수오와 이엽우피소의 실험동물에 대한 내당능 비교에서 백수오는 내당능 증진 효과가 나타났으나, 이엽우피소는 내당능 증진 효과가 관찰되지 않았다.

아교 阿膠[KHP]

Asini Corii Colla
Gelatin

【出 典】 神農本草經

【異 名】 阿膠珠·傅致謬·釜覆謬·驢皮謬

【起 原】 말과(Equidae) 당나귀 *Equus asinus* Linne 또는 소과(Bovidae) 소 *Bos taurus* Linné var. *domesticus* Gmelin의 가죽을 물로 가열한 다음 추출하여 지방을 제거하고 농축건조하여 만든 교질이다. 이 약은 정량할 때 환산한 건조물에 대하여 총질소(N) 함유량이 13.0% 이상이어야 한다.*

【加 功】 가죽(皮)를 고아서 濃縮하여 固體狀으로 제조한다.

【性 狀】 이 약은 교질로 원형~사각형 또는 부정형의 덩어리이고, 미황색~흑갈색을 띤다. 이 약은 특유한 냄새가 있고 맛은 약간 달다.

* CP : 阿膠(Ejiao) ASINI CORII COLLA
馬科 動物 驢 *Equus asinus* L.의 皮 또는 鮮皮 煎煮 및 濃縮하여 만든 固体膠。

이 약물은 長方形 또는 方形의 덩어리로 흑갈색을 띠고 광택이 있다. 質은 단단하면서 잘 부스러지고, 斷面은 광택이나 破碎된 조각에 빛을 비추면 갈색의 반투명이다.

【產 地】中國의 山東, 浙江省에서 生產되는데 山東產이 가장 有名하고, 浙江에서 가장 많이 生產되며, 그 외에 上海, 北京, 天津, 武漢, 沈陽 등지에서도 生產된다.

【炮 製】① 阿膠丁：阿膠塊를 文火에 쬐어 연하게 한 후 잘라 小方塊로 한다.

② 蛤粉炒阿膠：蛤粉을 炒製 용기에 넣고 文火로 炒한 후 阿膠 小塊를 넣고 炒하여 圓珠狀으로 부풀어 오르고 회황색 또는 황백색이 될 정도로 炒하여 放冷한다.

③ 蒲黃炒阿膠：蒲黃을 炒製 용기에 넣고 文火로 볶은 후 阿膠塊를 넣고 저으면서 圓球形이 될 때까지 炒하여 체로 쳐서 蒲黃을 제거한다.

【性味·歸經】味는 甘하고 性은 平하며, 肺·肝·腎經에 작용한다.

效 能	主 治
補血止血	血虛證, 吐衄, 崩漏 등의 出血증후
滋陰潤肺	陰虛證, 虛勞喘咳, 陰虛燥咳
	이 외의 虛秘, 血痢陰血被傷 및 陰虛小便不利 등의 증후

이 약물의 性味는 甘·平으로 質이 稠粘하며, 肝經에 작용하여 補血하고, 腎經에 작용하여 滋陰하므로 肝血을 補하고 腎陰을 滋養하여 肺燥를 潤하게 하는 효능이 있다. 그 滋補粘膩의 性을 빌어 능히 血絡을 凝固시키므로 止血의 효능이 현저하다.

따라서 血虛陰虧로 인한 虛煩失眠 등 모든 失血證을 치료하는데 常用하는 좋은 약이 된다. 肺燥를 潤하게 하고 虛勞略血에 더욱 적합하다. 다만 그 性이 粘膩하므로 안에 瘀滯가 있으면 적당하지 않은데, 응용할 경우에는 오히려 瘀血이 留滯하는 弊를 초래한다.

임상에서 脾胃가 虛弱하여 消化不良이거나 表證이 있는 증후에는 응용할 수 없으며, 止血作用을 증강시키려면 炒蒲黃을 쓰고, 淸肺作用을 증강시키려면 炒蛤粉을 사용한다.

【臨床應用】① 血이 虛하면 心·肝이 失養하여 顏色蒼白 혹은 萎黃, 眩暈心悸 등의 증후가 나타난다. 이 약물의 性味는 甘·平으로 血肉有情의 약물이므로 양호한 補血작용을 한다. 그러므로 상술한 血虛 병증에 單味를 黃酒로 炖服하거나 當歸 白芍藥 地黃 등의 補血약물을 배합하면 효능이 더욱 좋은데, 그 예가 阿膠四物湯[雜病源流犀燭]이다.

血虛에 氣弱 증후를 겸한 경우에는 黃芪 當歸 熟地黃 黨參 등을 배합하여 養血補氣한다.

이 외에도 부인의 血虛로 인한 月經不調, 痛經 및 胎前產後의 모든 병증을 치료한다.

② 이 약물의 性味는 甘·平으로 質이 膩하여 粘潤하므로 滋養陰血할 뿐만 아니라 또한 양호한 지혈작용을 한다. 그러므로 止血하는 주약이다. 人體 각 부위의 출혈에 모두 사용할 수 있는데 특히 陰血虧虛에 적용하다. 單味만 사용하여도 효과를 본다.

[太平聖惠方]에서는 姙娠尿血에 單味를 炒黃하여 가루 내어 복용한다고 하였고, 또한

[臞仙乾坤秘韞]에서는 阿膠를 炒焦하여 가루 내어 술로 복용하여 月經不止를 치료한다 하였다.

임상에서는 증후에 따라 기타 약물과 배합하여 치료효과를 높인다. 즉 大衄, 口·耳의 出血止에는 蒲黃 大棗 甘草를 배합하여 치료한다[聖惠方].

또한 憂恚嘔血 煩滿 증후에는 生地黃 大棗 甘草와 배합하여 치료하는데 그 예가 生地黃湯[千金翼方]이다.

脾陽不足, 中焦虛寒으로 血室을 統攝하지 못하여 야기되는 吐血, 衄血, 便血, 崩漏 등의 증후에 竈心土 乾地黃 白朮 附子 등을 배합하는데, 黃土湯[金匱要略]이 그 예이다.

婦女崩漏, 月經過多, 姙娠下血 및 小産(流産) 후 下血不止 등의 증후에 艾葉 乾地黃 白芍藥 甘草 등을 배합하는데, 그 예가 膠艾湯[金匱要略]이다.

③ 腎은 전신의 陰을 주관한다. 肝腎陰虧로 인해 陽熱上亢으로 手足心熱, 心煩失眠 및 虛風內動 등의 증상이 나타난다. 이 약물은 養血에 능할 뿐만 아니라 滋陰에도 능하므로 陰液虧虛의 모든 증후에 사용한다. 또한 기타 滋陰藥과 배합하여 효과를 높이기도 한다.

陰虛陽熱上亢 혹은 熱病傷陰하거나 身熱心煩으로 눕지 못하고 舌紅苔乾하며 脈이 細數할 경우에 黃連 黃芩 白芍藥 鷄子黃 등을 배합하면 育陰·淸熱·除煩하는 효능이 있다. 그 예가 黃連阿膠湯[傷寒論]이다.

腎陰이 耗損되고, 身熱이 심하지 않으며 열이 오래도록 退하지 않고 手足心의 열이 손등보다 심하거나 혹은 神倦耳聾, 脈虛軟, 結大의 증후에는 炙甘草 乾地黃 生白芍 麥門冬 등을 배합하면 滋陰復脈의 효능이 있다. 그 예가 加減復脈湯[溫病條辨]이다.

陰血虧虛, 水不涵木으로 야기되는 手足顫動이나 瘈瘲 등 虛風內動의 증후에는 滋陰熄風하는 乾地黃 生白芍 生龜版 生鱉甲 등을 배합하는데, 그 예가 大定風珠[溫病條辨]이다.

④ 肺는 嬌臟이므로 潤澤을 즐긴다. 虛勞咳喘은 대체로 肺陰의 不調로 초래된다. 이 약물은 甘·平으로 肺經에 작용하며 또한 質이 滋潤하여 滋陰潤肺하는데 양호한 효능이 있다. 그러므로 흔히 상술한 증상을 치료한다.

이 약물은 粘膩로 滋養하는 효능은 있지만 化痰하는 효능은 없다. 따라서 複方으로 化痰止咳하는 약물을 배합하여 標와 本을 함께 다스린다.

小兒의 肺經 陰虛火旺, 氣粗喘促에 牛蒡子 杏仁 馬兜鈴 甘草 등을 배합하여 치료하는데, 그 예가 補肺阿膠散[小兒藥證直訣]이다.

阿膠飮[聖濟總錄]은 人蔘 豆豉 葱白 등을 배합하여 조성된 方이며, 오래된 咳嗽와 氣陰이 상한 것을 치료한다. 오래된 咳嗽가 멎지 않고 咳嗽가 심하면서 숨이 차고 自汗 등의 증후가 肺虛氣弱에 속할 경우에는 五味子 人蔘 款冬花 貝母 罌粟殼 등을 배합하여 사용하는데, 그 예가 王子昭方의 九仙散[衛生寶鑑]이다.

肺腎陰虛, 勞嗽咳血의 증후에 특히 적합하다. 즉 滋陰養血할 뿐만 아니라 潤肺止血한다. 天門冬 生熟地 百合 貝母 百部 등 滋陰潤肺·止咳하는 약물을 배합하면 약효가 증강되는데 그 예가 月華丸[醫學心悟]이다.

⑤ 燥邪가 肺에 머물러 肺陰이 상하면 肺가 宣肅을 잃어 乾咳無痰하거나 痰이 적고 끈적이며 鼻燥咽乾 등의 증상이 나타나는데 清燥潤肺·止咳해야 한다. 阿膠는 滋陰潤肺의 효능이 강하므로 肺燥咳嗽에 상용하는 약물이다. 특히 陰이 상한 중증에 重用하는 것이 적합하다. 주로 清燥潤肺·止咳하는 약물을 배합하여 사용한다.

溫燥傷肺로 인한 乾咳無痰, 痰粘難咳의 증후에는 桑葉 石膏 麥門冬 枇杷葉 杏仁 등을 배합하는데, 그 예가 清燥救肺湯[醫門法律]이다.

⑥ 陰血虧乏으로 인해 大腸失濡하면 虛秘가 생긴다. 阿膠는 滋陰養血에 능하여 潤燥하므로 虛秘를 치료한다. 이때는 주로 潤腸通便하는 약물을 배합하는데, 그 예가 膠蜜湯[仁齋直指方]이며, 이 方은 蜂蜜 葱白을 배합하여 老人 虛人의 大便秘澀을 치료한다.

産後虛羸, 大便秘澀의 증후에 枳殼 煉蜜을 배합하는데, 그 예가 阿膠枳殼丸[和劑局方]이다.

이 외에도 豬苓 滑石 澤瀉 茯苓을 배합하여 陰虛津傷에 水熱內蓄을 겸했거나 小便不利의 증상을 치료하는데, 그 예가 豬苓湯[傷寒論]이다.

妊娠腹痛, 下痢不止인 증후에는 黃連 石榴皮 當歸 등을 배합하여 사용한다[經效産寶].

【用量·用法】5~10g. 白湯이나 黃酒에 녹여 복용한다. 湯劑에는 녹여서 冲服하거나 丸劑나 散劑에 넣는다.

【使用注意】이 약물은 粘膩하여 消化障碍를 초래할 수 있으므로 脾胃虛弱으로 인한 不思飮食, 納食不消 및 嘔吐泄瀉에는 忌한다.

本草選錄: [神農本草經] "主心腹內崩, 勞極灑灑如瘧狀, 腰腹痛, 四肢酸疼, 女子下血, 安胎, 久服輕身益氣."

[名醫別錄] "主丈夫少腹痛, 虛勞羸瘦, 陰氣不足, 脚痠不能久立, 養肝氣."

[藥性本草] "主堅筋骨, 益氣, 止痢."

[本草綱目] "療吐血衄血, 血淋尿血, 腸風下痢, 女人血痛, 血枯, 經水不調, 無子, 崩中, 帶下, 胎前産後諸疾. 男女一切風病, 骨節疼痛, 水氣浮腫, 虛勞咳嗽喘急, 肺痿唾膿血, 及癰疽腫毒. 和血滋陰, 除風潤燥, 化痰清肺, 利小便, 調大腸, 聖藥也."

[方藥合編] "阿膠甘溫咳膿宜 吐衄胎崩並虛羸"

【化學分析】collagen, gelatin, chonedrin 등을 함유하고 가수분해한 다음에는 trypyopane, lysine, alginine, histidine 등과 많은 아미노산을 생성한다. 또한 S, Ca 등도 함유한다. 일반적으로 노새, 소, 돼지 등의 가죽(皮)을 삶아서 만든 膠塊로 모두 암모니아, 질소, 탄소, 수소 등의 함유량이 비슷하다.

【藥理硏究】① 양호한 보혈작용을 한다. 실험동물에 대한 치료 관찰 결과 阿膠가 헤모글로빈과 적혈구를 증강시키는 속도는 鐵에 비해 좋다.

② 출혈로 발생한 쇼크에 길항한다.

③ 진행성 영양성 肌變性證을 예방·치료한다. 아울러 칼슘의 흡수를 촉진하고 Ca^{+}의 평형을 추진한다. 칼슘염은 모세혈관 통투성을 낮추고 滲出을 감소시키며, 消炎·消腫작용 및 알레르기에 길항하는 작용을 한다.

④ 阿膠는 건강한 사람의 림프세포를 轉化하는 작용을 한다.

⑤ 5%의 멸균 阿膠를 동물에 주사하면 혈액의 응고성을 증가시키고 혈청 滯性이 변하지 않는다. 개에게 阿膠를 경구 투여하면 혈청 칼슘을 10% 이상 증강시킨다. 응혈시간에는 변화가 없다.

용안육 龍眼肉[KP]

Longan Arillus
Longan arillus

【出 典】 神農本草經

【異 名】 益智 · 龍眼 · 龍目 · 蜜脾 · 龍眼乾 · 桂圓肉

【起 原】 무환자나무과(Sapindaceae) 용안(龍眼) *Dimocarpus longan* Loureiro의 헛씨껍질이다.*

【採 取】 여름부터 겨울에 성숙한 과실을 따서 果殼을 제거하고 假種皮만 취하여 曬乾한다.

【性 狀】 이 약은 헛씨껍질로 세로로 파열된 불규칙한 박편으로서 보통 여러 개가 끈끈하게 붙어 있다. 길이 2~4㎝, 너비 1~2㎝, 두께 2~4㎜이다. 바깥 면은 진한 적갈색~흑갈색으로 반투명하다. 한 면은 주름이 지어 고르지 않고 다른 면은 윤기가 있으며 세로 주름이 있다. 질은 부드럽고 점착성이다. 이 약은 물에 담가 두면 3~4조각의 꽃잎 모양을 이루고 연한 황갈색으로 육질을 나타낸다. 이 약은 약간 특유한 냄새가 있고 맛은 달다.

【産 地】 中國의 廣西, 福建, 臺灣 등의 지역이 주산지이며, 貴州, 四川에서 재배한다.

【性味 · 歸經】 味는 甘하고 性은 溫하며, 心 · 脾經에 작용한다.

效 能	主 治
補心脾 · 益氣血	勞傷心脾, 氣血雙虧의 驚悸怔忡, 失眠健忘, 食少體倦

이 약물의 性味는 甘 · 溫하고 質이 潤하며 養心血 · 安神 뿐만 아니라 脾氣를 補하는 효능이 있는데 滋膩하지 않고 壅氣하지 않는 滋補의 良藥이다. 勞傷心脾 · 氣血不足으로 인한 驚悸怔忡, 失眠健忘, 少食體倦에 적용하며, 일반적인 氣血부족에도 사용한다. 또한 大棗와 같이 煎服하면 神經性 心悸亢進 증후를 치료한다.

【臨床應用】 ① 心은 血脈과 神志를 주관하고, 脾는 후천의 生化之源이다. 思慮過度, 勞傷心脾하면 心悸怔忡, 失眠健忘 神倦乏力 등의 증상이 나타난다. 이 약물은 甘 · 溫으로 心 · 脾經에 작용하여 心 · 脾를 補益하는 동시에 甘味로 입맛에 맞으며 滋膩하지도 않고 壅氣하지도 않고 滋補하는 良藥이다.

특히 心脾兩虛에 적용하며 單味를 사용하여도 좋다. 心脾兩虛의 動悸, 不眠健忘, 食慾不振,

* CP : 龍眼肉(Longyanrou) LONGAN ARILLUS
無患子科 植物 龍眼 *Dimocarpus longan* Lour.의 假种皮(果肉)。

倦怠無力 등의 증후에 人蔘 黃芪 當歸 酸棗仁 등 益氣養血・安神하는 약물을 배합하는데, 그 예가 歸脾湯[校注婦人良方]이다.

또한 脾虛泄瀉에, 生薑과 水煎服하는데, 그 예가 [泉州本草]方이다. 만약 白朮 山藥 炒苡仁 등을 배합하면 효과가 더욱 좋다.

② 지병으로 衰羸하거나 혹은 老弱하면 氣血不足의 증후가 나타나는데 그 증상으로는 倦怠乏力, 少氣自汗, 面色淡白 혹은 萎黃 등이다. 이 약물은 補心脾를 통해 益氣血한다.

또한 이 약물은 甘甛하고 온화하여 오래도록 복용할 수 있다. 그러므로 상술한 여러 가지 증후에 이 약물 單味 30g과 白糖 3g을 중탕하여 복용하면 효과가 좋다.

이 약물이 氣血을 補하는 효능은 人參 黃芪에 못지 않다. 평소 火가 많은 體質인 경우 이 처방에 西洋參 3g을 가하면 補氣血・清虛火의 妙가 있는데, 그 예가 玉靈膏(代參膏)[隨息居飮食譜]이다.

氣血不足에 경도의 陽虛를 겸한 증후에는 龍眼肉을 좋은 白酒에 담가 백일이 지난 후 매일 조금씩 마신다. 그 예가 龍眼酒[万氏家抄方]이다.

이 외에도 生薑 大棗 등을 배합하여 婦人의 産後 氣血雙虧에 浮腫을 겸한 증후를 치료한다[泉州本草].

【用量・用法】 9~15g. 大劑 : 30g. 水煎服, 熬膏 또는 술에 담그거나 散劑・丸劑에 넣어 사용한다.

【使用注意】 濕阻中焦, 停飮, 痰火의 경우에는 忌한다.

本草選錄 : [神農本草經] "主五臟邪氣, 安志, 厭食. 久服强魂魄, 聰明, 通神明."
[名醫別錄] "無毒. 除蟲去毒."
[開寶本草] "歸脾而能益智"
[本經逢原] "龍眼補血益肝, 同枸杞熬膏, 專補心脾之血. 歸脾."
[方藥合編] "龍眼味甘主歸脾　健忘怔忡益智宜"

【化學分析】 비타민 A・B_1, 포도당, 蔗糖, 酒石酸 등을 함유한다.

【藥理研究】 龍眼의 물 추출물(1 : 2)은 실험관 내에서 audouini sporular trichophyton을 억제한다.

제 4 절 補陰藥

補陰藥은 陰液을 滋養하여 陰虛・津虛를 개선하는 약물을 말하며, 滋陰藥 또는 養陰藥이라고 한다. 陰虛의 증후는 주로 다음과 같은 증상을 나타낸다.

肺胃陰虛는 外感熱病으로 傷津에 의해 急性으로 나타나며 津虛가 주체인 경우가 많고, 肺陰虛는 口燥咽乾, 乾咳痰少 등의 증후와 咯血이 있고, 胃陰虛(命門의 陰不足), 舌紅少苔, 津少口渴 등의 증후가 나타난다.

腎陰虛의 주증상으로는 腰膝痠軟, 耳鳴, 遺精, 潮熱盜汗 등의 증후가 나타나고, 肝陰虛인 경우에는 眼乾目昏, 眩暈, 震顫, 少寐多夢 등의 증후가 나타나며, 肝은 腎陰의 滋養에 힘입으므로 腎陰虛는 종종 肝陰不足을 나타내어 肝腎陰虛한 병증이 된다. 이것들은 모두 補陰약물의 적응 범위이다.

補陰藥은 각각 所長한 바가 있는데 어떤 경우는 肺·胃의 陰을 補하고, 어떤 경우는 肝·腎의 陰을 補하므로 隨證用藥하여야 하며, 熱病傷陰으로 熱邪가 未盡한 경우에는 淸熱약물과 병용하고, 또한 陰虛陽亢에는 潛陽鎭靜약물을 배합하며, 陰虛內熱에는 虛熱을 退하는 약물을 배합하고, 血虛를 겸하면 補血약물을 배합하여 응용한다.

이 약물은 대부분 甘寒滋膩하므로 脾虛氣弱, 痰濕內阻, 腹滿便溏 등의 증후에는 사용하지 않는다.

사삼 沙參[KHP]

Adenophorae Radix

【出 典】神農本草經

【異 名】南沙參·知母·羊婆齡·四葉沙參

【起 原】초롱꽃과(Campanulaceae) 잔대 *Adenophora triphylla* var. *japonica* Hara 또는 당잔대 *Adenophora stricta* Miq.의 뿌리이다.*

【採 取】봄·가을에 캐어 鬚根을 제거하고 껍질을 벗겨 건조한다.

【性 狀】이 약은 뿌리로 원뿔 모양~원기둥 모양이고 약간 구부러졌으며 길이 7~27㎝, 지름 8~30㎜이다. 바깥 면은 황백색 또는 연한 황갈색이고 움푹 패인 곳에는 거친 껍질이 남아 있기도 하다. 뿌리의 머리 쪽에는 깊게 가로로 난 주름이 많고 이 주름은 둥근 고리 모양을 이루고 있으나 불연속적이다. 아래쪽에는 세로무늬와 세로 홈이 있다. 질은 가볍고 성글며 쉽게 꺾인다. 꺾은 면은 평탄하지 않고 황백색이며 갈라진 틈이 많다. 이 약은 냄새가 약간 있고 맛은 약간 달다.

【產 地】우리나라 전국에 분포하고, 中國의 安徽, 江蘇, 浙江, 貴州 지역이 주산지이다.

【炮 製】沙參 : 뿌리줄기를 제거하고 깨끗이 씻어 물에 축인 후 厚片으로 썰어 건조한다.

【性味·歸經】味는 甘하고 性은 微寒하며, 肺·胃經에 작용한다.

效 能	主 治
養陰淸肺·祛痰	肺燥 또는 肺熱咳嗽, 陰虛勞嗽
益胃生津	胃陰虛證

* CP : 南沙參(Nanshashen) ADENOPHORAE RADIX
桔梗科 植物 輪葉沙參 *Adenophora tetraphylla* (Thunb.) Fisch. 또는 沙參 *Adenophora stricta* Miq.의 根。

이 약물의 性味는 甘·寒으로 甘味로 養陰하고, 寒性으로 淸熱하며, 甘·寒의 性味로 養陰淸熱하는 良品이다.

이 약물은 肺·胃經에 작용하여 肺陰不足을 養陰하고, 肺燥를 滋潤하므로 肺燥乾咳와 肺陰虛에 적용한다. 이는 또한 胃陰 부족을 養하여 胃津을 生하게 하고, 虛熱을 淸熱하므로 熱病傷陰, 胃燥로 인한 咽乾口渴의 병증에 주로 사용한다.

이 약물은 오직 肺胃傷陰으로 인하여 熱이 있는 경우에 적당하며, 虛寒에 속한 병증에는 사용하지 않는다.

【臨床應用】 ① 燥邪의 襲肺로 肺陰이 상하면 咽乾口燥, 乾咳無痰 등의 증후가 나타나거나 혹은 痰少하고 끈적거리며 심하면 痰中帶血한다. 이 약물은 甘味로 肺에 작용하여 滋陰潤燥하는 동시에 또한 微寒의 性으로 淸肺祛痰한다.

燥咳痰粘에 熱을 겸한 증후에 특히 적응하며, 또한 輕淸上浮 작용으로 表邪를 제거한다. 溫燥로 인한 乾咳, 身熱, 微惡風寒을 겸한 증후에 桑葉 豆豉 浙貝母 杏仁 등을 배합하여 淸宣溫燥·潤肺止咳하는데, 그 예가 桑杏湯[溫病條辨]이다.

燥熱傷陰이나 肺胃의 陰分이 상하여 咽乾口渴, 發熱, 痰에 血이 섞이고, 乾咳少痰의 증후에 麥門冬 玉竹 天花粉 桑葉 등을 배합하여 淸養肺胃·潤燥生津하는데, 그 예가 沙參麥冬湯[溫病條辨]이다.

燥邪化火, 咳痰帶血일 경우에는 天門冬 知母 浙貝母 地骨皮 紫珠草 등을 배합하여 淸火潤肺·止咳止血한다.

② 熱邪로 인해 肺가 상하면 肺失淸肅하여 咳喘, 痰黃, 粘稠 등의 증상이 나타난다. 이 약물은 肺에 작용하여 淸潤하되 膩하지 않고, 滋陰할 뿐만 아니라 祛痰하는 효능이 있다.

肺熱陰傷, 痰稠難咯의 증후에 單味를 水煎服하면 肺熱咳嗽를 치료한다[衛生易簡方].

최근 임상에서는 桑白皮 地骨皮 浙貝母 全瓜蔞 및 生石膏 黃芩 등 淸肺化痰·止咳하는 약물을 배합하여 약효를 증강시킨다.

③ 肺虛勞嗽가 만성화 되어 陰이 상하면 乾咳無痰 혹은 少痰이 나타난다. 심하면 痰中帶血이나 咯血 등의 증상이 나타난다.

이 약물은 養陰潤肺할 뿐만 아니라 또한 淸肺祛痰하므로 상술한 증후에 痰의 有無를 막론하고 모두 적용한다. 天門冬 生地黃 川貝母 百部 阿膠 등을 배합하여 滋陰·潤肺·化痰·止咳·止血하는데, 그 예가 月華丸[醫學心悟]이다.

④ 胃陰虧虛하면 口乾咽乾, 大便秘結, 舌紅少津 등의 증상이 나타난다. 이 약물은 胃에 작용하여 益胃生津하는 효능이 있으므로 熱病 후기 혹은 지병으로 胃陰이 상한 상술한 여러 가지 증후에 玉竹 麥門冬 生地黃 氷糖 등 滋陰養胃·生津하는 약물을 배합하는데, 그 예가 益胃湯[溫病條辨]이다. 少食을 겸했을 경우에는 麥芽 木瓜 鷄內金 등을 배합한다.

이 외에도 [湖南藥物志]에서는 대량의 杏葉 沙參과 계란을 삶아 복용하여 虛火牙痛을 치료한다고 하였다. 또한 杏葉 沙參 각 12g을 豬肉과 달여 산후 無乳증상을 치료한다.

【用量·用法】 9~15g. 鮮品은 15~60g. 水煎服. 散劑·丸劑에 넣는다.

신선한 沙參은 清熱生津의 약효가 비교적 강하므로 熱盛津傷에 많이 사용한다.

【使用注意】 寒飲喘咳 및 脾胃虛寒에는 忌한다.

> 本草選錄 : [神農本草經] "主治血積驚氣, 除寒熱, 補中益肺氣, 久服利人."
> [名醫別錄] "主治胃痹(一作胸痹), 心腹痛, 結熱邪氣, 頭痛, 皮間邪熱, 安五臟, 補中."
> [日華子本草] "補虛, 止驚煩. 益心肺, 并(治)一切惡瘡疥癬及身痒, 排膿消腫."
> [本草綱目] "清肺火, 治久咳肺痿."
> [景岳全書] "治多眠, 除邪熱, 益五臟陰氣, 清肺驚肝, 滋養血脈, 散風熱瘙痒, 頭面腫痛, 排膿消腫, 長肌肉, 止驚煩, 除疝痛. 然性緩力微, 非堪大用."
> [方藥合編] "沙參味苦風熱退　消腫排膿補肝肺"

【化學分析】 ① 輪葉沙參 탕제의 집토끼에 대한 거담작용은 紫菀의 작용에 비해 약하다. 그러나 그 작용이 연속 4시간 이상 지속된다.

② 沙參의 물 추출물(1 : 2)은 실험관 내에서 audouini sporular trichophyton, 羊毛狀小芽胞癬菌 등의 피부 진균에 대하여 정도의 차이는 있으나 모두 억제작용을 한다.

③ 沙參의 1 : 40의 추출물은 용혈 현상이 없다. 그러나 적혈구와 작용하면서 혼탁한 침전이 생긴다. 1%의 沙參 추출물은 적출 蟾酥 심장에 뚜렷한 강심작용을 한다.

맥문동 麥門冬[KP]

Liriopis seu Ophiopogonis Tuber
Liriope tuber

【出 典】 神農本草經

【異 名】 寸冬·大麥冬·麥冬·麗冬

【起 原】 백합과(Liliaceae) 맥문동 *Liriope platyphylla* Wang et Tang 또는 소엽맥문동 *Ophiopogon japonicus* Ker-Gawler의 뿌리의 팽대부(膨大部)이다.*

【採 取】 초여름(5月)에 캐고, 재배품은 2~3年生을 캐어 鬚根을 제거하고 曬乾한다.

【性 狀】 ① 맥문동 : 이 약은 뿌리의 팽대부로 긴 네모기둥 또는 둥근 네모기둥 모양이고 길이 12~40㎜, 지름 4~9㎜이다. 바깥 면은 황백색이고 세로주름이 있다. 꺾이기 쉽고 꺾인 면은 흰색에 가깝고 약간 각질 모양이며 가운데 기둥은 가늘고 작다. 이 약은 약간 냄새가 있고 맛은 약간 달며 쉽게 흡습된다.

② 소엽맥문동 : 이 약은 뿌리의 팽대부로 방추형으로 길이 10~25㎜, 지름 3~5㎜이다. 한쪽 끝은 뾰족하고 다른 쪽은 약간 둥글다. 바깥 면은 연한 황색~연한 황갈색이며 크고

* CP : 麥冬(Maidong) OPHIOPOGONIS RADIX
百合科 植物 麥冬 *Ophiopogon japonicus* (L. f) Ker-Gawl.의 塊根。

작은 세로주름이 있다. 꺾으면 피부는 부드럽고 무르며 중심주는 강하고 질기다. 꺾인 면은 연한 황갈색이고 약간 반투명하며 점착성이 있다. 이 약은 약간의 냄새가 있고 맛은 약간 달며 점착성이다.

【産 地】우리나라 중부 이남 山地의 나무 밑에 자생하며, 慶南 密陽에서 재배한다.

【炮 製】① 麥門冬 : 잡질을 제거하고 깨끗이 씻어 밀폐하여 축인 후 두드려 납작하게 만들어서 햇볕에 건조한다.

② 朱麥門冬 : 麥門冬에 물을 뿌려 축인 후 朱砂粉을 고루 섞어 햇볕에 건조한다(麥門冬 100kg 당 朱砂粉 2kg).

③ 炒麥門冬 : 麥門冬을 炒製 용기에 넣고 文火로 표면이 부풀어 오르고 짙은 황색이 될 정도로 炒하여 放冷한다.

【性味 · 歸經】味는 甘 · 微苦하고 性은 微寒하며, 肺 · 心 · 胃經에 작용한다.

效 能	主 治
潤肺養陰	燥邪로 인한 傷肺증후, 陰虛의 勞嗽병증
益胃生津	胃陰不足의 병증, 內熱로 인한 消渴병증
淸心除熱	心煩, 失眠병증
兼能潤腸	腸燥便秘

이 약물은 甘 · 寒 · 質潤으로 養陰生津 · 潤燥하고, 苦 · 寒으로 淸熱하는 효능이 있어 肺 · 心 · 胃經에 작용하여 肺 · 胃의 陰不足을 淸養하며 生津潤燥 및 淸心除煩에 작용하므로 虛勞咳血, 乾咳稠痰, 心煩口渴 및 腸燥便秘 등의 병증에 常用한다.

그러나 性이 寒하고 質이 潤하므로 虛寒泄瀉에는 忌하고, 外感咳嗽나 外感表邪가 未解한 경우에도 服用하지 않는 것이 좋다.

肺 · 胃陰의 淸養 · 潤燥生津에는 淸水에 축여 芯을 제거하고, 滋陰淸心火에는 芯이 붙어 있는 連心麥門冬을 사용하며, 滋補藥에는 술에 담가 芯을 제거하고, 安神劑에는 朱麥門冬을 사용한다.

【臨床應用】① 外感燥邪에 의해 肺陰이 상하면 乾咳無痰하거나 痰이 적고 끈적이고 심하면 痰中帶血, 喀血 등의 병증이 나타난다.

이 약물은 味甘으로 肺에 작용하여 養陰潤肺의 효능으로 상술한 증후를 치료하고 또한 微苦 · 微寒으로 肺熱을 淸泄하므로써 溫燥 혹은 燥邪化火의 증후에 사용한다.

溫燥증후에는 淸宣肺燥 · 潤肺止咳하는 약물을 배합하는데, 그 예가 淸燥救肺湯[醫門法律]이며, 이 方은 桑葉 生石膏 枇杷葉 阿膠 등을 배합하여 溫燥傷肺로 燥熱이 비교적 심하거나 身熱咳喘, 胸脇滿痛 등의 증후를 치료한다.

燥邪化火로 인한 咳嗽, 痰稠色黃, 심하면 胸痛咯血하는 증후에 天門冬 知母 貝母 瓜蔞 및 黃芩 山梔子 白茅根 등을 배합하여 淸火化痰·潤燥止咳·涼血止血한다.

② 陰虛勞嗽가 심하면 咯血한다. 이 약물은 養陰潤肺하고 겸하여 淸熱 작용을 하는데 單味로는 약효가 미약하여 複方으로 사용하는데, 天門冬과 배합하면 二冬膏[張氏醫通]이고, 여기에 知母 貝母를 가하면 二冬二母湯[證因脈治]인데, 이 方들은 모두 상술한 증후가 비교적 가벼운 증후에 적용한다.

二冬(麥門冬 天門冬)을 함께 사용한 것을 기초로 하여 生地黃 川貝母 百部 阿膠 등을 배합하면 오래된 勞嗽 혹은 痰中帶血이 肺腎陰虛에 속하는 증상을 치료한다. 만약 咯血이 심하면 白芨 白茅根 旱蓮草 紫珠草 등 養血止血의 약물을 배합한다.

③ 胃陰虧虛하면 舌乾口渴 등의 증상이 나타난다. 이 약물은 甘·微寒으로 胃에 작용하여 滋陰養胃·生津하며 아울러 약효가 비교적 和平하고 滋膩性이 적다. 그러므로 胃陰虧虛를 치료하는 좋은 약물이다. 沙參 乾地黃 玉竹 氷糖 등을 배합하여 사용하는데 그 예가 益胃湯[溫病條辨]이다.

氣逆嘔惡를 겸한 증후에는 半夏 粳米 甘草을 배합하는데, 그 예가 麥門冬湯[金匱要略]이다.

氣陰이 모두 상하여 氣短力乏, 口渴舌乾인 증후에는 人蔘 五味子 등을 배합하는데, 그 예가 生脈散[內外傷辨惑論]이다.

④ 內熱로 傷陰耗津하면 消渴증후가 나타난다. 증상으로는 口燥, 多飮多食 등이 나타나는데 이 약물은 滋陰生津할 뿐만 아니라 또한 淸熱작용을 겸하므로 흔히 상술한 두 가지 消證에 사용한다. 單味의 사용은 약효가 비교적 미약하므로 複方으로 사용한다. 그 예가 麥門冬湯[聖濟總錄]인데, 이 方은 이 약물과 烏梅를 배합하여 消渴喉乾으로 참기 어려워 계속 물을 마시는 증상을 치료한다. 이 약물을 黃連 地黃汁 栝樓根汁 牛乳와 배합하면 熱이 심한 消渴병증을 치료한다[外台秘要].

⑤ 陰血虧虛하면 熱擾心神으로 心煩失眠이 초래된다. 이 약물은 心經에 작용하여 淸心除煩하므로 처방할 때 많이 선택된다. 이 약물은 甘·微寒으로 滋陰에 능한데, 특히 陰虛血虧에 熱을 겸한 증후에 적용하다.

邪熱이 營氣까지 미치고 밤이면 身熱이 더 심해지며 心煩少寐 증후에는 犀角 乾地黃 丹參 金銀花 등을 배합하여 淸熱透熱·養陰活血·除煩安神한다. 그 예가 淸營湯[溫病條辨]이다.

熱病 후기의 氣津兩傷, 虛煩不眠의 증후에는 竹葉 生石膏 人蔘 半夏 등을 배합하는데, 그 예가 竹葉石膏湯[傷寒論]이다. 이 方은 淸熱生津·益氣和胃·除煩安神하는 작용을 한다.

陰血虧虛, 虛煩不寐, 心悸神疲, 舌紅少苔의 증후에는 乾地黃 丹參 遠志 酸棗仁 등을 배합하여 滋陰養血·補心安神하는데, 그 예가 天王補心丹[攝生秘剖]이다.

營血不足, 心腎失調로 인한 精神恍惚, 驚悸不寐, 健忘盜汗의 증후에는 柏子仁 枸杞子

茯神 石菖蒲 등을 배합하여 滋陰補腎·養心安神하는데, 그 예가 柏子養心丸[體仁匯編]이다.

⑥ 陰虛津枯하면 腸道失潤으로 大便秘結이 나타나는데 滋陰潤腸으로 通便하는 치법이 적합하다. 이 약물은 滋陰生津을 통해 潤腸通便하는데 玄參 乾地黃 등을 배합하여 약효를 높인다. 그 예가 增液湯[溫病條辨]이다.

이 외에도 이 약물의 滋陰淸熱하는 효능을 취하여 陰虛有熱로 발생하는 咽喉腫痛 및 吐衄下血 등의 증후를 치료한다. 그 예가 養陰淸肺湯[重樓玉鑰]인데, 이 方은 生地黃 玄參 貝母 丹皮 등을 배합하여 평소 체질이 陰虛溫熱로 疫毒을 감염하여 발생하는 白喉腫痛을 치료한다.

麥門冬飮子[聖惠方]는 신선한 麥門冬汁에 鮮地黃汁 生刺薊汁을 배합하여 吐血, 衄血이 멎지 않는 증상을 치료한다.

【用量·用法】 6~12g. 水煎服, 熬膏 혹은 散劑·丸劑에 넣는다.

【使用注意】 性이 寒하고 潤하므로 外感風寒이나 痰飮濕濁에 의한 咳嗽, 脾胃虛寒의 설사에는 忌한다.

本草選錄 : [神農本草經] "主心腹結氣, 傷中傷飽, 胃絡脈絶, 羸瘦短氣. 久服輕身不老不飢"

[名醫別錄] "療身重目黃, 心下支滿, 虛勞客熱, 口乾燥渴, 止嘔吐, 愈痿蹶, 强陰益精, 消穀調中, 保神, 定肺氣, 安五臟, 令人肥健, 美顔色, 有子."

[藥性本草] "能熱毒, 止煩渴, 主大水面目肢節浮腫, 下水, 治肺痿吐膿, 主泄精, 療心腹結氣, 身黑目黃, 心下苦支滿, 虛勞客熱."

[日華子本草] "治五勞七傷, 安魂定魄, 止渴, 肥人, 時疾熱狂, 頭痛, 止嗽."

[本草衍義補遺] "治肺氣伏火, 主肺保神, 强陰益精 ; 又補肺中元氣不足, 及治血妄行. [衍義]云 : 治肺熱及虛勞客熱."

[本經疏證] "味甘甘中帶苦, 又合從胃至心之妙, 是以胃得之而能輸精上行, 自不與他臟腑絶, 肺得之而能敷布四臟, 灑陳五腑, 結氣自爾消熔, 脈絡自爾聯續, 飮食得爲肌膚, 穀神旺而氣隨之充也."

[方藥合編] "麥門甘寒除虛熱 淸肺補心煩渴撤"

【化學分析】 steroid saponin인 ophiopogenin A~D 등과 homoisoflavonoide인 ophiopogonone A, B 등, 기타 당류, stigmasterol, inulin type fructose(3종), β-sitosterol, glucoside, vitamin A樣 물질 등을 함유한다.

【藥理硏究】 산소 결핍에 길항하는 능력을 높이고, 관상동맥의 流量을 증가시키며, 심근 빈혈에 뚜렷한 보호작용을 하고, 아울러 실험성 심장 리듬 실조에 길항하며, 심근 수축력을 개선하고 또한 일정한 진정작용을 한다.

체액성 면역의 촉진작용·핵산대사를 조절하는 작용·조혈장기에 대한 개선작용·항염증작용·항균작용·혈당강하작용·Langerhans島細胞의 회복을 촉진하는 작용 등이 있다. 이외에도 진해·강심이뇨작용이 있다.

천문동 天門冬[KP]

Asparagi Tuber
Asparagus tuber

【出 典】神農本草經

【異 名】天冬・明天冬・天蘴冬

【起 原】백합과(Liliaceae) 천문동 *Asparagus cochinchinensis* Merrill의 덩이뿌리로서 뜨거운 물로 삶거나 찐 뒤에 겉껍질을 제거하고 말린 것이다.*

【採 取】가을과 겨울에 캐어 殘莖을 제거하고 끓는 물에 데치거나 쪄서 外皮를 벗겨내고 曬乾한다.

【性 狀】이 약은 덩이뿌리로 방추형~원형을 이루고 대개는 구부러져 있다. 길이 5~15㎝, 지름 5~20㎜이다. 바깥 면은 연한 황갈색~연한 갈색으로 반투명하여 때로 세로주름이 있다. 질은 부드러우나 단단한 것도 있어 꺾이기 쉽고 꺾인 면은 회황색이며 윤기가 있고 각질이다. 이 약은 약간 특유한 냄새가 있고 맛은 처음에 달고 후에 약간 쓰다.

【產 地】우리나라의 중부 이남에 분포하고, 中國의 貴州, 四川, 廣西, 浙江, 雲南 지역이 주산지이며, 貴州產이 가장 좋은 良品이다.

【炮 製】① 天門冬 : 잡질을 제거하고 신속하게 깨끗이 씻어 반쯤 햇볕에 건조한 다음 薄片으로 썰어 건조한다.

② 蜜天門冬 : 일반적인 蜜炙法에 준한다.

【性味・歸經】味는 甘・苦하고 性은 大寒하며, 肺・腎經에 작용한다.

效 能	主 治
淸肺降火・滋陰潤燥	燥熱로 인한 咳嗽, 虛勞의 咳嗽, 熱病의 傷陰證, 內熱로 인한 消渴證, 腸燥便秘證, 咽喉腫痛 등의 증후

이 약물의 性味는 甘・大寒하고 質潤으로 淸肺熱・滋腎陰・潤燥하는 효능이 있으므로 肺・腎의 陰虛有熱로 인한 勞熱咳嗽, 燥咳痰粘, 喀血, 熱病傷陰으로 인한 舌乾口渴 혹은 腎虛內熱의 消渴 등에 적용하며, 또한 滑腸通便에도 작용하므로 腸燥津枯의 大便秘結에 적용한다.

天門冬과 麥門冬은 滋陰淸肺에 작용하여 燥咳, 喀血, 陰傷口渴, 腸燥便秘에 적용한다. 天門冬은 甘苦・大寒으로 潤肺와 滋腎의 효능이 있으므로 肺腎傷陰의 要藥이며, 淸火滋潤의 약효가 麥門冬에 비해 뛰어나며, 麥門冬은 甘・微苦하고 微寒으로 潤肺・淸心・養胃에 작용하여 肺胃傷陰의 要藥으로, 滋養의 효력은 天門冬에 비해 떨어지나 滋膩하지 않는

* CP : 天冬(Tiandong) ASPARAGI RADIX
百合科 植物 天冬 *Asparagus cochinchinensis* (Lour.) Merr.의 塊根。

면에서 장점이 있다. 肺腎陰虛에는 두 약물을 병용하는데 胃陰에는 天門冬을 쓰지 않고, 腎陰虛에는 麥門冬을 사용하지 않는다.

【臨床應用】 ① 燥邪傷肺로 인해 乾咳無痰 혹은 痰이 적고 끈적거리며 심하면 痰中帶血 증후가 나타난다. 이 약물은 甘苦·寒으로 淸肺潤燥의 효능으로 상술한 증후를 치료한다. 또한 性이 大寒으로 淸肺降火의 효력이 비교적 강하여 溫燥에 속한 身熱, 微惡風寒을 겸한 증상이나 燥邪化火의 胸痛咯血 등의 증상에 적용하다.

溫燥傷肺의 증후에는 桑葉 豆豉 沙參 杏仁 등을 배합하여 淸肺潤肺·燥風解表의 효능을 높인다.

燥邪化火의 증상이 경할 경우에는 單味를 달여 膏로 만들어 복용하면 효과가 좋은 데, 그 예가 天門冬膏[醫學正傳]이며, 麥門冬과 함께 달여 膏로 만들어 복용하면 약의 효력이 증강되는데 그 예가 二冬膏[張氏醫通]이다.

증상이 비교적 심할 경우에는 天門冬膏를 기반으로 해서 知母 貝母 阿膠 側柏葉 全瓜蔞 등을 배합하여 淸熱滋陰潤肺·止咳止血의 약효를 높인다.

② 이 약물은 滋陰淸肺·降火의 효능이 있으므로 陰虛의 勞嗽咯血에 사용한다. 陰이 충족하고 火를 淸하면 肺의 기능이 정상으로 회복되며, 血流歸經하면 모든 증상이 스스로 제거된다. 單味를 사용하면 효력이 비교적 약하다. 麥門冬 生地黃 百部 沙參 阿膠 등을 배합하면 滋陰淸肺·止嗽止血·殺蟲의 효능을 얻을 수 있는데 그 예가 月華丸[醫學心悟]이다.

이 약물은 또한 滋陰潤肺·淸肺降火의 효능이 있으므로 오래된 咳嗽가 陰虛有熱에 속하는 증상을 치료하는데, 그 예가 [葛洪肘後備急方]에 신선한 天門冬을 짓찧어 즙을 짜서 紫菀 飴糖 酒와 함께 배합하여 肺痿咳嗽, 吐涎沫, 心中溫溫, 口燥하나 渴하지 않는 증상 등을 치료한다고 하였다. 三才封髓丹[證因脈治]은 이 약물에 人蔘 熟地黃을 배합한 方으로 腎經咳嗽, 眞陰涸渴을 치료한다.

이외에도 이 약물은 大寒하고 겸하여 味가 苦하므로 淸肺降火의 효력이 비교적 약하다. 桑白皮 地骨皮 石膏 瓜蔞 浙貝母 前胡 등의 淸肺化痰止咳하는 약물을 배합하면 肺火熾盛, 喘咳痰黃, 粘稠를 치료한다.

③ 熱病 후기에 열은 退하였으나 陰이 傷하면 咽燥口乾渴하고 舌紅少苔, 脈細 등의 증상이 나타난다. 이 약물은 滋陰生津하며, 單味를 사용하거나 또는 麥門冬을 배합하면 淸熱작용을 하므로 상술한 모든 증상에 적용되는데, 그 예가 天門冬膏, 二冬膏[張氏醫通]이다.

氣陰兩傷으로 咽乾口渴 등의 증상에 氣短神疲를 겸했을 경우에는 人蔘(혹은 西洋參) 乾地黃 등을 배합하여 益氣養陰·生津의 효능을 기하는데, 그 예가 三才湯[溫病條辨]이다.

④ 口燥多飮은 즉 消渴이다. 이는 火盛津枯로 인해 나타나는데, 이 약물은 甘·寒으로 滋陰潤津하고, 苦寒으로 淸熱降火하는 효능이 있으므로 상술한 증상의 처방에 흔히 사용하는 약물이다. 이 약물은 위로는 肺에 작용하고, 아래로는 腎에 작용하여 上·中·下 三焦의 열이 偏盛한 증후에 특히 적합하다.

上消를 치료할 경우에는 麥門冬 天花粉 知母 黃芩 등을 배합하는데, 그 예가 二冬湯[醫學心悟]이며, 中消를 치료할 경우에는 石膏 知母 生地黃 黃連 등을 배합하고, 下消를 치료할 경우에는 知母 黃柏 熟地黃 山茰肉 澤瀉 등을 배합한다.

氣陰兩虛의 증후에는 人蔘(혹은 西洋參) 地黃을 배합하는데, 그 예가 앞에서 서술한 三才湯[溫病條辨]이다.

⑤ 이 약물은 腸의 液耗津枯로 인한 便秘에 사용한다. 味가 甘하고 多汁으로 滋陰生津·潤燥하고 또한 大寒으로 淸熱降火작용을 하므로 津枯便秘에 열을 겸한 증후에 가장 적합하며, 흔히 玄參 麥門冬 乾生地 知母 등 滋陰潤燥·滑腸淸熱하는 약물을 배합하고, 血虛有熱의 증후에는 當歸 生白芍(大量) 生首烏 蜂蜜 등 滋陰養血·潤腸通便하는 약물을 배합한다.

⑥ 腎經은 위로 喉嚨을 따라 舌本에 이어진다. 腎陰虧虛하면 虛火가 上炎하여 咽喉腫痛이 발생하고 심하면 腐爛한다. 이 약물은 腎經에 작용하여 滋陰降火하는데, 熟地黃 玄參 麥門冬 石斛 등을 배합하면 약효가 증강된다.

이 약물은 淸肺降火의 효능이 비교적 강하므로 肺熱火毒으로 인한 咽喉腫痛에 山豆根 板藍根 桔梗 生甘草 등을 배합하면 淸熱解毒·消腫利咽의 효능이 있다[山東中草藥手冊].

이 외에도 [雲南中草藥]에서는 이 약물을 肉과 頓服하면 催乳작용을 한다고 하였다. 근래에는 이 약물로 乳房腫瘤를 치료하는데 일정한 효과를 얻고 있다.

【用量·用法】 6~12g. 水煎服, 熬膏 혹은 散劑·丸劑에 넣는다.

【使用注意】 이 약물은 甘苦·寒으로 虛寒泄瀉 및 外感風寒의 咳嗽에는 忌한다.

> **本草選錄**: [神農本草經] "主諸暴風濕偏痺, 强骨髓, 殺三蟲, 去伏尸."
>
> [名醫別錄] "保定肺氣, 去寒熱, 養肌膚, 益氣力, 利小便, 冷而能補."
>
> [藥性本草] "主肺氣咳逆, 喘息促急, 除熱, 通腎氣. 療肺痿生癰吐膿, 治濕疥, 止消渴, 去熱中風, 宜久服."
>
> [日華子本草] "貝母爲使, 鎭心, 潤五臟, 益皮膚, 悅顔色, 補五勞七傷. 治肺氣幷嗽, 消痰, 風痺, 熱毒游風, 煩悶吐血, 去心用."
>
> [本草衍義] "治肺熱之功爲多. 其味苦, 但專泄而不專收, 寒多人禁服."
>
> [方藥合編] "天門甘寒肺癰痿 喘嗽熱痰皆可宜"

【化學分析】 asparagin, β-sitosterol, 5-methoxymethyl furfurol, glucode, fructose, 점액질, 전분 등을 함유한다.

【藥理硏究】 ① 天門冬의 탕제는 탄저균, A형 및 B형 연쇄상구균, 폐렴쌍구균, 황색포도상구균, 디프테리아균, 고초균 등에 대하여 억제작용을 한다.

② 마우스 肉瘤-180 및 백혈병세포에 대하여 억제작용을 한다.

③ asparamide는 일정하게 鎭咳·祛痰의 작용을 한다.

④ 모기, 파리 유충을 살멸한다.

석곡 石斛[KHP]

Dendrobii Caulis
Dendrobium stem

【出 典】神農本草經

【異 名】杜蘭·林蘭·禁生·金釵花

【起 原】난초과(Orchidaceae) 금채석곡(金釵石斛) *Dendrobium nobile* Lindl., 환초석곡(環草石斛) *Dendrobium loddigesii* Rolfe., 마편석곡(馬鞭石斛) *Dendrobium fimbriatum* var. *oculatum* Hook., 황초석곡(黃草石斛) *Dendrobium chrysanthum* Wall. ex Lindl. 또는 철피석곡(鐵皮石斛) *Dendrobium candidum* Wall. ex Lindl.의 줄기이다.*

【採 取】가을 이후에 채취하여 잡질을 제거하고 曬乾한다.

【性 狀】이 약은 편원주형으로 길이 20~40㎝, 지름 4~6㎜이고 마디의 길이는 25~30㎜이다. 바깥 면은 금황색~황록색을 띠고 깊은 세로 홈이 있다. 질은 단단하고 쉽게 부스러진다. 이 약은 거의 냄새가 없고 맛은 조금 쓰다.

【產 地】우리나라 남부지방 고산지대의 계곡 암석에 자생한다. 中國의 環草石斛은 廣東, 廣西, 雲南, 南部 등 지역에 분포하고, 馬鞭石斛은 廣西, 雲南南部와 亞細亞 熱帶地方에 분포하며, 黃草石斛은 廣西, 貴州, 雲南 東南部와 西藏 東南部 및 亞洲 熱帶地方에 분포하고, 鐵皮石斛은 廣西, 雲南, 南部에 분포하며, 金釵石鱗은 臺灣, 廣東, 廣西, 湖北, 西南 및 亞洲 熱帶地方에 분포한다.

【炮 製】石 斛 : 남은 뿌리의 잡질을 제거하고 깨끗이 씻어 물에 축인 후 小段하여 건조한다.

【性味·歸經】味는 甘하고 性은 微寒하며, 胃·腎經에 작용한다.

效 能	主 治
養胃生津	熱病으로 인한 津傷증후, 胃陰虛의 병증
滋陰除熱	陰虛發熱증후
明目强腰	陰虛의 視物昏花, 腰膝軟弱병증

이 약물의 性味는 甘·微寒으로 胃·腎經에 작용하여 陽明의 虛熱을 淸하고 養陰生津, 滋養胃陰하고 虛熱을 淸熱하는 主藥이며, 溫熱病으로 인한 傷陰證을 치료하는 要藥이다.

대개 溫熱의 邪氣는 陰液을 損傷하기 쉬우므로 熱病傷津으로 인한 口乾燥渴과 熱病후기에 陰虛津虧로 餘熱이 未淸하고 夜熱早涼, 舌絳少津 등인 증후에 대하여 병증에 따라

* CP : 石斛(Shihu) DENDROBII CAULIS
蘭科 植物 金釵石斛 *Dendrobium nobile* Lindl., 鼓槌石斛 *Dendrobium chrysotoxum* Lindl. 流蘇石制 *Dendrobium fimbriatum* Hook. 또는 동속 근연식물의 梗.

배합한다. 그러나 이 약물은 甘·寒으로 戀邪助濕하므로 濕熱病에 아직 化燥되지 못한 경우에는 早期에 應用하는 것은 적당하지 않으며, 濕溫病에는 더욱 적당하지 않다.

鮮石斛은 淸熱生津하는 작용이 비교적 강하므로 熱病傷津, 熱病傷津에 사용하고, 일반의 陰虛에는 乾石斛을 사용한다.

【臨床應用】 ① 外感熱病으로 熱이 熾盛하여 津이 손상하면 咽乾舌燥, 煩渴汗出 등의 증상이 나타난다. 이 약물은 甘·微寒으로 滋陰生津할 뿐만 아니라 또한 열을 제거한다. 신선한 것을 사용하면 生津하는 효능이 특히 강하므로 상술한 증후를 치료한다.

單味의 약효는 비교적 약하므로 滋陰降火·淸熱生津하는 약물을 배합하는데, 그 예가 淸熱保津法[時病論]이다. 즉 鮮石斛에 天花粉 鮮生地 麥門冬 連翹 등을 배합하여 熱病火熾, 津傷煩渴, 舌乾苔黑 등의 증후를 치료하는 方이다.

病後 열은 退하였으나 氣陰兩傷으로 神思不淸, 倦乏言少, 脣燥齒乾의 증후가 나타날 때에는 人蔘(혹은 西洋參) 麥門冬 木瓜 鮮蓮子 등을 배합하는데, 그 예가 薛生白[濕熱病篇]이다.

② 胃陰不足으로 인한 口乾咽乾, 舌紅少津, 大便乾結 등의 증후에 사용한다. 이 약물은 甘·涼으로 胃에 작용하여 滋陰生津하고 養胃하므로 상술한 증상이 비교적 경한 증후에 單味를 달여서 차 대신 마셔도 좋다[本草綱目拾遺]. 증상이 비교적 심하면 滋陰養胃하는 沙參 麥門冬 玉竹 또는 消食開胃의 木瓜 穀芽 山楂 등을 배합하여 효능을 증강시킨다.

③ 陰이 虛하면 內熱이 발생하고, 陰虛津虧하면 虛熱不退 증상이 나타난다. 이 약물은 甘·微寒으로 상술한 증후를 치료한다. 또한 滋腎陰할 뿐만 아니라 虛熱을 제거한다. 生地黃 麥門冬 白薇 靑蒿 등을 배합하여 標와 本을 함께 다스린다.

④ 肝은 目에서 開竅하고 肝·腎은 同源이다. 腎陰이 虛損하면 肝陰이 반드시 虛하여 目失所養하므로 시력이 저하된다. 이 약물은 味甘으로 滋補腎陰한다. 따라서 補肝益腎·明目하는 약물을 배합하여 상술한 증상을 치료한다.

또한 이 약물은 微寒의 性으로 熱을 제거하므로 陰虛陽熱의 上浮에 특히 적합하다. 그 예가 石斛夜光丸[原機啓微]인 데 이 方은 天門冬 熟地黃 枸杞子 菊花 決明子 등을 배합으로 조성되어 肝腎虧虛, 陰虛火旺으로 인한 瞳神散大, 視物昏花, 頭暈目眩 등의 증상을 치료한다.

雀目의 병증에는 蒼朮 淫羊藿을 배합하는데, 그 예가 石斛散[聖濟總錄]이다.

腎은 精을 貯藏하고 骨을 주관하므로 腎陰虧虛하면 精虧骨軟하여 腰膝軟弱 등의 증상이 나타난다. 이 약물은 滋補腎陰을 통해 益精强腰하는 효능을 발휘한다. 흔히 熟地黃 牛膝 桑寄生 覆盆子 등을 배합하여 상술한 증상을 치료한다.

이 외에도 그 滋陰生津·除熱의 효능을 적용하여 消渴 치료에도 사용한다.

【用量·用法】 6～12g. 鮮石斛은 15～30g. 水煎服 또는 熬膏, 丸劑·散劑에 넣는다. 湯劑에는 먼저 달이는 것이 좋다.

【使用注意】 溫熱病의 早用과 胃·腎의 虛熱에는 적당하지 않으며, 虛而無火에는 忌한다.

本草選錄：[神農本草經] "主傷中, 除痹下氣, 補五臟虛勞羸瘦, 强陰. 久服厚腸胃."

[名醫別錄] "益精, 補內絶不足, 平胃氣, 長肌肉, 逐皮膚邪熱疿氣, 脚膝疼冷痹弱, 久服定志除驚."

[藥性本草] "益氣除熱, 主男子腰脚軟弱, 健陽, 逐皮肌風痹, 骨中久冷虛損, 補腎積精, 腰痛, 養腎氣益力."

[日華子本草] "治虛損劣弱, 壯筋骨, 暖水藏, 輕身, 益智. 平胃氣, 逐虛邪."

[本草衍義] "治胃中虛熱有功."

[本草綱目] "治發熱自汗, 癰疽排膿內塞."

[本草備要] "平補脾腎. 夢遺滑精, 褁澀余瀝."

[方藥合編] "石斛味甘卻驚悸　冷閉虛損壯骨餌"

【化學分析】*D. nobile*(金釵石斛)에는 alkaloid 약 0.3%를 함유한다. 그 주성분으로는 dendrobine, 6-hydroxydendrobin(=dendramine), nobilonin, dendroxine, 6-hydroxydemdine을 함유하고, 또한 sesquiterpene類의 nobilomethylene도 함유하고 있다. *D. lohohense*(環草石斛)에서는 alkaloid인 shihunine이 알려져 있다.

【藥理研究】① 石斛 알칼로이드는 일정한 진통·해열작용을 하는데 phenacetin과 비슷하나 그 작용이 비교적 약하다.

② 石斛 탕제를 경구 투여하면 위액의 분비를 촉진하여 소화를 돕는다. 腸道에 이르면 蠕動을 항진시켜 通便하게 한다. 그러나 사용량이 너무 많으면 도리어 腸肌를 마비시킨다. 저농도에서는 토끼 적출 십이지장 장관을 흥분시키고 고농도에서는 억제작용을 한다. 石斛은 실험동물의 중등 혈당 과다증을 일으킬 수 있다. 대량 사용은 호흡과 심장을 억제하고 또한 혈압을 낮춘다.

옥죽 玉竹[KHP]

Polygonati Odorati Rhizoma

【出 典】神農本草經

【異 名】萎蕤·葳蕤·女萎·葳參

【起 原】백합과(Liliaceae) 둥굴레 *Polygonatum odoratum* Druce var. *pluriflorum* Ohwi 또는 기타 동속 근연식물의 뿌리줄기이다.*

【採 取】봄과 가을에 캐어 鬚根을 제거하고 깨끗이 씻어 曬乾한다.

【性 狀】이 약은 뿌리줄기로 긴 원기둥 모양이고 대게 납작하며 때로 가지가 갈려있고 길이 4～18㎝, 지름 3～16㎜이다. 바깥면은 황백색 또는 연한 황갈색이고 반투명하며 세로주름 및 약간 볼록한 돌림마디가 있다. 또한 질은 단단하지만 부서지기 쉽거나 약간 물렁물

* CP：玉竹(Yuzhu) POLYGONATI ODORATI RHIZOMA
百合科 植物 玉竹 *Polygonatum odoratum* (Mill.) Druce의 根莖。

렁하고 쉽게 자를 수 있다. 자른 면은 각질 모양이거나 과립성이다. 이 약은 특유한 냄새가 약간 있고 맛은 달고 씹으면 끈적끈적하다.

【產 地】 玉竹은 中國의 全國 각지에 분포하고, 둥굴레는 우리나라 전국의 관목림 주변에 분포한다.

【炮 製】 잡질을 제거하고 깨끗이 씻어 축인 후 厚片으로 썰거나 小段으로 썰어 건조한다.

【性味·歸經】 味는 甘하고 性은 微寒하며 肺·胃經에 작용한다.

效 能	主 治
滋陰潤肺	燥咳, 勞嗽의 병증
生津養胃	胃陰虛의 병증, 陰虛外感의 병증, 消渴병증

이 약물의 性味는 甘·寒 多液하고 質이 柔潤하여 養陰하는 특징이 있어 補하되 膩滯하지 않고, 補養하되 戀邪하지 않은 장점이 있으므로 肺와 胃의 燥熱 병증을 치료한다. 肺燥로 인한 乾咳稠痰과 胃熱傷律으로 나타나는 煩渴易飢에 적용하며, 또한 陰虛體質에 外邪를 感受하여 나타나는 發熱, 咳嗽증후에도 응용한다.

이 약물을 生用할 경우에는 淸熱養陰작용이 비교적 良好하고, 熟用할 경우에는 오직 滋補養陰의 효능이 있다.

【臨床應用】 ① 燥邪犯肺로 인해 陰津이 상하면 乾咳無痰이거나 痰이 적고 끈적이며 口乾咽乾 등의 증상이 나타난다. 이 약물은 甘하고 多汁하여 滋陰潤肺·生津에 장점이 있고, 또한 補하면서도 膩하지 않아 상술한 증상을 치료한다.

이 약물은 또한 性이 平하고 涼에 치우쳐 胃經에 작용하여 溫燥傷肺의 증후나 혹은 燥邪가 肺胃의 陰分을 손상한 경우에 더욱 적합하다. *沙參 麥門冬 桑葉 天花粉* 등 滋陰·淸熱·潤燥하는 약물을 배합하는데, 그 예가 *沙參麥門冬湯*[溫病條辨]이다.

이 약물은 비록 약성이 涼에 치우치지만 지나치게 寒하지 않아 涼燥傷肺의 경우에도 病情을 참작하여 사용하는데 흔히 *杏仁 蘇葉 前胡 桔梗* 등을 배합한다.

② 이 약물은 滋陰潤肺하는 효능으로 陰虛勞嗽에 적용한다. 그러나 이 약물은 滋潤에만 능하고, 虛熱을 退하는데 약하며 止咳化痰의 효력이 없으므로 滋陰하고 虛熱을 쫓아내는 *生地黃 知母 地骨皮* 및 潤肺止咳하는 *貝母 百部* 등을 배합하여 약효를 증강한다.

③ 胃陰虧虛하면 배가 고프지만 食欲이 없고 舌乾口渴 등의 증상이 나타난다. 이 약물은 味甘·柔潤으로 胃에 작용하여 滋陰·養胃陰할 뿐만 아니라 生津으로 熱病 후기에 陰液이 회복되지 않았거나 臟腑失調, 火熱內生으로 陰이 傷하여 야기되는 상술한 여러 가지 증후를 치료한다. *沙參 麥門冬 生地黃 氷糖* 등을 배합하면 滋陰生津養胃의 작용을 한다. 그 예가 *玉竹麥門冬湯·益胃湯*[溫病條辨]이다.

④ 평소 陰虛한 데다 風熱을 감수하거나 風寒을 감수하여 熱로 化하여 발생하는 身熱, 微惡風寒, 乾咳少痰, 頭昏, 心煩口乾 등의 증후에는 반드시 滋陰하고 虛熱 쫓아내는 약물과 배합하여 透表시켜야 한다.

이 약물은 甘潤으로 滋陰生津할 뿐만 아니라 또한 性이 平하고 涼에 치우쳐 退熱하는 효능을 겸하고 또한 藥性이 緩和하여 滋膩하거나 邪氣를 수렴하는 폐단이 없으므로 상술한 증후를 치료하는데 적용한다. 그러나 透散하는 효능이 아예 없으므로 薄荷 白薇 豆豉 桔梗 등 疏散透熱하는 약물을 배합하므로 비로서 滋陰退熱·解表 작용을 한다. 그 예가 加減葳蕤湯[重訂嚴氏濟生方]이다.

이 외에도 이 약물은 滋陰生津의 효능이 있어 內熱消渴 증후에 天花粉 生葛根 生山藥 生熟地黃 등을 배합한다.

【用量·用法】 6~12g. 水煎服, 熬膏 혹은 散劑·丸劑에 넣는다. 陰虛熱盛에는 生品을 사용하고, 熱이 심하지 않으면 蒸製品을 사용하는 것이 좋다.

【使用注意】 이 약물은 약성이 화평하고 滋陰潤燥하므로 脾虛로 인한 濕痰에는 忌한다.

> 本草選錄 : [神農本草經] "主中風暴熱, 不能動搖, 跌筋結肉, 諸不足. 久服去面黑䵟, 好顔色, 潤澤."
>
> [藥性本草] "主時疾寒熱, 內補不足, 去虛勞客熱. 頭痛不安."
>
> [日華子本草] "除煩悶, 止渴, 潤心肺, 補五勞七傷, 虛損, 腰脚疼痛, 天行熱狂, 服食無忌."
>
> [本草綱目] "[南陽活人書] 治風溫自汗身重, 語言難出, 用萎蕤湯, 以之爲君藥, 餘每用治虛勞寒熱之痁, 及一切不足之證, 用代蔘·芪·不寒不燥, 大有殊功, 不止於風熱濕毒而已, 此昔人所未闡者也. 主風溫自汗灼熱, 及勞痁寒熱, 脾胃虛之. 男子小便頻數失精, 一切虛損."
>
> [本草新編] "萎蕤性純, 其功甚緩, 不能救一時之急, 必須多服始妙. 用之於湯劑之中, 冀目前之速效難矣. 且萎蕤補陰, 必須人蔘補陽, 則陰陽旣濟之妙, 所收功用實奇. 故中風之證, 萎蕤與人蔘煎服, 必無痿廢之憂. 驚狂之病, 萎蕤與人蔘同飮, 斷少死亡之病. 蓋人蔘得萎蕤益力, 萎蕤得人蔘鼓勇也."

【化學分析】 강심배당체로서는 convallamarin, convallarin 등과 점액질로는 D-fructose, D-mannose, D-glucose 및 D-galacturonic acid로 되는 odoratan, 그 외 polygonatum-fructan O-A 등, cheledomic acid, azetidin-2-carboxylic acid alkaloid, vitaminA樣物質, vitamin C, B_1, tannin, nicotinic acid, quercitol 등을 함유한다.

【藥理硏究】 ① 적은 양의 탕제, 팅크제는 적출 개구리의 심장 박동을 증강시킨다. 黃芪와 함께 사용하면 심근 빈혈 심전도를 개선한다.

② 血脂를 낮추고 動脈粥樣 硬化斑塊의 형성을 완화시키며, 산소결핍능력을 증강시킨다.

③ 玉竹을 경구 투여하면 葡萄糖과 알록산에 의해 생기는 흰쥐의 혈당 수준이 높아지는 것을 억제한다.

황정 黃精[KP]

Polygonati Rhizoma
Polygonatum rhizome

【出 典】名醫別錄

【異 名】米脯・鹿竹・野生薑・山生薑・玉竹黃精

【起 原】백합과(Liliaceae) 층층갈고리둥굴레 *Polygonatum sibiricum* Redoute, 진황정 *Polygonatum falcatum* A. Gray, 전황정(滇黃精) *Polygonatum kingianum* Coll. et Hemsley 또는 다화황정(多花黃精) *Polygonatum cyrtonema* Hua의 뿌리줄기로서 찐 것이다. *

【採 取】봄과 가을에 캐어 鬚根을 제거하고 깨끗이 씻어 끓는 물에 데치거나 쪄서 曬乾한다.

【性 狀】이 약은 뿌리줄기로서 불규칙한 원주형 또는 덩어리 모양이고 길이 3~10㎝, 지름 5~30㎜이며 가끔 갈라져 있다. 바깥 면은 황갈색~흑갈색을 띠고 가로로 마디가 있으며 반투명이다. 위쪽에는 줄기자국이 둥글고 오목하게 패여 있고 아래쪽에는 뿌리자국이 돌출되어 있으며 여러 개의 비늘마디와 가는 세로주름이 있다. 질은 단단하고 눅진눅진하며 꺾인 면은 연한 갈색으로 매끈하고 반투명하며 각질이고 황백색의 작은 점이 많다. 이 약은 약간 단내가 있고 맛은 달며 씹으면 끈적끈적하다.

【產 地】우리나라의 중부지방에서 재배한다. 中國의 貴州, 湖南, 四川, 河北, 湖北, 河南, 廣西, 지역이 주산지이다.

【炮 製】① 黃 精 : 잡질을 제거하고 깨끗이 씻어 물에 축인 후 厚片으로 썰어 건조한다.

② 酒黃精 : 黃精에 黃酒를 고루 섞어 찜통에 넣고 중탕하거나 수증기로 흑색이 될 정도로 쪄서 厚片으로 썰어 건조한다(黃精 100㎏ 당 黃酒 20㎏).

③ 蒸黃精 : 黃精片을 깨끗이 씻은 후 물에 축여 축축할 때 찜통에 넣고 黑色을 띠고 촉촉할 정도로 쪄서 厚片으로 썰어 건조한다.

【性味・歸經】味는 甘하고 性은 平하며, 脾・肺・腎經에 작용한다.

效 能	主 治
滋陰潤肺	陰虛의 勞嗽證, 肺燥의 咳嗽證, 腎虛精虧證, 消渴병증
補脾益氣	脾胃虛弱의 병증

이 약물의 性味는 甘・平하고 質潤으로 補脾氣・益脾陰에 작용하는 補脾 약물로 潤肺燥, 益腎의 효능이 있다. 그 효능이 熟地黃과 비슷한데, 熟地黃은 오직 腎陰을 補하여 精血을

* CP : 黃精(Huangjing) POLYGONATI RHIZOMA
百合科 植物 滇黃精 *Polygonatum kingianum* Coll. et Hemsl., 黃精 *Polygonatum sibiricum* Red. 또는 多花黃精 *Polygonatum cyrtonema* Hua의 根莖。

補益하는 반면, 이 약물은 補脾潤肺하는 효능이 主가 되어 氣를 補하고 또한 養陰益精하므로 脾·肺의 氣陰이 모두 傷한 병증을 치료하는 要藥이다.

그러므로 溫熱病의 후기에 邪熱이 이미 제거되었는데도 氣와 陰이 아직 회복되지 못한 경우에 가장 적합하다. 다만 이 약물은 滋膩한 약물로 助濕하기 쉬우므로 痰濕塞滯나 中寒便溏인 경우에 적용하는 것은 적당하지 않다.

【臨床應用】① 勞嗽가 오래되면 반드시 傷陰耗氣로 인해 短氣乏力, 乾咳無痰이거나 痰이 적고 끈적이며, 陰虛하면 內熱이 생기고 熱이 肺絡을 灼傷하여 咳嗽痰血 증후가 나타나며, 虛火가 昇騰하면 顴紅心煩의 증후가 나타난다. 이 약물은 甘·平으로 滋陰潤肺할 뿐만 아니라 益氣하는 효능이 있으므로 陰虛勞嗽에 良藥으로 單味만으로도 효과를 나타낸다.

滋陰淸熱·潤肺止咳·化痰하는 沙參 知母 貝母 百部 등을 배합하면 그 효능이 더욱 좋고, 咯血을 겸했을 경우에는 阿膠 白芨 旱蓮草 등, 滋陰淸熱·養血止血하는 약물을 배합한다.

② 燥邪가 肺를 침범하여 肺陰이 상하면 鼻燥, 咽乾, 喉痒, 乾咳無痰, 담이 적고 끈적이며 뱉기 힘들다. 심하면 痰中帶血하는 등의 증상이 나타난다. 이 약물은 甘·平으로 滋陰潤燥하므로 상술한 증후에서 偏涼·偏熱을 막론하고 모두 사용한다. 겸하여 潤肺化痰·止咳하는 약물을 함께 사용하여 약효를 높인다.

涼燥의 증후에는 紫蘇 杏仁 紫菀 款冬花 등 溫潤止咳·發表하는 약물을 배합하고, 溫燥의 증후에는 桑葉 杏仁 象貝母 沙參 등 涼潤止咳·疏散風熱하는 약물을 배합한다.

③ 腎虛精虧하면 腰痠足軟, 頭暈耳鳴, 早髮白 및 眼花 등의 증상이 나타난다. 이 약물은 滋陰에 능할 뿐만 아니라 益氣의 효능도 있으므로 肺脾腎의 平補하는 것을 통해 塡精生髓·强壯固本하고 또한 이로써 腎精을 충족하게 하며 骨强腦健·神思聰慧한다. 그러므로 상술한 腎虛精虧의 여러 가지 증후에 單味 또는 丸·散劑에 넣거나 熬膏, 혹은 鷄, 豬肉 등과 炖服하여도 좋다.

기타의 補肝腎·益精血하는 약물을 배합하여도 약효를 높인다. 그 예가 黃精膏[奇效良方]인데, 이 方은 대량의 黃精과 극소량의 乾薑 肉桂를 배합하여 熬膏로 복용한다.

二精丸은 黃精과 枸杞子를 等分하여 丸으로 복용하고, 黃精酒는 黃精을 蒼朮 枸杞根 天門冬 松葉을 함께 달여 즙을 취하여 술누룩과 지은 밥을 섞고 빚은 것인데, 이러한 약들은 모두 補虛益腎固本의 효능이 있어 腎虛精虧 등의 여러 증상을 치료한다.

血虛를 겸한 증후에는 當歸를 배합하여 補腎塡精養血의 효능을 기하는데, 그 예가 九傳黃精丹[中藥成藥處方集]이다.

④ 陰虛內熱하면 消渴이 나타나는데, 증상으로는 多飮, 多食, 多尿, 口渴不止 및 形體消瘦 등의 증후가 발생하고, 병변은 주로 肺·胃(脾)·腎 三臟에 있다. 이 약물은 味甘·質潤으로 肺·脾·腎經에 작용하여 滋陰에 뛰어나서 상술한 消渴의 모든 증후에 좋은

약물이므로 上·中·下焦에 모두 사용하는데, 單味만을 대량 사용하여도 효과를 본다.

熱이 심할 경우에는 天花粉 石膏 知母 黃連 등을 배합하여 淸熱降火·生津止渴한다.

陰傷이 심할 경우에는 生地黃 熟地黃 天門冬 石斛 등을 배합하여 滋陰生津의 약효를 증강시킨다.

이 약물은 性이 平하고 寒·熱에 치우치지 않으며 또한 益氣의 효능이 있으므로 오래된 消渴, 陰損 및 陽과 氣陰兩虧에 모두 사용한다.

陰陽兩虛에 속한 증후에는 熟地黃 山藥 山萸肉 肉桂 附子 등을 배합하여 陰陽을 收斂하는 동시에 補한다.

氣陰兩傷인 증후에는 生黃芪 山藥 西洋參 太子參 등을 배합하여 氣陰을 收斂하는 동시에 補한다.

⑤ 脾胃氣虛 혹은 陰津不足인 경우에는 倦怠乏力, 食慾不振, 脈象虛弱 혹은 口乾食少, 飮食無味, 舌紅無苔 등의 증상이 나타난다. 이 약물은 甘하고 質潤으로 補脾益氣할 뿐만 아니라 또한 脾胃의 陰을 滋養한다. 단, 脾胃虛弱으로 야기되는 상술한 모든 증후에 單味를 사용하면 효력이 약하므로 대체로 複方으로 사용한다.

脾胃氣虛의 증후에는 黨參 茯苓 白朮 炒苡仁 등 補氣健脾하는 약물을 배합하고, 脾胃陰傷津虧의 증후에는 沙參 麥門冬 玉竹 穀芽 등 養陰開胃하는 약물을 배합하며, 氣陰兩虛의 증후에는 黨參 麥門冬 五味子 山藥 등을 배합하여 益氣養陰의 효능을 높인다.

이 외에도 [聖濟總錄]에서는 黃精 單味를 푹 쪄서 수시로 복용하여 營氣不淸, 久風入脈으로 인한 癩病, 鼻壞色敗, 皮膚痒潰 등의 병증을 치료한다고 하였다.

【用量·用法】 9~15g. 鮮品 : 30~60g. 水煎服. 熬膏, 散劑·丸劑에 넣는다. 外用에는 適量.

【使用注意】 이 약물은 質이 滋膩하여 助濕하기 쉬우므로 脾虛有濕, 咳嗽痰多 및 中寒便溏에는 忌한다.

> **本草選錄** : [名醫別錄] "主補中益氣, 除風濕, 安五臟, 久服輕身延年."
> [日華子本草] "補五勞七傷, 助筋骨, 止飢, 耐寒暑, 益脾胃, 潤心肺."
> [本草綱目] "……補諸虛, 止寒熱, 塡精髓, 下三尸蟲."
> [本經逢原] "黃精爲補黃宮之勝品, 寬中益氣, 使五臟調和, 肌肉充盛, 骨髓堅强, 皆是補陰之功. 但陽衰陰盛人服之, 每致泄瀉痞滿, 不可不知."
> [方藥合編] "黃精味甘安臟腑 五勞七傷皆可補"

【化學分析】 알칼로이드, 전분, 糖 등을 함유한다.

【藥理硏究】 ① 관상동맥 혈류량을 증강시키고 혈압을 낮추는 작용을 하며 아울러 血脂를 낮추고, 冠狀動脈粥樣硬化의 정도를 경감시킨다. 어떤 보고는 黃精의 강혈지작용을 발견하지 못했다고 한다.

② 토끼에 黃精 추출물을 경구 투여하면 처음에는 혈당의 함량이 높아지다가 나중에는

낮아진다. 또한 아드레날린에 의해 혈당이 과도하게 높아지는 것도 뚜렷이 억제한다.

③ 黃精은 유기체의 면역 기능을 높이고 DNA, RNA 및 단백질의 합성을 촉진하며 그 다당은 림프세포의 전환작용을 촉진한다. 黃精은 또한 혈장 cAMP와 cGMP의 함량을 낮춘다.

④ 常見性 致病眞菌에 대하여 정도의 차이는 있으나 억제작용을 한다. 티프스간균, 황색 포도상구균, 결핵균에도 억제작용을 하고, 또한 실험성 결핵병에 대하여 뚜렷한 치료 효과가 있다. 또한 티푸스균, 포도구균, 기타 다종의 피부진균에 대하여 억제작용을 한다.

백합 百合[KHP]

Lilii Bulbus
Lily bulb

【出 典】神農本草經

【異 名】白百合・蒜藷・野百合

【起 原】백합과(Liliaceae) 참나리 *Lilium lancifolium* Thunberg, 백합(百合) *Lilium brownii* var. *viridulun* Baker 또는 큰솔나리 *Lilium pumilum* DC.의 비늘줄기이다.*

【採 取】가을에 줄기와 잎이 시들어 말랐을 때 캐어 鱗片을 벗겨내고 끓는 물에 데쳐 曬乾한다.

【性 狀】① 참나리 : 이 약은 비늘줄기로 비늘조각의 길이와 너비의 비율은 2~2.5㎝이고 긴 타원형이다. 바깥 면은 우유색이거나 연한 황갈색 또는 색이 비교적 짙다. 비늘조각은 길이 20~35㎜, 너비 10~15㎜, 두께 1~3㎜이다. 바깥 면은 우유 빛이 나는 흰색이거나 황갈색이다. 세로로 곧게 난 줄무늬는 3~8열이다.

② 백합(百合) : 이 약은 비늘 조각의 길이와 너비의 비율은 3이다. 바깥 면은 우유색이거나 연한 황갈색이며 빛이 나고 매끄럽다. 길이 15~30㎜, 너비 5~10㎜이고 두께는 4㎜에 이른다. 세로로 곧게 난 줄무늬는 3~5줄이고 뚜렷하지 않을 때가 있다.

③ 큰솔나리 : 이 약은 비늘조각이 길이와 너비의 비율은 20~25㎜이고 긴 타원형이다. 바깥 면은 우유색이거나 연한 황갈색 또는 색이 비교적 짙다. 비늘조각은 길이 55㎜에 이르고 너비 25㎜에 이르며 두께 3.5㎜에 이른다. 바깥 면은 색깔이 비교적 어둡고 세로로 곧게 난 줄무늬는 크고 많으며 뚜렷하지 않다. 이 약은 냄새가 없고 맛은 약간 쓰다.

【產 地】우리나라 全國에 분포하며, 中國은 전국에 분포하며, 湖南, 江蘇, 陝西, 四川 지역이 주산지이다.

【炮 製】① 百 合 : 잡질을 제거하고, 깨끗이 씻어 끓는 물에 데쳐서 曬乾한다.

* CP : 百合(Baihe) LILII BULBUS
百合科 植物 卷丹 *Lilium lancifolium* Thunb., 百合 *Lilium brownii* F. E. Brown var. *viridulum* Baker 또는 細葉百合 *Lilium pumilum* DC.의 肉質鱗葉.

② 蜜百合 : 煉蜜을 희석하여 百合에 고루 섞어 밀폐하여 축인 후 文火로 황색을 띠고 광택이 날 정도로 炒한다(百合 100kg 당 煉蜜 5kg).

③ 蒸百合 : 찜통에 넣고 증탕으로 쪄서 曬乾한다.

【性味・歸經】 味는 甘하고 性은 寒하며, 心・肺經에 작용한다.

效 能	主 治
潤肺止咳	肺燥咳嗽 勞嗽咯血
清心安神	熱病후기의 虛煩驚悸, 神志恍惚

이 약물은 甘潤으로 補하고, 苦・寒으로 清熱하며 心・肺經에 작용하여 潤肺止咳・清心安神의 효능으로 肺燥乾咳와 勞嗽吐血, 乾咳久咳 및 熱病후기의 虛煩驚悸, 失眠多夢, 精神不安 등의 병증에 적용한다. 그러나 寒潤한 약물이므로 風寒咳嗽와 中寒便溏에는 忌한다.

生用하면 清心安神하는 효능이 있어 熱病 후에 餘熱이 未清하여 神志가 恍惚하며 心煩하는 등의 증후에 적용하고, 蜜炙하면 潤肺止咳의 효능이 증강되므로 陰虛燥咳의 병증에 적용한다.

【臨床應用】 ① 咳嗽가 오래 지속되면 반드시 肺虛失潤으로 인해 乾咳短聲, 痰少粘稠하거나 痰 중에 血을 띠는 등의 증후가 나타난다. 이 약물은 甘味로 潤肺補虛하므로 위의 병증을 다스리고 또한 肺失潤澤을 겸하므로 虛熱 증후에 더욱 좋다.

肺陰虛로 인한 咳嗽吐血에 鮮百合 單味를 짓찧어 汁을 내어 복용한다[衛生簡方].

이 약물에 潤肺止咳・止血하는 款冬花와 等分하여 사용하면 그 약효가 증강되는데, 그 예가 百花膏[濟生方]이다.

生地黃 玄參 麥門冬 貝母 등을 배합하여 肺陰虛의 乾咳, 少痰 등의 증후와 痰에 血이 섞이는 등의 증후를 치료한다. 그 예가 百合固金湯[醫方集解]이다.

이 외에도 百部 蛤粉을 배합하고 煉蜜로 丸藥을 빚어 氣管支확장, 咯血을 치료한다[新疆中草藥手冊].

② 이 약물은 清心安神하는 효능이 있으므로 心肺陰虛로 인하여 때때로 精神恍惚인 증후와 言語・行動・飮食・感覺의 失調, 口苦, 小便赤, 脈微數인 증후를 치료한다.

이 약물은 약성이 甘하고 微寒하여 潤肺清心하는 효능이 있으므로 熱病 후기 혹은 情志不遂 등의 焦躁・動悸, 不眠多夢 증후에 知母 生地黃 등을 배합하는데, 그 예가 百合知母湯・百合地黃湯[金匱要略]이다.

誤汗으로 인하여 心煩, 口燥가 나타날 경우에는 知母를 배합하고, 誤下로 인한 小便短赤・澀, 嘔吐, 呃逆인 경우에는 滑石 代赭石을 배합하며, 誤吐로 인한 虛煩不安, 胃中不和에는 鷄子黃 등을 배합한다. 또한 誤治가 아닌데도 오래도록 發熱하는 증후에는 滑石 등을 배합하는데, 그 예가 百合知母湯・滑石代赭石湯・百合鷄子黃湯・百合滑石散[金匱要略]이다.

이 외에도 이 약물의 單味를 달이거나 쪄서 복용하여 肺癰을 치료하는데, 그 예가 百合散[經驗廣集]이다. 瘡腫不潰에는 鮮百合에 食鹽을 넣고 짓찧어 바른다.

【用量·用法】6~12. 水煎服. 쪄 먹거나 혹은 죽을 쑤어 먹는다. 外用에는 신선한 것 適量을 짓찧어 붙인다.

【使用注意】이 약물은 甘·寒潤한 약물이므로 風寒咳嗽, 中寒便溏에는 忌한다.

本草選錄：[神農本草經]"主邪氣腹脹, 心痛, 利大小便, 補中益氣."
[名醫別錄]"除浮腫臚脹, 痞滿, 寒熱, 通身疼痛及乳難喉痹腫, 止涕淚."
[藥性本草]"主百邪鬼魅, 涕泣不止, 除心下急滿痛, 治脚氣熱咳逆."
[日華子本草]"安心, 定膽, 益志, 養五藏, 治癲邪啼泣, 狂叫, 驚悸, 殺蠱毒氣, 脅癰乳癰, 發背及諸瘡腫, 并治產後血狂運."
[本草衍義]"張仲景用治傷寒壞後百合病須此也."
[本草蒙筌]"逐驚悸狂葉之邪, 消浮腫痞滿之氣. 止遍身痛, 利大小便. 辟鬼氛, 除時疫咳逆."
[方藥合編]"百合味甘安心膽 咳浮癰疽皆可啖"

【化學分析】colchicine 등 다종의 alkaloid, 전분, 단백질, 지방 등을 함유한다.

【藥理研究】탕제는 암모니아수에 의해 생기는 마우스 咳嗽에 止咳작용을 한다. 아울러 히스타민에 의해 생기는 哮喘에도 길항하며, 또한 사이톡산(cytoxan)에 의해 생기는 백혈구 감소증을 예방한다.

抗癌작용이 있는데 특히 乳癌에 효과가 있다고 한다. 이 외에도 기관지확장작용·진해작용이 있다.

구기자 枸杞子[KP]

Lycii Fructus
Lycium fruit

【出 典】名醫別錄

【異 名】枸杞實·苟起子·甘菜子·杞·枸杞果

【起 原】가지과(Solanaceae) 구기자나무 *Lycium chinense* Miller 또는 영하구기(寧夏枸杞) *Lycium barbarum* Linné의 열매이다.*

【採 取】여름부터 가을에 걸쳐 성숙한 과실을 채취하여 果莖을 제거하고 서늘한 곳에서 말리어 外皮가 유연해지고 쭈글쭈글해지면 曬乾한다.

【性 狀】이 약은 열매로 한쪽이 뾰족한 방추상이며, 길이 6~20㎜, 지름 3~10㎜이다. 바깥 면은 적색~어두운 적색이고 맨 끝은 작은 돌기 모양의 암술대 자국이 있으며 기부에는 흰색의 열매꼭지 자국이 있다. 열매껍질은 부드럽고 질기며 쭈글쭈글하다. 과육은 육질이고 부드럽고 물렁하다. 씨는 20~50알이고 신장형에 가까우며 납작하고 길이

* CP：枸杞子(Gouqizi) LYCII FRUCTUS
茄科 植物 寧夏枸杞 *Lycium barbarum* L.의 成熟 果實。

약 2㎜, 너비 1~2㎜이다. 씨의 바깥 면은 연한 황색 또는 황갈색이다. 이 약은 약간 냄새가 있고 맛은 달다.

【產 地】 우리나라 전국에서 재배하고 특히 忠南의 青陽이 주산지이다. 중국의 寧夏産이 品質이 좋다.

【炮 製】 枸杞子 : 잡질과 果梗, 꼭지를 제거하고 曬乾한다.

【性味・歸經】 味는 甘하고 性은 平하며, 肝・腎經에 작용한다.

效 能	主 治
滋腎補肝・明目	肝腎陰虛의 모든 병증, 陰血虧虛證, 消渴證
潤 肺	肺腎陰虛의 勞咳嗽

이 약물의 性味는 甘・平하고 質潤으로 肝・腎經에 작용하여 腎을 補하여 生精하고, 또한 肝血을 養하여 明目하므로 肝腎을 補益하는 要藥이다.

그러므로 腎陰虧虛나 腎陽不足을 막론하고 精虧血虛한 병증에 모두 응용할 수 있으며 그 효능이 菟絲子 沙苑子와 비슷하여 陰陽을 平補하는 약물이다. 그러나 菟絲子와 沙苑子는 助陽의 효능이 養陰하는 효능보다 강하고, 枸杞子는 養陰하는 효능이 助陽하는 효능보다 뛰어나며, 補血과 補益하는 작용은 둘 다 우수하다.

【臨床應用】 ① 肝腎陰虛로 陰이 陽을 制止하지 못하면 頭暈目眩, 腰膝痠軟, 遺精, 不孕 또는 視物昏花(視力減退) 등의 증후가 나타난다. 이 약물은 甘潤으로 肝腎의 陰을 滋補하는 효능이 있다. 肝은 눈(目)에 開竅하고 黑水神光(瞳孔)은 腎에 속하여 肝腎의 陰이 충족하면 눈이 절로 밝아지므로 明目의 효능이 있다. 따라서 肝腎不足, 陰精虧虛로 인한 上述의 모든 병증에 적용한다.

또한 이 약물은 性이 平하여 大寒燥熱에 치우치지 않고, 그 약효가 비교적 완만하여 滋膩하되 胃에 장애를 주지 않으므로 체질이 허약한 사람을 補하는 작용이 완만하며 久服에 常用한다.

이 약물을 黃酒에 담가(枸杞子酒) 常時 복용하면 虛損을 補하므로 長肌肉・益顔色하여 健康하게 하는 효능이 있다. 이 약물을 기타 肝腎을 滋補하는 약물을 배합하면 그 약효가 더욱 좋아진다.

虛勞精虧의 증후에 黃精과 等分하여 蜜丸으로 복용하는데, 그 예가 二精丸[奇效良方]이고, 勞傷虛損의 증후에는 乾地黃 天門冬을 배합하여 蜜丸으로 복용하는데, 그 예가 枸杞丸[古今經驗方]이며, 腎虛의 腰膝痠痛의 증후에는 骨碎補 杜仲 川斷 桑寄生 등을 배합한다.

眞陽 부족으로 인한 腰痠遺泄, 自汗盜汗, 眼花, 耳聾 등의 증후에는 熟地黃 山藥 山茱萸 龜板膠 등을 배합하는데, 그 예가 左歸丸[景岳全書]이다.

肝腎陰虛・陽熱上浮로 인한 目昏, 視物不明(視力減退) 혹은 乾澀, 迎風流淚 등의 증후에

熟地黃 山茱萸 甘菊花 茯苓 등을 배합하는데, 그 예가 杞菊地黃丸[醫及]이다.

[景岳全書]에서는 "補陽에는 반드시 陰 중에서 陽을 求하고, 陽은 陰의 도움을 받아 無限히 生化한다"라고 하였다. 이를 근거로 하여 임상에서는 陰中求陽法을 응용한다. 이 약물은 味가 甘하고 質潤으로 腎陰을 滋補하고, 또한 性이 平하여 寒하지 않으므로 傷陽의 염려가 없어 腎陽虛證에 또한 항상 選用되는 약물이며, 補腎塡精·溫腎壯陽하는 약물을 배합한다.

陰陽精血이 모두 虛하고 전신 瘦弱, 遺精陽痿, 視物昏花 등의 병증에 鹿角 龜板 人蔘 등을 배합하는데, 그 예가 龜鹿二散膠[蘭台軌范]이다.

腎陽不足, 命門火衰의 증후에 熟地黃 肉桂 附子 등을 배합하는데, 그 예가 右歸丸·左歸丸[景岳全書]이다.

② 肝腎不足, 陰血虧損으로 인한 顔色萎黃, 鬚髮早白, 失眠多夢 등의 병증을 치료한다. 이 약물은 肝·腎陰의 滋補를 통하여 養血하는 효능이 있으므로 위에 말한 모든 병증을 치료한다.

血虛精虧로 인한 鬚髮早白, 齒牙動搖 등의 증후에 製荷首烏 當歸 牛膝 菟絲子 등을 배합하는데, 그 예가 七寶美髥丹[醫方集解]이다.

③ 肺勞咳嗽의 병증은 반드시 陰이 傷하는데 滋陰潤肺·止嗽의 치법을 쓴다. 이 약물은 肝腎陰을 滋補하는 동시에 肺經에 작용하여 滋陰潤肺하는 효능을 나타낸다. 知母 麥門冬 貝母 百部根 등 滋陰潤肺·止嗽하는 약물 등을 병용한다.

骨蒸潮熱을 겸한 증후에는 地骨皮 鱉甲 銀柴胡 白薇 등 退熱除骨蒸의 약물을 가하고, 咯血에는 旱蓮草 阿膠 白芨 등 滋陰涼血하는 약물을 가하여 사용한다.

이 외에도 대량의 白茅根을 가하고 煎湯하여 茶 대용으로 마시면 慢性肝病의 齒衄을 치료한다.

【用量·用法】 6~12g. 水煎服. 熬膏, 술에 담그거나 혹은 丸劑·散劑에 넣어 복용한다. 外用에는 適量.

【使用注意】 이 약물은 비록 膩性이 적다고 하나 味甘·質潤의 약물이므로 脾虛溏泄에는 忌한다.

本草選錄 : [藥性本草] "能補益精諸不足, 易顔色, 變白, 明目, 安神, 令人長壽."

[本草綱目] "性滋而補, 不能退熱, 止能補腎潤肺, 生精益氣. 此乃平補之藥, 所謂精不足者, 補之以味也."

[本草經疏] "潤而滋補, 兼能退熱, 而專於補腎潤肺, 生津益氣, 爲肝腎眞陰不足, 勞乏內熱補益之要藥. 老人陰虛者十之七八, 故服食家爲益精明目之上品."

[景岳全書] "味重而純, 故能補陰 ; 陰中有陽, 故能補氣, 所以滋陰而不致陰衰, 助陽而能使陽旺. ……此物微助陽而無動性, 故用之以助熟地最妙. 其功則明耳目, 壯神魂, 添精固髓, 健骨强筋, 善補勞傷, 尤止消渴. 眞陰虛而臍腹疼痛不止者, 多用神效."

[方藥合編] "枸杞甘溫添精髓 明目祛風陽事起"

【化學分析】carotenoid로는 zeaxanthin, physalien 등과 기타 betaine, β-sitosterol, linoleic acid, carotene, thiamine, riboflavibe, atoropin, nicotinic acid, ascorbic acid, vitamin A, B_1, B_2, C, cryptxanthin, hyoscyamine, scopoletine, 미량원소로서 Fe, P, Zn, Ca, 등, 그 외 아미노산 등을 함유한다.

【藥理研究】① 비특이성 면역기능을 증강시키고 실험동물의 망상 내피 계통의 貪食능력을 뚜렷이 증강시킨다. 근래의 보고에 따르면 枸杞子는 대식세포의 貪食 능력을 뚜렷이 높여주고, 血淸溶菌효소의 활력을 증강시키며 抗體의 효과 및 항체 형성 세포 수량을 증가시킨다. 이는 枸杞子가 면역촉진작용이 있다는 것을 말하는데 그 유효성분은 枸杞多糖이다.

② 枸杞子의 탕제를 정상 마우스에 경구 투여하면 조혈기능을 촉진한다. 사이톡산에 의해 백혈구의 생성이 억제된 동물에 보호성 영향이 있다.

③ betaine을 생물 자극제로 하고 이 약물을 사료에 섞어 먹인 결과 닭의 체중이 증가되고 계란 산량도 증가되었다. 또한 마우스의 체중이 뚜렷이 증가된다.

④ 흰쥐의 혈청 콜레스테롤을 낮춘다. 枸杞子와 betaine은 간장보호작용과 지방에 길항하는 작용을 한다. 그리고 또한 혈당도 낮춘다.

⑤ 枸杞子의 물 추출물은 혈압을 낮추고 심장을 억제하며 腸道를 흥분시키는 등의 콜린様 작용을 한다. 그러나 betaine은 이러한 작용이 없다.

⑥ 枸杞子 湯劑는 토끼 적출 자궁을 흥분시킨다.

⑦ 枸杞子는 마우스 S_{180} 실체 종양을 일정하게 억제한다. 일본 학자가 1979년의 보고에 의하면 枸杞葉 및 果實은 체외에서 배양한 암세포를 억제하는 작용을 한다고 한다. 우리나라 학자들도 실험에서 寧夏 枸杞葉, 果實, 果柄이 모두 두 가지 인체 암세포에 대하여 정도의 차이는 있지만 억제 효능이 있다는 것을 발견하였다.

상심자 桑椹子[KHP]

Mori Fructus
Mulberry fruit

【出 典】新修本草

【異 名】桑椹 · 桑實 · 烏椹 · 黑椹

【起 原】뽕나무과(Moraceae) 뽕나무 *Morus alba* Linné 또는 기타 동속 근연식물의 완전히 익기 전의 열매이다.*

【採 取】果實이 성숙하여 紅紫色을 띨 때 채취하여 曬乾하거나, 약간 쪄서 曬乾한다.

【性 狀】 이 약은 완전히 익기 전의 열매로서 취과(聚果)로 작은 수과(瘦果)가 많이 모여

* CP : 桑椹(Sangshen) MORI FRUCTUS
桑科 植物 桑 *Morus alba* L.의 果穗。

이루어진 긴 원형으로 길이 10~20㎜, 지름 5~8㎜이며 황자색 또는 자홍색을 띠고 짧은 열매줄기가 있다. 작은 수과는 난원형으로 약간 납작한 편이며 길이 약 2㎜, 너비 약 1㎜이고 육질의 꽃잎조각 4편이 이를 둘러싸고 있다. 이 약은 냄새가 약간 있고 맛은 약간 시고 달다.

【產 地】 우리나라 전국에 고루 분포한다. 中國의 四川, 江蘇, 浙江, 河南, 遼寧 지역이 주산지이다.

【炮 製】 桑椹子 : 雜質을 제거하고 生用하거나 蜂蜜을 加하고 熬膏하여 사용한다.

【性味·歸經】 味는 甘·酸하고 性은 寒하며, 心·肝·腎經에 작용한다.

效 能	主 治
滋陰補血	陰虧血虛의 眩暈, 目暗, 耳鳴, 鬚髮早白 등
生 津	津傷口渴, 消渴병증
潤 腸	腸燥便秘 등

이 약물은 甘·寒의 性味로 補血滋陰하고 除熱하므로 涼血·補血·益陰의 要藥이다. 消渴은 內熱이나 津液不足으로 인하여 나타나는 증후이므로 生津시킴으로써 止渴하게 하고, 五臟은 陰에 속하므로 陰液을 補益함으로써 五臟의 기능을 좋게 하며, 또한 陰液이 不足하면 關節에 血氣가 通하지 않아서 關節不利가 발생하게 되는데 이 약물이 生津함으로써 關節을 좋게 한다. 그러므로 이 약물은 肝腎을 補益하고 陰血을 養하는 효능이 있어 何首烏의 효능과 유사하다.

【臨床應用】 ① 肝腎虛·陰血虧虛로 인한 頭暈目眩, 視物昏花, 耳鳴失眠, 鬚髮早白 등의 병증에 사용한다. 이 약물은 甘·寒하고 質潤으로 또한 性이 완화하여 위에서 말한 모든 병증에 응용한다.

이 약물의 單味를 水煎하여 汁을 取하고 蜂蜜과 調製하여 膏로 사용하거나, 製何首烏 旱蓮草 女貞實 生地黃 등 補肝腎·益陰血하는 약물을 배합하면 滋補의 약효가 더욱 좋아지는데, 그 예가 首烏延壽丹[世補齋醫書]이다.

또한 補血活血하는 鷄血藤 紅花 등을 배합하여 黃酒와 水煎服하면 血虛經閉를 치료한다.

② 이 약물의 性味는 甘·寒으로 滋陰補血·生津止渴하는 효능으로 각종 傷津口渴, 內熱消渴 등의 증후에 單方으로는 약효가 미약하므로 滋陰生津하는 熟地黃 麥門冬 玉竹 沙參 등을 배합하고, 熱이 심한 증후에는 天花粉 生石膏 天門冬 등 淸熱生津하는 약물을 배합하며, 氣虛를 겸한 증후에는 西洋參 太子參 生黃芪 등의 補氣生津하는 약물을 배합한다.

③ 이 약물의 性味는 甘·寒으로 質이 滋潤하여 滋陰養血을 통해서 潤腸하는 효능이 있으므로 陰血虧虛, 大腸津虧로 인한 大便秘結을 다스린다.

輕證에는 大量을 水煎하여 汁을 취하고 이에 適量의 氷糖을 가하고, 비교적 중한 경우에는 生何首烏 肉蓯蓉 黑脂麻 火麻仁 등 養血潤腸하는 약물을 배합하며, 氣滯를 겸한 腹脹 혹은 體虛로 腸의 蠕動無力인 증후에는 行氣하는 枳殼을 小量 가하여 약효를 더욱 좋게 한다.

【用量・用法】 9~15g. 水煎服. 熬膏, 술에 담그거나 丸劑・散劑, 生으로 복용한다.

【使用注意】 脾胃虛寒으로 인한 泄瀉와 消化不良에는 忌한다.

> **本草選錄** : [本草綱目] “搗汁飮, 解中酒毒. 釀酒服, 利水氣消腫.”
> [本草經疏] “甘寒益陰而除熱, 爲涼血補血益陰之藥.”
> [本草蒙筌] “收曝干, 蜜和丸服. 開關利竅, 安魂鎭神. 久服不飢, 聰耳明目.”
> [本草求眞] “治能除熱養陰止渴, 烏須黑發.”
> [方藥合編] “桑椹子甘熱渴歇 解金石毒染鬢髮”

【化學分析】 carotene, 비타민 B_1, B_3, 비타민 C, nicotinc acid 등을 함유한다.

【藥理硏究】 100%의 桑椹 탕제는 중등 정도의 림프세포를 전환하는 작용을 한다.

한련초 旱蓮草[KHP]

Ecliptae Herba
Eclipta herb

【出 典】 新修本草

【異 名】 墨旱蓮・醴腸草

【起 原】 국화과(Compositae) 한련초 *Eclipta prostrata* Linné의 전초이다.*

【採 取】 여름과 가을의 開花時에 베어 曬乾 혹은 陰乾한다.

【性 狀】 이 약은 둥근 줄기에 마주 난 잎 사이에서 가지가 나고 가지 끝에 두상화가 1개씩 있다. 잎은 피침형이며 양면에 강모(剛毛)가 있고 잎갓은 잔톱니 모양이며 길이 3~10㎝, 너비 5~25㎜이다. 바깥 면은 황록색~회록색이고 두상화는 옒은 갈색이다. 이 약은 냄새가 없고 맛은 조금 달고 시다.

【產 地】 우리나라 전국의 濕潤한 곳에 자생한다. 中國의 江蘇, 江西, 浙江, 廣東 지역이 주산지이다.

【炮 製】 旱蓮草 : 잡질을 제거하고 대충 씻어 小段으로 썰어 曬乾한다.

【性味・歸經】 味는 甘・酸하고 性은 寒하며, 肝・腎經에 작용한다.

效 能	主 治
滋陰益腎	肝腎陰虛의 鬚髮早白, 頭暈目眩, 腰膝痠痛
涼血止血	血熱妄行의 吐血, 衄血, 勞嗽咯血, 血尿, 血便, 崩漏

* CP : 墨旱蓮(Mohanlian) ECLIPTAE HERBA
菊科 植物 鱧腸 *Eclipta prostrata* L.의 地上部.

이 약물의 性味는 甘酸하고 寒하며 甘味로 補하고, 酸味로 收斂하며, 寒性으로 淸熱한다. 肝·腎經에 작용하여 補腎益陰하고 또한 養肝涼血하여 良好한 止血作用이 있어 肝腎陰虛로 인한 頭暈目眩, 鬚髮早白 및 陰虛血熱로 인한 각종 出血병증에 內服 혹은 外用하면 효과를 나타낸다. 이외에도 짓찧어 手足에 外擦하면 皮膚炎에도 좋은 효과를 나타낸다.

【臨床應用】 ① 肝은 血을 간직하고 눈(目)으로 開竅하고, 腎은 骨을 主하고 生髓를 주관한다. 이 약물은 肝腎陰虛로 인한 頭暈目眩, 視物昏花, 鬚髮早白, 腰膝痠軟 등의 증후에 補益肝腎하는 효능을 나타낸다.

이 약물의 性味는 甘酸·寒으로 滋陰益腎·養肝하는 효능이 있으므로 위에서 말한 모든 증의 陰虛有熱 증후에 더욱 좋다. 補益肝腎하는 女貞實과는 相須작용을 하여 약효를 더욱 증강시킨다. 위에서 말한 모든 증후에는 女貞實과 함께 蜜丸으로 복용하는데, 그 예가 二至丸[醫方集解]이며, 이에 熟地黃 黃精 枸杞子 製何首烏를 배합하여 사용한다.

② 火熱의 血分內迫, 血溢脈外로 인한 각종 出血 증후에 적용한다. 이 약물은 性이 寒하여 肝經血分에 작용하여 涼血止血하므로 血熱出血의 要藥이다. 이 약물은 甘酸으로 滋陰하여 陰虛血熱로 인한 吐衄, 尿血, 便血, 崩漏 및 皮下出血 등의 병증에 生地黃 白茅根 阿膠 生側柏葉 蒲黃 등 滋陰涼血 약물을 배합한다.

外傷出血에는 鮮品을 짓찧어 汁을 내어 바른다.

【用量·用法】 6~12g(鮮者는 倍加). 水煎服, 熬膏, 짓찧어 즙을 내거나 혹은 丸劑·散劑에 넣는다. 外用에는 適量. 짓찧어 바르거나 粉末하여 뿌리며, 塞鼻에 搗絨하여 코에 넣는다.

【使用注意】 脾胃虛寒으로 인한 大便泄瀉에는 忌한다.

> **本草選錄**: [新修本草] "主血痢, 鍼灸瘡發, 洪血不可止者敷之 ; 汁炭發眉, 速生而繁."
> [日華子本草] "排膿, 止血, 通小腸, 長須發, 傅一切瘡幷蚕."
> [本草綱目] "烏鬚發, 益腎陰."
> [本草經疏] "魚豊腸善涼血. 鬚發白者, 血熱也 ; 齒不固者, 腎虛有熱也. 涼血益血, 則鬚髮黑, 而齒亦因之而固矣."
> [方藥合編] "旱蓮草甘能止血 生鬚黑髮赤痢泄"

【化學分析】 nicotine(약 0.08%), saponin(약 1.3%), 단백질(약 26.5%), 또 α-terthienyl, α-terthienylmethanol, α-formy-α-terthienyl 등 외 tannin, 苦味質 등, 잎에는 wedelolactone, demethylwedelolactone, demethylwedelolactone glucoside 등 외 vitamin A樣物質, ediptine 등을 함유한다.

【藥理研究】 개의 股(넓적다리) 동맥을 절단하고 旱蓮草粉을 출혈 국소에 살포한 후 약간 가압하면 양호한 지혈작용을 한다.

② 림프세포의 전환율을 높이고 모발의 생장을 촉진하며 모발을 검게 한다. 아울러 황색포도상구균, Flexner's bacillus에 대하여 억제작용을 한다.

여정실 女貞實[KHP]

Ligustri Fructus
Ligustrum fruit

【出 典】神農本草經

【異 名】女貞子·女貞·冬青子

【起 原】물푸레나무과(Oleaceae) 당광나무 *Ligustrum lucidum* Aiton 또는 광나무 *Ligustrum japonicum* Thunb.의 열매이다.*

【採 取】겨울철에 성숙한 과실을 따서 枝葉을 제거하고 약간 찌거나 끓는 물에 데쳐서 曬乾한다.

【性 狀】이 약은 난형~타원구형을 이루고 길이 5~10㎜, 지름 3~5㎜이다. 바깥 면은 흑자색~흑색이고 조금 쭈그러졌으며 한쪽 밑 부분에 과병의 자국이 있고 질은 굳으며 가볍다. 그 속에 양 끝이 뾰족하고 흑자색의 타원구형인 1~2개의 씨가 들어있다. 잘라서 보면 회백색이다. 이 약은 특이한 냄새가 조금 있고 맛은 달다가 쓰고 떫다.

【産 地】우리나라의 濟州道에 自生하며, 中國의 浙江, 湖南, 江蘇, 廣西, 福建 지역이 주산지이다.

【炮 製】① 女貞實 : 잡질을 제거하고 깨끗이 씻어 약간 쪄서 건조한다.

② 酒女貞子 : 女貞實에 黃酒를 고루 섞어 밀폐하여 축인 후 武火로 重湯하여 흑색이 되고 윤기가 날 정도로 쪄서 曬乾한다(女貞實 100kg 당 黃酒 20kg).

【性味·歸經】味는 甘·苦하고 性은 涼하며, 肝·腎經에 작용한다.

效 能	主 治
補肝益腎·淸熱明目	肝腎陰虛병증·陰虛內熱병증, 陰虛視力減退

이 약물의 性味는 甘苦하고 涼으로 肝腎을 淸補하는 良品이다. 肝腎의 陰을 滋養하고 鬚髮을 검게 하며 明目하는 효능이 있다. 肝腎陰虛·虛火內動으로 인한 頭暈, 耳鳴, 明暗不明, 腰膝痠軟, 鬚髮早白 및 骨蒸勞熱 등의 병증을 치료하는데 常用하는 약물이다.

이 약물의 補陰효능은 비록 熟地黃보다 못하지만, 단 補하되 膩滯하지 않고 補하는 가운데 淸熱의 특징이 있으며, 또한 肝腎을 滋養하는 효능이 枸杞子 桑椹子와 비슷하다. 그러나 枸杞子는 陰陽을 平補하여 肝腎不足으로 인한 경우에 陰虛와 陽虛를 막론하고 모두 적용하며, 桑椹子는 肝腎의 陰을 補하고 또한 補血하며, 女貞實은 단지 補陰할 뿐 助陽하는 효능이 없어 肝腎의 陰虛를 치료하고 補血작용은 없다.

이 약물은 性이 和平하고 그 작용이 완만하여 久服하여야 효과를 볼 수 있다. 그러나

* CP : 女貞子(Nüzhenzi) LIGUSTRI LUCIDI FRUCTUS
木犀科 植物 女貞 *Ligustrum lucidum* Ait.의 成熟 果實。

多用하면 脾陽이 상하기 쉬우므로 脾胃虛寒으로 인한 泄瀉와 陽虛에는 忌한다.

【臨床應用】 ① 肝腎陰虛로 인한 頭昏目眩, 腰痠軟, 鬚髮早白 등의 병증에 사용한다. 이 약물의 性味는 甘·涼으로 肝腎의 陰만을 淸補하는 약물이며 위에서 말한 肝腎陰虛의 여러 가지 병증에 응용되는데, 특히 陰虛에 熱이 수반되는 증후에 적용한다. 이 약물은 약효가 완화하고 補하는 중에 淸하는 작용이 특징이다.

이 약물의 補肝益腎하는 효능이 있으므로 위에서 지적한 모든 병증에 旱蓮草 枸杞子 등을 배합하는데, 그 예가 二至丸[醫方集解]이며, 또한 여기에다 熟地黃 黃精 菟絲子 桑椹 등을 배합하면 약효가 증강되어 속효를 나타낸다.

② 陰虛內熱로 인한 潮熱, 心煩 병증에 적용한다. 이 약물의 性味는 甘苦·涼으로 肝腎의 陰을 補하고 또한 脾胃의 滋補를 하는 동시에 苦泄·涼淸을 겸하여 退虛熱하는 효능이 있으므로 위에서 지적한 陰虛發熱의 병증이 심한 경우에 적용한다.

單方의 경우는 약효가 완만하므로 生地黃 熟地黃 地骨皮 白薇 靑蒿 등 滋陰退熱하는 약물을 배합하여 응용한다.

③ 肝은 눈(目)에 開竅하고 눈은 血을 받으면 能히 볼 수 있다. 肝腎陰虛로 인하여 精血이 부족하여 발생하는 視力減退, 目暗不明 등의 증후에 熟地黃 枸杞子 菟絲子 覆盆子 등 肝腎을 補하고 明目하는 약물을 배합하면 肝腎의 陰을 補하고 淸熱明目한다.

이 외에도 草決明 靑葙子 등을 배합하여 視神經炎에 사용한다[浙民間常用草藥].

【用量·用法】 6~12g. 水煎服. 熬膏 또는 丸劑·散劑에 넣는다. 外用에는 適量.

【使用注意】 이 약물은 苦·涼으로 脾陽을 손상하기 쉬우므로 脾胃虛寒으로 인한 泄瀉와 陽虛에는 忌한다.

> **本草選錄**：[神農本草經] "主補中, 安五臟, 養精神, 除百疾, 久服肥健"
> [本草綱目] "强陰, 健腰膝, 變白髮, 明目."
> [本草經疏] "觀今人用以爲變白多效者, 應是甘寒涼血益血之藥."
> [本草蒙筌] "黑髮黑鬚, 强筋强力. 安五臟補中氣, 除百病養精神. 多服補血祛風, 久服健身不老."
> [景岳全書] "能養陰氣, 平陰火, 解煩熱骨蒸, 止虛汗, 消渴及淋濁崩漏, 便血尿血, 陰瘡痔漏疼痛. 亦淸肝火, 可以明目止淚."
> [方藥合編] "女貞實苦烏髭髮 去風補虛壯筋骨"

【化學分析】 oleanolic acid, nuzhenide, betulin, lupeol, salidroside, palmitic acid, acetooleanolic acid, uruson, glucose, mannitol, 지방유 등을 함유한다.

【藥理硏究】 ① 올레아놀산은 일정한 강심·이뇨 및 보간 작용을 한다. mannitol은 완만한 瀉下작용이 있다. 100% 女貞實 탕액의 알코올 추출물은 적출 토끼의 심장관상동맥의 流量을 증가시킨다.

② 화학요법과 방사선요법에 의한 백혈구 수를 증가시키는 작용을 하고, 건강한 사람의 림프세포의 母細胞가 전환되는 것을 촉진시키며 또한 溶血空斑형성세포 수를 증가시킨다.

이는 체액 면역에 대한 증강작용이 있다는 것을 말한다. 이 약물은 또한 일정하게 血脂를 낮추며 항암 활성이 있다.

③ 50%의 탕제를 平板挖溝法으로 실험한 결과 황색포도상구균, Flexner's bacillus, 티푸스균, 녹농균 및 대장균을 억제한다.

귀판 龜板[KHP]

Testudinis Chinemis Plastrum et Carapax

【出 典】神農本草經

【異 名】龜甲·敗龜板·龜筒

【起 原】남생이과(Emydidae) 남생이 *Chinemys reevesii* Gray의 배딱지(腹甲) 또는 등딱지(背甲)이다.*

【採 取】전년에 걸쳐 포획하여 끓는 물에 燙死하고 腹甲을 벗겨 殘肉을 제거한 후 曬乾한다.

【性 狀】이 약은 타원형으로 길이 8~15㎝, 너비 5~8㎜로 앞쪽은 무딘 원형이고 뒤쪽은 둔한 삼각으로 결여되어 있다. 바깥 면은 어두운 황색으로 광택이 있고 12조각이 결합된 흔적이 있다. 안쪽은 황백색이고 간혹 살이 붙어 있는 것이 있고 질은 몹시 딱딱하다. 이 약은 조금 비린내가 나고 맛은 조금 짜다.

【產 地】우리나라의 남부지역에 서식하며, 中國의 湖北, 安徽, 湖南, 江蘇, 浙江 등의 지역이 주산지이다.

【炮 製】① 龜 甲 : 찜통에 넣고 물에 45분간 찐 후 꺼내어 뜨거운 물에 넣고 즉시 딱딱한 솔로 皮肉을 벗겨 버린 후 깨끗이 씻어 曬乾한다.

② 醋龜甲 : 炒製 용기에 모래를 넣고 武火로 볶은 데다 龜甲을 넣고 모래와 함께 표면이 담황색이 될 때까지 炒한 후 꺼내 米醋에 담금질한 후 건조한다(龜甲 100㎏당 米醋 20㎏).

【性味·歸經】味는 鹹·甘하고 性은 微寒하며, 肝·腎·心經에 작용한다.

效 能	主 治
滋陰潛陽	陰虛陽亢병증, 虛風內動의 병증, 陰虛發熱의 병증
益腎健骨	腎虛骨軟의 병증
養血補心	心虛驚悸, 失眠健忘
止 血	血熱崩漏, 月經過多 등의 出血병증

이 약물의 味는 甘鹹으로 腎經에 작용하여 滋腎陰·益腎하고, 質이 重하여 潛斂浮陽하는 효능으로 腎陰不足으로 인한 骨蒸勞熱과 盜汗 및 陰虛陽亢으로 인한 眩暈耳鳴, 陰虛風動

* CP : 龜甲(Guijia) TESTUDINIS CARAPAX ET PLASTRUM
龜科 動物 烏龜 *Chinemys reevesii* (Gray)의 背甲 또는 腹甲。

으로 인한 手足瘛瘲 등의 병증에 상용한다.

益腎으로 强骨작용을 하므로 腎陰虧虛로 인한 腰膝痠軟, 筋骨不健 및 小兒의 顖門不合 등에 더욱 적합하다.

이 외에도 腎陰을 補益하여 任脈을 通하게 하고, 性이 平하면서 偏涼하여 陰虛血熱로 인한 婦女의 崩漏와 月經過多 증후에 사용한다. 그러나 鹹·寒한 性味의 약물이므로 陰虛有熱의 병증에만 적용하며, 脾胃虛寒에는 사용하지 않는다.

龜板과 鹿茸은 모두 益腎健骨의 효능이 있어 筋骨이 痿軟한 병증을 치료한다. 龜板은 腎陰을 補益하여 任脈을 通하게 하여 滋陰潛陽·補血止血하는 효능으로 陰虛發熱, 血熱崩漏 등의 병증에 적용하고, 鹿茸은 腎陽을 强壯하여 督脈을 補하여 溫腎助陽·生精益髓하는 효능으로 陽虛畏寒, 虛寒崩漏 증후를 치료한다. 이와 같이 하나는 補陰하는 약물이 되고, 하나는 補陽하는 작용이 있어 서로 그 작용에 차이가 있으므로 混用하여서는 안 되며, 陰陽이 兩虛한 증후에는 배합하여 사용할 수 있다.

【臨床應用】 ① 肝腎陰의 不足으로 肝陽亢逆을 制하지 못하면 頭暈目眩, 面紅目赤, 急躁易怒 등의 병증이 발생한다. 이 약물의 性味는 甘·寒으로 質이 重하여 肝·腎經에 작용하여 肝腎陰을 滋補하고 上越의 浮陽을 潛陽하는 효능이 있으므로 肝陽亢逆의 병증을 다스리고, 滋陰潛陽하는 標와 本을 함께 치료하는데 選用하는 약물이다. 肝腎을 滋補하고 平肝潛陽하는 약물을 배합함으로써 약효를 강화하는 白芍藥 玄參 牛膝 生赭石 生龍骨 등을 배합하는데, 그 예가 鎭肝息風湯[醫學衷中參西錄]이다.

陰虛火旺으로 인한 骨蒸潮熱, 盜汗, 遺精 등의 증후에는 熟地黃 知母 黃柏 등을 배합하는데, 그 예가 大補陰丸[景岳全書]이다.

② 陰虛로 인한 津液부족으로 筋脈이 失養하면 虛風內動으로 가벼운 手足의 顫動, 심하면 瘈瘲 등의 병증이 발생한다. 이 약물은 滋陰潛陽하는 효능으로 熱病 후 또는 久病으로 인해 陰血이 크게 傷한 증후에 滋陰潛陽의 生鱉甲 生牡蠣 또는 滋陰養血·柔肝하는 白芍藥 乾地黃 阿膠 麥門冬 등을 배합하여 약효를 증강시킨다. 그 예가 三甲復脈湯·大定風珠[溫病條辨]인데, 임상에서 病情에 따라 選用한다.

③ 腎은 精을 간직하고 骨을 주관한다. 腎陰虧損으로 인해 筋骨不健으로 腰脚痿弱, 步履乏力, 小兒顖門不合 등인 병증에 이 약물은 滋補腎陰하고 健骨强筋하는 효능이 있으므로 熟地黃 知母 白芍藥 虎骨 등을 배합하는데, 그 예가 虎潛丸[丹溪心法]이다.

또한 精血이 虧損되고 陰陽이 함께 虛하여 나타나는 夢泄遺精, 瘦削小氣, 目視不明 및 腰膝痠軟 등의 증후에는 鹿角 枸杞子 人蔘 등을 배합하여 塡精養血·助陽益氣하는데, 그 예가 龜鹿二仙膠[蘭台軌范]이다.

④ 血虛로 인한 心神失養으로 발생하는 驚悸, 失眠, 健忘 등의 병증에 이 약물은 甘味로 心에 작용하여 滋陰할 뿐만 아니라 養血補心하므로 龍骨 遠志 石菖蒲 등 安神定志·鎭驚의 약물을 배합하여 약효를 증강시키는데, 그 예가 枕中丹[備急千金要方]이다.

⑤ 陰虛血熱로 血이 歸經하지 못하면 崩漏, 月經過多 등의 증후가 나타나는데, 甘·寒으로 능히 滋陰養血·止血하는 生地黃 旱蓮草 阿膠 茜草 등을 배합한다.

이 외에도 單味를 燒灰 또는 煆하여 硏末로 癰腫瘡毒에 바른다.

【用量·用法】 9~24g. 水煎服. 熬膏 또는 丸劑·散劑에 넣는다. 外用에는 適量.

【使用注意】 陰虛有熱에만 사용하고, 脾胃虛寒에는 忌한다.

> **本草選錄**：[神農本草經] "主漏下赤白, 破癥瘕, 痎瘧, 五痔, 陰蝕, 濕痹, 四肢重弱, 小兒顖不合."
>
> [名醫別錄] "主頭瘡難燥, 女子陰瘡, 及驚恚氣, 心腹痛, 不可久立, 骨中寒熱, 傷寒勞復, 或肌體寒熱欲死, 以作湯良. 久服益氣資智, 亦使人能食."
>
> [藥性本草] "治脫肛. 灰亦治脫肛 ……龜甲, 臣, 味甘, 平, 有小毒. 主百邪鬼魅, 治婦人帶下, 除腹內血積聚伏堅相引結痛."
>
> [日華子本草] "主五藏邪氣, 殺百蟲毒, 消百藥毒, 續人筋骨."
>
> [本草衍義補遺] 屬金而有水, 陰中陽也. "大有補陰之功, 而[本草]不言, 惜哉! 其補陰之功力猛而兼祛瘀血, 續筋骨, 治勞倦. 其能補陰者, 蓋龜乃陰中至陰之物, 禀北方之氣而生, 故能補陰, 治陰血不足. 止血, 治四肢無力."
>
> [本草綱目] "治腰脚痠痛, 補心腎, 益大腸, 止久痢久泄, 主難産, 消癰腫. 燒灰, 敷臁瘡."
>
> [本草蒙筌] "專補陰衰, 借性氣引達諸藥；善滋腎損, 仗功力复足眞元."
>
> [本草備要] 補陰益血. "性靈故資智, 通心益腎以滋陰. 治陰血不足, 勞熱骨蒸, 腰脚酸痛, 久瀉久痢, 能益大腸. 久嗽咳瘧, 老瘧也. 或經數年, 中有痞塊, 名瘧母. 癥瘕崩漏, 五痔産難, 爲末酒服, 或加芎歸煆發. 陰虛血弱之証."
>
> [本經逢原] "燒灰酒服, 治痘瘡. 又合鹿角灰等分, 入四物湯服, 治血崩."
>
> [方藥合編] "龜甲味甘滋陰迅 逐瘀續筋醫顱囟"

【化學分析】 動物膠, cutin 단백, 비타민 D, 沃素, 燐 등을 함유한다.

【藥理硏究】 ① 龜板은 갑상선 항진형 음허 흰쥐의 동통 역치를 뚜렷이 높이고, 혈장 점도를 뚜렷이 낮춘다. 아울러 거담·지통의 효능이 있다. 실험에 의하면 龜板의 滋陰 메카니즘은 음어 동물체내 갑상선 호르몬 수준을 낮추는 것과 밀접한 관계가 있다.

② DNA의 합성을 이중 조절하는 효능이 있다. 아울러 보혈·해열·진정 등의 작용을 한다.

별갑 鱉甲[KHP]

Pelodiscis Carapax

【出 典】 神農本草經

【異 名】 團魚·鼈甲·上甲·鱉甲·團魚甲

【起 原】 자라과(Trionychidae) 자라 *Pelodiscus sinensis* (Wiegmann)의 등딱지(背甲)이다.*

【採 取】 전년에 걸쳐 포획하여 背甲을 벗겨 殘肉을 제거하고 曬乾한다.

* CP：鱉甲(Biejia) TRIONYCIS CARAPAX
鱉科 動物 鱉 *Trionyx sinensis* Wiegmann의 背甲。

【性 狀】이 약은 타원형~난원형이며 등쪽면은 불룩하다. 길이 8~15㎝, 너비 7~14㎝이다. 바깥 면은 흑갈색~검은녹색을 띠며 광택이 조금 있고, 가는 그물무늬 주름이 있으며 회황색~회백색의 반점이 있다. 중간에 1개의 능선이 세로로 뻗었고 각각 좌우로 오목한 8개의 무늬가 있다. 바깥 껍질을 벗기면 톱니 모양의 봉합선이 있다. 안쪽 면은 유백색이며 가운데는 척추골의 돌기가 안쪽으로 구부러져 있다. 양쪽에는 각각 8개의 늑골이 있다. 질은 단단하여 꺾기 힘들다. 이 약은 비린내가 조금 있고 맛은 덤덤하다.

【產 地】우리나라 전 지역의 河川에 生育하고, 中國의 湖北, 安徽, 江蘇, 河南, 湖南, 浙江, 江西 등의 지역이 주산지이다.

【炮 製】① 鱉 甲 : 찜통에 넣어 끓는 물에 45분 찐 후 꺼내 뜨거운 물에 넣고 즉시 딱딱한 솔로 皮肉을 제거하고 깨끗이 씻어 曬乾한다.

② 醋鼈甲 : 炒製 용기에 모래를 넣고 炒한 데다 鱉甲을 넣고 武火로 표면이 淡黃色이 될 정도로 炒하여 米醋에 담금질하여 건조한다(鱉甲 100kg 당 米醋 20kg).

【性味・歸經】味는 鹹하고 性은 微寒하며, 肝・腎經에 작용한다.

效 能	主 治
滋陰潛陽	虛風內動의 모든 병증, 陰虛發熱의 병증
軟堅散結	久瘧瘧母, 經閉癥瘕의 병증

이 약물의 性味는 鹹・寒하고 腎에 작용하여 滋陰潛陽으로 退熱하는 효능이 있다. 陰虛發熱과 骨蒸盜汗 및 陰虛陽亢으로 인한 虛風內動의 頭目昏眩, 手指蠕動, 驚厥 등의 병증에 사용하며, 또한 肝脾血分에 작용하여 血脈을 通하게 하여 散結消癥의 효능이 있으므로 肝脾腫大와 腹中의 瘀塊 및 婦女의 血瘀經閉 등의 병증을 치료한다.

【臨床應用】① 陰虛로 津液이 虧損되면 腎水가 肝木을 涵養하지 못하므로 筋脈이 失養함으로 인해 虛風內動으로 가벼운 手足蠕動의 증상이 나타나고 심하면 瘈瘲 등의 병증이 된다.

이 약물의 性味는 鹹으로 質이 重하며, 肝經에 작용하여 滋陰潛陽하는 효능을 나타내므로 熱病 후기에 陰血이 傷하거나 혹은 久病으로 인한 陰血內耗로 발생하는 위에서 지적한 모든 증후에 적용한다. 滋陰平肝・潛陽하는 生牡蠣 龜板 등 介類 약물을 배합하며, 또한 滋陰養血・柔肝하는 白芍藥 乾地黃 阿膠 麥門冬 등을 배합하는데, 그 예가 二甲復脈湯・三甲復脈湯, 大定風珠[溫病條辨]등이다. 臨床에서 病情에 의거하여 選用한다.

② 이 약물은 滋陰하는데 양호하므로 陰이 虛하여 津液이 損傷되어 虛熱內生으로 발생되는 潮熱盜汗, 低熱不退 등의 병증에 사용하며, 또한 기타 滋陰退熱하는 약물을 병용하여 약효를 증강한다.

熱病 후기 傷陰伏邪로 인한 夜熱早涼, 熱退無汗, 舌紅少苔, 脈細 등의 증후에 靑蒿 牡丹皮 生地黃 知母 등을 배합하는데, 그 예가 靑蒿鱉甲湯[溫病條辨]이며, 이 方은 滋陰透熱의 妙가 있다.

外邪가 裏에 傳變하여 傷陰風勞로 인해 발생되는 骨蒸勞熱, 盜汗, 肌瘦咳嗽, 困倦의 증후에는 秦艽 地骨皮 柴胡 知母 등을 배합하는데, 그 예가 秦艽鱉甲散[衛生寶鑑]이며, 이 方은 滋陰淸熱·祛風和解하는 효능이 있다.

虛熱骨蒸의 증후가 비교적 심하고 陰傷 증후가 비교적 경한 증후에 銀柴胡 地骨皮 靑蒿 胡黃蓮 등을 배합하는데, 이 예가 淸骨散[證治準繩]이다. 이 方은 淸虛熱·退骨蒸과 겸하여 滋陰透熱의 효능이 있다.

③ 瘧病이 오랫동안 치유되지 않고 양 옆구리 밑에 痞塊(肝腫·脾腫 및 腹腔內腫瘤)가 생긴 증후를 치료한다. 이 약물은 味가 鹹하고 肝經에 작용하여 軟堅散結하는 효능이 있다. 單味의 사용은 약효가 미약하므로 射干 蟅蟲 桃仁 大黃 등을 배합하여 사용하는데, 活血化痰·軟堅散結하는 효능이 있어 久瘧母를 치료한다. 그 예가 鱉甲煎丸[金匱要略]이다.

截瘧약물을 배합하여 사용하면 더욱 좋다. 常山 附子 烏賊骨 등을 배합하여 끊이지 않는 老瘧을 치료하고, 또한 常山 知母 地骨皮 竹葉 石膏 등을 배합하여 溫瘧을 치료한다.

④ 이 약물은 軟堅散結하는 효능이 있다. 癥瘕經閉의 병증에 대하여 單味로는 약효가 미약하므로 活血化瘀하는 大黃 桃仁 乾漆 麝香 등을 배합하여 婦人의 月水不通으로 점차 癥塊가 되는 증후에 사용하는데, 그 예가 鱉甲丸[聖惠方]이다.

최근에는 鬱金 丹參 玄參 白芍藥 등 活血行氣·柔肝散結하는 약물을 배합하고 다시 종합 辨證하여 他藥物을 선택하여 肝病이 오래되어 肝脾腫大한 증후를 치료한다.

이 외에도 瘡腫癰瘍을 치료한다. 腸癰內痛에 單味를 燒存性으로 硏末하여 복용하거나 卵白과 혼합하여 바르면 癰疽를 收斂한다.

【用量·用法】 9~24g. 水煎服. 熬膏 또는 散劑·丸劑에 넣는다. 外用에는 適量. 약성이 남게 태운 후 가루 내어 뿌리거나 개어 붙인다.

① 이 약물은 介殼類에 속하므로 약효를 충분히 煎出하기 위해서 분쇄하여 탕제에 넣고 先煎한다.

② 이 약물은 滋陰의 효력이 강하며, 醋炙하면 散結의 약효가 강해진다. 그러므로 滋陰·潛陽에는 생용하고 軟堅散結에는 醋炙한다.

【使用注意】 鹹寒滋膩로 脾胃를 손상하기 쉬우므로 脾胃虛寒, 食少便溏, 孕婦에는 忌한다.

本草選錄: [神農本草經] "主心腹癥瘕堅積, 寒熱, 去痞, 息肉, 陰蝕, 痔惡肉."

[名醫別錄] "療溫瘧, 血瘕, 腰痛, 小兒脅下堅."

[藥性本草] "主宿食證, 塊痃癖氣, 冷瘕勞瘦, 下氣, 除骨熱, 骨節間熱, 結實壅塞. 治婦人漏下五色羸瘦者, 但燒甲令黃色, 末, 淸酒服之方寸匕, 日二服."

[日華子本草] "去血氣, 破癥結, 惡血, 墮胎, 消瘡腫, 幷撲損瘀血, 瘧疾, 腸癰."

[本草衍義補遺] 補陰. "[藥性]云 : 治勞瘦, 除骨熱, 醋炙黃用. 又治心腹癥瘕, 堅積, 尤效."

[本草綱目] "除老瘧瘧母, 陰毒腹痛, 勞復食復, 斑痘煩喘, 小兒驚癇, 婦人經脈不通, 難産, 産後陰脫, 丈夫陰瘡石淋, 斂潰癰."

[本經逢原] "凡骨蒸勞熱自汗皆用之, 爲其能滋肝經之火也. 然究竟是削肝之劑, 非補肝藥也." "煅灰研極細末, 療湯火傷, 皮綻肉爛者幷效, 乾則麻油調敷, 濕則乾摻, 其痛立止."

[方藥合編] "鼈甲酸平嗽骨蒸 散瘀消腫除痞崩"

【化學分析】 動物膠, cutin 단백, 비타민 D, 沃素, 칼슘, 燐 등을 함유한다.

【藥理研究】 이 약물은 結締 조직의 증생을 억제한다. 그러므로 응결된 덩어리를 소산시키고 또한 혈장 단백질을 증가시키며 항체가 존재하는 시간을 연장하고 일정한 진정 작용을 한다.

흑지마 黑脂麻[KHP]

Sesami Semen Nigra
Sesame seed

【出 典】 神農本草經

【異 名】 黑芝麻·黑胡麻·胡麻·巨勝·胡麻仁·狗虱·烏麻

【起 原】 참깨과(Pedaliaceae) 참깨 *Sesamum indicum* Linné의 씨로 검은색을 쓴다.*

【採 取】 8~9월에 타작하여 성숙한 종자를 떨어서 曬乾한다.

【性 狀】 이 약은 편평한 난원형으로 한쪽은 둥글고 다른 쪽은 뾰족하며 길이 2~4㎜, 너비 2㎜, 두께 약 1㎜이다. 바깥 면은 흑색이고 그물모양의 주름이 있는 것과 없는 것이 있다. 이 약은 특이한 냄새가 좀 있고 맛은 덤덤하나 씹으면 매우 고소하다.

【產 地】 우리나라 각 농가에서 재배한다.

【炮 製】 ① 黑脂麻 : 잡질을 제거하고 깨끗이 씻어 曬乾한다.

② 炒黑脂麻 : 黑脂麻를 炒製 용기에 넣고 文火로 爆裂音이 나고 香氣가 날 정도로 炒한다.

【性味·歸經】 味는 甘하고 性은 平하며, 肝·腎·大腸經에 작용한다.

效 能	主 治
補益精血	肝腎精血不足의 鬚髮早白, 血虛生風의 頭暈目眩
潤燥滑腸	腸燥便秘

이 약물의 性味는 甘·寒으로 質이 潤하며 多脂이다. 肝·腎·大腸經에 작용하여 肝·腎을 補하고 精血을 補益하며 腸燥를 潤腸하는 효능으로 頭暈眼花와 耳鳴耳聾을 치료하고, 또한 精血不足으로 인한 鬚髮早白과 熱病 또는 久病으로 毛髮이 說落하는 것을 防止하며, 津液不足으로 인한 腸燥便秘에 적용한다.

그러므로 古人은 麻는 木穀이라 하였다. 肝經에 작용하여 風을 다스리고, 또한 肝腎陰虧의 血燥로 인한 肢體 風淫癬癩 등의 질환에 사용하며, 外來風邪로 인한 眞中風에는 사용하지 않는다.

* CP : 黑芝麻(Heizhima) SESAMI SEMEN NIGRUM
脂麻科 植物 脂麻 *Sesamum indicum* L.의 成熟 種子。

【臨床應用】 ① 肝腎虧虛, 精血不足으로 인한 鬚髮早白, 頭暈眼花 등의 병증에 응용한다. 이 약물은 味가 甘潤하고 肝·腎經에 작용하여 益精血의 효능으로 위의 병증을 치료한다. 그 약효는 평온하고 寒熱이 알맞으며 香味는 입맛을 돋구고 脾胃가 상하지 않으므로 單味를 蒸熟하거나 炒하여 硏末로 사용한다.

肝腎不足으로 인한 早期白髮, 頭暈目昏, 耳鳴 등의 증후에 單味를 炒하여 쓰거나 桑葉 枸杞子 女貞實 桑椹 등을 배합하는데, 그 예가 桑麻丸[醫方集解]이다.

또한 婦女의 血虛로 인한 乳少 등의 증후에 單味로 사용하거나 黨參 穿山甲 王不留行 등 養血益氣·通乳의 약물을 배합한다.

② 이 약물은 質이 潤하여 養血益精하며 또한 潤燥滑腸으로 通便하는 작용으로 腸液의 虧損으로 나타나는 腸燥便秘 등의 증후에 當歸 柏子仁 肉蓯蓉 火麻仁 등을 배합하여 益血益精·潤腸의 약효를 증강한다.

이 외에도 單味를 짓찧어 瘡瘍痛痒 및 蟲咬傷 등에 바른다.

【用量·用法】 5~15g. 水煎服. 丸劑·散劑에 넣는다. 外用에는 適量. 달여서 그 汁으로 목욕하거나 짓찧어 바른다.

【使用注意】 油潤多脂하므로 大便溏泄에는 忌한다.

> **本草選錄** : [神農本草經] "主傷中虛羸, 補五內, 益氣力, 長肌肉, 塡腦髓."
> [名醫別錄] "堅筋骨, 療金瘡, 止痛, …… 大吐血後虛熱, 羸困, 明耳目."
> [食療本草] "潤五臟, 主火灼."
> [日華子本草] "補中益氣, 養五臟, …… 逐風濕氣, 游風, 頭風."

【化學分析】 脂肪油(胡麻油) 40~45%를 함유하는데, 그 조성은 oleic acid 48.1%, linoleic acid 36.8%, palmitic acid 7.7%, stearic acid 4.6% 및 기타 sesamin 1%, sesamol 0.1%, sesamolin 등을 함유한다.

【藥理硏究】 ① 신선한 멸균 麻油를 점막에 바르면 자극을 경감시키고, 염증을 회복시키는 등의 작용을 한다.

② 亞油酸은 혈중 콜레스테롤의 함량을 낮추고 동맥경화를 예방한다.

③ 脂肪油는 潤燥滑腸緩下한다.

저실자 楮實子[KHP]

Broussonetiae Fructus
Paper mulberry fruit

【出 典】 名醫別錄

【異 名】 楮實·穀實

【起 原】 뽕나무과(Moraceae) 꾸지나무 *Broussonetia papyrifera* (L.) Ventenat 또는 닥나무 *Broussonetia kazinoki* Siebold의 핵과이다.*

【採 取】8~10월 사이에 果實이 성숙하여 붉은색을 띨 때 따서 曬乾한다.

【性 狀】이 약은 구형~편구형의 핵과로서 지름 2~3㎜이다. 바깥 면은 적색~적갈색으로 가끔 측면으로 된 홈이 파여진 것이 있고 반대쪽 면은 융기되었으며 무늬가 있는 피막이 있다. 질은 단단하나 눌리면 쉽게 부서지고, 자른 면은 유질이다. 이 약은 특이한 냄새가 있고 맛이 조금 달다.

【產 地】우리나라 각지의 山麓陽地와 밭두둑에 분포하거나 또는 재배한다.

【炮 製】① 楮實子 : 灰白色의 膜狀宿萼과 雜質을 제거하고 깨끗이 씻어 曬乾한다.

② 炒楮實 : 炒製 용기에 楮實子를 넣고 文火로 曝裂音이 나고 香氣가 날 정도로 炒하여 放冷한다.

【性味·歸經】味는 甘하고 性은 寒하며, 肝·腎經에 작용한다.

效 能	主 治
補腎淸肝	腰膝痠軟 無力, 陽痿, 虛勞骨蒸
明 目	血虛로 인한 頭暈, 眼花目痛
利 尿	水腫

이 약물의 性味는 甘·寒으로 肝·脾·腎經에 작용하여 腎을 補하고 筋骨을 튼튼하게 하는 효능이 있어 腎虛로 인한 陽痿와 腰膝痠軟의 증후를 치료하고, 아울러 肝臟을 滋養하여 明目하고 血虛頭暈과 目眩 등의 증후에 응용한다. 또한 이 외에도 脾經을 補益하여 滲濕利尿하는 작용도 있으므로 水腫을 치료하는데 적용한다.

【臨床應用】① 이 약물은 補腎으로 强筋骨하는 효능이 있으므로 腎虛로 인한 陽痿, 腰膝痠軟증후에 熟地黃 枸杞子 肉蓯蓉 牛膝 등을 배합한다.

② 淸肝明目하는 효능이 있으므로 血虛로 인한 頭暈, 眼花 등의 증후에 荊芥穗 地骨皮 등을 배합하여 응용한다.

③ 利尿작용으로 水腫에 응용하는데 冬瓜皮 枸杞子 肉蓯蓉 등을 배합하여 사용한다.

【使用注意】脾胃虛寒에는 忌한다.

本草選錄 : [方藥合編] "楮實味甘治陰痿 壯筋明目補虛奇"

【化學分析】saponin, 비타민 B, 油脂를 함유한다.

【藥理硏究】*B. papyrifera*의 樹液(白汁)을 95% 에탄올에서 10%로 희석하고 臀部의 頑癬, 頸部의 신경성피부염 및 하지습진에 외용한 결과 모두 바람직한 효과가 있었다.

* CP : 楮實子(Chushizi) BROUSSONETIAE FRUCTUS
桑科 植物 構樹 *Broussonetia papyrifera* (L.) Vent.의 成熟 果實

제 18 장 收 澀 藥

주로 收斂固澀하는 작용을 주 효능으로 하여 각종 滑脫不禁의 증후를 다스리는데 사용하는 약물을 말하며, 收斂藥·固澀藥이라고도 한다.

收澀약물의 味는 대체적으로 酸·澀으로 斂汗·止瀉·固精·縮尿·止帶·止血·平喘·止嗽 등의 작용을 하며, 久病으로 體虛와 元氣不足으로 인한 自汗, 盜汗, 瀉痢, 脫肛, 遺精, 早泄, 遺尿 등과 帶下日久, 失血崩漏 및 久嗽不止 虛喘 등의 滑脫不禁의 병증에 적용한다.

先人들은 이러한 병증을 氣脫, 精脫, 血脫 등으로 歸納했으며, 아울러 이 약물들의 收澀기능에 근거하여 "澀可固脫[內經]"의 치법개념을 확립하였다.

李時珍의 本草綱目에 "脫하면 散而不收하기 때문에 酸澀의 약물을 써서 耗散을 收斂한다"고 하였다. 그래서 滑脫 증후를 收澀시키지 못하면, 元氣가 날로 쇠퇴하게 되어 다른 病變을 야기하는 것을 방지하는 것이 목적이다.

滑脫의 근본적인 원인은 正氣虛衰로 인한 것이며, 收斂固澀의 治法은 標와 本의 治法에 속하는 것이므로 滑脫증후의 病機를 근본적으로 제거할 수 없기 때문에, 임상에서는 收斂약물을 사용할 경우에는 補益 약물과 같이 사용하여 標와 本을 兼顧하여야 하며 구체적인 증후의 病機에 근거해서 응용하고, 적당한 배합응용을 선택하여야 한다.

이를테면 氣虛自汗이나 陰虛盜汗에는 補氣藥 혹은 養陰藥을 배합하여야 한다. 脾腎虛弱으로 인한 久瀉不止나 혹은 帶下에는 補脾固腎藥을 배합하고, 腎虛遺精과 遺尿에는 補腎藥을 배합하며, 崩漏出血에는 肝腎을 補하는 약물과 固衝任약물을 배합하고, 久嗽不止에는 補肺益腎·止咳化痰하는 약물을 배합하여 사용한다.

外感 邪實에 속한 경우는 忌하거나 신중히 사용함으로써 留邪를 免하며, 虛極欲脫證 역시 收斂藥을 單用하지 않고 마땅히 本을 救하여 치료하여야 한다.

제 1 절 止 汗 藥

여기에서 열거하는 몇 가지의 약물은 固表斂汗에 주로 사용하는 약물이다.

이들 약물은 周身肌表에 行하고, 밖으로는 衛分에 작용하여 腠理를 固密하게 하므로 自汗, 盜汗 등 腠理가 固密하지 않는 증후에 응용한다.

自汗과 盜汗 증후는 대체적으로 질병과정 중에 나타나는데, 병인은 다양하고 病機도 매우 복잡하다. 用藥에는 하나하나의 病情을 전면적으로 고려하여야 하며 단순히 止汗藥만 취하여서는 효과를 기대할 수 없다.

예를 들면 氣虛와 脾虛의 自汗에는 통상 黃芪 白朮 등을 배합함으로써 益氣固表하며, 陰虛와 血虛로 인한 盜汗에는 當歸 白芍藥 生地黃 등을 고려하여 배합함으로써 養血滋陰하고, 潮熱盜汗이 아울러 나타나는 虛熱 증후에는 地骨皮 知母 같은 약물을 배합한다.

汗은 心의 液이므로 心虛의 경우에는 養心 약물을 배합하며, 心火가 亢盛한 경우는 더욱 瀉火淸心하여야 한다. 기타 痰飮, 胃熱 등 많은 질병에도 自汗증상을 수반할 수 있어 일반적으로 그 주 병증을 치료하여야 하고, 止汗藥을 사용해서는 안 되며, 亡陽虛脫의 厥逆汗出 병증에 이르렀을 때는 마땅히 그 本을 다스려야 한다.

부소맥 浮小麥[KHP]

Tritici Fructus Levis
Shrivelled wheat

【出 典】本草蒙全

【異 名】浮水麥 · 浮麥

【起 原】벼과(Gramineae) 밀 *Triticum aestivum* Linné의 불완전 성숙한 열매로서 물에 뜨는 것이다.

【採 取】물에 뜨는 種子를 曬乾한다.

【性 狀】이 약은 긴 타원형의 영과(穎果)로서 길이 4~6㎜, 지름 약 2㎜이다. 바깥 면은 엷은 황갈색~황색이고 주름이 있다. 배쪽 면의 중앙에 조금 깊은 세로 홈이 있고 등 쪽의 밑에는 뚜렷하지 않은 1장의 배(胚)가 있다. 위쪽 끝에는 황색의 부드러운 털이 있고 질은 단단하다. 이 약의 자른 면은 백색~엷은 황갈색이고 껍질(穎)을 달고 있는 것도 가끔 있다. 이 약은 냄새가 거의 없고 맛은 덤덤하다.

【産 地】우리나라 전국의 농가에서 생산한다. 중국의 각 지역에 고루 분포한다.

【炮 製】浮小麥 : 잡질을 가려서 제거하고 漂洗한 후 曬乾한다.

【性味 · 歸經】味는 甘하고 性은 涼하며, 心經에 작용한다.

效 能	主 治
益氣除熱 · 止汗	自汗, 盜汗, 骨蒸勞熱, 婦女低熱

이 약물은 甘味로 益氣하고 涼性으로 除熱하며 心經에 작용하여 益氣養心 · 除熱에 작용한다. 오직 益氣退熱함으로써 心液이 火로 인한 擾亂함을 막으면 自汗 盜汗이 저절로 그치게 되고, 또한 骨退蒸의 효능도 갖추고 있다. 약효가 완화하므로 모든 虛寒 및 骨蒸勞熱, 婦女의 低熱에 적용한다.

浮小麥과 麻黃根은 止汗에 작용하여 自汗, 盜汗에 배합하여 사용하게 된다. 浮小麥은 益氣除汗하고, 正氣를 도와 邪氣를 제거하는 작용을 하므로 止汗 이외도 骨蒸勞熱에 사용한다. 麻黃根은 收斂할 뿐이고 正氣를 돕는 작용이 없으므로 止汗에만 적용된다.

【臨床應用】 ① 脾·肺氣虛로 인해 陽氣가 固攝작용을 잃으면 腠理가 성글어져서 自汗하게 된다. 陰虛로 인해 津液이 마르고, 속으로 虛火가 盛하여 津液을 핍박하고 外泄로 인하여 盜汗이 나타난다. 이 약물은 味甘으로 肺脾의 氣虛를 補益하고, 性이 涼하여 心陰을 益하고 熱을 제거하여 止汗작용을 하므로 陽虛自汗, 陰虛盜汗에 사용하는데, 單味를 炒焦하여 가루로 만들어 1회 6g(2錢)씩 미음으로 자주 복용하거나 혹은 煎湯해서 차로 마신다. 그 예가 獨聖散[衛生寶鑑]이다.

體虛로 自汗이 그치지 않는 증후에 麻黃根 黃芪 牡蠣 등 益氣固表하는 약물을 배합하는데, 그 예가 牡蠣散[和劑局方]이다.

② 骨蒸勞熱, 陰虧氣弱을 치료한다. 이 약물은 益氣扶弱, 除熱益陰하는 효능이 있으므로 陰虛羸弱으로 인한 骨蒸勞熱의 증후에 生地黃 麥門冬 地骨皮 玄參 등을 배합하여 養陰退熱 작용을 증강한다.

【用量·用法】 15~30g. 水煎服. 또는 散劑로 사용한다.

【使用注意】 外感表證의 未盡에는 忌한다.

> **本草選錄**: [本草綱目] "益氣除熱, 止自汗盜汗, 骨蒸勞熱, 婦人勞熱."
> [本草蒙筌] "浮麥. 先枯未實, 斂虛汗. 獲效如神."
> [本經逢原] "輕虛象肺, 能斂盜汗, 取其散皮膚之熱也."
> [方藥合編] "小麥微寒除煩熱 止渴利溲養肝血"

【化學分析】 전분, 단백질, 지방, 당류로서는 sucrose, glucose, raffinose, dextrin 등과 sitosterol, lecithin, allanton, cystine, diastase, maltase, prototeolytic enzyme 및 vitamin B, Ca, P 등을 함유한다.

【藥理硏究】 ① 항염증작용을 한다.

② 진정작용(특히 히스테리에 유효하다고 한다)을 한다.

③ lecithin은 인체에 들어가면 신경전달물질인 acetylcholine의 방출을 촉진한다.

④ 항동맥경화작용을 한다.

⑤ allantoin은 항궤양의 치유를 촉진한다.

마황근 麻黃根[KHP]

Ephedrae Radix et Rhizoma
Ephedra root

【出 典】 名醫別錄

【異 名】 苦椿菜

【起 原】 마황과(Ephedraceae) 초마황(草麻黃) *Ephedra sinica* Stapf. 또는 중마황(中麻黃) *Ephedra intermedia* Schrenk et C.A.Meyer의 뿌리 및 뿌리줄기이다.*

* CP : 麻黃根(Mahuanggen) EPHEDRAE RADIX ET RHIZOMA

【採 取】立秋 후에 캐어 殘莖과 鬚根 및 泥砂를 제거하고 曬乾한다(⇒ *p127* 麻黃 참조).

【性 狀】이 약은 뿌리와 뿌리줄기로 원기둥 모양으로 휘어져 있고 길이 8~25㎝, 지름 5~15㎜이다. 바깥 면은 회갈색 또는 진한 갈색이고 세로주름 무늬와 곁뿌리 자국이 있다. 바깥 껍질은 거칠며 조각 모양으로 쉽게 벗겨진다. 뿌리줄기에는 마디가 있고 마디 사이 길이가 7~20㎜이며, 바깥 면에는 가로로 길게 돌기된 피목이 있다. 무게는 가볍고 질은 단단하지만 잘 부스러진다. 꺾은 면의 피부는 황백색이고, 목부는 연한 황색~황색이며 수선은 방사상이며 중심에는 수(髓)가 있다. 이 약은 특유한 냄새가 약간 있고 맛은 약간 쓰다.

【產 地】중국의 內蒙古, 遼寧, 山西, 河北, 陝西, 甘肅 지역이 주산지이다.

【炮 製】麻黃根 : 잡질을 제거하고 깨끗이 씻어 밀폐하여 축인 후 小段으로 썰어 건조한다.

【性味·歸經】味는 甘하고 性은 平하며, 心·肺經에 작용한다.

效 能	主 治
止 汗	表虛自汗, 陰虛盜汗

이 약물은 甘·平으로 收斂止汗하는 효능이 있어 오직 表虛自汗, 陰虛盜汗 등 모든 虛汗증후에 적용한다. 이외에도 發汗이 지나치게 심하여 다른 병증을 유발할 경우 병인을 자세히 살펴 治標약으로 응용한다.

【臨床應用】이 약물은 收斂止汗하여 標를 치료하는 약물이다. 病情에 따라 다른 약물을 배합하여 複方으로 사용한다. 氣血이 虧損되어 自汗不止의 증후에 黃芪 當歸 등 補氣養血 약물과 배합하는데, 그 예가 麻黃根散[證治準繩]이다.

또한 虛汗不止에는 黃芪와 같은 양으로 배합해서 丸을 만들어 浮麥湯으로 虛汗이 止汗될 때까지 복용한다[本草綱目·談野翁試驗方].

盜汗, 陰汗의 증후에 牡蠣와 硏末하여 톡톡 쳐서 바른다[本草綱目]. 만약 生地黃 五味子 山茱萸 牡蠣 龍骨 등 滋陰斂汗하는 약물을 배합하면 陰虛盜汗의 약효가 더욱 강화된다.

【用量·用法】3~9g. 水煎服. 외용에는 適量.

【使用注意】이 약물은 오직 止汗하는 효능이 있으므로 表邪에는 忌한다.

本草選錄 : [本草綱目] "麻黃發汗之氣, 駛不能御, 而根節止汗, 效如影響, 物理之妙不可測度如此."

[藥性本草] "麻黃根, 節止汗."

[景岳全書] 味甘, 平, "微苦微澀. 用甘斂藥煎服, 可以止汗."

[得配本草] 甘, 平. "引補氣之藥外至衛分而止汗."

【化學分析】pseudoephedrine, 정유 등과 maokonine(승압성분), ephedradine A, B (강압성분)을 함유한다.

麻黃科 植物 草麻黃 *Ephedra sinica* Stapf. 또는 中麻黃 *Ephedra intermedia* Schrenk et C. A. Mey.의 根과 根莖。

【藥理硏究】 pseudoephedrine은 혈압을 높인다. 麻黃根의 ephedradine A・B은 혈압을 낮춘다. 麻黃根 추출물은 개구리 심장 수축이 약해지게 하고 장관, 자궁 등의 평활근에 대해 흥분작용을 한다.

나도근 糯稻根[KHP]

Oryzae Rhizoma et Radix

【出 典】 本草再新

【異 名】 糯稻根鬚・糯椿・糯米根

【起 原】 벼과(Gramineae) 찰벼 *Oryza sativa* L. var. *glutinosa* Matsumura의 뿌리줄기 및 뿌리이다.

【採 取】 9~10월에 벼를 베어낸 후 캐어 깨끗이 씻어 曬乾한다.

【性 狀】 이 약은 뿌리줄기 및 뿌리로 난형~반원형의 덩어리이다. 뿌리줄기는 원뿔모양으로 황갈색이며 매우 짧아 1㎝가량이고 지름은 3~6㎜이다. 위쪽 끝은 원형으로 속이 빈 줄기의 기부가 남아 있으며, 그 주위에 잎자루가 붙어 있고, 둘레에는 길이 10~15㎝, 지름 1㎜의 많은 수염뿌리가 밀생한다. 바깥 면은 황백색~황갈색으로 세로주름이 드문드문 있고 드물게 매우 가는 곁뿌리가 있다. 질은 매우 부드럽고 약간 구부러졌다. 횡단면은 황백색을 띤다. 이 약은 특유한 냄새가 약간 있고 맛은 담담하다.

【產 地】 우리나라 전국의 농가에서 재배한다.

【炮 製】 잡질을 제거하고 깨끗이 씻어 小段으로 썰어 曬乾한다.

【性味・歸經】 味는 甘하고 性은 平하며, 心・肝經에 작용한다.

效 能	主 治
益胃生津・止汗退熱	氣虛自汗, 陰虛盜汗, 骨蒸勞熱

이 약물의 味는 甘하고 偏涼으로 益胃生津・止汗하는 효능이 있어 氣虛로 인한 自汗, 陰虛盜汗을 치료하고 겸하여 口渴 증후에 더욱 좋은 효과가 있으며, 虛熱이 물러나지 않는 증후에 적용한다.

【臨床應用】 ① 氣虛 혹은 陰虛로 인한 自汗・盜汗에 모두 적용한다. 이 약물은 甘・平으로 益胃氣・生津液과 겸하여 止汗에 작용하므로, 氣虛自汗, 陰虛盜汗에 적용하며 혹은 汗出하면서 겸하여 口渴 증후에도 적용할 수 있다. 單味를 煎服하거나 또한 浮小麥 大棗 牡蠣 등을 배합한다.

② 氣陰雙虧로 인한 虛熱에 사용하는데, 이 약물은 益胃生津하는 효능으로, 虛熱을 물리친다. 單味의 약효가 미약하므로 天門冬 麥門冬 牧丹皮 地骨皮 등 養陰淸熱의 약물을 배합하여 응용한다.

【用量 · 用法】15～30g. 水煎服.

【使用注意】外感表證에는 忌한다.

本草選錄 : [本草再新] "補氣化痰, 滋陰壯胃, 除風濕. 治陰虛, 安胎和血, 療凍瘡, 金瘡."
[藥材滙編] "止盜汗."

【藥理硏究】수렴작용과 진정작용을 한다.

제 2절 止 瀉 藥

여기에서 열거하는 약물은 收澀약물 중 비교적 澀腸止瀉 작용이 뛰어난 특징이 있어 久瀉와 久痢不止에 상용하는 약물이다.

이 약물들은 대다수가 뚜렷하게 酸澀한 味로 그 酸澀收斂하는 약성은 本類약물에 있어 止瀉효능의 기초가 된다. 瀉痢가 오래 되어 不止하면 正氣가 耗傷되기 쉬우므로 적시에 합당한 止瀉藥을 투여하여 瀉痢 증후를 개선하고 正氣固護에 도움을 주어 치유를 촉진하여야 한다.

久瀉로 正氣가 이미 傷하여 脾胃가 虛弱한 경우에 대해서는 脾胃를 補益하는 약물을 배합하며, 만약에 脾腎陽衰로 運化가 失司된 久瀉, 五更瀉, 老人虛瀉 등에는 脾腎을 溫補하는 약물을 응용해야 하며, 止瀉藥의 收斂固腸시키는 약효만으로는 효과를 기대할 수 없다. 濕熱久痢로 邪氣가 이미 衰한 경우에는 淸熱祛濕하는 약물을 병용하며, 邪熱熾盛인 경우에 장기간 투여하는 것은 邪氣를 머물게 하는 弊害가 있으므로 적절하지 않다.

이들 약물 중 어떤 것은 止血작용을 겸하고 있어 久瀉便血의 경우에는 選用하는 것이 더더욱 적당하다.

가자 訶子[KP]
Terminaliae Fructus
Terminalia fruit

【出 典】藥性本草

【異 名】訶黎勒 · 訶梨勒 · 訶子肉 · 訶子皮

【起 原】사군자과(Combretaceae) 가자(訶子) *Terminalia chebula* Retz. 또는 융모가자(絨毛訶子) *Terminalia chebula* var. *tomentella* (Kurz) C.B.Clarke의 잘 익은 열매이다.*

【採 取】가을에서 겨울에 성숙한 과실을 따서 曬乾한다.

【性 狀】이 약은 열매로 긴 원형~난원형이며, 길이 2~4㎝, 지름 20~25㎝이다. 바깥면은 황갈색~어두운 갈색이고 대개 광택이 나며 5~6개의 세로 능선과 불규칙한 주름이 있고 기부에는 원형의 열매꼭지 자국이 있다. 질은 단단하고 과핵은 두께 2~4㎜, 지름

* CP : 訶子(Hezi) CHEBULAE FRUCTUS
使君子科 植物 訶子 *Terminalia chebula* Retz. 또는 絨毛訶子 *Terminalia chebula* Retz. var. *tomentella* Kurt.의 成熟 果實。

10～15㎜이고 연한 황색이며 꺼칠꺼칠하고 딱딱하다. 씨는 좁고 긴 방추형이고 길이는 약 10㎜, 지름 2～4㎜이다. 씨껍질은 황갈색이며 떡잎은 2개이고 흰색이며 서로 중첩되어 말려 있다. 이 약은 약간 특유한 냄새가 있고 맛은 시고 떫으며 후에 달다.

【産 地】 인도가 원산지이며, 중국의 廣東, 廣西, 雲南 등지에서 재배한다.

【炮 製】 ① 訶 子 : 잡질을 제거하고 깨끗이 씻어 건조한다. 사용할 때 打碎한다.

② 訶子肉 : 訶子를 물에 담가 축인 후 쪼개서 核을 제거하고 肉을 취하여 曬乾한다.

③ 炒訶子 : 訶子肉을 炒製 용기에 넣고 文火로 짙은 황색이 될 정도로 炒한다.

④ 煨訶子 : 訶子와 麥麩를 함께 炒製 용기에 넣고 文火로 煨하는데 麥麩는 焦黃色, 訶子는 짙은 황색이 될 정도로 煨한 후 麥麩를 제거한다(訶子 100㎏ 당 麥麩 30㎏).

【性味・歸經】 味는 苦・酸・澀하고 性은 平하며, 肺・大腸經에 작용한다.

效 能	主 治
斂肺下氣・利咽	肺虛喘咳, 嗄聲, 失音
澀腸止瀉	久瀉脫肛

이 약물의 味는 酸苦하고 酸味로 收斂하며 苦味로 降氣한다. 肺・大湯經에 작용하여 澀腸止瀉하고 斂肺止咳하며 또한 下氣降火하는 효능으로 泄瀉痢疾 등 邪氣가 이미 衰盡하여 오래 되어도 不止하는 증후와 또는 久瀉로 인한 脫肛, 肺虛咳嗽 및 痰火가 肺에 鬱滯되어 나타나는 久嗽失音 등의 증상에 적용한다. 그러나 이 약물은 收澀작용이 강하므로 痰嗽나 瀉痢 초기에 實邪가 오히려 왕성한 증후에 사용하는 것은 적당하지 않다. 斂肺降火에는 生用하고, 澀腸止瀉에는 煨熟하여 去核하고 사용한다.

【臨床應用】 ① 이 약물은 酸澀하고 약성이 平하며, 煨製한 후에는 溫性으로 轉化한다. 大腸에 작용하여 澀腸止瀉하고, 寒氣를 溫散한다.

虛寒下痢에 單味를 煨熟하여 散劑로 복용하는데, 그 예가 訶梨散[金匱要略]이다.

複方으로 다른 약물을 배합하면 그 효능이 더 좋아지는데, 虛寒久瀉로 인한 腸滑脫肛의 증후에는 炮乾薑 肉豆蔻 罌粟殼 陳皮 등 溫澀收斂 약물을 배합하는데, 그 예가 訶子皮散[蘭室秘藏]이다.

만약 久痢腹痛으로 아직 餘熱이 모두 제거되지 않은 증후에는 반드시 濕熱을 淸泄하는 黃連 木香 甘草 등을 배합하는데, 그 예가 訶子散[素問・病機氣宜保命集]이다.

② 生訶子는 苦澀하고 性이 平하며, 肺經에 작용하여 斂肺下氣하면서 止咳喘하고, 淸肺利咽하면서 開音하는 효능이 있으며, 肺虛咳喘과 嗄聲, 久咳失音 등 모든 증후에 적용된다.

肺가 虛하고 咳喘이 그치지 않는 증후에 人蔘 五味子 蛤蚧 등 益氣斂肺・定喘하는 약물을 배합한다.

痰火鬱肺의 慢性 咳嗽失音, 發聲不能 등의 증후에 生訶子를 머금고 있으면서 그 즙을 삼키거나 또는 桔梗 生甘草 山豆根 杏仁 등을 배합하는데 그 예가 訶子湯[宣明論方], 訶子飮[濟生方], 訶子淸飮湯[醫方集解] 등이다.

【用量·用法】3~9g. 水煎服. 澀腸止瀉에는 煨하고 淸肺開音에는 生用한다.

【使用注意】外邪가 未解하였거나 체내의 濕熱積滯에는 單味를 쓰지 않는다.

> 本草選錄 : [日華子本草] "訶梨勒, 消痰, 下氣, 除煩, 治水, 調中, 止瀉痢, 霍亂, 賁豚, 腎氣, 肺氣喘急, 消食開胃, 腸風瀉血, 崩中帶下, 五膈氣, 孕未足月人漏胎, 及胎動欲生, 脹悶氣喘, 幷患痢人後分急痛, 幷産後陰痛, 和蠟燒熏及熱煎湯薰, 後洗."
>
> [圖經本草] "治痰嗽咽喉不利, 含三數枚."
>
> [本經逢原] "訶子苦澀降斂, 生用清金止嗽, 煨熟固脾止瀉. ……僅可施之於久嗽喘乏, 眞氣未艾者, 庶有劫截之能. 又久嗽陰火上炎, 久痢虛熱下迫, 愈却愈滯, 豈特風寒暴嗽, 濕熱下病爲禁劑乎."
>
> [方藥合編] "訶子味苦澁腸可 痢嗽痰喘降肺火"

【化學分析】tannin을 함유하고 주성분은 chebulic acid, ellagic acid, gallic acid 등과 quinic acid, 아미노산, arabinose, fructose, glucose, sucrose 등을 함유한다.

【藥理硏究】① 탄닌을 비교적 많이 함유하여 收斂止瀉 등의 작용이 있다.

② 녹농균, 디프테리아균, 황색포도상구균, 용혈성 연쇄구균 등에 억제작용을 한다.

③ 탄닌 외에도 이 약물에 함유된 致瀉性 성분은 大黃과 비슷하며 먼저 설사를 유도하고 후에는 수렴한다.

육두구 肉豆蔻[KP]

Myristicae Semen
Nutmeg

【出 典】藥性本草

【異 名】玉果·迦拘勒·豆蔻·肉果

【起 原】육두구과(Myristicaceae) 육두구(肉豆蔻) *Myristica fragrans* Houttuyn의 잘 익은 씨로서 씨껍질을 제거한 것이다.*

【採 取】4~6월 또는 11~12월에 성숙한 과실을 따서 果皮를 벗겨버리고 種仁을 취하여 文火(緩火)로 焙乾하거나 石灰乳에 하루쯤 담근 후 저온에서 烘乾한다.

【性 狀】이 약은 씨로 난형 또는 타원형으로 길이 2~3㎝, 지름 약 2㎝이다. 한쪽 끝에 있는 배꼽점은 작은 구상의 돌기를 이루고 다른 쪽 끝의 합점은 패어져 있으며 양 끝을 잇는 1줄의 홈은 얕고 넓다. 전체에 가는 그물눈 모양의 좁은 홈을 볼 수 있다. 배(胚)는 작고 배꼽점 가까이에서 약간 쪼그라져 있다. 이 약은 특유한 냄새가 있고 맛은 맵고 약간 쓰다.

【産 地】말레이시아, 인도네시아, 스리랑카 지역이 주산지이다.

【炮 製】① 肉荳蔻 : 잡질을 제거하고 깨끗이 씻어 건조한다.

② 煨肉豆蔻 : 炒製 용기에 麥麩를 넣고 文火로 연기가 날 때까지 炒한 데다 肉豆蔻를

* CP : 肉豆蔻(Roudoukou) MYRISTICAE SEMEN
肉豆蔻科 植物 肉豆蔻 *Myristica fragrans* Houtt.의 種仁.

넣고 저어서 짙은 갈색이 될 정도로 煨하고 체로 쳐서 麥麩를 제거하고 放冷한다.

【性味・歸經】 味는 辛하고 性은 溫하며, 脾・胃・大腸經에 작용한다.

效 能	主 治
澀腸止瀉 ; 溫中行氣	久瀉不止 ; 脘腹冷痛 또는 脹滿

이 약물의 性味는 辛・溫하고 芳香이 있으며, 溫으로 脾胃를 溫暖하게 하고 辛味로 行氣・收澀의 약성을 갖추어 溫脾開胃・行氣寬中・澀腸止瀉하는 효능으로 脾胃虛寒의 氣滯로 인해 脘腹이 脹滿하고 納呆嘔吐나 腸滑不固의 久瀉久痢 등의 증후에 적용한다.

그러나 澀腸助火하는 약물이므로 瀉痢 초기나 濕滯積熱의 병증에는 忌한다. 煨用하면 辛散의 性이 減하게 되어 固澀 효능이 증강되므로 瀉痢不止에는 煨하여 사용한다.

【臨床應用】 이 약물은 辛散・溫燥하고 芳香이 있는데, 밀가루 반죽에 煨熟하여 去油하면 그 滑瀉하는 약성이 변화되어 固澀하게 된다. 그러므로 大腸에 작용하여 澀腸止瀉하고, 脾胃에 작용하여 溫脾開胃하고, 行氣寬中하는 효능을 나타낸다.

虛寒久瀉, 脫肛, 中焦의 寒鬱氣滯, 腹脹嘔吐, 不欲飮食 등의 병증에 적용하며, 특히 久瀉不止에 겸하여 濕滯脹滿, 嘔吐 증후에 더욱 적합하다.

그 예로 久瀉不止에 세 개의 처방이 있는데, 모두 이 약물을 주약으로 하고 있다. 그중 하나는 久瀉에 脹滿이 심한 증상에는 寬中開胃하는 木香을 배합하여서 行氣消脹・開胃進食하는 효능을 증강시킨 것이고, 또 하나의 처방은 久瀉하면서 胃寒腹冷이 심한 것을 치료하는데, 大辛大熱한 熟附子를 배합하여 溫暖中焦・散寒除冷하는 효능을 증강시키는 것이며, 또 하나의 처방은 久瀉에 腹痛이 매우 심한 증상에 澀腸止痛하는 罌粟殼을 배합하여 止痛 효능뿐만 아니라 固澀止瀉하는 작용을 증강시킨 것이다[本草綱目・百一洗方].

다만 이 약물은 溫中行氣・澀腸止瀉하는 것이 주 효능이지만 補虛扶正하는 힘이 부족하므로 久瀉滑脫하는 虛證인 경우에는 항상 人蔘 黃芪 茯苓 白朮 當歸 등의 氣血을 補養하는 약물을 배합하며, 이렇게 함으로써 標와 本을 동시에 치료하여 扶正祛邪한다.

脾虛寒의 慢性泄瀉나 脫肛 등에 黨蔘 白朮 乾薑 肉桂 등을 배합하는데, 그 예가 養臟湯[和劑局方]이다.

脾腎虛寒의 五便泄瀉에는 補骨脂 五味子 吳茱萸 등을 배합하는데, 그 예가 四神丸[內科摘要]이다.

이 약물은 中焦虛寒의 증후에 사용되지만, 胃寒脹滿, 嘔不欲食하는 증후에는 항상 溫中降逆하고, 開胃進食하는 乾薑 半夏 陳皮 木香 등의 배합으로 약효를 증강시킨다.

脾腎虛寒의 氣滯로 인한 腹痛脹滿, 反胃嘔吐 등에 木香 半夏 吳茱萸 등을 배합하는데, 그 예가 肉豆蔲丸[大平聖傳方]이다.

【用量・用法】 3~9g. 水煎服 또는 丸・散劑에 넣는다.

【使用注意】 溫中固澀에 작용하므로 濕熱下痢나 陰虛火旺에는 忌한다.

本草選錄 : [藥性論] "能主小兒吐逆, 不下乳, 腹痛, 治宿食不消痰飮."
[日華子本草] "調中下氣止瀉痢, 開胃消食. 皮外胳下氣, 解酒毒, 治霍亂."
[開寶本草] "主鬼氣溫中, 治積冷, 心腹脹痛, 霍亂中惡, 冷疰, 嘔沫冷氣, 消食止泄, 小兒乳霍."
[本草綱目] "理脾胃而止吐利. 暖脾胃, 固大腸."
[本草經疏] "辛味能散能消, 溫氣能和中通暢. 其氣芬芳, 香氣先入脾, 脾主消化, 溫和而辛香, 故開胃, 胃喜暖故也. 故爲理脾開胃, 消宿食, 止泄瀉之要藥."
[本草備要] "治積冷心腹脹痛, 挾痰挾食者幷宜之. 中惡吐沫, 小兒吐逆, 乳食不下. 又能澀大腸, 止虛瀉冷痢."
[方藥合編] "肉蔻辛溫胃虛冷　瀉痢不止功可等"

【化學分析】 정유, 지방유, 전분, 단백질 및 소량의 sucrose, 색소, saponin 등을 함유하고, 정유는 주로 α-pinene, camphene을 함유하는 외 myristicin(유독성결정), *d*-borneol, *dl*-terpineal, geraniol, myristic acid, eugenol, isoeugenol, safrole, *d*-limonene, oleanolic acid 등을 함유한다.

【藥理硏究】 ① 소화기계에 대하여 작용한다. 정유는 소량으로는 위액의 분비를 촉진하고, 위장의 연동운동을 촉진한다. 대량으로는 반대로 억제작용을 나타낸다. 간 보호작용이 있다.
② 항균작용 · 진해거담작용이 있다.
③ 발암성물질로서 isosafrole, dihydrosafrole을 함유하고 있다. 동물실험에서 폐암, 식도암 등을 일으킨다.
④ oleanolic acid는 약한 강심이뇨작용이 있다.

오매 烏梅[KP]

Mume Fructus
Mume fruit

【出 典】 神農本草經

【異 名】 春梅 · 梅實 · 薰梅

【起 原】 장미과(Rosaceae) 매실나무 *Prunus mume* Siebold et Zuccarini의 덜 익은 열매로서 적절한 방법으로 말린 것이다.*

【採 取】 여름에 果實이 성숙할 무렵에 따서 매연에 훈증하여 건조한다.

【性 狀】 이 약은 열매로 구형에 가깝거나 납작한 구형이며, 길이 2~3㎝, 지름 15~20㎜이다. 바깥 면은 쭈글쭈글한 흑색~흑갈색을 띠고 윤기가 없다. 과육 속에 길이 10~14㎜, 너비 10㎜, 두께 5㎜가량의 딱딱하고 납작한 타원형의 핵 속에 씨가 들어 있다. 이 약은 특유한 냄새가 있고 맛은 시다.

【産 地】 우리나라 전국에서 재배하고 특히 전라, 경상, 충청, 경기도 지역에서 생산되며, 중국의 浙江, 福建, 雲南 지역이 주산지이다.

* CP : 烏梅(Wumei) MUME FRUCTUS
薔薇科 植物 梅 *Prunus mume* (Sieb.) Sieb. et Zucc.의 近成熟果實。

【炮 製】① 烏 梅 : 잡질을 제거하고 깨끗이 씻어 건조한다.

② 烏梅肉 : 깨끗이 씻은 烏梅를 물에 담가 연하게 축인 후 肉을 벗겨 건조한다.

③ 醋烏梅 : 烏梅에 米醋를 넣고 고루 섞어 밀폐하여 축인 후 重湯으로 쪄서 건조한다.

④ 烏梅炭 : 烏梅를 炒製 용기에 넣고 武火로 表皮가 부풀어 오르고 焦黑色이 될 정도로 炒하여 放冷한다.

【性味 · 歸經】 味는 酸 · 澀하고 性은 平하며, 肝 · 脾 · 肺 · 大腸經에 작용한다.

效 能	主 治
斂肺 ; 澀腸	肺虛久咳 ; 脾虛의 久瀉久痢
生 津	煩熱口渴
安 蛔	蛔厥로 인한 嘔吐腹痛

이 약물은 酸澀하고 溫하며, 酸澀으로 斂肺止咳하고, 澀腸止瀉의 효능이 있어 肺虛久咳와 久瀉不止의 병증에 적용하며, 또한 甘 · 寒한 약물을 병용하면 酸甘味로 化陰작용을 하여 生津止渴하므로 消渴證을 치료한다.

이 약물은 味가 極酸하여 蛔蟲이 酸味를 얻으면 伏蟲하므로 安蛔의 良藥이 되므로 蛔蟲으로 인한 嘔吐와 腹痛 증상을 치료한다. 최근에는 膽道蛔蟲症으로 인한 膽疝痛, 胃酸缺乏으로 인한 食欲不振 및 소화불량 등의 증후에 비교적 좋은 치료효과를 나타낸다. 다만 酸斂의 性이 강하므로 外感咳嗽와 瀉痢 초기의 實邪인 경우는 忌한다.

【臨床應用】 ① 이 약물은 酸味로 肺經에 작용하여 능히 肺氣가 耗散을 收斂하므로 肺虛로 인한 久咳를 치료하고, 斂肺止咳하는 효능이 있으므로 單味를 사용하거나 또는 罌粟殼 杏仁 阿膠 半夏 등 斂肺補肺 · 降氣止咳하는 약물을 병용하면 더욱 효과가 좋아지는데, 그 예가 一服散[雜病源流犀燭]이다.

② 大腸이 滑脫하고 瀉痢가 그치지 않는 증후를 치료한다. 이 약물은 大腸經에 작용하여 大腸의 滑脫한 것을 收澀하여 瀉痢를 止瀉하게 하므로 久瀉久痢의 不止에 澀腸止瀉하는 효능이 있다. 單味를 炭하여 복용하거나 訶子 罌粟殼 肉豆蔻 등 收澀하는 약물을 배합하면 久瀉가 그치지 않는 것을 치료하는데, 특히 大腸이 滑脫된 것을 固澀시키는 작용이 더욱 증대된다. 그 예가 固腸丸[證治準繩]이다.

단 熱痢, 熱瀉 초기에 하루에 설사를 헤아릴 수 없을 정도로 많이 할 경우에는 반드시 淸熱解毒 약물을 배합하여 標와 本을 함께 고려한다. 그 예가 烏梅丸[聖惠方]인데, 黃連 黃柏 등을 배합하여 유행성 下痢로 먹지 못하는 증후를 치료한다.

③ 津少로 인한 口渴을 치료한다. 이 약물은 味가 酸하여 津液을 생성하므로 生津止渴하는 효능이 있다. 單味를 煎湯하여 복용하면 消渴煩悶, 泄痢口渴을 다스리고, 虛熱煩渴에는 人蔘 麥門冬 天花粉 葛根 등 甘涼生津하는 약물을 배합하는데, 그 예가 玉泉丸[雜病源流犀燭]이다.

④ 蛔蟲이 酸味를 얻으면 숨는데, 이 약물은 酸味로 安蛔, 止腹痛의 효능이 있어 주로 蛔

蟲으로 인한 脘腹疼痛을 치료하는데, 그 예가 烏梅丸[傷寒論]이다. 이 方은 醋烏梅를 주약으로 해서 細辛 蜀椒 附子 黃連 등을 배합하여 丸을 만든 것이며, 최근 임상에서는 膽道蛔蟲症을 치료하는데 좋은 효과를 보고 있다.

이 외에 烏梅를 炒炭하여 복용하면 止血 효과가 있으며, 古方에서는 單味로 崩漏下血을 치료하였는데, 그 예가 本草綱目에 수록되어 있다. 환부에 발라 외용하면 瘡毒과 胬肉突出을 제거한다.

【用量・用法】 6~30g. 水煎服. 외용에는 適量을 분말하여 바르고, 止瀉止血에는 炒炭하여 사용하는 것이 좋다.

【使用注意】 酸澀收斂이 강하므로 外感咳嗽, 實熱積滯에는 사용하지 않는다.

> 本草選錄 : [神農本草經] "下氣, 除熱煩滿, 安心, 止肢體痛, 偏枯不仁, 死肌, 去靑黑痣, 蝕惡肉."
> [名醫別錄] 無毒. "去痹利筋脈, 止下痢, 好唾, 口乾."
> [本草拾遺] "烏梅去痰, 主瘧瘴, 止渴調中, 除冷熱痢, 止吐逆."
> [日華子本草] "除勞, 治骨蒸, 煩悶, 澀腸, 止痢, 消酒毒, 治偏枯, 皮膚麻痹, 去黑点, 令人得睡."
> [本草綱目] "斂肺澀腸, 止久嗽瀉痢, 反胃噎膈, 蛔厥吐利, 消腫涌痰, 殺蟲, 又治瀉痢煩渴, 霍亂吐下, 下血血崩."
> [方藥合編] "烏梅酸溫收斂肺 止渴生津瀉痢退"

【化學分析】 미성숙 과실에는 malic acid, citric acid, succinic acid, tartaric acid, oleanolic acid, sitosterol 등을 함유하고 종자에는 amygdalin 외 지방유, 정유로는 benzaldehyde, benzoic acid를 함유한다.

【藥理硏究】 ① 마우스의 면역 특이성 실험에서 烏梅는 유기체의 면역 기능을 증강시킨다.

② 烏梅는 적출 토끼장에 억제작용을 한다. 古方 烏梅丸은 오디 괄약근을 이완시키고 담낭의 수축작용에 의해 담즙의 분비를 증강시킨다.

③ 烏梅는 여러 가지 致病性 세균 및 진균을 억제한다. 체외 실험에서 인체 자궁경부암 JTC-26 세포주에 대한 烏梅의 억제율은 90% 이상에 달한다.

적석지 赤石脂[KHP]

Halloysitum Rubrum
Halloysite

【出 典】 神農本草經

【異 名】 赤石土・赤符・紅高嶺・紅土

【起 原】 규산염광물 다수고령토이다. 이 약은 주로 규산알루미늄수화물[$Al_4(Si_4O_{10})(OH)_8 \cdot 4H_2O$]를 함유한다.*

【性 狀】 이 약은 불규칙한 덩어리로 크기가 일정하지 않다. 바깥 면은 적색~적자색 또는 홍적색을 나타내고 자른 면은 매끈하고 치밀하나 부스러지기 쉽고 흡수성이 강하다.

* CP : 赤石脂(Chishizhi) HALLOYSITUM RUBRUM
硅酸鹽類 礦物 多水高嶺石族 多水高嶺石(Halloysite), [$Al_4(Si_4O_{10})(OH)_8 \cdot 4H_2O$]。

경도 : 1~2, 비중 : 2.0~2.2. 이 약은 흙냄새가 나고 씹으면 모래알이 없는 감이 있고 맛은 덤덤하다.

【產 地】 우리나라의 전국 각지의 광산 암벽에서 나고, 중국의 福建, 河南, 山東 지역이 주산지이다.

【炮 製】 ① 赤石脂 : 잡질을 제거하고 파쇄하거나 硏末하여 사용한다.

② 煅赤石脂 : 赤石脂를 細粉한 후 米醋로 반죽하여 손으로 비벼 가늘고 길게 만들어 武火로 빨갛게 달구어 식힌 후 硏末한다(赤石脂 100kg 당 米醋 30kg). 혹은 절단해서 건조시킨 후 火煅하여 사용한다.

【性味 · 歸經】 味는 甘 · 酸 · 澀하고 性은 溫하며, 胃 · 大腸經에 작용한다.

效 能	主 治
澀腸止瀉 · 止血	瀉痢不止, 脫肛 ; 崩漏帶下
외용 : 生肌斂瘡	潰瘍不斂

이 약물은 질이 重하고 性이 降하며, 酸澀으로 收斂固脫하는 효능이 있어 胃와 大腸經에 작용하여 固下시키고 澀腸止瀉 · 止血하는 효능이 있어 氣虛로 收斂하지 못하고 下焦가 虛脫하여 固臟하지 못하는 병증에 적용한다.

이러한 효능은 이 약물의 흡수작용이 소화기관 내에서 독성물질인 인, 수은, 세균독소 및 음식물의 이상발효로 인하여 생기는 물질 등을 흡수하는 동시에 充血되고 염증이 생긴 胃腸점막을 보호하는 한편 이물질의 자극을 감소시키며, 한편으로는 염증성으로 滲出하는 물질을 흡수함으로써 염증이 緩解되고 止瀉작용을 도와주기 때문이다. 그러므로 胃腸出血에 적용하여 止血작용을 한다.

【臨床應用】 ① 병이 오래되어 大腸의 氣가 虛해지고 下焦가 固攝하는 힘을 잃음으로 인해 滑脫泄瀉, 下痢不止, 脫肛不收하게 된다. 이 약물은 甘 · 溫으로 調中益氣하고 酸澀으로 收斂固攝하여 大腸에 작용하여 下焦의 滑脫을 固攝한다.

久瀉久痢의 不止, 脫肛不收의 증후를 치료하는데, 그 예가 赤石脂禹余糧湯[傷寒論]이다. 이 方은 禹餘糧을 같이 사용한 것으로서 下利가 오래 되고 滑脫不禁하는 증상을 치료한다.

脾胃虛寒의 下痢, 大便膿血이 不止하는 증후에 溫中止瀉하는 乾薑 粳米를 배합하는데, 그 예가 桃花湯[傷寒論]이다.

② 肝腎虛損으로 인해 衝任脈이 不固하면 崩漏下血하고, 帶脈이 失約하면 帶下가 그치지 않는다. 이 약물은 收澀性 止血藥이므로 虛하고 血脫병증에는 이 약물을 사용하여 固澀止血해야 하며, 烏賊骨을 배합하면 그 치료효과를 더욱더 증강시킬 수 있다.

血脫이면서 肝腎虛損의 증후에는 山茱萸 枸杞子 鹿角膠 등을 배합하여 肝腎을 補하고 衝脈을 튼튼히 하며 止血하는 약물을 배합한다.

蓮實 鹿角霜 蛇床子 등의 溫腎止帶하는 약물과 배합하면 肝腎이 虛損하여 帶脈의 攝約하는 기능이 無力하여 발생되는 帶下不止를 치료한다.

③ 이 약물을 膿水가 浸淫하고, 瘡이 潰破되어 수렴되지 않는 증후에 외용하면 收濕生肌·斂瘡하는 작용이 있다. 爐甘石 乳香 血竭 등을 배합하고 細粉하여 瘡口에 뿌리면 瘡瘍潰爛, 濕瘡流水 혹은 外傷으로 인한 出血을 치료하는데, 生肌散[醫宗金鑑]이 그 예이다.

【用量·用法】9~12g. 水煎服. 외용에는 適量. 곱게 가루 내어 환부에 살포하거나 혹은 개어 붙인다.

【使用注意】溫性으로 收斂固澀에 작용하므로 下痢의 초기나 濕熱積滯에는 쓰지 않는다.

本草選錄：[神農本草經]"主黃疸泄痢, 腸澼膿血, 陰蝕下血赤白, 邪氣癰腫疽痔惡瘡頭瘍疥瘙."
[本草綱目]"補心血, 生肌肉. 厚腸胃, 除水濕, 收脫肛."
[藥性本草]"補五藏虛乏."
[本草滙言]"滲停水, 去濕氣斂瘡口, 固滑脫, 止瀉痢腸澼, 禁崩中淋帶."
[方藥合編]"赤石脂溫固腸胃　潰瘍主肌止瀉利"

【化學分析】주로 Al_2O_3, $2SiO_2$, $4H_2O$를 함유하고 그중에 Al_2O_3, SiO_2 외 미량의 F_2O_3, Cr_2O_3, MgO 등과 또한 CA, Mg, Al 등을 함유한다.

【藥理硏究】① 赤石脂는 흡부작용을 하는데 소화관 내의 유독 물질, 세균 독소 및 음식물 이상 발효산물의 흡착작용과 아울러 소화도 점막을 보호하며 위장관 출혈을 멎게 한다.
② 동물 실험에서 이 약물은 집토끼의 혈장 칼슘시간을 뚜렷이 단축시킨다.

앵속각 罌粟殼

Papaveris Pericarpium
Opium shell

【出 典】醫學啓源

【異 名】米殼·御米殼·鴉片·阿芙蓉·阿片

【起 原】양귀비과(Papaveraceae) 양귀비(罌粟) *Papaver somniferum* L.의 성숙한 蒴果의 外殼이다.*

【採 取】4~6월에 채취하여 種子를 제거하고 曬乾한다.

【性 狀】이 약물은 타원형 또는 병 모양의 난형으로 파쇄되어 편상을 이룬 것도 있다. 표면은 황백색 또는 연한 갈색으로 가로 혹은 세로로 벤 흔적이 있으며, 頂端에는 11~12개의 도드라진 柱頭가 방사상으로 배열되어 원반상을 이루고 있다. 基部에는 짧은 果柄이 있고, 果皮는 단단하면서도 잘 부스러지는 木質이다. 쪼개면 안쪽 면은 연한 황색으로 광택이 약간 나고 10개의 칸막이의 막이 있으며, 위쪽에는 흑갈색이나 작은 點이 있고, 질은 엉성하며 잘 부스러진다.

【產 地】歐洲 남부가 원산지이며, 전국에서 약용 또는 관상용으로 재배한다.

＊ CP：罌粟殼 (Yingsuqiao) PAPAVERIS PERICARPIUM
爲器粟科 植物 罌粟 *Papaver somniferum* L.의 成熟 果殼。

【炮 製】 ① 罌粟殼 : 잡질을 제거하고 부수거나 깨끗이 씻어 밀폐하여 축인 후 細絲로 썰어 曬乾한다.

② 醋罌粟殼 : 細絲한 罌粟殼에 米醋를 물에 희석하여 고루 섞어서 炒製 용기에 넣고 文火로 炒한다.

③ 蜜罌粟殼 : 細絲한 罌粟殼에 煉蜜을 끓인 물에 희석하여 고루 섞어 炒製 용기에 넣고 文火로 炒한다(細絲罌粟殼 100kg 당 煉蜜 25kg).

【性味 · 歸經】 味는 酸 · 澀하고 性은 平하며, 肺 · 腎 · 大腸經에 작용한다.

效 能	主 治
斂肺止咳	肺虛久咳
澀腸 ; 固精止遺	久瀉久痢 ; 腎氣不固의 遺精滑泄
止 痛	心腹筋骨의 모든 통증

이 약물은 酸澀으로 肺 · 大腸 · 腎經에 작용하여 오직 肺氣를 收斂하여 止咳하고 또한 澀腸止瀉하는 효능이 있어, 肺虛로 인한 久嗽와 久瀉久痢 등의 병증을 치료하며, 또한 止痛 효능이 현저하여 脘腹疼痛을 치료하는데 더욱 좋은 효과가 있다. 다만 이 약물은 收斂固澀하는 효능이 있어 標治의 약물이므로 瀉痢와 咳嗽 초기에는 복용을 忌하며, 久瀉, 久咳의 증후를 치료하는데 적용하지만 多服이나 장복은 적당하지 않다.

【臨床應用】 ① 肺氣가 虛損하면 肅降작용을 잃게 되어 久咳不止 한다. 이 약물은 肺氣를 收斂하고 降氣止咳 한다. 單味의 사용도 탁월한 효과가 있는데, 그 예로 이 약물을 갈아서 가루로 복용하면 久嗽不止를 치료한다[世醫得效方].

다만 이 약물은 本을 다스리는 약물이 아니므로 반드시 補脾益肺의 약물 즉 白朮 山藥 甘草 등과 같은 약물을 배합하여야만 標와 本이 같이 치료되며 비로소 효능을 발휘하게 된다.

肺虛로 인한 慢性咳嗽에는 烏梅 등과 사용하는데, 그 예가 小百勞散[宣明論方]이다.

② 大腸이 滑脫不禁, 久瀉久痢의 不止를 치료한다. 이 약물은 澀腸止瀉작용이 뚜렷하며 또한 止痛작용이 있으므로 腹痛, 腹瀉, 久痢不止, 脫肛不收 등의 증후에 이 약물을 單味로 사용하는 것은 바로 止痛止瀉 · 澀腸固脫하는데 있다.

訶子와 肉豆蔻를 병용하면 澀腸固脫의 효능이 더욱 강해지고 人蔘 白朮 등 健脾補氣약물을 배합하면 扶正祛邪하는 효능이 증강된다.

③ 이 약물은 매우 강한 止痛작용이 있으므로 胃痛, 腹痛, 筋骨傷痛, 癌證으로 인한 극심한 痛證 등을 치료하는데, 모두 좋은 효과가 있으므로 單味를 사용하거나 複方으로 사용한다.

이 외에도 腎虛不固로 인한 遺精滑泄에 사용되는데, 固精止遺 효과가 있다.

【用量·用法】3~9g. 水煎服. 止咳에는 蜜炙하고, 止瀉 止痛에는 醋炒한다.

【使用注意】痢疾과 咳嗽 초기에는 忌한다.

> 本草選錄：[丹溪心法]"治嗽多用粟殼, 不必疑, 但要先去病根, 此乃收後藥也. 治痢亦同."
> [本草綱目]"此瀉痢, 固脫肛, 治遺精久咳, 斂肺澀腸, 止心腹筋骨諸痛.""酸主收澀, 故初痛不可用之. 泄瀉下痢旣之, 則氣散不固而腸滑肛脫. 咳嗽諸病旣久, 則氣散不收, 而肺脹痛劇, 故俱宜此澀之, 固之, 斂之."
> [方藥合編]"粟殼性澁痢嗽神 最能刦病亦殺人"

【化學分析】morphine 0.13~0.36%, narcotine 0.004%, codeine 0.002%, papaverine 0.0002%을 함유한다.

【藥理研究】① 모르핀은 뚜렷한 鎭痛·鎭咳 작용과 호흡 중추를 억제하는 작용을 한다.

② 코데인의 鎭咳작용은 모르핀에 비해 약하지만 모르핀의 단점(成癮性이 강하고, 쉽게 변비가 생기며 호흡을 억제함)이 없다.

③ 모르핀은 腸管의 연동을 억제하고 또한 그 괄약근의 장력을 증강시켜 위장이 내용물을 앞으로 미는 운동을 더디게 함으로써 대변을 굳게 한다.

④ 반복적으로 모르핀을 사용하면 내수성이 생긴다. 인내성이 생긴 成癮 환자는 1일 5g을 사용하여도 중독되지 않는다.

우여량 禹餘粮

Limonitum
Limonite

【出 典】神農本草經

【異 名】太一餘粮·禹粮石·餘粮石·白餘粮

【起 原】粘土를 內藏한 結核狀의 褐鐵礦 Limonite의 일종인 천연 분말狀鑛石 FeO(OH)이다.*

【性 狀】이 약물은 불규칙한 斜方塊狀으로 길이 6~10㎝, 두께 1~3㎝이다. 표면은 연한 갈색 또는 홍갈색으로 울룩불룩하며 혹은 황색의 분말이 덮여 있다. 단면은 짙은 갈색과 연한 갈색이 혼합되어 층을 이루고 짙은 갈색 부분의 질은 堅硬하나 파쇄되기 쉬우며 파쇄된 면은 고르지 않고 번쩍이며 또한 연한 갈색 부분의 질은 비교적 푸석푸석하며 指甲으로 눌러도 부서지고 황색의 분말이 붙어 있다.

【產 地】중국의 河南, 江蘇, 浙江, 四川 지역이 주산지이다.

【炮 製】① 禹餘糧：잡석을 제거하고 흙을 씻어 버린 후 건조한다.

② 煅禹餘粮：禹餘粮을 耐火性 용기에 넣고 武火로 빨갛게 달구어 放凉한 후 藥碾에 갈이 사용한다.

---

* CP：禹餘粮(Yuyuliang) LIMONITUM
氫氧化物類 礦物 褐鐵礦(Limonite), [FeO(OH)]。

③ 醋禹粮 : 禹餘粮을 耐火性 용기에 넣고 武火로 빨갛게 달구어 米醋에 담금질한다(禹餘粮 100kg 당 米醋 30kg).

【性味 · 歸經】 味는 甘 · 澀하고 性은 平(微寒)하며, 脾 · 胃 · 大腸經에 작용한다.

效 能	主 治
澀腸止瀉	久瀉, 久痢, 滑泄不禁
收斂止血	崩漏, 帶下, 血便, 血痢下血

이 약물은 甘澀으로 收斂하고 질이 重하여 下降하므로 下焦를 固澀시키는 약물이다. 腸에 작용하여 止瀉하고, 營에 작용하여 止血하는 기능으로 久瀉久痢, 滑泄不禁 및 便血, 痢疾下痢, 崩漏帶下에 적용한다.

이 약물은 赤石脂와 비슷하여 서로 輔佐함으로써 치료효과를 강화하고 또한 固澀하는 약성을 취하여 止血에 응용함으로써 身體虛弱으로 인한 婦女의 崩漏帶下 등의 증상을 치료한다.

다만 이 약물은 收澀 작용이 비교적 강하므로 虛證이 아니고 實邪의 병증에는 사용하지 않는다.

【臨床應用】 ① 이 약물은 甘澀으로 收斂효능이 좋고, 大腸에 작용하여 澀腸止瀉하는 효능이 있는데 赤石脂와 효능이 비슷하다. 두 약물을 병용하면 大腸의 氣가 虛하여 固攝하는 힘이 없어서 발생하는 久瀉久痢를 치료한다.

中焦의 虛寒으로 洞瀉不止의 증후에 溫中益氣하는 약물, 예를 들면 桂皮 乾薑 白朮 등을 배합하여 溫中散寒하고 健脾止瀉한다.

② 이 약물은 또한 收斂止血하는 효능이 있다. 崩漏下血의 不止에 赤石脂 貫衆炭 蓮房炭을 배합하고, 또한 乾薑과 배합하여 婦女의 帶下不止를 치료한다[本草綱目].

下焦의 陽이 虛하여 陰部가 濕冷하고 帶下가 많으면서 淸稀하는 증후에 花椒 蛇床子 등, 溫腎助陽 · 燥濕止帶의 약물을 배합하여 치료효과를 높일 수 있다.

【用量 · 用法】 9~15g. 水煎服.

【使用注意】 收澀하는 효능이 강하므로 實證에는 忌하고, 重墜의 약성은 催生에 작용하므로 孕婦에는 신중히 사용한다.

> **本草選錄** : [本草綱目] "主崩中."
> [藥性本草] "主崩中."
> [方藥合編] "禹餘粮寒除煩良 血閉腹疼痢固腸"

【化學分析】 수산화제이철 $2Fe_2O_3 \cdot 3H_2O$로, 다량의 Fe^{3+}, SiO^{3-}, Ca^{2+}, Mg^{2+} 등을 함유한다.

【藥理硏究】 止血작용과 止瀉작용을 한다.

석류피 石榴皮[KHP]

Granati Cortex
Granate bark

【出 典】名醫別錄

【異 名】石榴殼·酸榴皮·西榴皮

【起 原】석류나무과(Punicaceae) 석류나무 *Punica granatum* Linné의 줄기, 가지 및 뿌리의 껍질로 될 수 있는 대로 신선한 것을 쓴다.*

【性 狀】이 약은 줄기, 가지 및 뿌리의 껍질로 관상 또는 뒤로 휘어진 껍질의 조각이다. 길이 3~8㎝, 두께 1~3㎜이다. 줄기와 가지껍질의 바깥 면은 어두운 회갈색이고 자른 면은 연한 황색이며, 뿌리껍질의 바깥 면 및 꺾은 면은 모두 연한 회갈색이다. 이 약은 냄새가 없고 맛은 수렴성이고 약간 쓰며 불쾌하다.

【產 地】우리나라 전국에서 재배한다. 중국의 대부분 지역에서 재배한다.

【炮 製】① 石榴皮 : 잡질과 속(瓤), 種子를 제거하고 깨끗이 씻어 小塊하여 曬乾한다.
② 石榴炭 : 石榴小塊를 炒製 용기에 넣고 武火로 表面이 焦黑色이 되고 속이 焦黃色이 될 정도로 炒하여 放冷한다.

【性味·歸經】味는 酸·澀하고 性은 溫하며, 胃·大腸經에 작용한다.

效 能	主 治
澀腸止瀉 ; 止血	久瀉久痢, 脫肛, 崩漏帶下
殺 蟲	蛔蟲·條蟲, 蟲積腹痛

이 약물의 性味는 酸澀·溫하고, 澀으로 收斂하여 澀腸止瀉와 固崩止血에 작용하고, 酸味으로 安蛔驅蟲한다. 久瀉久痢, 脫肛, 崩漏帶下 및 蟲積腹痛에 적용하고 또한 외용하면 殺蟲止痒에 작용하므로 皮癬에 사용한다.

【臨床應用】① 이 약물은 酸澀으로 大腸經에 작용하여 澀腸止瀉하는 효능이 있으므로 大腸이 튼튼하지 못하여 발생하는 久瀉久痢 등의 병증에 적용한다. 腸滑久痢, 시일이 오래 경과한 水瀉에 單味를 煎湯하여 복용하거나 혹은 炒炭하여 분말로 복용한다.

최근에는 複方으로 많이 사용되는데, 脾虛久瀉에는 補益脾胃하는 黨參 白朮 茯苓 등을 배합하고, 久痢인데 濕熱이 아직 완전히 제거되지 않은 증후에는 清熱燥濕하는 黃連 黃柏 등을 배합하는데, 그 예가 黃連湯[備急千金要方]이다.

腸滑脫肛의 증후에는 白礬 金櫻子를 배합하여 진하게 달여서 坐浴하고, 아울러 五倍子를 炒하여 갈아서 가루를 바르고 大腸을 안으로 들어가게 밀어 넣는다.

* CP : 石榴皮(Shiliupi) GRANATI PERICARPIUM
石榴科 植物 石榴 *Punica granatum* L.의 果皮。

② 蟲積腹痛을 치료한다. 이 약물은 殺蟲하고 定痛하는 작용이 있어 檳榔과 달여 복용하거나 갈아서 복용하면 蛔蟲, 絛蟲으로 인한 腹痛에 모두 좋은 효과가 있다.

아메바성이질에 60%의 石榴皮 달인 液을 매번 20㎖씩 매일 3번 연속하여 6일 복용하면 치료효과가 있다.

이 외에도 갈아 가루로 외용하면 外傷出血의 止血에 사용하며, 또한 내복하여 崩漏帶下 등의 병증에도 사용한다.

【用量 · 用法】 3~9g. 水煎服. 외용에는 適量. 분말하여 사용하거나, 달여서 그 물로 목욕한다.

【使用注意】 瀉痢 초기에는 單味를 사용하지 않는다.

> **本草選錄** : [名醫別錄] "治下利, 止漏精."
> [本草綱目] "止瀉痢, 下血脫肛, 崩中帶下."
> [本經逢原] "具木火之象, 故多食傷肺損齒, 而生痰涎. 其皮澀溫, 能治下痢滑脫."
> [方藥合編] "石榴酸溫痢崩帶　制殺三蟲過損肺"

【化學分析】 과피에는 tannin으로서 tannic acid, 점액질, 고미질, pelletiene 색소, 미량의 alkaloid 등을 함유하고, 肉質의 외피에는 malic acid, citric acid, urosolic acid, alkaloid 등을 함유한다.

【藥理硏究】 ① 1 : 10000의 염산, 石榴皮 알칼로이드는 5~10분이면 絛蟲을 살멸한다.

② 체외실험에서는 황색포도상구균, 연쇄구균, 콜레라균, 이질균, 녹농균, 결핵균에 뚜렷한 억제작용을 하고, 多種 진균도 억제하며 또한 유행성 감기바이러스에 길항한다.

저백피 樗白皮[KHP]

Ailanthi Radicis Cortex
Alianthus bark

【出　典】 藥性本草

【異　名】 椿皮 · 樗根白皮 · 樗根皮 · 樗皮 · 臭椿皮

【起　原】 소태나무과(Simaroubaceae) 가죽나무 *Ailanthus altissima* Swingle의 주피를 제거한 수피 또는 근피이다.*

【採　取】 연중 外皮를 벗기어 외층의 粗皮를 깎아버리고 曬乾한다.

【性　狀】 이 약은 수피 또는 근피로 고르지 않은 모양이고 관상~반관상이며, 길이 3~10㎝, 너비 1~5㎝, 두께 2~5㎜이다. 바깥 면은 회백색~연한 갈색으로 엉성하며 때로 코르크층이 떨어져 황백색을 나타내기도 한다. 안쪽은 연한 황색~연한 갈색으로 매끄럽고 점 모양의 혹, 또는 작은 혹이 많이 배열되었고 때로 파열하여 작은 구멍을 이룬 것도 있다.

---

* CP : 椿皮(Chunpi) AILANTHI CORTEX
苦木科 植物 臭椿 *Ailanthus altissima* (Mill.) Swingle의 根皮 또는 樹幹皮。

질은 단단하면서도 연하며, 꺾은 면은 매끈하지 않고 섬유상이다. 이 약은 꺾을 때 특유한 냄새가 진하게 있고 맛은 매우 쓰다.

【產 地】 우리나라 전국에 분포한다. 중국의 山西, 安徽, 遼寧, 河南 지역이 주산지이다.

【炮 製】 ① 椿 皮 : 잡질을 제거하고 깨끗이 씻어 축인 후 絲切 또는 小段으로 썰어 건조한다.

② 麩樗白皮 : 먼저 炒製 용기를 武火로 가열하고 麥麩를 炒하여 연기가 날 때 樗白皮絲를 넣고 뒤 섞으면서 질은 황색이 될 정도로 炒한다(樗白皮絲 100kg 당 麥麩 10kg).

【性味·歸經】 味는 苦·澀하고 性은 寒하며, 大腸·胃·肝經에 작용한다.

效 能	主 治
淸熱燥濕·澀腸	濕熱의 久瀉久痢, 濕熱赤白帶下
止 血	血熱崩漏, 便血
殺 蟲	蛔蟲, 瘡癬

이 약물의 性味는 苦·寒하고 氣分에 작용하여 淸熱燥濕하며, 寒·澀으로 血分에 작용하여 收澀涼血하므로 止帶·止瀉·止血하는 효능이 있다. 濕熱의 赤白帶下, 血熱崩漏, 濕熱의 久瀉久痢 및 便血痔漏 등의 병증에 적용하며, 외용으로는 疥癬濕瘡을 치료하는데, 이는 燥濕淸熱하는 효능이 있기 때문이다.

【臨床應用】 ① 이 약물은 苦·寒으로 淸熱燥濕하고, 澀해서 收斂固攝한다. 大腸經에 작용하여 淸熱燥濕·澀腸止瀉·止血하는 효능이 있다.

大腸에 濕熱에 의한 瀉痢膿血이 며칠을 경과하여도 낫지 않는 경우에 單味를 사용하면 효과가 있다.

임상에서는 煎服하거나 혹은 灌腸하여 濕熱로 인한 瀉痢膿血, 休息痢를 치료하는데 좋은 효과가 있다.

小兒疳痢에 單味를 진하게 달이고 적당량의 粟米泔을 혼합하여 大腸에 灌腸하거나 또는 黃連 黃柏 黃芩 등 淸熱燥濕·瀉火解毒藥을 배합하여 熱毒痢疾을 치료한다[外臺備要].

다만 瀉痢가 오래 지속되어 虛寒증후를 나타내는 경우에 補骨脂 吳茱萸 肉荳蔻 등 溫補收斂하는 약물을 배합하여 補하고 튼튼하게 해야 한다.

② 이 약물의 淸熱燥濕·收斂止血하는 작용은 또한 濕熱帶下와 崩漏不止의 증후를 다스린다. 濕熱下注로 인한 赤白帶下에는 黃柏 山梔 車前子 芡仁 蓮子 등을 배합하여 사용한다.

崩漏不止에는 증후에 따라 複方으로 사용하는데, 그 예가 固經丸[醫學入門]이다. 이 方은 龜板 白芍藥 香附 黃芩을 배합하여 陰虛血熱로 인한 崩漏不止를 치료한다.

또한 産後腸脫不收를 치료하는데, 花椒 連根葱을 배합하여 물에 달여서 熏洗한다[本草綱目·婦人良方]. 이는 이 약물의 收澀固攝하는 효능을 이용한 것이다.

③ 이 약물의 殺蟲작용은 蛔蟲症과 瘡癬에 單味의 사용도 효과가 있다. 용량이 많으면

쉽게 惡心, 嘔吐하게 되므로 複方으로 使君子 蕪荑 貫衆 등의 약물을 배합하면 효과를 증강시킬 뿐만 아니라 또한 용량을 감소시킬 수 있어서 부작용을 예방할 수 있다.

瘡癬으로 瘙痒 증후를 치료할 경우에는 花椒 明礬 藜蘆 등을 배합하여 끓인 물로 씻거나, 혹은 熬膏하여 바른다.

【用量 · 用法】 6~9g. 水煎服. 외용에는 適量.

【使用注意】 脾胃虛寒, 腎의 眞陰虛로 인한 崩帶가 積滯未盡으로 인한 痢疾에는 忌한다.

> 本草選錄 : [藥性論] "治赤痢, 腸滑, 痔疾, 瀉血不住."
> [日華子本草] "止瀉及腸風, 能縮小便, 入藥蜜炙用."
> [本草備要] "治濕熱爲病, 泄瀉久痢, 崩帶, 腸風, 夢遺, 便數, 有斷下之功."
> [方藥合編] "樗根味苦腸風痔　瀉痢崩濕澁精髓"

오배자 五倍子[KP]

Galla Rhois
Rhus galls

【出 典】 本草合遺

【異 名】 文蛤 · 百蟲倉

【起 原】 옻나무과(Anacardiaceae) 붉나무 *Rhus javanica* Linné, 청부양(靑麩楊) *Rhus potaninii* Maximowicz 또는 홍부양(紅麩楊) *Rhus punjabensis* Stew. var. *sinica* Rehder et Wilson의 잎 위에 주로 면충과(Pemphigidae) 오배자면충 *Schlechtendalia chinensis* Bell이 기생하여 만든 벌레집이다. 외형에 따라 두배(肚倍)와 각배(角倍)로 나뉜다.*

【採 取】 立秋부터 白露 전에 벌레집의 외벽이 청색으로부터 황갈색으로 변할 때 채취하여 끓는 물에 넣어 약간 삶는다든가 또는 겉 표면이 회색으로 될 때까지 쪄서 내부에 蚜蟲이 죽으면 꺼내어 曬乾하고, 肚倍와 角倍로 분류한다.

【性 狀】 ① 두배(肚倍) : 이 약은 벌레집으로 긴 원형 또는 방추형의 주머니 모양이고 길이 25~90㎜, 지름 15~40㎜이다. 바깥 면은 회갈색이고 약간의 부드러운 털이 있다. 질은 딱딱하면서 무르고 쉽게 부서지며, 횡단면은 각질 모양이고 광택이 있으며 벽의 두께는 2~3㎜이다. 안쪽 벽은 매끈하고 부드러우며 흑갈색의 진딧물과 가루 모양인 회색의 배설물이 있다. 이 약은 특유한 냄새가 있고 맛은 떫다.

② 각배(角倍) : 이 약은 벌레집으로 마름모꼴이고 고르지 않은 둔각상(鈍角狀)의 분지가 있다. 부드러운 털이 뚜렷하며 벽은 비교적 얇다. 외형에 따라 두배(肚倍)와 각배(角倍)로 나뉜다.

---

* CP : 五倍子(Wubeizi) GALLA CHINENSIS
漆樹科 植物 鹽膚木 *Rhus chinensis* Mill., 靑麩楊 *Rhus potaninii* Maxim. 또는 紅麩楊 *Rhus punjabensis* Stew. var. *sinica* (Diels) Rehd. et Wils.의 葉上에 있는 蟲癭, 주로 五倍子蚜 *Melaphis chinensis* (Bell) Baker 寄生하여 形成。

【產 地】 붉나무에 기생하여 된 五倍子는 전국 각지에서 나며, 青麸楊과 紅麸楊에 기생하여 된 五倍子는 중국의 四川, 貴州, 雲南, 陝西, 湖北, 福建 지역에서 주로 난다.

【炮 製】 五倍子 : 쪼개고 잡질을 제거한다.

【性味·歸經】 味는 酸·澀하고 性은 寒하며, 肺·腎·大腸經에 작용한다.

效 能	主 治
斂肺降火	肺虛久咳
澀腸·固精	久瀉久痢, 脫肛, 遺精滑精
斂汗·止血	自汗盜汗, 崩漏下血

이 약물은 酸鹹·寒의 性味로 收斂과 降火에 작용하여 斂肺降火·澀腸·固崩止血·澀精縮尿, 斂汗生津 등의 효능이 있다. 肺虛로 인한 久咳와 久瀉로 인한 滑脫병증에 내복하고, 濕熱로 인한 瘡癬과 潰爛이 癒合되지 않은 증후에 외용하며, 또한 酸收固澀하는 효능이 있어 汗多, 便血, 遺精, 遺尿 등의 증상에 적용한다. 이러한 機轉은 tannin이 조직 중의 단백질과 결합하여 불용성물질을 발생시켜 수렴작용을 나타내어 혈관을 수축하고 지각을 마비시켜 止血작용을 나타내기 때문이며, 또한 胃腸의 이상발효에 대하여 효소억제작용을 하여 세균을 살충시키며 腸管에서는 腸壁조직에 작용하여 筋의 수축성물질에 작용하여 腸의 운동을 억제하여 止瀉작용을 나타낸다. 그러므로 外感으로 인한 咳嗽나 濕熱積滯로 인한 瀉痢에는 적당하지 않다.

【臨床應用】 ① 肺에 虛熱이 있고 痰咳帶血하는 증후에 이 약물의 酸澀으로 수렴하고 寒으로 降火하는 작용이 있다. 肺經에 작용하여 肺氣를 수렴하므로 咳嗽를 멈추게 하고, 肺火를 降泄하여 肺陰을 補하므로 肺虛로 인한 熱로 久咳痰血의 병증을 치료하는데, 斂肺降火·止咳化痰하는 효능이 있다. 五味子 罌粟殼 天門冬 玄參 등을 배합하여 滋陰降火·斂肺止咳 효능을 증강할 수 있다.

② 이 약물은 澀腸止瀉하는 효능이 매우 좋으며, 久瀉久痢의 不止와 脫肛 등의 병증에 單味를 사용하는데, 그 예가 五倍子를 醋炒하고 분말하여 미음으로 복용하면 滑痢不止 혹은 暑月水泄을 다스린다[本草綱目].

또한 枯礬과 硏末, 糊丸하여 미음으로 복용하면 熱瀉下痢를 치료하고[雜興方], 脫肛不收에 白礬과 煎湯하여 熏洗하며[三因方], 產後의 子宮脫垂에 單味를 분말하여 散布하거나 煎湯으로 洗滌한다[婦人良方].

③ 이 약물은 腎經에 작용하여 固精止遺한다. 腎虛不固로 인한 遺精, 遺尿, 小便白濁 증후에 사용한다.

虛勞遺濁, 夢中頻泄, 面黧肌瘦, 盜汗虛煩의 병증에 白茯苓 龍骨을 배합하여 丸을 만들어 空腹에 鹽湯으로 복용하는데, 그 예가 秘傳玉鎖丹[和劑局方]이다.

④ 이 약물은 收斂止汗하는 작용으로 自汗盜汗의 병증에 사용한다. 그 예가 單味를 갈아

분말하여 蕎麥麵과 等分하여 餠으로 만들어 煨熟하여 먹으면 盜汗을 다스릴 수 있고 또한 單味의 분말 적당량을 물에 잘 섞어 배꼽 위에 바르면 自汗, 盜汗을 止汗한다[本草綱目·集靈方].

⑤ 이 약물은 血分에 작용하여 收斂止血하는 작용을 한다. 崩中胎漏, 血便, 尿血, 鼻衄 등의 증후에 모두 사용이 가능하며 그 예가 單味를 硏末하여 바르면 鼻衄, 혹은 牙縫出血을 다스리고[衛生易簡方], 또한 丸으로 만들어 복용하면 腸風下血不止를 치료하며[聖惠方], 小便尿血을 치료할 수 있다[集簡方].

이 약물을 분말하여 복용하면 崩中胎漏를 치료하는데, 白礬 訶子 烏賊骨 등을 배합하여 사용하면 더 좋은 효과를 나타낸다.

이 외에도 외용하면 解毒消腫·收濕斂瘡하는 작용이 있어서 瘡癤腫毒, 濕瘡流水, 潰瘍不斂 등의 병증에 單味로 바르거나 혹은 熏洗한다.

【用量·用法】 3~6g. 水煎服, 외용에는 適量. 달여서 그 물로 씻거나 혹은 가루 내어 바른다.

【使用注意】 酸澀收斂하므로 外感風寒의 咳嗽, 濕熱積滯의 瀉痢에 單用은 忌한다.

> **本草選錄**: [本草拾遺] "腸虛泄痢, 爲末熱 熟湯服之."
> [本草衍義] "口瘡以末摻之, 便可飮食."
> [本草衍義補遺] "噙口中善收頑痰有功, 且解諸熱毒, 口瘡, 以末摻之, 便可飮食."
> [本草綱目] "斂肺降火, 化痰飮, 止咳嗽, 消渴, 盜汗, 嘔吐, 失血, 久痢, 黃病, 心腹痛, 小兒夜啼爲鬚髮 眼赤濕爛, 消腫毒, 喉痹, 斂潰瘡金瘡, 收脫肛, 子腸墜下."
> [方藥合編] "五倍苦酸療齒疳　痔癬瘡膿風熱蕈"

【化學分析】 gallotannin라는 tannin을 함유하고 그 주성분은 penta-n-digalloyl-glucose이며, 그 외 소량의 gallic acid, 지방, 수지를 함유한다.

【藥理硏究】 ① 대량의 탄닌이 함유되었으므로 단백질 침전작용을 하고, 또 피부, 점막 궤양에 사용하면 단백질을 응고시켜 한 층의 막을 형성하며 이로써 수렴작용을 한다. tannic acid는 또 일부 금속, 생물 알칼로이드 혹은 당류와 결합하면 용해되지 않은 화합물을 형성하는데, 이는 이 약물을 일부 약물의 해독제로 사용할 수 있다는 것을 말한다.

② 황색포도상구균, 연쇄상구균, 폐렴균, 티푸스균, 파라티푸스균, 이질균, 디프테리아균, 녹농균과 유행성 감기 A형 PRD_8주 바이러스에 억균 혹은 살균작용을 한다.

제 3절 澀精縮尿 止帶藥

여기에서 말하는 收澀약물 중에는 精氣를 튼튼히 하고 小便을 다스리며 帶下를 감소시키는 등의 작용을 하는 약물을 말한다.

이들 약물은 甘澀한 味를 가지고 있으며, 그 收斂固澀 작용이 肝·腎에 작용해서 下焦를 固澀하기 때문에 遺精, 滑精, 小便頻數, 遺尿, 小便白濁 및 帶下 등 모든 증후에 사용한다.

단지 精關不固와 尿頻의 증후는 腎虛로 인해 攝納하지 못하여 발생하는 것이며, 帶下證은 脾腎虛弱과 下焦濕熱로 되는 등, 病機가 같지 않기 때문에 이들 약물은 病情에 서로 대응하는 複方으로 배합하여 응용하며, 단순히 收澀에 의존하여 효과를 얻고자 하면 안 된다.

오미자 五味子[KP]

Schisandrae Fructus
Schisandra fruit

【出 典】神農本草經

【異 名】玄及 · 會及 · 五梅子

【起 原】오미자과(Schisandraceae) 오미자 *Schisandra chinensis* (Turcz.) Baillon의 잘 익은 열매이다.*

【採 取】霜降 후에 성숙한 과실을 따서 果柄을 제거하고 曬乾하거나 또는 蒸熟하여 曬乾한다.

【性 狀】이 약은 열매로 고르지 않은 구형~납작한 구형이며 지름 약 6㎜이다. 바깥 면은 어두운 적색~흑갈색을 띠며 주름이 있고 때로 흰 가루가 묻어 있다. 과육을 벗기면 길이 2~5㎜의 콩팥 모양의 씨가 1~2개 들어 있고 그 씨의 바깥 면은 광택이 있는 황갈색~어두운 적갈색이며 등 쪽에 명확한 봉선이 있다. 외종피는 벗겨지기 쉬우나 내종피는 배유에 밀착되어 있다. 이 약은 약간 특유한 냄새가 있고 맛은 처음에 시고 후에 떫고 쓰다.

【產 地】우리나라 전국에 분포하며 또한 재배한다. 중국의 東北, 內蒙古, 河北 지역이 주산지이다.

【炮 製】① 五味子 : 잡질과 果柄을 제거하고 曬乾한다.

② 醋五味子 : 五味子에 米醋를 고루 섞어 밀폐하여 축인 후 炒製 용기에 넣고 黑色이 될 정도로 쪄서 건조한다(五味子 100㎏ 당 米醋 20㎏).

③ 酒五味子 : 五味子에 黃酒를 고루 섞어 밀폐하여 축인 후 紫黑色이 될 정도로 쪄서 건조한다(五味子 100㎏ 당 黃酒 20㎏).

④ 蜜五味子 : 煉蜜을 끓인 물에 희석하여 고루 섞어 밀폐한 후 炒製 용기에 넣고 文火로 炒한다(五味子 100㎏ 당 煉蜜 10㎏).

【性味 · 歸經】味는 酸 · 甘하고 性은 溫하며, 肺 · 心 · 腎經에 작용한다.

效　能	主　治
斂肺滋腎 ; 生津斂汗	肺虛의 久咳, 痰喘 ; 津傷口渴, 自汗盜汗
澀精止瀉	腎虛의 遺精滑精, 五更泄瀉, 久瀉不止
寧心安神	心虛의 心悸, 失眠多夢

* CP : 五味子(Wuweizi) SCHISANDRAE CHINENSIS FRUCTUS
木蘭科 植物 五味子 *Schisandra chinensis* (Turcz.) Baill.의 成熟 果實。

이 약물은 비록 五味(酸·苦·甘·辛·鹹·澀)를 갖추고 있으나 酸味가 주이며, 그 性이 溫하되 燥하지 않으며, 肺·心·腎經에 작용하여 위로는 肺氣를 收斂하고, 아래로는 腎陰을 滋養하며 아울러 澀精止瀉·生津·止汗 등의 작용을 한다. 그러므로 肺虛喘咳를 收斂하여 止咳平喘하고, 腎虛로 인한 遺精滑精을 收斂하여 固澀止遺의 효능을 한다. 身體虛弱으로 인한 陽虛自汗이나 陰虛盜汗을 가리지 않고 적용한다. 久瀉不止, 津枯口渴 등의 증후 및 肺腎兩虛로 精氣가 耗散하거나 혹은 氣精이 모두 傷한 증후에 응용한다. 斂肺止咳에는 生用하고, 益腎固精에는 酒炒하여 사용하며, 酸澀收斂 작용을 강화하여 咳嗽, 遺精, 泄瀉 등의 증후에는 醋製하여 사용한다.

이 약물은 酸澀收斂하므로 表邪가 未解하였거나 實熱인 증후에는 적당하지 않다.

【臨床應用】 ① 이 약물은 酸으로 收斂하고, 溫潤으로 滋陰하며, 肺·腎經에 작용하여 위로는 肺氣를 收斂하고 아래로는 腎陰을 滋養하는 효능이 있어 止嗽定喘에 적용한다.

肺虛로 인한 久咳 및 肺腎兩虛로 인한 虛喘久咳의 증후에 人蔘 麥門冬 熟地黃 山茱萸 등을 배합하는데, 그 예가 五味子湯[證治準繩], 麥味地黃丸[醫級]이다.

또한 이 약물에 六味地黃丸을 배합하여 腎虛喘促을 다스리는데, 그 예가 導氣丸[醫宗已任編]이다.

임상에서는 人蔘 蛤蚧를 배합하여서 肺腎不足으로 인한 虛喘久嗽를 치료한다. 만약 肺寒咳嗽의 증후에는 宣肺散寒하는 麻黃 細辛을 배합하여 一散一收의 相反과 相成의 효과를 얻음으로써 定喘止嗽하게 하는데, 그 예가 小靑龍湯[傷寒論]이다.

② 이 약물은 酸하여 生津止渴할 뿐만 아니라 또한 收斂止汗하는 효능이 있으며, 겸하여 일정한 補氣작용도 한다. 그러므로 傷津口渴, 盜汗, 自汗의 모든 증후에 적용한다.

熱에 의해 氣陰이 傷하여 心悸脈虛, 口渴, 多汗 증후에 人蔘 麥門冬을 배합하는데, 그 예가 生脈散[內外傷辨惑論]이다.

氣虛로 인해서 津液을 생성시키지 못해 나타나는 消渴證에 益氣生津하는 黃芪 生地黃 麥門冬 天花粉 등을 배합하는데, 그 예가 黃芪湯方[普濟本事方]이다.

이 약물을 麻黃根 牡蠣 霜桑葉을 배합하여 내복하거나 혹은 細粉하여 톡톡 쳐서 바르면 自汗, 盜汗을 다스리는데 효과가 있다.

③ 五味子는 또한 澀精補腎하고, 澀腸止瀉하는 작용이 있어 腎虛로 인한 遺精, 滑泄 및 大腸氣虛로 인한 久瀉와 久痢의 증후를 치료한다. 그 예가 이 약물에 蜂蜜을 함께 졸여서 膏로 만들어 복용하거나 또는 腎虛로 인한 遺精에는 여기에다가 桑螵蛸 金櫻子 山茱萸를 加하면 더욱 좋다[保壽堂方].

脾腎의 虛寒으로 인하여 발생하는 五更泄瀉에는 補骨脂 吳茱萸 肉豆蔻를 배합하는데, 그 예가 四神丸[校主婦人良方]이다.

④ 陰血이 부족하여 心이 滋養을 받지 못하게 되면 心悸, 失眠, 多夢의 증후가 발생하게 된다. 이 약물은 心陰을 滋養하여 寧心安神하는 효능이 있으므로 補氣·補血·滋陰·安神

작용을 하는 人蔘 當歸 生地黃 麥門冬 酸棗仁 등을 배합하여 心腎의 陰虛血虧로 인한 失眠, 多夢, 心悸不寧 등의 증후에 약효를 더욱 더 증강시키는데, 그 예가 天王補心丹[攝生秘剖]이다.

이 외에도 眼科에서 腎虛로 인해 눈동자가 흩어지는 증상에 사용하는데, 이때, 瞳孔을 모아주고 눈을 밝게 하는 작용을 한다.

【用量 · 用法】 2~6g. 水煎服. 散劑는 1회 1~3g.

【使用注意】 酸澀收斂하는 약물이므로 內有實熱, 咳嗽 초기, 痧疹初發에는 忌한다.

本草選錄 : [神農本草經] "主益氣, 咳逆上氣, 勞傷羸瘦, 補不足, 强陰, 益男子精."

[名醫別錄] "主養五藏, 除熱, 生陰中肌."

[日華子本草] "明目, 暖水藏, 治風, 下氣, 消食, 霍亂轉筋, 痃癖, 賁豚, 冷氣, 消水腫, 反胃, 心腹氣脹, 止渴, 除煩熱, 解酒毒, 壯筋骨."

[本草綱目] "酸鹹入肝而補腎, 辛苦入心而補肺, 甘入中宮益脾胃."

[本草蒙筌] "風寒咳嗽南五味爲奇, 虛損勞傷北五味最妙."

[本草備要] "五味俱備, 酸鹹爲多. 故專收斂肺氣而滋腎水, 益氣生血, 益氣生津, 補虛明目, 强陰澀精, 退熱斂汗, 止嘔住瀉, 寧嗽定喘, 除煩渴, 消水腫, 解酒毒, 收耗散之氣. 瞳子散大, 嗽初起, 脈數有實火者忌用."

[方藥合編] "五味酸溫能止渴 久嗽虛勞金水竭"

【化學分析】 정유를 함유하고 주성분 citral 외 α-pinene, camphene, β-pinene, myrcene, α-terpinene, limonen, γ-terpinenene, p-cymene, linalool, geraniol, borneol, citronellol, benzoic acid, β-elemene, α-ylangene, cuparene, β-chamigrene, α-chamrene, chamigrenol, β-bisabolene 등, lignan류로는 schizandrine, deoxyschizandrin, schisandrol, schisandrol A, B, wuweizisu C, gomisan A~G, F~H, neoschiznrin 등이고 유기산으로서 citric acid, malic acid, tartaric acid, ascorbic acid, protocatechuic acid 등과 그 외 sterol, 엽록소, vitamin C, E, 수지, tannin, 소량의 당류를 함유한다. 종자에는 약 33%의 지방유가 함유되어 있다.

【藥理硏究】 ① 五味子는 대뇌피층의 흥분과정과 억제과정을 조절하여 균형을 취하는 작용을 한다. 신경계통 각급 중추에 모두 흥분작용을 한다. 이 약물은 또 인체의 智力을 개선하고 작업 효율을 높이며 작업의 질을 개선한다. schizandrin은 진통 · 안정 및 일정한 해열작용이 있다.

② 五味子 탕제는 뚜렷한 호흡흥분작용이 있는 동시에 혈압을 낮추며, 아울러 뚜렷한 祛痰 · 鎭咳작용을 한다.

③ 五味子는 人蔘과 같은 適應原樣 작용을 하고 유기체의 비특이성 자극을 방어하는 능력을 증강시킨다. 五味子의 부신피질 호르몬양 작용은 그 적응원양작용과 일정한 관계가 있을 것이다. schizandrol을 1일 25㎎/㎏의 표준으로 사용한 결과 면역억제 효과가 중등 사용량의 피질 호르몬과 같았다. 아울러 두 약물은 협동작용을 한다. 그러나 실험에서 五味子는 세포 면역 기능을 증강시키고, glycogen의 異性 및 분해를 촉진하며 유기체의 당 이용도를 개선한다.

④ 五味子는 혈압을 낮추는 작용을 한다. 그러나 순환이 衰竭된 상태에서는 또 혈압을 높이는 뚜렷한 작용을 한다. 따라서 오미자에는 혈압에 대한 조절 기능이 있는 것 같다. 또한 실험에 의하면 五味子는 혈관을 이완시키고 강심작용을 한다.

⑤ 자궁을 흥분시키는 작용을 하는데 그 성질은 분만 촉진제와 유사하다. 그러나 麥角과는 다르다.

⑥ 담즙의 분비를 촉진한다. 위액 분비를 조절하는 작용을 하고 胃 연동을 억제하며 흰쥐의 스트레스성 궤양에 예방작용을 한다.

⑦ 五味子의 알코올 추출물은 체외에서 황색포도상구균, 탄저균, 티푸스균, 파라티푸스균, 이질균, 폐렴균, 콜레라균 등에 억제작용을 하고, 녹농균에 대하여 비교적 강한 항균작용을 한다. 그리고 체내에서는 바이러스에 길항한다. γ-schizandrin은 암세포 DNA의 합성에 대하여 일정한 억제작용을 한다.

연자육 蓮子肉[KP]

Nelumbinis Semen
Nelumbo seed

【出 典】 神農本草經

【異 名】 蓮肉・蓮子・蓮實・藕實・水芝丹

【起 原】 수련과(Nymphaeaceae) 연꽃 *Nelumbo nucifera* Gaertner의 잘 익은 씨로서 그대로 또는 연심을 제거한 것이다.*

【採 取】 가을에 성숙한 果實을 채취하여 蓮房을 쪼개어 果皮를 벗기고 種仁을 취하여 曬乾한다.

【性 狀】 이 약은 씨로 대개 타원형 혹은 공 비슷한 모양을 이루며 한쪽 끝이 둥글게 조금 두드러져 있고 길이 10~17㎜, 지름 5~12㎜이다. 바깥 면은 연한 황갈색~연한 적갈색이고 평활하며 회백색의 가루가 있고 가는 세로무늬와 비교적 확실한 맥상의 무늬를 볼 수 있다. 한쪽 끝에는 가운데 유두상의 돌기가 있고 진한 갈색이며 갈라진 틈이 많고 그 주변은 약간 아래로 내려앉아 있다. 씨껍질은 얇고 황갈색이며 벗기기 어렵다. 씨껍질 안에는 떡잎이 2개 있으며 황백색으로 비후되어 있고 가운데 빈틈에는 녹색의 연자심이 들어 있다. 이 약은 냄새가 거의 없으며 맛은 달고 다소 기름과 같으며 연자심은 매우 쓰다.

【產 地】 우리나라, 전국의 연못이나 논 등에서 재배한다. 중국의 湖南, 福建, 江蘇, 浙江 및 南部 지역이 주산지이다.

【炮 製】 ① 蓮子肉 : 온수에 담가 유연할 때 벗기어 芯을 제거하고 건조한다.

* CP : 蓮子(Lianzi) NELUMBINIS SEMEN
睡蓮科 植物 蓮 *Nelumbo nucifera* Gaertn.의 成熟 種子。

② 炒蓮子：蓮子肉을 炒製 용기에 넣고 文火로 內外가 연한 황색을 띠고 향기가 날 때 꺼내어 그늘에 放冷한다.

【性味·歸經】 味는 甘·澀하고 性은 平하며, 脾·腎·心經에 작용한다.

效 能	主 治
補脾止瀉；益腎固精	脾虛久瀉；腎虛遺精, 滑精, 帶下
養心安神	虛煩, 驚悸失眠

이 약물의 性味는 甘澀·平하고, 甘으로 補益하며 澀으로 固斂한다. 脾經에 작용하여 補脾·祛濕·止瀉하고, 腎經에 작용하여 益腎固精·縮尿하며, 心經에 작용하여 養心安神하는 효능이 있다. 따라서 心悸失眠과 腎이 虧損되어 나타나는 遺精, 帶下와 脾氣虛로 인한 久瀉 등의 증후에 적용된다.

【臨床應用】 ① 脾虛로 인해 運化기능을 제대로 하지 못하면 水濕이 大腸에 下注하여 泄瀉가 발생한다. 이 약물은 甘·平으로 補益하고, 澀으로 固攝작용을 하므로 補脾止瀉하는 효능이 있다.

石蓮散[世醫得效方]은 久痢不止를 치료하는데, 單味를 研末하여 복용한다. 또한 人蔘 白朮 山藥 등을 배합하면 脾虛로 인한 久瀉(慢性泄瀉)를 치료하며, 健脾·止瀉 효능이 더욱 증강되는데, 그 예가 參苓白朮散[和劑局方]이다.

② 腎虛로 인해 封藏기능을 제대로 하지 못하면 遺精, 滑泄을 야기시킨다. 이 약물은 補腎하고 固精하는 효능이 있어 이러한 증상을 치료한다. 沙苑子 菟絲子 蓮鬚 鹿茸 등 補腎澀精하는 약물을 배합하여 상술한 모든 증후를 치료하는데, 그 효과가 더욱 좋다. 白果 芡仁 金櫻子 등 收澀止帶 약물을 배합하면 白帶過多를 치료한다.

③ 陰血虧損으로 인해 心神이 失養하여 나타나는 虛煩失眠, 驚悸 등의 증후에 이 약물은 養心安神 작용이 있으므로 麥門冬 柏子仁 酸棗仁 등을 배합하면 相須작용의 효과를 나타낸다.

心神不寧의 不眠, 動悸 등에 酸棗仁 遠志 茯苓 등을 사용하는데, 그 예가 淸心蓮子飮[和劑局方]이다.

【用量·用法】 6~15g. 水煎服.

【使用注意】 中滿痞脹과 大便燥結에는 忌한다.

本草選錄：[神農本草經] "補中養神, 益氣力."

[本草拾遺] "冷髮黑, 不老."

[本草綱目] "交心腎, 厚腸胃, 固精氣. 强筋滑, 補虛損, 利耳目, 除寒濕, 止脾瀉久痢, 赤白濁, 婦女帶下崩中諸血病."

[方藥合編] "蓮肉味甘健脾胃　止瀉澁精養心氣"

【化學分析】 多種의 alkaloid로서 liensinine, nuciferine, lotusine, neferine, dimethylcoclaurine, oxouchincunine, isoliensinine, pronuciferine 등 이외에 hyperine, rutin 등과 또한 다량의 전분, raffinose, 단백질, Ca, P, Fe 등을 함유한다.

【藥理硏究】 ① 降血壓작용(유효성분 liensinine)이 있다.

② rutin은 모세혈관의 저항성을 정상으로 유지하는 작용을 한다.

③ 진정, 최면작용을 한다.

검인 芡仁[KP]

Euryales Semen
Euryale seed

【出 典】 神農本草經

【異 名】 芡實·鷄頭實·鷄頭·雁喙實·刺蓮蓬實

【起 原】 수련과(Nymphaeaceae) 가시연꽃 *Euryale ferox* Salisbury의 잘 익은 씨이다.*

【採 取】 가을에 성숙한 果實을 채취하여 果皮와 外種皮를 제거하고 仁을 취하여 曬乾한다.

【性 狀】 이 약은 씨로 둥근 구형이며, 대개는 쪼개져 있고 완전한 것은 지름 5~8㎜이다. 바깥 면은 적갈색의 속껍질이 있으며 한쪽 끝은 황백색으로 전체의 약 ⅓을 차지한다. 꺾인 면은 흰색이며 가루상이다. 이 약은 냄새가 없고 맛은 담담하다.

【產 地】 우리나라의 전주, 대구, 광주 및 경기도의 서해안, 강릉 근처의 연못에 자생하고, 중국의 黑龍江, 吉林, 江蘇, 湖南, 山東 및 廣東 지역이 주산지이다.

【炮 製】 ① 芡仁 : 잡질을 제거한다.

② 炒芡仁 : 芡仁을 炒製 용기에 넣고 文火로 연한 황색이 될 정도로 炒하여 放冷한다.

【性味·歸經】 味는 甘·澀하고 性은 平하며, 脾·腎經에 작용한다.

效 能	主 治
補脾去濕	脾虛不運의 久瀉久痢
益腎固精	腎虛精關의 不固로 인한 滑精, 膀胱失約의 小便不禁, 白帶下

이 약물의 性味는 甘·澀하고, 甘으로 補益하며, 澀으로 固斂하여 健脾祛濕하고 또한 收斂·固澀하여 脾虛로 濕邪가 停滯되어 나타나는 泄瀉와 帶下의 병증을 치료한다. 脾는 運化를 주관하는데 脾虛하면 運化 기능이 失職되어 水濕이 下注하여 泄瀉와 帶下의 병증이 발생한다.

또한 腎은 封藏을 주관하는데, 腎虛로 封藏기능이 失職되면 下元이 不固하게 되어 遺精早泄 및 小便頻數 등의 증후가 발생한다. 이 약물은 脾臟을 補하는 외에 益腎·固精縮尿하는 효능이 있으므로 精關不固로 인한 夢遺滑精, 膀胱失約으로 인한 小便失禁 등의 증후에 적용된다.

* CP : 芡實(Qianshi) EURYALES SEMEN
睡蓮科 植物 芡 *Euryale ferox* Salisb.의 成熟 種仁。

이상과 같이 그 효능이 山藥과 비슷하고, 약성이 온화하며 또한 燥하지도 膩하지도 않으므로 두 약물을 배합하여 상술한 병증을 치료한다. 다만 山藥은 補益작용이 비교적 강하고, 芡仁은 收斂작용이 우수하며, 또한 山藥은 補肺하고 芡仁은 脾腎을 補한다는 것 등이 다른 점이다.

【臨床應用】 ① 脾虛로 인해 運化기능이 失職하면 濕이 大腸으로 下注하여 泄瀉가 난다. 이 약물은 甘·平으로 補脾하고, 運化기능을 도와 濕邪를 제거하며 겸하여 澀腸止瀉한다.

脾虛로 인해 久瀉不止의 증후에 白朮 黨參 茯苓 山藥 등의 建脾滲濕하는 약물을 배합하는데, 그 예가 資生湯[先醒齊醫學廣筆記]이다.

② 腎虛로 不固하면 滑精, 遺精, 小便不禁, 白帶過多의 증상이 발생한다. 이 약물은 益腎固精하는 효능으로 金櫻子와 배합하는데, 그 예가 水陸二仙丹[洪氏集驗方], 全鎖固精丸[醫方集解] 등이다.

다만 濕熱에 속하는 白帶過多에 황색을 띠고, 腥腥氣味를 나타내는 증후에는 黃柏 苦參 車前子 등 淸熱利濕하는 약물을 배합한다.

【用量·用法】 9~15g. 水煎服. 파쇄하여 사용한다.

【使用注意】 外感病의 전후와 瘧疾, 疳痔, 氣痞脹, 溺赤便秘에는 忌한다.

本草選錄 : [神農本草經] "主治濕痹腰脊膝痛, 補中, 除暴疾, 益精氣, 强志, 令耳目聰明."
[景岳全書] "入脾腎兩臟. 能健脾養陰止渴, 治腰漆疼痛, 强志益神, 聰明耳目, 補腎固精, 治小便不禁, 遺精白濁帶下, 延年耐老. 或散丸, 或煮食皆妙. 但其性緩, 難收奇效."
[本草備要] "一名鷄頭子, 補脾澀精."
[方藥合編] "芡實味甘能益精 腰膝濕痺酸疼幷"

【化學分析】 다량의 전분, catalase를 함유하는 외에도 단백질, 지방, 탄수화물, Ca, P, Fe, vitamin B_2·C를 함유하고 있다.

산수유 山茱萸[KP]

Corni Fructus
Cornus fruit

【出 典】 神農本草經

【異 名】 棗皮·蜀棗·魃實·鼠矢·山茱肉

【起 原】 층층나무과(Cornaceae) 산수유나무 *Cornus officinalis* Siebold et Zuccarini의 잘 익은 열매로서 씨를 제거한 것이다.*

【採 取】 늦은 가을과 초겨울에 果皮가 홍색으로 변한 것을 따서 끓는 물에 약간 삶아 果核을 제거하고 曬乾한다.

【性 狀】 이 약은 잘 익은 열매로 납작하게 눌린 긴 타원형이다. 길이 15~20㎜, 너비 약

* CP : 山茱萸(Shanzhuyu) CORNI FRUCTUS
山茱萸科 植物 山茱萸 *Cornus officinalis* Sieb. et Zucc.의 成熟 果肉。

1㎝이다. 바깥 면은 어두운 적자색~어두운 자색을 띠며 윤이 나고 거친 주름이 있다. 과육에는 씨를 빼낸 자국인 틈이 있고 위쪽에 꽃받침 자국이 있다. 기부에는 열매꼭지 자국이 있고 질은 부드럽다. 이 약은 약간 냄새가 있고 맛은 시고 약간 달다.

【產 地】 우리나라 중부 이남에서 재배한다. 특히 전남의 구례, 봉화, 이천, 나주, 양평 지역이 유명하다. 중국의 浙江, 安徽, 江南, 陝西, 山西 지역이 주산지이다.

【炮 製】 ① 山萸肉 : 불순물과 남아 있는 果核을 제거하고 曬乾한다.

② 酒萸肉 : 山萸肉에 黃酒를 고루 섞어 밀폐하여 축인 후 武火로 重湯하여 까맣게 윤이 나면 꺼내어 曬乾한다(山茱萸肉 100kg 당 黃酒 20kg).

【性味 · 歸經】 味는 酸 · 澀하고 性은 微溫하며, 肝 · 腎經에 작용한다.

效 能	主 治
補益肝腎	肝腎虧損의 眩暈, 陽痿遺精, 腰膝酸冷
收斂固澀	滑精遺尿, 虛汗, 崩漏, 帶下

이 약물은 酸澀하고 微溫으로 질이 潤하며 肝 · 腎經에 작용하여 酸澀은 收斂을 주관하고, 溫潤으로 補하여 肝腎을 補益하므로 澀精止汗한다. 腎은 秘藏하여 滑泄하지 않게 하여야 하는데, 腎虛로 인해 秘藏의 기능이 失職하게 되면 遺精滑泄, 尿意頻數, 汗出 및 月經過多, 漏下不止 등의 증후가 나타난다. 腎은 또한 骨을 주관하고, 肝은 筋을 주관하는데, 肝腎의 기능이 부족하게 되면 筋骨이 養營을 失하여 遺精滑泄, 肢體無力하게 되며, 肝竅는 눈(目)이 되어 血이 아니면 밝게 하지 못하고, 腎竅는 耳가 되어 水가 아니면 聰明하지 못하게 되는데, 肝腎의 陰이 不足하면 耳目을 滋養하지 못하여 視物昏花, 頭眩目眩, 耳鳴耳聾 등의 증후가 나타난다. 이와 같은 肝腎의 기능부족으로 인한 병증에 肝腎을 補益하고 또한 收斂하는 효능이 있어 위에서 말한 모든 증후를 치료한다.

이 약물의 특징은 補陽하되 또한 滋陰하여 肝腎을 平補하는 약물이므로 陽虛나 陰虛를 막론하고 고루 배합하여 응용할 수 있는 점이라 하겠다. 그러므로 甘寒滋潤한 약물을 배합하여 陰血을 補하고, 甘溫 · 辛熱한 약물을 배합하여 陽氣를 補益한다.

그러나 그 性이 酸澀하므로 속에 濕熱이 있어서 발생하는 小便不利의 경우는 忌한다.

【臨床應用】 ① 精血虧損으로 腎陽이 부족하면 頭暈目眩, 腰膝痠軟, 陽痿, 滑精 등의 증후가 나타난다. 이 약물은 肝腎을 補하고 腎陽을 溫助할 뿐만 아니라 또한 肝腎의 精血을 平補하는 효능이 있으므로 熟地黃 山藥 龜板膠 鹿角膠 등, 益精補髓의 약물을 배합하여 肝腎陰虧, 腦海不足으로 발생하는 耳鳴, 眩暈, 腰膝痠軟 등의 병증을 치료하는데, 그 예가 左歸丸 · 右歸丸 · 河車大造丸 · 右歸飮[景岳全書], 六味地黃丸[小兒藥證直訣] 등이다.

또한 補骨脂 淫羊藿 免絲子 등의 溫腎壯陽하는 약물을 加하면 腎陽虛로 인한 陽痿, 滑精, 尿失禁, 頻尿 등을 치료한다.

② 이 약물은 겸하여 좋은 收斂固澀하는 작용이 있다. 正氣의 허약으로 인해 나타나는

虛汗不止, 崩漏下血, 小便淋漓 혹은 尿頻 등 滑脫의 증후에는 모두 사용할 수 있다. 大汗虛脫한 증후에는 人蔘 附子 黃芪 牡蠣 등을 배합하고, 月經過多 혹은 漏下不止의 증후에는 阿膠 益母草 川芎 등을 배합한다.

滑精, 尿頻 혹은 尿後餘瀝의 증후에는 覆盆子 金櫻子 兎絲子 沙苑子 등을 배합한다.

【用量·用法】 6~12g. 水煎服. 重用에는 30g으로 증량할 수 있다.

【使用注意】 命門火熾로 陽强不痿, 濕熱內蘊, 小便不利의 증후에는 忌한다.

本草選錄 : [神農本草經] "治心下邪氣, 寒熱, 溫中, 逐寒濕痺, 去三蟲."

[名醫別錄] "主治腸胃風邪, 寒熱, 疝瘕, 頭腦風, 風氣去來, 鼻塞, 目黃, 耳聾, 面皰, 溫中, 下氣, 出汗, 强陰, 益精, 安五藏, 通九竅, 止小便利. 久服明目, 强力."

[藥性本草] "治腦骨痛, 止月水不定, 補腎氣, 興陽道, 堅長陰莖, 添精髓, 療耳鳴, 除面上瘡. 主能發汗, 止老人尿不節."

[日華子本草] "暖腰膝, 助水藏, 除一切風, 逐一切氣, 破證結治酒皶."

[方藥合編] "山茱性溫治腎虛 精髓腰膝耳鳴如"

【化學分析】 정유로는 palmitic acid, benzyl cinnamate, isobutyl alcohol, elemicin, furfural, isoasarone, methyl eugenol 등이고, saponin로는 cormin, verbenalin, norroniside, sweroside, loganin, 그 aglycon으로서 ursolic acid, iridods 등을 함유하고 과실에는 glucose, sucrose 등, tannin으로서 cornustannin, traprin, eugenin, cornusin A, B, C 등이며 유기산으로서 gallic acid, malic acid, tartaric acid 등을 함유한다.

【藥理研究】 ① 동물 실험에서 이뇨·강압작용을 한다.

② 과실의 탕제는 체외에 황색포도상구균, 티푸스균, 이질균 등을 억제한다. 이 외에도 간 보호작용, 암화학요법, 방사선요법에 의한 백혈구감소에서의 상승작용을 나타낸다.

③ 항출혈쇼크 작용을 한다. 심수축력을 증강시키고, 말초혈관을 확장시켜 심장의 pump로서의 작용이 강화되어 효율이 높아지고, 쇼크 시의 혈압을 정상으로 되돌린다.

④ 항균작용과 macrophage의 기능촉진작용을 한다.

금앵자 金櫻子[KP]

Rosae Laevigatae Fructus
Rosa fruit

【出 典】 蜀本草

【異 名】 刺楡子·刺梨子·山鷄頭子

【起 原】 장미과(Rosaceae) 금앵자(金櫻子) *Rosa laevigata* Michaux의 잘 익은 열매이다.*

【採 取】 10~11월 사이에 果實이 성숙할 때 따서 毛刺를 제거하고 曬乾한다.

* CP : 金櫻子(Jinyingzi) ROSAE LAEVIGATAE FRUCTUS
薔薇科 植物 金櫻子 *Rosa laevigata* Michx.의 成熟 果實。

【性 狀】 이 약은 열매로 도란형이며, 길이 20~35㎜, 지름 1~2㎝이다. 바깥 면은 황적색~적갈색이며 돌기되어 있는 갈색의 작은 점은 털가시가 떨어진 자국이다. 위쪽에는 쟁반 모양으로 꽃받침 자국이 남아 있고 가운데는 황색의 꽃대 자국이 있으며 아래쪽은 점차 뾰족하다. 질은 단단하고 잘라 보면 꽃받침의 벽은 두께가 1~2㎜이며 그 안에는 단단하면서 작은 수과가 여러 개 있고 내막 및 수과에는 연한 황색의 융모가 붙어 있다. 이 약은 약간 냄새가 있고 맛은 달고 조금 떫다.

【產 地】 중국의 廣東, 四川, 浙江, 廣西, 江蘇 지역이 주산지이다.

【炮 製】 ① 金櫻子 : 잡질을 제거하고 깨끗이 씻어 曬乾한다.

② 金櫻子肉 : 金櫻子를 약간 물에 담가 밀폐하여 축인 후 세로로 두 조각이 나게 쪼갠 후 털과 씨를 제거하고 건조한다.

③ 蜜金櫻子肉 : 煉蜜을 끓인 물에 희석하여 金櫻子肉에 고루 섞어 밀폐하여 축인 후 炒製 용기에 넣고 文火로 홍갈색을 띨 정도로 炒한다(金櫻子肉 100kg 당 煉蜜 20kg).

【性味 · 歸經】 味는 酸 · 澀하고 性은 平하며, 腎 · 膀胱 · 大腸經에 작용한다.

效 能	主 治
固精縮尿	腎虛의 精關不固로 인한 遺精, 滑精, 膀胱不固의 尿頻, 腎虛의 白帶遲多
澀腸止瀉	脾虛의 久瀉, 久痢

이 약물의 性味는 酸澀 · 平하고, 酸味로 오직 收斂하며, 澀味로 固脫하여 腎 · 膀胱經에 작용하여 固精 · 縮尿 · 止帶하는 효능으로 腎虛로 精關의 不固로 나타나는 遺精과 膀胱의 括約筋이 허약하여 나타나는 遺尿와 尿意頻數 및 婦女의 帶下 등의 병증에 적용된다. 또한 大腸經에 작용하여 收澀固腸 · 止瀉의 효능이 있어 脾虛로 인한 久瀉의 병증을 치료한다. 그러나 收澀하는 약물이므로 實火와 實邪의 병증에는 忌한다.

【臨床應用】 ① 이 약물은 酸澀으로 收斂하여 오직 固攝의 효능이 있으므로, 體虛로 下焦가 튼튼하지 못함으로 인한 滑精, 遺精, 遺溺, 尿頻, 白帶過多의 병증에 적용한다.

腎虛의 滑精, 遺精, 尿頻, 遺尿, 白濁, 白帶過多 등의 증후에 單味를 熬膏하여 복용하거나 芡仁을 배합하는데, 그 예가 水陸二仙丹[洪氏集驗方]이다.

② 이 약물은 收斂固攝하는 효능이 있으므로 腸滑脫肛, 久瀉, 久痢의 증후에 單用하거나 또는 黨參 茯苓 白朮 山藥 등을 배합하면 氣虛不固, 瀉痢不止를 치료하는데, 益氣補虛 · 澀腸止瀉하는 효능이 있다.

이 외에도 崩漏下血, 子宮下垂 등 모든 증후를 치료하는데, 複方으로 사용하며, 또한 그 酸澀收攝하는 효능을 취한 것이다.

【用量 · 用法】 6~12g. 水煎服. 熬膏 또는 丸劑로 복용한다.

【使用注意】 오직 收斂에 작용하므로 實火, 實邪에는 忌한다.

本草選錄 : [本草綱目] "無故而服之, 以取快欲則不可. 若精氣不固者服之, 何咎之有."
[景岳全書] "故善理夢遺精滑, 及崩淋帶漏, 止吐血衄血, 生津液, 安魂魄, 收虛汗, 斂虛火, 益精髓, 壯筋骨, 補五臟, 養血氣, 平咳嗽, 定喘急, 療怔忡驚悸, 止脾泄血痢及小水不禁."
[方藥合編] "金櫻子甘禁滑通　夢遺遺尿寸白蟲"

【化學分析】malic acid, citric acid, 당류, resin, tannic acid 등을 함유하는 외에도 saponin, vitamin C 등을 함유한다.

【藥理研究】① 실험성 동맥죽상경화를 치료한다.

② 鷄胚 실험에서 탕제는 유행성 감기바이러스를 억제한다.

상표초 桑螵蛸[KHP]
Mantidis Ootheca
Mantis egg case

【出 典】神農本草經

【異 名】螳螂巢 · 團螵蛸 · 桑蛸 · 螳螂子 · 螵蛸

【起 原】사마귀과(Mantidae) 사마귀 *Tenodera angustipennis* Saussure, 좀사마귀 *Statilia maculata* (Thunberg) 또는 넓적배사마귀 *Hierodula patellifera* (Serville)의 알이 들어 있는 알집을 찐 것이다.*

【採 取】9월부터 다음 해 2월 사이에 채집하여 수피를 제거하고 대바구니에 넣어 쪄서 蟲卵을 죽인 후 曬乾한다.

【性 狀】이 약은 원주형~반원형으로 여러 개의 막으로 된 엷은 층이 쌓여 배열되어 있고 길이 25~45㎜, 너비 2~3㎝, 두께 15~20㎜이다. 바깥 면은 엷은 갈색~황갈색이고 위쪽 면은 약간 융기되어 있으며 아랫면은 평탄하거나 식물의 줄기에 붙었던 자국이 있다. 횡단면의 바깥쪽 층은 해면상을 나타내고 안쪽 층은 여러 개의 방사상으로 배열된 작은 방이 있다. 각 방에는 짙은 갈색을 나타내고 광택이 있는 1개씩의 작은 타원상의 알을 가지고 있다. 질은 가볍고 푸석푸석하다. 이 약은 약간 비린내가 있고 맛은 조금 짜다.

【產 地】사마귀와 좀사마귀는 우리나라에 분포하고, 넓은배사마귀는 일본 오키나와, 대만 및 동남아에 분포한다.

【炮 製】① 桑螵蛸 : 잡질을 제거하고 약 한 시간 정도 쪄서 曬乾한다.

② 鹽桑螵蛸 : 桑螵蛸에 소금물을 고루 섞어 文火로 연한 황색이 될 정도로 炒하여 曬乾한다(桑螵蛸 100㎏ 당 食鹽 2.5㎏).

【性味 · 歸經】味는 甘 · 鹹하고 性은 平하며, 肝 · 腎經에 작용한다.

---

* CP : 桑螵蛸(Sangpiaoxiao) MANTIDIS OOTHECA
螳螂科 昆虫 大刀螂 *Tenodera sinensis* Saussure, 小刀螂 S*tatilia maculata* (Thunberg) 또는 巨斧螳螂 *Hierodula patellifera* (Serville)의 卵鞘。

效 能	主 治
助陽固精；縮尿	腎虛의 陽萎, 夢遺；滑精, 尿頻, 白帶過多

이 약물의 性味는 甘鹹·偏溫으로 補益과 收澀의 약성을 갖추고, 腎에 작용하여 補腎助陽하여 下元固澀하는 약물이다. 腎과 膀胱은 表裏관계이므로 腎이 滋養하게 되면 膀胱이 스스로 튼튼하게 되어 腎陽不足으로 인한 遺尿와 尿頻數에 현저한 효능이 있으며, 腎陽이 衰微하여 精關이 不固하게 되어 나타나는 陽痿, 早泄을 다스리는데, 이는 補腎固澀에 작용하기 때문이다. 그러나 補腎助陽·收斂固澀하는 약물을 병용하여야 하며, 陰虛火旺이나 裏에 濕熱이 있는 遺精, 尿意頻數에는 적용하지 않는다.

【臨床應用】 이 약물은 助陽固精·縮尿 작용으로 腎氣不固(下元不固)로 인한 滑精, 尿頻, 혹은 白帶過多 등의 병증에 적용한다.

腎氣虛로 인한 遺溺, 尿頻의 증후에 특히 상용하는데, 單味를 散劑으로 복용하면 姙娠小便頻數을 치료하고, 분말을 미음으로 調服하면 小便不通을 治療한다[重修政和經史證類備用本草]. 이 약물이 尿頻 혹은 小便不通에 대해서 모두 조절작용이 있는 것을 알 수 있다.

遺尿, 頻尿, 尿失禁에는 覆盆子 益智 金櫻子 등을 배합하는데, 그 예가 桑螵蛸散[本草衍義]이다.

만약 腎虛滑精, 尿頻, 心神恍惚의 증후에는 人蔘 酸棗仁 蓮子 石菖蒲 遠志 등을 배합하여 약효를 증강시킨다.

이 약물의 補腎助陽·固攝하는 효과를 취하여 陽痿와 白帶過多를 치료하는 경우에도 또한 사용할 수 있다. 藥性이 온화하므로 補骨脂 菟絲子 沙苑子 蛇床子 鹿角霜 등 補腎固精·止帶의 약물을 배합하여 사용한다.

【用量·用法】 5~9g. 水煎服. 丸·散劑에 넣어 사용한다.

【使用注意】 助陽固澀하므로 陰虛火旺, 膀胱有熱의 頻尿에는 忌한다.

> **本草選錄**：[神農本草經] "主傷中, 疝瘕, 陰痿, 益精生子, 女子血閉腰痛, 通五淋, 利小便水道."
> [名醫別錄] "療男子虛損, 五藏氣微, 夢寐失精, 遺溺. 久服益氣, 養神."
> [藥性本草] "主男子身衰血出及, 虛而小便利者. 虛而小便利, 加而用之."
> [本草圖經] "古方漏精及風藥中多用之."
> [方藥合編] "桑螵蛸鹹腰痛疝　淋濁精泄虛損患"

【化學分析】 단백질, 지방, 탄수화물, 조섬유, Fe, Ca, carotene과 비슷한 색소, 수분, 회분 등을 함유한다.

【藥理研究】 ① 수렴·항이뇨작용을 한다.

② 粗纖維로서 hemicellulose, cellulose, lignin은 세포벽을 형성한다. 사람은 소화액에서 섬유의 분해효소가 결핍되어 있기 때문에 흡수 이용되지 않는다. 따라서 반대로 많은

이점이 있다. 즉 음식물의 저작을 증가시키고, 소화액의 분비를 촉진하여 소화를 도우며 위 내용물의 배설을 촉진한다. 또한 강혈당·항고지혈증 등의 작용을 하고, 대장암을 예방하는 작용을 한다.

복분자 覆盆子[KP]

Rubi Fructus
Rubus fruit

【出 典】名醫別錄

【異 名】覆盆·烏藨子

【起 原】장미과(Rosaceae) 복분자딸기 *Rubus coreanus* Miquel의 채 익지 않은 열매이다.*

【採 取】초여름에 果實이 녹색에서 황록색으로 변할 무렵에 따서 果梗을 제거하고 끓는 물에 2~4분 정도 익힌 후 曬乾한다.

【性 狀】이 약은 열매로 작은 핵과가 여러 개 모인 취과이고 대체로 둥글며 지름 7~9㎜이다. 바깥 면은 어두운 갈색 또는 녹갈색을 띠고 가볍고 단단하다. 꽃받침은 5개로 갈라지고 갈색이며 아래에는 열매꼭지 자국이 있다. 작은 핵과는 잘 분리되고 반달형이며 길이 2~3㎜, 너비 1~1.5㎜이다. 이 약은 냄새가 없고 맛은 조금 시고 떫다.

【產 地】우리나라 전국의 산야에 자생한다. 중국의 浙江, 湖北, 江西, 福建 지역이 주산지이다.

【炮 製】① 覆盆子 : 잡질을 제거하고 끓는 물에 2~4분 정도 쪄서 曬乾한다.

② 鹽覆盆子 : 覆盆子에 소금물을 고루 섞어 축인 후 찜통에 넣고 쪄서 曬乾한다(覆盆子 100kg 당 食鹽 2kg).

③ 酒覆盆子 : 覆盆子에 黃酒를 고루 섞어 밀폐하여 축인 후 文火로 微炒하여 放冷한다(覆盆子 100kg 당 黃酒 12kg).

【性味·歸經】味는 甘·酸하고 性은 微溫하며, 腎·膀胱經에 작용한다.

效 能	主 治
益腎固精縮尿	腎虛의 陽萎, 夢遺, 滑精, 尿頻, 帶下過多

이 약물의 性味는 甘酸·溫하고, 甘·溫으로 補益하고 酸으로 收斂하며, 性이 溫하되 燥熱하지 않아 그 효능이 腎陽을 補하면서 傷陰하는 弊가 없으며, 固脫하되 凝滯하지 않으므로 補하고 固하여 下元封藏의 효능이 있다. 腎氣虛로 인한 固澀不能의 小便頻數, 遺尿, 遺精, 早泄, 陽痿 등의 병증에 적용한다.

* CP : 覆盆子(Fupenzi) RUBI FRUCTUS
薔薇科 植物 華東覆盆子 *Rubus chingii* Hu의 果實。

【臨床應用】이 약물은 補肝腎·益陰助陽하고, 또한 收斂固澀하는 효능이 있으므로 腎氣虛의 固澀不能으로 인한 遺精滑精, 遺尿尿頻의 병증에 사용한다.

임상에서 陽痿滑精에 單味를 사용하거나[本草綱目] 대부분 複方에 많이 응용되는데, 攝精止遺하는 효능이 있어 沙苑子 山茱萸 芡仁 등을 배합하여 夢遺滑精을 치료하고, 桑螵蛸 益智 金櫻子 등을 배합하여 遺溺尿頻을 치료하며, 縮尿節流할 수 있다.

腎虛의 陽痿, 遺尿, 尿失禁 등의 증후에 桑螵蛸 益智 菟絲子 五味子 補骨脂 등을 배합하는데, 그 예가 五子衍宗丸[證治準繩]이다.

肝腎이 虧損하고, 精血이 不足하여 눈이 營養을 받지 못하게 되면 視弱昏花 증상이 나타난다. 이 약물은 肝腎을 補益하고 精血을 滋養하여 明目하므로 枸杞子 女貞實 沙苑子 菟絲子 및 熟地黃 등 補肝腎·益精血하는 약물을 배합하여 肝腎虧虛로 인한 視弱昏花를 치료한다.

【用量·用法】6~12g. 水煎服. 丸·散劑에 넣는다.

【使用注意】腎虛有火로 인한 小便短澀에는 忌한다.

> **本草選錄**:[名醫別錄] "益氣輕身, 冷發不白."
> [藥性本草] "男子腎精虛竭陰痿, 能堅長, 女子食之有子."
> [本草備要] "益腎臟而固精, 補肝虛而明目, 起陽痿, 縮小便."
> [方藥合編] "覆盆子甘益腎精　續嗣烏鬚目可明"

【化學分析】organic acid와 당류를 함유하고 또 구연산, 능금산, salicylic acid, 정유, pectin, 포도당, vitamin C, vitamin A樣물질 등을 함유한다.

【藥理硏究】① 항병원미생물작용을 한다.

② 항종양작용을 한다.

③ 구연산은 납중독의 치료에 쓰이고 또 알칼리 중독의 해독제이기도 하다. 또한 수혈의 항응고제로서 쓰이고 있다.

④ 유기산은 진해거담작용을 한다.

해표초 海螵蛸[KHP]

Sepiae Endoconcha
Cuttlebone

【出 典】神農本草經

【異 名】烏賊骨·烏賊魚骨

【起 原】갑오징어과(Sepidae) 참오징어 *Sepia esculenta* Hoyle 또는 무침오적(無針烏賊) *Sepiella maindroni* de Rochebrune의 골상내각(骨狀內殼)이며, 이 약을 건조한 것은 정량할 때 탄산칼슘($CaCO_3$:100.09)으로서 80.0 % 이상을 함유한다.*

【性 狀】이 약은 긴 타원형으로 납작하여 길이 5~12㎝, 너비 2~4㎝, 두께 3~5㎜이다. 바깥 면은 위쪽이 엷은 황백색이고 아래쪽이 회백색이며 조금 볼록하다. 이 약은 부러지기 쉽고 부서진 면은 희고 결정상이다. 이 약은 냄새는 조금 비리고 맛은 조금 짜다.

【產 地】우리나라의 연해에서 나고, 無烏賊은 중국의 浙江, 遼寧, 浙江 연해에서 난다.

【炮 製】① 海螵蛸 : 잡질을 제거하고 깨끗이 씻어 건조한 후 小塊로 한다.

② 炒海螵蛸 : 海螵蛸의 小塊를 炒製 용기에 넣고 文火로 연한 황색이 될 정도로 炒하여 放冷한다.

【性味 · 歸經】味는 鹹 · 澀하고 性은 溫하며, 肝 · 腎經에 작용한다.

效 能	主 治
收斂止血	肺胃出血, 崩漏 등의 병증
固精止帶 ; 制酸止痛	遺精, 赤白帶下 등의 병증 ; 胃痛吐酸
收濕斂瘡	濕疹濕瘡, 潰瘍多膿 등의 병증

이 약물의 性味는 鹹澀 · 溫하고, 鹹으로 血에 작용하여 澀으로 수렴하고, 溫으로 和血하며 收斂止血 · 止帶 · 固精하는 효능이 있어 婦女의 肝腎不足으로 인한 衝任脈이 不固로 인한 崩漏와 帶下를 치료하는 婦人科의 要藥이며, 아울러 男子의 遺精과 滑精의 치료에 輔佐 약물이다. 또한 이 약물은 收斂止血의 효능이 있어 肺胃出血과 便血 및 外傷出血에 효과가 있으며, 制酸止痛과 收澀生肌의 효능도 있어 胃 · 十二指腸潰瘍에서 나타나는 胃痛, 泛吐酸水, 潰瘍出血을 치료하고, 외용으로는 皮膚濕疹과 慢性潰瘍이 癒合되지 않는 증후에 현저한 효과가 있다.

다만 이 약물은 性이 溫燥에 치우쳐 傷陰助熱하므로 陰虛有熱에는 사용하지 않으며, 多服 또는 久服하면 便秘의 부작용을 일으키므로 潤腸약물을 적당히 배합하여 부작용을 막을 수 있다.

【臨床應用】① 이 약물은 收斂止血하는 효능으로 氣虛血脫로 인한 崩漏下血, 肺胃出血 혹은 創傷出血 등에 사용한다.

吐血, 喀血에는 炙海螵蛸를 갈아 紛末로 복용하고, 外傷出血에는 單味의 분말을 바르면 효과를 볼 수 있다. 肺胃出血에는 白芨 生大黃을 배합하고, 研末하여 복용하면 止血작용을 증강할 뿐만 아니라 또한 이 약물을 사용하여서 생기는 便秘의 부작용을 제거할 수 있다.

崩漏下血, 月經過多의 증후에는 生黃芪 山茱萸 五倍子 茜草 등을 배합하여 補氣攝血 · 收斂止血하는 효능이 있는데, 그 예가 固衝湯[醫學衷中參書錄]이다.

② 이 약물은 止帶固精하는 효능으로 腎虛로 인한 遺精, 赤白帶下의 증후에 白芷 血餘炭을 배합하는데, 그 예가 白芷散[校注婦人良方]이다.

* CP : 海螵蛸(Haipiaoxiao) SEPIAE ENDOCONCHA
烏鰂科 動物 無鍼烏賊 *Sepiella maindroni* de Rochebrune 또는 金烏賊 *Sepia esculenta* Hoyle의 內殼。

山茱萸 沙苑蒺藜 菟絲子 등 益腎固精하는 약물을 배합하여 腎虛不固로 인한 遺精, 滑精을 치료한다.

③ 胃酸過多로 인한 胃痛으로 신물을 吐하는 경우에 사용하는데, 이 약물은 胃酸을 억제하여 疼痛을 제거한다. 單味를 사용하거나 貝母와 병용하면 止痛의 효과를 증강한다.

④ 濕瘡濕疹과 潰瘍多膿한 증후에 硏末하여 바른다. 이 약물은 生肌祛濕하는 효능이 있으므로 收濕斂瘡한다. 濕疹, 滲出이 있는 化膿症, 下肢潰瘍에 單味 혹은 石膏 枯礬 등을 배합하고 硏末하여 환처에 바른다.

濕瘡濕疹의 증후에는 黃柏 靑黛 冰片 등을 배합하고 갈아 가루로 하여 바른다.

【用量 · 用法】 5~9g. 水煎服. 散劑는 1회 1.5~3g. 외용에는 適量을 硏末하여 바른다.

【使用注意】 性이 溫하여 傷陰助熱하므로 陰虛多熱에는 忌한다.

本草選錄：[神農本草經] "主女子漏下赤白經汁, 血閉, 陰蝕腫痛, 寒熱, 癥瘕, 無子."

[名醫別錄] "主治驚氣入腹, 腹痛環臍, 陰中寒腫, 令人有子, 又止瘡多膿汁不燥."

[日華子本草] "骨療血崩, 殺蟲. 心痛甚者, 炒其墨, 醋調服也."

[本草綱目] "主女子血枯病, 傷肝唾血下血, 治瘧消癭. 硏末, 敷小兒疳瘡, 瘟瘡臭爛, 丈夫陰瘡, 湯火傷, 跌傷出血；燒存性酒服, 治婦人水產㾓痛；同鷄子黃, 涂小兒重舌鵝口. 同蒲黃末, 敷舌腫, 血出如泉. 同槐花末吹鼻, 止衄血. 同銀朱吹鼻, 治喉痹. 同白礬末吹鼻, 治蝎螫疼痛. 同麝香吹耳, 治耳聤耳有膿及耳聾."

[方藥合編] "海螵蛸鹹消瞖功 心疼水腫經癥通"

【化學分析】 탄산칼슘(80~85%), 소량의 NaCl, 인산칼슘, 인산마그네슘, chitin, 膠質 등을 함유한다.

【藥理硏究】 ① 烏賊骨에 함유된 탄산칼슘으로 제산제를 만들 수 있다.

② 방사선에 길항한다.

제 19 장 涌 吐 藥

嘔吐를 야기시키거나 촉진시키는 주요작용을 하는 약물을 涌吐藥이라 하며 또는 催吐藥이라고도 한다.

[內經]에서는 "在上者涌之"라 하였는데, 이것은 인체의 상부, 즉 咽喉, 胸膈, 胸脘 등에 毒物이나 宿食, 痰涎 등이 停滯하여 나타나는 병증에 吐法을 적용하여 邪氣를 제거함으로써 疾病을 치료할 수 있다는 것을 의미한다.

그러므로 毒物을 잘못 먹어 胃 중에 停滯되어 아직 흡수되지 않았거나, 혹은 宿食이 停滯不化하여 腸에 들어가지 않아 脘部가 脹痛하거나, 또는 痰涎蒙閉로 中風, 호흡이 阻碍되거나 癲癎發狂 등의 병증이 나타나는 경우에 응용한다.

涌吐藥의 대부분은 藥性이 峻烈하고 독성이 있으며, 또한 嘔吐는 劇烈한 動作으로 다른 臟器에 영향을 미치게 되므로 잘못 투여하면 부작용을 일으키게 된다. 따라서 涌吐藥은 다만 氣가 壯實하고 邪가 實한 병증에 적용하며, 체질이 허약한 경우나 小兒, 婦女의 胎産 전후 및 失血로 인한 頭眩, 心悸, 勞嗽喘咳 등 증후에는 忌한다.

涌吐藥을 투여할 경우에는 용량과 용법 및 解毒방법 등에 주의하여야 한다. 일반적으로 涌吐藥은 소량으로부터 점차적으로 증량하여 중독이나 嘔吐가 지나치지 않게 하여야 한다.

또한 服藥 후에는 뜨거운 물을 많이 마시거나 혹은 새의 깃털로 咽喉를 자극하여 嘔吐작용을 도와주어야 하며, 嘔吐가 멎지 않을 경우에는 解毒시켜 회복시켜야 한다. 그러므로 張子和는 얼음물이나 얼음물이 없으면 찬물을 마시면 解毒된다 하였고, 藜蘆로 涌吐시켜 嘔吐가 멎지 않을 경우에는 葱白湯으로 解毒하고, 광물성 약으로 涌吐시켜 멎지 않으면 甘草나 貫衆으로 解毒하며, 草木으로 涌吐시켜 멎지 않으면 麝香으로 解毒하여야 한다고 하였다.

이상과 같이 涌吐시킨 후에는 절대 안정을 취하고 소화되기 어려운 음식은 좋지 않으며, 腸胃의 기능이 회복되어 가는 정도를 살펴 유동식이나 소화가 잘되는 음식을 먹여 胃氣를 회복시켜야 한다.

涌吐 약물은 胃氣를 손상하기 쉬우므로 신중히 사용하여야 하므로 虛弱者, 吐血이나 咯血의 병력이 있는 자, 噎膈反胃의 경우나 妊婦 등에는 禁忌이다.

과체 瓜蒂[KHP]

Melonis Pedicellus
Melon pedicle

【出 典】神農本草經

【異 名】果蔕・苦丁香・甛瓜蒂・香瓜蒂

【起 原】박과(Cucurbitaceae) 참외 *Cucumis melo* Linné의 열매꼭지이다.

【採 取】미숙한 果實의 꼭지를 따서 陰乾한다.

【性 狀】이 약은 구부러진 원주형으로 가끔 줄기의 잔기가 붙어 있고 길이 2~3㎝, 지름 4㎜ 내외이다. 위쪽에는 엷은 갈색으로 팽대하여 넓고 세로로 주름이 많으며 질은 연하다. 이 약은 냄새는 거의 없고 맛은 몹시 쓰다.

【產 地】우리나라 전국의 농가에서 재배한다.

【性味・歸經】味는 苦하고 性은 寒・有毒하며, 脾・胃經에 들어가 작용한다.

效 能	主 治
涌吐痰食	熱痰, 宿食
吹鼻中・祛濕熱	黃疸, 濕邪頭痛

이 약물은 苦寒・小毒으로 오직 涌吐에만 사용하는 약물이다. 痰熱이 胸中에 鬱하여 생기는 癲癎發狂, 喉痹喘息, 煩躁不眠, 宿食이 胃에 정류하므로 인해 胸脘痞硬 및 誤食毒物 등에 사용하여 催吐시킨다. 研末하여 코에 불어 넣으면 引邪外解・宣泄濕邪의 효능이 있다. 이는 標의 치법으로 몸이 허약하거나 心 질환에는 사용하지 않으며 또한 과량 복용으로 嘔吐가 멎지 않으면 麝香 0.1~0.5g을 복용시킨다.

【臨床應用】① 熱痰이 胸膈에 鬱結하여 淸竅를 蒙閉하여 발생하는 癲癎, 肺系를 壅塞하여 발생하는 喉痹(咽喉炎), 호흡곤란, 神明을 內擾하여 발생하는 煩躁나 不眠 등의 증후에 單味의 분말 혹은 鬱金을 배합한 분말을 湯으로 복용시켜 토하게 한다. 胃中의 宿食으로 胃脘脹痛, 혹은 毒物의 誤食 등에는 赤小豆와 분말하여 香豉의 煎汁으로 복용하여 吐하게 한다.

② 濕熱의 黃疸이나 濕盛으로 인한 頭痛, 浮腫 등에는 單味의 분말을 1日 2~3回 鼻腔에 불어 넣어 黃水를 流出시키고 황수가 흘러나오면 중지한다. 최근에는 임상에서 黃疸型肝炎에 사용하며 또한 利濕退黃 작용이 있다.

【用量・用法】2.5~5g. 丸劑나 散劑에 넣는다. 외용吹鼻에는 適量.

【使用注意】體虛, 失血 및 상부에 實邪가 없는 경우에는 忌하다.

本草選錄 : [神農本草經] 味苦, 寒. "主治大小, 身面四肢浮腫, 下水, 殺蠱毒, 咳逆上氣, 及食諸果, 病在胸腹中, 皆吐下之."
[名醫別錄] "有毒. 去鼻中息肉, 治黃疸."
[藥性本草] "使. 莖主鼻中息肉鼻. 和小豆, 丁香吹鼻, 治黃."
[日華子本草] "治腦塞, 熱齇, 眼昏, 吐痰."
[本草綱目] "吐風熱痰涎, 治風眩頭痛, 癲癎喉痹, 頭目有濕氣."
[方藥合編] "瓜蔕苦寒善吐痰 浮腫黃疸幷可堪"

【化學分析】cucurbitacin B-2-o-β-*d*-pyranoglucocide, cucurbitacin B, D, a-spinasterol, isocucurbitain B, elaterin가 함유되어 있다.

【藥理硏究】① melotoxin과 甛瓜蒂는 강렬한 최토작용을 한다. 이는 복용한 후 위점막을 자극하여 구토를 일으킬 경우이다.

② cucurbitacin B, E, B 사포닌은 모두 보간 작용을 하고 효소를 낮춘다. cucurbitacin B는 손상된 간장의 섬유를 증생한다.

③ 유기체의 세포면역기능을 높인다. 瓜蔕는 스스로 진행되는 면역 기능에 억제작용을 하지 않는다. 이러한 인식은 아직 통일되지 않았다.

④ 체외 실험에서 몇 가지 cucurbitacin는 인체 鼻咽癌세포 및 子宮癌세포에 모두 억제작용을 하는 것으로 밝혀졌다. 이 약물은 艾氏腹水癌(ECA), 固體 黑瘤 및 腹水 黑瘤 세포의 변성을 일으킨다.

⑤ 瓜蔕 및 cucurbitacin은 모두 상당한 독성이 있다. 瓜蔕의 LD_{50}은 1.1g/kg이다. 동물이 죽은 후 각 장기를 검사한 결과 정도의 차이는 있으나 어혈이 있었다.

상산 常山[KHP]

Dichroae Radix
Dichora root

【出 典】神農本草經

【異 名】黃常山 · 石草 · 恒山 · 鷄骨常山

【起 原】범의귀과(Saxifragaceae) 상산(常山) *Dichroa febrifuga* Lour.의 뿌리이다.*

【採 取】가을에 뿌리를 캐어 鬚根을 제거하고 깨끗이 씻어 曬乾한다.

【性 狀】이 약은 뿌리로 원기둥 모양이고 구부러져 꼬여지고 때로는 가지가 갈라졌고, 길이 9~15㎝, 지름 5~20㎜이다. 바깥 면은 황갈색의 가는 세로무늬가 있고 겉껍질이 쉽게 떨어지며 떨어진 부위에는 연한 황색의 목부가 노출되어 있다. 질은 단단하고 잘 꺾이지 않으며, 꺾을 때 미세한 가루가 날린다. 꺾은 면은 황백색이고 수선은 흰색에 가까우며

* CP : 常山(Changshan) DICHROAE RADIX
虎耳草科 植物 常山 *Dihroa febrifuga* Lour.의 根。

방사상으로 배열하고 있다. 이 약은 냄새가 약간 있고 맛은 쓰다.

이 약물은 원추형으로 구부러져 꼬여지고 때로는 가지가 갈라져 있다. 길이 9~15㎝, 지름 5~20㎜이다. 표면은 황갈색의 가는 세로 주름이 있고 外皮가 쉽게 떨어지며, 떨어진 부위에는 연한 황색의 木部가 노출되어 있다. 질은 단단하고 잘 꺾이지 않으며, 꺾을 때 가루가 날리고, 절단면은 황백색으로 방사선의 무늬가 있다.

【産 地】 중국의 長江 이남 및 甘肅, 陝西의 남부, 四川 지역이 주산지이다.

【炮 製】 ① 常山 : 잡질을 제거하고 크기를 분리하여 깨끗이 씻어 밀폐하여 축인 후 薄片으로 썰어 曬乾한다.

② 酒常山 : 常山片에 黃酒를 고루 섞어 밀폐하여 축인 후 炒製 용기에 넣고 文火로 炒하여 放冷한다(常山片 100kg 당 黃酒 10kg).

③ 炒常山 : 常山片을 炒製 용기에 넣고 文火로 짙은 황색이 될 정도로 炒하여 放冷한다.

【性味 · 歸經】 味는 苦 · 辛하고 性은 寒 · 有毒하며, 肺 · 肝 · 心經에 작용한다.

效 能	主 治
涌吐痰飮 ; 截 瘧	胸中의 痰飮積聚 ; 多種의 瘧疾

이 약물은 辛味로 開하고, 苦味로 泄하며, 寒으로 淸熱하여 壅滯를 宣去하여 痰結을 풀어 胸中의 痰水를 涌吐시키고 또한 脇下의 痰飮을 行痰시켜 胸中의 痰飮積聚로 欲吐不能의 경우에 涌吐시킨다. 또한 開痰行水 · 泄熱破結하여 截瘧하는 효능이 있으므로 多種의 학질에 적용한다. 그러나 최근에 吐法에는 많이 적용하지 않고, 瘧疾에 적용할 경우 副작용이 있으므로 臨床에서 半夏와 陳皮 등 和胃降逆약물을 배합하여 부작용을 감소시킨다.

蜀漆은 常山의 苗葉으로 性味와 효능이 모두 常山과 같으나 宣發涌吐 작용이 비교적 강하다. 근래의 연구결과에 의하면 蜀漆의 抗瘧작용이 常山보다 우수한 것으로 보고되고 있다.

常山은 生用하면 催吐의 힘이 맹렬하고, 醋炒하면 더욱 심하며, 酒蒸이나 酒洗하면 약성이 완화해져 소량으로는 嘔吐를 일으키지 않으므로 瘧疾에는 酒製하여야 한다. 다만 惡心 · 嘔吐의 부작용이 남으므로 학질에는 半夏 陳皮 藿香 등을 배합하는 것이 좋다.

【臨床應用】 ① 痰飮이 胸膈에 鬱結되어 氣機의 장애로 인해 胸膈滿悶, 脹痛의 증후에 昇散涌泄하는 작용이 강렬하여 胸膈痰飮을 吐하게 하고 鬱結을 풀어 寬胸하는데 甘草 외 白蜜을 가하고 溫服하여 催吐한다.

② 瘧疾(惡寒發熱의 발작 반복)을 치료한다. 痰濕을 겸한 증후에는 草果 檳榔子 厚朴 등과 배합하는데, 그 예가 截瘧七寶散[楊子家藏方]이다.

【用量 · 用法】 5~10g. 水煎服. 涌吐에는 生品이 좋고, 瘧疾에는 酒炒한 것이 좋다.

【使用注意】 涌吐 작용이 강렬하므로 正氣가 傷하거나 久病의 體弱者에는 신중히 사용한다.

本草選錄 : [神農本草經] "主傷寒寒熱, 溫瘧鬼毒, 胸中痰結吐逆."
[藥性本草] "治諸瘧, 吐痰涎."
[本草綱目] "常山·蜀漆有效劫痰截瘧之功 …… 用之得宜, 神效立見, 用失其法眞氣必傷." "常山·蜀漆, 生用則上行必吐, 酒蒸炒熟用則氣稍緩, 少用亦不至吐也."
[方藥合編] "常山苦寒截痰瘧 傷寒熱及水瘡藥"

【化學分析】 이 약물은 多種의 알칼로이드를 함유하고 그중에는 α-, β-, γ- dichronin을 함유한다. 이들은 互變異性體이다. 이 외에 또한 dichrodine, Δ-guinazolone 및 umbelliferone 등을 함유한다.

【藥理硏究】 ① 학질에 길항하는 작용이 있다. dichroines C가 학질에 길항하는 작용이 제일 강한데 약 퀴닌의 100배이며 dichroines B는 약 50배이고, dichroines는 퀸닌과 비슷하다. 常山葉이 학질에 길항하는 효과는 약 뿌리의 5배다.

② dichroines B는 아메바원충을 억제하는 작용을 한다. 그 효력은 염산 emetinc에 비해 2배 강하다.

③ 해열작용을 하고 아울러 유행성 감기 병독 PR_8을 억제한다. dichroines B는 종양에 길항한다.

④ dichroines A, B, C는 모두 적출 자궁을 흥분시킨다.

⑤ 常山 총알칼로이드의 급성 LD_{50}은 7.79㎎/kg이다.

⑥ 常山은 위장도를 자극하고 또 구토중추에서 작용하여 구토를 일으킨다. dichroines B는 주로 위장도의 미주신경과 교감신경 말초에서 작용하여 반사성 구토를 일으킨다.

담반 膽礬

Chalcanthitum
Chalcanthite

【出 典】 神農本草經

【異 名】 鴨嘴綠膽礬·石膽·君石·黑石·基石

【起 原】 황산염류의 광물인 膽礬 Chalcanthite의 결정체 또는 인공적으로 제조한 함수硫酸銅($CuSO_4 \cdot 5H_2O$)이다.

【性 狀】 이 약물은 불규칙한 덩어리의 결정체로 크기가 일정하지 않다. 표면은 짙은 남색 또는 연한 남색으로 반투명이며 분쇄하기 쉽다. 파쇄한 덩어리는 稜柱形으로 단면은 광택이 난다.

【炮 製】 膽礬 : 잡질을 제거하고 硏末 또는 耐火性 용기에 넣고 武火로 煅하여 부드럽고 부서지게 한다.

【產 地】 중국의 雲南이 주산지이며 山西, 江西, 廣東, 陝西, 甘肅省 등지에서 산출된다.

【性味·歸經】 味는 酸·辛하고 性은 寒·有毒하며, 肝·膽經에 작용한다.

效 能	主 治
涌 吐	風痰壅塞으로 인한 喉痹, 喉風, 癲癎 등 毒物의 誤食
解毒收濕	口瘡, 牙疳, 風眼赤爛
蝕瘡去腐	中毒不破, 胬肉

이 약물은 性味는 酸辛·寒하고 有毒하고, 辛으로 散하고 酸澀으로 수렴하며 寒으로 淸熱하여 내복하면 涌吐·風熱痰涎의 효능이 强烈하여 風痰壅塞으로 인한 喉痹와 喉風, 癲癎 등에서 痰涎壅盛에 사용하며, 毒物의 誤食에도 적용하여 催吐시키고, 외용하면 燥濕收斂하고 蝕瘡祛腐하는 작용이 있어 風眼赤爛과 口瘡(口內炎), 牙疳(齒槽膿漏) 등 증후에 적용한다.

【臨床應用】 ① 風痰壅塞, 喉痹痰阻로 인한 呼吸困難, 痰閉心竅의 癲癎狂亂, 毒物誤食의 증후에 소량을 溫湯으로 복용하면 강렬한 涌吐작용을 한다. 風痰의 癲癎에 單味의 분말을 醋湯으로 溫服시켜 催吐한다. 熱痰으로 인한 喉痹(咽喉炎)에 白殭蠶 등과 분말하여 불어 넣어 痰을 토해내게 하는데, 그 예가 二聖散[重訂麗氏濟生方]이다.

② 口瘡, 牙疳, 風眼赤爛 등 濕熱邪毒의 증후에 單味를 煅한 분말을 湯水에 풀어 바르고, 牙疳(口內炎)에 胡黃蓮 등과 분말하여 외용한다.

【用量·用法】 내복 : 0.1～0.3g. 溫白湯에 녹여 복용한다. 외용에는 적당한 양을 취하여 곱게 가루 내어 살포하거나 개어 붙인다. 혹은 물에 녹여 환부를 씻는다.
催吐에는 生用하고, 외용에는 煅用한다.

【使用注意】 有毒이므로 虛弱者에는 忌한다.

> **本草選錄** : [神農本草經] "主明目, 目痛, 金瘡, 諸癎痙, 女子陰蝕痛."
> [圖經本草] "入吐風痰藥用最快."
> [日華子本草] "治蟲牙, 鼻內息肉."

【藥理硏究】 膽礬은 위 점막을 자극하고 구토 중추를 흥분시켜 구토를 야기시킨다.

여로 藜蘆[KHP]

Veratri Rhizoma et Radix

【出 典】 神農本草經

【異 名】 藜蘆頭·山葱·鹿葱·葱苒·葱葵·梨蘆

【起 原】 백합과(Liliaceae) 참여로 *Veratrum nigrum* Linné var. *ussuriense* Loes. fil. 또는 박새 *Veratrum oxysepalum* Turcz.의 뿌리줄기와 뿌리이다.

【採 取】 5~6월에 꽃대가 나오기 전에 캐어 苗葉을 제거하고 曬乾하거나 또는 湯浸한 후 曬乾한다.

【性 狀】 이 약은 뿌리줄기와 뿌리로 뿌리줄기는 짧고 굵은 원기둥 모양이고 길이 35~50㎝,

지름 1.0~15㎜이다. 뿌리줄기의 바깥 면은 엽초가 썩어서 남은 섬유로 싸여 있고 흑갈색~적갈색을 띠고 있다. 위쪽에는 잎의 잔기가 남아 있고 그 아래쪽에는 굵은 수염뿌리가 있고 길이 3~6㎝이다. 이 약은 특유한 자극성 냄새가 있고 맛은 조금 쓰며, 분말은 강한 재채기를 일으킨다.

【産 地】 우리나라 전국에 분포한다. 중국의 山西, 河北, 山東, 遼寧 지역이 주산지이다.

【性味·歸經】 味는 苦·辛하고 性은 寒·有毒하며, 肺·胃·肝經에 작용한다.

效能	主治
涌 吐	痰涎涌盛, 誤食毒物
殺 蟲	疥癬, 蚊, 蠅, 虱等

이 약물은 性味는 辛苦·寒하고 毒이 있어 涌吐風痰하여 宣壅導滯하여 開閉에 작용하므로 中風, 痰壅의 喉痹不通이나 癲癇痰涎의 壅盛에 구급약으로 사용한다. 외용에서는 殺蟲止痒의 효능이 있어 疥癬禿瘡에 효과가 있다. 이 약물은 독성이 강렬하여 내복에는 세심한 주의를 하여야 한다.

【臨床應用】 ① 中風, 癲癇, 喉痹 등 병증에는 痰涎涌盛의 증상이 나타나고 呼吸困難에 이 약물 분말을 복용하여 催吐하게 한다.

風痰壅塞으로 인한 中風(뇌혈관 장애), 癲癇 등의 증후에 鬱金 天南星 등을 분말하여 복용시켜 嘔吐하게 한다.

胃中의 痰飮이나 毒物의 誤食에는 瓜蒂 防風 등과 분말하여 복용시켜 吐하게 하는데 그 예가 三聖散[太平聖惠方]이다.

② 이 약물을 외용하면 殺蟲止痒 작용이 있어 疥癬의 瘙痒이나 頭部白癬(禿瘡)에 單味의 분말을 香油로 조제하여 바른다.

【用量·用法】 0.3~0.9g. 丸劑나 散劑 넣어 복용한다. 외용에는 適量.

【使用注意】 이 약물은 독성이 강렬하여 내복에 신중히 하고, 體弱者나 失血 및 孕婦에는 忌한다.

> 本草選錄 : [神農本草經] "主蠱毒, …… 頭瘡, 疥瘙, 惡瘡, 殺諸蟲毒."
> [藥性本草] "治惡風瘡, 疥癬, 頭禿, 殺蟲."
> [圖經本草] "大吐上膈風涎, 暗風癇病, 用錢一匕字則惡吐入. 又用通頂, 令人嚏."
> [方藥合編] "黎蘆味辛能發吐　腸澼瀉痢殺虫蠱"

【化學分析】 jervine, pseudojervine, rubijervine, colchicine, germerine, veraidine, ll-deoxojervine 등의 알칼로이드 및 β-sitosterol을 함유한다.

【藥理研究】 ① 혈압을 낮추는 작용을 한다. 혈압을 낮추는 작용이 지속적이고 현저하며 쾌속 내성이 없다. 강압하는 동시에 심장박동의 減慢, 호흡 억제 혹은 일과성적인 정지 등의 증상을 동반한다.

② 黑藜蘆는 파리에 강한 독살 효력이 있다.

제 20 장 外 用 藥

외용藥이란 주로 인체의 외부에 사용하는 약물을 말하며 내복하는 경우도 있으나 주로 외용하는 약물이다.

외용약물은 解毒消腫·化腐排膿·生肌斂瘡·殺蟲止痒 등 여러 가지의 효능으로 구분되며, 응용범위에서도 癰疽瘡瘍이나 疥癬, 外傷, 蛇蟲咬傷 및 五官질환 등에 응용한다. 이와 같은 질환은 發生 부위와 나타나는 증상이 각각 다르므로 用藥의 형식이나 방법이 다종다양하다. 즉 膏貼, 塗敷, 熏洗, 吹喉, 滴鼻, 點眼 등의 방법으로 응용되고 있으며, 또한 그중의 일부 약물들은 病證에 따라 내복하는 것도 있다.

이 종류의 약물은 정도의 차이는 있으나 대부분 독성이 있으므로 사용할 때에는 신중하게 응용하여야 하며, 외용할 때는 炮製를 한 후 사용하고, 내복할 때는 丸·散劑로 복용하는데 용량에 주의하여 중독증상이 일어나지 않도록 해야 한다.

석유황 石硫黃[KHP]

Sulfur
Sulphur

【出 典】神農本草經

【異 名】硫黃·石流黃·石留黃

【起 原】원소광물 유황이나 유황을 함유하는 물질을 가공하여 얻은 결정이다. 이 약은 정량할 때 환산한 건조물에 대하여 황(S : 32.06) 98.0% 이상을 함유한다.*

【性 狀】이 약의 천연산은 사방정계(斜方晶系)를 이루어 뾰족한 모양을 나타내거나 덩어리 또는 흙과 같은 모양으로 수지상의 광택이 있으며, 순수한 것은 연한 황색 또는 녹황색~등적색을 띤다. 부서진 면은 조개껍질과 같고 유리 모양의 광택이 있다. 이 약은 특이한 냄새가 있고 맛은 매우며 신맛에 조금 짜다.

【產 地】중국의 山西, 陝西, 河南, 山東, 湖北, 湖南, 江蘇, 四川, 廣東 지역이 주산지이고, 우리나라는 礦產 지역에서 생산된다.

【炮 製】製硫黃 : 외용에는 잡질을 제거하고 작은 덩어리로 만들어 사용하며, 내복에는 洗淨한 硫黃 100kg 당 두부 200kg를 같이 삶은 후 두부의 색이 흑색 또는 흑록색이 되면 꺼내 물에 씻은 다음 두부를 건져 버리고 曬乾한다.

* CP : 硫黃(Liuhuang) SULFUR
自然元素類 礦物 硫族 自然硫。

【性味·歸經】味는 酸하고 性은 溫·有毒하며, 腎·大腸經에 작용한다.

效 能	主 治
殺蟲止痒	疥癬, 濕疹, 皮膚瘙痒
壯陽通便	腎火虛衰諸證, 虛冷便秘

이 약물의 性味는 酸·溫·有毒으로 외용劑에 많이 응용하는데, 이는 독으로 독을 攻驅하는 작용을 이용한 것이며, 또한 殺蟲力이 강하여 疥癬瘙痒 등 피부병을 치료하는데 양호한 효과가 있다. 또한 내복하면 補火助陽·祛寒通便하는 효능이 있으므로 陽衰陰寒의 증후에 응용한다. 그러나 性이 溫하고 독이 있어 내복에는 신중히 사용하여야 하며 陰虛陽亢의 병증이나 孕婦의 복용은 忌한다.

【臨床應用】① 이 약물은 외용시에 양호한 殺蟲止痒으로 疥癬, 濕疹, 皮膚瘙痒 등의 병증을 치료한다. 완고하고 단단한 陰疽(化膿 경향이 적은 만성염증), 頑癬, 痤瘡 등의 증후에 輕粉 雄黃 枯礬 龍腦 등과 분말하여 사용하는데, 그 예가 硫黃散·硫黃膏[證治準繩], 妙貼散[外科正宗] 등이다.

疥癬, 濕疹 등의 瘙痒에는 單味 혹은 輕粉 鉛丹 등과 같이 분말하고 香油에 조제하여 외용한다.

② 이 약물은 내복하면 補火壯陽의 효능으로 腎火衰微·下元虛冷·遺尿尿頻 및 虛喘冷哮 등의 병증을 치료한다.

腎虛陽衰의 腰膝冷痛, 失精遺尿의 증후에 單味를 갈아 분말하여 蒸餠 또는 梧桐子 크기의 丸劑로 미음으로 복용하는데, 그 예가 金液丹[惠民和劑局方]이다.

임상에서 複方으로 많이 사용한다. 火衰陽痿, 小便頻數, 腰膝冷痛에 鹿茸 補骨脂 淫羊藿 등을 배합하고, 腎陽의 부족, 納氣불능의 寒喘冷哮에는 附子 肉桂 沈香 黑錫 등을 배합하는데, 그 예가 黑錫丹[惠民和劑局方]이다.

③ [本草綱目]에 이 약물은 "性雖熱而疏利大腸"이라 하였다. 이 약물은 壯陽을 통해서 冷을 제거하고, 腸과 腑를 분발시켜 通便하는 효능이 있다. 虛冷便秘에 辛溫疏散·祛寒하는 半夏 生薑을 배합하는데, 그 예가 半硫丸[惠民和劑局方]이다.

【用量·用法】내복 : 1~3g. 丸劑나 散劑에 넣는다. 외용에는 適量. 가루 내어 살포하거나 혹은 기름에 개어 바르거나 태워 연기를 쪼인다.

【使用注意】陰虛火旺 및 姙婦에는 忌한다.

독성이 있으며 또한 溫熱로 인해 傷陰함으로 효과를 보면 중지하고, 久服은 하지 않는다.

本草選錄 : [神農本草經] "主婦人陰蝕, 疽痔惡血, 堅筋骨, 除頭禿."

[名醫別錄] "療心腹積聚, 邪氣冷癖在脇, 咳逆上氣, 脚冷疼弱無力, 及鼻衄, 惡瘡, 下部䘌瘡, 止血, 殺疥蟲."

[藥性本草] "除冷風頑痹. 生用治疥癬, 及療寒熱咳逆. 煉販主虛損泄精."

[開寶本草] "療心腹積聚, 邪氣冷癖在脅, 咳逆上氣, 脚冷疼弱無力, 及鼻衄, 惡瘡, 下部䘌瘡, 止血, 殺疥蟲."

【化學分析】 황(S)이 주체이고 소량의 점토 및 유기질의 불순물을 함유한다.

【藥理硏究】 ① 국소에 외용하면 유황이 피부와 접촉하면서 황화수소 혹은 모종의 미생물이나 상피세포의 작용으로 五硫黃酸으로 산화되어 각질을 용해하고 피부를 연하게 하며 疥蟲 등의 피부 기생충 및 세균을 살멸하고 곰팡이균을 살균한다.

② 내복하면 장내에 일부 황화수소·황화비소가 형성되면서 장벽을 자극하여 장의 연동을 증가시키며 완만한 설사작용을 한다. 체내에서 황화수소가 아주 느리게 생성되므로 致瀉작용이 강하지 않다. 아울러 용량의 대소와는 무관하다. 만약 장내의 내용물이 지방성 물질이 비교적 많으면 쉽게 대량의 황화수소가 생성될 수 있다.

③ 클로르프로마진 및 펜토탈소듐이 중추 억제작용을 뚜렷이 강화한다. 이는 이 약물은 腦에 영향을 준다는 것을 말한다.

비석 砒石

Arsenicum Sublimatum

【出 典】 日華子本草

【異 名】 砒黃·信砒·信石·砒霜

【起 原】 산화물류의 광물인 砒華 Arsenolite의 광물이다. 현재는 대개가 硫砒鐵礦 Arsenopyrite과 鷄冠石 Realgar 등에 함유된 砒礦石의 가공 제품이다.

【性 狀】 이 약물은 紅信石과 白信石의 두 종류가 있는데 약용으로는 紅信石을 주로 사용한다.

① 紅信石 : 불규칙한 塊狀으로 크기가 일정하지 않으며, 백색으로 황색과 홍색의 彩雲이 있고 투명 또는 불투명한 것도 있다. 유리 모양의 광택이 나고, 絹絲狀으로 일부는 광택이 없는 것도 있다. 질은 잘 부스러지고 냄새가 없다.

② 白信石 : 불규칙한 塊狀으로 크기가 일정하지 않으며 백색으로 투명하고 일부는 불투명한 것도 있다. 유리 모양의 광택이 나는데, 絹絲狀으로 광택이 없는 것도 있다. 질은 잘 부스러지며 臭氣가 없다.

【產 地】 중국의 江西, 湖南. 廣東, 貴州 지역이 주산지이다.

【炮 製】 불순물을 제거하고 파쇄하여 토기에 넣고 진흙으로 입구를 밀봉한 다음 爐火에 넣고 붉게 달군 후 꺼내어 冷却시키고 極細末하여 사용한다.

【性味·歸經】 味는 辛·酸하고 性은 熱·有毒하며, 肺·腸·胃經에 작용한다.

效 能	主 治
蝕瘡去腐殺蟲	瘰癧, 惡瘡腐肉不脫, 痔腫, 走馬牙疳, 癬疾
劫痰平喘截瘧	寒痰哮喘, 瘧疾

이 약물은 辛酸·大熱·大毒의 약물로 적응증에 적용하면 그 효능이 신속하다. 양을 초과하거나 誤服하면 생명에 위험이 있다.

외용하면 강렬한 腐蝕작용으로 痔瘡, 痔瘻, 癰疽惡瘡 및 走馬牙疳 등의 병증에 毒이 毒을 攻毒하는 효능으로 치료된다. 또한 내복하여 寒痰을 祛하는 작용으로 平喘하는 효능이 있어 寒性哮喘에 痰多清稀한 증후를 치료하며, 截瘧에도 응용한다. 다만 이 약물은 大毒의 약물이므로 내복에는 綠豆나 두부와 같이 煮한 후 응용하며, 丸劑에는 극소량을 넣어 응용하고, 病이 치료되면 즉시 중지하며, 계속 장복해서는 안 되며 孕婦에는 忌한다.

【臨床應用】 ① 이 약물은 腐蝕祛腐하는 작용이 강렬하여 瘰癧, 惡瘡, 腐肉不脫, 痔核腫痛, 走馬牙疳(熱病 등에 수반하여 발생하는 치은염) 및 癬疾患의 병증을 치료한다. 走馬牙疳에는 石明砂 青黛 등을 배합하여 외용하는데, 그 예가 牙疳散[經驗方]이다.

瘰癧(임파 節腫)에는 單味의 분말을 墨汁으로 丸을 지어 鍼을 찌르고 그 위에 붙여서 부식 식힌다.

外痔核에 枯礬 朱砂 烏梅 등과 분말하여 외용하는데, 그 예가 枯痔散[驗方新編]이다.

② 이 약물을 내복하면 劫痰平喘으로 寒痰喘哮로 오래 되어도 낫지 않은 증후에 淡豆豉를 배합하는데, 그 예가 紫金丹[百一選方]이다.

③ 이 약물을 내복하면 去痰殺蟲 작용으로 截瘧에 좋은 효과가 있다. 瘧疾의 발작 전에 硫黃 綠豆 등과 분말하여 丸으로 지어 복용하는데, 그 예가 截瘧丸[奇效良方]이다.

【用量·用法】 외용에는 適量을 가루 내어 개어 붙이거나 혹은 藥膏·藥捻·藥餅에 넣어 쓴다. 내복 : 1회 1~4㎎을 丸劑나 散劑에 넣는다.

【使用注意】 大毒이므로 사용할 때 주의를 요하며, 體虛者나 姙婦의 복용은 忌한다.

本草選錄 : [日華子本草] "治瘧疾, 腎氣. 帶辟蚤虱."

【化學分析】 이 약물은 三酸化二砒素를 함유하고 硫黃, 철 등과 같은 불순물을 항상 함유하므로 적색을 나타낸다.

【藥理硏究】 ① 이 약물은 피부, 점막(소화관 등을 포함)에 강렬한 부식작용을 한다.

② 瘧原蟲, 아메바원충 및 기타 미생물을 살멸하는 작용을 한다.

③ 장기적으로 적은 양을 흡수하면 동화작용이 강화되고 단백질의 합성을 촉진하며 지방 조직이 두꺼워지고 피부영양을 개선하며 골격의 생장을 가속하고 골수 조혈기능을 활발하게 하며 적혈구와 혈색소가 신생하는 것을 촉진한다. 이러한 작용 원리는 유기체의

대사를 적극적으로 증진하는 것이 아니고, 소량의 비소가 산화를 억제하므로써 동화의 증강에 의하여 생기는 것이다.

④ 이 약물은 물에 쉽게 용해된다. 대량으로 잘못 복용하면 비소이온이 생성되는데 그중 2가 이온비소는 原漿毒작용을 한다. 주로 세포 효소 단백 SH와 강렬한 친화력이 있다. 특히 아세톤산화효소의 SH와 결합은 그 활성을 잃게 하며 고급신경과 식물 중추신경의 실조를 일으켜 광범위한 신경 계통의 병변을 일으킨다. 다음으로는 혈관의 수축이완신경과 그 주위의 말초 모세혈관을 마비하여 모세 혈관의 확장과 이완을 초래하고 삼투성을 증강하며 혈압을 낮추고, 더 나아가 작은 동맥이 손상을 받아 조직의 영양개선이 나타난다. 또한 glomerulus에도 역시 손상을 준다. 5~50㎎을 구복하여도 즉시 중독된다. 치사량은 60~200㎎이다.

웅황 雄黃

Realgar

【出 典】神農本草經

【異 名】石雄黃・黃金石・明雄黃・雄精・腰黃・雞冠石

【起 原】이 약은 황화광물 계관석. 이 약은 정량할 때 이황화비소(As_2S_2 : 213.97) 90.0% 이상을 함유한다.*

【性 狀】이 약은 불규칙한 덩어리 또는 분말상으로 짙은 적색~등적색이다. 덩어리 바깥면에는 연한 등적색의 가루가 덮여 있다. 부서진 면은 수지 모양의 광택이 있으며 작은 구멍이 있고 무겁다. 손으로 만지면 등황색의 가루가 묻어난다. 이 약은 특이한 냄새가 있고 맛은 덤덤하다.

【產 地】중국의 湖南, 貴州, 雲南, 四川 지역이 주산지이다.

【炮 製】雄黃粉 : 웅황를 취하여 水飛法으로 水飛하여 건조한다.

【性味・歸經】味는 辛하고 性은 溫・有毒하며, 肝・大腸經에 작용한다.

效 能	主 治
攻毒燥濕殺蟲	癰疽疔瘡, 疥癬, 蟲毒蛇傷, 梅毒, 痲風, 蟲積腹痛
祛痰截瘧定驚	哮喘, 瘧疾, 驚癇, 破傷風

이 약물은 辛・溫하고 有毒으로 解毒殺蟲・燥濕祛痰의 효능이 있으며 주로 외용하며 痔瘡腫毒, 濕疹疥癬, 蛇蟲咬傷 등의 증후에 주로 사용하는 外科의 要藥이다. 내복하면 그

* CP : 雄黃(Xionghuang) REALGAR
硫化物類 礦物 雄黃族 雄黃(As_2S_2)。

독성으로 하여금 蛔蟲을 驅殺하여 蟲積腹痛을 치료할 수 있으나 그 性이 溫·有毒하므로 내복은 삼가야 하며, 계속 복용하여서는 안 된다. 또한 孕婦나 血虛의 경우에는 忌하며, 내복에는 炮製하여서는 안되고, 만약 火煅하면 酸化砒素로 변하여 그 毒이 殺人한다.

이 약물을 雄黃精, 腰黃, 雄黃, 雌黃으로 분류하나 모두 硫化砒素의 礦石으로 雌黃 Orpiment As_2S_3이며, 性狀은 비교적 비슷하지만 雌黃은 전체가 황색이고, 雄黃은 홍색 또는 橙紅色으로 차이가 있다. 일반적으로 雄黃精이 가장 품질이 좋고 雌黃은 次品이며, 雄黃은 下品에 속한다.

【臨床應用】 ① 이 약물은 溫燥有毒으로 攻毒殺蟲하는 작용을 하는데 외용, 내복한다. 風濕의 諸瘡紅腫痛痒, 癰疽疔毒, 疥癬, 毒蛇咬傷 등에 明礬 龍腦 黃柏 등과 같이 분말하여 清茶汁과 調劑하여 바르는데, 그 예가 二味拔毒散[醫宗金鑑], 雄柏散[中藥學]이다.

癰腫硬疼痛의 증후에 麝香 乳香 沒藥 등을 배합하여 丸으로 복용하는데, 그 예가 醒消丸[外科全生集]이다.

蟲毒蛇傷 등을 경증에는 외용하고, 重症에는 외용, 내복을 겸한다. 毒蛇咬傷으로 昏悶欲死 또는 蜈蚣, 毒蟲傷에 五靈脂을 배합하고 細末하여 灌服하거나 술로 調製하여 바르는데, 그 예가 雄靈散[瑞竹堂經驗方]이다.

蛔蟲 등 腸內寄生蟲에 檳榔子 牽牛子 大黃 등을 배합하는데 그 예가 牽牛丸[普濟方]이다.

梅毒瘡에는 杏仁 輕粉과 분말하여 猪膽汁에 調製하여 바르고 痲風에는 牙皂 眞漆 蟹黃 등과 丸을 지어 술로 복용하는데, 그 예가 雄漆丸[瘍醫大全]이다.

② 燥濕祛痰의 효능으로 咽喉腫痛 및 小兒驚癎과 痰涎이 성한 증후에 鬱金 巴豆霜 등을 배합하여 丸으로 복용하는데, 그 예가 雄黃解毒丸[重樓玉鑰方]이다.

【用量·用法】 외용에는 적당한 양을 취하여 가루 내어 붙이거나 개어 바르며 또한 태워 연기를 쏘인다. 내복 : 0.15~0.30g을 丸劑나 散劑에 넣는다.

【使用注意】 湯劑에는 넣지 않으며, 대량 또는 지속적인 복용은 절대로 피한다. 陰虛血虛와 孕婦에는 忌한다.

本草選錄 : [神農本草經] "主寒熱, 鼠瘻, 惡瘡, 疽痔, 死肌, 殺百蟲毒腫."

[名醫別錄] "療疥蟲, 䘌瘡, 目痛, 鼻中息肉及絶筋, 破骨, 百節中大風, 積聚, 癖氣, 中惡腹痛, 鬼疰, 殺諸蛇虺毒."

[日華子本草] "治疥癬, 風邪癲癎, 嵐瘴, 一切蛇蟲犬獸咬傷."

[開寶本草] "療疥蟲, 䘌瘡, 目痛, 鼻中息肉及絶筋, 破骨, 百節中大風, 積聚, 癖氣, 中惡, 腹痛, 鬼疰, 殺諸蛇虺毒, 解藜芦毒, 悅澤人面."

[方藥合編] "雄黃甘辛邪毒息　更治蛇虺喉風月息"

【藥理研究】 ① 체외 실험에서 이 약물은 여러 가지의 피부진균에 정도의 차이는 있으나 억제한다. 또한 人型·牛型 결핵간균, 恥垢杆菌의 생장도 억제한다. 艾葉 菖蒲 雄黃 合劑의

연기를 2~4시간 쏘이면 황색포도상구균, 변형균, 녹농균을 살멸한다.

② 血吸蟲 및 瘧原蟲에 길항하는 작용을 한다.

1/2 농도수침제는 자황과 마찬가지로 각종 피부진균에 대하여 억제작용이 있다. 그 1/11 농도에서 人型결핵균, 牛型결핵균에 대하여 생장억제작용이 있다.

경분 輕粉

Calomelas
Calomel

【出 典】本草拾遺

【異 名】甘汞・氷銀粉・汞粉

【起 原】할로겐화광물 감홍으로 승화법으로 연재하여 얻은 염화제일수은. 이 약은 건조한 것을 정량할 때 염화제일수은(Hg_2Cl_2 : 472.09) 99.0% 이상을 함유한다.*

【性 狀】이 약은 흰색이며 냄새가 없는 곱고 무거운 가루이다. 공기 중에서 안정하나 광선에 의하여 점차로 회색으로 변한다. 이 약은 강열할 때 갈색의 증기를 발생하지 않으며 녹지 않고 승화된다. 이 약은 물, 에탄올, 에텔, 묽은 황산류에 거의 녹지 않는다.

【產 地】중국의 湖北, 山西, 陝西, 貴州, 湖南, 雲南 지역이 주산지이다.

【炮 製】硏末하여 사용한다. 염화제일수은(Hg_2Cl_2 : 472.09) 99.0% 이상

【性味・歸經】味는 辛하고 性은 寒・有毒하며, 肝・腎經에 작용한다.

效 能	主 治
攻毒殺蟲 ; 利水通便	瘡瘍潰爛, 梅毒, 疥癬疹痒, 酒齄鼻, 痤瘡 ; 水腫臌脹

이 약물은 攻毒殺蟲의 효능이 비교적 강하여 외용하면 殺蟲止痒・攻毒에 작용하여 外科의 要藥이다. 癰疽惡瘡, 疥癬과 梅毒 등에 적용하며, 내복하면 二便을 통하게 하고 水腫을 逐水시키므로 水腫膨脹과 二便이 秘結하는 증후를 치료한다. 다만 그 독성이 강렬하여 주로 외용에 많이 적용하고, 내복에는 신중히 하며, 과량이나 장기복용해서는 안 되고, 孕婦는 복용을 忌하여야 한다.

【臨床應用】① 이 약물은 燥熱有毒으로 외용에서 攻毒殺蟲하는 작용이 있어 收濕斂瘡, 止痒하는 효능이 있어 瘡瘍潰爛, 膿水淋漓의 가려움증에 사용한다. 이 약물은 寒性으로 清熱하므로 熱을 겸한 瘡瘍에 더욱 좋다.

黃水瘡痒痛에 黃柏 蛤粉 煅石膏와 細末하여 외용하는데, 그 예가 蛤粉散[外科正宗]이다. 臁瘡不合의 증후에는 黃連을 적당한 양에 猪膽汁을 조제하여 외용한다[永類金令方].

疥癬, 皮膚瘙痒에는 雄黃 硫黃 蛇床子 등과 분말하고, 下疳陰瘡에는 單味를 사용하거나

* CP : 輕粉(Qingfen) CALOMELAS
鹽化第一水銀(甘汞, Hg_2Cl_2)。

大風子 등과 분말하여 외용하며, 梅毒瘡爛에는 胡桃 炒塊花 大棗肉과 배합하여 3회에 나누어 첫날은 湯으로 복용하고, 둘째날은 술로 복용하며 셋째날은 茶로 복용한다[楊誠經驗方].

② 水腫, 大小便 秘結의 實證에는 大戟 甘遂 芫花 등 峻下逐水 약물을 배합하는데, 그 예가 舟車丸[河間六書]이다.

【用量 · 用法】 외용에는 적당한 양을 취하여 가루 내어 개어 붙이거나 마른 것을 뿌린다. 내복에는 1회 0.06~0.15g, 1일 2회를 초과하지 않으며, 丸劑나 散劑에 넣거나 캡슐에 넣어 복용한다. 물에 달이면 독성이 강해지므로 탕제에 넣지 않는다.

【使用注意】 내복에는 주의하여야 하며, 體弱者나 姙婦는 忌한다.

本草選錄 : [本草拾遺] "通大腸, 轉小兒疳幷瘰癧, 殺瘡疥癬蟲及鼻上酒查皮, 風瘡瘙痒."
[本草衍義] "下涎藥幷小兒涎潮 · 瘈瘲多用."
[醫學入門] "消水腫, 止血痢, 吐風痰."
[本草綱目] "治痰涎積滯, 水腫膨脹, 毒瘡."
[景岳全書] "治瘰癧諸瘡毒, 去腐肉, 生新肉."
[方藥合編] "輕粉性燥外科藥 楊梅諸瘡殺蟲托"

【化學分析】 염화제일수은(甘汞) HgCl을 함유한다.

【藥理硏究】 ① 輕粉을 외용하면 살균작용을 한다. 적당한 양을 내복하면 腸管內에서 가용성 수은염으로 되며 장벽을 자극하여 연동을 강화하게 하여 腸液 분비를 촉진하고 瀉下通便 한다.

② 甘汞을 복용하면 장에서 알칼리 및 膽汁을 만나는데 일부는 쉽게 용해되는 2가 수은 이온으로 된다. 2가 수은이온은 장벽세포대사와 기능 활동을 억제하고 腸 중에서 전해질과 수분의 흡수를 저애하여 사하가 초래된다. 또한 장 속의 세균을 억제하여 biliverdin을 bilirubin으로 변하게 한다. 또 장 내용물이 신속하게 배설되면서 담녹소의 신속한 전변에 영향을 주어 약을 복용한 후 대변이 녹색으로 변한다. 2가 수은이온을 흡수한 후 또한 腎小管의 有機효소와 결합하여 효소의 활성을 억제하고 그 재흡수 기능에 유리한 작용을 한다.

③ 대량으로 복용하면 중독이 초래된다. 수은은 일종의 原漿毒이다. 독성작용은 모두 수은 이온으로 기인된다. 수은 이온은 각 기관 조직 단백질이 결합되면 수은 단백이 형성되는데 이로써 세포의 각종 영양불량이 초래되고, 심지어는 괴사가 초래된다. 수은이온은 체내에서 각종 효소의 mercapto기와 특이성 친화력이 있어 많은 효소의 활성을 억제하고 또한 중추 신경과 식물신경의 문란을 초래한다.

수은은 신장, 간장, 결장점막을 통해 배설되는데, 그중 신장이 주된 배설기관이다. 흡수량 전부의 75%는 신장을 통해 배설된다. 수은이 신장을 통해 배설될 때는 실질세포 mercapto기 계통의 활동을 억제한다. 그러므로 급성 중독자에게는 신장이 腫大되고 피질이 두꺼워지며 腎小管 上皮의 腫大壞死가 생긴다. 마우스 LD_{50}은 410㎎/kg이고 흰쥐 LD_{50}은 1740㎎/kg 이다.

④ 이 약물을 물과 함께 끓이면 분해되어 산화수은 및 금속수은이 생성된다. 이 양자는 모두 극독이 있다. 햇볕을 쪼이면 甘수은의 색상이 점차 짙어지는데 역시 위와 같은 변화로서 극독이 있다.

⑤ 輕粉의 물추출물(1 : 2)은 시험관 내에서 여러 가지 종류의 피부 致病性의 진균에 대하여 정도의 차이는 있으나 모두 억제작용을 한다.

연단 鉛丹

Minium

【出 典】 神農本草經

【異 名】 黃丹・丹・眞丹・鉛華・丹粉

【起 原】 납(鉛)을 가공하여 만든 정제품으로 사산화연(Pb_3O_4 : 685.57) 95.0% 이상을 함유한다.

【性 狀】 등황색~등홍색의 무겁고 고운 가루이나 사방정계의 결정을 이룬 것도 있다. 바깥 면은 어두운 광택으로 투명하지 않으며, 손으로 만지면 매끈하고 고우며 엉성한 촉감이 없고 손가락이 등황색으로 염색되기 쉽다. 비중 : 8~9.2 경도 : 2.0. 이 약은 금속성의 매운맛이 있다.

【産 地】 중국의 河南, 廣東, 福建, 湖南, 雲南 지역이 주산지이다.

【炮 製】 통상 사용하는 것은 물에 헹구어 연분을 제거하고 砂石을 水飛法으로 제거하여 건조한 후 文火로 炒하여 지상에서 熱毒을 제거하여 약으로 사용한다.

【性味・歸經】 味는 辛・鹹하고 性은 微寒・有毒하며, 心・脾・肝經에 작용한다.

效 能	主 治
외용 : 撥毒收濕, 斂瘡生肌	癰疽瘡瘍, 濕疹癬痒, 潰瘍不斂, 黃水濕瘡, 狐臭
내복 : 墜痰鎭驚, 攻毒截瘧	驚癎癲狂, 瘧疾

이 약물은 性味가 辛・微寒・有毒하고 질이 重하여 散劑나 膏藥에 넣어 外科疾患에 적용하는 주 약물이다. 植物性油로 調和하여 膏藥으로 만들어 外貼하면 拔毒・收斂・生肌 작용이 비교적 良好하며 瘡瘍腫毒이 未潰하였을 때는 膿潰消腫하고 이미 膿潰하였을 때는 拔毒生肌하므로 外科에 常用하는 약물이다. 또한 내복하면 墮痰鎭驚의 효능이 있으나 그 性이 寒・有毒하므로 臨床에는 극히 드물며 適用할 때는 납중독에 세심한 주의를 하여야 한다.

【臨床應用】 ① 이 약물의 性味는 辛・微寒하고 有毒하며, 澀하여 외용하면 拔毒收濕・斂瘡生肌 작용으로 瘡腫 초기의 未膿 또는 瘡口가 좀처럼 收斂하지 않는 증후나 濕疹으로 滲出液이 많은 경우에 煅石膏 등을 배합하여 외용하는데, 그 예가 挑花散[馬氏方], 拔毒膏[外科大全]이다.

② 이 약물은 攻毒收濕·止痒 외 殺蟲 작용을 겸하여 濕疹, 癬痒 및 狐臭 등의 증후에 사용한다. 일체의 濕疹, 癬瘡에 輕粉 黃柏 黃連 麝香 등을 배합하고 분말하여 외용하는데, 그 예가 金華散[嬰童百問]이다. 乾性에는 猪脂와 조제하여 바른다.

이 약물은 收斂 작용을 겸하여 狐臭 및 皮膚多汗 증후에 輕粉 明礬 紅丹을 각 等分하여 분말로 취침전에 바른다[續本事方].

③ 이 약물은 墜痰鎭驚 작용으로 驚癇癲狂 증에 사용한다. 熱痰擾心으로 인한 驚悸, 動悸, 不眠 胸苦 등의 증후에 柴胡 黃芩 龍骨 牡蠣 등을 배합하여 내복하는데, 그 예가 柴胡加龍骨牡蠣湯[傷寒論]이다.

④ 이 약물은 攻毒·殺蟲 작용을 하며 또한 瘧疾을 치료한다. 瘧疾의 惡寒, 發熱의 발작에 單味 혹은 靑蒿 등을 배합하여 내복한다.

【用量·用法】 외용에는 適量. 내복에는 1회 0.3~0.6g까지 丸劑나 散劑 혹은 분말로 冲服한다.

【使用注意】 과량 사용하거나 長服하여서는 안 되며, 납중독의 축적을 방지하여야 하고, 虛弱體質인 경우는 복용을 忌한다.

> 本草選錄 : [神農本草經] "主吐逆胃反, 驚癇癲疾, 除熱下氣."
> [名醫別錄] "止小便利, 除毒熱臍攣, 金瘡溢血."
> [藥性本草] "治驚悸狂走, 嘔域, 消渴, 煎膏用, 止痛生肌."
> [日華子本草] "鎭心安神 …… 止吐血及嗽, 敷金瘡, 長肉, 及湯火瘡, 染鬚髮, 可煎膏."

【化學分析】 주성분은 Pb_2O_4 185.57이다.

【藥理研究】 세균과 기생충을 직접 죽이고 아울러 점막의 분비를 억제한다.

鉛은 多親和性 독물로 전신 각 계통에 작용한다. 주로 신경, 조혈, 소화 및 심혈관 계통에 손상을 준다. 연은 인체에 흡입되어 혈속에 들어간 후 먼저는 간장 내에 누적된 후 전신 각 조직에 들어가는데 일부는 胃腸道를 결쳐 腎을 통해 배설된다. 체내의 鉛의 대부분(95%)은 三鉛磷酸鹽의 형식으로 뼈에 적취되어 있는데 혈액의 산도가 고농도이면 다시 용해되어 혈액을 통해 간·폐·신경계통에 들어가 급성 중독을 일으킨다. 헤모글로빈의 합성을 막으며 빈혈을 초래한다. 또 직접적으로 적혈구에 작용하여 폐포 속의 칼륨이온을 滲出시키고 용혈을 초래하며 이로써 혈관이 손상되어 뇌·폐혈관의 충혈 및 眼底 출혈이 생기고 뇌수종, 신경 膠質의 변성 및 국소 괴사가 생겨 신경계통의 증상을 초래한다. 연은 조직에 대해 자극 및 손상작용을 하고 위장염증변화(급성중독)를 일으키며 腎小管이나 상피괴사 간세포 변성을 일으킨다. 만성 중독자에게는 잇몸과 대장 점막에 황산연으로 조직된 鉛線이 있다.

연 중독 양은 0.04g이다. 가용성 鉛鹽(예를 들면 醋酸鉛)의 치사량은 20g이고, 微溶性 鉛鹽(예를 들면 碳酸鹽)의 치사량은 30g이다. 매일 2㎎에 미치지 못하는 양을 연속 몇 주간 복용하면 만성 중독이 나타난다.

노감석 爐甘石[KHP]
Calamina

【出 典】外丹本草

【異 名】甘石·盧甘石·羊肝石

【起 原】탄산염광물 능아연석이나 수아연석으로 된 단일 광물의 집합체 또는 능아연석이 위주인 다광물의 집합체이다.*

【採 取】채굴한 후 잡석을 제거하고 깨끗이 씻어 曬乾한다.

【性 狀】이 약은 불규칙한 덩어리로 크기가 일정하지 않다. 바깥 면은 흰색~연한 적색으로 울퉁불퉁하고 작은 구멍이 많다. 질은 가볍고 부스러지기 쉬우며 깨어진 면은 회백색~연한 적색으로 가루상이고 인습성이 있다. 경도 : 5.0, 비중 : 4.3~4.45. 이 약은 냄새가 없고 맛은 조금 떫다.

【産 地】중국의 廣西, 四川, 雲南, 湖南 지역이 주산지이다.

【炮 製】① 蘆甘石 : 잡질을 제거하고 打碎하여 사용한다.

② 煅爐甘石 : 爐甘石을 耐火性 용기에 넣고 벌겋게 煅하여 수중에 沈淬하고 교반하여 현탁액을 취하고 남은 찌꺼기를 다시 燒煅하여 浸淬 3~4회로 만든 혼탁액을 합하여 상층의 맑은 물은 버리고 침전물을 건조시켜 분쇄하여 사용한다.

【性味·歸經】味는 甘하고 性은 平하며, 肝·脾·肺經에 작용한다.

效 能	主 治
解毒明目退翳	目赤腫痛, 眼緣赤爛, 翳膜胬肉
收濕止痒斂瘡	皮膚濕痒, 潰瘍不斂, 膿水淋漓

이 약물은 甘·溫의 性味로 오직 외용藥으로 明目退翳하는 효능이 있어 目疾을 치료에 常用하며, 또한 收濕生肌·防腐斂瘡의 효능으로 潰瘍不斂과 濕瘡瘙痒에 치료효과가 있다.

【臨床應用】① 이 약물은 性平으로 오직 외용하는 약물이다. 解毒 및 明目退翳를 겸하여 收斂除濕, 止淚에 點眼藥으로 目赤腫痛, 眼緣赤爛, 多淚怕光 및 翳膜胬肉 등의 眼科 질환에 적용한다.

目暴腫痛에 玄明粉과 등분하여 點眼하는데 그 예가 神應散[御藥防方]이고, 風眼으로 인한 流淚不止에 爐甘石 3g, 海螵蛸 1g, 片腦 0.15g을 細末하여 內眥에 點眼하는데, 그 예가 止淚散[證治準繩]이며, 眼目胬肉, 赤眼爛弦, 眼生翳膜, 羞明惡日의 증후에 朱砂 硇砂 麝香 龍腦 등을 배합하여 細末해서 사용하는데, 그 예가 光明丹[證治準繩]이다.

* CP : 爐甘石(Luganshi) CALAMINA
碳酸鹽類 礦物 方解石族 菱鋅礦(*Smithsonite*), ($ZnCO_3$)。

② 이 약물의 解毒작용으로 收濕止痒·斂瘡生肌하는 효능은 만성의 피부궤양으로 膿水淋漓나 濕疹 등의 증후에 煨石膏 煅牡蠣 등을 배합하고 분말하여 외용하는데, 그 예가 二石散[經驗方]이다.

【用量·用法】 외용에는 適量을 분말하여 기름에 개어 바르거나 혹은 마른 것을 뿌린다. 點眼에는 水飛하고, 洗劑에는 먼저 흔들어 골고루 섞은 다음 綿棒이나 넓적한 부위로 환부에 하루에 몇 번 바른다.

【使用注意】 이 약물은 내복하지 않으며 오직 외용劑로만 사용한다.

> 本草選錄 : [本草綱目] "止血, 消腫毒, 生肌, 明目, 去翳退赤, 收濕除爛, 同龍腦点治目中一切諸病."
>
> [本草備要] "金胜木, 燥胜濕, 故止血消腫, 收濕除爛, 退赤去翳, 爲目疾要藥."
>
> [本經逢原] "又煅過水, 丸如彈圓, 多攢簪孔燒赤, 煎黃連汁淬數次, 点眼皮濕爛及陰囊濕疹, 其功最捷."
>
> [現代實用中藥] "用於慢性潰瘍, 下腿潰瘍之不易收口者, 有防腐生肌之功."
>
> [方藥合編] "爐甘石溫善止血　消腫明目弦瞖撤"

【化學分析】 $Zn_2CO_3 \cdot Zn(OH)_2$, $H_2O(-)$ 1.10%, HCl 불용물질 0.66%, $Fe_2O_3 + Al_2O_3$ 1.24%, ZnO 35.93%, CaO 14.32%, MgO 7.99%, Na_2O 0.61%, K_2O 3.89%, 분광분석으로서 검출된 원소는 Zn, Na, Mg, Ca, Fe, Pb, Bi, Mn, Al, Ti, Cu 등이다.

【藥理研究】 ① 수렴·방부 및 창면보호작용을 하며, 아울러 일정한 억균작용을 한다.

② $ZnCO_3$는 물에 불용이나 이것을 煅燒한 ZnO의 상태로 하거나 혹은 酢 등으로 가용성 Zn염으로 하면 조직의 단백질을 침전시켜 수렴, 부식작용을 나타낸다. 노감석을 주약으로 한 明의 傳仁宇撰 『眼科審視瑤函』의 「爐硝散」을 翼狀胬肉에 사용하여 평균치유률은 약 70%였다는 보고가 있다.

섬수 蟾酥[KP]

Bufonis Venenum
Toad venom

【出 典】 藥性本草

【異 名】 蟾蝶眉脂·蟾蜍眉酥·蛤蟆酥

【起 原】 두꺼비과(Bufonidae) 두꺼비 *Bufo bufo gargarizans* Cantor 또는 흑광섬서(黑眶蟾蜍) *Bufo melanostictus* Schneider의 독선(毒腺)의 분비물을 모은 것이다.*

【採 取】 여름과 가을에 포획하여 耳後腺과 피부선에서 분비되는 백색의 漿液을 취하여 가공 건조한다.

【性 狀】 이 약은 분비물로 밑쪽은 오목하고 위쪽이 부풀어 오른 원판상을 이루고 있다.

* CP : 蟾酥(Chansu) BUFONIS VENENUM
蟾蜍科 動物 中華大蟾蜍 *Bufo bufo gargarizans* Cantor 또는 黑眶蟾蜍 *Bufo melanostictus* Schneider의 分泌物。

지름은 약 8㎝, 두께 약15㎜, 1개의 질량은 80~90g이다. 한편 양면이 평탄한 원반형으로 된 것은 지름 약 3㎝, 두께 약 5㎜이고 1개의 질량은 약 8g이다. 바깥 면은 적갈색~흑갈색이며 약간의 광택이 난다. 질은 거의 고른 각질로서 단단하며 잘 꺾어지지 않는다. 깨어진 면은 거의 평면이고 조각의 가장자리는 적갈색이고 반투명이다. 이 약은 냄새가 없고 맛은 처음에 쓰고 자극성이며 후에 지속성의 마비감이 있다.

【產 地】 중국의 河北, 山東, 四川, 湖南, 江蘇, 浙江의 지역이 주산지이다.

【炮 製】 ① 蟾酥粉 : 蟾酥를 찧어 가루 낸 후, 통풍이 잘 되는 곳에 보관한다.

② 酒蟾酥 : 蟾酥粉을 白酒에 담그며 攪拌하여 稠膏狀이 될 때 曬乾하여 갈아서 細末한다(蟾酥 10kg에 白酒 20kg).

③ 乳蟾酥 : 蟾酥末을 우유에 담가 攪拌하고 稠膏狀이 되면 건조하여 細末한다.

【性味 · 歸經】 味는 甘 · 辛하고 性은 溫 · 有毒하며, 心 · 胃經에 작용한다.

效　能	主　治
解毒消腫 ; 止痛	癰疽瘡瘍, 咽喉腫痛, 癌腫, 瘰癧 ; 각종 疼痛
開竅辟穢	痧氣의 脹滿, 霍亂의 腹痛, 吐瀉神志昏迷
消 積	小兒疳積

이 약물은 外科에 상용하는 要藥이며 내복 · 외용을 막론하고 모두 강한 攻毒消腫과 止痛 작용이 있어 모든 癰腫疔毒과 咽喉腫痛 등에 내복, 외용에 사용하는 소중한 약이다. 또한 辟穢通竅하는 효능이 있어 暑濕穢惡로 인한 吐瀉腹痛과 神志昏迷의 병증에 醒神回蘇의 효과가 있다. 그러나 이 약물은 辛散하고 大毒이므로 久服해서는 안 되며 孕婦는 忌한다.

【臨床應用】 ① 蟾酥는 양호한 解毒消腫 작용을 하므로 각종 癰疽疔瘡 및 咽喉腫痛 등의 증후에 모두 사용할 수 있다. 외용이나 내복을 막론하고 효과가 좋다. 蟾酥丹[濟生方]은 黃丹을 배합하여 가루 내어 밀가루로 보리쌀 크기의 丸을 지은 것으로, 사용 시에는 鍼으로 환부를 파열시킨 후 蟾酥丹을 한 알 넣어 疔瘡을 치료한다.

疔瘡癰疽 및 각종 惡瘡, 不痛 및 麻木의 증후에는 雄黃 枯礬 麝香 朱砂 등을 배합하여 녹두알 크기의 丸을 지어 5丸씩을 葱白湯으로 복용하고 땀을 내게 하는데, 그 예가 蟾酥丸[外科正宗]이다.

爛喉丹痧, 喉風, 乳蛾 및 咽喉腫痛 등의 消腫解毒에 牛黃 雄黃 麝香 氷片 珍珠 등을 배합하여 가루 내고 百草霜으로 환을 지어 머금고 있거나 혹은 따뜻한 물로 복용한다. 혹은 丸을 분쇄하여 米醋에 개어 환부에 바르는데, 그 예가 六神丸[中藥製劑手冊]이다.

옛 사람들이 惡瘡을 치료한 경험을 이어 받아 최근에는 각종 癌腫의 치료에 사용하는데, 攻毒抗癌 · 消腫止痛의 양호한 효과가 있다. 그 예가 天龍 龍葵 藤梨根 夏枯草 등을 배합하여 肝癌을 치료한다[常用抗腫瘤中草藥].

腸癌에는 白花蛇雪草 蛇莓 등을 배합하고, 백혈병 치료에는 三尖杉 腫節風 등을 배합한다. 또한 방사선치료, 화학약물치료에 배합하여 사용하면 항암의 효과가 있다.

이 외에도 瘰癧을 치료하는데, 그 예가 蟾酥膏[醫學正傳]이며, 이 方은 白丁香 寒水石 巴豆 등을 배합하고 가루 내어 煉蜜로 녹두알 크기의 丸을 지어 1회 1~3丸을 鍼으로 구멍을 낸 환부에 삽입한다. 농이 없어질 때까지를 기준으로 한다.

② 이 약물은 양호한 痲醉止痛 작용을 한다. 牙痛의 경우에는 원인을 막론하고 모두 좋은 효과를 얻고 있다. 風蟲牙痛에 單味를 가루 내어 종이에 약간 묻혀 환부에 바르면 동통이 멎는다[景岳全書].

牙痛一粒丸[經驗方]은 蟾酥 30%, 甘草 20%, 硼砂 20%를 각각 곱게 가루 내어 골고루 섞어 물에 개어 茱子 크기의 丸을 지은 1회 1알을 牙痛 환부에 넣고 綿球를 막아놓으면 齒牙가 탈락되는 것을 막을 수 있어 風火牙痛 및 齲齒痛에 신속한 효과가 있다.

또한 表面痲醉·局所痲醉·止痛에 사용한다. 그 예가 外敷痲藥方[醫宗金鑒]인 데, 이 方은 川烏 草烏 生南星 生半夏와 가루 내어 燒酒에 개어 환부에 붙이는 처방으로서, 임의로 상처를 내도 통증을 느낄 수 없게 된다.

임상에서는 상기 처방을 기초로 하고 가감 응용하여 五官科 수술의 粘膜痲醉에 사용한다. 예를 들면 牙齦分離, 흔들리는 이빨의 拔除, 鼻息肉의 摘除術 등에 모두 비교적 좋은 효과가 있다. 또한 惡性腫瘍痛에도 사용한다.

③ 이 약물은 辛溫走竄하는 효능이 있어 냄새를 맡으면 재채기를 할 뿐만 아니라 開竅醒神·辟翳止痛한다.

夏季傷暑, 濕穢濁不正之氣 및 飮食不潔로 야기되는 痧氣脹滿, 腹痛吐瀉가 심한 경우로 昏厥하는 증후 등에 蒼朮 麝香 丁香 雄黃 등을 배합하여 丸을 지어, 사용 시에는 細末하여 코에 불어 넣는데, 그 예가 蟾酥丸[集驗簡易良方]이다.

이 외에도 [藥性本草]에서는 이 약물을 麝香 朱砂 등을 배합하여 丸을 지어 복용하면 小兒疳積의 羸瘦를 치료한다고 하였다.

【用量·用法】 내복하는 경우에 0.015~0.03g. 대체로 丸·散劑에 넣는다. 외용에는 適量. 가루 내어 개어서 붙이거나 고약에 넣어 환부에 붙인다.

【使用注意】 이 약물은 毒이 있어 내복에는 신중히 하고, 孕婦는 忌하며, 외용 시에는 눈에 들어가지 않도록 한다.

本草選錄 : [藥性本草] "治小兒疳瘦, …… 如腦疳, 奶汁調, 滴鼻中, 甚妙."

[日華子本草] "治虫中牙, 和牛酥摩, 治腰腎冷, 并助陽氣, 以吳茱萸苗汁調敷腰眼幷陰囊."

[本草經疏] "氣溫散, 能發散一切 風火抑鬱, 大熱癰腫之候, 爲拔疔散毒之神藥, 第性有毒, 不宜多用."

[本草滙言] "通行十二經絡·臟腑·膜原·溪谷·關節諸處." "療疳積·消臌脹·解疔毒之藥 …… 有攻毒拔毒之功也."

【化學分析】 다량의 steroid성분은 bufotoxin(蟾蜍毒素) 물질을 함유하는데, 그들 물질은 강심작용의 활성을 지니고 있다.

① 脂溶性성분으로서 강심 steroid 성분은 bufalin(局所痲醉작용이 가장 강하다), cinobufagin(약 7.2%)이 주이고, 그 외 bufogenin으로서 resibufogenin, cinobufotalin, cinobufoginol, cinobufotoxin, bufotalin, gamabufotalin, cinobufotoxin, bufotalin, gamabufotalin, hellefrigenin, resibufagin, marinobufagin 등이고, bufadienolides로서 3-hemisubrate 등과 이 외 cardenolides를 함유한다.

② 水溶性성분은 indol 塩基에 bufotenine, bufoteniding, serotonin, bufothnine, epironane (adrenalin), arginin, suberic acid 등을 함유한다.

③ 강심작용이 없는 sterol류로서는 cholesterol, ergosterol, canpesterol, β-sitosterol, 당류, 아미노산, peptide, 유기산 등이 함유되어 있다.

④ 그 외 morphine도 분리되어 있다.

【藥理研究】 ① 强心작용을 한다. bufalin, cinobufagin 등은 그 구조가 강심배당체와 유사하므로 digitalis 樣의 강심작용이 있으나 digitalis 樣의 축적작용이 없다고 한다. 이 강심작용은 심수축계 내지는 energy 대사에 대한 영향은 본질적인 것이 아니고 실제로는 세포 내의 Ca^{2+} 증가에 의한 것이라고 한다.

② 말초혈관수축증강작용이 있고 강심작용과 함께 혈압상승작용을 일으킨다.

③ 心筋虛血에 대하여 혈액량을 증가시키고, 미소순환을 개선시키며, 心筋 O_2를 증가시키고, 虛血性心筋의 보호작용을 한다.

④ 국소마취 및 鎭痛작용을 한다. bufalin이 가장 강하다. 토끼 각막에 대한 국소마취작용은 cocaine의 30~60배, procaine의 300~600배 강력하며 더욱이 지속시간이 길다. 그 작용은 주로 지각신경의 종말부에 선택적으로 작용하여 마취작용을 발휘한다.

⑤ 호흡흥분 작용 및 중추 작용을 한다. 호흡흥분 작용의 강도는 일반적으로 bufalin〉 resibufogenin=cinobufagin=cinobufolin〉 gamabufolin의 순서라고 한다. 또 bufadienolides의 중추흥분작용은 그에 대응하는 cardenolides보다 강력하다.

⑥ 항염증작용 및 항균작용을 한다. bufalin은 염증조직의 혈관투과성을 억제하여 감염 병소의 확대를 저지한다.

⑦ 면역기능에 대한 증강작용을 한다. 세포성과 체액성 면역을 함께 증강하는 작용이 있고, macrophage의 탐식능, 백혈구증가 작용이 있다고 한다.

⑧ 항종양작용을 한다. 종양세포의 호흡을 억제한다. 간암, 폐암, 유선암 등에 대하여 일정한 효과가 있다고 보고되어 있다. 화학요법, 방사선요법에 의한 백혈구 감소를 치료하는 작용을 한다. 시험관 내에서는 백혈구세포의 억제작용이 확인되어 있다. 蟾酥제제에는 steroides hormon樣 작용이 있고 개체의 화학요법, 방사선요법에 의한 耐力을 높이며, 국소방사선 조사에 대한 보호작용이 있다.

⑨ 평활근에 대하여 작용한다. 장관, 기관지평활근에 작용하는데, 처음에는 수축을 일으

키고 후기에는 이완으로 이행한다. 또한 고농도가 됨에 따라서 이완작용이 더 빨라진다. 이 이완작용은 평활근막의 $Na^{+} \cdot K^{+}$-ATPase의 억제로서 특히 Ca^{2+}의 유동으로 발생한다고 한다. 그 외 acetyl ouabain은 기관지점막의 분비를 촉진하는 작용이 있다.

⑩ 한선, 타액선의 분비억제작용을 한다. 또한 steroides hormone으로써 발생하는 갑상선의 adenyl cyclase 활성을 억제하는 작용을 한다.

⑪ 蟾酥의 煎劑는 진해작용이 현저하나 거담작용은 약하다고 한다.

장뇌 樟腦[KHP]

Camphorum

【出 典】本草品滙精要

【異 名】龍腦香·韶腦·潮腦·腦子

【起 原】녹나무과(Lauraceae) 녹나무 *Cinnamomum camphora* (L.) Nees et Ebermair의 목부, 가지 또는 잎을 절단하여 수증기증류하여 얻은 장뇌유(樟腦油)를 냉각시켜 석출한 결정체이다.

【採 取】일반적으로 9~12월에 老木을 베어서 樹根, 樹幹, 樹皮를 자르거나 잘게 잘라 증류기에 넣고 증류하여 녹나무에 함유되어 있는 樟腦와 정유를 수증기와 같이 증발시켜 냉각하면 粗製樟腦가 얻어진다. 이 粗製樟腦를 다시 昇華정제하면 정제樟腦粉이 되며, 이 樟腦粉을 틀에 넣어 압착하면 투명한 樟腦塊가 된다.

【性 狀】이 약은 무색 또는 백색반투명의 가는 입자, 더러는 결정성 분말, 덩어리 모양으로 특이한 방향과 혀끝에 닿으면 약간 쓰고 시원한 맛이 나고, 실온에서 천천히 휘산한다. 장뇌 1.0g은 물 800mL, 에탄올 1mL, 클로로포름 0.5mL 및 에텔 1mL에 녹으며, 비중 : 약 0.99, 융점: 179~184℃, 승화물질의 조결정을 에탄올로 재결정하면 육방정계(六方晶系)에 속하는 광택을 띠고 딱딱한 결정이 된다.

【產 地】중국의 廣東, 廣西, 雲南, 貴州, 江蘇, 浙江, 安徽, 臺灣, 江西, 湖北, 四川 지역이 주산지이며, 우리나라는 제주도에 자생한다.

【炮 製】研末하여 사용한다.

【性味·歸經】味는 辛하고 性은 熱·有毒하며, 心經에 작용한다.

效 能	主 治
除濕殺蟲	疥癬, 瘡瘍, 脚氣腫痛
溫散止痛	牙痛, 跌打傷痛
開竅辟穢	痧脹腹痛

이 약물의 性味는 辛·熱하고 芳香이 강렬하며, 물에 용해되지 않고 水中에서도 可然性인데, 외용하면 除濕·殺蟲·止痒하고 消腫止痛하는 효능이 있다. 내복하면 冰片의 辟穢開竅의 효능과 비슷하다. 또한 疥癬瘙痒과 損傷腫痛 및 寒濕痹痛 등의 병증에 외용하면 치료효과가 양호하며, 中惡, 吐瀉腹痛 등의 증후에 내복하여도 뚜렷한 효과가 있다. 다만 이 약물은 辛熱有毒으로 과량을 복용하면 중독되기 쉬우므로 신중히 사용하며, 孕婦의 복용을 忌한다.

【臨床應用】 ① 濕毒疥蟲이 肌膚에 浸染하면 疥癬瘙痒의 증상이 나타나는데, 이 약물은 辛·熱로 芳香이 燥烈하고, 有毒하므로 외용하면 습기를 제거할 뿐만 아니라 攻毒殺蟲하는 효능이 있어 組方에 선택되는 약물이다. 單味를 사용하면 효능이 약하므로 대체로 複方으로 사용한다.

모든 疥癬乾痒에는 硫黃 黃丹 輕粉을 배합하고 분말하여 환부에 발라 치료하고[直指方], 疥瘡有膿의 증후에는 硫黃 枯礬 川椒를 배합하고 분말하는데 그 예가 樟腦散[不知醫必要]이다.

이 方劑를 사용할 때는 먼저 疥瘡을 터뜨려 膿을 제거한 후, 香油에 개어(너무 묽으면 안된다) 가제(紗布)에 싼 후 불에 쬐어 뜨거울 때 환부를 문지른다.

[本草綱目]에서는 [簡便單方]의 치료법을 인용하여 樟腦 3g에 花椒 6g 芝麻 30g을 분말하여 문지르면 小兒禿瘡을 치료한다고 하였다.

[外科全生集]에서는 일체의 癬을 치료할 경우 이 약물에 木槿皮(土槿皮로 추측됨) 天南星 生木鱉 蟾酥 斑蝥 등을 배합하여 燒酒(혹은 60%의 酒精)에 담가 癒合될 때까지 바른다고 하였다.

② 이 약물을 외용하면 除濕攻毒하는 작용을 할 뿐만 아니라 辛香走散한다. 아울러 行散祛風·消腫止痒하는 효능은 風襲濕淫으로 인한 瘡毒腫瘍의 濕爛을 치료한다. 대부분은 複方으로 사용하며 單味으로 사용하는 경우는 적다.

血風瘡에는 黃連 白芷 川椒 輕粉을 배합하고 분말하여 熟菜油에 개어 바르는데, 그 예가 潮腦膏[外科啓玄]이다.

坐板瘡에는 枯礬 輕粉을 배합하여 곱게 분말하여 바르는데 건조한 경우에는 기름에 개어 바르는데, 그 예가 香臼散[外科大成]이다.

臁瘡에는 樟腦 15~18g에 豬脂油 葱白을 적당히 넣고 짓찧어 油紙에 발라 1일 1회 환부에 붙여서 치료하는데, 그 예가 樟腦膏[經驗方]이다.

瘰癧潰爛에는 雄腦散[外科全生集]을 사용하는데, 이 方은 雄黃과 같은 양으로 배합하여 가루낸 것이며, 사용 시에는 먼저 荊芥를 달인 물에 환부를 씻고 麻油에 개어서 바른다.

燙火瘡의 증후에는 분말하여 香油에 개어 바르는데, 創面이 濕爛하면 건조하게 한다.

근래에는 凍瘡증후에 이 약물 10g을 豬脂 30g을 배합하여 文火로 10여 분간 달여서 냉각시켜 膏로 만든 후 환부에 바르는 방법을 이용하는데, 즉시 치료효과를 보고 있다[健康報 1958년].

③ 이 약물은 辛散·溫燥하고 有毒하므로 그 除濕·攻毒·消腫의 효능을 이용한다. 외용하면 또한 寒濕下注로 인해 발생하는 脚氣腫痛을 치료한다. [本草綱目]에서는 [醫林集要]의 方을 인용하여 樟腦 60g 烏頭 90g을 배합하여 가루 내어 醋로 개어 彈子 크기를 취하여 발바닥에 붙이고 미지근한 불에 쪼이는데, 땀이 나면 효과가 특히 좋다고 하였다.

④ 이 약물은 辛·熱로 行散하므로 消腫止痛한다. 외용하면 牙痛을 치료할 뿐만 아니라 跌打損傷을 치료하는데 牙痛일 경우에는 대체로 複方으로 사용한다.

[本草綱目]에서는 [神效方]을 인용하여 朱砂와 같은 양으로 분말하여 환부에 발라 牙齒痛을 치료한다고 하였고, 또한 [余居士選奇方]의 처방을 인용하여 黃丹 肥皂角(去皮·核) 등과 같은 양으로 분말하여 蜜丸을 만들어 蟲齒 구멍에 넣으면 牙齒痛을 치료한다고 하였다.

跌撲, 扭挫腫痛의 경우에 肌膚가 상하지 않았으면 대체로 單味를 이용하거나 또는 辛熱行散의 白酒를 배합하여 消腫止痛의 효능을 증강시킨다.

민간방으로는 樟腦 9g을 취하여 白酒(혹은 60% 알코올) 500㎖에 담가 완전히 용해되면 수시로 부은 부위에 바르고, 肌膚가 파열된 경우에는 解毒止痛·止血生肌의 약물을 배합하여 사용하는데, 杖瘡白蠟膏[外科啓玄]는 蟲白蠟 猪骨髓를 배합하여 膏로 만든 처방이다. 甘草에 달여 油紙에 발라 환부에 붙이면 杖傷이 치료된다.

⑤ 痧脹腹痛이 심하면 昏厥하는데, 이는 疫氣穢濁이나 風寒暑濕을 감수한 것이다. 樟腦의 辛香走竄 기능은 氷片과 비슷하여 芳香開竅·辟翳化濁하고, 아울러 性이 溫하여 行散하고 또한 溫散止痛한다. 그러므로 이 약물을 散劑로 만들거나 혹은 酒劑로 내복하면 위의 증후를 치료할 수 있다.

[本草正義]에서는 이 약물을 沒藥 乳香(1 : 2 : 3)과 분말하여 0.1g씩 茶로 調服한다고 하였고, [現代實用中藥]에서는 精製 樟腦 10g을 白蘭地酒나 高粱酒 50㎖에 담가 완전히 용해된 후에 1㎖씩 복용한다고 하였는데, 이상의 두 方은 모두 痧脹腹痛에 적용하다.

이 외에도 [瘡瘍외용本草]에서는 "무릇 외용하는 膏藥이라면 모두 약간의 樟腦를 곱게 분말하여 골고루 섞어 외용할 수 있다"고 하였고, "防腐작용이 있다"고 하였다.

【用量·用法】 내복 : 0.1~0.2g. 散劑에 넣어 복용한다. 외용에는 適量. 가루 내어 살포하거나 개어 붙인다. 또는 술에 용해시켜 복용한다.

【使用注意】 이 약물의 精製를 0.5~1.0g 내복하면 眩暈, 頭痛, 溫熱感, 興奮, 譫妄 등의 증상을 나타내고, 2.0g 이상 복용하면 일시적인 鎭靜狀態 후에 대뇌피층에 흥분을 일으켜 癲癇 모양의 痙攣을 일으키며 나중에는 호흡이 衰竭되어 사망에 이르게 되고, 내복 7~15g, 肌肉注射 4g이면 치명적이다. 그러므로 氣虛인 경우와 姙婦는 忌한다.

本草選錄 : [本草滙精要] "主殺蟲, 除疥癬, 療湯火瘡, 敵穢氣."

[本草綱目] "通關竅, 利滯氣, 治中惡邪氣, 霍亂, 心腹痛, 寒濕脚氣, 疥癬, 風瘙, 齲齒, 殺蟲, 避蠹, 着鞋中去脚氣." "樟腦純陽 與焰消同性 …… 辛熱香竄, 禀無火之氣, 去濕殺蟲, 此其所長. 故燒烟熏衣筐席簟, 能避壁虱, 蟲蛀."

【化學分析】 장뇌의 純品은 *d*-camphor가 약 96% 이상이라고 규정되어 있다. 枝葉에는 정유(약 1%)를 함유하고, 주성분은 *d*-camphor이며, 그 외 monoterpen으로서 α-pinene, cineol, camphene, phellandrene 등과 phenol유도체로서 safrole, eugenol 등을 함유한다.

【藥理硏究】 ① 樟腦는 중추 신경계통을 흥분시키고 호흡과 순환을 증진시키며, 중추신경계통이 억제 상태에 있을 때 흥분시키는 작용이 특히 뚜렷하다. 그 작용의 원리는 주로 피하 주사 시 感受器를 자극하여 반사성 흥분을 초래하는 데 있다.

② 정상 심근에 대해서는 작용이 없고, 고농도에서는 반대로 억제작용을 한다. 적출심장에 대해서는 오로지 衰竭 상태에서만 흥분작용을 한다. 혈관운동 중추에 대해서는 기능이 극도로 낮아졌을 때만이 흥분작용을 나타낸다.

③ 피부에 바르면 청량한 느낌이 드는데 이는 냉각 感受器를 자극하여 생기는 것이다. 이 약물은 또한 止痛·止痒 및 미약한 국소 마취작용과 방부작용을 한다.

④ 胃腸道 점막에 자극작용을 하여 胃가 溫暖하고 쾌적한 느낌을 받게 한다. 많은 양은 惡心과 嘔吐를 초래할 수 있다.

붕사 硼砂[KP]

Borax

【出 典】 丹房鑒源

【異 名】 大朋砂·蓬砂·月石·盆砂

【起 原】 單斜晶系의 광물인 硼砂礦 Borax를 채취하여 精製한 결정체 Borax($Na_2B_4O_7 \cdot 10H_2O$)이다.

【性 狀】 이 약물은 菱形, 柱形 또는 粒狀의 결정으로 크기가 일정하지 않으며, 무색투명하거나 백색 반투명이며 유리 모양의 광택이 난다. 오래되면 風化하여 백색 분말이 되고 불투명하며 脂肪 모양의 광택이 난다. 질은 가볍고, 연하며 부드러워 잘 부스러진다.

【産 地】 주산지는 중국의 青海와 티베트이며, 기타 雲南, 新疆, 四川, 陝西, 甘肅省 등의 지역에서도 난다.

【炮 製】 ① 硼砂 : 잡질을 제거하고 硏末하여 사용한다.

② 煅硼砂 : 적당한 양을 분쇄하여 耐火性 용기에 넣고 武火로 작은 기포가 생길 때까지 炒하고 눈처럼 희고 부드러우며 부서지기 쉬울 때까지 炒하여 放冷한다.

【性味·歸經】 味는 甘·鹹하고 性은 涼하며, 肺·胃經에 작용한다.

效 能	主 治
清熱解毒·消腫防腐	咽喉腫痛, 口舌生瘡, 目赤腫痛, 翳障
清肺化痰	肺熱壅滯의 痰黃粘稠, 痰熱咳嗽

이 약물의 甘鹹·涼한 性味로 淸熱하여 解毒·消腫·防腐 작용을 하며, 鹹味는 軟堅·消痰하는 효능이 있어 외용으로는 咽喉腫爛과 口舌生瘡 및 目赤腫痛을 치료하고, 내복하면 痰熱壅滯의 병증을 치료한다. 그러나 임상에서는 많이 응용하지 않는다.

【臨床應用】 이 약물은 甘鹹하고 涼한 性味로 生用하면 淸熱解毒·消腫防腐 작용을 하고, 煅用하면 濕을 收斂하는 동시에 자극성이 적으므로 口腔, 齒齦, 咽喉 등, 粘膜 부위의 급성염증과 궤양을 치료하는데 적용한다. [本草衍義]에서 單味를 사용하면 "含化咽津, 治喉中腫痛"이라고 하였다. 單味의 사용은 효능이 약하므로 대개 複方으로 丸·散劑로 응용한다.

肺胃鬱火로 인한 口內炎, 咽喉의 腫脹疼痛 또는 痰火에 의한 喉痛, 嗄聲 등의 증후에 龍腦 玄明粉 朱砂 등을 배합하고 분말하여 불어넣는데, 그 예가 冰硼散[外科正宗]이다.

鵞口瘡에는 龍腦 雄黃 등을 배합하여 蜂蜜에 조제하여 바른다. 그 예가 四寶丹[和劑局方]이다.

目赤腫痛(눈의 充血) 또는 角膜混濁, 風眼赤爛 등의 증후에 單味의 수용액으로 洗眼하거나 爐甘石 龍腦 玄明粉 등을 배합하여 點眼하는데, 그 예가 白龍丹[證治準繩]이다.

痰熱壅滯의 咳嗽, 粘稠黃色으로 喀出이 어려운 痰 등의 증후에 桑白皮 天花粉 貝母 등을 배합하는데, 그 예가 安肺寧嗽丸[經驗方]이다.

【用量·用法】 외용에는 적당한 양을 취하여 곱게 가루 내어 마른 것을 살포하거나 개어 바른다. 혹은 끓는 물에 용해시킨 후 따뜻할 때 환부를 씻는다. 내복 : 1.5~3g을 취하여 丸劑나 散劑에 넣는다.

【使用注意】 化痰에는 生用하고, 외용에 煅하여 쓴다. 과량의 복용과 久服은 正氣를 손상하므로, 내복에 잘 사용하지 않으며, 신중히 한다.

> 本草選錄 : [日華子本草] "消痰止嗽, 破癥結喉痹."
>
> [本草綱目] "治上焦痰熱, 生津液, 去口氣, 消障翳, 除噎膈反胃, 積塊結瘀肉, 陰潰, 骨哽惡瘡及口齒諸病." "色白而質輕, 故能去胸膈上焦之熱."
>
> [本草經疏] "辛能散, 苦能泄, 鹹能軟, 故主消痰, 止嗽, 喉痹及破癥結也." "其性柔五金, 去垢膩克夫削爲用, 消散爲能, 宜攻有餘, 難旋不足, 此暫用之藥, 非久服之劑."
>
> [本草滙言] "硼砂, 化痰結, 通喉痹, 去目翳障之藥也. 此劑淸淡, 如諸病屬氣閉而呼吸不利, 痰結火結者, 用此立淸."
>
> [方藥合編] "硼砂味辛喉腫解 膈上熱痰噙卽瘥"

【化學分析】 붕산나트륨($Na_2B_4O_7 \cdot 10H_2O$)을 함유한다.

【藥理硏究】 ① 硼砂는 약알칼리성이다. 그 용액을 내복하면 尿路感染을 방지한다. 특히 尿가 산성일 때 알칼리성으로 변한다.

② 일정한 살균작용을 한다. 평판법 실험에서 배양기 중에 10%의 硼砂를 첨가하면 대장균, 녹농균, 탄저균, Flexner's bacillus, Shiga's bacillus, 티푸스균, 파라티푸스균,

변형간균, 및 포도상구균, 아구창칸디다에 모두 억제작용을 한다. 지판법 실험에서는 디프테리아균, 폐렴구균, 뇌막염구균, 용혈성연쇄구균 및 牛型布氏桿菌에 모두 억제작용을 한다. 煅硼砂는 양모소포자균에 대하여 비교적 강한 억제작용을 한다.

반묘 斑猫[KHP]

Cantharides
Blister beetle

【出 典】神農本草經

【異 名】班猫・龍尾・放屁蟲

【起 原】가뢰과(Meloidae) 띠띤가뢰 *Mylabris cichorii* Linné, 남방대반모(南方大斑蝥) *Mylabris phalerata* Pallas 또는 줄먹가뢰 *Epicauta gorhami* Marseul의 몸체이다.*

【採 取】여름과 가을에 잡아 끓는 물에 중탕한 다음 曬乾한다.

【性 狀】이 약은 길이 12~20㎜, 너비 3~6㎜, 중국가뢰는 길이 15~30㎜, 너비 5~10㎜로 갑익에 등황색의 굵은 가로의 2줄 및 반점이 있고 더듬이는 11마디로 되어 있다. 머리는 대략 심장형으로 광택이 있는 회갈색이고 전배판은 대체로 난형이며, 앞다리 및 가운데 다리는 5마디, 뒷다리는 4마디이고 끝에 발톱이 있다. 복부는 광택이 있으며, 각 복판의 뒷부분에 회황색의 털이 많은 5줄의 윤대가 있다. 외가뢰는 길이 15~18㎜, 너비 4~5㎜이다. 이 약의 가루를 피부의 부드러운 부분 또는 점막에 바르면 가렵고 심하면 물집을 만든다. 이 약은 불쾌한 자극성 냄새가 있고 맛은 약간 맵다.

【產 地】우리나라에도 서식하고, 중국의 河南, 廣西, 安徽, 四川, 貴州, 湖南, 雲南, 江蘇 지역이 서식하며, 특히 河南, 廣西 지방이 주산지이다.

【炮 製】① 生斑蝥 : 머리와 다리, 날개 및 잡질을 제거한다.

② 米炒斑蝥 : 斑蝥와 쌀을 炒製 용기에 넣고 文火로 황갈색이 될 정도로 炒한 후 체로 쳐서 쌀을 쳐내고 放冷한다(斑蝥 100kg당 米 20kg).

【性味・歸經】味는 辛하고 性은 寒・有毒하며, 肝・胃・腎經에 작용한다.

效 能	主 治
攻毒蝕瘡	癰疽, 惡肉肌死의 腐蝕頑癬, 瘰癧, 狂犬咬傷
破血散結	經閉, 癥瘕積聚

이 약물은 性味가 辛・寒・大毒하며 攻毒으로 외용하면 攻毒蝕瘡・瘰癬에 작용하여 惡瘡과 頑癬, 口眼喎斜, 狂犬咬傷에 발라 치료하고, 내복하면 破血散結하는 효능이 있어 瘀血로 인한 經閉와 癥瘕積聚를 치료한다.

* CP : 斑蝥(Banmao) MYLABRIS
芫青科 昆蟲 南方大斑蝥 *Mylabris phalerata* Pallas 또는 黃黑小斑蝥 *Mylabris cichorii* Linnaeus의 乾燥體。

다만 독성이 크므로 내복에는 세심한 주의가 필요하며, 외용인 경우에는 환처에 바르는데, 바르는 범위가 넓어서는 안 된다.

【臨床應用】 ① 이 약물은 性味가 辛 · 寒하고 大毒으로 攻毒하는 작용을 한다. 외용하면 皮膚發泡, 蝕瘡에 單味로 사용하거나 複方으로 응용한다.

癰疽瘡腫에 이 약물을 硏末하여 大蒜과 짓찧어 膏藥으로 만들어 조금씩 붙이면 터지지 않고 붓고 단단한 癰疽를 치료하는데, 膿이 나오면 藥을 제거한다[仁齋直指方]. 또한 雄黃 砒石 硼砂 등을 병용하면 더욱 좋다.

頑癬의 치료에 외용한다. 이 약물은 微炒하고 분말하여 煉蜜과 조제하여 바르면 오래된 乾癬을 치료하고, 斑蝥 한 마리 甘遂 3g과 細末하여 食醋에 넣어 하루에 수차례 발라 牛皮癬을 치료한다.

瘰癧 또는 狂犬咬傷에 米炒斑蝥와 薄荷를 함께 細末하여 鷄卵 흰자위로 丸을 지어 복용한다.

② 이 약물을 내복하면 破血通經 · 消癥散結 작용으로 經閉癥瘕에 사용한다. 血瘀經閉에 桃仁 大黃을 배합하여 丸으로 복용하는데, 그 예가 斑蝥通經丸[濟陰綱目]이다.

【用量 · 用法】 외용에는 適量을 가루 내어 붙이거나 發泡, 혹은 술이나 米醋에 담가 바른다. 내복에는 炒炙하여 硏末 0.03~0.06g. 丸劑나 散劑에 넣는다. 혹은 cantharidin을 추출하여 사용한다.

【使用注意】 劇毒이므로 내복에는 주의해야 하며, 體弱者나 姙婦는 忌한다.

> 本草選錄 : [神農本草經] "主寒熱 · 鼠瘻 · 惡瘡 · 疽, 蝕死肌, 破石癃."
> [名醫別錄] "主疥癬 · 血積 · 墮胎."
> [藥性本草] "治瘻癧, 通利水道."
> [日華子本草] "療淋疾, 敷惡瘡瘻爛."
> [方藥合編] "斑猫有毒主破血　諸瘡瘰癧水道沒"

【化學分析】 중국가뢰(南方大斑蝥)에는 cantharidin $C_{16}H_{12}O_4$ 1~1.2%, 지방, 개미산, 색소 등을 함유하고, 띠띤가뢰(黃黑小斑蝥)는 cantharidin 0.97% 또는 1.3% 함유한다. 이 외에도 일반적으로 斑蝥속은 cantharidin을 함유한다.

【藥理硏究】 ① 주성분인 cantharidin에는 피부, 점막에 대하여 引赤發泡 작용이 있고 또한 반대 자극약으로써 사용되었다. 그 자극성은 매우 강렬하나 그 조직 침투력 작용은 완만하여 통상 피부의 深層에까지 미치지 못하여 그로 인해 생긴 水泡도 빠르게 치유되어 상처의 흔적을 남기지 않는다.

내복하면 독성이 커서 胃腸炎, 腎炎을 야기시키며 특히 腎臟 및 尿路는 cantharidin에 대하여 매우 민감하므로 소량에서도 사구체를 확장한다.

② 항종양 작용을 한다. cantharidin는 마우스의 sarcoma 180에 대하여 약간의 억제작용이

있으며 肉腫 조직을 細塊狀 및 糜爛狀으로 한다. 임상에서는 肝臟癌의 치료에 유효한데, 다만 cantharidin은 독성이 매우 강하므로 유도체를 합성하여 사용할 필요가 있다. 유도체인 hidro-cantharidin은 마우스의 肝臟癌의 腹水型에 대하여 좋은 억제작용을 나타내며 임상적으로도 유효하지만 대량의 사용은 역시 비뇨기에 대하여 상당한 자극성이 있다.

③ 斑蝥의 수침제(1 : 4)는 *in vitro*에서는 紫色白癬菌 등의 피부진균에 대하여 정도의 차이는 있으나 억제작용이 있다.

독성은 극독약물에 속하며 마우스의 급성실험에서는 복강 내 주사의 LD_{50}은 1.25㎎/kg이다. 그 내장의 조직검사에서는 급성 또는 아급성을 불문하고 독성시험에 각 장기에 모두 병변이 나타났다.

노봉방 露蜂房[KHP]

Vespae Nidus
Hornet nest

【出 典】 神農本草經

【異 名】 蜂房 · 蜂巢 · 革蜂窠 · 百穿

【起 原】 말벌과(Vespidae) 어리별쌍살벌 *Polistes mandarinus* Saussure 또는 기타 동속 근연벌이 만든 집이다.*

【採 取】 가을과 겨울에 채취하여 曬乾하거나, 약간 삶아 죽은 벌이나 번데기를 제거하고 건조한다.

【性 狀】 이 약은 원판~불규칙한 덩어리 모양으로 연방(蓮房)의 껍질을 닮았고 지름 8~15㎝ 또는 20㎝에 이른다. 앞면에는 많은 구멍이 뚫린 방으로 되어 있고 그 구멍의 크기는 고르지 않다. 뒷면에는 1~수 개의 기둥이 있다. 이 약은 가볍고 탄성이 있어 비벼도 부서지지 않는다. 이 약은 특이한 냄새가 나며 맛은 덤덤하다.

【產 地】 우리나라의 대부분의 지역에서 난다.

【炮 製】 露蜂房 : 잡질을 제거하고 깨끗이 씻어 충분하게 쪄서 小塊로 曬乾하거나 혹은 황색이 될 정도로 炒한다.

【性味 · 歸經】 味는 甘하고 性은 平 · 有毒하며, 胃經에 작용한다.

效 能	主 治
攻毒祛風	癰疽瘡毒, 喉痹牙痛
殺蟲止痛	風疹癬痒, 瘰癧癌腫, 風濕痹痛, 條蟲蛔蟲

* CP : 蜂房(Fengfang) VESPAE NIDUS
胡蜂科 昆蟲 果馬蜂 *Polistes olivaceous* (DeGeer), 日本長脚胡蜂 *Polistes japonicus* Saussure 또는 異腹胡蜂 *Parapolybia varia* Fabricius의 巢(벌집)。

이 약물의 性味는 甘·平하고 有毒으로 그 毒을 取하여 攻毒하는 작용으로 解毒療瘡·散腫止痛의 효능이 있어 癰疽, 瘰癧, 瘡癬, 風蟲牙痛에 내복·외용하며, 또한 祛風止痛의 효능은 風濕痹痛 등의 증후에 내복 또는 외용한다.

【臨床應用】 ① 이 약물은 甘·平하고 有毒으로 毒을 공격하여 祛風止痛으로 癰疽, 瘡毒의 新久를 막론하고 사용할 수 있다. 婦人의 乳癰膿腫 증후에 單味를 燒灰研末하여 6g씩 水煎服한다[證類備用本草].

齲齒疼痛에는 單味 또는 細辛 川椒를 배합하고 水煎하여 입에 머금거나 양치질한다.

외용에 複方으로 瘡腫 초기에 消散하는 약물을 배합하여 內消하는데 生南星 生草烏 生白礬 赤小豆 등을 배합하고 細末하여 淡食醋로 조제하여 바르는데 消腫散結한다. 그 예가 宣毒散[證治準繩]이다.

瘡瘍潰 후 膿多濕爛의 증후에 拔毒去腐·生肌 약물인 蜈蚣 壁虎 雄黃 三仙丹을 배합하여 곱게 細末하여 섞어 瘡面에 바르는데, 그 예가 五虎拔毒丹[瘍科綱要]이다.

保膚膏[外科大成]은 血餘炭 潮腦 大黃 등을 배합하여 臁瘡, 禿瘡 또는 燙火傷을 치료한다.

② 이 약물은 胃經에 작용하여 攻毒祛風·止痛하는 효능으로 喉痹牙痛 및 舌腫脹痛 등의 증후를 치료한다. 이 약물의 單味를 燒灰로 하여 竹筒으로 咽喉에 불어 넣어 喉痹腫痛을 치료하며, 또한 白殭蠶과 等分하고 細末하여 1.5g씩 乳香湯으로 복용하면 小兒 熱毒 上攻으로 인한 咽喉腫痛을 치료한다.

③ 이 약물의 攻毒殺蟲·止痛 작용을 취하여 瘰癧癌腫을 다스린다. 瘰癧으로 瘻孔이 생긴 증후에는 이 약물을 研末하여 猪脂와 조제하여 바르고[本草圖經], 瘰癧生頭, 膿水不乾疼痛 증후에는 蛇脫 黃芪 黃丹 玄參 등을 배합하여 고약으로 바르는데, 그 예가 蜂房膏[太平聖惠方]이다.

④ 이 약물의 祛風止痛 효능으로 風濕痹痛에 또한 選用한다. 風痹濕의 關節痛, 腰脹, 變形 등의 증후에 蟅蟲 全蠍 蜈蚣 등을 배합하고, 風疹의 瘙痒에 蟬退 浮萍 地膚子 등을 배합하여 사용한다.

【用量·用法】 외용에는 적당한 양을 취하여 달여 그 물로 씻거나 혹은 가루 내어 개어 붙이거나 혹은 약성이 남게 태워 가루 내어 개어 붙인다. 내복에는 2.5~4.5g을 취하여 달여서 복용한다. 혹은 1회 1~2g, 1일 2회 丸劑나 散劑에 넣는다.

【使用注意】 氣血이 虛弱한 경우에는 복용을 忌한다.

本草選錄 : [神農本草經] "主驚癇瘈瘲, 寒熱邪氣, 癲疾, 鬼精蠱毒, 腸痔."

[名醫別錄] "療蜂毒, 毒腫."

[新修本草] "灰之, 酒服, 主陰痿 ; 水煮洗拡尿刺瘡 ; 服之療上氣, 赤白痢, 遺尿失禁."

[藥性論] 亦可單用, 不入服食. "能治臃腫不消, 用醋水調涂, 干卽便易."

[日華子本草] "微毒, 治牙齒疼, 痢疾, 乳癰, 蜂叮, 惡瘡, 卽洗煎, 入藥幷炙用."

[本草綱目] "外科, 齒科及他病用之者, 亦皆取其以毒攻毒, 兼殺蟲之功耳."

[方藥合編] "蜂房鹹苦治癎瘈 腸癰瘰癧牙疼劑"

【化學分析】칼슘, 철, 단백 및 일종의 정유를 함유한다.

【藥理硏究】① 이 약물의 알코올 추출물, 에테르 추출물 및 아세톤의 추출물은 모두 혈액 응고를 촉진한다. 특히 아세톤 추출물의 작용이 제일 강하다. 또 각종 추출물은 모두 심장 운동을 증강시키고, 일괄적으로 혈압이 낮아지게 하며 아울러 이뇨작용을 한다. 이 약물은 또한 소염작용도 있다.

② 정유는 條蟲을 驅除하고 지렁이를 죽인다. 그러나 독성이 매우 강하여 급성 신염을 초래할 수 있다.

③ 체외 실험에서 인체 간암세포를 억제하고 methylene blue法 실험에서는 위암세포에 유효하다.

대풍자 大風子[KHP]

Hydnocarpi Semen
Chaulmoogra seed

【出 典】本草品滙精要

【異 名】大楓子

【起 原】이나무과(Flacourtiaceae) 대풍자(大風子) *Hydnocarpus anthelminthicus* Pierre ex Laness. 또는 기타 동속 근연식물의 씨이다.

【採 取】4~6월에 성숙한 과실을 따서 果皮를 제거하고 種子만 취하여 曬乾한다.

【性 狀】이 약은 3~5개의 둔덕이 있는 고르지 않은 난형~다면형으로 길이 10~25㎜, 지름 1~2㎝이다. 바깥 면은 회갈색~회흑색의 딱딱한 1.5~2.0㎜의 외피로 덮여 있고, 가는 줄무늬가 있다. 안쪽은 매끈하고 엷은 황색~황갈색이다. 종인은 붉은 갈색~어두운 자색의 얇은 막으로 덮여 있고, 그 속에 두 쪽의 회백색 종인(種仁)이 들어 있으며 기름기가 있다. 이 약은 특이한 냄새가 있고 맛은 덤덤하며 떫다.

【產 地】주로 베트남, 말레이시아, 인도네시아 등지에 분포하며, 중국의 雲南, 臺灣 廣西 지역이 주산지이다.

【炮 製】① 大風子 : 잡질과 변질된 것을 골라 제거하고, 사용할 때 搗碎한다.

② 大風子霜 : 大風子를 藥碾에 분말하여 포대에 넣고 압착하여 去油하고 硏末한다.

【性味·歸經】味는 辛하고 性은 熱·有毒하며, 肝·脾·腎經에 작용한다.

效 能	主 治
祛風燥濕·攻毒殺蟲	痲風梅毒, 疥癬瘮痒

이 약물은 性味가 辛熱하고 毒이 있으며, 주로 외용하는데, 祛風燥濕하고 독성으로 攻毒하여 攻毒殺蟲하는 효능이 있다. 외용으로 痲風과 疥癬을 치료하고, 내복으로 痲風, 疥癬을 치료하는 요약이다. 주의하여야 하며, 과량을 복용하면 嘔吐, 惡心 및 胸腹疼痛 등 반응이

나타나며 심하면 肝腎을 손상시키는 부작용이 나타나므로 多服久服은 忌한다.

【臨床應用】 ① 痲風病으로 인한 痲木紅腫, 眉落, 目損, 鼻塌, 脣裂, 足底穿 등의 병증에 사용한다. 이 약물은 辛·熱의 性味로 燥熱하고, 有毒으로 祛風燥濕하며 또한 攻毒殺蟲으로 痲風病의 常用 약물이다. 주로 複方으로 사용하며 瘡面이 건조하면 이 약물의 燒存性과 輕粉을 等分하고 研末하여 바르는데, 瘡面이 濕爛한 증상에 痲油에 개어 바른다.

최근 임상에서서는 이 약물의 독성이 비교적 강하므로 내복에는 거의 사용하지 않는다.

② 이 약물은 祛風燥濕·殺蟲 또한 止痒의 효능이 있으므로 주로 複方으로 疥癬濕痒의 병증을 치료한다.

일체의 瘡疥膿癧에 燥濕殺蟲·止痒의 白礬 輕粉과 함께 烏桕子油와 조제하여 바르는데, 그 예가 大風子膏[瘍瘍機要]이다.

癬痒諸瘡에 硫黃 枯礬을 배합하고 細末하여 燈油에 조제하여 바르는데, 그 예가 大風丹[血證論]이다.

【用量·用法】 외용에는 適量. 散劑나 膏劑로 환부에 바른다. 내복에는 1회 0.3~1g을 丸劑나 散劑에 넣어 복용한다.

> 本草選錄 : [本草綱目] "主風癬疥癩, 楊梅諸瘡, 攻毒殺蟲."
> [醫林纂要探源] "行痰, 殺蟲, 却毒. 用霜. 亦可劫頑痰, 行積水."
> [國藥的藥理學] "治象皮病."

【化學分析】 다량의 지방유(대풍자유 Oleum Chaulmoograe)를 함유하고 그 주성분은 hydnocarpic acid 및 chaulmoogric acid, gorlic acid의 glyceride이고, 소량의 palmitin을 함유한다.

【藥理研究】 ① 大風子油 및 그 지방산나트륨은 시험관 내에서 결핵균 및 기타 抗酸菌에 모두 억제작용을 한다. 후자의 작용이 비교적 강하다. 大風子의 물 추출물은 奥杜盎氏小孢子菌도 억제한다.

② 大風子 및 그 파생물은 유기체 조직에 모두 자극성이 있다. 근육에 大風子油를 주사하면 심한 자극 및 동통이 생기고 쉽게 괴사가 생긴다. 大風子油를 구복하면 구토가 생기고 계속하여 사용하면 점차적으로 내성이 생긴다.

목근피 木槿皮[KHP]

Hibisci Cortex
Hybiscus bark

【出 典】 本草拾遺

【異 名】 川槿皮·槿皮

【起 原】 아욱과(Malvaceae) 무궁화나무 *Hibiscus syriacus* Linné의 줄기껍질 및 뿌리껍질이다.

【採 取】 4~5월에 莖皮 혹은 根皮를 벗겨 깨끗이 씻은 다음 曬乾한다.

【性 狀】 이 약은 줄기껍질 및 뿌리껍질로 원통 또는 반원통상이며, 길이 10~20㎝, 너비 5~20㎜, 두께 2㎜ 내외이다. 바깥 면은 거칠며 세로주름이 많고 작은 돌기가 나 있고, 연한 갈색~회갈색이며 안쪽 면은 연한 황록색이고 가는 세로주름이 나있다. 이 약은 잘 꺾어지지 않으며 꺾은 면은 섬유성이다. 이 약은 냄새가 거의 없고 맛은 담담하고 씹으면 점액성이다.

【產 地】 우리나라 전국에 분포한다.

【炮 製】 깨끗이 씻어 축인 후 小段으로 썰어 曬乾한다.

【性味 · 歸經】 味는 甘 · 苦하고 性은 涼하며, 大腸 · 肝 · 脾經에 작용한다.

效 能	主 治
清熱殺蟲止痒 · 解毒利濕止血	疥癬濕痒, 痔瘡脫肛, 赤白帶下, 痢疾便血, 外傷出血

이 약물은 甘苦 · 涼의 性味로 내복하면 清熱利濕하는 효능이 있어 濕熱로 인한 腸風下血과 痢疾, 脫肛을 치료하며, 解毒止痒의 효능으로 疥癬과 痔瘡에 바르거나 또는 湯洗하여 치료한다.

【臨床應用】 이 약물은 清熱 · 殺蟲 · 止痒을 겸하여 解毒利濕의 작용으로 疥癬濕痒의 良藥이다. 疥癬에 苦蔘 明礬 白鮮皮 등과 달여 汁으로 외용한다.

乾癬에는 大風子 輕粉 등과 달여 외용하고, 頑癬에는 單味의 浸液에 雄黃을 용해하여 외용한다.

痔瘡腫痛의 증후에 單味를 先熏後洗하고, 大腸脫肛에는 煎湯으로 熏洗한 후 白礬 五倍子를 硏末하여 바르면 약효를 증강시킨다[救急方].

또한 清熱利濕 · 解毒하는 작용으로 濕熱瀉痢 증후에 白頭翁 黃柏 黃連 馬齒莧 등을 배합한다.

이 약물을 분말하여 醋에 調해서 疥癬에 敷塗하여 치료한다.

이 약물을 물에 담가 雄黃과 같이 문지르면 癬瘡을 치료한다.

【用量 · 用法】 외용에는 適量. 술에 담가 바르거나 또는 달인 물에 熏洗한다. 내복에는 3~10g 水煎服.

【使用注意】 濕熱이 없는 경우는 복용을 忌한다.

> **本草選錄** : [本草拾遺] "止腸風瀉血, 痢後熱渴, 作飮服之, 令人得睡, 幷炒用."
> [本草綱目] "治赤白帶, 腫痛疥癬, 洗目冷明, 潤燥活血."
> [本草經疏] "味苦氣寒 爲清熱 清利之藥. …… 苦寒能除諸熱, 滑利能導積滯."

【化學分析】 樹皮는 미상. 根皮에는 tannin, 점액질, 꽃에는 saponarin이 알려져 있다. 종자의 기름에 malvalic acid, sterculic acid, dihydrosteerculic acid 등이 함유되어 있다.

【藥理硏究】 ① 줄기와 뿌리의 알코올 추출물을 쪄서 알코올을 제거한 후 시험관 희석법

으로 실험 결과 1 : 100의 희석액은 황색포도상구균과 고초균을, 1 : 20은 이질균과 변형균을 억제하였다.

② 木槿花의 정유는 뚜렷한 피임활성을 나타낸다.

백반 白礬[KHP]

Alumen

Potassium aluminium sulfate

【出 典】 神農本草經

【異 名】 明礬·礬石·枯礬

【起 原】 황산염광물 명반석을 가공하여 얻은 결정체이다. 이 약은 정량할 때 황산알루미늄칼륨수화물[$KAl(SO_4)_2 \cdot 12H_2O$: 474.39]을 99.0% 이상을 함유한다.*

【性 狀】 이 약은 고르지 않은 덩어리 또는 결정~가루이다. 바깥 면은 무색~흰색 또는 황백색이며 투명~반투명하다. 물에 녹으며 에탄올에는 거의 녹지 않고, 수용액(1→20)은 산성을 나타낸다. 이 약은 냄새가 없고 맛이 약간 달며 몹시 떫다.

【產 地】 중국의 甘肅, 安徽, 山西, 湖北, 浙江 지역이 주산지이다.

【炮 製】 ① 白 礬 : 잡질을 제거한다. 사용 시 搗碎 혹은 研碎한다.

② 枯礬(煅白礬) : 白礬을 耐火性 용기에 넣고 武火로 熔化될 때까지 가열하여 팽창해서 부드럽고 연해지면 식힌 후 小塊한다.

【性味·歸經】 味는 酸·澀하고 性은 寒하며, 肺·脾·肝·大腸經에 작용한다.

效 能	主 治
解毒殺蟲·燥濕止痒	瘡痒疥癬, 濕疹瘙痒, 濕熱黃疸
止血止瀉	吐衄下血, 瀉痢
清熱消痰	癲癇發狂

이 약물은 酸·寒한 性味로 오직 收澀는 작용으로 내복하면 止瀉·止血·祛痰하는 효능이 있어 久瀉, 便血, 崩漏 및 風痰으로 인한 癲癇을 치료하고, 외용하면 燥濕止痒하는 효능이 있어 濕疹疥癬과 口耳의 모든 병증을 치료한다. 다만 酸澀收斂하고 澄清蕩濁하는 작용을 이용하여 내복에는 生用하고, 외용에는 煅한 枯白礬을 주로 사용한다.

【臨床應用】 ① 이 약물은 解毒殺蟲·燥濕止痒하는 효능으로 瘡瘍疥癬, 濕疹瘙痒 등에 상용하며 특히 創面의 濕爛瘙痒에 적용한다.

癰疽瘡毒(皮膚化膿症)에 雄黃과 분말하여 濃茶에 조제하여 외용하는데, 그 예가 二味拔毒散[醫宗金鑑]이다.

膿性의 耳漏에 鉛丹과 분말하여 귓속에 불어넣는데, 그 예가 治膿耳方이다.

* CP : 白礬(Baifan) ALUMEN
硫酸鹽類 礦物 明礬石(Alunite)의 加工精製한 結晶으로 [$KAl(SO_4)_2 \cdot 12H_2O$]。

鵞口瘡에 青黛 龍腦 朱砂 黃柏 등을 배합하여 분말하여 쓰고, 濕疹, 疥癬에 硫黃 龍腦 등과 분말하여 외용한다.

② 이 약물은 酸澀으로 收斂하는 작용이 있어 吐衄不止, 咯血 및 外傷 출혈에 내복, 외용이 다 같이 가능하다. 鼻衄血의 不止에는 枯礬을 研末하여 불어 넣는다. 慢性下痢, 血便, 不正性器出血, 帶下 등의 병증에 五倍子 訶子 五味子 등을 배합하는데, 그 예가 玉關丸[景岳全書]이다.

노인의 久瀉不止의 증후에 煨訶子肉을 배합하여 散으로 죽 또는 미음으로 복용하는데, 그 예가 訶黎勒散[太平聖惠方]이다.

③ 이 약물은 清熱消痰 작용으로 痰熱蒙蔽, 心竅의 癲癇發狂, 痰厥 등의 병증에 鬱金과 분말하여 薄荷糊로 丸을 지어 복용하는데, 그 예가 白金丸[醫方集解]이다.

【用量・用法】 내복에는 1~3g. 대체적으로 丸劑나 散劑에 넣는다. 외용에는 適量을 研末하여 살포하거나 물에 용해하여 씻는다.

【使用注意】 陰虛胃弱 및 濕熱이 없는 痰火에는 忌한다.

本草選錄: [神農本草經] "主寒熱泄痢, 白沃, 陰蝕惡瘡, 目痛, 堅骨齒."
[日華子本草] "除風去勞, 消痰止渴, …… 治中風失音, 疥癬, 和桃仁葱湯浴, 可出汗."
[名醫別錄] "除固熱在骨髓, 去鼻中息肉."
[本草蒙筌] "劫喉痹, 止目痛, 禁便瀉, 塞齒疼. 洗脫肛澀腸, 敷膿瘡收水."
[方藥合編] "白礬味酸解諸毒 治證難以盡記錄"

【化學分析】 明礬石은 鹽基性硫酸알루미늄칼륨 $KAl_3(SO_4)_2(OH)_6$으로 그 成分은 K_2O 11.4%, Al_2O_3 37.0%, SO_3 38.6%, H_2O 13.0%를 함유하고, 白礬은 硫酸알루미늄칼륨, $KAl(SO_4)_2 \cdot 12H_2O$를 함유한다.

【藥理硏究】 ① 이 약물을 복용하면 胃의 점막을 자극하여 반사성 구토를 야기시킨다. 또한 장내에서 흡수되지 않으며 장점막 분비를 억제하고 지사작용을 한다.

② 저농도의 明礬은 소염・수렴・방부작용을 한다. 아울러 단백질을 응고하고 피부를 경화시키며 지혈한다. 고농도 明礬은 근육의 潰爛을 야기시킨다.

③ 내복하면 癲癇에 길항하고 利膽하며 혈지를 낮추는(白金丸) 등의 작용을 한다.

④ 체외 실험에서 여러 가지 그램 음성균, 그램 양성균을 억제한다. 또한 을형간염 표면항원을 억제하며 양모소포자균과 *Trichophyton rubrum*에 매우 강한 억제작용을 한다. 또한 질 트리코모나스증에 길항하는 뚜렷한 작용을 한다.

方 劑 索 引(配合應用·處方例)

【ㄱ】

【ㄴ】

【ㄷ】

【ㅁ】

【ㅂ】

【ㅅ】

실소산 失笑散[和劑局方] *566, 611*
십전대보탕 十全大補湯[和劑局方] *451, 784, 863*
십조탕 十棗湯[傷寒論] *321, 324, 325, 802*
십회산 十灰散[十藥神書] *203, 535, 539, 542, 557*
십회산 十灰散[濟生方] *535*
쌍하산 雙荷散[聖惠方] *537*
쌍해귀금환 雙解貴金丸[醫宗金鑑] *309*

【ㅇ】

아감산 牙疳散[經驗方] *969*
아교사물탕 阿膠四物湯[雜病源流犀燭] *879*
아교음 阿膠飮[聖濟總錄] *880*
아교지각환 阿膠枳殼丸[和劑局方] *881*
아통일립환 牙痛一粒丸[經驗方] *979*
안궁우황환 安宮牛黃丸[溫病條辨] *261 705 758 761*
안신정지환 安神定志丸[醫學心悟] *399, 717, 771*
안충산 安蟲散 [小兒藥證直訣] *519*
안태환 安胎丸[婦科玉尺] *789*
안폐녕수환 安肺寧嗽丸[經驗方] *985*
압장산 鴨掌散[攝生方] *702*
애강환 艾薑丸[世醫得效方] *575*
애부난궁환 艾附暖宮丸[仁齋直指方論] *575*
애엽유교환 艾葉油膠丸 *575*
약영전 約營煎[景岳全書] *545*
양격산 涼膈散[和劑局方] *309, 313*
양경환 涼驚丸[小兒藥證直訣] *225, 259*
양기석환 陽起石丸[婦科玉尺] *852*
양기석환 陽起石丸[和劑局方] *852*
양부환 良附丸[良方集腋] *463*
양심탕 養心湯[校注婦人良方] *715*
양음청폐탕 養陰淸肺湯[重樓玉鑰] *237, 889*
양의고 兩儀膏[景岳全書] *770, 866*
양장탕 養臟湯[和劑局方] *928*
양제근산 羊蹄根散[醫宗金鑒] *559*
양화탕 陽和湯[外科全生集] *129, 451, 648, 798*
여동환 蠓峒丸[醫宗金鑑] *562*
여성산 如聖散[證治準繩] *535*
여신탕 如神湯[聖惠方] *557*
여의금황산 如意金黃散[外科正宗] *309, 593*
여지귤핵탕 荔枝橘核湯[沈氏尊生方] *488*
여지산 荔枝散[證治準繩] *488*
여핵산 荔核散[世醫得效方] *488*
역황탕 易黃湯[傅靑主女科] *223, 702, 792*
연교소독음 連翹消毒飮[醫宗金鑑] *251*
연피살충환 楝皮殺蟲丸[藥物圖考] *514*
영각구등탕 羚角鉤藤湯[通俗傷寒論] *166*
영감강미신하인탕 苓甘薑味辛夏仁湯[金匱要略] *151*
영감오미강신탕 苓甘五味薑辛湯 *447*
영계출감탕 苓桂朮甘湯[金匱要略] *132, 399*
영계출감탕 苓桂朮甘湯[傷寒論] *789*
영서석고지모탕 羚犀石膏知母湯 *725*
영선제통음 靈仙除痛飮[沈氏尊生書] *342*
영양각산 羚羊角散[濟生方] *724*
영양각산 羚羊角散[和劑局方] *725*
영양구등탕 羚羊鉤藤湯[中訂通俗傷寒論] *871*
영양구등탕 羚羊鉤藤湯[通俗傷寒論] *724*
영양조등탕 羚羊釣藤湯[重訂俗傷寒論] *168*
영위반혼탕 營衛返魂湯[仙傳外科集驗方] *875*
영인불망방 令人不忘方[備急千金要方] *771*
예어탕 鱧魚湯 *413*
예지산 預知散[永類鈐方] *376*
오가감정기산 五加減正氣散[溫病條辨] *496*
오가피산 五加皮散[沈氏尊生書] *374*
오가피주 五加皮酒[聖惠方] *374*
오가피환 五加皮丸[瑞竹堂方] *374*
오공성풍산 蜈蚣星風散[醫宗金鑒] *735*
오급산 烏及散[經驗方] *531*
오두적석지환 烏頭赤石脂丸[金匱要略] *445*
오두전 烏頭煎 *76*
오두전 烏頭煎[金匱要略] *445*
오두탕 烏頭湯[金匱要略] *445*
오령산 五苓散[傷寒論] *132, 399, 402, 788*
오림산 五淋散[和劑局方] *203, 415*
오매환 烏梅丸[傷寒論] *931*
오매환 烏梅丸[聖惠方] *930*
오미소독산 五味消毒散[醫宗金鑑] *255, 247, 253, 295*
오미자탕 五味子湯[證治準繩] *944*
오사환 烏蛇丸[聖惠方] *363*
오색환 五色丸[小兒藥證直訣] *705*
오수유탕 吳茱萸湯[傷寒論] *453*
오약탕 烏藥湯[校注婦人良方] *483*
오인환 五仁丸[世醫得效方] *319, 608, 688, 715*
오자연종환 五子衍宗丸[證治準繩] *846, 956*
오즙음 五汁飮[溫病條辨] *195*
오피산 五皮散[和劑局方] *374*
오피음 五皮飮[三因極一病證方論] *697*
오피음 五皮飮[中藏經] *400, 496*
오피음 五皮飮[和劑局方] *154*
오향산 烏香散[本事方] *350*
오호발독단 五虎拔毒丹[瘍科綱要] *989*
오호추풍산 五虎追風散 *733*
오호추풍산 五虎追風散[史全恩家傳方] *181*
오호추풍탕 五虎追風湯[晋南史全恩家傳方] *644*
오호탕 五虎湯[經驗方] *128*
옥관환 玉關丸[景岳全書] *994*
옥녀전 玉女煎[景岳全書] *189, 614*
옥령고 玉靈膏[隨息居飮食譜] *883*
옥병풍산 玉屛風散[丹溪心法] *783, 789*

【ㅈ】

【ㅊ】

【ㅌ】

【ㅍ】

【ㅎ】

生藥·學名 INDEX

【 A 】

【B】

【 C 】

【 D 】

【 E 】

【 F 】

【 G 】

【 H 】

【 I 】

【 M 】

【 N 】

【 O 】

【 P 】

【 Q 】

【 R 】

【 S 】

【 T 】

우리말 색인

【ㄱ】

【ㄴ】

【ㄷ】

【ㅅ】

【ㅈ】

【ㅊ】

【ㅎ】

Medicinal Herbology

Written and edited by Bu Il Seo
Dong Yeul kwon
Ho Young Choi
Myung Sook Oh
Young Min Bu

Printed by Younglim-Sa

韓藥基礎와 臨床應用
本 草 學　　　　定 價 68,000원

2012年 3月 7日　　초판印刷
2020年 2월 1日　　수정판發行
2025年 2월 27日　　중쇄發行

편저자　권동렬 · 부영민 · 서부일
　　　　오명숙 · 최호영

발행자　權賢俊

발행소　圖書出版 永 林 社

서울특별시 신이문로2길 42(이문동)
대표전화 (02) 968-4736 · 4739　FAX (02) 965-9791
E-mail : kwunhj@korea.com
登錄 2008年 1月 31日 第 8-861號

ISBN 987-89-85897-53-2 93510